E. Stein Proktologie

Springer

Berlin
Heidelberg
New York
Barcelona
Budapest
Hongkong
London
Mailand
Paris
Santa Clara
Singapur
Tokio

E. Stein

Proktologie

Lehrbuch und Atlas

Dritte, vollständig überarbeitete Auflage
mit 341 überwiegend farbigen Abbildungen
in 834 Einzeldarstellungen und 35 Tabellen

Springer

Dr. med. Ernst Stein
Arzt für Dermatologie - Allergologie
Theaterplatz 6, 67059 Ludwigshafen

ISBN 3-540-62832-0 Springer-Verlag Berlin Heidelberg New York

ISBN 3-540-51357-4 2. Auflage Springer-Verlag Berlin Heidelberg New York

Die Deutsche Bibliothek - CIP-Einheitsaufnahme
Stein, Ernst: Proktologie: Lehrbuch und Atlas / Ernst Stein. - 3., vollst. überarb. Aufl. - Berlin; Heidelberg; New York; Barcelona; Budapest; Hongkong; London; Mailand; Paris; Santa Clara; Singapur; Tokio: Springer, 1998
ISBN 3-540-62832-0

Einband: de'blik, Berlin
Gesamtherstellung: Appl, Wemding
SPIN 10522698 23/3135 - 5 4 3 2 1 0 - Gedruckt auf säurefreiem Papier

Vorwort zur 3. Auflage

Da auch die 2. Auflage eine überaus erfreuliche Aufnahme fand und das Buch inzwischen einen festen Platz in den Bücherregalen so vieler Kollegen verschiedener Fachrichtungen einzunehmen scheint, sah ich mich veranlaßt, den Text erneut zu überarbeiten.
In der nun vorliegenden 3., deutschen Auflage wurden in allen Kapiteln Fakten und Literaturangaben aktualisiert. Auf eine möglichst praxisbezogene Wiedergabe der derzeit als Standard geltenden Therapieempfehlungen wurde hierbei besonders geachtet.
Die im Text konsequent vermerkten Quellen sollen weitergehende Informationen ermöglichen. Es kamen 69 neue Abbildungen hinzu; 19 weniger eindrucksvolle entfielen.
Auch bemühte ich mich, nützliche Anregungen zu verwerten, komplexere Sachverhalte möglichst kurz und verständlich zu präsentieren und auf hypothetische Mitteilungen zu verzichten. Denn „das Geheimnis zu langweilen besteht darin, alles zu sagen" (Shakespeare).
In einer allseits ausufernden multimedialen Informationsflut kann allerdings auch die vorliegende Neuauflage wiederum nur eine Momentaufnahme des derzeitigen Erkenntnisstandes auf dem interdisziplinären Fachgebiet Proktologie sein.

Ludwigshafen/Rhein, September 1997 Ernst Stein

Vorwort zur 1. Auflage

Die rasche Weiterentwicklung aller Bereiche der Medizin, insbesondere jedoch unsere zunehmende Kenntnis von den oft vielschichtigen und fachübergreifenden Zusammenhängen vieler Krankheitsbilder, haben zwangsläufig auch zu einer Ausweitung des Faches Proktologie geführt.
Dieses Gebiet kann heute, weniger denn je, als Domäne eines bestimmten Fachbereiches der Medizin verstanden werden, allein schon deshalb nicht, weil ein Großteil der heute zur Proktologie zählenden Krankheitsbilder nur fachübergreifend erfaßbar ist.
Die Proktologie muß vielmehr den Anspruch erheben, als ein eigenständiges Fach definiert zu werden, das mehr oder weniger gewichtig die Subdisziplinen gastroentorologische bzw. endoskopische Chirurgie, Innere Medizin, Dermatologie bzw. Allergologie und Mikrobiologie, Mykologie, Histo-Pathologie, Urologie und Parasitologie umfaßt.
Viele früher als unheilbar geltende Krankheiten können heute, dank der Entdeckung hochwirksamer Medikamente, neuer Operationsmethoden und weiterer therapeutischer Errungenschaften der modernen Medizin, langzeitig gebessert oder geheilt werden. Voraussetzung ist jedoch stets die exakte, möglichst frühzeitige Diagnosestellung.
Vergegenwärtigt man sich die möglichen Folgen einer kritiklosen Langzeittherapie symptomatischer Hauterscheinungen im Perianalbereich, die idiopathischen Hautkrankheiten im Erscheinungsbild gleichen können oder gar die tödliche Gefahr einer verzögerten Diagnosestellung eines Rektumkarzinoms infolge symptomatischer Behandlung vermeintlicher Hämorrhoiden, so wird der zunehmende Stellenwert der Diagnostik erkennbar.
Ohne eine offene und vorurteilsfreie Kooperation mit den Kollegen anderer Fachgebiete ist heute eine verantwortungsbewußte Diagnostik und Therapie in der Proktologie undenkbar. Fachegoismus ist hier fehl am Platze. Jeder proktologisch tätige Kollege sollte sich streng auf das beschränken, was er zu leisten vermag. Wir laufen sonst Gefahr, das Kostbarste unseres Berufes zu verlieren, nämlich das Vertrauen unserer Patienten.
Die stürmische Fortentwicklung der Medizin läßt wissenschaftliche Veröffentlichungen zunehmend schneller altern. Eine ausufernde Publikationsflut macht es dem Einzelnen immer schwerer, das Schrifttum selbst nur eines Fachbereiches zu überblicken und Bewährtes sowie echte Fortschritte auszuwäh-

len. Umfassendere Einautoren-Fachbücher erscheinen demzufolge heute schon fast wie ein Anachronismus.
Das „team-work“ stellt *die* zeitgemäße Arbeitsform dar auch bei der Abfassung medizinischer Lehrbücher.
Der Autor gab sich demzufolge niemals der Illusion hin, ein so facettenreiches Fach wie die Proktologie auch nur annähernd erschöpfend darstellen zu können. Ziel war es vielmehr, die heutigen Möglichkeiten und Grenzen des Faches Proktologie erkennbar zu machen.
Es wurde versucht, das Wesentliche der Ätiologie, Klinik, Diagnostik und Therapie der heute zur Proktologie zählenden oder in dieses Fach hineinreichenden Krankheitsbilder zusammenzustellen und möglichst praxisorientiert wiederzugeben.
Da das Buch vorwiegend didaktischen Wert haben soll und bewußt auf detaillierte wissenschaftliche Abhandlungen verzichtet wurde, blieben viele ätiopathogenetische Hypothesen ebenso unerwähnt wie zahlreiche neue Therapievorschläge, für die noch keine nachvollziehbaren Beweismöglichkeiten bestehen.
Auch auf die Beschreibung der einzelnen Operationstechniken wurde verzichtet. Hierfür stehen ausführliche Lehr- und Handbücher der Chirurgie zur Verfügung, auf die verwiesen wird.
Den einzelnen stets nach einheitlichem Schema gegliederten Kapiteln sind zur eingehenderen Information Literaturverzeichnisse angefügt.
Da der proktologisch tätige Arzt in besonderem Maße auf das Erwerben und Verarbeiten eidetisch wirksamer Eindrücke angewiesen ist, wurde besonderer Wert auf eine vielseitige und farbige Bebilderung gelegt. So wurden häufig verschiedene Abbildungen der gleichen Erkrankung gezeigt, um so das charakteristische Gepräge des betreffenden Krankheitsbildes deutlicher werden zu lassen.
Sofern dieses Buch dazu beiträgt, die Proktologie als einen zunehmend eigenständiger werdenden Fachbereich der Medizin zu verstehen aber auch zu erkennen, daß eine vorbehaltlose interdisziplinäre Zusammenarbeit auch zukünftig eine conditio sine qua non bleibt, wird der vorliegende Beitrag zwar vergänglich, jedoch nicht ganz vergeblich gewesen sein.

Ludwigshafen/Rhein, März 1986 Ernst Stein

Danksagung

Bei der Neugestaltung der vorliegenden 3. Auflage waren wieder einige namhafte Kollegen unterschiedlicher Fachbereiche behilflich.

Mein Dank für die kritische Durchsicht der „epithelialen- und mesenchymalen Tumoren“ gilt Herrn Prof. Dr. Dr. H. F. Otto (Heidelberg), für die der „Kolitiden“ Herrn Prof. Dr. J. F. Riemann (Ludwigshafen/Rh.), der „Parasitosen“ Herrn Prof. Dr. H. Mehlhorn (Düsseldorf), der Themen „Desinfektion und Sterilisation“ Herrn Prof. Dr. F. Daschner (Freiburg/Br.), der Techniken „Defäkographie“, „Biofeedback“, „Manometrie“ und „Elektromyographie“ Herrn Dr. H. Schmelzer (München), des Kapitels „Malignes Melanom“ Herrn Prof. Dr. W. Tilgen (Homburg/Saar), der Ausführungen zu „Verletzungen im Kolon-, Rektum- u. Sphinkterbereich“ unter besonderer Berücksichtigung forensischer Aspekte Herrn Prof. Dr. Dr. G. Schmidt (Heidelberg) sowie der radiologischer Fragestellungen Herrn Prof. Dr. H. Birzle (Ludwigshafen/Rh.).

Weiterhin möchte ich Herrn Prof. Dr. E. Schöpf (Freiburg/Br.), Herrn Kl. Hain (Nehren) und Herrn Dr. D. Böhringer (Karlsruhe) meinen freundschaftlichen Dank für einige gute Ratschläge bekunden.

Dem Springer-Verlag, insbesondere Herrn Dr. W. Wiegers bin ich für sein verständnisvolles Verhalten und die Umsicht bei der technischen Ausgestaltung dieser Auflage sehr dankbar.

Zahlreiche Abbildungen wurden in großzügiger Weise von Vertretern verschiedener Fachrichtungen zur Verfügung gestellt. Den nachfolgend genannten Kollegen danke ich hierfür ganz herzlich:

- Prof. Dr. F. A. Bahmer, Bremen, BRD
  Abb. 3.20 a–c
- Prof. Dr. V. Becker, Erlangen-Nürnberg, BRD
  Abb. 16.28
- Dr. R. S. Berardi, Des Moines, Iowa, USA
  Abb. 3.46 a–c
- Prof. Dr. H. Birzle, Ludwigshafen/Rhein, BRD
  Abb. 24, 25, 3.6 b, 4.2 a, 14.11, 14.34, 14.35, 16.21
- Dr. D. Böhringer, Karlsruhe, BRD
  Abb. 17 b
- Dr. H. B. Carstens, Louisville, Kentucky, USA
  Abb. 14.24, 14.25
- Dr. L. Corey, Seattle, USA
  Abb. 2.30

- Prof. Dr. A. E. Daccach, Guayaquil, Ecuador
  Abb. 2.27 e, 14.22
- Prof. Dr. T. C. B. Dehn, London, G. B.
  Abb. 3.27 a, b
- Dr. U. Detmar, München, BRD
  Abb. 15.19
- Dr. W. Dietze, Ludwigshafen/Rhein, BRD
  Abb. 17 a, 20, 22, 23, 1.9 c, e, 1.10 a, 1.13 a, 3.3 g, k, 3.6 c–e, 3.13 d, f, 3.14 a, 14.1 k, l, 14.27 b, c, e
- Prof. Dr. F. Ehring, Münster-Handorf, BRD
  Abb. 15.16 a–c, 15.17
- Prof. Ch. Ell, Wiesbaden, BRD
  Abb. 3.39 a, b
- Prof. Dr. K. Ewe, Mainz, BRD
  Abb. 3.5 a_1
- Dr. G. Di Febo, Bologna, Italien
  Abb. 3.44 b, c
- Prof. Dr. G. Feifel, Homburg/Saar, BRD
  Abb. 27
- Dr. K. Fenn, Bruchsal, BRD
  Abb. 8.2, 15.8 b
- Priv. Doz. Dr. H. S. Füeßl, München, BRD
  Abb. 3.3 m, n
- Dr. F. Gabrielli, Triest, Italien
  Abb. 14.36 e
- Prof. Dr. H. Gelbke, Ludwigshafen/Rhein, BRD
  Abb. 1.9 b, d, 9.4 a, b
- Prof. Dr. H. R. Gelderblom, Berlin, BRD
  Abb. 15.36
- Dr. B. E. Genter, Jenkintown, Pennsylvania, USA
  Abb. 3.37 a–c
- Prof. Dr. P. Gerhard, München, BRD
  Abb. 3.5 a, 3.6 a, 8.3 a, b, 14.28, 14.32 a, b
- Prof. Dr. M. Gloor, Karlsruhe, BRD
  Abb. 3.38 a, b
- Prof. Dr. K.-J. Goerg, Wuppertal, BRD
  Abb. 3.49 a, b
- Dr. D. Goldmeier, London, G. B.
  Abb. 2.29 a
- Dr. A. van Gompel, Leuven, Belgien
  Abb. 3.35, 3.36 a, b, 3.42 a, b, 3.43, 3.44 a, 3.45 b
- Dr. S. E. Goodell, Washington, USA
  Abb. 2.29 c
- Prof. Dr. H. Graffner, Helsingborg, Schweden
  Abb. 5.2
- Prof. Dr. W. Grill, Starnberg/See, BRD
  Abb. 3.5 d, 3.7 a–c, 3.20 e
- Prof. Dr. G. Gross, Rostock, BRD
  Abb. 2.35
- Prof. Dr. E. I. Grussendorf-Conen, Aachen, BRD
  Abb. 2.39
- Prof. Dr. T. Gürgen, Istanbul, Türkei
  Abb. 3.24 c
- Dr. J. Hadlich, Erfurt, BRD
  Abb. 2.49 b

- Kl. Hain, Nehren, BRD
  Abb. 30, 31 a–d, 32 a, b, 33, 34 a, b
- Dr. B. Hammer, St. Gallen, Schweiz
  Abb. 3.5 e, e_1
- Prof. Dr. K. Hasegawa, Tokio, Japan
  Abb. 3.36 d, e
- Dr. N. Heger, Saarbrücken, BRD
  Abb. 5.1
- Prof. W.-P. Herrmann, Bremen, BRD
  Abb. 15.20
- Prof. Dr. C. J. Hobbs, Leds, G. B.
  Abb. 9
- Prof. Dr. O. P. Hornstein, Erlangen, BRD
  Abb. 2.68
- Dr. med. E. Hoting, Hamburg, BRD
  Abb. 2.77 a, 2.78 a, b
- Prof. Dr. E. G. Jung, Mannheim, BRD
  Abb. 36, 2.27 d_1, 2.44, 2.49 a, e, 2.55 d, 2.57, 3.22 h_1, i, n, 15.27 a, d, 15.28 c, d, 15.29, 15.32 b
- Priv. Doz. Dr. M. Kahle, Gießen, BRD
  Abb. 14.36 a
- Dr. D. Kanto, Rio de Janeiro, Brasilien
  Abb. 14.7 a
- Prof. Dr. Dr. H.-G. Knoch, Bad Salzuflen, BRD
  Abb. 1.1 a, d, f, 11.1
- Prof. Dr. J. Koo, Edmonton, Alberta, Canada
  Abb. 15.15, 15.22 c, d, 15.23 a, b
- Prof. Dr. G. W. Korting, Mainz, BRD
  Abb. 2.53 b, 2.66 b
- Prof. Dr. E. Landes, Darmstadt, BRD
  Abb. 37, 2.41, 2.55 b, 2.58, 2.64 a, 2.66 a
- Prof. Dr. A. Landsberger u. Sohn Anselm, Heidelberg, BRD
  Abb. 1, 2 a, b, 3 a, b, 4 a, b, 5, 6, 7, 10, 13, 14, 19, 1.15, 1.17, 12.1
- Dr. B. H. Lenhard, Heidelberg, BRD
  Abb. 3.41 a, b, 15.37 b, 15.40 b
- Prof. Dr. D. J. C. Levasseur, Reims, Frankreich
  Abb. 3.28 a, b, 3.29, 3.30
- Dr. R. Lorenz, München, BRD
  Abb. 3.4 b
- Dr. Ph. van Maercke, Köln, BRD
  Abb. 2.47
- Prof. Dr. B. C. Manegold, Mannheim, BRD
  Abb. 1.1 b, 1.9 f, 2.31 e, 2.53 c, 2.74 f, g, 3.3 k_1, 3.5 d_1, 3.8, 3.13 f_1, 3.14 c, 3.26 d, 3.33, 3.50 a, b, 3.51 a, b, 5.3, 9.1, 9.3, 9.5, 9.6, 14.15 a, 14.18, 14.27 a, d, 14.31, 14.33
- Prof. Dr. J. Mauß, Düsseldorf, BRD
  Abb. 1.1 h, 1.10 c, 1.16 d, 2.6 o_1–o_4, q, 2.39 b, 2.49 f, 2.60 e_1, e_2, 2.64 b, 2.69 b, 3.11 b, 3.13 a, b, 3.24 a_1, d, 15.26 c, 16.17
- Prof. Dr. H. Mehlhorn, Düsseldorf, BRD
  Abb. 16.1, 16.3, 16.4 a–d, 16.6 a–c, 16.7 a, b, 16.8 a, b, 16.9 a, b, 16.10, 16.11 a, b, 16.12 a, b, 16.13 a–c, 16.14 a–e, 16.15 a–c, 16.16 a–c, 16.18 a, b, 16.20, 16.22 a–c, 16.23, 16.24, 16.25, 16.26, 16.27, 16.29 a, b, 16.30, 16.31, 16.32 a, b, 16.33, 16.34, 16.35 a, b, 16.38 a, 16.39, 16.40 a–c, 16.41 a, b, 16.42 a, b, 16.43 a, b, 16.44 a, b, 16.45 b–d, 16.46 a–c
- Prof. Dr. W. N. Meigel, Hamburg, BRD
  Abb. 15.38 a

- Prof. Dr. R. Mennigen, Steinfurt, BRD
  Abb. 28, 29
- Dr. M. Merlini, Lausanne, Schweiz
  Abb. 15.35 e
- Dr. S. Meryn, Wien, Österreich
  Abb. 2.67
- Prof. Dr. R. Michalowski, Lublin, Polen
  Abb. 2.60 f
- Dr. H. Mlitz, Saarbrücken, BRD
  Abb. 1.2 a, b, 1.16 c, 2.71 c, 2.75 a, 3.6 k, l, 3.11 d, 3.13 g, 3.14 b, 3.20 e, 3.26 c_1, 3.34 a, 3.36 c_1, c_2, 3.45 b_1, 7.1 b_1, 8.1, 9.2, 10.1, 10.2, 14.4, 14.5, 14.19 c, d, 15.1 b
- Dr. I. Nakada, Tokio, Japan
  Abb. 3.25 a–e
- Prof. Dr. Th. Nasemann, Hamburg, BRD
  Abb. 3.11 a
- Dr. M.-E. Olszewsky, Fürth, BRD
  Abb. 2.6 t
- Prof. Dr. Dr. H. F. Otto, Heidelberg, BRD
  Abb. 3.1 a–i, 3.2 a–f, 3.5 b, b_1, c, 3.7 d, 3.9 a, b, 3.10 a, b, 3.16, 3.47 c, 3.48, 5.5, 7.1 e, 14.2, 14.8, 14.9 g, 14.10 a, b, 14.14, 14.20 a–c, 14.21, 14.26, 14.30, 15.3, 15.42
- Dr. K.-P. Peters, Erlangen, BRD
  Abb. 2.6 r, r_1, s, 14.27 e_1
- Prof. Dr. D. Petzoldt, Heidelberg, BRD
  Abb. 15.25, 15.28 b
- Ass. Dr. W. Pimpl, Salzburg, Österreich
  Abb. 14.13 a, b, 14.16
- Prof. Dr. M. Poll, Lübbecke/Westfalen, BRD
  Abb. 14.23 a–c
- Dr. H. van Poppel, Leuven, Belgien
  Abb. 15.9, 15.10
- Dr. C. Povýsil, Prag, CSSR
  Abb. 6.1 b
- Prim. Doz. Dr. H. J. Prexl, Voitsberg, Österreich
  Abb. 4.2 b
- Dr. K. Rappersberger, Wien, Österreich
  Abb. 2.52 a–d
- Prof. Dr. K. Remberger, Homburg/Saar, BRD
  Abb. 2.75 b, 3.34 b
- Prof. Dr. J. F. Riemann, Ludwigshafen/Rhein, BRD
  Abb. 14.12, 14.17, 15.1 a
- Dr. W. G. Robertson, Santa Barbara, Kalifornien, USA
  Abb. 2.76 a, b
- Dr. A. M. Rywlin, Miami Beach, Florida, USA
  Abb. 6.1 a
- Prof. Dr. P. L. Samarasinghe, London, G. B
  Abb. 2.29 b
- Prof. Dr. K. P. Schaal, Bonn, BRD
  Abb. 15.6, 15.11, 15.12, 15.13 a, b
- Priv. Doz. Dr. R. Schaller, Hamborn, BRD
  Abb. 6.2 a, b, 6.3
- Dr. H. Schmelzer, München, BRD
  Abb. 26
- Prof. Dr. Dr. U. W. Schnyder, Zürich, Schweiz
  Abb. 35, 2.3 a, b, 2.5 a, b, 2.8, 2.20, 2.22, 2.24 a, 2.32, 2.34 a, b, 2.37 a, b,

2.42, 2.48, 2.49 d, 2.50, 2.53 a, 2.54, 2.56, 2.59, 2.61, 2.62 a–c, 2.63, 2.65, 2.69 a, 2.70, 2.73, 3.12 a, b, 3.21 a, b, 3.40 a–c, 15.5 a, b, 15.26 a, 15.31, 15.32 a, 15.33, 15.34 a, 15.35 a, c

- Priv. Doz. Dr. H. H. Schöfer, Frankfurt, BRD
  Abb. 2.72, 15.37 a, 15.39, 15.40 a
- Prof. Dr. E. Schöpf, Freiburg/Breisgau, BRD
  Abb. 1.9 a, 1.18 b, 2.2 b, 2.4 a, 2.6 p, 2.38 b, 2.55 a, 2.60 b, c, e, 2.64 d, 2.71 a, 2.74 a, 3.11 c, 3.17 b, 3.18 a, b, 3.19 a, b, 14.3, 15.18 a, b, 15.27 c, 15.35 b, 15.41 b
- Prof. Dr. H. M. Seitz, Bonn, BRD
  Abb. 16.5 a, b, 16.19 a, b, 16.29 c, 16.32 c, d, 16.36 a, b, 16.37 a, b, 16.45 a
- Dr. J. O. Sieck, Riyad, Saudi-Arabien
  Abb. 15.22 a, b
- Dr. A. Stary, Dortmund, BRD
  Abb. 2.21
- Dr. D. Stenger, Dillingen, BRD
  Abb. 1.18 e, 2.6 c, q_1, 2.49 e_1, 2.71 b, 2.74 e, 3.13 e
- Prof. Dr. E. Strunk, Siegen, BRD
  Abb. 4.3
- Prof. Dr. G. Stüttgen, Berlin, BRD
  Abb. 15.35 d
- Prof. Dr. R. H. Thorlakson, Winnipeg, Manitoba, Canada
  Abb. 3.31 a–c
- Dr. J. J. Tjandra, Parkville, Australien
  Abb. 2.74 b–d, h
- Dr. M. Varney, Düsseldorf, BRD
  Abb. 4.2 c
- Prof. Dr. L. Weber, Ulm, BRD
  Abb. 15.5 c, d, 15.8 a, 15.14
- Prof. Dr. K. Wegener, Ludwigshafen/Rhein, BRD
  Abb. 2.23 a, b, d, 3.15, 3.22 b, 4.1 a, b, 7.2, 14.1 b, 14.6, 14.37, 15.4
- Prof. Dr. J. P. Weill, Strasbourg, Frankreich
  Abb. 3.47 a, b
- Prof. Dr. V. Wienert, Aachen, BRD
  Abb. 1.10 b, 2.2 c, 2.31 d, 2.55 c, 2.66 c, 2.69 c, 15.21, 15.27 e, f
- Prof. Dr. J. L. Williams, Sheffield, G. B.
  Abb. 5.4
- Prof. Dr. R. K. Winkelmann, Rochester, Minnesota, USA
  Abb. 2.27 e_1, 2.77 b, 3.4 a, c–e
- Dr. M. Winzer, Lübeck, BRD
  Abb. 15.38 b
- Prof. Dr. H. H. Wolff, Lübeck, BRD
  Abb. 2.40, 2.43 a, b
- Dr. R. Wotzka, München, BRD
  Abb. 3.39 c
- Dr. Th. K. Wu, New York, USA
  Abb. 3.45 c, d
- Dr. E. Zillessen, Bad Neuenahr, BDR
  Abb. 1.1 c, e, 1.7 d, 2.26 a, b, 3.3 a–f, h–j, l, 3.6 f–j, 3.26 a–c, 3.32, 3.45 a, 7.1 a–d, 14.1 c–j, 14.7 b, 14.9 a–f, 14.15 b–e, 14.19 a, b, 14.29 a–c, 14.36 b–d, 15.2, 15.7, 15.8 c, 15.43, 16.38 b, c
- Prof. Dr. R. Zittel, Ludwigshafen/Rhein, BRD
  Abb. 14.1 a

Inhaltsverzeichnis

Topographische Anatomie des anorektalen Bereichs 1
Analkanal 1
Mastdarm 1
Muskulatur des Beckenbodens 4
Beckenbindegewebe 4
Venöse Versorgung der Anorektalregion 7
Arterielle Versorgung der Anorektalregion 7
Nervale Versorgung des Anorektums 8
Lymphabfluß des Anorektums 9

Grundlagen physiologischer und pathophysiologischer Bewegungsabläufe des Anorektums 11
Kontinenz 11
Inkontinenz 13

Proktologischer Untersuchungsgang 17
Untersuchungspositionen 17
Desinfektion und Sterilisation 18
Untersuchungsschritte 26
Anamnese 26
Inspektion 28
Digitaluntersuchung 28
Fisteluntersuchung 29
Proktoskopie – Anoskopie 30
Starre Rektosigmoidoskopie 32
Flexible Rektosigmoidoskopie 37
Koloskopie 37
Radiologische Untersuchungsmethoden 42
Sonographie 47
Anorektale Manometrie und Elektromyographie 48
Mykologische und bakteriologische Untersuchungsmethoden 52
Allergie- und Hautresistenztestmethoden 62
Krebsvorsorge 68

Proktologische Krankheitsbilder

1 Hämorrhoidaler Symptomenkomplex 73

1.1 Hämorrhoiden 73
1.2 Marisken 81
1.3 Analvenenthrombose 82
1.4 Analprolaps 84

1.5 Rektumprolaps 87
1.6 Kryptitis und Papillitis 89
1.7 Hypertrophe Analpapillen 91
1.8 Analrhagaden und -erosionen 93
1.9 Analfissur 94
1.10 Periproktaler Abszeß 98
1.11 Fisteln 103

2 Perianal lokalisierte Krankheitsbilder 109

2.1 Perianaler Pruritus 109
2.2 Kortikosteroidschäden 111
2.3 Perianale Kontaktekzeme 114
2.4 Pigmentstörungen der Haut 123
2.4.1 Perianale Hyperpigmentierungen 123
2.4.2 Perianale Depigmentierungen 126
2.5 Perianales Hämatom 129
2.6 Aknetetrade 129
2.7 Pilonidalsinus 133
2.8 Pyodermien 135
2.8.1 Hydradenitis suppurativa 135
2.8.2 Erythrasma 138
2.9 Tinea inguinalis (Eccema marginatum Hebra) 140
2.10 Herpes simplex 142
2.11 Zoster 148
2.12 Mollusca contagiosa 152
2.13 Verrucae vulgares 155
2.14 Condylomata acuminata 158
2.15 Epizootien 163
2.15.1 Skabies 163
2.15.2 Pediculosis pubis 167
2.16 Lichen ruber planus 168
2.17 Lichen sclerosus et atrophicus 172
2.18 Akrodermatitis enteropathica 176
2.19 Akanthosis nigricans 181
2.20 Dyskeratosis follicularis (Darier-Krankheit) 184
2.21 Porokeratosis Mibelli 187
2.22 Psoriasis inversa 189
2.23 Pemphigus vegetans 194
2.24 Pemphigus chronicus benignus familiaris (Hailey-Hailey) 197
2.25 Morbus Behçet 199
2.26 Bowenoide Papulose 205
2.27 Morbus Bowen 208
2.28 Morbus Paget 211
2.29 Syringocystadenoma papilliferum 215
2.30 Histiozytosis X 217

3 Tumoren und tumorartige Läsionen des Dickdarms, Anorektums und Perianalbereichs 221

3.1 Epitheliale Tumoren 221
3.1.1 Kolon- und Rektumpolypen 221
3.1.2 Karzinome 236
3.1.2.1 Kolorektales Karzinom 236
3.1.2.2 Analkarzinom 245
3.1.3 Karzinoide 254
3.2 Neuroektodermale Tumoren 257
3.2.1 Malignes Melanom 257
3.3 Mesenchymale Tumoren und tumorartige Läsionen 265
3.3.1 Fettgewebe 266
3.3.2 Muskelgewebe 272
3.3.3 Blutgefäße 276
3.3.4 Lymphgefäße 290
3.4 Lymphome 291
3.4.1 Maligne Lymphome 291
3.4.2 Benigne Lymphome 294

4 Endometriose 297

5 Pneumatosis coli 301

6 Malakoplakie 305

7 Melanosis coli 309

8 Stenosen und Atresieformen 313

9 Verletzungen im Kolon-, Rektum- und Sphinkterbereich 319

10 Descending-Perineum-Syndrom 327

11 Pectenosis 331

12 Kokzygodynie 333

13 Proctalgia fugax 335

14 Entzündliche Erkrankungen des Dickdarms, Anorektums und Perianalbereichs 337

14.1 Morbus Crohn 337
14.2 Colitis ulcerosa 355
14.3 Ischämische Kolitis 367
14.4 Kollagen-Kolitis 372
14.5 Pseudomembranöse Kolitis 375
14.6 Reizdarmsyndrom 380
14.7 Colitis cystica profunda 385

14.8 Solitäres Rektumulkus 388
14.9 Divertikulose-Divertikulitis 391
14.10 Strahlenproktitis 400

15 Infektiöse Krankheitsbilder 407

15.1 Reisediarrhö 407
15.2 Shigellosen 410
15.3 Yersiniosen 413
15.4 Campylobacteriosen 418
15.5 Aktinomykosen 421
15.6 Tuberkulose 428
15.7 Gonorrhö 434
15.8 Syphilis 438
15.9 Ulcus molle 448
15.10 Granuloma inguinale 451
15.11 Lymphogranulomatosis inguinalis 453
15.12 Aids (HIV-Infektionen) 457
15.13 Levurose (Hefemykose) 466

16 Darmparasitosen 473

16.1 Labordiagnostik der Darmparasiten 474
16.1.1 Stuhluntersuchungsverfahren auf Wurmeier 474
16.1.2 Stuhluntersuchungsverfahren auf Darmprotozoen 477
16.1.3 Serologische Nachweismethoden 477
16.1.4 Bestimmung der Bluteosinophilie 478
16.1.5 IgE-Bestimmungen 478
16.2 Würmer (Helminthes) 479
16.2.1 Plattwürmer (Plathelminthes) 479
16.2.1.1 Saugwürmer (Trematodes) 479
16.2.1.2 Bandwürmer (Cestodes) 487
16.2.2 Stammfadenwürmer (Nemathelminthes): Rund- oder Fadenwürmer (Nematodes) 496
16.3 Einzeller (Protozoen) 514
16.3.1 Entamoeba histolytica 514
16.3.2 Giardia lamblia (Lamblia duodenalis) 519
16.3.3 Leishmania donovani 521
16.3.4 Balantidium coli 523
16.3.5 Sarcocystis bovihominis und S. suihominis 525
16.3.6 Isospora belli 526
16.3.7 Cryptosporidium-Arten 527
16.3.8 Blastocystis hominis 528

Sachverzeichnis 533

Topographische Anatomie des anorektalen Bereichs

Analkanal 1
Mastdarm 1
Muskulatur des Beckenbodens 4
Diaphragma pelvis 4
Diaphragma urogenitale 4
Beckenbindegewebe 4
Venöse Versorgung der Anorektalregion 7
Arterielle Versorgung der Anorektalregion 7
Nervale Versorgung des Anorektums 8
Lymphabfluß des Anorektums 9

Eingehende Kenntnisse der Anatomie und Topographie, Physiologie, Pathophysiologie sowie der pathologischen Anatomie des Anorektum sind die Voraussetzung zum Verständnis der Ätiopathogenese und somit Grundlage einer kausalen Therapie proktologischer Erkrankungen.
Der anorektale Bereich (Anorektum) wird, der chirurgischen Praxis folgend, in 3 Stockwerke unterteilt:

1. Das unterste Stockwerk reicht von der äußeren Analöffnung bis zur Linea anorectalis, versorgt aus Ästen der Arteria rectalis inferior. Das Venenblut wird überwiegend zur Vena cava inferior geleitet.
2. Das mittlere Stockwerk ist eine schmale Zone, die dem Levatortrichter entspricht und noch nicht von Peritoneum bedeckt ist, also subperitoneal gelegen ist. Dieser Bereich wird von den Aa. rectales mediales (Vv. rectales mediales) versorgt.
3. Das oberste Stockwert reicht bis zum Übergang in das Sigmoid (S 2–3). Die Versorgung erfolgt durch die Arteria rectalis superior (Vena rectalis superior). Rückfluß zur Pfortader (Leber!).
   Die Anordnung der Lymphbahnen entspricht dem Verlauf der Blutgefäße.

Analkanal

Man unterscheidet den sog. chirurgischen bzw. funktionellen Analkanal, der sich in einer Länge von 2,5–4,5 cm von der Durchtrittsstelle des Rektums durch das Diaphragma pelvis (Linea anorectalis – „anorektaler Ring") bis zur Linea anocutanea erstreckt, von dem etwas weiter kaudal an der Kryptenlinie (Linea dentata sive sinuosa) beginnenden sog. anatomischen Canalis analis.
Im Bereich der Linea dentata, der wenige Millimeter breiten embryonalen Übergangszone zwischen Entoderm und Ektoderm („Pektenzone"), wo das Zylinderepithel der Dickdarmmukosa in das mehrschichtige Plattenepithel des Analkanales (Analkanalhaut) übergeht, finden sich die sog. Columnae anales („Morgagnische Säulen"), die kaudal in den sog. Analpapillen (S. 89) enden können und zum Verschluß des Afters beitragen.
Dazwischen befinden sich, häufig etwas gegeneinander versetzt, taschenartige Einstülpungen, die sog. Analkrypten oder Sinus anales („Morgagnische Buchten"), die an ihrem unteren Ende von den Valvulae anales (Analsegeln) abgeschlossen werden und so eine wellenförmige „gezähnelt" aussehende Linie (L. dentata) bilden (Abb. 1).
Am Boden der Krypten münden die sog. Proktodäaldrüsen, die sich bis in die Sphinkteren hinein verzweigen können [1] und, wenn überhaupt, so vorwiegend kokzygeal, gelegentlich perineal und selten lateral angelegt sind. Dieser bevorzugten Lokalisation entspricht i. d. R. auch der von Abszessen und Fisteln, weswegen die Proktodealdrüsen vermutlich oft Ausgangspunkt derartiger entzündlicher Prozesse im Analbereich darstellen [2, 3].
Im Bereich der Linea anocutanea geht die sensible Analkanalhaut in die dunkelpigmentierte Haut des Perianalbereiches über, die neben Talg- auch Schweißdrüsen aufweist und beim Mann die in sagittaler Richtung verlaufende mehr spaltförmige und bei der Frau rundliche äußere Analöffnung begrenzt.

Mastdarm

Der Übergang vom Colon sigmoideum zum Rektum wird durch das Peritoneum definiert. In Höhe des 2., zumeist des 3. Sakralwirbels, verliert das Kolon seine Peritonealduplikatur (Mesosigmoideum).
Das ist der Beginn des Rektums, das nunmehr retroperitoneal liegt.
Einzelne Autoren sprechen von einem Mesoprocton und meinen damit die Kolonstrecke zwischen dem

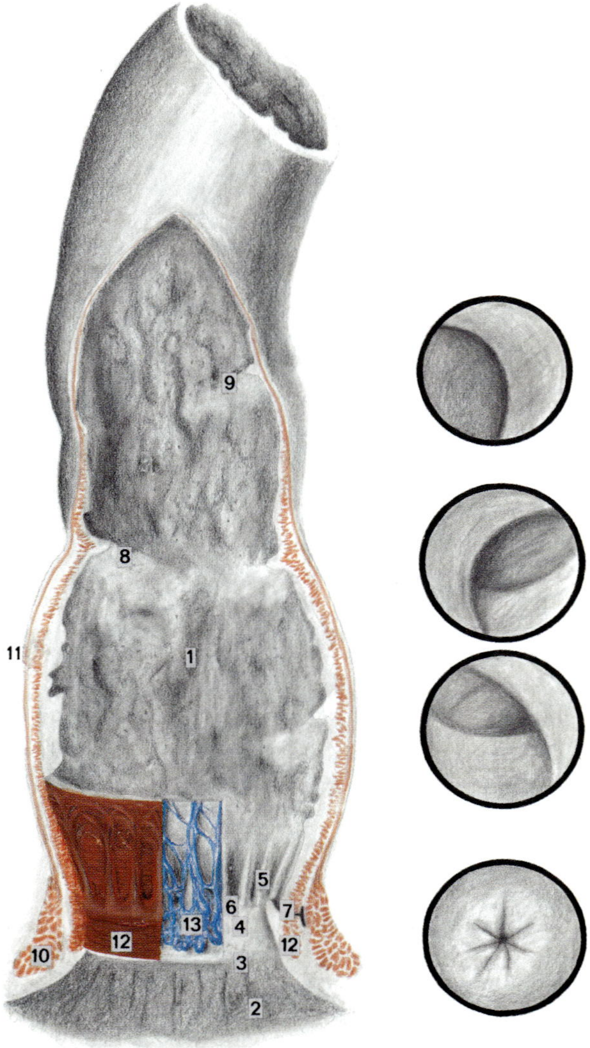

Abb. 1. Darstellung von Rektum und Analkanal von ventral, vorne aufgeschnitten und auseinandergezogen; zur Darstellung des Corpus cavernosum recti eine Bindegewebsschicht abgetragen; zur Darstellung der muskulären Grundlagen der Columnae anales eine weitere. *1* Ampulla recti, *2* Zona cutanea, *3* Linea anocutanea (Linea alba, Hiltonsche Linie), *4* Zona intermedia, *5* Columnae anales (Morgagnische Säulen; oberhalb davon die Linea anorectalis), *6* Linea pectinea (Linea dentata), *7* Proktodäaldrüse, *8* Plica transversalis recti (Kohlrausch-Falte), *9* Plica terminalis, *10* M. sphincter ani ext., *11* Tunica muscularis, *12* M. sphincter ani int., *13* Corpus cavernosum recti

unteren Rand des 5. Lendenwirbels und dem 3. Sakralwirbel. Beide Definitionen haben, je nach Lehrbuch, noch Gültigkeit, und so ist auch die erhebliche Schwankung in der Längenangabe des Rektums von 10–20 cm zu verstehen. Wir folgen der Angabe: 3. Sakralwirbel bis Linea anocutanea (Hilton-Linie).

Der Mastdarm läßt genetisch und topographisch 2 verschiedene Anteile unterscheiden.

Die *Pars pelvina* ist der Krümmung des Os sacrum angeglichen und auch weitgehend durch Bindegewebe fixiert. Der Begriff „Rectum mobile“ ist nur dann gerechtfertigt, wenn der Endteil des Colon sigmoideum (L 1–L 3) als Teil des Rektum betrachtet wird.

Die Krümmung der Pars pelvina wird als Flexura sacralis bezeichnet. Der sich daran anschließende kleinere Teil liegt bereits innerhalb des Dammes, wird demgemäß als *Pars perinealis* bezeichnet. Dieser ist gegenüber der Pars pelvina gegensinnig gekrümmt und heißt Flexura perinealis. Der von Schließmuskeln umgebene Teil der Pars perinealis ist der Analkanal (Canalis analis).

Innerhalb der Pars pelvina wird ein Abschnitt begrenzt, der zwischen der Plica transversalis recti (Kohlrausch) und dem Anfang der Pars perinealis liegt. Dieser Abschnitt ist besonders erweiterungsfähig und gilt als Sammel- und Formungsorgan des Kotes: die Ampulla recti.

Die Außenfläche des Rektums ist glatt und ähnelt dadurch eher der des Dünndarmes als der des Kolons. Dies kommt dadurch zustande, daß sich die Tänien des Kolons am Übergang auf das Rektum ausbreiten, um wiederum eine ununterbrochene Längsmuskellage zu bilden, wodurch auch die Haustra coli und Plicae semilunares coli auf dem Rektum fehlen.

Demgegenüber zeigt die Innenfläche des Rektums ausgesprochenen Dickdarmcharakter, obwohl regelmäßig ausgebildete Schleimhautfalten, wie sie für die Dickdarminnenwand kennzeichnend sind, im Rektum fehlen. Hier kommt es lediglich zur Ausbildung von – meist 3 – charakteristischen Schleimhautfalten, den Plicae transversales recti („Houston-Falten“), die halbmondförmig in das Darmlumen hineinragen und jeweils die Hälfte oder zwei Drittel des Darmrohres umfassen.

Die mittlere, am stärksten ausgebildete sog. Kohlrausch-Falte, die etwa in Höhe der vorderen Peritonealumschlagfalte an der oberen Ampullengrenze rektoskopisch stets leicht zu finden ist, liegt rechtsseitig, während die beiden schwächer und unregelmäßiger ausgebildeten Querfalten links lateral lokalisiert sind.

Vom Peritoneum wird die ventrale und ein Teil der lateralen Rektumwand *nur* im Bereich ihrer Flexura sacralis überzogen, während die Ampulla recti lediglich von lockerem Binde- und Fettgewebe umgeben ist und deswegen dehnbar bleibt.

Der Bauchfellüberzug reicht hierbei ventral tiefer als lateral und schlägt sich vom tiefsten Punkt aus auf die Beckenorgane über (Excavatio rectovesicalis bzw. rectouterina – „Douglas-Raum“) – beim Mann

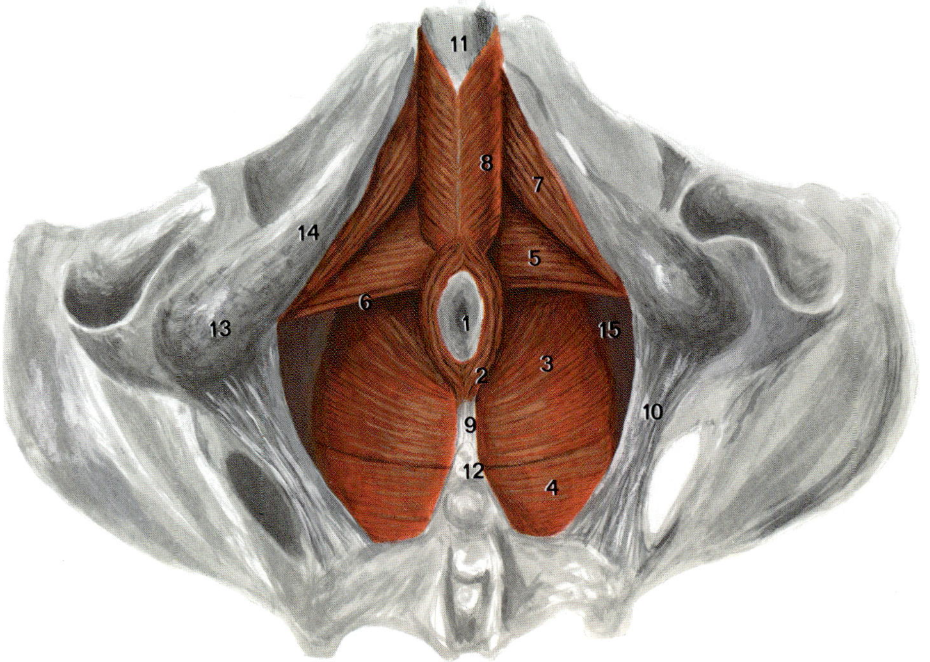

Abb. 2. a Beckenbodenmuskulatur des Mannes von kaudal. Faszien und Inhalt der Fossa ischiorectalis entfernt. *1* Anus, *2* M. sphincter ani ext., *3* M. levator ani, *4* M. coccygeus, *5* M. transversus perinei profundus, *6* M. transversus perinei superficialis, *7* M. ischiocavernosus, *8* M. bulbospongiosus, *9* Lig. anococcygeum, *10* Lig. sacrotuberale, *11* Penis, *12* Os coccygis, *13* Tuber ischiadicum, *14* Ramus ossis ischii, *15* Fossa ischiorectalis

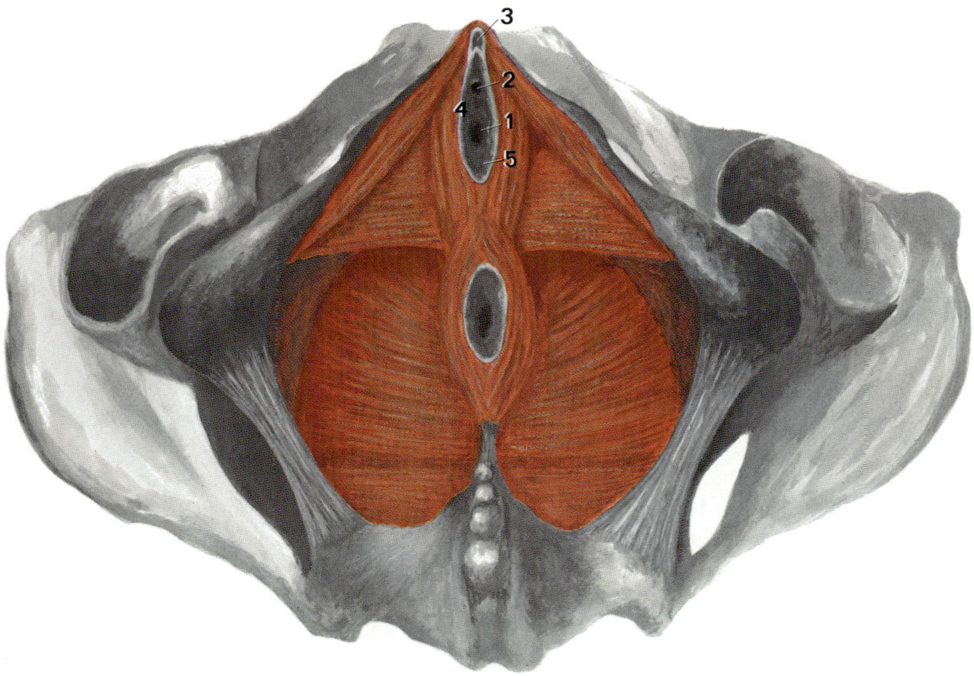

Abb. 2. b Beckenbodenmuskulatur der Frau von kaudal. *1* Ostium vaginae, *2* Ostium urethrae ext., *3* Glans clitoridis, *4* Labium minus pudendi, *5* Vestibulum vaginae

7 cm, bei der Frau 4 cm vom Anus entfernt – auf die Bauchorgane über. Diese Spalträume, die im Stehen die tiefsten Punkte des Peritonealraumes darstellen, sind die Sammelstellen intraperitonealer Flüssigkeit (Blut, Eiter usw.).

Muskulatur des Beckenbodens

Der Beckenausgang wird durch einen aus Faszien und Muskulatur bestehenden Verschlußapparat gesichert.
Diese Muskel-Faszien-Platte besteht aus einer inneren durchgehenden Schicht, dem Diaphragma pelvis und dem außen, teilweise kulissenartig vorgelagerten Diaphragma urogenitale.
Nach außen schließt sich sodann eine weitere Muskelschicht, bestehend aus dem M. sphincter ani externus, M. bulbospongiosus, M. sphincter urethrae und M. ischiocavernosus an (Abb. 2 a).

Diaphragma pelvis

Das Diaphragma pelvis besteht aus dem M. levator ani (M. pubococcygeus, M. puborectalis, M. iliococcygeus, M. levator prostatae bzw. M. pubovaginalis) mit seinen Faszien (Fascia diaphragmatis pelvis superior et inferior) und dem M. coccygeus, der allerdings zum größten Teil durch Sehnen ersetzt sein kann und so als Teil des Ligamentum sacrospinale erscheint.
Die Levatorplatte bildet hierbei eine nach außen gewölbte Kuppel, an deren tiefster Stelle sich Lücken zum Durchtritt für Rektum, Urethra und Vagina befinden.
Die seitlichen Wände des Diaphragma pelvis werden außen von lockerem Fettgewebe der Fossa ischiorectalis sowie dem M. obturator internus bzw. dessen Fascia obturatoria umgeben.

Diaphragma urogenitale

Das Diaphragma urogenitale stellt eine etwa 1 cm dicke Muskel-Sehnen-Platte dar, die sich unterhalb des Diaphragma pelvis vor den Levatorspalt legt und die Öffnung des Sinus urogenitalis sichert. Muskuläre Grundlage stellt der M. transversus perinei profundus dar, der am hinteren Rand des Diaphragma urogenitale durch den kleinen variabel ausgebildeten M. transversus perinei superficialis ergänzt wird. Die innere und äußere Begrenzung des Diaphragma urogenitale stellt die Fascia diaphragmatis urogenitalis superior et inferior dar. Im mittleren Feld ist die Urethra eingelagert und damit auch mehr oder weniger fixiert, die vom M. sphincter urethrae umgeben wird. Neben der Urethra durchdringt bei der Frau noch die Vagina das Diaphragma urogenitale. Der Durchlaß heißt Hiatus genitalis.
Zwischen Hinterwand des Diaphragma urogenitale und vorderer Rektalwand findet sich eine sehnige Platte, das Centrum tendineum perinei, in die neben den tieferen Fasern des quergestreiften M. sphincter ani externus auch Teile des M. levator ani, M. transversus perinei superficialis et profundus und des M. bulbocavernosus einstrahlen.
Das funktionelle Zusammenspiel des M. sphincter ani externus, auch äußerer After-Schließmuskel genannt, mit dem M. puborectalis stellt die wichtigste Voraussetzung einer ungestörten Kontinenz des Darmes dar (s. u.). Demgegenüber kommt dem aus glatter Muskulatur bestehenden M. sphincter ani internus zur Erhaltung der Kontinenz nur eine untergeordnete Bedeutung zu. Er stellt die direkte Fortsetzung der Ringmuskulatur des Darmes dar und umschließt die proximalen zwei Drittel des Analkanals.
Die äußere Längsmuskelschicht des Rektums, die sich im Bereich des Analkanales zwischen äußerem und innerem Sphincter fortsetzt und diese damit voneinander trennt (Abb. 2), ist mit beiden Muskeln jedoch vielfach verflochten, wobei es durch fibröse Faserzüge auch zur Aufteilung in verschiedene Fragmente kommt.
Eine dieser bindegewebigen Scheidewände umkreist hierbei am unteren Rand den M. sphincter ani internus und setzt distal der Linea dentata am Analkanal an. Diese intraanal sichtbare Verankerung erscheint als eine schmale pergamentfarbene Linie, die Weiße oder Hiltonsche Linie genannt wird.

Beckenbindegewebe

Die mit lockerem Binde- bzw. Fettgewebe ausgefüllten Räume des kleinen Beckens stellen elastische Pufferzonen insbesondere zum Schutz von Nerven und Gefäßen dar, gegen die von der starren Beckenwand eingeschlossenen, jedoch z. T. erheblichen Größenschwankungen unterworfenen Organen des kleinen Beckens wie Rektum, Uterus und Harnblase, die selbst durch entsprechende Haltebänder federnd in ihrer jeweiligen Lage fixiert sind.
Die Fascia transversalis, die im Bereich der vorderen Beckenwand dem Peritoneum meist eng anliegt, weicht im Becken von diesem ab und bildet so das mit lockerem Bindegewebe ausgefüllte Spatium subperitoneale pelvis (Abb. 4 a).
Die Fortsetzung der Fascia transversalis ins kleine Becken heißt innere Beckenfaszie oder Fascia pelvis,

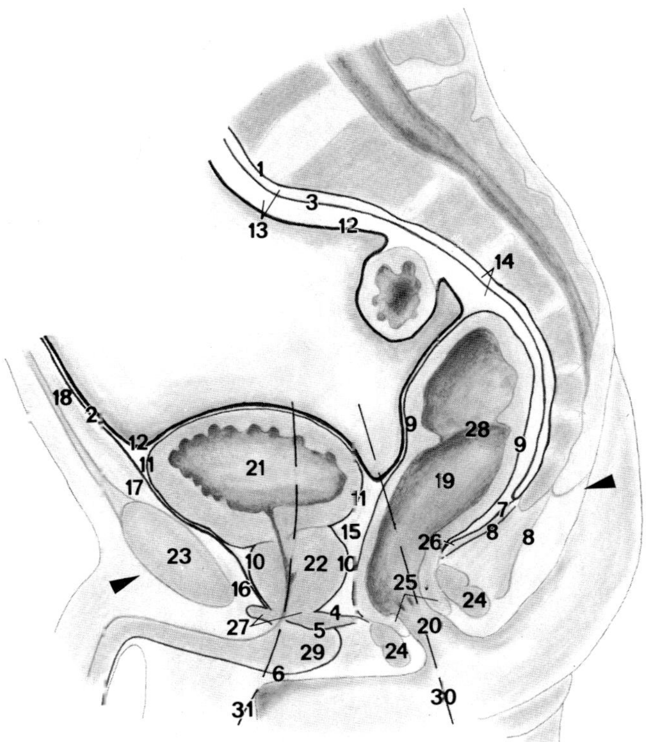

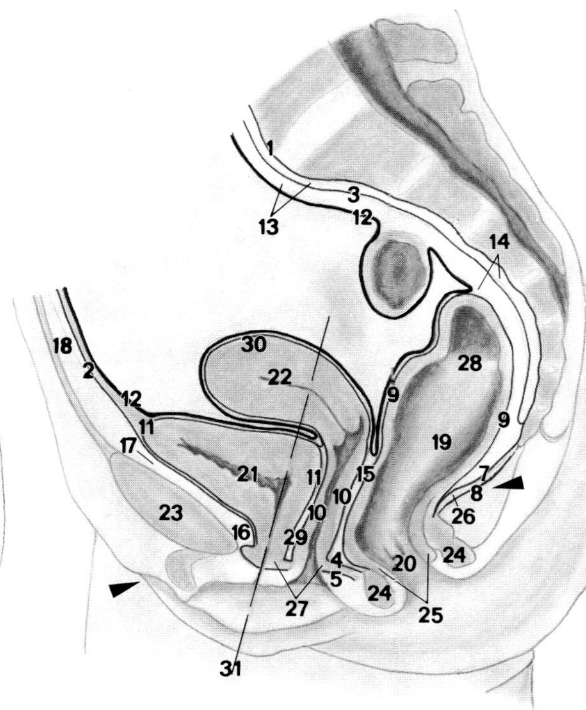

Abb. 3. a Medianer Sagittalschnitt durch das männliche Becken. Darstellung der Faszien und Bindegewebsräume (Spatien). *1* Fascia transversalis, *2* Fascia pelvis parietalis int., *3* Fascia dorsalis laminae vas. et nerv., *4* Fascia diaphragmatis urogenitalis sup., *5* Fascia diaphragmatis urogenitalis inf., *6* Fascia penis, *7* Fascia diaphragmatis pelvis sup., *8* Fascia diaphragmatis pelvis inf., *9* Fascia visceralis recti, *10* Fascia visceralis prostatae, *11* Fascia visceralis vesicae *12* Peritoneum, *13* Retroperitoneum, *14* Spatium retrorectale, *15* Spatium rectoprostaticum, *16* Spatium interfasciale pelvis, *17* Spatium praevesicale, *18* Spatium praeperitoneale, *19* Ampulla recti, *20* Canalis analis, *21* Vesica urinaria, *22* Prostata, *23* Os pubis, *24* M. sphincter ani ext., *25* M. sphincter ani int., *26* Diaphragma pelvis (M. levator ani), *27* Diaphragma urogenitale (M. transversus perinei profundus), *28* Plica transversalis (Kohlrausch-Falte), *29* Bulbus corporis recti cavernosi urethrae, *30* Schnittebene, linke Hälfte in Abb. 4 a, *31* Schnittebene, rechte Hälfte in Abb. 4 a. Die zwischen den Dreiecken ▶ ◀ gedachte Linie ist die Pubococcygeallinie (Linea pubosacralis)

Abb. 3. b Medianer Sagittalschnitt durch das weibliche Becken. Darstellung der Faszien und Bindegewebsräume (Spatien). *1–5, 7–9* s. Abb. 3 a, *10* Fascia visceralis vaginalis, *11–14* s. Abb. 3 a, *15* Spatium rectovaginale, *16–21* s. Abb. 3 a, *22* Uterus, *23–28* s. Abb. 3 a, *29* Spatium urethrovaginale, *30* Fascia visceralis uteri, *31* Schnittebene in Abb. 4 b. Die zwischen den Dreiecken ▶ ◀ gedachte Linie soll den Verlauf und die Lage der puborectalen Schlinge verdeutlichen

die sich in ein parietales Blatt, das die Wand des kleinen Beckens auskleidet und ein die meisten Organe (Rektum, Samenblase, Prostata, Harnblase) und Gefäßbündel überziehendes viszerales Blatt teilt. Zwischen viszeraler Faszie und Rektumoberfläche findet sich eine bindegewebige Schicht, das Paraproktium.

Die Fascia pelvis parietalis, die an der Linea terminalis entspringt, überzieht die Innenfläche des Kreuzbeins, den M. piriformis, und als Fascia diaphragmatis pelvis superior die Oberseite des M. levator ani.

Da, wo die parietale Beckenfaszie den kranialen Teil des M. obturator internus überzieht, ist sie besonders derb ausgebildet und wird Fascia obturatoria genannt. In ihrem kaudalen Teil bildet die Fascia m. obturatorii interni den die A. und V. pudenda interna und den N. pudendalis umscheidenden Canalis pudendalis („Alcock-Kanal") (Abb. 4).

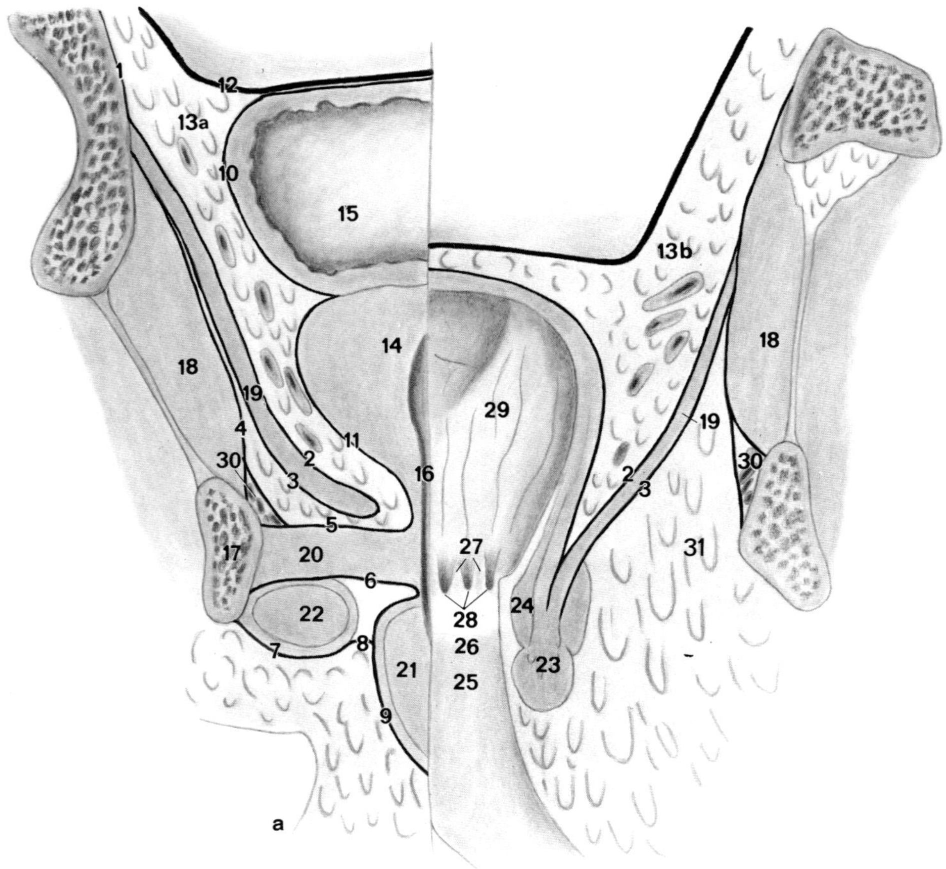

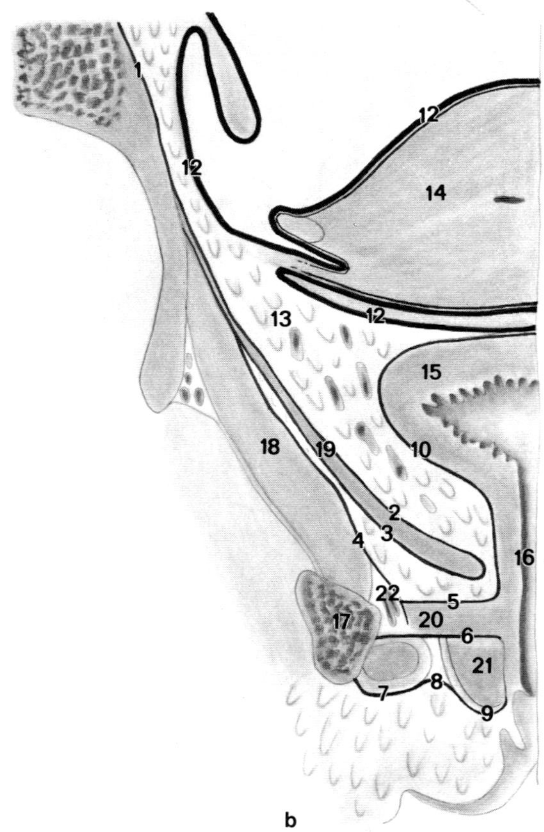

Abb. 4. **a** Frontalschnitt durch das männliche Becken, Ansicht von ventral. Darstellung der Faszien und Bindegewebsräume (Spatien). Schnittebene rechts im Bereich der Harnblase und Prostata, links durch das Rektum (s. Abb. 3 a). *1–6* s. Abb. 4 b, *7, 9* Fascia penis, *8* Fascia perinealis, *10* Fascia visceralis vesicae, *11* Fascia visceralis prostatae, *12* Peritoneum, *13* Spatium subperitoneale, *13 a* Paracystium, *13 b* Paraproctium, *14* Prostata, *15–20* s. Abb. 4 b, *21* Bulbus corporis cavernosi urethrae, *22* Crus penis, *23* M. sphincter ani ext., *24* M. sphincter ani int., *25* Canalis analis, *26* Linea anocutanea (Hiltonsche Linie), *27* Columnae anales, *28* Sinus anales, *29* Ampulla recti, *30* Canalis pudendalis (Alcock), *31* Fossa ischiorectalis
b Frontalschnitt durch das weibliche Becken (Schnittebene s. Abb. 3 b), Ansicht von ventral. Darstellung der Faszien und Bindegewebsräume (Spatien). *1* Fascia parietalis pelvis int., *2* Fascia diaphragmatis pelvis sup., *3* Fascia diaphragmatis pelvis inf., *4* Fascia obturatoria int., *5* Fascia diaphragmatis urogenitalis sup., *6* Fascia diaphragmatis urogenitalis inf., *7* Fascia clitoridis, *8* Fascia perinealis, *9* Fascia bulbi vestibuli, *10* Fascia visceralis vesicae, *12* Peritoneum, *13* Spatium subperitoneale, *14* Uterus, *15* Vesica urinaria, *16* Urethra, *17* Ramus ossis pubis, *18* M. obturator int., *19* M. levator ani, *20* M. transversus perinei profundus, *21* Bulbus vestibuli, *22* Canalis pudendalis (Alcock)

Außen wird der M. levator ani von der Fascia diaphragmatis pelvis inferior bedeckt, die die innere Begrenzung der mit Fettgewebe ausgefüllten und nach außen von der Fascia m. obturatoris interni begrenzten Fossa ischiorectalis darstellt (vgl. Abb. 4a).

Weiterhin finden sich neben der Fascia perinei superficialis, die sich nach vorne in die Fascia penis superficialis fortsetzt, die beiden, den M. transversus perinei profundus von oben und unten bedeckenden Faszien (Fascia diaphragmatis urogenitalis superior et inferior), die sich vor der Urethra zum Ligamentum transversum perinei verdichten.

Venöse Versorgung der Anorektalregion

Der venöse Abfluß aus dem Rektumbereich oberhalb der Linea dentata erfolgt aus dem klappenlosen Plexus venosus rectalis superior, aus dem bei Dilatation die inneren Hämorrhoiden entstehen, über die ebenfalls klappenlosen Vv. rectales superiores, die das Blut sodann über die V. mesenterica inferior in die Pfortader leiten.

Demgegenüber leiten die Vv. rectales mediae et inferiores, die Klappen aufweisen, das venöse Blut aus dem kaudal davon gelegenen Rektum-, Anal- und Perianalbereich, aus dem sog. Plexus venosus rectalis inferior über die Vv. iliacae internae in die V. cava inferior (Abb. 5).

Da zwischen diesen beiden venösen Geflechten zahlreiche Anastomosen bestehen, wird hier eine Verbindung zwischen dem Hohlvenen- und Pfortadersystem hergestellt.

Darüber hinaus gibt es weitere Venenplexus (Plexus venosus pudendalis, P. vesicalis, P. prostaticus, P. uterovaginalis), deren funktionelle Bedeutung vor allem in ihrer Fähigkeit liegt, anzuschwellen und somit als „Blutpolster" die im starren Beckengürtel eingeschlossenen Organe vor auftretendem Druck zu schützen.

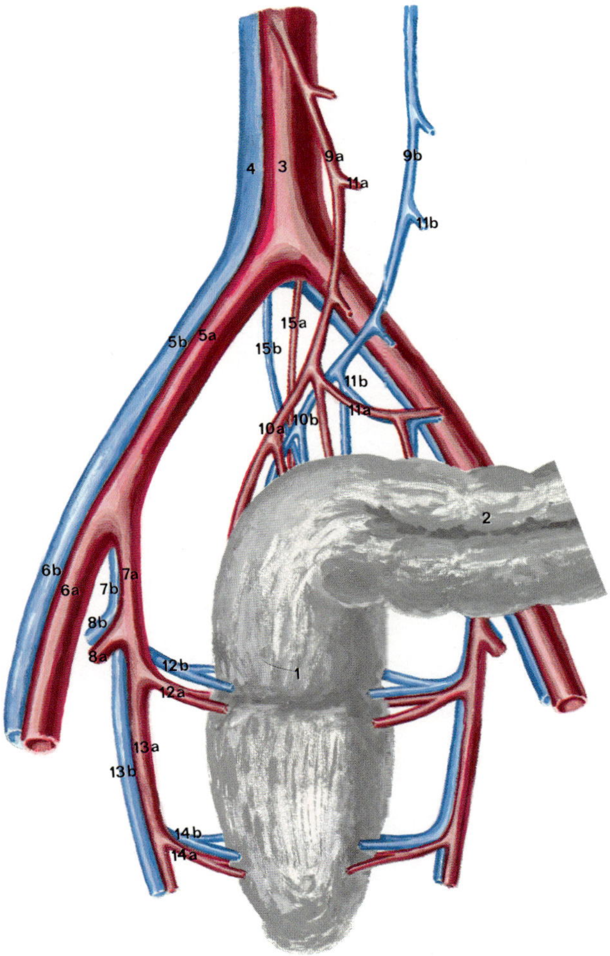

Abb. 5. Arterielle und venöse Versorgung des Anorektums von ventral. *1* Rectum, *2* Colon sigmoideum, *3* Aorta abdominalis, *4* Vena cava inf., *5a, b* A./V. iliaca communis, *6a, b* A./V. iliaca ext., *7a, b* A./V. iliaca int., *8a, b* A./V. glutea sup., *9a, b* A./V. mesenterica inf., *10a, b* A./V. rectalis sup., *11a, b* Aa./Vv. sigmoideae, *12a, b* A./V. rectalis media, *13a, b* A./V. pudenda int., *14a, b* A./V. rectalis inf., *15a, b* A./V. sacralis media

Arterielle Versorgung der Anorektalregion

Die arterielle Versorgung des Anorektums erfolgt aus der A. mesenterica inferior, der A. iliaca interna und der A. sacralis mediana.

Der obere Rektumbereich wird arteriell versorgt durch die A. rectalis superior, die den Stamm der unteren Gekröseschlagader (A. mesenterica inferior) nach Abzweigung der Aa. sigmoideae kaudalwärts fortsetzt, sich in Höhe des rektosigmoidalen Überganges in einen linken und rechten Ast teilt und mit ihren Endästen kranial der Linea dentata in den Columnae anales i. d. R. bei 3, 7 und 11^{00} SSL – der typischen Lokalisation innerer Hämorrhoiden – das sog. Corpus cavernosum bildet.

Die Endverzweigungen der A. rectalis superior anastomisieren hierbei sowohl mit denen der Aa. rectales mediae et inferiores als auch mit denen der Aa. sigmoideae.

Die Hinterwand der Rektumampulle wird z. T. mitversorgt durch die A. sacralis mediana.

Die arterielle Versorgung von unterem Rektum sowie Anal- und Perianalbereich erfolgt über die Aa. rectales mediae et inferiores, die aus der rechten und linken A. iliaca interna hervorgehen und untereinander durch zahlreiche Anastomosen funktionell verbunden sind.

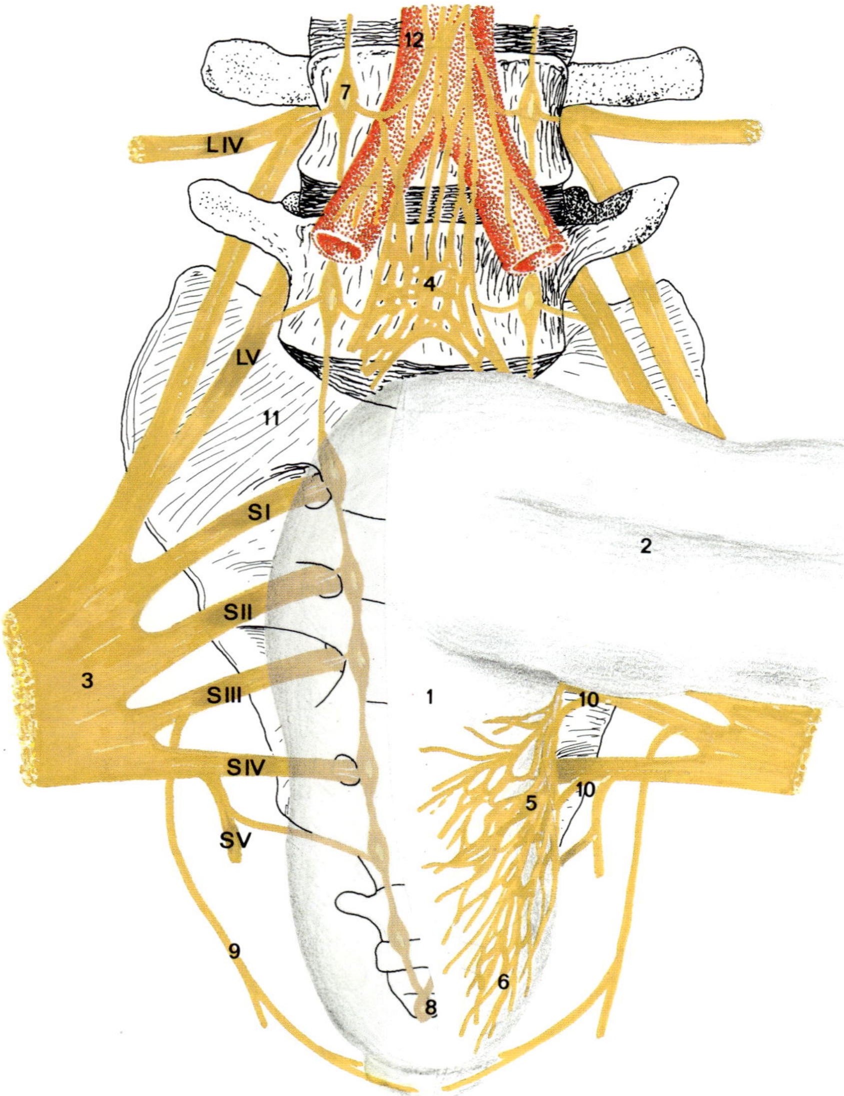

Abb. 6. Nervöse Versorgung (Rektum rechtsseitig transparent, Plexus hypogastricus dexter nur teilweise), Ansicht von ventral. *1* Rectum, *2* Colon sigmoideum, *3* Plexus sacralis, *4* Plexus hypogastricus sup., *5* Plexus hypogastricus inf. (pelvinus), *6* Plexus rectalis, *7* Truncus sympathicus, *8* Ganglion impar, *9* N. pudendus, *10* N. pelvis, *11* Os sacrum, *12* Aorta abdominalis

Nervale Versorgung des Anorektums

Die motorische und sensible Steuerung von Rektum und Analkanal erfolgt sowohl über vegetative wie zerebrospinale Nervenbahnen.

Die vielfältige Verflechtung der beiden Nervensysteme führt hierbei zu einer funktionellen Einheit.

Rektum, oberer Teil des Analkanales sowie die Mm. sphincter ani interni et corrugatores cutis ani unterstehen nur dem autonomen Nervensystem.

Der Parasympathicus wirkt hierbei inhibitorisch auf den M. sphincter ani internus und die übrige glatte Muskulatur, der Sympathicus dagegen kontrahierend.

Während der untere Analkanal hochsensibel auf Schmerzreize reagiert, reagiert das Rektum lediglich auf Dehnung (Völlegefühl).

Die parasympathische Versorgung von Rektum und Analkanal erfolgt über die Nn. erigentes (3. und 4. Sakralnerv), die sich mit den pelvinen Plexus vereinigen. Von hier verlaufen die parasympathischen Fasern zu den Beckenorganen.

Der Parasympathikus wirkt motorisch auf den Darm und erschlaffend auf die glatte Muskulatur.

Das den oberen Rektumbereich versorgende sympathische Nervengeflecht stammt vom Plexus mesentericus und begleitet die A. iliaca und die Aa. rectales superiores.
Dagegen erfolgt die sympathische Innervation von unterem Rektum- und oberem Analkanalbereich über den aus dem 3. und 4. Lumbalganglion entspringenden N. praesacralis, der kaudalwärts zielt und die beiden pelvinen Plexus bildet.
Auf das Rektum wirkt der Sympathikus erschlaffend, auf die glatte Muskulatur kontrahierend.
Die sensible Innervation des Analkanals erfolgt über die Nn. rectales inferiores, die aus dem N. pudendus (2.–4. Sakralnerv) hervorgehen.
Die motorische Innervation des M. sphincter ani externus erfolgt ebenfalls über die Nn. rectales inferiores des N. pudendus (3. und 4. Sakralnerv) und zusätzlich über die Nn. anococcygei sowie perianale Äste des 4. Sakralnerven. Der Sphincter externus wird darüber hinaus parasympathisch durch die Nn. splanchnici pelvini und sympathisch durch die Nn. splanchnici sacrales innerviert.
Der proximale Teil des quergestreiften Levator ani wird motorisch innerviert vom 4. Sakralnerven, sein distaler Teil von Ästen des N. pudendus.

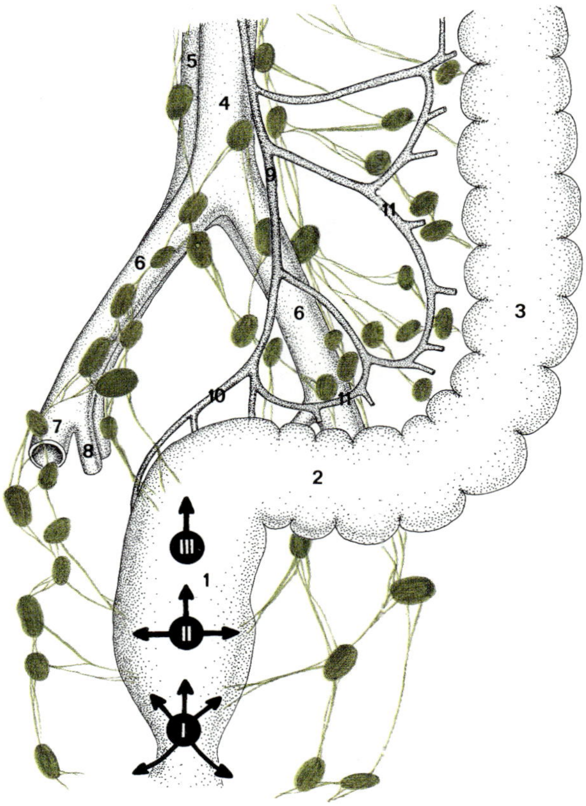

Abb. 7. Lymphdrainage, Ansicht von ventral. *1* Rectum, *2* Colon sigmoideum, *3* Colon descendens, *4* Aorta abdominalis, *5* V. cava inf., *6* A. iliaca communis, *7* A. iliaca ext., *8* A. iliaca int., *9* A. mesenterica inf., *10* A. rectalis sup., *11* Aa. sigmoideae

Lymphabfluß des Anorektums

Die Lymphwege des Anorektums führen zu 3 regionären Lymphknotengruppen:

1. Die untere Abflußbahn führt zu den Lymphonodi inguinales superficiales.
2. Die mittlere Abflußbahn führt zu den Lymphonodi iliaci (interni et interiliaci).
3. Die obere Abflußbahn führt zu den Lymphonodi sacrales et lumbales.

Berücksichtigt man hierbei die topographische Situation des Rektums im Verhältnis zum Becken und zum Peritoneum, dann kann man 3 Stockwerke unterscheiden, die von klinischer Bedeutung sind.

I. Stockwerk: Fossae ischiorectales, die topographisch dem Analkanal mit dem anokutanen Bereich entsprechen.
Aus diesem Stockwerk gibt es 3 Lymph- oder Metastasenstraßen zu den drei oben genannten Lymphknotengruppen (Abb. 7). Allein daraus ergibt sich eine ungünstige Prognose für maligne Tumoren in dieser Region, vor allem für die malignen Melanome, die häufig erst durch ihre Metastasen für den Träger symptomatisch werden.

II. Stockwerk: Spatium pelvis subperitoneale, das topographisch etwa dem unteren Teil der Ampulla recti entspricht und nur noch 2 Lymph- oder Metastasenstraßen hat. Tumoren in diesem Bereich haben dadurch eine etwas günstigere Prognose als die des unteren Stockwerks.

III. Stockwerk: Cavum pelvis peritoneale, das topographisch dem oberen Teil der Ampulla recti entspricht, mit nur noch einer Lymph- oder Metastasenstraße. Demgemäß haben Rektumkarzinome dieses Bereiches im allgemeinen die günstigste Prognose.
Zudem gilt die Regel, daß Rektumkarzinome selten von oben nach unten – also afterwärts metastasieren.

Literatur

1. Brossy JJ (1959) Recent advances in the anatomy and physiology of the anorectal region. Surg Clin N Am 39: 1391
2. Eisenhammer S (1966) The anorectal fistulous abscess and fistula. Dis Colon Rectum 9: 91
3. Parks AG (1963) Etiology and surgical treatment of fistula in ano. Dis Colon Rectum 6: 17
4. Scott JES (1959) The anatomy of the pelvic anatomic nervous system in cases of high imperforate anus. Surgery 45: 1013
5. Sobotta J, Becher H (1993) Atlas der Anatomie des Menschen. 20. Aufl. Urban & Schwarzenberg, München Berlin Wien
6. Watts EW (1958) Ano-rectal anatomy. Proc R Soc Med 51: 425

Grundlagen physiologischer und pathophysiologischer Bewegungsabläufe des Anorektums

Kontinenz 11
Muskulatur 11
Schleimhaut und Corpus cavernosum recti 12
Nervöse Steuerung der Kontinenz und Defäkation 12
Inkontinenz 13

Kontinenz

Unter anorektaler *Kontinenz* und *Defäkation* versteht man die funktionell an komplizierte Strukturen und Mechanismen gebundene Fähigkeit, den Darminhalt reflektorisch und willkürlich zurückzuhalten und die Entleerung zu gewünschter Zeit durchzuführen.

Als Kontinenzorgan wird lediglich die Pars perinealis (Canalis ani) des Mastdarmes bezeichnet, die in die Beckenbodenmuskulatur eingebaut ist. Die Ampulla recti, der Pars perinealis vorgeschaltet, dient hierbei der Speicherung, Formung und Verzögerung der Fäzes. Zudem vermittelt uns dieses Organ die Empfindung für die Beschaffenheit des Mastdarminhalts, ob fest, flüssig oder gasförmig.

Eingeleitet wird die Defäkation, neben der willkürlichen Unterstützung der Bauchwandmuskulatur, über nervöse Rezeptoren in der Ampulla recti. Durch zentralnervöse Steuerung erfolgt dann der koordinierte Ablauf der Defäkation zwischen Ampulla recti und Kontinenzorgan. Dieser Ablauf wird durch das Zusammenspiel folgender Strukturen erreicht:

- quergestreifte und glatte Muskulatur,
- arteriell gespeiste Schwellkörper (Corpus cavernosum recti),
- Schleimhaut,
- Nervensystem.

Muskulatur

Der Musculus sphincter ani internus kann als zentraler Muskel des Kontinenzorgans betrachtet werden.

Er besteht aus glatten Muskelfasern und besitzt somit alle Eigenschaften der glatten Muskulatur wie langsame Kontraktion, plastische Anpassungsfähigkeit, vegetative Nervenversorgung, Fähigkeit zur spontanen Eigenkontraktion, Verharren in Teilverkürzung, generalisierter Tonus.

Letztlich stellt der Musculus sphincter ani internus eine Verdickung der gewöhnlichen Ringschicht der Darmmuskulatur auf etwa das Doppelte dar und liegt zuinnerst des anorektalen Kanals, wo er etwas höher hinauf reicht als der quergestreifte äußere Schließmuskel (M. sphincter ani externus). Hingegen endet der innere Schließmuskel analwärts früher als der äußere.

Durch diese muskuläre Anordnung wird die Schleimhaut des Canalis ani von einem doppelwandigen Hohlzylinder umgeben. Beide Muskeln stehen unter einem tonischen Dauerschluß, wobei der innere Sphinkter aganglionär ist und nicht der willkürlichen Kontrolle untersteht. Beim äußeren Sphinkter wird die tonische Kontraktion spinal-reflektorisch durch afferente Impulse aus dem Muskel selbst, aber auch von der Analhaut aufrecht erhalten. Die Wirkung dieses Muskels bei der Kontinenz ist geringer als beim inneren Sphinkter. Glatte Muskelzüge der Längsschicht des Darmes durchlaufen den M. sphincter ani internus, septieren ihn unvollständig und inserieren radiär an der Haut um die Afteröffnung. Durch den Tonus dieser glatten Muskelfasern wird die Analhaut radiär gerunzelt. Die Summe dieser Muskelfasern wird deshalb als Musculus corrugator ani bezeichnet.

Außerdem durchdringen den inneren Sphinkter außer Blutgefäßen die sog. Proktodäaldrüsen (Abb. 1), die von den Analkrypten ausgehen, blind enden im Bereich des äußeren Sphinkters, genauer, im intersphinktären Spatium. In diesen präformierten Gängen können infektiöse Prozesse zu intrasphinktären oder transsphinktären Abszessen ggf. mit nachfolgendem Fistelleiden führen (S. 104).

Der Musculus sphincter ani externus enthält keine ringförmig verlaufenden Fasern; insofern ist der zuvor gebrauchte Ausdruck „Hohlzylinder" nicht ganz zutreffend. Seine Fasern treffen sich ventral und dorsal des Kontinenzorgans in spitzem Winkel.

Sein Fasergefüge läßt drei Schichten unterscheiden. Seine oberflächliche Schicht und ein Teil seiner mittleren umgeben den Anulus haemorrhoidalis recti (nach der neuen Sprachregelung als *Canalis ani* bezeichnet, weil das Wort *hämorrhoidal* zur pathologischen Anatomie gehört. Wir verwenden hier noch den alten Begriff, da er dem Arzt mehr sagt.) und wirkt auf ihn wie eine Klemme. Die tiefen Anteile der mittleren Faserzüge bilden eine schwache Schlinge um den vorderen Bereich der Pars perinealis recti, während die tiefliegenden Faserzüge eine kräftige Schlinge um deren Hinterwand darstellen. Hier reicht der Muskel höher hinauf als an der Vorderwand und wird zudem von einem Teil des Musculus levator ani, dem Musculus puborectalis, verstärkt. Beide Muskeln bestehen aus quergestreiften Muskelfasern und unterstehen somit dem Einfluß des Willens. Durch Verlauf und Tonus dieser Muskeln kommt es zwischen Rektum und Analkanal zu einer Abknickung, die als anorektaler Winkel bezeichnet wird. Durch die Wirkung beider quergestreifter Muskeln wird der glatte innere Sphinkter entlastet. Dies ist deshalb anzunehmen, weil bei einer Druckerhöhung in der Ampulla recti reflektorisch die Kontraktion des M. puborectalis verstärkt wird. Der gleiche reflektorische Vorgang ist auch bei einer intraabdominellen Drucksteigerung zu beobachten. Muskulär wird die Verschlußfähigkeit durch zwei verschiedene Funktionen erreicht: Einengung des Analkanals durch die Sphinktermuskeln sowohl in sagittaler als auch in transversaler Richtung, dazu der durch die Muskelschlingen entstandene anorektale Winkel, der jedoch für die Kontinenz sicher überschätzt wird. Zudem ist bedeutsam, daß die Längsmuskulatur der Ampulla recti eine geschlossene Schicht ist, während sie im Colon sigmoideum noch in 3 Längszüge (Taenia libera, mesocolica und omentalis) gegliedert ist. In der Ampulla recti sind weder Haustra coli noch Plicae semilunares zu finden.

Schleimhaut und Corpus cavernosum recti

In der Ampulla recti finden sich 8–10 cm vom Anus entfernt einige querstehende Falten, die Plicae transversales recti, von denen zumeist eine besonders kräftig ausgebildet ist, die sog. Kohlrausch-Falte.

An der Bildung dieser Plicae ist die Wandmuskulatur nicht direkt beteiligt. Lediglich die Ringmuskulatur ist an dieser Stelle verstärkt. Diese muskuläre Verstärkung wird als Musculus sphincter ani tertius oder auch Nelatonscher Muskel bezeichnet. Äußerlich wird dieser Bereich durch eine Einziehung deutlich. Diese Querfalten verstreichen auch nicht bei Füllung der Ampulle. Die Längsfalten der Schleimhaut hingegen verstreichen bei Füllung im Sinne von Reservelängen. Im proximalen Teil des Canalis ani sind die Längsfalten (8–10) zu sog. Columnae anales geformt und angeordnet. Die Längsfalten im Analkanal wie auch die Columnae anales haben eine muskuläre Grundlage. Die zwischen den Columnae liegenden Buchten werden als Sinus anales bezeichnet, die von ihnen ausgehenden Vertiefungen stellen die Analkrypten dar, die sich durch den M. sphincter ani internus hindurch als sog. Proktodäaldrüsen fortsetzen. Die zu den Columnae erweiterten Längsfalten beherbergen arteriell gespeiste Schwellkörper (Glomera rectalia; zusammen werden sie auch als Corpus cavernosum recti bezeichnet).

Die von Ästen der Arteria rectalis superior gespeisten Schwellkörper unterstützen die Kontinenz, indem sie bei kontrahiertem Sphinkter wie Zahnräder ineinandergreifen. Auf diese Weise wird der Analkanal weitgehend wasser- und gasdicht verschlossen. Die Schleimhaut wirkt so im Sinne einer Feinkontinenz.

Nervöse Steuerung der Kontinenz und Defäkation

Die Funktionen Speicherung und Formung des Stuhles, Verschluß und regelrechte Entleerung werden durch parasympathische sakrale und durch somatomotorische nervöse Mechanismen zeitlich aufeinander abgestimmt gesteuert. Noch ungenügend erforscht ist hierbei die Bedeutung des sympathischen Anteils der Versorgung des Rektums. Untersuchungen lassen vermuten, daß der M. sphincter ani internus von sympathischen Fasern aus dem thorako-lumbalen Bereich stimuliert wird. Die wichtigsten Rezeptoren für die Erhaltung der Kontinenz befinden sich im Analkanal zwischen Hiltonscher Linie und den Columnae anales. Zudem finden sich in der Ampulla recti sowie auch in der Beckenbodenmuskulatur mit zugehörigem Bindegewebe und der Analhaut weitere Rezeptoren.

Bemerkenswert ist, daß nach weitgehender chirurgischer Entfernung der Ampulle die Kontinenz erhalten bleibt, wohingegen die Zerstörung des Sakralmarkes zum Ausfall des Defäkationsreflexes führt. Wird jedoch das Rückenmark oberhalb des Sakralmarkes durchtrennt, bleiben die spinalen Defäkationsreflexe erhalten. Allerdings fehlt dann die unterstützende Willkürmotorik der Bauchdeckenmuskulatur, die jedoch nicht unbedingt notwendig ist.

Bedeutungsvoll in diesem Zusammenhang ist der Analreflex, der über das Segment S5 läuft. Am seitlich liegenden Patienten, der die Beine in Hüfte und Knie gebeugt hat, bestreicht man rechts und links die perianale Region mit dem Holzstiel eines Wattetupfers. Der Reflexerfolg zeigt sich in einer

Kontraktion des Schließmuskels. Nur einseitiges Fehlen des Reflexes ist verwertbar, da er inkonstant ist [32].

Im Zustand der Kontinenz sind beide Sphinkteren (M. sphincter ani internus et externus) geschlossen, der aganglionäre Sphincter internus durch seine spontane Eigenkontraktion und sympathische wie parasympathische Stimulation. Der Sphincter externus (quergestreift) wird spinal-reflektorisch durch afferente Impulse aus dem Muskel selbst sowie durch Impulse aus dem benachbarten Gewebe und der Analhaut geschlossen gehalten.

Motorisch wird der Sphincter externus durch Neurone aus dem 2.–4. Sakralsegment innerviert, die im Nervus pudendus verlaufen.

Die auf sensorischen und motorischen Komponenten beruhende Kontinenz wird durch ein reflektorisches Zusammenspiel extraspinaler und kortikaler Mechanismen gesteuert. Zudem kann zentral dieses reflektorische Zusammenspiel *Kontinenz – Defäkation* bewußt gehemmt oder gefördert werden (z. B. frontale Hirnrinde; limbisches System).

Wird die Rektumampulle durch peristaltische Bewegungen des Colon descendens (parasympathische Innervation) gefüllt, führt dies zur Dehnung der Rektumwand und als Folge davon zu einer Erschlaffung des inneren Sphinkters (*rektosphinktärer Reflex* im Kapitel *Anorektale Manometrie und Elektromyographie,* S. 50). Dieser Reflex kommt über das intramurale Nervengeflecht des Darmes zustande. Durch Barorezeptoren, die in den Paraproktien vermutet werden, löst die Dehnung der Ampulle über spinale Bahnen das Gefühl von Stuhldrang (Perzeption) aus. Gleichzeitig kommt es zu einer unwillkürlichen Kontraktion des M. sphincter externus, die willentlich verstärkt werden kann, sofern keine Defäkation gewünscht ist.

In diesem Falle nimmt die Relaxation des M. sphincter ani internus wieder ab, da die Rektummuskulatur in der Lage ist, sich infolge einer plastischen Adaptationsreaktion erhöhten Füllungsvolumina anzupassen (Compliance). Durch die Verminderung der Wandspannung lassen der Dehnungsreiz und damit auch das Gefühl von Stuhldrang wieder nach. Durch bewußtes Zurückhalten von Stuhl werden Rektumfüllungen von bis zu 2 Litern möglich. Geschieht dies häufig, erhöht sich die Schwelle für den Defäkationsreflex, so daß es zur Obstipation mit Überlaufinkontinenz kommen kann.

Die Defäkation wird normalerweise durch die willkürliche Unterstützung über die Bauchdeckenmuskulatur (Bauchpresse), vor allem durch den M. transversus abdominis, in Inspirationsstellung eingeleitet. Über parasympathische Reflexwege kommt es zu peristaltischen Kontraktionen des Colon descendens, des Colon sigmoideum und des Rektums. Gleichzeitig erschlaffen beide Sphinkteren sowie die Muskulatur des Beckenbodens. Durch das Zusammenwirken der genannten Strukturen wird eine vollständige Entleerung erreicht. Nach der Defäkation kontrahieren sich sowohl die beiden Sphinkteren als auch die Beckenbodenmuskulatur. Durch das Absinken des Beckenbodens während der Defäkation und nachfolgendem Anheben nach Beendigung hat der M. levator ani seinen Namen zu Recht erhalten.

Die Defäkationsfrequenz ist unterschiedlich und ist u. a. auch abhängig von der Menge aufgenommener Ballaststoffe. Als Normbereich gilt jedoch: 3 mal täglich bis 3 mal pro Woche, bei Beachtung von Form, Konsistenz, Farbe und Geruch des Stuhles sowie Beimengungen (z. B. Blut, Schleim usw.).

Inkontinenz

Definiert ist die Incontinentia alvi (Inkontinenz) als Unfähigkeit, den Stuhl willentlich bis zur gewünschten Defäkation zurückzuhalten.

Jede der einzelnen Komponenten, die die Verschlußfähigkeit des Mastdarmes ausmachen, können bei pathologischen Veränderungen zu einer Form von Inkontinenz führen.

Für die Diagnostik und Therapie wichtige Untersuchungsverfahren sind die Defäkographie (S. 43 ff.), die anale Manometrie und Elektromyographie (S. 48 ff.) sowie die Endosonographie (S. 47 ff.).

Bezüglich der jeweils anzuwendenden Operationsverfahren zur Wiederherstellung der Kontinenz wird auf die weiterführende chirurgische Literatur verwiesen [1, 5, 6, 14, 16, 17, 22, 25–27, 29–31, 35, 36, 40] (vgl. hierzu auch S. 323; symptomatische Therapiemaßnahmen und prophylaktisches Vorgehen s. S. 469).

Vor chirurgischen Eingriffen sollten allerdings konservative Therapiemöglichkeiten ausgeschöpft werden. Zur Anwendung kommen krankengymnastisches Training der Beckenbodenmuskulatur sowie aktive Sphinkterkontraktionsübungen mit oder ohne Biofeedback-Kontrolle. *Biofeedback* (Operant conditioning) hat sich bei der Behandlung insbesondere der Stuhlinkontinenz als effektiv erwiesen. Hierbei wird rektal ein aufblasbarer Ballon plaziert und dem Betroffenen über Sensoren, die auf manometrischer oder EMG-Basis arbeiten, die physiologische Funktion, die er lernen soll zu verbessern, wie z. B. die Kontraktionskraft des Sphincters ani externus und M. puborectalis, optisch oder akustisch übermittelt. Voraussetzung ist, daß intakte Sphinktermuskulatur vorhanden ist bzw. blieb und der Patient Dehnungsreize im Rektum wahrzunehmen im Stande ist. Oft schaffen erst rekonstruktive Maßnah-

men die anatomischen Strukturen, die sodann durch konservative Behandlungsmethoden in ihrer Funktion verbessert werden können [3, 8, 10, 11, 19].
Als weitere allerdings passive konservative Therapie der analen Inkontinenz, die in ihrer Wirksamkeit bislang jedoch noch nicht zweifelsfrei belegt zu sein scheint [10], wäre schließlich die *Elektrostimulation* zu nennen [7].
Im allgemeinen werden 3 Formen oder Schweregrade der analen Inkontinenz unterschieden:

1. *Grad (leichte Form):* gelegentlich eine geringe Verschmutzung der Wäsche; gelegentlicher unkontrollierter Abgang von Darmgasen. Diese leichte Form kommt auch bei etwa 10 % Gesunder vor. Bei älteren oder alten Menschen kann dies auch ein Symptom beginnender Altersdegeneration und psychischer Hinfälligkeit sein.
2. *Grad (mittlere Form):* häufiger unkontrollierter Abgang von Darmgasen, häufige Verschmutzung der Wäsche, gelegentlicher Abgang größerer Stuhlmengen oder Flüssigkeiten.
3. *Grad (schwere Form):* es besteht eine totale Stuhlinkontinenz.

Erkrankungen, die mit einer symptomatischen Inkontinenz einhergehen, können verschiedene Ursachen haben:

- Sensorisch, durch Verlust oder Schädigung sensibler Rezeptoren. Ursache für eine derart bedingte Inkontinenz war früher nicht selten die 1882 von Whitehead angegebene Hämorrhoidenoperation, bei der der gesamte Bereich des Corpus cavernosum recti einschließlich der darüber liegenden Schleimhaut (Anoderm) bis an die Linea dentata zirkulär exzidiert und der ringförmige Defekt durch Rektummukosa gedeckt wurde. Zwangsläufige Folge waren nicht selten mehr oder weniger ausgeprägte Analstenosen aufgrund zirkulärer Narbenbildungen in dem im Bereich der Linea dentata gelegenen Nahtbereich, Ektropium mit anhaltenden Irritationen und Schleimabsonderungen, wie dies Abb. 8 zeigt, und schließlich Inkontinenz infolge Verlust der sensiblen Rezeptoren zwischen Linea dentata und anokutaner Grenze [45].
- Pathologische Veränderungen der Schleimhaut durch entzündliche kolorektale Prozesse wie Colitis ulcerosa, Morbus Crohn, medikamenteninduzierte Kolitis, Ruhr usw.
  Gemeinsames Symptom dieser Erkrankungen ist die Diarrhö. Wird therapeutisch die Diarrhö behoben, schwindet zumeist auch die Inkontinenz. Gleiches gilt auch für Diarrhöen, die durch Laxantien, Parasiten, durch eine Pankreasinsuffizienz usw. verursacht werden.

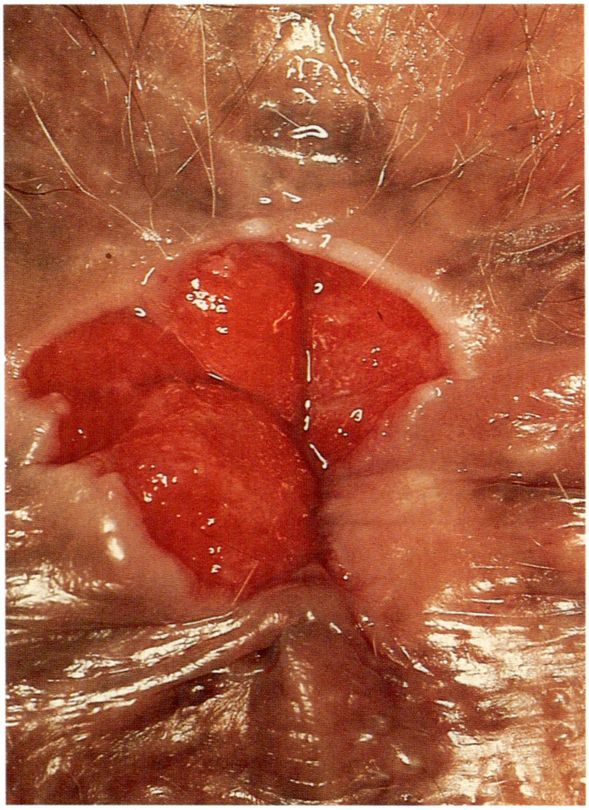

Abb. 8. Whitehead-Anus. Zustand nach Whitehead-Operation. Ausgedehntes Ektropium mit schleimiger Sekretion und Stuhlinkontinenz

  Ebenso können chronische Fisteln, auch Analfissuren, eine rektale Kapazitätsverkleinerung, innere Hämorrhoiden und Rektumprolapse symptomatisch von einer Inkontinenz begleitet werden.
- Muskuläre Schäden, die auf der Basis langjähriger chronischer Entzündungen im Analkanal zu einer Sphinkterschwäche führen. Nicht ganz selten werden solche Patienten, die sich über Jahre mit schmerzhafter Defäkation, dem Gefühl ungenügender Entleerung und Tenesmen quälten, aufgrund mangelhafter Untersuchung als „Analneurotiker“ eingeordnet.
  Auch können jahrelange kleinere Reiz- und Entzündungsvorgänge im Analbereich zu einem stenosierenden submukösen Narbenring (Pectenosis) führen, mit nicht mehr voll kontraktionsfähigem M. sphincter ani externus und sklerosiertem M. sphincter ani internus (S. 331).
  Weiter sind Schäden oder Folgeschäden möglich nach Traumen, Operationen und Einwirkung ionisierender Strahlen, hier auch Spätschäden nach Jahren.
  Schließlich ist bei jeder Form der Inkontinenz, nicht nur bei älteren Patienten, primär an einen

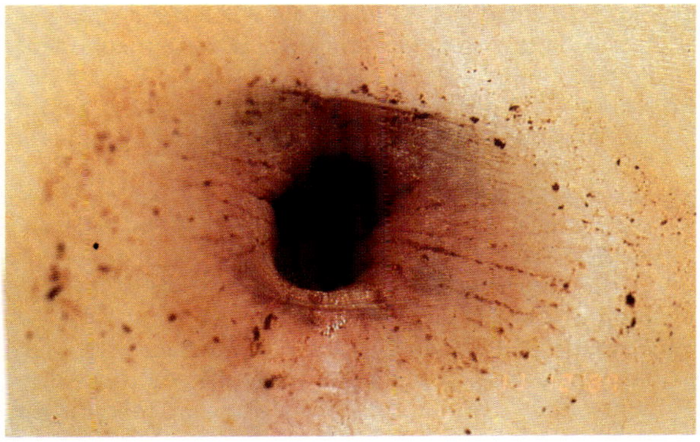

Abb. 9. Dilatierter Anus mit erheblich gestörter Sphinkterfunktion bei einem 2jährigen Jungen als Folge von sexuellem Mißbrauch (anale Penetration mit dem Penis) durch den Vater [20]

malignen Prozeß zu denken. Im Anorektalbereich ist eine Frühdiagnose in hohem Maße möglich und damit auch eine Dauerheilung.

- Bei neurologischen Schäden oder pathologischen Veränderungen der frontalen Hirnrinde, des limbischen Systems, des spinalen Mastdarmzentrums im Sakralmark und seiner Nervenleitungen, besonders des Conus medullaris und der Cauda equina, des intramuralen Gangliensystems, sowie der subkortikalen Kontrollfunktionen kann die Inkontinenz ein wegweisendes Symptom sein.
  Auch hier ist an Primärtumoren wie auch an Metastasen zu denken.
  Die im Alter, und zwar nicht nur im Senium auftretenden inkontinenten Störungen sind zumeist Ausdruck allgemeiner degenerativer sklerotischer Prozesse und geistiger Minderung (z. B. Zerebralsklerose).
  Chronologisches und biologisches Alter können weit divergieren. Erbanlagen und Lebensweise sind hierbei bestimmende Faktoren.
- Emotionale Zustände (Angst, Spannung usw.) können auch bei sonst gesunden Menschen zu imperativem Stuhldrang führen. Bedingt durch eine Hyperperistaltik des Darmes kann es hierbei trotz suffizientem Kontinenzorgan zu einem unfreiwilligen Abgang von Stuhl kommen. Psychogene bzw. psychoorganische Ursachen der Inkontinenz sind bei undifferenzierten, debilen oder neurotischen Patienten anzutreffen [18, 24, 46].
  Doch gilt hier im besonderen Maße der Grundsatz, daß erst dann psychische Komponenten als Ursache angenommen werden dürfen, wenn durch eine gründliche Untersuchung kein krankhafter Organbefund erhoben werden konnte.

Literatur

1. Baeten CG et al. (1995) Anal dynamic graciloplasty in the treatment of intractable fecal incontinence. N Engl J Med 332: 1600–1605
2. Benninghoff (1985) Lehrbuch der Anatomie des Menschen, 14. Aufl. Urban & Schwarzenberg, München Wien Baltimore
3. Bleijenberg G, Kuijpers HC (1994) Biofeedback treatment of constipation: a comparison of two methods. Am J Gastroenterol 89: 1021–1026
4. Braus H (1956) Anatomie des Menschen. 2. Bd, 3. Aufl. Springer, Berlin Göttingen Heidelberg
5. Buchmann P (1987) Kontinenz, Defäkation und konservative Behandlungsmöglichkeiten der Stuhlinkontinenz. Verdauungskrankh 5/6: 219–223
6. Buchmann P (1994) Lehrbuch der Proktologie, 3. Aufl. Huber, Bern, S 129–132
7. Caldwell KPS (1963) The electrical control of sphincter incompetence. Lancet 7: 174–175
8. Dederding JP, Loizeau E (1994) Stellenwert des Biofeedbacks in der terminalen Verstopfung und der sphinkterbedingten Stuhlinkontinenz. Chir Gastroenterol 10: 311–315
9. Doerr W (1974) Organpathologie, Bd II. Thieme, Stuttgart
10. Enck P, Frieling T (1993) Therapie der Stuhlinkontinenz aus internistischer Sicht. Z Gastroenterol 31: 405–409
11. Enck P, Rühl A, Gantke B (1992) Biofeedback-Training bei der Stuhlinkontinenz. coloproctology 4: 204–208
12. Farthmann E, Fiedler L (1984) Die anale Kontinenz und ihre Wiederherstellung. Urban u Schwarzenberg, München Wien Baltimore
13. Forssmann WG, Heym Ch (1982) Neuroanatomie, 3. Aufl. Springer, Berlin Heidelberg New York
14. Girona J, Denkers D (1993) Therapie der analen Inkontinenz aus chirurgischer Sicht. Z Gastroenterol 31: 410–413
15. Gülzow M, Koelsch KA, Kuntzen H (1974) Gastroenterologie, 2. Aufl. VEB Gustav Fischer, Jena
16. Hakelius L (1981) Experimentelle und klinische Erfahrungen mit der freien Transplantation quergestreifter Muskulatur zur Behandlung der Analinkontinenz. Therapiewoche 31: 2316
17. Hancke E, Junginger T (1991) Anorektale Kontinenz und Kontinenzstörungen. Ärztebl Rheinl.-Pfalz 3: 112–121
18. Heinrich R (1989) Internistische Aspekte zur Stuhlinkontinenz älterer Patienten. Dtsch Dermatol 37/2: 171–173
19. Herold A et al. (1992) Koordinationsstörung des Sphincter ani externus: Diagnostik und konservative Biofeedback-Therapie. coloproctology 4: 235–238
20. Hobbs CJ, Wynne JM (1986) Buggery in childhood – a common syndrom of child abuse. Lancet II: 792–796
21. Hoepke H (1959) Zentrales und vegetatives Nervensystem. Fischer, Stuttgart
22. Holle J, Freilinger G (1980) Funktionsgerechte Rekonstruktion des quergestreiften Sphinctermuskels bei Incontinentia ani. Langenbecks Arch Chir 351: 133–144
23. Holschneider AM (1983) Elektromanometrie des Enddarms. Diagnostik und Therapie der Inkontinenz und der chronischen Obstipation. Urban & Schwarzenberg, München Wien Baltimore

24. Hüppe D et al. (1992) Psychosoziale Aspekte der Stuhlinkontinenz. Leber Magen Darm 4: 138–142
25. Lingemann B (1987) Das Kontinenzorgan – Kontinenzstörungen. Verdauungskrankh 5/5: 177–184
26. López-Rios FL et al. (1983) Therapie des Whitehead-Anus nach Musiari-Cavagnaro. coloproctology 6: 360–361
27. Marti M-C (1990) Analinkontinenz. In: Marti M-C, Givel J-C (Hrsg) Chirurgie anorektaler Krankheiten. Springer, Berlin Heidelberg New York Tokyo
28. McDonald PJ, Heald RJ (1983) A survey of postoperative function after rectal anastomosis with circular stapling devices. Br J Surg 70: 727–729
29. Meißner F (1981) Die freie autogene Muskeltransplantation bei incontinentia ani. Z Ärztl Fortbildg 75: 564–566
30. Morgado PJ et al. (1991) Anale Inkontinenz: Erfahrungsbericht über die Transposition des M. gracilis. coloproctology 4: 212–216
31. Pescatori M et al. (1994) Totale Beckenbodenwiederherstellung bei analer Inkontinenz. coloproctology 2: 133–138
32. Poeck K (1987) Reflexe. In: Lehrbuch der Neurologie. Springer, Berlin Heidelberg New York Tokyo, S 12–15
33. Quandt J, Sommer H (1982) Neurologie, 2. Aufl. Fischer, Stuttgart New York
34. Rumberger E (1982) Physiologie des Dickdarms in Handbuch der Inneren Medizin, 5. Aufl. III. Band/4. Teil. Springer, Berlin Heidelberg New York
35. Sarles J, Echinard C (1981) La chirurgie des lésions anale traumatiques propos de 20 cas d'incontinence anales opéres. coloproctology 3: 50
36. Sarles J-C et al. (1995) Postanale Wiederherstellung bei der Behandlung der neurogenen fäkalen Inkontinenz. coloproctology 4: 158–162
37. Schiebler TH, Schmidt W (1981) Lehrbuch der gesamten Anatomie des Menschen, 2. Aufl. Springer, Berlin Heidelberg New York
38. Schiller U, Siewert JR (1981) Pathophysiologie und funktionelle Anatomie des Analkanales. In: Allgöwer M, Harder F, Hollender LF, Peiper HJ, Siewert JR (Hrsg) Chirurgische Gastroenterologie, Bd 2. Springer, Berlin Heidelberg New York
39. Schmidt RF, Thews G (1983) Physiologie des Menschen, 21. Aufl. Springer, Berlin Heidelberg New York
40. Schmidt E (1986) Chirurgie der analen Inkontinenz. coloproctology 4: 218–222
41. Shafik A (1982) Neues Konzept über den anatomischen Aufbau des analen Sphinktermechanismus und die Physiologie der Defäkation. coloproctology 1: 49–54
42. Siewert R, Schiller U (1979) Pathophysiologie des Anorektums. Therapiewoche 29: 640–647
43. Silbernagel S, Despopoulos A (1983) Taschenatlas der Physiologie, 2. Aufl. Thieme, Stuttgart New York
44. Staude G (1996) Die Stuhlinkontinenz. Therapiewoche 32: 1742–1750
45. Struck F (1967) Zur Whiteheadschen Operation bei sogenannten inneren Hämorrhoiden. Zentralbl Chir 92: 2167
46. Vandvik JH, Odegaard B (1981) Emotionale Aspekte der Stuhlinkontinenz. Z Kinderchir 33: 321–329

Proktologischer Untersuchungsgang

Untersuchungspositionen 17
Desinfektion und Sterilisation 18
Desinfektion 19
Sterilisation 22
Desinfektion und Sterilisation der Instrumente 23
Aids und Endoskopie 25
Untersuchungsschritte 26
Anamnese 26
Inspektion 28
Digitaluntersuchung 28
Fisteluntersuchung 29
Proktoskopie – Anoskopie 30
Starre Rektosigmoidoskopie 32
Flexible Rektosigmoidoskopie 37
Koloskopie 37
Radiologische Untersuchungsmethoden 42
Sonographie 47
Anorektale Manometrie und Elektromyographie 48
Mykologische und bakteriologische Untersuchungsmethoden 52
Allergie- und Hautresistenztestmethoden 62
Krebsvorsorge 68

Untersuchungspositionen

Untersucht werden kann entweder in Knie-Ellenbogenlage, Simsscher Seitenlage, gebückter Stellung des Patienten oder in Steinschnittlage.

Jede dieser Lagerungen hat Vor- und Nachteile, so daß die Effektivität der Untersuchung letztlich weniger von der Art der Untersuchungsposition als vielmehr von der Erfahrung und Geschicklichkeit des Untersuchers abhängt.

Die *Sims-Seitenlage* (Abb. 10 oben), bei der der Patient auf seiner linken Seite mit angewinkelten Hüft- und Kniegelenken auf einem am besten hoch zu stellenden waagrechten Tisch liegt, wobei das Gesäß durch eine stabile Unterlage leicht erhöht gelagert wird, schränkt die Bewegungsfreiheit des Untersuchers zwar etwas ein, bietet jedoch relativ gute Möglichkeiten zur Durchführung aller proktologischen Untersuchungsschritte. Allerdings ist bei der Rektoskopie Lufteinblasung zur Entfaltung des Darmlumens meist nicht zu vermeiden. Die Untersuchung in dieser Position kann ggf. auch einmal bei schwer kranken Patienten im Bett vorgenommen werden.

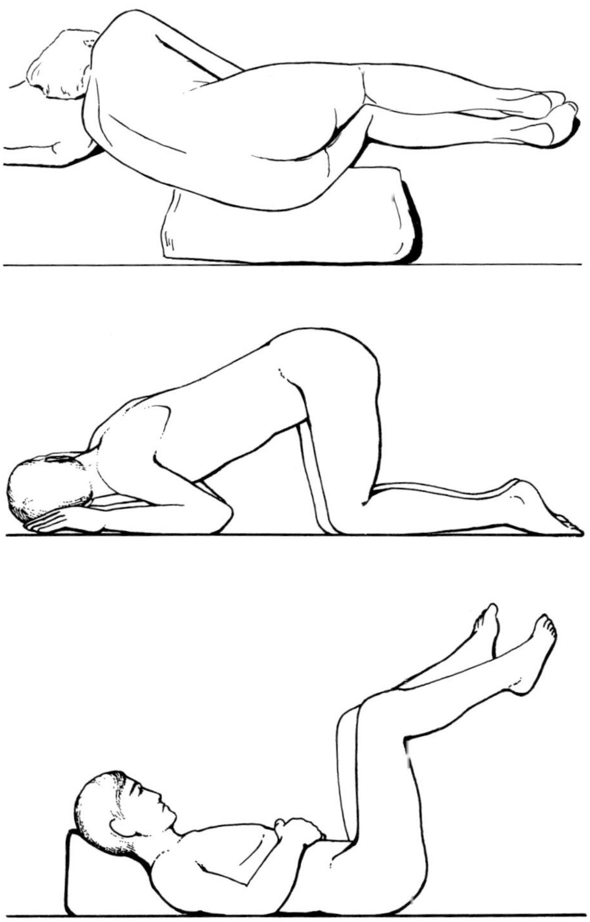

Abb. 10. Untersuchungspositionen. *Oben:* Sims-Seitenlage, *Mitte:* Knie-Ellenbogenlage, *unten:* Steinschnittlage

Bei der *Knie-Ellenbogen- oder Brustlage* (Abb. 10 Mitte) kniet der Patient auf einer Liege, wobei er vornübergebeugt sich auf die Ellenbogen abstützt oder ggf. auch mit der Brust aufliegt. Diese Lagerung ist aufgrund ihrer Unbequemlichkeit zur Durchführung länger dauernder proktologischer Eingriffe wie auch zur Untersuchung alter und gebrechlicher Patienten nur begrenzt durchführbar.
Speziell für diese Lagerung entwickelte, kippbare Untersuchungsstühle, die durch Anbringung von Beinstützen auch zur Untersuchung in Steinschnitt-

lage umgebaut werden können, ermöglichen eine für den Patienten wesentlich bequemere Lagerung.
Durch Kopftieflagerung wird bei dieser Position der Bauchinhalt der Schwere gemäß nach unten verlagert. Hierbei wird Luft angesogen, die sich in einem relativ großen klaffenden Darmlumen mit Darmgas (Methan u.a.) zu einem explosiven Gemisch vermengen kann. Bei einem evtl. elektrokaustischen Eingriff besteht hier die Gefahr einer Explosion [1]. Bei dieser Lagerung muß daher vor elektrokaustischen Maßnahmen sicherheitshalber Stickstoff in den Darm eingeblasen werden, wofür entsprechende Stickstoffflaschen mit Lüftungsrohr zum Ausblasen des Rektoskops vor der Elektrokoagulation im Fachhandel zur Verfügung stehen. Andererseits bietet diese Lagerung insbesondere für Rektosigmoidoskopien relativ günstige Bedingungen; schon deshalb, weil, wie oben erläutert, eine Luftinsufflation i.d.R. entfällt. Von Vorteil ist neben einer besonders übersichtlichen Darstellbarkeit des perianalen Bereiches der Umstand, daß durch das nach vorne unten hängende Abdomen Schleim- und Stuhlmassen normalerweise kaum in das Proktoskop und Rektoskop gelangen können.
Die *Steinschnittlage* (Abb. 10 unten) hat den Nachteil, daß der Bauchinhalt das Sigma komprimiert und daher stets Luftinsufflation zu dessen Entfaltung notwendig ist. Von Vorteil ist dagegen, daß jeder gynäkologische Untersuchungsstuhl hierfür verwendbar ist und alle proktologischen Untersuchungen in dieser Lagerung durchführbar sind. Auch ältere, gebrechliche Leute können in dieser Weise ohne viel Aufwand untersucht werden.

Literatur

1. Bond JH, Levy M, Levitt MD (1976) Explosion of hydrogen gas in the colon during proctosigmoidoscopy. Gastroint Endoscopy 23: 41–42

Desinfektion und Sterilisation

Mit der Ausweitung und Komplexität der diagnostischen und therapeutischen Eingriffe, aber auch durch immer höhere Patientenzahlen in immer rationeller arbeitenden Spezialabteilungen bzw. Arztpraxen und daneben wohl auch durch ein gewisses Verdrängen präventiven Denkens, d.h. Vernachlässigung klassischer Hygieneregeln durch Vertrauen auf lückenlose Wirksamkeit von Chemotherapeutika und Antibiotika, nimmt die Gefahr von Hospitalinfektionen („nosokomiale Infektionen") zu. Das heißt, der Patient erwirbt zusätzlich zu seinem Grundleiden im Krankenhaus bzw. in der Arztpraxis eine infektiöse Krankheit. Derartige Infektionskrankheiten verlaufen oftmals schwerer als das Leiden, das den Patienten zum Arzt führte: In Akutkrankenhäusern wird die Häufigkeit von nosokomialen Infektionen in der Bundesrepublik auf 5–12% aller Patienten geschätzt, wobei die häufigsten Hospitalinfektionen die ableitenden Harnwege (35–40%) und postoperative Wundinfektionen (ca. 25%) betreffen [35].
In den meisten derartigen Fällen handelt es sich um *endogene* Infektionen, d.h. solche, bei denen die Erreger von den Patienten selbst stammen und an einen Ort verschleppt wurden, wo sie physiologisch nicht vorkommen und wo sie nunmehr pathogene Eigenschaften entwickelten. Demgegenüber stammen die potentiell pathogenen Keime bei *exogenen* Infektionen nicht vom Patienten selbst, sondern werden mittelbar über mit kontaminiertem Blut, Urin, Stuhl, Sputum usw. behaftete Gegenstände oder unmittelbar von anderen Patienten, dem Arzt oder dessen Mitarbeitern auf ihn übertragen, sofern die notwendigen Hygienemaßnahmen nicht genügend beachtet wurden [19]. In der proktologischen Sprechstunde sind es insbesondere endoskopische Eingriffe, die zu solchen Infektionen führen.
Hierbei werden die pathogenen Keime, die sich heute weniger durch besondere Virulenz als vielmehr durch eine gesteigerte Resistenz gegen Antibiotika auszeichnen, instrumentell von einem auf den anderen Patienten, aber auch auf den Untersucher bzw. auf das ärztliche Hilfs- und Reinigungspersponal und darüber hinaus möglicherweise auf Dritte und von diesen wieder auf Patienten übertragen.
Die zunehmend strenger werdenden Anforderungen der Rechtsprechung an die hygienische Sorgfalt der Ärzte in Klinik und Praxis und eine – wie es scheint – immer prozeßbereitere Patientenschaft machen es erforderlich, der Infektionsprophylaxe erhöhte Beachtung zu schenken.
Neuerdings zunehmend häufiger auftretende virusbedingte Erkrankungen, wie insbesondere Aids, erfordern die Einhaltung festgelegter Hygieneregeln (s.u.).
Was die erworbene Immunschwäche Aids betrifft, so gilt heute als sicher, daß das Risiko einer nosokomialen Transmission von HIV extrem niedrig ist, sofern die bisher bereits gegen eine Hepatitis-B-Infektion üblichen hygienischen Vorbeugemaßnahmen eingehalten werden (s.u.) [13, 18].
Auch seinen Mitarbeitern gegenüber obliegt dem Arzt eine Sorgfaltspflicht, die sich aus der arbeitgeberrechtlichen Fürsorgepflicht ableitet, deren Verletzung zivilrechtliche und/oder strafrechtliche Konsequenzen nach sich ziehen kann. Dies bedeutet,

daß der Arzt dafür zu sorgen hat, daß sich nicht nur Geräte und Instrumente, sondern auch Arbeitsräume, -bekleidung etc. stets in einem Zustand befinden, der gewährleistet, daß das Personal gegen Gefahr für Leben und Gesundheit geschützt ist, soweit es die Natur des Dienstverhältnisses gestattet (§ 618 BGB).

Die Verpflichtung zum Tragen von Schutzkleidung, für deren Desinfektion, Reinigung und Instandhaltung zu sorgen ist, und die stets in ausreichender Stückzahl zur Verfügung zu stehen hat, ergibt sich in der Bundesrepublik aus § 14 der Unfallverhütungsvorschrift.

Eine ständige Weiterbildung auch auf infektionsprophylaktischem Gebiet ist für den Arzt nicht nur eine Standes- sondern auch eine Rechtspflicht! Der Arzt muß zivil- und strafrechtlich dafür einstehen, wenn ihm im Einzelfall gesicherte neuere Erkenntnisse, beispielsweise bei der Vorsorge gegen Aids oder einer Hepatitis-B-Infektion unbekannt geblieben sind und einem Patienten oder seinem Personal daraus ein Schaden entstanden ist. Sofern es streitig ist, welches Maß an Vorsicht zur sicheren Verhütung einer Infektion notwendig ist, hat der Arzt – um nicht fahrlässig und damit schuldhaft zu handeln – stets dafür zu sorgen, daß die aufwendigere Vorsichtsmaßnahme getroffen wird [1]. Die VBG 103 verpflichtet den Arzt, einen Reinigungs- und Desinfektionsplan zu erstellen, den sog. „Hygieneplan", der schriftlich fixiert, was, wo, wie und von wem desinfiziert wird.

Welche wirksamen Maßnahmen gibt es nun, um der ärztlichen Sorgfaltspflicht zu genügen und derartige artefizielle Infektionen zu verhüten?

Die Hygiene bietet hierzu zwei Möglichkeiten: Desinfektion und Sterilisation.

Desinfektion

Unter Desinfektion (Entseuchung) versteht man die gezielte Abtötung bzw. irreversible Inaktivierung von krankheitserregenden Keimen an und in kontaminierten Objekten. Sie dient der Unterbrechung von Infektketten.

Die Desinfektion stellt somit eine Maßnahme dar, die einen Gegenstand in den Zustand versetzt, daß dieser nicht mehr infizieren kann.

Die Desinfektion kann mit physikalischen und chemischen Methoden sowie deren Kombination angestrebt werden.

Feuchte Hitze in Form von heißem Wasser macht man sich bei der Wäschedesinfektion, beim Pasteurisieren von Milch und anderen Gegenständen (kurzfristiges Erwärmen auf 60–80 °C) sowie beim Kochen von Lebensmitteln zunutze. Im Haushalt ist das Abkochen eine einfache und sichere Methode für Entseuchungszwecke, die in Notsituationen auch für Trinkwasser herangezogen werden kann [5].

Der *Wirkungsmechanismus* der thermischen Inaktivierung besteht in einer irreversiblen Proteindenaturierung. Bei ionisierenden und nichtionisierenden Strahlen entstehen Schäden an der DNS. Hieraus resultieren stoffwechsel- und zellphysiologische Fehlleistungen der betroffenen Zelle. Die meisten chemischen Wirkstoffe wiederum führen zu einer irreversiblen Denaturierung von Proteinen (Alkohole, Phenole, Aldehyde), andere zerstören Zellwand und Zellmembran (z.B. quartäre Ammoniumbasen), wieder andere (z.B. Schwermetalle) blockieren bestimmte Enzymsysteme, wobei die Vorgänge bis zu einem gewissen Grad reversibel sind [34].

Die Praxis der rein chemischen Desinfektion erfordert genaue Detailkenntnisse, da die Lösungen korrekt angesetzt, die Einwirkungszeiten und die Wirkungsspektren beachtet werden müssen. Außerdem sind toxische Risiken zu berücksichtigen.

Der Erfolg einer chemischen Desinfektion hängt entscheidend von der richtigen Auswahl der Mittel ab. Verwendung sollten grundsätzlich nur solche Mittel finden, die in einer offiziellen Desinfektionsmittelliste aufgenommen wurden. Kommerzielle Listen sind ungeeignet. Es existieren hierzu entsprechende Listen zur Auswahl, die angefordert werden sollten.

In der BRD gibt es zwei derartige Listen, die ständig überarbeitet werden und somit stets auf neuestem Stand sind:

- Liste der vom Gesundheitsamt geprüften und anerkannten Desinfektionsmittel und -verfahren („BGA-Liste") – erhältlich beim Robert Koch-Institut, Bundesinstitut für Infektionskrankheiten und nicht übertragbare Krankheiten, Nordufer 20, 13353 Berlin.
  Diese amtliche Liste enthält die Mittel und Verfahren, die bei Vorliegen meldepflichtiger Krankheiten auf Anordnung des Amtsarztes nach §§ 3, 10 a, 10 c BSeuchG angewendet werden müssen.
- Liste der nach den „Richtlinien für die Prüfung chemischer Desinfektionsmittel" geprüften und von der Deutschen Gesellschaft für Hygiene und Mikrobiologie als wirksam befundenen Desinfektionsverfahren („DGHM-Liste") – zu beziehen über mhp-Verlag GmbH, Ostring 13, 65205 Wiesbaden.
  Diese Liste enthält alle die Mittel, die nach den Richtlinien der Deutschen Gesellschaft für Hygiene und Mikrobiologie auf Wirksamkeit geprüft worden sind (anwendbar bei z.B. nicht meldepflichtigen Erkrankungen).

Nach heutigem Stand stehen 4 Wirkstoffgruppen von chemischen Desinfektionsmitteln, die den gesamten praktischen Anwendungsbereich abdecken, im Vordergrund. Es sind dies:

Aldehyde: Dieser Gruppe ist das breiteste Wirkungsspektrum zuzuordnen, insbesondere, weil eine Vorbeugung gegen eine Übertragung von Hepatitisviren durch sie sicher möglich ist.
Allerdings ist ihre Anwendbarkeit eingeschränkt, da sie einen Eiweißfehler besitzen und außerdem nicht nur stark toxisch, sondern auch allergisierend wirken. Verwendet werden Aldehyde bevorzugt zur Wischdesinfektion von Flächen und zur Desinfektion von Instrumenten. Häufig angebotene Sprays sollten dabei nicht verwendet werden, da ein Großteil des Sprühnebels nicht auf die Flächen gelangt, die desinfiziert werden sollen, sondern in die Luft und somit in die Atemwege von Patienten und Personal.

Phenolderivate (ausgenommen Diphenylalkane und deren Abkömmlinge): Der Anwendungsbereich dieser Desinfektionsmittelgruppe ist wegen schwerwiegender Lücken in ihrer desinfizierenden Wirkung (z. B. Hepatitis B) sehr begrenzt. Nachteilig ist ferner ihre Toxizität bei unsachgemäßer Anwendung, ihre schlechte Abbaubarkeit und die daraus resultierende Umweltbelastung.

Alkohole: Nachteilig für Alkohole – verwendet werden Ethanol, Propanol und Isopropanol – ist ihre Brand- und Explosionsgefahr.
Vorteilhaft ist ihr schneller Wirkungseintritt bereits nach einer halben bis einer Minute. Ihr Hauptanwendungsbereich ist die Hände- und Hautdesinfektion. Zur Prophylaxe bei Hepatitis-B und Aids werden alkoholische Einreibemittel (z. B. Primasept M, Spitaderm) empfohlen [11, 15].

Glucoprotamin: Vom hygienischen Gesichtspunkt her (breites Wirkungsspektrum gegen Bakterien, einschließlich Mykobakterien, Pilze, Hepatitis B-Virus und HIV) ist Glucoprotamin im Bereich der Flächendesinfektion eine mögliche Alternative zu den aldehydischen Desinfektionsmitteln. Wegen seiner mangelhaften biologischen Abbaubarkeit erscheint der Einsatz von Glucoprotamin allerdings ökologisch bedenklich.

Desinfektion der Hände

Eine wirksame Reinigung der Hände stellt, insbesondere in der proktologischen Sprechstunde, eine wichtige Infektionsprophylaxe dar. Zur Unterbrechung möglicher Infektionsketten genügt meist schon gründliches Händewaschen, möglichst jedoch nicht mit Stückseifen, die häufig bakteriell kontaminiert sind, sondern mit Flüssigseifen, die Qualitätskontrollen unterliegen und in auswechselbaren Behältern geliefert werden [8].
Die Desinfektion der Hände stellt eine weiterführende Maßnahme zum Schutz vor Infektionen dar, wobei zwischen der aufwendigen chirurgischen und der sog. hygienischen Händedesinfektion zu unterscheiden ist.

Hygienische Händedesinfektion

Für die hygienische Desinfektion der Hände werden heute fast ausschließlich alkoholische Einreibepräparate (z. B. Spitaderm) empfohlen. Welche hierfür geeigneten Mittel im einzelnen in Betracht kommen, und wo die entsprechenden Listen, aus denen auch alle weiteren notwendigen Angaben darüber hervorgehen, anzufordern sind, wird auf S. 19 angegeben [42].
Vorteil dieser Präparate ist ihr schneller Wirkungseintritt [12].
Das Desinfektionsmittel wird zunächst in die hohle Hand gegeben, anschließend über die Hände verteilt und solange eingerieben, bis die Hände trocken erscheinen.
Wurden die Hände sichtbar mit keimhaltigem Material kontaminiert, so sind die beschmutzten Stellen zuerst mit Zellstoff zu reinigen, der mit dem Desinfektionsmittel angefeuchtet wurde. Danach erfolgt Händedesinfektion oder Waschen mit Wasser und Seife und anschließend Händedesinfektion.
In allen Situationen, wo eine Kontamination zu erwarten ist, sollten neben Schutzhandschuhen Einwegplastik- bzw. desinfizierbare Gummischürzen getragen werden, um eine Kontamination gar nicht erst zustande kommen zu lassen. Außerdem sollte in den Arbeitsräumen auf das Tragen von Uhren, Eheringen usw. verzichtet werden.
An den Waschbecken, auch in Praxistoiletten, sollten neben einem geeigneten Hautpflegemittel, Direktspender für Flüssigseifen und Desinfektionsmittel, Einmalhandtücher sowie ein Abfallkorb mit auswechselbarem Plastikbeutel angebracht sein. Außerdem empfiehlt es sich, in Arbeitsbereichen nur solche Wasserarmaturen zu verwenden, die ohne Berührung mit den Händen bedient werden können. Ist eine derartige Waschvorrichtung nicht vorhanden, kann man den Wasserhahn mit dem zum Abtrocknen benutzten Einmalhandtuch wieder zudrehen, um eine Rekontamination zu vermeiden.

Chirurgische Händedesinfektion

Auch die zur chirurgischen Händedesinfektion geeignetsten Desinfektionsmittel sind aus stets auf neuestem Stand gehaltenen Listen zu erfahren, die in der BRD unter den auf S. 19 angegebenen Adressen angefordert werden können [27].
Anmerkung: Reinigungsmittel sind nicht in diesen Listen enthalten! Geeignete Waschlotionen werden von den Herstellern parallel zu den Händedesinfektionsmitteln angeboten (z. B. Esemtan-Lotion) [17].
Die Händedesinfektion vor chirurgischen Eingriffen erfolgt i. d. R. in folgender Weise:
Für operative Eingriffe ist es notwendig, besonders keimarme Verhältnisse zu schaffen. Dies führt dazu, daß für die chirurgische Händedesinfektion eine spezielle Methode durchgeführt wird.
Die chirurgische bzw. präoperative Händedesinfektion als zweite Methode muß erheblich gesteigerten Desinfektionsansprüchen genügen, denn die Haut ist bis in tiefere Schichten mit Mikroorganismen durchsetzt.
Durch die chirurgische Händedesinfektion erreicht man eine Abtötung der transienten und zum größtmöglichen Teil auch der residenten, d. h. der tiefer liegenden Hautflora. Eine Sterilisation der Hände ist in keinem Fall zu erzielen. Auch die desinfizierte Hand gibt aus den tieferen Hautschichten weiter Keime an die Hautoberfläche ab. Dieser Vorgang spielt sich natürlich auch in Operationshandschuhen ab, so daß sich nach kurzer Zeit wieder Keime im sog. Handschuhsaft zu vermehren beginnen. Es darf nicht vergessen werden, daß der Operationshandschuh primär das Operationsfeld vor dem Kontakt mit der Hautflora schützt. Etwa ein Viertel der Handschuhe weisen jedoch nach der Operation Punkturen – vor allem der Fingerkuppen – auf, durch welche Keime austreten können; gelegentlich zerreißen Handschuhe während der Operation.
Deshalb muß die Gefahr, daß auf diesem Wege die Operationswunde mit Keimen kontaminiert wird, auf ein Minimum gesenkt werden. Das heißt aber, daß die angewendeten Desinfektionspräparate nicht nur eine gute Sofortwirkung, sondern idealerweise auch eine ausreichende Langzeitwirkung besitzen sollten.
Bei der chirurgischen Händedesinfektion werden Hände und Unterarme mit einer Waschlotion, wie z. B. Esemtan-Lotion eine Minute lang gewaschen. Holzstäbchen oder Bürste dienen ausschließlich dazu, die Fingernägel und Nagelfalze zu reinigen. Nach dem Abspülen muß mit einem Handtuch (das Handtuch muß hierbei nicht steril sein) sehr sorgfältig abgetrocknet werden. Danach werden mit einem alkoholischen Einreibemittel (z. B. Desderman) die Hände bis zu den Ellenbogen mit ausreichend Händedesinfektionsmittel 3 min [20] lang eingerieben, bis die Haut trocken ist.
Bei Kontraindikationen gegenüber alkoholischen Produkten kann alternativ PVP-Jod-Seife zur chirurgischen Händedesinfektion verwendet werden. Dabei wird nach einminütigem Waschen mit dem PVP-Jod-Präparat die eigentliche chirurgische Händedesinfektion mit der antiseptischen Flüssigkeitsseife für 5 min durchgeführt. Anschließend werden Hände und Unterarme mit einem sterilen Stoffhandtuch abgetrocknet.

Hautdesinfektion

Vor Injektionen, Schutzimpfungen, Blutentnahmen und zur Vorbereitung des Operationsfeldes ist es erforderlich, diese Hautstellen zu desinfizieren. Dabei ist zu beachten, daß das in der Praxis vor Injektionen meist übliche Einsprühen zu keiner ausreichenden Desinfektion führt. Die Haut muß mit Alkohol abgewischt werden. Zur Desinfektion eignen sich sterilfiltrierte Alkohole mit einer Einwirkungszeit von i. d. R. 15 s bis 1 min. Bei operativen Eingriffen sollte eine Einwirkungszeit von 3 min erfolgen [2].
Zur Schleimhautdesinfektion eigenen sich besonders Jodverbindungen (z. B. PVP-Jod-Präparate). Die Haut- und Schleimhautreizung ist im Normalfall nur sehr gering, die Verfärbungen lassen sich leicht wieder auswaschen.

Oberflächendesinfektion

Unter „Flächen" wird alles verstanden, was nicht in Tauchbädern desinfiziert werden kann, also Arbeitsflächen, Mobiliar, Wände, Fußboden usw.
Dabei soll immer eine Wischdesinfektion durchgeführt werden.

Wischdesinfektion: Die zu desinfizierende Fläche wird hierbei mit einem geeigneten Wischtuch, das mit einem Desinfektionsmittel getränkt ist (aldehydisches Flächendesinfektionsmittel, z. B. Buraton 10 F 0,5 %), unter leichtem Druck eingerieben, wobei stets Schutzhandschuhe getragen werden sollten. Wo entsprechende aktuelle Listen hierzu geeigneter Desinfektionsmittel in der Bundesrepublik erhältlich sind, wird auf S. 19 angegeben. Wichtig ist, daß die Anweisungen der Herstellerfirmen bezüglich Gebrauchsverdünnung, Anwendungsweise, Nebenwirkungsrisiken usw. genau beachtet werden.
Gröbere Verunreinigungen durch Sputum, Fäzes, Blut o. ä. sind sofort nach Kontamination mit einem mit Desinfektionsmittel getränkten Papiertuch zu entfernen (= gezielte Desinfektion).

Eine routinemäßig durchgeführte Fußbodendesinfektion ist nicht erforderlich (Ausnahme: OP-Säle; Räume, in denen invasive Eingriffe durchgeführt werden), da 2–3 h nach Desinfektion gleich hohe Keimzahlen wie beim bloßen Feuchtwischen nachweisbar sind [45]. Es wird deshalb auch empfohlen, neben der normalen Säuberung eine gezielte Desinfektion von Fußböden durchzuführen, d. h. die kontaminierte Stelle wird mit einem mit Desinfektionsmittel getränkten Einmallappen gesäubert. Hierbei sind wiederum Einmalhandschuhe anzuziehen.
Bei der Desinfektion der zur Reinigung verwendeten Materialien wie Scheuertücher, Mops usw. sollte thermischen Verfahren der Vorzug vor chemischen Methoden gegeben werden (z. B. Waschmaschine bei 70 °C). Die Reinigung (bzw. Desinfektion) der Fußböden erfolgt heutzutage am besten mit dem sog. Bezugswechselverfahren. Dabei befindet sich auf dem Reinigungswagen eine Wanne mit Reinigungsmittellösung und einem Abtropfsieb. Auf diesem Sieb wird der schon eingespannte und in die Lösung getauchte Mop ausgedrückt und anschließend damit die Reinigungslösung auf dem Boden verteilt. Mit einem trockenen Mop wird nachgewischt. Mit dem Wechseln der Bezüge nach jedem Zimmer ist ein optimaler Reinigungserfolg ohne Keimverschleppung in das nächste Zimmer gegeben.

Sterilisation

Unter Sterilisation versteht man die Abtötung bzw. irreversible Inaktivierung *sämtlicher* an und in einem Objekt vorhandener Mikroorganismen und Viren, insbesondere die Abtötung bakterieller Sporen. Dies kann erfolgen durch Hitze, durch Filtration, durch Chemikalien und durch Bestrahlung [15].

Hitzesterilisation

Sterilisation durch Hitze ist die einfachste und sicherste Methode und sollte, wo immer das zu sterilisierende Material es zuläßt, angewandt werden. Grundsätzlich zu unterscheiden ist hierbei zwischen trockener und feuchter Hitze.

Sterilisation durch trockene Hitze: Das Verfahren ist nur geeignet für hitzestabile und nichtbrennbare Materialien wie Metall, Glas, Porzellan usw. Das zu sterilisierende Material wird hierbei in sog. Heißluft- bzw. Trockensterilisatoren (isolierte Schränke verschiedener Größe, die ein Heizelement und einen Thermostaten enthalten) auf bis zu 200 °C erhitzt, wobei die Sterilisationsdauer von Art und Menge des zu sterilisierenden Materials abhängt. Richtwerte sind: 180 °C, Einwirkungszeit mindestens 30 min; 160 °C, Einwirkungszeit mindestens 200 min.

Sterilisation durch feuchte Hitze: Hierbei läßt man auf das zu sterilisierende Material in einem sogenannten Dampfdrucktopf (Autoklaven) nach Austreibung der Luft i. d. R. bei 2,05 bar eine Temperatur von 121 °C für die Dauer von 15–20 min bzw. bei 3,04 bar eine Temperatur von 134 °C für 5 min gespannten, gesättigten Wasserdampf einwirken, wodurch ebenfalls die Abtötung auch von Bakteriensporen gewährleistet ist. Entscheidend für ein erfolgreiches Verfahren ist, daß dabei alle Parameter erfüllt sind (gesättigter, gespannter Wasserdampf, eine ausreichende Temperatur sowie eine genügend lange Einwirkzeit).
Mittels sog. *Bakterienfilter,* die aus Glas, Ton, Asbest oder bestimmten Membranen bestehen können, werden Flüssigkeiten, die beim Erhitzen nicht stabil bleiben würden, sterilisiert. Wegen der kleinen Porengrößen muß die zu sterilisierende Flüssigkeit durch den Filter hindurchgesogen oder -gepreßt werden.
Diese Filter haben den Nachteil, daß Viren u. U. nicht zurückgehalten werden, so daß die filtrierte Lösung, die in einem durch Hitze vorsterilisierten Gefäß aufgefangen wird, zwar bakterien-, jedoch nicht virenfrei sein kann.

Gassterilisation

Eine solche Sterilisation kann erfolgen durch Ethylenoxid oder durch das billigere und auch einfacher anzuwendende Formaldehydgas und eignet sich für thermolabile Gegenstände.

Ethylenoxid-Sterilisation: Ethylenoxid (EO) Gas besitzt ein großes Penetrationsvermögen und kann Kunststoffe durchdringen. Das Sterilisiergut muß deshalb zum Schutz von Patienten und Personal je nach Art und Verwendung des Materials bis zu 4 Wochen zur Auslüftung (Desorption) gelagert werden. EO-Gas reizt die Atemwege und ist kanzerogen. Ein Restgehalt von EO in medizinischen Produkten darf vor Anwendung am Patienten 1 mg/kg (= ppm) nicht überschreiten [26].
Die Materialien müssen sorgfältig gereinigt werden, damit das Gas überall durchdringen kann. Das Sterilgut muß frei von Kristallen und restlos trocken sein.
Verpackungen müssen durchlässig sein für das EO-Gas (Verpackung nach DIN 58953).
Die EO-Sterilisation erfordert eine EO-Konzentration von 1000–1200 mg/l, eine Temperatur von 50–

60 °C, eine Feuchtigkeit von 55–85 %, einen definierten Druck oder ein Vakuum sowie eine ausreichende Einwirkzeit.
Das EO-Verfahren kommt heute wegen strenger Umweltschutzauflagen nur noch selten zur Anwendung und spielt in der Praxis des niedergelassenen Arztes keine Rolle [9].

Formaldehyd-Sterilisation

Aldehyd ist ein starkes Allergen. Es besteht zudem der Verdacht auf ein krebserzeugendes Potential. Der zu sterilisierende Gegenstand muß sauber, kristallfrei und trocken sein.
Formaldehyd wird mit Wasserdampf als stabilisierte Formaldehydlösung verdampft. Die Sterilisation erfolgt bei Unterdruck (0,2 bar), einer Temperatur von 60–75 °C und einer Sterilisationszeit von bis zu 90 min. Anschließend muß auch hier eine ausreichende Desorption durch mehrmalige fraktionierte Vakuum- und Dampfspülung erfolgen. Die Einhaltung eines MAK-Wertes (maximale Arbeitsplatzkonzentration) wegen der oben genannten Risiken muß erfüllt sein [9].

Plasmasterilisation

In einem Hochvakuum sowie einem hochfrequenten elektromagnetischen Feld wird stark verdünntes, dampfförmiges Wasserstoffperoxid (mikrobiozide Eigenschaft) in einen Plasmazustand versetzt.
Bei Temperaturen von unter 50 °C wird die Sterilisation von vielen thermolabilen Medizinprodukten wie Optiken, Endoskopen und elektronischen Instrumenten ermöglicht. Eine Sterilisation von absorbierenden Materialen sowie Gegenständen mit blind endenden, engen Lumina ist hier nicht möglich. Eine gründliche Reinigung und Trocknung vor der Sterilisation ist auch hier erforderlich.
Nach dem Abschalten der Hochfrequenz baut sich das Plasma zu molekularem Sauerstoff und Wasser ab, so daß keine toxischen Substanzen zurückbleiben [9].

Sterilisation durch Bestrahlung

Hierfür kommen nur ionisierende Strahlen, vor allem *Gammastrahlen* (Gammatron) und Korpuskularstrahlen (2,5 · 10^4 Gy) (Elektronenbeschleuniger), in Betracht, die nicht nur zelluläre Mikroorganismen, sondern auch Viren inaktivieren. Ihre Verwendung ist jedoch infolge sehr hoher Investitionskosten solcher Anlagen großen Zentren vorbehalten.
Weil hierbei das zu sterilisierende Material nur geringfügig erwärmt wird, eignen sich diese Verfahren besonders zur Sterilisation hitzeempfindlicher Produkte, etwa aus der Pharmaindustrie, die aufgrund der Tiefenwirkung dieser Strahlen fertig verpackt bestrahlt werden können, aber auch zur sicheren Sterilisation medizinischer Geräte.

Desinfektion und Sterilisation der Instrumente

Bei allen endoskopischen Eingriffen, die nicht in sterilen Körperhöhlen durchgeführt werden, ist eine an die Reinigung anschließende Desinfektion ausreichend. Bei allen endoskopischen Eingriffen, bei denen die Durchtrennung der Haut und subkutanen Gewebsschichten erfolgt und/oder die Endoskope in physiologischerweise sterilen Körperhöhlen eingesetzt werden, wird der Einsatz von sterilen Endoskopen und Zubehör gefordert, obwohl dies aufgrund praktischer Erfahrungen nicht notwendig zu sein scheint.
Eine Sterilisation im Autoklaven soll nach Möglichkeit in einem Container erfolgen. Dabei müssen die Herstellerempfehlungen beachtet werden. Üblicherweise wird eine Temperatur von 134 °C angewendet, da bei 121 °C durch die wesentlich längere Temperatureinwirkung das Instrument geschädigt werden könnte. Zubehör wie Lichtleitkabel, Insufflationsschläuche, Biopsiezangen usw. müssen nach jeder Untersuchung autoklaviert werden.
Endoskopiezubehör sollte aus wiederverwendbarem Material sein, das gleichzeitig gute Reinigungs-, Desinfektions- und Sterilisationsmöglichkeiten erfüllen muß. Das heißt, das Zubehör muß mit thermischen Verfahren desinfizierbar bzw. sterilisierbar sein. Eine gründliche Vorreinigung vor der Desinfektion bzw. Sterilisation ist unerläßlich. Bei schwer zu reinigenden Teilen ist der Einsatz von Ultraschallgeräten zu empfehlen. Nach Möglichkeit sollte alles Zubehör mit Dampf sterilisiert werden, wie z. B. Biopsiezangen und Zytologiebürsten. Die Sterilisation der Wasserflasche und deren Anschlußschlauch zur Spülung der Optik ist täglich durchzuführen. Eine Zerlegbarkeit ist außerordentlich wichtig, um die korrekte Aufbereitung zu gewährleisten [9].
Die hierzu geeignetsten chemischen Desinfektionsmittel sind aus stets aktuell gehaltenen Listen ersichtlich, die in der Bundesrepublik unter den auf S. 19 angegebenen Adressen angefordert werden können. Wichtig ist jeweils die genaue Beachtung der von der Herstellerfirmen gemachten Angaben bezüglich Verdünnungs- und Wirkzeiten, Nebenwirkungen usw. [27].

Reinigung, Desinfektion und Sterilisation starrer Instrumente

Bei der Aufbereitung von starren Endoskopen erfolgt zunächst eine Reinigung mit Zellstoff im Anschluß an die Untersuchung. Das Endoskop inkl. Optik wird in seine Einzelteile zerlegt (Herstellerangaben) und in Reinigungslösung eingelegt (s. Herstellerempfehlung). Sämtliche Kanäle müssen mittels Spritze vollständig gefüllt sein. Die Kanäle mit einer Bürste reinigen, mit Wasser durchspülen und anschließend innen mit Druckluft und außen mit einem sauberen Tuch trocknen.
Eine Sterilisation sollte je nach Herstellerangaben im Container erfolgen. Die Geräteteile sollten zuvor mit einem Pflegeöl behandelt werden. Dies gilt auch für die Lichtkabel, Insufflationsschläuche, Biopsiezangen etc. (Autoklavierung oder Plasmasterilisation).
Falls die Sterilisation des Endoskopes nicht möglich oder erforderlich ist, muß ein Desinfektionsverfahren durchgeführt werden. Dabei soll das Endoskop inklusive Optik in eine aldehydische Instrumentendesinfektionsmittellösung eingelegt werden (Konzentration und Einwirkzeit nach Herstellerangaben), und die Kanäle mittels Spritze vollständig mit Desinfektionsmittellösung gefüllt werden.
Die Bereitstellung von starren Endoskopen hat wie folgt zu erfolgen:
Bei Eingriffen in sterile Körperhöhlen müssen alle Materialien steril sein. Entnahme des Materials aus der Desinfektionslösung (mit sterilen Handschuhen) und direktes Einlegen in eine sterilisierte, mit sterilisiertem Wasser gefüllte Wanne.
Gründliches Spülen mit sterilem Wasser, anschließend die Außenseite mit sterilen Kompressen mehrmals abwischen. Die Kanäle mit einer sterilen Spritze mehrmals durchspritzen.
Vollständiges Abtrocknen mit einem sterilen Tuch oder steriler Kompresse.
Trockenblasen der Kanäle mit Luft, anschließende Aufbewahrung in einem sterilisierten Behälter mit einem Deckel.
Bei Eingriffen in nicht sterilen Körperhöhlen erfolgt das Freispülen der Geräte mit Aqua dest. oder Leitungswasser (aus Hähnen ohne Strahlregler). Gründliches Trocknen mit einem sauberen Tuch oder Kompresse, anschließende Aufbewahrung in einem mit Alkohol ausgewischten Behälter mit Deckel. Aufbereitung des Endoskopiezubehörs:

- Lichtkabel mit 70% Alkohol abwischen,
- Biopsiezangen etc. nach Gebrauch reinigen, anschließend autoklavieren oder plasmasterilisieren,
- Reinigungsbürsten täglich thermisch desinfizieren oder autoklavieren [9].

Reinigung, Desinfektion und Sterilisation von Fiberskopen

Eine Reinigung erfolgt sofort nach der Untersuchung. Der Außenmantel des Endoskopes wird mit Zellstoff gesäubert, die Kanäle mit Wasser durchgesaugt oder gespült. Anschließend den Außenmantel mit Reinigungslösung (lt. Herstellerangaben) abwaschen. Reinigen des Instrumentier- und Saugkanals mit einer flexiblen Bürste sowie Durchsaugen oder Spülen mit der Reinigungslösung.
Das Distalende mit einer Bürste reinigen. Freispülen des Luft- und Spülkanals mit Wasser über Trompetenventil, ebenso den Instrumentier- und Saugkanal.
Freiblasen oder -saugen aller Kanäle mit Druckluft oder einer Spritze.
Die Ventilgewinde mit aldehydischer Instrumentendesinfektion und Stieltupfer auswischen (Konzentration und Einwirkzeit nach Herstellerangaben).
Die Desinfektion bei **nicht** wasserdichten Endoskopen erfolgt folgendermaßen:
Einführungsteil bis 5 cm unterhalb des Bedienungsknopfes in aldehydische Desinfektionsmittellösung hängen (s. Herstellerangaben). Anschließend alle Kanäle mit Desinfektionsmittellösung füllen, die Spritzen während der Desinfektion angeschlossen lassen oder den Schlauch abklemmen, um ein Absinken des Flüssigkeitsspiegels zu verhindern.
Bei wasserdichten Endoskopen diese vollständig in aldehydische Desinfektionsmittellösung hängen (nach Herstellerangaben), alle Kanäle füllen. Sämtliche Ventile und Gummikappen in die Desinfektionsmittellösung einlegen, die Schutzkappe am Distalende (falls vorhanden) entfernen und ebenfalls einlegen.
Bei der Bereitstellung den Außenmantel und alle Kanäle gründlich mit Leitungswasser (aus Hähnen ohne Strahlregeler) freispülen. Alle Kanäle mit Druckluft trocknen und anschließend die Kanäle mit 70%igem Alkohol durchspülen und wieder mit Druckluft trocknen. Nach der Trocknung des Außenmantels und Bedienungsknopfes diese z.B. mit 70%igem Alkohol abreiben.
Die Ventile, Gummikappen und Schutzkappen trokken einsetzen.
Die Aufbewahrung soll staubfrei und trocken sein.
Hilfsinstrumente wie flexible Bürsten, Biopsie-Zangen, Diathermieschlingen usw. müssen sorgfältig gereinigt (z.B. Ultraschallbad) und anschließend autoklaviert oder plasmasterilisiert werden. Die Ansätze von Druckluft und Wasserpistole müssen ebenfalls in die Desinfektionslösung eingelegt werden.
Spritzen, die zur Desinfektion verwendet wurden, sollten nicht weggeworfen werden, sondern nach

Programmende thermisch desinfiziert oder zerlegt in die Instrumentendesinfektionsmittellösung eingelegt werden.
Bei beiden beschriebenen Aufbereitungsverfahren ist mit Handschuhen zu arbeiten.
Bei Tuberkulose, Hepatitis B etc., HIV-Infektion, Salmonellose, Yersinieninfektion, Shigellenruhr etc. sollen nur Endoskope verwendet werden, die vollständig in Desinfektionsmittellösung eingelegt bzw. vollautomatisch desinfiziert werden können.
Bakteriologische Überprüfung von flexiblen Endoskopen:

- Abstriche von Außenmantel, Distalende, Gewinde der Distalschutzkappe, allen Kanaleingängen sowie den dazugehörigen Verschlußkappen bzw. Ventilen.
- Durchspülen aller Kanäle mit Nährbouillon mit Enthemmer oder Nacl 0,9 % oder Aqua dest.
- Probe aus der Flüssigkeit der Spülflasche [9].

Aids und Endoskopie

Wegen der zunehmenden Verbreitung von Aids (s. Kapitel Aids und HIV-Infektionen, S. 457 ff.) und der damit verbundenen Sensibilisierung auf zu beachtende Hygienevorschriften seien hier die Empfehlungen der Deutschen Gesellschaft für Verdauungs- und Stoffwechselkrankheiten dargelegt [12 a]:

1. Das HIV-Virus ist ein gegenüber äußeren Umwelteinflüssen wenig resistentes Virus. Alle bekannten Maßnahmen, die zur Inaktivierung des Hepatitis-B-Virus führen, inaktivieren mit Sicherheit auch das HIV [4, 19, 21, 22, 28].
2. HIV-Infektionen oder Aids stellen weder eine relative noch eine absolute Kontraindikation zur Durchführung endoskopischer Untersuchungen dar. Vielmehr müssen diese Untersuchungen zur besseren Betreuung der Patienten gezielt und frühzeitig eingesetzt werden.
3. Die chemisch-thermische Reinigung und Desinfektion mit glutardialdehydhaltigen Mitteln (30 min bei 56 °C) oder die Gassterilisation der Endoskope führen zur Inaktivierung des HIV auf der Außenfläche wie auch in den Instrumentier- und Luftkanälen der Geräte. Voraussetzung für eine effektive Desinfektion ist die Verwendung von Endoskopen, die voll in eine entsprechende Desinfektionslösung einlegbar sind.
4. Da im Einzelfall in der Regel nicht bekannt ist, ob ein zu endoskopierender Patient unerkannt HIV-Träger ist, sollten o. g. Geräteaufbereitungsmaßnahmen grundsätzlich nach jeder endoskopischen Untersuchung angestrebt werden.
5. Biopsiezangen, Injektionsbestecke und Bürsten werden durch die gleichen Maßnahmen (z. B. Gassterilisation) HIV-frei.
6. Eine Ansteckung mit HIV bei endoskopischen Untersuchungen (Bronchoskopie, Ösophago-Gastro-Duodenoskopie, Prokto-Rektoskopie, Koloskopie) ist bisher nicht belegt [16, 19].
7. Das Risiko einer Ansteckung mit HIV für Ärzte, Schwestern und Pfleger ist äußerst gering und auf Stichverletzungen mit infizierten Nadeln sowie auf ausgiebigen Kontakt von HIV-haltigem Material (Blut) mit offenen Haut- und Schleimhautstellen beschränkt [20, 23, 32].
8. Da bei Kontakt mit Erbrochenem oder expektoriertem Material eine HIV-Infektion über die Mundschleimhaut oder die Augenbindehaut nicht auszuschließen ist, sollte der Arzt bei endoskopischen Untersuchungen bekannter HIV-positiver Patienten einen Augen- und Mundschutz, eine Schutzhaube, Gummihandschuhe sowie einen Schutzkittel tragen [7, 14, 19].
9. Gebrauchte Injektionsnadeln sollten nicht in die Plastikummantelung zurückgesteckt werden. Sie sind in speziellen Plastikbehältern aufzubewahren, die mit anderem infektiösem Material entsorgt werden.
10. Alle Materialien nach Untersuchung von HIV-positiven Patienten sollten separat entsorgt werden.
11. Nach einer akzidentellen Nadelstichverletzung sollte die Injektionsstelle umgehend mit mindestens 70 %-igem Alkohol desinfiziert werden.
12. Gewebsproben von HIV-positiven Patienten sind in Transportbehältern gut zu verschließen und mit der Aufschrift „Infektiöses Material" zu versehen.
13. Da für jeden Patienten sicher aufbereitete Geräte zur Aids-Prophylaxe erforderlich sind, müssen in Anbetracht des erheblichen Zeitaufwandes für die Geräteaufbereitung entsprechend dem Patientendurchgang vollständig desinfizierbare Geräte in ausreichender Zahl vorhanden sein. Aus der bisherigen Richtzeit für die Desinfektion von Fiberendoskopen von 10 min und der derzeit zu fordernden Reinigungs- und Desinfektionszeit von 30 min[1] läßt sich für jede Praxis und jedes Zentrum der Mehrbedarf an Geräten, die den hygienischen Anforderungen der Desinfektion entsprechen, errechnen sowie die zusätz-

[1] Bisher ist gesichert, daß eine Reinigungs- und Desinfektionszeit von 30 min ausreicht, um HIV-kontaminierte vollständig einlegbare Endoskope in einem geschlossenen Desinfektionssystem sicher zu dekontaminieren. Ob kürzere Reinigungs- und Desinfektionszeiten auch ausreichend für eine sichere Dekontamination sind, muß noch geprüft werden.

liche zeitliche Belastung des Endoskopiepersonals.
14. Anzustreben ist für die sichere hygienische Aufbereitung der Endoskopie der Einsatz von geschlossenen Desinfektionssystemen.

Literatur

1. Albers K (1983) Zur Haftung des Praxisarztes bei mangelhafter Hygiene. Arzt Wirtschaft 14: 27–33
2. Beck EG, Schmitt P (1987) Verhütung und Bekämpfung von Infektionen und Kontaminationen. In: Hygiene-Präventivmedizin. Enke, Stuttgart
3. Beck, Schmidt (1994) Hygiene in Krankenhaus und Praxis. 2. Aufl. ecomed, Landsberg
4. BGA-Merkblatt (Ratschläge an Ärzte) Nr. 42, Juli 1985
5. Brandis H, Otte HJ (1984) Lehrbuch der Medizinischen Mikrobiologie. Fischer, Stuttgart New York
6. Burkhardt F (1983) Hygiene bei endoskopischen Untersuchungen. In: Henning H (Hrsg) Fortschritte der gastroenterologischen Endoskopie, Bd 13. Demeter, Gräfelfing
7. Conte JE (1986) Infection with human immunodeficiency virus in the hospital. Epidemiology, infection control, and biosafety considerations. Ann Intern Med 105: 730–736
8. Daschner F (1981) Hygiene in der ärztlichen Praxis. Z Allgemeinmed 657: 2193–2196
9. Daschner F (1996) Praktische Krankenhaushygiene und Umweltschutz, 2. Aufl. Springer, Berlin Heidelberg New York Tokyo
10. Daschner F (1995) Antibiotika in der Praxis mit Hygieneratschlägen, 2. Aufl. Springer, Berlin Heidelberg New York Tokyo
11. Deutsche Gesellschaft für Hygiene und Mikrobiologie (1997) Liste der nach den „Richtlinien für die Prüfung chemischer Desinfektionsmittel" geprüften und von der Deutschen Gesellschaft für Hygiene und Mikrobiologie als wirksam befundenen Desinfektionsverfahren. Stand: 31. 03. 1997
12. Deutsche Gesellschaft für Krankenhaushygiene (1994) Hygiene Medizin 19, 2: 103–104

12a. Deutsche Gesellschaft für Verdauungs- und Stoffwechselkrankheiten (1988) Hygienevorschriften in der Endoskopie. Aids und Endoskopie. Z Gastroenterol 8: 9

13. Dietrich MP (1985) Hygienische Aspekte der Infektion mit HTLV-III. In: Gschnait F, Wolff K (Hrsg) AIDS. Springer, Wien New York
14. Euler K (1991) Hygienemaßnahmen bei Fieberskopen. Nur wasserdichte Geräte sind wirklich sicher! Ärztl Praxis 89: 12–14
15. Fritz H et al. (1993) Medizinische Mikrobiologie: Immunologie, Bakteriologie, Mykologie, Virologie, Parasitologie, 8. Aufl. Thieme, Stuttgart New York
16. Gerberding JL, Bryant-Le Blanc CE, Nelson K et al. (1987) Risk of transmitting the human immunodeficiency virus, cytomegalovirus and hepatitis B virus to health care workers exposed to patients with AIDS and AIDS related conditions. J Infect Dis 156: 1–8
17. Haut- und Händedesinfektion mit System (1984) Schülke & Mayr GmbH, 2 Norderstedt
18. Hirsch MS et al. (1985) Risk of nosocomial infection with Human T-Cell Lymphotropic Virus III (HTLV-III). N Engl J Med 312: 1–4
19. Hübner J et al. (1991) Hygienemaßnahmen bei der gastroenterologischen Endoskopie. Verdauungskrankht 9/2: 49–52
20. Kappstein I, Schulgen G, Waninger J, Daschner F (1993) Mikrobiologische und ökonomische Untersuchungen über verkürzte Verfahren für die chirurgische Händedesinfektion. Chirurg 64: 400–405
21. Kurth R, Werner A, Barret N et al. (1986) Stability and inactivation of the human immunodeficiency virus (HIV). A review. AIFO 1: 601–608
22. Martin LS, McDougal JS, Loskoski SR (1985) Disinfection and inactivation of human T-lymphotropic virus type III/lymphadenopathy-associated virus. J Infect Dis 152: 400–403
23. McCray E (1986) Occupational risk of the acquired immunodeficiency syndrome among health care workers. N Engl J Med 314: 1127–1132
24. Philipp A (1982) Reinigung, Desinfektion und Sterilisation von Endoskopen und deren Zubehör. Therapiewoche 32: 1902–1904
25. Sander R (1991) Flexible gastroenterologische Endoskopie. Kohlhammer, Stuttgart
26. Scherrer M, Daschner F (1995) Vergleich der human- und ökotoxikologischen Wirkungen verschiedener Sterilisationsverfahren für thermolabile Materialien. Hygiene Medizin 20: 410–420
27. Schreiber H (1981) „Betriebshygiene" in der ärztlichen Praxis. Fortschr Med 10: 331–334
28. Spire B, Barré-Sinoussi F, Montagner L et al. (1984) Inactivation of lymphadenopathy associated virus by chemical disinfectants. Lancet II: 899–901
29. Steuer W (1987) Hygiene in der ärztlichen Praxis. Fischer, Stuttgart
30. Wallhäußer KH (1988) Praxis der Sterilisation, Desinfektion, Konservierung. Thieme, Stuttgart New York
31. Weismann W (1995) Krankenhaushygiene – ein Fall für den Staatsanwalt? Fortschr Med 113/6: 30
32. Weiss SH, Saxinger WC, Rechtmann D et al. (1985) HTLV III infection among health care workers. JAMA 254: 2080–2093
33. Widmer HR (1987) Hygienerituale und Vorschläge für das praktische Vorgehen. Schweiz Med Wochenschr 117: 423–425
34. Wiesmann E (1986) Medizinische Mikrobiologie. Thieme, Stuttgart New York
35. Wille B (1983) Hygiene in der Urologie. Therapiewoche 33/24: 3342–3350

Untersuchungsschritte

Anamnese

In der Proktologie ist eine gründliche Anamnese von besonderer Bedeutung. Durch eine gezielte Befragung kann bei einem Großteil der Fälle (80 %) bereits hierdurch eine Vermutungsdiagnose gestellt werden [18]. Es ist dadurch möglich, die zu ergreifenden diagnostischen Maßnahmen auf das richtige, ökonomisch angemessene Maß zu beschränken.

Name ....

Sehr geehrte Patientin! Sehr geehrter Patient!

Bitte beantworten Sie **jede** der folgenden Fragen in DRUCKSCHRIFT bzw. durch Ankreuzen der Kästchen Datum ....
Leidet/litt Ihr Vater ☐ Mutter ☐ Geschwister ☐ an Hämorrhoiden ☐ Krampfadern ☐ Darmpolypen ☐ Darmkrebs ☐
Nehmen Sie Abführmittel? ja ☐ nein ☐ Wenn ja, regelmäßig ☐ ab und zu ☐ seit wann? .... welche? ....

Welche Medikamente nehmen Sie sonst ein und seit wann? ....
Wurden Sie insbesondere im Darm- oder Afterbereich operiert oder wurden bereits Hämorrhoiden-Verödungen vorgenommen ja ☐ nein ☐
Wenn ja, geben Sie bitte auf der Rückseite an, was operiert wurde, wann die Operation(en)/Verödungen stattfand(en) und wo.

Ist die Art Ihrer Beschwerden gekennzeichnet durch Druckgefühl ☐ Schweregefühl ☐ Juckreiz ☐ Wundsein ☐ **SCHMERZEN** ☐ Wenn letzteres ja, sind diese Schmerzen anhaltend ☐ nur bei der Stuhlentleerung ☐ nach der Stuhlentleerung anhaltend ☐ stechend ☐ ziehend ☐ reißend ☐ klopfend ☐ schneidend ☐ drückend ☐ spitz, d.h. nur an einer Stelle ☐ stumpf ☐ außerhalb ☐ innerhalb des Afterschließmuskels ☐ wenn ja, ☐ vorn ☐ hinten ☐ rechts ☐ links ☐ an einer anderen Stelle ☐ wo? ....
Wann erstmals aufgetreten? .... Wann zuletzt? ....

Haben ☐ hatten ☐ Sie **BLUT** ☐ Nässen ☐ Schleim ☐ Eiter ☐ beim Stuhl? Wenn ja, wann erstmals? ....
wann zuletzt? .... war die Farbe des Blutes hellrot ☐ dunkelrot ☐ handelte es sich um wenige Tropfen von Blut ☐ Schleim ☐ Eiter ☐ oder um eine größere Menge ☐ von Blut ☐ Schleim ☐ Eiter ☐ War dieses(r) mit dem Stuhl vermischt ☐ dem Stuhl nur aufgelagert ☐

Haben ☐ hatten ☐ Sie einen plötzlich aufgetretenen **SCHMERZHAFTEN KNOTEN** am äußeren Afterbereich? ja ☐ nein ☐
Haben ☐ hatten ☐ Sie regelmäßig ☐ ab und zu ☐ beim Stuhlgang ☐ beim Gehen ☐ einen **VORFALLENDEN KNOTEN?** ja ☐ nein ☐ Wenn ja, ist es ein derber Knoten ☐ oder ein weiches Gebilde (Darm) ☐ Muß(te) das vorgefallene Gebilde jeweils wieder zurückgedrückt werden ☐ oder zieht (zog) es sich selbst in den Darm zurück ☐ Seit wann leiden Sie darunter? Seit .... Jahren.

Haben Sie regelmäßig Stuhlgang? ja ☐ nein ☐ Wenn nicht, leiden Sie unter Verstopfung ☐ Durchfällen ☐ ständigem Wechsel dieser Beschwerden ☐ anhaltendem Stuhldrang ☐ Gefühl der unvollständigen Stuhlentleerung ☐ Afterengegefühl ☐ Blähungen ☐ seit wann? ....
Neigen Sie zu allergischen Reaktionen? Ja ☐ nein ☐ Wenn ja, beschreiben Sie bitte diese Reaktionen etwas genauer auf der Rückseite.

Abb. 11. Muster eines Formblattes zur Erhebung der proktologischen Anamnese

Da sich viele Patienten scheuen, alle in proktologischer Hinsicht wichtigen Fragen offen zu beantworten, empfiehlt es sich, einen Anamnesefragebogen (Abb. 11) zu verwenden, der erfahrungsgemäß von fast allen Patienten gewissenhaft und vollständig ausgefüllt wird.

Da die Symptomatik der Anorektalerkrankungen im großen und ganzen durch die Leitsymptome Schmerzen, Juckreiz, Blutungen und Nässen bestimmt wird, genügt meist ein einziger Blick auf den ausgefüllten Fragebogen, um gezielte differentialdiagnostische Überlegungen anstellen zu können, etwa folgender Art:

Klagt der Patient über *Schmerzen,* so kann es sich außer um entzündliche Hämorrhoiden auch um Analrhagaden, eine Analfissur, eine Perianalthrombose, eine Kryptitis oder Papillitis, einen Sphinkterspasmus, einen Analprolaps, um Fisteln, um einen Dehnungsschmerz bei Obstipation oder um einen perianalen Abszeß u. a. handeln.

Juckreiz kann bedingt bzw. mitbedingt werden durch ein perianales Ekzem oder eine Mykose (meist Candidosis), eine Psoriasis inversa, einen Lichen ruber, Marisken, Oxyuren u. a.

Nässen im perianalen Bereich veranlaßt zu folgender differentialdiagnostischer Erwägung: Proktitis, Anitis, Prolaps, Analfistel, akutes Ekzem, Lues I, anorektale Gonorrhö, Sphinkterinsuffizienz u. a.

Kreuzt der Patient auf dem Anamnesefragebogen *Blutungen* an, so können sich dahinter die verschiedensten benignen anorektalen Krankheitsbilder, wie etwa entzündlich veränderte Hämorrhoiden, Analfissuren und -rhagaden (blinde), innere Fisteln, eine Rektosigmoiditis bzw. Kolitis, eine Divertikulitis, ein Anal- bzw. Rektumprolaps, perianale Thrombosen, oberflächliche irritierte Analpapillen und -polypen, aber natürlich auch ein Malignom verbergen. Diese Angabe macht insofern eine Ausnahme, als hier auf eine einwandfrei gesicherte Diagnose unbedingt Wert zu legen ist. Es ist so lange differenziert weiterzufragen, und kein diagnostischer Aufwand darf gescheut werden, bis alle Blutungsquellen eindeutig feststehen. Die o. a. Beschwerden werden von Patienten in der proktologischen Sprechstunde wie folgt angegeben:

Blutungen mit 73 %, Pruritus mit 63 %, Nässen, Wundsein mit 44 %, Sofortschmerz mit 14 % und Spätschmerz mit 5 % [31, 56].

Von den meisten Patienten werden mehrere Symptome gleichzeitig angeführt.
Nachfolgend sollen nunmehr die einzelnen Untersuchungsschritte kurz erläutert werden, deren wichtigstes Ziel es stets sein sollte, ein malignes Geschehen im Bereich von Dickdarm, Anorektum oder Prostata auszuschließen.

Inspektion

Nach der gründlichen anamnestischen Befragung sollte zunächst eine genaue Inspektion des analen und perianalen Bereiches erfolgen, wobei zur besseren Beurteilung neben dem Spreizen der Nates der Patient auch aufgefordert werden sollte, zu pressen, um ggf. vorhandene äußere Hämorrhoiden oder rezidivierend auftretende Analprolapse oder -fibrome sicher zu diagnostizieren (Abb. 12).
Allein durch die Inspektion können bereits eine ganze Reihe von proktologischen Erkrankungen erkannt werden: Analabszesse, prolabierte Analpolypen, Marisken, Condylomata acuminata und C. lata, partielle und totale Analprolapse, Descending-Perineum-Syndrom, Analrandthrombosen, Rektumprolapse, Rhagaden, Fissuren, Fistelöffnungen, perianale Ekzeme bzw. Mykosen.
Weiterhin manifestiert sich gelegentlich das eine oder andere folgender dermatologischer Krankheitsbilder in diesem Bereich:
Herpes simplex, Gonorrhö, Akne comedonica et conglobata perianalis, Epizootien, Röntgenschäden, atrophische Kortikosteroidhaut, Lichen sclerosus et atrophicus, Vitiligo, Hämangiome, papillomatöse, pigmentierte Naevuszell-Naevi, Hamartome, seborrhoische Warzen, variköse Venektasien, systematisierte Naevi, Sebozystomatose (Günther), Fibroma pendulans, Lipome, Lupus vulgaris, Akanthosis nigricans, Dyskeratosis follicularis, Lichen simplex chronicus, Hidradenitis suppurativa, Erysipel, Herpes zoster, Verrucae vulgares et planae juveniles, Erythrasma, Morbus Bowen, Basaliome, Spinaliome, Melanome u. a.
Gerade die Inspektion des Analbereiches kann entscheidende diagnostische Hinweise ergeben. Sie sollten demgemäß mit besonderer Sorgfalt ausgeführt werden.

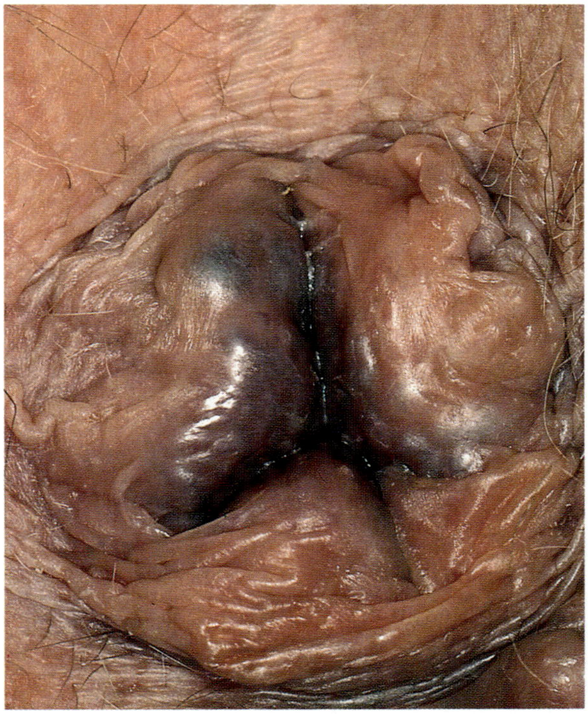

Abb. 12. Nach „Pressenlassen"

Digitaluntersuchung

Als weiterer Schritt folgt die digitale Austastung des Analkanals und der unteren Abschnitte des Rekums. Der mit einem Handschuh oder einem Fingerling bedeckte Zeigefinger wird mit einem Gleitmittel bestrichen und durch langsamen, stetigen Druck in den Anus eingeführt. Bei schmerzhaften Prozessen kann auch ein Gleitmittel, das ein Lokalanästhetikum enthält (z. B. sagittaproct Gleitgel) verwendet werden. Durch Drehen und Beugen des Fingers wird die Wandung systematisch nach Infiltration oder druckempfindlichen Stellen abgetastet. Durch Kontrahierenlassen des Sphinkters wird sodann dessen Tonus überprüft. Eine evtl. bestehende Analfissur oder ein Abszeß kann durch Schmerzangabe genauer lokalisiert werden.
Außerdem können die Prostata beurteilt sowie evtl. bestehende Analpapillen bzw. -polypen, thrombosierte Hämorrhoidalknoten, Stenosen u. a. sowie Schleimhautveränderungen bemerkt werden (Abb. 13).
Das *Prostatakarzinom* tritt zumeist nach dem 60. Lebensjahr auf. Sein bevorzugter Entstehungsort ist der Hinterlappen. Es ist ein isolierter, derber Knoten zu tasten, dessen Konsistenz etwa der des Knöchels einer geballten Faust entspricht.
Bei allen Patienten über 45 sollte in regelmäßigen Abständen rektal untersucht werden.
Finden sich hierbei pathologische Befunde, so muß unverzüglich eine weitergehende fachurologische Abklärung erfolgen.
Bei der Beschreibung des Prostata-Tastbefundes sind insbesondere folgende Kriterien bedeutsam:

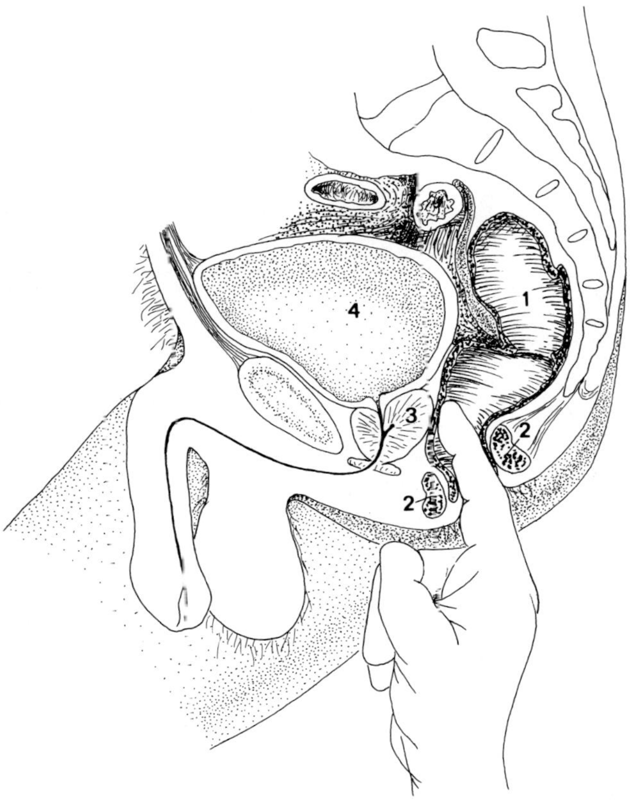

Abb. 13. Prostata-Tastung, Medianschnitt. *1* Ampulla recti, *2* M. sphincter ani ext., *3* Prostata, *4* Vesica urinaria

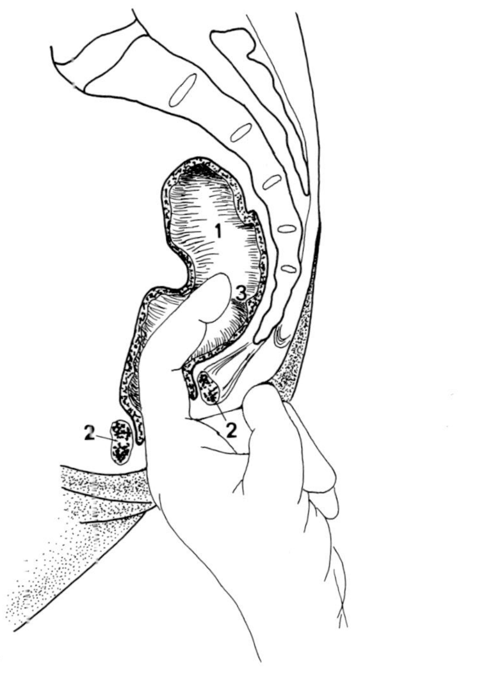

Abb. 14. „Reichweite" der mittellosen Hand, Medianschnitt. *1* Ampulla recti, *2* M. sphincter ani ext., *3* Plica transversalis recti (Kohlrausch-Falte)

- Verschieblichkeit der Rektalschleimhaut über der Prostata,
- Oberflächenbeschaffenheit: glatte, derbe, harte Resistenzen; weiche oder derbe Knoten,
- genaue Lokalisation der getasteten Veränderungen,
- Größe und Abgrenzbarkeit der Prostata gegenüber ihrer Umgebung,
- Druckschmerzhaftigkeit.

Bei der Digitaluntersuchung der Frau tastet man die Portio als harten, etwa walnußgroßen verschieblichen Knoten an der Vorderwand, was einen extrarektalen Tumor vortäuschen kann. Auch eingelegte Pessare, Ringe oder vaginale Tampons können von Unerfahrenen fehlinterpretiert werden.
Das beginnende *Rektumkarzinom* fällt bei der Digitaluntersuchung nicht selten aufgrund seiner Härte, Unverschieblichkeit und rauhen Oberfläche auf. Außerdem finden sich am untersuchenden Finger häufig Blutspuren. Tiefsitzende Rektumkarzinome und Polypen bis in 5–8 cm Höhe lassen sich digital i. a. gut erfassen. Die Digitaluntersuchung sollte deswegen bei Vorsorgeuntersuchungen niemals versäumt werden (s. Krebsvorsorge, S. 68 ff.).
Abschließend noch eine Empfehlung zur Technik der Digitaluntersuchung bei Vorliegen eines sog. Trichteranus (Abb. 15 b). Wenn der Analkanal fast die gesamte Fingerlänge beansprucht, ist es oft empfehlenswert, den Patienten weit vornüberbeugen zu lassen, wobei er sich auf einen Stuhl stützen sollte. Beim Einführen des Fingers sollte der Untersucher, der dahinter auf einem Stuhl sitzt, den Patienten zum Pressen auffordern. Hierdurch ist es meist auch bei Vorliegen derlei ungünstiger anatomischer Verhältnisse möglich, einen aussagekräftigen Tastbefund zu erheben.

Fisteluntersuchung

Sofern eine innere Fistelöffnung, eine tiefer gelegene Fissur, eine Kryptitis oder etwa eine hypertrophe Analpapille vermutet wird bzw. genauer angesehen und entsprechend behandelt werden soll, folgt nunmehr als nächster Schritt die Untersuchung mit dem *spreizbaren Analspekulum* (Abb. 16). Dieses mit einer eingebauten Kaltlichtfontäne versehene Instrument ist für diesen Zweck besser geeignet als das Proktoskop.
Um die Tiefe bzw. den Verlauf einer Fistel zu erfassen, bedient man sich einer sog. Knopfsonde.
In der proktologischen Sprechstunde sollte stets ein ganzes Sortiment derartiger verschieden gebogener Metallsonden, die in unterschiedlicher Dicke und Länge im Fachhandel erhältlich sind, zur Verfügung stehen (Abb. 17).

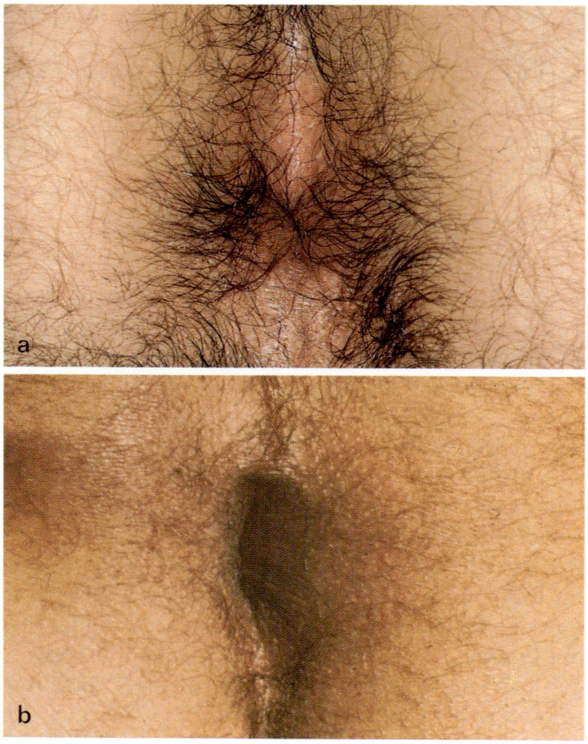

Abb. 15. **a** Normaler Anus; **b** Trichteranus

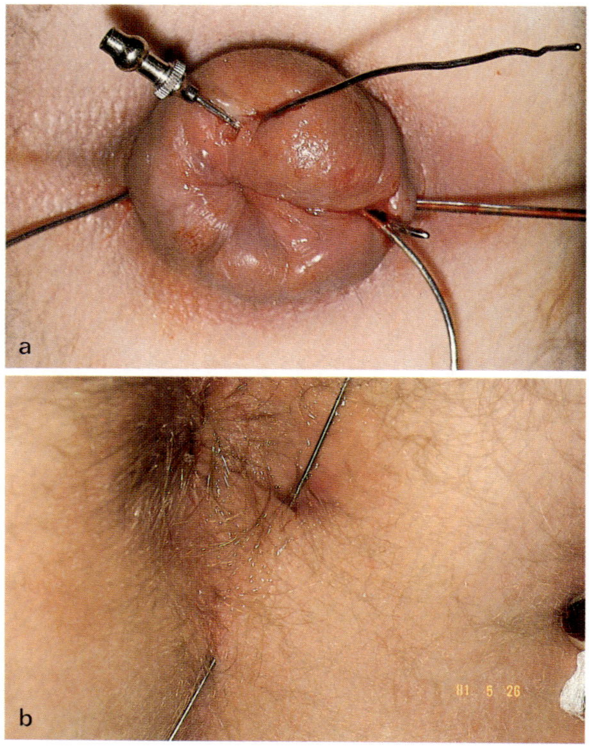

Abb. 17. **a** Sondierung multipler Fisteln bei M. Crohn; **b** sondierte subkutane Perianalfistel

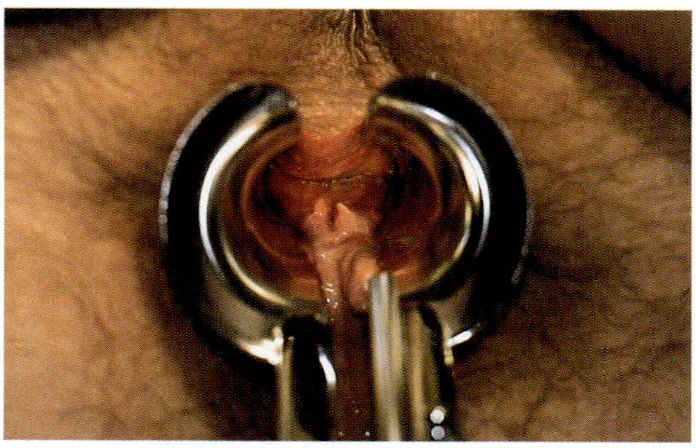

Abb. 16. Analspekulum. Eingestellt sind 2 hypertrophe Analpapillen („Katzenzähne") bei 6°° SSL

Sofern durch die beiden beschriebenen Untersuchungsmethoden die innere Öffnung einer vorhandenen Fistel nicht gefunden werden kann, kommen weitere auf S. 105 ff. genannte Nachweismethoden von Fistelgängen in Betracht.

Proktoskopie – Anoskopie

Weder Digitaluntersuchung noch Rektoskopie oder Koloskopie eignen sich zum Nachweis innerer Hämorrhoiden. Dies gelingt am besten mit dem nun folgenden Untersuchungsschritt, der Proktoskopie. Dadurch, daß das Proktoskop entweder ein seitliches Fenster oder eine vordere Öffnung mit Abschrägung hat, können sich bei der Untersuchung die Hämorrhoidalknoten in das Lumen dieses Instrumentes vorwölben und werden so erst sichtbar. Auch zur Feststellung einer Kryptitis, Papillitis, Rektitis, von Analpapillen und -polypen, von Rektumpolypen und anderen Tumoren ist dieses Endoskop geeignet. Eine ausreichende Beleuchtung, am besten mit einem eingebautem Kaltlicht, ist allerdings Voraussetzung.

Bei jedem Patienten, der in die proktologische Sprechstunde kommt, sollte daher nach Inspektion und Digitaluntersuchung eine Prokto- bzw. Anoskopie durchgeführt werden. Es ist sicherlich kein Fehler, auch vor einer weitestgehend risikolosen Prokto- bzw. Anoskopie die Einverständniserklärung des Patienten auf einem entsprechenden Formblatt (Abb. 18) einzuholen.

Sehr geehrte(r)
Frau/Herr ....

es ist beabsichtigt, bei Ihnen eine

PROKTOSKOPIE ☐

REKTOSIGMOIDOSKOPIE ☐

KOLOSKOPIE ☐

durchzuführen, die Ihrer Einwilligung bedarf.

(Kostenträger)		
(Name des Versicherten/Mitglied)	(Vorname)	(geb. am)
(Ehegatte/Kind/usw.)	(Vorname)	(geb. am)
(Arbg./Dienstst./Rentner/BVG/Freiw.)	(Mitgl.-Nr.)	(Krankensch.-Nr.)
(Wohnung des Patienten)		

Mit dem Proktoskop kann der Enddarm bis zu einer Tiefe von ca. 12 cm, mit dem entsprechend längeren Rektosigmoidoskop bis zu 30 cm untersucht werden. Während Proktoskop und Rektoskop starre, etwa daumendicke Instrumente darstellen, handelt es sich bei dem Koloskop um ein dünneres, flexibles Instrument, mit dem der gesamte Dickdarm und sogar noch ein Teil des Dünndarmes untersucht und, sofern nötig, behandelt werden kann.
Diese ambulant durchführbaren Eingriffe sind nötig, insbesondere zur rechtzeitigen Erkennung und Entfernung von bösartigen Dickdarmgeschwülsten. Aber auch entzündliche Erkrankungen des Enddarmes und Afters können durch eine solche „Spiegelung" diagnostiziert werden. Hierdurch kann meist eine aufwendige und schmerzhafte Operation in der Klinik vermieden werden.
Aus einem verdächtigen Darmwandbereich wird hierbei mit einer Spezialzange Schleimhaut entnommen und mikroskopisch untersucht. Dies geschieht entweder mit der Knipszange, wenn es sich um vorstehende Schleimhaut-Wucherungen handelt, oder einer sog. Saugbiopsiezange, mit der ein kleines Stückchen Schleimhaut angesogen und abgetrennt wird. Eine solche Gewebsentnahme zur Diagnosesicherung ist völlig schmerzlos. Ebenso schmerzfrei ist die therapeutische Abtragung eines Dickdarmpolypen während einer solchen Spiegelung mittels elektrischer Schlinge.

Wie bei allen medizinischen Untersuchungs- und Behandlungsmaßnahmen können jedoch auch hier Komplikationen eintreten. Während es sich bei der i. d. R. 5–10 Minuten dauernden Proktoskopie und Rektosigmoidoskopie um ausgesprochen risikoarme Eingriffe handelt, kann es bei der etwas aufwendigeren Koloskopie schon eher einmal zu einem Darmriß, einer Blutung, einem Kreislaufkollaps u. ä. kommen.
Normalerweise bedeutet ein solcher, seltener, jedoch unvorhersehbarer Zwischenfall keine ernste Gefahr. Eine Aufnahme in die Klinik und die Durchführung eines operativen Eingriffes kann hierbei jedoch notwendig werden. Während die Proktoskopie normalerweise nicht und die Rektosigmoidoskopie kaum schmerzhaft ist, können bei der Koloskopie, insbesondere wenn ungünstige anatomische Verhältnisse vorliegen oder Lufteinblasung zur besseren Entfaltung und damit Beurteilung des Darmes nötig ist, ein mehr oder weniger starkes Druckgefühl auftreten.
Sofern erforderlich, erhalten Sie eine Schmerz- und/oder Beruhigungsspritze, wodurch Ihr Reaktionsvermögen, etwa beim Autofahren, für bis zu 24 Stunden beeinträchtigt sein kann.

Sofern Sie weitere Fragen haben, stehe ich Ihnen gerne zur Verfügung. Sollte dies aufgrund dieses Merkblattes und des mit mir geführten Aufklärungsgespräches nicht der Fall sein, so bestätigen Sie bitte Ihr Einverständnis zu der/den o. angekreuzten Untersuchung/en und ggf. notwendig werdenden Folge- bzw. Nebeneingriffen durch Ihre Unterschrift.

Datum Unterschrift

Abb. 18. Einwilligungserklärung zur Durchführung einer Prokto-, Rekto- und Koloskopie

Allerdings reicht nach heutiger Rechtssprechung ein unterschriebenes Formblatt allein nicht aus; die Aufklärung der Patienten ist nicht formbedürftig. Verlangt wird heute ein *umfassendes, zeitgerechtes* und *verständliches Arzt-Patienten-Gespräch* vor jedem diagnostischen oder operativen Eingriff. Hierbei müssen *alle* eingriffstypischen Risiken genannt werden. Selbst Komplikationen die mit einer Wahrscheinlichkeit von weniger als 0,005% auftreten d.h. „möglich sind und nicht vermeidbar erscheinen" dürfen dem Patienten nicht verschwiegen werden [49].

Besonders wichtig ist, daß die Aufklärung des Patienten so frühzeitig erfolgt, daß ihm zwischen Aufklärung und Eingriff ausreichend Gelegenheit bleibt das Für und Wider der Behandlungsmaßnahmen mit seinem Hausarzt, Familienangehörigen oder sonstigen Vertrauensperson zu besprechen und abzuwägen. Dies gilt selbstverständlich nicht bei vital indizierten Eingriffen, wo Eile geboten ist [47].

Die Risikoaufklärung solle/müsse i.d.R. in den der Operation vorausgehenden Beratungstermin vorverlagert werden. Handelt es sich um einen Eingriff mit „geringen bzw. weniger einschneidenden Risiken", dann genügt auch eine Aufklärung „am Vorabend der Operation" [49].

Der Arzt oder ein von ihm beauftragter Vertreter hat in die Patientendaten bzw. das unterschriebene Merkblatt selbst einzutragen, wann und worüber er seinen Patienten in allen Einzelheiten hinsichtlich möglicher Risiken der bevorstehenden Untersuchung oder Operation aufgeklärt hat; hierbei können auch nachvollziehbare Abkürzungen verwendet werden.

Schließlich wird heute gefordert, daß jeder den Eingriff vornehmende Arzt sich vor Beginn davon überzeugen muß, daß sein Patient auch ausreichend genug aufgeklärt wurde; der Arzt trägt hierfür allein die Beweislast [49].

Neben dem 10–15 cm langen Proktoskop, mit dem der Analkanal und je nach Länge des Modells auch ein Teil des Rektums untersucht werden kann, gibt es das aus einem Tubus und Mandrin bestehende, kürzere (5–10 cm) Anoskop, das nur die Inspektion des Analkanals erlaubt.

Das mit der Spitze in einem am besten anästhesierend wirkenden Gleitmittel (z.B. sagittaproct Gleitgel) eingetauchte Instrument wird bei der Untersuchung unter leicht kreisenden Bewegungen und leichtem Druck in den Analkanal eingeführt.

Sofern ein Modell mit Obturator verwendet wird, wird dieser sogleich nach Überschreitung der Sphinkterbarriere entfernt und das Instrument dann unter Sicht langsam weitergeführt. Die Inspektion des Sphinkterbereiches erfolgt sodann bei der Rückführung des Instrumentes.

Das vorn geschlossene Fensterproktoskop, das insbesondere zur Sklerosierungsbehandlung von Hämorrhoiden geeignet ist, gewährleistet demgegenüber während des gesamten Untersuchungs- bzw. Behandlungsvorganges die Inspektion des zu untersuchenden anorektalen Bereiches.

Es ist sicherlich zweckmäßig, für evtl. Sonderfälle verschiedene Anoskop- und Proktoskop-Modelle vorrätig zu haben.

Die Qualität einer proktologischen Untersuchung hängt jedoch letztlich wohl weniger vom Instrumenten-Modell als vielmehr von Geschick und Erfahrung des Untersuchers ab.

Der Untersuchende wird meist das Anoskop- bzw. Proktoskop-Modell als das beste propagieren, mit dem er selbst die meiste Erfahrung gesammelt hat.

Starre Rektosigmoidoskopie

Sofern nach Abschluß der Proktoskopie bzw. Anoskopie nicht alle Symptome eindeutig abgeklärt werden konnten, also ein evtl. bestehendes Rektumkarzinom nicht mit Sicherheit ausgeschlossen wurde, könnte nun die Rektosigmoidoskopie nachfolgen. Dieser Untersuchungsschritt macht das gesamte Rektum sowie das distale Sigma bis auf eine Strecke von insgesamt 30 cm dem Auge und damit auch der bioptischen Untersuchung zugänglich. Der Zeitaufwand dieser auch ambulant ohne weiteres durchzuführenden Untersuchung beträgt 5–10 min einschließlich evtl. notwendiger Biopsien. Der besondere Wert der Rektoskopie in der Krebsvorsorgeuntersuchung ist darin zu sehen, daß die im oberen Rektum und unteren Sigma gelegenen Tumoren, die digital nicht mehr erreichbar wären und durch Röntgendarstellung noch nicht sicher dargestellt werden können, durch das Rektoskop gut zu erkennen sind.

Vorbereitende Maßnahmen

Wie oben dargelegt, sollte der Patient stets über Hergang, Zweck und Risiken des Eingriffes eingehend informiert werden und seine Zustimmung auch schriftlich bestätigen (Abb. 18).

Der zu Untersuchende sollte weiterhin darauf hingewiesen werden, daß er am Vortag kein Abführmittel einnehmen darf, da die Untersuchung sonst durch flüssige Stuhlmassen erschwert bzw. unmöglich gemacht würde. Eine besondere Kost ist nicht notwendig; auch muß der Patient nicht nüchtern sein. Vor der Untersuchung sollte die Blase entleert werden.

Da selbst geringe Stuhlmengen wichtige Befunde

verdecken können, ist die völlige Entleerung des Enddarmes von besonderer Bedeutung. Die modernen Saug- und Spülapparaturen haben die Vorbereitungsmaßnahmen vereinfacht. Es ist hierdurch, von Ausnahmefällen abgesehen, nicht mehr nötig, den Darm am Vortag bereits durch Abführmittel, Einläufe usw. zu reinigen. Dies ist schon deshalb wichtig, da hierdurch die Schleimhaut meist stärker gereizt war, wodurch die Befunderhebung erschwert wurde. Sofern am Tag der Spiegelung bereits eine Defäkation erfolgte, kann i.d.R. auf eine weitere Reinigung des Darmes verzichtet werden. Evtl. noch störende Stuhl- oder Schleimreste können während der Untersuchung abgesaugt werden. Auch Kotballen lassen sich mittels Spülstrahl zerkleinern und absaugen.
Sofern größere Stuhlmengen die Spiegelung behindern, empfiehlt sich die Applikation eines gebrauchsfertigen sog. Einmal-Klistiers (z.B. Prakto-Clyss) ggf. auf dem Untersuchungstisch. Der Patient kann sich das Klysma jedoch auch selbst verabreichen. Gleich danach sollte er hin und her laufen. 5–15 min später erfolgt sodann i.d.R. die Entleerung. Wegen erhöhter Vulnerabilität der Schleimhaut muß bei Verdacht auf Vorliegen einer Colitis ulcerosa auf jegliche Reinigungsmaßnahmen verzichtet werden. Der Dickdarm ist jedoch bei diesem Krankheitsbild wegen der gehäuften Stuhlgänge ohnehin meist leer, so daß die Untersuchung auch ohne Vorbereitung erfolgen kann.
Abschließend sei darauf hingewiesen, daß vor endoskopischen Eingriffen Eisenpräparate 4–5 Tage zuvor abgesetzt werden sollten und, sofern eine endoskopische Polypektomie mit in Betracht kommt, ein Gerinnungsstatus, ein Ausgangs-Hb und eventuell die Blutgruppe bekannt sein sollten.

Lagerung des Patienten

Die bevorzugte Lagerung des Patienten zur Rektoskopie ist die Knie-Ellenbogen- bzw. Knie-Brustposition. Von Vorteil ist hierbei, daß Luftinsufflation zur Entfaltung des Darmlumens im Gegensatz zur Steinschnittlage nicht notwendig ist.
Die modernen Proktoskopie- und Rektoskopiestühle sind so konstruiert, daß diese für den Patienten sonst unbequeme und ermüdende Lagerung selbst für ältere und behinderte Patienten meist ohne Schwierigkeit durchführbar ist.
Die Steinschnittlage ist für den Patienten bequemer und sollte besonders bei älteren Menschen Anwendung finden.
Die Sims-Seitenlage ist mehr der Untersuchung schwerkranker Patienten vorbehalten, die im Bett rektoskopiert werden müssen (Näheres dazu S. 17).

Untersuchungsvorgang

Das etwas angewärmte und mit Gleitmittel (z.B. sagittaproct Gleitgel) bestrichene Rektoskop wird mit geringer Neigung nach ventral unter leichtem Druck und drehenden Bewegungen eingeführt, wobei der Patient aufgefordert wird, wie zum Stuhlgang leicht zu pressen (Abb. 19/I).
Der Obturator, der beim Einführen des Instrumentes mit dem Daumen festzuhalten ist, wird sogleich nach Passage des 3–5 cm langen Analkanales entfernt und die Optik aufgesetzt.
Die weitere Untersuchung erfolgt unter Sicht. Um die Ampulle zu überblicken und das Instrument weiterführen zu können, muß man die Rektoskopspitze nach dorsal angehoben werden (Abb. 19/II).
Um die in Knie-Ellenbogenlage weitgestellte Ampulla recti vollständig zu erfassen, sind sodann kreisende Bewegungen der Rektoskopspitze notwendig.
In etwa 15 cm Höhe wird schließlich die rektosigmoidale Flexur erreicht, die oft stark abgewinkelt ist. Indem nun der Rektoskopgriff nach dorsal und rechts geschwenkt wird, muß versucht werden, diese kritische Stelle zu überwinden (Abb. 19/III). Wegen der Gefahr einer Darmperforation ist insbesondere an dieser Stelle jede Gewaltanwendung zu vermeiden. Die vollständige Rektosigmoidoskopie erlaubt die endoskopische Beurteilung bis zu einer Tiefe von 25–30 cm.
In fast 25% der Fälle gelingt es jedoch mit dem starren Rektoskop nicht, die rektosigmoidale Flexur zu überwinden.
Die Spiegelung dauert insgesamt 5–15 min, je nachdem, ob Probeexzisionen bzw. Polypektomien durchgeführt werden. Der Untersuchende sollte nach einem selbst festgelegten Schema systematisch jeden Wandabschnitt absuchen, um zu einer möglichst präzisen Aussage zu kommen. Hierzu müssen insbesondere sämtliche evtl. noch verbliebenen Stuhl- und Schleimreste vorsichtig abgetupft oder abgesaugt werden.

Rektoskopischer Normalbefund

Die topographisch anatomischen Verhältnisse sind auf S. 1 ff. dargestellt. Die eingehende Untersuchung der Darmwand erfolgt i.d.R. erst beim Zurückgleiten des Instrumentes, wodurch die Schleimhaut mit rotierenden Bewegungen des Rektoskops möglichst vollständig abgesucht werden sollte.
Das Erscheinungsbild des Sigma ist durch konzentrisch verlaufende, rugale Felder gekennzeichnet.
Die Schleimhaut der Rektumampulle ist demgegenüber hell, glatt und zart. Man sieht außerdem ein feines Gefäßnetz sowie die 3 Plicae semicirculares

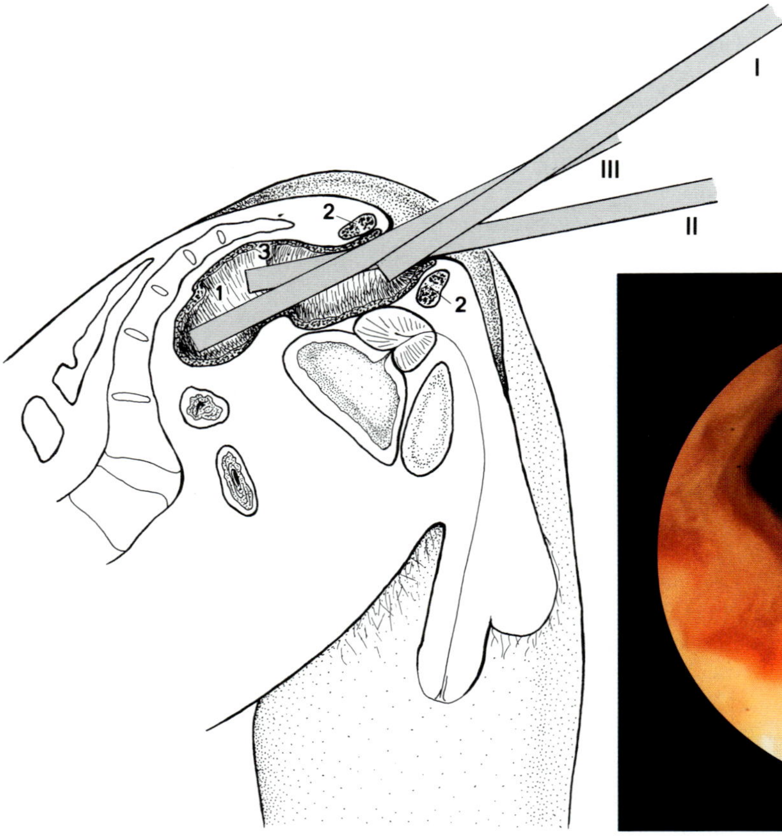

Abb. 19. Rektoskopie, Medianschnitt. *1* Ampulla recti, *2* M. sphincter ani ext., *3* Plica transversalis recti (Kohlrausch-Falte)

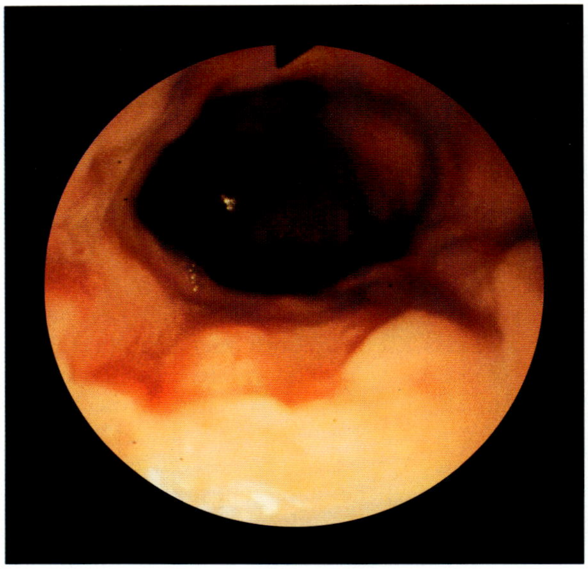

Abb. 20. Normalbefund Linea dentata-Bereich

(Kohlrausch-Falten) in einer Tiefe von 6–7, 8–9 und 11–12 cm.

Der durch die 6–8 Morgagnischen Falten gekennzeichnete Linea dentata-Bereich und der beim Einführen des noch mit Obturator versehenen Rektoskops blind passierte, von spiegelnd glatter, heller Haut ausgekleidete Analkanal kann schließlich am Ende des Untersuchungsvorganges kontrolliert werden (Abb. 20).

Zur exakten Beurteilung dieses letzten Bereiches ist allerdings das lichtstärkere und handlichere Proktoskop dem Rektosigmoidoskop überlegen.

Dokumentation des Untersuchungsbefundes

Die präzise und vollständige Aufzeichnung des erhobenen Befundes ist gerade bei der Rektosigmoidoskopie eine unerläßliche Voraussetzung für die Weiterbetreuung des Patienten.

Der registrierte Befund muß insbesondere folgende Angaben enthalten:

- am Rektoskop abzulesende Höhe,
- Lokalisation der pathologischen Veränderungen nach Uhrzeigersinn mit Angabe der Untersuchungsposition,
- morphologische Beschreibung (Größe, Form, Oberfläche, Begrenzung, Farbe, Konsistenz) der Läsion,
- bei Biopsien bzw. Polypabtragungen: Entnahmetechnik (Kauter, Zange u. a.),
- evtl. Komplikationen,
- erreichte maximale Eindringtiefe des Rektoskops.

Um jedes wichtige Detail im Untersuchungsbefund auch exakt zu erfassen, empfiehlt es sich, nicht den Befundbericht erst nach der Untersuchung aus der Erinnerung niederzuschreiben, da hierbei zwangsläufig die eine oder andere wesentliche Beobachtung verloren geht. Vielmehr ist es ratsam, den erhobenen Befund unmittelbar während des Untersuchungsganges zu diktieren. Hierzu eignet sich ein Diktiergerät mit Fußbedienung [53]. Mit Hilfe des ausgewerteten, in Abb. 11 dargestellten Anamnese-

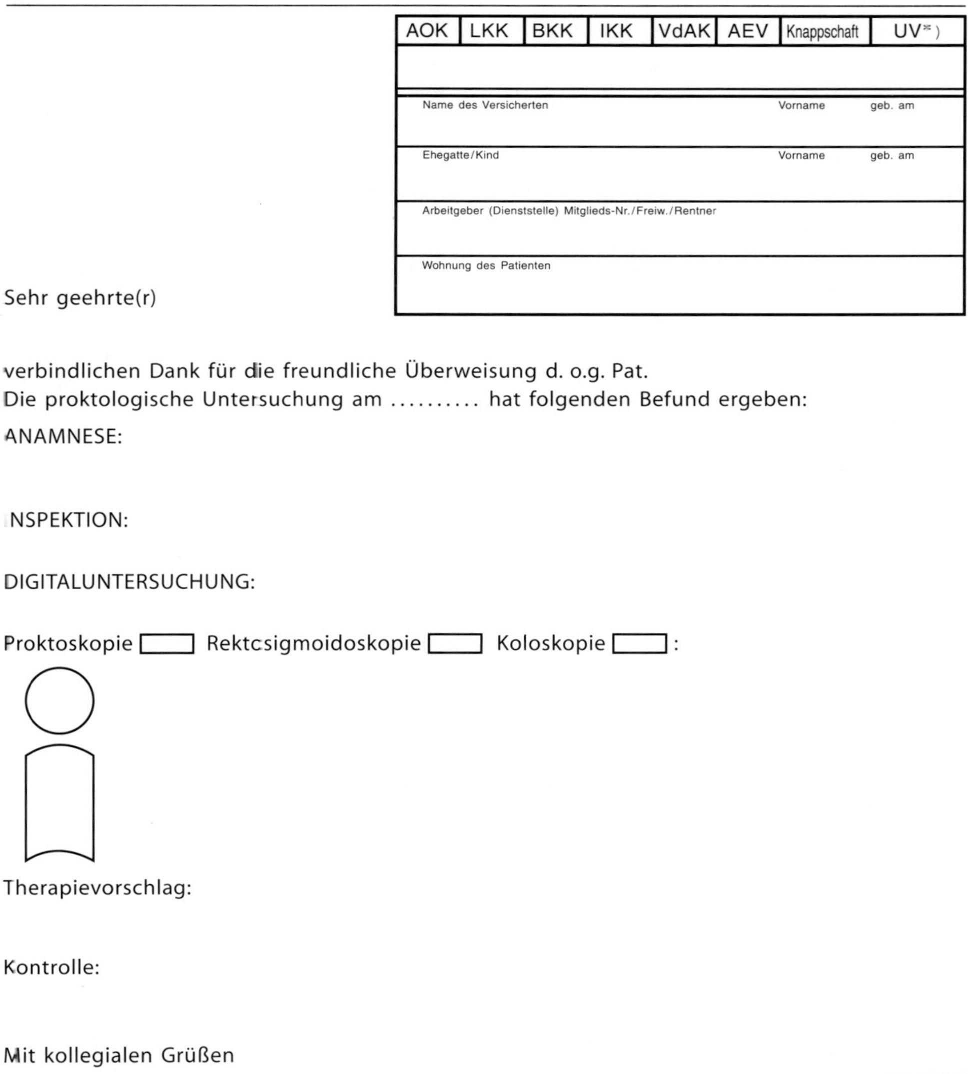

AOK	LKK	BKK	IKK	VdAK	AEV	Knappschaft	UV*)

Name des Versicherten — Vorname — geb. am

Ehegatte/Kind — Vorname — geb. am

Arbeitgeber (Dienststelle) Mitglieds-Nr./Freiw./Rentner

Wohnung des Patienten

Sehr geehrte(r)

verbindlichen Dank für die freundliche Überweisung d. o.g. Pat.
Die proktologische Untersuchung am .... hat folgenden Befund ergeben:

ANAMNESE:

INSPEKTION:

DIGITALUNTERSUCHUNG:

Proktoskopie ☐ Rektosigmoidoskopie ☐ Koloskopie ☐ :

Therapievorschlag:

Kontrolle:

Mit kollegialen Grüßen

Abb. 21. Muster eines Formblattes zur Befunderhebung

Fragebogens kann so unmittelbar nach der Untersuchung bzw. Behandlung der entsprechende Befundbericht geschrieben und dem einige Minuten wartenden Patienten für den überweisenden Kollegen mitgegeben werden.

Den Erfahrungen des Verfassers gemäß handelt es sich hierbei nicht nur um eine präzisere Befunderhebung, sondern auch um eine Rationalisierungseinrichtung von hohem Wert.

Zur übersichtlichen Dokumentation des diktierten Untersuchungsbefundes eignet sich schließlich ein entsprechendes Schema. Ein Muster eines solchen Befundschemas zeigt Abb. 21.

Biopsien

Sofern bei der endoskopischen Inspektion eine pathologisch erscheinende Veränderung bemerkt wird, muß die Diagnose histologisch gesichert werden.

Hierzu sollten stets mehrere Probeexzisionen an verschiedenen Stellen der zu untersuchenden Läsion durchgeführt werden.

Bei den Probeentnahmen mit Zangen empfiehlt es sich, das Gewebe möglichst aus Schleimhautfalten zu entnehmen.

Bei besonderer Fragestellung (z. B. M. Hirschsprung) sind Saugbiopsien in definierten Abständen sinnvoll. Durch Unterdruck wird hierbei Schleimhaut nur so weit in eine kleine Öffnung eingesogen,

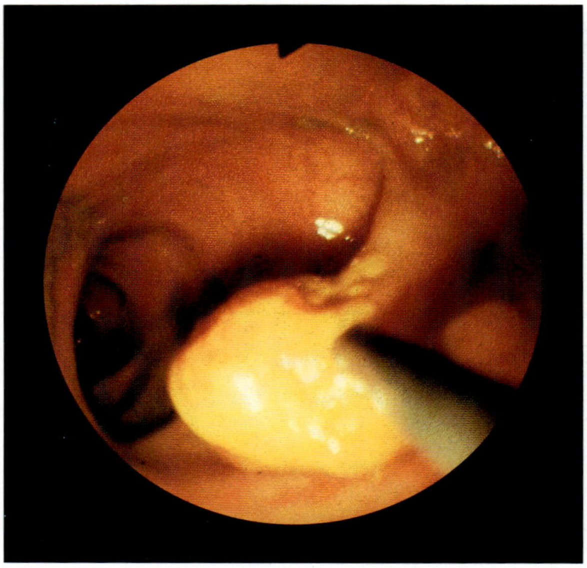

Abb. 22. Gestieltes Adenom im Bereich der linken Flexur unmittelbar vor der Abtragung mit der Elektroschlinge

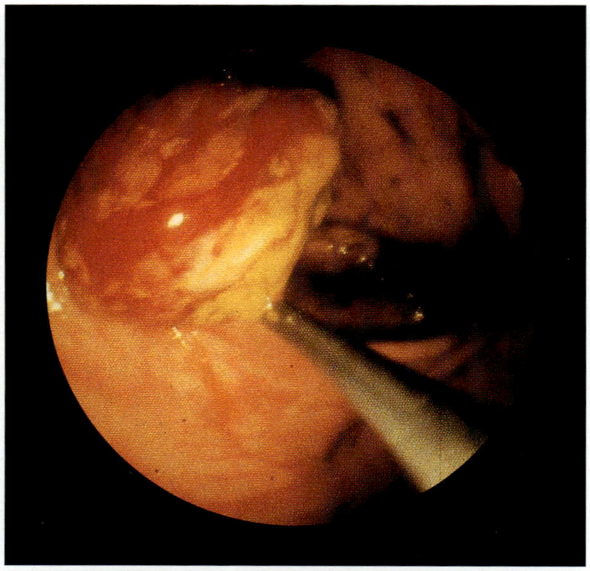

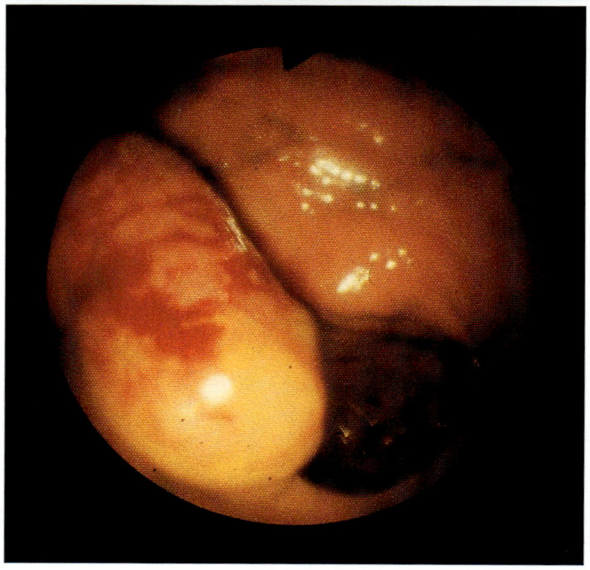

Abb. 23. Adenom im Bereich der rechten Kolon-Flexur. Mit der Elektroschlinge an der Basis gefaßt

daß die stets saubere Durchtrennung mit einem am Handgriff zu bedienenden Messerchen zu keinen Wandperforationen o. ä. Komplikationen führen kann.

Endoskopische Abtragung von Polypen

Grundsätzlich muß jeder Rektum- und Kolonpolyp in toto exzidiert werden, da die Dignität nur histologisch zu bestimmen ist und ein solches Adenom auch nur z. T. karzinomatös entartet sein kann. Jede Probeexzision aus einem Kolon- oder Rektumpolypen gilt als Kunstfehler!

Kleinere Polypen können mit der Biopsiezange, Polypen ab einem Durchmesser von 0,5 cm mit der Elektroschlinge abgetragen werden (Abb. 22, 23). Hierbei ist insbesondere darauf zu achten, daß keine Perforation entsteht.

Sofern der Polyp deutlich gestielt ist, kann eine solche Exzision i. d. R. ambulant durchgeführt werden. Breitbasig aufsitzende, große Polypen sind jedoch wegen der größeren Gefahr von Nachblutungen und Wandperforationen der Klinik vorbehalten.

Komplikationen

Trotz aller Vorsicht sind Darmwandverletzungen, die zu Blutungen oder in seltenen Fällen sogar einmal zu einer Perforation führen, nicht vollkommen zu vermeiden. Bei einigermaßen geschicktem Vorgehen stellt die Rektosigmoidoskopie sicherlich eine risikoarme endoskopische Untersuchung dar.

Kommt es trotzdem einmal zu einer Blutung, so ist diese i. d. R. leicht durch Kompression mit adrenalinhaltiger Watte, durch Elektrokoagulation oder Injektionsbehandlung zu stillen. Hierfür geeignete Koagulationsgeräte sind im Fachhandel erhältlich.

Zu einer Perforation kommt es nur in seltenen Fällen (S. 232). Sie findet sich dann meist an der Rektosigmoidalflexur oder entsteht durch eine geschädigte und damit leicht verletzbare Darmwand etwa infolge einer Kolitis, eines Karzinoms o. ä. Schließlich

kann es auch einmal bei einer Probeexzision oder der zu wandnahen Exzision eines Polypen zu einer Darmperforation kommen. Auch eine zu starke Luftinsufflation bei Steinschnittlage kann bei geschädigter Wand zu einer Perforation führen.
Die Therapie eines solchen Zwischenfalles besteht im Übernähen des Darmrisses, wenn möglich nach Exzision der Wundränder ohne oder mit vorübergehendem Anlegen eines Anus praeter.
Für die Prognose entscheidend ist die möglichst frühzeitige operative Versorgung.
Schließlich kann Luftinsufflation einmal zu kolikartigen Schmerzen führen und zum anderen, wie auf S. 18 bereits erwähnt, bei gleichzeitig erfolgenden elektrokaustischen Eingriffen eine Gasexplosion durch Methan u. a. entstehen. Es handelt sich hierbei allerdings um ein äußerst seltenes Ereignis.

Indikationen

Die Durchführung einer Rektosigmoidoskopie ist angezeigt in folgenden Fällen:

- Blut beim Stuhl, insbesondere wenn es sich nicht um hellrotes Blut, das dem Stuhl aufgelagert ist, handelt und die Blutungsquelle proktoskopisch nicht sicher nachweisbar ist,
- Tenesmen und unklare Schmerzen im Unterbauch und Kolonbereich,
- ungeklärte Obstipation und Diarrhöen,
- Schleim und Eiter beim Stuhl,
- verdächtige Röntgen- oder Tastbefunde,
- als Kontrolluntersuchung bei Risikopatienten: Patienten, bei denen bereits ein Darmkarzinom oder Präkanzerosen entfernt wurden, bei Vorliegen eines Morbus Crohn, einer Colitis ulcerosa, einer familiären Polyposis usw.

Da bekanntlich Mastdarmkarzinome oft lange Zeit völlig symptomlos bleiben und überdies der Zeitraum zwischen Beschwerdeanfang und Therapiebeginn beim Rektumkarzinom nach Literaturangaben im Durchschnitt immer noch $7^1/_2$ Monate beträgt, kann die größtmögliche Effektivität dieser Untersuchungsmethode nur durch eine großzügige Indikationsstellung erreicht werden.
Die Rektosigmoidoskopie ist die sicherste Untersuchungsmethode zur Diagnose des Rektum- und der meisten Sigmakarzinome. Aus diesen Gründen sollte sie, mehr als dies bisher geschieht, auch in der ambulanten Praxis als Routinemethode eingesetzt werden.

Flexible Rektosigmoidoskopie

Starre Rektoskope werden zunehmend von flexiblen Glasfiberinstrumenten verdrängt [44]. Ursachen hierfür sind wohl die geringere Belastung des Patienten sowie größere Eindringtiefe bei nahezu gleicher Untersuchungszeit [7, 57]. Nachteilig sind insbes. die gegenüber starren Instrumenten deutlich höheren Anschaffungskosten.
Die Untersuchung erfolgt in Linksseitenlage. Nachdem ein Gleitmittel auf Instrumentenspitze und Anusbereich aufgetragen wurde, erfolgt das Vorschieben des Endoskops – was niemals blind oder gegen Widerstand erfolgen sollte – ähnlich wie bei der Koloskopie (s. u.). Die eigentliche Inspektion der Mukosa erfolgt sodann beim Zurückziehen des Instrumentes. Mit dem flexiblen Sigmoidoskop können Untersuchungen bis zur linken Flexur durchgeführt werden. Sowohl die vorbereitenden Maßnahmen wie auch die Indikationen zur flexiblen Rektosigmoidoskopie entsprechen weitgehend denen der starren Rektosigmoidoskopie (s. o.).

Koloskopie

Mit der Koloskopie kann der gesamte Dickdarm und untere Dünndarm untersucht werden, wobei gleichzeitig die Möglichkeit besteht, Biopsien zu entnehmen und Polypen abzutragen. Die Koloskopie stellt die derzeit aufwendigste, aber auch sicherste Nachweismethode des Dickdarmkarzinoms dar; die Komplikationsmöglichkeiten sollten aber bekannt sein.

Vorbereitende Maßnahmen

Wie auf S. 32 ausführlich dargelegt sollte der Patient zunächst eingehend über Hergang, Zweck und Risiken des vorgesehenen Eingriffes informiert werden und seine Einwilligung schriftlich bestätigen (Abb. 18). Eine ausreichende Aufklärung ist nicht nur aus forensischen Gründen unverzichtbar, sondern auch die Voraussetzung für die notwendige Kooperation sowohl bei den Vorbereitungen als auch bei der Untersuchung. Neben einer gründlichen Anamnese empfiehlt sich sodann die Durchführung eines Gerinnungsstatus, sofern eine endoskopische Polypektomie mit in Betracht kommt. Außerdem ist es vorteilhaft, orale Eisenpräparate 4–5 Tage vor endoskopischen Eingriffen abzusetzen, weil sie die endoskopische Sicht behindern. Sofern die anamnestischen und proktologischen Voruntersuchungsbefunde die Durchführung eines Kolondoppelkontrastes notwendig machten, sollte – so-

fern notwendig – eine Koloskopie möglichst nicht früher als eine Woche danach erfolgen.
Eine wesentliche Voraussetzung für die präzise Befunderhebung bei der Koloskopie stellt eine ausreichende Reinigung der zu untersuchenden Darmbereiche dar [48]. Die hierzu notwendigen Maßnahmen differieren, je nachdem, ob es sich lediglich um eine tiefe, partielle oder totale Koloskopie handelt.
Ist nur eine *partielle Koloskopie* vorgesehen, so kann im allgemeinen eine ausreichende Reinigung der zu untersuchenden Darmabschnitte (Rektum, Sigma, C. descendens) allein mit einem, ggf. auch mehreren Einläufen (Practo-Clyss o. ä.) 15–30 min vor dem Eingriff erreicht werden.
Zur Vorbereitung einer *totalen Koloskopie* hat neben der „sweet-lavage" [36, 13] die von Levy et al. 1976 [29] mitgeteilte „saline-lavage" eine zunehmende Verbreitung gefunden. Es handelt sich hierbei um eine orthograde Darmspülung mit einer isotonen Elektrolytlösung, die pro Liter 6,5 g NaCl, 2,5 g $NaHCO_3$ und 0,75 g KCl enthält. Der Vorteil dieser Methode besteht insbesondere in der Kürze der Anwendung und dem Verzicht auf mehrtägige diätetische Maßnahmen, Reinigungseinläufe und Laxantien.
Heute wird zur Vorbereitung überwiegend die sog. Golytely-Lösung (z. B. Oralav) eingesetzt. Es handelt sich hierbei um eine modifizierte Lavage, die durch den Zusatz von Polyäthylenglykol (PEG 4000) eine Wasserretention weitgehend unterbindet [9] und damit die Nachteile der saline Lavage verhindert. Von Vorteil ist ferner, daß sich die Vorbereitungszeit i. d. R. auf 3–5 h vor der Untersuchung verkürzt. Der Patient trinkt pro Stunde 1–1,5 l so lange, bis sich klare Flüssigkeit aus dem Darm entleert. Normalerweise benötigt man zwischen 3 und 4 l Trinklösung. Die Lösung kann ausnahmsweise auch über eine Sonde verabreicht werden. Aufgrund vielfältiger Erfahrungen ist die Akzeptanz der Vorbereitung mit der Golytely-Lösung vor allem bei älteren Patienten ausgezeichnet [26, 30, 43].
Medikamentös kann für Koloskopien die Verabreichung von Spasmolytika (z. B. Buscopan 1–2 ml i. v.)), Analgetika (z. B. Dolantin 50–100 mg i. v.) und/oder Sedativa (z. B. Dormicum 5 mg i. v.) in besonderen Fällen erforderlich sein.

Untersuchung

Die Koloskopie erfolgt i. d. R. in Linksseitenlage (s. S. 17), wobei das Instrument von einem Assistenten eingeführt wird, während der Untersucher die Richtung dirigiert.
Die notwendige Entfaltung des Darmlumens kann, sofern nötig, durch rotierende Lagerungen des Patienten um seine Längsachse sowie durch Luftinsufflation erreicht werden. Diese insufflierte Luftmenge sollte jedoch so gering wie möglich gehalten werden, da sonst leicht schmerzhafte Abdominalspasmen auftreten. Eine weitere Hilfe insbesondere zur Lagebestimmung des Instrumentes, aber auch zur Begradigung von Darmschlingen stellt die gleichzeitige Röntgenuntersuchung dar.
Der Untersuchungsablauf kann aufgrund individueller anatomischer Verschiedenheiten keinem starren Schema unterliegen. Der reibungslose Ablauf der Untersuchung ist demgemäß weitgehend von Übung und Geschick des Untersuchers abhängig. Diesem sollte insbesondere die typischen Verlaufsformen des Sigmas (S. 33) bekannt sein, um die schwierigste Stelle, die Sigmapassage, zu überwinden [4]. Wegen der Schleifenbildung muß diese Stelle oft ohne Sicht in das Darmlumen passiert werden. Hierbei ist streng darauf zu achten, daß die zu sehende Darmwand ihre normale Farbe und Gefäßzeichnung behält. Wird sie etwa durch einen Stopp der Instrumentenspitze blaß oder der Patient klagt über Schmerzen, besteht die Gefahr einer Perforation der Darmwand. Das Koloskop muß in einem solchen Fall unverzüglich zurückgezogen werden, bis die Schmerzen aufhören und das Darmlumen erkennbar wird. Auch kann es vorkommen, daß durch die Schleifenbildung im Sigmabereich der Druck auf das Instrument nicht mehr auf die Spitze übertragen wird. Auch hierdurch können schmerzhafte Überdehnungen der Darmwand eintreten.
Sofern eine hohe Koloskopie durchgeführt werden soll, ist im allgemeinen die Begradigung des Sigmas erforderlich. Dies geschieht durch entsprechende Drehung des Endoskops entsprechend der röntgenologisch gefundenen Sigma-Schlingenform. Die modernen Koloskope, die mit zunehmender Gerätelänge versteift sind, tragen dem Rechnung.
Bei besonderen Fragestellungen (z. B. Kontrollen von Ileokolitiden) kann, sobald das Zökum erreicht ist, versucht werden, die Ileozökalklappe zu überwinden, um das untere Ileum zu „spiegeln" (Ileoskopie).
Beim Vorschieben des Endoskops erfolgt allenfalls eine orientierende Beurteilung. Die gründliche Inspektion des Darmes geschieht erst beim langsamen Zurückziehen des Instrumentes unter kreisenden Bewegungen der Endoskopspitze. Erst jetzt werden aus suspekten Schleimhautarealen Biopsien entnommen, Polypen mit der Elektroschlinge entfernt, pathologisch erscheinende Bereiche fotografiert und die erhobenen Befunde diktiert.

Indikationen

Zu unterscheiden ist zwischen der tiefen bzw. partiellen Koloskopie, mit der nur bis zu einer Höhe von etwa 55 cm untersucht wird, und der totalen Koloskopie.
Für die Koloskopie gibt es zwei Schwerpunkte: 1. die Suche und endoskopische Abtragung der Adenome als polypöse Präkanzerosen sowie inzipienter polypöser Karzinome, und 2. die Diagnose und Verlaufskontrolle der chronisch entzündlichen Darmerkrankungen. Beide Fragestellungen verlangen in der Regel eine Untersuchung des gesamten Kolons nach optimaler Darmreinigung [58].
Die Indikationen zur Durchführung einer Koloskopie werden in nachfolgender Übersicht dargestellt.

Indikation zur Koloskopie

1. Unklare Röntgenbefunde, die weiter abzuklären sind (Morbus Crohn, Tumorverdacht usw.)
2. Negatives Ergebnis einer proktologischen Durchuntersuchung (Digitaluntersuchung, Anoproktoskopie, Rektoskopie, Doppelkontrast) trotz anamnestisch hinreichendem Verdacht auf Vorliegen eines pathologischen Befundes oder unklarer klinischer Symptomatologie (chronisch peranale Blutung, Obstipation, Diarrhö, Subileuserscheinungen u. ä.)
3. Polypektomie
4. Fremdkörperextraktion
5. Verlaufs- und Therapiekontrollen von Kolitiden, Anastomosen (Koloskopie durch Anus praeter), Polypektomien usw.
6. Krebsvorsorge bei Vorliegen von ungeklärtem, blutpositivem Stuhl (s. S. 69)
7. Akute Blutung (Notfallkoloskopie)
8. Risikopatienten (Adenomatosis coli, Gardner-Syndrom, polypektomierte Patienten, insbesondere wenn es sich histologisch bereits um ein Adenom mit schweren Zellatypien oder mit Karzinom gehandelt hat, länger als 15 Jahre bestehende Colitis ulcerosa oder Morbus Crohn zum Ausschluß einer malignen Erkrankung)
9. Intra operationem, z. B. zur Lokalisation des Polypektomieulkus bei notwendiger Nachresektion
10. Akute Pseudoobstruktion

Kontraindikationen

Die Kontraindikationen für die Koloskopie sind im großen und ganzen dieselben wie die für die Röntgendiagnostik. In der nachfolgenden Übersicht sind die absoluten und relativen Kontraindikationen zusammengestellt, die jedoch naturgemäß keiner allzu starren Auslegung unterzogen werden dürfen. Auch in floridem Zustand kann in einem besonderen Falle eine Koloskopie einmal sinnvoll sein, wenn der Allgemeinzustand des Patienten und die gewissenhafte Abwägung von Risiken und Vorteilen für die Durchführung des Eingriffes sprechen.

Kontraindikationen der Koloskopie

Absolute Kontraindikationen

1. Ungenügende Patientenkooperation
2. Hochfloride Colitis ulcerosa, Morbus Crohn, Divertikulitis, toxisches Megakolon
3. Peritonitis
4. Gravidität (allerdings möglich ohne Röntgendurchleuchtung)
5. Schock (außer bei akuter Pseudoobstruktion)

Relative Kontraindikationen

1. Hämorrhagische Diathesen (Antikoagulations-Therapie)
2. Kardiale oder respiratorische Insuffizienz

Endoskopische Prophylaxe und Therapie: Untersuchungen ohne gleichzeitige Bereitschaft zur endoskopischen Therapie sollten unterbleiben [58].
Im Fachhandel werden hierzu entsprechende Biopsiezangen, Elektroschlingen und Zytologiebürsten angeboten.

Biopsien: Es empfiehlt sich, den histologisch zu untersuchenden Schleimhautbereich endoskopisch exakt einzustellen. Dann wird die mit Silikon o. ä. benetzte Biopsiezange bzw. die Elektroschlinge eingeführt, bis sie im Gesichtsfeld sichtbar wird. Sofern dies wegen zu starker Schleifenbildung des Endoskops nicht möglich ist, muß dieses zuvor begradigt werden.

Gewinnung von zytologischem Material: Es empfiehlt sich, aus einem verdächtigen Bereich stets mehrere Probeexzisionen zu entnehmen. Aus Kolon- und Rektumpolypen dürfen bekanntlich keine Biopsien entnommen werden; diese müssen ausnahmslos in toto entfernt werden (s. hierzu S. 231). Die Gewinnung zytologischen Materials aus dem Darm gelingt mittels einer sog. Zytologiebürste. Diese Bürste wird hierfür mehrmals über das verdächtige Schleimhautareal geführt, wird knapp in den Biopsiekanal zurückgezogen und muß sodann zusammen mit dem Koloskop aus dem Darm entfernt werden, da andernfalls das gewonnene Material verloren ginge. Während der Geräteextraktion ist auf jede weitere Absaugung zu verzichten. Die in der Bürste hängenden Zellen werden schließlich auf einem Objektglas ausgestrichen, fixiert und in das entsprechende Labor geschickt.

Polypektomien: Polypektomien sind von Geübten bis zu einer Größe von ca. 15 mm ambulant durchführbar. Ab welcher Größe sessile Polypen chirurgisch entfernt werden sollten wird unterschiedlich diskutiert [12, 40]. Sehr kleine Polypen kann man mit der Knipsbiopsiezange entfernen. Kleinere Polypen werden durch die Elektrokoagulationszange biopsiert und vollständig verschorft. Optimal ist die Abtragung mit der Diathermieschlinge.

Komplikationen

Sofern die Kontraindikationen beachtet werden, stellt die Koloskopie ein relativ risikoarmes Untersuchungsverfahren dar. Allerdings wird der Patient gelegentlich durch stärkere Schmerzen während des Eingriffes belastet, die durch zu starke Luftinsufflation oder auch zuweilen notwendig werdendes Vorschieben des Instrumentes ohne volle Lumensicht bedingt werden können. In diesen Fällen muß sogleich die Luft abgesaugt bzw. das Endoskop retrahiert werden. Das Komplikationsrisiko ist bei der diagnostischen Endoskopie mit 0,01 % sehr gering. Treten doch einmal Komplikationen auf, sind sie meist auf die Prämedikation zurückzuführen. Bei der therapeutischen Endoskopie muß man dagegen mit einem deutlich höheren Risiko von bis über 2 % rechnen (s. hierzu auch S. 232). Daher sollten alle Patienten nach einer therapeutischen Endoskopie, auch wenn sie in der Praxis statt gefunden hat, für mindestens 24–48 h nachbeobachtet werden [46].

Die beiden wichtigsten Komplikationen sind die Perforation und die Blutung.

Zu einer *Perforation* kann es kommen durch zu starke Luftinsufflation insbesondere bei Vorliegen von Divertikeln, Ulzerationen, etwa bei einer floriden Colitis ulcerosa, einer vorgeschädigten Darmwand, beispielsweise bedingt durch einen malignen Prozeß oder bei operativen endoskopischen Eingriffen. Auch ungeschicktes Vorschieben des Endoskops trotz spürbarem Widerstand und Abblassen der Schleimhaut kann leicht zu einem Darmwandriß führen. Aus diesem Grund finden sich Perforationen meist im rektosigmoidalen Übergangsbereich oder an den Kolonflexuren, da hier die Passage mit dem Endoskop besonders schwierig ist.

Die größte Gefahr liegt darin, daß sich eine Perforation gelegentlich erst nach Stunden durch die sich entwickelnde Peritonitis bemerkbar macht. Sofern nötig, erfolgt der Nachweis eines Darmrisses durch die Röntgen-Leeraufnahme. Es findet sich in einem solchen Falle eine subphrenische Luftsichel. Die Therapie der Wahl besteht in der sofortigen chirurgischen Versorgung unter Antibiotikaschutz.

Auch unstillbare stärkere *Nachblutungen*, die am ehesten nach Polypektomien auftreten, sind, sofern die Kontraindikationen und die entsprechenden Empfehlungen zur operativen Endoskopie (S. 39) beachtet werden, seltene Ereignisse. Sofern der endoskopische Versuch einer Blutstillung durch Kompression mit der Polypektomieschlinge durch Elektrokoagulation, mit Hilfe des Lasers [12, 21, 22, 50] oder durch die Injektion eines vasokonstriktorisch wirkenden Präparates (S. 395) nicht zum Erfolg führt, ist auch hier die umgehende stationäre Aufnahme mit Angiographie oder sofortiger Notoperation und Kreislaufüberwachung angezeigt.

Die Koloskopie hat die Dickdarmdiagnostik entscheidend verbessert. Der Wert dieses Untersuchungsverfahrens liegt nicht nur darin, Frühkarzinome des gesamten Dickdarms sicher erfassen zu können, sondern durch die mögliche endoskopische Polypektomie die Möglichkeit einer wirksamen Krebsprophylaxe zu bieten.

Die Koloskopie stellt im Rahmen der Dickdarmdiagnostik die heute höchstmögliche diagnostische Sicherheit dar.

In der Hand des Geübten gibt es derzeit kein Verfahren von vergleichbarer Aussagekraft.

Literatur

1. Alken P, Ungeheuer E (1974) Die Bedeutung der Rektoskopie in der Praxis. Dtsch Ärztebl 71: 3404–3407
2. Altaras J (1982) Radiologischer Atlas Kolon und Rektum. Urban & Schwarzenberg, München Wien Baltimore
3. Bindewald H (1976) Indikationen und Treffsicherheit der Rektoskopie. Münch Med Wochenschr 118: 1271–1272
4. Blackstone MO (1987) Das Kolon – endoskopische Orientierung, Untersuchungstechnik und Normalbild. In: Endoskopie in der Gastroenterologie. Thieme, Stuttgart New York, S 401–428
5. Boulos PB et al. (1984) Schnelle Darmvorbereitung zur Koloskopie ohne Kolon-Lavage. coloproctology 3: 158–160
6. Bueß G, Theiß T, Hutterer F (1984) Endoskopische Operationen in der Rektumhöhle. In: Bueß G, Unz F, Pichlmaier H (Hrsg) Endoskopische Techniken. Deutscher Ärzte-Verlag, Köln
7. Classen M, Phillip J, Knyrimk K, Hertel H (1985) Rektoskopie: starr oder flexibel? Dtsch Med Wochenschr 110: 445–448
8. Daschner F (1995) Infektion durch Endoskopie. Reicht die Reinigung per Hand? Med Trib 17: 34
9. Davis GR et al (1980) Development of a lavage solution associated with minimal water and electrolyte absorption or secretion. Gastroenterology 78: 991–995
10. Deyhle P, Paul F (1970) Die Endoskopie des proximalen Dickdarms. Therapiewoche 20: 1803
11. Deyhle P, Sulser H, Clavadetscher P, Nüesch HJ, Kobler E (1975) Koloskopische Polypektomie. Klinikarzt 4: 489–491
12. Ell C (1994) Aktuelle Entwicklungen in der gastroenterologischen Endoskopie. Fortschr Med 3: 1–2; 5–6

13. Fischer LJ, Kühner W, Ottenjann R (1979) Sweet lavage-saline lavage. Endoscopy 11: 221
14. Frühmorgen P (Hrsg) (1991) Diagnostische und therapeutische Endoskopie in der Gastroenterologie. Springer, Berlin Heidelberg New York Tokyo
15. Frühmorgen P, Demling L (1973) Koloskopische Polypektomie. Dtsch Med Wochenschr 98: 1455
16. Gabrielli F, Ginanneschi U (1983) Die Aussagekraft der flexiblen Sigmoidoskopie für die vorläufige diagnostische Beurteilung rektaler Blutungen. coloproctology 2: 89–93
17. Glen A, Lehmann G, Hawes R, Roth B, Horst J (1986) A study of optimal length of flexible fiberoptic sigmoidoscopes for initial endoscopic training. Dis Col Rectum 29/12: 878–881
18. Hafter E (1982) Die Bedeutung der Anamnese in der Proktologie. Vortrag. 8. Kronberger Coloproctologie-Tage Kronberg
19. Hager Th, Hohenberger W, Groitl H (1977) Die ambulante rektoskopische Polypektomie. Medizin 5: 484–489
20. Hammes PH (1984) Koloskopie als neue Standarduntersuchung des Dickdarms. Münch Med Wochenschr 371
21. Joffe SN, Schröder T (1987) Lasers in general surgery. Adv Surg 20: 125–154
22. Kiefhaber P et al. (1984) Der endoskopische Einsatz des Neodym-YAG-Lasers bei der gastrointestinalen Blutung. Verdauungskrankh 2: 132
23. Klug W, Knoch H-G, Hiemann D (1986) Rektumperforation während diagnostischer Rektosigmoidoskopie – gutachterliche Beurteilung. Klin Med 41: 1457–1459
24. Knoch H-G (1987) Komplikationen während und nach proktologischen Eingriffen – Therapie und Prognose. In: Mahlke G, Mann C, Willibald G (Hrsg) Aktuelle Koloproktologie, Bd III. Edition Nymphenburg, München
25. Koppenhöfer H, Zillessen E (1986) Endoskopische Abtragung kolorektaler Polypen. Ergebnisse und Komplikationen in Bezug zu Größe, Lokalisation, Form und Histologie der Polypen. In: Zillessen E (Hrsg) Klinische Endoskopie. Braun, Karlsruhe, S 98–108
26. Krakamp B, Leidig P, Thelen E (1996) Koloskopievorbereitung: ein sicheres und einfach zu handhabendes Regime. Z Gastroenterol 34: 686–691
27. Leinicke JA, Dodds WJ, Hogan WJ, Stewart ET (1977) A comparison of colonscopy and roentgenography for detecting polypoid lesions of the colon. Gastrointest Radiol 2: 125–128
28. Leuschner U (1979) Indikationen und Kontraindikationen der Sigmoido- und Koloskopie. Therapiewoche 29: 7888–7892
29. Levy AG, Benson JW, Hewlett EL, Herdt JR, Dopmann JL, Gordon RS (1976) Saline lavage: a rapid, effective and acceptable method for cleansing the gastrointestinal tract. Gastroenterology 70: 157–166
30. Lux G, Matek W, Riemann J-F, Rösch W (1994) Checkliste Gastroenterologie. Thieme, Stuttgart New York
31. Mauss J, Büscher R (1980) Die Häufigkeit der Beschwerden und Diagnosen bei Patienten der proktologischen Sprechstunde. Phlebol Proktol 9: 138–142
32. Miederer SE, Haberland D (1984) Vorbereitung für die ambulante Coloskopie. Der niedergelassene Arzt 5: 21–25
33. Morson BC (1973) Rectal biopsy in inflammatory bowel disease. N Engl J Med 287: 1337
34. Oehler R, Sauerbruch T (1993) Richtlinien für die Patientenüberwachung bei endoskopischen Untersuchungen in der Gastroenterologie. Z Gastroenterol 31: 165–167
35. Ottenjann R, Frimberger E, Weingart J, Busse R (1976) Die Bedeutung der Rectoskopie als diagnostische und therapeutische Methode. Internist 17: 209–213
36. Ottenjann R (1980) Atlas der Koloileoskopie. Enke, Stuttgart
37. Ottenjann R, Weingart J (1983) Endoskopie und Biopsie des Dickdarms. In: Ottenjann R, Fahrländer H (Hrsg) Entzündliche Erkrankungen des Dickdarms. Springer, Berlin Heidelberg New York
38. Ottenjann R, Kirsch JJ, Stein E (1984) Koloskopie-Kontrasteinlauf: welche ambulante Vorbereitung? mod med 12: 33–36
39. Ottenjann R (1989) 25 Jahre Koloskopie – eine Revolution der Diagnostik und Therapie der Kolonerkrankungen. Endoskopie heute 2: 67–70
40. Ottenjann R (1994) Zur endoskopischen Abtragung großer kolorektaler Polypen. Endoskopie heute 1: 12
41. Otto P, Becker H, Braschke M, Huchzermeyer H (1975) Zwischenfälle bei der koloskopischen Polypektomie. In: Lindner H (Hrsg) Fortschritte der gastroenterologischen Endoskopie Bd 6. Witzstrock, Baden-Baden Brüssel
42. Phillip J, Classen M (1985) Rektoskopie und Sigmoidoskopie – neue Geräte. Internist 26: 6
43. Poellath C et al. (1993) Die Magen-Darm-Lavage vor kolorektalen Operationen. coloproctology 5: 300–303
44. Rabast U (1987) Kolorektale Tumoren – Diagnostik und Dokumentation. Med Welt 38: 651–656
45. Riemann JF (1990) Ausbildung in der Endoskopie – aus internistischer Sicht. Endoskopie heute 4: 209–211
46. Riemann JF (1995) Endoskopieren. Was geht in der Praxis? Med Trib 35: 13
47. Rösch W (1992) Aufklärung vor endoskopischen Eingriffen: Die Praxis des Endoskopikers. Endoskopie heute 2: 157–159
48. Schiller KFR, Cockel R, Hunt RH (1987) Farbatlas der gastrointestinalen Endoskopie. Urban und Schwarzenberg, München Wien Baltimore, S 177–183
49. Schlund GH (1994) Zur Aufklärung vor endoskopischen Untersuchungen und Eingriffen. Endoskopie heute 1: 25–29
50. Semler P (1988) Lasereinsatz im unteren Gastrointestinaltrakt. DIA-GM 1: 27–29
51. Stein E (1976) Einige praktische Hinweise für die proktologische Sprechstunde. Dtsch Dermatol 75/24: 333–340
52. Stein E (1976) Proktologische Anamnese und Untersuchung in der Sprechstunde. Med Trib 33: 13 u. 19
53. Stein E (1978) Rationalisierte Arztpraxis. Urban & Schwarzenberg, Wien München Baltimore
54. Talbot RW, Davies JH, Price JL, Marks CG (1988) Flexible Sigmoidoskopie und Barium-Doppelkontrasteinlauf bei der Abklärung von Kolonsymptomen. coloproctology 6: 347–350
55. Warden MJ, Peterelli NJ, Herrera L, Mittelman A (1987) The role of colonoscopy and flexible sigmoidoscopy in screening for colorectal carcinoma. Dis Col Rectum 30/1: 52–54
56. Wienert V (1973) Häufigkeitsverteilung anorektaler Beschwerden und Befunde. Z Haut Geschlechtskr 4: 147

57. Winawer SJ, Cummins R, Baldwin MP, Ptak A (1982) A new flexible sigmoidoscope for the generalist. Gastroint Endoscopy 28: 233
58. Zillessen E (1985) Endoskopie – Nutzen und Risiko. Ärztezeitschr Naturheilverf 8: 495–504
59. Zillessen E, Zimmermann D, Fenn K (1984) Gastrointestinale Angiodysplasien – prophylaktische Sklerosierungsbehandlung. Dtsch Med Wochenschr 109: 1942

Radiologische Untersuchungsmethoden

Weitgehende Neuentwicklungen endoskopischer Apparaturen der letzten Jahre haben die Bedeutung röntgenologischer Untersuchungsmethoden des Kolons nicht gemindert. Beide Verfahren weisen unterschiedliche Vor- und Nachteile auf; sie konkurrieren demgemäß nicht miteinander, sondern sind geeignet, sich in sinnvoller Weise zu ergänzen.

So können funktionelle Störungen vornehmlich durch Röntgenuntersuchung diagnostiziert werden, während bei der Karzinomsuche röntgenologische Untersuchungen des Kolons allein niemals die Rektosigmoidoskopie oder Koloskopie ersetzen sollten, da die Ampulla recti und das Sigmoid röntgenologisch nicht immer so optimal dargestellt werden können, daß eine sichere Beurteilung möglich wäre.

Die Radiologie verfügt über mehrere Untersuchungsmethoden des Dickdarms, die je nach Fragestellung angewandt werden können. Die erste Röntgenmaßnahme ist die *Abdomenübersichtsaufnahme* (sog. Leeraufnahme), weil sie über eine evtl. sofort notwendige Operation entscheidet oder die weitere Diagnostik in eine bestimmte Richtung lenkt.

Zum Beispiel gestattet die Abdomenleeraufnahme am stehenden Patienten oder in Linksseitenlage bei horizontalem Strahlengang den Nachweis eines Ileus oder die Feststellung freier Luft in der Bauchhöhle, z. B. durch Darmperforation.

Eventuell ist zusätzlich eine weitere Leeraufnahme a. p. in Rückenlage bei vertikalem Strahlengang und weicher Belichtungstechnik vorteilhaft. Hierdurch kann z. B. die retroperitoneale Gasansammlung bei retroperitonealer Perforation am besten erkannt werden.

Nur Ausnahmefällen vorbehalten ist die *Angiographie.* Sie wird zuweilen bei chronisch entzündlichen Darmerkrankungen [20, 64], zur Lokalisierung intestinaler Blutungen [45], zur Abklärung von Verschlüssen oder Stenosen von Eingeweidearterien und selten auch einmal bei der Tumordiagnostik [18] eingesetzt (Abb. 14.32 a, b).

Eine weitere Untersuchungsmethode des Kolons stellt die sog. *Dickdarmpassage* nach oraler Breigabe dar. Sie erfolgt praktisch nie als isolierter Untersuchungsgang, sondern meist im Anschluß an eine *Magendarmpassage.* Sie kann den Verdacht auf einen stenosierenden Prozeß lenken und ggf. Lageanomalien des Dickdarms aufdecken (z. B. Malrotation, Verlagerung im Zusammenhang mit Hernien) und auch Divertikel nachweisen. Keinesfalls genügt diese Methode allein den Ansprüchen, die heute an die Röntgendiagnostik des Dickdarmes zu stellen sind [35].

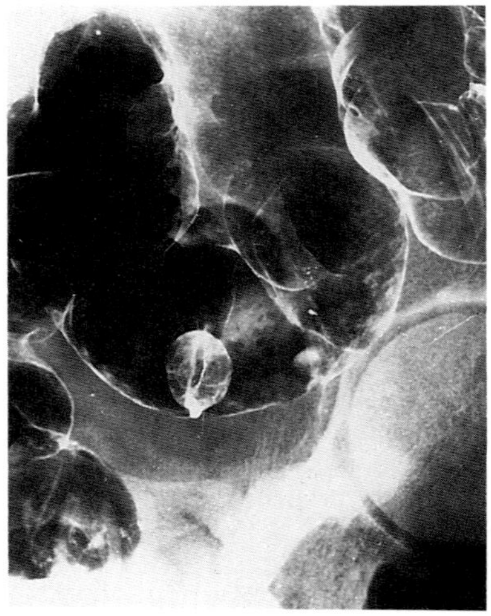

Abb. 24. Mit einem kleinen Stiel aufsitzender, glatt begrenzter Sigmapolyp von 2 auf 2,5 cm Ausdehnung; Doppelkontrastdarstellung. Blutprobe im Stuhl positiv. Bruder des Patienten vor einigen Jahren an Darmkrebs gestorben

Eine weitere Technik mit oraler Kontrastmittelgabe stellt der sog. *Kolon-Cocktail* dar [35, 63]. Auch diese Methode ist wegen ihres begrenzten Aussagewertes nur von untergeordneter Bedeutung.

Die größte Bedeutung in der radiologischen Diagnostik des Dickdarms hat die peranale Kontrastmittelapplikation in Form des sog. Kolonkontrast- und besonders des Kolondoppelkontrasteinlaufs.

Die konventionelle Kolonkontrastmethode ist wegen ihrer niedrigeren Trefferquote beim Nachweis von Polypen [84] heute weitgehend verdrängt durch das wesentlich aussagekräftigere Verfahren des Doppelkontrastes.

Nur die Doppelkontrasttechnik wird den Anforderungen, die heute an die Röntgendiagnostik des Dickdarms zu stellen sind, gerecht. Mit diesem Verfahren können selbst kleinste Läsionen von wenigen Millimetern Durchmesser, wie etwa Polypen oder Ulzerationen, nicht nur als wandständige Konturunregelmäßigkeiten, sondern in Aufsicht und im Profil als umschriebene, definierbare Schleimhautveränderungen mit hoher Treffsicherheit dargestellt bzw. diagnostiziert werden.

Obwohl die Endoskopie mit der Möglichkeit gleichzeitiger Biopsie und Polypektomie heute den ersten Platz in der Dickdarmdiagnostik inne hat, behält der Doppelkontrasteinlauf seine Indikation für die Fälle, in denen eine Koloskopie abgelehnt wird oder in denen eine solche wegen Lageanomalien, Verwachsungen, Stenosen oder Schmerzen nicht oder nur partiell durchführbar ist.

Zur Vorbereitung eines Kolonkontrasteinlaufs ist i.a. eine intensive Reinigung des Dickdarmes erforderlich [2, 83, 84]. Bei alten und schwachen Patienten wird man sich jedoch oft mit einer weniger eingreifenden Vorbereitung zufrieden geben müssen. Medikamentös kommt zur Tonusminderung ein Spasmolytikum (z.B. Buscopan) und zur Sekretionshemmung Atropin o.ä. in Betracht. Als Kontrastmittel wird Barium verwandt.

Mit Komplikationen ist bei diesem ausgesprochen risikoarmen Verfahren kaum zu rechnen, sofern man sich davor hütet, einen Bariumeinlauf durchzuführen, sobald auch nur der geringste Anhalt für eine penetrierende Darmwandläsion besteht (Divertikulitis, Kolitis, frische Anastomose, Karzinom). Kommt es dennoch einmal zu einem Übertritt von Kontrastmittel in die freie Bauchhöhle oder in das retroperitoneale Gewebe, ist die Prognose eines solchen Zwischenfalls ausgesprochen ungünstig. Die Letalität wurde in der Literatur bisher stets mit etwa 50% angegeben [4, 6, 13, 16, 68, 82]. Durch Verbesserung der Operationsmethodik wie auch der Intensivbehandlung konnte die Letalitätsrate in den letzten Jahren jedoch deutlich gesenkt werden [4, 23]. Entscheidend ist, daß therapeutische Maßnahmen unverzüglich eingeleitet werden. Gefürchtete Spätfolgen der Bariumperitonitis sind insbesondere Bariumgranulome und Ileuszustände infolge von Verwachsungen.

Um raumfordernde Prozesse im kleinen Becken auszuschließen, bieten sich heute die Computertomographie (CT) und die Kernspintomographie (MR) an [33, 36, 44]. Ihre Bedeutung liegt für den Proktologen vor allem in der Abgrenzung außerhalb des Darmes gelegener Raumforderungen, insbesondere bei Zustand nach Rektumexstirpation (Abb.25). Unter den Darmtumoren können insbesondere Lipome durch das CT identifiziert werden (S.271).

In der Diagnostik der Obstipation hat sich zur Abklärung einer Inertia coli die *Transitzeitbestimmung* etabliert. Dabei werden dem Patienten über einige Tage eine definierte Anzahl strahlendichter Marker verabreicht, deren Passagegeschwindigkeit anhand von Röntgenaufnahmen verfolgt werden kann. Auf diese Weise lassen sich Obstipationsformen mit normaler Darmpassagezeit von Obstipationsformen mit verzögertem Transit unterscheiden.

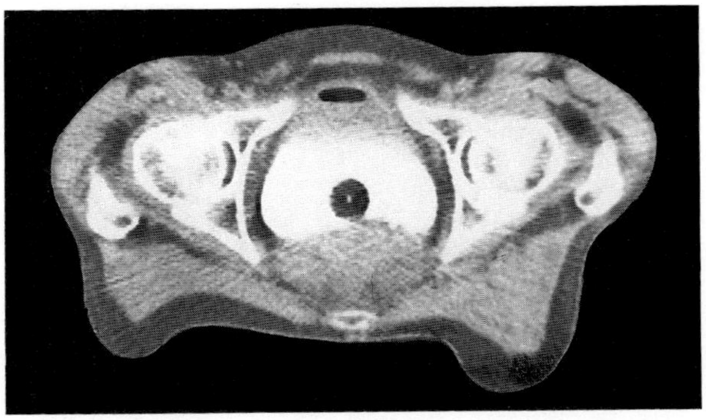

Abb.25. 48jähriger Patient. Vor einem halben Jahr Rektumexstirpation wegen Karzinom. Jetzt großes Rezidiv in der Kreuzbeinhöhle mit Einbruch in die Blase von dorsal her. Darstellung im Computertomogramm. Füllung der Blase mit verdünntem Kontrastmittel. Im Zentrum der Blase große Füllungsaussparung durch Ballonkatheter

Obstipationssymptome bei normaler Darmpassagezeit beruhen nicht selten auf einer funktionell obstruktiven Entleerungsstörung *(outlet obstruction)*, die durch Anomalien im Bereich des Beckenbodens verursacht wird. Hierbei handelt es sich vor allem um Rekto- und Enterozelen, innere Prolapsformen, die Puborektalisdysfunktion und die abnorme Beckenbodensenkung beim Pressen.

Obgleich sich diese Anomalien fast immer durch eine differenzierte digitale und endoskopische Funktionsuntersuchung während des Preßversuches identifizieren lassen, hat sich in den letzten 10 Jahren die *Defäkographie* als wissenschaftliche Untersuchungsmethode etabliert. Als bildgebendes Verfahren hat sie in Forschung und Lehre einen großen Stellenwert für das Verständnis der Kontinenzleistung des Anorektums und seiner Pathophysiologie gewonnen. Klinisch hat sie sich in der Differenzierung und Bewertung der erhobenen Befunde und vor allem in der perioperativen Dokumentation als hilfreich und nützlich erwiesen [7, 9, 22, 52–54, 59, 69, 73, 74, 78, 87].

Nach rektalem Einlauf von 100–150 ml eines dickflüssigen Bariumbreis und Markierung von Analring, Analkanal und Vagina (z.B. Bleikügelchen, Kontrastmittel) wird der gesamte Ablauf des Defäkationsaktes im seitlichen Strahlengang dargestellt und in Einzelaufnahmen oder in Videotechnik, evtl. mit Computer gestützter Analyse [56], festgehalten. Während der Untersuchung sitzt der Patient bei aufgerichtetem Durchleuchtungsapparat auf einem strahlendurchlässigen Toilettensitz.

Im Normalfall bilden Rektum und Analkanal einen nach dorsal offenen Winkel von etwa 90°, der durch den Tonus der Puborektalschlinge – erkennbar an einer Impression an der unteren Rektumhinterwand

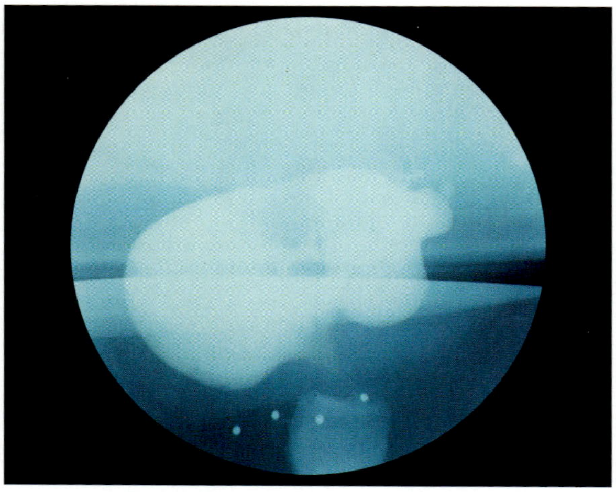

Abb. 26. Riesige anteriore und kleine posteriore Rektozele

- aufrecht gehalten wird [52]. Die Achse dieses anorektalen Winkels liegt normalerweise in Höhe oder nur wenig unterhalb der Pubococcygeallinie (Steißbeinspitze - Symphysenunterrand; S. 5, Abb. 3) und kennzeichnet die Beckenbodenebene.

Während der Defäkation läßt der Tonus der Puborektalschlinge nach. Damit öffnet sich der Analkanal trichterförmig, der Beckenboden tritt tiefer - bei Gesunden 2–3 cm -, der anorektale Winkel wird flacher (135–150°), die kurvigen Begrenzungslinien des Rektums strecken sich [52, 84].

Beim weiblichen Geschlecht werden manche Fälle obstruktiver Entleerungsstörung durch eine anteriore Rektozele verursacht. Man versteht darunter die Herniation der vorderen Rektumwand durch die Levatorenlücke in die Scheide oder ein geschwächtes Perineum hinein, was in fortgeschrittenen Fällen - oft in Kombination mit einem Descensus uteri - als Prolaps der hinteren Scheidenwand imponiert.

Untersucht man Frauen mit dem nach vorn gekrümmten Finger, findet man bei vielen eine Rektozele, nicht alle aber sind symptomatisch. Im Defäkogramm lassen sich das verschiedene Ausmaß dieser taschenartigen Ausbuchtungen darstellen (Abb. 26) und ihre Entleerungsverhalten demonstrieren.

Die Symptomatik einer Rektozele beruht darauf, daß während der Defäkation ein Teil der Fäzes sequestriert wird, der nach scheinbarer Beendigung der Defäkation in die Ampulle zurückflutet. Damit entsteht erneut Stuhldrang, was zu forciertem Pressen verleitet und den beschriebenen Mechanismus perpetuiert. Das Gefühl, sich nur unvollständig entleeren zu können, schafskotartige Stuhlportionen und häufige frustrane Entleerungsversuche sind die typischen Zeichen [72]. Manche Patienten versuchen, sich die Entleerung zu erleichtern, indem sie mit dem Daumen die Scheidenhinterwand stützen oder mit der Hand gegen den Damm rücken, was als pathognomonisches Zeichen gelten kann.

Bei ausgeprägtem Beschwerdebild und Versagen konservativer Maßnahmen ist die transanale Rektumwandplastik die operative Therapie der Wahl [43, 80]. Durch eine Kontrastmittelmarkierung von Scheide und Dünndarm läßt sich eine Enterozele ausschließen, die u. U. einen transabdominellen Eingriff erfordert.

Domäne der Defäkographie ist der Nachweis und die Differenzierung intrarektaler Intussuszeptionen (okkulter Rektumprolaps, Mukosaprolaps), die auch beim Pressen nicht durch den Analkanal hindurchtreten und klinisch nicht immer zweifelsfrei zu diagnostizieren sind [7, 38, 39, 54, 69] (S. 87).

Solch ein Prolaps kann durch ringförmige Stenosierung oder partielle Verlegung der Analkanalapertur die anorektale Stuhlpassage erschweren und eine Obstipationssymptomatik hervorrufen. Aber auch Inkontinenzerscheinungen sind möglich [38]. Typisch im Defäkogramm ist hierbei die starke Abflachung des anorektalen Winkels beim Pressen, die um so größer zu werden scheint, je fortgeschrittener der Prolaps ist [53]. Kombinationen mit Entero- und Rektozele sind möglich. Hier hilft die Defäkographie, die Wertigkeit der einzelnen Befunde zu bestimmen, bzw. das geeignete Operationsverfahren zu wählen.

Wie auf S. 11 dargelegt, kommt es bei der Defäkation sowohl zur Erschlaffung des inneren Sphinkters als auch der quergestreiften Mm. puborectalis und sphincter ani externus. Bei einigen Patienten mit chronischer Obstipationssymptomatik und normalem rektosphinktärem Reflex scheint der Tonus der quergestreiften Schließmuskeln zu persistieren. Im Defäkogramm kann man erkennen, daß die Impression der Puborektalschlinge bestehen bleibt, der anorektale Winkel sich beim Pressen kaum ändert und der Analkanal sich nur mäßig oder gar nicht öffnet [46, 53, 62].

Elektromyographische Untersuchungen haben gezeigt, daß es sich in diesen Fällen nicht nur um eine fehlende Erschlaffung der Schließmuskulatur handelt, sondern sogar um eine Tonuszunahme [46, 65].

Neuere Arbeiten unterscheiden bei diesem Phänomen die paradoxe Kontraktion im Sinne einer „willkürlichen“ Fehlkoordination, die Spastik infolge einer Schädigung des 1. Motoneurons und den sogenannten *Anismus,* eine Dystonie, wobei es sich um unwillkürlich einschließende Kontraktionen der quergestreiften Muskulatur im Sinne einer extrapyramidalen Bewegungsstörung handelt [40]. Während bei paradoxer Kontraktion ein Bio-feedback

Training hilfreich sein kann, werden bei Spastik und Anismus Botulinuminjektionen, Anticholinergika und operative Maßnahmen (Dilatation, Myektomie) mit wechselndem Erfolg eingesetzt [7, 40, 42].

Schließlich läßt sich defäkographisch auch das Ausmaß einer abnormen funktionellen Beckenbodensenkung objektivieren, die nicht selten mit einem Prolaps oder einer Rektozele in Verbindung steht, aber auch isoliert als Entleerungsstörung in Erscheinung treten kann und 1966 erstmals von Parks, Porter und Hardcastle als „descending perineum syndrome" (S. 327 ff.) beschrieben wurde [30, 34, 60].

Röntgenologisch auffällig ist eine extreme Ballonierung des Beckenbodens mit Abflachung des anorektalen Winkels beim Pressen, wobei der anorektale Übergang weit unter die Pubococcygeallinie fällt. Es scheint, daß hier die vermeintliche Obstruktion auf einer (neuropathischen) Schwäche des M. levator ani beruht, der nicht in der Lage ist, die für eine physiologische Entleerung notwendige Trichterfunktion aufrecht zu erhalten.

Trotz der Möglichkeit einer eindrucksvollen Darstellung klinischer Befunde, sollte man sich immer vor Augen halten, daß die Defäkografie keine objektive Untersuchungsmethode ist. Sie eignet sich nicht für eine „routinemäßige" Abklärung der Obstipation. Eine Interpretation defäkografischer Bilder ist nur vor dem klinischen Hintergrund möglich und setzt eingehende Kenntnisse der komplexen Morphologie und Physiologie des Beckenbodens voraus.

Literatur

1. Aigner A, Filler D, Groiti H, Tonak J (1977) Transanale instrumentelle Verletzungen in der ambulanten Proktologie. Chirurgie Bd 5: 167
2. Altaras J (1982) Radiologischer Atlas Kolon und Rektum. Urban Schwarzenberg, München Wien Baltimore
3. Appel A, Henrich M, Brettel HF (1975) Rektumverletzungen bei Bariumkontrasteinläufen. Chirurg 46: 331
4. Appel A, Henrich M, Kollath J (1976) Perforationszwischenfälle beim Kolon-Kontrasteinlauf und ihre Behandlung. Chir Praxis 21: 517–525
5. Appel A, Henrich M, Kollath J (1977) Perforationszwischenfälle beim Kolon-Kontrasteinlauf und ihre Behandlung. Internist Praxis 17: 621
6. Bahls G (1970) Beitrag zur Rektumverletzung durch Kontrastmitteleinlauf mit schwerwiegenden Dauerfolgen. Chirurg 40: 522
7. Barnes PRH et al. (1985) Experience of posterior division of the puborectalis muscle in the management of chronic constipation. Br J Surg 72: 475–477
8. Bargon C (1984) Gastroenterologie Röntgendiagnostik 10: Der Dickdarm. Z Allgemeinmed 60: 424–427
9. Bartolo DCC, Roe AM, Vrirjee J, Mortensen NJ McC (1985) Evacuation proctography in obstructed defaecation and rectal intussusception. Br J Surg 72 [Suppl]: 111–116
10. Bartram CI, Mahieu PHG (1985) Radiology of the pelvic floor. In: Henry MM, Swash M (eds) Coloproctology and the pelvic floor. Butterworths, London
11. Bartram CI, Turnbull GK, Lennard-Jones JE (1988) Evacuation proctography: An investigation of rectal expulsion in 20 subjects without defecatory disturbance. Gastrointest Radiol 13/1: 72–80
12. Berman IR, Harris MS, Leggett IT (1987) Rectal reservoir reduction procedures for internal rectal prolapse. Dis Colon Rectum 30: 765–771
13. Bikfalvi A, Schütze U, Noeske K (1972) Zur Frage der Bariumsulfat-Peritonitis nach Kolonperforation. Zentralbl Chir 97: 1194–1204
14. Birzle H (1984) Traumatologische Röntgen-Diagnostik. Thieme, Stuttgart
15. Birzle H (1984) Persönliche Mitteilung.
16. Brettel HF, Henrich M, Appel A (1976) Tierexperimentelle Untersuchungen zur Schädigung durch Bariumsulfat. Zentralbl Chir 101: 19–23
17. Broden B, Snellman B (1968) Procidentia of the rectum studied with cineradiography. Dis Colon Rectum 11: 330–347
18. Chvojka J, Dolezel J (1971) Die Arteriographie der beiden Mesenterialarterien als ein Beitrag zur Diagnostik der Tumoren des Dickdarms. Radiologie 7: 247
19. Decker HR, Filler D, Feustel H (1975) Verletzungen des Enddarmes bei diagnostischen und therapeutischen Maßnahmen. Münch Med Wochenschr 117: 29
20. Dombrowski H (1971) Zur Röntgendiagnostik der granulomatösen Colitis (Morbus Crohn des Dickdarms). Mit einem Beitrag zur Angiographie. Radiologe 7: 264
21. Dustmann E (1983) Technik optimierter Kolon-Radiologie. Diagnostik 16: 13–19
22. Ekberg O, Nylander G, Fork FT (1985) Defecography. Radiology 155: 45–48
23. Filler D, Kunze HH, Tonak J (1980) Bariumperitonitis. proktologie 2: 88–90
24. Fischer AW (1923) Klin Wschr 34: 1965
25. Frühmorgen P (1978) Colon-Kontrasteinlauf nach Rektoskopie. Dtsch Med Wochenschr 103: 1773
26. Gardiner H, Miller RE (1973) Barium-peritonitis. A new therapeutic Approach. Am J Surg 125: 350–352
27. Geile D, Hauck R, Scheidter K (1987) Proktologie in der Praxis. Phlebol Proktol 16: 234–240
28. Geipel A (1967) Tödlicher Zwischenfall nach Kontrastmitteleinlauf des Mastdarmes. Dtsch Z Ges Gericht Med 59: 255
29. Gerson E et al. (1979) Radiology 130: 297–330
30. Girona J (1987) Analer Schmerz bei Beckenbodeninsuffizienz – Differentialdiagnose. In: Forstmann P, Schüler H, Alpers R (Hrsg) Aktuelle Koloproktologie, Bd 4. Edition Nymphenburg, München, S. 190–202
31. Gooszen HG et al. (1987) Disordered Defaecation. Martinus Nijhoff, Dordrecht Bosten Lancaster
32. Günter, Kyrie P (1978) Artifizielle Dickdarm- und Mastdarmperforation. FK Schattauer-Verlag, Stuttgart New York (Ergeb Angiologie, Bd 19, 193)
33. Haaga JR, Aofidi RJ (1985) Computed tomography. Mosby, St. Louis
34. Henry MM, Parks AG, Swash M (1982) The pelvic floor musculature in the descending perineum syndrome. Br J Surg 69: 470–472

35. Hippèli R (1979) Technik der Röntgenuntersuchung des Dickdarmes. In: Frommhold W, Gerhardt P (Hrsg) Erkrankungen des Dickdarmes. Bd 9. Thieme, Stuttgart, S. 21–36
36. Hübner K-H (1985) Computertomographie, 2. Aufl. Thieme, Stuttgart New York
37. Hütter B, Treugut H (1982) ROFO 136: 378
38. Ihre T, Seligson U (1975) Intussusception of the rectum internal procidentia: treatment and results in 90 patients. Dis Colon Rectum 18: 391–396
39. Johansson C et al. (1985) Disturbances in the defecation mechanism with special reference to intussusception of the rectum (internal procidentia)
40. Jost WH, Raulf F, Schimrigk K (1994) Anismus: Definition, Pathophysiologie, Diagnostik und Therapie. Kontinenz 3: 211–215
41. Junghanns K, Ruf W (1979) Dickdarmperforation und Bariumperitonitis nach Kolonkontrasteinlauf über einen Anus praeter. Therapiewoche 29: 760–761
42. Keighley MRB, Shouler P (1984) Outlet syndrome: is there a surgical option? J R Soc Med 77: 559–563
43. Khubchandani IT, Sheets JA, Statisik JJ, Hakki AR (1983) Endorectal repair of retocele. Dis Colon Rectum 26: 972–976
44. Koehler PR, Feldberg MAM, van Waes PFGM (1984) Preoperative staging of rectal cancer with computerized tomography. Cancer 54: 512–516
45. Koehler PR, Salmon RB (1967) Angiographic localisation of unknown acute gastrointestinal bleeding sites. Radiology 89: 244
46. Kuijpers HC, Bleijenberg G (1985) The spastic pelvic floor syndrome: a cause of constipation. Dis Colon Rectum 28: 669–672
47. Kuijpers JHC, DeMorree H (1986) Internal intussusception of the rectum: Imagination or reality? Ned Tijdschr Geneeskd 130/13: 590–592
48. Kunath U (1979) Die Behandlung iatrogener Perforation des Rektum und Colon. proktologie 2: 31–36
49. Lafrenz M (1970) Zum Vorkommen von Rektumperforationen bei Kontrastmitteleinläufen. Dtsch Gesundheitswesen, 866–870
50. Lennard-Jones JE (1985) Constipation: pathophysiology, clinical features and treatment. In: Henry MM, Swash M (eds) Coloproctology and the pelvic floor. Butterworths, London
51. Mackle EJ, Parks TG (1986) The pathogenesis and pathophysiology of rectal prolapse and solitary rectal ulcer syndrome. Clin Gastroenterol 15/4: 985–1002
52. Mahieu P, Pringot J, Bodart P (1984) Defecography: I. Description of a new procedure and results in normal patients. Gastrointest Radiol 9/3: 247–251
53. Mahieu P, Pringot J, Bodart P (1984) Defecography: II. Contribution to the diagnosis of defecation disorders. Gastrointest Radiol 9/3: 253–261
54. Marti MC, Mirescu D (1984) Die Bedeutung der Defäkographie zur Diagnostik des Rektumprolapses. coloproctology 6: 119–122
55. Maruyama M (1981) Röntgendiagnostik der Polypen und Karzinome des Dickdarms. Thieme, Stuttgart
56. Mascarenhas-Saraiva M, Mascarenhas-Saraiva A (1994) Computerunterstützte Analyse der Defäkographie. coloproctology 5: 316–319
57. Matek W, Frühmorgen P, Fuchs HF (1978) Barium Enema with subsequent perforation of the rectum following rectoscopic biopsy. Endoscopy 10: 132
58. McConnell F, Hanelin J, Robbins L (1958) Plain film diagnosis of fulminating ulcerative colitis. Radiology 71: 674
59. Muzzio PC, Pomerri F, Locatelli R, DelBorrello M, Pittarello F (1984) Defecographic and tonometric aspects in idiopathic anorectal constipation. J Belge Radiol 67/2: 87–91
60. Parks AG et al. (1966) The syndrome of the descending perineum Proc R Soc Med 59: 477–482
61. Pfeifer KJ (1986) Was ist eigentlich ein Defäkogramm? selecta 44: 3218–3220
62. Piloni V et al. (1991) Defäkografie bei obstruierter Defäkation: Ein vereinheitlichtes Konzept beim fäkalen Blockadesyndrom. coloproctology 2: 118–122
63. Pochaczevsky R (1974) Oral examination of the colon. „The colonic cocktail". AJR 121: 318
64. Potocky V, Balcar V, Setka J (1970) Angiographische Untersuchungen bei Dickdarmentzündungen. Radiologie 8: 309
65. Preston DN, Lennard-Jones JE (1985) Anismus in chronic constipation. Dig Dis Sci 30/5: 413–418
66. Pujol JP, Preel JL, Hay JM (1976) Bariumgranulom des Rektums. J Chir 112: 47–50
67. Rice RP (1968) Plain abdominal film roentgenographic diagnosis of ulcerative diseases of the colon. AJR 104: 544
68. Ritter L, Kun M, Lanyi F (1972) Barium-Peritonitis bei Dickdarmperforation. Praxis 61: 1071–1075
69. Roe AM et al. (1986) Techniques in evacuation proctography in the diagnosis of intractable constipation and related disorders. J R Soc Med 79: 331–333
70. Römer KH, Römer Ch (1976) Beitrag zur Bariumperitonitis. Z Ärztbl Fortb 70: 1012–1013
71. Rutter KRP (1985) Solitary ulcer syndrome of the rectum: its relation to mucosal prolapse. In: Henry MM, Swash M (eds) Coloproctology and the pelvic floor. Butterworths. London
72. Schmelzer H (1987) Anteriore Rektozele. selecta 45: 2787–2788
73. Schmelzer H, Mangel E, Schweiberer L (1988) Defäkographie und obstruktive Entleerungsstörung. Münch Med Wochenschr 130/5: 48–50
74. Schmelzer H (1989) Defäkographie. Dtsch Dermatol 2: 166–167
75. Schmelzer H (1993) Defäkografie und obstruktive Entleerungsstörung. hautnah dermatol 3: 214–226
76. Schmelzer H (1997) Persönliche Mitteilung
77. Schweiger M, Alexander-Williams J (1977) Solitary ulcer syndrome of the rectum. Its association with occult rectal prolapse. Lancet 22: 70
78. Skomorowska E, Henrichsen S, Christiansen J, Hegedus V (1987) Videodefaecography combined with measurement of the anorectal angle and of perineal descent. Acta Radiol 28/5: 559–562
79. Stenzl W, Hermann W (1976/77) Experimentelle Untersuchungen zur Bariumsulfatperitonitis am Kaninchen. Acta Chir Austriaca [Sondersuppl] 146–147
80. Sullivan ES, Laeverton GH, Hardwick KCE (1968) Transrectal perineal: an adjuct to improved function after anorectal surgery. Dis Colon Rectum 11: 106–114
81. Tscheliessnigg KH, Stenzl W, Hermann W, Kronberger L (1978) Zur Pathomorphologie der Bariumperitonitis. Acta Chir Austriaca 10: 40–44
82. Valesky A, Hamperl D (1977) Perforationen im Colon-Rectumbereich bei transanalen diagnostischen und

therapeutischen Eingriffen. Verhütung und Behandlung. Chirurg 48: 125–127
83. Welin S (1962) Über die röntgenologische Untersuchung des Dickdarmes mit der Doppelkontrastmethode. Die Malmömodifikation. Radiologe 3: 87
84. Welin S, Welin G (1976) The double contrast examination of the colon: experiences with the Welin-modification. Thieme, Stuttgart
85. Welin S, Welin G (1980) Die Doppelkontrastuntersuchung des Dickdarms. Thieme, Stuttgart
86. Wildgrube HJ (1979) Zur Bedeutung endoskopischer und röntgenologischer Untersuchungsverfahren bei Erkrankungen des unteren Verdauungstraktes. Therapiewoche 29: 7953–7956
87. Womack NR, Williams NS, Holmfield JHM (1985) New method for the dynamic assessment of anorectal function in constipation. Br J Surg 72/12: 994–998

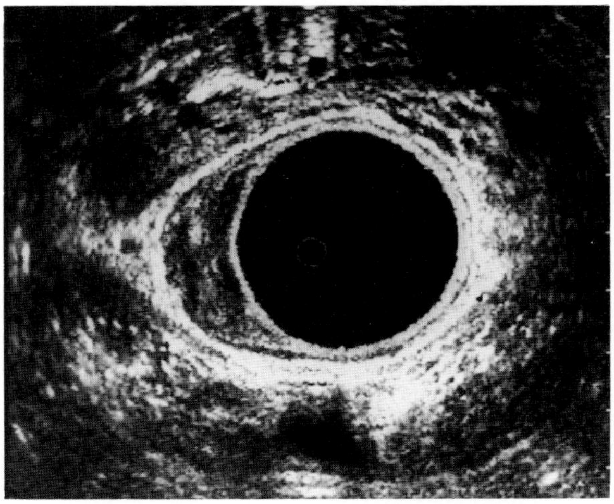

Abb. 27. Endosonographie des Rektums. Linksseitig im Sonogramm ist ein sich über die halbe Zirkumferenz ausdehnender Tumor erkennbar. Dieser Tumor ist auf die Darmwand beschränkt (u T 2, ultrasound staging), festzustellen an der intakten äußeren Grenzschicht *(weiße Linie)*. Außerhalb der Grenzschicht befindet sich bei 9°° ein ca. 3 mm großer Lymphknoten

Sonographie

Die Ultraschalldiagnostik gewinnt nicht nur in der Dermatologie [1, 19], sondern auch in der Proktologie zunehmend an Bedeutung. Die herkömmliche transkutane Sonographie des unteren Abdomens ist infolge Luftüberlagerung, kompliziertem Verlauf der Darmschlingen sowie Lage des Rektums im knöchernen Becken limitiert [14]. Eine Möglichkeit diese nachteiligen Faktoren zu umgehen, wurde durch die *Endosonographie* in Form des sog. *endorektalen* bzw. *transrektalen Ultraschalles* gefunden.

Transanal eingeführte Schallköpfe in Verbindung mit der Videotechnik liefern direkt am Untersuchungsort Bilder mit hoher Auflösung.

Hierzu wird ein Rotorschallkopf (7,5–20 MHz) mit einem Gummiüberzug versehen, der mit Wasser gefüllt wird, so daß eine Ankopplung an die Schleimhaut gewährleistet ist.

Lymphknotenmetastasen beispielsweise können oft schon in einer Größe erkannt werden, wo sie im Computertomogramm noch nicht sichtbar sind.

Weiterhin gelingt es mit der Endosonographie die Wandschichten des Mastdarmes darzustellen. Insbesondere die klinisch wichtige Muscularis propria läßt sich im endorektalen Ultraschall gut sichtbar machen, wodurch eine präoperative Zuordnung des Tumorwachstums zum jeweiligen T-Stadium (S. 236) möglich wird [4, 6, 20, 22, 23] (s. Abb. 27). Falsch positive Ergebnisse im Sinne eines „Overstagings" sind allerdings bei kleinen Tumoren möglich; bei größeren Tumoren jedoch nimmt Spezifität und Sensitivität der endorektalen Sonographie sehr deutlich zu. Aufgrund der hohen Treffsicherheit trägt die Endosonographie entscheidend zur operativen Verfahrenswahl bei [2, 10, 16, 20, 22, 24].

Neben der Rektumwand ist auch die Muskulatur des Sphinkterapparates, die Prostata sowie vaskuläre Veränderungen gut zu beurteilen, so daß auch periproktitische Prozesse (Fisteln und Abszesse) dargestellt werden können [2, 5, 7, 8, 12, 18, 22]. Da bei der Endosonographie keinerlei schädliche Strahlenbelastung auftritt, kann sie unter diesem Aspekt beliebig oft wiederholt werden. Hierdurch eignet sich dieses Verfahren besonders zum Staging und zum Überwachen von Rektumkarzinomen nach Kontinuitätsresektion sowie zur Suche nach Rezidiven oder beteiligten Lymphknoten [7, 10]. Eine detailgetreue Darstellung des Befundes mit exakter Abbildung der umliegenden Parenchymstrukturen wird mittels dreidimensionaler Endosonographie möglich [13, 26, 30].

Bei dieser Technik werden nach dem Anfertigen von Schnittbildern mittels Ultraschall diese Rohdaten vom Computer dazu verwendet, 3 D-Darstellungen zu berechnen, um sie dann als dreidimensionale Objekte auf einem Bildschirm darzustellen.

Eine weitere Methode stellt die *Kolonsonographie* dar. Durch Instillation von ca. 1500 ml Wasser in den vorgereinigten Dickdarm kann das Kolon vom rektosigmoidalen Übergang bis zum Zöcum dargestellt werden [3, 14, 15]. Veränderungen der Haustrierung, der Lumenweite, der Wanddicke sowie die Dicke der einzelnen Darmwandschichten und der Echostruktur der Darmwand können als Kriterien bei der Diagnostik und Verlaufsbeurteilung entzündlicher und neoplastischer Dickdarmerkrankungen erfaßt werden.

Literatur

1. Breitbart EW et al. (1989) Neue Entwicklungen der Ultraschalldiagnostik in der Dermatologie. Aktuel Dermatol 15: 57–61
2. Deen KI et al. (1993) Anale Sphinkteroperation bei der fäkalen Inkontinenz: Die Rolle der Endosonographie. coloproctology 6: 352–355
3. Ell C (1994) Aktuelle Entwicklungen in der gastroenterologischen Endoskopie. Fortschr Med 112: 29–30
4. Feifel G, Hildebrandt U, Dhom G (1987) Assessment of depth of invasion in rectal cancer by endosonography. Endoscopy 19: 64–67
5. Gericke D (1992) Transrektale Sonographie verbessert Früherkennung. Prostatakarzinom – Neue Studie aus den USA. Fortschr Med 110: 18–19
6. Herzog U (1991) Die endoluminale Sonographie als präoperative Staging-Methode beim Rektumkarzinom. Coloproctologie 6: 356–363
7. Herzog U, Ackermann C, Schuppisser JP, Tondelli P (1996) Endoanale Sonographie – ein neues diagnostisches Instrument bei analen Erkrankungen. Coloproctologie 18: 34–40
8. Jaspersen D (1992) Der endoskopische Doppler in der Koloproktologie. coloproctology 4: 248–252
9. Kohler BM (1995) Endoskopische Dopplersonographie Technik, Indikationen, Ergebnisse. Springer, Berlin Heidelberg New York Tokyo
10. Kuntz C et al. (1994) Endosonographie und computerunterstützte Ultraschallbildanalyse zur Beurteilung breitbasiger Adenome und kleiner Rektumkarzinome. Endoskopie heute 2: 173–178
11. Kuntz C et al. (1994) Der endoanale Ultraschall. Indikationen und Ergebnisse. Chirurg 65: 352–357
12. Langenscheidt P, Ecker KW, Hildebrandt U, Feifel G (1995) Endosonographische Beurteilung der Analsphinkterverletzung. coloproctology 17: 56–61
13. Lies H et al. (1994) Improvements in volumetric Quantification of circumscribedepatic Lesions by three dimensional Sonography. Z Gastroenterol 32: 488–492
14. Limberg B (1991) Diagnose von Kolontumoren und entzündlichen Dickdarmerkrankungen durch Hydro-Kolon-Sonographie. Endoskopie heute 4: 254–261
15. Limberg B (1992) Hydrokolon-Sonographie. Neue Screening-Methode für Kolontumoren. Therapiewoche 42: 2296–2297
16. Löhnert M et al. (1994) Welchen Einfluß hat die endorektale Sonographie auf Diagnostik und Therapie von Analkarzinomen? Endoskopie heute 1: 115
17. Löhnert M et al. (1994) Die endorektale Sonographie in der Diagnostik und Therapie von anorektalen Fisteln und Abszessen. Endoskopie heute 2: 179–185
18. Novell F, Novell J, Trias M (1996) Endoanal ultrasonography in the evaluation of fecal incontinence. coloproctology 18: 191–194
19. Querleux B, Lévêque JL, de Rigal J (1988) In vivo cross-sectional ultrasonic imaging of human skin. Dermatologica 177: 332–337
20. Rösch T, Classen M (1992) Richtlinien für endoskopische Untersuchungen in der Gastroenterologie. Endosonographie bei Tumoren des Gastrointestinaltraktes. Z Gastroenterol 30: 167–170
21. Rösch Th, Classen M (1996) Endosonographie In: Hahn G, Riemann JF (Hrsg) Klinische Gastroenterologie, Bd 1, 3. Aufl. Thieme, Stuttgart, S 227–239
22. Sailer M et al. (1995) Die endorektale Sonographie. Indikationen und Befundbeispiele. coloproctology 17: 149–157
23. Sander R (1994) Flexible gastroenterologische Endoskopie. Diagnose und Therapie. Kohlhammer, Stuttgart
24. Strittmatter B, Ruf G (1992) Stellenwert und Einsatz der endorektalen Sonographie beim Rektumkarzinom. coloproctologie 3: 144–146
25. Struve G (1994) Sonographie des Abdomens, 5. Aufl. Urban & Schwarzenberg, München
26. Stuhldreier G et al. (1995) Dreidimensionale Endosonographie des Rektums. Coloproctologie 17: 1–5
27. Weiss H (1990) Ultraschallatlas 2. VCH Edition Medizin, Weinheim
28. Yang Y et al. (1993) Die Rolle des analen Ultraschalls bei der Bewertung von benignen anorektalen Erkrankungen. coloproctology 5: 260–264
29. Ziegler K (1994) Atlas der gastroenterologischen Endosonographie. Wissenschaftliche Verlagsgesellschaft, Stuttgart
30. Zoller WG, Ließ H (1995) 3 D-Sonographie in der Gastroenterologie. Wie ist der Stand der Entwicklung? Therapiewoche 35: 2044–2048

Anorektale Manometrie und Elektromyographie

Anorektale Manometrie

Die anorektale Manometrie ist ein Untersuchungsverfahren, mit dem die Druckverhältnisse des Anorektums in Ruhe, unter Streß, bei unwillkürlicher Kontraktion, beim Pressen und bei Distension des Rektums gemessen werden, was zugleich eine Aussage über die rektale Sensorik erlaubt.

Sie hat wesentlich zum Verständnis der Kontinenzleistung des Anorektums und der Physiologie des Defäkationsmechanismus beigetragen. Indem sie objektive, quantifizierbare und reproduzierbare Meßdaten und Meßgrößen liefert, ergänzt sie die digitale und endoskopische Funktionsuntersuchung.

Klinisch findet sie ihre Anwendung vor allem in der Abklärung und Abgrenzung der Formen der Inkontinenz (z. B. *Pudendusneuropathie, Sphinkterläsion, Überlaufinkontinenz*) und der funktionell obstruktiven Entleerungsstörung (z. B. *paradoxe Puborektaliskontraktion, Anismus, Beckenbodenspastik, Megarektum, Inertia recti, innerer Rektumprolaps*). In Verbindung mit der Elektromyographie (s. u.) können sich hier Kriterien in Bezug auf Therapie, Verlauf und Prognose erschließen.

Obgleich die anorektale Manometrie hinsichtlich einer Operationsindikation und der Wahl des Verfahrens die Aussage des erfahrenen Untersucherfingers kaum übertrifft, dient sie bei allen Eingriffen, die den Sphinkterapparat verletzen, tangieren oder rekonstruieren (z. B. Fissur- und Fisteloperation, kolo-

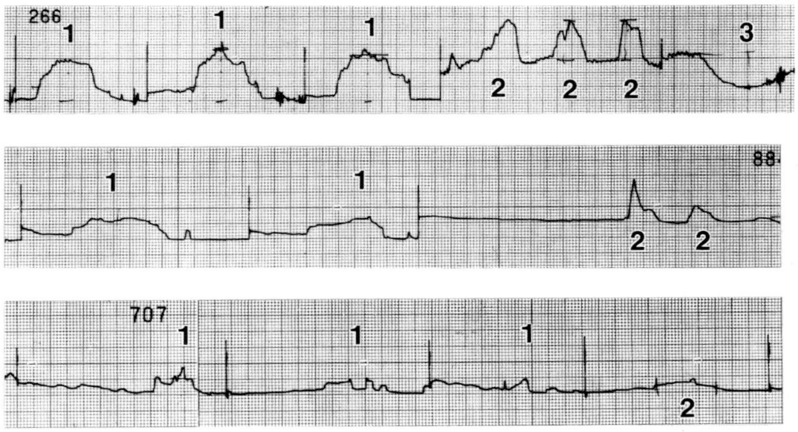

Abb. 28. Originalkurven der Durchzugsmanometrie bei verschiedenen Kontinenzgraden. *Oben:* Kontinenzgrad I (normale Druckverhältnisse): 1. Ruhedruckprofil (3 mal wiederholt), höchster analer Ruhedruck: 80 mm Hg, 3. Sphinktererschlaffung durch anorektalen Reflex nach Balloninsufflation. *Mitte:* Kontinenzgrad III: 1. höchster analer Ruhedruck: 30 mm Hg, 2. Willkürdruck: 25 mm Hg, 3. nicht auslösbar. *Unten:* Kontinenzgrad V: 1. höchster analer Ruhedruck: 20 mm Hg, 2. nicht auslösbar, 3. nicht auslösbar. Schreibergeschwindigkeit 2,5 mm/sec; 10 mm Ausschlag (in der Abb. verkleinert!) ≙ 50 mm Hg; Dauer der gesamten Messung 10–15 min. (Nach Mennigen et al. [22])

anale Anastomose, Pouch-Operation, Sphinkternaht, „post-anal-repair"), der prä- und postoperativen Dokumentation, zur Kontrolle des Verlaufs, des Erfolgs und nicht zuletzt aus forensischen Gründen [4].
Als Druckaufnehmer werden folgende Systeme beschrieben: luft- oder wassergefüllte Ballone unterschiedlicher Größe, perfundierte und nicht perfundierte Katheter, die seitlich („open-side") oder an der Spitze („open-tip") offen sind, Staudruckmeßgeräte, Dehnungsmeßstreifen, piezoelektrische Sonden und Mikrotipkatheter [1, 3, 7, 10, 12, 14, 19, 20, 26, 27]. Die hieraus gewonnenen Druckwerte kann man über einen Druckwandler und ein Schreibgerät analog einem EKG-Streifen zur graphischen Darstellung bringen (Abb. 28).
Die verschiedenen Meßverfahren unterliegen einer Reihe von Fehlermöglichkeiten. Jede intraanal plazierte Meßsonde stellt einen Fremdkörper dar. Daraus resultiert eine mehr oder weniger starke Irritation, vor allem bei den großlumigen Ballonsonden [3]. Bei den häufig benutzten Perfusionskathetern kann es über eine Reizung der sensiblen Zone des Analkanals durch geringe Flüssigkeitsmengen zu einer fälschlichen Anhebung des analen Druckprofils kommen. Andererseits wird eine gewisse Mindestperfusionsrate benötigt (> 1 ml/min), um eine zuverlässige Meßcharakteristik des Katheters zu erzielen [17]. Weiterhin werden mit den verschiedenen Methoden unterschiedliche Drücke erfaßt: Während mit den open-side-Kathetern die Darmwandspannung in Höhe der Seitenlöcher aufgenommen wird, mißt der Open-tip-Katheter den Darmsegmentöffnungsdruck [17].
Ballonsysteme wiederum registrieren einen mittleren Intraluminaldruck über die Länge des Ballons [22]. Hieraus folgt, daß nur Meßwerte verglichen werden dürfen, die unter gleichen Bedingungen gewonnen wurden.
Die Durchführung der Manometrie erfolgt zumeist in Linksseitenlage (S. 17), aber auch in Rückenlage [20]. Eine dem Untersuchungsvorgang vorausgehende Darmreinigung, ggf. aber auch psychische Einflüsse sind bei der Gewinnung der Meßresultate zu berücksichtigen.
Mit Hilfe der *Durchzugs-Perfusionsmanometrie* in Verbindung mit stationären Messungen lassen sich in einem Untersuchungsgang nicht nur das anorektale Druckprofil, sondern auch verschiedene andere Meßgrößen bestimmen, die eine Aussage über die kapazitive, motorische und sensorische Funktionstüchtigkeit des Anorektums erlauben. Dazu werden im allgemeinen mehrlumige Katheter mit mehreren Meßaustrittsöffnungen und einem distalen, separat füll- oder aufblasbaren Ballon benutzt [2].
Der *anale Ruhedruck* stellt einen Summationsdruck aus innerem und äußerem Schließmuskel dar. Er ist geschlechts- und altersabhängig [26]. Im anorektalen Druckprofil (Abb. 29) erscheint er als Plateau, wobei im Abstand von 1–2 cm von der anokutanen Grenze noch ein Peak erkennbar ist, als Ausdruck des maximalen Ruhedruckes.
Mit Hilfe der Elektromyographie (s. u.) ist es möglich, die Aktivität des M. sphincter externus abzulei-

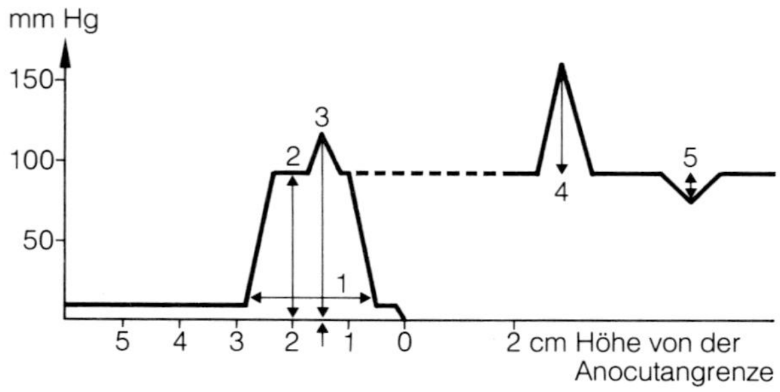

Abb. 29. Schema eines anorektalen Druckprofiles. *1* Länge des funktionellen Analkanals, *2* analer Ruhedruck, *3* höchster analer Ruhedruck und Position (s. *Pfeil*), *4* willkürlicher Druck, *5* anorektaler Reflex. (Nach Mennigen et al. [22])

ten und über eine mathematische Extrapolation den Anteil des M. sphincter internus am Gesamttonus zu errechnen (ca. 75 %) [28].

Die Länge der *Hochdruckzone* entspricht der Länge des funktionellen Analkanals und erstreckt sich normalerweise über 3–4 cm. Mit der Durchzugstechnik lassen sich vom Rektum bis zur anokutanen Grenze die Drücke mit 0,5 cm Genauigkeit angeben [22].

Kneift der Patient, läßt sich der Willkürdruck aufzeichnen. Der *maximale Willkürdruck* entspricht hauptsächlich der Kontraktion des M. sphincter externus und M. puborectalis und ist in der Druckkurve als Differenz zum analen Ruhedruck abzulesen (Abb. 29). Der Willkürdruck bei sphinktergesunden Menschen übertrifft normalerweise den Ruhetonus.

Läßt man die Patienten husten, sollte der intrarektale Druck den intraanalen nicht überschreiten *(Streßkontinenzprüfung).* Fordert man sie zum Pressen auf, fällt normalerweise der Ruhedruck *(reflektorische Relaxation)* und wir messen den sogenannten *Relaxationsdruck,* wichtiger Parameter für die Beurteilung einer Entleerungsstörung.

Der *rektosphinktäre Reflex (rektoanaler Inhibitionsreflex)* wird durch Füllung mit Wasser oder Insufflation des im Rektum plazierten Ballons ausgelöst [30]. Durch die Rektumdistension kommt es reflektorisch zu einer Erschlaffung des M. sphincter internus, was in der Druckkurve als Negativzacke zu erkennen ist (Abb. 29). Diese 1877 von Gowers zum ersten Mal beschriebene Relaxationseigenschaft des M. sphincter internus wird normalerweise mit Ballonfüllungen ab 40 ml erreicht [29]. Ein Fehlen des rektoanalen Inhibitionsreflexes ist pathognomonisch für den *M. Hirschsprung* und kann zum Nachweis eines aganglionotischen Rektumsegments benutzt werden.

Außerdem lassen sich durch Aufblasen oder Füllen des Ballons die *Perzeptionsschwelle* (kleinstes als Rekumfüllung wahrnehmbares Volumen), das *Stuhldrangvolumen* (kleinstes Volumen, das Stuhldrang hervorruft) und das *maximal tolerierbare Volumen* (kleinstes Volumen, bei dem Schmerzen auftreten) bestimmen [2].

Die Messung des intrarektalen Druckverhaltens bei steigenden Füllungsvolumina erlaubt ferner eine Aussage über die Dehnbarkeit des Rektums und seine plastische Adaptionsfähigkeit *(Compliance),* was insbesondere in Verbindung mit der anorektalen Sensorik von Bedeutung ist. Bei normaler Compliance bewirken größere Volumensteigerungen nur geringe Druckänderungen. Nach tiefen anterioren Rektumresektionen ist die Compliance vermindert, 6–8 Stuhlgänge täglich sind die Folge. Erhöhungen der Compliance und der Perzeptionsschwelle (Megarektum, Alter, neurologische Erkrankungen) können zur Obstipation mit *Überlaufinkontinenz* führen.

Anorektale Elektromyographie

Anorektale Elektromyographie umfaßt die Messung von Muskelaktionspotentialen (Amplitude, Dauer, Phasenzahl und Entladungsfrequenz) der Sphinkter- und Beckenbodenmuskulatur in Ruhe, in Funktion und bei Nervenstimulation.

Mit Hilfe von *Oberflächenelektroden* läßt sich lediglich die globale Aktivität der Muskulatur erfassen. Sie nützen daher allenfalls im Zusammenhang mit einer manometrischen Untersuchung oder zur Bestimmung von Reflexlatenzen und Reizantworten. Pathologische (verlängerte) Reflexlatenzen (Analreflex, Bulbo-cavernosus-Reflex) weisen auf eine Schädigung der afferenten und efferenten Nervenfasern hin.

Haarfeine *konzentrische Nadelektroden* (Durchmesser 0,6 mm) erlauben hingegen eine Differenzierung zwischen neurogener und muskulärer Schädigung, zentraler und peripherer Läsion und akuter oder chronischer Denervierung. Sie werden zur Untersuchung in Linksseitenlage am Afterrand in den M. sphincter externus eingestochen, im allgemeinen bei 3 und 9 Uhr SSL oder fallweise, z. B. zur *Ortung eines Sphinkterdefektes,* an jeder beliebigen Stelle der Zirkumferenz. Um sie in den M. puborektalis vorzuschieben – was am besten seitlich der hinteren Kommissur geschieht – sind längere Nadeln (60 mm) notwendig.

Als Normalbefund gelten Ruhepotentiale mit einer Dauer von 3–10 ms und mit einer Amplitude von 0,3 bis 2 mV [15].

Fordert man Patienten zum Pressen auf, wird die *Ruheaktivität* gehemmt. Das gleiche gilt in mehr oder weniger starkem Ausmaß für die physiologische Defäkation, wohingegen bei gestörtem Entleerungsmechanismus pathologische Aktivität zu verzeichnen ist [16]. Bei willkürlicher Kontraktion des Sphinkters oder bei reflektorischer Anspannung (z. B. Husten, digitale Dehnung) treten größere und längere Potentiale auf.

Ein neurogener Schaden gibt sich in Ruhe durch *Spontanaktivität* (Fibrillationen, positive scharfe Wellen) zu erkennen und bei Innervation durch eine Verbreiterung von Muskelaktionspotentialen mit höheren Amplituden und eine Häufung polyphasischer Potentiale. Bei muskulären Defekten lassen sich in dem betroffenen Bereich keine Muskelaktionen ableiten. Zentrale Läsionen führen zu einer Verminderung der Willküraktivität und einer Verstärkung unkontrollierter reflektorischer Aktivität, zeigen aber keine Veränderung hinsichtlich der Charakteristik der Einzelpotentiale.

Zur Differentialdiagnose der Inkontinenz (Denervierung, Sphinkterdefekt) und Beurteilung einer funktionell obstruktiven Entleerungsstörung haben sich in der klinischen Routine neben der Manometrie das Elektromyogramm (EMG) mit konzentrischer Nadelelektrode als nützlich und ausreichend erwiesen. Für besondere Fragestellungen und als Forschungsinstrument werden darüberhinaus in manchen proktologischen Zentren die *Einzelfaserelektromyographie* und die Bestimmung der *Latenzzeit des N. pudendus* durchgeführt.

Mit Hilfe der sehr aufwendigen *Einzelfaserelektromyographie* kann die elektrische Aktivität einzelner Muskelfasern abgeleitet und so die Faserdichte bestimmt werden. Eine erhöhte Faserdichte weist auf Reinnervationsvorgänge hin. Damit läßt sich bei *neurogener Inkontinenz,* die immer eine erhöhte Faserdichte aufweist, eine quantifizierbare Aussage über das Ausmaß der neurogenen Schädigung treffen [24].

Zur Bestimmung der *Latenzzeit des N. pudendus* bedient man sich als Reizelektrode einer intrarektal plazierten Stabelektrode oder, eleganter, eines Fingerlings, dem eine Reizelektrode an der Spitze und in definiertem Abstand zwei Ableitelektroden an der Fingerbasis aufgeklebt sind, die nach transrektaler Reizung des Nervs die Reizantwort am M. sphincter externus aufnehmen [18]. Normale Werte liegen unter 2,2 ms [8].

Neuropathien des N. pudendus werden auf eine Schädigung durch Druck oder durch Überdehnung bei Geburten oder exzessivem Pressen zur Defäkation zurückgeführt. Durch Prüfung der Latenzzeit wurde nachgewiesen, daß es nach Entbindungen mit lang andauernden Presswehen tatsächlich zu einem Nervenschaden kommen kann, der sich normalerweise nach zwei Monaten von selbst wieder behebt [11].

Literatur

1. Arhan P, Faverdin CL (1971) Technique d'exploration fonctionelle de la motricité digestive en chirurgie pédiatrique. Ann Chir Inf 3: 197–206
2. Benz C, Jakob P, Riemann JF (1993) Wertigkeit der anorektalen Manometrie in der Diagnostik von Defäkationsstörungen. Überblick, Durchführung und eigene Ergebnisse. Ärztbl Rheinland-Pfalz 6: 229–232
3. Braun J, Silny J, Schumpelick V (1987) Methodische und analytische Probleme elektromyographischer Untersuchungen des inneren Analschließmuskels im Rahmen der anorektalen Funktionsdiagnostik. coloproctology 4: 199–209
4. Bruns CJ, Wolfgarten B, Keller HW, Manich BK (1996) Analyse der analen Sphinkterfunktion nach transanalen Eingriffen durch Sphinktermanometrie mit Mikrotiptransducern. coloproctology 6: 231–237
5. Buser WD, Miner PB (1986) Delayed rectal sensation with fecal incontinence. Gastroenterology 91: 1186–1191
6. Erbel F (1988) Neurologische Untersuchungsverfahren in der Proktologie. Dtsch Dermatol 36/3: 241
7. Festge OA, Fischer W, Rosenbaum DK, Christiansen C, Groß W (1980) Die rektoanale Perfusionsmanometrie. Methodik, Meßwerte bei gesunden Kindern. Zentralbl Chir 105: 1473–1482
8. Girona J, Denkers D (1994) Welche Untersuchungsmethoden sind bei Funktionsstörungen des Beckenbodens empfehlenswert? coloproctology 4: 263–269
9. Gooszen HG et al. (1987) Disordered defaecation. Martinus Nijhoff, Dordrecht Boston Lancaster
10. Harris LP, Winans CS, Pope CE (1966) Determination of yield pressures: A method for measuring anal sphincter competence. Gastroenterol 50: 754–769
11. Henry MM, Swash M (1985) Colonproctology and the pelvic floor. Butterworths, London
12. Hofschneider AM (1977) Manometrie des Anorektums. Gastroenterol 15: 215–221
13. Ihre T (1974) Studies on anal function in continent and incontinent patient. Scand J Gastroenterol 9: 7–64
14. Issendorf von WD (1979) Die Elektromanometrie des Enddarmes bei der Untersuchung der chronischen Obstipation unter besonderer Berücksichtigung der Diagnostik des Morbus Hirschsprung. Z Kinderchir 26: 27–37
15. Jost WH, Schimrigk K (1994) Elektrophysiologische Diagnostik in der Proktologie. coloproctology 2: 78–83
16. Jost WH, Raulf F, Schimrigk K (1994) Anismus: Definition, Pathophysiologie, Diagnostik und Therapie. Kontinenz 3; 211–215
17. Jostarndt L (1984) Die Bedeutung der Manometrie in der Funktionsdiagnostik der analen Kontinenz. Fortschr Med 102/10: 269–271
18. Kiff ES, Swash M (1984) Slowed condutionin the pudendalnerves in idiopathix (neurogenic) faecal incontinence. Br J Surg 71: 614–616
19. Klotter HJ, Koltai JL, Dzieniszewski GP, Pistor G, Schild H (1985) Methodische Untersuchungen zur Manometrie des Enddarms. Zentralbl Chir 110: 339–350
20. Meixner J (1987) Erste Erfahrungen mit der Bestimmung des Analsphinkteröffnungsdruckes (ASÖD) bei Kindern mit Defäkationsstörungen. Kinderärztl Praxis 55: 75–80

21. Mennigen R, Kusche J, Sommer H, Troidl H (1987) Die Analmanometrie - Eine wertvolle Entscheidungshilfe für den Chirurgen? In: Forstmann P, Schüler H, Alpers R (Hrsg) Aktuelle Koloproktologie, Bd 4. 13. Bad Homburger Coloproktologie-Tage 1987. Nymphenburg, München, S 115–126
22. Mennigen R, Kusche J, Vestweber K-H, Troidl H (1988) Technische Bedeutung der rektoanalen Druckmessung als Methode zur Beurteilung der Stuhlkontinenz. Phlebol Proktol 17: 60–66
23. Mennigen R, Kusche J, Troidl H (1989) Die Validierung der Analmanometrie als klinisch-diagnostischer Test. coloproctology 3: 134–138
24. Neill ME, Parks AG, Swash M (1981) Physiological studies of the anal sphincter musculature in faecal incontinence and rectal prolapse. Br J Surg 68: 531–536
25. Pescatori M et al. (1989) Die Rolle der anorektalen Funktionsuntersuchung bei der Diagnose und Behandlung von fäkaler Inkontinenz. coloproctology 2: 120–124
26. Poos RJ, Bittner R, Frank J, Berger HG (1984) Ergebnisse der anorektalen Manometrie zur Bestimmung von alters- und geschlechtsabhängigen Druckunterschieden. Z Gastroenterol 22: 592–597
27. Schärli AF, Kiesewetter WB (1970) Defecation and continence (some new concepts). Dis Colon Rectum 13: 81–107
28. Schweiger M (1979) Eine Methode zur Differenzierung zwischen dem Anteil der glatten und quergestreiften Analsphinctermuskulatur am Ruhetonus. Langenbecks Arch Chir [Suppl] Chir Forum 1979: 151–155
29. Wienbeck M, Altaparmakov I (1981) Simultane elektromyographische und manometrische Funktionsuntersuchung des Anorektums. Z Gastroenterol 19: 329–337
30. Wienert V (1973) Proktologische Reflexe. Phlebol Proktol 2: 259–264
31. Wienert V, Blazek V (1982) Die Analtonographie. coloproctology 6: 389–390

Mykologische und bakteriologische Untersuchungsmethoden

Das Perianalekzem unklarer Genese ist eine der am häufigsten festgestellten Diagnosen in der proktologischen Sprechstunde. Ätiopathogenetisch spielen eine ganze Reihe verschiedener Faktoren eine Rolle.
Als Ursachen kommen sowohl zu hoch konzentrierte und dadurch hautreizend wirkende Externa bzw. Sekretabgang infolge vorliegender Fisteln, Prolapse, entzündeter Hämorrhoidalknoten oder Malignome, wie auch epidermale Sensibilisierungen (S.114) in Betracht. Darüber hinaus sind es insbesondere aber auch Mykosen, die zu einem hohen Prozentsatz die Mit- bzw. alleinigen Verursacher der subjektiv juckenden, brennenden und manchmal nässenden perianalen Dermatitiden darstellen.
Da die verschiedensten Ursachen stets zu dem morphologisch gleichen Bild, dem sog. perianalen Ekzem führen, ist, um eine symptomatische Langzeit- bzw. Fehltherapie zu vermeiden, eine gezielte Ursachenabklärung notwendig. Hierzu ist es für den proktologisch tätigen Arzt obligatorisch, nicht nur die bisher beschriebenen proktologischen Untersuchungsmethoden zu beherrschen, sondern er sollte auch die einzelnen Testmethoden, die zur Abklärung von Allergien nötig sind, kennen (S.62 ff.) und neben bakteriologischen Kenntnissen insbesondere die Möglichkeit haben, in einem eigenen mykologischen Labor Pilze im Nativpräparat bzw. kulturell nachzuweisen und zu differenzieren.
Die Forderung nach einem eigenen Pilzlabor erscheint notwendig, da einerseits die Effektivität insbesondere der mykologischen Diagnostik durch unsachgemäße Materialgewinnung, Transportmedien, Postversand, Befundübermittlung usw. oft erheblich gemindert wird und andererseits mykologisch bedingte Beschwerden in der proktologischen Sprechstunde erfahrungsgemäß immer mehr zunehmen.
Nachfolgend soll zunächst das für die Einrichtung und Unterhaltung eines Mykologielabors Wesentliche dargelegt werden. Anschließend werden die notwendigen diagnostischen Maßnahmen zum Ausschluß einer anorektalen Gonorrhö beschrieben.

Mykologische Untersuchungsmethoden

Nach dem derzeit gültigen Bundesseuchengesetz sind alle Ärzte, Zahnärzte und Tierärzte befugt, mykologische Untersuchungen selbst durchzuführen oder unter ihrer Aufsicht und Verantwortung von geschultem Personal durchführen zu lassen.
Unter Mykosen versteht man Erkrankungen, die durch pathogene Pilze verursacht werden. Da die Pilze lange vor den Bakterien entdeckt wurden, ist die Mykologie innerhalb der Mikrobiologie der älteste Fachbereich. Pilze – Myceten – wurden lange Zeit als Teil des Pflanzenbereiches betrachtet. Dies hat sich geändert. Als „Kingdom of Fungi" haben die Pilze einen eigenständigen Platz in der belebten Welt erhalten.
Pilze besitzen kein Chlorophyll und sind zu autotropher Existenz daher nicht befähigt. Zum Leben benötigen sie vorgefertigte organische Materie, die von ihnen abgebaut wird.
Unter den mehr als 100 000 beschriebenen Pilzen sind es nur sehr wenige, die als Erreger von Mykosen medizinisch eine Rolle spielen [10].
In der proktologischen Sprechstunde nehmen die Hefen, insbesondere die der Gattung *Candida* (S. 56 und 466 ff.), einen bevorzugten Rang ein. Im Gegensatz zu den Dermatophyten (s. u.), die nur die Haut und Hautanhangsgebilde (Haare, Nägel) befallen, können die Hefen auch die Schleimhäute besiedeln

und dort pathologische Veränderungen hervorrufen.
Hierbei ist die Tatsache bedeutsam, daß eine Pilzbesiedelung alleine noch keine Krankheitssymptome bewirken muß. Erst durch bestimmte lokale Veränderungen, wie etwa Zerstörung der physiologischen Bakterienflora und damit des sog. labilen Gleichgewichts zwischen Pilzen und Bakterien oder eine Schwächung der Körperabwehr, kann der Übergang eines pathogenen Pilzes vom Stadium des Saprophytismus in das der Pathogenität erfolgen.
Weitere hierfür begünstigende Faktoren sind neben der Gabe von Antibiotika, Trichomonaziden, Kortikosteroiden, Zytostatika, Immunsuppressiva, oralen Kontrazeptiva, Grundkrankheiten wie Diabetes mellitus, Leukämie sowie Krankheiten, die mit einer Immuninsuffizienz (s. Aids, S. 457) verbunden sind und schließlich Gravidität.
Das Ansteigen der Pilzerkrankungen ist weiterhin zu erklären durch eine Zunahme der Infektionsmöglichkeiten infolge oft weitgehend geänderter Lebensgewohnheiten. Touristik, Promiskuität, kohlenhydratreichere Ernährung, Gastarbeiter, Massenbetrieb in oft nicht ausreichend desinfizierten öffentlichen Schwimmbädern, Turnhallen und schließlich auch Krankenhäusern („Pilzhospitalismus") sind nur einige Schlagworte.
Bei Nachweis eines mykologisch bedingten bzw. mykologisch superinfizierten Perianalekzems sollte niemals auf eine proktologische Durchuntersuchung verzichtet werden, da bei Vorliegen von Hämorrhoiden, eines Malignoms o.a. mit Sekret-, Schleim- oder Blutabgang einhergehenden Erkrankungen das hierdurch erzeugte pathogenetische Terrain für die Mykose gleichzeitig durch entsprechende Therapiemaßnahmen beseitigt werden muß.

Der mykologische Arbeitsplatz

Die Einrichtung eines mykologischen Labors ist nicht besonders aufwendig. Am günstigsten ist ein kleiner separater Raum, der möglichst keinen Luftdurchzug haben sollte, um Kontaminationen durch Anflugkeime zu vermeiden. Aus diesem Grunde sollten auch keine Ventilatoren verwendet werden. Es empfiehlt sich, die gesamte Auskleidung des Raumes und Mobiliars mit abwasch- und desinfizierbarem Material zu versehen. Peinliche Sauberkeit und steriles Arbeiten ist am mykologischen Arbeitsplatz Grundvoraussetzung. Neben einem Labortisch umfaßt die Einrichtung ein Spülbecken mit Wasser, ein geeignetes Regal zur Aufbewahrung der Pilzkulturen und evtl. einen Gasanschluß. Sofern der Gasanschluß für einen Bunsenbrenner zu aufwendig erscheint, kann auch ein im Fachhandel erhältlicher Campinggasbrenner genügen. Das Regal

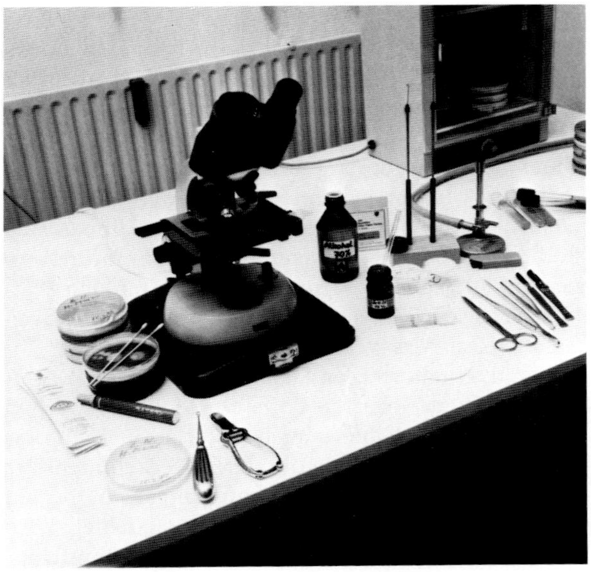

Abb. 30. Instrumentarium des mykologischen Labors

sollte zur besseren Betrachtungsmöglichkeit der Nährbodenplatten schräge Böden aufweisen.
Die für die mykologische Untersuchung benötigten Instrumente und Geräte zeigt Abb. 30. Im einzelnen handelt es sich um:

- Mikroskop (10 ×; 40 ×)
- Objektträger
- Deckgläschen
- Brutschrank
- Impfhaken
- Impfösen und Ösenhalter
- Präpariernadeln
- Scheren
- Epilationspinzetten
- Scharfe Löffel
- Skalpelle
- Mulltupfer
- Watteträger
- Etiketten
- Filzstifte
- Filtrierpapier
- 10–15 %ige Kalilauge
- Xylol (gereinigt)
- 70 %iger Alkohol
- Nährböden

Materialgewinnung

Die Entnahme des zu untersuchenden Materials muß mit sterilen Instrumenten erfolgen. Die Materialgewinnung aus dem Vaginal-, Vulva-, Mund- und Anusbereich erfolgt entweder mit einer Platinöse oder einem sterilen, u. U. mit physiologischer Kochsalzlösung angefeuchteten Watteträger. Wichtig ist, daß der Nährboden unverzüglich danach an möglichst vielen Stellen beimpft wird. Das Wattestäbchen sollte hierzu unter drehenden Bewegungen über den gesamten Nährboden ausgestrichen werden. Beim männlichen Genitale und ggf. auch der Zunge und Zahnprothesen ist die sog. Abklatsch-Kultur die Methode der Wahl. Hierbei wird die Nährbodenplatte selbst mehrfach gegen das Präputium, die Glans, die Zunge oder die Prothese gedrückt.

Sofern auch die Haut des perianalen oder inguinalen Bereiches mykoseverdächtig erscheint, sollte wegen der therapeutischen Konsequenz auch von diesem Bereich eine mykologische Untersuchung erfolgen.

Die Materialgewinnung erfolgt hier in der Weise, daß der zu untersuchende Bereich wenn nötig zunächst von gröberen Krusten, Borken, Salbenresten und Schuppenauflagerungen und sodann mittels eines mit 70 %igem Isopropylalkohol getränkten Wattebauschs von Bakterien gereinigt wird. Vom aktiven Randbereich des verdächtigen Herdes werden sodann mit einem sterilen Skalpell, einer Brocq-Kürette oder einem scharfen Löffel winzige Schüppchen abgekratzt und – sofern auch Material für Nativpräparate benötigt wird – in die sterile Deckelinnenseite der Nährboden-Petrischale aufgefangen. Wird auf die mikroskopische Untersuchung verzichtet, können die abgeschabten Hautschüppchen unmittelbar mit dem Nährboden aufgefangen werden.

Um Kontaminationen mit Luftkeimen aus der Umgebung zu vermeiden, sollte der Vorgang der Beimpfung zügig erfolgen und möglichst auch auf Unterhaltungen über geöffneten Nährböden verzichtet werden.

Bei therapieresistenten, perianalen und genitalen Mykosen sollten auch ggf. die Haarfollikel mituntersucht werden. Hierzu müssen die Haare kurz geschnitten werden und nur die Stümpfe entnommen und sogleich auf den Nährboden gebracht werden.

Abschließend sei bemerkt, daß alle Versuche, Pilze nachzuweisen, fraglich bzw. vergeblich sind, wenn bereits eine antimykotische Therapie erfolgt ist bzw. gerade läuft. Eine diesbezüglich exakte Befragung ist daher vor jeder Materialentnahme erforderlich. Im Falle einer Vorbehandlung ist vor der Materialgewinnung eine Therapieunterbrechung von mehreren Tagen (1 Woche) notwendig.

Das Nativpräparat

Das von der Schleimhaut, dem Darm oder auch aus Körpersekreten gewonnene Material wird auf einen Objektträger gebracht, mit einigen Tropfen physiologischer Kochsalzlösung vermischt, ein Deckgläschen aufgelegt und mikroskopisch untersucht. Bei abgeblendetem Hellfeld wird das Präparat zunächst mit der 10fachen Optik abgesucht. Verdächtige Bereiche werden schließlich mit der 40fachen Vergrößerung betrachtet.

Die Herstellung ungefärbter Nativpräparate von Hautschuppen, Haarstümpfen oder auch Nagelmaterial, was in der proktologischen Sprechstunde nur gelegentlich einmal nötig sein wird, geschieht wie folgt:

Das abgeschabte bzw. mit der Pinzette oder der Schere gewonnene Material wird auf einen Objektträger in einen Tropfen 10–15 %iger Kalilauge eingebracht, mit einem Deckglas abgedeckt und vorsichtig über einer schwachen Flamme erwärmt. Leichtes Erwärmen beschleunigt die Auflösung des Haut-, Haar- bzw. Nagelgewebes, wodurch die Pilzelemente erst erkannt werden können. Die KOH darf hierbei jedoch nicht zum Kochen gebracht werden, da es sonst zu Hitzebläschen und Kristallbildungen kommen kann. Durch leichten Druck auf das Deckgläschen mit einem Spatel o. ä. treten die Pilzfäden oft deutlicher hervor und können besser erkannt werden. Anstelle von KOH kann man für Nativpräparate auch TMOH (Tetramethylammoniumhydroxid) verwenden. Eine wässerige, 10 %ige TMOH-Lösung bewirkt eine rasche Mazeration von Haut- und Haarpartikeln. Vorteilhaft ist die lange Stabilität von TMOH-Präparaten. Austrocknung und Kristallbildung tritt erst nach mehr als 12 h auf.

Steht ein Fluoreszenzmikroskop zur Verfügung, so empfiehlt sich die Markierung evtl. vorhandener Pilze mit einem Fluorochrom, z. B. Myko-Fluoro LGH. Die Mikromorphologie der Pilze tritt dann so deutlich hervor, daß eine Verwechslung mit Artefakten ausgeschlossen ist (K. L. Hain, persönliche Mitteilung 1997).

Im Nativpräparat können Pilzfäden, egal ob es sich um Hefen, Dermatophyten oder Schimmelpilze handelt, hinsichtlich Form, Dicke und Länge ganz unterschiedlich aussehen (Abb. 31 a–d).

Eine Differenzierung in D-H-S (s. u.) ist, von wenigen Ausnahmen wie etwa dem Erreger der Pityriasis versicolor *(Malassezia furfur)* abgesehen, im Nativpräparat nicht möglich. Nur die Kultur kann diesen für die Therapie meist notwendigen Aufschluß geben, ob es sich um einen Dermatophyten oder eine Hefe handelt.

Die Pilzkultur

Warum in keinem Fall auf die Pilzkultur verzichtet werden darf, soll nachfolgend dargelegt werden:

- Ein negatives Nativpräparat schließt eine Mykose nicht aus. Große Reihenuntersuchungen haben ergeben, daß eine völlige Übereinstimmung von Nativpräparat und Kultur niemals möglich ist. Dies bedeutet, daß stets beide Methoden angewandt werden müssen.
- Ein positives Nativpräparat ist lediglich ein Hinweis, daß eine Mykose vorliegt. Ob es sich um einen griseofulvinempfindlichen „Fadenpilz“, d. h. echtes, septiertes Mycel bildende *Candida*-Art handelt oder ob die „Fäden“ von Schimmelpilzen stammen, kann nur kulturell festgestellt werden.

- Misch- und Superinfektionen sind meist nur kulturell zu erkennen.
- Insbesondere bei antimykotischer Vorbehandlung ist das Nativpräparat in einem besonders hohen Prozentsatz falsch negativ. Die zusätzliche Pilzkultur ist erforderlich.
- Verschiedene z.T. sehr kostenaufwendige Antimykotika (z.B. Griseofulvin) machen aus ökonomischen Gründen eine differenzierte kulturelle Mykosediagnostik notwendig.
- Schließlich erscheint durch zunehmende Touristik und der damit verbundenen Einschleppungsgefahr exotischer Mykosen die kulturelle Pilzdiagnostik zunehmend wichtiger.

Als Nährmedium zum Anzüchten von Pilzen dienen feste und flüssige Nährböden.
Die durch Agar-Agar gefestigten Nährböden werden in Petrischalen oder Schrägagar-Reagenzgläsern, die flüssigen in Reagenzgläsern oder Erlenmayer-Kolben verwandt.
In großen Pilzlaboratorien werden die Nährböden aus wirtschaftlichen Gründen meist selbst gekocht. Für die Praxis ist die Verwendung fertiger bzw. halbfertiger Böden zweckmäßiger. Im Fachhandel stehen je nach Verwendungszweck verschiedene Nährböden zur Verfügung.

Kimmig-Agar: Dieser Universalpilznährboden eignet sich besonders für vermutlich nicht stärker verunreinigtes Material. Da auf ihm nahezu alle Pilze gut gedeihen, ist er gegen Verunreinigungen, d.h. Überwucherungen insbesondere durch Schimmelpilze, stärker gefährdet. Ähnlich universell ist der *Sabouraud-Dextrose-Agar.*

Selektiv-Agar für pathogene Pilze: Ist das zu untersuchende Material stärker verunreinigt, eignet sich dieser sog. Selektiv-Agar, in dem durch Zugabe bestimmter Stoffe Schimmelpilze u.a. nicht erwünschte apathogene Pilze in ihrem Wachstum gehemmt werden. Allerdings kann es vorkommen, daß trotzdem einige apathogene Pilze wachsen, und in seltenen Fällen können auch einmal pathogene Pilze unterdrückt werden.

Candida-Selektiv-Agar nach Nickerson: Werden infolge Abstrichen aus Körperhöhlen nur Hefen erwartet, so empfiehlt sich die Verwendung dieses Nährbodens. Allerdings kann es vorkommen, daß außer Hefen der Gattung *Candida* auch Vertreter anderer Hefegattungen wachsen. Sogar Schimmelpilze, Dermatophyten und Bakterien können ggf. darauf gedeihen, z.B. wachsen darauf alle *Escherichia*-Arten wie Hefen!

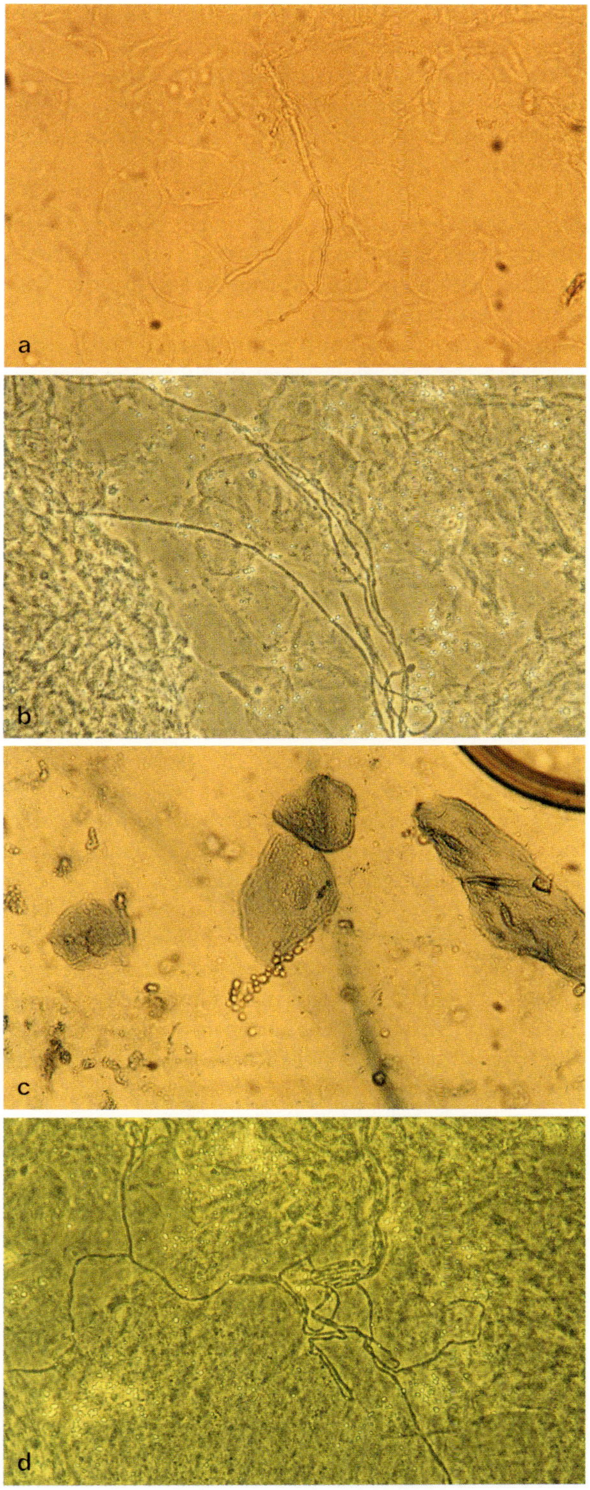

Abb. 31. a, b Typische Pilzfäden im Kalilaugenpräparat; **c** Hefezellen unterhalb einer Epithelzelle; **d** Pilzfäden ebenfalls im KOH-Präparat. Die punktförmigen hellen Bereiche sind keine Hefezellen (!), sondern Artefakte

Reisextrakt-Agar: Mit diesem Nährboden kann meist bereits nach 24 h durch Nachweis der typischen Chlamydosporen *Candida albicans* von den anderen Hefen abgegrenzt werden. Auch dieser Spezialnährboden ist gebrauchsfertig in Petrischalen zu beziehen.

Dermatophyten-Selektiv-Agar nach Taplin: Dieser für die proktologische Sprechstunde nur in Ausnahmefällen einmal nötige Nährboden soll nur der Vollständigkeit wegen angegeben werden.
Seine Verwendung kann dann einmal nötig sein, wenn ein Dermatophyt die vermutliche Ursache beispielsweise eines perianalen, inguinalen oder genitalen Ekzems ist und ggf. gleichzeitig verdächtige Nagelveränderungen vorliegen. Zur Vermeidung einer nutzlosen und kostenaufwendigen Griseofulvintherapie kann dieser Nährboden, der bereits nach wenigen Tagen durch eine intensive Rotfärbung des Agars Dermatophyten anzeigt, von Nutzen sein.

Für die mykologische Pilzdiagnostik im Rahmen der proktologischen Sprechstunde eignet sich gut der Selektiv-Agar für pathogene Pilze. Bewährt hat sich der Candida Agar II von Biotest. Er zeichnet sich durch hohe Selektivität für Hefen bei Unterdrückung der Bakterien aus!
Zur Vermeidung o.a. Unsicherheitsfaktoren, d.h. zur Kontrolle empfiehlt es sich, ggf. parallel dazu auch den Kimmig-Agar zu verwenden.
Nach dem Beimpfen des Nährbodens wird die Petrischale wieder verschlossen, wobei allerdings das Klebeband weggelassen werden sollte, um einen gewissen Luftaustausch zu ermöglichen.
Exakt beschriftet mit Deckel nach oben werden die Kulturen sodann übersichtlich geordnet in entsprechenden Regalen untergebracht und bei Zimmertemperatur bebrütet (20–25 °C).
Dermatophyten können nach 1–3 Wochen abgelesen werden. Hefen, insbesondere *Candida albicans,* sind, sofern diese im Brutschrank bei 37 °C bebrütet werden, schon innerhalb 48 h erkennbar. Allerdings ist bei der Aufbewahrung unter höherer Temperatur die Gefahr der Kontamination durch Bakterien größer. Hefekulturen sollten bei Zimmertemperatur bis zu 10 Tagen aufbewahrt werden.

Die Aufbewahrung und Haltbarkeit von Nährböden

Fertignährböden sind bei Raumtemperatur i.d.R. mehrere Wochen haltbar. Sollen sie für mehrere Monate gelagert werden, empfiehlt sich die Aufbewahrung im Kühlschrank bzw. Kühlraum bei 4–6 °C. Temperaturen unter 0 °C sind hierbei zu vermeiden, da die Nährböden sonst durch Ausfrieren des Wassers verdorben würden. Weiterhin sollten die Böden möglichst im Dunkeln stehen und außerdem mit dem Deckel nach unten gelagert werden, um störende Kondenswasserbildungen zu vermeiden. Bei vorschriftsmäßiger Aufbewahrung sind Fertignährböden etwa 9 Monate haltbar. Das jeweils angegebene Verfallsdatum sollte beachtet werden.
Veränderungen, die auf die Unbrauchbarkeit eines Nährbodens hinweisen, sind: runzelige Oberfläche, Verfärbungen, Schrumpfung oder Wandablösung des Nährmediums usw. Verfallsdatum und Aufbewahrung entscheiden über die von der Firma zu gewährende Garantie.

Die Pilzdifferenzierung

In praxi genügt i.a. die sog. D-H-S-Diagnostik nach Rieth. Darunter versteht man die Differenzierung zwischen Dermatophyten (D), Hefen (H) sowie Schimmel und sonstigen Pilzen (S). Mit relativ geringem Zeit- und Materialaufwand ermöglicht dieses Schema, Befunde zu erheben, die zur Durchführung einer gezielten Therapie nötig sind.
Insbesondere die Erkennung der Dermatophyten ist von praktischer Bedeutung, da bekanntlich nur diese Gruppe auf die Griseofulvinbehandlung anspricht.

Hefen

Hefen bilden kein Luftmycel. Die weißen bis grauweißen, gelben bis bräunlichen, zuweilen rosaroten, selten schwarzen Kolonien sind von schleimig-creme-gummiartiger Konsistenz und weisen eine glatte oder leicht gekräuselte, gefältelte bis gefurchte Oberfläche auf. Die Ränder der Kolonien sind meist glatt, können jedoch auch rauh und mit Ausläufern besetzt sein. Wurzelartige Ausläufer in dem Nährboden bilden einige bestimmte Candida-Arten. Eigenartig für die Hefen ist auch ein obstartiger Geruch.
Derzeit sind unter den Hefen 83 Gattungen bei ca. 730 Arten bekannt [1]. Für die Praxis sind besonders die Gattungen *Candida, Torulopsis, Cryptococcus, Trichosporon* und *Rhodotorula* von Bedeutung.
Die Gattung *Candida* umfaßt 165 Arten, von denen nur bei einem geringen Teil pathogene Eigenschaften bekannt geworden sind [1]. Hefepilze sind auf Nährböden meist ohne große Schwierigkeiten als solche zu erkennen [16]. Allein die Größe der einzelnen Hefezellen (bis ca. 7 µm) bedingt jeweils – im Vergleich zu Bakterienkolonien – ziemlich große, meist undurchscheinende Kolonien.
Im Zweifelsfall zeigt ein mikroskopisches Präparat schnell, ob diese großen Zellen vorliegen oder nicht.

Darüber hinaus ist die Differenzierung der Hefen nach Gattung und Art mit recht erheblichen Schwierigkeiten verbunden.

Abbildungen einzelner Hefen, makroskopische und mikroskopische, geben in aller Regel nur zu Verwirrung Anlaß. Die Unterschiede sind so gering und variieren je nach Nährboden, Bebrütungsdauer etc. so sehr, daß eine Einteilung nach dem Aussehen nicht möglich ist. Lediglich Hefen der Gattung *Rhodotorula* sind aufgrund ihrer roten Farbe gut zu erkennen. Die Artbestimmung nach Kolonie- und Zellform aber ist nicht möglich.

Candida albicans kann mit einiger Sicherheit über den Reisagar aus der Masse der Hefen „herausgefiltert" werden. Dabei muß man wissen, daß nicht jeder Reisagar dazu geeignet ist – es kommt sehr auf die Qualität des Reises an, der zur Herstellung benutzt wurde. *Candida stellatoidea* bildet auf Reisagar Wuchsformen, die mit *C. albicans* zu verwechseln sind. Sie gilt inzwischen als Subspezies von Candida albicans (K. L. Hain, persönliche Mitteilung 1997).

Eine zuverlässige Differenzierung der Hefen nach Gattung und Art ist nur mittels biochemischer Methoden möglich.

Absolut reine Kolonien sind die Voraussetzung für exakte Bestimmungen. Mischkulturen veschiedener Hefen oder von Hefen und Bakterien sind für solche Untersuchungen ungeeignet.

Zur biochemischen Bestimmung der Hefepilze werden diesen in flüssigen und festen Medien bestimmte Zucker angeboten. Je nachdem, ob Wachstum und Gärung eintreten oder nicht, wird die Reaktion mit „+" oder „–" bezeichnet. Die Sequenzen dieser Zeichen sind charakteristisch für bestimmte Hefen.

Die Abb. 32 und 33 zeigen einige in einer dermatologisch-proktologischen Praxis angelegte Hefekulturen.

Nur *Rhodotorula* ist sicher zu erkennen, alle anderen Kulturen zeigen Hefe, ohne daß eine Zuordnung schon möglich wäre. Für die Therapie ist nur in Ausnahmefällen eine Bestimmung der Hefen nach Gattung und Art erforderlich. Die im Handel angebotenen Mittel wirken gegen alle Hefepilze.

Bei einem Hefebefall des Anal- oder Genitalbereiches (S. 466 ff.) handelt es sich erfahrungsgemäß in der weit überwiegenden Mehrzahl um Candida-Spezies. Trotzdem sollte die Bezeichnung Candidose (is) nur dann verwandt werden, wenn eine Hefe aus der Gattung *Candida* der eindeutig nachgewiesene Erreger ist. Im Zweifelsfall ist die korrektere Bezeichnung Levurose (Hefemykose).

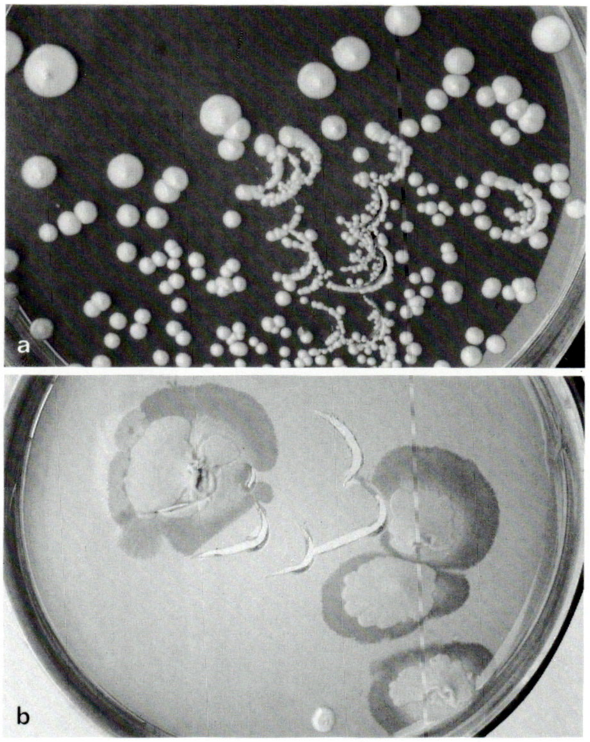

Abb. 32. a, b Hefepilz, Bebrütung 4 Tage (**a**) bzw. 9 Tage (**b**) bei Zimmertemperatur

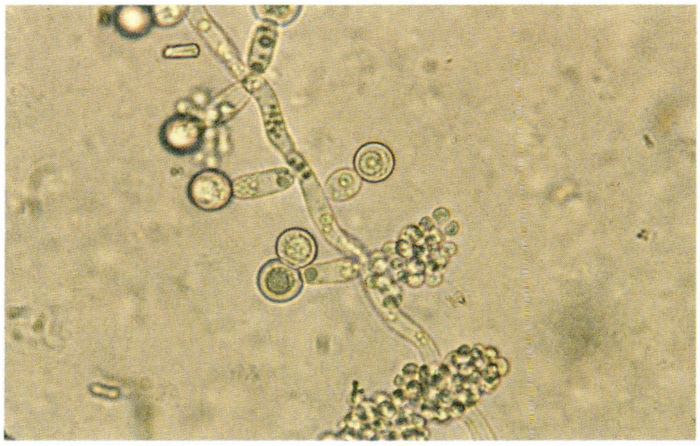

Abb. 33. *Candida albicans:* Sproßzellen (Blastosporen), Pseudomyzel und Chlamydosporen auf Reisagar 48 h nach Beimpfung

Dermatophyten

Sie zeichnen sich stets durch Bildung von verschieden gefärbtem Luftmycel aus (weiß, gelblich, gelbgrün, rosa, purpur, violett). Diese Farben erscheinen oft auf der Unterfläche der Kolonien deutlicher als auf der Oberfläche. Die Oberfläche der Kulturen erscheint trocken, watteartig, flaumig, samtartig,

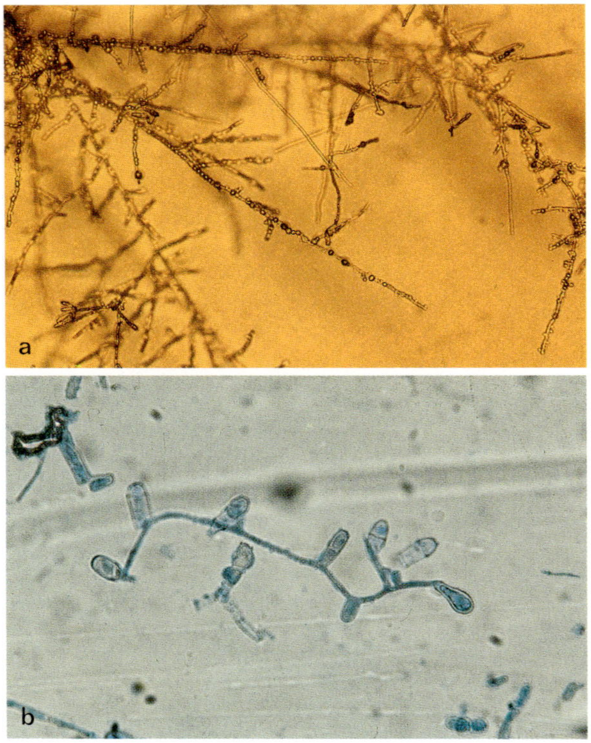

Abb. 34. **a** *Epidermophyton floccosum;* Myzel aus aneinandergereihten Chlamydosporen, häufig in der Peripherie der Kolonien, schon bei schwacher Vergrößerung gut zu sehen. **b** *Epidermophyton floccosum;* dieser Dermatophyt bildet nur Makrokonidien. Hier junge Formen, z. B. noch ohne Septen

Tabelle 1. Die wichtigsten Vertreter der Dermatophyten

Gattung	Art
Trichophyton	*T. rubrum* *T. mentagrophytes* *T. verrucosum* *T. schoenleinii*
Epidermophyton	*E. floccosum*
Mikrosporon	*M. audouini* *M. canis* *M. gypseum*

sandig, gipsig, zuweilen gefurcht, gefranst oder zerebriform.
Die Bestimmung der Dermatophyten gelingt in den meisten Fällen wenn nicht makroskopisch, so mikroskopisch aufgrund ihrer Fruktifikationsformen. Nicht immer sind diese aber deutlich ausgebildet. Zur Darstellung genügen oft schon geringe Vergrößerungen (Abb. 34).

Die für die Praxis wichtigsten Vertreter der Dermatophyten sind in Tabelle 1 aufgeführt (S. 140 ff.).

Schimmelpilze

Von einigen Schimmelpilz-Spezies abgesehen, die auch bei uns als Krankheitserreger in Frage kommen, wie z. B. *Scopulariopsis brevicaulis, Aspergillus, Penicillium* und *Geotrichum*-Arten [17], spielen sie – von der Auslösung allergischer Reaktionen in Form einer Rhinitis allergica, Conjunctivis allergica oder eines allergischen Asthmas abgesehen – als Krankheitserreger beim Menschen kaum eine Rolle.
Als unerwünschte, den gesuchten Pilz oft überwuchernde Begleiter erkennt man Schimmelpilze auf dem Nährboden durch ein verschiedenfarbiges Luftmyzel (weiß, gelblich, gelb-blaugrün, braun, lila, rötlich, grauschwarz). Entsprechend bunt, d. h. unterschiedlich pigmentiert ist auch oft die Rückseite der Kultur. Die Oberflächenbeschaffenheit ist meist watteartig, flaumig, samtig, fädig, kann jedoch auch glatt, gefranst oder gefurcht sein. Schimmelpilze wachsen viel schneller als Dermatophyten. Nach wenigen Tagen sind meist schon sehr große Kolonien zu sehen.

Beseitigung der ausgewerteten Pilzkulturen

Keinesfalls dürfen beimpfte Pilzkulturen, auch nicht in luftdichter Verpackung, der öffentlichen Müllabfuhr übergeben werden.
Sofern die Kulturen nicht mit einem vom Bundesgesundheitsamt entsprechend zugelassenen Desinfektionsmittel unschädlich gemacht werden oder in einer in der Nähe zur Verfügung stehenden geeigneten Verbrennungsanlage vernichtet werden können, ist der für die Praxis einfachste und wohl auch üblichste Weg der, die alten, in einem luftdichten Plastiksack gesammelten Pilzkulturen von der Herstellerfirma bei der Lieferung neuer Nährböden wieder mitnehmen zu lassen.

Bakteriologische Untersuchungsmethoden

Extragenitale Manifestationen der Gonorrhö, insbesondere im Anorektal- und Pharynxbereich, aber auch die sog. benigne Gonokokkensepsis gewinnen in den letzten Jahren mehr und mehr an Aktualität. Dem Umstand, daß es zahlreiche extragenitale und damit fachübergreifende Gonorrhö-Manifestationsmöglichkeiten gibt, ist es zuzuschreiben, daß in einem relativ hohen Prozentsatz derartiger Fälle nicht an eine gonorrhoische Genese gedacht wird. Die in der Literatur zu niedrig angegebene und damit irre-

führende Morbiditätsrate extragenitaler Gonorrhö-Fälle ist vor allem auf eine oft unzureichende Diagnostik zurückzuführen (S. 434 ff.).
Nachfolgend sollen zunächst die in der proktologischen Sprechstunde durchführbaren und notwendigen diagnostischen Nachweismöglichkeiten einer Gonorrhö dargelegt werden. Danach wird die Fluoreszenz-Nachweismethode von *Corynebakterium minutissimum,* dem Erreger des Erythrasma, beschrieben. Auf weitere bakteriologische Nachweis- und Resistenztestmethoden soll im Rahmen dieser Abhandlung nicht eingegangen werden, da diese weitestgehend Speziallaboratorien vorbehalten sind und für die proktologische Sprechstunde eine ohnehin nur untergeordnete Rolle spielen.

Mikroskopische Nachweismethoden

Die 1879 von Albert Neisser entdeckten Gonokokken *(Neisseria gonorrhoeae)* sind gramnegative, ca. 0,8 µm große Diplokokken von typisch semmel- oder kaffeebohnenartiger Gestalt. Im Eiterpräparat des akuten Krankheitsstadiums erscheinen sie in charakteristischer Weise gruppenförmig im Protoplasma der polymorphkernigen Leukozyten angeordnet, während apathogene Neisserien und andere Diplokokken, wie z. B. Mimea-Arten vorzugsweise extrazellulär gelegen sind [10, 14].
Demgegenüber liegen bei chronischen und damit oft nicht leicht zu diagnostizierenden Fällen die Gonokokken meist extrazellulär.
Nur bei der Urethritis gonorrhoica acuta des Mannes genügt i. d. R. zur Sicherung der Diagnose die Anamnese, das klinische Bild und die alleinige mikroskopische Untersuchung eines mit Methylenblau und/oder gramgefärbten Abstrichpräparates. Bei allen anderen Fällen ist der, wenn nötig wiederholt durchzuführende, kulturelle Erregernachweis zum sicheren Ausschluß der Diagnose unerläßlich. In Zweifelsfällen, etwa bei erfolgter Anbehandlung, sollte aber auch bei der akuten Gonorrhö des Mannes eine Kultur angelegt werden.
Zum mikroskopischen Nachweis der Gonokokken wird hierbei mit einer ausgeglühten Platinöse ein Tropfen des für die akute Gonorrhö typisch gelblich-rahmigen Ausflusses auf einem Objektträger ausgestrichen, luftgetrocknet bzw. mit der Unterseite einige Male kurz über eine Flamme gezogen und sodann mit Methylenblau (s. Übersicht) oder/und nach Gram (s. Übersicht) gefärbt. Sicherheitshalber sollten stets 2 Primärpräparate angefertigt werden. Bei Verdacht auf Vorliegen einer anorektalen Gonorrhö gelten als optimale Entnahmestellen die Analkrypten.
Durch die Gramfärbung kann die mikroskopische Diagnose auf „gramnegative Kokken“ (Neisseria-

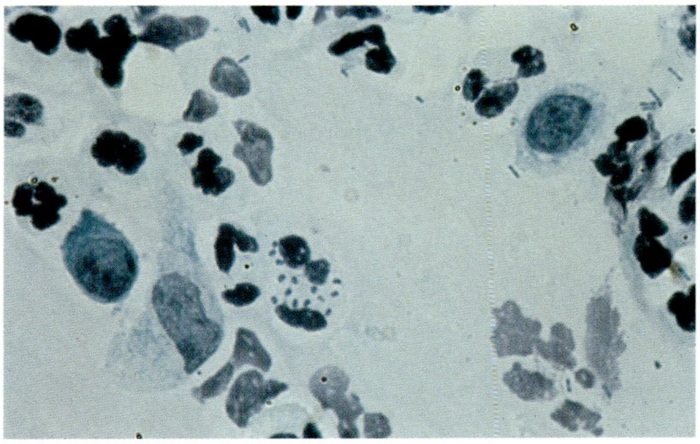

Abb. 35. Akute Gonorrhö. Methylenblau-Färbung. Mit Ölimmersion finden sich bei 1000facher Vergrößerung die typischen Gonokokken, die sich um die Zellkerne herum haufenweise gelagert vorfinden

Methylenblaufärbung nach Löffler

1. Präparat fixieren (3 mal durch Flamme ziehen)
2. Methylenblau 30–120 s
3. Abspülen mit Wasser
4. Lufttrocknen

Suchfärbung. Kernfärbung zur Übersicht. Brauchbar für Bakterien- und Hefennachweis.
Die Gonokokken und die Zellkerne der Leukozyten erscheinen hierbei dunkelblau, während das Zytoplasma nur blaß angefärbt wird (Abb. 35). Verwechslung mit morphologisch ähnlichen grampositiven Diplokokken möglich! Werden mittels Methylenblau-Färbung Diplokokken gefunden, sollte stets die Gramfärbung (s. u.) angeschlossen werden.

Gramfärbung

1. Präparat fixieren (3 mal durch Flamme ziehen)
2. Karbol-Gentianaviolett 3 min
3. Abspülen mit Wasser
4. Lugol-Lösung 1 min
5. Abspülen mit Wasser
6. Entfärben mit 96 % Alkohol, bis keine Farbwolken mehr abgehen
7. Abspülen mit Wasser
8. Wäßrige Fuchsinlösung 30 s
9. Abspülen mit Wasser und Lufttrocknen

Differentialfärbung:

Gramnegativ = *rot*	Gonokokken *Bact. coli* *Bact. proteus* *Bact. pyocyaneum*
Grampositiv = *blau*	Streptokokken Staphylokokken Sarzine Lactobakterien Corynebakterien Hefepilze

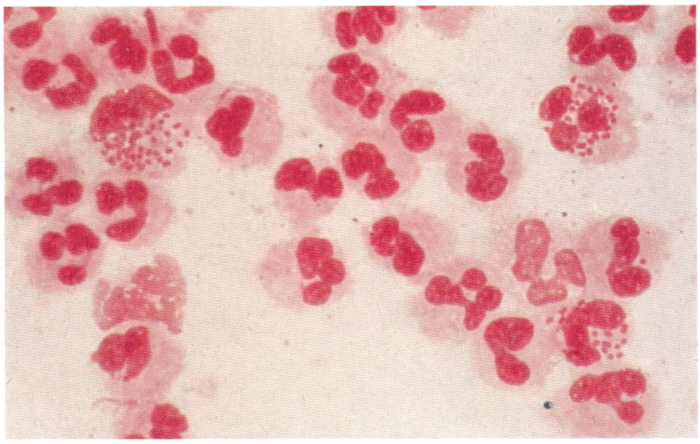

Abb. 36. Gonokokken im Trippereiter. Gramfärbung

ceae) eingeengt werden, die Fehlerbreite beträgt aber dennoch 20–60 % [4].
Aufgrund dieser hohen Fehlerquote der Objektträgerverfahren sollte gemäß auch den Richtlinien der Deutschen Gesellschaft zur Bekämpfung der Geschlechtskrankheiten [8] zur Absicherung der Diagnose möglichst in allen Verdachtsfällen eine Kultur angelegt werden. Dies erscheint besonders auch deswegen wichtig, weil zukünftig häufiger mit dem Auftreten penicillinresistenter Gonokokkenstämme zu rechnen ist [13, 15].

Kultureller Gonorrhö-Nachweis

Für die subaktuen, chronischen und insbesondere extragenitalen, zunehmend oligo- und asymptomatischen, gonorrhoischen Verlaufsformen gibt es bis heute keine 100%ig sichere Ausschlußmethode. Hier können nur wiederholte Untersuchungen die Sicherheit erhöhen, unter Beachtung anderer differentialdiagnostisch abzuklärender Infektionen spezifischer oder unspezifischer Natur [5].
Bei Homosexuellen, aber auch aufgrund der bei Frauen meist okkult verlaufenden anorektalen Gonorrhö sollten bei entsprechender Anamnese, insbesondere bei häufig wechselnden Geschlechtspartnern bereits bei geringstem Verdacht am besten routinemäßig Go-Kulturen angelegt werden.
Zur Isolierung von *Neisseria gonorrhoeae* aus Rektalabstrichen eignen sich aufgrund der zwangsläufig gemischten Flora nur Selektiv-Nährböden (z.B. Nährbodenträger Gobak Biotechnik GmbH oder Gono-Nährboden Röhm Pharma). Es handelt sich um modifizierte Thayer-Martin-Medien, denen zur Unterdrückung der Begleitflora bestimmte Antibiotika (z.B. Vancomycin, Colistin, Amphotericin B, Trimethoprim-Laktat) zugesetzt sind [6].
Das mit einer ausgeglühten Platinöse (Stahlösen können durch Brennrückstände zu falsch positiven Oxydasereaktionen führen!) bzw. bei einem rektalen Abstrich mit einem sterilen Watteträger entnommene Material wird zickzackförmig auf beide Seiten einer mit Thayer-Martin-Selektivmedium beschichteten Platte ausgestrichen. Der Nährbodenträger wird sodann zusammen mit einer CO_2-Tablette bzw. -Pulver zur Herstellung eines geeigneten, halb anaeroben Milieus in das jeweils beigefügte Röhrchen gegeben, das fest verschlossen für 24–48 h in einem normalen Brutschrank bei einer Temperatur zwischen 34 °C und 37 °C aufbewahrt wird.
Da Gonokokken gegen Austrocknung und Temperaturänderungen sehr empfindlich sind, werden zuverlässige Kulturergebnisse nur erzielt, wenn der Nährboden unmittelbar nach der Materialentnahme beimpft wird bzw. das Material unverzüglich in ein geeignetes Transportmedium (s. u.) gegeben wird.
Zur Auswertung wird der beimpfte Nährboden wieder herausgenommen und das separat beigefügte Oxydasereagenz auf den Nährboden gegeben. Da das Reagenz auf Bakterien toxisch wirkt, empfiehlt es sich hierbei, nur die eine Seite der Platte damit zu behandeln, um den beimpften Nährboden der anderen Seite für evtl. nötige weitergehende Untersuchungen zu erhalten.
Vorhandene Go-Kulturen, die i.d.R. klein, rund, glatt, glänzend und von leicht grauer Färbung sind, ergeben eine positive Oxydase-Reaktion, d.h. sie verfärben sich (innerhalb von 20–30 s) purpur bis blauschwarz. Fehlende Verfärbung schließt Gonokokken aus. Positive Oxydase-Reaktionen ergeben jedoch auch andere Keime (s. Übersicht). Diese werden jedoch von den Selektivnährböden unterdrückt oder haben wie etwa einige Hefekolonien, die ebenfalls Farbveränderungen beim Oxydase-Test ergeben, ein so differentes Aussehen, daß der Nachweis von Oxydase-positiven, gramnegativen Diplokokken auf den Nährböden i.a. als Beweis für das Vorhandensein von *Neisseria gonorrhoeae* angesehen werden kann. Die Diagnose einer Infektion durch *Neisseria gonorrhoeae* besitzt 95 % Sicherheit, wenn sie auf kulturellem Nachweis auf Thayer-Martin-Selektivagar und positiver Oxydase-Reaktion beruht [10].

Oxydase-positive Mikroorganismen. (Nach Fegeler [5])

Neisserien:
N. gonorrhoeae
N. meningitidis
N. catarrhalis u. a.

Weitere Gattungen mit Oxydase-positiven Arten:
Pseudomonas
Aeromonas
Moraxella
Vibrio u. a.

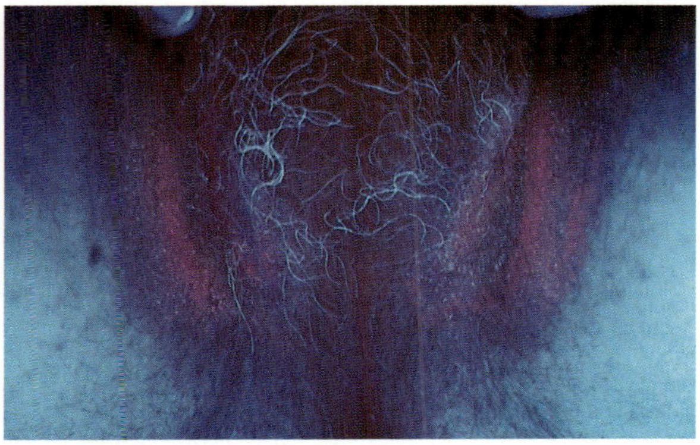

Abb. 37. Typische ziegelrote Fluoreszenz. Erythrasma-Nachweismethode

Sofern jedoch Resistenzbestimmungen oder eine weitere Differenzierung angezeigt erscheinen, entweder durch den Nachweis mit der direkten Immunfluoreszenz oder kulturell und bioptisch, muß der Nährbodenträger an ein Speziallabor geschickt werden. Hierbei empfiehlt es sich, vor dem Transport alles Kondenswasser und auch die Kohlensäure aus dem Behälter zu entfernen und weiterhin zu berücksichtigen, daß nach Angaben der Hersteller von den ungefärbten Go-Kolonien nur innerhalb von 72 h nach Beimpfung Subkulturen angelegt werden können.
Ein geeignetes Transportmedium, das bei Raumtemperatur beimpft und unbebrütet an ein Labor geschickt wird, stellt z. B. das Transgrow-Medium der Fa. Becton Dickinson dar [9, 20].

Fluoreszenz-Nachweismethode des Erythrasmas

Das Krankheitsbild des Erythrasma, das hauptsächlich im inguinalen, aber auch im axillären und anogenitalen Bereich in Erscheinung tritt, wird auf S. 138 ff. beschrieben und dargestellt. Da es sich um eine relativ häufige Dermatose handelt, die aufgrund ihrer differentialdiagnostischen Bedeutung zu anderen perianalen Krankheitsbildern auch für den Proktologen gelegentlich eine Rolle spielt, soll nachfolgend eine einfache, ohne viel Aufwand in der Sprechstunde durchführbare Nachweismethode dargestellt werden: Der Erregernachweis des Erythrasma erfolgt am einfachsten durch Erzeugung der Porphyrinfluoreszenz mit der sog. Wood-Lampe.
Im verdunkelten Raum wird hierzu der verdächtige Hautbereich im Abstand von 10–20 cm mit der Wood-Lampe (Abb. 37) angestrahlt. Mit *Corynebakterium minutissimum* befallene Areale leuchten hierbei mit deutlich ziegelroter Fluoreszenz auf.

Literatur

1. Barnett JA et al. (1990) Yeasts: Characteristics and identification, 2nd edn. Cambridge University Press, Cambridge/UK
2. Berger U et al. (1981) Isolierung und Identifizierung von Neisseriaceae (DGHM-Verfahrensrichtlinien). Fischer, Stuttgart
3. Bøvre K, Hagen N (1981) The Family Neisseriaceae. In: Starr MP et al. (eds) The Prokaryotes, vol II, Springer, Berlin Heidelberg New York, pp 1497–1529
4. Buck A, Heite HJ, Thomann W (1977) Probleme der mikrobiologischen Diagnostik der Gonorrhoe. Z Hautkrankht 52: Suppl 1: 4–6
5. Fegeler F, Fegeler W (1979) Zur Kulturellen Diagnostik der Gonorrhoe. Vortrag, gehalten auf einer Fortbildungstagung der rheinisch-westfälischen Medizinalbeamten in Münster
6. Genzmer U et al. (1984) Zur Brauchbarkeit handelsüblicher Kulturmedien für die Gonokokkendiagnose in der Praxis. Vergleichende Untersuchung verschiedener Testsysteme. Der Hautarzt 35: 512–516
7. Gründer K (1978) Extragenitale Gonorrhö. diagnostik 11: 128–132
8. Heite HJ, Petzoldt D (1977) Richtlinien 1976 der Deutschen Gesellschaft zur Bekämpfung der Geschlechtskrankheiten eV zur Diagnostik und Therapie von Gonorrhoe und Syphilis. Hautarzt 28: 152–154
9. Hosty TS, Freear MA, Baker C, Holston J (1974) Comparison of transportation media for the culturing of N. gonorrhoeae. Am J Clin Pathol 62: 435–437
10. Hoting E (1983) Gonorrhoe-Diagnostik. Z Hautkrankht 58: 307–314
11. Kendrick B (1979) The whole Fungus. Natural Museum of Nat Sciences, Ottawa
12. Lind J (1980) Serodiagnostik der Gonorrhoe. Hautarzt 31: 251–254
13. Neubert U, Ruckdeschel G (1981) Zur Empfindlichkeit von Neisseria gonorrhoeae gegenüber Spectinomycin. Hautarzt 32: 179–181
14. Otte HJ, Lütticker R (1984) Die gramnegativen Kokken. In: Brandis H, Otte HJ (Hrsg) Lehrbuch der Medizinischen Mikrobiologie. Fischer, Stuttgart New York
15. Petzoldt D, Gründer K (1977) Penizillinasebildende Neisseria gonorrhoeae. Hautarzt 28: 507–510
16. Reinel D (1996) Hefepilzdiagnostik: Vom Abstrich über das Nativpräparat zu Kultur und Subkultur. Pilzdialog 2: 32–33
17. Rieth H (1979) Hefe-Mykosen. Urban & Schwarzenberg, München Berlin Baltimore
18. Schaal KP (1976) Entnahme und Transport von Untersuchungsmaterial zur mikrobiologischen, parasitologischen und serologischen Diagnostik von Infektionskrankheiten – Teil II a. Krankenhausarzt 49: 531–547
19. Seebacher C, Blaschke-Hellmessen R (1990) Mykosen, Epidermilogie – Diagnostik – Therapie. Fischer, Jena
20. Stein E (1976) Einige praktische Hinweise für die proktologische Sprechstunde. Derm Mittlg 75/24: 333–340
21. Stein E (1976) Ursachen perianaler Hautaffektionen. Ärztl Praxis 90: 3526
22. Stein E (1984) Mykologische Untersuchungsmethoden in der Praxis. Teil 1: Der mykologische Arbeitsplatz. Der Allgemeinarzt 1: 16–21

23. Stein E (1984) Mykologische Untersuchungsmethoden in der Praxis. Teil 2: Die Nährböden. Der Allgemeinarzt 2: 139–140
24. Stein E (1984) Mykologische Untersuchungsmethoden in der Praxis. Teil 3: Die Pilzdifferenzierung. Der Allgemeinarzt 3: 214–219
25. Vendros NA (1981) The Genus Neisseria. In: Starr MP et al. (eds) The Prokaryotes, vol II. Springer, Berlin Heidelberg New York

Allergie- und Hautresistenztestmethoden

Mit zunehmender Chemisierung unserer Umwelt wird der menschliche Körper einem immer stärkeren Wechsel von Kontaktstoffen ausgesetzt.
Bei exogen einwirkenden Noxen reagiert die Haut in Form eines Kontaktekzems. Ein Großteil der Patienten, die den Dermatologen aufsuchen, leiden bereits unter der „Zivilisationskrankheit" Kontaktekzem. Auch in der proktologischen Sprechstunde ist das perianale Kontaktekzem ein häufig diagnostiziertes Krankheitsbild. Demzufolge muß der Proktologe nicht nur die verschiedenen Formen eines solchen Perianalekzems kennen, sondern auch – sofern er als Hautarzt nicht selbst Allergietestungen durchführt – über die diagnostischen Möglichkeiten, die eine kausale Behandlung erst ermöglichen, ausreichend unterrichtet sein.
Die Entstehung eines perianalen Kontaktekzems kann auf verschiedene Weise erfolgen. Sie hängt sowohl von der Beschaffenheit der Haut als auch von der Natur der einwirkenden Substanz ab. Grundsätzlich unterscheidet man zwischen dem toxischen bzw. toxisch-degenerativen und dem allergisch bedingten Kontaktekzem.
Unter dem sog. *toxischen perianalen Kontaktekzem* versteht man eine Folgeerscheinung von extern einwirkenden hautschädigenden Noxen. Die Stoffe, die eine derartige Schädigung bewirken können, lassen sich nach dem Grad ihrer Hauttoxizität – wenn man die Einwirkungszeit einmal außer Betracht läßt – in obligat und fakultativ toxische Substanzen unterscheiden. Eine obligat toxisch wirkende Substanz, die bei jedem Menschen eine toxische Kontaktdermatitis oder ein solches Kontaktekzem hervorruft, ist beispielsweise eine konzentrierte Lauge oder Säure. In hochverdünnter Form stellt sie demgegenüber eine fakultativ toxische Substanz dar, die nur bei hautempfindlichen bzw. hautvorgeschädigten Menschen eine toxische Kontaktdermatitis hervorruft.
Vorgeschädigt und damit empfindlich für einwirkende Noxen kann die Haut etwa durch Mazerationsvorgänge infolge ständiger Sekret- oder Schweißeinwirkung, durch eine Mykose, durch längere Applikation eines fluorierten Kortikosteroid-Externums, durch Seifenunverträglichkeit usw. werden.
Durch wiederholtes Einwirken vor allem fakultativ toxischer Stoffe (wie z.B. alkalischer Seifenwaschungen o.ä. über längere Zeit) entsteht infolge Schädigung des Oberflächenfettfilmes und des Säuremantels der Haut das sog. *toxisch-degenerative* (bzw. *subtoxisch-kummulative*) *perianale Kontaktekzem (Abnutzungsekzem)*.
Als auslösende Faktoren eines degenerativ-toxischen Perianalekzems sind eine ganze Reihe zu nennen: Von dem zu hoch konzentrierten und dadurch hautreizend wirkenden Externum angefangen über anhaltendes Nässen bei Fisteln und Prolapsen, Kratzen bei mykotisch oder durch Oxyuren bedingten Pruritus bis hin zur Haut- bzw. Schleimhautirritation durch dünnen Stuhl, mangelhafte Analhygiene, Sphinkterinsuffizienz, Trichteranus oder ständigen Hautkontakt bei Vorliegen von größeren Marisken usw. Auch entzündliche Darmerkrankungen, Laxantien- und Antibiotikaabusus, innere Hämorrhoiden sowie gut- und auch bösartige Anus- oder Rektumtumoren können durch ständige Sekret- oder Blutabsonderungen ein derartiges Abnutzungsekzem hervorrufen.
Adipositas, bakterielle und mykotische Superinfektionen, Diabetes, Hyperhidrosis usw. sind Faktoren, die ein derartig entstandenes Perianalekzem schließlich unterhalten.
Das *allergische perianale Kontaktekzem,* das sich vom klinischen Bild her nicht sicher vom toxischen bzw. toxisch-degenerativen Kontaktekzem unterscheiden läßt, entsteht durch erneuten Kontakt einer sensibilisierten Haut mit einem Allergen, wodurch eine gesetzmäßig verlaufende, reproduzierbare immunologische Reaktion ausgelöst wird.
Der die Sensibilisierung auslösende Stoff bzw. das Allergen bedarf also keiner toxischen Eigenschaften zur Ekzemprovokation. Entscheidend ist, daß die Haut pathologisch reagieren gelernt hat, und zwar im Sinne einer Allergie vom Spättyp bzw. vom Typ IV nach Coombs und Gell [6]. Voraussetzung hierfür ist, daß sich die Haut während einer früheren Bekanntschaft mit dem Allergen sensibilisiert hat. In dieser Sensibilisierungsphase werden spezifische T-Lymphozyten gebildet, die bei erneutem exogenen oder endogenen Kontakt mit dem Kontaktallergen eine Entzündungskaskade in Gang setzen [15]. Diese entzündliche Reaktion vom Ekzemtyp entwickelt sich gewöhnlich erst nach einer Latenzzeit von 12–48 h, ggf. erst nach 3 Tagen.
Das Zustandekommen einer solchen Sensibilisierung hängt nicht nur von den Eigenschaften des Allergens (allergene Potenz) und der Veranlagung, d.h. der allergischen Diathese des Patienten ab, sondern ganz besonders auch vom Hautzustand an der

Kontaktstelle. So führt eine toxisch-degenerative oder etwa durch eine Mykose geschädigte Haut im Perianalbereich durch leichteres Eindringen bzw. Haften von Kontaktallergenen erfahrungsgemäß eher zu epidermalen Sensibilisierungen selbst gegenüber Jahre hindurch gut tolerierten Externa, als dies bei intakter Hautoberfläche der Fall wäre („2-Phasen-Ekzem"). Das toxisch-degenerative Kontaktekzem kann daher als Wegbereiter des allergischen perianalen Kontaktekzems angesehen werden.

Starke allergene Potenz besitzen beispielsweise Giftefeu oder Dinitrochlorbenzol (DNCB), die bei entsprechendem Kontakt bei jedem Menschen eine Allergie hervorrufen können. Oft genügt schon ein relativ kurzer Kontakt mit diesen hochpotenten Ekzematogenen, um die Sensibilisierung herbeizuführen. Meist handelt es sich jedoch um Allergene mit einer geringeren allergischen Potenz, so daß diese Sensibilisierungsphase einen längeren Zeitraum in Anspruch nimmt.

Die Voraussetzung jeder auf Dauer wirksamen Therapie beim perianalen Kontaktekzem ist die exakte ursächliche Abklärung. Der erste und wohl auch wichtigste Schritt hierzu ist der, daß überhaupt an die Möglichkeit eines kontaktallergischen oder -toxischen Geschehens gedacht wird. Die Gefahr, daß diese Überlegung unterbleibt und ein Analekzem symptomatisch behandelt wird, ist naturgemäß beim toxischen bzw. toxisch-degenerativen perianalen Kontaktekzem unerheblicher als beim allergischen, das im Einzelfall oft durch eine ganze Reihe möglicher Allergene hervorgerufen werden kann. So kann etwa ein allergisch bedingtes Analekzem nicht nur von Duft- oder Farbstoffen des Toilettenpapiers, von Inhaltsstoffen benutzter Hämorrhoidal-Präparate, Intimsprays, Bruchbänder, Kondome, Wasch- und Desinfektionsmittel, Depilatorien usw., sondern ggf. auch von Nahrungsbestandteilen bzw. deren Abbauprodukten hervorgerufen bzw. unterhalten werden.

Eine subtile Anamnese ist in der Allergiediagnostik von zentraler Bedeutung und oft richtungsweisend. Die allergologische Anamnese wird durch verschiedene Testverfahren ergänzt, die der proktologisch tätige Dermatologe selbst durchführt, der Nichtdermatologe jedoch kennen muß, um sie gezielt durchführen zu lassen. Grundsätzlich unterscheidet man hierbei die sog. Allergieteste einschließlich dem Expositions- und Karenztest von den Empfindlichkeits- oder Resistenzprüfungen der Haut. Zu ersteren zählen:

1. *Epikutantest.* Wird auch Läppchen- bzw. Patchtest genannt. Er dient der ursächlichen Abklärung der Allergien vom Spättyp und somit insbesondere von allergischen Kontaktekzemen (s.u.). Sonderformen dieser Testmethode stellen der Abrißtest, bei dem die Hornschicht mittels Tesafilmabriß entfernt wird, und der belichtete Epikutantest dar, durch den sog. Photoallergien nachgewiesen werden.
2. *Reibtest* nach Gronemeyer und Debelic. Er wird zuweilen als Vorsichtsmaßnahme zur Vortestung von Stoffen mit vermutlich hohem Sensibilisierungsgrad bei Allergien vom Soforttyp angewandt. Bei negativem Ausfall müssen sodann die empfindlicheren Testmethoden (Scratch, Prick, Intrakutan) angewandt werden.
3. *Scratchtest.* Er wird angewendet zum Nachweis von Allergien vom Soforttyp, etwa einer Medikamentenallergie (z.B. Chinin) (s.u.).
4. *Pricktest.* Er dient wie der Intrakutantest der Klärung von Allergien vom Soforttyp wie Rhinitis et Conjunctivitis allergica, Asthma bronchiale allergicum, Urticaria usw.
5. *Intrakutantest.* Während beim Pricktest ein Tropfen der fraglichen Substanz auf die Haut aufgebracht und mit einer Prick-Lanzette durch den Tropfen in die Haut eingestochen wird, spritzt man beim Intrakutantest das entsprechende Allergen mit einer 20iger Kanüle – wie der Name sagt – streng intrakutan, d.h. in das obere Korium.
6. *RAST* (*R*adio-*A*llergo-*S*orbens-*T*est). Der RAST ist ein in-vitro-Test, mit dem im Serum spezifische Antikörper der Klasse IgE nachgewiesen werden können. Er ist somit insbesondere in der Diagnostik von Sofort-Typ-Reaktionen (IgE-vermittelt) von Bedeutung. Zur Bestimmung des Gesamt-IgE wird vor allem der sog. *PRIST* (*P*apier-*R*adio-*I*mmuno-*S*orbens-*T*est) angewandt. Analoge Bestimmungen gibt es auch auf der Basis enzymatischer Analysen als Enzym-Immunoassay.
7. *Expositionstest.* Hierbei wird das verdächtige Allergen äußerlich (konjunktivaler und nasaler Provokationstest) oder innerlich appliziert, um die entsprechenden Reaktionen zu provozieren. Wegen der hierbei erhöhten Gefahr eines anaphylaktischen Schocks ist insbesondere die innere Verabreichung einer verdächtigen Substanz nicht ungefährlich und wird daher vor allem in der Klinik durchgeführt.
8. *Karenztest.* Er führt immer dann zum Erfolg, d.h. zur Klärung einer Allergie, wenn durch gezieltes Weglassen einer verdächtigen Substanz die Haut- bzw. Schleimhautveränderungen abklingen bzw. bei Durchführung der sog. Aufbaudiät die Hauterscheinungen bei einer bestimmten Nahrungszugabe wieder auftreten.

Daneben gibt es Funktionsprüfungen zur Feststellung von funktionellen Minderleistungen der Haut, wie sie beim sog. toxisch-degenerativen Ekzem vorliegen. Zu diesen Hautresistenzprüfungen gehören:

1. Der Alkaliresistenztest nach Burckhardt. Er dient, wie der Name sagt, zur Prüfung der Alkaliresistenz der Haut.
2. Die modifizierte Alkaliresistenzprobe nach Burckhardt-Locher (s. u.).
3. Die Nitrazin-Gelb-Probe nach Suter. Ohne vorherige Reizung der Haut mit Natronlauge, wie dies bei der Alkaliresistenzprobe nach Burckhardt-Locher geschieht, wird 1 Tropfen 1 %ige Natrazin-Gelb-Indikatorlösung auf das Testfeld gegeben und nach $^1/_2$ Minute abgelesen. Die Bedeutung dieser Funktionsprobe wird dadurch eingeschränkt, daß sie nur bei stärkeren Hautschädigungen positiv ausfällt.
4. Die Alkalineutralisationsprobe dient zur Feststellung der Säureanteile der Hautoberfläche.
5. Die Säureneutralisationsprobe dient zur Prüfung der basischen Anteile der Hautoberfläche.
6. Die Säureresistenzprüfung dient zur Prüfung der Säureresistenz der Haut.
7. Die Erythemschwellenprüfung dient zur Bestimmung der Lichtempfindlichkeit.

Wichtig für die proktologische Sprechstunde sind von den Allergietests vor allem die Epikutantestung zur Klärung des perianalen Kontaktekzems sowie der Scratchtest zum Nachweis einer Medikamentenallergie. Auch der Expositions- bzw. Karenztest kann in selteneren Ausnahmefällen einmal zur Anwendung kommen.

Da, wie oben bereits erwähnt, ein allergisches Kontaktekzem oft erst auf dem Boden eines sog. toxisch-degenerativen Ekzems entsteht und dies wiederum Folge einer verminderten Alkaliresistenz der Haut sein kann, stellen unter den Hautresistenzprüfungen der Alkaliresistenztest, insbesondere jedoch die modifizierte Alkaliresistenzprobe nach Burckhardt-Locher weiterhin wichtige diagnostische Methoden dar.

Nachfolgend sollen nun der Epikutan- und Scratchtest sowie die Alkaliresistenzproben etwas näher erläutert werden.

Epikutantestung

Anamnestisch verdächtige Substanzen, die als Auslöser allergischer Perianalekzeme in Frage kommen, wie etwa Hämorrhoidalsalben o. ä., werden auf Testpflaster, die vorgefertigt im Fachhandel erhältlich sind, in geringer Menge aufgebracht und i. d. R. auf dem Rücken oder den Oberarmaußenseiten der Patienten aufgeklebt (Abb. 38).

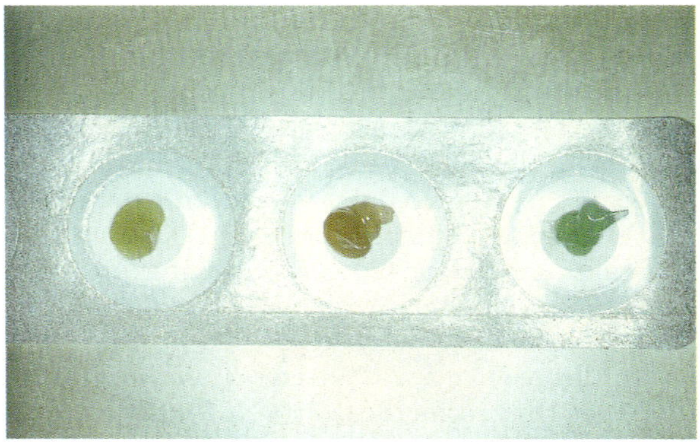

Abb. 38. Testpflaster

Beim Anlegen eines Epikutantests ist darauf zu achten, daß die Haut zum Zeitpunkt der Testung möglichst frei von entzündlichen Veränderungen ist, da sonst mit unspezifischen Reaktionen im Sinne des „angry back" [3, 20] zu rechnen ist und die nach 24, 48 und 72 h erfolgende Ablesung der Testreaktionen fraglich, wenn nicht unmöglich, sein kann.

Weiterhin ist zu beachten, daß es unter Langzeit-Glukokortikoid-Behandlung zu falsch negativen Testergebnissen kommen kann. Auch die topische Anwendung von Steroidpräparaten sollte eine Woche vor der Epikutantestung beendet werden [3, 20].

Bei Verdacht auf Vorliegen von epidermalen Sensibilisierungen empfiehlt es sich, neben den anamnestisch verdächtigen Substanzen auch eine mehr oder weniger lange Reihe von Stoffen mitzutesten, deren potentieller Allergencharakter bekannt ist. Die Testung mit derartigen Standardreihen, die neben den häufigsten sensibilisierenden Medikamenten und Berufsstoffen auch die wichtigsten Allergene des täglichen Lebens enthalten, trägt zweifelsohne zu einer wesentlichen Effektivitätssteigerung bei der Fahndung nach mono- oder polyvalenten epidermalen Sensibilisierungen bei. Ein Grund hierfür ist in der oft zu niedrigen Konzentration des betreffenden Allergens in einem Fertigpräparat zu sehen, wodurch es hin und wieder zu falsch negativen Reaktionen kommen kann. Wenn Kosmetika oder dermatologische Externa (Fertigpräparate) epikutan getestet werden, übersieht man nicht selten den für die Allergie evtl. schuldigen Konservierungsstoff, da solche darin enthaltenen Konservierungsstoffe oft zu niedrig dosiert sind. Daher sind die wichtigsten solcher Inhaltsstoffe in den sog. *Standard*reihen zu testen, und man bekommt so die richtigen Testergebnisse [3]. Diese kommerziellen Epikutantestserien sind im Fachhandel erhältlich (z. B. Standard-Epikutantest-Hermal).

Tabelle 2. Analtestblock

Testsubstanz	Testkonzentration in %	Testvehikel
Albothyl	5	Vaseline
Chininsulfat	5	Vaseline
Chinchocainhydrochlorid	5	Vaseline
Hexylresorcin	0,25	Vaseline
Lidocainhydrochlorid	15	Vaseline
Mafenid (Marfanil)	10	Vaseline
Menthol	1	Vaseline

Neben der Standardreihe ist es bei entsprechender Anamnese sinnvoll, auch Salbengrundlagen, Desinfektionsmittel bzw. medizinische Konservierungsmittel und einen Antibiotikablock zu testen [18].
Eine sog. *Ergänzungstest*reihe zur Abklärung allergischer Perianalekzeme wird in Tabelle 2 dargestellt.
In Frage kommende Medikamente bzw. Medikamentenbestandteile, die in der proktologischen Sprechstunde verhältnismäßig häufig epidermale Sensibilisierungen hervorrufen und in den gängigen Standard-Testreihen enthalten sind, sind:
Perubalsam (Kreuzreaktionen mit Benzoesäure möglich) sowie Lanolin, die häufig in Salbengrundlagen Verwendung finden, Phenylmercuriborat, das wie Benzalkoniumchlorid oder Formalin als Konservierungsstoff in Lokaltherapeutika vorkommt, Resorcin, das einen Bestandteil von Sol. Castellani darstellt, das Lokalanästhetikum Benzocain sowie auch Substanzen wie z.B. Bufexamac [18].
Bei jedem Test muß zusätzlich auch die Trägersubstanz aufgeklebt werden, um falsch positive Reaktionen zu vermeiden.
Die Testpflaster werden nach 24 h entfernt, die Teststelle sofern nötig mit einem äthergetränkten Wattebausch gereinigt, mit Methylenblau oder einem Filzstift markiert und erstmals abgelesen.
Hierbei empfiehlt es sich, nach Abreißen des Pflasters 10–20 min, in Einzelfällen sogar bis zu 30 min mit dem Ablesen zu warten, bis erythematöse Pflasterreizungen, die positive Testreaktionen vortäuschen können, abgeklungen sind (Abb. 39).
Die 2. Ablesung erfolgt nach 48 h und die 3. nach 72 h.
Die Auswertung von allergischen Testreaktionen erfolgt definitionsgemäß durch folgende Angaben:

1. negative Reaktion,
2. zweifelhafte Reaktion,
3. schwach positive Reaktion,
4. stark positive Reaktion,
5. toxische Reaktion.

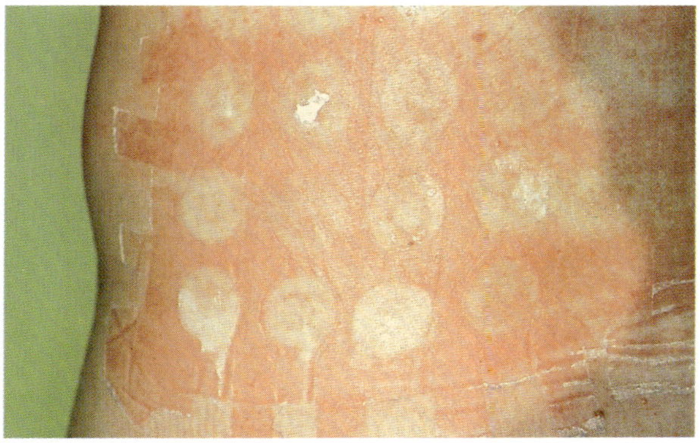

Abb. 39. Erythematöse Pflasterreizung, unmittelbar nach Abnahme der Testpflaster

Zur weiteren Differenzierung positiver Reaktionen bedient sich der Allergologe i.a. folgender Kriterien:

- ödematöses Erythem +
- vereinzelte Papulo-Vesikeln ++
- dichtstehende Papulo-Vesikeln +++
- neben Papulo-Vesikeln Bullae ++++

Scratchtestung

Der Scratchtest dient *nicht* zum Nachweis von umschriebenen, auf den Einwirkungsbereich des Allergens begrenzten allergischen Kontaktekzemen, sondern zum Nachweis von Arzneimittelexanthemen vom Typ I nach Coombs u. Gell (Allergien vom Soforttyp) [6]. Auf diese Allergie-Nachweismethode wird in diesem Zusammenhang nur wegen ihrer besonderen Bedeutung für die proktologische Sprechstunde eingegangen. Sie eignet sich nämlich insbesondere zum Nachweis medikamentenbedingter Allergien, wie sie gelegentlich etwa durch chininhaltige Sklerosierungsmittel o.ä. eintreten können.
Grundsätzlich können allerdings nur solche Arzneimittel „gescratcht" werden, die auch sonst in die Haut oder Schleimhaut appliziert werden, da es sonst zu toxischen Hautschäden kommen kann.
Die Scratchtestung erfolgt i.d.R. an den Volar-Seiten der Unterarme. Mit einer sog. Blutlanzette wird die Haut jeweils etwa 0,5 cm ganz oberflächlich aufgeritzt, wobei keine Blutungen auftreten sollten, und danach physiologische Kochsalzlösung aufgetragen. Nach einigen Minuten, wenn die Hautirritationen abgeklungen sind, wird sodann das entsprechende Medikament bzw. der Medikamentenbestandteil mittels Glasspatel aufgetragen. Arzneimittel in Tablettenform müssen hierbei etwa in einem Porzellanmörser zunächst zerkleinert und dann in physiologischer Kochsalzlösung oder ggf. auch in

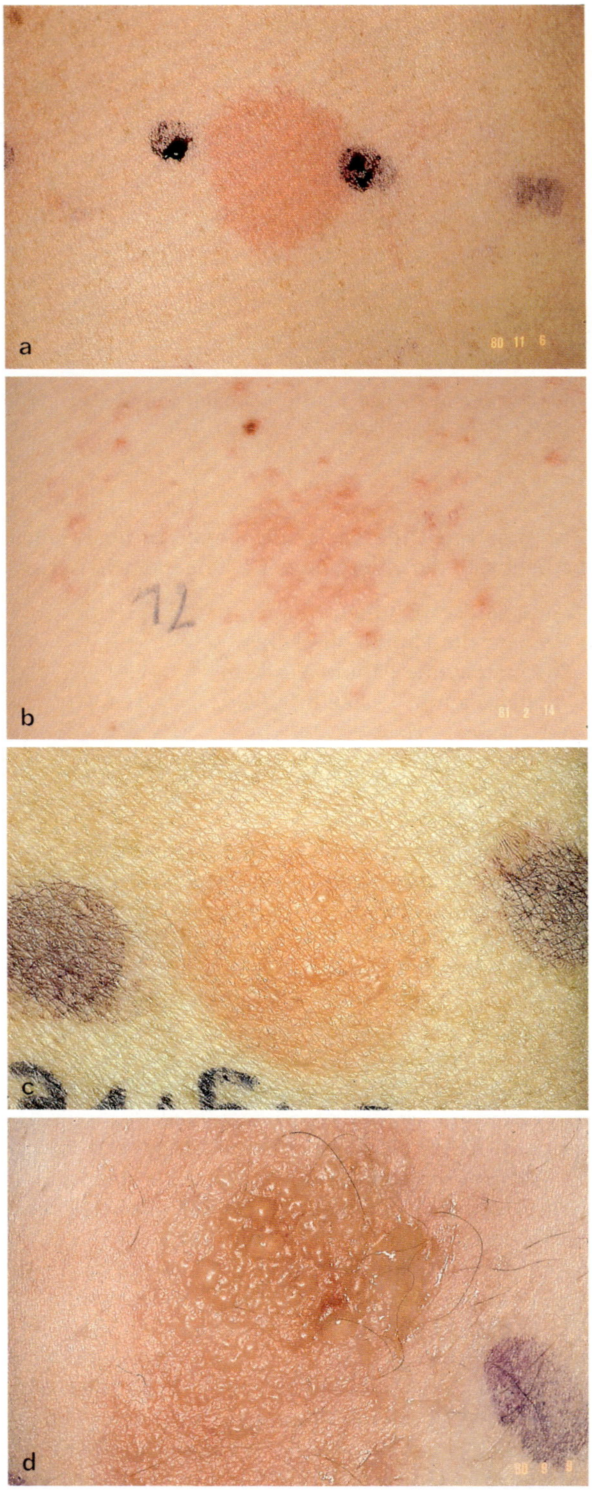

Abb. 40 a–d. Kontaktallergische Reaktionsgrade, die ein Maß für die Stärke der epidermalen Sensibilisierungen darstellen. **a** 1fach -, **b** 2fach -, **c** 3fach -, **d** 4fach positive Epikutantest-Reaktion

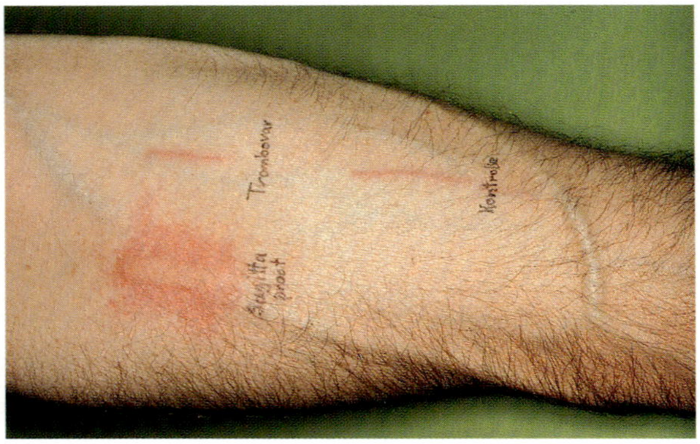

Abb. 41. Positiver Scratch-Test

einem anderen Lösungsmittel wie Alkohol oder Glycerin aufgelöst werden.

Wie bei der Prick- und Intrakutantestung muß auch beim Scratchtest bei jeder Testserie eine negative Kontrolle mit dem reizlosen Lösungsmittel (physiologische Kochsalzlösung) und als Maß für die Hautreaktivität eine positive Kontrolle mit Histaminlösung miterfolgen.

Die Ablesung des Tests erfolgt nach 20 und 30 min unter Berücksichtigung der Kochsalz- und Histaminkontrolle.

Entsprechend dem Ausmaß von aufgetretener Rötung, Quaddelbildung und Juckreiz werden die Reaktionen gekennzeichnet mit +, ++, +++, ++++ (Abb. 41).

Wie bei der Epikutantestung empfiehlt es sich auch bei der Scratchtestung, sich zusätzlich sog. Standardtests zu bedienen, insbesondere deshalb, weil es erfahrungsgemäß häufig vorkommt, daß Patienten diverse Arzneimittel einnehmen bzw. konsumiert haben, ohne darüber ausreichend Auskunft geben zu können.

Eine derartige *Standard*-Scratch-Reihe mit Medikamentenbestandteilen, die erfahrungsgemäß häufig zur Sensibilisierung führen, kann eine wesentliche Hilfe bei der Abklärung von arzneimittelbedingten allergischen Exanthemen sein.

Häufig sind die Testergebnisse bei Arzneimittelunverträglichkeiten falsch negativ oder nicht kongruent mit der Anamnese. Das kann zum einen daran liegen, daß nicht das getestete Medikament, sondern erst ein im Körper daraus entstandener Metabolit das ursächliche Allergen darstellt. Des weiteren gibt es sog. pseudoallergische Reaktionen, die von der Symptomatik her allergischen Reaktionen stark ähneln, jedoch nicht immunologischen Ursprungs sind. Röntgenkontrastmittel, Lokalanästhetika, Volumenersatzmittel sowie Acetylsalicylsäure rufen häufig derartige pseudoallergische Reaktionen hervor. Hautteste sind hierbei meistens negativ [20].

Alkaliresistenzproben

1. Alkaliresistenztest

Auf 3 Felder der Innenseite des Unterarmes werden je 1 Tropfen 0,5 n Natronlauge aufgetropft und mit einem Glasblöckchen abgedeckt. Nach 10 min werden alle 3 Würfel wieder entfernt und auf Feld 2 und 3 nach Abwischen des 1. Tropfens ein 2. Tropfen aufgetragen. Auf Feld 3 wird nach weiteren 10 min nach vorherigem Abwischen des 2. Tropfens ein 3. Tropfen aufgetragen. Die Ablesung erfolgt sofort nach jeder Versuchsperiode.
Zeigt sich auf Feld 1 eine Reaktion (Rötung, Erosion), handelt es sich um eine *stark verminderte Alkaliresistenz*. Eine *verminderte Alkaliresistenz* liegt bei Rötung, evtl. Erosion und Bläschenbildung in Feld 2 vor. Zeigt sich in Feld 3 eine geringe Rötung oder keine Reaktion, kann eine *normale Alkaliresistenz* angenommen werden.

2. Alkaliresistenzprobe nach Burckhardt-Locher (1962)

An der Oberschenkelstreckseite beidseits wird bei dieser Funktionsprobe nach 24stündigem Wasch- und Salbenverbot die Haut mit Natronlauge gereizt und die Stärke der auftretenden Reaktionen mittels einer Indikatorlösung in Abhängigkeit von der Einwirkungszeit bewertet.
Im einzelnen wird der Test wie folgt durchgeführt:

Mit einem Filzstift werden die Hautfelder zunächst in Größe der Glasblöcke (2 × 1,5 × 3 cm) markiert, auf die sodann jeweils ein Tropfen einer n/2 NaOH-Lösung gegeben wird. Danach werden die Felder mit den Glasblöckchen bedeckt (Abb. 42 a).
Nach 5 min werden diese Würfel wieder entfernt, die Natronlauge abgetupft und 1%ige Nitrazin-Gelb-Indikatorlösung auf den Prüffeldern ausgestrichen, eine halbe Minute einwirken lassen und sodann wieder abgewischt [4]. Finden sich anschließend mehr als 10 blau-schwarz gefärbte Erosionen pro Feld, so ist die Probe als positiv anzusehen. Definitionsgemäß spricht man von der niedrigsten Alkaliresistenz, d.h. der am stärksten verminderten AR (AR 1), wenn eine derartige Hornschichtschädigung bereits nach den ersten 5 min auftritt (Abb. 42 b).
Eine normale Alkaliresistenz der Haut (AR 5) liegt vor, wenn die Probe nach 5maliger Laugenapplikation hintereinander immer noch negativ ausfällt.

Die Alkaliresistenzprobe und der Alkaliresistenztest sind zur Feststellung eines geschädigten oder verminderten Puffervermögens der Hautoberfläche gut geeignet. Eine differentialdiagnostische Aussage

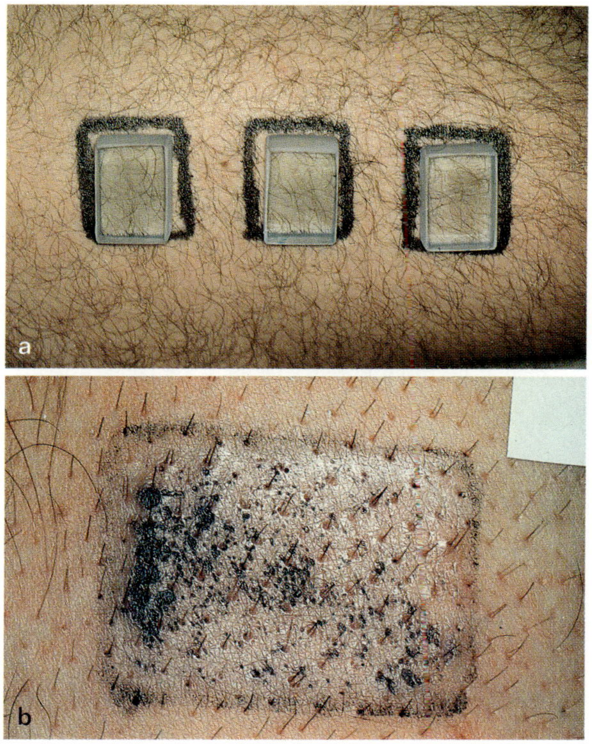

Abb. 42 a, b. Alkaliresistenzprobe nach Burckhardt-Locher; positiv, AR 1 (**b**)

über den Typ eines Ekzemes, ob allergisch oder kumulativ-toxisch, ist hingegen nicht möglich [3]. Menschen, bei denen eine verminderte Alkaliresistenz vorliegt, neigen zu Schädigungen der Haut insbesondere durch Seifen, Wasch- und Spülmittel. Durch entsprechende prophylaktische Vorkehrungen, wie striktes Verbot von Seifenwaschungen des perianalen Bereichs oder der Empfehlung, anstatt alkalischer Seifen maßvoll sog. Syndets (z. B. Dermofug, Sebopona) oder rückfettende Seifen (Olatum) zu verwenden, kann nicht nur der Entstehung degenerativer, toxisch-irritativer Analekzeme, sondern auch der Gefahr einer Pfropfsensibilisierung entgegengewirkt werden.

Literatur

1. Bandmann HJ (1985) Ist die Alkaliresistenz-Probe heute noch sinnvoll? Hautkrankht 60: 1734
2. Bandmann HJ, Fregert S (1982) Epicutantestung, 2. Aufl. Springer, Berlin Heidelberg New York
3. Braun-Falco O, Plewig G, Wolff HH (1996) Dermatologie und Venerologie, 4. Aufl. Springer, Berlin Heidelberg New York Tokyo
4. Böhm I (1995) Welche „Hautproben" sind heute noch Standard? Dtsch Dermatol 43: 82

5. Burckhardt W (1947) Alkali-Resistenz-Bestimmung. Dermatologica (Basel) 94: 74
6. Coombs RRA, Gell PGH (1963) The classification of allergic reactions underlying disease. In: Gell PGH, Coombs RRA (eds) Clinical aspects of immunology. Davis, Philadelphia, p 317
7. Fiedler H, Wozniak K-D (1980) Vergleich des Ausfalls der Alkaliresistenzprobe nach Burckhardt und Wacek mit Ergebnissen der Methode nach Burckhardt und Locher bei Ekzempatienten. Dermatol Monatsschr 166: 607–610
8. Filipp G (1980) Allegologie Bd I und II. Werk-Verlag Dr Edmund Banaschewski
9. Frosch PJ (1994) Cutaneous irritation. In: Rycroft RJG, Menné T, Frosch PJ (eds) Textbook on contact dermatitis, 2nd edn. Springer, Berlin Heidelberg New York Tokyo
10. Gollhausen R, Przybilla B, Ring J (1989) Reproducibility of patch tests. J Am Acad Dermatol 21: 1169–1202
11. Gronemeyer W, Debelić M (1967) Der sog. Reibtest, seine Anwendung und klinische Bedeutung. Dermatologica 134: 208
12. Jackson EM, Goldner R (eds) (1990) Irritant contact dermatitis. Dekker, New York Basel
13. Jung EG (1974) Die photoallergische Testung. Ther Umsch 31: 313–316
14. Klaschka F, Rauhut K (1982) Nitrazingelb-Test. Basotherm GmbH, Biberach an der Riss
15. Knop J (1987) Neuere Aspekte zur Ätiopathogenese und Klinik des allergischen Kontaktekzems. Allergologie 10/9: 385–391
16. Locher G (1962) Permeabilitätsprüfung der Haut Ekzemkranker und Hautgesunder für den neuen Indikator Nitrazingelb „Geigy", Modifizierung der Alkaliresistenzprobe, pH-Verlauf in der Tiefe des Stratum corneum. Dermatologica 124: 159–182
17. Matthiesen RP, Schröpl F (1980) Testmethoden an der Haut. In: Korting GW (Hrsg) Dermatologie in Praxis und Klinik, Bd I. Thieme, Stuttgart, S 4.11–4.33
18. Peters K-P, Heese A, Hahn H (1988) Relevant allergens in perianal contact-dermatitis. In: Frosch PJ (ed) Current topics in contact dermatitis. Springer, Berlin Heidelberg New York Tokyo, pp 255–257
19. Raab W (1979) Allergiefibel. Gustav-Fischer, Stuttgart New York
20. Ring J (1988) Angewandte Allergologie. MMW, München
21. Schöpf E (1979) Hauttests. Zur Notwendigkeit der Hauttests in der Allergiediagnostik. Therapiewoche 29: 3601–3606
22. Schöpf E (1981) Allergen-Applikationsmöglichkeiten bei der Epikutantestung. Aktuel Dermatol 7: 171–172
23. Schulz KH, Fuchs T (1990) Der Epikutantest. In: Fuchs E, Schulz KH (Hrsg) Manuale Allergologicum, Bd IV, 4. Dustri, Deisenhofen, S 1–24
24. Stein E (1975) Ist die aufwendige Diagnostik in der freien Praxis unwirtschaftlich? Der niedergelassene Arzt 21: 21–25
25. Stein E (1976) Ursachen perianaler Hautaffektionen. Ärztl Praxis 90: 3526
26. Stein E (1978) Rationalisierte Arztpraxis. Urban & Schwarzenberg, München Wien Baltimore
27. Stein E (1980) Plädoyer für eine ausreichende Allergietestung. Dtsch Dermatol 2: 177–189
28. Stein E, Böhringer D (1982) Das Kontaktekzem. Z Allgemeinmed 15: 835–841
29. Stein E (1982) Perianales Kontaktekzem. coloprocotology 5: 279–286
30. Ummenhofer B (1980) Zur Methodik der Alkaliresistenzprüfung. Dermatosen in Beruf und Umwelt 4: 104–109
31. Winkler K (1978) Dermatologie. de Gruyter, Berlin New York

Krebsvorsorge

Durch Einführung von Krebsfrüherkennungsprogrammen wurden der Bevölkerung wesentliche Möglichkeiten der Präventivmedizin erschlossen. Es ist allerdings erstaunlich, daß in der BRD beispielsweise nur 10% der Männer und 21% der Frauen über 45 Jahren dieses kostenlose Angebot zur Krankenvorsorge bislang in Anspruch nehmen [8]. Dies hängt wohl nicht zuletzt damit zusammen, daß trotz verbaler Bekenntnisse für die Prävention weder in der Forschung noch in der Ausbildung der Mediziner bis heute eine erkennbare Gewichtsverlagerung von der Krankheits- zur Gesundheitsorientierung stattgefunden hat. Dies ist wohl auch der Grund, warum weniger als 10 bis max. 20% aller kolorektalen Karzinome im Rahmen von Vorsorgeuntersuchungen diagnostiziert werden [12a].

Dem Proktologen kommt bei der Durchführung von Krebsfrüherkennungsuntersuchungen insofern eine besonders verantwortungsvolle Aufgabe zu, weil sein „Überweisungsschein"-Klientel in relativ hohem Prozentsatz „karzinomverdächtig" ist.

Die wichtigsten Methoden zur Früherkennung von Dickdarmkarzinomen bei asymptomatischen Personen stellen neben der Digitaluntersuchung und der Endoskopie insbesondere der leicht durchführbare *Hämoccult-Test* dar.

Ausgehend von der Tatsache, daß ein großer Teil der hier lokalisierten Karzinome und präkanzerösen Polypen *intermittierend* kleine Mengen Blut verlieren, ohne daß diese Blutspuren makroskopisch immer sichtbar wären, wurde die seit über 100 Jahren bereits bekannte Nachweismethode von okkultem Blut im Stuhl durch Benzidin bzw. O-Tolluidin 1971 in den USA zu dem heute gut praktikablen modifizierten *Guajak-Test* nach *Greegor* auf vorgefertigten Testbriefchen (z.B. Hämoccult, hemo-FEC) weiterentwickelt. Dieser einfach durchzuführende Test wurde 1977 auch in der Bundesrepublik für Männer und Frauen ab 45 Jahren in die allgemeine Vorsorgeuntersuchung aufgenommen.

Um die Genauigkeit der Probe zu erhöhen, wird den Testpersonen empfohlen, 3 Tage vor der ersten Stuhlprobe und während der Testtage schlackenreich, jedoch fleischfrei zu essen und Cimetidin-,

Acetylsalicylsäure-, Eisen- und Vitamin-C-haltige Medikamente zu meiden.

Mit den früher üblichen Bestimmungsmethoden waren größere Untersuchungsserien nicht durchführbar, da einerseits die Probanden eine dazu notwendige, strenge Diät einhalten mußten und es außerdem dem Labor nicht zuzumuten war, in größerem Ausmaß mit frischem Stuhl zu arbeiten. Zu einer praktikablen Screening-Methode ist der Test erst dadurch geworden, daß er diese beiden Nachteile heute nicht mehr aufweist. Der Patient streicht zu Hause mit einem Holzspatel an drei aufeinanderfolgenden Tagen winzige Mengen Stuhl, die an zwei separaten Stellen entnommen wurden, auf Guajakimprägniertes Filterpapier auf. Diese eingetrocknete und nahezu geruchlose Stuhlprobe gelangt dann evtl. auch durch die Post ins Labor. Hier muß lediglich eine H_2O_2-Entwicklerlösung auf die Rückseite des Filterpapiers aufgetropft und nach 30 s aufgrund einer evtl. eintretenden Blauverfärbung abgelesen werden.

Der Nachteil des Hämoccult-Tests, der als das derzeit immer noch geeignetste Massen-Screening-Verfahren zur Erfassung des Dickdarmkarzinoms bei der asymptomatischen Normalbevölkerung gilt, ist die Tatsache, daß ein negativer Ausfall ein kleines, nicht oder nicht regelmäßig blutendes Malignom nicht ausschließt.

Während bei einmalig durchgeführtem Test 20–30% der Karzinome und 50–60% der adenomatösen Polypen abhängig von ihrer Größe falsch negativ sind, verringern jährlich wiederholte Tests bei beschwerdefreien Personen die Zahl falsch negativer Ausfälle bei Karzinomen auf unter 10% und bei großen Polypen auf unter 30% [9, 17].

Diese leider relativ hohe Rate an falsch negativen Befunden zeigt die Bedeutung einer genauen Anamneseerhebung und die Notwendigkeit, das Screening jährlich zu wiederholen!

Inzwischen konnte zweifelsfrei gezeigt werden, daß bei konsequenten jährlichem Stuhl-Blut-Screening die Darmkrebs-Mortalität um ca. 30% gesenkt werden kann [11, 14, 15]. Voraussetzung hierfür ist allerdings, daß bei *jedem* positiven Okkultbluttest unverzüglich eine adäquate Kolondiagnostik eingeleitet wird, gemäß dem obersten Leitsatz der Proktologie, demzufolge jede Blutung in oder aus dem Darm, so lange als karzinomverdächtig anzusehen ist, bis ein solches zweifelsfrei ausgeschlossen werden konnte. Bei ungefähr einem Drittel der Patienten mit positivem Testausfall muß mit einer kolorektalen Neoplasie in Form eines Adenoms oder Karzinoms gerechnet werden [19]. Das heißt, wenn auch nur ein Hämoccult-Test positiv ausfällt oder mittels Rektosigmoidoskopie Adenome entdeckt werden, ist eine hohe Koloskopie indiziert [2, 6, 12, 20]. Welche Maßnahmen sonst, insbesondere bei den sog. Risikogruppen (Patienten mit familiärer Polyposis, Colitis ulcerosa, Zust. nach Kolon-, Mamma- und Ovarialkarzinom sowie nach Ureterosigmoidostomie [17]) von der WHO empfohlen werden, geht aus der nachfolgenden Übersicht hervor.

WHO-Empfehlungen von 1995 [4] zur Früherkennung von Dickdarm- und Enddarmkrebs

Personen ab 50 Jahren ohne Symptome oder familiäre Belastung

1. Hämoccult und Rektaluntersuchung jährlich.
2. Sigmoidoskopie alle 3 bis 5 Jahre.
3. Bei Blut im Stuhl oder Entdeckung eines Darmpolypen: Koloskopie mit Entfernung des Polypen.

Personen mit Dickdarmpolypen

1. Polypen des Dick- oder Enddarmes müssen vollständig endoskopisch abgetragen und feingeweblich untersucht werden.
2. Kleine Polypen (unter 0,5 cm) können biopsiert werden.
3. Eine totale Koloskopie ist bei Adenomen jeglicher Größe notwendig.
4. Eine Kontrollkoloskopie nach Polypenentfernung ist nach 3 Jahren notwendig, um belassene oder neu entstandene Adenome zu erfassen!
5. Die Folgeuntersuchung findet erst nach 5 Jahren statt, wenn die erste Kontrolle negativ war.

Personen mit Dickdarmkrebs oder Polypen in der Verwandtschaft

1. Ein Verwandter 1. Grades mit Dickdarmkrebs: ab dem 35. bis 40. Lebensjahr jährlich Hämoccult. Rektaluntersuchung und Sigmoidoskopie alle 3 bis 5 Jahre.
2. 2 oder mehr Verwandte 1. Grades mit Dickdarmkrebs: Koloskopie alle 3 bis 5 Jahre, wenn die Person unter 55 Jahre ist.
3. An erblich bedingte Arten von Dickdarmkrebs ist zu denken, wenn bei Verwandten 1. oder 2. Grades im Alter unter 40 Jahren Dickdarmkrebs auftrat.

Immunologische Verfahren zum Nachweis von Blut im Stuhl sind zwar spezifischer und sensibler als der Guajak-Test, konnten sich jedoch als Massen-Screening-Verfahren bislang insbes. aus Kosten- und Praktibilitätsgründen nicht durchsetzen [1, 5].

Literatur

1. Allison JE et al. (1996) A comparison of fecal occult-blood tests for colorectal-cancer screening. N Engl J Med 334: 155–159
2. Bönner C, Prohm P (1995) Zur Wertigkeit der Koloskopie in der koloproktologischen Praxis. coloproctology 5: 195–199
3. Buser K (1980) Vorsorgeverhalten im Rahmen der gesundheitlichen Versorgungsstruktur. Fortschr Med 35: 1315–1325

4. Caspary WF (1995) Vorsorge beim Kolorektal-Karzinom. Die neuesten WHO-Empfehlungen. Med Trib 4: 10
5. Frommer DJ et al. (1988) Improved screening for colorectal cancer by immunological detection of occult blood. Br Med J 296: 1092–1094
5a. Frühmorgen P (1996) Okkultes Blut im Stuhl. In: Hahn G, Riemann JF (Hrsg) Klinische Gastroenterologie, Bd 1, 3. Aufl. Springer, Berlin Heidelberg New York Tokyo, S 463–469
6. Gerbes L, Jüngst D (1994) Senkt jährliche Untersuchung des Stuhls auf okkultes Blut die Mortalität an kolorektalen Karzinomen? Kommentiertes Referat. Z Gastroenterol 32: 603–606
7. Gnauck R (1989) Diagnostik des Kolonkarzinoms – verbesserte Methoden der Früherkennung. Z Allgemeinmed 65: 621–625
8. Gnauck R (1995) Vorsorgemaßnahmen. Effektivität, Akzeptanz und Kosten-Nutzen-Verhältnis. Therapiewoche 7: 397–398
9. Gnauck R, Belzer U (1983) Treffsicherheit bei wiederholtem Haemoccult-Screening nach Darmkrebs. Dtsch Ärztebl 80; 45–56
10. Hardcastle JD et al. (1983) Controlled trial of faecal occult blood testing in the detection of colorectal cancer. Lancet II: 1–4
11. Hardcastle JD (1996) Randomised controlled trial of faecal-occult-blood screening for colorectal cancer. Lancet 348: 1472–1477
12. Herold G et al. (1995) Kolorektaler Polypenstatus und Wertigkeit der starren Rektoskopie als mögliche Screeninguntersuchung. Endoskopie heute 2: 140–147
12a. Hohenberger W, Hermanek P jr, König H-J (1996) Kolon-, Rektum- und Analkanaltumoren. In: Hahn G, Riemann JF (Hrsg) Klinische Gastroenterologie, Bd 1, 3. Aufl. Springer, Berlin Heidelberg New York Tokyo, S 1001
13. Klug W, Knoch H-G (1987) Krypto-Haem SSW – Biochemischer Suchtest auf okkultes Blut im Stuhl. coloproctology 3: 175–182
14. Kronberg O (1996) Randomised study of screening for colorectal cancer with faecal-occult-blood test. Lancet 348: 1467–1471
15. Mandel JS et al. (1993) Reducing mortality from colorectal cancer by screening for fecal occult blood. N Engl J Med 328: 1365–1371
16. Norfleet RG et al. (1980) False-positive „hemoccult" reaction with cimetidine. N Engl J Med 302: 467
17. Otto P, Schunck FR (1987) Kolorektale Karzinome: Vorsorge, Früherkennung, Risikomerkmale. In: Forstmann P, Schüler H, Alpers R (Hrsg) Aktuelle Koloproktologie, Bd 4. Edition Nymphenburg, München, S 15–21
18. Otto P (1987) Kolon- und Rektumkarzinom. In: Das deutsche Krebsfrüherkennungsprogramm. Deutscher Ärzte-Verlag, Köln, S 45–55
19. Porschen RF (1994) Positiver Stuhltest auf Blut muß Kolondiagnostik erzwingen. Ärztl Praxis 19: 11
20. Prohm P, Borger M, Kühne F (1996) Proktologische Patienten mit rektalen Blutungen – was ist diagnostisch erforderlich? coloproctology 5: 185–190
21. Ransohoff DF, Lang CA (1996) Improving the fecal occult-blood test. N Engl J Med 334: 189–190
22. Weizel A, Otto P (1988) Ist die Früherkennungsuntersuchung beim Kolonkarzinom sinnvoll? Klinikarzt 17/2: 97–100

Proktologische Krankheitsbilder

KAPITEL 1

Hämorrhoidaler Symptomenkomplex

1.1 Hämorrhoiden 73
1.2 Marisken 81
1.3 Analvenenthrombose 82
1.4 Analprolaps 84
1.5 Rektumprolaps 87
1.6 Kryptitis und Papillitis 89
1.7 Hypertrophe Analpapillen 91
1.8 Analrhagaden und -erosionen 93
1.9 Analfissur 94
1.10 Periproktaler Abszeß 98
1.11 Fisteln 103

1.1 Hämorrhoiden

Unter Hämorrhoiden versteht man eine mehr oder weniger ausgeprägte Hyperplasie des arteriell gespeisten Corpus cavernosum recti [40]. Dieser Schwellkörper, dessen funktionelle Aufgabe die Gewährleistung der Feinkontinenz ist (S. 12 ff.), wird aus den drei Ästen der A. rectalis superior versorgt (S. 7), wodurch die 3 Prädilektionsstellen der inneren Hämorrhoidalknoten bei 3°°, 7°° und 11°° Steinschnittlage erklärbar sind.

Bei etwa 70 % aller Erwachsenen über 30 Jahre sind proktoskopisch Hämorrhoiden nachweisbar [19, 21]. Diese Zahl verdeutlicht, daß allein das Bestehen von Hämorrhoiden noch nicht bedeuten muß, daß der Patient Beschwerden hat. Demzufolge ist zwischen dem Vorliegen von Hämorrhoiden und dem eines Hämorrhoidalleidens zu unterscheiden.

Da es sich bei Hämorrhoiden um eine Erkrankung der arteriovenösen Strombahnen handelt, kommt es zu mehr oder weniger starken Beschwerden erst dann, wenn durch eine vaskuläre Stauung in den arteriovenösen Gefäßpolstern (Corpus cavernosum recti) am anorektalen Übergang entzündliche Veränderungen im Sinne einer Phlebitis mit Übergreifen auf die Umgebung hinzukommen. Erst wenn Schmerzen, Nässen, Blutungen usw. auftreten, spricht man von einem Hämorrhoidalleiden bzw. hämorrhoidalen Symptomenkomplex (s. u.).

Die Unterteilung der Hämorrhoiden in 4 Schweregrade scheint aus therapeutischer Sicht sinnvoll:

- Hämorrhoiden I.°: In das Proktoskop prolabierende wulstige Knoten.
- Hämorrhoiden II.°: Zeitweiliger Vorfall, der spontan zurückgleitet. Beim Pressen außen sichtbar.
- Hämorrhoiden III.°: Nur digital zu reponierender partieller/totaler Analprolaps.
- Hämorrhoiden IV.°: Fixierter, digital nicht zu reponierender partieller/totaler Analprolaps (s. hierzu S. 84).

ÄTIOLOGIE

Auf dem Boden einer hereditären Disposition [18, 21, 48, 61] werden ätiopathogenetische Einflüsse, die zu Stauungen, insbes. infolge venöser Abflußbehinderung [18, 21, 41, 48] im Bereich des Corpus cavernosum recti führen, verantwortlich gemacht. Als begünstigende Faktoren hierfür gelten sitzende Lebensweise, Adipositas, Bindegewebsschwäche, Gravidität, erhöhter Analsphinktertonus und vor allem starkes Pressen bei der Defäkation. Letzteres ist zumeist Folge einer durch ballaststoffarme Ernährung bedingten chronischen Obstipation. Durch langdauerndes Pressen wird der transsphinktäre Blutabfluß bei der Defäkation (s. hierzu S. 11 ff.) behindert. Eine hierdurch bedingte Überdehnung der Schwellkörperkonvolute führt zu Hyperämisierung und Wärmestau wodurch die Bedingungen für hyperplastische Veränderungen von Abschnitten des Corpus cavernosum recti erfüllt sind [9, 13, 14, 20–22, 26, 28, 38, 40, 45, 51, 53–55].

Schreitet dieser Prozess weiter fort, kommt es zu den nachfolgend beschriebenen Erscheinungs- und Beschwerdebildern des *hämorrhoidalen Symptomenkomplexes.*

KLINIK

Das klinische *Erscheinungsbild* des Hämorrhoidalleidens ist vielgestaltig.

Proktoskopisch wölben sich die in ihrer Konsistenz nicht vermehrten, d.h. digital nicht erfaßbaren, hell- bis düsterrot und spiegelnd glatt erscheinenden Hämorrhoiden I.° auffällig in das Proktoskop vor (vgl. Abb. 1.1 a).

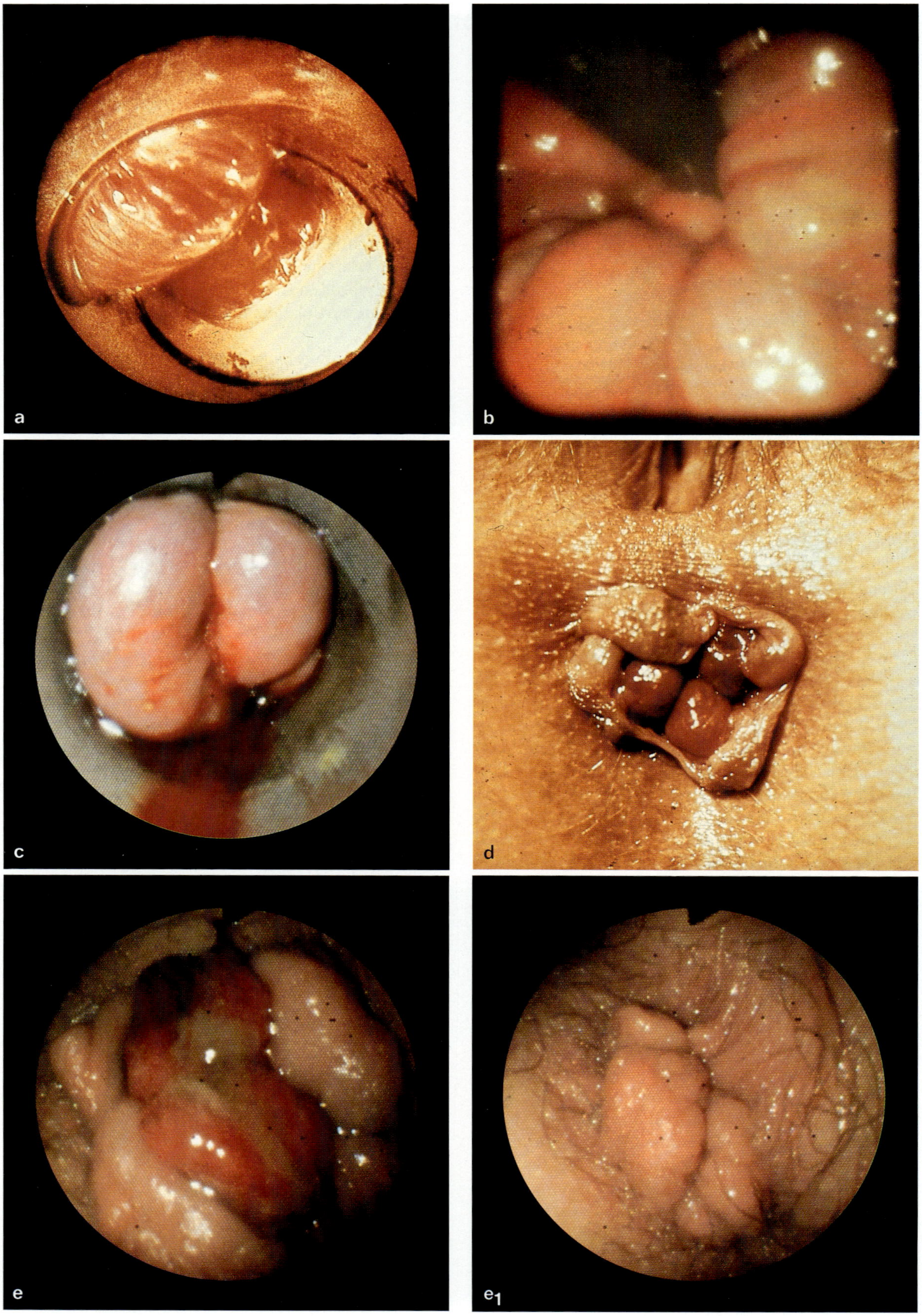
a
b
c
d
e
e1

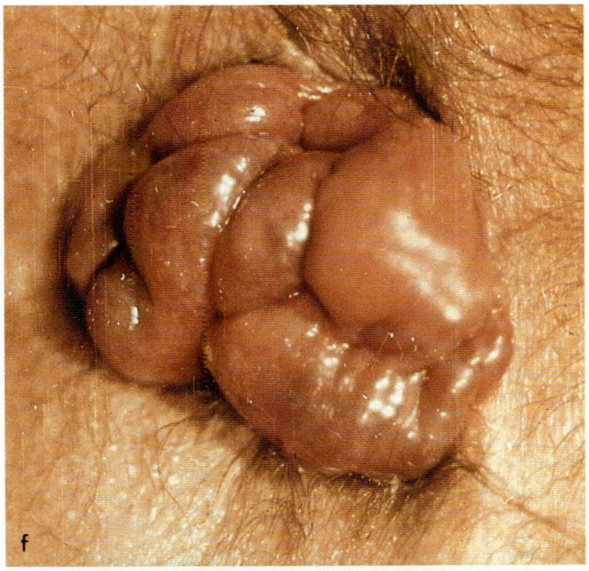

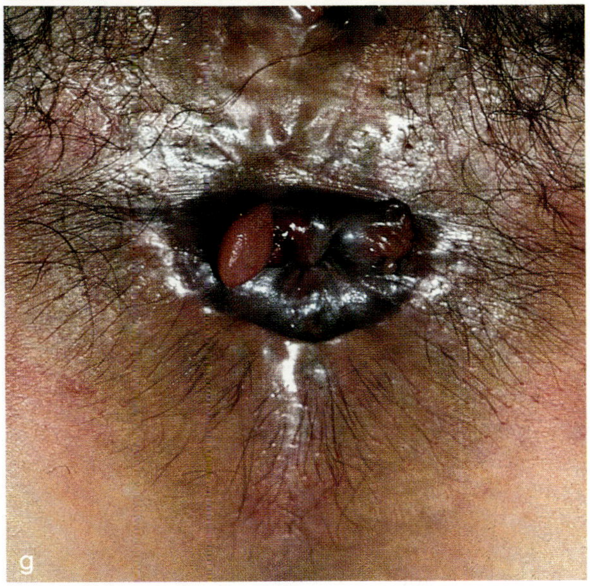

◁ **Abb. 1.1.** **a** Hämorrhoiden I.° im seitlich offenen Proktoskop. **b** Hämorrhoiden I.–II.° von rektal her gesehen (Aufnahme durch Inversion des Kolons in der Ampulla recti). **c** Hämorrhoiden II.°, ins Proktoskop prolabierend, mit einer aktiven Sickerblutung aus einer kleinen Fissur bei 6^{00} SSL. **d** Hämorrhoiden II.° an den Prädilektionsstellen und Marisken am äußeren Analring. **e–e$_1$** Hämorrhoiden III.° mit partiellem Schleimhautprolaps vor und nach Reposition. **f** Hämorrhoiden IV.°. Digital nicht zu reponierender Dauerprolaps. **g** Durch Pressen gefülltes prolapierendes Hämorrhoidenpolster. Leicht entzündlich gereizte Mariske zwischen 9^{00} und 11^{00} SSL (die perianale Rötung ist medikamentös bedingt). **h** Spritzendes, hellrotes Blut aus Hämorrhoiden III°

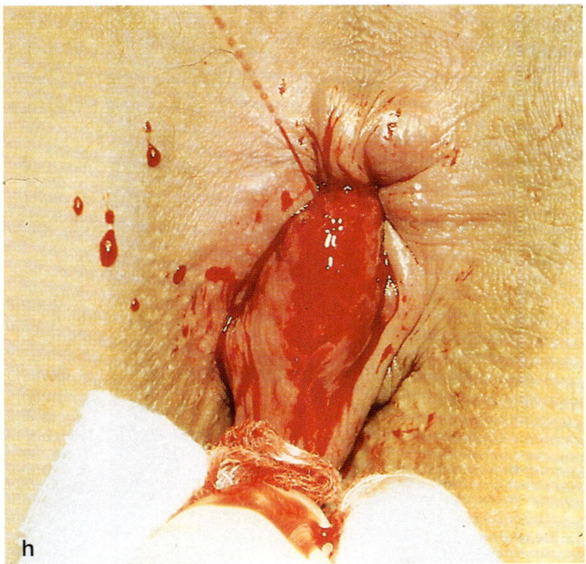

Demgegenüber sind die endoskopisch zunehmend livid bis tiefdunkelrot erscheinenden, voluminöseren, beim Pressen u. U. partiell prolabierenden Hämorrhoiden II.° aufgrund zunehmender Fibrosierungsvorgänge mehr oder weniger deutlich als knotenartige Gebilde palpabel (Abb. 1.1 b–d, 1.8 a).
Das klinische Erscheinungsbild des partiellen bzw. totalen Analprolapses (III.° und IV.°) wird auf S. 84 ff. dargelegt.

Beschwerdebild: Kompliziert wird das Krankheitsbild entzündeter Hämorrhoiden durch auftretende Thromben, die perforieren können, vor allem durch eine stauungsbedingte ständige Sekretion und/oder Kontaktblutungen, wodurch zwangsläufig ein toxisch-degeneratives Kontaktekzem mit allen daraus resultierenden Folgen entsteht (S. 114 ff.).
Bevorzugt klagen die betroffenen Patienten demzufolge über Schmerzen und Brennen bei und nach dem Stuhlgang, Stechen, Nässen, Juckreiz, falschen Stuhldrang und damit verbundenen Sitzbeschwerden.
Besonders die hierbei auftretenden Blutbeimengungen im Stuhl führen den Patienten zum Arzt. Typisch für die Hämorrhoidenblutung ist, daß es sich meist nur um einige Tropfen *hellroten,* da arteriell gespeisten Blutes handelt, das am Ende der Stuhlsäule jeweils aufgelagert ist, sich am Toilettenpapier findet oder nachtropft (Abb. 1.1 h). Unter Umständen kann es bei Einriß größerer Gefäße aber auch zu massiveren Blutungen kommen, die jedoch i. d. R. spontan zum Stillstand kommen, vor allem, wenn der Patient sich hinlegt [62].
Die Symptomatologie des Hämorrhoidalleidens ist schließlich nicht unbedingt abhängig von der Größe

vorhandener Hämorrhoidalknoten. Ausgedehnte Hämorrhoidenkonvolute können weitgehend oder ganz symptomlos verlaufen, während diskrete Veränderungen bereits zu erheblichen Beschwerden führen können [61].
Hämorrhoidalbeschwerden werden oft von längeren Perioden völliger Beschwerdefreiheit unterbrochen und unterscheiden sich dadurch von gleichartigen malignombedingten Symptomen.

DIAGNOSE

Die Diagnosestellung erfolgt am sichersten durch das Proktoskop. Ausmaß und Beschaffenheit der Hämorrhoiden lassen sich hierdurch exakt beurteilen (S. 30).

THERAPIE

Sofern die eingehende proktologische Untersuchung, die grundsätzlich jeder Therapie vorauszugehen hat, ein Hämorrhoidalleiden als einzige Ursache für die angegebenen Beschwerden ergibt, steht der Proktologe vor der Wahl einer ganzen Reihe möglicher Behandlungsmethoden.
Die klinische Vielfalt des Hämorrhoidalleidens läßt erkennen, daß es ein therapeutisches Idealverfahren nicht geben kann. Zur Erzielung optimaler Behandlungsergebnisse ist neben einer entsprechenden apparativen Ausstattung die solide Kenntnis der verschiedenen Methoden Voraussetzung, um diese je nach vorliegendem Befund einzeln oder kombiniert einsetzen zu können [52].
Um eine Besserung auf Dauer zu erzielen, ist eine kausale Therapie Voraussetzung. Dies kann, wie nachfolgend dargelegt, auf verschiedene Weise erfolgen; entweder durch eine klinisch durchführbare Operation (Milligan-Morgan-, Parks-Methode) bzw. einen auch ambulant möglichen semioperativen Eingriff (Gummibandligatur, Kryotherapie, Sphinkterdehnung, Infrarotkoagulation) oder mittels Sklerosierung.

Operative Maßnahmen

Hämorrhoidenoperationen: Chirurgische Eingriffe bleiben schon wegen des Aufwandes auf verhältnismäßig wenige Fälle beschränkt. Hierzu zählen Hämorrhoidenfälle der Grade III und IV, zusammen maximal 10 % [63] ggf. aber auch solche geringerer Schwere, wenn sie zusammen mit anderen anorektalen Erkrankungen wie Fissuren oder Fisteln auftreten. Der Klinik und wenigen spezialisierten Praxen [41 a, 50] vorbehaltene Operationen sind die heute am weitesten verbreitete sog. Dreizipfelresektion nach Milligan-Morgan [36, 37, 51] und die aufwendigere submuköse Hämorrhoidektomie nach Parks und hierauf gründende Modifikationen [12, 35, 46, 47, 54, 63].

Kryochirurgie: Die von Lewis et al. [30] 1969 eingeführte kryochirurgische Abtragung von Hämorrhoiden erfolgt unter Verwendung von Lachgas oder flüssigem Stickstoff [16, 17, 31]. Ein solcher Eingriff ist relativ schmerzlos, so daß eine ambulante Durchführung ohne Narkose möglich ist. Aufgrund der hierdurch erzeugten Gewebsnekrose leiden die Patienten anschließend jedoch bis zu 6 Wochen unter wäßrig-eitrigen Absonderungen aus dem Anus [16]. Es erscheint fraglich, ob die kryochirurgische Abtragung von Hämorrhoiden wegen ihrer Komplikations- und Rezidivrate [12, 17, 23, 24] sowie der unerwünschten Nebenwirkungen als eine zufriedenstellende Behandlungsmethode angesehen werden kann [26].

Gummibandligatur nach Barron [12, 24, 39, 45, 49, 55]: Bei der 1954 von Blaisdell [5, 6] entwickelten und von Barron [1] modifizierten Gummibandligaturmethode wird unter proktoskopischer Sicht mittels eines speziellen Applikators ein Gummiring an der Basis eines inneren, oberhalb der Linea dentata lokalisierten Hämorrhoidalknotens angelegt und hierdurch stranguliert. Nach wenigen Tagen kommt es sodann zum Abgang des inzwischen abgestoßenen nekrotischen Gewebes per vias naturales (Abb. 1.2). Etwa drei Wochen nach der Unterbindung ist die Ligaturstelle völlig abgeheilt und wieder mit Mukosa bedeckt, so daß die nächste Sitzung erfolgen kann [41]. Sofern kein sensibel versorgtes Anoderm miterfaßt wurde, ist der ohne Narkose ambulant in wenigen Minuten auch bei Risikopatienten und während der Schwangerschaft durchführbare Eingriff schmerzfrei. Komplikationen wie stärkere Blutungen, Ulzera oder Schmerzen sind ungewöhnlich; treten sie trotzdem auf, können sie i. a. ambulant gut beherrscht werden [41]. Dieser Technik kommt zunehmende Bedeutung insbesondere in der Behandlung von Hämorrhoiden II. ° und ggf. auch III. ° zu.

Analdilatation nach Lord: Bei der von Lord [32–34] beschriebenen Analdilatation wird in kurzer Vollnarkose oder Leitungsanästhesie der Analkanal vorsichtig bis zu 8-Finger-Weite gedehnt. Indiziert kann diese Methode u. U. bei jungen Leuten mit erhöhtem Sphinktertonus sein [54]. Wegen der Gefahr einer auftretenden hierdurch bedingten postoperativen analen Inkontinenz hat diese Methode keine nennenswerte Verbreitung gefunden [15, 24, 55].

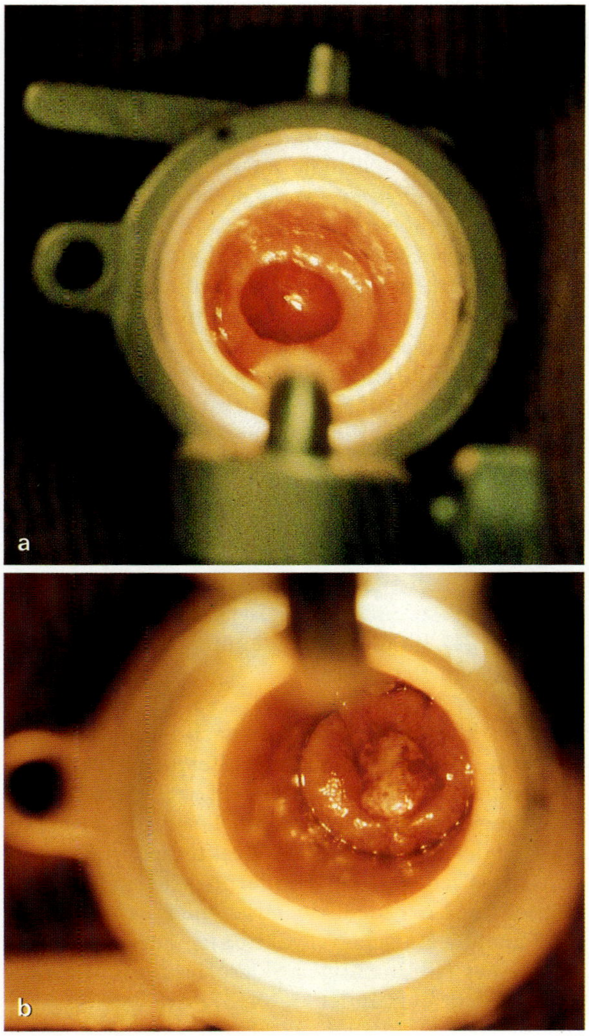

Abb. 1.2. **a** Ligierter Hämorrhoidalknoten. **b** Ulkus nach Ligaturbehandlung. Zustand nach Abfallen des Knotens und des Gummibandes

Infrarotkoagulation: Ein weiteres Verfahren stellt die von Nath und Mitarbeitern [42] entwickelte und von Neiger [43] für den Einsatz zur Hämorrhoidenverödung modifizierte Infrarot-Koagulationsmethode dar. Es handelt sich hierbei um ein Gerät mit dem man durch das Proktoskop über einen starren Lichtleiter die exakt zu dosierende Strahlungsenergie einem abgrenzbaren Gewebsbereich zuführen kann. Dabei wird eine Koagulationsnekrose erzeugt und so die Blutzufuhr zu den Hämorrhoidalgefäßen gedrosselt. Nach zwei Wochen findet sich nur mehr eine diskrete narbige Einziehung, die nach weiteren 1–2 Wochen wieder von normaler Mukosa bedeckt ist.
Dieses, im Vergleich zu Geräten, die mit Laserstrahlen arbeiten, verhältnismäßig einfache und damit preiswerte Gerät scheint sich insbesondere zur Koagulation parenchymatöser Sickerblutungen wie auch zur Blutstillung nach Polypexzisionen, Verletzungen usw. zu eignen. Mancherorts wird es aber auch mit gutem Erfolg zur ambulanten Verödung, vor allem bei beginnenden inneren Hämorrhoiden, wenn diese bluten, angewandt. Zur Behandlung sollen insgesamt 3–4 Sitzungen im Abstand von 3–4 Wochen genügen, wobei pro Sitzung 4 Stellen koaguliert werden [16a, 27, 29]. In Betracht kommt diese Methode insbesondere bei Patienten mit bekannter Allergie gegen Sklerosierungsmittel (s. u.).

Sklerotherapie

Die heute am weitesten verbreitete kausale Behandlungsmethode von Hämorrhoiden I.°–II.° (–III.° s. S. 86) stellt die Sklerotherapie dar. Von einer ganzen Reihe differierender Injektionstechniken unter Verwendung verschiedener Sklerosierungsmittel werden die Methoden von Bensaude (Blanchard [7]) und die nach Blond am meisten angewandt.
Als *Kontraindikationen* für die Sklerotherapie gelten Schwangerschaft, hämorrhagische Diathese, Morbus Crohn, Colitis ulcerosa, eine ausgesprochene Thromboseneigung insbesondere bei thrombotischen und akut entzündlichen Prozessen im Hämorrhoidalbereich und das Vorliegen einer schweren sonstigen Erkrankung.

Methode nach Bensaude: Bei der Methode von Bensaude [2, 4] wird oberhalb der Hämorrhoidalknoten eine größere Menge (0,5–2 ml) eines phenolhaltigen (meist 5%iges Phenolmandelöl), eines jodhaltigen (Varigloban o. ä.) oder eines geringprozentigen chininhaltigen Verödungsmittels (z. B. 5%ige Chinin-Urethan-Lösung) streng submukös an die Basis der Knoten in die Umgebung der versorgenden Gefäße injiziert. Empfohlen wird hierzu die Verwendung eines röhrenförmigen Proktoskops sowie doppellumige Injektionskanülen mit Bajonettverschluß [62].
Die Injektionen erfolgen in die Zuflußgebiete der Hämorrhoidalknoten bei 3°°, 7°° und 11°° SSL, wobei pro Sitzung in der Regel alle drei Zuflußgebiete umspritzt werden. Die Behandlung umfaßt 2–4 Sitzungen in 1- bis 4wöchigen Intervallen.
Richtig gesetzte Depots sind erkennbar an einer etwas heller als die Umgebung erscheinenden Vorwölbung der Mukosa. Zu oberflächliche Injektionen führen zu Schleimhautulzera, Nekrosen und Blutungen, in die Muscularis gesetzte zu Schmerzen. Nachblutungen treten sehr selten auf; sie können u. U. lebensbedrohlich sein und machen eine unverzügliche Kontrollendoskopie mit elektrokaustischer Blutstillung erforderlich. Bei Männern empfiehlt es sich,

erfahrungsgemäß den Bereich um 12°° SSL auszusparen.
In seltenen Fällen kann es nach Injektion von ölhaltigen Sklerosierungsmitteln zur Ausbildung sog. Ölgranulome (*Synonyma:* Oleogranulom, Oleom) als Ausdruck einer Fremdkörperreaktion kommen. Die Abbildungen 2.76a, b zeigen das klinische und histologische Erscheinungsbild eines Ölgranuloms.

Methode nach Blond. Die wohl am weitesten verbreitete Technik stellt die von Blond [8] vervollkommnete und nach ihm benannte Sklerosierungsmethode dar [27, 52, 57]. Mittels einer sog. Rändel-Tropf-Spritze nach Roschke wird mit einer durch das seitliche Fenster des mit Kaltlichtfontäne versehenen Proktoskops tropfenweise 0,2–1,5 ml einer meist hochprozentigen Chininlösung (Sagittaproct CH 20%ig o. ä.) intranodulär streng submukös, injiziert. Bei nach kaudal dislozierten Hämorrhoiden sollten die Injektionen, gemäß neuerer histologischer Untersuchungen, nicht wie bisher empfohlen in das Zentrum, sondern möglichst in die Basis, d. h. zwischen Hämorrhoidalkonvoluten und angrenzender Muskelschicht erfolgen. Denn die günstige Wirkung einer Sklerosierungsbehandlung soll nicht, wie bisher angenommen, vorwiegend auf einer Schrumpfung der Hämorrhoidalknoten, sondern auf deren Rückverlagerung und Fixierung in den oberen Analkanal beruhen [9–11]. Zur Desinfektion empfiehlt es sich, nach jeder Injektion z. B. Gentianaviolett 0,5%ig, wäßrig, mittels Wattestäbchen aufzutupfen. Das kann dazu beitragen, unerwünschte entzündliche Begleiterscheinungen zu vermeiden.
In Ausnahmefällen klagen Patienten am Tag nach der Injektion über ein leichtes Druckgefühl u. ä. Um dies zu verhüten, empfiehlt es sich nicht, wie dies zumeist empfohlen wird, pro Sitzung 5 und mehr Injektionen durchzuführen, sondern nur 1–2 (insgesamt also nur 0,2–0,5 ml) und die Patienten nicht wie üblich in 8tägigen, sondern in 14tägigen Abständen einzubestellen. Hierdurch kann erreicht werden, daß ebenfalls insgesamt nur etwa 10 Sitzungen nötig sind, die Patienten jedoch nur ganz selten einmal über Beschwerden klagen [57].
Obwohl im allgemeinen selbst erhebliche Blutungen und Schmerzen nach ein bis zwei Sitzungen bereits beseitigt sind, sollten eines bleibenden Erfolges wegen die Injektionen trotz evtl. Beschwerdefreiheit zu Ende geführt werden.
Wie die operative Behandlung, so weist auch die Sklerosierung eine gewisse Rezidivquote auf. Für die Blondsche Methode liegt sie eigenen Erfahrungen gemäß unter 10%. Nach etwa einem halben Jahr sollten daher die Patienten zu einer Kontrolluntersuchung einbestellt werden, so daß, wenn erforderlich, erneut eine oder auch mehrere Sklerosierungen durchgeführt werden können, um das Leiden sodann endgültig oder für viele Jahre zu beseitigen.

Vorteile der Methode nach Blond: Die Sklerotherapie nach Blond stellt eine unkomplizierte, in jeder Praxis durchführbare, weitgehend risikolose Behandlungsmethode dar, die bei richtiger Anwendung ausgezeichnete Erfolge bringt. Gerade Fälle mit sehr starken Beschwerden verbunden mit stärkeren Blutungen, können erfahrungsgemäß oft schlagartig gebessert werden. Durch einige ambulant durchzuführende, völlig schmerzlose Injektionen können selbst ältere, operationsunfähige Patienten oft in beachtlich kurzer Zeit von ihren nicht selten jahrelang bestehenden Beschwerden befreit werden. Durch die Sklerosierungstherapie nach Blond, die weder Bettruhe noch stationäre Behandlung noch irgendeine Beeinträchtigung im Wohlbefinden des Patienten verursacht, kommt es erfahrungsgemäß so gut wie nie zu Nekrosen, Stenosen, stärkeren Nachblutungen, Inkontinenzen oder sonstigen Nebenwirkungen.

Nebenwirkungen der Methode nach Blond: Da Chinin bzw. sein rechtsdrehendes Stereoisomer Chinidin ein potentes Allergen darstellt, treten nach Sklerosierungen mit chininhaltigen Lösungen in maximal 4% der Fälle allergische Reaktionen in Erscheinung, was jedoch kein Hindernis sein sollte, diese Methode anzuwenden. Übertriebene Furcht vor ernsten anaphylaktischen Reaktionen durch Verwendung eines chininhaltigen Sklerosierungsmittels erscheint nicht begründet [3, 44, 57, 74].
Die betroffenen Patienten klagen hierbei vorwiegend über flüchtige, meist urtikarielle Exantheme (Abb. 1.3), über Juckreiz, Hitzegefühl, leichte Übelkeit und ähnliche allergische oder pseudoallergische Unverträglichkeitsreaktionen.
Als Gegenmaßnahme genügt es i. d. R. die Behandlung mit einem chininhaltigen Mittel zu beenden oder ein Antihistaminikum, in Ausnahmefällen auch einmal ein Kortikosteroid innerlich zu verabreichen. Bei – erfahrungsgemäß sehr selten auftretenden – Schockreaktionen mit Blutdruckabfall sollte umgehend eine Therapie nach den Regeln der Schockbehandlung eingeleitet werden. Die Verödung sollte sodann mit einem chininfreien Präparat (z. B. Polidocanol 10%) fortgeführt werden.
Sobald die allergischen Reaktionen abgeklungen sind und die Testreaktion medikamentös nicht mehr gestört ist, kann ein Scratchtest durchgeführt werden, um die vermutete Sensibilisierung abzusichern und dem Patienten einen entsprechenden Allergiepaß auszuhändigen.
Mit weiteren unerwünschten Begleiterscheinungen

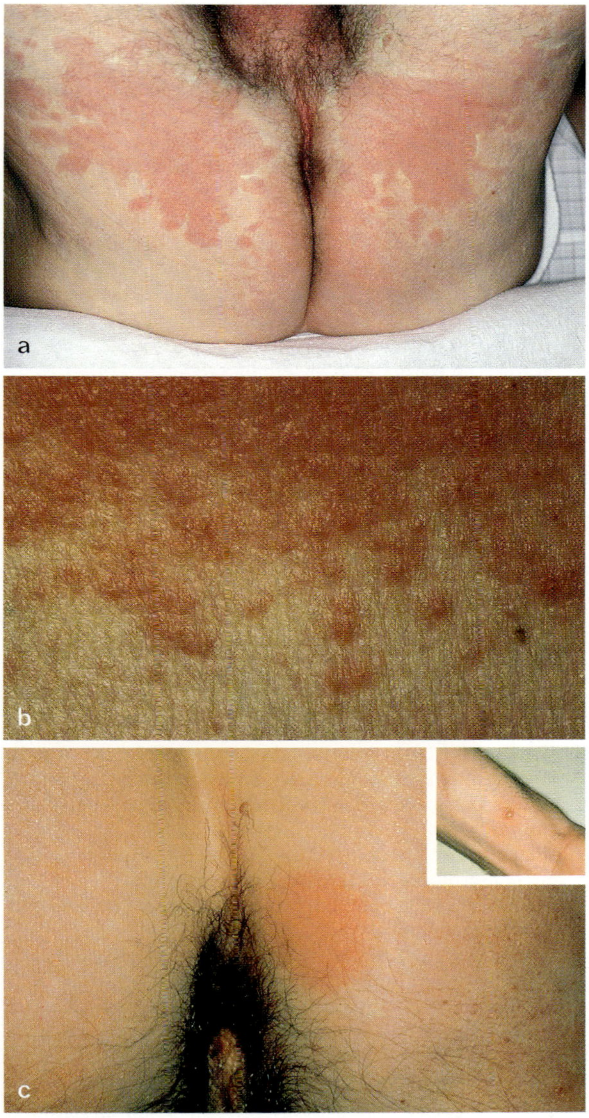

Abb. 1.3. **a** Urtikarielles, **b** papulo-urtikarielles, **c** erythema-bullöses generalisiertes Arzneimittelexanthem, hervorgerufen durch chininhaltige Verödungsmittel

ist, wie bereits erwähnt, bei sachgemäßer Durchführung der Blondschen Methode i. a. nicht zu rechnen.

Symptomatische Behandlung

Eine symptomatische Behandlung mit Externa sollte allenfalls kurzzeitig als Begleitmaßnahme angewandt werden, da hierdurch allein eine Heilung auf Dauer nicht erwartet werden kann. Da entzündlich veränderte Hämorrhoiden neben Kryptitiden, Abszessen und Fisteln in vielen Fällen auch die Ursache chronischer Perianalekzeme darstellen [57, 59, 60] muß auch die alleinige Behandlung dieser Folgezustände letztlich unwirksam bleiben, da die Ursachen fortbestehen.

Zur Beherrschung akuter schmerzhafter Reizzustände haben sich als Überbrückung bzw. Begleittherapie mittels sog. Applikatoren intraanal anwendbare Salben (z. B. Dolo-Posterine) oder Analtampons (z. B. Posterisan, Sagittaproct, Haemo-Exhirud) bewährt. In bestimmten Fällen kann durch Plazierung von Analtampons im Analkanal ein schnellerer Rückgang der durch Stauung und entzündliche Anschwellung bedingten Beschwerden erreicht werden.

Vor einer längerzeitigen Lokaltherapie mit kortikosteroidhaltigen Präparaten ist jedoch Vorsicht geboten, da ihre Anwendung zwangsläufig zu zusätzlichen Komplikationen führt (S. 111 ff.).

Weitere, das Hämorrhoidalleiden günstig beeinflussende allgemeine Maßnahmen sind neben einer sorgfältigen Analhygiene (seifenfreie Waschungen post defaecationem, ggf. mit Sagitta Kammillbad) eine natürliche Stuhlregulierung. Empfohlen wird vor allem eine ballaststoffreiche Ernährung (Weizenkleie o. ä.) [14] zur Normalisierung der Darmpassagezeit und Verhütung starken Pressens bei der Defäkation (s. o.).

Literatur

1. Barron J (1963) Office ligation of internal hemorrhoids. Am J Surg 105: 563–570
2. Bensaude A (1967) Les hémorrhoides et affections courantes de la région anale. Libraire Maloine SA, Paris
3. Bensaude A, Neiger A, Nicholls RJ, Stein E (1981) Vier Antworten auf neun Fragen über die Sklerotherapie von Hämorrhoiden mit Chininderivaten und Phenolmandelöl. coloproctology 3: 182–183
4. Bensaude R, Bensaude A (1939) Les hémorrhoides et leur traitement. In: Bensaude R (éd) Maladies et l'intestin, 5ème éd, série *IV*. Masson, Paris
5. Blaisdell PC (1954) Scientific Exhibit. American Medical Association, San Francisco, June
6. Blaisdell PC (1958) Prevention of massive hemorrhage secondary to hemorrhoidectomy. Surg Gynecol Obstet 106: 845
7. Blanchard CE (1926) Text book of ambulant proctology. Medical Success Press, Youngstown, p 134
8. Blond K, Hoff H (1936) Das Hämorrhoidalleiden. Deuticke, Leipzig, Wien
9. Brühl W (1993) Diagnostik und Therapie des Hämorrhoidalleidens. Fortschr Med 4: 39–42
10. Brühl W, Knoch H-G (1994) Sklerosierungsbehandlung mit Phenol-Mandelöl. coloproctology 4: 279–281
11. Brühl W, Schmauz R (1991) Zur Verödungstechnik der Hämorrhoiden nach Blond. coloproctology 6: 374–377
12. Buchmann P (1994) Lehrbuch der Proktologie, 3. Aufl. Huber, Bern
13. Burkitt DP (1972) Varicose veins, DVT and hemorrhoids; epidemiology and suggested aetiology. Br Med J 2: 556–561

14. Burkitt DP (1980) Die Bedeutung der Ernährung für die Pathogenese der Hämorrhoiden. coloproctology 5: 315–316
15. Creve U, Hubens A (1979) The effect of Lord's procedure on anal pressure. Dis Colon Rectum 22: 483–485
16. Detrano S (1983) Die Kryochirurgie in der Behandlung von prolabierten Hämorrhoiden und des Mukosaprolapses. Technik u. Auswertung. coloproctology 6: 362–365
16a. Geile D (1982) Infrarot-Koagulation. coloproctology 4: 210–212
17. Goligher JC (1976) Cryosurgery for hemorrhoids. Dis Col Rectum 19: 213–218
18. Goligher JC (1975) Surgery of the anus, rectum and colon. 3. edn. Baillière Tindall. London
19. Haas PA et al (1983) The Prevalence of Hemorrhoids. Dis Colon Rectum 26: 435–439
20. Haas PA et al. (1984) The pathogenesis of hemorrhoids. Dis Colon Rectum 27/7: 442–450
21. Hancke E, Junginger Th (1990) Hämorrhoiden – Klinik, Diagnostik, Therapie. Ärztebl Rheinl-Pfalz, 9: 438–443
22. Hansen HH (1977) Neue Aspekte zur Pathogenese und Therapie des Hämorrhoidalleidens. Dtsch Med Wochenschr 102: 1244
23. Irving AD, Walker MA (1987) Cryosurgery für haemorrhoids: 6-year review of »cured« patients. J R Coll Surg Edinb 32: 267–269
24. Jaspersen D (1993) Diagnose und Differentialtherapie des Hämorrhoidalleidens. Endoskopie heute 4: 273–280
25. Kaufmann HD (1976) Outpatient treatment of haemorrhoids by cryotherapie. Surgery (Br) 63: 462–463
26. Kirsch JJ (1984) Hämorrhoiden: Diagnostische Abgrenzung und differenzierte Therapie. Dtsch Ärzteblatt 20: 1621–1631
27. Kirsch JJ (1996) Medikamentöse Behandlung des Hämorrhoidalleidens. Sinn und Unsinn in der Therapie. Therapiewoche 27: 1506–1513
28. Klug W (1996) Das Hämorrhoidalleiden. TW Dermatologie 26: 106–112
29. Leicester RJ et al (1981) Vergleichende Studie über Infrarot-Koagulation und konventionelle Methoden in der Hämorrhoiden-Therapie. coloproctology 5: 313–315
30. Lewis MJ, de la Cruz T, Gazzaniga DA (1969) Cryosurgical haemorrhoidectomy. Dis Colon Rectum 12: 371–374
31. Lloyd-Williams K, Haq IU, Elem B (1973) Cryodestruction of haemorrhoids. Br Med J 1: 666–670
32. Lord PH (1968) A new regime for the treatment of haemorrhoids. Proc R Soc Med 61: 935–936
33. Lord PH (1972) A new approach to haemorrhoids. Prog Surg 10: 109–124
34. Lord PH (1972) Haemorrhoidectomy versus manual dilatation of the anus. Lancet 2: 1021
35. Marti M-C (1990) Hämorrhoiden In: Marti M-C, Givel J-C (Hrsg) Chirurgie anorektaler Krankheiten. Springer, Berlin Heidelberg New York S 60–80
36. Milligan ETC, Morgan CN, Jones LE, Officer R (1937) Surgical anatomy of the anal canal and the operative treatment of haemorrhoids. Lancet 2: 119
37. Milligan ETC (1939) Haemorrhoids. Br Med J 2: 412
38. Morgado PJ, Suarez JA, Gomez LG, Morgado PJ Jr (1988) Histoclinical basis for a new classification of hemorrhoidal disease. Dis Colon Rectum 31/6: 474–480
39. Morgado PJ et al. (1993) Die Gummiringligatur von Hämorrhoiden: Übersicht über 765 Fälle. coloproctology 2: 111–113
40. Müller-Lobeck H (1987) Überlegungen zur Entstehung des Hämorrhoidalleidens. Verdauungskrankh 5/5: 185–187
41. Muller ChA (1989) Klinische Früh- und Spätergebnisse der Gummiring-Hämorrhoidektomie. coloproctology 3: 169–174
41a. Narro JL (1997) Durchführbarkeit der Hämorrhoidektomie in der Praxis – Grenzen und Zumutbarkeit für den Patienten. coloproctology 2: 67–71
42. Nath G, Kreitmaier A, Kiefhaber P, et al. (1977) Neue Infrarotkoagulationsmethode. Verhandlungsband des 9. Kongresses der Deut. Gesellschaft für Gastroenterologie, München, 1976. Perimed, Erlangen, S 17
43. Neiger A, Moritz K, Kiefhaber P (1977) Hämorrhoiden-Verödungsbehandlung durch Infrarot-Koagulation. Fortschritte der gastroenterologischen Endoskopie. Witzstock G, Baden-Baden, S 102–106
44. Oeller A (1991) Häufigkeit und Ausprägung einer Chinin-Allergie bei der Hämorrhoidensklerosierung nach Blond. coloproctology 4: 207–210
45. Otto P (1993) Das Hämorrhoidalleiden – Gummibandligatur. vasomed 9: 510–512
46. Parks AG (1956) The surgical treatment of haemorrhoids. Br J Surg 43: 337
47. Parks AG (1976) Anorektale Chirurgie. In: Zenker R, Deucher F, Schink W (Hrsg) Chirurgie der Gegenwart, Bd. 2. Urban & Schwarzenberg, München Wien Baltimore, S 1–60
48. Plancherel P (1973) Das Hämorrhoidalleiden. Gastroenterol. Fortbildungskurse Prax 3: 36
49. Prohm P (1994) Die Barron-Ligatur und ihre Komplikationen. coloproctology 2: 84–93
50. Rad M (1996) Zehn Jahre ambulante operative Hämorrhoidenbehandlung. coloproctology 2: 79–83
51. Rötzscher VM et al. (1980) Behandlungsergebnisse des Hämorrhoidenleidens mit dem Operationsverfahren nach Milligan und Morgan. Proktologie 2: 114–118
52. Roschke W, Knoch HG, Krause H, Walther J (1986) Die proktologische Sprechstunde. Urban & Schwarzenberg, München Wien Baltimore
53. Rühl W (1983) Zur Pathogenese des Hämorrhoidalleidens. coloproctology 6: 357–359
54. Schiller U (1981) Diagnostik mit Behandlung der Hämorrhoiden. In: Allgöwer M, Harder F, Hollender LF (Hrsg) Chirurgische Gastroenterologie, Bd 2. Springer, Berlin Heidelberg New York
55. Schmelzer H (1992) Hämorrhoidalleiden – Therapeutische Optionen. coloproctology 1: 13–16
56. Schneider KW (1980) Anaphylaktischer Schock nach Sklerotherapie von Hämorrhoiden. coloproctology 4: 255–256
57. Stein E (1980) Praktische Erfahrungen mit der Sklerotherapie. coloproctology 3: 144–149
58. Stein E (1982) Perianales Kontaktekzem. coloproctology 5: 279–286
59. Stein F (1988) Perianalekzem. Chir Gastroenterologie 3/10: 299–302
60. Stein E (1995) Diseases of the anus and perianal region. In: Demis DJ (ed) Clinical Dermatology, 22. Rev., Vol. 4. 1–21. Lippincott – Raven, Philadelphia New York

61. Stelzner F, Staubesand J, Machleidt H (1962) Das Corpus cavernosum recti – die Grundlage der inneren Hämorrhoiden. Langenbecks Arch Klin Chir 299: 302–312
62. Winkler R (1982) Proktologische Erkrankungen. In: Müller-Wieland K (Hrsg) Dickdarm (Handbuch der inneren Medizin) Springer, Berlin Heidelberg New York
63. Winkler R (1996) Das Hämorrhoidalleiden – chirurgische Therapie. coloproctology 5: 204–209

1.2 Marisken

Marisken, auch bekannt unter den *Synonyma* Perianalfalten, Hautfibrome, Analläppchen, anale Hautbürzel oder -zipfel, fibröse Analpolypen, Wächter, Wachtposten, perianale Fibrome (s. hierzu auch S. 96), stellen harmlose läppchenartige Hautfalten am äußeren Analring dar, die sich im Gegensatz zu den ebenfalls hier lokalisierten sog. äußeren Hämorrhoiden beim Pressenlassen nicht füllen.
Meist handelt es sich um schlaffe, erbsen- bis kleinkirschgroße Gebilde. Durch entzündliche Vorgänge können diese u. U. jedoch mehr oder weniger stark fibrosieren und damit zu kompakten, ggf. gestielten polypenartigen Fibromen manchmal störenden Ausmaßes heranwachsen (Abb. 1.4).

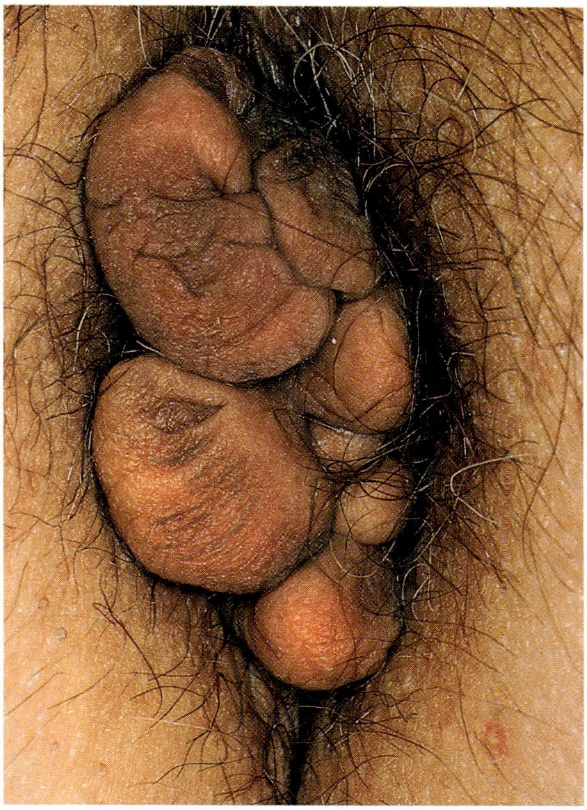

Abb. 1.4. Marisken

ÄTIOLOGIE

Ätiopathogenetisch stellen Marisken u. a. Folge- bzw. Endzustände abgelaufener entzündlicher Vorgänge, wie Perianalthrombosen, Analfissuren usw., dar.

KLINIK

Sie verursachen normalerweise keinerlei Beschwerden. Multiple und ggf. stärker hypertrophierte Marisken können jedoch die Analhygiene u. U. erheblich beeinträchtigen und damit zu entzündlichen Veränderungen, wie perianalen Kontaktekzemen, Mykosen usw., führen und diese unterhalten.

DIAGNOSE

Die Diagnosestellung erfolgt i. d. R. prima vista durch Inspektion des Perianalbereichs.

DIFFERENTIALDIAGNOSE

Differentialdiagnostisch spielen ggf. die auf S. 91 beschriebenen hypertrophierten Analpapillen (sog. Analpolypen) eine Rolle, die jedoch stets von der Linea dentata ausgehen, sowie äußere Hämorrhoidalknoten, die sich jedoch im Gegensatz zu den Marisken beim Pressenlassen füllen sowie ausdrücken lassen.
Ein am äußeren Analrand lokalisiertes Spinaliom (Abb. 3.13) oder Basaliom (Abb. 3.11) kann, insbesondere wenn dessen Oberfläche noch intakt ist, u. U. vom klinischen Bild her nicht ohne weiteres von fibrotisch veränderten Marisken zu unterscheiden sein. In einem solchen Fall kann die Diagnose nur histologisch gesichert werden [1].
Schließlich kommen differentialdiagnostisch noch Condylomata lata (Abb. 15.27) und – acuminata (Abb. 2.38) in Betracht.

THERAPIE

Kleinere Marisken bedürfen, da sie normalerweise symptomlos verlaufen, keinerlei Behandlung. Um entzündlichen Folgeerscheinungen vorzubeugen, sollte auch bei Vorliegen kleinerer Marisken post defaecationem grundsätzlich eine Reinigung des Perianalbereichs möglichst mit lauwarmem Wasser ohne Anwendung von Seife oder sog. Feuchttüchlein, ggf. unter Verwendung von Einmalwaschlappen erfolgen. Gegebenenfalls kommen auch Kamillen- oder Gerbstoffsitzbäder (z. B. Tannosynt) in Betracht.

Sofern es jedoch trotz derartiger prophylaktischer Maßnahmen immer wieder zu entzündlichen Veränderungen mit den damit verbundenen Beschwerden kommt, empfiehlt sich eine operative Abtragung. Ein derartiger, auch ambulant durchführbarer Eingriff erfolgt am zweckmäßigsten in Lokalanästhesie mit Diathermieschlinge oder -messer.
Unter der Anwendung von antibiotischen und ggf. wundreinigenden Salbenkompressen (z. B. Refobacin, Iruxol), Kaliumpermanganat- oder Rivanol-Sitzbädern und kurzzeitiger Verabreichung eines milden Abführmittels (Weizenkleie, Leinsamen, ggf. Agiolax o. ä.) zur Erlangung eines weichen Stuhles heilen solche Wunden, die nur koaguliert, also nicht genäht werden, erfahrungsgemäß innerhalb einer Woche komplikationslos ab.

Literatur

1. Brühl W (1987) Differentialdiagnose und Therapie perianaler Knoten. Verdauungskrankh 5: 188–194
2. Roschke W, Knoch HG, Krause H, Walther J (1986) Die proktologische Sprechstunde. Urban & Schwarzenberg, München Wien Baltimore

1.3 Analvenenthrombose

Diese relativ häufig vorkommenden analen bzw. perianalen Thrombosen sind auch bekannt unter den *Synonyma* perianales oder perivenöses Hämatom (vgl. Abb. 2.18), äußere Hämorrhoidalthrombose, Perianalthrombose, Pseudothrombose, und – ebenfalls zu Unrecht – äußere Hämorrhoiden.

ÄTIOLOGIE

Die Ursachen, die zum Auftreten der Analvenenthrombosen führen, sind noch weitgehend unbekannt.
Nach hartem Stuhlgang oder auch Durchfall, nach Heben eines schweren Gegenstandes, in der Endphase einer Schwangerschaft, aber auch ohne erkennbare Ursache kann es meist schlagartig zum Auftreten solcher schmerzhaften Thrombosen in den Analrandvenen kommen.
Es gibt zahlreiche ätiopathogenetische Hypothesen. So stellt man sich beispielsweise vor, daß sich phlebitische Veränderungen in den inneren Hämorrhoiden vom Plexus haemorrhoidalis cranialis über anastomosierende Gefäße zu den Venen im Bereich des äußeren Analringes, die vom Plexus haemorrhoidalis caudalis gespeist werden, fortsetzen könnten und hier durch Überdehnung von Gefäßabschnitten bzw. Einrissen bei starkem Pressen oder sonstiger Überanstrengung zu Blutkoagel und damit zur Entstehung perianaler Thrombosen führen. Weitere Ursachen, die mittelbar oder unmittelbar in Betracht zu kommen scheinen, sind nachfolgend zusammengestellt.

Mögliche Ursachen der Analrandthrombosen. (Nach Brühl [2])

1. Konstitution
2. Funktionelle Störungen:
   - Durchblutungsstörungen bei vergrößerten Hämorrhoiden
   - Sphinkterspasmen
   - Veränderungen der Stuhlfrequenz oder -konsistenz
   - Traumen: etwa bei hartem Stuhl
   - Kälteeinwirkung
3. Hormonelle Einflüsse: während der Menstruation
4. Organische Veränderungen:
   - Hypertrophierte Analpapillen
   - Vertiefte Krypten
   - Narben
   - Fibrome
   - Sphinktertaschen

KLINIK

Erscheinungsbild: Es handelt sich um lividrote bis blauschwarze, durch die durchsichtige Analhaut hindurchschimmernde und infolge ödematöser Anschwellung des umgebenden Gewebes u. U. bis walnußgroße, zu Beginn prall elastische, nicht selten mehrkammerige, oft perlschnurartige hintereinander angeordnete Gebilde, die am äußeren Analring meist im Bereich der anokutanen Grenze lokalisiert sind (Abb. 1.5–1.7).
Die *Symptomatologie* wird geprägt von einem meist plötzlich auftretenden, heftigen stechenden Schmerz mit zunehmendem Druck und Spannungsgefühl im Analbereich. Die Stärke und Dauer dieser weitgehend stuhlunabhängigen, nach einigen Stunden sich einstellenden Dauerschmerzen ist abhängig von der Größe der Thrombose und dem Ausmaß der u. U. zu allgemeinen Krankheitserscheinungen führenden Begleitphlebitis.
Infolge der hohen Berührungsempfindlichkeit leidet zwangsläufig oft die Analhygiene, was wiederum zu perianalen, ggf. mykotisch oder bakteriell superinfizierten, degenerativ-toxischen Kontaktekzemen mit entsprechender Begleitsymptomatik (S. 116) führen kann.
Infolge einer nicht selten eintretenden Druckschädigung des Epithels kann es im Bereich dieser sog. Drucknekrose zu einer Spontanperforation kommen, wobei sich im Gegensatz zum hellroten Blut einer erodierten inneren Hämorrhoide dunkelrote Blutkoagel entleeren (Abb. 1.7 a–d) und der Spannungsschmerz schlagartig aufhört.

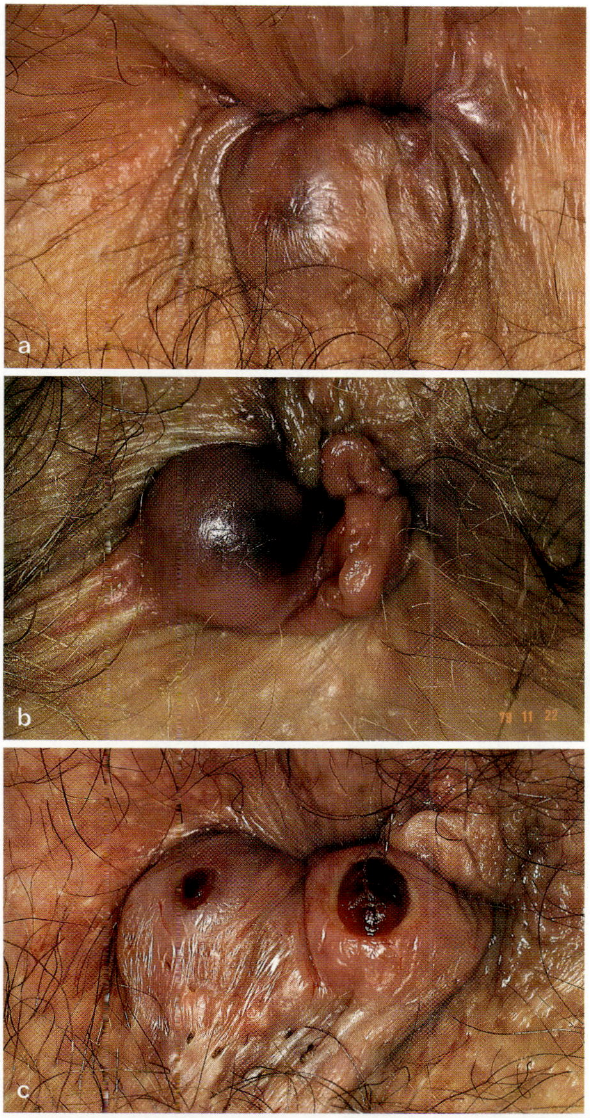

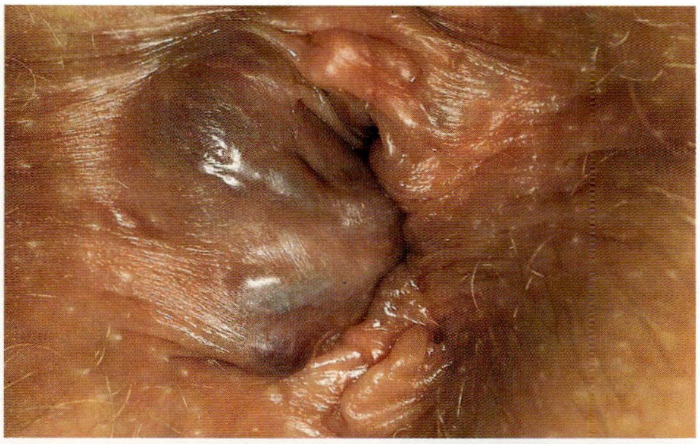

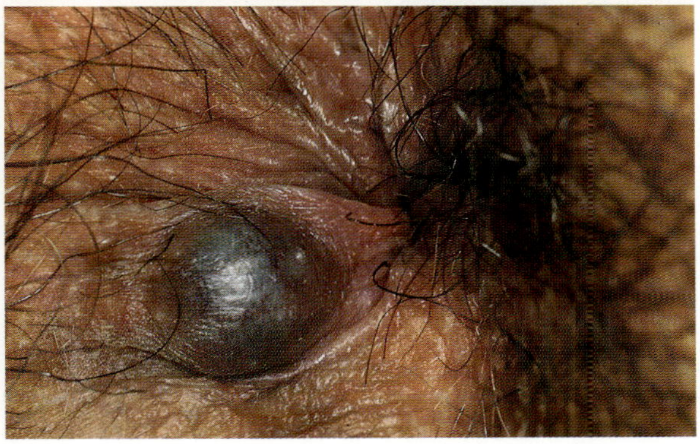

Abb. 1.5 *(oben)*. 6 Tage alte, mehrkammerige Analvenenthrombose

Abb. 1.6 *(unten)*. Bereits 2 Wochen alte, typisch blauschwarz erscheinende, kleinkirschgroße perianale Thrombose

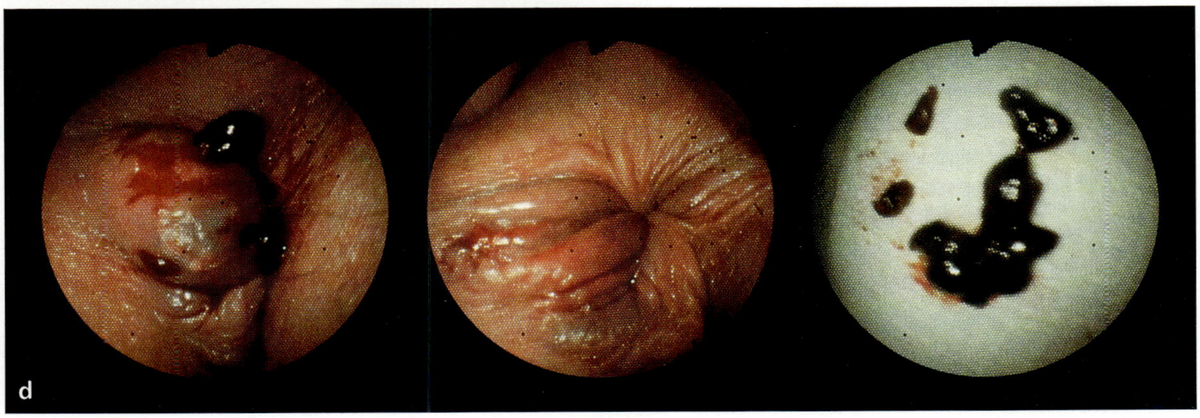

Abb. 1.7 a–d. Analvenenthrombose unterschiedlicher Entwicklungsstadien. **a** 2 Tage alt. Gerade erkennbare sog. zentrale Drucknekrose. **b** 4 Tage alt. Bereits weit fortgeschrittene Drucknekrose. **c** 6 Tage alt. Eingetretene Spontanperforation einer zweikammerigen Analvenenthrombose. **d** Spontan perforierende akute Hämorrhoidalthrombose; *Mitte:* unmittelbar nach Thrombektomie, *rechts:* entfernte Thromben

Bei Fortbestehen der Thrombosen klingen die Beschwerden mit oder ohne konservative Therapiemaßnahmen in einem Zeitraum von i. d. R. 5–14 Tagen kontinuierlich ab. Zurückbleiben können mehr oder weniger große Marisken (S. 81).

DIAGNOSE

Die Diagnosestellung ist aufgrund der typischen anamnestischen Angaben und der Inspektion – eine Digitaluntersuchung ist, wegen der meist erheblichen Schmerzhaftigkeit anfangs meist nicht möglich – problemlos.

DIFFERENTIALDIAGNOSE

Differentialdiagnostisch kann u. U. ein inkarzerierter Hämorrhoidalprolaps Schwierigkeiten bereiten. Allerdings sind prolapierte Hämorrhoidalknoten immer von feuchtem Epithel bedeckt und zeigen einen mehr rötlichen Farbton.
Des weiteren können vom Aspekt her insbesondere das basaloidzellige Analkarzinom, ein anales malignes Melanom, entzündlich veränderte Marisken sowie das Granuloma pyogenicum ähnlich aussehen. Anamnese und Tastbefund grenzen die Differentialdiagnosen sehr schnell ein.

THERAPIE

Die Behandlungsmethode der Wahl ist bei Analvenenthrombosen die nicht älter als 2 maximal 4 Tage sind, die Entleerung der Thromben, entweder durch radiäre Stichinzision mit dem Skalpell oder, sofern weitere kleinere Nebenthrombosen zu tasten sind, die ggf. zu Rezidiven führen könnten, die vollständige Eröffnung aller thrombosierten Gefäße in Lokalanästhesie [3, 4].
Sofern der Hauptthrombus noch nicht organisiert und damit fixiert ist, bewirkt die Stichinzision, daß dieser meist von selbst herausspringt und der Patient schlagartig beschwerdefrei wird. Gegebenenfalls muß der Thrombus auch exprimiert werden, wobei sich durch leichten Druck oft noch weitere Blutkoagel entleeren lassen. Unter der Behandlung mit Salben bzw. Pasten (Iruxol o. ä.), Kompressen und Sitzbädern (Tannosynt, Kamillosan, Kaliumpermanganat o. ä.) bei gleichzeitiger Gabe eines Antiphlogistikums ist mit raschem und komplikationslosem Abklingen eines solchen, wegen der hohen Schmerzintensität oft recht dramatischen Geschehens zu rechnen.
Sofern eine Stichinzision wegen bereits eingesetzter Fibrinisierung nicht mehr möglich erscheint, kommt entweder die ebenfalls ambulant durchführbare operative Abtragung in toto in Lokalanästhesie in Betracht [3] oder es kann durch eine antiphlogistische Behandlung (z. B. Diclofenac-ratiopharm) zusammen mit heparin- und in diesem Falle auch kortikosteroidhaltigen Externa (Hepathrombin-Procto, Doloproct o. ä.) ebenfalls eine rasche Besserung erreicht werden.
Unbehandelt ist mit der Rückbildung einer solchen Thrombose in etwa 10 Tagen zu rechnen.
Da bei rezidivierend auftretenden, perianalen Thrombosen erfahrungsgemäß ein meist ausgeprägtes Hämorrhoidalleiden vorliegt, sollte nach abgeklungener Entzündung eine Verödungsbehandlung vorhandener Hämorrhoiden erwogen werden. Eine Sklerosierung innerer Hämorrhoiden wie auch die Beseitigung evtl. vorliegender hypertrophierter Analpapillen und vertiefter Krypten soll die ansonsten meist ausgesprochene Rezidivneigung deutlich herabsetzen [1].

Literatur

1. Brühl W (1983) Zur Ätiologie der Analrandthrombosen. coloproctology 4: 241–242
2. Brühl W (1987) Differentialdiagnose und Therapie perianaler Knoten. Verdauungskrankh 5: 188–194
3. Giebel GD (1996) Analvenenthrombose. TW Dermatologie 26: 336–339
4. Winkler R (1982) Proktologische Erkrankungen. In: Müller-Wieland K (Hrsg) Dickdarm. Springer, Berlin Heidelberg New York (Handbuch der inneren Medizin)

1.4 Analprolaps

Unter einem Analprolaps versteht man eine Ausstülpung des hyperplastischen analen Schwellkörpers vor das Anallumen.
Je nach Stadium und Ausmaß unterscheidet man den partiellen vom semizirkulären und totalen sowie den noch reponierbaren vom bereits fixierten bzw. dem inkarzerierten Mukosaprolaps (s. hierzu S. 73).
Der im Verhältnis zum Rektumprolaps recht häufige Analprolaps tritt bevorzugt im mittleren Lebensalter auf, während er im Kindesalter so gut wie nie beobachtet wird [3].

ÄTIOLOGIE

Die Ätiopathogenese ist in vielerlei Hinsicht noch unklar.
Während der fixierte, meist partielle Hämorrhoidalprolaps häufig Folge mehrfach durchgeführter operativer Eingriffe am Analkanal – früher insbesondere nach der Durchführung der Whitehead-Hämor-

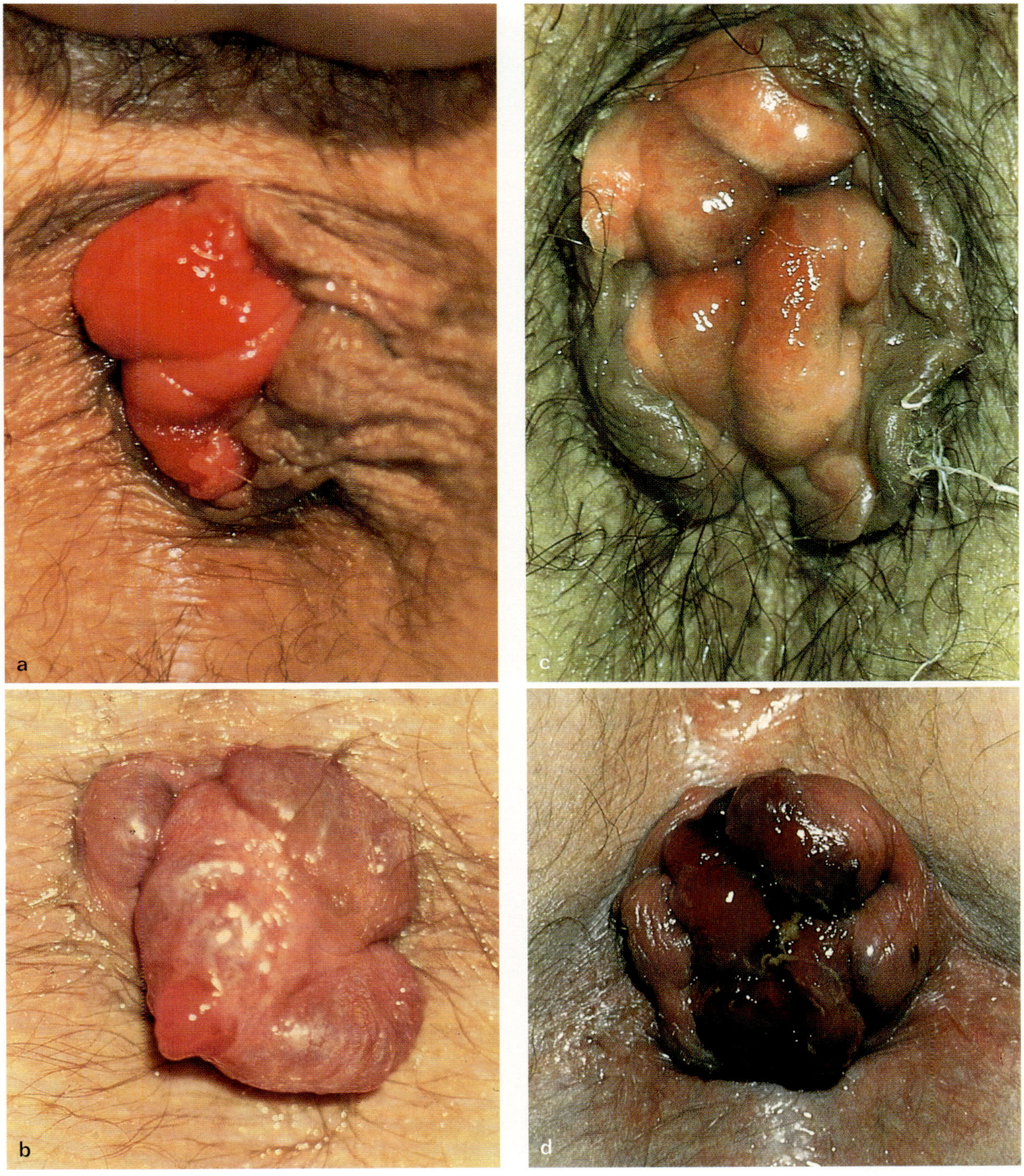

Abb. 1.8. **a** Partieller reponierbarer Analprolaps. **b** Semizirkulärer Analprolaps mit katzenzahnartigem Fibrom bei 8^{00} SSL. **c** Seit mehreren Jahren rezidivierend post defaecationem auftretender totaler, noch weitgehend reponierbarer Analprolaps. Oberflächliche Erosionen. Radiär angeordnete Schleimhautfalten. **d** Neu aufgetretener, vollständiger Analprolaps. Stauungsbedingte, typisch lividrot, prallelastisch erscheinende prolabierte Schleimhaut bei radiärer Faltenbildung

rhoidektomie – darstellt (S. 14), scheint der zunächst jedenfalls fast immer reponierbare Analprolaps die Folge eines schweren Hämorrhoidalleidens zu sein; er stellt eine für das Spätstadium des Hämorrhoidalleidens geradezu typische Komplikation dar [4].
Inwieweit ätiopathogenetisch ein bei frischen Analprolapsen meist auffällig hypertones, oft sogar spastisches Sphinkterorgan, was u. U. zur Inkarzeration führen kann, oder chronische Obstipationen eine Rolle spielen, ist ebenfalls noch weitgehend unklar.

KLINIK

Erscheinungsbild: Die zunächst infolge einer vorliegenden Stauung, meist mehr oder weniger lividrot, prall elastisch erscheinende vorgefallene Schleimhaut fühlt sich bei der Palpation, im Gegensatz zur prolabierten vollständigen Darmwand eines Rektumprolapses, dünn an und zeigt nicht, wie der Vorfall des Mastdarmes, zirkuläre, sondern radiär angeordnete Schleimhautfalten (Abb. 1.8 a–d).
Das *Beschwerdebild* ist abhängig von Bestandsdauer und klinischem Bild.
Ein frisch aufgetretener Analprolaps macht sich meist nur post defaecationem durch ein kurzzeitiges, oft nur partielles Vortreten der Mukosa bemerkbar, die sich stets selbst wieder retrahiert. Im Laufe der Zeit bildet sich jedoch, wohl mitbedingt durch zunehmende relative Sphinkterinsuffizienz, aus einem partiellen mehr und mehr ein totaler Prolaps, der dann nicht nur beim Stuhlgang, sondern bereits beim Bücken oder längerem Stehen prolabiert und von zunehmenden Inkontinenzproblemen begleitet wird. Durch die unphysiologische Lage der Schleimhaut bei solchen Prolapsen ist diese meist stärker gereizt. Die zwangsläufige Folge sind Nässen und petechiale Blutungen, wodurch der Patient, der oft noch jahrelang imstande ist, den Vorfall selbst digital zu reponieren, meist stark belästigt wird.
Weiterhin kann ein solcher Prolaps ödematös anschwellen, zumindest partiell thrombosieren, schließlich fibrinisieren und dadurch irreponibel werden.

DIAGNOSE

Die Diagnosestellung eines Analprolapses ist, sofern es sich bereits um einen irreponiblen Vorfall handelt, einfach.
Im anderen Falle muß ein Prolaps anamnestisch diagnostiziert oder im Zweifelsfalle durch Pressen provoziert werden. Das entscheidende Erkennungsmerkmal eines oft mehr knotenförmig erscheinenden Analprolapses, das ihn gleichzeitig sicher von einem Rektumprolaps unterscheidet, ist die durch typisch radiäre Faltenbildung der prolabierten Mukosa bedingte meist mehr oder weniger sternförmige Öffnung.

DIFFERENTIALDIAGNOSE

Die Differentialdiagnose des Analprolapses umfaßt insbesondere den Rektumprolaps, prolabierende anorektale Polypen und Tumoren, Analvenenthrombosen, Marisken, Kondylome und weitere Neubildungen im Bereich des äußeren Analringes.

THERAPIE

Die Behandlung richtet sich nach dem klinischen Erscheinungsbild. Liegt bereits ein stark fibrinisierter und damit ein z. T. oder bereits vollständig fixierter oder gar inkarzerierter Prolaps vor, kommt nur ein operativer Eingriff in Betracht, ggf. ambulant, i. d. R. jedoch unter stationären Bedingungen (s. S. 76). Bei Vorliegen eines erhöhten Analsphinktertonus wird die Durchführung einer partiellen Sphinkterotomie des M. sphincter ani internus empfohlen [2, 5].
Die Methode der Wahl für den überwiegenden Teil selbst fortgeschrittener, jedoch noch nicht fixierter Analprolapse stellt die Behandlung mit sklerosierenden Injektionen dar. Selbst Jahre bestehende Schleimhautprolapse, die täglich reponiert werden mußten, können erfahrungsgemäß nicht selten durch eine solche, nur wenige Minuten dauernde schmerzlose Behandlung zum Verschwinden gebracht werden. Es gibt sicherlich wenige Behandlungsmöglichkeiten in der Medizin, die durch so geringen Aufwand so risikolos einen so schlagartigen Therapieeffekt haben wie die Sklerosierungsbehandlung der Analprolapse nach der Blond-Methode [6].
Um einen bleibenden Erfolg zu erzielen, ist es empfehlenswert, gleich bei der ersten Sitzung nach Reponierung des Prolapses eine sog. ringförmige Sklerosierung mit 10 und mehr Injektionen durchzuführen. Es empfiehlt sich hierbei schon aus Gründen der Übersicht, bei 6^{oo} SSL zu beginnen, da dieser am tiefsten liegende Bereich meist nach einigen Injektionen überblutet ist. Danach werden im Uhrzeigersinn unter Bevorzugung der Bereiche bei 7^{oo}, 11^{oo} und 3^{oo} weitere 8–10 Injektionen mit einem chininhaltigen Sklerosierungsmittel (z. B. Sagittaproct CH 20 %ig) bis zu einer Gesamtdosis von 2,5 ml streng submukös vorgenommen. In Abständen von 8–14 Tagen werden weitere 5–10 Sklerosierungssitzungen mit sodann 1–3 Injektionen zu jeweils 0,2–0,5 ml durchgeführt.
Nach der ersten Sitzung kann sicherheitshalber ein Redreßverband, am besten mit einem durch Pflaster

fixierten Suppositorium (Tampositorien-B o.ä.) für einen Tag, d.h., bis die gewünschte Wirkung der Injektion einsetzt, angelegt werden. Danach empfiehlt es sich, ggf. durch kurzzeitige Verabreichung eines Abführmittels für weichen Stuhlgang zu sorgen.
Längerfristige Laxantieneinnahmen sollten jedoch wie auch motilitätshemmende Medikamente gemieden werden. Vielmehr muß insbesondere durch eine ballastreiche Ernährung eine Stuhlregulierung erreicht werden, so daß exzessives Pressen vermieden werden kann.

Literatur

1. Bellomo R, Morganti J (1982) Operative Behandlung des rektalen Mukosaprolapses. coloproctology 1: 65–67
2. Burkitt DP (1975) Haemorrhoids, varicose veins and deep vein thrombosis; epidemiologic features and suggested causative factors. Can J Surg 18: 483–488
3. Kunath U (1979) Diagnose und Therapie des Mastdarmvorfalls. Therapiewoche 29: 1780–1786
4. Roschke W, Knoch HG, Krause H, Walther J (1986) Die proktologische Sprechstunde. Urban & Schwarzenberg, München Wien Baltimore
5. Rüedi Th, Allgöwer M, Schiller U (1981) Anal- und Rektumprolaps. In: Allgöwer M et al. (Hrsg) Chirurgische Gastroenterologie 2. Springer, Berlin Heidelberg New York
6. Stein E (1980) Praktische Erfahrungen mit der Sklerotherapie. coloproctology 3: 144–149

1.5 Rektumprolaps

Unter einem Rektumprolaps (Procidentia recti) versteht man eine graduelle Intussuszeption sämtlicher Wandschichten des Rektums.
Beim *äußeren* Rektumprolaps tritt eine solche Einstülpung des Rektums durch den nicht mitprolabierten Anus hindurch. Bleibt der Vorfall hingegen auf die Ampulle beschränkt, spricht man von *innerem* Rektumprolaps.
Kommt es nicht zu einer zirkulären Intussuszeption der Rektumwand oberhalb des Beckenbodens, sondern erfolgt nur eine Invagination der Rektumvorderwand, so entsteht kein „kompletter" Prolaps mit meist zentraler Öffnung, sondern ein „partieller". Davon zu unterscheiden ist der reine *Mukosaprolaps*. Hier rutscht lediglich die Schleimhaut zumeist der unteren Rektumvorderwand in den Analkanal [12].
Die Entstehung eines Mastdarmvorfalls erstreckt sich meist über Jahre und kann grundsätzlich in jedem Lebensalter erfolgen.
Eine Häufung findet sich jedoch bei Kindern vor dem 3. Lebensjahr – Jungen scheinen hierbei etwas häufiger betroffen zu sein als Mädchen – sowie bei Erwachsenen ab dem 5. Lebensjahrzehnt, wobei demgegenüber das weibliche Geschlecht im Verhältnis 5:1 zum männlichen dominiert [21].

ÄTIOLOGIE

Wie es zur Ausbildung eines Rektumprolapses kommt, ist noch weitgehend unklar. Weder für die Annahme, daß eine hereditäre Insuffizienz des Bekkenbindegewebes bzw. der Perineal- und Sphinktermuskulatur, noch daß Schwangerschaften, Dammrisse, Erhöhung des intraabdominellen Druckes, chronische Obstipation oder angeborene anatomische Anomalien, wie etwa die Persistenz einer besonders tiefen Douglas-Tasche, eines überlangen Mesorektums bzw. Mesosigmas oder eines offenen Anorektalwinkels ätiopathogenetisch relevant sind bzw. mehr oder weniger disponierende Faktoren darstellen, liegen bisher schlüssige Beweise vor.
Sekundäre, d.h. durch Zug von Tumoren, Polypen, ggf. auch ausgeprägter Hämorrhoiden hervorgerufene Rektumprolapse stellen seltene Ausnahmen dar.

KLINIK

Erscheinungsbild: Von dem durch *radiäre* Fältelung gekennzeichneten Analprolaps (S. 84) unterscheidet sich der meist kleinere und relativ selten vorkommende Mastdarmvorfall durch das typische Bild *zirkulär* verlaufender Schleimhautfalten (Abb. 1.9a–f).
Das *Beschwerdebild* ist i.d.R. abhängig vom Zeitpunkt des erstmaligen Auftretens und wird hauptsächlich bestimmt vom jeweiligen Ausmaß der meist zunehmenden Kontinenzstörung bei gleichzeitig abnehmendem Tonus der Sphinkter- und Perinealmuskulatur.
Der interne Rektumprolaps macht lediglich durch eine entsprechende Symptomatologie auf sich aufmerksam. Insbesondere klagen die Betroffenen über Obstruktions-, Fremdkörper- und ständiges Stuhldranggefühl, über perineale Schmerzen bis hin zur partiellen Inkontinenz [6]. Eine Rötung der Rektumvorderwand oder sogar ein solitäres Ulkus (Abb. 14.27) sind immer verdächtig auf einen inneren Rektumprolaps [13].
Patienten mit externem Rektumprolaps begeben sich erfahrungsgemäß oft erst dann in ärztliche Behandlung, wenn sie selbst nicht mehr in der Lage sind, ihre ständigen Darmvorfälle zu beherrschen. Subjektiv klagen sie vor allem über ziehende Schmerzen sowie über ein Druck- und Fremdkörpergefühl im Anorektalbereich.

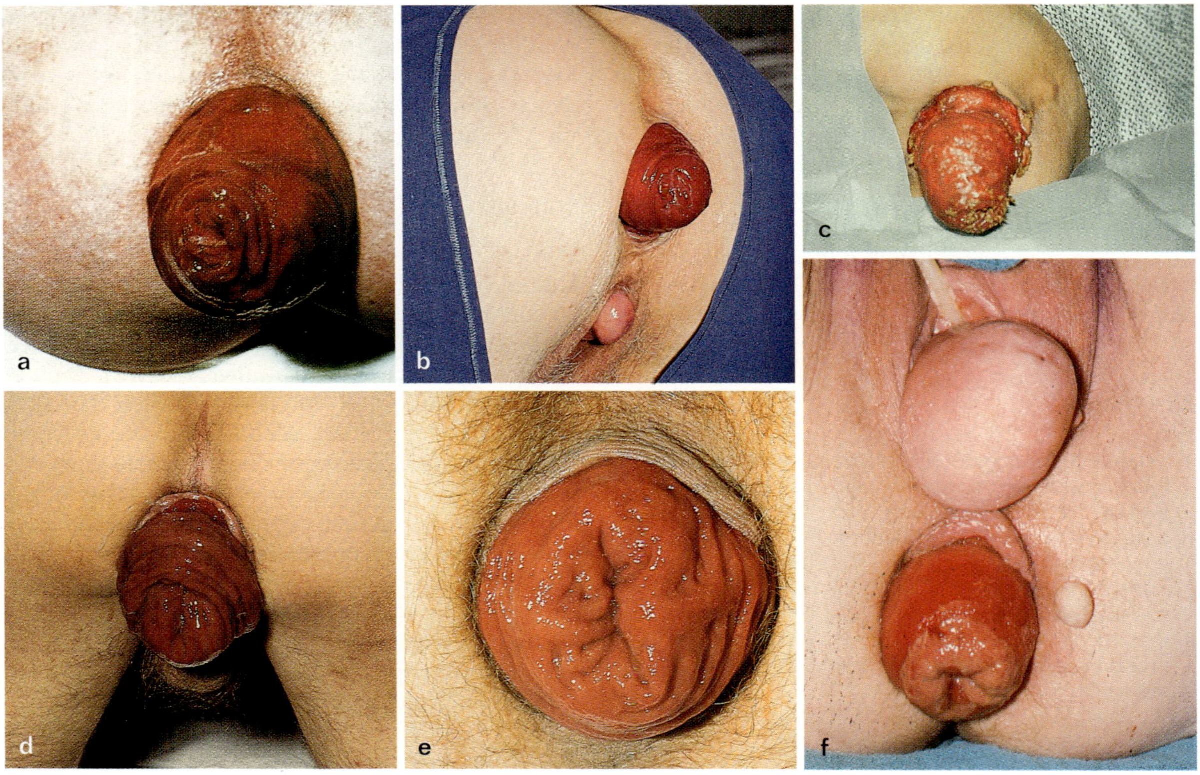

Abb. 1.9 a–f. Rektumprolapse. Mit zusätzlichem Uterusprolaps (f)

Während anfangs meist nur bei der Defäkation ein in diesem Stadium meist noch spontan reversibler oder manuell noch leicht zu reponierender Prolaps auftritt, erfolgt mit zunehmender Inkontinenz, wobei der Patient zunächst keine Winde und schließlich keinen Stuhl mehr halten kann, immer häufiger auch beim Husten, Niesen und schließlich schon beim Stehen und Gehen ein Darmvorfall.
Neben einer durch die vorliegende obstruktive Entleerungsstörung bedingten chronischen Obstipation kann es seltener auch zu Diarrhöen sowie zu unkontrollierten Stuhlabgängen kommen. Zwangsläufig führt dies insbesondere durch Stauung und mechanische Reizung der prolabierten Darmschleimhaut zu ständiger Sekretion und ggf. zu Sickerblutungen mit allen daraus sich für den Patienten ergebenden Konsequenzen.
Weitere *Komplikationen,* die sich ggf. daraus entwickeln bzw. noch hinzutreten können, sind insbesondere blutende Ulzerationen und Thrombosen sowie – bei noch gut erhaltenem Sphinktertonus – eine Inkarzeration des prolabierten Darmes, was bei bereits eingetretener Gangränbildung zu einer sofortigen operativen Intervention zwingen kann.

DIAGNOSE

Ein ausgetretener Rektumprolaps ist unverkennbar. Die typisch bienenkorbartig (zirkulär) angeordneten rosaroten Falten eines Mastdarmvorfalles fühlen sich auffällig kompakt an, da sie aus zwei vollständigen Darmwänden mit stellenweise noch dazwischenliegendem peritonealen Bruchsack bestehen. Die prolabierte Schleimhaut ist zusätzlich nicht selten ödematös verdickt und stellenweise erodiert bzw. ulzeriert. Ein solitäres Ulkus (S. 388 ff.) soll hierbei besonders typisch sein [5, 13, 14].
Sofern zum Zeitpunkt der Untersuchung jedoch kein äußerlich sichtbarer Prolaps vorliegt und durch Pressenlassen auch keiner provoziert werden kann, anamnestische Angaben aber darauf hinweisen, kann die Defäkographie weiterhelfen. Wie auf S. 44 ff. dargelegt, lassen sich mit ihrer Hilfe auch rektale Intussuszeptionen feststellen, die selbst während des Pressens die Anorektallinie nicht überschreiten.
Bei der rektalen Untersuchung, die i. a. ohne Mißempfindungen möglich ist, findet sich meist ein auffällig schwacher Sphinktertonus, der in fortgeschrittenen Fällen auch bei willkürlichem Verschluß nicht wesentlich kräftiger ist.

Wird durch die Anamnese, die Inspektion der Analregion und die Digitaluntersuchung geklärt, ob es sich um einen reponiblen oder einen bereits fixierten bzw. inkarzerierten Prolaps handelt, dient die Proktoskopie und Rektosigmoidoskopie dem Ausschluß pathologischer Veränderungen im Analkanal und Rektosigmoidalbereich.
Weitere Diagnostikmaßnahmen sind die Analmanometrie sowie Elektromyographie (S. 48 ff.) des sphinktären Verschlußapparates. Bei vorliegender Inkontinenz kann hierdurch das Ausmaß der muskulären Sphinkterschädigung bestimmt werden [15, 18].

DIFFERENTIALDIAGNOSE

Die Differentialdiagnose umfaßt insbesondere prolabierende Hämorrhoiden, Analprolapse und auch größere vorfallende anorektale Polypen.
Eine ähnliche Symptomatik (wie ein innerer Rektumprolaps) kann eine Rektozele (S. 45), die auch in Kombination mit einem solchen auftreten kann, verursachen. Mittels Defäkographie (S. 44 ff.) ist eine sichere Differenzierung möglich.

THERAPIE

Die Behandlung des Rektumprolapses ist aufgrund der ätiopathogenetischen Unsicherheit nicht einheitlich. Grundsätzlich sollte durch ballastreiche Ernährung (z. B. Haferkleie), Gabe von Plantago ovata-Samenschalen (z. B. Mucofalk) u. ä. eine Stuhlregulierung angestrebt werden. Des weiteren muß vor der chronischen Einnahme von Laxantien bzw. motilitätshemmenden Psychopharmaka gewarnt werden. Exzessives Pressen ist zu vermeiden.
Während selten vorkommende sekundäre bzw. mechanisch hervorgerufene Prolapse durch Abtragung des betreffenden Polyps oder anderer den Prolaps verursachender Tumoren u. U. auch ambulant zu beheben sind, kommt für die überwiegende Mehrzahl der Rektumprolapse nur eine chirurgische Behandlung unter stationären Bedingungen mittels einer der zahlreichen Operationsverfahren [1, 2, 4, 5, 7–11, 15–17, 20, 21] in Betracht.

Literatur

1. Allen-Mersh TG et al. (1990) Effect of abdominal ivalon rectopexy on bowel habit and rectal wall. Dis Colon Rectum 33: 550–553
2. Atharasiades S, Heiligers J (1993) Der Wert der abdominellen Rektopexie bei obstruktiven Defäkationsstörungen. Langenbecks Arch Chir 378: 92–101
3. Bellomo R, Morganti J (1982) Operative Behandlung des rektalen Mukosaprolapses. coloproctology 1: 65–67
4. Buchmann P (1994) Lehrbuch der Proktologie, 3. Aufl. Huber; Bern
5. Gemsenjäger E (1994) Rektumprolaps. Chir Gastroenterologie 10: 278–286
6. Ihre Th, Seligson U (1975) Intussusception of the rectum internal procidentia: treatment and results in 90 patients. Dis Colon Rectum 18: 391–396
7. Kuijpers HC (1992) Treatment of complete rectal prolapse: to narrow, to wrap, to suspend, to fix, to encircle, to plicate or to resect? World J Surg 16: 826–830
8. Mc Cue JL, Thompson JPS (1990) Rectopexy for internal rectal intussusception. Br J Surg 77: 632–634
9. Narro JL, Girona J, Lutfi T (1991) Der Stellenwert der Rektopexie nach Wells mit dem Ivalon-Schwamm beim Rektumprolaps. coloproctology 5: 304–309
10. Sayfan J, Alexander-Williams J (1989) Rektumprolaps – Operative Behandlung und funktionelle Ergebnisse. coloproctology 6: 358–364
11. Sayfan J et al. (1990) Sutured posterior abdominal rectopexy with sigmoidectomy compared with Marlex rectopexy for rectal prolapse. Br J Surg 77: 143–145
12. Schmelzer H, Mangel E, Schweiberer L (1988) Defäkographie und obstruktive Entleerungsstörung. Münch Med Wochenschr 130: 48–50
13. Schweiger M, Alexander-Williams J (1977) Solitary ulcer syndrome of the rectum, its association with occult rectal prolapse. Lancet 1: 170
14. Schweiger M (1983) Rektumprolaps und Ulcus simplex recti des Erwachsenen. Klinikarzt 12: 84
15. Selvaggi F et al. (1994) Operative Behandlung des internen Rektumprolapses. coloproctology 5: 341–345
16. Solla JA et al. (1989) Surgical technique in prolapse of the rectum. Langenbecks Arch Chir 374: 370–376
17. Vorobyov GJ et al. (1991) Pathogenese und Behandlung des Rektumprolapses. Eigne Daten und Übersicht der russischen Literatur. coloproctology 6: 348–351
18. Wedell J (1978) Operative Behandlung des Rektumprolaps. Ethiconreihe »Im Dienste der Chirurgie« Nr. 29, Hamburg
19. Wedell J, Fiedler R, Roschke W (1980) Erfahrungen, Komplikationen und operative Ergebnisse bei der Behandlung des Rektumprolaps. In: Klüken N, Wienert V (Hrsg) Separatum aus Proktologie. Schattauer, Stuttgart New York, 627–631
20. Winde G et al. (1993) Klinische und funktionelle Ergebnisse der abdominellen Rektopexie unter Verwendung verschiedener Fixierungsgrundlagen. Langenbecks Arch Chir 378: 86–91
21. Winkler R (1994) Rektumprolaps – Resektion. coloproctology 5: 301–309

1.6 Kryptitis und Papillitis

Unter der relativ häufig auftretenden, sekundär zur Fistelbildung neigenden und daher auch „inkomplette Fistel" genannten analen Kryptitis versteht man eine abszedierte, unspezifische Entzündung der Morgagnischen Krypten. Nicht selten greift eine solche Entzündung auf die Analpapillen über, im Proktoskop erkennbar an einem entzündlich geröteten, ödematösen Aussehen. Es handelt sich so-

dann um eine sog. Papillitis. Sind beide Krankheitsbilder – was nicht selten vorkommt – gleichzeitig vorhanden, kann man von einer *Proktitis* im Gegensatz zu der weiter kranial lokalisierten *Rektitis* sprechen.
Derart entzündlich veränderte Analpapillen neigen bei längerem Bestehen der Entzündung zur Hypertrophie („Papillitis hypertrophicans") und schließlich zur Polypenbildung. Diese sog. Analpolypen (S. 91) unterscheiden sich von Rektumpolypen (S. 221) dadurch, daß sie kaudal der Linea dentata, d. h. im Bereich der Analpapillen und -krypten lokalisiert sind.

ÄTIOLOGIE

Ätiopathogenetisch sollen Stuhlunregelmäßigkeiten, Laxantienabusus, scharfe Gewürze oder andere die Schleimhaut irritierende Einflüsse eine Rolle spielen. Durch Schleimhautreizung im Bereich der Papillen und dadurch bedingte Hyperämisierung und Ödematisierung können Speisereste in den Krypten rückgestaut und so eine weitere Reizung der für entzündliche Vorgänge ohnehin anfälligen Krypten bewirken.

KLINIK

Das klinische *Erscheinungsbild* wird von mehr oder weniger starken Entzündungsvorgängen im Krypten- und Papillenbereich geprägt. Auf Druck entleert sich aus den entzündenden und vertieften Analkrypten Sekret oder Eiter (Abb. 1.10).
Lokalisiert ist diese besondere Form einer Proktitis bevorzugt im Bereich der hinteren Kommissur des Analkanals. [4].
Die *Beschwerden* sind uncharakteristisch. Subjektiv wird bei Vorliegen einer Kryptitis bzw. Papillitis neben dem Gefühl der unvollständigen Stuhlentleerung besonders über einen dumpfen Druckschmerz im Anus geklagt, der sich vor und beim Stuhlgang steigert.
Durch die einsetzende Hypersekretion und entzündliche Anschwellung entstehen dann die für die Kryptitis und Papillitis typischen Symptome Nässen und Schmerzen.

DIAGNOSE

Nachzuweisen sind die beschriebenen Krankheitsbilder am besten mit dem Spreizspekulum und dünnen Hakensonden verschiedener Längen (Abb. 1.10 b). Mit Ausnahme stark hypertropher Analpapillen bzw. -polypen ermöglicht demgegenüber die Digitaluntersuchung keine differenzierte Aussage.

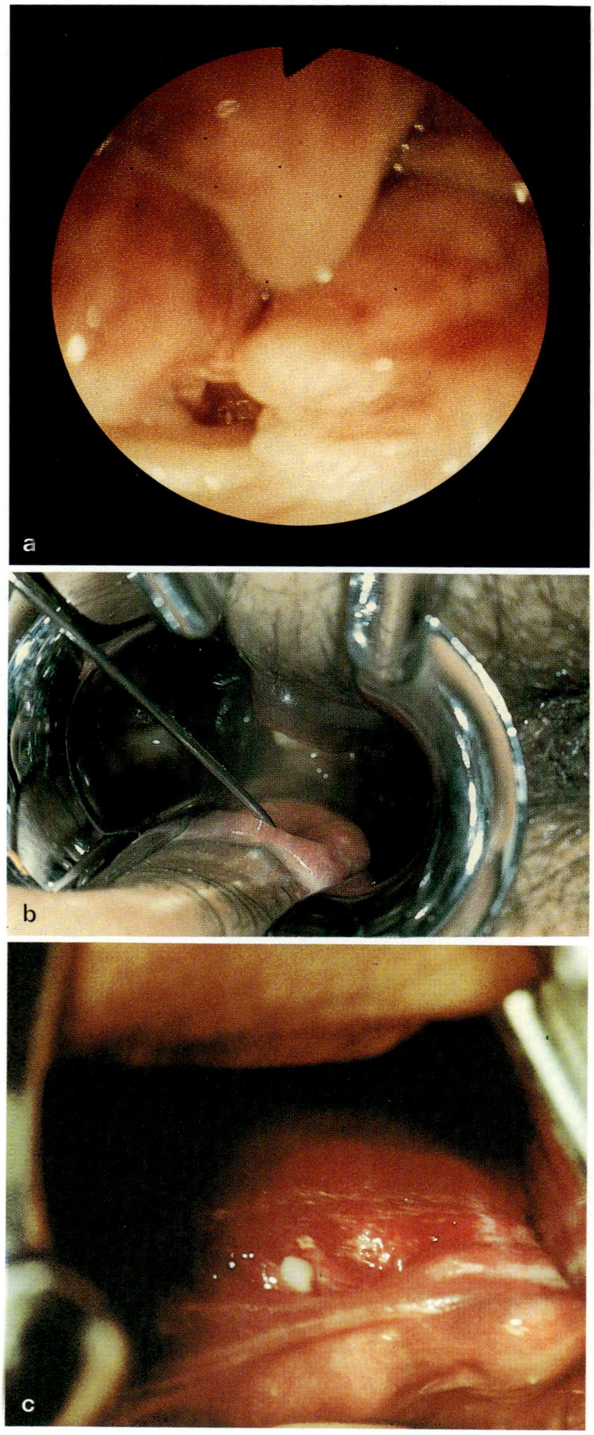

Abb. 1.10. **a** Akute Proktitis; **b** Nachweis einer Kryptitis mit Spreizspekulum und Sonde; **c** aus einer erweiterten Krypte herausquillender Eitertropfen

DIFFERENTIALDIAGOSE

Differentialdiagnostisch oft schwer oder gar nicht abzugrenzen von einer analen Kryptitis sind inkomplette subkutane Analfisteln, insbesondere, weil es sich hierbei um Übergangsformen handeln kann.

THERAPIE

Bei der unkomplizierten Proktitis empfiehlt sich die Durchführung einer Sklerosierung. Durch eine sorgfältige Abdrosselungsbehandlung der meist vorhandenen inneren Hämorrhoiden klingen erfahrungsgemäß diese entzündlichen Veränderungen i.a rasch ab. Unterstützend können glukokortikosteroidfreie Analtampons verabreicht werden (z.B. Posterisan, Sagittaproct). Führen diese Behandlungsschritte nicht zum Ziel, so kommen chirurgische Maßnahmen in Betracht. Hierbei empfiehlt es sich, die entzündlich veränderten Krypten mit der Hakensonde oder dem Kryptotom aufzureißen [5] oder durch Anheben des Kryptendaches mit der Hakensonde eine sparsame ellipsenförmige Exzision des Daches mit der Schere vorzunehmen [1, 3, 6–8]. Eventuell vorhandene entzündete Papillen werden ggf. mit der Diathermieschlinge abgetragen.

Literatur

1. Bruhl W (1992) Die anale Kryptitis. Haut 3: 73–74
2. Duhamel J (1972) The Role of Anitis and Cryptitis in the Anal Pathology of Children and Adults. In: Drobni S, Fèher M (eds) Recent Progress in the Study of Disorders of the Colon and Rectum. Akadémiai Kiadó, Budapest, pp 493–496
3. Kiene S (1975) Operationen am Mastdarm und After. In: Bier, Braun, Kümmel (Hrsg) Chirurgische Operationslehre, Band 4/II. Barth, Leipzig, S 363–364
4. Klosterhalfen B, Vogel P, Dohrenbusch J, Mittermayer C (1988) Modelle zur Pathogenese der analen Kryptitis mit besonderer Berücksichtigung der Kryptenverteilung und der Durchblutung des Analkanals. coloproctology 5: 307–310
5. Roschke W, Knoch HG, Krause H, Walter J (1986) Die proktologische Sprechstunde. Urban & Schwarzenberg, München Wien Baltimore
6. Winkler R (1977) Analabszesse und -fisteln. Richtlinien der Diagnostik, operativen Therapie und Nachsorg. Aktuel Chirurgie 12: 172
7. Wohlwend R, Amgwerd R (1973) Die chirurgische Behandlung des Hämorrhoidalleidens und seiner Folgen. In: Gastroenterologische Fortbildungskurse für die Praxis, Bd 3. Karger, Basel, S 52
8. Zimmermann FA (1982) Die chirurgische Therapie der vertieften, entzündeten Krypten (anale Kryptitis), coloproctology 4: 214–220

1.7 Hypertrophe Analpapillen

Bei den recht häufig vorkommenden „katzenzahnartigen", gestielt polypoiden, warzenartigen oder flachen, stets von der Linea dentata ausgehenden hypertrophen Analpapillen, den sog. Analpolypen, die u.U. eine Länge von 3–4 cm erreichen können („Fibroma pendulans") (Abb. 1.11c), handelt es sich um gutartige, mit Plattenepithel überzogene Fibrome ohne neoplastische Potenz [3].

ÄTIOLOGIE

Ätiopathogenetisch spielen chronische oder rezidivierend auftretende, ggf. durch häufige Mikrotraumen verursachte Entzündungsprozesse im Papillen- und Kryptenbereich, aber auch Residuen thrombosierter Hämorrhoiden die entscheidende Rolle. Hierdurch kommt es zur fibrotischen Umwandlung und Hypertrophie der zunächst entzündlich ödematösen, im reizlosen Zustand nur 1–2 mm großen Analpapillen (s.o.).

KLINIK

Erscheinungsbild: Im Gegensatz zu den differentialdiagnostisch in erster Linie abzugrenzenden Rektumadenomen (S. 221 ff.) zeigen die leicht geröteten, bei längerem Bestehen meist noch etwas blasseren, hypertrophen Papillen, deren Spitze nicht selten in mehreren kleinen Zacken endet und oft charakteristisch weiß erscheint, i.a. keinerlei Blutungsneigung und erweisen sich weiterhin bei einem leichten Kneifversuch mit der Pinzette gut mit sensiblen Nervenfasern versorgt.

Beschwerdebild: Analpapillen können, wenn sie entsprechende Größen erreicht haben, durch Prolabieren, Stieldrehung oder ständige Reizung infolge Druck auf die Umgebung zu den verschiedensten Beschwerden führen. Während die klinischen Beschwerden bei kleineren hypertrophischen Analpapillen meist gering und uncharakteristisch sind, verursachen langgestielte polypoide Papillen, die zu Inkarzeration und Prolaps post defaecationem neigen, neben mehr oder weniger starken stuhlunabhängigen Schmerzen und gelegentlichen Tenesmen ein ständiges Nässen, insbesondere jedoch ein ausgesprochenes Fremdkörpergefühl.
Kompliziert wird das Beschwerdebild einmal durch die infolge ständiger Exsudation bedingten Folgeerkrankungen wie perianale Kontaktekzeme, Mykosen usw. und zum anderen dadurch, daß neben einem Hämorrhoidalleiden meist auch eine begleitende Entzündung benachbarter Analkrypten und Proktodäaldrüsen vorliegt.

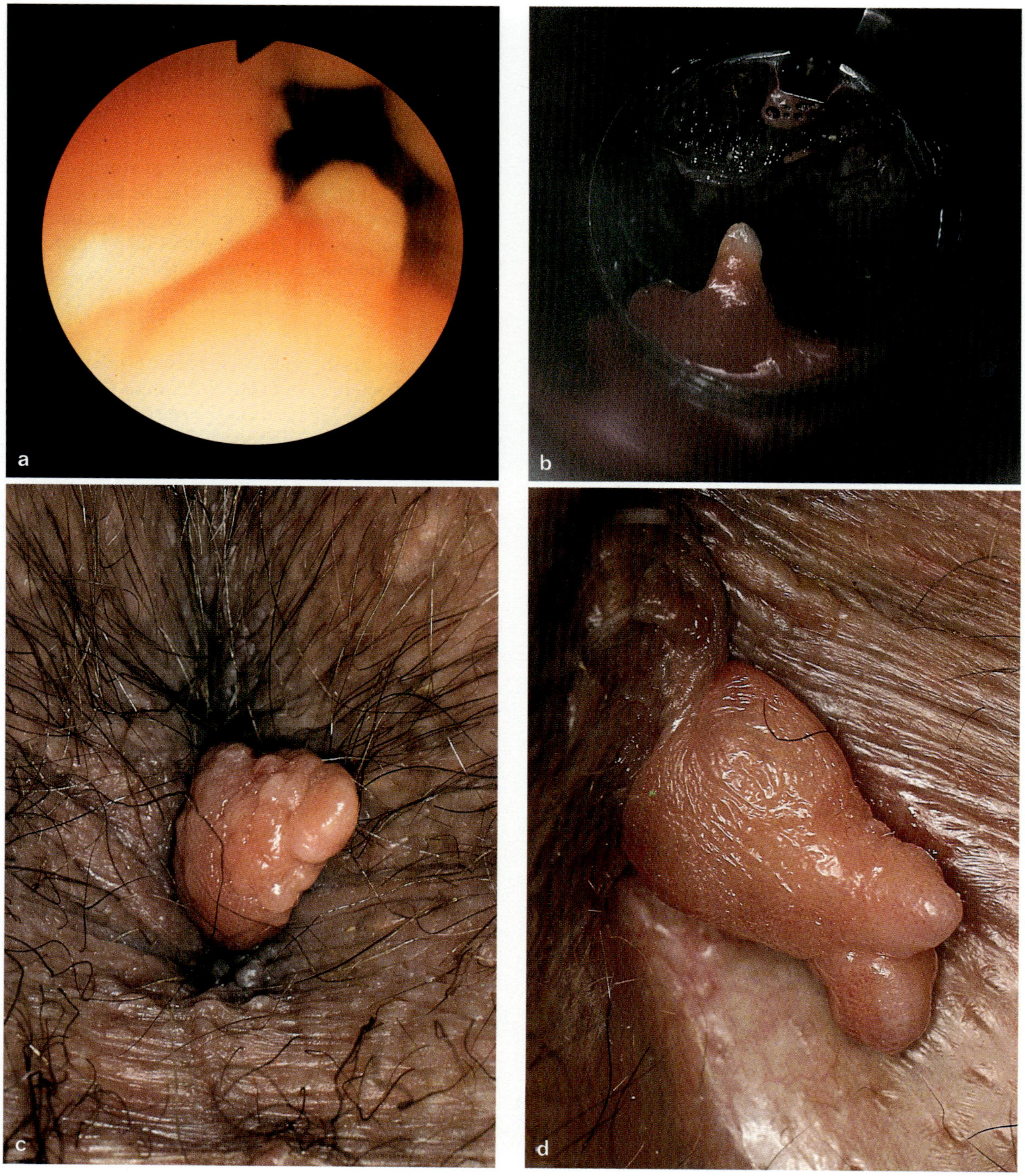

Abb. 1.11. **a** Hypertrophe Analpapille aus endoskopischer Sicht. **b** Sog. Katzenzahn. Charakteristisch weißliche Papillenspitze. **c** Prolabierter sog. Analpolyp. **d** Über 3 cm große, zweizipfelige, hypertrophierte Analpapille („Fibroma pendulans")

DIAGNOSE

Die Diagnosestellung ist aufgrund der meist charakteristischen Erscheinungsformen eines infolge der derben Konsistenz und meist glatten Oberfläche typischen Tastbefundes sowie des obligaten Ansatzpunktes an der Linea pectinea i. d. R. einfach.

DIFFERENTIALDIAGNOSE

Differentialdiagnostisch ist insbesondere an Rektumadenome zu denken (s. o.). Auch die Abgrenzung zu weiteren differentialdiagnostisch in Betracht kommenden Tumoren wie Rektum- und Analkarzinomen, Morbus Bowen, Basaliomen, Leiomyosarkomen, Melanomen, Morbus Paget, Keratoanthomen [2], Lipomen, Neurofibromen, dem Granuloma pyogenicum, Condylomata lata und C. acuminata sowie m. E. Hämorrhoidalthrombosen ist proktoskopisch i. a. problemlos.

THERAPIE

Eine Behandlung ist, sofern vorhandene hypertrophe Analpapillen keine deutliche Wachstumstendenz aufweisen und zu keinerlei Beschwerden führen, nicht notwendig.
Sofern sie jedoch Folgeerscheinungen verursachen, ist die Therapie der Wahl die ambulant durchführbare Abtragung mit der versenkbaren Diathermieschlinge in Lokalanästhesie (z. B. Scandicain 2 %, 1 ml).
Eine Abtragung direkt an der Papillenbasis erscheint hierbei notwendig, da verbliebene Stielreste zu Rezidiven führen können [4].
Nach der Abtragung sollten Analpapillen histologisch untersucht werden, da sie, wenn auch sehr selten, von Karzinomgewebe infiltriert sein können [1]. Die Nachbehandlung kann mit Salben bzw. Pasten (Iruxol o. ä.) oder Analtampons (z. B. Sagittaproct, Posterisan) erfolgen.

Literatur

1. Gebbers JO, Laissure JA (1984) Pathologie der Analtumoren. Schweiz Rundschau Med 73: 847–862
2. Jensen SL et al. (1985) Keratocanthoma of the anus. Dis Colon Rectum 10: 743–745
3. Otto HF, Wanke M, Zeitlhofer J (1976) Darm und Peritoneum. In: Doerr W, Seifert G, Uehlinger E (Hrsg) Spezielle pathologische Anatomie, Bd 2, T 2. Springer, Berlin Heidelberg New York
4. Winkler R (1982) Proktologische Erkrankungen. In: Müller-Wieland K (Hrsg) Dickdarm. Springer, Berlin Heidelberg New York (Handbuch der inneren Medizin)

1.8 Analrhagaden und -erosionen

Während Makula, Urtika, Papula, Vesikula, Bulla, Zyste, Pustula, Phyma und Tumor *primäre* Effloreszenzen darstellen, handelt es sich bei der Erosion und der Rhagade ebenso wie bei einem Ulkus, einer Exkoriation, einer Kruste, Schwiele, Narbe, Pigmentierung oder Atrophie um *sekundäre* Effloreszenzen, d. h. krankheitsbedingte Folgezustände aus primären Effloreszenzen.

ÄTIOLOGIE

Ätiopathogenetisch sind neben mechanischen bzw. medikamentösen Einflüssen vor allem die verschiedensten entzündlichen Krankheitsprozesse im gastroenteralen und perianalen Bereich wichtig.
So können sowohl perianale Kontaktekzeme wie ebenso alle entzündlichen, ggf. superinfizierten entero-kolo-proktologischen Prozesse, wie etwa eine Kolitis, eine Proktitis, ein Fistelleiden usw., insbesondere infolge ständiger Exsudations- und damit Mazerationsvorgänge zu einem Elastizitätsverlust der Haut und somit zur Entstehung von Analrhagaden und -erosionen führen. Ein regelrechter Circulus vitiosus kann dadurch entstehen, daß Rhagaden und Erosionen selbst zu einem ständigen Nässen führen können. Nicht selten kommt es zur Entstehung dieser Veränderungen aber auch infolge kritikloser topischer Langzeitapplikation kortikosteroidhaltiger sog. Hämorrhoidalsalben und -suppositorien, die zu einer Atrophierung und damit ebenfalls zunehmenden Verletzlichkeit der Haut führen [2].

KLINIK

Erscheinungsbild: Eine *Erosion* stellt definitionsgemäß einen Substanzverlust im Epithelbereich dar. Sie imponiert als scharf umschriebene, meist rundlich-ovale, glatte rote Fläche und heilt, da submuköse bzw. subepidermale Schichten nicht mitbeteiligt sind, stets ohne Narbenbildung ab.
Demgegenüber handelt es sich bei den im Gegensatz zu den analen bzw. perianalen Erosionen meist nur vereinzelt vorkommenden – bzw. schnittförmig in den Spaltlinien der Haut und somit radiär zum Anus verlaufenden *Rhagaden* (Abb. 1.12) oder Schrunden um Dehiszenztrennungen der Haut im Bereich der Epidermis, allenfalls bis zum Papillarkörper reichend [1].
In der proktologischen Sprechstunde sind Rhagaden und Erosionen als Folge bzw. Begleiterscheinungen allergischer oder toxischer Kontaktekzeme, Mykosen usw. recht häufig zu finden und sind als

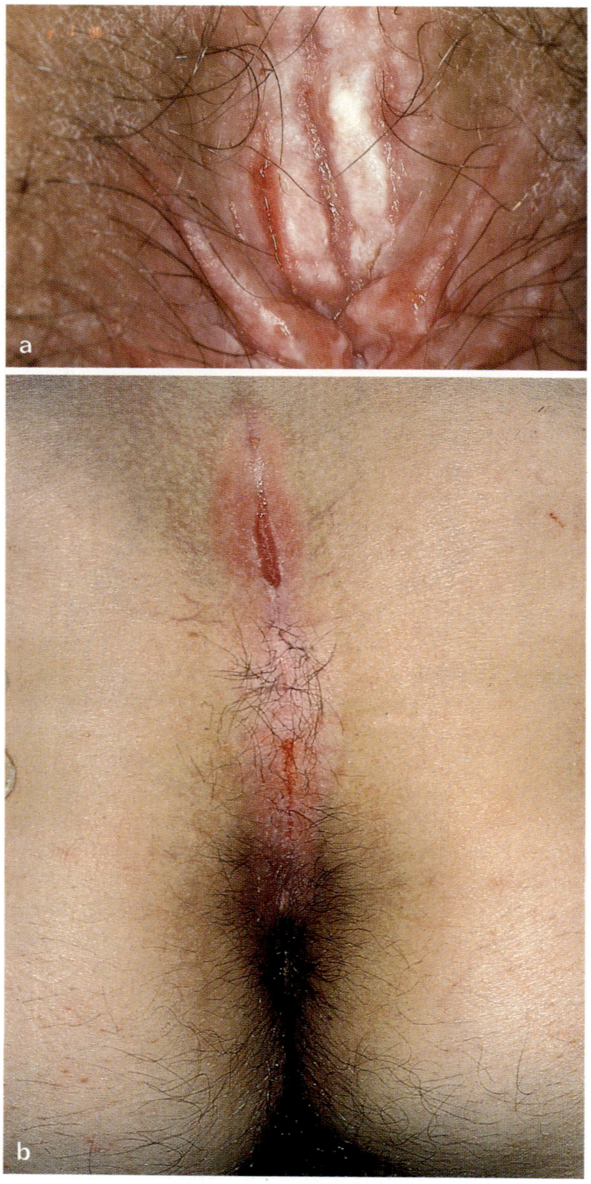

Abb. 1.12 a, b. Analrhagaden

Eintrittspforten von Krankheitserregern pathogenetisch wichtig.
Das durch Rhagaden und Erosionen hervorgerufene *Beschwerdebild* besteht vor allem in der Angabe diffuser brennender Schmerzen während und nach dem Stuhlgang. Diese Schmerzen haben jedoch niemals die infolge Spasmen des M. sphincter ani internus verursachte Intensität der sog. echten Analfissur.

DIAGNOSE

Die Diagnosestellung erfolgt prima vista durch Inspektion bzw. Anoskopie oder Proktoskopie.

THERAPIE

Die Therapie sollte auch hier stets kausal sein. Die zugrunde liegende Enteritis oder Kolitis, der Diabetes, das perianale Kontaktekzem, die Candidosis oder der chronische Kortikosteroid- oder Laxantienmißbrauch müssen beseitigt werden.
Zusätzlich empfehlen sich neben einer möglichst reizlosen Analtoilette symptomatische Maßnahmen, wie etwa Kaliumpermanganat- oder Gerbstoff-Sitzbäder (z. B. Tannosynt), Pinselungen mit Gentianaviolett (0,5 %ig, wäßrig), 1 %iger wäßriger Eosinlösung u. ä., ggf. auch vorsichtiges Ätzen mit 1 %iger Argentum-nitricum-Lösung bzw. Abdecken der betroffenen Bereiche, z. B. mit Hermal-Paste.

Literatur

1. Fischer E (1980) Effloreszenzlehre. In: Korting GW (Hrsg) Dermatologie in Praxis und Klinik, I. Bd. Thieme, Stuttgart
2. Stein E (1974) Uncharakteristische dermatologische Krankheitsbilder durch Kortikosteroid-Kombinations-Externa. Ärztl Praxis 14: 613

1.9 Analfissur

Die relativ häufig vorkommende Analfissur stellt eine der schmerzhaftesten proktologischen Erkrankungen dar.

ÄTIOLOGIE

Die Ätiopathogenese ist letztlich ungeklärt. Die sich in der Literatur vorfindende ausgesprochene Vielfalt von sich z. T. widersprechenden oder ergänzenden ätiopathogenetischen Hypothesen reflektiert einerseits eine weitgehende Unsicherheit und spricht andererseits für die Annahme, daß es sich um ein polyätiologisches Geschehen handelt.
Eine Annahme geht davon aus, daß die Voraussetzung zur Entstehung einer Analfissur ein analer Reizzustand (Diätfehler, Alkoholabusus, usw.) auf der Grundlage disponierender Begleiterkrankungen (Hämorrhoidalleiden, Kryptitis, oberflächliche, inkomplette oder komplette Fistel usw.) ist. Forcierte Preßdrücke führten sodann bei hochgestelltem Sphinktertonus zu analen Einrissen i. d. R. bei 6^{oo} Steinschnittlage („Locus minoris resistentiae") [3, 23, 24].
Ein weiterer Versuch, die Entstehung der Analfissur pathophysiologisch zu erklären, geht davon aus, daß eine primäre Ursache (mechanische Verletzung, Durchbruch einer intraanalen Thrombose mit se-

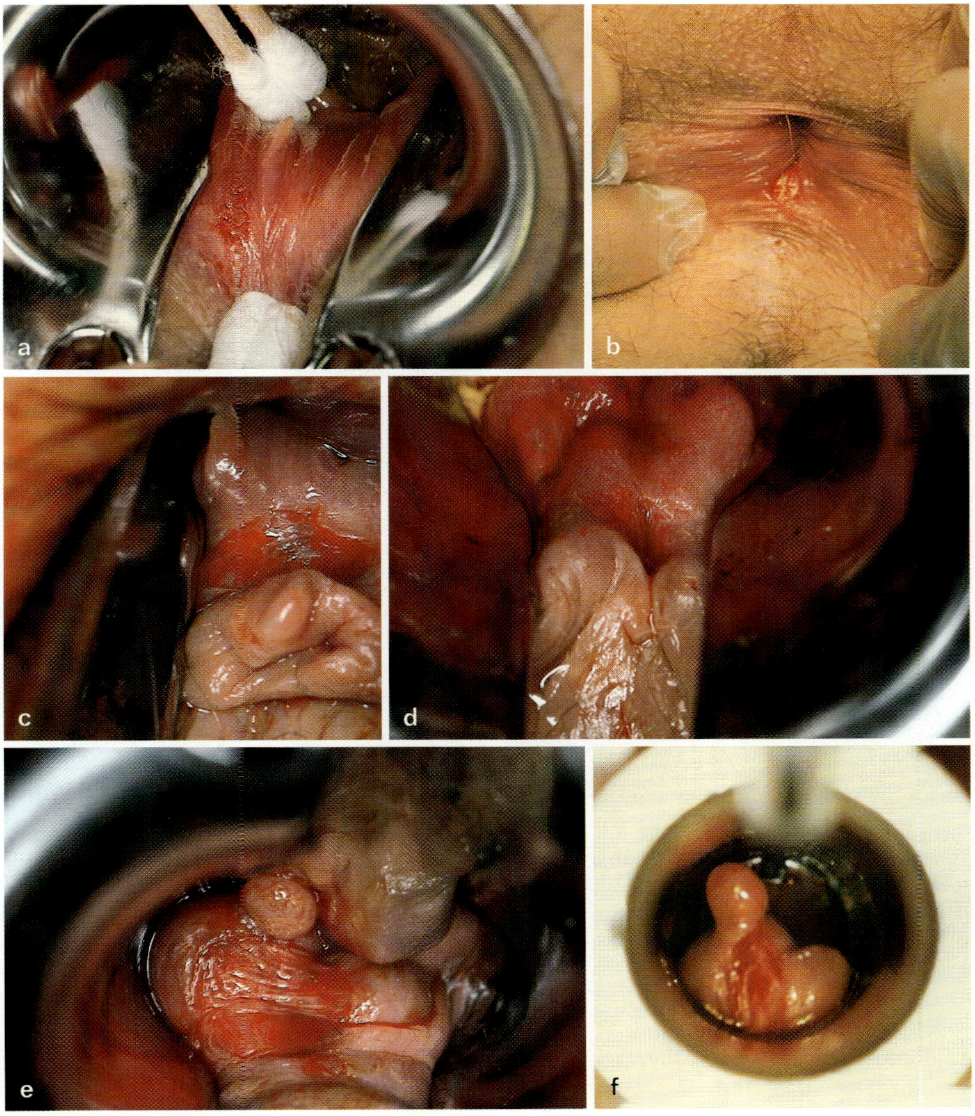

Abb. 1.13. **a** Eine beginnende leicht blutende Analfissur in Form eines oberflächlichen Risses im Anoderm bei 6 °° SSL mit hypertropher Analpapille („Katzenzahn"). **b** Akute Analfissur, ebenfalls im Bereich der hinteren Kommissur. **c** Blutende Analfissur mit Wachtposten und kranialer, hypertropher Analpapille. **d** Unter einer Mariske versteckte Analfissur bei 6 °° SSL bei stark geröteter, ödematös durchtränkter Umgebung. **e** Große, blutende Analfissur mit hypertropher Analpapille bei 6 °° SSL im Spreizspekulum. **f** Gleiche Fissur wie **e** im Fensterproktoskop

kundärer Infektion u.ä.) zu einem unter der Fissur schwelenden sog. entzündlichen Infiltrat führt, woraus bei kaudaler Ausbreitung die anfangs stark ödematös entzündlich erscheinende Vorpostenfalte und bei kranialer Ausdehnung die hypertrophe Analpapille hervorgeht. Der Sphinkter ani internus, in den dieses entzündliche Infiltrat eindringe, reagiere hierbei mit einem kräftigen Dauerhypertonus, der Sphinkter ani externus mit Krämpfen auf jeden Dehnungsreiz, wodurch ein Circulus vitiosus von Schmerz, chronischer Infektion, entzündlichem Infiltrat, Sphinkterhypertonus, Mangeldurchblutung und schlechter Heilungstendenz entstehe [8, 15].

KLINIK

Erscheinungsbild: Es handelt sich um ein meist spindelförmiges, einige Millimeter bis 2 cm langes und bis zu 1,5 cm breites benignes Ulkus, das in etwa 90 % der Fälle bei 6 °° Uhr Steinschnittlage im distalen Analkanal lokalisiert ist.
Bei *frischen* Fissuren, deren glatte Wundränder von

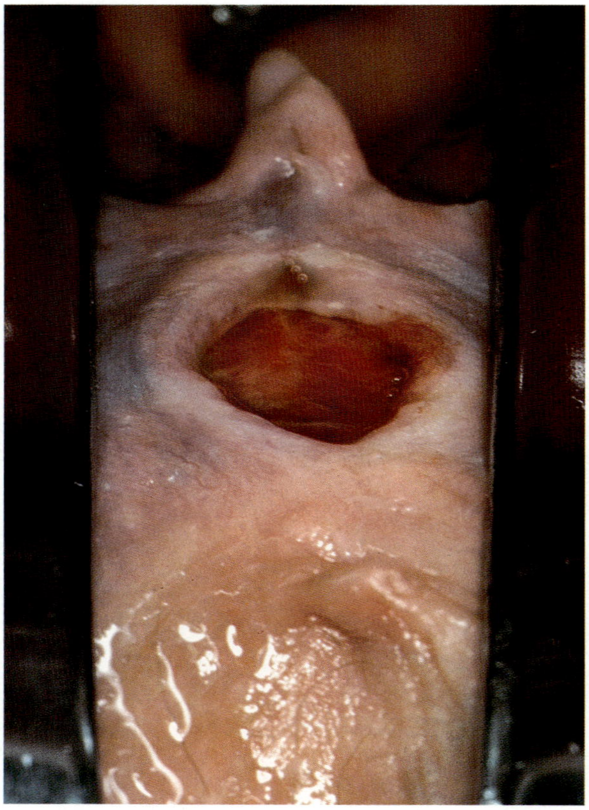

Abb. 1.14. Chronische Analfissur bei 6°° SSL mit kallösen z. T. unterminierten Wundrändern, etwas sichtbaren querverlaufenden sklerotisch veränderten Fasern des Sphincter internus auf dem Fissurgrund, ausgeprägter kranialer Analpapille und nur gering entwickelter kaudalen Vorpostenfalte

gesunder Analhaut begrenzt sind, beherrschen akut entzündliche Vorgänge das Bild. Das Gewebe des gesamten Bereiches erscheint daher gerötet und ödematös durchtränkt (Abb. 1.13, 1.18 c).
Sofern es nicht zur Abheilung kommt, erfolgt der Übergang in ein dystrophisch-atrophisches Stadium. Es entsteht ein weitgehend therapieresistentes kallöses Geschwür, die *chronische* Analfissur. Sie ist gekennzeichnet durch grauweiß aufgeworfene, in weit fortgeschrittenem Zustand meist unterminierte Wundränder, in deren tiefem Grund nicht selten die querverlaufenden weißlichen Fasern des M. sphincter ani internus zu erkennen sind. Typisch für die chronische Fissur ist weiterhin die am kranialen Fissurende oft vorhandene hypertrophe Analpapille, auch suprafissuräres Fibrom genannt, sowie die die kaudale Begrenzung darstellende, oft hahnenkammartig geschwollene Mariske, der sog. Wachtposten. Letzterer, auch Vorpostenfalte, Analhautzotte, Hautfibrom oder Vorpostenhämorrhoide genannt, ist i. a. bereits bei nicht gespreiztem Anus sichtbar und weist so bei der Inspektion der Perianalregion bereits auf das Vorliegen einer chronischen Analfissur hin (Abb. 1.14).
Wegen der schlagartig eintretenden starken Schmerzen bei jeglicher Irritation ist zwar in den meisten Fällen weder eine digitale noch eine instrumentell endoskopische Untersuchung ohne Lokalanästhesie möglich. Es genügt jedoch meist schon 1 ml eines Lokalanästhetikums (Skandicain 2% o. ä.) zunächst in der Umgebung und sodann unmittelbar unter den Fissurgrund zu injizieren, um schmerzfrei alle notwendigen Untersuchungsmaßnahmen durchführen zu können.
Die typische *Symptomatologie* insbesondere der *akuten* Analfissur erleichtert die Diagnosestellung: Stets gibt der Patient als Hauptsymptom einen sogleich bei der Defäkation einsetzenden, meist ungewöhnlich heftigen, stechend, brennend und zuweilen krampfartig in andere Körperregionen (Rücken-, Genital- und Beinbereich) ausstrahlenden Analschmerz an, der am Ende der Defäkation kurzzeitig nachläßt, danach jedoch meist mehrere Stunden anhält (die sog. Tenesmen). Demgegenüber unterscheidet sich das Beschwerdefeld der *chronischen* Analfissur durch eine etwas geringere Schmerzintensität. Sie verursacht nur mäßige Beschwerden während, jedoch ebenfalls starke Schmerzen einige Minuten nach der Defäkation, die sodann auch stundenlang anhalten können.
Die hierdurch erzeugte Angst des Patienten vor jeder Defäkation bewirkt in der Folge nicht selten einen chronischen Laxantienabusus, Gewichtsverlust bis hin zum Suizidversuch. Weiterhin, allerdings nicht obligatorisch, finden sich meist bei Stuhlgang hellrote Blutspuren, die dem Stuhl stets aufgelagert sind.
Durch ständiges Nachsickern von Wundsekret aus dem Anus sowie durch die Schmerzen bedingte häufig unzureichende Analhygiene entsteht sekundär nicht selten ein toxisches Kontaktexzem des Perianalbereichs. Dieses imponiert meist infolge ständigen Juckens und Brennens durch multiple, gelegentlich sekundär impetiginisierte oder durch eine Mykose überlagerte Kratzeffekte (Abb. 2.3, 2.4).
Der bei der Defäkation einsetzende, heftige Schmerz ist so zu verstehen, daß der Sphincter ani internus, der an diesem entzündlichen Geschehen beteiligt ist, jeden äußeren Reiz mit einer schmerzhaften Dauerkontraktion beantwortet. Infolge der durch den Dauerspasmus bedingten Minderdurchblutung heilt eine solche Fissur nur selten allein ab.

DIAGNOSE

Eine Analfissur ist infolge des typischen pathomorphologischen Befundes durch die perianale Inspektion nach Ektropionieren der Analhaut leicht erkennbar.

DIFFERENTIALDIAGNOSE

Die Differentialdiagnose der Analfissur umfaßt insbesondere folgende Krankheitsbilder:

- Proctalgia fugax,
- Pectenosis,
- Kokzygodynie,
- funktionelle Sphinkterspasmen,
- intersphinktärer Abszeß,
- Kryptitis (beginnende Fistel),
- Analrhagaden (Abb. 1.12),
- Verletzungen,
- Herpes simplex (Abb. 2.29),
- Morbus Behçet (Abb. 2.66),
- Colitis ulcerosa,
- Morbus Crohn,
- Ulcus molle,
- Lues I (Abb. 15.26 c),
- Ulkus bei HIV-Infektion,
- solitäres Ulkus (Abb. 14.27),
- Ergotismus,
- Spinaliom (Abb. 3.13),
- Amöbiasis,
- Balantidiose.

Infolge der pathognomonischen 3zeitigen Schmerzsymptomatik, des meist typischen klinischen Bildes und der vorwiegenden Lokalisation der Analfissur bei 6 °° Uhr Steinschnittlage ist eine Unterscheidung zu diesen Erkrankungen i. d. R. meist einfach.

THERAPIE

Die Therapie ist wegen der ausgesprochen schlechten Heilungstendenz und der noch unsicheren Äthiopathogenese recht problematisch. Es gibt verschiedene Behandlungsmöglichkeiten. *Akute* Fissuren sprechen oft auf konservative Maßnahmen an. Es empfiehlt sich zunächst der Versuch, die Fissur mit einem Lokalanästhetikum zu unterspritzen und dem Patienten zu empfehlen, mehrmals täglich für 3–5 min den Sphinkter willkürlich zu kontrahieren. Neben Kaliumpermanganat- oder Eichenrinden-Sitzbädern werden kortikosteroidfreie Salben (z. B. Proctoparf) rezeptiert.
Der Patient wird weiterhin angehalten, für einen weichen Stuhl, ggf. vorübergehend unter Anwendung eines milden Abführmittels (Leinsamen, Weizenkleie o. ä.) zu sorgen.

Bei Therapieresistenz besteht eine weitere Möglichkeit darin, nach Durchführung einer Lokalanästhesie und Darstellung der Fissur mit dem spreizbaren Spekulum oder dem Fensterproktoskop flach unter den Fissurgrund ein Sklerosierungsmittel zu injizieren.
Sofern auch diese Maßnahme nicht zum Erfolg führt, empfiehlt sich anschließend folgender Versuch, der ebenfalls auf eine Veränderung des Muskeldauerhypertonus abzielt: der Patient wird angehalten, jeweils nach dem Stuhlgang einen z. B. mit sagittaproct-Gel betupften sog. Analdehner – im Fachhandel in verschiedenen Formen, Größen und Materialien erhältlich, einfacher, eine gewöhnliche Haushaltsstearinkerze zunächst für 1 min, schließlich bis zu 10 min in den Analkanal einzuführen, um so eine Dilatation des hypertonisierten Muskels zu erreichen [9]. Diese Maßnahmen führen bei akuten und subakuten Fissuren oft zum gewünschten Erfolg.
Ist dies jedoch nicht der Fall, so kann die digitale Dilatation des Analkanals, d. h. eine Sphinkterdehnung in kurzer Narkose versucht werden. Hierbei werden 2–4 Finger in den Analkanal eingeführt und seitlich mit zunehmender Stärke gespreizt [11]. Allerdings sollte diese bei richtiger Durchführung effektive Methode wegen der Gefahr der Zerreißung des M. sphincter ani internus und externus mit nachfolgender mehr oder weniger ausgeprägter Inkontinenz dem Geübten vorbehalten bleiben.
Bei ausgeprägter Sphinkterspastik wird schließlich – infolge geringerer Nebenwirkungsgefahr – überwiegend die *laterale* Sphinkterotomie gefordert [1, 6, 14, 24]. Neuerdings wird zur zeitlich befristeten Senkung des Sphinktertonus bilateral der Fissur die Injektion von Botulinumtoxin empfohlen [7].
Handelt es sich um eine *chronische* Fissur, führt nur ein chirurgisches Vorgehen zum dauerhaften Erfolg. Empfohlen wird die En-bloc-Exzision von Fissur, begleitender hypertropher Analpapille und Vorpostenfalte sowie – sofern vorhanden – entzündeter Kryptitiden, Hämorrhoidalthrombosen und unterlagernder Fistel; Maßnahmen am Sphinkter selbst werden für entbehrlich gehalten [24, 25]. Andere Autoren empfehlen auch bei der chronischen Analfissur die manuelle Sphinkterotomie mit oder ohne gleichzeitiger Fissurektomie [1, 4, 5, 16, 20, 21].
Zur Nachbehandlung dienen wiederum Sitzbäder und nichtsteroidale Salben. Fluorierte Kortikosteroid-Externa sind aufgrund der bekannten Nebenwirkungen des Kortisons wie Protein- und Mukopolysaccharidssynthese-Hemmung, Vasokonstriktion und der damit verbundenen Wundheilungsstörung sowie Schwächung der Infektabwehr zur Behandlung eines Fissurleidens kontraindiziert [18, 19].

Literatur

1. Buchmann P (1994) Lehrbuch der Proktologie, 3. Aufl. Huber, Bern
2. Brühl W (1982) Ätiologie und Therapie der Analfissur, coloproctology 2: 114–115
3. Dohrenbusch J et al. (1986) Analkrypten als pathomorphologisches Substrat der chronischen Analfissur, coloproctology 6: 638–371
4. Editan A et al. (1989) Chirurgische Behandlung der chronischen Analfissur: Ergebnisse der lateralen internen Sphinkterotomie im Vergleich zur modifizierten lateralen internen Sphinkterotomie. coloproctology 1: 49–52
5. Girona J, Athanasiadis S, Gandji D (1986) Laterale und dorsale Sphinkterotomie bei Behandlung der chronischen Analfissur. Phlebol Proktol 15: 106–108
6. Jost W-H, Raulf F, Müller-Lobeck H (1991) Analfissur: Ergebnisse der operativen Therapie. coloproctology 13: 110–113
7. Jost W-H, Mlitz H, Schanne S, Schimrigk K (1995) Botulinumtoxin zur Behandlung der Analfissur. coloproctology 5: 224–229
8. Jostarndt L et al. (1986) Analfissur und Sphinkterspasmus. coloproctology 6: 375–379
9. Klug W, Knoch H-G (1993) Objektivierung der Wirksamkeit des therapeutischen Dilators bei der Behandlung der akuten Analfissur. coloproctology 1: 22–28
10. Koûba R (1990) Die Analfissur. coloproctology 2: 76–78
11. Lord PH (1972) A new approach to haemorrhoids. Prog Surg 10: 109–124
12. Notaras MJ (1971) The treatment of anal fissure by lateral subcutaneous internal sphincterotomy. Br J Surg 58: 96–100
13. Parks AG (1967) The management fo fissura-in-ano. Hosp Med 1: 737
14. Reinhard F, Kirsch J jun. (1993) Bessere Ergebnisse bei der Analfissur durch kombinierte konservativ-operative Therapie. coloproctology 6: 370–373
15. Roschke W (1980) Zur Pathophysiologie der Analfissuren. coloproctology 1: 55–58
16. Schiller U, Koch H (1976) Diagnostik und Behandlung der chronischen Analfissur unter besonderer Berücksichtigung der lateralen Sphinkterotomie. Klinikarzt 5: 112–118
17. Stein E (1973) Kritische Betrachtung zur Anwendung von Cortikosteroid-Kombinations-Externa (CKE) bei Hautkrankheiten. Z Allgemeinmed 26: 1227–1233
18. Stein E (1974) Uncharakteristische dermatologische Krankheitsbilder durch Kortikosteroid-Kombinations-Externa. Ärztl Praxis 14: 613
19. Stein E (1983) Die Analfissur. Der Hautarzt (Suppl VI) 34: 182–184
20. Succi L et al. (1988) Ambulante chirurgische Behandlung von Analfissuren. coloproctology 3: 142–146
21. Vafai M, Mann CV (1987) Ambulante geschlossene laterale interne Sphinkterotomie in der Behandlung von Analfissuren. coloproctology 1: 49–53
22. Wienert V (1985) Die Analfissur. Hautarzt 36: 234–236
23. Winkler R (1981) Analfissuren und Analfisteln. Therapiewoche 31: 3779–3784
24. Winkler R (1994) Analfissur: Konservative vs. invasive Therapie. Dtsch Med Wochenschr 119: 737
25. Winkler R (1996) Kommentar zur Ätiologie und Therapie der Analfissur. coloproctology 3: 140

1.10 Periproktaler Abszeß

Ein periproktaler (*Synonyma:* periproktischer, periproktitischer, paraproktischer, paraproktitischer, paraanaler, perianaler) Abszeß stellt eine Eiteransammlung in dem den Mastdarm bzw. den Analkanal umgebenden Bindegewebe bzw. in den sich hier vorfindenden, von Fettgewebe ausgefüllten anatomischen Spalträumen (Fossa ischiorectalis, Spatium pelvirectale, S. submucosum und S. intermusculare) dar.
Es handelt sich um ein häufiges, Männer bevorzugt betreffendes Leiden [17, 4], das grundsätzlich in jedem Alter auftreten kann, jedoch überwiegend bei Erwachsenen zwischen dem 20. und 40. Lebensjahr festzustellen ist. Menschen mit bevorzugt sitzender Tätigkeit, aber auch Diabetiker sind besonders häufig betroffen.
Periproktale Abszesse und Fisteln sind eng zusammengehörende proktologische Krankheitsbilder. Je nach Stadium der Entzündung steht entweder der Abszeß als das mehr akute Bild oder die Fistel als chronische Form im Vordergrund. Demzufolge stellt der Abszeß meist die Vorstufe eines Fistelleidens dar. Allerdings kann in selteneren Fällen umgekehrt etwa aus einer zunächst vorliegenden inkompletten inneren Fistel sekundär ein Abszeß entstehen.

EINTEILUNG

Wie für Perianalfisteln, so gibt es auch für Abszesse bereits eine ganze Reihe Klassifikationsschemata. Nachfolgend wird das auf topographisch-anatomischen Gesichtspunkten aufgebaute Einteilungsschema von Stelzner [21] wiedergegeben, das sowohl Erscheinungsbild wie Ausgangspunkt des Entzündungsgeschehens berücksichtigt. Hierbei werden folgende Abszeßformen im Anorektalbereich unterschieden.

1. *Intersphinktäre Abszesse:* Sie breiten sich im Spaltraum zwischen M. sphincter ani externus et internus aus. Gemäß ihrer Lokalisation unterscheidet man *subkutan marginale, subkutan perianale* und *hohe intermuskuläre* Abszeßbildungen (Abb. 1.15).

2. *Ischiorektale Abszesse:* Hierbei handelt es sich um Abszesse, die sich in der Ischiorektalgrube ausgebreitet haben und nach innen von den Sphinkteren, nach oben vom M. levator ani und nach außen vom Sitzbein begrenzt werden. Sie nehmen ihren Ausgang fast ausnahmslos von kokzygealen Krypten, durchdringen entlang der entsprechenden Proktodäaldrüsen den Sphinkter („transsphinktäre Abszesse“) und gelangen in die Fossa ischiorectalis.

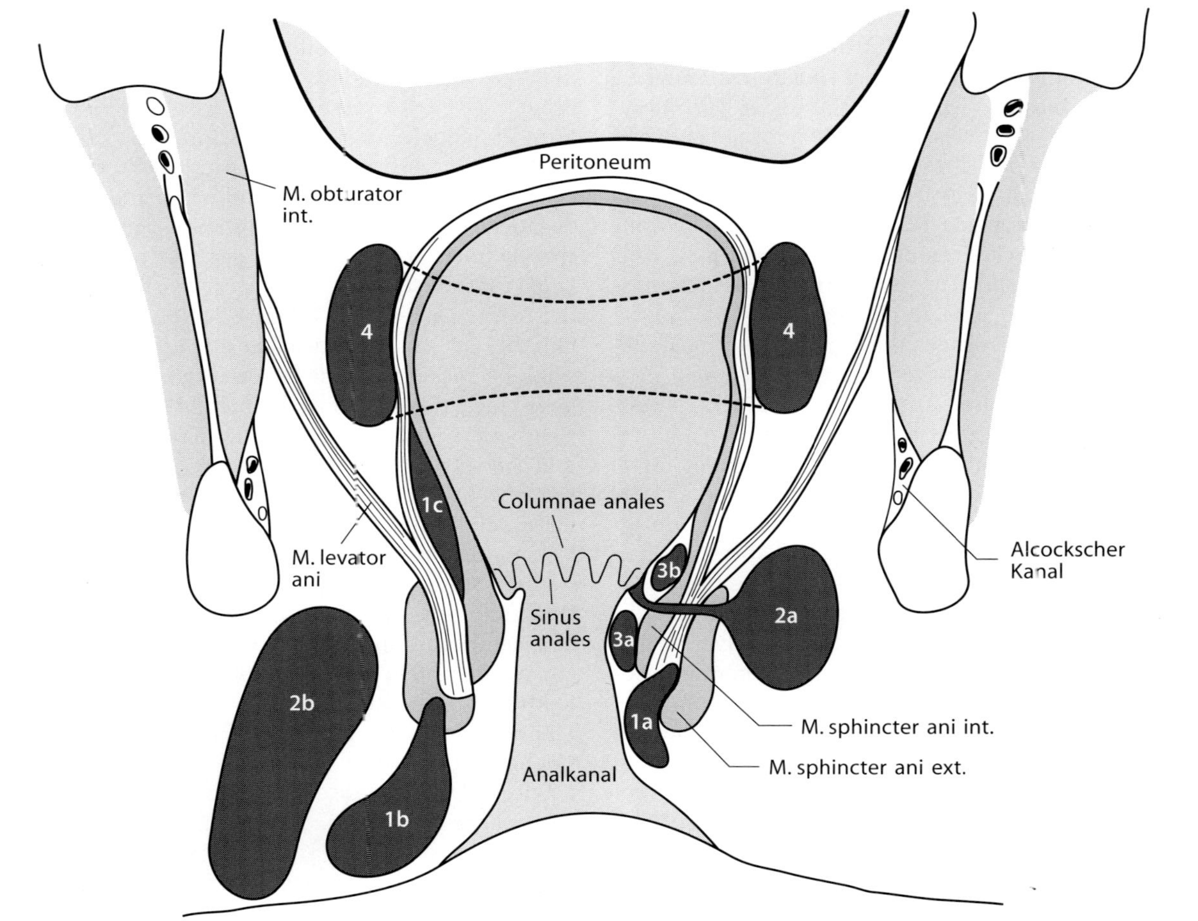

Abb. 1.15. Schematische Darstellung möglicher Abszesse im Bereich des Rektums. **1. Intersphinktäre Abszesse:** **a** subkutan marginal, **b** subkutan perianal, **c** hoher intermuskulärer Abszeß. **2. Ischiorektale Abszesse:** **a** einseitig, mit transsphinktärem Fistelgang, **b** einseitig, mit perianalem Ausläufer. **3. Intrasphinktäre Abszesse:** **a** subkutan, **b** submukös. **4. Pelvirektale Abszesse:** doppelseitig

Entsprechend den anatomischen Gegebenheiten („Leitschienen") breiten sich ischiorektale Abszesse in ganz bestimmte Richtungen aus. Sie werden demzufolge unterteilt in *einseitige, doppelseitige* („Hufeisenabszesse") und solche mit *subkutanen, perianalen, marginalen* oder *intersphinktären* Ausläufern (Abb. 1.15).

3. Die intrasphinktär gelegenen submukösen und subkutanen Abszesse: Diese relativ selten vorkommenden, oberflächlichen, zwischen Sphinkterapparat und Anal- bzw. Rektumepithel gelegenen Abszeßbildungen werden in die kranial der Kryptenlinie lokalisierten submukösen und die sich kaudal davon ausgebildeten subkutanen Abszesse unterteilt (Abb. 1.15).

4. Die supra- bzw. extralevatorisch gelegenen pelvirektalen Abszesse: Wie aus Abb. 1.15 hervorgeht, finden sich diese im Verhältnis zu den o.g. Abszeßformen in einer sowohl in diagnostischer wie therapeutischer Hinsicht schwierigen Region zwischen Rektumwand, Levatorplatte und Peritoneum.

ÄTIOLOGIE

Prädilektionsstellen für abszedierende Entzündungsprozesse im Bereich des Analkanales stellen die taschenartigen Morgagnischen Krypten dar. Durch gestauten, bakteriell kontaminierten Darminhalt kann es hier leicht über Mikroverletzungen zur pyogenen Kryptitis kommen, die sich sodann über die meist in den Kryptengrund mündenden Proktodäaldrüsen in die Perianalräume ausbreiten kann. Perianale Abszesse sollen in 95 % der Fälle ihren Ursprung im Proktodäaldrüsenbereich und zwar meist in der hinteren Kommissur, dem vorwiegenden Mündungsort der 6–10 beim Menschen vorhandenen und sich im Laufe des Lebens zurückbildenden Analdrüsen, haben [8, 21].

Prädispositionsfaktoren für die durch kryptoglanduläre Keiminvasion bedingt *primäre* Abszeßbildung in den perianalen Spalträumen stellen insbesondere Diarrhöen infolge Virulenzerhöhung der Darmflora, Malnutrition, Diabetes, Agranulozytose, Leukämie sowie alle anderen Erkrankungen, die ein Immundefizit nach sich ziehen (s. Aids, S. 457 ff.), dar. Als weitere begünstigende Faktoren wären lokale Traumata, etwa durch Fremdkörper, Koprolithen, Kotstauung oder auch ungeschickte Untersuchungs- bzw. Therapieeingriffe zu nennen.

Da die meisten Proktodäaldrüsen im intermuskulären Spalt verlaufen, treten die verschiedenen Formen intersphinktärer Abszesse mit 80% [21] weitaus am häufigsten auf.

Der weitere Durchbruch der Infektion vom intermuskulären Spalt durch den M. sphincter ani externus stellt sodann den fast ausschließlich erfolgenden Entstehungsweg ischiorektaler Abszeßformen dar.

Zur Ausbildung subkutaner bzw. submuköser Abszesse kann es entweder durch Epithelverletzung und sekundäre Impetiginisation kommen oder – sofern die betreffende Proktodäaldürse intrasphinktär verläuft – ebenfalls als Folge einer krypto-glandulären Infektion.

Für die Entstehung der seltenen extrasphinktär gelegenen pelvirektalen Abszesse kommen schließlich die verschiedenartigsten Ursachen in Betracht (s. Übersicht).

Ursachen extrasphinktär gelegener pelvirektaler Abszesse

- Traumata
  (Fremdkörper im Rektum, Pfählungsverletzungen, Geburtstraumata, Beckenfrakturen, diagnostische oder therapeutische proktologische Eingriffe).
- Folge fortgeleiteter, entzündlich-infektiöser Veränderungen im Abdomen- und Beckenbereich
  (Osteomyelitis, Pyelitis, Urethritis, Divertikulitis, Appendizitis u. w.).
- Bestimmte Grunderkrankungen
  (Morbus Crohn, Colitis ulcerosa, Leukämie, Immunopathien, Malignome, Aktinomykosen, Tuberkulose u. w.)

KLINIK

Das klinische *Beschwerdebild* anorektaler Abszeßbildungen ist abhängig von Lokalisation und Ausdehnung der Infektion. Die führenden Symptome sind ein mehr oder weniger ausgeprägter Dauerschmerz mit Spannungsgefühl, bei entsprechender Lokalisation verbunden mit sicht- bzw. fühlbaren Entzündungszeichen wie Rötung, Anschwellung, Wärmebildung bis hin zu Allgemeinerscheinungen wie hohes Fieber, Schüttelfrost usw.

Im Gegensatz zu dem meist schlagartig einsetzenden Schmerz beim Auftreten einer Perianalthrombose wird die Abszeßbildung i. d. R. von einer allmählich zunehmenden Schmerzssymptomatik geprägt.

Kam es jedoch zur Spontanperforation, kann eine meist nur geringgradige eitrige Sekretion, die i. d. R. jedoch rasch zur Ausbildung eines toxisch-degenerativen perianalen Kontaktekzems mit entsprechenden Folgeerscheinungen führt, das einzige Leitsymptom sein.

Bei Vorliegen von subkutan oder perianal gelegenen, bei der Inspektion leicht erkennbaren Abszessen klagen die oft leicht fieberhaften Patienten stets über stechende und/oder klopfende Schmerzen, die sich beim Gehen und bei der Defäkation verstärken und Sitzen oft unmöglich machen.

Demgegenüber sind Ischiorektalabszesse aufgrund ihrer versteckten Lage und dem Fehlen sichtbarer Entzündungszeichen zumindest in ihrem Anfangsstadium wesentlich schwerer zu diagnostizieren.

Leitsymptome sind dann mehr allgemeines Krankheitsgefühl mit oftmals hohem Fieber, insbesondere einem dumpfen, schmerzhaften Druckgefühl im Rektumbereich. Gelegentlich tritt vor allem bei Männern auch eine Harnsperre hinzu.

Uncharakteristische Symptome bieten schließlich pelvirektale Abszesse, die demzufolge meist erst spät erkannt werden.

Die Betroffenen fühlen sich meist infolge hoher Temperaturen, Schüttelfrösten und ggf. Darmpassagestörung, Harnsperre, Bakteriäme schwerkrank. Die Patienten klagen insbesondere über dumpfe anhaltende Schmerzen im Mastdarmbereich, die differentialdiagnostisch an eine Appendizitis, Divertikulitis oder auch an ein akutes urogenitales Leiden denken lassen.

DIAGNOSE

Die Diagnosestellung ist, sofern äußerlich sichtbare Veränderungen vorliegen, i. d. R. problemlos. Bei *subkutan* und *perianal* lokalisierten Abszessen erscheint der betroffene Perianalbereich furunkelartig erhaben, gerötet und druckempfindlich. Mit zunehmendem Reifegrad wird die vorgewölbte Haut auffällig glänzend, und es findet sich eine mehr oder weniger deutliche Fluktuation (Abb. 1.16).

Demgegenüber sind höher gelegene, durch die Inspektion nicht sichtbare *submuköse* Abszeßbildungen nur endoskopisch zu verifizieren. Bei der Proktoskopie bzw. Rektoskopie, die wegen der Schmerzhaftigkeit oft nur in Narkose durchführbar ist, zeigt sich der Abszeß durch eine Vorwölbung der düsterrot verfärbten Schleimhaut.

Auch die *hohen intermuskulären* und *ischiorektalen* Abszesse sind zumindest in ihrem Anfangsstadium

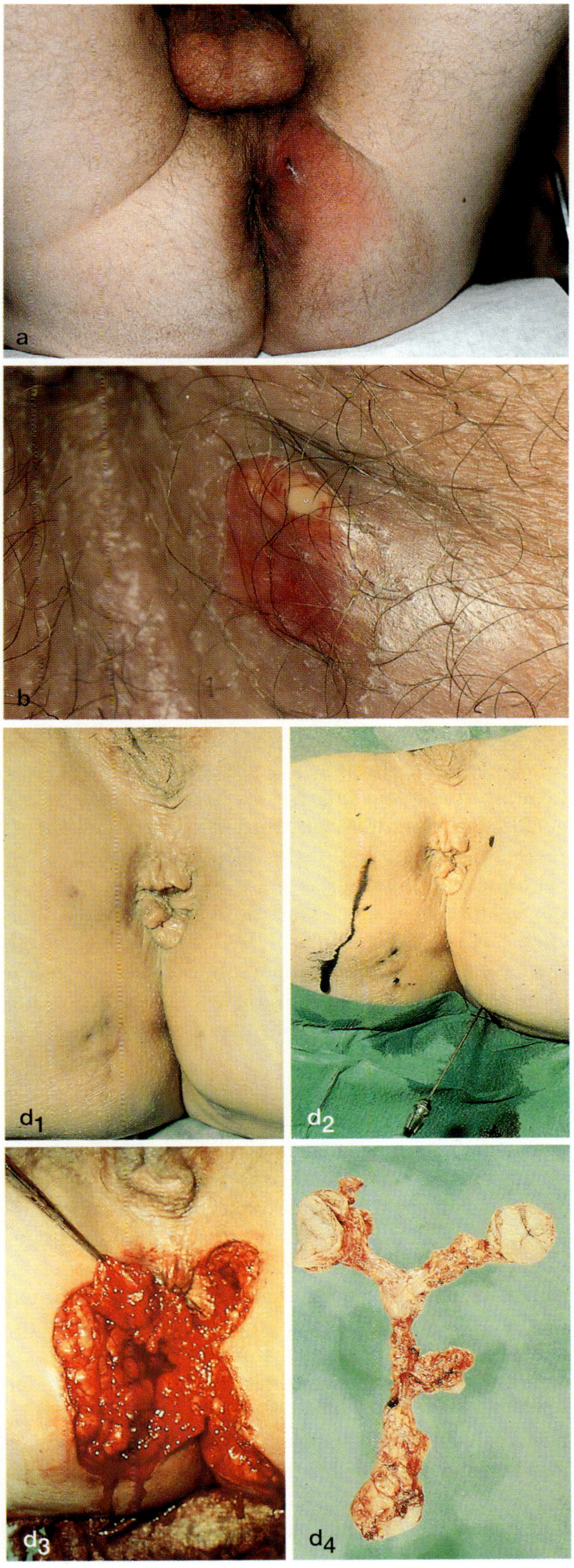

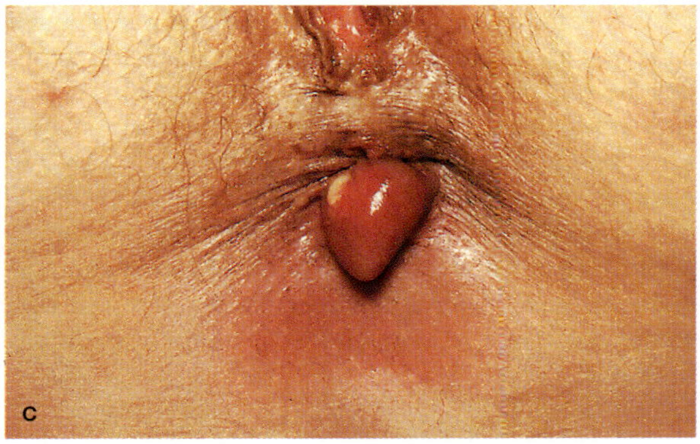

Abb. 1.16 a–d. Perianale Abszeßbildungen. **a** Düsterrote furunkelartige Anschwellung. Die vorgewölbte Haut erscheint auffällig glänzend. **b** Nach Spontanperforation Austritt von gelblich-rahmigem Eiter. **c** Atypischer Perianalabszeß mit Eiteraustritt. **d** Hufeisenfistel. Situ und Resektionspräparat

aufgrund ihrer versteckten Lage i.d.R. nur durch einen erhöhten Diagnostikaufwand, der über spezielle Sonographieverfahren (S. 47, [15]) auch die Computertomographie mit einbeziehen kann, erkennbar.

Bei der bimanuellen Palpation, wobei ein Finger rektal und die andere Hand vom Perineum her palpiert, findet sich in der Tiefe eine meist prall elastische, ggf. deutlich fluktuierende druckdolente ein- oder doppelseitige pararektale Anschwellung.

Erst, wenn ein solcher Entzündungsprozeß in seinem weiteren Verlauf die Ischiorektalmembran (Fascia perinealis superficialis) durchbrochen hat und sich im Subkutangewebe ausbreitet, wird er aufgrund seines nunmehr unverwechselbaren Erscheinungsbildes leicht erkennbar.

Die *pelvirektalen* Abszesse schließlich werden wegen ihres unspezifischen Beschwerdebildes häufig erst spät entdeckt.

Bei der rektalen Austastung findet sich oberhalb der Anorektallinie ein meist stark berührungsempfindliches derbes, ggf. fluktuierendes Infiltrat. Endoskopisch erscheint die im betroffenen Bereich vorgewölbte Rektumwand meist auffällig gerötet und ödematös angeschwollen. In unklaren Fällen kann ggf. der stets in Narkose durchzuführende Versuch, mittels einer Saugspritze den vermuteten Eiterherd unter digitaler Führung zu punktieren, berechtigt sein.

Da bekanntlich die meisten Analabszesse von entzündlich veränderten Analkrypten ausgehen, sollte endoskopisch und palpatorisch der Kryptenbereich besonders eingehend auf Fistelöffnungen bzw. narbig tastbare Einsenkungen abgesucht werden.

Die betreffende Krypte erscheint ebenso wie die benachbarten Papillen hierbei meist gerötet und öde-

matös verändert. Entleert sich aus einer solchen Krypte auf Druck schwallartig Eiter, so ist damit der Beweis für das Vorliegen eines entzündlichen Infiltrates gegeben, wobei es sicherlich oft strittig sein kann, einen derartigen Befund als Abszeß oder als inkomplette innere Fistel zu definieren.
Bakteriologie mit entsprechenden Resistenzbestimmungen und histologische Gewebsuntersuchungen zum Ausschluß spezifischer Grundleiden stellen weitere ggf. notwendige Diagnostikmaßnahmen dar.

THERAPIE

Spontanheilungen sind zwar möglich, weit häufiger jedoch kommt es ohne die Durchführung einer Kausaltherapie infolge Ausbreitung der Infektion und Fistelbildungen zu langjährigen mehr oder weniger schweren Krankheitsverläufen.
Da jedes Abwarten, etwa auf Eintritt der Fluktuation bzw. auf eine Spontanperforation, wie auch alle konservativen bzw. symptomatischen Therapieversuche (Rotlicht, Sitzbäder, „Zugsalben", Antibiotika, Stichinzisionen, Punktionen usw.) zu keiner endgültigen Sanierung führen, besteht die Methode der Wahl erfahrungsgemäß allein in der unverzüglichen chirurgischen Intervention, d.h. in der großzügigen Eröffnung und Ausräumung sowie ausreichenden Drainage der Abszeßhöhle einschließlich Sanierung der inneren Infektionsquelle [16]. Wichtig ist hierbei insbesondere, daß die äußere Haut so weit exzidiert wird, daß sie auseinanderklafft und nicht verkleben kann, um so nach kompletter Ausräumung aller entzündlichen Infiltrate, Narbenbildungen und Resthöhlen eine ausreichende Drainage und Heilung von innen nach außen zu erreichen [11].
Sofern die betreffende Abszeßbildung unterhalb, d.h. distal des M. levator ani und vor allem der Puborektalisschlinge gelegen ist, ist die Kontinenz nicht beeinträchtigt, und auch eine großzügige Spaltung und Freilegung eines solchen Abszesses bzw. von Fistelgängen bis auf Höhe der Linea dentata führt nicht zu Kontinenzstörungen [1]. Es ist dabei auch bedeutungslos, ob die distalen Anteile des äußeren Sphinkters von einer Fistel durchbrochen oder von einem Abszeß zerstört sind.
Außer den oberflächlich gelegenen marginalen Abszessen, die auch ambulant in Lokalanästhesie eröffnet werden können, sollte die Versorgung aller anderen Anorektalabszesse in Sakralanästhesie [3] oder in Vollnarkose erfolgen. Hierbei stehen 2 Möglichkeiten zur Verfügung:

Einzeitige Methode: Hierbei wird gleichzeitig mit dem Abszeß die innere Infektionsquelle einschließlich des oder der Verbindungsgänge freigelegt. Dieses Vorgehen erscheint allerdings nur dann empfehlenswert, wenn die betreffende Proktodäaldrüse bzw. die Morgagnische Krypte problemlos aufzufinden ist. Energischere Sonderierungsversuche sollten möglichst unterbleiben, da es in dem entzündlich veränderten und damit vulnerablen Gewebe sonst leicht zu Verletzungen und damit zur Ausbildung zusätzlicher artifizieller Fistelgänge kommen kann.

Zweizeitige Methode: Hierbei wird zunächst nur der Abszeß eröffnet und drainiert. Die sich nicht selten daraufhin ausbildende Analfistel wird sodann einige Monate später, wie auf S. 105 ff. dargelegt, durch einen zweiten operativen Eingriff endgültig saniert.
Während subkutane und perianale Abszesse durch eine ovaläre oder runde Hautresektion eröffnet und nach außen drainiert werden („Abdeckelung"), empfiehlt es sich, ischiorektale Abszesse durch einen großen T-Schnitt zu eröffnen, wobei es ratsam ist, die Ecken zu exzidieren, um so die Abszeßhöhle sicherer offen zu halten. Sofern sich der Abszeß auch auf der Gegenseite ausgebreitet hat („Hufeisenabszeß") muß auch die kontralaterale Ischiorektalgrube eröffnet werden.
Die sorgfältig auskürettierte und ggf. für 1–2 Tage mit einem Gazestreifen – getränkt z.B. in Rivanol-Lösung – austamponierte Abszeßhöhle bzw. offengehaltenen Wundflächen werden sodann der i.d.R. rasch und komplikationslos erfolgenden spontanen Sekundärheilung überlassen.
Bei *sekundären* Abszessen muß selbstverständlich auch eine Behandlung der Grunderkrankung (M. Crohn, Aktinomykosen, Tuberkulose, Lymphogranuloma venereum, perianales Dermoid, Aknetetrade, Hidradenitis suppurativa u.a.) erfolgen.

KOMPLIKATIONEN

Eine häufig unausweichliche Folge der Spaltung anorektaler Abszesse ist die sekundäre Fistelbildung, vor allem bei nicht konsequenter therapeutischer Miterfassung der Infektionsquelle oder ungenügend durchgeführter Drainage.
Abszeßrezidive [9] oder weitergehende Infektionen (Septikämie) können sich insbesondere nach unvollständiger Abszeßentleerung entwickeln.
Schließlich stellen Kontinenzeinbußen entweder mittelbar durch entzündliche bzw. narbige Destruktionen des Sphinkterapparates aufgrund ständiger Rezidive oder als unmittelbare Folge unsachgemäßer operativer Eingriffe verhältnismäßig häufige und gefürchtete Komplikationen dar.

Literatur

1. Ani AH (1976) Anal Fistula. A review of 82 cases. Dis Col Rectum 19: 1
2. Buchmann P (1994) Lehrbuch der Proktologie, 3. Aufl. Huber, Bern
3. Brühl W, Krause H (1988) Die Therapie periproktaler Abszesse. coloproctology 5: 302–325
4. Götze KJ, Mohr T (1976) Ambulante Behandlung anorektaler Abszesse. Dtsch Med Wochenschr 101: 1450
5. Götze KJ, Mohr T (1976) Ambulante Behandlung periproktitischer Abszesse. Dtsch Med Wochenschr 101: 1450–1453
6. Goligher JC (1975) Surgery of the anus rectum and colon, 3. Aufl. Bailliere Tindall, London
7. Häring R (1972) Mastdarm und Analregion. In: Spezielle Chirurgie für die Praxis, Bd II Teil 2. Thieme, Stuttgart, S 700–783
8. Hancke E, Junginger Th (1990) Anorektale Abszesse und Fisteln. Einteilung, Klinik, Diagnostik, Therapie. Ärztebl Rheinl-Pfalz 8: 396–400
9. Hancke E, Bach R, Junginger Th (1992) Anorektale Abszesse: Disponierende Faktoren für das Auftreten von Rezidiven. coloproctology 1: 18–22
10. Hansen H, Stelzner F (1981) Proktologie. Springer, Berlin Heidelberg New York
11. Karavias Th et al. (1977) Die anorektalen Abszesse und Fisteln. Therapiewoche 27: 8497–8510
12. Keilig W (1981) Der periproktitische Abszess. coloproctology 3: 202–203
13. Klug W, Hausstein S (1992) Langzeitbeobachtungen von Patienten nach Behandlung eines periproktitischen Abszesses. coloproctology 5: 274–278
14. Leaper DJ, Page RE, Rosenberg IL, Wilson DH, Goligher JC (1976) A controlled study comparing the conventional treatment of idiopathic anorectal abscess with that of incision curettage and primary suture under systemic antibiotic cover. Dis Colon Rectum 19: 46
15. Leppert R, Sailer M, Fuchs K-H, Thiede A (1994) Die endosonographische Darstellung der Analfistel und des Analabszesses und deren anatomische Beziehung zum Kontinenzorgan. coloproctology 16: 327–329
16. Marti M-C, Givel J-C (Hrsg) (1990) Chirurgie anorektaler Krankheiten. Springer, Berlin Heidelberg New York Tokyo, S 90–105
17. McElwain JW, McLean MD, Alexander RM, Hoexter B, Guthrie JF (1975) Experience with primary fistulectomy for anorectal abscess. A report of 1000 cases. Dis Colon Rectum 18: 646
18. Parks AG (1976) Anorektale Chirurgie. In: Zenker R, Deucher F, Schink W (Hrsg) Chirurgie der Gegenwart, Bd 2. Urban & Schwarzenberg, München Wien Baltimore
19. Rüedi Th, Allgöwer M (1981) Analfisteln und Abszesse. In: Allgöwer M, Harder F, Hollender LF, Peiper HJ, Siewert JR (Hrsg) Chirurgische Gastroenterologie. Springer, Berlin Heidelberg New York
20. Schneider A, Leber K (1982) Differentialdiagnose und Therapie der perianalen Fisteln und Abszesse. In: Winkler R (Hrsg) Proktologische Indikationen und Therapie. Enke, Stuttgart
21. Stelzner F (1981) Die anorectalen Fisteln. Springer, Berlin Heidelberg New York
22. Winkler R (1982) Proktologische Erkrankungen. In: Müller-Wieland K (Hrsg) Dickdarm. Springer, Berlin Heidelberg New York (Handbuch der inneren Medizin)

1.11 Fisteln

Eine Fistel stellt einen abnormen erworbenen oder angeborenen (z.B. Atresia ani s. recti complicata) Gang dar.
Entsteht hierdurch eine Verbindung von Analkanal bzw. Rektum mit der Hautoberfläche, spricht man von einer *kompletten* („doppelmündigen“) äußeren Fistel (F. externa s. pariet.).
Endet eine nach außen offene Fistel im Körperinneren blind, liegt eine *inkomplette* äußere Fistel vor, ggf. als sog. fistulöses Geschwür bzw. anorektaler Sinus bezeichnet.
Demgegenüber spricht man von inneren Fisteln (F. interna), wenn der betreffende Fistelgang nur im Körperinneren verläuft. Kommt es insbesondere bei chronischen Verlaufsformen zur Ausbildung mehrerer miteinander kommunizierender Gänge, Ostien und ggf. auch sog. Resthöhlen, so handelt es sich um kommunizierende bzw. komplexe Fisteln („Fuchsbaufisteln“).
Verläuft der Fistelgang unilateral zur Analzirkumferenz, spricht man von einer lateralen, verläuft der bogenförmig bilateral – kommuniziert also mit der Gegenseite – von einer kommissuralen Fistel („Hufeisenfistel“).
Von den im Anorektalbereich fast ausschließlich vorkommenden, stets von leicht blutendem Granulationsgewebe ausgekleideten Röhrenfisteln sind die sog. Lippenfisteln (F. labiformis) zu unterscheiden. Diese, im Gegensatz zu Röhrenfisteln spontan nicht heilenden Fisteln, sind dadurch gekennzeichnet, daß bei ihnen Epithel unmittelbar wieder an Epithel grenzt, so wie dies beispielsweise bei Kolostomien bewußt herbeigeführt wird.

Einteilung

Die zahlreichen Variationsmöglichkeiten eines anorektalen Fistelleidens können hier im einzelnen nicht dargelegt werden. Hierzu muß auf die einschlägige Fachliteratur, z.B. Stelzner [35] verwiesen werden, dessen Gliederung der anorektalen Fisteln hier im wesentlichen übernommen wurde.
Darüber hinaus gibt es eine ganze Reihe weiterer Klassifikationsschemata [2, 12, 13, 29, 30, 35, 36].
Je nach Lage und Verlauf zum Schließmuskelsystem werden inter-, trans-, supra- und extrasphinktäre Anorektalfisteln unterschieden (Abb. 1.17).

1. Intersphinktäre Fisteln: Sie durchbohren den M. sphincter ani internus und verlaufen im intermuskulären Spatium. Sie sind häufig mit anderen Fisteln kombiniert.

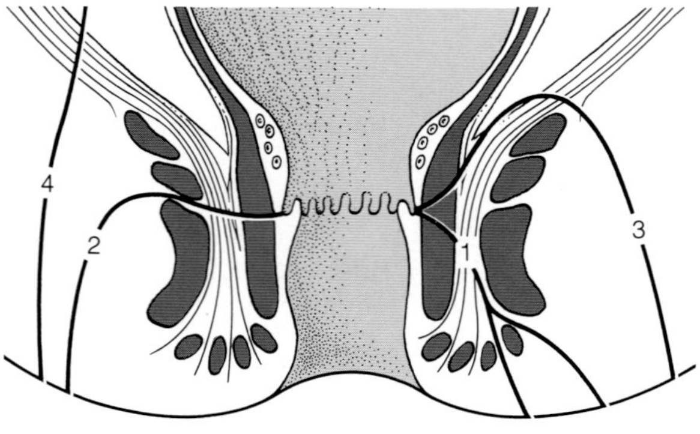

Abb. 1.17. Schematische Darstellung der verschiedenen Analfisteltypen: *1* intersphinktäre, *2* transsphinktäre, *3* suprasphinktäre und *4* extrasphinktäre

2. Transsphinktäre Fisteln: Bei dieser Form durchsetzt der Fistelgang den äußeren und inneren Schließmuskel und erreicht hierdurch die Fossa ischiorectalis.

3. Suprasphinktäre Fisteln: Der Fistelgang durchsetzt den M. sphincter ani internus, verläuft im Spatium intermusculare nach kranial, greift über den M. puburectalis hinweg und erreicht dann die Fossa ischiorectalis.

4. Extrasphinktäre Fisteln: Diese Fistelform stellt eine Verbindung zwischen pelvirektalem Gewebe und Rektum oder zwischen pelvirektalem Gewebe und perianaler Haut her.

Neben dieser Einteilung kann zusätzlich eine Klassifikation aufgrund des Ausgangspunktes erfolgen, die für die Behandlung jedoch von untergeordneter Bedeutung ist: Kokzygeale („hintere"), perineale („vordere") und laterale Fisteln [42]. Nach obiger Einteilung stellen die inter- und transsphinktären Fisteln mit etwa 95 % den größten Anteil dar [16].
Die *subkutanen* oder *submukösen Fisteln* (intrasphinktäre Fisteln) bleiben bei oben genanntem Schema unberücksichtigt. Sie verlaufen oberflächlich zwischen Sphinkterapparat und Anal- bzw. Rektumepithel. Meist handelt es sich bei diesen Fisteln um ein Anhängsel der intersphinktären Fisteln; sie können wie diese i. d. R. problemlos chirurgisch gespalten werden [34].

ÄTIOLOGIE

Das Vorstadium einer Analfistel ist i. d. R. ein periproktaler Abszeß (S. 98), der in 95 % der Fälle von einer pyogenen Entzündung hervorgerufen wird, die ihren Ursprung im Proktodäaldrüsenbereich hat [14, 35].

Prädilektionsstellen für Entzündungsvorgänge im Analkanal stellen die taschenartigen Morgagnischen Krypten dar. Die hier durch bakteriell kontaminierten Darminhalt entstandene Entzündung führt meist zur Hyperplasie der Analpapillen (S. 91) und kann sich ggf. über die in den Kryptengrund mündenden Ausführungsgänge bis in die Proktodäaldrüsen ausbreiten. Begünstigende Faktoren für die eitrige Fortleitung einer solchen krypto-glandulären Infektion sind die mit der Unterlage festverwachsene und damit nur gering anschwellfähige Haut des Analkanales, der dauerkontrahierte Sphincter internus und die damit insgesamt verhältnismäßig geringe Durchblutung des Gewebes in diesem Bereich [35].
Da die meisten der beim Menschen rudimentär ausgebildeten Proktodäaldrüsen im intersphinktären Spalt gelegen sind und im Bereich der hinteren Kommissur münden, entstehen derartige schließlich zu Fisteln führende Abszesse überwiegend intersphinktär und haben in 70–80 % der Fälle [32, 40] ihren Ursprung im Bereich der hinteren Kommissur. Bei 6^{00} Steinschnittlage wird erfahrungsgemäß ja auch die Mehrzahl der Kryptitiden (S. 90 ff.) und Fissuren [1, 11] diagnostiziert.
Kommt es zum Durchbruch der Entzündung durch den Sphincter ani externus in den Ischiorektalraum, entsteht eine „transsphinktäre" Fistel. Breitet sich jedoch die Entzündung nach kranial über die für die Kontinenz so wichtige Puborektalschlinge hinaus aus, führt dies zu einem pelvirektalen Abszeß (S. 99).
Bricht ein solcher Abszeß in die Ischiorektalgrube ein, entsteht eine suprasphinktäre Fistel. Diese Fistel entsteht häufig auch iatrogen durch die Behandlung eines einfachen Fisteltypen [26].
Bei der Ausbildung der meist recht atypisch verlaufenden extrasphinktären Fisteln kommen die verschiedenartigsten Ursachen in Betracht.
Nach ihrer Pathogenese unterteilt Parks [30] demzufolge die *extrasphinktär-verlaufenden Fisteln* in die nachfolgend zusammengestellten Gruppen, die die unterschiedlichsten Ätiologiemöglichkeiten dieser zum Glück selten auftretenden Fistelformen übersichtlich zusammenfassen.

Extrasphinktäre Fisteln:

- die als Sekundärerkrankung etwa aus hochverlaufenden transsphinktären Fistelgängen, welche spontan in das Rektum perforiert sind, hervorgerufen werden, oder solche, die spontan bzw. iatrogen etwa durch ungeschicktes Sondieren entstehen;
- als Folge von Verletzungen (Pfählungsverletzungen, verschluckte Fremdkörper, Operationen u. ä.) oder Mißbildungen;

- als Folge spezifischer Erkrankungen wie Morbus Crohn, Colitis ulcerosa, Lymphogranuloma inguinale, anorektale Gonorrhö, Lues, Parasitosen, Aktinomykosen, Tuberkulose, Malignomen, Aids u.a.;
- als Folge entzündlich-infektiöser Veränderungen im Abdomen- und Beckenbereich (Geburtstraumata, Bestrahlungsfolgen, Divertikulitis, Appendizitis, Osteomyelitis, Urethritis, Prostatitis u.w.).

KLINIK

Das klinische *Erscheinungsbild* wird geprägt von der Stärke der Sekretion einschl. hierdurch bedingter sekundärer Hautveränderungen und dem Ausmaß perifistulärer entzündlicher Infiltrationen.

Beschwerdebild: Neben mehr oder weniger ausgeprägten Schmerzen im Stehen, Sitzen oder bei der Defäkation, u.U. verbunden mit unwillkürlichem Luftabgang und rezidivierend auftretenden perianalen Anschwellungen klagen die Patienten insbesondere über anale eitrig-seröse, gelegentlich kotige oder auch blutige Sekretion, die zwangsläufig zur Ausbildung eines sog. toxischen Kontaktekzems der Perianalregion führt mit allen sich daraus wiederum ergebenden Folgeerscheinungen (S. 114 ff.).

Bei nicht selten auftretenden passageren Spontanverschlüssen von Fistelöffnungen kann es, wie auch bei Vorliegen größerer, sich nicht ausreichend entleerender Resthöhlen, zu entzündlichen druckschmerzhaften Anschwellungen kommen, ggf. bis hin zu Symptomen wie Fieber, Schüttelfrost usw.

DIAGNOSE

Eine im Perianalbereich endende Fistel, aus der sich spontan oder auf Druck Sekret, Blut, Stuhl usw. entleert, ist i.a. problemlos durch die einfache *Inspektion* diagnostizierbar. Diese äußeren Fistelöffnungen stellen sich häufig als kleine, narbenartig indurierte Einsenkungen auf einem umschriebenen, meist auffällig braunrötlich veränderten Hautbereich dar.

Gelegentlich sind paraanale Fistelöffnungen jedoch von radiären Hautfalten bedeckt, so daß sie erst durch Spreizen der Nates sichtbar werden. Nicht selten können derartige Fistelöffnungen auch überhäutet sein und erscheinen sodann als lividrote narbenartige Vorwölbungen (Abb. 1.18c). Ein derartiger, meist ohnehin nur passagerer Epithelverschluß, kann i.d.R. leicht mittels einer Knopfsonde durchbrochen werden.

Vom Erscheinungsbild sekundärer Hautveränderungen können unter Verwertung entsprechender anamnestischer Angaben u.U. Schlüsse auf die etwaige Bestandsdauer einer Perianalfistel gezogen werden.

Demgegenüber können die inneren Ostien von Fistelgängen i.d.R. am einfachsten durch die intraanale und rektale *Digitaluntersuchung* aufgefunden werden. Sie sind als derbes, trichter- oder knötchenförmiges Gebilde zu erkennen.

Da die Fistelgänge i.a. von mehr oder weniger entzündlich veränderten, derb-fibrösem Gewebe umgeben sind, können diese – zumindest trifft das auf die intersphinktären Fisteln zu – meist deutlich als strangförmige Verhärtungen palpiert werden.

Da die meisten Analfisteln von entzündlich veränderten Analkrypten ausgehen, sollte bei der *proktoskopischen* bzw. *anoskopischen Untersuchung* dieser Bereich besonders eingehend auf Fistelöffnungen abgesucht werden. Die betreffende Krypte erscheint wie die benachbarten Papillen hierbei meist auffällig gerötet und ödematös angeschwollen. Entleert sich aus einer derartig veränderten Krypte auf Druck schwallartig eine größere Sekretmenge, so liegt wahrscheinlich eine inkomplette innere Fistel vor.

In Fällen, wo die vermutete innere Fistelöffnung jedoch weder palpatorisch noch durch die einfache endoskopische Untersuchung auffindbar ist und auch der vorsichtige Versuch, mittels einer Hakensonde im Kryptenbereich eine Fistelöffnung aufzufinden, vergeblich war, kommt entweder die Sondierung mit einer dünnen *flexiblen Knopfsonde* (Abb. 17, 1.18b) bei gleichzeitiger digitaler Austastung oder der Darstellungsversuch des Fistelganges entweder *röntgenologisch* mit einem Kontrastmittel, endosonographisch durch Insufflation von Wasserstoffperoxid [5, 6, 20], mittels Computertomographie und neuerdings Kernspintomographie oder durch *Injektion einer Farblösung* in Betracht. In letzterem Falle eignet sich folgendes Vorgehen: In die äußere Fistelöffnung injiziert man mittels einer Knopfkanüle Coloxid, Gentianaviolett-Lösung (0,5 %ig, wäßrig), Methylenblau oder am besten Methylenblau-Milch, da diese nicht in das umgebene Gewebe diffundiert, wodurch, sofern es sich um eine komplette Fistel handelt, durch Austritt der Farblösung die innere Fistelöffnung endoskopisch erkennbar wird. Die hierzu verwendeten Spekula sollten, um die innere Fistelöffnung nicht abzuklemmen, hierbei zweckmäßigerweise gedreht werden. Gegebenenfalls muß zur Kenntlichmachung höhergelegener Fisteln zum Auffangen der Farblösung ein Wattebausch in die Rektumampulle eingebracht werden. Die Kenntnis der *Goodsall-Regel* kann bei der Suche nach inneren Fistelostien manchmal nützlich sein. Sie besagt, daß perianale Fisteln, deren äußere Öffnungen in Steinschnittlage unterhalb einer fiktiven Linie, die horizontal durch Anus und beide Sitzhöcker läuft, i.d.R. bogenförmig verlaufen und im Analkanal zwischen 5.30^{oo}

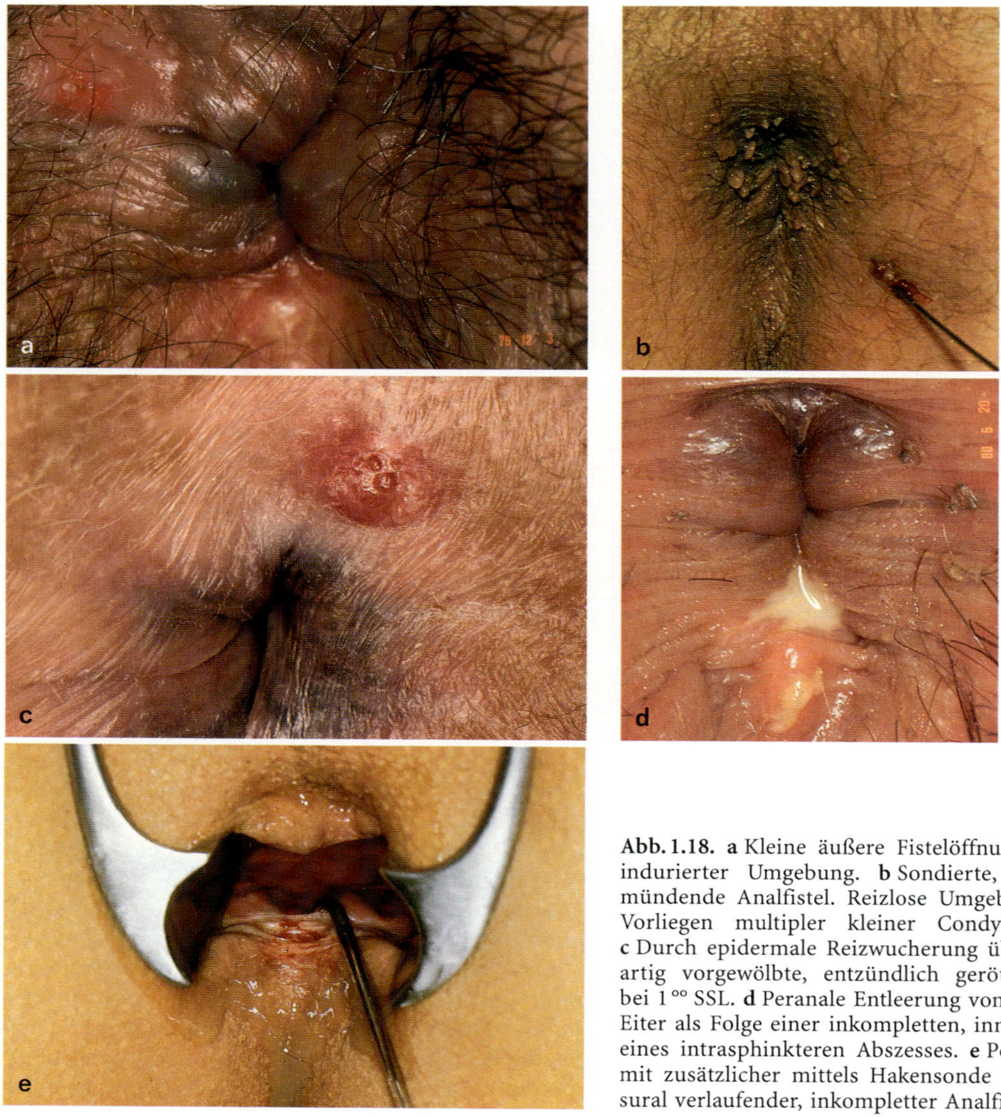

Abb. 1.18. a Kleine äußere Fistelöffnung mit entzündlich indurierter Umgebung. **b** Sondierte, bei etwa 5°° SSL mündende Analfistel. Reizlose Umgebung. Gleichzeitiges Vorliegen multipler kleiner Condylomata acuminata. **c** Durch epidermale Reizwucherung überhäutete, narbenartig vorgewölbte, entzündlich gerötete Fistelmündung bei 1°° SSL. **d** Peranale Entleerung von gelblich-rahmigem Eiter als Folge einer inkompletten, inneren Analfistel und eines intrasphinkteren Abszesses. **e** Posteriore Analfissur mit zusätzlicher mittels Hakensonde markierter retrofissural verlaufender, inkompletter Analfistel

und 6.30°° SSL münden, während Fisteln, die oberhalb dieser Linie perianal münden, meist geradlinig auf den Analkanal zuziehen.

Aus diagnostischer Sicht scheint insbesondere vor operativen Eingriffen die Durchführung einer anorektalen Manometrie sinnvoll, ggf. in Kombination mit der Elektromyographie, um hierdurch einen präoperativen Status der Kontinenzfunktion vorliegen zu haben (S. 48 ff.).

Die *histologische* bzw. *bakteriologische Untersuchung* von Fistelrandgewebe bzw. Exsudat zum Ausschluß eines spezifischen Grundleidens stellen weitere, u. U. notwendige Diagnostikschritte dar.

DIFFERENTIALDIAGNOSE

Differentialdiagnostisch sind insbesondere der Pilonidalsinus (S. 133) und die Hidradenitis suppurativa (S. 135) bzw. Hidradenitis suppurativa-artige Entzündungen im Rahmen einer Aknetetrade (S. 129) auszuschließen.

THERAPIE

Mit Ausnahme von *sekundären* anorektalen Fistel- bzw. Ulkusbildungen, die etwa durch einen Morbus Crohn (Abb. 14.3) oder eine Tuberkulose (Abb. 15.16) hervorgerufen sind und die mit Besserung bzw. Ausheilung des Grundleidens meist spontan mit abheilen, ist mit Spontanheilungen *primärer* anorektaler Fisteln insbesondere infolge ständiger fäkaler Kontamination und auch einer zunehmenden narbigen Wanderstarrung nicht zu rechnen.

Da es keine wirksamen konservativen Therapiemaßnahmen gibt und abwartendes Verhalten das Risiko der Bildung zusätzlicher Fistelgänge birgt, besteht die Methode der Wahl in der möglichst frühzeitigen chirurgischen Revision, d.h. in der Einweisung des Patienten in eine chirurgische Klinik, wobei atypisch verlaufende Fisteln einem auf diesem Gebiet erfahrenen Operateur zugeleitet werden sollten.

Ziel der operativen Intervention, bei der immer differenziertere Operationsmethoden [4, 12, 18, 21, 22, 27] zu Anwendung kommen, ist stets die komplette Spaltung aller vorliegenden Fistelgänge und Ausräumung aller entzündlichen Infiltrate, Narbenbildungen und Resthöhlen einschließlich der Sanierung der inneren Infektionsquelle.

Die Heilung des verbleibenden Wundgrabens, aus dem, um Rezidive zu verhindern, möglichst alles Fistelgewebe einschließlich behindernder Narbenbildung exzidiert wird, erfolgt per granulationem aus der Tiefe, durch Schrumpfung und durch Reepithelialisation vom Wundrand her [24, 29, 30, 35, 39, 41]. Wichtig ist hierbei auch, daß die äußere Haut soweit exzidiert wird, daß sie auseinanderklafft und nicht verkleben kann, um so eine ausreichende Drainage und Heilung von innen nach außen zu erreichen [17]. Wesentlich für den Erfolg jedes operativen Eingriffes ist die therapeutische Miterfassung der auslösenden Ursache. Wird ein Fremdkörper, der die Fistelbildung verursachte, oder die Morgagnische Krypte, von der die Entzündung ausging nicht mitentfernt oder unterbleibt die gezielte Mitbehandlung der dem Fistelleiden zugrundeliegenden Erkrankung, wie etwa eine Divertikulitis, Colitis ulcerosa, M. Crohn, Lymphogranuloma inguinale usw., so ist ein Rezidiv unvermeidlich.

Lediglich die oberhalb der Linea anorektalis verlaufenden Fisteln dürfen nicht zum Analkanal hin gespalten werden, da dies zur Inkontinenz führen würde. Die proximalen Anteile des M. sphincter ani internus sowie die Puborectalisschlinge müssen zur Kontinenzerhaltung unbedingt geschont werden [31]. Die relativ selten vorkommenden, den M. levator ani durchbohrenden supra- und extrasphinktären Fisteln müssen daher von parasakral her angegangen werden, wohingegen die Spaltung supralevatorisch verlaufender submuköser Fistelgänge nach innen bedenkenlos erfolgen kann, da hierbei kein Muskelgewebe durchtrennt werden muß.

Die bereits von Hippokrates zur Behandlung von Fisteln beschriebene *Fadenligaturmethode* gilt heute als obsolet.

Dagegen kann die langzeitige *Fadendrainage* für bestimmte Fälle als eine Alternative, zumindest jedoch als Ergänzung zur operativen Fistelsanierung angesehen werden [4, 8].

KOMPLIKATIONEN

Die gefürchtetste Komplikation ist die Incontinentia faecalis, hervorgerufen entweder durch eine Verletzung oder durch entzündliche bzw. narbige Destruktion des Sphinkterapparates, etwa infolge wiederholter Rezidive oder als unmittelbare Folge unsachgemäßer operativer Eingriffe.

Relativ häufig kommt es bei der Behandlung des Fistelleidens zu Rezidiven, insbesondere bei unvollständiger Diagnostik, nicht ausreichender Sphinkterspaltung oder ungenügend durchgeführter Drainage [22].

Schließlich ist als eine weitere Komplikation, insbesondere bei jahrelang bestehenden Fisteln, die mögliche Entstehung gutartiger Tumoren [23] wie auch von Karzinomen [4, 7, 9, 15, 25] zu erwähnen.

Literatur

1. Baytner S et al. (1989) Perianale Fisteln oder Abszesse mit Analfissuren. coloproctology 6: 374–375
2. Brühl W (1986) Das perianale Fistelleiden. Teil A: Eine Übersicht. coloproctology 2: 108–114
3. Brühl W, Neundorf G, Krause H, Roschke W (1986) Das perianale Fistelleiden. Teil B: Die langzeitige Fadendrainage. coloproctology 3: 175–181
4. Buchmann P (1994) Lehrbuch der Proktologie. 3. Aufl. Huber, Bern
5. Cataldo PA, Senagore A, Luchtefeld MA (1993) Intrarectal ultrasound in the evaluation of perirectal abscesses. Dis Colon Rectum 36: 554–558
6. Cheong DMO et al. (1993) Anal endosonography for recurrent anal fistulas: image enhancement with hydrogen peroxide. Dis Colon Rectum 36: 1158–1160
7. Crespi B et al. (1995) Schleimsezernierendes Adenokarzinom in einer chronischen Analfistel. coloproctology 3: 145–147
8. Eitan A, Duek DS, Barzilai A (1990) Die Fadendrainage bei der Behandlung von transsphinktären Analfisteln. coloproctology 3: 177–181
9. Getz S et al. (1981) Mucinous adenocarcinoma developing in chronic anal fistula: report of two cases and review of the Literature. Dis Colon Rectum 24: 562–566
10. Girona J, Denkers D, Broß J (1996) Chirurgisches Vorgehen bei der anovaginalen Fistel-Technik und Ergebnisse. coloproctologie 5: 210–215
11. Goligher JC (1977) Fistula in ano. In: Goligher JC (ed) Surgery of the anus, rectum and colon. 3rd edn. Balliere Tindall, New York 205–255
12. Gordon PH (1981) Die operative Behandlung der Analfistel. coloproctology 3: 195–199
13. Hansen H, Stelzner F (1981) Proktologie. Springer, Berlin Heidelberg New York

14. Hancke E, Junginger Th (1990) Anorektale Abszesse und Fisteln: Einteilung, Klinik, Diagnostik, Therapie. Ärztebl Rheinl-Pfalz 8: 396–400
15. Heidenreich A, Collarini HA, Paladino AM, Fernandez JM, Calvo TO (1966) Cancer in anal fistulas. Dis Colon Rectum 9: 371
16. Junghans C, Kirsch JJ (1987) Das ano-rektale Fistelleiden. Aktuel Chir 22: 14–18
17. Karavias T et al. (1977) Die anorektalen Abszesse und Fisteln. Therapiewoche 27: 8497–8510
18. Lechner P (1991) Der Mucosa-Verschiebelappen in der Behandlung supra- und hoch-transsphinktärer Analfisteln. Chirurg 62: 891–894
19. Lennert KA (1994) Die Fistel Diagnostik und Therapie. Springer, Berlin Heidelberg New York Tokyo
20. Leppert R et al. (1994) Die endosonographische Darstellung der Analfistel und des Analabszesses und deren anatomische Beziehung zum Kontinenzorgan. coloproctology 5: 327–329
21. Mann CV, Clifton MA (1985) Rerouting of the track for the treatment of high anal and ano-rectal fistulae. Br J Surg 72: 134–137
22. Marti M-C (1990) Anorektale Abszesse und Fisteln. In: Marti MC, Givel J-C (Hrsg) Chirurgie anorektaler Krankheiten. Springer, Berlin Heidelberg New York Tokyo, S 90–105
23. Millar DM (1979) Nicht unbedingt maligne: Tumoren in Analfisteln. Proktologie 2, 50–53
24. Mohr Th, Götze KJ (1976) Ergebnisse der Analfistelbehandlung. Zentralbl Chir 101: 485–488
25. Nelson R, Prasad M, Herand A (1985) Anal carcinoma presenting as a perirectal abscess or fistula. Arch Surg 120: 632–635
26. Nicholls J, Glass R (1988) Anorektales Abszeß- und Fistelleiden. In: Nicholls J, Glass R (Hrsg) Koloproktologie. Springer, Berlin Heidelberg New York, S 101–110
27. Parks AG (1961) Pathogenesis and treatment of fistula-in-ano. Br Med J 1: 463
28. Parks AG (1969) The classification of fistulae in ano. Hoferchter J (ed) Progress in Proctology. Springer, Heidelberg Berlin S 30
29. Parks AG (1976) Anorektale Chirurgie. In: Zenker R, Deucher F, Schink W (Hrsg) Chirurgie der Gegenwart. Bd II. Urban & Schwarzenberg, München Wien Baltimore
30. Parks AG, Gordon PH, Hardcastle JD (1976) A classification of fistula-in-ano. Br J Surg 63: 1–12
31. Parks AG, Gordon PH (1976) Perineal fistula of intraabdominal or intrapelvic origin simulating fistula-in-ano: Report of seven cases. Dis Colon Rectum 19: 500
32. Rüedi Th, Allgöwer M (1981) Analfisteln und Abszesse. In: Allgöwer M, Harder F, Hollender LF, Peiper HJ, Siewert JR (Hrsg) Chirurgische Gastroenterologie. Springer, Berlin Heidelberg New York
33. Schneider A, Leber K (1982) Differentialdiagnose und Therapie der perianalen Fisteln und Abszesse. In: Winkler R (Hrsg) Proktologische Indikationen und Therapie. Enke, Stuttgart
34. Schweiger M (1987) Analfisteln und -abszesse: Spalten oder drainieren. Medizin 15: 37–41
35. Stelzner F (1981) Die anorektalen Fisteln. Springer, Berlin Heidelberg New York
36. Sumikoski Y, Takano M, Okada M, Kiratuka J, Sato Sh (1974) New classification of fistulas and its application to the operations. Am J Proctol 25: 72–78
37. Wedell J et al. (1987) Sliding flap advancement for the treatment of high level fistulae. Br J Surg 74: 390–391
38. Wierisch W, Girona J (1988) Das anale Fistelleiden. Anatomie und Pathologie unter besonderer Berücksichtigung der Analdrüsen. Edition Nymphenburg, München, S 15–20
39. Winkler R (1977) Analabszesse und -fisteln. Richtlinien der Diagnostik, operative Therapie und Nachsorge. Aktuel Chir 12: 171–182
40. Winkler R (1981) Analfissuren und Fisteln. Therapiewoche 31: 3779–3784
41. Winkler R (1982) Proktologische Erkrankungen. In: Müller-Wieland K (Hrsg) Dickdarm. Springer, Berlin Heidelberg New York (Handbuch der inneren Medizin)
42. Winkler R (1988) Analfisteln und Abszesse – Einteilung und Behandlungsrichtlinien. In: Junghans PC, Brühl W, Zenner O (Hrsg) Aktuelle Koloproktologie, Bd 5. Edition Nymphenburg, München, S 33–43

KAPITEL 2

Perianal lokalisierte Krankheitsbilder

2.1 Perianaler Pruritus 109
2.2 Kortikosteroidschäden 111
2.3 Perianale Kontaktekzeme 114
2.4 Pigmentstörungen der Haut 123
2.4.1 Perianale Hyperpigmentierungen 123
2.4.2 Perianale Depigmentierungen 126
2.5 Perianales Hämatom 129
2.6 Aknetetrade 129
2.7 Pilonidalsinus 133
2.8 Pyodermien 135
2.8.1 Hidradenitis suppurativa 135
2.8.2 Erythrasma 138
2.9 Tinea inguinalis (Eccema marginatum Hebra) 140
2.10 Herpes simplex 142
2.11 Zoster 148
2.12 Mollusca contagiosa 152
2.13 Verrucae vulgares 155
2.14 Condylomata acuminata 158
2.15 Epizootien 163
2.15.1 Skabies 163
2.15.2 Pediculosis pubis 167
2.16 Lichen ruber planus 168
2.17 Lichen sclerosus et atrophicus 172
2.18 Akrodermatitis enteropathica 176
2.19 Akanthosis nigricans 181
2.20 Dyskeratosis follicularis (Darier-Krankheit) 184
2.21 Porokeratosis Mibelli 187
2.22 Psoriasis inversa 189
2.23 Pemphigus vegetans 194
2.24 Pemphigus chronicus benignus familiaris (Hailey-Hailey) 197
2.25 Morbus Behçet 199
2.26 Bowenoide Papulose 205
2.27 Morbus Bowen 208
2.28 Morbus Paget 211
2.29 Syringocystadenoma papilliferum 215
2.30 Histiozytosis X 217

Die Kenntnis der bevorzugt oder nur gelegentlich im Anal- und/oder Perianalbereich lokalisierten dermatologischen Krankheitsbilder ist Voraussetzung einer differenzierten und damit letztlich befriedigenden proktologischen Arbeit.

Die nachfolgenden Kapitel lassen zum einen die Bedeutung, die dem Perianalerkrankungen im proktologischen Gesamtkrankengut zukommt, zum anderen aber auch die differentialdiagnostischen Schwierigkeiten, mit denen sich insbesondere Nichtdermatologen vor allem wegen der meist monoformen Symptomatologie dieser Krankheitsbilder konfrontiert sehen, erkennen.

Da nur eine gezielte Diagnostik zu einer kausalen und damit letztlich wirksamen Therapie führen kann, erscheint gerade hier eine konsequente interdisziplinäre Zusammenarbeit notwendig.

2.1 Perianaler Pruritus

Juckreiz stellt kein Krankheitsbild sui generis dar. Es handelt sich vielmehr um eine subjektive Empfindung, die durch Reizung feinverzweigter sensibler Nervenendigungen in der dermoepidermalen Grenzfläche entsteht. Kurzzeitig einmal auftretender Pruritus ist daher meist als physiologisch anzusehen. Nur persistierender ist pathogen. Juckreiz, eine der häufigsten Sensationen am Hautorgan, wird subjektiv zumindest als störend, wenn nicht als qualvoll oder gar als unerträglich empfunden. Er führt nicht selten infolge von Schlaflosigkeit und dadurch entstehender Übermüdung zu Nervosität, Unausgeglichenheit und Reizbarkeit mit allen daraus sich ergebenden Folgen für das private und berufliche Leben.

Es ist hierbei auch beachtenswert, daß Pruritus, der im Gegensatz zur Schmerzempfindung auf die Haut und Haut-Schleimhautgrenze beschränkt ist, ganz verschiedenartig auftreten kann und dementsprechend, je nachdem, welche Krankheit zugrunde liegt, verschieden beantwortet wird. So wird cum grano salis ein ekzembedingter Juckreiz mit den Fingernägeln scharf aufgekratzt, mit entsprechend sichtbaren, striemenartigen Kratzeffekten. Ein urtikariell bedingter Pruritus dagegen ist normalerweise nie aufgekratzt, hier wird nur mit den Fingern gerieben. Exkoriationen und Lichenifikationen fehlen demzufolge bei der Urtikaria. Reiben, oft bis zum Auftreten von Blutungen, ist weiterhin wieder typisch bei intertriginösem Pruritus. Bei wieder anderen juckenden Dermatosen wird meist nur die Umgebung der juckenden Effloreszenz zerkratzt. Allerdings gibt es hierbei immer wieder Ausnahmen von der Regel, wie etwa stark juckende exanthematische Formen einer normalerweise nicht juckenden Psoriasis vulgaris u. ä., so daß die Qualität einer Juckreizempfindung grundsätzlich nicht als ein sicheres differentialdiagnostisches Kriterium anzusehen ist und bei Überbewertung leicht zu diagnostischen Fehlschlüssen führen kann.

Die Juckreizschwelle kann durch eine Reihe verschiedener Faktoren beeinflußt werden. Juckreizfördernd wirkt etwa eine erhöhte Hautdurchblutung oder erhöhte Körpertemperatur. Eine Steigerung der Juckreizempfindlichkeit findet sich auch in der Umgebung eines stark juckenden Herdes („itchy skin") [8].

Ferner ist die Juckreizschwelle in klinisch gesunder und ekzematös veränderter Haut verschieden. Während die Aufbringung von Juckpulver auf gesunde Haut erst nach 30 s zum Auftreten eines Juckreizes führt, die nach 70–90 s seinen Höhepunkt erreicht und nach 110 s verschwunden ist, tritt auf der ekzematösen Haut bereits nach 15 s heftiger Juckreiz auf, der nach 40–115 s seinen Höhepunkt erreicht hat und erst nach 165 s verschwunden ist. Die herabgesetzte Juckreizschwelle bei gewissen Hautveränderungen erklärt, daß aus der Konstellation Juckreiz und Kratzen ein Circulus vitiosus entsteht, der die unheilvolle Abfolge von Juckreiz, klinischen Erscheinungen, Drang zum Kratzen, Verstärkung der klinischen Erscheinung, Verstärkung des Juckreizes und so fort unterhält [1].

Die Haut der Genitoanalregion ist wie die des behaarten Kopfes zu Juckreiz disponiert [13].

Zu einem Pruritus ani können die verschiedensten anorektalen Erkrankungen führen, weswegen erfahrungsgemäß der Patient in der proktologischen Sprechstunde gerade über dieses Symptom wohl am häufigsten klagt.

Meist wird Juckreiz im perianalen Bereich bedingt durch toxische oder allergische Kontaktekzeme, deren Ursache durch eine gezielte Anamnese mit eventueller Epikutantestung (S. 64) abgeklärt werden kann.

Aber auch ein sog. Trichteranus, Adipositas, eine Mykose, Ektoparasiten oder mangelhafte wie auch übertriebene Analhygiene kann beispielsweise eine juckreizverursachende Perianitis bewirken.

Bedingt oder mitbedingt durch oft langzeitige externe oder interne Kortikosteroidapplikation, aber auch durch Antikonzeptiva, Antibiotika, durch das Vorliegen eines Diabetes mellitus u. a. kommt es anscheinend immer häufiger zu einer juckreizverursachenden perianalen Mykose, meist durch Candida albicans bedingt. Weiterhin kann ein Pruritus ani verursacht werden durch eine relative Sphinkterinkontinenz, durch Mazerationsvorgänge etwa infolge Marisken, durch Oxyuren, wobei der Pruritus anfallsweise vor allem nachts auftritt, durch Stoffwechselerkrankungen, durch psychogene Faktoren und nicht zuletzt durch Begleiterscheinungen wie Sekret- oder Blutabgänge infolge entzündlicher oder tumoröser Kolon-, Rektum- oder Analprozesse.

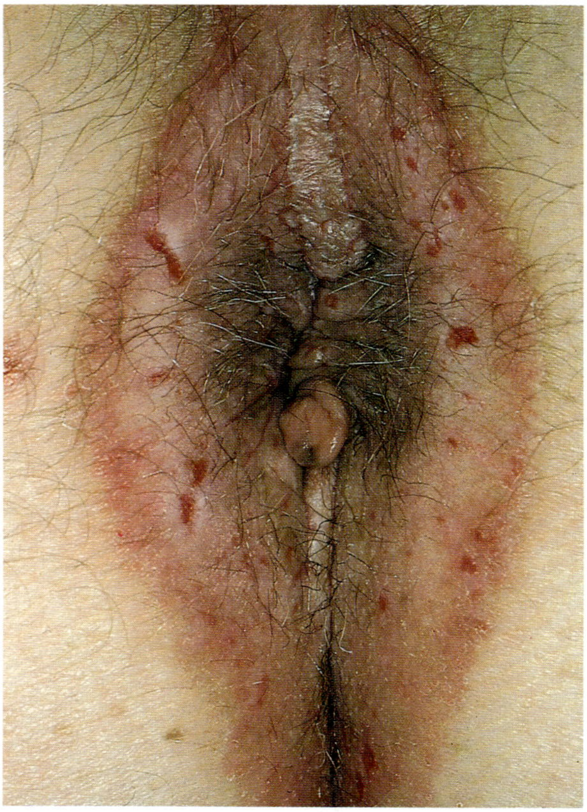

Abb. 2.1. Frische Kratzeffekte bei Vorliegen eines subakut-chronischen, toxisch-degenerativen, mykotisch superinfizierten perianalen Kontaktekzems

Pruritus kann ferner suggestiv ausgelöst werden. Die Schilderung etwa eines juckenden, durch Filzläuse bedingten Ekzems kann das subjektive Befinden des Zuhörers stören, wobei rein subjektiv eine Juckreizempfindung ausgelöst und ggf. sogar mit Kratzeffekten beantwortet wird (Abb. 2.1).

Die Möglichkeit einer polyätiologischen Auslösung eines Analpruritus erfordert stets eine differenzierte diagnostische und therapeutische Strategie.

Soll dem Patienten ein oft jahrelanges, meist sich verschlimmerndes Leiden erspart werden, so muß anstatt einer rein symptomatischen Behandlung eines perianalen Pruritus meist mit Kortikosteroid-Kombinationsexterna oder Antihistaminika aus folgenden Gründen eine Kausaltherapie gefordert werden: Die einem Juckreiz im Perianalbereich zugrunde liegenden Ursachen können i. d. R. durch solche Präparate nicht beseitigt werden. Die Behandlung dieser Folgezustände mit derartigen Präparaten

muß daher letztlich unwirksam bleiben, da die Ursachen fortbestehen. Eine Kausalbehandlung, etwa in Form einer Hämorrhoidensklerosierung, kann demgegenüber meist in kürzester Zeit ohne die Gefahr von Komplikationen zur Besserung führen.
Die Behandlung eines perianalen Pruritus mit einem der zahlreichen, oft kortikosteroidhaltigen „Hämorrhoiden"-Externa erscheint nur dann einmal sinnvoll und zu verantworten, wenn die zugrunde liegende Ursache mittels Proktoskopie, Rektosigmoidoskopie und ggf. Koloskopie, Erhebung eines Haut- und Schleimhautstatus, Probeexzision, Epikutan- und ggf. Scratchtestung, Bakteriologie, Abklatschpräparaten auf Oxyureneier, Pilzkultur, Wood-Untersuchung, Luesserologie, Blutbild (Eosinophilie) usw. abgeklärt wird bzw. wurde und eine kausale Therapie folgen soll. Es ist unbestreitbar, daß die Hauptursache für die oft lange und für den Patienten schließlich tödliche Verschleppungszeit beim Rektumkarzinom die kritiklose symptomatische Behandlung vermeintlicher „Hämorrhoiden" bzw. des dadurch verursachten Symptoms Pruritus darstellt. Hinzu kommt, daß die oft kortikosteroidhaltigen Externa nach längerer Anwendung die verschiedenartigsten Nebenwirkungen (S. 112) hervorrufen. Das enthaltende Kortikosteroid atrophisiert die Analschleimhaut und auch die Haut des Perianalbereiches, was letztlich erneut zu Pruritus führt; ein entzündlicher Prozeß, wie etwa eine perianale Thrombophlebitis, eine Fissur, eine inkomplette Fistel oder ein tuberkulöser Prozeß kann verschlimmert und eine Hefemykose kann (s. o.) provoziert werden – auch durch ein in solchen Präparaten oft mitenthaltenes Antibiotikum – und es kann schließlich nicht selten durch irgendeinen, oft nicht einmal angegebenen Inhaltsstoff eines solchen Externums ein allergisches, u. U. auch toxisches, juckendes Kontaktekzem aufgepfropft werden.
Aufgrund der nicht selten durch einen Analpruritus und den sich daraus ergebenden Folgezuständen eintretenden Arbeitsunfähigkeit ist ein gezieltes therapeutisches Vorgehen auch wesentlich ökonomischer.
Im Sinne von Patient, Kassen und Arbeitgebern muß deshalb bei Vorliegen eines Pruritus ani grundsätzlich die Forderung nach einer gezielten Diagnostik stehen, da nur so eine kausale und damit erfolgreiche Therapie durchgeführt werden kann.

Literatur

1. Alexander-Williams J (1983) Pruritus ani. extracta dermatologica 5: 433–439
2. Brasch J (1993) Lokalisierter Pruritus. Z Hautkrankht 5: 332–334
3. Denman ST (1986) A review of pruritus. J Am Acad Dermatol 14: 375–392
4. Greither A (1980) Pruritus und Prurigo. Der Hautarzt 31: 397–405
5. Handwerker HO (1993) Neurophysiologische Mechanismen des Juckens. Z Hautkrankht 11: 730–735
6. Häringer E (1980) Juckreiz: oft Zeichen psychischer Spannung. Ärztl Praxis 25
7. Herdorn JH (1975) Itching: The pathophysiology of pruritus. Int J Dermatol 14: 465
8. Lyell A (1972) The itching patient. Scot Med J 17: 334
9. Marghescu S (1993) Pruritus sine materia. Z Hautkrankht 5: 335–337
10. Mauß J (1985) Pruritus ani. Dtsch Ärztebl 54: 2726–2730
11. Shelley WB, Arthur RP (1957) Neurohistology and neurophysiology of the itch sensation in man. Arch Dermatol 76: 296
12. Steen KH et al. (1995) Die neuronale Vermittlung des Pruritus. Z Hautkrankht 1: 43–47
13. Steigleder GK (1986) Zur Differentialdiagnose des Pruritus. Z Hautkrankht 12: 839
14. Stein E (1983) Perianaler Pruritus. coloproctology 3: 166–167

2.2 Kortikosteroidschäden

Häufig kommen Patienten in die proktologische Sprechstunde mit uncharakteristischen perianalen Hautveränderungen. Diese Patienten, die auf Befragen meist angeben, wegen Juckreiz und ekzematöser Hautveränderungen im Perianalbereich ein kortisonhaltiges Hämorrhoidenpräparat – oft über Monate – verordnet bekommen zu haben, klagen über zunehmendes Brennen bei äußerster Reizbarkeit gegenüber jeder hygienischen und therapeutischen Maßnahme. Bei der Inspektion findet sich zumeist eine flächenhaft gerötete, atrophische, von Teleangiektasien und ggf. weiteren Kortikosteroidnebenwirkungen veränderte Perianalhaut (Abb. 2.2).
Die sich im Laufe von einigen Monaten wieder langsam zurückbildenden Granulome zeigen ein charakteristisches histologisches Bild mit unregelmäßiger Akanthose der Epidermis, einem gemischtzelligen Infiltrat in der Dermis, Mikroabszessen und Eosinophilie [1, 2, 10].
In den meisten Fällen ist das in solchen Kortikosteroidkombinationspräparaten enthaltene Antimykotikum oder Antibiotikum für die entsprechende Behandlung entweder nicht spezifisch oder nicht dosisgerecht, so daß nach meist anfänglicher subjektiver Besserung die Abheilung nicht erfolgt. Aus einer akuten Epidermophytie entsteht hierdurch nicht selten ein durch zusätzlichen Hefebefall und hinzukommendes Kontaktekzem kompliziertes Krankheitsbild mit nun meist großer Therapieresistenz. Von kurzen anfänglichen Zustandsbesserungen ab-

gesehen bewirkt die Applikation kortikosteroidhaltiger Externa bei entzündlichen Hämorrhoidalerkrankungen und deren Folgezuständen dadurch, daß das Kortikosteroid die Haut bzw. die Schleimhaut atrophisiert und zusammen mit einem möglicherweise enthaltenden Antibiotikum eine Candidosis provozieren kann, dabei nicht selten ein allergisches Kontaktekzem hinzukommt und die Ursache des Grundleidens fortbesteht, letztlich fast immer eine Verschlimmerung des Krankheitsgeschehens.

Bei der Anwendung kortikosteroidhaltiger Externa sollte daher stets bedacht werden, daß durch die proliferationshemmende, vasokonstriktorische und membranabdichtende Wirkung des inkorporierten Kortikosteroids die entzündliche Note nebst Pruritus abklingt, wodurch dann beispielsweise eine Mykose nicht mehr erkannt wird („Tinea incognita"). Eine Diagnosestellung wird oft erst nach einem Intervall indifferenter Behandlung wieder möglich. In Fällen, wo sich ein so behandeltes „Perianalekzem" schließlich als verschleppter Morbus Paget, Morbus Bowen, Lupus vulgaris, Lues oder Dermatomyositis erweist, kann dies für den Patienten unter Umständen ernste Folgen haben.

Eine Besserung kann in derartigen Fällen dann oft nur erreicht werden, wenn das einzige Mittel, das scheinbar hilft, unverzüglich abgesetzt und das Grundleiden diagnostisch abgeklärt wird.

Grundsätzlich muß mit Haut- und Schleimhautschäden bei externer Anwendung eines fluorierten Kortikosteroids bereits nach 2wöchiger Behandlung gerechnet werden. Im einzelnen können die in der nachfolgenden Übersicht zusammengestellten unerwünschten Begleiterscheinungen auftreten.

Zum Schutz des Patienten sollte die pharmazeutische Industrie angehalten werden, mehr antimykotika- und antibiotikafreie Kortikosteroidpräparate und kortikosteroidfreie Antibiotika und Antimykotika herzustellen. Kortikosteroidhaltige Kombinationsexterna sollten nicht als eine Art Allheilmittel für nahezu jeden „Hautausschlag" angepriesen werden!

Nebenwirkungen bei externer Langzeitapplikation fluorierter Kortikosteroide

Folgen der Protein- und Mukopolysaccharidsynthesehemmung:
- Atrophie der Epidermis, Cutis und Subcutis
- Striae rubrae distensae
- Wundheilungsstörungen bei ulzerösen Prozessen (Fissur- und Fistelprogredienz)

Folgen von Gefäßveränderungen (Vasodilatation, Vasokonstriktion):
- Teleangiektasien (Rubeosis steroidica)
- Purpura, Ekchymosen

Folgen einer Schwächung der Infektabwehr:
- Candidosis
- Impetigo
- Follikulitis
- Herpes simplex
- Warzen, Condylomata acuminata

Weitere Nebenwirkungen:
- Entstehung bzw. Verschlimmerung einer Acne comedonica perianalis
- Hypertrichose
- Pigmentverschiebungen
- Systemische Nebenwirkungen
- Allergische Reaktionen auf Kortikosteroide

Sofern der erstkonsultierte proktologisch tätige Arzt nicht die Möglichkeit zur eigenen mykologischen und bakteriologischen Differenzierung, zur Durchführung einer Probeexzision oder zur Allergietestung hat, sollte die Überweisung zu einem auf diesem Gebiet tätigen Kollegen sogleich und nicht erst nach einer oft wochenlangen, ungezielten Behandlung erfolgen.

Es entspricht alten dermatologischen Grundsätzen, eine nachgewiesene Mykose lediglich mit einem spezifischen Antimykotikum, eine Pyodermie mit dem entsprechenden Antibiotikum und ein akutes Ekzem primär mit feuchten Umschlägen und bis

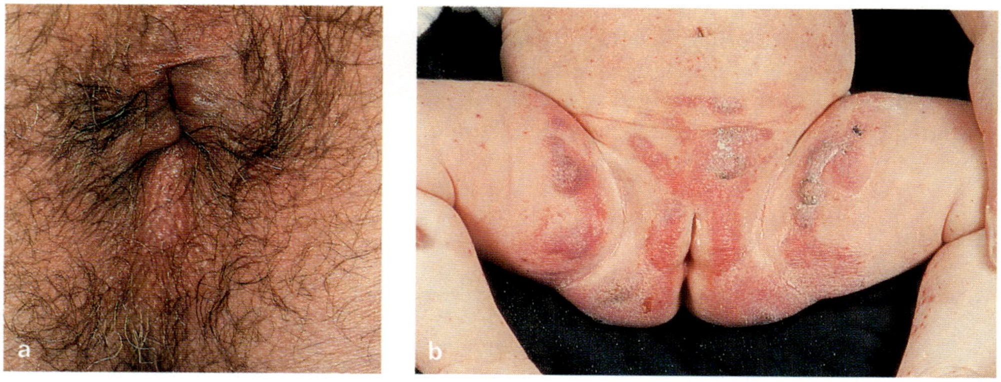

Abb. 2.2 a, b
Legende s. S. 113

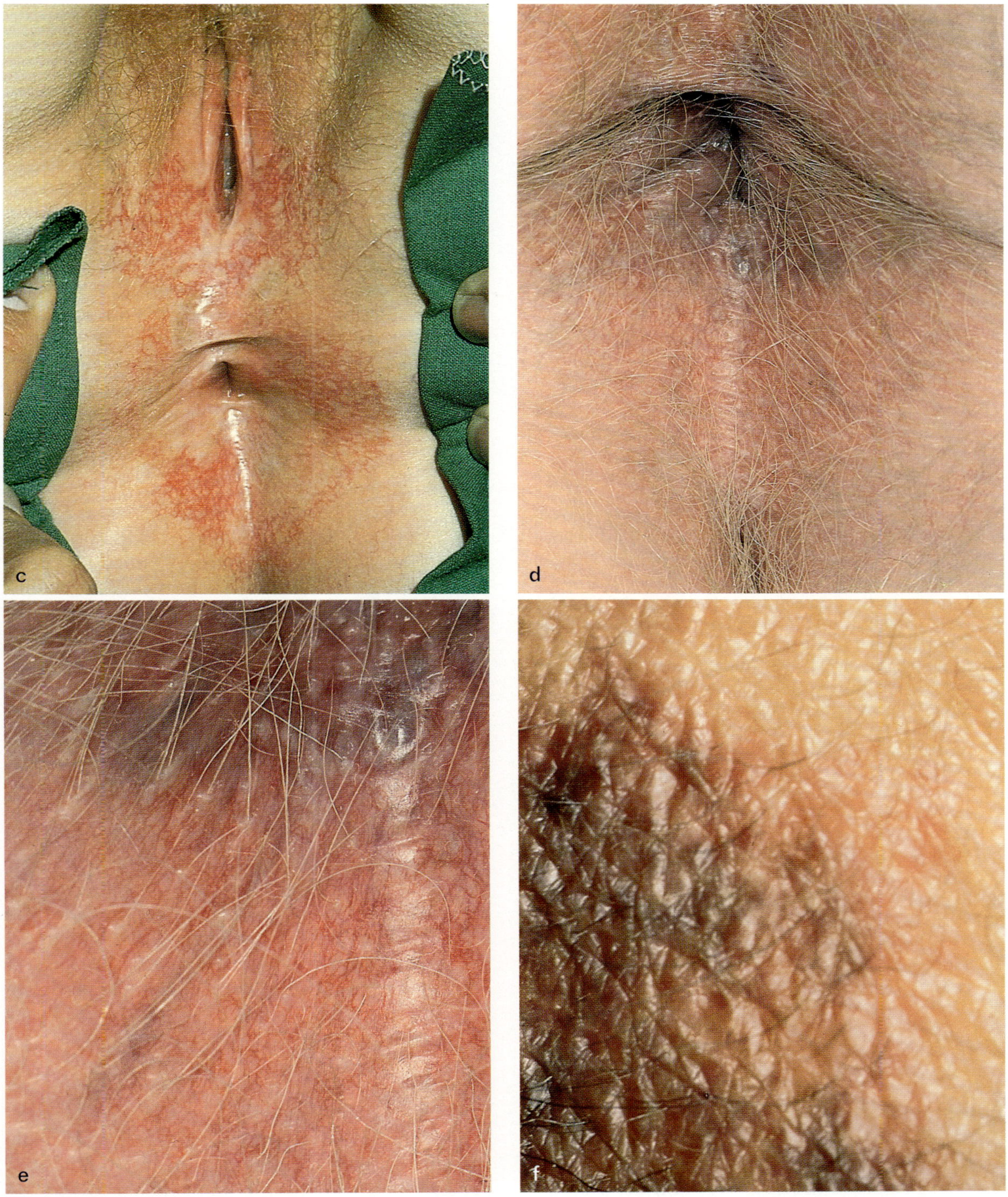

◁ **Abb. 2.2.** **a** Auffällige, unscharf begrenzte Rötung und Hautatrophie der Perianalregion bei subjektiv ausgeprägtem Juckreiz und Brennen infolge mehrmonatiger externer Anwendung verschiedener kortikosteroidhaltiger „Hämorrhoiden-Salben". **b** Granuloma glutaeale infantum. Eine vorwiegend bei Säuglingen zwischen dem 2.–7. Lebensmonat auftretende granulomatöse Erkrankung, die im Anschluß an die Behandlung einer sog. Windeldermatitis mit fluorierten Glukokortikosteroiden beobachtet wird. **c** Durch langzeitige topische Kortisonapplikation bedingte, von Teleangiektasien durchzogene Hautatrophie der Anogenitalregion. **d** Fortgeschrittene, von Teleangiektasien durchzogene Atrophie der perianalen Haut infolge topischer Langzeitapplikation einer fluorierten Kortisonsalbe. **e** Ausschnitt aus **d.** **f** Typische kortisonbedingte „zigarettenpapierartige" Hautatrophie mit zusätzlicher Hautblutung vom Typ der Purpura senilis und beginnender Pigmentverschiebung (Hämosiderinablagerung)

zum Abklingen der entzündlichen Note ggf. mit einer Kortikosteroidcreme zu behandeln, wobei i.a. die einmalige tägliche Applikation ausreicht. Bei sekundär impetiginisierten Ekzemen, der vermeintlichen Domäne von kortikosteroidhaltigen Kombinationsexterna, ist es ebenfalls ratsam, erst die Komplikation mit feuchten Umschlägen durch Zugabe von Farbstoffen, Antibiotika oder Desinfizientien zu behandeln. Danach erst erfolgt die Behandlung des Grundleidens, anfangs evtl. mit einem Kortikosteroidexternum und danach mit zuvor auf Verträglichkeit getesteten konventionellen Mitteln.

Literatur

1. Altmeyer P (1973) Die Bedeutung fluorierter Glukokortikoide in der Aetiopathogenesis des Granuloma glutaeale infantum. Z Hautkrankht 48: 621–626
2. Bruckner-Tuderman L (1984) Granuloma glutaeale infantum. Hautarzt 37: 347–349
3. Hornstein OP, Wilsch L, Schreiber W (1975) Hautschäden durch prolongierte externe Kortikosteroidanwendung - Eine statistische Häufigkeitsanalyse. Therapiewoche 36: 4905–4908
4. Leonhardi G, Schneider C, Neufahrt A, Gürenci J (1980) Struktur und Wirkung der Hautkortikosteroide. Therapiewoche 30: 6168–6177
5. Schöpf E, Stein E (1972) Indikationen und Nebenwirkungen der Kortikosteroidtherapie in der Dermatologie. Z Allgemeinmed (Landarzt) 48: 60–67
6. Schöpf E (1980) Kortikosteroide in der Dermatologie. Allergologie 5: 306–310
7. Stein E (1973) Kritische Betrachtung zur Anwendung von Cortikosteroid-Kombinations-Externa (CKE) bei Hautkrankheiten. Z Allgemeinmed (Landarzt) 26: 1227–1233
8. Stein E (1974) Uncharakteristische dermatologische Krankheitsbilder durch Korikosteroid-Kombinations-Externa. Ärztl Praxis 14: 613
9. Stein E (1976) Ursachen perianaler Hautaffektionen. Ärztl Praxis 90: 3526
10. Tappeiner J, Pfleger L (1971) Granuloma glutaeale infantum. Hautarzt 22: 383–388

2.3 Perianale Kontaktekzeme

Das Ekzem stellt die häufigste flächenhaft entzündlich erscheinende juckende Reaktion der Oberhaut und des Papillarkörpers dar.
Das klinische Erscheinungsbild eines Ekzems, das stets ohne Narbenbildung abheilt und selten die Schleimhäute befällt, ist sehr vielgestaltig. Während das akute Stadium durch Bläschen und Knötchen sowie Rötung, Nässen und eingetrocknete Krusten gekennzeichnet ist, imponiert das meist noch stärker juckende chronische Stadium vor allem durch eine flächenhafte Infiltration der Haut mit Lichenifikation, Rhagaden, Desquamation und Hyperkeratosis.
Nach ätiopathogenetischen Gesichtspunkten umfaßt der Formenkreis der Ekzeme nach Hornstein [7] als Hauptgruppen die vorwiegend exogenen, die vorwiegend endogenen sowie die dysregulativ-mikrobiellen Ekzeme (mit verschiedenen klinischen Varianten z.B. als dyshidrotischer, seborrhoischer, asteatotischer Typ).
Während den endogenen und dysregulativ-mikrobiellen Ekzemen in proktologischer Hinsicht eine untergeordnete, allenfalls differentialdiagnostische Bedeutung zukommt, stellt das exogen verursachte perianale Kontaktekzem das wohl häufigste proktologische Krankheitsbild überhaupt dar.
Neben der Auslösung durch epikutanen Kontakt gibt es auch hämatogene allergische Kontaktekzeme, bei welchen das Allergen auf dem Blutwege in die Haut gelangt [10, 13].
Beim *fixen Arzneimittelexanthem* bilden sich nach Medikamentenapplikation (Pyrazolonderivate wie Metamizol oder Phenylbutazon, Antibiotika, Hydantoine, Barbiturate u.a.) zumeist solitäre, rundliche, scharf begrenzte lividrote Herde, die gelegentlich ödematös oder bullös und sehr selten ulzerierend-nekrotisierend sein können (Abb. 2.6 r + r_1). Rezidive treten an den gleichen Haut- oder Schleimhautstellen („fix“) bei jeder erneuten Zufuhr des auslösenden Medikamentes auf, wobei sich die Läsionen zunehmend bräunlich-düsterviolett verfärben [10] und über Monate bestehen bleiben können.
Beim ebenfalls relativ seltenen *Baboon-Syndrom* kommt es nach erfolgter Sensibilisierung, z.B. gegen Antimykotika oder Antibiotika, zu einer charakteristischen flammend roten Ekzemreaktion im Glutäalbereich, die der Erkrankung den Namen gegeben hat (engl. Baboon = Pavian) [1, 6, 11] (Abb. 2.6 s). Ähnliche Rötungen können zusätzlich inguinal und axillär auftreten.

ÄTIOLOGIE

An einem nichtallergischen, *toxischen* Kontaktekzem erkrankt grundsätzlich jede Haut, sofern die betreffende Substanz nur lange genug und/oder in genügend hoher Konzentration auf sie einwirkt. Im Gegensatz zum allergisch bedingten Kontaktekzem bilden sich die ekzematösen Hauterscheinungen jedoch sogleich spontan zurück, sobald die exogene Einwirkung der schädigenden Substanz aufhört.
Durch wiederholtes Einwirken exogener Noxen, wie z.B. alkalische Seifenwaschungen o.ä. über längere Zeit, entsteht infolge Schädigung des Oberflächenfettfilmes und des Säuremantels der Haut das sog.

toxisch-degenerative Kontaktekzem (Abnutzungsekzem).

Als auslösende Faktoren eines degenerativ-toxischen Perianalekzems sind eine ganze Reihe zu nennen: Von dem zu hoch konzentrierten und dadurch hautreizend wirkenden Externum angefangen über anhaltendes Nässen bei Fisteln und Prolapsen, Kratzen bei mykotisch oder durch Oxyuren bedingtem Pruritus bis hin zur Haut- bzw. Schleimhautirritation durch dünnen Stuhl, mangelhafte Analhygiene, erhöhte Schweißneigung und Behaarung, Sphinkterinsuffizienz oder ständigen Hautkontakt bei Vorliegen eines sog. Trichteranus bzw. größerer Marisken usw. Auch entzündliche Darmerkrankungen, Laxantien- und Antibiotikaabusus, innere Hämorrhoiden sowie gut- und auch bösartige Anus- oder Rektumtumoren können durch ständige Sekret- oder Blutabsonderungen ein derartiges Abnutzungsekzem entstehen lassen.

Adipositas, bakterielle und mykotische Superinfektionen, Diabetes, Hyperhidrosis usw. sind Faktoren, die ein solches einmal entstandenes Perianalekzem schließlich unterhalten.

Für den Proktologen wichtige irritative, d.h. nichtallergische, kumulativ-toxische Kontaktekzeme bzw. -dermatitiden stellen die sog. Intertrigo, die Windeldermatitis sowie die durch eine Stuhl- oder Harninkontinenz bedingten ano-genito-inguinalen Hautveränderungen dar.

Diese dermatologischen Erscheinungsbilder werden wegen ihrer klinischen Ähnlichkeit mit intertriginösen Levurosemanifestationen im differentialdiagnostischen Zusammenhang auf S. 469 ff. beschrieben.

Das *allergische* Kontaktekzem entsteht durch Antigenkontakt an der Haut, wobei nach einer Sensibilisierungsperiode, in der zunächst Immunzellen aktiviert werden, es bei der erneuten Allergenexposition zu der sog. allergischen Reaktion vom Spättyp kommt. Es handelt sich hierbei nach der Klassifikation von Coombs und Gell um eine Typ IV-Reaktion (sensibilisierte T-Lymphozyten).

Als auslösende Ursache kommen insbesondere Hygieneartikel, wie Seifen oder Toilettenpapier, Inhaltsstoffe von Hämorrhoidalmitteln, Bruchbänder, Kondome u.ä. in Betracht. Hohe allergene Potenz zeigen beispielsweise Perubalsam, Neomycin, Ben-

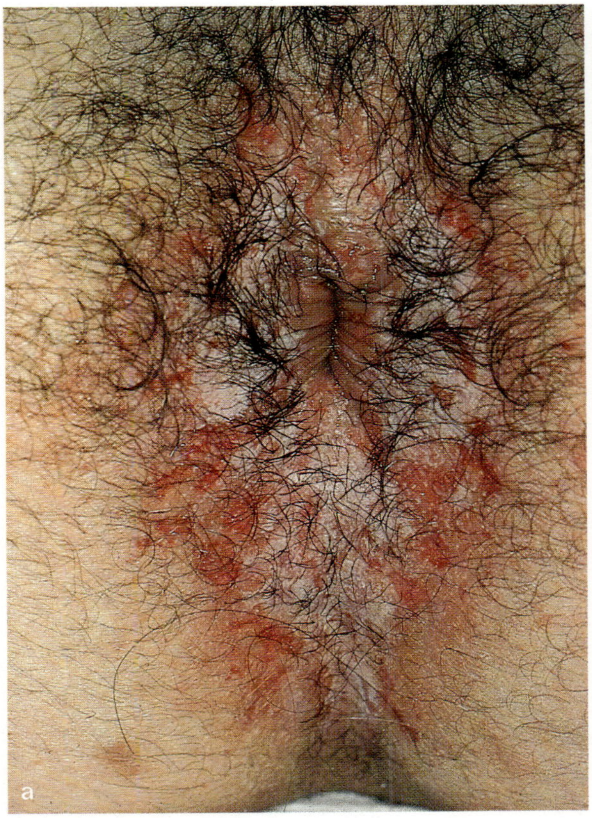

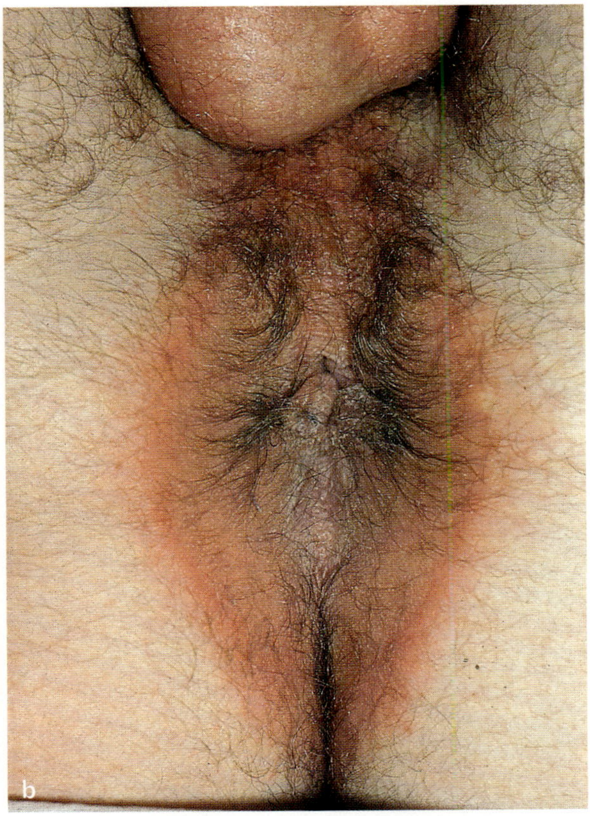

Abb. 2.3. **a** Akutes z.T. nässendes allergisches Kontaktekzem, hervorgerufen durch eine im Epikutantest nachgewiesene epidermale Sensibilisierung durch ein Antimykotikum, womit eine kulturell gefundene perianale Candidose behandelt wurde. **b** Toxisch-degeneratives Kontaktekzem („Abnutzungsekzem"), hervorgerufen durch alkalische Seifenwaschungen bei Vorliegen einer Alkaliresistenzminderung der Haut

zocain, Polidocanol (Thesit), Jod, Wollwachsalkohole und ähnliches. Recycling-Hygienepapier soll vermehrt zu allergischen perianalen Kontaktekzemen führen, und zwar infolge des relativ hohen Anteils an Störbestandteilen, insbesondere verschiedener Metalle [2, 12].

Es erscheint nicht verwunderlich, daß es bei Angehörigen des Islams infolge ritueller Waschungen und Verzicht auf Toilettenpapier signifikant weniger perianale Kontaktekzeme geben soll.

Das Zustandekommen einer solchen Sensibilisierung hängt nicht nur von den Eigenschaften des Allergens (allergene Potenz) ab, sondern in ganz besonderer Weise auch vom Hautzustand an der Kontaktstelle. So führt eine toxisch-degenerative oder etwa durch eine Mykose geschädigte Haut im Perianalbereich durch leichteres Eindringen bzw. Haften von Kontaktallergenen erfahrungsgemäß eher zu epidermalen Sensibilisierungen selbst gegenüber Jahre hindurch gut tolerierten Externa, als dies bei intakter Hautoberfläche der Fall wäre. Das toxisch-degenerative Kontaktekzem kann daher als Wegbereiter des allergischen perianalen Kontaktekzemes angesehen werden („2-Phasen-Kontaktekzem") [8].

KLINIK

Das klinische *Erscheinungsbild* des perianalen Kontaktekzems ist recht polymorph. Im akuten Stadium stehen eine intensive Rötung und Anschwellung der Haut, die Bildung von Papeln und Bläschen sowie mazerative bis erosiv-nässende Vorgänge sowie Kratzeffekte im Vordergrund. Pathognomonisch für das gerade entstandene *akute,* sowohl allergische als auch toxische Kontaktekzem ist die scharfe Begrenzung und eine dem Kontaktbereich genau entsprechende Konfiguration (Abb. 2.3, 2.6 q, q_1).

Diese typischen Merkmale des akuten Bildes verschwinden zunehmend, je länger das Ekzem fortbesteht.

Das *chronische* Perianalekzem ist gekennzeichnet durch zunehmende Hautverdickung und Lichenifikation, d.h. Vergröberung der Hautfelderung. Der von dicken Schuppen, Blutkrusten und Mazerationen bedeckte, oft braunrötlich bis weiß, derb und eher etwas trocken wirkende Hautbereich verliert mehr und mehr seine Elastizität. Neben multiplen Kratzeffekten infolge heftigen Juckreizes entstehen oft zusätzlich schmerzhafte, rhagadiforme Einrisse.

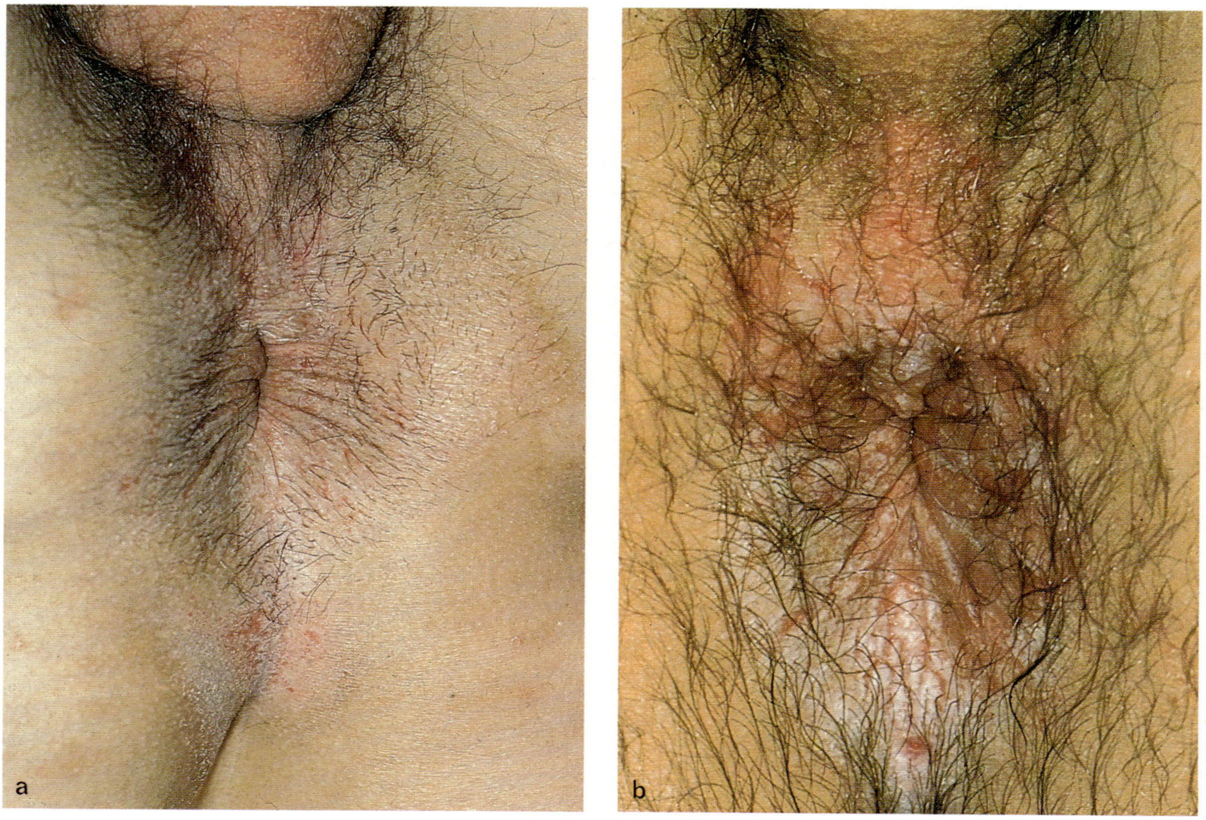

Abb. 2.4. a Subakut-chronisches Perianalekzem mit Rhagaden, Mazerationen und beginnender Vergröberung der Hautfelderung **b** Chronisches perianales Kontaktekzem mit Vergröberung der Radiärfältelung und multiplen sekundären Kratzeffekten

Weiterhin ist das sich oft mehr und mehr auf die Umgebung ausbreitende chronische Kontaktekzem eher unscharf begrenzt (Abb. 2.4 b).
Obzwar das toxische Kontaktekzem morphologisch etwas eintöniger wirkt als das allergisch bedingte, ist eine sichere Unterscheidung allein vom klinischen Bild her kaum möglich. Da noch eine ganze Reihe anderer perianaler Krankheitsbilder wie Candidosis, Oxyuriasis, Lichen Vidal, Psoriasis und weitere ganz analoge Veränderungen hervorrufen können, sollte grundsätzlich eine gezielte ursächliche Abklärung erfolgen, s. auch Differentialdiagnose.
Das *Beschwerdebild* des perianalen Kontaktekzems wird geprägt von einem mehr oder weniger stark ausgeprägtem Juckreiz.

DIFFERENTIALDIAGNOSE

Differentialdiagnostisch vom perianalen Kontaktekzem abzugrenzende Krankheitsbilder:

Perianale Candidose (Abb. 15.41)
Kortikosteroidschaden (Abb. 2.2)
Tinea inguinalis (Abb. 2.27 b, c)
Neurodermitis atopica (Abb. 2.6 k–n)
Seborrhoisches Ekzem (Abb. 2.6 o_1, o_2)
Psoriasis inversa (Abb. 2.60 c–e)
Erythrasma (Abb. 2.26)
Mikrobiell-parasitäres Ekzem (Abb. 2.6 i, j)
Lichen simplex chronicus Vidal (Abb. 2.6 c, d)
Lichen ruber (Abb. 2.45)
Lichen sclerosus et atrophicus (Abb. 2.49)
Morbus Paget (Abb. 2.74)
Akanthosis nigricans (Abb. 2.53 a)
Pityriasis versicolor (Abb. 2.6 g, h)
Darier-Krankheit (Abb. 2.55)
Skabies (Abb. 2.41)
Pityriasis rosea (Abb. 2.6 a, b)
Fixes Arzneiexanthem (Abb. 2.6 r)
Akrodermatitis enteropathica (Abb. 2.51 a, b)
Erythema chronicum migrans
Pemphigus Hailey-Hailey (Abb. 2.64 a–c)
Erysipel
Porokeratosis Mibelli (Abb. 2.58)
Baboon-Syndrom (Abb. 2.6 s)

DIAGNOSE

Bei der ursächlichen Abklärung des allergischen Kontaktekzems muß nach in Frage kommenden Allergenen in Grundlagen, Konservierungszusätzen oder auch Wirkstoffen evtl. angewandter Externa gefahndet werden.
Weiterhin können innerlich verabreichte Medikamente, die unverändert oder auch umgebaut in anderer Form ausgeschieden werden, sensibilisierende

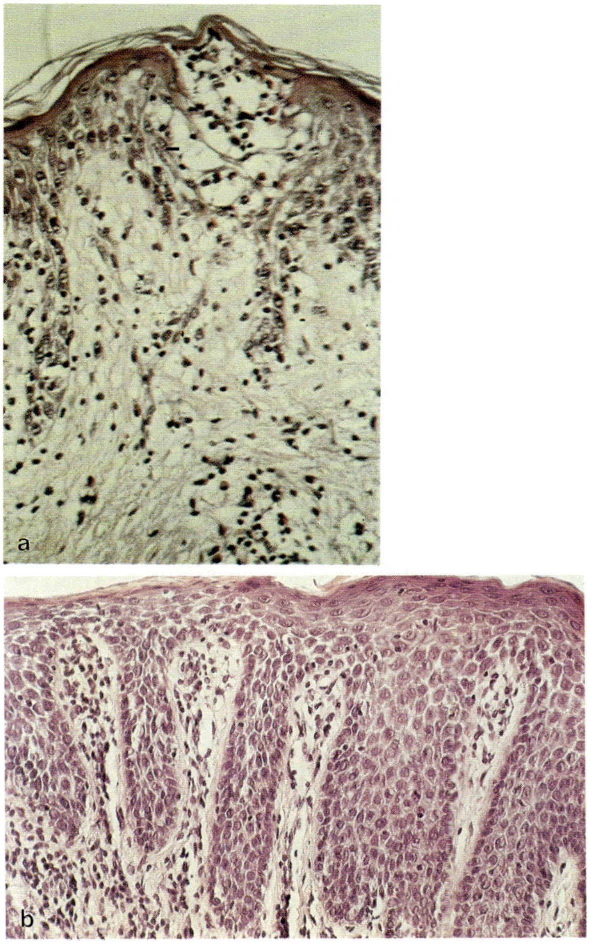

Abb. 2.5. **a** Akutes Ekzem. *Von oben nach unten:* Hornschicht normal, umschriebenes interzelluläres Ödem mit Lymphozyten (sog. spongiotische Bläschen), leichte Akanthose der Epidermis, mäßiges perivaskuläres Rundzellinfiltrat im Papillarkörper. **b** Chronisches Ekzem. *Von unten nach oben:* Leichtes Ödem des Papillarkörpers mit perivaskulärer lymphohistiozytärer Infiltration und Akanthose mit birnenförmiger Elongation der Reteleisten, geringgradiges interzelluläres Ödem des Stratum spinosum, herdförmiges Fehlen des Stratum granulosum *(links)*, Hornschicht mit parakeratotischen Einschlüssen. HE-Färbung

Substanzen darstellen bzw. enthalten. Sofern ursächlich nicht letzteres, d.h. ein im Stoffwechsel erst entstandenes Allergen vorliegt, ist es i. a. nicht allzu schwierig, durch den Läppchentest das bzw. die auslösenden Allergene herauszufinden und allein durch zukünftiges Meiden einer solchen Substanz das Kontaktekzem rezidivfrei zur Abheilung zu bringen.
Die gezielte Diagnostik ist gerade bei Vorliegen eines Perianalekzems die Grundvoraussetzung jeder auf Dauer wirksamen Therapie. Die im einzelnen

notwendigen diagnostischen Maßnahmen wurden auf S. 62 ff. beschrieben. Die im histologischen Bild typischen Merkmale werden in der Abb. 2.5 a, b dargestellt.

THERAPIE

Was die Therapie anbetrifft, so muß für alle Kontaktekzemformen der Grundsatz gelten, daß allein die Behandlung der für die perianale Kontaktdermatitis verantwortlichen Ursache einen Therapieerfolg auf Dauer bringen kann. Darüber sollte auch nicht der verblüffendste Scheinerfolg, etwa durch Applikation eines Kortikosteroidexternums, hinwegtäuschen. Alle unklaren perianalen Ekzeme sollten prinzipiell, sei es zur Durchführung einer Epikutantestung (S. 64), einer Hautresistenzprüfung (s. S. 63), einer mykologischen Differenzierung (S. 52 ff.) oder histologischen Abklärung einem Dermatologen möglichst ohne Vorbehandlung zugewiesen werden. Ohne Anbehandlung deshalb, weil die leider oft leichtfertige Verabreichung besonders von kortikosteroidhaltigen Kombinationsexterna nach gewisser Zeit die entzündliche Note abklingen läßt, wodurch beispielsweise eine Mykose nicht mehr erkannt wird (Tinea incognita).

Eine Diagnosestellung wird dann oft erst nach einem Intervall indifferenter Behandlung wieder möglich. Aus einer akuten Epidermophytie entsteht hierdurch nicht selten ein durch zusätzlichen Hefebefall und hinzukommendes Kontaktekzem kompliziertes Krankheitsbild mit oft großer Therapieresistenz. Auch ein selteneres „Kunstprodukt" wie beispielsweise eine chronisch vegetierende Pyodermie kann entstehen. Der Dermatologe, zu dem diese „Problempatienten" letztlich dann doch kommen, sieht sich so mehr und mehr in die Rolle gedrängt, solche durch inadäquate Behandlung entstandene Hautschäden wieder korrigieren zu müssen [17, 18].

Erst wenn alle Faktoren, die ein perianales Kontaktekzem auslösen und unterhalten, beseitigt sind bzw. eine gezielte Ursachenabklärung bereits erfolgt, sollte die Durchführung einer symptomatischen Externabehandlung in Betracht kommen.

Je nachdem, ob es sich um ein akutes, subakutes oder chronisches Ekzem handelt, stehen hierfür eine ganze Reihe von therapeutischen Möglichkeiten zur Verfügung. Nachfolgend einige Therapievorschläge.

Akutes, nässendes Perianalekzem (Abb. 2.3 a)

Hier bewähren sich besonders Farbstofflösungen:
- Rp. Gentianaviolett, wäßrig 0,2–0,5 %
- Rp. Eosin, wäßrig 0,5–1,0 %
- Rp. Brillantgrün, wäßrig 0,5 %
- Rp. Sol. Castellani NRF

Auch Sitzbäder kommen ggf. in Betracht:
- Rp. Kaliumpermanganat-Bäder (wenige Kristalle in lauwarmem Wasser auflösen, bis dieses etwa cognacfarben ist)
- Rp. Gerbstoff-Bäder (z. B. Tannosynt, Tannolact)
- Rp. Chloramin in wäßriger Lösung (1 : 1000)

Akutes, nicht nässendes Perianalekzem (Abb. 2.3 b)

Hier stellt die kurzfristige Applikation von Kortikosteroidlotionen oder -cremes die wirksamste Therapiemöglichkeit dar (z. B. Linola-H Emulsion, Doloproct Creme). Auch wirkstofffreie Lotionen kommen in Betracht (z. B. Lotio alba).

Subakutes/chronisches Perianalekzem (Abb. 2.4)

Bei Vorliegen eines subakuten Perianalekzems kann die folgende Paste hilfreich sein:

– Rp.	Ol. olivar	2,5
	Cer. alb.	4,0
	Cetyl. palm.	5,0
	Aqua dest.	10,0
	Ol. arachid.	25,0
	Past. zinc. moll. DAC ad	100,0

Im chronischen Stadium bewähren sich insbesondere teerhaltige Präparate. (*Cave:* Brennen bei Rhagaden und offenen Wunden!)

- Arningsche Tinktur:

Rp.	Anthrarobini		2,0
	Tumenol-Ammonii		
	Glycerini purissimi	āā	3,0
	Aetheris		15,0
	Spiritus absoluti	ad	50,0

- Teerpaste:

Rp.	Pix lithantr.	0,5
	Tween 20	0,5
	Past. zinc. moll. ad	50,0

Abb. 2.6. a, b Pityriasis rosea. Typische „pityriasiforme" Schüppchen, rundovale Herde, die meist den Spaltlinien der Haut folgen. **c, d** Neurodermitis circumscripta („Lichen Vidal"). Licheninfiziertes, umschriebenes, ekzematoides Bild, starker Juckreiz. **e, f** Reaktive Hyperkeratose. Gleicht dem chronischen Ekzem. Keine entzündlichen Begleiterscheinungen, kein Juckreiz. **g, h** Pityriasis versicolor. Scharf begrenzte braun-rötlich konfluierende, leicht juckende durch *Malassezia furfur* hervorgerufene wenig entzündliche Pilzerkrankung. **i–t** s. S. 120–122 ▷

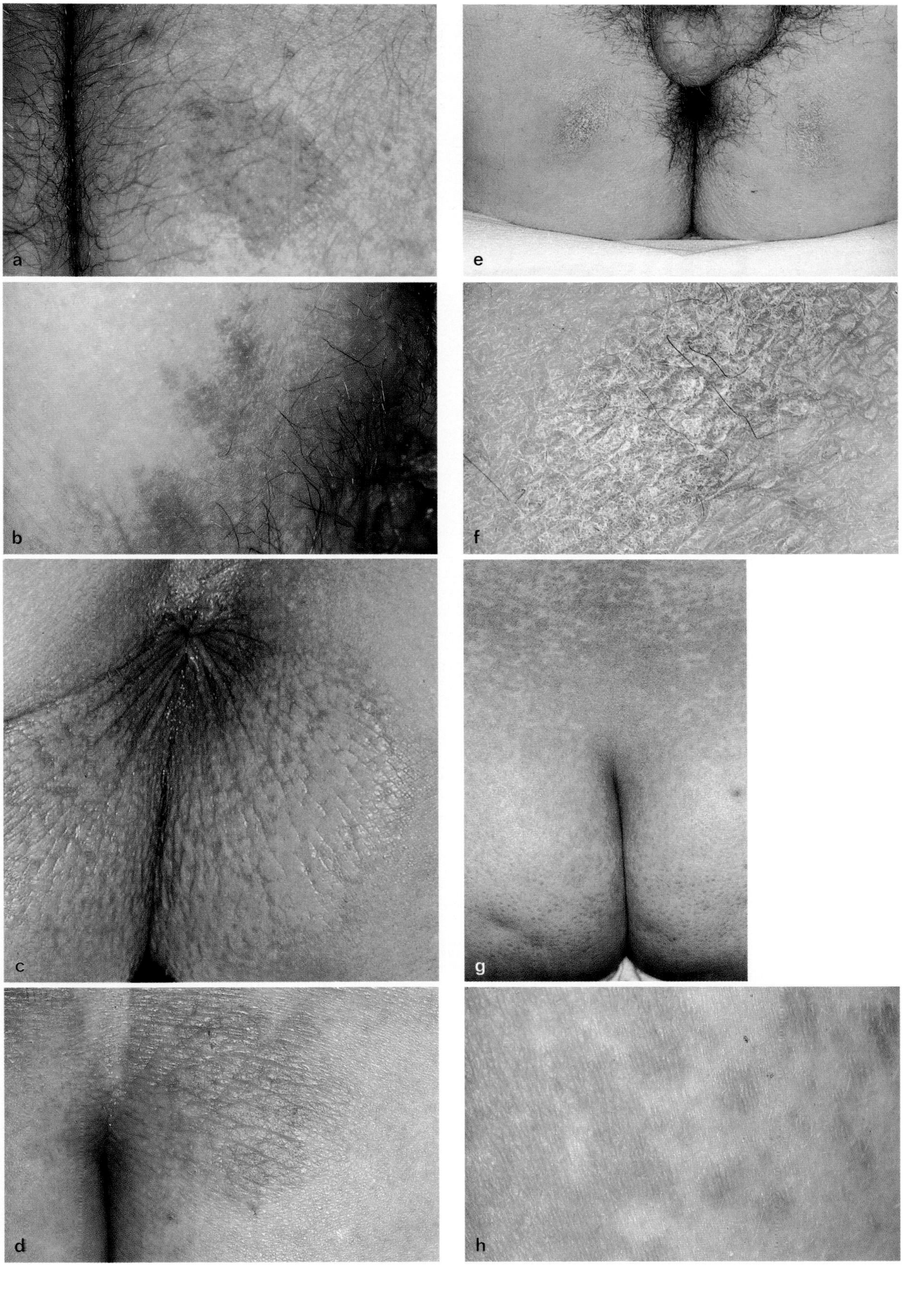
a
b
c
d
e
f
g
h

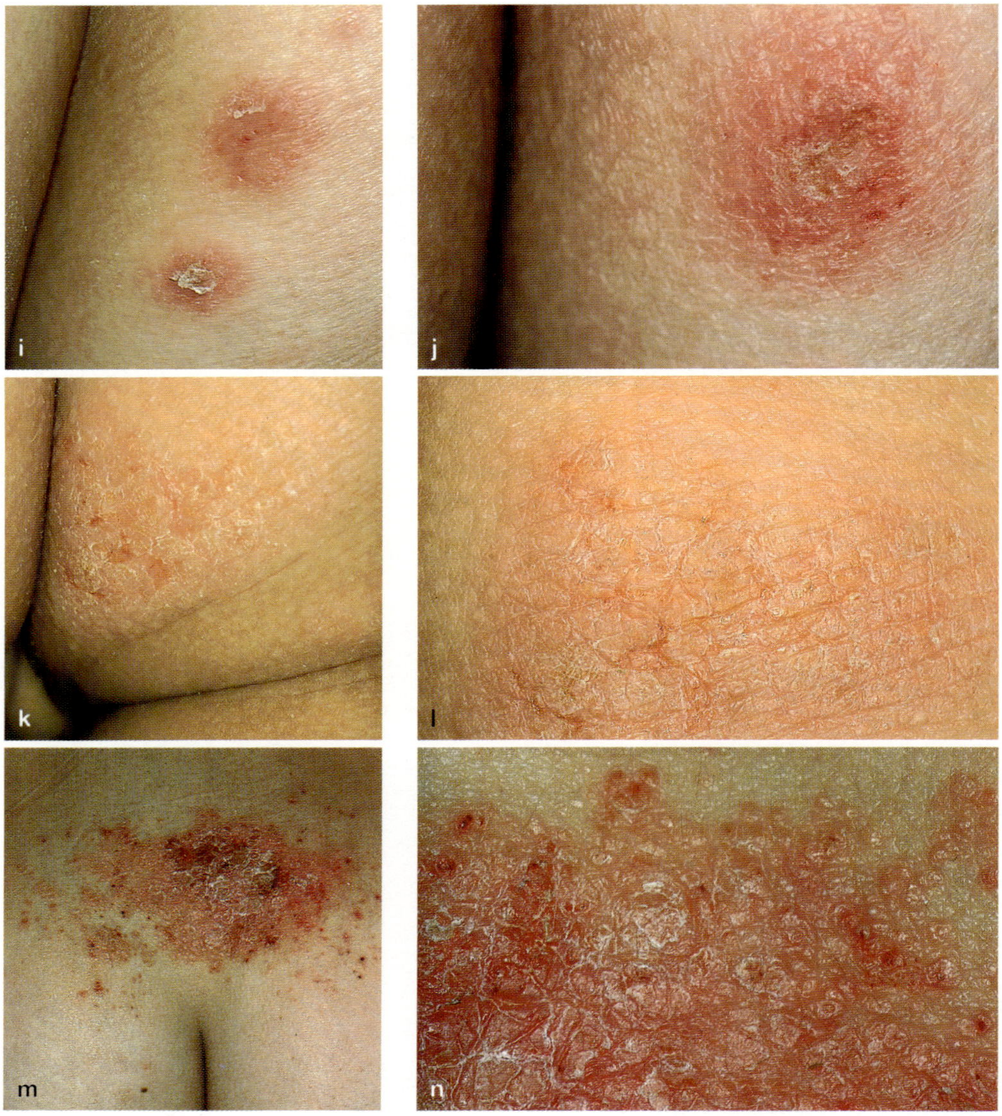

Abb. 2.6. i, j Mikrobiell-parasitäres bzw. mummuläres Ekzem. Typischer Ekzemcharakter der für ein Ekzem verhältnismäßig scharf umschriebenen Rundherde. **k–n** Neurodermitis atopica. Sekundäre, unscharf begrenzte Ekzematisationen bei zugrunde liegender Atopie. Kratzeffekte. **o–t** s. S. 121, 122.

In Betracht kommen auch folgende kortikosteroidfreie Pasten:

- Rp. Bismut. subgall. 2,0
  Ungt. alcohol. lanae. aquos.
  Past. zinc. āā ad 30,0
- Rp. Tumenoli ammon. 1,0
  Ungt. lenientis
  Past. zinc. mol. āā ad 50,0

Weiterhin sind kurzfristige Anwendungen von Kortikosteroidsalben Mittel der Wahl, evtl. mit Tumenol- bzw. Teerzusatz (z. B. Teer-Linola-Fett). Insbesondere bei subakuten ekzematösen Erscheinungen sind auch wirkstofffreie (Pasta zinci mollis) oder kortikosteroidhaltige Pasten mit 5–10 %igem Ichthyol- oder Tumenol- und bei mikrobieller Überlagerung Vioformzusatz (z. B. Locacorten-Vioform) empfehlenswert.

Zusätzlich kommen bei chronischen perianalen Kontaktekzemen auch Bäder mit Teerzusatz in Betracht (z. B. Balneum Hermal mit Teer, Ichtho-Teilbäder).

Auf Seifenwaschungen sollte ebenso wie auf Alkoholkonsum und Genuß scharfer Gewürze beim perianalen Kontaktekzem möglichst verzichtet werden. Eine Reinigung des perianalen Bereiches erfolgt

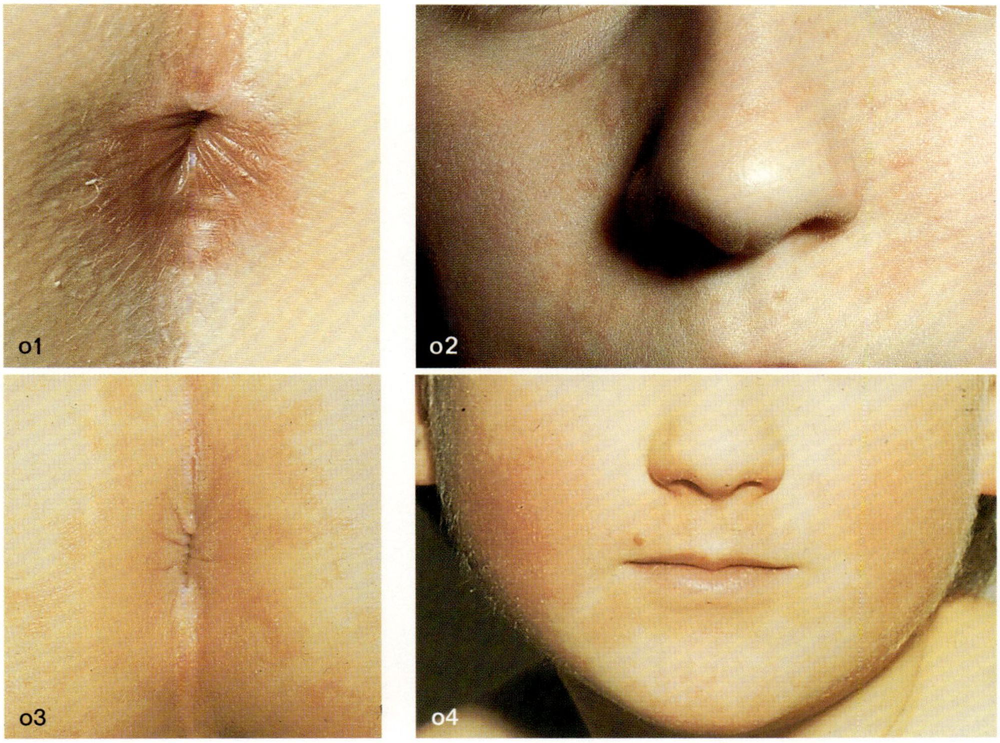

Abb. 2.6. $\mathbf{o_1}$, $\mathbf{o_2}$ Seborrhoische Dermatitis bei einem 9jährigen Mädchen in der Perianal- und Perinasalregion. $\mathbf{o_3}$, $\mathbf{o_4}$ Pityriasis rubra pilaris bei einem 8jährigen Jungen. **p–t** s. S. 122

am zweckmäßigsten mit reinem lauwarmen Wasser unter Verwendung eines weichen Schwammes oder von Einmalwaschlappen (z.B. Duni-Well-Einmalwaschlappen) (s. hierzu auch S. 469).

Auf die Anwendung sogenannter Feuchtreinigungstücher sollte aufgrund der darin meist enthaltenen Konservierungsstoffe und ähnlichem möglichst verzichtet werden. Aufgrund jahrelanger eigener Erfahrung in der proktologischen Sprechstunde gibt es kaum einen zuverlässigeren Auslöser perianaler Kontaktekzeme als diese Feuchttüchlein [21].

Da einmal eingetretene epidermale Sensibilisierungen oft bis zum Lebensende andauern und es bei wiederholten Kontakten mit den betreffenden Ekzematogenen auch zu ausgedehnten, evtl. sogar exanthematischen Streuungen kommen kann, ist der Proktologe nicht nur zu einer gezielten Diagnostik und kausalen Therapie jedes perianalen Kontaktekzems aufgerufen, sondern auch zu entsprechender prophylaktischer Aufklärung insbesondere der Patienten mit verminderter Alkaliresistenz, die besonders vor bestimmten Noxen geschützt werden müssen und ggf. auch zur psychotherapeutischen Führung besonders belasteter Patienten.

Aber auch der Gesetzgeber sollte im Rahmen des Umweltschutzes verstärkt darauf achten, daß die pharmazeutische – und insbesondere die kosmetische Industrie – die Inhaltsstoffe ihrer Produkte ausreichend deklariert und die Verwendung allergenpotenter Stoffe reduziert.

Literatur

1. Andersen KE, Hjorth N, Menné T (1984) The baboon syndrome – systematically induced allergic contact dermatitis. Contact Dermatitis 10: 97–100
2. Blecher P, Korting HC (1992) Gesteigertes Risiko für Analekzeme durch Recycling-Hygienepapier? Dermatologie 6: 5
3. Blecher P, Ruzicka T (1993) Gerbstoffe lindern Symptome. Ärztl Praxis 82: 12–13
4. Brühl W (1992) Sorgfältige Analhygiene ist sehr wichtig. Therapiewoche 42/42: 2448–2457
5. Gebhardt K (1991) Seltenere Formen des endogenen Ekzems: Analekzem und Skrotalekzem. Der Dtsch Dermatologe 39: 933–934
6. Herfs H, Schirren CG, Przybilla B, Plewig G (1993) Das „Baboon-Syndrom". Hautarzt 44: 466–469
7. Hornstein OP (1984) Ekzemkrankheiten. Therapiewoche 34: 400–409
8. Hornstein OP (1986) Anmerkungen und Vorschläge zur Definition und Klassifikation der Ekzemkrankheiten. Z Hautkrankht 61: 18, 1281-1296

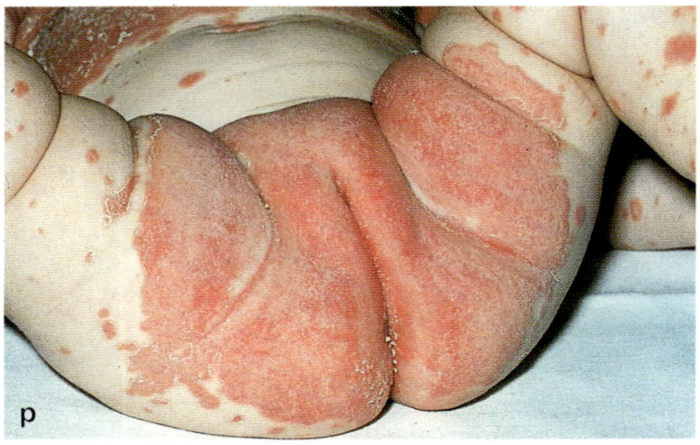

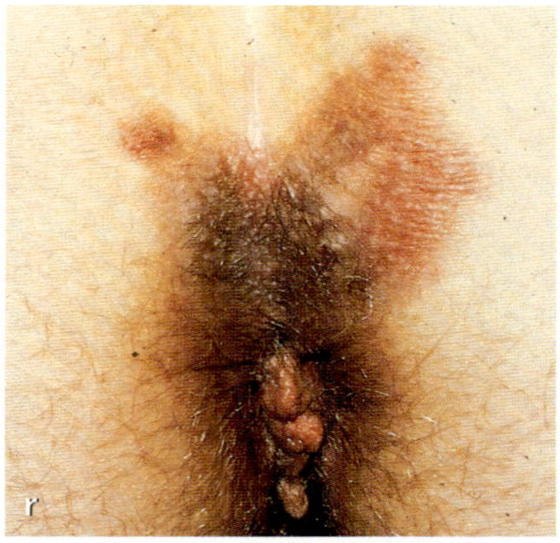

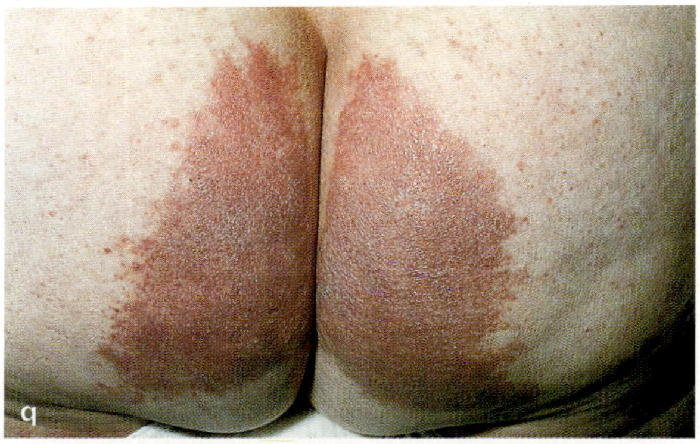

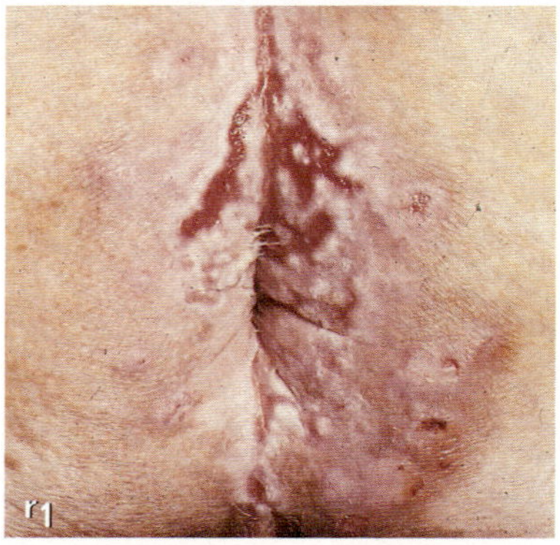

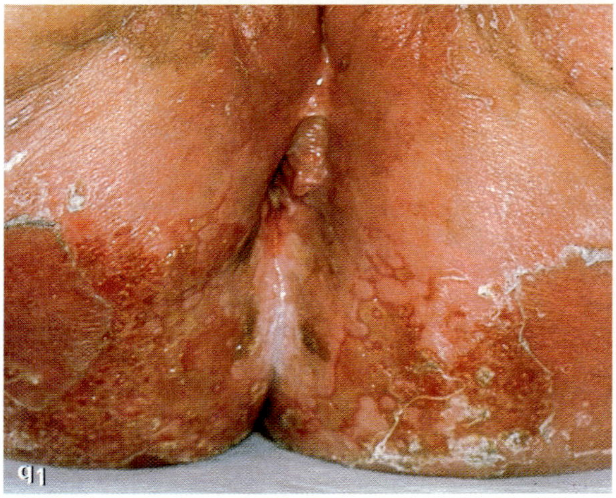

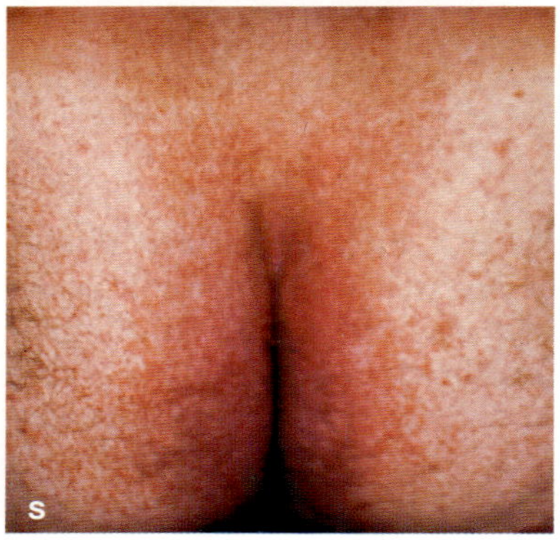

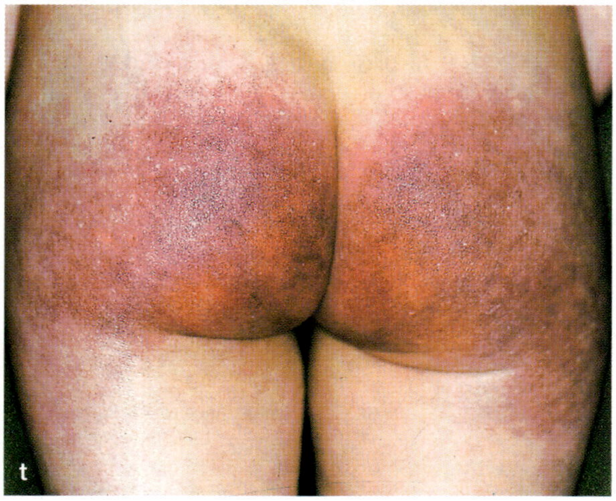

Abb. 2.6. p Seborrhoisches Ekzematid bei atopischer Disposition. Hauptmanifestation im Windelbereich mit pityriasiformen Streuherden am übrigen Körper. *Candida albicans-Besiedlung* nachgewiesen. **q** Combustio (toxische Dermatitis), hervorgerufen durch negative Elektrode. **q_1** Toxische Kontaktdermatitis als Folge einer Kaliumpermanganatverätzung. **r** Fixes Arzneimittelexanthem. Noxe: Sulfonamid. **r_1** Ulzerierendes fixes Arzneimittelexanthem nach Clorambucil (Leukeran). **s** Baboon-Syndrom, ausgelöst durch Ampicillin. **t** Teleangiektatisches Erythem mit stecknadelkopf- bis linsengroßen depigmentierten Arealen eines Thomson-Syndroms (Poikiloderma congenitum)

9. Krause W (1985) Das Analekzem. Phlebol Proktol 14: 188–190
10. Lechner T, Grytzmann B, Bäurle G (1987) Hämatogenes allergisches Kontaktekzem nach oraler Gabe von Nystatin. mykosen 30: 143–146
11. Montag G, Weber L, Gall H (1996) Baboon-Syndrom auf Allopurinol. Aktuel Dermatol 22: 311–313
12. Oestendorp I, Rakoski J (1991) Kontaktekzeme in der Analregion. Der Dtsch Dermatologe 39: 1317–1318
13. Peters K-P, Lechner T, Grytzmann B (1987) Perianal auftretende Arzneimittelreaktionen. In: Forstmann P, Schüler E, Alpers R (Hrsg) Aktuelle Koloproktologie, Bd 4. Edition Nymphenburg, München
14. Raab W (1987) Allergiefibel. Fischer, Stuttgart New York
15. Ring J (1996) Zum Wandel des Ekzem-Begriffes: Klassisches versus atopisches Ekzem. Hautkrankht 10: 752–756
16. Rufli T (1993) Der Formenkreis der Ekzeme. Klinik Zeitung 3/4: 10–15
17. Stein E (1973) Kritische Betrachtung zur Anwendung von Cortikosteroid-Kombinations-Externa (CKE) bei Hautkrankheiten. Z Allgemeinmed 26: 1227–1233
18. Stein E (1974) Uncharakteristische dermatologische Krankheitsbilder durch Kortikosteroid-Kombinations-Externa. Ärztl Praxis 14: 613
19. Stein E, Böhringer D (1982) Das Kontaktekzem. Z Allgemeinmed 15: 835–841
20. Stein E (1982) Das perianale Kontaktekzem. coloproctology 5: 279–286
21. Stein E (1994) Perianalekzem. Chir Gastroenterol 10: 299–302
22. Wienert V (1985) Diagnose und Therapie des Analekzems. Hautarzt 36: 232–233

2.4 Pigmentstörungen der Haut

Zirkumskripte Hyper- und Depigmentierungen der Haut des Perianalbereiches verschiedener Genese und unterschiedlichen Ausmaßes können allein auf sonst unverändertem Terrain oder in vielgestaltiger Kombination mit den verschiedenartigsten Effloreszenzen vorkommen.
Ihr teils diskretes und damit klinisch oft atypisches, teils aber auch recht eindrucksvolles Auftreten kann zu einer Vielfalt klinischer Bilder und Verlaufsformen führen, aus deren Merkmalen sich entweder prima vista präzise Diagnosen oder wichtige Hinweise auf zugrunde liegende weitergehende Krankheitszustände ergeben.
Auffällige Hyper- wie Depigmentierungen der Perianalregion sollten daher stets Anlaß sein, bei der anamnestischen und klinischen Befunderhebung nach Zeichen weiterer bereits abgeklungener, abheilender oder noch florider Hauterscheinungen zu fahnden.

2.4.1 Perianale Hyperpigmentierungen

Nachfolgend sollen nur zirkumskripte durch Melanin bedingte und perianal auftretende Pigmentverteilungsstörungen besprochen werden. Eine Änderung der durch das körpereigene Pigment Melanin bedingten Hautfärbung kann sowohl durch Schwankung der Zahl der melaninbildenden Zellen wie auch durch unterschiedlichen Melaningehalt dieser Melanozyten eintreten. Interessant ist, daß die absolute Zahl dieser pigmentbildenden Zellen bei dunkelpigmentierten Rassen nicht höher ist als bei hellhäutigen; die dunklere Hautfarbe kommt demzufolge durch die Bildung von größeren und demnach länger persistierenden Melaningranula in den Melanozyten zustande.
Die in der proktologischen Sprechstunde am häufigsten festzustellenden Hyperpigmentierungen im Perianalbereich sind die *erworbenen* bzw. sekundär bedingten „postläsionalen, eruptiven bzw. inflammatorischen“ Hyperpigmentierungen. Nach externer Einwirkung (Druck, Hitze, Bestrahlung, chemischen Noxen, Entzündung, Verletzung) kommt es zu sekundärer Hyperpigmentation, entweder durch Erhöhung der Melanozytenzahl und/oder verstärkter Melaninbildung oder durch Untergang melaninhaltiger Zellen als Folge entzündlicher Veränderungen. In letzterem Falle entsteht durch die im Corium phagozytierten und abgelagerten Melaningranula (Melanosomen) eine mehr graubläuliche Hyperpigmentierung.

Entzündliche Hyperpigmentierungen

Zirkumskripte Hyperpigmentierungen im Perianalbereich sieht man vorwiegend im Anschluß an entzündlich verlaufende dermatologische Krankheitsbilder, wie z. B. Lichen ruber planus (Abb. 2.7 a), Psoriasis vulgaris (Abb. 2.7 d), Pemphigus vegetans bzw. P. Hailey-Hailey, Acanthosis nigricans (Abb. 2.53 b), Dyskeratosis follicularis (Darier) (Abb. 2.7 f), Mykosen (Abb. 2.7 b) usw.
In allen diesen Fällen entsteht die Hyperpigmentation durch eine erhöhte Melanozytenaktivität.

Chemische Hyperpigmentierungen

Zu einer chemisch verursachten sekundären Hyperpigmentierung kann es im Anschluß an perianale Kontaktekzeme kommen. Die zur Auslösung einer toxisch bedingten Kontaktdermatitis in Betracht kommenden chemischen Noxen sind auf S. 115 ff. dargelegt. Die hierdurch hervorgerufene Hautbräunung kommt ebenfalls durch Aktivitätssteigerung der Melanozyten zustande. Die dermatologisch

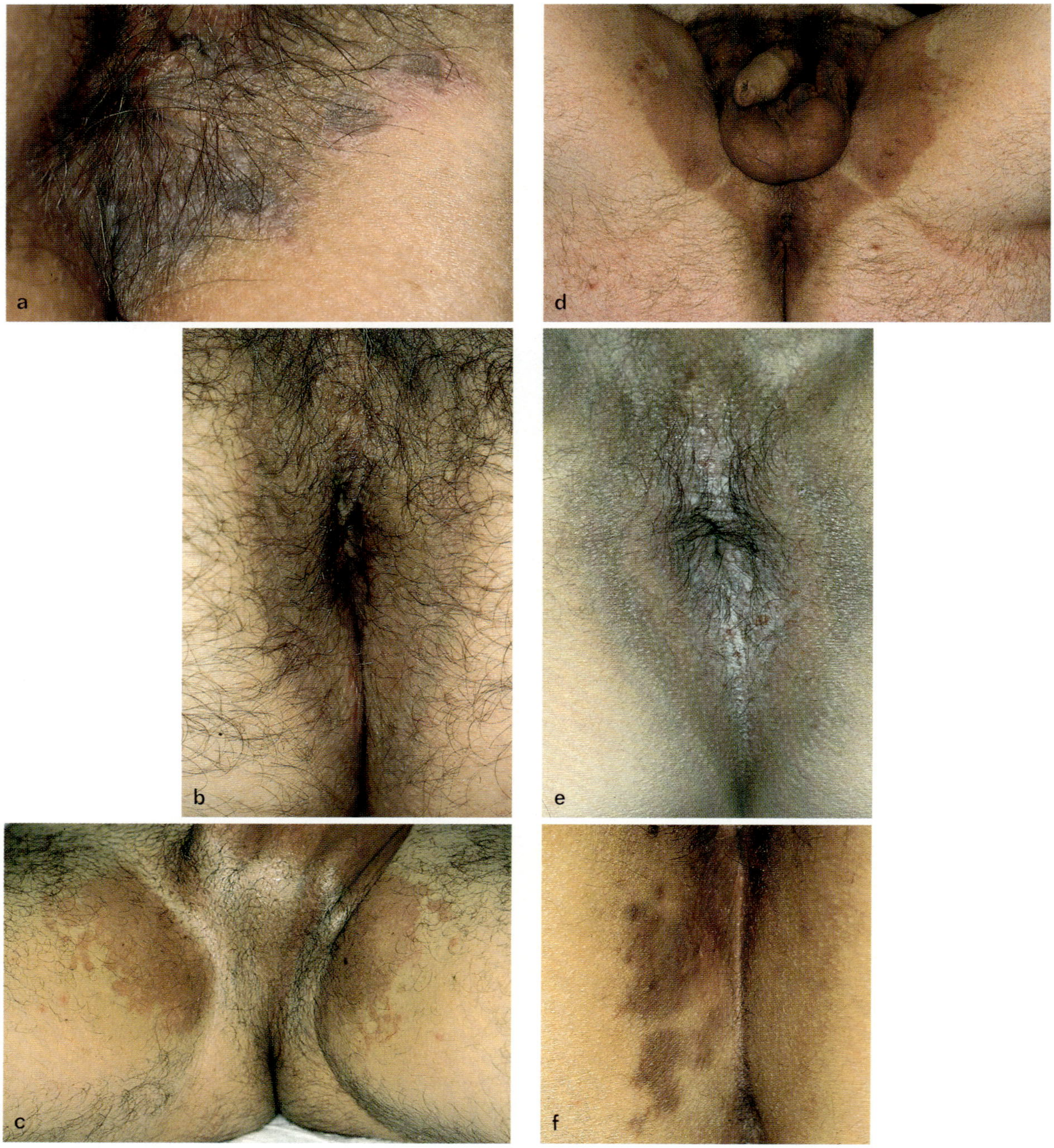

Abb. 2.7 a–f. Passagere posteruptive Hyperpigmentierungen nach: **a** nahezu abgeklungenem Lichen ruber perianalis; **b** behandelter, kulturell nachgewiesener Hefemykose; **c** abgeklungenem Erythrasma; **d** abgeheilter, perianaler Psoriasis vulgaris; **e** degenerativ-toxischem Kontaktekzem; **f** Dyskeratosis follicularis (Darier)

wichtigen photodynamisch ausgelösten Hyperpigmentierungen seien der Vollständigkeit halber in diesem Zusammenhang erwähnt; sie spielen ebenso wie die photobiologisch durch alleinige UV- bzw. Röntgenbestrahlung eintretende Bräunung der Haut proktologisch eine untergeordnete Rolle.

Mechanische und kalorische Hyperpigmentierungen

Sowohl nach Verletzungen (Operationen, Artefakte) wie nach chronischen mechanischen oder thermischen Reizen kann es sekundär zu einer individuell unterschiedlich ausgeprägten, ebenfalls durch erhöhte Melanogenese bedingten Hyperpigmentie-

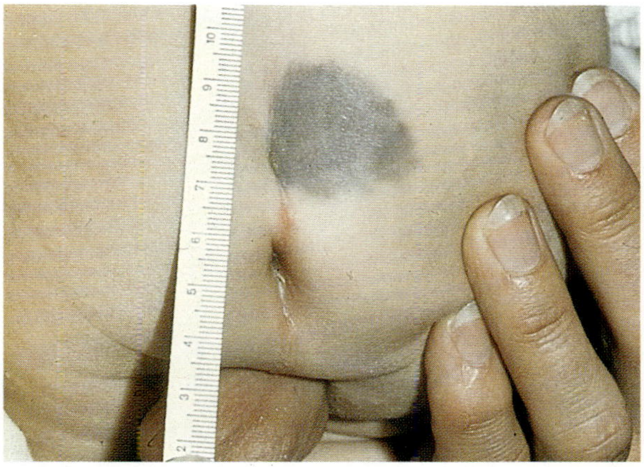

Abb. 2.8. Mongolenfleck

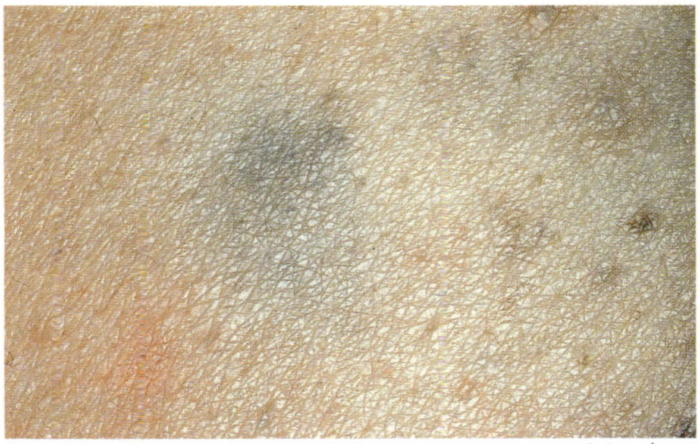

Abb. 2.9. Naevus coeruleus

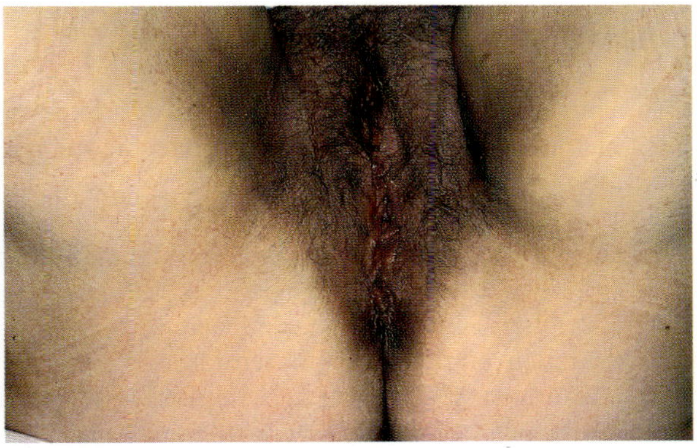

Abb. 2.10. Rassebedingte Hyperpigmentierung

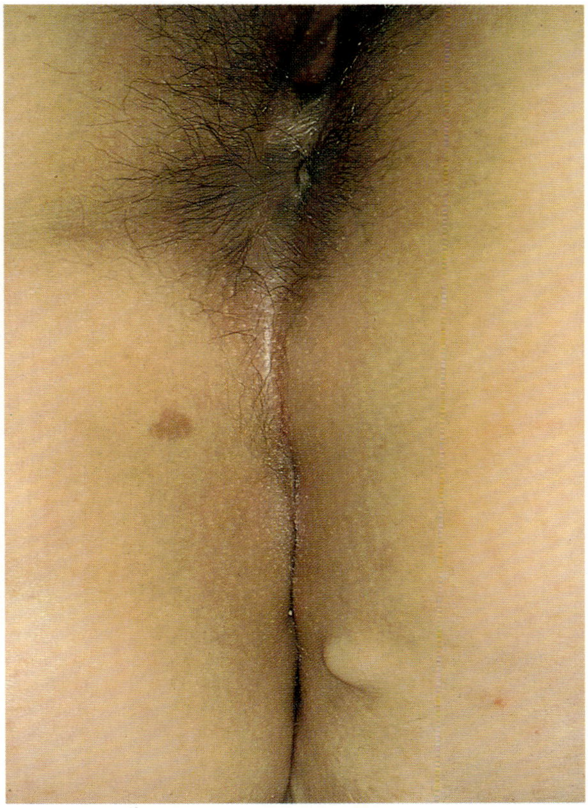

Abb. 2.11. Sog. Café-au-lait-Fleck mit wammenartigem Neurofibrom bei Neurofibromatosis von Recklinghausen

rung kommen. Derartige umschriebene Braunverfärbungen im Perianal- und Inguinalbereich sieht man vorwiegend bei adipösen Menschen.

Auch zu einer *anlage-* bzw. *rassebedingten* Hyperpigmentierung kann es in der perianalen wie auch in der genito-inguinalen und axillären Region kommen (Abb. 2.10).

Wie dem ebenfalls angeborenen, meist im Sakralbereich lokalisierten mehr grau-bläulichen Mongolenfleck (Abb. 2.8) bzw. dem dunkelgrau-blau-schwarzen Naevus coeruleus (Abb. 2.9) kommt auch diesen oft recht auffälligen schwarz-braunen Hyperpigmentierungen keine pathologische Bedeutung zu.

Ein weiteres Krankheitsbild, das neben der Neurofibromatosis von Recklinghausen (Abb. 2.11) auch im Perianalbereich zu scharf begrenzten blau-bräunlichen asymptomatischen, ebenfalls durch Melanin bedingten Hautveränderungen führen kann, ist die sog. Ashy dermatosis, auch bekannt unter den *Synonyma* Erythema dyschromicum perstans oder Dermatosis cenicienta (Abb. 2.12).

Differentialdiagnostisch ggf. auszuschließende weitere Krankheitsbilder sind die Pigmentatio maculosa eruptiva idiopathica (Gottron), die Incontinentia pigmenti (Bloch-Sulzberger), das fixe Arzneimittelexanthem und u. U. auch Chrysiasis, Argyrose, Arsenmelanose, Ochronose, Morbus Addison, Pinta, Hämochromatose, Nägeli-Franceschetti-Jadassohn-Syndrom usw.

Therapeutische Maßnahmen sind allenfalls für Grund- bzw. Begleiterkrankungen angezeigt.

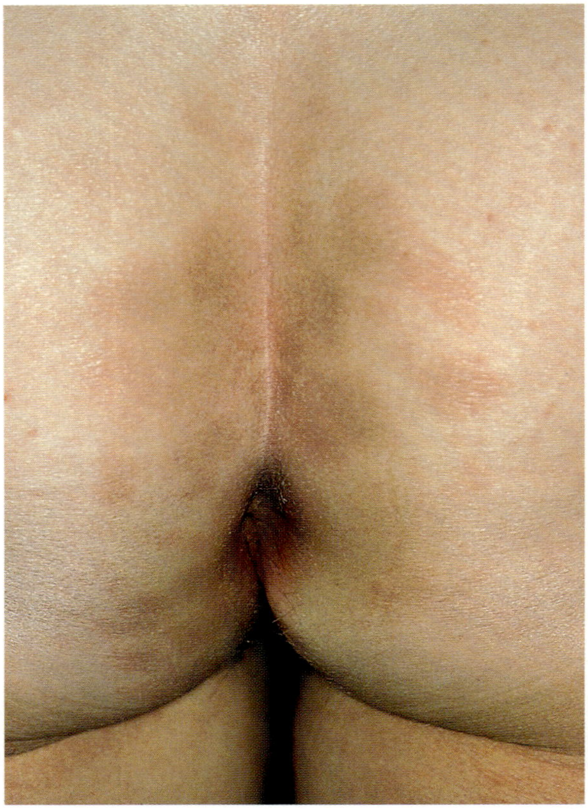

Abb. 2.12. Ashy-Dermatosis

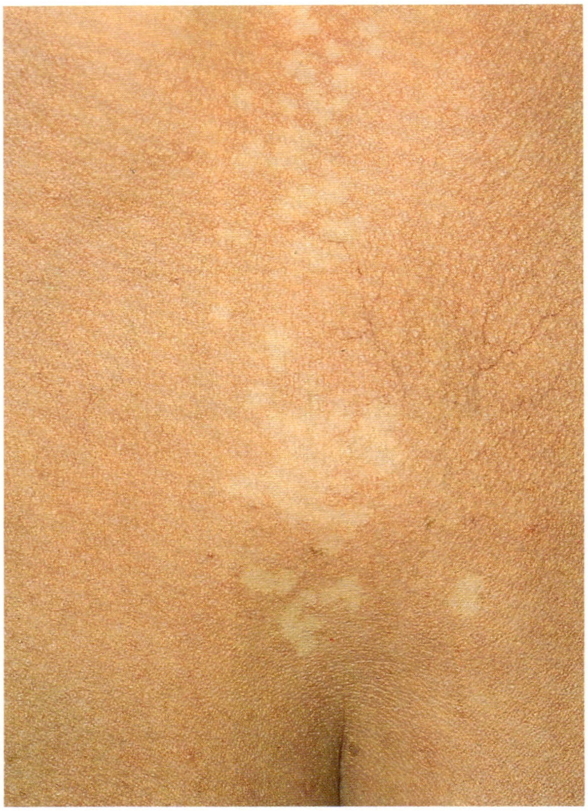

Abb. 2.14. Naevus anaemicus

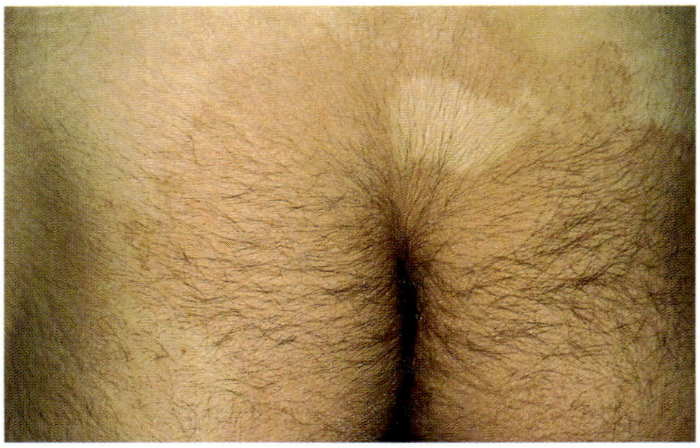

Abb. 2.13. Pityriasis versicolor. Großflächige, scharf begrenzte Braunverfärbung der Haut im Gesäßbereich

2.4.2 Perianale Depigmentierungen

Das Auftreten von weißen oder hellen Flecken im Perianalbereich kann auf ganz unterschiedlichen Ursachen beruhen.

Während manche Depigmentierungen, wie etwa die Vitiligo, eine Prima-vista-Diagnose erlauben, können andere wiederum zu erheblichen differentialdiagnostischen Schwierigkeiten führen.

Grundsätzlich sind die auf hereditären Störungen der Melanogenese beruhenden sog. Hypo- bzw. Amelanosen (Albinismus, Phenylketonurie, Piebaldismus usw.) bzw. der auf einem angeborenen Melaninmangel beruhende Naevus anaemicus (Abb. 2.14) von den erst im Laufe des Lebens eintretenden, d. h. erworbenen und vielfach auch wieder rückbildungsfähigen Depigmentierungen zu unterscheiden.

Der Verlust der normalen Melaninpigmentierungsfähigkeit der Haut kann, wie etwa bei der Vitiligo, ohne eine bislang bekannte und damit erkennbare Ursache eintreten oder sich als sog. Leukoderm als Folge externer Einwirkung einer chemischen Noxe

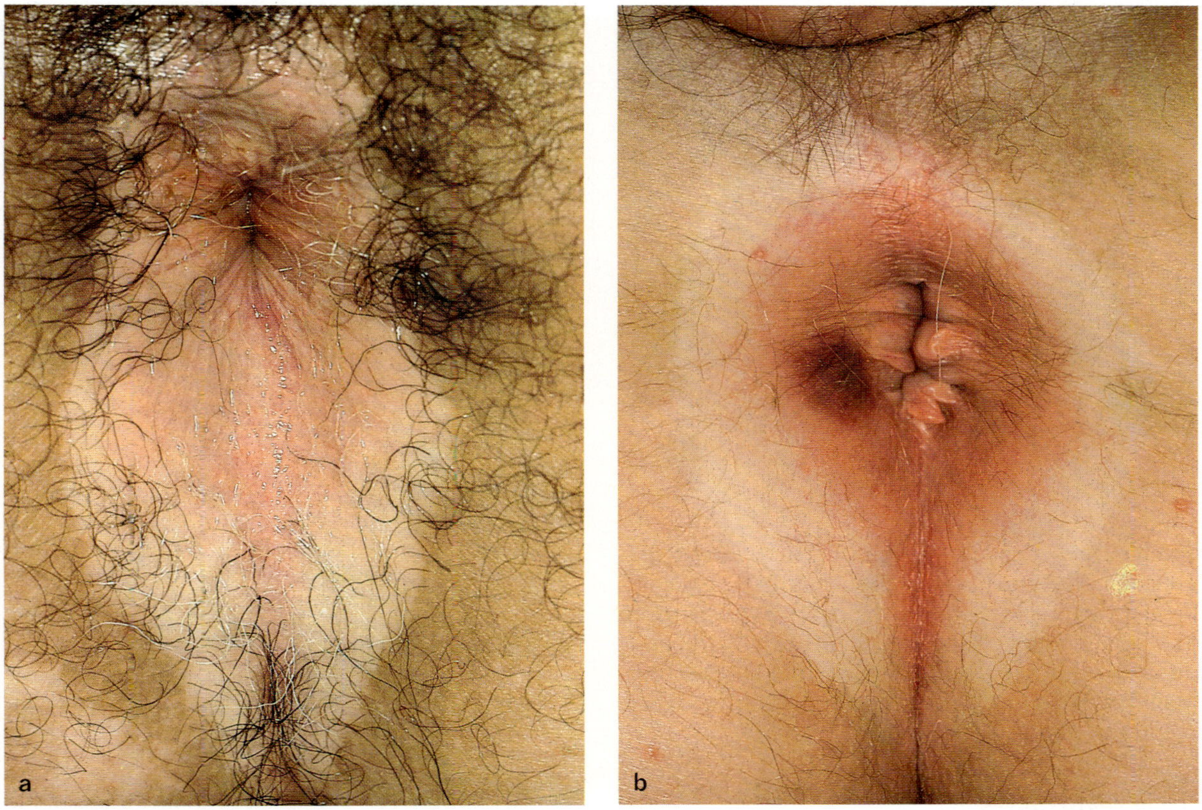

Abb. 2.15. a Typischer, scharf begrenzter Vitiligo-Herd. **b** Perianalbefall einer Vitiligo bei gleichzeitig vorliegendem älterem perianalem Hämatom von rot-bräunlichem Farbton. Hämosiderinablagerung kann ggf. melaninbedingte Hyperpigmentierung vortäuschen

oder als Begleit- bzw. Folgeerscheinung bestimmter Dermatosen entwickeln.

Erworbene Depigmentierungen ohne erkennbare Ursache

Hierzu ist insbesondere die im Perianalbereich relativ häufig auftretende Vitiligo („Weißfleckenkrankheit") zu zählen. Prädilektionsstellen dieser ätiologisch letztlich noch ungeklärten, ggf. ebenfalls erblich bedingten bzw. mitbedingten und zur Progredienz neigenden Erkrankung sind neben dem Anogenitalbereich vor allem andere stärker pigmentierte Hautregionen wie Axillen, Nabelbereich, Mamillen usw.

Aufgrund einer funktionellen Störung oder dem Untergang von Melanozyten entstehen weiße ggf. konfluierende Herde, die insbesondere durch ihre scharfe und kontrastreiche Begrenzung zu der relativ dunkel pigmentierten Perianalhaut unverkennbar sind (Abb. 2.15 a, b).

Klinisch wichtig ist die signifikant häufige Koinzidenz der Vitiligo mit autoimmunologischen, trophisch-neuralen und hormonalen Störungen, wie Perniciosa, Hyperthyreose, Diabetes, Morbus Addison, Alopecia areata, Lupus Erythematodes, Myasthenia gravis, Sklerodermie, Morbus Crohn usw., sowie der Umstand, daß die depigmentierten Vitiligo-Herde erfahrungsgemäß leichter zur Ekzematisation neigen als unveränderte Haut.

Depigmentierungen verursacht durch chemische Noxen, ionisierende Bestrahlungen und Verletzungen

Substanzen, die durch Hautkontakt zu umschriebenen Depigmentationen der Haut, sei es durch Hemmung der Melanogenese oder Zerstörung der Melanozyten führen können, sind beispielsweise die bei der Herstellung von Gummihandschuhen, Fingerlingen und Kondomen bzw. von Heftpflastern früher vielfach verwendeten Hydrochinonderivate oder das bei der Herstellung von Kunstharzen [10] und früher auch als Desinfektionsmittel [7] verwendete Butyl- oder Amylphenol.

Zu einer infolge Untergang der Melanozyten blei-

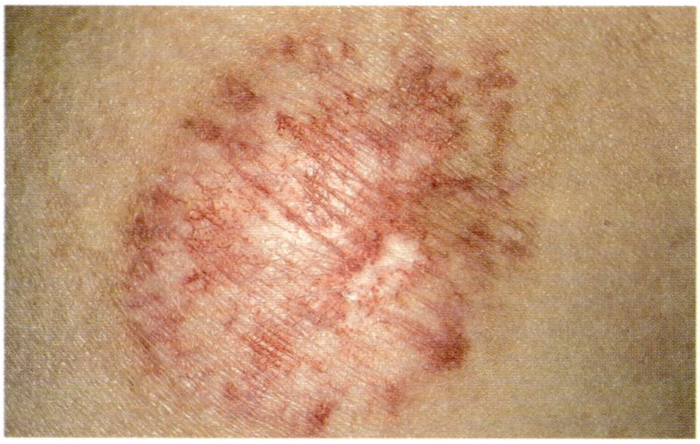

Abb. 2.16. Röntgenodermatologischer Zustand nach Röntgenbestrahlung eines Spinalioms im Perianalbereich

benden, auf den Einwirkungsbereich streng begrenzten Depigmentierung im Anal- bzw. Perianalbereich kann es schließlich durch Verletzungen bzw. Operationen mit anschließenden Narbenbildungen oder nach Röntgen- bzw. Radiumbestrahlungsbehandlungen in Form sog. Röntgenoderme kommen (Abb. 2.16).

Depigmentierungen als Folge entzündlicher Dermatosen

Reversible sekundäre Achromien, sog. Leukoderme, können nach Abklingen zahlreicher entzündlicher Dermatosen auftreten. Derartige mehr oder weniger lange persistierende Depigmentierungen entstehen durch eine vorübergehende Störung der Melanogenese.

Im Perianalbereich kommt es zu diesen i. d. R. eher unscharf begrenzten depigmentierten Herden vorwiegend bei Auftreten von Lichen ruber, Psoriasis vulgaris (Leucoderma psoriaticum, Abb. 2.17), aber auch durch perianale Ekzeme, Mykosen und entzündliche Affektionen.

Differentialdiagnostisch von den Leukodermen abzugrenzen ist insbesondere die *nichtreversible* sekundäre Depigmentierung durch einen ebenfalls nicht selten im Perianalbereich auftretenden Lichen sclerosus et atrophicus.

Literatur

1. Bentley-Philips B, Bayles M (1974) Acquired hypomelanosis and hyperpigmentation following reactions to hydroquinones. Br J Dermatol 90: 232
2. Braun-Falco O, Plewig G, Wolff HH (1996) Dermatologie und Venerologie 4. Aufl. Springer, Berlin Heidelberg New York Tokyo
3. El Mofty AM, Nada MM (1974) Vitiligo and its treatment. Aust J Dermatol 15: 15
4. Frenk E (1971) Dépigmentation par agents chimiques. Bull Soc Franc Derm Syph 78: 153
5. Frenk E (1976) Ultrastructure of chemically induced depigmentation in man. J Cutan Path 3: 139
6. Frenk E, Ott F (1971) Evaluation of the toxicity of the monoethylether of hydroquinone for mammalian melanocytes and melanoma celles. J Invest Dermatol 56: 287
7. Kahn G (1970) Depigmentation by phenolie detergent germicides. Arch Dermatol 102: 177
8. Köstler E (1983) Erythema dyschromicum perstans. Dermatol Monatsschr 169: 322–327
9. Konrad H, Hönigsmann H, Wolff K (1972) Bindegewebsmelanozyten beim Menschen. Elektronenmikro-

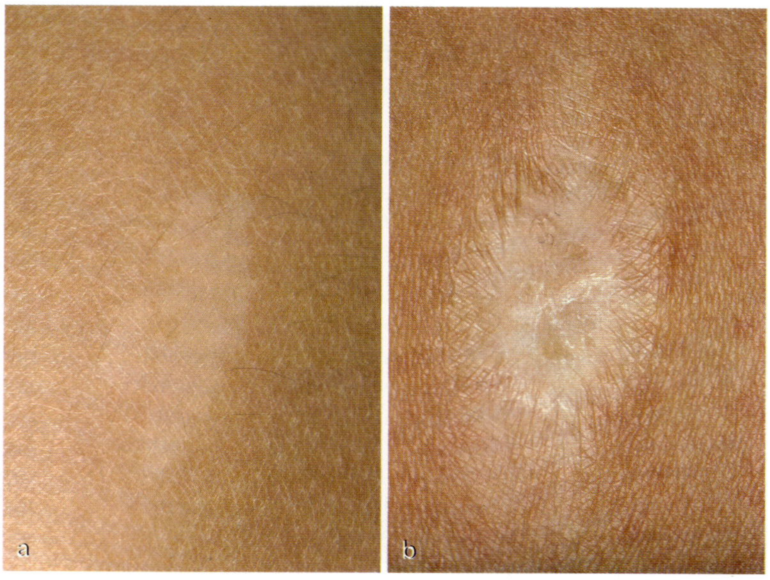

Abb. 2.17. **a** Leucoderma psoriaticum. **b** Anetodermie zum differentialdiagnostischen Vergleich

skopische und histochemische Untersuchungen beim Mongolenfleck und blauen Nävus. Arch Dermatol Forsch 244: 273
10. Malten KE, Seutter E, Hara L, Nakajama T (1971) Occupational vitiligo due to paratertiäry butylphenol and homologues. Trans St John's Hosp Dermatol Soc (Lond) 57: 115
11. Riley PA (1970) Mechanism of pigment cell toxicity produced by hydroxyanisole. J Pathol 101: 163
12. Schneider I, Varga M, Zombai E, Husz S (1983) Ashy-Dermatose – Ein Fall mit spontaner Involution der Hauterscheinung. Z Hautkrankht 58: 113–120

2.5 Perianales Hämatom

Unter einem Hämatom, auch Blutbeule oder Bluterguß genannt, versteht man ein umschriebenes Blutextravasat im Gewebe.

Eine solche Blutung („Hämorrhagie") kann entweder durch Zerreißen der Gefäßwand (Gefäßruptur, -arrosion) in Form einer sog. Rhexisblutung (Haemorrhagia per rhexis) oder – seltener – bei Vorliegen einer hämorrhagischen Diathese auf Grund eines Blutaustrittes durch die zwar unverletzte, jedoch pathologisch veränderte Gefäßwand als sog. Diapedesisblutung (Haemorrhagia per diapedesi) erfolgen.

Während man bei Vorliegen einer umschriebenen, massiven, tiefer gelegenen geschlossenen Blutung definitionsgemäß von einem Hämatom spricht, wird eine mehr flächenhafte und unscharf begrenzte Haut- und Schleimhautblutung als *Sugillation* bzw. *Suffusion* bezeichnet.

Vereinzelte winzige Blutpunkte nennt man demgegenüber *Petechien,* größere *Ekchymosen.*

Dicht gesäte, punktförmige bis konfettigroße Blutextravasate, disseminiert, meist symmetrisch über größere Hautbereiche bzw. innere Organe verteilt, werden schließlich als *Purpura* bezeichnet.

Die in der Literatur noch gelegentlich auftauchende und zu Mißverständnissen führende Bezeichnung Hämatom für Analrandthrombosen ist, da es sich um zwei klar voneinander abzugrenzende Krankheitsbilder handelt, unberechtigt.

Im Perianalbereich gelegentlich erkennbare Hämatome sind i.d.R. traumatisch verursacht. Sie sind meist Folge einer Gewebs- bzw. Gefäßruptur infolge eines operativen Eingriffes, der Durchführung einer Lokalanästhesie, starken Pressens bei der Defäkation u.ä. (Abb. 2.18).

Bei externer Langzeitapplikation eines fluorierten Kortikosteroides kann es aber auch einmal zu einer kortikoidbedingten Hautblutung vom Typ der Purpura senilis kommen. Eine solche in Abb. 2.2f dargestellte Hautblutung, die aufgrund einer durch ka-

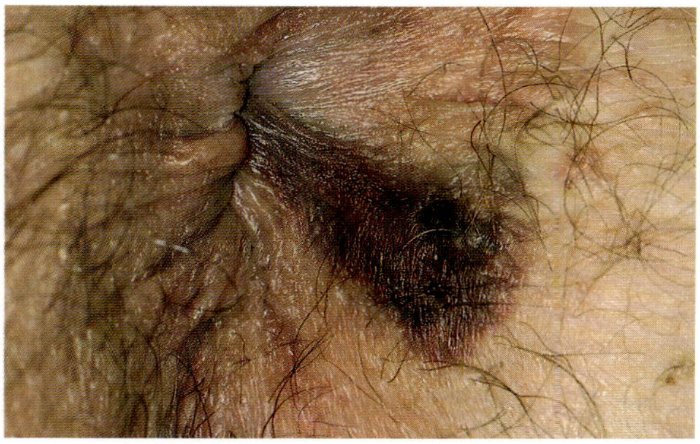

Abb. 2.18. Perianales Hämatom aufgetreten nach elektrokaustischer Abtragung von Analpolypen. Typische radiäre Anordnung und keilförmige Konfiguration

tabole Wirkung der Glukokortikoide eintretenden erhöhten Gefäßbrüchigkeit auftritt und histopathologisch den sog. Altersblutungen der Haut entspricht, stellt einen Übergang zwischen der Purpura und den Hämatomen dar.

Das klinische *Erscheinungsbild* eines perianalen Hämatoms hängt ab von der Menge des ausgetretenen Blutes und der jeweiligen Bestandsdauer.

Frische Hämatome erscheinen zunächst blaurötlich und werden durch Abbau des Hämoglobins schließlich blaubraun-rot-grün und gelb. Das anfangs flüssige Blut gerinnt und wird innerhalb von 1–2 Wochen teils resorbiert, teils bindegewebig organisiert.

Da perianale Hämatome allenfalls leicht druckempfindlich sind, sonst jedoch meist keine *Beschwerden* verursachen, sind *therapeutische Maßnahmen* i.d.R. nicht erforderlich. Gegebenenfalls kann zur externen Applikation eine heparinhaltige Salbe (z.B. Thrombophob) verabreicht werden. Die Punktion bzw. operative Ausräumung einer massiveren Blutung in das Gewebe bzw. anatomische Räume erscheint nur in besonderen Einzelfällen erforderlich.

2.6 Aknetetrade

Die Akne stellt neben den verschiedenen Ekzemformen die häufigste dermatologische Erkrankung dar. Ihre Ätiopathogenese, die in vielerlei Hinsicht noch ungeklärt ist, wird von zahlreichen, ganz verschiedenen Faktoren wie Vererbung, follikulären Verhornungsstörungen und Reaktionsbereitschaft auf eine Entzündung, Talg, Propionibakterien, Hormonen und immunologischen Vorgängen bestimmt.

Im Vordergrund des Krankheitsgeschehens steht der Komedo, entweder als offener dunkelpigmen-

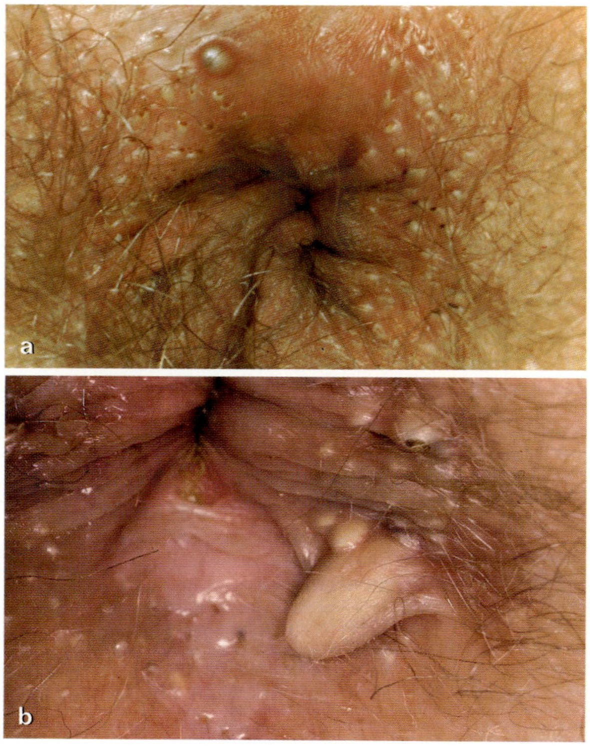

Abb. 2.19 a, b. Acne comedonica perianalis; **b** mit einem Riesenkomedo bei 5°° SSL

tierter oder geschlossener hellgelblich durchschimmernder „Mitesser". Entzündet er sich, entwickeln sich aus ihm Papeln, Pusteln, Knoten bis hin zu Abszessen, Ulzerationen, Fisteln und Narben.

Die klinischen Erscheinungsformen der Akne variieren daher außerordentlich stark. Wird das klinische Bild von Komedonen beherrscht, spricht man von *Acne comedonica.* Diese leichteste Akneform tritt bekanntlich bevorzugt im Nasen-, Stirn- und Wangenbereich auf. Nicht selten kann sie aber auch in der Perianalregion (Abb. 2.19) in Erscheinung treten, wo ihr jedoch, da sie hier zumeist nur aus wenigen Effloreszenzen besteht, i. d. R. keinerlei Krankheitswert zukommt.

Sofern papulo-pustulöse Effloreszenzen im Vordergrund stehen, spricht man von *Acne papulo-pustulosa.* Erreichen die entzündlichen Veränderungen schließlich das Ausmaß von indurierten, schmerzhaften Knoten, die konfluieren, entzündlich einschmelzen und zu Zysten, Fistelgängen und Narbenbildungen führen können, so handelt es sich um die *Acne conglobata* (Abb. 2.20). Diese schwerste Form der Akne, die bevorzugt das männliche Geschlecht betrifft und Teilsyndrom der Aknetetrade darstellt (s. u.), kann sich auch auf sonst von der Akne nicht befallene Hautbereiche wie Gesäß, Bauch, Arme, Nacken und Kapillitium ausdehnen [7].

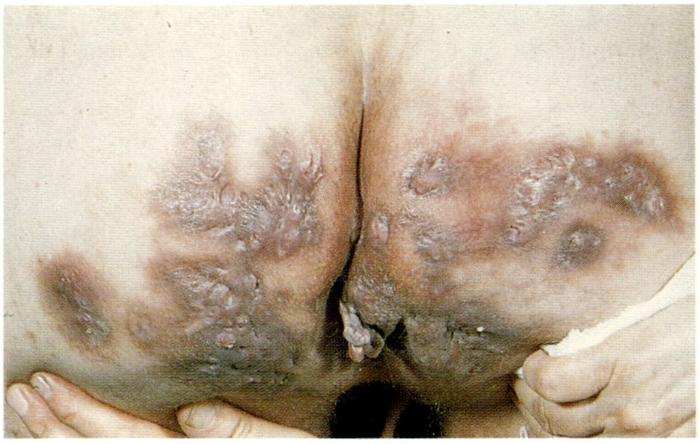

Abb. 2.20. Acne conglobata perianalis

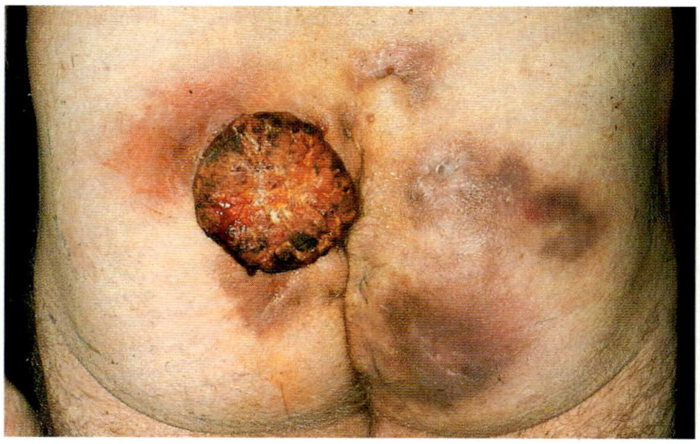

Abb. 2.21. Knapp faustgroßes, spinozelluläres Karzinom bei einem 61jährigen Mann, der seit 30 Jahren an einer Aknetetrade litt. Der Tumor entwickelte sich in einem Zeitraum von 18 Monaten. Die klinische Durchuntersuchung ergab keinen Anhalt für das Vorliegen von Metastasen

Eine langjährig bestehende Akne conglobata bzw. Aknetetrade ist das typische Beispiel einer chronisch-entzündlichen Hautveränderung, bei der auch mit der Entwicklung eines spinozellulären Karzinoms gerechnet werden muß (Abb. 2.21) [16, 19, 22].

Von diesen 3 Formen der Akne werden die Akne-Sonderformen Aknetetrade, Akne fulminans, A. mechanica, A. venenata, A. excoriée des jeunes filles, A. neonaturum, A. infantilis, A. cosmetica, die Pomaden-, prämenstruelle und die Öl-, Teer- und Pechakne sowie Komedonen nach ionisierenden Strahlen und schließlich androgenisierende Syndrome unterschieden.

Demgegenüber werden die heute allseits bekannte Jod- und Bromakne wie auch das Jodo- und Bromoderm, die sog. Mallorca-Akne und die Trichostasis spinulosa nicht als eigentliche Akneformen, sondern als sog. akneiforme Exantheme angesehen, da

sie primär nicht mit einer Verhornungsstörung (Mikrokomedo) beginnen, sondern aus einer follikulär gebundenen Entzündung hervorgehen.
Für den Proktologen ist nur die Aknetetrade von besonderer Bedeutung. Nachfolgend soll daher auf diese Sonderform der Akne näher eingegangen werden. Unter Aknetetrade versteht man die Kombination von:

- Acne conglobata (Axillen- und Wangenbereich),
- Hidradenitis suppurativa-artige Entzündungen (Perianal-, Inguinal-, Axillenbereich),
- abszedierende Perifollikulitis (Kapillitium-, Nakkenbereich),
- Pilonidalsinus (Steißbeinbereich).

Die Diagnose dieses fast nur beim männlichen Geschlecht vorkommenden Aknesyndroms wird häufig nicht gestellt, weil der Zusammenhang zur Akne oft nicht erkannt wird, insbesondere wegen einer Vielzahl irreführender Bezeichnungen. Dieses heute klar definierte Krankheitsbild wird so oft als rezidivierende Steißbein- oder Raphefisteln, als Schweißdrüsenabszesse oder als Hidradenitis suppurativa fehldiagnostiziert und behandelt.
Für den Proktologen ist daher insbesondere wichtig, den Unterschied zwischen der zur Aknetetrade gehörenden Hidradenitis suppurativa-artigen Entzündungen und der eigentlichen Hidradenitis suppurativa, die zu den Pyodermien zählt und dort (S. 135 ff.) gesondert beschrieben wird, zu kennen.
Das Teilsyndrom Hidradenitis suppurativa-artige Entzündungen, das auch unter den mehr oder weniger irreführenden Begriffen Pyodermia fistulans sinifika, Dermatitis perianalis fistulosa, Hidradenitis suppurativa-artige Abszesse und Narben und Acne conglobata sinifika bekannt ist, stellt ein primär *abakterielles* von den Talgdrüsen ausgehendes Krankheitsbild dar, während es sich bei der Hidradenitis suppurativa localisata meist um umschriebene kleine *bakterielle* Entzündungen handelt, deren Abszeßinhalt durch eine Stichinzision entleert werden kann.
Die großflächig entzündlichen Veränderungen im Perianalbereich entsprechen daher fast nie einer Hidradenitis suppurativa, sondern Hidradenitis suppurativa-artigen Entzündungen im Rahmen einer Aknetetrade. Wegen der weitgehend unterschiedlichen Therapie (s. u.) ist eine klare Unterscheidung dieser beiden proktologischen Krankheitsbilder unverzichtbar.

KLINIK UND DIAGNOSE

Das klinische *Erscheinungsbild* der Aknetetrade wird dadurch geprägt, daß hierbei eine Acne conglobata unter einem inversiven Bild verläuft [4, 17]. Das heißt, während die Prädilektionsstellen der Akne wie Gesicht, Brust und Rücken kaum oder gar nicht betrofffen sind, kommt es – für die Diagnosestellung entscheidend – in den intertriginösen Bereichen ano-inguinal sowie axillär und zusätzlich im Nacken- und Kapillitiumbereich zu schwersten, sich über Jahre und Jahrzehnte hinziehenden Krankheitserscheinungen.
Der Entzündungsprozeß geht hierbei von den Talgdrüsenfollikeln und den Terminalfollikeln aus, wobei die apokrinen Drüsen erst sekundär in die einschmelzende Entzündung einbezogen werden.
Zunächst perianal-inguinal, später auf Oberschenkelinnenseiten, Skrotum, Labien und Gesäßbacken übergehend sowie im Axillarbereich kommt es zu großflächigen, oft brettharten, braunroten, örtlich einschmelzenden, von Epithel ausgekleideten Gängen durchzogenen Infiltraten. Aus oft multiplen Fistelöffnungen entleert sich hierbei blutig-eitriges, meist infolge Besiedelung mit gramnegativen Keimen wie E. coli und Pseudomonas fötides Sekret. Durch schrumpfende Narbenstränge kommt es, insbesondere axillär infolge dermatogener Narbenkontrakturen, häufig auch zu Bewegungseinschränkungen. In vielen Fällen wird das klinische Bild weiterhin durch mehr oder weniger ausgedehnte Narben bereits erfolgter operativer Eingriffe geprägt (Abb. 2.22).
Zum voll ausgebildeten klinischen Bild des Aknesyndroms gehört weiterhin eine Follikulitis und Perifollikulitis im Nacken- und Kopfhaarbereich, die

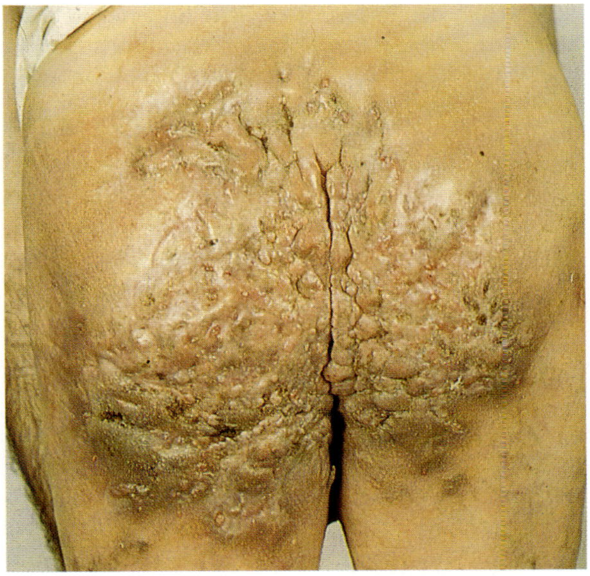

Abb. 2.22. Hidradenitis suppurativa-artige Entzündungen im Rahmen einer Aknetetrade. Chronischer Prozeß. Ausgedehnter Befall des perianalen, inguinalen und genitalen Bereiches

schließlich zu derben, keloidartigen Narben und bleibendem Haarausfall führt und schließlich das klinische Erscheinungsbild des Pilonidalsinus bzw. des Sakraldermoids, das als separates Krankheitsbild auf S. 132 ff. beschrieben wird, heute jedoch als Teilsyndrom der Aknetetrade angesehen wird.

DIFFERENTIALDIAGNOSE

Differentialdiagnostisch in Betracht kommen insbesondere die Hidradenitis suppurativa (S. 135), Lymphogranuloma inguinale (Abb. 15.35), anorektale Veränderungen beim Morbus Crohn (Abb. 14.3), Aktinomykosen (Abb. 15.9), tiefe Mykosen, Tuberculosa subcutanea et fistulosa (Abb. 15.16) sowie eine vegetierende Pyodermie (S. 135).

THERAPIE

Die Behandlung der Aknetetrade entspricht, im Gegensatz zu der der Hidradenitis suppurativa primär, der einer schweren Akne.
Als Therapie der Wahl gilt heute bei strenger Beachtung der Nebenwirkungsrisiken die orale Gabe von 13-cis-Retinsäure (z. B. Roaccutan) in einer Dosierung von 0,2–2,0 mg/kg KG über 12–20 Wochen mit anschließender, möglichst großzügiger Exzision der betroffenen Hautbereiche [5, 7, 17].
Im Perianalbereich wird hierbei die Exzision mit anschließender Sekundärheilung als Methode der Wahl angesehen [14, 15, 21]. Sofern eine plastische Deckung gewünscht wird, ist die Spalthautlappentransplantation einer Deckung mittels Schwenklappen, wegen der in letzterem Falle höheren Rate lokaler Rezidive vorzuziehen. Bei Durchführung einer operativen Therapie mit Hauttransplantation sollte perioperativ jedoch keine Retinsäure appliziert werden [10, 12].
Sofern die Verabreichung von 13-cis-Retinsäure, sei es wegen der zu erwartenden Nebenwirkungen wie Trockenheit von Haut und Nasenschleimhaut oder wegen einer vorliegenden Schwangerschaft – die Substanz wirkt teratogen –, nicht möglich erscheint, kommt die herkömmliche Behandlung der Acne conglobata in Betracht. Diese besteht neben einer entfettenden Hautreinigung, z. B. mit Sebopona flüssig und einer in intertriginösen Bereichen wegen der zu erwartenden Hautreizung nur m. E. durchführbaren lokalen Schälbehandlung, insbesondere mit Vitamin-A-Säure (Epi-Aberel o. ä.) [1], Benzoylperoxyd (aknefug-oxid, Akneroxid o. ä.), und der innerlichen Gabe eines Tetrazyklins (Teflin, Tetracyclin Wolff o. ä.) in der Anfangsdosis von 1–3 g/Tag bei einer u. U. über mehrere Monate dauernden Erhaltungsdosis von 250 mg–1,0 g/Tag [1, 4] oder für speziellere Fälle Clindamycin (Sobelin o. ä.), Cotrimoxazol (z. B. Bactrim Roche) oder Erythromycin (z. B. Erythrocin) nach Vorliegen eines Antibiogramms [17]. Auf Nebenwirkungen, insbesondere pseudomembranöse Kolitis, Leberschäden und Leukopenie ist bei Clindamycin allerdings zu achten.
Einige Antibiotika eignen sich zur Behandlung entzündlich veränderter Akneformen auch zur topischen Anwendung, beispielsweise in Form folgender Rezepturen:

– Rp.	Tetracyclinhydrochlorid		1,0
	(oder Erythromycin		1,0)
	Cordes T. E. C.	ad	50,0
– Rp.	Sobelin solubile		2,0
	Alkohol isopropyl. 70 %	ad	30,0

Eine weitere, insbesondere bei indurierten Knoten und abszedierenden Fistelgängen wirksame, zusätzliche Lokalbehandlung besteht u. a. in der Durchführung der sog. Kryotherapie, wobei dem hierbei zu verwendenden Kohlensäureschnee u. U. weitere Substanzen wie Resorcin und Schwefel beigemischt sein können. Nützlich sind auch adstringierende Sitzbäder, z. B. Eichenrinde oder Fertigpräparate mit Tannin (z. B. Tannolact o. ä.) [17].
Aufgrund ihrer sebosuppressiven Wirkung und wegen Hemmung einer Komedonen-Neubildung kommt schließlich als zusätzliche Therapiemaßnahme bei Frauen die Verabreichung antiandrogener cyproteronacetat (z. B. Diane-35) oder chlormadinonacetat-haltiger (z. B. Gestamestrol N) Ovulationshemmer in Betracht.

Literatur

1. Bierl H (1995) Differenzierte Akne-Therapie mit hoher Erfolgsquote. TW Dermatol 25: 239–242
2. Böhringer D, Stein E (1982) Zum aktuellen Aknebild. Z Allgemeinmed 6: 301–309
3. Böhringer D, Stein E (1982) Neue Gesichtspunkte der Aknebehandlung. Z Allgemeinmed 6: 310–318
4. Braun-Falco O, Plewig G, Wolff HH (1996) Dermatologie und Venerologie, 4. Aufl. Springer, Berlin Heidelberg New York Tokyo
5. Bübl R, Schön B (1992) Schwere Aknetetrade mit assoziierter Polyarthralgie. Kombiniertes therapeutisches Vorgehen mit systemischer Isotretinoingabe und ausgedehnter operativer Sanierung. Der Dtsch Dermatologe 1: 40–45
6. Cunliffe WJ (1993) Akne. Klinik, Differentialdiagnose, Pathogenese, Therapie. Hippokrates, Stuttgart
7. Hartschuh W (1997) Acne inversa (Pyodermia fistulans sinifica). coloproctology Verbandsnachrichten 19/1: 9–13
8. Hilker O (1986) Die Pyodermia fistulans sinifica und ihre Beziehung zu anderen Entzündungskrankheiten. Aktuel Dermatol 12: 188–193
9. Jansen T et al. (1995) Abszedierende Fistelgänge bei Akne und Rosazea. Hautarzt 46: 417–420

10. Käufer C, Axnick E (1988) Operative Therapie der Aknetetrade. Z Hautkrankht 63/7: 597–609
11. Karvonen SL, Vaalasti A, Kautiainen H et al. (1993) Systemic corticosteroid and isotretinoin treatment of cystic acne. Acta Derm Venereol (Stockh) 73: 452–455
12. Kreißler-Haag D et al. (1994) Die mehrzeitige chirurgische Sanierung der schweren perianalen und perigenitalen Pyodermien. coloproctology 6: 371-374
13. Lehucher-Cheyrac D, Weber-Buisset MJ (1993) Isotretinoin and acne in practice: a prospective analysis of 188 cases over 9 years. Dermatology 186: 123–128
14. Lentner A (1995) Pyoderma fistulans sinifica (Acne inversa). H + G 70: 460
15. Lentner A, Rübben A, Wiener V (1992) Klinisches Erscheinungsbild und Therapie der Pyodermia fistulans sinifica (Acne inversa). Z Hautkrankht 67: 988–992
16. Michalowski R (1973) Akne conglobata mit spinozellulärem Karzimnom. Hautarzt 24: 404
17. Orfanos CE, Garbe C (1995) Therapie der Hautkrankheiten. Springer, Berlin Heidelberg New York Tokyo
18. Plewig G, Kligman A (1994) Acne, Morphogenesis and treatment. Springer, Berlin Heidelberg New York Tokyo
19. Quintal D, Jackson R (1986) Agressives Plattenepithelkarzinom bei familiärer Akne conglobata. J Am Acad Dermatol 14: 207–214
20. Raab W (1980) Resistenzprobleme bei topischer, antimikrobieller Aknetherapie. Fette Seifen Anstrichmittel 82 (Sonderheft): 533–536
21. Rompel R, Petres J (1995) Operative Akne-Therapie. H + G 70: 700–704
22. Rüping K-W, Stary A (1988) Spinozelluläres Karzinom bei Aknetetrade. In: DIA-KLINIK. Essex-Pharma GmbH, München, S 32–33
23. Stein E (1978) Akne-Toilette: eine neue Therapiemethode. Ärztl Praxis 17: 487
24. Stein E (1983) Akne vulgaris. Z Allgemeinmed 1: 2–4

2.7 Pilonidalsinus

Dieses Krankheitsbild wurde 1847 von Anderson [2] erstmals beschrieben und von Hodges 1889 [12] Sinus pilonidalis genannt.
Der Pilonidalsinus, auch Sakraldermoid, Pilonidal-, Steißbein- oder Raphefistel, Epidermoidzyste, Sakralabszeß, Haarnestgrübchen, Dermoidsack, Haarnestfistel oder -drüse, Traktions- oder Inklusionsdermoid, „jeep disease“ oder sakrokokzygeale Pilonidalkrankheit genannt, stellt einen weichen, meist etwa haselnußgroßen Hautbalg im Steißbeinbereich dar, der durch eine, ggf. auch mehrere miteinander kommunizierende Fisteln mit der Hautoberfläche verbunden ist und neben abgestoßenen Horn- und Epithelzellen auch Haare enthält, die nicht selten als Büschel aus den epithelisierten, feinen Fistelöffnungen herausragen.
Das Krankheitsbild tritt meist bei stark behaarten, adipösen Personen im 2.–3. Lebensjahrzehnt auf, wobei Männer dreimal häufiger davon betroffen werden als Frauen [15].

Die maligne Entartung des Sakraldermoids stellt ein sehr seltenes Ereignis dar [17, 19].

ÄTIOLOGIE

Die Ätiopathogenese ist nicht eindeutig geklärt. Während man das Sakraldermoid früher als ein kongenitales Leiden ansah, das aus liegengebliebenen Resten des primitiven Canalis mesentericus entsteht, wird heute mehrheitlich die Meinung vertreten, daß es sich um ein erworbenes Krankheitsbild handelt, das durch stärkere mechanische Belastung und/oder Mazerationsvorgänge der Haut infolge langer Autofahrten u. ä. ausgelöst werden kann („jeep disease“) [4, 7, 10]. Hierfür sprechen auch die Umstände, daß eine Haarnestfistel in seltenen Fällen auch interdigital, an Amputationsstümpfen oder im Nabelbereich vorkommen kann, daß vorwiegend stark behaarte Menschen betroffen sind, und schließlich, daß auch nach Exzisionen in toto Rezidive gesehen wurden [18].

KLINIK

Erscheinungsbild: Der blande pilonidale Sinus imponiert als weiches Geschwulst über dem Os sacrum oder Os coccygis mit einer oder ggf. auch mehreren kleinen Öffnungen von mit Plattenepithel ausgekleideten Fisteln, aus denen – was, sofern vorhanden, kennzeichnend ist – ein Haarbüschel herausragt (Abb. 2.23). Eine entsprechende *Symptomatologie* tritt erst dann ein, wenn entzündliche Vorgänge hinzukommen. Ein Pilonidalsinus bleibt daher meist lange Zeit unbemerkt und bekommt erst klinische Bedeutung durch das Auftreten entzündlicher Komplikationen. Erst durch Abszeß- und ggf. sekundäre Fistelbildungen kommt es zur Rötung, Anschwellung, Schmerzhaftigkeit, Fieber, Abgang von eitrigem Sekret usw.

DIAGNOSE

Die Diagnosefindung ist aufgrund des typischen klinischen Bildes meist problemlos.
Die Knopfsonde kann durch diese Fistelgänge in den darunter befindlichen Hautbalg eingeführt werden. Im entzündlichen Zustand tritt Rötung, Anschwellung und Druckschmerzhaftigkeit der Umgebung hinzu.

THERAPIE

Die Behandlung ist chirurgisch. Der Dermoidsack sollte einschließlich aller Fisteln in toto exzidiert werden. Hierbei kann es u. U. nützlich sein, zum besseren Auffinden aller Gänge einen Farbstoff,

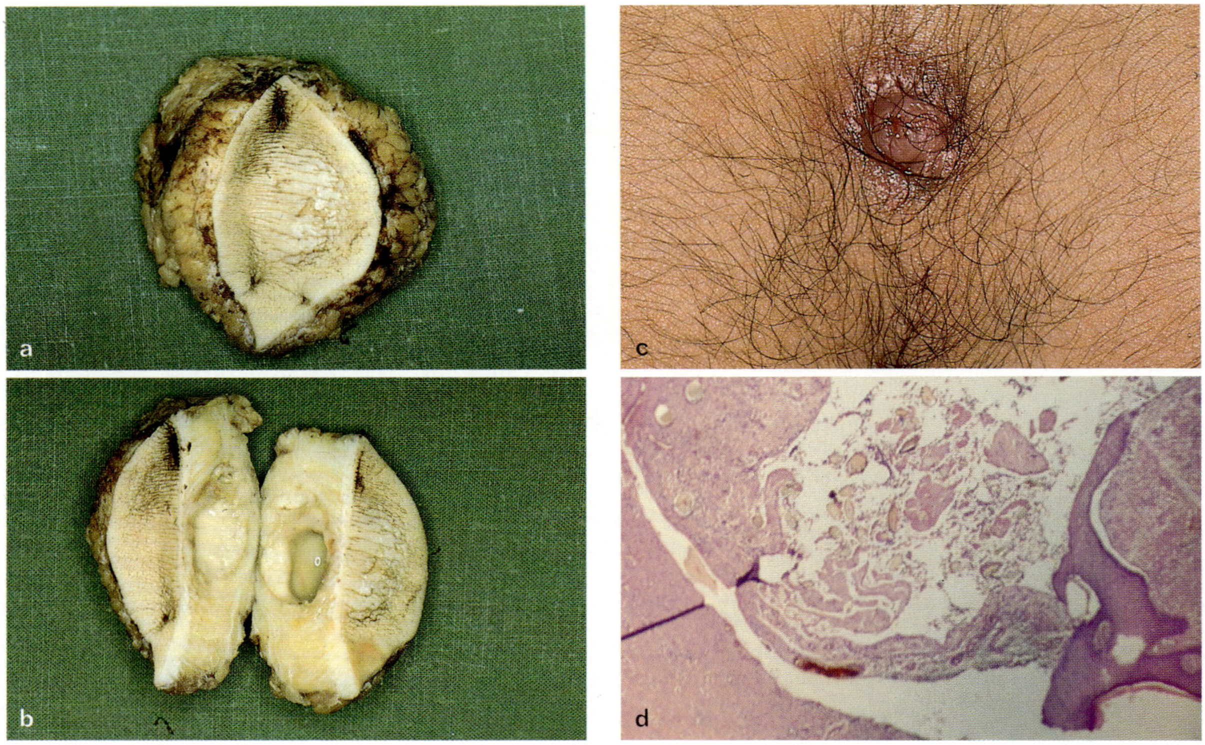

Abb. 2.23. **a** Sakraldemoid. Aufsicht von außen mit Einziehung der Epidermis auf einen Fistelkanal zu. Größe des Präparates: 5,5 × 5 × 3 cm. **b** Aufgeschnittenes Sakraldermoid mit Pilonidalzyste. Schmieriger Inhalt mit Talg, Hornlamellen und Haaren. **c** Sakraldermoid mit Rötung, Anschwellung und Druckschmerzhaftigkeit der Umgebung. **d** Pilonidalfistel mit Plattenepithelformationen auf der rechten Seite und Zelldetritus im Fistellumen. Nekrotische Haarschäfte und abgeschilferte Plattenepithele. HE-Färbung

etwa wäßrige 0,5 %ige Gentianaviolett-Lösung, mit einer Knopfkanüle in die Fistelöffnung zu injizieren.

Ob eine Exzision mit nachfolgender sekundärer Wundheilung, eine Exzision mit primärem Nahtverschluß – mit oder ohne Antibiotikagabe – oder eine Verschiebelappen-Plastik bevorzugt werden sollte, wird kontrovers diskutiert [1, 4–6, 8–11, 14, 16, 20, 21].

Insbesondere wegen der kürzeren Wundheilungs- und damit Arbeitsunfähigkeitszeit wird heute eher die Heilung durch primären Wundverschluß favorisiert, obwohl die offene Wundbehandlung signifikant weniger Rezidive aufweist.

Literatur

1. Al-Hassan et al. (1990) Primary closure or secundary granulation after excision of pilonidal sinus? Acta Chir Scand 156: 695–699
2. Anderson AW (1847) Hair extracted from an ulcer. Boston Med Surg 36: 74–76
3. Benhamou G, Vilotte J (1988) Kystes et sinus pilonidaux. Ann Dermatol Venerol 115: 95–97
4. Bock J-U et al. (1995) Therapie des Sinus pilonidalis. T W Dermatologie 25: 210–215
5. Buchmann P (1994) Lehrbuch der Proktologie, 3. Aufl. Huber, Bern
6. Buie LA (1937) Practical proctology. WB Saunders, Philadelphia
7. Dahl HD, Henrich MH (1992) Licht- und elektronenmikroskopische Untersuchungen zur Pathogenese des Sinus pilonidalis und der Analfistel. Langenbecks Arch Chir 377: 118–124
8. Denkers D, Girona J (1996) Der abszedierte Sinus pilonidalis der Steißbeinregion – Möglichkeiten der chirurgischen Versorgung. coloproctology 6: 257–259
9. Fuzun M et al. (1994) Which technique for treatment of pilonidal sinus – open or closed? Dis Colon Rectum 37: 1148–1150
10. Giebel D, Menningen R, Petrovici V (1994) Transpositionslappen bei der Behandlung des Sinus pilonidalis. coloproctology 4: 255–262
11. Hanley PH (1980) Surg Gynecol Obstet 150: 9–11
12. Hodges RM (1889) Pilonidal sinus. Boston Med Surg J 103: 485
13. Hoehn GH (1982) A simple solution to the therapeutic dilemma of pilonidal cysts. J Dermatol Surg Oncol 8: 56–57
14. Khaira HS, Brown JH (1995) Excision and primary suture of pilonidal sinus. Ann R Coll Surg 77: 242–244

15. Kooistra HP (1942) Pilonidal sinuses: review of the literature and report of three hundred and fifty cases. Am J Surg 55: 3
16. Marks J et al. (1985) Pilonidal sinus excision – healing by open granulation. Br J Surg 72: 637–640
17. Matt JG (1958) Carcinomatous degeneration of pilonidal cysts. Dis Colon Rectum I: 353
18. Patey DH (1969) A reappraisal of the acquired theory of sacrococcygeal pilonidal sinus and the assessment of its influence on surgical practice. Br J Surg 56: 463–466
19. Philipshen SJ, Gray G, Goldsmith E, Dineen P (1981) Carcinoma Arising in Pilonidal Sinuses. Ann Surg 193/4: 505–512
20. Sondenaa K et al. (1992) Morbidity and short term results in a randomised trial of open compared with closed treatment of chronic pilonidal sinus. Eur J Surg 158: 351–355
21. Sondenaa K et al. (1995) Bacteriology and complications of chronic pilonidal sinus treated with excision and primary suture. Int J Colorect Dis 10: 161–166
22. Stein E (1983) Das Sakraldermoid. coloproctology 5: 303–304
23. Thorlakson RH (1963) An unusual type of pilonidal sinus. Dis Colon Rectum 5: 345–351
24. Walsh TH, Mann CV (1983) Pilonidal sinuses of the anal canal. Br J Surg 70: 23–24

2.8 Pyodermien

Pyodermien ist der Oberbegriff für bestimmte durch virulente Eitererreger, zumeist Staphylokokken und Streptokokken, hervorgerufene, weltweit und zum Teil sehr häufig auftretende kontagiöse Dermatosen mit Eiterbildung.

Die stets von außen hervorgerufene bakterielle Infektion kann sowohl die Epidermis, etwa als groß- oder kleinblasige Impetigo contagiosa (Abb. 2.24 a), als auch die Hautanhangsgebilde wie Haartalgdrüsenfollikel in Form der auch häufig perianal und im Gesäßbereich auftretenden verschiedenen Follikulitisformen (Abb. 2.24 b, c) einschließlich der tiefer reichenden Haarfollikelentzündungen Furunkel und Karbunkel (Abb. 2.24 d) oder die Schweißdrüsen als sog. Hidradenitis suppurativa (Abb. 2.25) bzw. in Form multipler Schweißdrüsenabszesse bei infektionsabwehrgeschwächten Neugeborenen befallen. Weiterhin kann die Infektion als Erysipel, Ekthyma, Phlegmone sowie als chronisch vegetierende, zur Atrophisierung bzw. Nekrosebildung neigende Formen auch das kutane-subkutane Bindegewebe betreffen. Schließlich zählt man heute zu diesen *primären* Pyodermien auch das durch Propionibakterien (Corynebakterien) hervorgerufene Erythrasma (Abb. 2.26) [2].

Davon zu unterscheiden sind die *sekundären* bakteriellen Infektionen, die als sog. Sekundärimpetiginisationen bzw. Pyodermisationen (Abb. 2.24 e) bereits vorliegende Hautveränderungen wie etwa Ekzeme, Ulzera, Verbrennungen usw. weiter komplizieren.

Der Proktologe kann zwar durchaus mit den verschiedenen Pyodermieformen konfrontiert werden. Da diese Krankheitsbilder mit Ausnahme der Hidradenitis suppurativa und des Erythrasma jedoch weder bevorzugt noch ausschließlich im Perianal- oder Inguinalbereich lokalisiert sind, soll nachfolgend nur auf die beiden Genannten näher eingegangen werden.

Literatur

1. Brachtel R, Lemmel EM (1976) Chronisch vegetierende Pyodermie bei zellulärem Immundefekt. Hautarzt 27: 488–491
2. Braun-Falco O, Plewig G, Wolff HH (1996) Dermatologie und Venerologie. 4. Aufl. Springer, Berlin Heidelberg New York Tokyo
3. Delescluse J, de Bast Cl, Achten G (1972) Pyoderma gangraenosum with altered cellular immunity and dermonecrotic factor. Br J Dermatol 87: 529–532
4. Hagedorn M (1988) Bakterielle Infektionen der Haut. Z Allgemeinmed 64: 1061–1064
5. Nolte B (1975) Diagnose und Therapie der Pyodermien. Therapiewoche 15: 1878–1884
6. Röckl H, Metz J, Ackermann-Schopf C (1977) Staphylodermia superficialis circinata. Die 5. obligate kutane Paraneoplasie. Hautarzt 28: 178–184
7. Sneddon JB (1977) Subkorneale pustulöse Dermatose. Hautarzt 28: 63
8. Zabel M (1976) Pyoderma gangraenosum mit IgG-Paraproteinämie bei Plasmazytom. Hautarzt 27: 603–605

2.8.1 Hidradenitis suppurativa

Die erstmals 1864 von Verneuil beschriebene [20, 21, 22] und daher auch als Verneuilsche Erkrankung bekannte, im periano-genito-inguinalen und axillären Bereich auftretende Hidradenitis suppurativa stellt ein relativ seltenes [2, 6], vorwiegend bei Männern nach dem 20. Lebensjahr auftretendes, oft große Hautareale betreffendes, zu furunkuloiden Entzündungen, Einschmelzungen und Narben führendes und daher in therapeutischer Hinsicht oft problematisches chronisch infektiöses Krankheitsbild dar.

Im Gegensatz zu den als Teilsyndrom der Aknetetrade auf S. 131 ff. beschriebenen primär abakteriellen, von den Talgdrüsen ausgehenden Hidradenitis suppurativa-artigen Entzündungen handelt es sich bei der Hidradenitis suppurativa, die primär von den Schweißdrüsen der Haut ausgehen soll, um eine durch koagulasepositive Staphylokokken hervorgerufene Pyodermie.

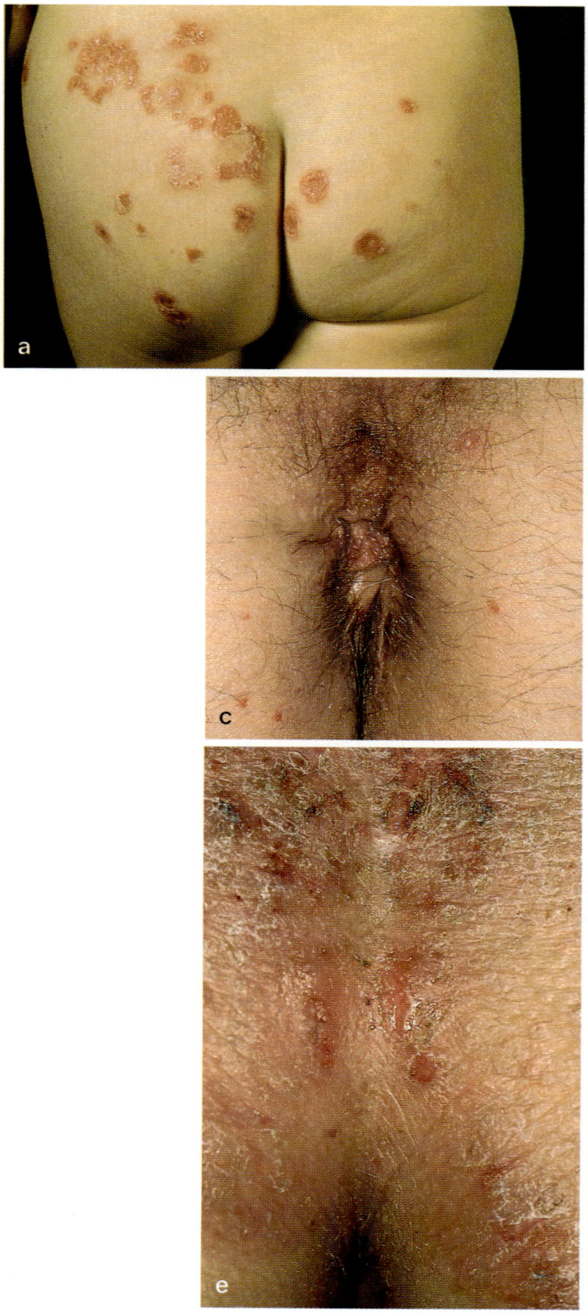

Abb. 2.24. **a** Impetigo contagiosa im Glutaealbereich; **b** bakterielle Infektion der Haarfollikel; **c** perianale Follikulitis; **d** (rezidivierende) perianale Furunkulose; **e** sekundär impetiginiertes Perianalekzem

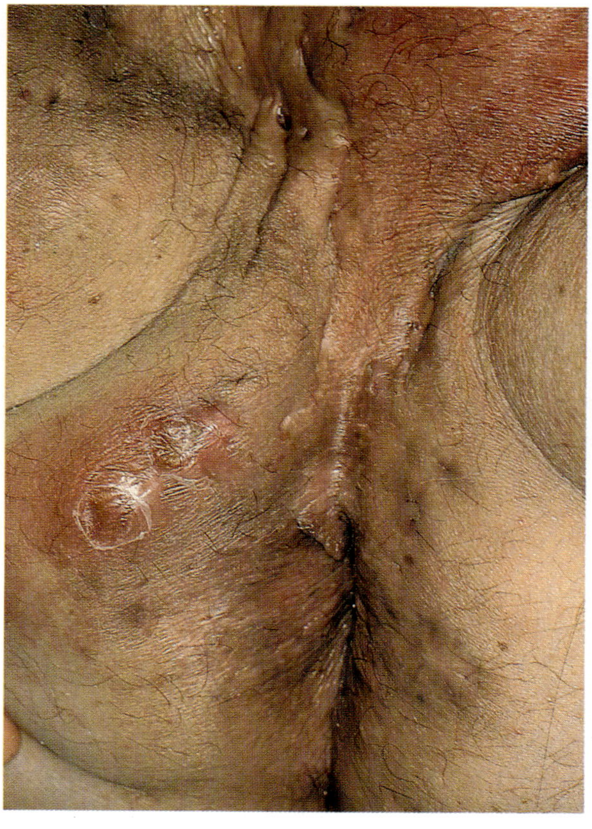

Abb. 2.25. Hidradenitis suppurativa ▷

Bei Sekundärbesiedelung können meist gramnegative Keime wie E. coli, Proteus, Klebsiella u. w. nachgewiesen werden [4, 6, 7].

ÄTIOLOGIE

Die Ätiopathogenese ist in vielerlei Hinsicht noch ungeklärt, da die histologischen Erkenntnisse noch weitgehend unvollständig sind.
So werden einerseits [8] die apokrinen, andererseits [3, 23] die ekkrinen Schweißdrüsen und hier, wenn überhaupt, so allenfalls die geraden Ausführgänge im oberen Corium sowie die intraepithelialen, korkenziehartig gewundenen Abschnitte, nicht jedoch die Schweißdrüsenknäuel [6] als initiale Lokalisation der Infektion angegeben.
Hygienische Faktoren scheinen entgegen früherer Ansicht zur Inzidenz der Erkrankung nicht beizutragen [15].

KLINIK

Das klinische *Erscheinungsbild* wird geprägt von multiplen, entzündlich infiltrierten, furunkelartigen Knoten, pluriorifiziellen, eitrigen Einschmelzungen, Lymphknotenanschwellungen, Narbenstrangbildungen unterschiedlicher Entwicklungsstadien, die durch zahlreiche epithelausgekleidete und mitunter bis zu den Faszien reichende Fistelgänge miteinander kommunizieren, i. a. jedoch keine Verbindung zum Analkanal aufweisen [4].
Primär handelt es sich bei der Hidradenitis suppurativa um eine bzw. mehrere umschriebene kleine Entzündungen, deren Abszeßinhalt mittels Stichinzision entleert werden kann, wonach es i. a. zu einer narbenlosen Abheilung kommt. Diese initialen, kaum schmerzhaften und daher von den betroffenen Patienten meist nicht beachteten, jedoch ausgesprochen zu Rezidiven neigenden Affektionen können auch spontan abheilen, wobei sie meist trichterförmige Narben hinterlassen [18].
Die großen entzündlich veränderten Bezirke, wie sie der Proktologe gelegentlich im Perianalbereich antrifft, entsprechen daher zumeist nicht einer Hidradenitis suppurativa, sondern dem zur Aknetetrade zählenden Teilsyndrom, Hidradenitis suppurativa-artige Entzündungen.
Der *Krankheitsverlauf* ist ausgesprochen chronisch und wird geprägt von ständig neu auftretenden Läsionen, deren Häufigkeit und Erscheinungsorte unvorhersehbar sind.
Dem multiformen Krankheitsbild, das oftmals durch zahlreiche operative Eingriffe noch unübersichtlicher wird, entsprechen die klinischen *Beschwerden:* Im Vordergrund steht die Druckschmerzhaftigkeit entzündlicher Knoten, verbunden mit Bewegungseinschränkungen unterschiedlichen Ausmaßes.
Zu *Komplikationen* wie karzinomatösen Entartungen [5, 9, 11, 14], Sepsis [7], sekundärer Amyloidose [12, 13], seronegative Arthropathie, Konjunktivitis oder Urethritis [7] kann es in seltenen Fällen kommen.

DIAGNOSE

Die Diagnosestellung ist aufgrund des eindrucksvollen klinischen Erscheinungsbildes i. d. R. einfach. Wichtig ist vor allem der Ausschluß der zum Aknesyndrom (Aknetetrade) zählenden Hidradenitis suppurativa-artigen Entzündungen.

DIFFERENTIALDIAGNOSE

Die Differentialdiagnose umfaßt neben den Aknetetrade-Teilsyndromen Hidradenitis suppurativa-artigen Entzündungen (S. 131) und Sakraldermoid (S. 133) insbesondere Analfisteln anderer Genese, wie vor allem die eines Morbus Crohn (Abb. 14.3), aber auch Lymphogranulomatosis inguinalis (S. 453), Aktinomykosen (S. 421), tiefe Mykosen (selten), Tuberculosis subcutanea et fistulosa (S. 429) sowie Follikulitiden bzw. Furunkulosen bzw. vegetierende Pyodermien.

THERAPIE

Die Therapie der Wahl bei Hidradenitis suppurativa ist die möglichst vollständige Exzision aller betroffenen Hautbezirke. Nur die Resektion bis ins Gesunde unter Mitnahme der gesamten erkrankten Hautoberfläche [3, 4, 6, 7, 19] führt zur Abheilung, verhindert jedoch nicht ein mögliches Rezidiv angrenzender Bereiche.
Eine Stichinzision mit Tamponade eines „reifen" Abszesses, die sicher zuweilen notwendig erscheint, ist nicht als kurative, sondern als symptomatische Behandlungsmaßnahme anzusehen.
Ebenso verhält es sich mit einer internen oder externen Antibiotikatherapie. Auch hierdurch kann zwar eine vorübergehende Besserung, selten jedoch eine endgültige Abheilung der Erkrankung erreicht werden. Trotzdem kommt einer solchen symptomatischen Vor- bzw. Begleitbehandlung eine mehr oder weniger große Bedeutung im Behandlungsrahmen dieser Erkrankung zu.
Antibiotika sollten hierbei möglichst gezielt, d. h. entsprechend einem Antibiogramm mit Resistenzbestimmungen eingesetzt werden. Intern kommt vorwiegend Erythromycin (z. B. Erythromycin Wolff) zur Anwendung.
Lokal empfiehlt sich eine reinigende und zur Trok-

kenlegung des intertriginösen feuchten Bereiches austrocknende (Tannosynt, Dermofug o. ä.) antibiotisch-antiseptische (Traumasept, Solutio Castellani, Iruxol, o. ä.) Behandlung [7]. Die gesunde Haut sollte hierbei etwa mit Pasta zinci mollis o. ä. abgedeckt werden. Auf eine Externbehandlung mit Fettsalben und insbesondere Kortikosteroiden sollte möglichst verzichtet werden.

Literatur

1. Alexander SJ (1979) Squamous cell carcinoma in chronic hydradenitis suppurativa. A case report. Cancer 43: 745–748
2. Arnous J, Denis J, Du Puy-Montbrun Ph (1980) Les suppurations anales et périanales (6500 cas). Concours Médical 102: 1717–1729
3. Arnous-Dubois N (1973) Lex localisations péri-anales de la maladie de Verneuil (62 cas). Thèse de doctorat en médecine. Paris
4. Bellomo R (1990) Chirurgische Behandlung des Morbus Verneuil. coloproctology 1: 50–53
5. Black SB, Woods JW (1982) Squamous cell carcinoma complicating hydradenitis suppurativa. J Surg Oncol 19: 25–26
6. Braun-Falco O, Plewig G, Wolff HH (1996) Dermatologie und Venerologie, 4. Aufl. Springer, Berlin Heidelberg New York Tokyo
7. Brühl W (1993) Proktologischer Praxisfall, Fall 11. Die Perianale Hidradenitis Suppurativa. Haut 1: 32–36
8. Brunsting RA (1939) Hidradenitis suppurativa; abscess of the apocrine sweat glands; a study of the clinical and pathologic features, with a report of 22 cases and review of the literature. Arch Dermatol Syph 39: 108–120
9. Crick XB, Potenwille M, Grossin P, Banzet P, Belaich S (1983) Carcinoma émidermoide sur maladie de Verneuil. J Dermatol, Paris
10. Curtin JW, Greeley PN (1969) Radical surgical approach to chronic suppurative hidradenitis of the axillary, inguinal, perineal and genital areas. Bull Soc Intern Chir 28: 58–64
11. Donsky HJ, Mendelson LG (1964) Squamous cell carcinoma as a complication of hidradenitis suppurativa. Arch Dermatol 90: 488–491
12. Duperrat B, Meunier A, Prinquet N (1975) Acné conglobata fessière. Discussion d'une amylose secondaire. Bul Soc Dr Derm Syph 3: 264–266
13. Hatron P, Thomas P, Vandenbussche F, Gosselin B, Devulder B (1983) Amylose secondaire à une acné conglobata fessiére. Presse Méd 12: 107
14. Humphrey LS, Playforth H, Leavell U (1969) Squamous cell carcinoma arising in hidradenitis suppurativa. Arch Dermatol 100: 59–62
15. Morgan WP, Leicester RG (1982) The role of depilation and deodorants in hidradenitis suppurativa. Arch Dermatol 118: 101–102
16. Orfanos CE, Garbe C (1995) Therapie der Hautkrankheiten. Springer, Berlin Heidelberg New York Tokyo
17. Plewig G (1983) Die sogenannten rezidivierenden Schweißdrüsenabszesse und ihre chirurgische Behandlung. In: Schweiberer L (Hrsg) Chirurgische und plastisch-chirurgische Aspekte bei Infektionen und infizierten Defekten der Körperoberfläche, der Extremitäten und der Analregion. Zuckschwert, München Bern Wien
18. Sarles JC, Antoni G (1984) Die perianale Hidradenitis suppurativa oder Verneuil'sche Krankheit. coloproctology 1: 5–8
19. Soullard J (1975) Proctologie. Masson Ed, Paris
20. Verneuil A (1864) De l'hidrosadénite phlegmoneuse et des abcès sudoripares. Arch Gen Med 114: 537–557
21. Verneuil A (1865) De l'hidrosadénite phlegmoneuse et des abcès sudoripares. Arch Gen Med 115: 327–337
22. Verneuil A (1865) De hidrosadénite phlegmoneuse et des abcès sudoripares. Arch Gen Med 115: 437–453
23. Yu CCW, Cook MG (1990) Hidradenitis suppurativa: Eher eine Erkrankung des Follikelepithels als der apokrinen Drüsen. Extracta dermatologica 14: 230

2.8.2 Erythrasma

Es handelt sich um eine bakteriell bedingte, bevorzugt ältere Menschen und überwiegend Männer betreffende, chronisch verlaufende, bevorzugt in tropischen und subtropischen Bereichen auftretende, kaum ansteckende, intertriginöse Dermatose.

ÄTIOLOGIE

Der Erreger ist das im Stratum corneum und im Haarfollikel nachzuweisende, zu den Propionibakterien zählende, 7 μm breite und 5–20 μm lange kokkenförmige, porphyrinproduzierende und damit im UV-A-Licht (Wood-Lampe) ziegelrotfluoreszierende Corynebacterium minutissimum, früher Mikrosporon furfur genannt (Abb. 37).

Pathogenetische Voraussetzung ist feuchtwarmes Milieu, Störung der Standortflora aufgrund einer Schädigung des Säuremantels der Haut, Mazerationen und Epitheldefekte. Als prädisponierende Faktoren gelten Adipositas, Hyperhidrosis, Diabetes mellitus und mangelhafte Körperpflege.

KLINIK

Das klinische *Erscheinungsbild* (Abb. 2.26) ist gekennzeichnet durch scharf begrenzte, jedoch nicht oder nur ganz geringfügig randbetonte, homogene, rot bis bräunliche, runde oder polyzyklisch geformte, linsengroße bis überhandtellergroße Herde, deren glatt erscheinende Oberfläche erst durch Kratzen eine leichte, mehlstaubartig-pityriasiforme Schuppung zeigt.

Prädilektionsstellen sind neben der Analfalte insbesondere die Berührungsflächen des Skrotums bzw. der großen Labien mit den Oberschenkeln wie auch der Axillen-, Submammär- und Zwischenzehenbereich.

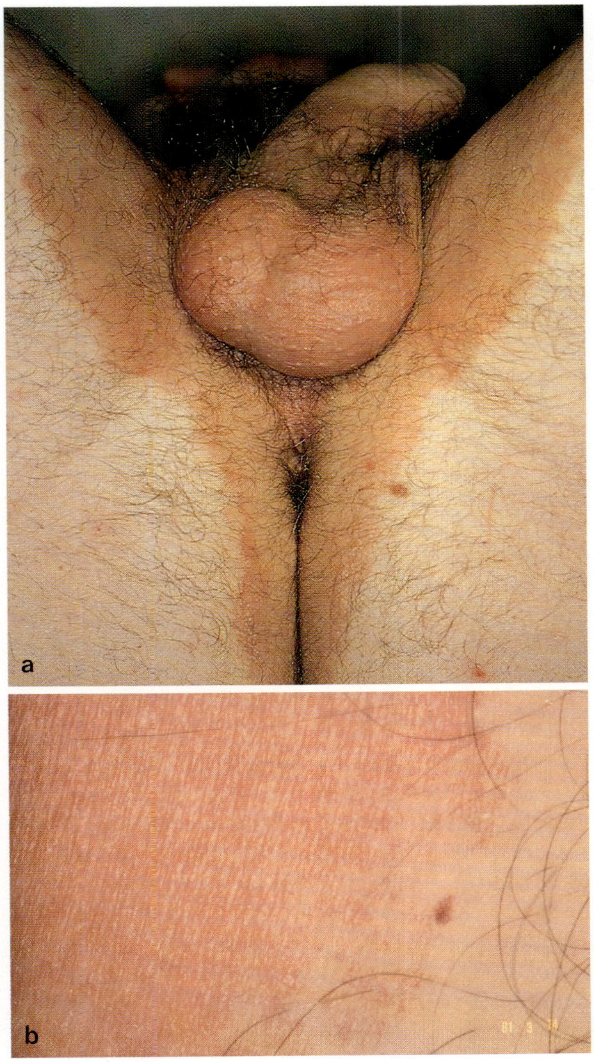

Abb. 2.26. **a** Erythrasma. Typisches klinisches Bild: homogen rot-bräunlicher Farbton. Scharfe Begrenzung, fehlende Randbetontheit. **b** Ausschnitt aus **a**

Der ausgesprochen chronische *Verlauf* ist gekennzeichnet durch eine langsame Progredienz mit jeweiligen Exazerbationen der Hautveränderungen während der warmen Jahreszeiten.
Über subjektive *Beschwerden* klagen die Betroffenen i. d. R. nicht. Allenfalls bei stärkerem Schwitzen oder mechanischer Reizung, etwa durch scheuernde Kleidung der betroffenen Bereiche kann es gelegentlich einmal zu mehr oder weniger starkem Juckreiz kommen.

DIAGNOSE

Das kennzeichnende klinische Bild und die typischen Lokalisationen lassen die richtige Diagnose meist unschwer vermuten.

Gesichert wird die Diagnose sodann am einfachsten durch Nachweis der kennzeichnenden ziegelroten Fluoreszenz mittels Wood-Lampe (Abb. 37).
Demgegenüber ist der zwar auch mögliche mikroskopische Erregernachweis aus abgeschabten Hautschüppchen mit Hilfe der Methylenblau-, Gram- oder Giemsa-Färbung weniger sinnvoll, da die unter Normalbedingungen saprophytär lebenden, zur normalen Bakterienflora gehörenden Korynebakterien fast auf jeder Hautoberfläche zu finden sind.

DIFFERENTIALDIAGNOSE

Am wichtigsten ist die Unterscheidung zur Tinea inguinalis (Abb. 2.27), die sich vom Erythrasma insbesondere durch ihre mehr oder weniger deutliche papulöse bzw. papulo-pustulöse Randbetontheit, verbunden stets mit Juckreiz, unterscheidet.
Weitere differentialdiagnostisch u. U. in Betracht kommende Krankheitsbilder sind neben einer Candidosis (Abb. 15.41) insbesondere eine atypisch lokalisierte Pityriasis versicolor, deren Effloreszenzen ein sehr ähnliches klinisches Bild machen können (Abb. 2.6 g, h) und darüber hinaus relativ häufig mit einem Erythrasma, von dem sie jedoch sicher mit der Wood-Lampe abzugrenzen ist, gemeinsam vorkommt. Schließlich sind intertriginöse, toxische oder allergische Kontaktdermatitiden (S. 114 ff.) sowie auch die Psoriasis inversa (Abb. 2.60 c–e), differentialdiagnostisch in Betracht zu ziehen.

THERAPIE

Bewährt haben sich Clotrimazol (z. B. Canifug), Bifonazol (z. B. Mycospor) und weitere antimikrobielle Externa, die bei täglich 1- bis 2 maliger Applikation bereits nach wenigen Tagen zur Beseitigung des Erregers führen, was durch Verschwinden der ziegelroten Fluoreszenz dokumentiert werden kann. Die braun-rötliche Verfärbung kann nach erfolgter Ausheilung allerdings noch längere Zeit bestehen bleiben. Sofern in seltenen Einzelfällen eine Lokaltherapie nicht zum Erfolg führt, kommt eine einwöchige interne Behandlung mit Erythromycin (z. B. Erythromycin Wolff Filmtabletten) in Betracht.
Um Rezidive zu verhüten, empfiehlt sich über den Zeitpunkt der klinischen Abheilung hinaus zur Beseitigung des intertriginös-feuchten Milieus eine austrocknende, reinigende Nachbehandlung etwa mit Sitzbädern (z. B. Tannosynt) und Syndets (z. B. Dermofug).

Literatur

1. Braun-Falco O, Plewig G, Wolff HH (1996) Dermatologie und Venerologie, 4. Aufl. Springer, Berlin Heidelberg New York Tokyo
2. Cojocaru I (1974) Eritrasma, o afectiune impotriva careia se actioneaza inca intr-o masura insuficienta. Dermatol Venerelog (Buc) 4: 309

2.9 Tinea inguinalis (Eccema marginatum Hebra)

Die Tinea inguinalis, auch bekannt unter den *Synonyma* Eccema marginatum Hebra, Tinea cruris, Epidermophytia inguimnalis bzw. E. glutaealis, Dermatomykose, Dermatophytie, Dermatophytose, stellt eine überwiegend bei erwachsenen Männern auftretende, häufige Fadenpilzerkrankung der Inguinal- und Genitoanalregion dar.

ÄTIOLOGIE

Die Infektion kann von verschiedenen Dermatophyten hervorgerufen werden. Die wichtigsten Erreger sind Trichophyton rubrum, Trichophyton mentagrophytes sowie Epidermophyton floccosum. Hierbei ist der am häufigsten gefundene Erreger der T. inguinalis und vor allem der T. glutaealis Trichophyton rubrum (S. 58).
Prädisponierende Faktoren für das Angehen der Infektion sind Adipositas, Hyperhidrosis bzw. enge, luftundurchlässige Kleidung, sitzende Tätigkeit, warme Witterung bei hoher Luftfeuchtigkeit, vorgeschädigte Haut etwa durch langzeitige, topische Anwendung eines fluorierten Kortikosteroids (S. 111 ff.), Diabetes mellitus u. ä.
Die Übertragung erfolgt entweder durch direkten Körperkontakt oder mittelbar, insbesondere in Gemeinschaftseinrichtungen, über Kleidungsstücke, Handtücher usw. In den meisten Fällen handelt es sich um eine Autoinokulation von einer zumeist vorausgehenden Zwischenzehenmykose. Eine Tinea pedis sollte daher stets ausgeschlossen bzw. behandelt werden.

KLINIK

Das klinische *Erscheinungsbild* ist gekennzeichnet von scharf begrenzten, runden bis polyzyklischen, entzündlich rot bis braunrötlichen, randbetonten Herden. Die sich randwärts, meist asymmetrisch ausbreitende Läsion zeigt insbesondere in ihrem mehr oder weniger stark infiltrierten Randsaum einen ekzematoiden Aspekt in Form multipler Bläschen, Pusteln und feinen Schüppchen („Eccema marginatum Hebra"). Das Krankheitsbild kann aber auch in einer mehr follikulären bis knotig furunkuloiden Form in Erscheinung treten. Nicht selten finden sich sog. Satellitenherde.
Prädilektionsstellen sind vor allem die Anliegeflächen des Skrotum an den Oberschenkeln, aber auch die angrenzende Genitoinguinal- und Perianalregion (Abb. 2.27). Darüber hinaus kann es zu einem Befall weiterer intertriginöser Regionen wie Submammär- und Axillärbereiche sowie Kniekehlen und Ellenbeugen kommen.
Das *Beschwerdebild* wird geprägt von mehr oder weniger starkem Juckreiz besonders bei Wärmestau infolge längerer Autofahrten u. ä.

DIAGNOSE

Lokalisation und typisch randbetontes Erscheinungsbild führen meist leicht zum Verdacht einer Pilzinfektion. Entscheidend wichtig zur Sicherung der Diagnose ist jedoch der Erregernachweis aus Material des Randbereiches im Nativpräparat und in der Kultur. Weitere Einzelheiten hierzu S. 52 ff.

DIFFERENTIALDIAGNOSE

Die Differentialdiagnose umfaßt im engeren Sinne vor allem das Erythrasma, das durch fehlende Randbetontheit sowie die typisch ziegelrote Fluoreszenz bei der Wood-Lampen-Untersuchung (S. 61) leicht auszuschließen ist (Abb. 37), unscharf begrenzte Kontaktekzeme (Abb. 2.4) und Kortisonschäden (Abb. 2.2), die perianale Candidose (Abb. 15.41), die Psoriasis inversa (Abb. 2.60), die Acanthosis nigricans (Abb. 2.53), die Neurodermitis circumscripta (Vidal) (Abb. 2.6 c, d), den Pemphigus chronicus benignus familiaris (Abb. 2.64 a–c) und wegen seiner auffälligen Randbetontheit (Abb. 2.27 d_1) schließlich noch das ätiopathogenetisch noch ungeklärte Erythema anulare centrifugum.

THERAPIE

Neben der Beseitigung prädisponierender Milieufaktoren (s. o.) genügt zur Ausheilung einer Tinea inguinoglutaealis, die übrigens keine Tendenz zur Selbstheilung zeigt, in der Regel eine drei- bis fünfwöchige topische Behandlung mit einem der modernen Antimykotika. Imidazol-Derivate wie Clotrimazol (z. B. Canifug), Econazol (z. B. Epi-Pevaryl), Bifonazol (z. B. Mykospor), Isoconazol (z. B. Travogen) kommen heute am häufigsten zur Anwendung. Sie sind bei allen an der Hautoberfläche wachsenden Pilzarten gut wirksam, müssen nur einmal täglich, am besten als Creme, dünn aufgetragen werden und zeichnen sich durch gute Verträglichkeit aus.

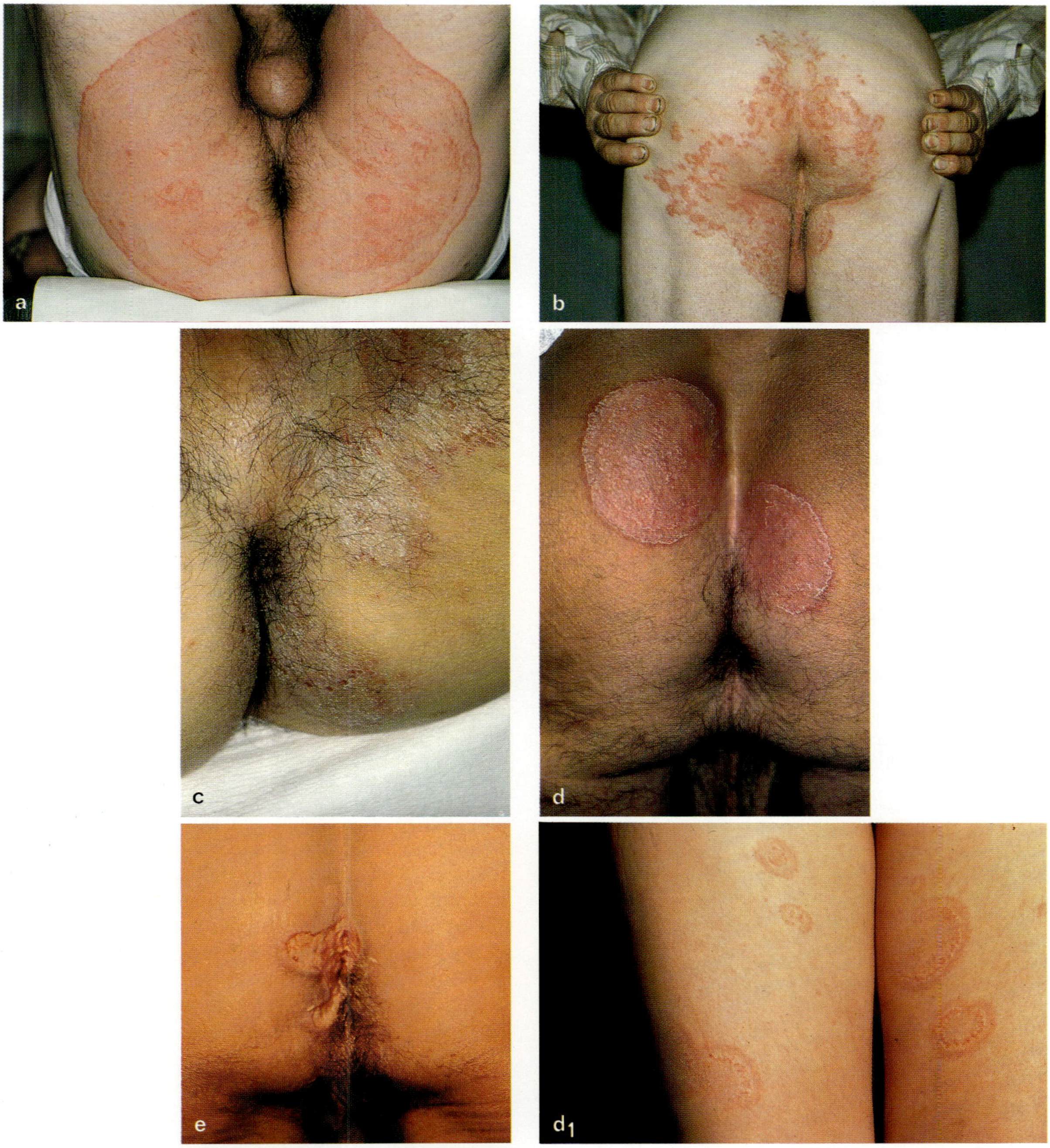

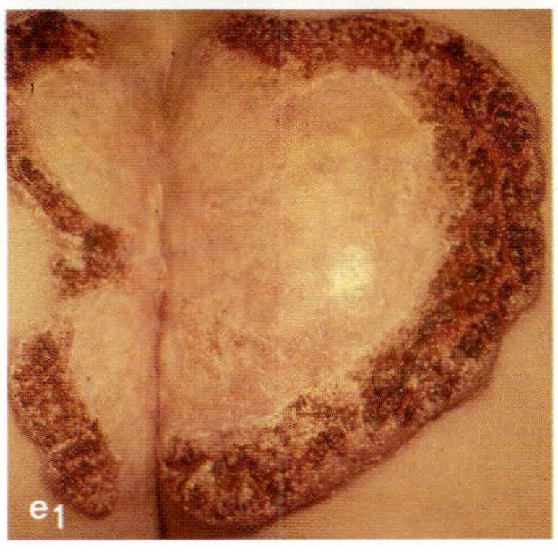

Abb. 2.27. a, b Tinea inguino-glutaealis. Typische Randbetontheit der Läsionen. **c** Subakute-chronische T. inguinalis et perianalis. Weitgehend fehlende Randbetontheit, ekzemartiges Bild, multiple Kratzeffekte. d Typisches klinisches Bild einer Dermatomykose. Konzentrische Ringe, Randbetontheit, scharfe Begrenzung. Erreger: *Trichophyton rubrum.* **d_1** Erythema anulare centrifugum zum differentialdiagnostischen Vergleich. **e, e_1** Südamerikanische Blastomykose (Paracoccidioidomycosis) der Perianalregion im differentialdiagnostischen Vergleich. Erreger: *Blastomyces brasiliensis*

Alternativ wird neben Naftifin (z. B. Exoderil) insbesondere das auch antibakteriell und antientzündlich wirkende Breitspektrumantimykotikum Ciclopiroxolamin (z. B. Batrafen) empfohlen [2].
Unterstützend vor allem bei dyshidrosiformen Veränderungen kann die zusätzliche Verordnung adstringierender Sitzbäder (z. B. Tannosynt) und/oder anhidrotischer Lotionen oder Puder (z. B. Ansudor) sein.
Eine interne Behandlung mit den nur gegen Dermatophyten ausreichend wirksamen Präparaten Griseofulvin (z. B. Fulcin S 500) oder Terbinafin (z. B. Lamisil) oder den auch gegen Candida-Infektionen wirkenden Breitbandantimykotika Ketoconazol (z. B. Nizoral), Itraconazol (z. B. Sempera) und Fluconazol (z. B. Diflucan) kommt aufgrund der möglichen Nebenwirkungen der peroralen Therapie nur in besonders ausgedehnten, therapieresistenten Ausnahmefällen, etwa bei immunsupprimierten Patienten, in Betracht.
Zur Rezidivprophylaxe erscheint die Mitsanierung einer oft gleichzeitig vorliegenden Tinea pedis ebenso wichtig wie die Mituntersuchung bzw. -behandlung von Kontaktpersonen.

Literatur

1. Hoog GS de, Guarro J (Hrsg.) (1995) Atlas of clinical fungi. Centraalbureau voor Schimmelcultures Baarn/ Delft, NL
2. Orfanos CE, Garbe C (1995) Therapie der Hautkrankheiten. Springer, Berlin Heidelberg New York Tokyo, S 20–34
3. Stein E (1995) Diseases of the anus and perianal region. In: Demis DJ (ed) Clinical dermatology, 22. Revision, Vol 4. Lippincott-Raven, Philadelphia New York, pp 1–21
4. Stein E (1996) Anale Hauterkrankungen: Dermatophytosen. coloproctology 3: XIII–XVI

2.10 Herpes simplex

Der Herpes simplex stellt eine weltweit zunehmend häufiger auftretende [1, 46], in jedem Lebensalter mögliche Infektion durch das vorwiegend ektodermotrope, ausnahmsweise pantrope und fakultativ auch neurotrope DNA-haltige Herpes simplex-Virus (HSV) – neuerdings auch „Herpesvirus hominis" genannt – dar.
Man unterscheidet 2 antigendifferente HSV-Typen: den überwiegend orofazialen Typ HSV-1 und den zumeist im genitalen, analen und glutaealen Bereich nachzuweisenden HSV-2-Typ. Diese Zweiteilung scheint sich aber zunehmend zu verwischen [29]. Durch Polypeptid- und Restriktionsenzymanalysen lassen sich innerhalb der beiden Typen einzelne Stämme unterscheiden [48], was epidemiologisch wichtig ist. Das Virus ist außerhalb des Organismus nur relativ kurz überlebensfähig, wenn es unter Raumtemperatur der Austrocknung ausgesetzt ist.
Es wird zwischen primärer, rekurrierender und initialer Infektion unterschieden, wobei unter der initialen Infektion der erstmals auftretende Krankheitsschub bei einem bis zu diesem Zeitpunkt asymptomatischen Virusträger zu verstehen ist.
Manifestationen der Erkrankung können erfolgen an der Haut, den Schleimhäuten, Augen und dem Zentralnervensystem; ggf. kann es aber auch zu einem generalisierten Befall fast aller Organe kommen. Hierbei kann das HS-Virus neben einem primären und sekundären, ggf. rezidivierenden H. simplex bzw. dem H. genitalis, H. analis und H. glutaealis (s. u.) die verschiedenartigsten weiteren Krankheitsbilder wie Aphthoid-Pospischill-Feyrter, Stomatitis aphthosa, Proktitis (s. u.), Vulvovaginitis, Meningoencephalitis und Keratoconjunctivitis herpetica, dem Eczema herpeticatum und der oft letal endenden Herpessepsis der Neugeborenen hervorrufen. Infektionen mit beiden Virustypen gleichzeitig können hierbei ebenso wie exogene Reinfektionen vorkommen.

EPIDEMIOLOGIE UND PATHOGENESE

Die Übertragung erfolgt von akut Erkrankten oder inapparenten Virusausscheidern über kleine Läsionen der Haut bzw. der Halbschleimhäute und Schleimhäute des Gastrointestinal- oder Urogenitaltraktes und der Konjunktiven entweder durch direkten Kontakt (GV, Kuß, Partus) oder durch Tröpfchen- und Schmierinfektion. Der Mensch stellt für das HS-Virus das alleinige Reservoir dar.
Die Erstinfektion, die durch einen Anstieg in der KBR zu erkennen ist, erfolgt zumeist schon im Kleinkindesalter und bleibt meist klinisch unauffällig. Bei über 90% der erwachsenen Bevölkerung sollen HSV-Antikörper nachweisbar sein und über 60% der infizierten Individuen sollen lebenslang Virusträger bleiben.
Von Rezidiven wird etwa ein Drittel der Bevölkerung betroffen. Hierzu kann es entweder durch exogene Reinfektion oder durch Reaktivierung eines latenten HS-Virus (endogene Rekurrenzen) kommen, wobei die Provokationsmechanismen noch weitgehend ungeklärt sind. Tierexperimentell weiß man lediglich, daß die sich in Zellen von sensorischen und autonomen Ganglien in Latenz befindenden HS-Erreger durch bestimmte „Auslöser" wie UV-Strahlen („Gletscherbrand"), Fieber („H. febrilis"),

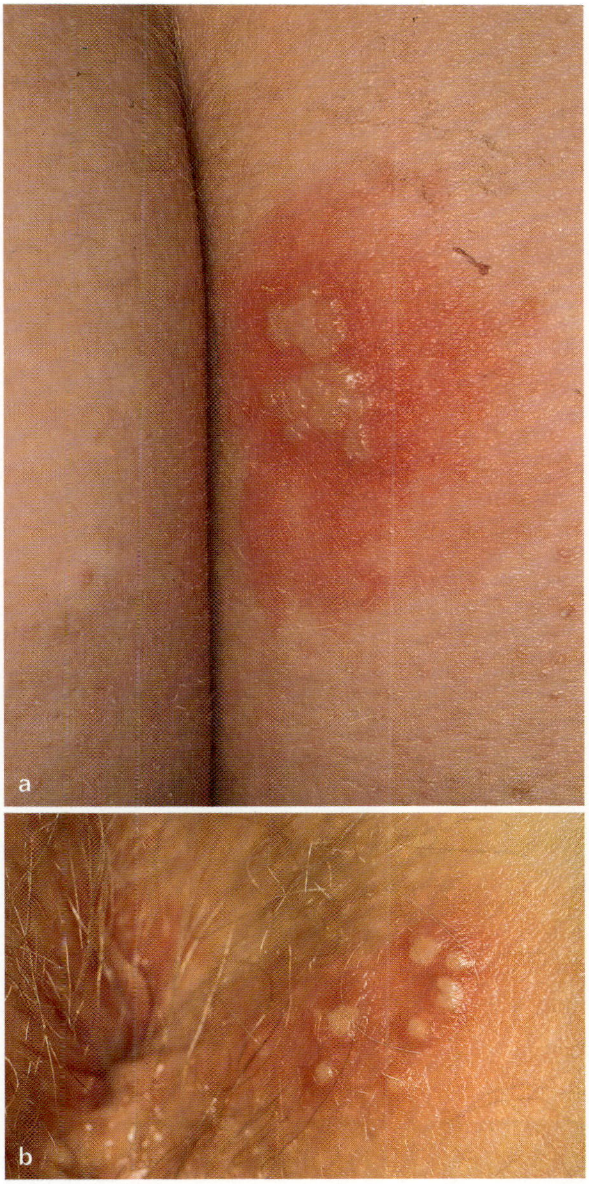

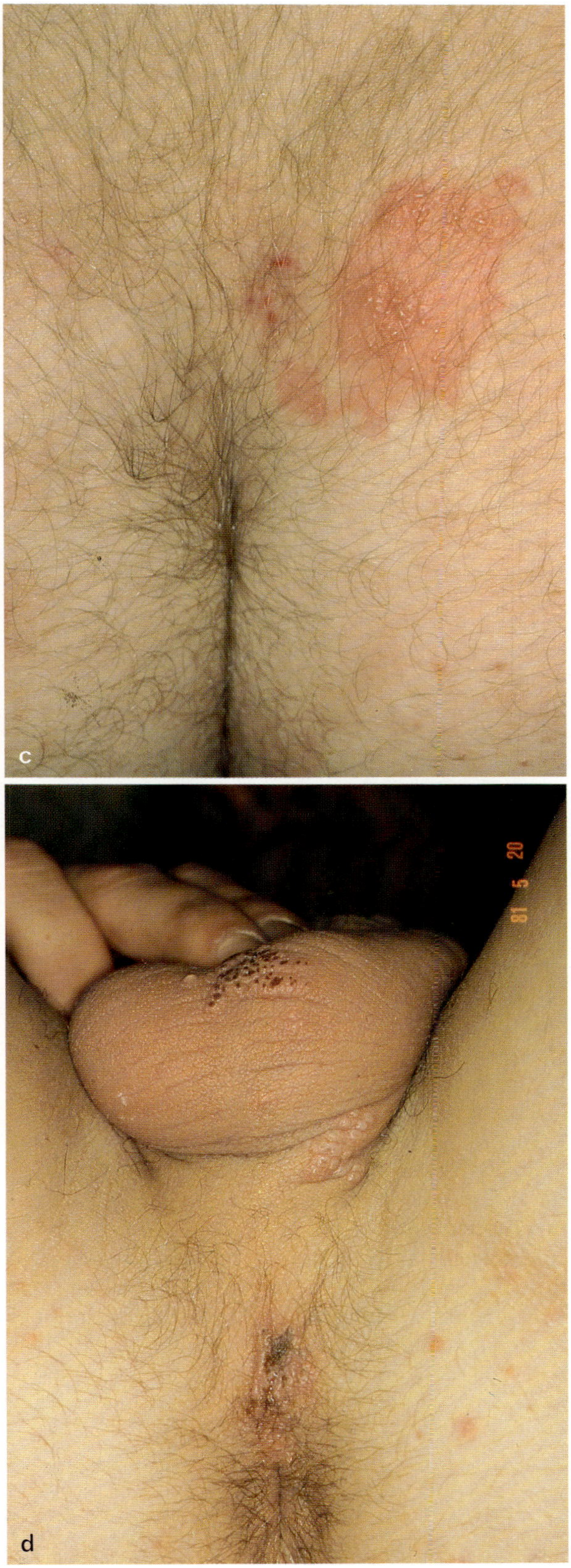

Abb. 2.28 a–d. HSV-*Rezidiveruption* im Perianalbereich am 1. Tag (**a**), 3. Tag (**b**), posteruptive Hyperpigmentierung als Residuum einer früheren Eruption, neben frischem Rezidiv (**c**). **d** HSV-*Primärinfektion*. Verhältnismäßig ausgedehnte Läsionen verschiedener Entwicklungsstadien dreier, rasch hintereinander aufgetretener Schübe

Menstruation („H. menstrualis"), Nervenreizung („H. simplex traumaticus"), Immunsuppression, hormonelle und psychische Faktoren usw. veranlaßt werden können, wiederum auf neuralem Weg zur Peripherie zu gelangen, wo sie durch entsprechende Krankheitserscheinungen sichtbar werden [30, 32]. Dies gelingt trotz Vorhandensein von Antikörpern, weil die Viren befähigt sind, unter Umgehung des Interzellularraumes über Zellkontakte direkt von Zelle zu Zelle vorzudringen [39].

Andererseits kann es auch zur Virämie kommen, wobei sämtliche parenchymatösen Organe befallen werden können. Die HSV-2-Meningitis soll auf hämatogenem Wege erfolgen.

Als gefährdet für schwere Verlaufsformen gelten insbesondere Patienten mit Immundefizit (s. Aids, S. 457 ff.), ausgedehnten Verbrennungen, Ekzemen, vor allem Atopiker sowie Neugeborene.

KLINIK

Die von Immunlage des betroffenen Patienten, Virulenz des Erregerstammes und Eintrittspforte geprägten klinischen Manifestationen des H. simplex umfassen ein außergewöhnlich breites Spektrum, das sich von der latenten Infektion bis zur generalisierten Form erstreckt. Das klinische *Erscheinungs-* und *Beschwerdebild* der Erstinfektion zeigt i. a. einen massiveren und ausgedehnteren Verlauf als dies bei Rezidiveruptionen der Fall ist.

Prädilektionsstellen des H. simplex sind neben dem Gesichtsbereich, insbesondere der perioralen Region („H. simplex labialis") und Mundhöhle, der Anogenitalbereich („H. simplex genitalis, -analis, -glutaealis"). Zunehmend häufiger scheint es aber auch, insbesondere bei homosexuellen Männern, zu einer HSV-Infektion der Rektumschleimhaut zu kommen (Abb. 2.29).

Während es sich bei einer diagnostizierten Proktitis herpetica („HSV-Proktitis") fast immer um eine Primärinfektion handelt, liegt bei einem H. simplex im analen oder glutaealen Bereich i. d. R. eine Rezidiveruption vor.

Nachfolgend soll auf diese beiden, überwiegend durch HSV-Typ 2 hervorgerufenen, proktologisch zunehmend wichtigeren Erscheinungsbilder des H. simplex näher eingegangen werden.

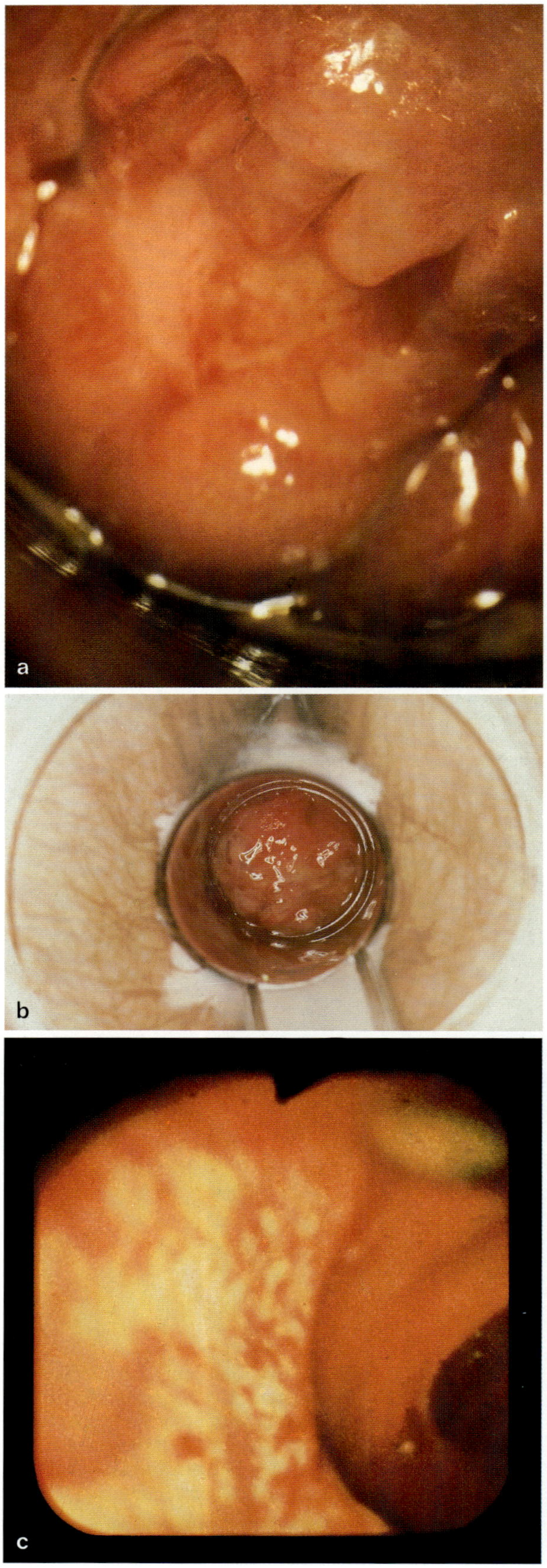

▷
Abb. 2.29 a–c. HSV-Proktitis nahe der Linea dentata (**a**); im Bereich der distalen Rektummukosa, Erreger kulturell nachgewiesen (**b**), im koloskopischen Bild (**c**)

Herpes simplex analis

Im Falle einer *Rezidiveruption* geht einem zunächst auftretenden, umschriebenen, infiltrierten Erythem ein mehr oder weniger deutliches Spannungsgefühl und Juckreiz voraus. Es kommt sodann rasch zur Ausbildung von durchschnittlich 5–10 stecknadelkopf- bis reiskorngroßen, gedellten, einzeln oder gruppiert („herpetiform“) angeordneten, einkammerigen Bläschen. Die zunächst prallen, meist dicht stehenden und zu polyzyklischen Herden konfluierenden, sich langsam eintrübenden und sodann aufplatzenden Bläschen hinterlassen zunächst Erosionen, sodann bräunliche Borken und schließlich ein passageres Resterythem. Die Erkrankung ist i.d.R. nach 8–12 Tagen narbenlos abgeheilt. Zu Narbenbildungen kommt es nur, wenn die Herde sekundär bakteriell infiziert werden („H. impetiginisatus“). Zu ggf. schmerzhaften Anschwellungen der regionären Lymphknoten kommt es bei Rezidiveruptionen meist nicht (Abb. 2.28).

Demgegenüber verläuft die *Primärinfektion* eines H. simplex im perianalen oder intraanalen Bereich meist wesentlich schwerer. Es können nicht nur mehrere Eruptionen in raschen Schüben hintereinander auftreten, auch die Einzelherde sind ausgedehnter und die Zahl der Bläschen wesentlich erhöht. Neben deutlich erkennbaren, schmerzhaften regionären Lymphknotenanschwellungen, häufig verbunden mit mehr oder weniger ausgeprägten Allgemeinsymptomen wie Fieber, Schüttelfrost, Übelkeit und Kopfschmerzen, klagen die betroffenen Patienten vor allem über meist heftige Schmerzen im Analbereich, die u.U. zu einer reflektorischen Hemmung der Stuhlentleerung mit folgenden Darmtenesmen führen können [23].

Proctitis herpetica („HSV-Proktitis“)

Auf den Schleimhäuten gehen die Bläschen rasch in gelblich belegte, einzelne oder gruppierte und polyzyklisch begrenzte, schmerzhafte, aphthoide Erosionen über.

Das *endoskopische Bild* meist nur der distalen Rektummukosa wird daher geprägt von ulzerierenden oder diskreten vesikulösen bzw. pustulösen Läsionen [18]. Als weiterhin verdächtig auf Vorliegen einer HSV-Proktitis gilt ein vergröbertes, rektales Schleimhautrelief mit deutlicher Anschoppung, Blutung und Eiterauflagerungen [17] (Abb. 2.29).

Das klinische *Beschwerdebild* einer HSV-Proktitis ist, sofern es sich um eine Primärinfektion handelt, meist recht eindrucksvoll und von längerer Krankheitsdauer. Die betroffenen Patienten klagen neben allgemeinem mehr oder weniger starkem Krankheitsgefühl und Fieber über heftige anorektale Schmerzen, schleimig-eitrigen und ggf. blutigen Ausfluß, Tenesmen, Obstipation, Miktionsbeschwerden, Impotenz, sakrale Parästhesien, schmerzhafte inguinale Lymphknotenanschwellungen und perianale Ulzerationen [11, 15, 51].

Als Komplikationen können eine aseptische Meningitis oder eine umschriebene sakrale Meningomyelitis auftreten [2, 20, 35, 37, 46].

DIAGNOSE

Das klinische Erscheinungs- und Beschwerdebild einer HSV-Infektion ist meist unverkennbar. Die Festigung der Diagnose ist daher nur in Ausnahmefällen erforderlich. In einem Bläschenausstrich und anschließender Giemsa-Färbung kann man multinukleäre Riesenzellen finden, die auf eine virale Erkrankung hinweisen. Folgende aufwendigere Labornachweismethoden stehen außerdem zur Verfügung:

Erregernachweis mittels Elektronenmikroskopie: Da die Effizienz der spezifischen antiviralen Behandlung oftmals entscheidend von ihrem frühzeitigen Beginn abhängt, kommt der direkten elektronenmikroskopischen Untersuchung, mit der der schnellste und auch einfachste Virusnachweis gelingt, besondere Bedeutung zu [34, 46].

Aus reifen Bläschen kann hierzu Flüssigkeit entweder mit einer Tuberkulinspritze abgesaugt oder das Untersuchungsmaterial nach Abhebung der Bläschendecke durch Abwischen des Läsiongrundes gewonnen werden. Entweder wird es sodann zum Versand auf einem Objektträger ausgestrichen und luftgetrocknet oder man sucht sogleich im elektronenmikroskopischen Labor mittels sog. Negativkontrastverfahren nach Elemantarkörpern des Herpes simplex-Virus.

Die EM erlaubt allerdings nur eine orientierende Viruszuordnung; eine Differenzierung zwischen HSV-1 und HSV-2 ist hierdurch nicht möglich.

Serologischer Nachweis: Der serologische Nachweis einer HSV-Infektion ist durch spezifische Antiseren möglich, die in verschiedenen Immunassays wie im Neutralisationstest, Immunfluoreszenztest, indirektem Hämagglutinationstest, der Elisatechnik (ELISA, EIA-AG) oder im Radioimmunassay (RIA) eingesetzt werden [4, 13, 40]. Durch die Bestimmung virusspezifischer IgM-Antikörper kann bereits in der Frühphase des Primärinfektes oder bei einem ausgedehnten Rezidiv eine relativ sichere Diagnosestellung erreicht werden, wie sie mit älteren Methoden nur durch Abwarten eines Titeranstieges erbracht werden konnte. Dennoch kann auch mit diesen Methoden die Diagnosestellung bei lokalisierten

Rezidiven problematisch werden, da diese in der Mehrzahl der Fälle zu keinem verwertbaren Titeranstieg, auch nicht in der Klasse der IgM-Antikörper führen. In solchen Fällen sollte daher immer parallel der Antigennachweis erbracht werden, der im positiven Fall als infektionsbeweisend gilt [4].

Molekularbiologischer Nachweis: Die beiden wichtigsten Verfahren stellen die Restriktionsanalyse und die Hybridisierungstechnik dar. Hierbei erfolgt eine Typisierung mit Hilfe der Nukleinsäureanalyse. Bei der Restriktionsenzymanalyse wird das Virusgenom durch Endonukleasen in typische mit Referenzstämmen vergleichbare Muster zerteilt, wobei dessen Fragmente mittels Agaroseelektrophorese dargestellt werden [40]; bei der DNA-Hybridisierung erfolgt der Nachweis viraler DNA mit klonierten radioaktiv markierten DNA-Proben [49].
Die Polymerasekettenreaktion (PCR) ermöglicht eine hochspezifische, exponentielle (millionenfache) Vermehrung von DNS-Sequenzen nach Zufügen einer entsprechenden Vorlage und zyklischen Temperaturwechseln. Aufgrund der hohen Empfindlichkeit lassen sich selbst aus kleinsten Gewebeproben Erreger noch hochsensitiv nachweisen [3, 5, 13].
Diese Methoden sind so spezifisch, daß nicht nur eine Unterscheidung der beiden HSV-Typen möglich ist, sondern sogar intratypische Stammdifferenzen aufgezeigt werden können. Hierdurch werden diese Methoden zur Klärung epidemiologischer Fragestellungen, des Rezidivmechanismus und der onkogenen Potenz herangezogen [5, 40].
Die *zelluläre Immunität* läßt sich in vivo oder an isolierten Lymphozyten und/oder Makrophagen aus ungeronnenem Blut bestimmen. Für den intrazellulären Antigennachweis mittels der Immunfluoreszenztechnik empfiehlt sich die vorhergehende Fixierung in gekühltem Aceton (– 20 °C) [27].

Virusisolierung auf Zellkulturen: Das durch Abstrich gewonnene Untersuchungsmaterial wird, sofern es versandt werden muß, in spezielle flüssige oder halbfeste Transportmedien gebracht (z.B. in ein serumfreies rinderalbuminangereichertes Gewebekulturmedium) und im Labor auf bestimmte Zellkulturen überimpft. Die Vermehrungszeit beträgt 24–72 Stunden.
Aufgrund typischer Zellveränderungen, sog. Plaques, ist i.d.R. auf diese Weise eine Differenzierung zwischen HSV-1 und HSV-2 möglich. Nur in wenigen atypischen Fällen muß eine Typendifferenzierung mit speziellen Methoden angeschlossen werden [38].
Schließlich ist noch der histologische bzw. elektronenmikroskopische Nachweis mittels Probeexzision zu erwähnen, der jedoch nahezu ausschließlich wissenschaftlichen Zwecken dient (Abb. 2.30).

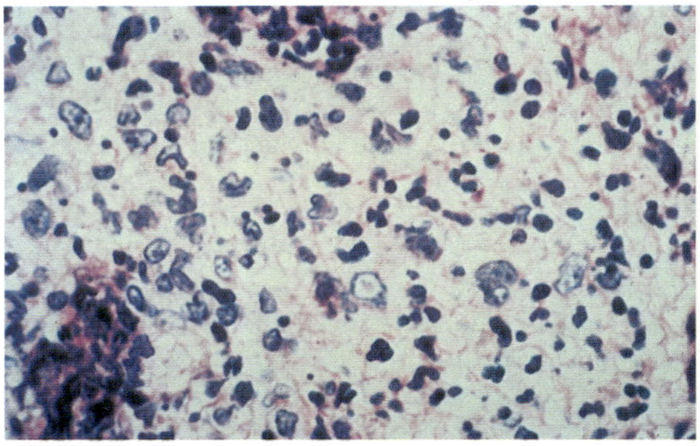

Abb. 2.30. HSV-Proktitis: submuköse Lymphozytose. Infiltration mit mehrkernigen Zellen und unklaren Einschlüssen

DIFFERENTIALDIAGNOSE

Die differentialdiagnostische Unterscheidung zwischen einem im glutaealen Bereich lokalisierten H. simplex und einem Zoster ist, insbesondere, wenn es sich um eine HSV-Primärinfektion handelt, u.U. nur kulturell möglich.
Auch eine Impetigo contagiosa, Lues I, erosive Artefakte (z.B. Kratzeffekte) und ein Ulcus molle kann ggf. ein ähnliches klinisches Bild hervorrufen.
Die Differentialdiagnose der HSV-Proktitis umfaßt insbesondere alle akuten, schmerzhaften, proktologischen Erkrankungen der Anorektalregion, vor allem unspezifische Proktitiden, Analrhagaden, -erosionen und -fissuren, den Morbus Behçet und ggf. auch das solitäre Ulkus, die Proctalgia fugax, die Pectenosis, Plaques muqueuses, wegen der Lymphknotenbeteiligungen das Lymphogranuloma inguinale und schließlich ebenfalls den H. zoster, der, wie auf S. 148 dargelegt, in seltenen Fällen auch anorektale Läsionen hervorbringen kann.

THERAPIE

Eine Behandlungsmöglichkeit, mit der eine HSV-Infektion zur rezidivfreien Abheilung gebracht werden könnte, gibt es noch nicht. Es stehen heute jedoch einige spezifisch wirkende Chemotherapeutika zur Verfügung.
Insbesondere ist mit Aciclovir (Zovirax) ein wirksames, bewährtes und gut verträgliches Virostatikum gefunden worden, mit dem systemisch (i.v.: 3 mal 5 mg/kg KG/Tag für 5–7 Tage), ggf. auch oral oder lokal angewendet, die Intensität der klinischen Erscheinungen sowohl bei Primär- wie bei Rezidiveruptionen gemindert und die Dauer der Symptome und der Virusdissemination abgekürzt werden kann [1, 6, 7, 9, 13, 21, 25, 28, 44].

Durch eine orale Langzeittherapie (4 mal 200 mg Aciclovir/Tag für 2–3 Monate und anschließend 3 mal 200 mg/Tag) soll sich die Rezidivquote des Herpes genitalis signifikant reduzieren lassen. Ein Absetzversuch kann nach einem Jahr unternommen werden. Die Nebenwirkungen sollen sich dabei in vertretbaren Grenzen halten [8, 15, 16, 24, 26]. Auch zur Prophylaxe bei HSV-seropositiven immungeschwächten Patienten (Aids, Transplantation, Leukämie) scheint die orale Aciclovir-Therapie (3 mal 200 mg–5 mal 400 mg) Herpes-Rezidive reduzieren oder gar verhüten zu können [14].
Die Herpes-Proktitis stellt sicherlich eine Indikation für die parenterale Aciclovir-Behandlung dar.
Neuerdings stehen mit Famciclovir (z.B. Famvir), Valaciclovir (z.B. Valtrex), Foskarnet (z.B. Foskavir), Brivudin (z.B. Helpin) und Penciclovir (z.B. Vetavir) auch Virustatika mit deutlich verbesserter Bioverfügbarkeit oder einem breiterem Wirkspektrum im Vergleich zu Aciclovir zur Verfügung [3, 13, 45–47, 50, 51].
Weiterhin kommen zur innerlichen Verabreichung, vor allem für schwerere Verlaufsformen wie rezidivierender Herpes bei immunsupprimierten Patienten, Herpessepsis, Herpesenzephalitis oder Eczema herpeticatum bei Atopikern, „Immunmodulatoren" wie Delimmun, Isoprinosine, Thymushormone (Tp-1 Serono) oder Gammaglobuline (Beriglobin) in Betracht.
Weiterhin soll die lokale Anwendung von humanem Fibroblasteninterferon (β-IFN-Gel oder -Creme) nicht nur Dauer und Manifestation einer HSV-Infektion bessern, sondern auch die Rezidivhäufigkeit deutlich verringern [12]. Die topische Applikation von Interferon scheint hier der systemischen überlegen zu sein.
Demgegenüber kann bei Fällen mit leichterem Verlauf auch in Anbetracht der ausgesprochenen Neigung zur raschen Selbstheilung insbesondere bei Herpesrezidiven, wie dies bei Eruptionen im perianalen und glutaealen Bereich zumeist der Fall ist, i.d.R. auf eine eingreifende Chemotherapie verzichtet werden. Hier genügt meist eine antiinflammatorische, adstringierende und/oder antiseptische Lokalbehandlung, etwa mit einer 3%igen Xeroform- oder 1%igen Vioform-Zinkschüttelmixtur, Phenolzinkpaste (Labiosan), Terracortril-Gel oder -Spray u.ä.
Schließlich kommen neben Aciclovir-Creme verschiedene weitere Virostatika in Betracht, deren Wirkung allerdings nicht sicher erwiesen ist, wie Idoxuridin (IDU) in Dimethylsulfoxid (DMSO) (Virunguent bzw. Virunguent-P, IDU, „Röhm-Pharma", Spectanefran, Synmiol, Zostrum) oder Vidarabin (Vidarabin 3%Thilo-Salbe).

Literatur

1. Adler MW, Mindel A (1983) Genital herpes: hype or hope? Br Med J 286: 1767–1768
2. Atta WA, Ratnatunga CS, Greenfield C, Dawson S (1982) Aseptic meningitis and herpes simplex proctitis: A case report. Br J Vener Dis 58: 52–53
3. Bös (1995) Die Herpes-Viren warten nur auf eine Schwäche der Immunabwehr. Forschung Praxis 201: 22–24
4. Braun R, Kirchner H (1986) Klinische Bedeutung von Infektionen mit Herpes-simplex-Viren. Dtsch Ärztebl 37/83: 2433–2438
5. Braun-Falco O, Plewig G, Wolff HH (1996) Dermatologie und Venerologie. 4. Aufl. Springer, Berlin Heidelberg New York Tokyo
6. Bryson Y, Dillon M, Lovett M et al. (1982) Successful treatment of initial genital herpes simplex virus infections with oral acyclovir. Clin Res 30: 128
7. Bryson YJ et al. (1983) Treatment of first episodes or genital herpes simplex virus infection with oral acyclovir. A randomized double-blind controlled trial in normal subjects. N Engl J Med 308: 916–921
8. Budde R-W (1987) Herpes labialis recidivans und Herpes zoster. Z Allgemeinmed 63: 349–353
9. Corey L, Nahmias AJ, Guinan ME, Benedetti JK, Critchlow CW, Holmes KK (1982) A trial of topical acyclovir in genital herpes simplex virus infektions. N Engl J Med 306: 1313–1319
10. Dekker CL (1993) Genitaler Herpes. Kommt bald die Impfung? Med Tribune 48: 10
11. Germer WD (1984) Probleme des Herpes genitalis. Therapiewoche 34: 63–66
12. Glezermann M et al. (1988) Placebo-controlled trial of topical Interferon in labial and genital herpes. Lancet 1: 150–152
13. Glosch St (1996) Herpes-simplex-Virus-Infektionen. Derm 2: 474–480
14. Gold D, Corey L (1987) Antimicrob Agents Chemother 31: 361–367
15. Goldberg LH et al. (1986) Oral acyclovir for episodic treatment of recurrent genital herpes – Efficacy and safety. J Am Acad Dermatol 15: 256–264
16. Goldberg et al. (1993) Langzeitsuppressionstherapie mit Acyclovir bei rezidivierendem Herpes genitalis. Arch Dermatol 129: 582–587
17. Goldmeier D (1980) Proctitis and herpes simplex virus in homosexual men. Br J Vener Dis 56: 111–114
18. Goodell SE et al. (1983) Herpes simplex virus proctitis in homosexual men. N Engl J Med 308: 868–871
19. Gross G (1983) Virusinfektionen der Haut und Schleimhäute. euromed 9: 472–474
20. Gross G (1994) Herpes genitalis. Wegbereiter für eine HIV-Übertragung. TW Dermatologie 24: 150–155
21. Halsos AM et al. (1985) Suppression des rekurrierenden genitalen Herpes durch die orale Gabe von Acyclovir. Z Hautkrankht 60: 1817–1818
22. Holzmann H, Müller AA, Wendt G (1983) Zur topischen Behandlung des Herpes simplex. Aktuel Dermatol 14: 64–67
23. Jacobs E (1976) Anal infections caused by herpes simplex virus. Dis Colon Rectum 19: 151–157
24. Lafferty WE et al. (1987) Recurrences after oral and genital herpes simplex virus infection. Influence of

site of infection and viral type. N Engl J Med 316: 1444–1449
25. Mindel A et al. (1982) Intravenous acyclovir treatment of primary genital herpes. Lancet II: 697–700
26. Mindel A et al. (1988) The Lancet 8591. 1: 926–928
27. Nielsen G (1984) Zur Diagnostik von Herpes-simplex-Virosen. Dermatol Kosmet 25: 27–32
28. Nilsen AE, Aasen T, Halsos AM, Klinge BR, Tjotta EAL, Wikström K, Fiddian AP (1982) Efficacy of oral acyclovir in the treatment of initial and recurrent genital herpes. Lancet II: 571–573
29. Peutherer JF et al. (1980) Association of herpes simplex virus types 1 and 2 with clinical sites of infection. In: Nahmias AJ et al. (eds) The human herpesviruses. Elsevier, New York, p 595
30. Orfanos CE, Garbe C (1995) Therapie der Hautkrankheiten. Springer, Berlin Heidelberg New York Tokyo
31. Raab W (1995) Stellenwert einer lokalen Therapie bei Herpes-Rezidiven. Jatros Dermatol 9: 6–7
32. Reeves WC et al. (1981) Risk of recurrence after first episodes of genital herpes: Relation to HSV type and antibody response. N Engl J Med 305: 315–319
33. Reichmann RC et al. (1984) Treatment of recurrent genital herpes simplex infections with oral Acyclovir. JAMA 251: 2103–2107
34. Reimlinger St, Wassilew S (1984) Primärer Herpes analis. Der Hautarzt 35: 263–264
35. Rufli Th (1983) Sexuell übertragene anorektale Infektionskrankheiten. Schweiz Rundschau Med (Praxis) 72: 1000–1008
36. Salo OP et al. (1983) Efficacy of oral Aciclovir in recurrent genital herpes. 2nd International Aciclovir (Zovirax) Symposium, London, p 15
37. Samarasinghe PL, Oates IK, MacLennan IPB (1979) Herpetic proctitis and sacral radiculomyelopathy – a hazard for homosexual man. Br Med J II: 360–365
38. Schneweis KE (1963) Untersuchungen zur antigenen Analyse und zur Typendifferenzierung beim Herpesvirus hominis. Fortschr Med 12: 473–476
39. Schneweis KE (1984) Herpes simplex-Virus (HSV). In: Brandis H, Otte HJ (Hrsg) Lehrbuch der Medizinischen Mikrobiologie. Gustav Fischer, Stuttgart New York
40. Stary A (1985) Neuere diagnostische Methoden beim Herpes simplex. Z Hautkrankht 60/22: 1767–1779
41. Strobel E (1994) Herpes-genitalis-Infektionen: Neuer Impfstoff. Fortschr Med 32: 12
42. Straus SE (1994) Placebo-controlled trial of vaccination with recombinant glycoprotein D of herpes simplex virus type 2 for immunotherapy of genital herpes. Lancet 343: 1460–1463
43. Stüttgen G (1984) Herpes rezidivans und Herpes zoster. Behandlung mit Acyclovir oral. Z Allgemein med 60: 325–329
44. Thin RN et al. (1983) Topical acyclovir in the treatment of genital herpes. Br J Vener Dis 59: 116–119
45. Wehr A (1996) Herpes genitalis – Eine unterschätzte Geschlechtskrankheit? (Teil 1). Hautnah 6: 436–437
46. Wehr A (1997) Herpes genitalis – die unterschätzte Erkrankung? Beilage in Der Hautarzt 48/1: 1–8
47. Wetzel F (1996) Neue Hoffnung bei Herpes labialis? Derm 2: 280–281
48. Whitley RJ et al. (1982) DNA restriction-enzyme analysis of herpes simplex virus isolates obtained from patients with encephalitis. N Engl J Med 307: 1060–1062
49. Wolf MH (1986) Herpes simplex – Virus-Infektion. Diagnose Labor 36: 104–111
50. Ziegler Ch (1994) Ist das wiederholte Aufflackern von Herpes genitalis kontrollierbar? Jatros Dermatol 8: 6–9
51. Zimmer D (1995) Herpes genitalis: Emotionale Unterstützung bessert Lebensqualität. Fortschr Med 113/19: 44

2.11 Zoster

Der Zoster (Gürtelrose, früher auch Herpes zoster genannt) stellt eine weltweit, jahreszeitunabhängig auftretende, relativ häufige Viruserkrankung dar, die beide Geschlechter gleich häufig betrifft und bevorzugt bei älteren Erwachsenen mit Gipfel zwischen dem 50. und 70. Lebensjahr auftritt.
Erreger ist das 150–200 nm große Varizella-Zoster-Virus (VZV), das als Primärinfektion die Varizellen (Windpocken) und als Zweitinfektion („endogenes Rezidiv") den Zoster hervorruft.
Im Gegensatz zum H. simplex-Virus (HSV) existiert das VZV nur in einem einheitlichen Typ und ist streng wirtsspezifisch. Es kann nur auf Primaten übertragen und auch nur in Primatenzellen vermehrt werden [17].

ÄTIOLOGIE UND EPIDEMIOLOGIE

Die Kontagiosität des Zoster ist gering. Zur Entstehung des Krankheitsbildes kommt es entweder durch eine *Reinfektion* etwa durch Kontakt eines Erwachsenen mit einem an Varizellen erkrankten Kind bzw. einem an Zoster Erkrankten oder durch *Reaktivierung* der latent vorhandenen Erreger. Voraussetzung ist in beiden Fällen, daß der Betroffene früher einmal varizelleninfiziert war und noch über eine Teilimmunität verfügt.
Das heißt, nach Überstehen der VZV-Erstinfektion (Varizellen) persistiert das Virus – ähnlich wie dies beim H. simplex-Virus der Fall ist – trotz einer weitgehenden, viele Jahre anhaltenden Immunität lebenslang in Spinalganglien und kann ebenfalls ganz analog zum HSV durch bestimmte „Auslöser" wie Traumata, Intoxikationen, Kälte, Röntgen- oder UV-Bestrahlung, Malignome usw. Jahrzehnte später reaktiviert werden und zur segmentären Manifestation des Zosters führen.
Die örtliche Begrenzung der Krankheitserscheinungen wie auch die fast ausschließliche Beschränkung auf das Erwachsenenalter wird hierbei durch die noch bestehende Restimmunität erklärt.
So ist auch verständlich, daß die Erkrankung mit zunehmendem Alter i. d. R. schwerer verläuft und es bei Patienten, die infolge einer ernsten Grundkrankheit (Karzinom, Morbus Hodgkin, Leukämien

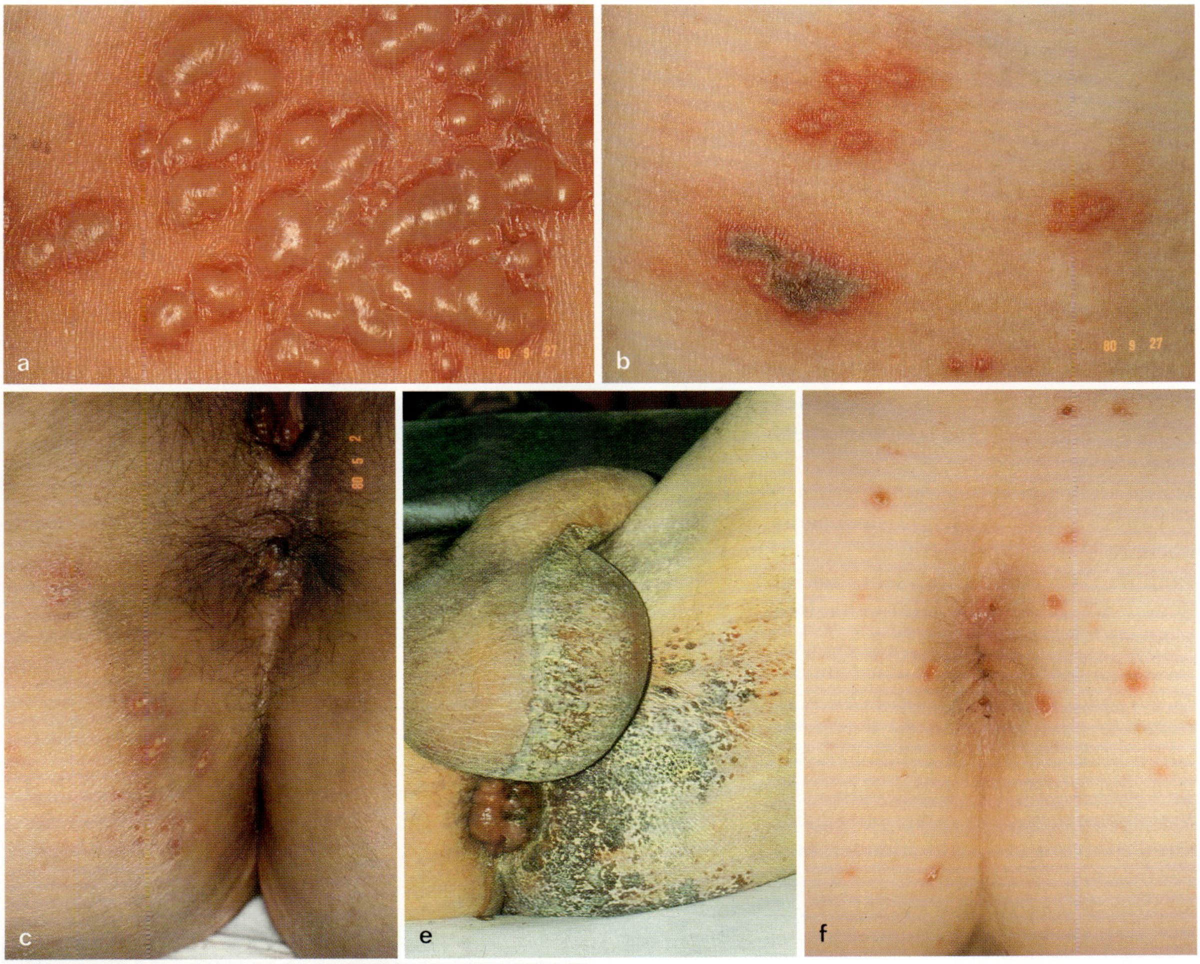

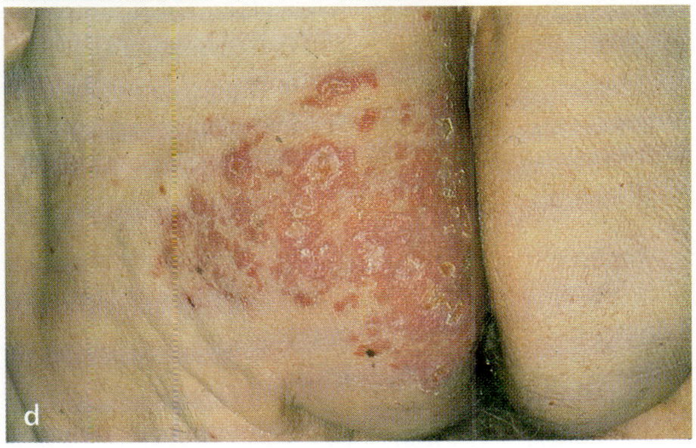

Abb. 2.31. a Prall gespannte Zoster-Bläschen auf erythematösem Grund. **b** Gruppiert angeordnete Zoster-Effloreszenzen, teilweise nekrotisch-ulzerös, z. T. gelblich-eitrige Eintrübung des Bläscheninhaltes. **c** Zoster im Perianalbereich, typisch lividroter Farbton. **d** Zoster im Glutäalbereich links. **e** Ältere Zoster-Effloreszenzen, streng einseitiger Befall der Anogenitalregion. **f** Varizellen-Bläschen ganz unterschiedlicher Entwicklungsstadien („Sternenhimmel"), beidseitiger Befall

o. a.) oder durch langfristige Applikation von Immunsuppressiva bzw. durch Aids (S. 457 ff.) resistenzgeschwächt und damit „zostergefährdet" sind, zu einem besonders schweren, ggf. generalisierten Erscheinungsbild („Z. generalisatus") kommen kann.

Bei massiver verlaufenden Erkrankungsfällen, insbesondere bei Vorliegen eines gangränösen, generalisierten Zosters empfiehlt es sich daher, ein evtl. vorliegendes, chronisch-konsumierendes Grundleiden auszuschließen. Die Inkubationszeit beträgt 8–14 Tage.

KLINIK

Beschwerdebild: Sofern es zu einem i. d. R. 3–5 Tage dauernden Prodromalstadium überhaupt kommt, klagen die Betroffenen meist über Mattigkeit, Magendarmstörungen, geringe Temperaturerhöhungen und besonders ältere Menschen über mehr oder weniger starke, oftmals sogar unerträgliche Schmerzen im Bereich der befallenen Nervensegmente, die nach Abklingen der Hauterscheinungen noch monate- bis jahrelang weiterbestehen können („postzosterische Neuralgien"). In seltenen Fällen verläuft die Erkrankung aber auch ohne subjektive Beschwerden.

Erscheinungsbild: Auf der Haut entsteht zunächst ein den Spaltlinien der Haut folgendes, leicht infiltriertes, umschriebenes Erythem, dem ebenfalls streng im Ausbreitungsbereich des betreffenden Nervensegmentes (Dermatoms) meist weitere Erytheme folgen. Sodann entstehen im Bereich dieser Herde kleine, gruppiert („herpetiform") angeordnete Papeln, die sich rasch in stecknadelkopf- bis reiskorngroße oder auch größere, wasserklare, prall gespannte Bläschen umwandeln, die im Gegensatz zu denen des H. simplex hämorrhagisch und ggf. nekrotisch-ulzerös werden können („Z. hämorrhagicus, Z. gangraenosus"). Nach einigen Tagen kommt es zur gelblich-eitrigen Eintrübung des Bläscheninhaltes. Danach trocknen die Bläschen ein. Es kommt zur Bildung bräunlich-gelblicher Borken und Krusten und schließlich, insbesondere bei gangränösen Verlaufsformen des Zosters oder bei bakteriellen Sekundärinfektionen zu bleibender varioliformer Narbenbildung.
Kennzeichnend für das Hautbild des Zosters ist das Nebeneinander von Krankheitsherden, die zu verschiedenen Zeitpunkten entstanden sind und somit verschiedene Entwicklungsstadien aufweisen. Der Grund hierfür ist der schubweise Verlauf der Erkrankung (Abb. 2.31).

Lokalisation: Die segmentgebundene, in Schüben verlaufende Erkrankung kann im Bereich *jedes* sensiblen Nervenastes nicht nur an der Haut, sondern auch an den Schleimhäuten und den von dem betroffenen Nervensegment versorgten inneren Organen Veränderungen hervorrufen, meist verbunden mit Anschwellung der regionären Lymphknoten.
In den meisten Fällen ist nur ein einseitiger Segmentbereich („Z. segmentalis"), ggf. aber auch mehrere nebeneinander oder weiter auseinanderliegende betroffen („Z. multiplex unilateralis"). Das heißt, die Medianlinie des Körpers wird nicht überschritten. Grundsätzlich ist jedoch auch ein doppelseitiger Hautbefall möglich („Z. duplex"), und in 2–5% aller Zosterfälle soll es zu generalisierter varizellenartiger Aussaat in Form eines „Z. generalisatus" kommen. Eine Abgrenzung zu Windpocken ist in derartigen Fällen oft nur dann möglich, wenn ein primärer segmentgebundener Herd vorliegt.

Darüber hinaus kann es auch zu einem Befall innerer Organe kommen. So kann der Zoster beispielsweise zu einer zeitweiligen Lähmung der Harnblase, oder auch zu einem Sensibilitätsverlust der Analregion bzw. einer analen Inkontinenz führen [9].
Auch Magendarmwandveränderungen, die im Innervationsbereich des jeweils betroffenen Rückenmarksegmentes liegen und klinisch beispielsweise eine Appendizitis oder einen Subileus vortäuschen können, wurden beschrieben [19].
Röntgenologisch können im Kolon ggf. kleine polygonale Bläschen und wie ausgestanzt erscheinende kleine Ulzerationen gefunden werden, wobei ein meist simultaner Befall eines bestimmten Darmbereiches und des korrespondierenden Dermatoms auf den gemeinsamen Ursprung hinweist [11].
Die *Erkrankungsdauer,* die wesentlich vom Alter des betroffenen Patienten abhängt, beträgt, sofern keine Komplikationen eintreten, zumeist 2–5 Wochen.

DIAGNOSE

Die Diagnosestellung des Zoster ist aufgrund des klinischen Erscheinungsbildes, der Lokalisation, des Verlaufes und der subjektiven Beschwerden zumeist problemlos.
In einem Teil der Fälle ist jedoch die virologische Differentialdiagnose zu anderen herpetiformen Krankheitsbildern notwendig.
Die Herpes-Virus-Diagnose erfolgt unter Verwendung von Material aus Bläscheninhalt am schnellsten und einfachsten elektronenmikroskopisch im sog. Negativkontrastverfahren. Eine wichtige Diagnostikhilfe ist die Polymerasekettenreaktion (S. 146) geworden [3].
Die Unterscheidung Zoster- und H.-simplex-Virus kann sodann durch Virusisolierung auf Zellkulturen erfolgen. Während HSV bereits nach 1–4 Tagen einen zytopathischen Effekt auf den verschiedensten Zellkulturen erzeugt (S. 146), erfolgt dies durch VZV erst nach 5–8 Tagen, und zwar ausschließlich auf diploiden Primaten-Zellkulturen [17].
Für die serologische Diagnose eignet sich die Komplementbindungsreaktion und der Enzymimmuntest. Kreuzreaktionen mit dem H. simplex-Virus können hierbei allerdings auftreten.
Histologisch kennzeichnend für den Zoster ist ein intraepidermales Bläschen, das durch massive ballonierende und retikulierende Degeneration der Epidermiszellen gebildet wird. Aufgrund des histologischen Bildes allein ist der Zoster nicht von den beiden anderen Krankheiten der Herpesgruppe, dem Herpes simplex und den Varizellen, zu unterscheiden. Die kennzeichnenden histologischen Merkmale der Herpesgruppe sind:

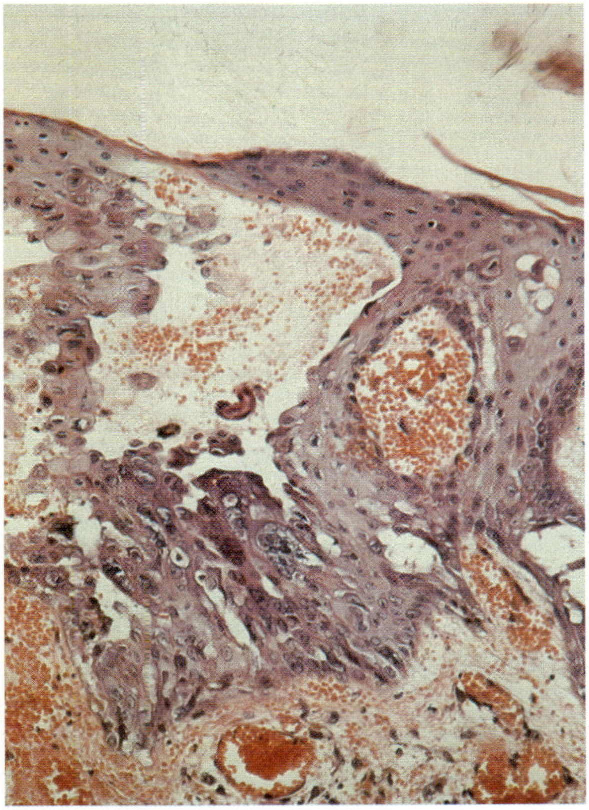

Abb. 2.32. Herpes zoster. Intraepidermale Blasenbildung mit ballonierender Epitheldegeneration. HE-Färbung

- intraepidermale Bläschen,
- ballonierende Degeneration,
- epitheliale multinukleäre Riesenzellbildung,
- eosinophile Kerneinschlüsse [13] (Abb. 2.32).

DIFFERENTIALDIAGNOSE

Die differentialdiagnostische Abgrenzung gegenüber einem H. simplex kann besonders im Anfangsstadium des Zoster, ggf. aber auch bei abortiv verlaufenden Fällen zuweilen schwierig sein.
Wichtig sind hierbei zwei Unterscheidungskriterien, die für den Zoster kennzeichnend sind: einmal hämorrhagische oder hämorrhagisch-nekrotische Bläschen, sofern solche vorhanden sind, und zum anderen das gleichzeitige Vorliegen von Läsionen verschiedener Entwicklungsstadien aufgrund des schubweisen Krankheitsverlaufes.

THERAPIE

Die jeweils in Frage kommenden Therapiemaßnahmen hängen ab von evtl. angegebenen Schmerzen, dem Ausmaß der Krankheitserscheinungen und der Bestandsdauer der vorliegenden Läsionen.
Die Zoster-Therapie ist vor allem dann erfolgversprechend, wenn sie so früh wie möglich begonnen wird, am besten im Prodromalstadium (Brennen, Berührungsempfindlichkeit und Schmerzen des später befallenen Dermatoms).
Zur *äußerlichen* Behandlung frischer Herde kommen neben Schüttelmixturen (Vioform 1%ig in Lotio zinci, Anaesthesulf P Lotio) und bei massiv nässenden Herden nichthaftende Wundauflagen (z. B. Sofra-Tüll). Zusätzlich kommen ggf. lokalanästhesierende Externa (z. B. EMLA-Salbe) oder die Um- oder Unterspritzung umschriebener Herde (z. B. Xylocain 1–2%) in Betracht. Im späteren Stadium empfiehlt sich zum Ablösen der angetrockneten Krusten und zur Verhütung einer bakteriellen Superinfektion die Anwendung antibiotischer Salben (Fucidine o. a.).
Zur *inneren* Behandlung, die oftmals nicht nötig erscheint und schwereren Verlaufsformen vorbehalten bleiben sollte, stehen neben Schmerzmitteln (z. B. Paracetamol) bei älteren und/oder besonders infektiongefährdeten Patienten, vor allem Aciclovir (z. B. Zovirax) bzw. wegen der besseren Bioverfügbarkeit heute Famciclovir (z. B. Famvir) oder Valaciclovir (z. B. Valtrex) zur Verfügung. Das neue Virostatikum Famciclovir, ein Nukleosidanalogon wie Aciclovir soll in der Dosierung von 3mal 250 mg/Tag oral für 7 Tage der bisher in diesen Fällen praktizierten Aciclovir-Therapie in der Dosierung von 5mal 800 mg/Tag oral gleichwertig, bezüglich der Entwicklung von postzosterischen Schmerzen sogar überlegen sein. Wichtig ist ein möglichst frühzeitiger Beginn der antiviralen Therapie, wodurch die Chance postzosterische Schmerzen zu vermeiden erhöht wird [2, 14, 15, 18].
Als Alternativpräparat kommt bei schweren Verläufen Bivudin (z. B. Helpin) – ebenfalls ein Nukleosidanalogon, das sich als hoch selektiv bei der Behandlung von VZV- und HSV-Typ 1-Infektionen erwies – in der Dosierung 4 mal 1 Tbl. à 125 mg/Tag in Betracht [23]. Schwere Verläufe sind bei geschwächter Immunabwehr (s. Aids, S. 460) ebenso wie bei alten Menschen und bei Patienten mit einem Zoster im Trigeminusbereich zu erwarten.
Bei Patienten, die älter als 50 Jahre sind und deren Krankheitsherde eine stärker entzündliche Komponente aufweisen, kann kurzfristig eine Aciclovir- bzw. Famciclovir-Kortikosteroid-Kombinationstherapie eingesetzt werden. Sofern keine entsprechenden Kontraindikationen vorliegen, beginnt man hochdosiert mit 40–60 mg Prednison/Tag und „schleicht" sich nach 8–10 Tagen durch Reduzierung der Dosis langsam aus, so daß diese Behandlung nach 3 Wochen beendet ist. Hierdurch sollen Krankheitsdauer verkürzt und postzostrische Schmerzen vermindert bzw. verhindert werden kön-

nen, was allerdings nicht ganz einheitlich diskutiert wird [5, 10, 20, 22].
Weiterhin wird bei immunologisch stark geschwächten Patienten Interferon empfohlen. In bedrohlichen Fällen können ggf. zusätzlich Zosterimmunglobuline in ausreichender Dosierung verabreicht werden [4, 12, 19, 21].

PROGNOSE

Die Prognose des Zoster ist i.a. als günstig zu bewerten. Da eine VZV-Rezidiveruption zu einer meist lebenslangen Auffrischung der Immunität führt, kommt es nur äußerst selten zu einem Zosterrezidiv.

Literatur

1. Braun-Falco O, Plewig G, Wolff HH (1996) Dermatologie und Venerologie. 4. Aufl. Springer, Berlin Heidelberg New York Tokyo
2. Degreef H. et al. (1994) Famciclovir, a new oral antiherpes drug: results of the first controlled chemical study demonstrating its efficacy and safety in the treatment of uncomplicated herpes zoster in immunocompetent patients. Antimicrobiology Agents Internat. 4: 241–246
3. Eis-Hübinger AM et al. (1992) Nachweis von Varizella-Zoster-Virus-Infektionen mittels Polymerasekettenreaktion. Hautarzt 43: 767–771
4. Engst R (1989) Therapie des Zoster. Z Hautkrankht 64: 848–850
5. Goldberg GN (1987) A treatment guide for herpes zoster. Modern Medicine 55: 66–76
6. Gross G (1997) Zoster-Manifestationsformen an der Haut, Komplikationen und Therapie. Dtsch Med Wochenschr 122: 132–139
7. Gross GE, Rieckemann B (1994) Ambulante Behandlung des Zoster mit Aciclovir-Tabletten – Ergebnisse einer Anwendungsbeobachtung. Z Hautkrankht 69/9: 593–598
8. Haas N, Labitzke U, Czarnetzki BM (1994) Retrospektive Untersuchung zur Häufigkeit und Dauer der postzosterischen Neuralgie. Z Hautkrankht 69: 443–446
9. Jellinek EH, Selby Tulloch W (1976) Herpes zoster with dysfunction of bladder and anus. Lancet 2: 1219–1222
10. Kint A (1987) Neuere therapeutische Möglichkeiten bei Herpes simplex und Herpes zoster. Aktuel Dermatol 13: 241–242
11. Menuck LS et al. (1976) Colonic Changes of Herpes Zoster. AJR 127: 273–276
12. Merk H (1984) Therapie von Infektions-Erkrankungen durch Herpes-Viren. Z Hautkrankht 59: 495–496
13. Nasemann Th (1978) Viruskrankheiten der Haut. In: Doerr W, Seifert G, Uehlinger E (Hrsg) Spezielle pathologische Anatomie. Bd 7: Histopathologie der Haut. Teil I: Dermatosen. Redigiert von Schnyder UW. Springer, Berlin Heidelberg New York
14. Peterslund NA, Ipsen J, Schonheyder H, Seyer-Hansen K, Esman V, Juhl H (1981) Acyclovir in herpes zoster. Lancet II: 827–830
15. Pue MA, Benet LZ (1993) Pharmacokinetics of famciclovir in man. Antiviral Chem Chemother 4 [Suppl] 1
16. Rowbotham MC (1992) Treatment of postherpetic neuralgia. Semin Dermatol 3: 218–225
17. Schneweis KE (1984) Varizella-Zoster-Virus (VZV). In: Brandis H, Otte HJ (Hrsg) Lehrbuch der Medizinischen Mikrobiologie. Fischer, Stuttgart New York
18. Selby PJ, Jameson B, Watson JG et al. (1979) Parenteral acyclovir therapy for herpesvirus infections in man. Lancet II: 1267–1270
19. Söltz-Szötz J, Fanta D (1980) Viruskrankheiten der Haut. In: Korting GW (Hrsg) Dermatologie in Praxis und Klinik, Bd II. Thieme, Stuttgart New York
20. Söltz-Szötz J (1987) 3 Jahre Erfahrung in der Zostertherapie mit Aciclovir und Corticosteroiden. Aktuel Dermatol 13: 245–246
21. Wood MJ, McKendrick MW, McGill JI (1987) Oral acyclovir for acute herpes zoster infections in immunincompetent adults. Infection 15: 9–13
22. Wood MJ et al. (1994) A randomized trial of aciclovir for 7 days or 21 days with and without prednisolone for treatment of acute herpes zoster. N Engl J Med 330: 896–900
23. Wutzler P, Doerr HW (1995) Der Herpes zoster – ein Morbus Herpes non simplex. Dtsch Med Wochenschr 120: 1133–1138
24. Zenz T, Zenz M, Tryba M (1994) Schmerztherapie bei Herpes Zoster und postzosterischer Neuralgie. Schmerz 8: 24–36

2.12 Mollusca contagiosa

Das Krankheitsbild der Mollusca contagiosa, auch bekannt unter den *Synonyma* M. epitheliale s. varioliforme s. verrucosum, Acne molluscoides s. umbilicata s. sebacea molluscum, Condyloma porcellaneum, Epithelioma contagiosum s. molluscum, Batemann disease, Dellwarzen, wurde 1817 erstmals von dem Londoner Arzt Thomas Batemann (1778–1821) beschrieben.
Die durch das streng epidermotrope Virus, Poxvirus mollusci (*Synonyma:* Molitor hominis, Strongyloplasma hominis, molluscum contagiosum virus), ein DNS-haltiges Virus der Poxvirus-Gruppe, das elektronenoptisch Rechteckform aufweist („Quadervirus"), hervorgerufene benigne Epitheliose tritt vorwiegend bei Kindern und Jugendlichen, gelegentlich aber auch in jedem anderen Lebensalter unter leichter Bevorzugung des männlichen Geschlechtes auf.
Die *Inkubation* kann 2 Wochen bis 20 Monate betragen.

EPIDEMIOLOGIE

Die Krankheit zeigt keine Bindung an klimatische oder geographische Besonderheiten. Mollusca contagiosa kommen deshalb überall auf der Welt vor.

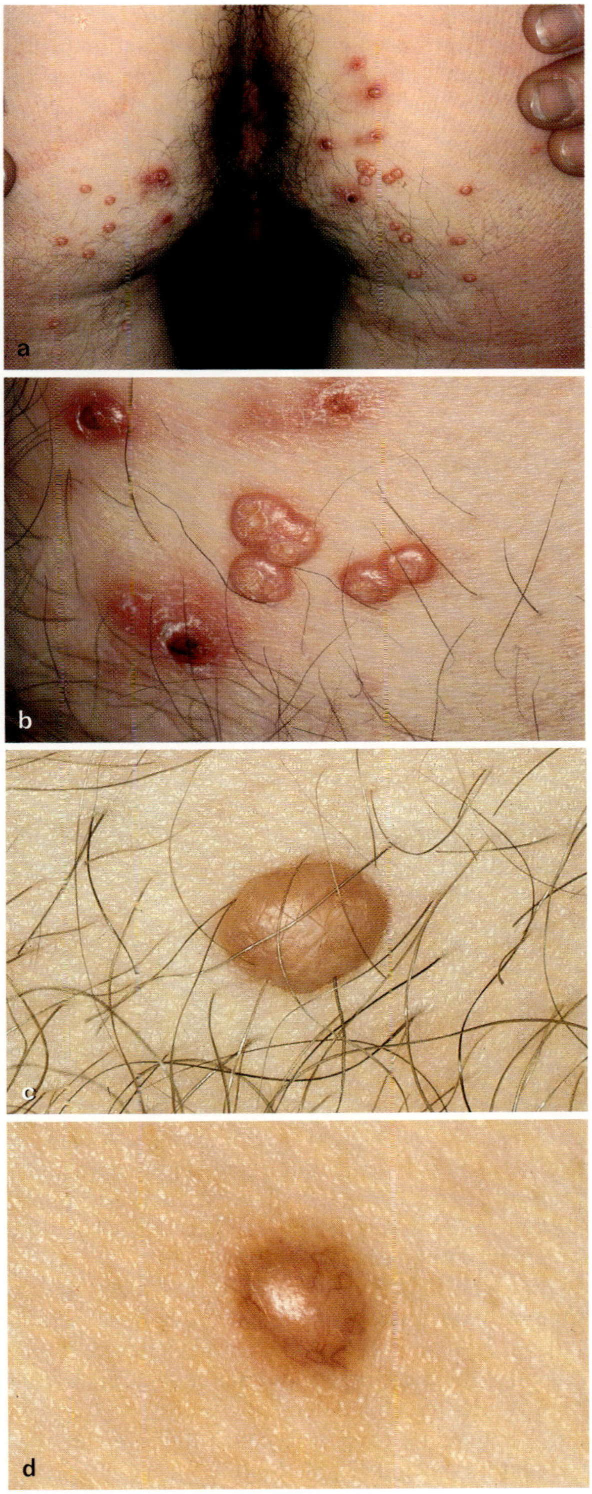

Abb. 2.33. **a** Multiple, hautfarben-rötliche, scharf begrenzte, halbkugelige, glatte, z.T. leicht gedellte und konfluierende Mollusca contagiosa im Perianalbereich. **b** Ausschnitt aus **a**. **c** Eruptives papuloses Xanthom mit einem mehr gelblichen Farbton. **d** Juveniles Xanthogranulom zum differentialdiagnostischen Vergleich

Die Übertragung erfolgt direkt von Mensch zu Mensch, auch durch Geschlechtsverkehr, weswegen die Krankheit mit zu den sog. *sexually transmitted diseases* gerechnet wird. Sie ist aber ebenfalls mittelbar – häufig in öffentlichen Schwimmbädern – über infizierte Badetücher, -schwämme usw. möglich. Da der Kontagionsindex nicht groß zu sein scheint, tritt das Krankheitsbild nicht allzu oft in Erscheinung. Im dermatologischen Krankengut wird es im Verhältnis zu anderen Hautleiden mit 0,1–1,2% angegeben [1]. In den letzten Jahren scheinen Dellwarzen jedoch zunehmend häufiger aufzutreten. Gelegentlich kann es sogar zu kleineren Epidemien in Kindergärten, Schulen, Schwimmbädern, auf Spielplätzen usw. kommen.

Als eine der Ursachen hierfür wird die weitverbreitete Anwendung von Kortikosteroiden angesehen, insbesondere weil bekannt ist, daß Kinder, die an Neurodermitis leiden und längerzeitig mit Kortikosteroiden behandelt wurden, besonders häufig an ungewöhnlich hartnäckigen und in oft großer Zahl auftretenden Dellwarzen erkranken [8, 9, 14]. Das gleiche gilt auch für immungeschwächte Patienten oder solche mit konsumierenden Erkrankungen [2, 10–13, 16].

KLINIK

Das klinische *Erscheinungsbild* ist gekennzeichnet von 1–10, in seltenen Fällen bis 20 mm großen, gelegentlich einzeln, meist jedoch in mehr oder weniger großer Zahl, u.U. bis zu mehreren Hundert in disseminierter Anordnung auftretenden, hautfarbenen bis gelblich-weißen oder rötlichen, scharf zur entzündungsfreien Umgebung begrenzten, halbkugeligen, glatten, perlartig-mattglänzenden, derben Knötchen, deren Kuppe in fortgeschrittenem Zustand zentral eine leichte Delle („Dellwarze") und ggf. auch eine kleine Öffnung aufweist, aus der auf seitlichen Druck eine rahmartige, zähe, grauweißliche Masse aus umgewandelten Epidermiszellen mit intrazytoplasmatischen Einschlüssen („Molluscum-Körperchen") herausquillt.

Prädilektionsstellen sind insbesondere Gesicht (bevorzugt Augenlider) und Lippenregion, Hals, Oberkörper und -arme, Axillen sowie Zungen-, Mundschleimhaut- und Anogenitalbereich.

In Ausnahmefällen können Mollusken zu traubenförmig konfluierenden Gebilden heranwachsen, ggf. auch riesengroß werden („Mollusca contagiosa gigantea") oder gestielt sein („Mollusca contagiosa pediculata") und so durch sekundäre Begleiterscheinungen ein entsprechendes mehr oder weniger ausgeprägtes klinisches *Beschwerdebild* hervorrufen.

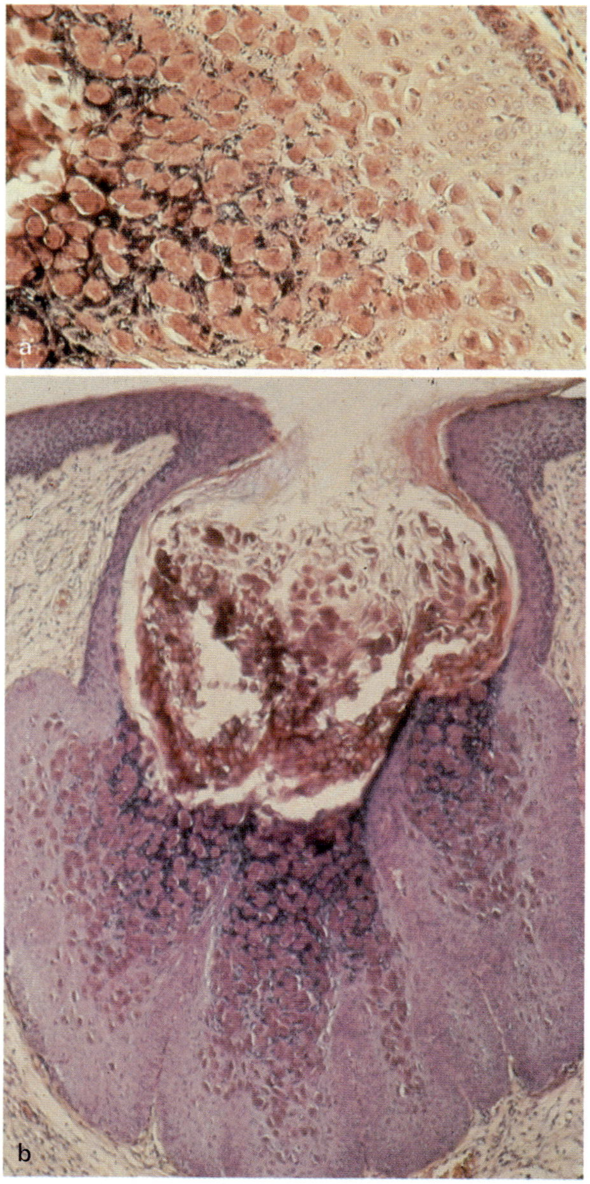

Abb. 2.34 a, b. Molluscum contagiosum. **a** Detailaufnahme. In den kraternahen Abschnitten finden sich reichlich „corps ronds“ und zytoplasmatische Einschlußkörper. **b** Übersicht mit Darstellung des „Molluskumkörperchens“. HE-Färbung

DIAGNOSE

Die Diagnosestellung ist aufgrund des charakteristischen klinischen Bildes meist ohne Schwierigkeit durch die einfache Inspektion möglich.
Nur in Ausnahmefällen, etwa bei Vorliegen oben beschriebener Sonderformen oder bei ungewöhnlicher Lokalisation, wie etwa an den Fußsohlen [1] oder im Bereich der Konjunktiven [3], ist eine Diagnosesicherung notwendig, die leicht mikroskopisch erfolgen kann. Bereits bei schwacher Vergrößerung sind im Exprimat die typischen Molluskumkörperchen, auch *Henderson-Paterson-Körperchen* genannt, die den Erreger enthalten, als homogene, kernlose epithelzellenähnliche ovoide Gebilde zu erkennen.
Der Erreger selbst kann lichtoptisch mit Hilfe der Morosow-Färbung oder elektronenmikroskopisch entweder durch Ultradünnschnittpräparate oder im Schnellverfahren mittels der Negativkontrastmethode nachgewiesen werden [6, 7, 17].

DIFFERENTIALDIAGNOSE

Differentialdiagnostisch sind insbesondere die meist etwas gelblicher erscheinenden *eruptiven Xanthome* auszuschließen, die ganz bevorzugt im Glutaealbereich lokalisiert sind.
Differentialdiagnostisch weiterhin wichtig sind:

- Miliaria cristallina,
- Komedonen (Abb. 2.19),
- Hydrozystome,
- Basaliome,
- Ulcera mollia,
- Verrucae vulgares,
- Juvenile Xanthogranulome (Naevoxanthoendotheliome),
- Keratoakanthome,
- Granuloma pyogenicum (Abb. 3.26),
- Ostiofollikulitis,
- Syringocystadenoma papilliferum (S. 215 ff.).

THERAPIE

Eine Behandlung vorliegender Mollusca contagiosa sollte insbesondere wegen der Gefahr der Fremd- und auch weiteren Selbstinfektion möglichst rasch erfolgen. Die Dellwarzen neigen zwar zu spontaner Remission, doch ist damit erfahrungsgemäß nicht vor Ablauf von 2 Monaten zu rechnen. Andererseits wurde das Bestehenbleiben solitärer Mollusken bis zu 5 Jahren beobachtet [4, 15, 16].
Die zu wählende Therapiemaßnahme hängt insbesondere vom Ausmaß des Befalls, der Lokalisation, evtl. vorliegender entzündlicher Begleiterscheinungen oder -erkrankungen und schließlich auch vom Alter des Patienten ab.
Zur Verfügung stehen eine ganze Reihe mehr oder weniger gut geeigneter Methoden:

- Bei Vorliegen nur weniger Mollusken kommen vor allem operativ-mechanische Maßnahmen in Betracht, wie z. B. Abtragen der Knötchen in toto mit dem scharfen Löffel, Anritzen mit dem Star- oder Moncorps-Messer und Auspressen des Inhaltes, Ausquetschen der Dellwarzen mit einer

Splitterpinzette oder die elektrokaustische Abtragung ebenfalls in L. A.; u. U. genügt das vorherige Auftragen von EMLA-Salbe oder Chloräthylspray. Eine weitere effektive Behandlungsmöglichkeit besteht in der Anwendung der Kryotherapie.

- Bei multiplem Befall kommt demgegenüber eher das Bepinseln der Mollusken mit 20%iger Podophyllinlösung, 0,9%iger Cantharidinlösung oder die ebenfalls zu einer mehr oder weniger starken Reizung der Haut führende topische Anwendung von Vitamin-A-Säure (z. B. Epi-Aberel) [5] in Betracht.

Die zuletzt genannte Therapiemöglichkeit ist insbesondere wegen der therapeutisch erwünschten, ja notwendigen Hautreizung bei normalerweise 3maliger Applikation pro Tag vor allem bei Kleinkindern nicht ganz unproblematisch.

Literatur

1. Bunney MH (1969) Molluscum contagiosum of the scle: A rare diagnosis or a rare condition. Br J Dermatol 81: 623–625
2. Ganpule M, Garretts M (1971) Molluscum contagiosum and Sarcoidosis: Report of a case. Br J Dermatol 85: 587–589
3. Haellwigk C (1966) Keratokonjunktivitis bei Molluscum contagiosum der Lider. Klin Monatsbl Augenheilkd 148: 87–91
4. Hawley TG (1970) The natural history of molluscum contagiosum in Fijian children. II. Hyg Camb 68: 631–632
5. Hund G (1975) Vitamin-A-Säure-Therapie von Mollusca contagiosa bei Haemophilie. A Z Hautkrankht 50: 291–292
6. Nagington J (1964) Electron microscopy in differential diagnosis of poxvirus infections. Br Med J 2: 1499–1500
7. Nasemann Th (1957) Licht- und elektronenoptische Untersuchung zur Morphologie des Molluscum contagiosum-Virus und dessen Einschlußbildungen sowie Beiträge zur Klinik, Serologie, Histopathologie und Pathogenese des M. c. Hautarzt 8: 443–450
8. Nasemann T, Schaeg G (1973) Einfaches Behandlungsverfahren für Mollusca contagiosa. Hautarzt 24: 402–403
9. Pauly ChR, William MA, Henry EJ (1978) Atopic dermatitis impaired cellular immunity and molluscum contagiosum. Arch Dermatol 114: 391–393
10. Rosenberg EW, Yusk JW (1970) Molluscum contagiosum. Eruption following treatment with prednison and methotrexate. Arch Dermatol 101: 439–441
11. Schoedinius HH (1972) Mollusca contagiosa als Symptom. Hautarzt 23: 34–37
12. Simon M jr, Wieser E (1980) Ungewöhnliche Molluscum contagiosum-Infektion bei Sarkoidose. Hautarzt 31: 341–343
13. Söltz-Szöts J, Fanta D (1980) Viruskrankheiten der Haut. In: Korting GW (Hrsg) Dermatologie in Praxis und Klinik. Thieme, Stuttgart New York, (S 18.186–18.188)
14. Solomon LM, Telner R (1966) Eruptive molluscum contagiosum in atopic dermatitis. Can Med Assoc J 95: 978–979
15. Steffen Ch, markmann JA (1980) Spontaneous Disappearance of Molluscum contagiosum: Report of a case. Arch Dermatol 116: 923–924
16. Wolff HH (1977) Eczema herpeticatum. Eczema vaccinatum, Eczema verrucatum, Eczema molluscatum. Hautarzt 28: 98–99
17. Wolff HH, Gräser H (1977) Elektronenoptische Schnelldiagnostik bei Viruserkrankungen der Haut. Hautarzt 28: 371–374

2.13 Verrucae vulgares

Die vulgären Warzen (V. vulgares) werden zusammen mit den planen, juvenilen Warzen (V. planae juveniles), den Plantar-, Dorn- und Mosaikwarzen (V. plantares), den Feig- oder Feuchtwarzen (Condylomata acuminata, Abb. 2.38) und den Schleimhautwarzen bzw. Schleimhautpapillomen (disseminierte, orale Papillomatose, Larynxpapillom, Condylomata plana, Morbus Heck) als Virusakanthome bzw. -papillome bezeichnet.

Die verschiedenen klinischen Erscheinungsbilder werden durch unterschiedliche, elektronenmikroskopisch nicht zu unterscheidende Typen des zu den Papova-Viren zählenden, im Durchmesser 45–55 nm großen, karyotropen Warzenvirus (menschliches Papillomavirus = human papilloma virus = HPV) hervorgerufen (Abb. 2.35). Molekularbiologisch bzw. serologisch konnten bereits über 70 genetisch unterschiedliche Papillomvirustypen beim Menschen differenziert werden, wobei verschiedene Typen bei ein- und derselben Warzenart gefunden werden können.

Es besteht heute kein Zweifel mehr daran, daß bestimmte HPV-Typen bei der Entstehung von Karzinomen bzw. Präkanzerosen eine Rolle spielen. Vor allem die im Genitalbereich nachzuweisenden Papillomviren HPV 16 und HPV 18 gelten wie 2 der in Epidermodysplasia verruciformis-Läsionen vorkommenden Viren (HPV 5 und HPV 8) als potentiell onkogene DNS-Viren der menschlichen Haut und Schleimhäute. Weitere Typen mit offenbar geringerem Risiko sind HPV 31, 33, 35, 39, 45, 51, 52, 56, 58, 59, 61, 62, 64, 66 oder 67 und schließlich die vorwiegend bei Condylomata acuminata nachzuweisenden HPV 6 und HPV 11 [3, 7, 9, 10, 12, 15, 17, 19–22]. Für weiterführende Informationen zur onkogenen Potenz der HPV-Typen („high"- und „low-risk"), Risikofaktoren etc. gibt es in Deutschland den „Förderkreis: Papillomvirusinfektionen bei Mensch und Tier" Anschrift: Prof. Dr. med. Elke-Ingrid Grußendorf-Conen, Hautklinik

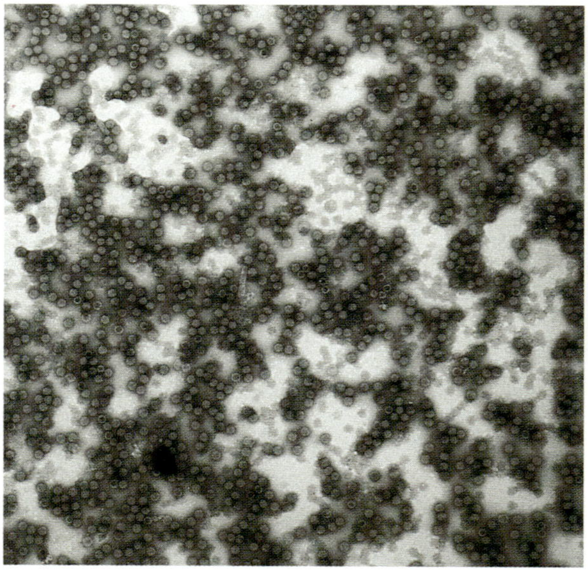

Abb. 2.35. Elektronenmikroskopische Aufnahme von humanen Papillomviren (HPV) aus einer HPV2-positiven Verruca vulgaris. Negativfärbung mit Phosphorwolframsäure

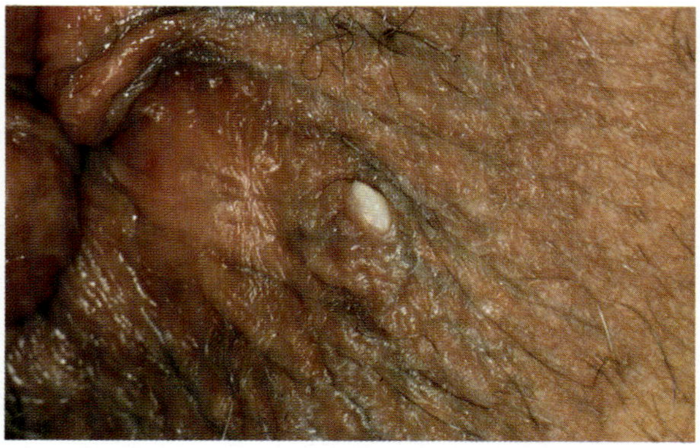

Abb. 2.36. Verruca vulgaris im Perianalbereich. Milieubedingte, glatte, weißliche Oberfläche

der Med. Fakultät der RWTH, Pauwelsstr. 30, 52074 Aachen.

Aus proktologischer Sicht kommt nur den nachfolgend näher beschriebenen vulgären bzw. planen Warzen sowie den Condylomata acuminata (S. 158 ff.) Bedeutung zu.

Die vor allem bei Kindern und Jugendlichen offenbar zunehmend häufiger, weltweit einzeln oder multipel vorkommenden vulgären Warzen, die etwa 75% der o. a. Warzenformen ausmachen, finden sich zwar bevorzugt an den Händen und Füßen, kommen jedoch nicht selten meist durch Autoinokulation infolge Kratzens auch perianal und – etwa durch Abbeißen von Warzen – im Bereich der Lippen oder der Mundschleimhaut vor. Verrucae vulgares können auch gleichzeitig mit Verrucae planae juveniles und/oder Condylomata acuminata vorkommen. Da die Infektion eine mehr oder weniger ausgeprägte, in vielerlei Hinsicht allerdings noch ungeklärte Immunität hinterläßt, sind gesunde Erwachsene weitgehend vor Rezidiven geschützt.

ÄTIOLOGIE

Die Übertragung des in Zellkulturen nicht replizierbaren Warzenvirus erfolgt wahrscheinlich über Mikroläsionen der Haut; sie ist möglich von Mensch zu Mensch, von Tier zu Tier und von Tier (Rind, Pferd, Katze, Hund o. a.) zu Mensch. Zur Infektion, d. h. zum Angehen der Warzen scheint eine gewisse Disposition notwendig zu sein, da sich erfahrungsgemäß nicht jeder Mensch ohne weiteres infizieren kann. Als begünstigende Faktoren einer Virusinokulation gelten gestörte periphere Durchblutungsverhältnisse, Immundefekte [8, 20] (s. Aids, s. S. 457 ff.) und bestimmte Grundleiden, wie etwa ein Status sebostaticus oder eine Atopie. Auch bei topischer, langfristiger Kortikosteroidapplikation kommt es gelegentlich zur disseminierten Warzenaussaat.

Die *Inkubationszeit* ist nicht genau bekannt. Sie soll variieren zwischen 4 Wochen und mehreren Monaten.

KLINIK

Erscheinungsbild: Die vulgäre Warze stellt ein sich vorwölbendes, hartes, rundes oder ovales, scharf begrenztes, zunächst hautfarbenes und später bräunlich bis schwärzliches Gebilde dar, dessen Oberfläche anfangs glatt und später immer höckeriger und zerklüfteter, also verrukös erscheint. Die im Perianalbereich auftretenden vulgären Warzen zeigen milieubedingt allerdings eine mehr glatte, weißliche Oberfläche (Abb. 2.36). Die „Mutterwarze" kann – nicht selten – Erbsen- oder gar Bohnengröße erreichen.

Die Gestalt der Warzen wird weitgehend durch ihre Lokalisation geprägt; so gibt es eine eigenartige Spielart vulgärer Warzen, die sog. Pinselwarzen („filiforme Warzen"). Es handelt sich hierbei um dünne, fadenförmige Warzen, die in behaarten Körperregionen zwischen den Haaren wachsen können und papillomatösen Fibromen ähneln.

Auch im Lippenbereich kann es zu zottenartig-filiformen, papillomatösen Warzenformen kommen.

Demgegenüber sind die differentialdiagnostisch von Condylomata acuminata oft schwer zu unterscheidenden weißlich-grauen Viruspapillome (Condylo-

mata plana) auf Schleimhäuten kalotten- oder plateauartig flach geformt [14].
Eine ebenfalls plane, lichenoid bis stumpf erscheinende Oberfläche weisen die gelegentlich auch im Perianalbereich auftretenden und nur 3–4 mm großen, rundlich bis polygonal begrenzten, hautfarbenen bis graugelblich-bräunlich, gelegentlich rötlichen, derben, epidermalen Verrucae planae juveniles auf. Subjektive *Beschwerden* treten nicht auf.
Der *Verlauf* einer stets vorübergehenden Infektion mit vulgären Warzen ist ganz unterschiedlich. Es kann bereits nach Wochen, aber auch erst nach vielen Monaten oder Jahren zur Spontanremission stets ohne Narbenbildung kommen.

DIAGNOSE

Die Diagnostizierung vulgärer Warzen im Perianalbereich ist aufgrund des oben beschriebenen, charakteristischen klinischen Erscheinungsbildes i.a. problemlos. Histologisch sind V. vulgares gekennzeichnet durch eine reaktive geschwulstartige, jedoch rückbildungsfähige Epithelhyperplasie mit konsekutiver Papillomatose (Abb. 2.37 a, b).
Neben der Histologie sollte in fraglichen Fällen auch eine Virustypisierung (molekulare Hybridisierung, Restriktionsenzymanalyse, Polymerasekettenreaktion, immunfluoreszenztechnische Verfahren [2, 3, 7, 10, 17, 19] erfolgen, insbesondere zur Abgrenzung der Verrucae planae juveniles von flachen, kondylomatösen Effloreszenzen bzw. einer bowenoiden Papulose (S. 205 ff.).

DIFFERENTIALDIAGNOSE

Differentialdiagnostisch zu unterscheiden sind insbesondere die ebenfalls bevorzugt bei Kindern auftretenden juvenilen Warzen.
Die Differentialdiagnose perianaler Verrucae vulgares umfaßt weiterhin Lichen ruber (Abb. 2.45), Mollusca contagiosa (Abb. 2.33), Condylomata acuminata et lata, ein beginnendes Spinaliom, die bowenoide Papulose (Abb. 2.69 b), Fibrome und papilläre Pigmentnaevi.

THERAPIE

In therapeutischer Hinsicht sollte zunächst bedacht werden, daß es sich bei einem Befall mit vulgären oder juvenilen Warzen um eine harmlose und passagere Infektionskrankheit handelt.
Die Vielfalt heute propagierter Therapiemöglichkeiten dokumentiert, daß es eine ideale Behandlungsmethode, die etwa in einer wirksamen virustypspezifischen Vakzine bestehen könnte, noch nicht gibt. Auch die viel beschriebene Suggestivbehandlung der Warzen wird i.a. sehr unterschiedlich beurteilt.

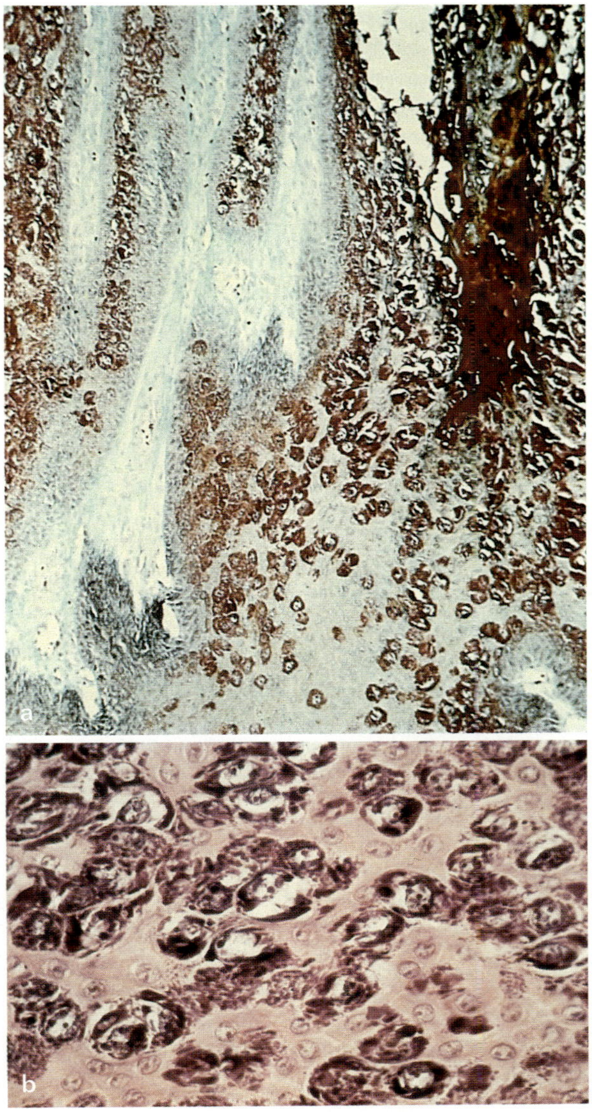

Abb. 2.37 a, b. Verruca vulgaris vom Einschlußtyp. **a** Papillomatose der Epidermis. Stratum granulosum unregelmäßig verbreitert mit bizarren grobscholligen Keratohyalingranula. **b** Detailaufnahme aus der Körnerschicht: Keratohyalingranula grobschollig

Geeignete Möglichkeiten der Abtragung sind insbesondere die Kryotherapie mit flüssigem Stickstoff, wobei sich durch Bildung einer subepidermalen Blase die Warze abhebt und eine i.d.R. narbenlose Abheilung erfolgt, die Exkochleation mit dem scharfen Löffel ggf. in Chloräthylvereisung oder schließlich die Abtragung mit der elektrischen Schlinge in Lokalanästhesie.
Auch konservative Behandlungsmaßnahmen unter Anwendung von lokalen Ätzmitteln (Trichloressig-

säure 30% o.ä.), Keratolytika (z.B. Guttaplast), Vitamin-A-Säure-haltigen Externa (z.B. Epi-Aberel) und Virostatika (z.B. Verrumal) unter Abdeckung der Umgebung etwa mit Hermal-Paste in der Perianalregion haben nach wie vor ihre Berechtigung. Neuere Möglichkeiten in der Therapie von Virusakanthomen bietet die Lasertherapie und bei massiven therapierefraktären Verläufen die systemische Verabreichung von Interferon (z.B. Fiblaferon) bzw. von Retinoiden (z.B. Tigason) [1, 4–6, 8, 11, 13, 16].

Literatur

1. Berth-Jones, Hutchinson PE (1992) Modern treatment of warts: cure rates at 3 and 6 months. Br J Dermatol 127: 262–265
2. Braun-Falco O, Plewig G, Wolff HH (1996) Dermatologie und Venerologie. 4.Aufl. Springer, Berlin Heidelberg New York Tokyo
3. Egawa K (1994) New types of human papillomaviruses and intracytoplasmatic inclusion bodies: a classification of inclusion warts according to clinical features, histology and associated HPV types. Br J Dermatol 130: 158–166
4. Gross G (1987) Lesions of the male and female external genitalia associated with human papillomaviruses. In: Syrjänen K, Gissmann L, Koss LG (eds) Papillomaviruses and human disease. Springer, Berlin Heidelberg New York Tokyo, pp 197–234
5. Gross G (1987) Interferon-Therapie von Viruspapillomen. Aktuel Dermatol 13: 238–240
6. Gross G (1997) Therapy – skin warts. In: Gross G, Krogh G von (eds) Human papillomavirus infections in dermatovenerology. CRC, Boca Raton, p 375
7. Gross G, Jablonska S (1997) Skin warts: morphology and histology. In: Gross G, Krogh G von (eds) Human papillomavirus infections in dermatovenerology. CRC, Boca Raton, p 243
8. Gross G, Pfister H, Hagedorn M, Stahn R (1982) Effect of oral aromatic retinoid (Ro 10-9359) in human papilloma virus-2-induced common warts. Dermatol 78: 160–164
9. Grußendorf-Conen E-J (1990) Humanpathogene Papillomviren und deren Beziehungen zur Onkogenese. Hautarzt 41: 658–661
10. Grußendorf-Conen E-J (1993) Humanpathogene Papillomviren in der Genese des Zervixkarzinoms. Fortschr Med 9: 145–146
11. Grußendorf-Conen E-J (1993) Behandlung von HPV-induzierten klinischen Veränderungen. Dtsch Ärztebl 90: A 1 2326–2330
12. Grußendorf-Conen E-J (1993) HPV in der Onkogenese. Hautarzt 44: 427–431
13. Kimming W, Kröger HJ, Hicks R, Breitbart W (1987) Ultraschallkontrollierte Nd-YAG-Lasertherapie von Viruspapillomen. Aktuel Dermatol 13: 231–233
14. Lentner A, Wienert V (1996) Perianale Condylomata plana. Z Hautkrankht 8: 630–632
15. Moy R, Eliezri YD (1994) Significance of human papillomavirus-induced squamous cell carcinoma to dermatologists. Arch Dermatol 130: 235–237
16. Pfau A et al. (1994) Nd: YAG laser hyperthermia in the treatment of recalcitrant verrucae vulgares. (Regensburg's technique). Acta Derm Venereol 74: 212–214
17. Schneider A, Wagner D (1993) Infektionen der Frau mit genitalem humanem Papillomvirus. Dtsch Ärztebl 10: A 1 730–732
18. Stein E (1985) Warzen. Z Allgemeinmed 13: 3–5
19. Villiers EM de (1992) Laboratory techniques in the investigation of human papillomavirus infection. Genitourin Med 68: 50–54
20. Zur Hausen H (1977) Human Papillomaviruses and their Possible Role in Squamous Cell Carcinomas. Current Top Microbiol Immunol 78: 1–30
21. Zur Hausen H (1982) Human genital cancer: synergism between two virus infections or synergism between a virus infection and initiating events? Lancet II: 1370–1372
22. Zur Hausen H (1987) Papillomaviruses in human cancer. Cancer 59: 1692–1696

2.14 Condylomata acuminata

Die zunehmend häufiger auftretenden Condylomata acuminata (*Synonyma:* Feig- oder Feuchtwarzen, Papillomta acuminata sive venerea, Verrucae acuminatae, spitze Kondylome) stellen infektiöse Fibroepitheliome dar, die zusammen mit den vulgären und juvenilen Warzen auch als Virusakanthome bezeichnet und durch Papova-Viren (insbesondere HPV 6 und HPV 11) hervorgerufen werden [9, 10, 15, 16, 36].
Es werden drei Verlaufsarten unterschieden:

- **Condylomata acuminata:** (klassischer Typ) spitze papillomatöse Wucherungen, die häufig von der anogenitalen Gegend ausgehen,
- **Condylomata plana:** mit vorwiegender Lokalisation an Präputium und Cervix uteri,
- **Condylomata gigantea:** (Buschke-Löwenstein-Tumoren) als destruierende Form der Riesenkondylome [2].

Auf die onkogene Potenz bestimmter HPV-Typen wird im Kapitel 2.13 Verrucae vulgares (S.155) hingewiesen.

▷

Abb. 2.38. **a** Hahnenkammartige Feig- oder Feuchtwarzen. **b** Blumenkohl- oder maulbeerartige Condylomata acuminata bei gleichzeitig vorliegendem partiellen Analprolaps. **c** Gigantöse, z.T. schmierig aufgeweichte Feigwarzen im Analbereich. **d** Multiple, auffällig pigmentierte Condylomata acuminata

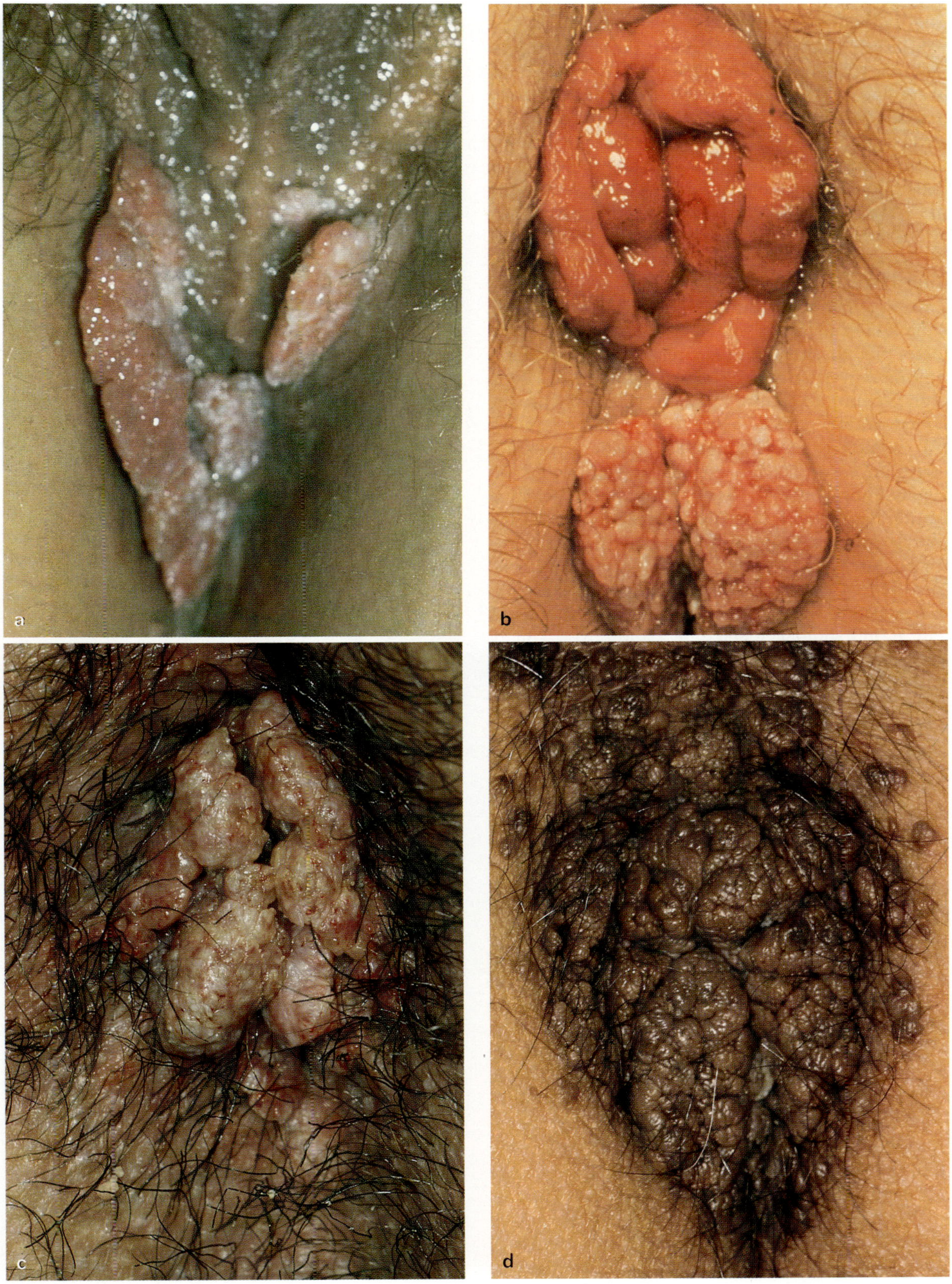

Abb. 2.38 a–d. Legende s. S. 158

ÄTIOLOGIE

Förderlich für das Angehen dieser durch Schmierinfektion, vorwiegend beim Geschlechtsverkehr übertragenen Erkrankung, die zu den STD *(sexually transmitted diseases)* gezählt wird und die beide Geschlechter vor allem in jüngeren Jahren, d.h. auf dem Höhepunkt sexueller Aktivität befällt, ist ein bestimmtes Milieu, das durch Feuchtigkeit, Mazeration und Epithelläsionen gekennzeichnet ist.
Weiterhin ist die Empfindlichkeit gegenüber dem Virus unterschiedlich. Wie auch bei mykotischen Infektionen, scheinen die Durchblutung, der Feuchtigkeitsgehalt sowie der pH-Wert der Haut hierbei eine Rolle zu spielen. Systemerkrankungen wie Diabetes mellitus, maligne Tumoren und die erworbene Immunschwäche Aids (S. 457) sind ebenfalls überdurchschnittlich häufig mit Condylomata acuminata assoziiert.
Als *begünstigende Faktoren* sind insbesondere Erkrankungen anzusehen, die infolge Fluor- oder Ekzembildung den betreffenden Haut- oder Schleimhautbereich feucht halten und mazerieren und dadurch zu Mikroläsionen führen, wie dies beispielsweise durch eine Balanitis oder Vulvitis verschiedener Genese, einer gonorrhoischen oder unspezifischen Urethritis, Phimose, durch Condylomata lata, ein Hämorrhoidalleiden, eine Candidosis, Trichomoniasis, durch eine Oxyuriasis, Kontaktekzeme, aber auch infolge mangelnder Hygiene, durch Promiskuität, durch Ovulationshemmer, Kortisonbehandlung, Gravidität usw. geschieht [7, 12, 27].
Gelegentlich sind Condylomata acuminata auch spontan rückbildungsfähig.
Die *Inkubationszeit* kann 4 Wochen bis mehrere Monate, wenn nicht gar Jahre betragen.

KLINIK

Man findet Condylomata acuminata überwiegend in feuchten Körperfalten, bevorzugt also im Genitoinguinal- und Anal- bzw. Perianalbereich, wobei sie sich in Ausnahmefällen bis ins Rektum oder in die Urethra hinein ausdehnen können. Gelegentlich können sie auch im Mundrachenraum wie auch im Bereich der Nasolabialfalten, des Nabels, der Axillen und der Submammär-Region auftreten.
Prädilektionsstellen beim Mann sind der Sulcus coronarius, das innere Praeputialblatt und das Frenulum, bei der Frau die großen und kleinen Labien bis zum Introitus vaginae. Von den Kondylomen im Glansbereich sind die sich am Übergang zum Sulcus coronarius befindlichen Papillae coronae glandis (hirsutoide Penispapillome), denen keine pathologische Bedeutung zukommt, abzugrenzen.
Das klinische *Erscheinungsbild* der Condylomata acuminata wird von den jeweils vorliegenden Terrainbedingungen bestimmt. Wenn sie, wie im Perianalbereich zweiseitigem Druck etwa durch die Nates ausgesetzt sind, entstehen abgeplattete „hahnenkammartig" hyperkeratotische Wucherungen (Abb. 2.38 a), während sich bei fehlendem Druck mehr „blumenkohl"- oder „maulbeerartige" Formen bilden (Abb. 2.38 b).
Zunächst finden sich kleinste, sofern mazeriert elfenbein- bis porzellanfarbene, mattglänzende, sonst mehr rötliche bis hautfarbene warzenförmige, indolente Papillome, die je nach Lokalisation gruppiert, beetartig konfluierend oder kranzförmig angeordnet die merkwürdigsten Formen hervorbringen können und durch Mazerationsvorgänge und ggf. bakteriellen oder mykotischen Superinfektionen an der vielfach stark zerklüfteten Oberfläche schmierig aufgeweicht, ggf. nekrotisch und damit foetide werden und gelegentlich zu recht monströsen Gebilden heranwachsen können (Abb. 2.38 c).
Zu *Beschwerden* führen Feigwarzen allenfalls aufgrund sekundärer Folgeveränderungen.
Die betroffenen Patienten kommen erfahrungsgemäß daher eher wegen eines auftretenden Juckreizes infolge eines durch Condylomata acuminata und der hierdurch gestörten Analhygiene entstandenen sog. toxischen Kontaktekzems im Perianalbereich in die Sprechstunde als aufgrund der stets schmerzlosen Kondylome selbst, die erfahrungsgemäß oft auch für Hämorrhoiden gehalten werden.
Kondylome etwa, die sich in der Harnröhre ausbreiten, können zum *Beschwerdebild* einer Urethritis und ausgedehnte Feigwarzenkonglomerate im Praeputialbereich infolge Mazerationsvorgänge und Sekundärinfektionen zu dem einer Balanitis führen.
Als *Sonderform* kann sich meist aus jahrelang nicht adäquat behandelten und aufgrund chronisch entzündlicher Vorgänge, insbesondere infolge andauernder Traumatisierung und Sekundärinfektionen zur Destruktion, Bindegewebsproliferation und Fistelbildung neigenden Condylomata acuminata, in seltenen Ausnahmefällen das Bild der lokal invasiv und aggressiv destruierend wachsenden karzinomähnlichen Kondylomatose, der sog. Condylomata acuminata gigantea Buschke-Löwenstein entwickeln (Abb. 2.39 a, b).
Diese Riesenkondylome, auch Buschke-Löwenstein-Tumore genannt, weisen histologisch alle Kriterien eines gutartigen Tumors auf, wobei allerdings Übergänge in Plattenepithelkarzinome schon beobachtet wurden. Eine maligne Entartung von Riesenkondylomen wird jedoch allgemein als gering eingeschätzt [3, 4, 6, 12, 17, 19, 21, 23, 25, 29].

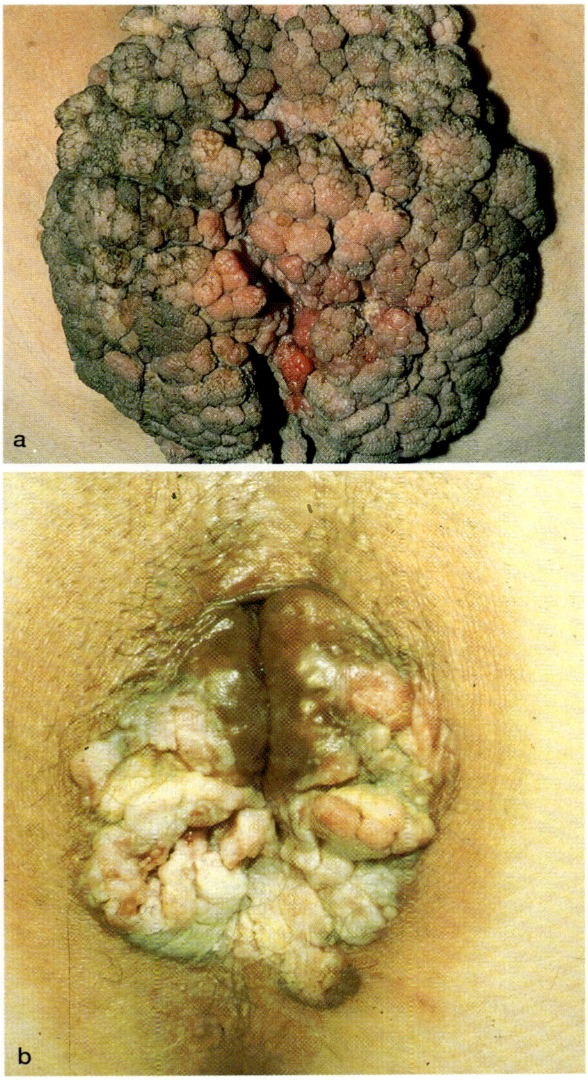

Abb. 2.39. **a** Condylomata acuminata gigantea Buschke-Löwenstein der Analregion. **b** Spinaliom auf 25 Jahre bestehenden und nicht behandelten Condylomata acuminata entstanden

DIAGNOSE

Die Diagnosestellung ist aufgrund des meist recht charakteristischen klinischen Erscheinungsbildes i. d. R. problemlos. Nur in besonderen Fällen ist eine Unterscheidung zu den differentialdiagnostisch in Betracht kommenden Krankheitsbildern (s. u.) prima vista nicht möglich [23].
Zu empfehlen ist neben der endoskopischen Überprüfung des Rektumbereiches (Endoskopie jedoch nur nach vollständiger Entfernung sichtbarer äußerer HPV-Läsionen!) in jedem Fall der Ausschluß von erfahrungsgemäß häufigen Begleiterkrankungen, wie Gonorrhö, Trichomoniasis, Candidosis, Oxyuriasis, Lues und HIV-Infektion.

Der Nachweis der Papillomvirusinfektion gelingt in 40–50 % durch einen sog. Immunperoxydase-Test. Hierdurch können reife Viruspartikel enthaltende Epidermiszellkerne direkt im Formalin-fixierten Histologiepräparat sichtbar gemacht werden. Eine Virustypisierung mittels virologischer Southern-Blot (HPV 16, HPV 18) sollte grundsätzlich bei allen flachkondylomatösen Effloreszenzen erfolgen [11, 15, 16].

DIFFERENTIALDIAGNOSE

Die Differentialdiagnose umfaßt neben der Papillomatosis mucosae carcinoides insbesondere folgende Krankheitsbilder:

- flachkondylomatöse Effloreszenzen,
- Condylomata lata (Lues II) (Abb. 15.27),
- Mollusca contagiosa (Abb. 2.33),
- Pemphigus vegetans (Abb. 2.62 a, b),
- Plattenepithelkarzinom (Abb. 3.13),
- Morbus Paget (Abb. 2.74),
- bowenoide Papulose (Abb. 2.69),
- Morbus Bowen (Abb. 2.71),
- Verrucae vulgares (Abb. 2.36),
- seborrhoische Warzen (Abb. 3.22 f),
- Lichen ruber.

THERAPIE

Die jeweils anzuwendende Therapiemethode hängt von Ausdehnung und Lokalisation der Kondylome ab.
Daß die Behandlung der Feigwarzen insgesamt recht problematisch ist und demzufolge sowohl konservative als auch chirurgische Therapiemaßnahmen mit relativ hohen Rezidivraten belastet sind, wird schon durch die Vielzahl der angegebenen Verfahren dokumentiert und hängt insbesondere mit der meist schwer zugängigen Lokalisation im Genitoanorektalbereich zusammen.
Grundsätzlich sollten diagnostizierte Kondylome unverzüglich entfernt werden, da mit einer spontanen Remission nur selten zu rechnen ist.
Bei nur geringem Befall und guter Zugängigkeit im Genital- oder Perianalbereich und bei kleineren Läsionen im Analkanal empfiehlt sich eine zytotoxische Behandlung mit 0,5 %igem Podophyllotoxin (z. B. Condylox) [24]. Aus toxikologischer Sicht kann die Behandlung mit 15–25 %igem Podophyllinspiritus heute nicht mehr empfohlen werden [5]. Weitere in Betracht kommende Präparate sind Trichloressigsäure 30 %, 0,5 %ige Colchicinlösung bzw. 1–3 %iges Colchicin-Laktose-Puder und 5-Fluorouracil (z. B. Efudix) [11, 18, 22, 30, 35].
In vielen, insbesondere fortgeschritteneren Fällen

sind operative Maßnahmen angezeigt. Die Behandlung besteht hierbei entweder in der Abtragung mit der elektrischen Schlinge, dem Laser oder dem scharfen Löffel mit anschließender Elektrokoagulation in Lokalanästhesie oder Entfernung mittels Kryotherapie, entweder mit flüssigem Stickstoff ggf. mit einem Stickstoffkryospray [20] oder mit Kohlensäureschnee (Trockeneis) [26].

Bei noch ausgedehnterem Befall, insbesondere im Ano- bzw. Anorektalbereich stellt die aussichtsreichste Behandlungsmethode zweifellos die chirurgische Abtragung speziell nach dem von Thomsen vorgeschlagenen Verfahren dar, wobei oftmals ein Vorgehen in mehreren Sitzungen sinnvoll erscheint, um narbige Stenosen im Op-Bereich zu verhüten [1, 33].

Auch beim Buschke-Löwenstein-Tumor stellt die erfahrungsgemäß einzig effektive Therapiemethode die chirurgische Exzision bzw. die elektro- oder laserchirurgische Abtragung dar, die wegen des sonst hohen Rezidivrisikos stets weit im Gesunden erfolgen sollte [18, 19, 21, 28].

Adjuvant kommen insbesondere bei ausgedehnten Befunden zur Rezidivprophylaxe die immunmodulierenden, antiproliferativen Interferone zur Anwendung [14, 34]. Die Interferon-Therapie kann auch lokal als Interferon-Hydrogel eingesetzt werden. Dies scheint insbesondere bei Patienten mit einem Immundefekt (HIV-Seropositive, maligne Tumoren) als adjuvante Therapie sinnvoll zu sein, da bei dieser Patientengruppe ein schlechtes Ansprechen auf systemisch verabreichtes Interferon beobachtet wurde [8, 12–14, 17].

Schließlich müssen evtl. vorliegende, das Grundleiden begünstigende Begleiterkrankungen und in Frage kommende Sexualpartner therapeutisch miterfaßt werden [11]. Wegen der großen Rezidivgefahr und der möglichen malignen Entartung, insbesondere flacher bzw. pigmentierter Effloreszenzen, sind konsequente Nachkontrollen, die ggf. eine Biopsie mit beinhalten, über einen längeren Zeitraum empfehlenswert. Bei der Frau sollten nach wie vor in kürzeren Abständen Zervixabstriche entnommen und nach Papanicolaou gefärbt werden.

Literatur

1. Beersiek E, Gross E, Eigler FW (1980) Die chirurgische Behandlung analer und intraanaler Condylomata acuminata. coloproctology 6: 400–402
2. Braun-Falco O, Plewig G, Wolff HH (1996) Dermatologie und Venerologie, 4. Aufl. Springer, Berlin Heidelberg New York Tokyo
3. Buschke A, Löwenstein L (1925) Über carcinomähnliche Condylomata acuminata des Penis. Klin Wochenschr 4: 1726
4. Buschke A, Löwenstein L (1932) Über die Beziehungen von spitzen Kondylomen zu Karzinomen des Penis. Dtsch Med Wochenschr 58: 809
5. Cassidy DE, Drewry J, Fanning JP (1982) Podophyllum toxicity: A report of a fatal case and a review of the literature. J Toxicol Clin Toxicol 19: 35–44
6. Davies S (1965) Giant Condylomata acuminata. Incidence among cases. Diagnosed as carcinoma of the penis. J Clin Pathol 18: 142
7. Elsner P, Hartmann AA, Wecker J (1987) Condylomata acuminata-assoziierte STD-Infektionen der Urethra des Mannes. Eine vergleichende epidemiologische Studie. Hautarzt 38: 26–30
8. Firlbeck G, Rassner G (1987) Behandlung von Condylomata acuminata mit systemisch applizierten rekombinanten Interferon gamma. Z Hautkrankht 62/17: 1280–1287
9. Gissmann L, Wolnik L, Ikenberg H, Koldovsky U, Schnürich HG, zur Hausen H (1983) Human papillomavirus types 6 and 11 DNA sequences in genital and laryngeal papillomas and in some cervical cancer biopsies. Proc Natl Acad Sci USA 80: 560–563
10. Gissmann L (1988) Papillomaviren. Therapiewoche 38/21: 1565–1566
11. Gross G (1984) Condylomata acuminata und andere Papillomvirus-assoziierte Erkrankungen der Urogenital- und Analregion. Infekt Immun 12: 261–265
12. Gross G (1987) Lesions of the male and female external genitalia associated with human papillomaviruses. In: Syrjänen K, Gissmann L, Koss LG (eds) Papillomaviruses and human disease. Springer, Berlin Heidelberg New York Tokyo, pp 197–234
13. Gross G (1988) HPV-Infektionen mit Essigsäure aufspüren. Sexualmedizin 17: 59–62
14. Gross G, Roussaki A, Brzoska J (1988) Low doses of systemically administered recombinant interferon-gamma effective in the treatment of genital warts. J Invest Dermatol 90: 242
15. Gross G, Pfister H, Hagedorn M, Gissmann L (1982) Correlation between human papillomavirus type (HPV) and histology of warts. J Invest Dermatol 78: 160–164
16. Gross G et al. (1985) Papillomavirus infection of the anogenital region: Correlation between histology, clinical picture and virus type. Proposal of a new nomenclature. J Invest Dermatol 85: 147–152
17. Gross G, Roussaki A, Pfister H (1988) Die postoperative Interferon-Hydrogel Behandlung. Methode zur erfolgreichen Therapie chronisch persistierender Riesenkondylome bei einer immundefekten Patientin mit Morbus Hodgkin. Hautarzt 39: 684–687
18. Gross G, Krogh G von, Barrasso R (1997) Therapy – genitoanal lesions. In: Gross G, Krogh G von (eds) Human papillomavirus infections in dermatovenerology. CRC, Boca Raton, p 389
19. Hohenleutner U et al. (1989) Condylomata acuminata gigantea (Buschke-Löwenstein-Tumor). Dtsch Med Wochenschr 113: 985–987
20. John J, O'Connor MD (1980) Condylomata acuminata. Am J Proctology, Gastroenterology and Colon and Rectal Surgery 2
21. Knoblich R, Failing JF jr (1967) Giant condylomata acuminata (Buschke-Löwenstein-Tumor) of the rectum. Am J Clin Pathol 48: 389

22. Krogh G von (1976) 5-Fluorouracil cream in the successful treatment of therpeutical refractory condylomata acuminata of the urinary meatus. Acta Derm Venereol (Stockh) 56: 297–301
23. Krogh G von, Gross G, Barrasso R (1997) Warts and HPV-related squamous cell tumors of the genitoanal area in adults. In: Gross G, Krogh G von (eds) Human papillomavirus infections in dermatovenerology. CRC, Boca Raton, p 259
24. Landthaler M (1994) Anogenitale Feigwarzen: Behandlung heute aussichtsreicher. Med Trib 29: 8
25. Löwenstein L (1939) Carcinoma-Like Condylomata Acuminata of the Penis. Surg Clin N Am 23: 789
26. Lyell A (1966) Managment of warts. Br Med J 2: 1576
27. Oriel JD (1987) Genital and anal papilloma – Virus infections in human males. In: Syrjänen K, Gissmann L, Koss LG (eds) Papillomaviruses and human disease. Springer, Berlin Heidelberg New York Tokyo, pp 182–196
28. Prasad J, Isbister WH (1995) Perianale Condylomata acuminata. coloproctology 3: 111–113
29. Richter M et al. (1995) Plattenepithelkarzinom in einem perianalen Buschke-Löwenstein-Tumor. coloproctology 5: 236–239
30. Simmons PD (1981) Podophyllin 10 % and 25 % in the treatment of ano-genital warts. A comparative double-blind study. Br J Vener Dis 57: 208–209
31. Stein E (1983) Therapiemethoden bei Vorliegen von Condylomata acuminata. Med Trib 6: 37–38
32. Stein E (1984) Condylomata acuminata. Der informierte Arzt 7: 6–10
33. Thomson JPS et al. (1978) The treatment of perianal and anal condylomata acuminata: a new operative technique. J R Soc Med 71: 180–185
34. Wagner G, Kowalzick L (1992) Erfolgreiche systemische Behandlung vorher therapieresistenter Condylomata acuminata mit rekombinantem Gamma-Interferon. Aktuel Dermatol 18: 180–182
35. Weismann K, Kassis V (1982) Behandlung von Condylomata acuminata mit 0,5 %iger 5-Fluorouracil-Lösung. Eine doppelblindklinische Untersuchung. Z Hautkrankht 57: 810–816
36. Zur Hausen H (1989) Papilloma viruses in anogenital cancer as a model to understand the role of viruses in human cancers. Cancer Res 49: 4677–4681

2.15 Epizootien

Epizootien sind Hautkrankheiten, die durch tierische, von außen die Haut befallende Parasiten hervorgerufen werden und in wärmeren Bereichen häufiger auftreten als in gemäßigten Klimazonen.
Als begünstigende Faktoren gelten insbesondere mangelhafte hygienische Verhältnisse, internationaler Tourismus und Promiskuität.
Von den Epizootien im engeren Sinne, zu denen die auf bzw. in den oberen Hautschichten lebenden Ektoparasiten zählen, werden solche im weiteren Sinne unterschieden, die durch bestimmte, nicht permanent auf der Haut stationäre Insekten wie Bienen, Wespen, Hornissen, Mücken usw. hervorgerufen werden.
Die für den Menschen wichtigsten Erreger von Ektoparasitosen im eigentlichen Sinne sind unter den Kerbtieren insbesondere die Läuse (Kopf-, Kleider-, Filzlaus), Wanzen (Bettwanze), Flöhe, vor allem der Menschen-, Hunde-, Katzen-, Ratten-, Hühner- und der auch einmal die Perianalregion befallende, jedoch nur in tropischen Bereichen und damit bei uns nur relativ selten in Erscheinung tretende Sandfloh sowie unter den Spinnentieren neben einer ganzen Reihe verschiedener bevorzugt bestimmte Haustiere befallender Milbenarten insbesondere die sog. Krätzemilbe.
Für die proktologische Sprechstunde kommt allenfalls der Scabies und der Pediculosis pubis besondere Bedeutung zu.
Nachfolgend soll daher nur auf diese beiden Krankheitsbilder näher eingegangen werden.

2.15.1 Skabies

Die Skabies stellt eine seit dem Altertum bekannte, vor allem in Zeiten größerer Verwahrlosung (Kriege, Seuchen u. ä.) auftretende Milbeninfektion der Epidermis dar.
Unabhängig von derartigen Ereignissen waren wohl aufgrund einer wechselnden Immunitätslage der Bevölkerung Häufigkeitswellen der Skabiesepidemien in den Jahren 1920, 1935, 1950, 1965 und 1980 festzustellen [7–9, 11, 15]. Jeder proktologisch tätige Arzt sollte daher auch mit diesem immer noch aktuellen, weltweit auftretenden Krankheitsbild vertraut sein.

ERREGER

Der Erreger der Krätze ist die Skabiesmilbe (*Acarus siro* var. hominis) (Abb. 2.40). Das 0,3–0,4 mm große Weibchen, das etwa doppelt so groß ist wie das Männchen, gräbt meist mehrere Millimeter, selten sogar Zentimeter lange Gänge in die Hornschicht, die mit Gewebstrümmern, Kot (Skybala) und Eiern gefüllt sind. Die weibliche Milbe, die im Durchschnitt 2 Monate alt wird, befindet sich stets unter dem sog. „Milbenhügel“, dem blinden Ende eines solchen Ganges. Das männliche Tier sitzt in ausgegrabenen flachen Mulden der Hornschicht auf der Hautoberfläche und geht sogleich nach der Kopulation zugrunde. Die Entwicklung vom Ei über 1 Larven- und 2 Nymphenstadien bis zur geschlechtsreifen Milbe dauert etwa 14 Tage.

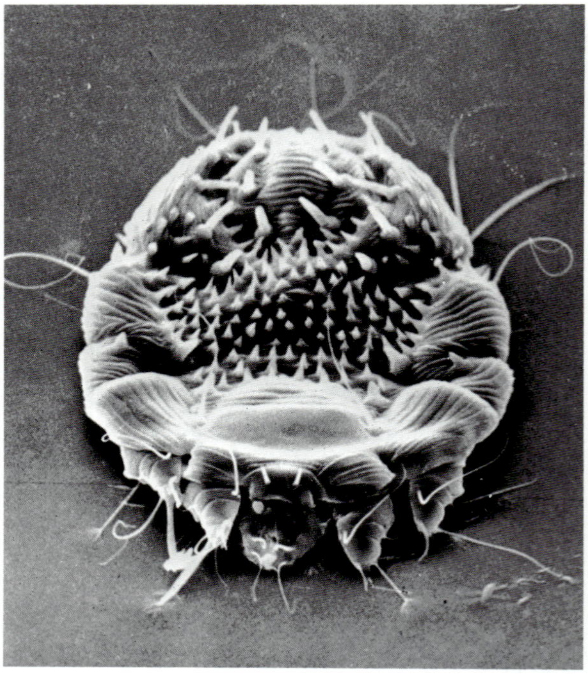

Abb. 2.40. Skabiesmilbe (*Acarus siro* variatio hominis)

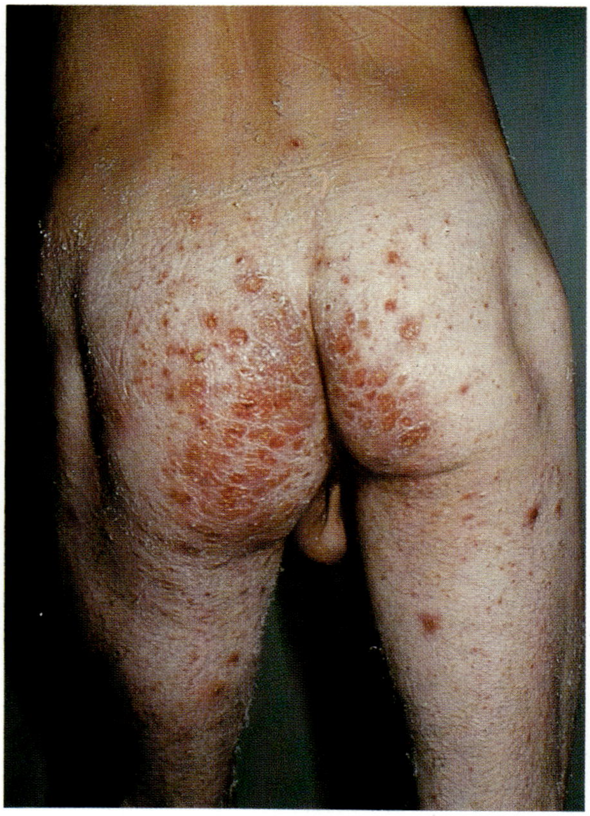

Abb. 2.41. Skabies in der Glutäalregion

EPIDEMIOLOGIE

Der auffällige Morbiditätsanstieg der Krätze hat insbesondere folgende Gründe:

- Veränderte Immunitätslage: Eine geringere Durchseuchung der Bevölkerung in den Jahren zuvor bewirkte eine Verminderung der Resistenz, wodurch die Ausbreitung dieser Ektoparasitose wieder begünstigt wurde.
- Massentourismus, auch in solche Länder, in denen die Skabies noch einen höheren Durchseuchungsgrad aufweist.
- Zunehmende Promiskuität, Indolenz der Patienten aus der Drogenszene.
- Erschwerte Erfassung und Mitbehandlung von Infektionsketten durch diese Gründe.
- Häufige Fehlbehandlung infolge unzureichender Kenntnis des Krankheitsbildes, wobei die Infektkette erhalten blieb.

Wegen ihres relativ seltenen Auftretens in den Jahren 1950 bis 1965 wurde die Skabies oft erst nach längerer Fehlbehandlung diagnostiziert. Insbesondere kann durch die Anwendung von Kortikosteroidexterna wie bei vielen anderen Dermatosen [16] das Bild der Krätze u. U. über einen längeren Zeitraum verschleiert werden. Auch gewissenhafte hygienische Maßnahmen können das Erscheinungsbild so stark unterdrücken, daß die Diagnosestellung oft sehr erschwert wird („gepflegte Krätze").

Die *Inkubation* beträgt 3–6 Wochen. Erst danach treten die zur Erkennung typischen Hautveränderungen auf, so daß der Erkrankte vor der Diagnosestellung bereits mehrere Personen infiziert haben kann.

Die *Übertragung* erfolgt i. d. R. durch direkten Körperkontakt, nur in seltenen Fällen durch Kleidungsstücke. Besonders in der Bettwärme verlassen die Milben ihre Gänge bzw. Schlupfwinkel in der Hornschicht. Da der Parasit nur maximal 3 Tage in Kleidungsstücken überleben kann, genügt es, solche Wäsche 3–4 Tage nicht mehr zu benützen, um die Infektkette zu unterbrechen.

KLINIK

Erscheinungs- und Beschwerdebild: Kennzeichnend sind 0,2–0,5 cm lange, meist geknickte oder leicht bogenförmige Gänge, an deren Ende die weibliche Milbe sitzt. Durch heftigen Juckreiz, besonders in der Bettwärme entsteht durch oft sekundär impetiginisierte Kratzeffekte ein multiformes Bild: Neben Exkoriationen finden sich Ekzematisationen in Form von Bläschen, Pusteln, Nässen und Krustenbildung (vgl. Abb. 2.41).

Da in die Haut eingedrungene Milben zu einer immunbiologischen Auseinandersetzung zwischen Parasiten und Organismus führen, hängt die Ausprägung des klinischen Bilds weitgehend von der Immunitätslage des betreffenden Patienten ab. So ist es zu verstehen, daß in stärker durchseuchten Gebieten, etwa in unterentwickelten Ländern, eine ausgeprägte Symptomatik der Skabies nur noch bei nicht resistenten Personen, also Kindern anzutreffen ist.

So tritt bei verminderter Abwehrbereitschaft der Haut bei debilen, kachektischen oder solchen Patienten, bei denen die Immunabwehr medikamentös oder krankheitsbedingt (s. Aids, S. 457) vermindert wurde, ein als „Skabies norvegica" oder Borken-Krätze genanntes schweres Krankheitsbild auf. Dieses ist gekennzeichnet durch generalisierte Erythrodermien, Nagelveränderungen und vor allem dicke, schmutzig-graue Borkenauflagerungen, in denen sich massenhaft Milben finden.

Bei Kindern und Jugendlichen finden sich nicht selten persistierende, braunrötliche, papulo-nodöse Veränderungen. Histologisch handelt es sich hierbei um reaktive retikulo-histiozytäre Infiltrate, die frei von Milben sind und eine allergische Reaktion des Organismus auf Milbenantigene darstellen. Diese Skabiesknoten pflegen stets nach Wochen bis Monaten spontan abzuheilen.

Prädilektionsstellen sind neben den Kontaktflächen der Glutäen insbesondere die Interdigitalräume der Hände und Füße, Nabel- und Gürtelregion, Ellenbeugen, Beugeseiten der Handgelenke und vordere Achselfalten, Penis, innere Fußränder, Brustwarzenhöfe sowie Druckstellen der Kleidungsstücke. Skabiesbefall an Kopf, Hals, Palmae und Plantae findet sich nahezu ausschließlich nur bei Säuglingen.

DIAGNOSE

Die klinischen Zeichen, die zur Diagnose Skabies führen, sind ekzematoide Veränderungen im Bereich der o. a. Prädilektionsstellen, die sich bei näherem Hinschauen als sekundäre Kratzeffekte, aber auch als Milbengänge herausstellen.

Erhärtet wird die Vermutungsdiagnose durch die anamnestischen Angaben: nächtliche Juckkrisen sowie gleichzeitiges Vorkommen bei mehreren Personen der Hausgemeinschaft. Gesichert wird die Diagnose durch den mikroskopischen Milbennachweis, der jedoch ggf. auch histologisch erfolgen kann (Abb. 2.42).

Am vorderen Ende eines deutlich sichtbaren Milbenganges bzw. kurz vor dem Gangende kann man die weibliche Milbe oft als durchschimmerndes, dunkles Pünktchen erkennen. Mit einer nicht zu spitzen Nadel kann sie mit etwas Geschick aus dem

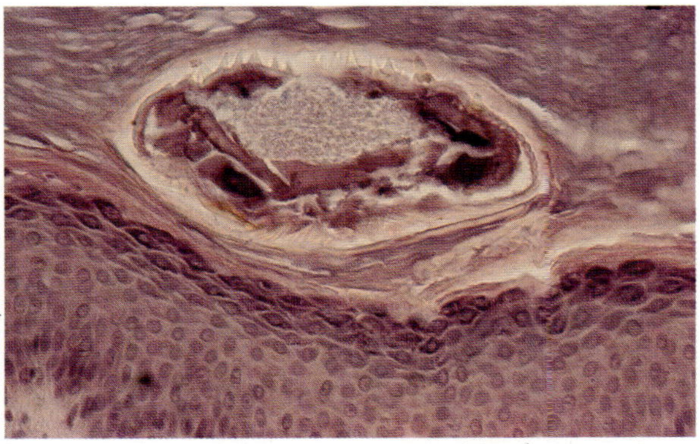

Abb. 2.42. Skabies. Milbe im Stratum corneum. HE-Färbung

Gang herausgehoben und bei schwacher Vergrößerung im Mikroskop gesehen werden.

Eine weitere Nachweismöglichkeit bei Vorliegen eines erkennbaren Milbenganges besteht darin, diesen mit dem Skalpell zusammen mit der benachbarten Haut als ein tangentiales Schnittpräparat abzuheben und das Material auf einem Objektträger mit Xylol aufzuhellen. Die größte Erfolgsquote dieser Blindsuchmethode wird an Hautstellen wie Fingern, Handgelenke, Füße, wo die Epidermis relativ dick ist, erreicht [18].

Schließlich besteht die Möglichkeit, verdächtige Stellen, die ggf. Milbengänge darstellen könnten, mit einem Tropfen Öl zu benetzen und mit dem Skalpell mehrfach oberflächlich aufzuschaben. Das so gewonnene Material von 8–12 derartiger Entnahmestellen wird sodann zusammen mit dem Öl auf einen Objektträger gegeben und im Mikroskop nach Milbeneiern oder Kotballen gesucht. Neuerdings wird als weitere Methode ein Milben-Suchtest mittels Auflichtmikroskop (30fache Vergrößerung) empfohlen [5].

Manchmal ist jedoch, insbesondere bei klinisch atypischen Veränderungen wie etwa bei Vorbehandlung mit Kortikosteroidexterna, der Milbennachweis schwierig, wenn nicht unmöglich. In einem solchen Falle können auch die typischen Eier und Skybala die Diagnose sichern.

Zur Durchführung eines histologischen Nachweises, der stets eine eindeutige Aussage erbringt, jedoch seines höheren Aufwandes wegen nur in Ausnahmefällen in Betracht kommt, wird ein Milbengang tangential abgetragen und in Glycerin eingebettet.

Bei allen unklaren ekzematoiden Veränderungen sollte stets auch an Skabies gedacht werden. Dies allein genügt meist, die Erkrankung rasch zu demaskieren.

DIFFERENTIALDIAGNOSE

Differentialdiagnostisch kommen alle pruriginösen, auch perianal auftretenden Exantheme (Arzneimittelexantheme u. a.) ebenso in Betracht wie die verschiedenen Formen ggf. sekundär impetiginisierter oder durch Mykosen überlagerter Perianalekzeme. Auch andere Epizootien (Wanzen, Läuse, Flöhe u. ä.) sowie Milbenerkrankungen von Tieren, sog. Tierräuden, kommen in Betracht. Auch Tiermilben (z. B. von Hunden) können zuweilen den Menschen befallen und ebenfalls ein multiformes Bild hervorrufen, heilen jedoch nach kurzer Zeit spontan ab, so daß hierbei eine Behandlung mit Antiskabiosa selten erforderlich ist.
Ursachen pruriginöser Exantheme können schließlich auch metabolische Dysfunktionen mit Diabetes mellitus oder Leber- und Magen-Darm-Krankheiten, hormonelle Störungen oder eine Lymphogranulomatose sein. Auch eine ekzematisierte Neurodermatitis atopica kann einem skabiösen Ekzem ähneln.

THERAPIE

Die Behandlung muß zum Ziel haben:

- den Erreger einschließlich aller Entwicklungsstadien abzutöten,
- sekundär bedingte Hautveränderungen durch eine entsprechende Begleit- bzw. Nachbehandlung zu beseitigen und
- alle Kontaktpersonen mitzuerfassen.

Mittel der Wahl ist gegenüber den bisherigen Wirkstoffen Lindan, Benzylbenzoat oder Crotamiton das Kurzzeit-Pyrethroid Allethrin I, das bereits bei einmaliger Anwendung des Sprays (z. B. Spregal) sowohl Milben als auch alle Entwicklungsstadien einschließlich der Eier zuverlässig vernichtet.
Untersuchungen zur Metabolisierung und Ausscheidung beim Menschen belegen, daß das Allethrin-Isomer innerhalb von 1–5 Tagen durch Licht und Sauerstoff abgebaut wird und daß innerhalb von 2 Tagen nach der Anwendung auf der gesamten Körperoberfläche keine Restkonzentrationen der Wirkstoffe im Plasma mehr nachweisbar sind und somit kumulative Effekte ausgeschlossen werden können.
Außerdem ließ sich zeigen, daß im Gegensatz zum Lindan die Resorption der Allethrin-Isomeren (z. B. durch Anwendung von warmem Wasser oder Seife) nicht gefördert wird.
Nebenwirkungen äußern sich im allgemeinen in kurzzeitigen, leichten Reizungen der Haut oder bei falscher Anwendung auch der Atemwege.
Die Wäsche muß nicht desinfiziert werden, sondern sie darf zur Vermeidung einer Reinfektion lediglich 3–4 Tage nicht verwendet werden.
Besondere Vorsicht ist bei der Behandlung von Säuglingen und Kleinkindern und während der Schwangerschaft geboten. Aufgrund der hohen therapeutischen Sicherheit ist das Allethrin-Isomer auch bei Kindern ab dem 2. Lebensjahr sowie ab dem 4. Monat der Schwangerschaft anwendbar. Bei einer notwendigen Therapie während der Stillzeit sollte entsprechend der Gesamteliminationsdauer des Allethrin-Isomer das Stillen für 2 Tage unterbrochen werden. Als Ausweichpräparate kommen Crotamiton (z. B. Crotamitex, Euraxil) oder Benzylbenzoat (z. B. Antiscabiosum 10 % oder 25 %) in Betracht. Als geeignetste und gefahrlose Behandlung von Säuglingen und Kindern unter einem Jahr und bei Schwangeren gilt eine 6–10 %ige Schwefelvaseline. Auch 10 %iges Benzylbenzoat soll während der Schwangerschaft ungefährlich sein [1, 3, 4, 6, 9, 10, 12–14, 18, 19].
Da, wie oben angegeben, das klinische Bild der Skabies nicht allein durch die Tätigkeit des Erregers in der Haut hervorgerufen wird, sondern in besonderem Maße durch die immunbiologischen Auseinandersetzungen zwischen Wirtsorganismus und Parasiten und den daraus entstehenden Folgeerscheinungen, ist es verständlich, daß die klinische Symptomatologie des Krankheitsbildes erst abklingt, wenn alle antigenwirksamen Bestandteile des Parasiten wie Milbenleichen, Eier, Skybala usw. durch eine entsprechende Nachbehandlung eliminiert worden sind. Solche nicht selten sekundär impetiginisierten ekzematoiden Hautveränderungen stellen eine der wenigen Indikationen zur Verabreichung eines kortikosteroidhaltigen Kombinationsexternums (z. B. Decoderm comp, Linola-H-compositum N) dar.
Sofern jedoch nur akut entzündliche Veränderungen im Vordergrund stehen, empfiehlt sich als Nachbehandlung zunächst die Applikation einer reinen Kortikosteroidcreme (z. B. Delphicort). Diesem Behandlungsschritt sollte, wenn nötig, nach einigen Tagen eine konservative Lokaltherapie der entsprechenden Bereiche etwa mit einer 5 %igen Thesit-, 2,5–5 %igen Tumenol-, 5–10 %igen Ichthyol- oder 0,5–1 %igen vioformhaltigen Schüttelmixtur und schließlich zur schnelleren Regeneration der Haut eine Hautfettung etwa mit Eucerin cum aqua sowie Ölbädern (z. B. Balneum Hermal F, Linola-Fett-N-Ölbad) folgen.
Um Reinfektionen zu vermeiden, muß stets eine Simultanbehandlung aller in Frage kommenden Kontaktpersonen erfolgen, und zwar unabhängig davon, ob bei ihnen „bereits" Symptome der Krätze vorhanden sind oder nicht.

Literatur

1. Agathos M (1994) Skabies. Hautarzt 45: 889–903
2. Arlian LG, Runyan RA, Estes SA (1984) Cross infestivity of Sarcoptes scabiei. J Am Acad Dermatol 10: 979–986
3. Burns DA (1991) The treatment of human ectoparasite infection. Br J Dermatol 125: 89–93
4. Estes SA (1993) Therapy of scabies: nursing homes, hospitals, and the homeless. Semin Dermatol 12: 26–33
5. Haas N (1987) Eine einfache vitalmikroskopische Hilfe zum Nachweis von Skabiesmilben. Z Hautkrankht 62: 1395–1398
6. Haustein U-F (1991) Pyrethrine und Pyrethroide (Permethrin) bei der Behandlung von Skabies und Pediculosis. Hautarzt 42: 9–15
7. Herrmann WP, Steigleder GK (1967) Scabies. Dtsch Med Wochenschr 92: 1557–1561
8. Jung EG (1980) Scabies. Aktuel Dermatol 6: 77–84
9. Mellanby K (1953) Scabies. Oxford University Press, London, pp 1–81
10. Orfanos CE, Garbe C (1995) Therapie der Hautkrankheiten. Springer, Berlin Heidelberg New York Tokyo
11. Orkin M, Maibach HI (1978) This Scabies Pandemic. New Engl J Med 298: 496–498
12. Orkin M, Maibach HI (1993) Scabies therapy - 1993. Semin Dermatol 12: 22–25
13. Purvis RS, Tyring SK (1991) An outbreak of lindane-resistant scabies treated successfully with permethrin 5% cream. J Am Acad Dermatol 25: 1015–1016
14. Roth WI (1991) Scabies resistant to lindane 1% lotion and crotamiton 10% cream. J Am Acad Dermatol 24: 502–503
15. Schirren JM (1970) Die Scabies, eine epidemiologische Studie. Hautarzt 21: 170–176
16. Stein E (1974) Uncharakteristische dermatologische Krankheitsbilder durch Kortikosteroid-Kombiantions-Externa. Ärztl Praxis 14: 613
17. Stein E (1977) Comeback einer Totgeglaubten: die Krätze. Ärztl Praxis 99: 4047 u. 4043
18. Stüttgen G (1992) Skabies und Läuse heute. Dtsch Ärztebl 17: A1-1534–A1-1546
19. Winkler K (1978) Wie wird die Skabies in der Schwangerschaft behandelt? Dtsch Dermatol 26/10: 485–486

2.15.2 Pediculosis pubis

Als Pediculosis pubis (*Synonyma:* Phthiriasis und Morpionosis) wird der Befall des Menschen durch die etwa 2 mm große Filz- oder Schamlaus *Pediculus pubis (Phthirus pubis)* bezeichnet.

Läuse sind permanent stationäre, streng auf ganz bestimmte Säugetiere bzw. den Menschen spezialisierte Ektoparasiten.

Neben der Filzlaus kommt beim Menschen noch die Kopflaus *(P. humanus capitis)* und die Kleiderlaus *(P. humanus humanus)* vor.

Die Filzlaus unterscheidet sich von diesen beiden durch ihre geringere Größe und gedrungenere

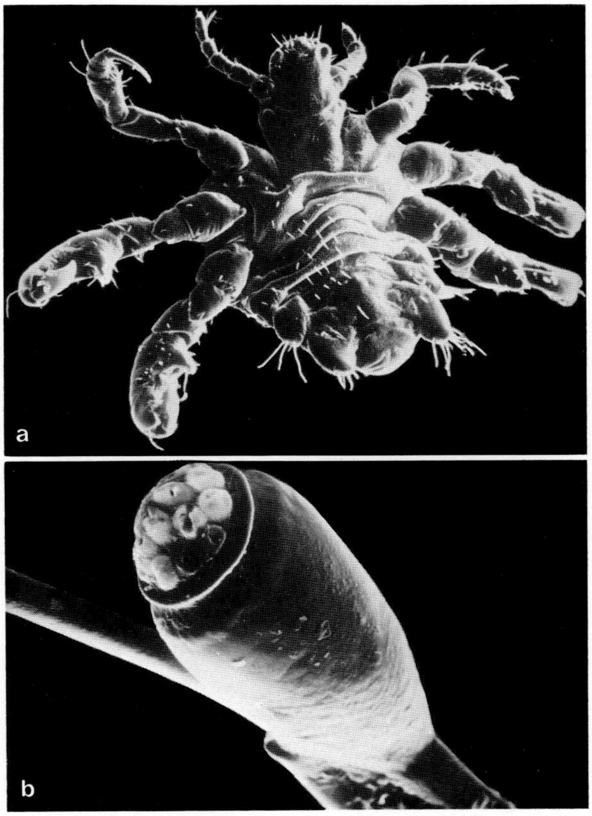

Abb. 2.43 a, b. Rasterelektronenmikroskopische Aufnahme einer Filzlaus (**a**) und Filzlaus-Nisse (**b**)

schildförmige Gestalt mit typischen zapfenförmigen Fortsätzen am 5.–8. Hinterleibssegment sowie besonders stark ausgebildeten Fußklauen und schließlich dadurch, daß sie sich meist kaum bewegt und dadurch schwerer als die anderen zu erkennen ist (Abb. 2.43 a).

Demgegenüber sind die manschettenartig an die Haare angekitteten Nissen der sich nur langsam vermehrenden Filzläuse relativ leicht zu erkennen (Abb. 2.43 b).

Die *Übertragung* erfolgt hauptsächlich durch direkten Körperkontakt, etwa beim Geschlechtsverkehr, worin auch der Grund zu sehen ist, daß besonders Erwachsene betroffen sind; eine Ansteckung ist – allerdings weniger häufig, da die Filzläuse von der wärmenden Haut entfernt nur wenige Stunden überleben können – auch indirekt durch Kleidungsstücke, Bettwäsche o. ä. möglich.

KLINIK

Das klinische *Erscheinungs-* und *Beschwerdebild* eines Filzlausbefalles ist im Regelfall gekennzeichnet durch stahlblaue oder schiefergraue, linsen- bis fin-

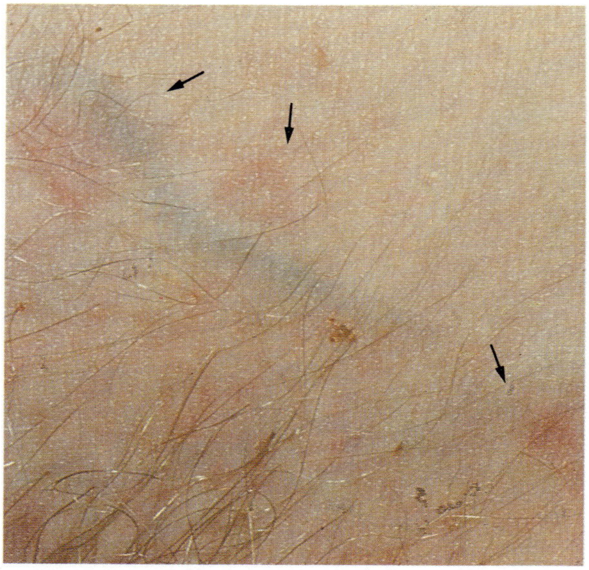

Abb. 2.44. Filzlausbefall des Perianalbereiches mit blaßschiefergrauen Maculae coeruleae („tâches bleues")

gernagelgroße, meist mehr oder weniger verwaschene Flecken („tâches bleues") (Abb. 2.44). Diese, auch Maculae coeruleae genannten Effloreszenzen, stellen die Folgen von Filzlausstichen dar und entstehen vermutlich aus kleineren Hämorrhagien durch intrakutane Einlagerung eines, unter Einwirkung von Läusespeichel entstandenen, grünlichen Abbauproduktes des Hämoglobins. Aufgrund des nur mäßigen, nachts meist jedoch verstärkten Juckreizes kommt es demgegenüber fast nie zu sekundären Kratzeffekten in den betroffenen Bereichen.
Bevorzugte Aufenthaltsorte dieser Läuseart sind die behaarten Körperregionen mit apokrinen Schweißdrüsen. *Prädilektionsstellen* sind neben dem Schamhaarbereich die Anogenital- und Axillarregion und bei stärker behaarten Individuen ggf. auch der Bart-, Brust-, Bauch- und Oberschenkelinnenbereich. Nur in Ausnahmefällen kommt es insbesondere bei Kleinkindern auch zu einem Filzlausbefall von Kapillitium, Augenbrauen und Wimpern.

DIAGNOSE

Ein Befall mit Filzläusen ist immer dann zu vermuten, wenn neben meist leichtem Juckreiz die durch Glasspateldruck nicht abblassenden Maculae coeruleae (s. o.) in typischer Lokalisation zu finden sind. Die Diagnosesicherung erfolgt sodann durch den Nachweis der Läuse oder ihrer Nissen.

THERAPIE

Das wohl am häufigsten angewandte Mittel gegen Filzläuse ist Lindan (z. B. Jacutin). Als Ausweichpräparat kommt insbes. Benzylbenzoat (z. B. Antiscabiosum) in Betracht.
Die betroffenen Bereiche sollten an 3 aufeinanderfolgenden Tagen und sicherheitshalber nach etwa einer Woche erneut sorgfältig damit behandelt werden. Bei Mitbefall von Augenwimpern (s. o.) wird die topische Applikation einer 5%igen wäßrigen Malathion-Lösung (z. B. Organoderm) empfohlen [2]. Wichtig ist die Mituntersuchung bzw. -sanierung von Kontaktpersonen.

Literatur

1. Braun-Falco O, Plewig G, Wolff HH (1996) Dermatologie und Venerologie, 4. Aufl. Springer, Berlin Heidelberg New York Tokyo
2. Burns A (1987) The treatment of Phthirus pubis infestation of the eyelashes. Br J Dermatol 117: 741–743
3. Franke R, Bünger U (1976) Experimentelle Untersuchungen zur ovoziden Wirkung von Jacutin Gel. Z Hautkrankht 51: 1042
4. Kalter DC et al. (1987) Treatment of pediculosis pubis. Arch Dermatol 123: 1315–1319

2.16 Lichen ruber planus

Der Lichen ruber planus, auch rote Knötchenflechte genannt, stellt eine im klinischen und histologischen Bild charakteristische, subakut oder chronisch verlaufende, nicht kontagiöse, weltweit und mit einer Morbiditätsquote von etwa 0,2% relativ häufig auftretende papulöse Dermatose dar.
In etwa 50% der Fälle findet sich zusätzlich bzw. allein ein Schleimhaut- und in 10% ein Nagelbefall. Die Erkrankung, die beide Geschlechter etwa gleich häufig betrifft und in jedem Lebensalter auftreten kann, befällt zumeist 20–60jährige. Wie die Psoriasis, so stellt auch der Lichen ruber eine leicht irritierbare Dermatose dar. Das heißt, durch unspezifische exogene Reize wie etwa durch Kratzen mit dem Fingernagel können in der Eruptionsphase neue Effloreszenzen induziert werden. Dieser „isomorphe Reizeffekt" ist als *Köbner-Phänomen* bekannt.

ÄTIOLOGIE

Die Ätiopathogenese ist ungeklärt. Als mögliche Entstehungsursachen werden neben einer hereditären Disposition, Stoffwechselstörungen und Fokal-

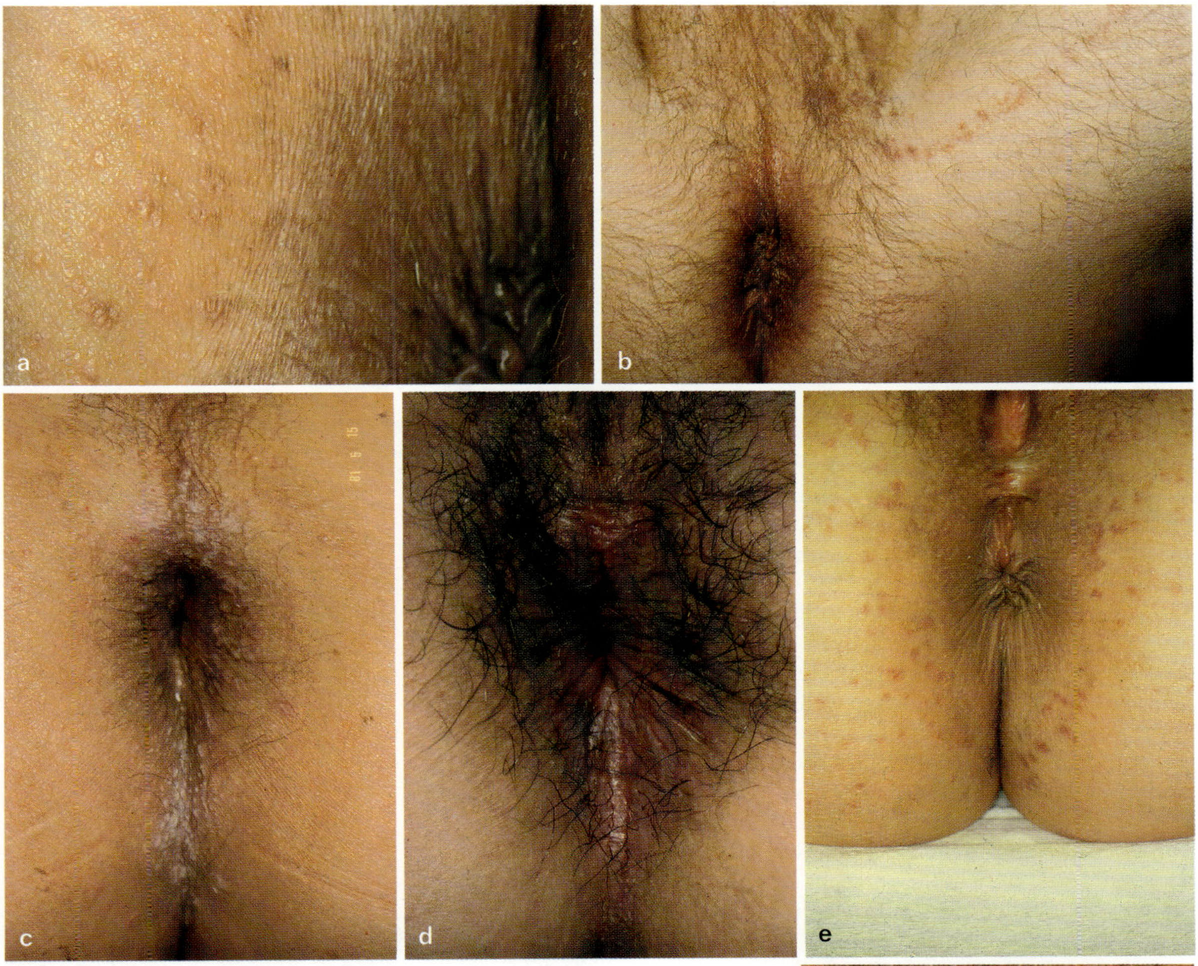

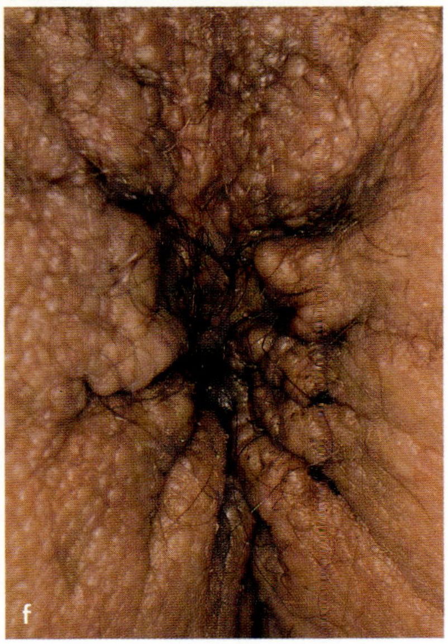

Abb. 2.45 a–e. Spielarten und Entwicklungsstadien des Lichen ruber planus im Perianalbereich. **a** Ältere Lichen ruber-Papeln mit typischem wachsartigem Glanz. **b** Lichen ruber linearis, „Köbner-Phänomen“. **c** „Wickhamsche Streifen“ eines perianalen Lichen ruber. **d** Lichen ruber planus erosivus. Kennzeichnender weinroter Farbton. **e** Beginnende sog. posteruptive Hyperpigmentierung verschiedener nahezu abgeklungener Lichen ruber-Läsionen. **f** Skleromyxödem Arndt-Gottron zum differentialdiagnostischen Vergleich. Multiple, dicht stehende, derbe, lichenoide, hautfarbene Papeln. Auffällige Vergröberung des natürlichen radiären Hautreliefs im Perianalbereich, infolge einer sklerodermieformen, elefantenhautartigen Verdickung Verhärtung und Erweiterung des gesamten Hautorgans bei einem 57jährigen Mann

infekten insbesondere eine virale, psychosomatische und autoimmunologische Entstehung diskutiert [9].
Keine dieser Hypothesen konnte jedoch bislang eindeutig bestätigt werden; fest steht lediglich, daß das Krankheitsbild durch verschiedene Faktoren, wie etwa durch die Applikation bestimmter Medikamente (Goldsalze, Chinidin, Arsen- und Quecksilberverbindungen) oder durch intensive UV-Bestrahlung („Lichen ruber actinicus"), ausgelöst werden kann.

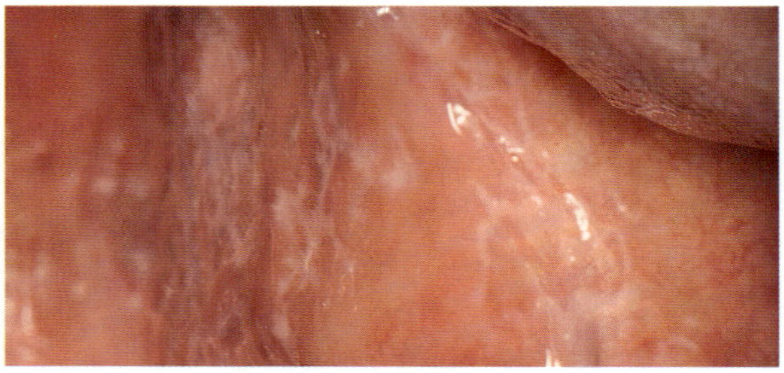

Abb. 2.46. Lichen im Bereich der Wangenschleimhaut. Typische Wickhamsche Streifen

KLINIK

Erscheinungsbild: Die Primäreffloreszenz des Lichen ruber stellt eine etwa hirsekorngroße, polygonale, oberflächlich plane und damit bei Gegenlicht wachsartig („lichenoid") glänzende, ggf. zentral eingedellte zunächst hell-, später lividrote bis bräunliche derbe Papel dar.
Als Ausdruck einer ungleichmäßig ausgebildeten Granulose weisen die vielfach zu unterschiedlich konfigurierten Herden konfluierten Papeln beim Betrachten eine feine, milchig weiße Zeichnung in Form weißer Punkte, Netze oder randständiger Säume auf. Diese diagnostisch wichtigen sog. Wickhamschen Streifen („signe du réseau"), die mit der Lupe oft besser zu erkennen sind, können durch Abreiben des betroffenen Bereiches mit Wasser, Öl oder Xylol besser sichtbar gemacht werden.
Prädilektionsstellen des exanthematisch oder herdförmig in vielerlei Spielarten (L. r. anularis, L. r. linearis) und Sonderformen (L. r. follicularis, L. r. verrucosus, L. r. atrophicans, L. r. obtusus, L. r. pemphigoides [10], L. r. planus erosivus, L. r. ulcerosus [8], L. r. palmare et plantare) in Erscheinung tretenden Lichen ruber sind an der *Haut* neben den Beugeseiten der Handgelenke und Unterarme, des Hals-, Knöchel-, Unterschenkel-, Kniekehlen- und Flankenbereiches insbesondere auch die Sakral-, Glutäal- und Anogenitalregion, weshalb diesem Krankheitsbild vor allem in differentialdiagnostischer Hinsicht Bedeutung in der proktologischen Sprechstunde zukommt (vgl. Abb. 2.45).
Die Kenntnis dieses Krankheitsbildes ist für den Proktologen aber auch wegen typischer *Schleimhautveränderungen* wichtig, die der Lichen ruber nicht nur im Mundhöhlen- (Abb. 2.46), Ösophagus- (Abb. 2.47) [5] und Genitalbereich, sondern auch im Rektum und Analkanal hervorrufen kann. In der Literatur finden sich außerdem Hinweise, daß sich typische Lichenherde auch im Bereich von Kehlkopf, Rachen, Nasenseptum, Harnblase und Trommelfell finden können.
Charakteristisch sind hier insbesondere die sog. Wickham-Streifen in Form spinnengewebs- oder farnkrautartiger weißlicher Figuren und Leistenbildungen (Abb. 2.46).

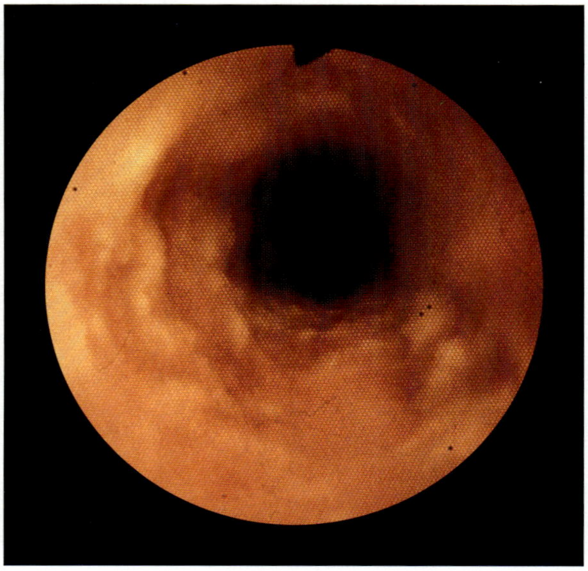

Abb. 2.47. Endoskopisches Bild eines Lichen ruber mucosae im Ösophagusbereich

Beschwerdebild: In 90% der Fälle werden Lichen ruber-Effloreszenzen – u. U. aber auch nichtbetroffene Hautbereiche („dermatose invisible") – in der Eruptionsphase von mehr oder weniger heftigem Juckreiz begleitet. Für die Qualität des durch Lichen ruber ausgelösten Juckreizes kennzeichnend ist hierbei, daß der betreffende Hautbereich i. d. R. nicht aufgekratzt, sondern lediglich gescheuert wird.
Lichen ruber-Herde im Perianal- wie Analbereich können so die Ursache eines quälenden Analpuritus sein und – bei isoliertem Vorkommen – differentialdiagnostische Probleme aufwerfen.
Nicht selten kommt es an den Schleimhäuten zu erosiv-ulzerösen Veränderungen (L. r. erosivus mucosae, L. r. pemphigoides), die sehr schmerzhaft sein können.

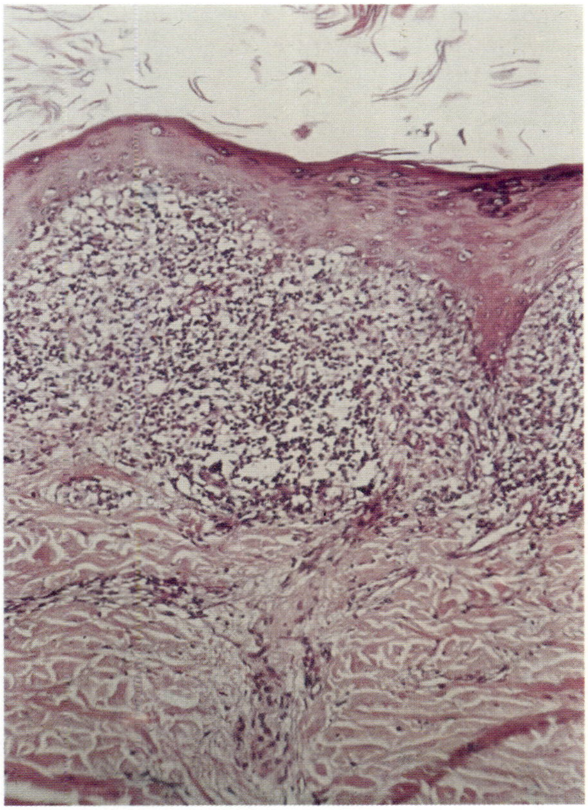

Abb. 2.48. Lichen ruber planus. *Von unten nach oben:* Dichtes lymphohistiozytäres Infiltrat im Papillarkörper, das bis an die Epidermis heranreicht, Kolliquation der Basalzellschicht, geringgradige Akanthose, Verbreiterung des Stratum granulosum, Hyperkeratose mit Abschilferung. HE-Färbung

Verlauf und Komplikationen: Der klinische Verlauf des mitunter ganz akut, meist jedoch subakut oder primär chronisch auftretenden Lichen ruber ist unterschiedlich. Die Verlaufsdauer ist kaum vorherzubestimmen. Während die akut oder subakut auftretende und zur Spontanremission neigende exanthematische Form i.d.R. nach 6–12 Monaten wieder abgeklungen ist, zeigen mehr lokalisierte Herde, aber auch der Schleimhaut-Lichen ruber besonders in seiner schmerzhaften erosiven Manifestation einen oft sehr hartnäckigen, sich über Jahre hinziehenden Verlauf.
Zu Rezidiven kann es kommen; sie treten jedoch nicht gehäuft oder regelmäßig auf.
Was die Komplikationen anbetrifft, steht eine mögliche, allerdings seltene karzinomatöse Entartung von Schleimhautherden im Vordergrund [4, 12]. Zur karzinomatösen Entartung von Hautläsionen des Lichen ruber kann es ebenfalls kommen, sie stellt jedoch eine Rarität dar.
Langfristig bestehende, besonders erosiv-ulzeröse Schleimhauterscheinungen gelten als *fakultative Präkanzerosen.* Randständige hypertrophe Vegetationen, Atrophien und Therapieresistenz sind als Verdachtsmomente zu bewerten und sollten Anlaß zu einer histologischen Abklärung bzw. zu regelmäßigen Kontrolluntersuchungen sein.
Weiterhin kann es nicht selten nach Abheilen der entzündlichen Erscheinungen zu Atrophien kommen; außerdem neigt der Lichen ruber wie eine Reihe weiterer im Anal- und Perianalbereich vorkommender Dermatosen (S. 123 ff.) zum Auftreten sekundärer Hyperpigmentierungen (Abb. 2.45 e).

DIAGNOSE

Die Diagnosestellung ist aufgrund des meist typischen klinischen Erscheinungs- und Beschwerdebildes in Verbindung mit dem Krankheitsverlauf i. d. R. prima vista möglich.
In Zweifelsfällen kann die Sicherung der Diagnose histologisch erfolgen (Abb. 2.48). Hierbei ist allerdings zu berücksichtigen, daß die histopathologischen Veränderungen von Haut- und Schleimhautläsionen bei den einzelnen Sonderformen des Lichen ruber oft erheblich variieren und damit die histologische Diagnosefindung erschweren.
Eine Hilfe kann hier die direkte Immunfluoreszenz sein. Allerdings gibt es für den Lichen ruber kein spezifisches Immunfluoreszenzmuster.

DIFFERENTIALDIAGNOSE

Die Differentialdiagnose des isoliert auftretenden Lichen ruber im Anorektal- und Perianalbereich umfaßt insbesondere folgende Krankheitsbilder:

Lichen ruber-Herde im Anorektalbereich:
- Candidose,
- Plaques muqueuses (Lues II) (Abb. 15.28 b),
- Analrhagaden und -erosionen,
- Colitis ulcerosa,
- solitäres Ulkus,
- Morbus Bowen,
- erosiver Lupus erythematodes chronicus,
- verruköse Leukoplakien und Leukokeratosen,
- epitheliale Nävi („white sponge nevus"),
- Pemphigus mucosae,
- fixes Arzneiexanthem.

Lichen ruber-Herde im Perianalbereich:
- lichenifiziertes Ekzem (Abb. 2.6 c, d),
- Psoriasis lichenoides,
- lichenoide Syphilide (Lues II),
- lichenoide Arzneimittelexantheme,
- Lichen sclerosus et atrophicus (Abb. 2.49),
- Parapsoriasis lichenoides,
- Parapsoriasis guttata,

- Lichen nitidus,
- Verrucae planae,
- Acanthosis nigricans (Abb. 2.53),
- Dyskeratosis follicularis (Abb. 2.55),
- Porokeratosis Mibelli (Abb. 2.58),
- Pemphigus vegetans et P. Hailey-Hailey (Abb. 2.62 a, b, 2.64 a–c),
- bowenoide Papulose (Abb. 2.69),
- Skleromyxödem Arndt-Gottron (Abb. 2.45).

THERAPIE

Während die exanthematische Form des Lichen ruber i. a. gut auf täglich 15–30 mg Prednisolon-Äquivalente (z. B. Ultralan oral) über etwa 3 Wochen mit anschließend mehrwöchiger Erhaltungsdosis oder auf Kortikosteroid- (Volon-A-40 o. ä.) Depotinjektionen anspricht, hat sich bei isolierten Herden, wie sie im Anal- und Perianalbereich vorkommen können, die intrafokale Injektion einer Kortikosteroid-Kristallsuspension (z. B. Volon-A-10) verdünnt mit physiologischer Kochsalzlösung oder einem Lokalanästhetikum (Scandicain o. ä.) bewährt.
Zur Lokalbehandlung von Schleimhautherden eignen sich am besten glukokortikoidhaltige Haftsalben (z. B. Volan-A-Haftsalbe). Zirkumskripte Hautherde können demgegenüber wirksam topisch mit Kortikoiden (z. B. Dermatop, Amciderm) ggf. unter Okklusionsbedingungen (z. B. Sermaka-Folie) behandelt werden. Auf entsprechende Nebenwirkungen durch Kortikosteroide ist hierbei allerdings zu achten (S. 111 ff.).
Weitere zur Externbehandlung von Hautläsionen in Betracht kommende Externa sind 0,05–0,1 %ige Vitamin-A-Säure Cremes (z. B. Epi-Aberel) (Cave: Reizung!) und – insbesondere gegen den Juckreiz – neben Fertigpräparaten (z. B. Pruriderm ultra, Teer-Lindola-Fett N), konservative Rezepturen, wie 5 %ige Tumenolzinkpaste oder Zinkschüttelmixturen mit 5–10 %igem Liquor carbonis detergens, Thesit- oder Tumenolzusatz (z. B. Rp. Tumenol-Ammonium 3,5 Lotio Hermal ad 70,0). Auch teerhaltige Ölbäder (z. B. Balneum Hermal Ölbad mit Teer) werden empfohlen.
Bei stärkerem Juckreiz kommt ggf. die zusätzliche Verordnung eines Antihistaminikums mit sedierender Wirkung (z. B. Tavegil) in Betracht.
Weiterhin wird über gute Erfahrungen durch interne Behandlung insbesondere des Lichen ruber der Schleimhaut mit aromatischem Retinoid (z. B. Tigason) in der Dosierung von 10–50 mg/Tag über mehrere Wochen berichtet [1, 2, 6, 13]. Leider sprechen die Hautherde nicht so gut an wie die Schleimhautveränderungen.
Bei allen Therapiemaßnahmen, insbesondere solchen, die mit gravierenden Nebenwirkungen verbunden sind, sollte auch die Spontanheilungstendenz berücksichtigt werden.

PROGNOSE

Die Prognose des Lichen ruber ist quoad vitam uneingeschränkt gut, quoad sanationem jedoch vorsichtig zu bewerten.

Literatur

1. Braun-Falco O, Plewig G, Wolff HH (1996) Dermatologie und Venerologie, 4. Aufl. Springer, Berlin Heidelberg New York Tokyo
2. Günther S (1975) Lichen ruber planus und Lichen ruber verrucosus der Haut: Behandlungsergebnisse mit Vitamin-A-Säure bei 98 Patienten. Z Hautkrankht 50: 59
3. Hancke E (1987) Klinisches Spektrum des oralen Lichen ruber planus. Z Hautkrankht 628: 589–592
4. Helm T et al. (1994) Lichen planus associated with neoplasia. A cell-mediated immune response to tumor antigens? J Am Acad Dermatol 30: 219–224
5. Maercke P van et al. (1988) Lichen ruber mucosae with esophageal involvement. Endoscopy 20: 158–160
6. Orfanos CE, Garbe C (1995) Therapie der Hautkrankheiten. Springer, Berlin Heidelberg New York Tokyo
7. Röcker M (1988) Zur Pathogenese des Lichen ruber planus – ein modernes Konzept. Z Hautkrankht 63: 911–914
8. Rußwurm R, Hagedorn M (1989) Lichen ruber ulcerosus. Hautarzt 40: 233–235
9. Shai A, Halevy S (1992) Lichen planus und Lichen planus-like eruptions. Pathogenesis and associated diseases. Int J Dermatol 31: 379–384
10. Sobel St, Miller R, Shatin H (1976) Lichen planus pemphigoides. Immunofluorescence findings. Arch Dermatol 112: 1280
11. Vega ME et al. (1992) Ashy dermatosis and lichen planus pigmentosus. A clinicopathologic study of 31 cases. Int J Dermatol 31: 90–94
12. Wörheide J et al. (1991) Plattenepithelkarzinom auf dem Boden eines Lichen ruber hypertrophicus an der Glans penis. Hautarzt 42: 112–115
13. Woo TY (1985) Systemic isotretinoin treatment of oral and cutaneous lichen planus. Cutis 35: 385–393

2.17 Lichen sclerosus et atrophicus

Der Lichen sclerosus et atrophicus, erstmals von Wier 1875 [27] genannt und 1887 von Hallopeau [6, 11] als eigenständiges Krankheitsbild beschrieben (*Synonyma:* Lichen albus, „white spot disease", Weißfleckenkrankheit und kartenblattartige Sklerodermie) stellt eine relativ seltene chronisch verlaufende Dermatose, die bevorzugt bei Frauen in mittleren und höheren Jahren auftritt, dar [5, 8, 19].

Auch Kleinkinder können, wenn auch selten, betroffen sein, wobei ebenfalls das weibliche Geschlecht dominiert (Abb. 2.49 e_1) [1, 21].
Ein familiäres Auftreten der Erkrankung wurde vereinzelt beschrieben [3, 18].

ÄTIOLOGIE

Der Lichen sclerosus et atrophicus wird als kutane Bindegewebserkrankung unbekannter Ätiologie angesehen [10].

KLINIK

Das klinische *Erscheinungsbild* des Lichen sclerosus et atrophicus wird geprägt von zunächst kreisrunden erythematösen Papeln (Primäreffloreszenz), die sich in kleinste bis erbsengroße, porzellan-bläulichweiße, flache oder ganz plane, miteinander konfluierende, leicht atrophisch wirkende, scharf begrenzte Plaques weiterentwickeln. Diese i. a. recht charakteristisch erscheinenden Herde weisen gelegentlich einen hämorrhagischen Randsaum auf (Abb. 2.49 b, e). In seltenen Fällen kommt es auch zur Ausbildung hämorrhagischer Blasen im Bereich eines solchen Herdes [9, 13, 23].
Ältere, zunehmend atrophischer werdende Läsionen zeigen eine mehr und mehr knittrige Oberfläche, die sich besonders zentral aufgrund dicht stehender schmutzig-bräunlich erscheinender „komedoartiger" follikulärer Hyperkeratosen rauh bis reibeisenartig anfühlt (Abb. 2.49 c).
Der Lichen sclerosus et atrophicus kann, wenn auch selten, zu Schleimhautveränderungen in Form weißlicher scharf umschriebener Herde führen.
Prädilektionsstellen sind neben dem Vulva-, Präputial- und Glansbereich die Hals-, obere Thorax- und Kreuzbeingegend, die Beugeseiten der Handgelenke und Unterarme und insbesondere auch die Analregion (Abb. 2.49) [8].
Über *Beschwerden* wird, außer bei mehr oder weniger stark juckenden Genitalveränderungen, nicht geklagt.
Der *Krankheitsverlauf* ist ausgesprochen chronisch. Die Herde breiten sich langsam und stetig, manchmal schubweise immer weiter aus, wobei auch neue Läsionen hinzukommen können. Ein spontanes Sistieren des Krankheitsgeschehens ist allerdings auch jederzeit möglich.
Nach Abklingen der entzündlichen Erscheinungen werden die Herde zunehmend weißlich-atrophisch, schrumpfen und verlieren ihre Elastizität. Im Genitalbereich führt diese narbige Schrumpfung bei Frauen zum Krankheitsbild der *Kraurosis vulvae* [18] und beim Mann zu dem der *Kraurosis penis* [16] mit sekundärer Phimose, die nach heutiger Auffassung, ebenso wie die Balanitis xerotica obliterans, dem Lichen sclerosus et atrophicus zuzuordnen sind [4].
Häufig kommt es im Bereich der sklerotischen, rigide gewordenen Haut- und Schleimhautbereiche zu Rhagaden- und Fissurbildungen; weiterhin neigen jahrelang bestehende Läsionen zu karzinomatöser Entartung, (Entartungsrisiko: ca. 5%), weshalb der Lichen sclerosus et atrophicus als *fakultative Präkanzerose* gilt [2, 4, 12, 17, 26].

DIAGNOSE

Die Diagnosestellung bereitet aufgrund des sehr charakteristischen klinischen Erscheinungsbildes i. d. R. keine Schwierigkeit. Bestätigt wird die Diagnose durch die Histologie, deren kennzeichnende Merkmale in Abb. 2.50 gezeigt sind. Bei geringstem Verdacht sollte eine Biopsie vorgenommen werden.

DIFFERENTIALDIAGNOSE

Differentialdiagnostisch muß insbesondere wegen der weißlichen, allerdings nicht abstreifbaren (!) Beläge an eine Candidosis (Abb. 15.41 d), weiterhin an einen kleinfleckigen atrophischen Lichen ruber planus (Abb. 2.45, 2.46), an eine oftmals nur histologisch abzugrenzende Sklerodermia circumscripta und an einen „White sponge nevus" (Abb. 15.41 d_1) gedacht werden.

THERAPIE

Die Behandlung ist symptomatisch. Kleinere Herde lassen sich exzidieren. Hierbei kommt neben der Kryotherapie heute bevorzugt der CO_2-Laser [14] zum Einsatz. Bei großflächigerem Befall werden unter Berücksichtigung der Nebenwirkungen (s. S. 111 ff.) Glukokortikosteroide (z. B. Dermatop) empfohlen, entweder in externer Anwendung, simultan mit heparinoid- und östrogenhaltigen Externa (Linoladiol-HN, Lasonil o. ä.), ggf. aber auch unter Okklusionsbedingungen (Sermaka-Folie o. ä.) oder – wohl am wirksamsten [8] – intraläsional (z. B. 1 ml Volon-A-10 verdünnt mit 1 ml Scandicain) [4, 17, 20].
Weiterhin wird von Erfolgen mit testosteronhaltigen Salben (2% Testosteronpropionat in Linola-Fett) bei Genitalbefall berichtet, wobei allerdings auf Zeichen einer Virilisierung zu achten ist [25].
Juckreizstillend wirken auch Sitzbäder (z. B. Tannosynth, Kamillosan). Neuerdings wird über Behandlungserfolge mit der Bade-PUVA-Therapie berichtet [15, 22].

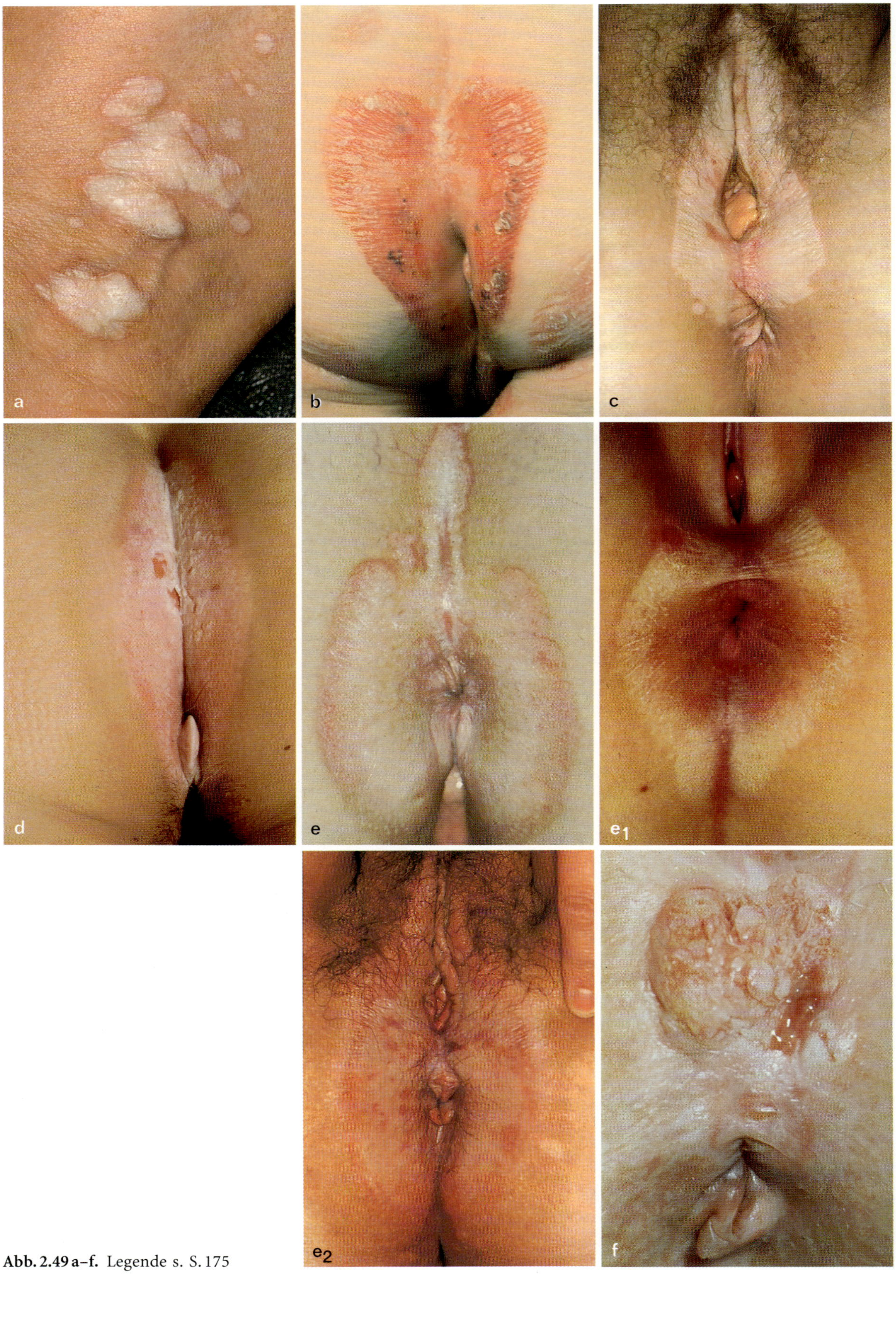

Abb. 2.49 a–f. Legende s. S. 175

◁ **Abb. 2.49.** **a** Porzellanartige, plane, miteinander konfluierende, scharf begrenzte Lichen sclerosus et atrophicus-Herde. Gerade erkennbarer hämorrhagischer Randsaum. **b** Hämorrhagischer Lichen sclerosus et atrophicus. Psoriasiformes Bild, seltene Variante. **c–e₂** Typische klinische Erscheinungsbilder (**e₁** bei einem 6jährigen Mädchen) eines Lichen sclerosus et atrophicus perianalis: Oberfläche stellenweise aufgerauht bzw. atrophisch, partiell exkorriiert. Scharfe Begrenzung der weißlichen weitgehend blande erscheinenden Läsionen. **f** Spinaliom, das sich auf dem Boden eines Lichen sclerosus et atrophicus entwickelt hat

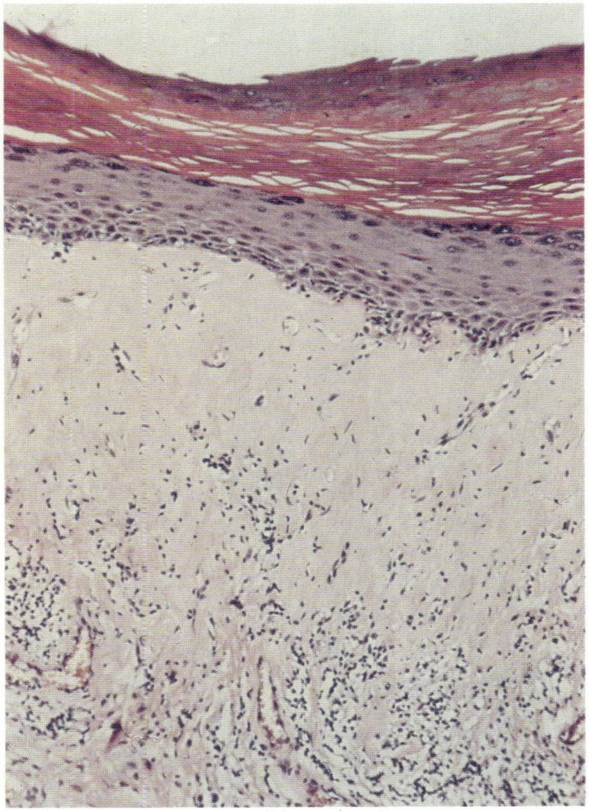

Abb. 2.50. Lichen sclerosus. *Von unten nach oben:* Rundzellinfiltrat auf der Höhe des subpapillären Gefäßnetzes, Homogenisierung des papillären Bindegewebes, Kolliquation der Basalzellschicht, Epidermis teils atrophisch, teils akanthotisch, Verbreiterung des Stratum granulosum, Hyperkeratose. HE-Färbung

Bei fortgeschritteneren Prozessen, wie etwa bei einer zunehmenden Phimosebildung, kann die Durchführung einer Zirkumzision notwendig werden. Zu operativen Maßnahmen kann aber auch der Verdacht auf karzinomatöse Entartung zwingen.

Literatur

1. Aaronson DD, Baler GR, Schiff BL (1962) Lichen sclerosus et atrophicus occurring in children. Arch Dermatol 85: 746–747
2. Balus L (1971) Lichen sclerosus et atrophicus der Vulvagegend als präcanceröser Zustand. Hautarzt 22: 199–203
3. Barker LP, Gross P (1962) Lichen sclerosus et atrophicus of the female genitalia. A clinical study and diagnostic guide. Arch Dermatol 85: 362–373
4. Braun-Falco O, Plewig G, Wolff HH (1996) Dermatologie und Venerologie. 4. Aufl. Springer, Berlin Heidelberg New York Tokyo
5. Clark JA, Müller SA (1967) Lichen sclerosus et atrophicus in children. Arch Dermatol 95: 476–482
6. Darier J (1892) Lichen plan scléreux. Ann Dermatol Syph 23: 833–837
7. Franzen D et al. (1988) Zur Epidemiologie des Lichen sclerosus et atrophicus. Dtsch Dermatologe 10: 1056–1062
8. Grimmer H (1974) Gut- und bösartige Erkrankungen der Vulva. Grosse, Berlin, S 63–118
9. Hadlich J, Linse R (1983) Zur klinisch-histologischen Variationsbreite des Lichen sclerosus et atrophicus. Hautarzt 34: 453–455
10. Hagedorn M (1987) Lichen sclerosus et atrophicus: Behandlung mit Thym-Uvocal Creme. Aktuel Dermatol 13: 30–33
11. Hallopeau H (1887) Leçons cliniques sur les maladées cutanées et syphiliques. Union Med Can 43: 472
12. Hofmann U, Megahed M (1994) Spinozelluläres Karzinom auf einem Lichen sclerosus et atrophicus der Vulva. Hautarzt 45: 104–107
13. Hundeiker M (1973) Gefäßveränderungen beim Lichen sclerosis. Arch Dermatol Forsch 247: 271–276
14. Kaufmann RH, Friedrich EG (1985) The carbon dioxide laser in the treatment of vulvar disease Clin Obstet Gynecol 28: 220–229
15. Kerscher M (1994) Treatment of localized sclerodermia with PUVA-bathphotochemotherapy. Lancet 343: 1233
16. Kühnl-Petzoldt C (1983) Kraurosis penis (Lichen sclerosus et atrophicus des Genitale). selecta 45: 3936
17. Meffert JJ et al. (1995) Lichen sclerosus. J Am Acad Dermatol 32/3: 393–416
18. Meyhöfer W (1980) Kraurosis vulvae – Kraurosis penis et praeputii – Lichen sclerosus et atrophicus. In: Korting GW (Hrsg) Dermatologie in Praxis und Klinik. Thieme, Stuttgart New York
19. Montgomery H, Hill WR (1940) Lichen sclerosus et atrophicus. Arch Dermatol Syph 42: 755
20. Pampor M (1996) Therapie des Lichen sclerosus et atrophicus. Hautarzt 6: 429–430
21. Post B, Jänner M (1975) Lichen sclerosus et atrophicus Penis. Z Haut Geschlechtskrankht 50: 675–681
22. Röcken M et al. (1995) Balneophototherapie. Hautarzt 46: 437–450
23. Silverio A, Serri S (1975) Generalized bullous and haemorrhagic lichen sclerosus et atrophicus. Br J Dermatol 93: 215–217
24. Schnyder UW (1973) Vorwiegend cutane Dermatosen. In: Spezielle pathologische Anatomie. Bd VII, Haut- und Anhangsgebilde. Springer, Berlin Heidelberg New York

25. Skierlo P, Heise H (1987) Testosteronpropionat-Salbe – ein Therapieversuch beim Lichen sclerosus et atrophicus. Hautarzt 38: 295–297
26. Tritsch H (1968) Adenoides Plattenepithelcarcinom bei Lichen sclerosus et atrophicus. Arch Klin Exp Dermatol 232: 187–194
27. Wier RF (1875) Ichtyosis of the tongue and vulva. NY State Y Med 246

2.18 Akrodermatitis enteropathica

Es handelt sich um ein selten auftretendes, chronisches, vermutlich autosomal-rezessiv vererbtes Leiden, das beide Geschlechter gleich häufig betrifft, bei Kindern zwischen der 3. Lebenswoche und dem 10. Lebensjahr in Erscheinung tritt und unbehandelt zum Tode führen kann.
Das Krankheitsbild, das 1936 erstmals von Brandt [3] als eigenständige Erkrankung beschrieben und 1942 von Danbolt und Closs die Bezeichnung Akrodermatitis enteropathica erhielt [5], ist gekennzeichnet durch die *Trias* periorifizielle und akrale erythematovesikulöse bzw. pustulöse Dermatitis, Alopecia diffusa und Diarrhö.
Erst im Jahre 1973 konnte das Leiden sodann von Moynahan [15] und Barnes [14] als ein Mangel an Zink, das als Spurenelement für zahlreiche metabolische Prozesse im menschlichen und tierischen Organismus unentbehrlich ist [1, 2, 18, 24, 25], identifiziert werden.
In den letzten Jahren kommt nunmehr einem nicht selten auftretenden *erworbenen* Zinkmangelsyndrom, das entweder durch verminderte Aufnahme oder erhöhte Ausscheidung von Zink hervorgerufen wird und im klinischen Erscheinungs- und Beschwerdebild ganz der „endogen" bedingten Akrodermatitis enteropathica der Kinder entspricht, zunehmende Bedeutung insbesondere in gastroenterologisch-proktologischer Hinsicht zu.

ÄTIOLOGIE

Die Ursache des Zinkmangelsyndroms bei jungen Akrodermatitis enteropathica-Patienten ist in vielerlei Hinsicht noch ungeklärt. Es steht jedoch fest, daß der Zinkmangel auf einer gastrointestinalen Zinkabsorptionsstörung beruht. Das Absorptionsvermögen, das anfangs 2–3% der Norm beträgt [37], scheint sich mit zunehmendem Alter spontan zu verbessern; die Zinksubstitution kann erfahrungsgemäß nach Erreichen des Erwachsenenalters erheblich vermindert werden [32].
Demgegenüber können den erworbenen Formen des Zinkmangelsyndroms ganz verschiedene Ursachen zugrunde liegen. Am häufigsten kommt es zu einem exogen bedingten Zinkmangelsyndrom durch langdauernde totale parenterale Ernährung [8, 11, 12, 27, 29] bzw. durch synthetische Diäten, die zu wenig oder überhaupt kein Zink enthalten, infolge kataboler Zustände (nach ausgedehnten Verbrennungen, Operationen u. ä.) und schließlich aufgrund gastrointestinaler Malabsorption bei Vorliegen chronisch entzündlicher Krankheiten, wie z. B. Morbus Crohn [27, 29] oder Colitis ulcerosa bzw. aufgrund von Dünndarmresektionen oder -fisteln.
Ein sekundäres Zinkmangelsyndrom kann weiterhin entstehen bei Malabsorptionsleiden mit begleitender Steatorrhö (z. B. Pankreasinsuffizienz, Zöliakie) und schließlich bei alkoholischer Leberzirrhose [33–35, 37], Nierenerkrankungen [2] und HIV-Infektionen (S. 457).

KLINIK

Erscheinungsbild: Im Bereich der Körperöffnungen (Augen, Nase, Mund, Anogenitalbereich) und distalen Partien der Extremitäten (Finger- und Zehenkuppen, Fersen) kommt es zumeist in symmetrischer Anordnung zu erythemato-vesiculo-pustulösen, erodiert-nässenden, krustösen und später psoriasiformen, ggf. licheninfizierten, sich peripherwärts ausbreitenden Hauterscheinungen [17, 30], die im Gesicht zunächst an ein seborrhoisches Ekzem erinnern können (Abb. 2.51 a).
Fast immer finden sich Veränderungen in der Anogenitalregion, die vom klinischen Bild her an eine Candida-Mykose erinnern.
Zu einer sekundären Besiedelung meist durch Candida albicans kommt es i. d. R. auch häufig [8] aufgrund des krankheitsbedingten feuchten Terrains sowie durch Störungen im Immunsystem und der damit bedingten Infektanfälligkeit und Wundheilungsstörung (Abb. 2.51 b).
Auch entzündliche Schleimhautveränderungen im Anogenital-, Mundhöhlen-, Augen-, Nasen- und Ohrbereich können vorliegen.
Charakteristisch sind weiterhin zunächst lividrote, später bullöse Erscheinungen im Bereich der Nagelwälle (Abb. 2.51 c, d) verbunden mit zunehmenden Nagelveränderungen (Dystrophie, Beauschen Linien, Hellfärbung) [31, 37] sowie große lividrot umsäumte Blasen im Bereich der Finger- und Zehenfalten (Abb. 2.51 e).
Später tritt zumeist eine diffuse oder totale Alopezie mit telogenem Haarwurzelmuster des Kapillitiums, der Augenbrauen und Wimpern hinzu [6, 36].
Das klinische *Beschwerdebild* ist gekennzeichnet durch mehr oder weniger juckende oder brennende, sekundär oft auch impetiginisierte Haut- und Schleimhauterscheinungen. Hinzu kommen Diar-

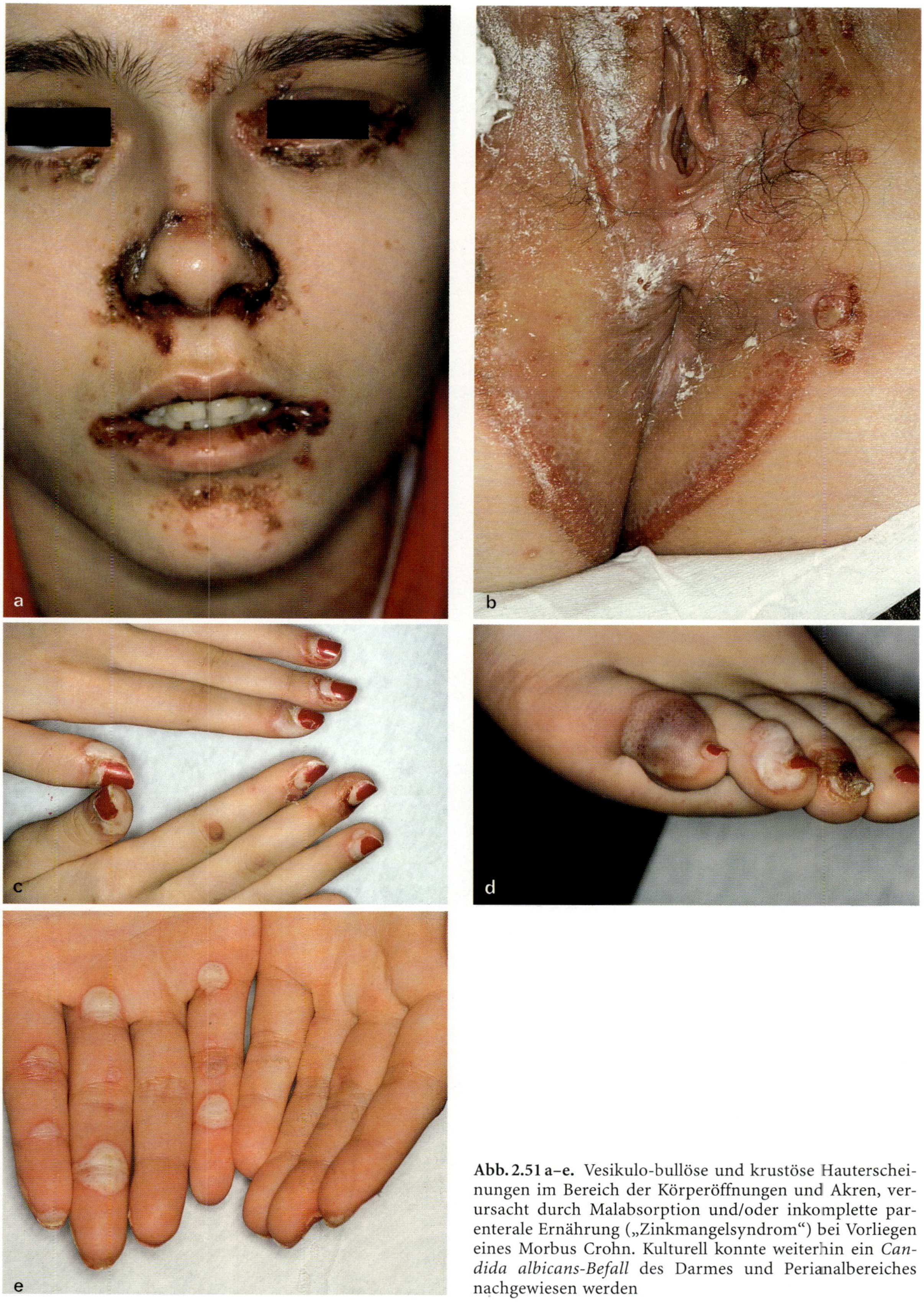

Abb. 2.51 a–e. Vesikulo-bullöse und krustöse Hauterscheinungen im Bereich der Körperöffnungen und Akren, verursacht durch Malabsorption und/oder inkomplette parenterale Ernährung („Zinkmangelsyndrom") bei Vorliegen eines Morbus Crohn. Kulturell konnte weiterhin ein *Candida albicans-Befall* des Darmes und Perianalbereiches nachgewiesen werden

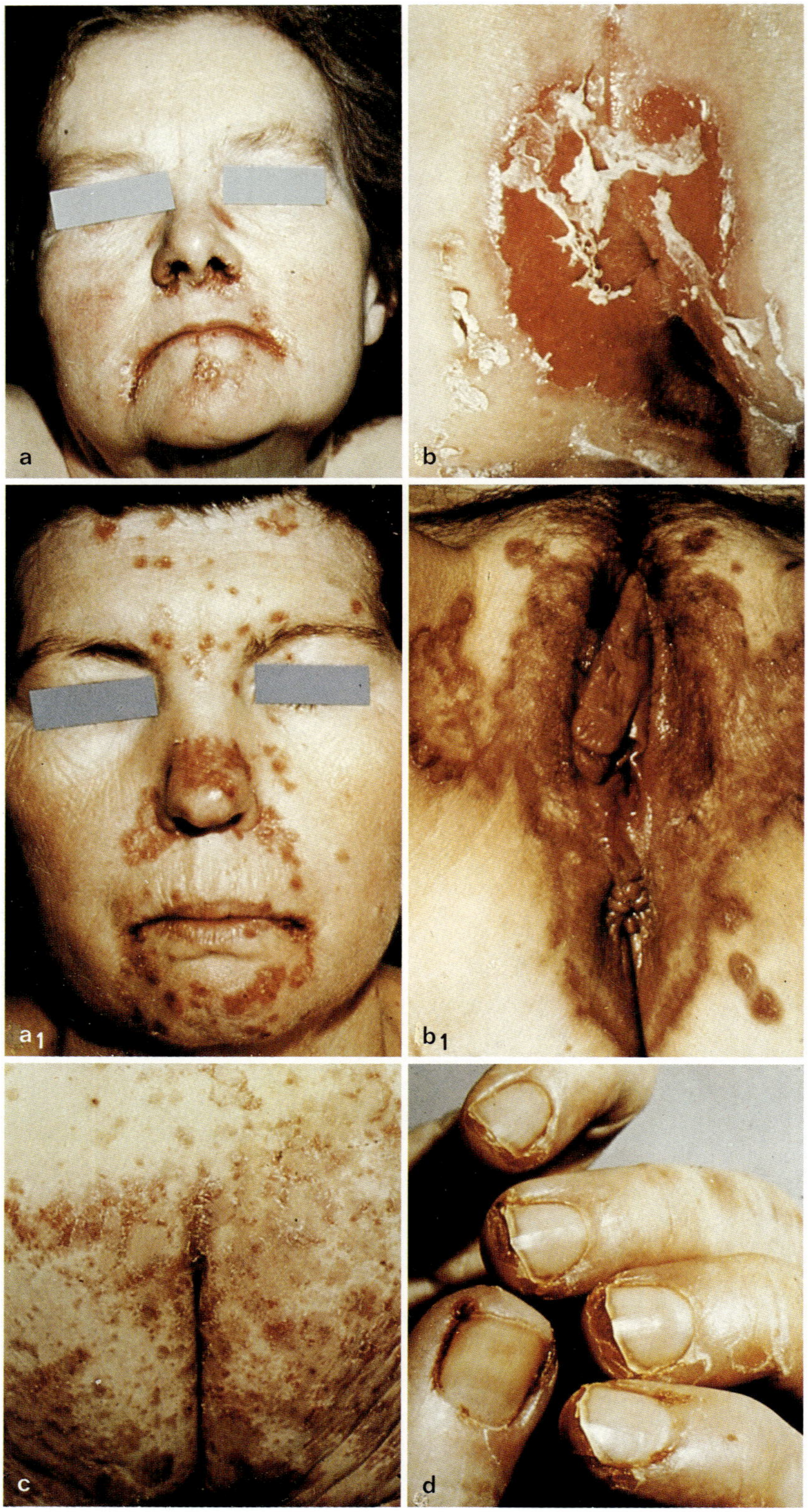

Abb. 2.52 a–d.
Legende s. S. 179

rhöen, Appetit- und Gewichtsverlust. Apathie und psychische Störungen vervollständigen schließlich das klinische Bild [9].

DIAGNOSE

Diagnostische Leitlinien sind die typische Lokalisation der Hautveränderungen bei meist gleichzeitig vorliegendem diffusem Effluvium und/oder Diarrhöen.
Die Bestätigung der Diagnose erfolgt durch Nachweis eines verminderten Serum-Zinkgehaltes (Normalwert: 80–145 μg/100 ml) mittels Atomabsorptionsspektrophotometrie [4, 19] und einer verminderten Aktivität der Alkalischen Phosphatase im Serum (Normalwert: 60–200 U/L).
Auch der Nachweis verminderter IgA- und IgG-Globuline, einer Hypalbuminämie, eine verminderte Chemotaxis phagozytierender Leukozyten und verminderte PHA-Stimulierbarkeit von Lymphozyten kann diagnostisch hilfreich sein.
Die Abhängigkeit klinischer Befunde der Akrodermatitis enteropathica von akutem und chronischem Zinkmangel zeigt die Tabelle 2.1.

DIFFERENTIALDIAGNOSE

Differentialdiagnostisch ist vor allem das *Glukagonom-Syndrom* auszuschließen, bei dem neben einer Reihe typische pathologischer Laborbefunde, insbesondere einem bisweilen exorbitant erhöhten, mittels Radioimmunotest nachweisbaren Plasmaglukagonspiegel, ebenfalls ein erniedrigter Zinkspiegel vorliegen kann [22].
Wie die Abb. 2.52 a–d zeigt, ähnelt dieses Krankheitsbild, das zumeist mit einem vorwiegend in der Korpus-Schwanz-Region des Pankreas lokalisierten malignen Glukagonom kombiniert ist, vor allem wegen seiner auffälligen Haut- und Schleimhautveränderungen, aber auch wegen seiner klinischen Symptomatologie (Diarrhöen, Gewichtsverlust etc.) der Akrodermatitis enteropathica [13, 20–22, 26]. Vorwiegend periorifiziell kommt es zunächst zu entzündlichen, sich peripher ausbreitenden erythematosquamösen und erosiven, zentral abblassenden Läsionen. Das Erkennen dieses histologisch verifizierbaren sog. nekrolytischen migratorischen Erythems [38] gewinnt dadurch besondere Bedeutung, daß es oft das Primärsymptom der Erkrankung darstellt und der endgültigen Diagnose eines Pankreaskarzinoms um Monate vorausgehen kann [7, 22, 28].
Als weitere dermatologische Manifestationen finden sich nahezu obligat Stomatitis, atrophisierende, schmerzhafte Glossitis, Anguli infectiosi (Abb. 15.41 e) diffuser Haarausfall und ggf. auch akrale erythemato-vesiculo-pustulöse Läsionen (Abb. 2.52 d).
Die Differentialdiagnose umfaßt weiterhin neben dem seborrhoischen, nummulären, atopischen und xerotischen Ekzem („Eczéma craquelée") (Abb. 2.3–2.6) insbesondere die Psoriasis vulgaris (Abb. 2.60),

Tabelle 2.1. Klinische Befunde bei Zinkmangel. (Nach Weismann u. Hoyer [37])

Klinischer Befund	Akuter Zinkmangel	Chronischer Zinkmangel
Akrolokalisiertes vesikobullöses Ekzem (NB: Fingerfalten, Fersen, periunguale Inflammation)	++	÷
Akrolokalisiertes psoriasiformes chronisches Ekzem	÷	++
Eczéma craquelée	÷	(++)
Nageldystrophie (incl. Beau-Furchen)	(Später)	++
Haarverlust, Haarveränderungen	(Später)	++
Schlechte Wundheilung	++	+
Schlechter Allgemeinzustand	++	+
Depressive Psyche, Photophobie	++	+
Serumzinkspiegel	Niedrig oder herabfallend	Niedrig
Serum-alkalische Phosphatase	Niedrig oder herabfallend[a]	Niedrig[a]

÷ abwesend; + leichter Grad; ++ schwerer Grad
[a] Bei sekundärem Zinkmangel kann die Aktivität anscheinend normal sein wegen bestehender, erhöhter Werte bei Katabolismus, Leberkrankheit (z. B. alkoholische Leberzirrhose) oder sekundärem Hyperparathyreoidismus bei Malabsorption (z. B. Zöliakie).

◁
Abb. 2.52 a–d. Klinisches Erscheinungsbild des Glukagonom-Syndroms (s. o.) im differentialdiagnostischen Vergleich zur Akrodermatitis enteropathica (Abb. 2.51 a–e). **a–c** Sog. nekrolytisch migratorisches Erythem an den Prädilektionsstellen. **a, a_1** Konfluierende, z. T. erodierte und von Krusten bedeckte papulopustulöse Effloreszenzen in typischer periorifizieller Lokalisation. **b** Ausgedehnte perianale Erosion mit am Rand haftenden, silbrigweißen, squamokrustösen Auflagerungen. **b_1** Großflächige randbetonte Erosion mit zentraler Reepithelisierung. **c** Erythematös-erosive Herde mit zentrifugaler Ausbreitung und zentraler Abheilung. **d** Akral lokalisierte Veränderungen; periunguale Rhagaden, Erytheme und Paronychien

die generalisierte Candidosis (Abb. 15.41), die Impetigo contagiosa (Abb. 2.24) und schließlich bei Vorliegen bullöser Veränderungen die Epidermolysis bullosa hereditaria simplex (Abb. 2.62 c).

THERAPIE

Durch perorale Gabe von Zink (z. B. Zinkamin-Falk) bei – sofern nötig – gleichzeitiger Behandlung einer oftmals vorliegenden Begleit-Candidosis (s. hierzu S. 409 ff.) werden die betroffenen Patienten meist erstaunlich schnell erscheinungs- und beschwerdefrei [8, 23]. Bei mangelnder Zinkresorption im Darm bzw. bei parenteraler Ernährung kann das Zink auch intravenös zugeführt werden (0,2–0,3 mg Zink/kg/KG/Tag) [16, 18].
Bei angeborener Akrodermatitis enteropathica muß die Zinksubstitution allerdings lebenslang erfolgen. Die Dosis kann jedoch wie oben bereits dargelegt im Laufe des Lebens oft immer weiter reduziert werden. Die empfohlene Aufnahme von Zink liegt bei Erwachsenen zwischen 8 und 20 mg/Tag [12, 18, 24, 25].
Bei folgenden Nahrungsmitteln findet sich ein hoher Zinkgehalt: Austern (149 mg%), Weizenkleie (13,20 mg%), Bierhefe (8,0 mg%) und Haferflocken (4,40 mg%) [10].

Literatur

1. Bergmann KE, Bergmann RL (1975) Die ernährungsphysiologische Bedeutung von Zink im Wachstumsalter. In Betke K und Bindlingmaier F: Spurenelemente in der Entwicklung von Mensch und Tier. Urban & Schwarzenberg, München Berlin Wien
2. Bierbach H, Holzmann H (1979) Das Zinkmangelsyndrom. Dtsch Med Wochenschr 104: 918
3. Brandt T (1936) Dermatitis in children with disturbances of the general condition and the absorption of food elements. Acta Derm Venerol (Stockh) 17: 513–546
4. Bryant TN (1981) Comparison of procedures for determination of copper and zinc in serum by atomic absorptions spectroscopy. Clin Chim Acta 110: 83–90
5. Danbolt N, Closs K (1942) Akrodermatitis enteropathica. Acta Derm Venerol (Stockh) 23: 127–169
6. Dupré A, Bonate JL, Carriere JP (1979) The hair in acrodermatitis enteropathica: A disease indicator? Acta Derm Venerol (Stockh) 59: 177–178
7. Engelmann L et al. (1991) Erythema necrolyticum migrans-Glukagonom-Syndrom. Aktuel Dermatol 17: 11–17
8. Ferrandiz C et al (1981) Acquired zinc deficiency syndrome during total parenteral alimentation. Dermatologica 163: 255–266
9. Gschnait Th et al (1982) Das exogen bedingte Zinkmangelsyndrom. Wien Klin Wochenschr 94: 475–479
10. Holtmeier HJ (1988) Zinkmangel. Besonders gefährdet: Diabetiker, Schwangere und Alkoholiker. Ärztl Praxis 14: 345–347
11. Kaufmann J (1984) Acrodermatitis enteropathica bei totaler parenteraler Ernährung wegen Morbus Crohn. Z Hautkrankht 59: 1447–1453
12. Kay RG, Tasman-Jones C, Pydus J, Whiting R, Black H (1976) A syndrome of acute zinc deficiency during total parenteral alimentation in man. Ann Surg 183: 331–340
13. Khandekar JD, Oyer D, Miller HJ, Vick NA (1979) Neurologic involvement in glucagonoma syndrome. Cancer 44: 2014–2016
14. Moynahan EJ, Barnes PM (1973) Zinc deficiency and a synthetic diet for lactose intolerance. Lancet 1: 676
15. Moynahan EJ (1974) Acrodermatitis enteropathica. A lethal inherited human zincdeficiency disorder. Lancet II: 399
16. Nürnberger F (1987) Zinkmangel bei künstlicher Ernährung. Z Hautkrankht 62: 104–110
17. Okada A, Takagi Y, Itakura T, Satani M, Manable H et al (1976) Skin lesions during intravenous hyperalimentation: Zinc deficiency. Surgery 80: 629–635
18. Orfanos CE, Garbe C (1995) Therapie der Hautkrankheiten. Springer, Berlin Heidelberg New York Tokyo, S 704–705
19. Paschen K (1979) Methode zur Bestimmung von Zink im Serum mittels Atomabsorptionsspektralphotometrie. In: Zinkstoffwechsel, Bedeutung für Klinik und Praxis. TJM, S 69–74
20. Pfau A et al. (1995) Das Glukoganom-Syndrom – Klinik und Therapie. Z Hautkrankht 10: 725–728
21. Prinz RA, Dorsch TR, Lawrence AM (1981) Clinical aspects of glucagon-producing islet cell tumors. Am J Gastroenterol 76: 125–131
22. Rappersberger K, Wolff-Schreiner E, Konrad K, Wolff K (1987) Das Glukagonom-Syndrom. Hautarzt 38: 589–598
23. Reich H, Opitz K, Bertram H-P, Fegeler K (1976) Lebensrettende Zinkbehandlung der Acrodermatitis enteropathica. Dtsch Med Wochenschr 101: 1724–1726
24. Schwarz T, Rütter A (1996) Zink in der Dermatologie. TW Dermatologie 26: 372–377
25. Seeling W, Seeling J (1979) Die Bedeutung des Zinks als essentielles Kation im menschlichen Organismus. In: Zinkstoffwechsel, Bedeutung für Klinik und Praxis. TJM, S 13–28
26. Stacpoole PW (1981) The glucagonoma syndrome: clinical features, diagnosis, and treatment. Endocrinol Rev 2: 347–361
27. Stein E (1982) Das Crohn-Syndrom. Z Allgemeinmed 31: 1702–1715
28. Strohm WD (1996) Paraneoplastische spastische Tetraparese bei Glukagonom-Syndrom. Erfolgreiche Therapie mit Octreotid, Dacarbacin und Interferon-α. Z Gastroenterol 34: 438–445
29. Sturniolo GC, Molikhia MM, Shields R, Turnberg LA (1980) Zinc absorption in Crohn's disease. Gut 21: 387–391
30. Vloten WA van, Bos LP (1978) Skin lesions in acquired zinc deficiency due to parenteral nutrition. Dermatologica 156: 175–183
31. Weismann K (1977) Lines of Beau: Possible markers of zinc defiency. Acta Derm Venerol Stockholm 57: 88–90
32. Weismann K, Hoe S, Knudsen L, Solvsten Sorensen S (1979) 65Zn absorption in patients suffering from acrodermatitis enteropathica and in normal adults assessed by wholebody counting technique. Br J Dermatol 101: 573–579

33. Weismann K, Hoyer H, Christensen E (1980) Acquired zinc deficiency in alcoholic liver cirrhosis: Report of two cases. Acta Derm Venerol (Stockh) 60: 447–449
34. Weismann K (1980) Zinc deficiency and effects of systemic zinc therapy (Disp). FADLs Forlag, Kobenhavn Arhus Odense
35. Weismann K (1980) Zinc metabolism and the skin. In: Rook A, Savin J (eds) Recent advances in dermatology, vol 5. Blackwell Scientific, London
36. Weismann K, Hagdrup HK (1981) Hair changes due to Zinc Deficiency in a case of sucrose malabsorption. Acta Derm Venerol (Stockh) 61: 444–447
37. Weismann K, Hoyer H (1982) Zinkmangeldermatosen. Der Hautarzt 33: 405–410
38. Wilkinson DS (1971) Necrolytic migratory erythema with pancreatic carcinoma. Proc R Soc Med 64: 1197–1198

2.19 Akanthosis nigricans

Bei der Akanthosis nigricans (*Synonyma:* Dystrophia papillaris pigmentosa) handelt es sich um ein selten auftretendes Krankheitsbild, das gekennzeichnet ist durch dunkelpigmentierte hyperkeratotisch-papillomatöse Hautveränderungen insbesondere im Bereich der großen Hautfalten. Man unterscheidet heute 3 benigne und 1 maligne Form.

Benigne Formen

1. *Akanthosis nigricans benigna:* Sie stellt eine Genodermatose mit unregelmäßig dominantem Erbgang unter Bevorzugung des weiblichen Geschlechtes dar, die zu verhältnismäßig geringfügigen Hauterscheinungen führt, die bei der Geburt bereits vorliegen können oder sich in der Kindheit entwickeln und niemals mit inneren Störungen assoziiert sind. Nach der Pubertät sind die klinischen Erscheinungen oft rückläufig.

2. *Akanthosis nigricans benigna als Teil seltener, meist rezessiv vererbter Syndrome:* Diese ebenfalls gutartig verlaufenden Formen stellen kennzeichnende Teilsymptome folgender komplexer Syndrome dar: Berardinelli-Seip-Syndrom, Bloom-Syndrom, Crouzon-Syndrom, Lavrence-Syndrom, Miescher-Syndrom, Prader-Willi-Syndrom und Rabson-Mendelhall-Syndrom.
Die ebenfalls nur wenig ausgeprägten Hautveränderungen treten bereits bei der Geburt oder im Laufe der Kindheit in Erscheinung.

3. *Pseudoakanthosis nigricans:* Bei dieser Erscheinungsform handelt es sich ebenfalls um eine benigne erbbedingte, das weibliche Geschlecht etwas häufiger betreffende, auch eher geringgradige rückbildungsfähige Hauterscheinung, die adipöse, meist dunkelhaarige und stark pigmentierte Individuen betrifft, möglicherweise aber auch durch bestimmte Arzneimittel (Glukokortikoide, Nikotinsäurederivate) verursacht bzw. mitverursacht werden kann und zumeist zwischen dem 3. und 6. Lebensjahrzehnt in Erscheinung tritt.

Maligne Form

Akanthosis nigricans maligna: Die meist erst nach dem 40. Lebensjahr geschlechtsunabhängig auftretende „maligne" Form ist durch ausgeprägte progredient verlaufende, auffällig dunkelpigmentierte Hauterscheinungen, die häufig auch Schleimhäute und Extremitäten befallen, gekennzeichnet und in fast 100% der Fälle mit einem internen Karzinom verbunden. Sie stellt die wohl bestbekannte kutane Paraneoplasie dar [1, 14, 15, 25, 27] und erfüllt die in der nachfolgenden Übersicht hierfür aufgestellten Kriterien.

Kriterien, die eine Dermatose erfüllen muß, um als Paraneoplasie zu gelten. (Nach Schnyder [27])

1. Die verdächtigen Hauterscheinungen lassen sich durch keine andere Noxe als durch den Tumor erklären.
2. Nach Entfernung oder Rückbildung der Geschwülste bessert sich oder verschwindet die Dermatose.
3. Lokale Tumorrezidive oder Metastasen führen zum Aufflammen der Dermatose.
4. Es liegt eine statistisch gesicherte Korrelation zwischen der paraneoplastischen Hautveränderung und dem Tumor vor.
5. Haut- und Tumorsymptome treten gleichzeitig oder nahezu gleichzeitig auf.

Nach Curth-Ollendorf [12] treten die Hauterscheinungen bei 61% der Fälle gleichzeitig, bei 17% vor und bei 22% erst nach der Entwicklung eines malignen Tumors auf. Häufig handelt es sich hierbei um ein Adenokarzinom mit meist hohem Malignitätsgrad, das in 64% der Fälle ein Magenkarzinom, in 27% einen anderen malignen Abdominaltumor und nur in 9% ein Malignom außerhalb des Gastrointestinaltraktes darstellt.
Da es zum Zeitpunkt der Diagnosestellung „Paraneoplasie" in den meisten Fällen bereits zur Metastasierung des Tumors gekommen ist, ist die Prognose quoad vitam der mit Akanthosis nigricans maligna assoziierten Tumoren meist infaust.

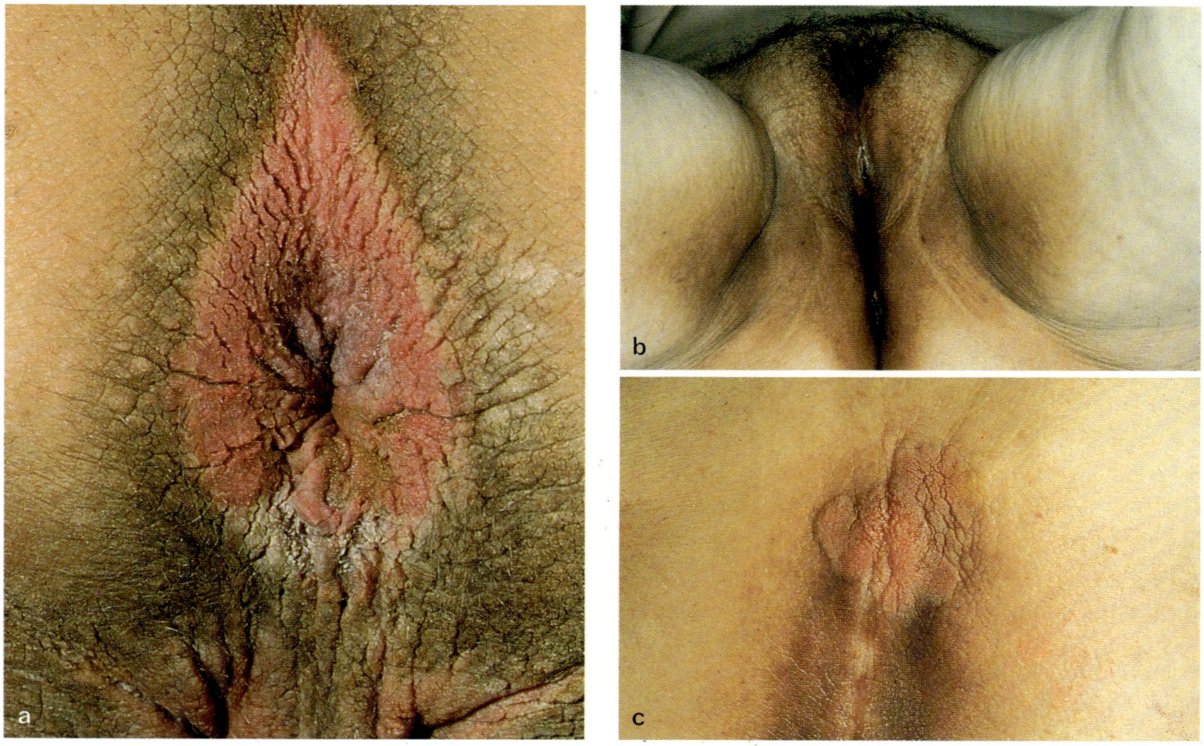

Abb. 2.53 a–c. Acanthosis nigricans

ÄTIOLOGIE

Die Pathogenese der beiden genetisch nicht fixierten Formen ist ungeklärt. Sicherlich spielt bei der Pseudoakanthosis nigricans das insbesondere bei Fettsüchtigen meist ausgesprochen feuchtwarme Milieu in den Intertriginalbereichen eine krankheitsfördernde Rolle.

KLINIK

Das klinische *Erscheinungsbild* ist bei allen Formen der Akanthosis nigricans einschließlich der Pseudoform identisch; Unterschiede bestehen nur in der verschieden starken Ausprägung der Veränderungen und ihrer Progredienz (Abb. 2.53).
Das klinische Bild wird geprägt von einer peripherwärts abnehmenden und unscharf begrenzten, samtartig-papillomatös-verruciformen, zerfurchten, zunächst gelblich, später graubraun bis schwärzlichen Hyperpigmentierung und Verdickung der Haut.
Prädilektionsstellen der stets symmetrisch in Erscheinung tretenden Veränderungen sind Axillen, Hals, Anogenitalbereich, Oberschenkelinnenseiten, Gesicht, Ellen- und Kniebeugen, Nabel, Brustwarzen, Knöchel, Handrücken, Augenlider und Naseneingang.

Bei der Akanthosis nigricans benigna und der Akanthosis nigricans-Form, die Teil hereditärer Syndrome darstellt, kann in seltenen Fällen auch ein Befall der Extremitäten sowie der Schleimhäute vorliegen.
Demgegenüber kommt es bei der malignen Form, die durch plötzliches Auftreten, rascher Ausbreitung und stärkerer Ausprägung der Hautveränderung gekennzeichnet ist, häufig zu samtartigen papillomatösen Veränderungen im Analkanal und an den Lippen, aber auch im Mund-, Zungen-, Vaginal- sowie Konjunktivalschleimhautbereich [1, 21].
Die distalen Extremitäten mit Übergang auf die Palmo-Plantarflächen sind besonders bei der malignen Form mitbetroffen, wobei diese palmoplantaren Hyperkeratosen bei der Akanthosis nigricans maligna durch eine deutlich erhaltene, stellenweise punktförmig unterbrochene Hautleistenzeichnung gekennzeichnet sind, die die benignen Formen nicht aufweisen [17]. Diese transgrediente palmoplantare Keratose mit Hypertrophie der Fingerleisten wird sonst nur bei der „kongenitalen Erythrokeratodermie mit Taubheit" (Schnyder) beobachtet [25, 26].
Subjektive *Beschwerden* treten nur dann auf, wenn es in den intertriginösen Räumen milieubedingt und vor allem wiederum bei der progressiv verlau-

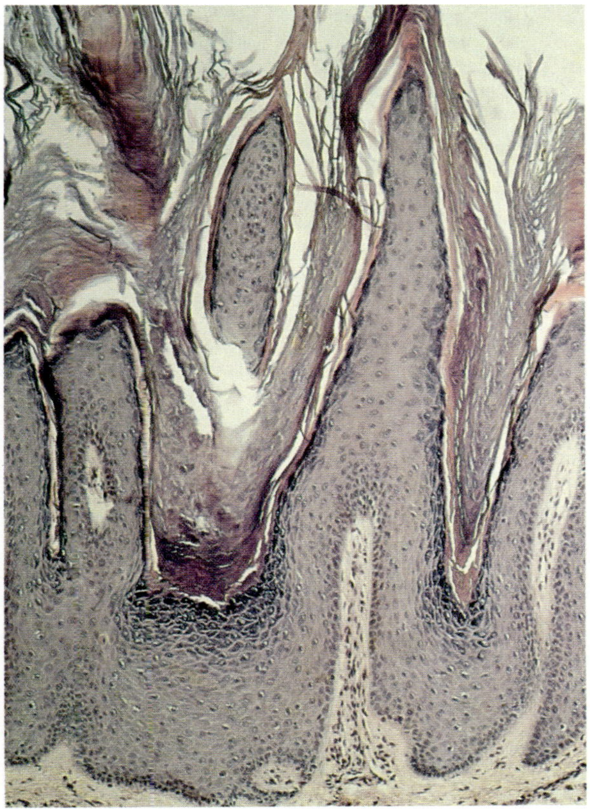

Abb. 2.54. Acanthosis nigricans. Akanthopapillomatose des Epithels, Verbreiterung des Stratum granulosum, Hyperkeratose. HE-Färbung

fenden Akanthosis nigricans maligna zu Mazerationsvorgängen kommt. Hierdurch kann es zur Bildung weiterer Vegetationen, aber auch zu ekzematösen, ggf. bakteriell oder mykotisch superinfizierten Veränderungen mit entsprechendem klinischen Beschwerdebild kommen. Juckreiz tritt hierbei häufig auf [5, 7].

DIAGNOSE

Die Diagnosestellung Akanthosis nigricans ist aufgrund des charakteristischen klinischen Bildes i. d. R. problemlos möglich und kann histologisch abgesichert werden (Abb. 2.54).
Die klinischen und histologischen Bilder reichen jedoch nicht zur Unterscheidung der einzelnen Formen aus. Die sichere und notwendige Feststellung, ob es sich um eine der benignen oder die maligne Akanthosis nigricans Form handelt, ist – wie oben dargelegt – unter Berücksichtigung der Progredienz der Erkrankung nur durch die eingehende Erhebung der Eigen- und Familienanamnese sowie Suche nach weiteren assoziierten Symptomen bzw. eines malignen Tumors möglich.

DIFFERENTIALDIAGNOSE

Die Unterscheidung von anderen Hauterscheinungen bereitet aufgrund des charakteristischen klinischen Bildes der Akanthosis nigricans-Formen i. d. R. keine Schwierigkeiten.
Differentialdiagnostisch in Betracht kommt allenfalls die seltene Papillomatosis Gougerot-Carteaud, der Pemphigus vegetans (Abb. 2.62) und die Dyskeratosis follikularis Darier (Abb. 2.55).

THERAPIE

Die Behandlung richtet sich nach der vorliegenden Form. Handelt es sich um die Paraneoplasieform, so kommt es nach Beseitigung des Tumors oft zur spontanen Rückbildung der nichtmalignen Hautläsionen. Ein Tumorrezidiv oder Metastasen bewirken jedoch eine Exazerbation der Hautveränderungen. Häufig kommt es jedoch bereits vor der Diagnosenstellung zur Metastasierung, so daß die Prognose infaust ist. Eine palliative Behandlung der kosmetisch störenden Hautveränderungen sowie des unangenehmen Pruritus steht dann im Vordergrund. Systemische PUVA mit einer Gesamtdosis von ca. 50 J/cm^2 oder Antihistaminika (z. B. Periactinol 3 mal 4 mg/Tag) sind dann hilfreich [5, 22]. Gegebenenfalls kommt auch eine Kombination mit Ketotifen (z. B. Zaditen 1–2 mg/Tag) in Betracht [22].
Bei der Pseudoakanthosis nigricans führt eine Gewichtsreduktion bzw. die Behandlung einer endokrinologischen Erkrankung, möglicherweise aber auch das Absetzen eines Medikamentes zum Rückgang der Hauterscheinungen.
Die Therapie der benignen anlagebedingten Formen erfolgt demgegenüber – sofern notwendig – rein symptomatisch, intern jeweils mit Acitretin (z. B. Neotigason) oder Isotretinoin (z. B. Roaccutan) individuell dosiert [7] und/oder äußerlich reinigend mit einem Syndet (Dermofug o. ä.), austrocknend mit einem Puder (Ansudor o. ä.), keratolytisch mit Vitamin-A-Säure (Epi-Aberel-Lösung oder -Creme 0.05 %ig o. ä.) oder 5–10 %iger Salicylvaseline (*Cave:* Reizung!).
Zusätzlich kann eine antibiotische oder antimykotische Behandlung einer oftmals vorliegenden Sekundärinfektion erforderlich sein.

Literatur

1. Andreev VC, Boyanov L, Tsankov N (1981) Generalized Acanthosis nigricans. Dermatologica 163: 19–24
2. Atieler W, Plewig G (1987) Acanthosis nigricans maligna und Leser-Trélat-Zeichen bei Doppelmalignom von Mamma und Magen. Z Hautkrankht 62: 344–366

3. Auffret N, Mazer JM, Bélaich S et al. (1990) Acanthosis nigricans hyperinsulinisme: syndrome de Seip-Lawrence. Ann Dermatol Vénéréol 117: 793–794
4. Banuchi SR, Cohen L, Lorincz AL, Morgan J (1974) Acanthosis nigricans following diethylstilbestrol therapy. Arch Derm 109: 545–546
5. Bonnekoh B, Thiele B, Merk H, Mahrle G (1989) Systemische Photochemotherapie (PUVA) bei Acanthosis nigricans maligna: Regression von Keratose, Hyperpigmentierung und Pruritus. Z Hautkrankht 64: 1059–1062
6. Bork K, Böhm G (1980) Postenzephalitische benigne Akanthosis nigricans. Z Hautkrankht 55: 1045–1053
7. Braun-Falco O, Plewig G, Wolff HH (1996) Dermatologie und Venerologie. 4. Aufl. Springer, Berlin Heidelberg New York Tokyo
8. Breathnach SM, Wells GC (1980) Acanthosis palmaris: tripe palm. A distinctive pattern of palmar keratoderma frequently associated with internal malignancy. Clin Exp Dermatol 5: 181–189
9. Brown J, Winkelmann RK (1968) Acanthosis nigricans: A study of 90 cases. Medicine 47: 33–51
10. Curth HO (1976) Classification of acanthosis nigricans. Int J Dermatol 15: 592–593
11. Curth-Ollendorff H (1976) Skin lesions and internal carcinoma. In: Andrade R et al. (ed) Cancer of the skin, Vol II. Saunders, Philadelphia London Toronto, pp 1308 ff
12. Curth-Ollendorff H (1979) Malignant Acanthosis nigricans. In: Fitzpatrick TB et al. (ed) Dermatology in general medicine, 2 nd edn. McGraw-Hill, New York, 1346 ff
13. Darmstadt GL, Yokel BK, Horn TD (1991) Treatment of acanthosis nigricans with tretinoin. Arch Dermatol 127: 1139–1140
14. Fiedler V, Bröcker E (1988) Radiologische Tumorsuche bei Hautveränderungen. Paraneoplastische Syndrome und hereditäre Erkrankungen mit erhöhtem Tumorrisiko. Radiologe 28: 300–307
15. Husz S, Korom J (1985) Kutane Paraneoplastische Syndrome der Haut. Z Hautkrankht 62 (3): 206–215
16. Janovsky V (1890) Acanthosis nigricans. Internat. Atlas seltener Hautkrankheiten, Bd 11
17. Larrègue M et al (1979) Pachydermatoglyphie. Signe en faveur de la malignité au cours de l'acanthosis nigricans. Ann Dermatol Vénéréol (Paris) 106: 781–785
18. Liddell K, Jensen NE (1976) Malignant acanthosis nigricans and its unusual association with carcinoma of the colon and carcinoma of the cervix. Br J Surg 63: 248–251
19. Marghescu S, Wolff H, Braun-Falco O (1982) Kongenitale Erythrokeratodermie mit Taubheit Schnyder. Hautarzt 33: 416–419
20. Matsuoka LY, Wortsman J, Goldman J (1993) Acanthosis nigricans. Clin Dermatol 11: 21–25
21. Mikhail GR et al (1979) Generalized Malignant Acanthosis nigricans. Arch Dermatol 115: 201–202
22. Orfanos CE, Garbe C (1995) Therapie der Hautkrankheiten. Springer, Berlin Heidelberg New York Tokyo
23. Pinol-Aguadé J, Peyri Rey J, Ferrando J (1973) Acanthosis nigricans maligna infantil associada a un tumor de Wilms. Med Cutan 4: 287–290
24. Pollitzer S (1890) Acanthosis nigricans. Internat. Atlas seltener Hautkrankheiten, Bd 10
25. Schönlein K-M, Worret W-J (1994) Paraneoplastische Syndrome der Haut. hautnah 3: 301–310
26. Schnyder UW (1964) Krankendemonstrationen: Erythrokeratodermia progressiva. Arch Klin Exp Dermatol 219: 973–976
27. Schnyder UW (1971) Vorwort. In: Herzberg JJ (Hrsg) Kutane paraneoplastische Syndrome. Gustav Fischer Verlag, Stuttgart
28. Schwartz RA (1981) Acanthosis nigricans, Florid Cutaneous Papillomatosis and the Sign of Leser-Trélat. Cutis 28: 319–334
29. Schwartz RA (1994) Acanthosis nigricans. J Am Acad Dermatol 31: 1–19
30. Stevenson RE, Ferlauto GJ, Taylor HA (1978) Cutis gyratum and acanthosis nigricans associated with other anomalies: A distinctive syndrome. J Pediatr 92: 950–952
31. Stieler W, Plewig G (1987) Acanthosis nigricans maligna und Leser-Trélat-Zeichen bei Doppelmalignom von Mamma und Magen. Z Hautkrankht 62/5: 344–366

2.20 Dyskeratosis follicularis (Darier-Krankheit)

Unter der Dyskeratosis follicularis, auch bekannt unter den *Synonyma* Morbus Darier, Dyskératose pseudo-folliculaire de Darier, Epitheliomatosis miliaris, Dyskeratosis miliaris Darier, Dyskeratosis follicularis vegetans, versteht man eine seltene, das männliche Geschlecht häufiger betreffende Dermatose, die histologisch durch eine Dyskeratose (Abb. 2.56) und klinisch (s. u.) durch grau-bräunliche keratotische Papeln gekennzeichnet ist (Abb. 2.55).

Die Veränderungen manifestieren sich nicht nur – wie vom Namen her zu erwarten – im Follikelbereich, sondern treten auch interfollikulär und in follikelfreien Haut- und Schleimhautbereichen auf. Hauptmanifestationsalter der im Laufe des Lebens meist zunehmenden Verhornungsstörung ist das zweite Dezennium. Je früher die Erkrankung einsetzt, um so schwerer ist i. a. der Verlauf. Durch UV-Licht kann u. U. ein stärkerer Krankheitsschub provoziert werden.

ÄTIOLOGIE

Die Dyskeratosis follicularis stellt eine Genodermatose mit unregelmäßigem, autosomal-dominantem Erbgang dar. Pathogenetisch scheint dem Leiden u. a. eine Störung im epidermalen Vitamin-A-Stoffwechsel zugrunde zu liegen.

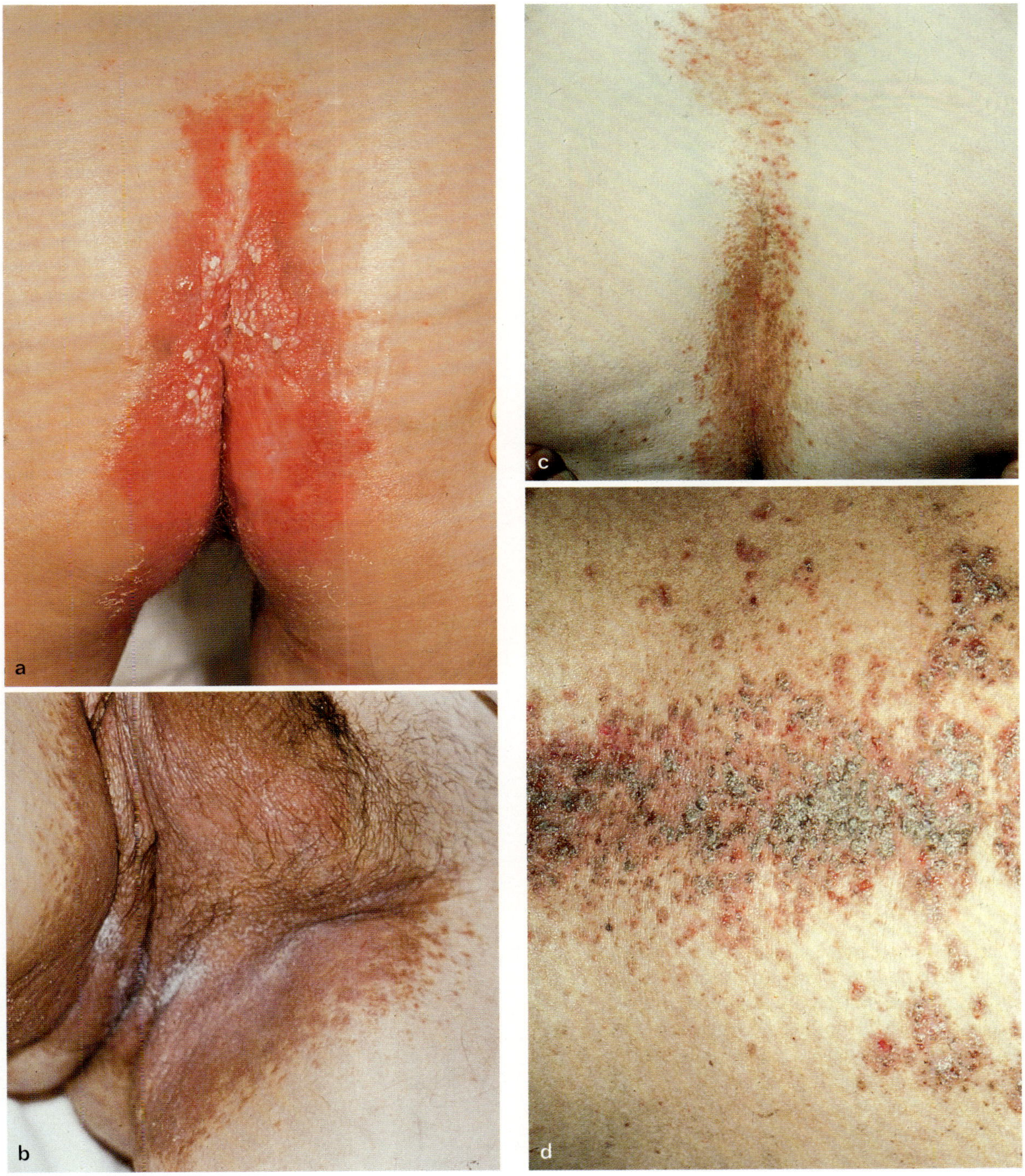

Abb. 2.55. **a** Intertriginöses Erscheinungsbild einer Dyskeratosis follicularis im Perianalbereich. **b** Zu einem schmutzig-bräunlich bis fleischfarbenen, z. T. mazerierten großflächigen Herd konfluierte Papeln eines Morbus Darier der Anogenito-inguinal Region. **c** Morbus Darier im Perianalbereich. **d** Isoliert, gruppiert oder zu großen Plaques konfluierte, von festhaftender rotbräunlich-grauer Hornkruste bedeckte, typische Dyskeratosis follikularis-Papeln (Primäreffloreszenzen)

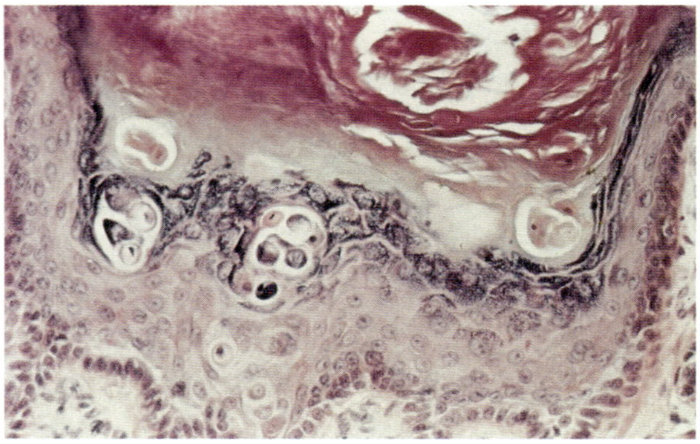

Abb. 2.56. Dyskeratosis follicularis Darier. *Mitte links:* Im Bereich des verbreiterten Stratum granulosum 2 dyskeratotische Zellnester mit „Corps ronds". *Mitte rechts:* Über dem Stratum granulosum ein Nest von „Corps ronds" und „grains". HE-Färbung

KLINIK

Das klinische *Erscheinungsbild* wird geprägt von bis zu linsengroßen, isoliert oder gruppiert stehenden bzw. zu größeren Plaques konfluierenden Papeln, die von einer festhaftenden bräunlich-grauen Hornkruste bedeckt werden. Beim Abkratzen der Hornschicht finden sich leicht nässende, trichterförmige Einsenkungen.
Prädilektionsstellen sind vor allem die seborrhoischen und intertriginösen Bereiche.
Die betroffenen, sich rauh anfühlenden und schmutzig wirkenden Bereiche, die von verrukös-krustösen Auflagerungen bedeckt sein können, entwickeln insbesondere in intertriginösen Regionen (Abb. 2.55 a, b) sekundär oft fleischfarbene papillomatöse, vegetierende Wucherungen mit Neigung zu fötider Mazeration und Sekundärinfektionen. Im Palmo- und Plantarbereich kann es zur Bildung von zirkumskripten oder diffusen Keratosen, und in ganz seltenen Fällen weiterhin zu Knoten- und Blasenbildung kommen. Diagnostisch wichtig sind punktförmige Unterbrechungen der Papillarlinien im Bereich der Handteller, Fußsohlen, Zehen- und Fingerkuppen. Weiterhin charakteristisch sind an plane Warzen erinnernde Effloreszenzen („Akrokeratosis verruciformis") im Bereich von Hand- und Fußrücken.
Bei etwa der Hälfte der an einer Dyskeratosis follicularis erkrankten Patienten findet sich auch ein Schleimhautbefall [7, 10, 11]. Betroffen wird am häufigsten die Mundschleimhaut; aber auch die Genital- und Anal-, Ösophagus-, Pharynx-, Larynx- und Konjunktivalschleimhaut kann in Form derber grau-weißlicher bis stecknadelkopfgroßer, zentral gedellter, einzeln oder gruppiert angeordneter Papeln mitbetroffen sein.
Schließlich finden sich neben oftmals vorliegenden Nagelveränderungen in Form von Längsstreifen bzw. -einrissen, Verdickung, Brüchigkeit und Verfärbung bei einem Teil der Patienten auch Intelligenzdefekte und psychische Verhaltensstörungen.
Zu subjektiven *Beschwerden* kommt es nur sekundär etwa aufgrund von Mazerationsvorgängen besonders in der warmen Jahreszeit. Mitunter klagen dann die Betroffenen über mehr oder weniger ausgeprägten Juckreiz, Brennen und Schmerzen oder infolge einer eingetretenen Sekundärinfektion über Allgemeinsymptome wie Temperaturerhöhung usw.
Der *Verlauf* der Erkrankung ist i. d. R. langsam progredient und therapeutisch – von passageren Besserungen abgesehen – nicht entscheidend beeinflußbar.
In seltenen Fällen kann es im Bereich der papillomatösen Wucherungen zur malignen Entartung kommen.

DIAGNOSE

Die Diagnosestellung ist aufgrund des recht charakteristischen klinischen Bildes i. a. einfach.
Zur Absicherung dient der Nachweis typischer Papillarleistenunterbrechungen im Fingerkuppen- und Handtellerbereich (Dermatogramm) und die histologische Untersuchung.
Das histologische Bild (Abb. 2.56) wird nach Schnyder [8] durch folgende Merkmale, die unterschiedlich stark in Erscheinung treten können, geprägt:

- Orthohyperkeratose, auch Parakeratose,
- Dyskeratose mit „corps ronds" und „grains",
- Akanthose mit suprabasalen akantholytischen Spalten,
- Papillomatose mit Zottenbildung,
- Pigmentschwund unter den Läsionen,
- perivaskuläres, z. T. auch diffuses entzündliches Zellinfiltrat im Papillarkörper.

Weiterhin hilfreich bei der Diagnosestellung können Schleimhaut- und Nagelveränderungen, psychische und geistige Störungen sowie die Erhebung der Familienanamnese sein.

DIFFERENTIALDIAGNOSE

Differentialdiagnostisch in Betracht kommen bei Befall der Anogenitalregion insbesondere die Akanthosis nigricans (Abb. 2.53), der Pemphigus chronicus benignus familiaris (Abb. 2.64), der Pemphigus vegetans (Abb. 2.62), der Lichen ruber planus (Abb. 2.45) und ggf. auch Verrucae planae juveniles, Condylomata lata (Abb. 15.27), der Morbus Grover und hyperkeratotische Naevi, bei Schleimhautbefall,

Leukoplakien unterschiedlicher Genese und bei einer Manifestation des Krankheitsbildes im Gesichts-, Kapillitium-, Hals- und oberen Stammbereich vor allem das seborrhoische Ekzem.

THERAPIE

Die Behandlung, die allenfalls zu passageren Besserungen führt, ist rein symptomatisch.
Eine örtliche Verabreichung von Tretinoin (z. B. Epi Aberel), ggf. im Wechsel mit keratolytisch wirkenden Externa (5–10 %ige Salicyl-Vaseline oder Guttaplast (*Cave:* Hautreizung!) kann die Hyperkeratose bessern [1, 5, 6].
Als konservative Standardtherapie gilt gegenwärtig die systemische Gabe des aromatischen Retinoids Acitretin (z. B. Neotigason). Verwendet wird eine Initialdosis von 0,3–0,5 mg/kg KG pro Tag [1, 2]. Die jeweils individuell benötigte Erhaltungsdosis muß durch vorsichtige Dosisreduktion ermittelt werden. Hierbei kann eine deutliche Besserung erreicht werden, die jedoch nur so lange anhält, wie das Präparat gegeben wird.
Darüber hinaus ggf. vorliegende mykotische oder bakterielle Sekundärinfektionen sind entsprechend der durchzuführenden Bakteriologie mit Resistenzbestimmungen bzw. Pilzkultur gezielt extern bzw. intern zu behandeln.
Sowohl bei Vorliegen stärkerer Vegetationen, als auch bei retinoidresistenten Krankheitsverläufen, kommen schließlich die Dermabrasio, Exzision mit Spalthautdeckung, elektrokaustische Abtragung oder eine CO_2-Laserbehandlung in Betracht [1, 7].

Literatur

1. Braun-Falco O, Plewig G, Wolff HH (1996) Dermatologie und Venerologie. 4. Aufl. Springer, Berlin Heidelberg New York Tokyo
2. Böhm I (1996) Dyskeratosis follicularis Darier (ICD Q 28.8). Therapeutische Trends und Leitlinien. Dtsch Dermatologe 44: 794
3. Gahlen W, Grußendorf E-J (1980) Follikularkeratosen und benigne Dyskeratosen (Darier) In: Korting GW (Hrsg) Dermatologie in Praxis und Klinik, Bd II. Thieme, Stuttgart
4. Greither A (1969) Morbus Darier. In: Jadassohn J (Hrsg) Handbuch der Haut- und Geschlechtskrankheiten. Erg-Werk. Bd III/2. Springer, Berlin Heidelberg New York, S 197–230
5. Günther S, Morley WN (1974) Pilot studies with vitamin A acid in follicular keratoses. Cutis 14: 561
6. Mailänder W, Stieler W, Stadler R (1991) Ausgedehnte Kopfhautbeteiligung bei Morbus Darier. Aktuel Dermatol 17: 284–286
7. Orfanos CE, Garbe C (1995) Therapie der Hautkrankheiten. Springer, Berlin Heidelberg New York Tokyo
8. Schnyder UW (1973) Haut und Anhangsgebilde. In: Doerr W, Seifert G, Uehlinger E (Hrsg) Spezielle pathologische Anatomie, Bd VII. Springer, Berlin Heidelberg New York, S 206–207
9. Schnyder UW, Klunker W (1966) In: Jodassohn J (Hrsg) Handbuch der Haut- und Geschlechtskrankheiten. Erg-Werk. Bd VII. Springer, Berlin Heidelberg New York, S 861–961
10. Schuermann H, Greither A, Hornstein O (1966) Krankheiten der Mundschleimhaut und der Lippen. Urban & Schwarzenberg, München, S 64
11. Schuhmachers G, Vogt HJ (1992) Familiäre Dyskeratosis follicularis. Dtsch Dermatologe 1: 53–60

2.21 Porokeratosis Mibelli

Synonyma: Parakeratosis Mibelli, P. anularis, P. centrifugata atrophicans, Hyperkeratosis concentrica, P. figurata centrifuga atrophicans, Keratodermia excentrica, Keratoatrophodermia hereditaria chronica et progressiva, Naevus keratotrophicans.
Es handelt sich um ein seltenes, lebenslang persistierendes, in mehreren Varianten (Porokeratosis linearis, P. palmoplantaris et disseminata, P. punctata, P. gigantea [1, 18], P. superficialis disseminata actinica [7, 17, 19, 20] auftretendes, 1893 von Mibelli und Respighi [10, 16] erstmals beschriebenes Krankheitsbild, das in jedem Lebensalter in Erscheinung treten kann und das männliche Geschlecht etwa doppelt so häufig betrifft wie das weibliche.

ÄTIOLOGIE

Genodermatose. Unregelmäßig autosomal-dominanter Erbgang.

KLINIK

Das klinische *Erscheinungsbild* wird geprägt von meist multipel auftretenden, runden, später meist polyzyklisch geformten, von einem harten papulösen, 1–2 mm hohen Randwall umgebenen, mehr oder weniger atrophischen, oft feinschuppenden, haarlosen, linsen- bis daumennagelgroßen, ggf. zu größeren Flächen konfluierenden Herden, die stets aus einer kleinen Papel mit zentralem Hornstachel (Primäreffloreszenz) hervorgehen.
In kennzeichnender Weise werden die voll entwickelten Effloreszenzen von einer graubraun-weißlichen Furche, in die zaunartig eine Hornlamelle eingesenkt ist, umrahmt (Abb. 2.57).
Prädilektionsstellen sind vor allem die Extremitätenstreckseiten, Schulter-, Nacken- und Gesichtsbereich, insbesondere aber auch die Genital- und Perianalregion (Abb. 2.58) [8]. Krankheitserschei-

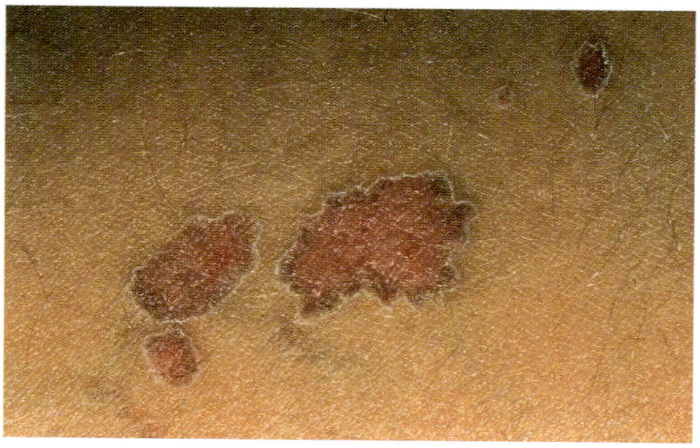

Abb. 2.57. Typische von einer graubraun-weißlichen Furche mit zaunartig eingesenkter Hornlamelle und hartem, papulösem Randwall umgebene, feinschuppende, haarlose, polyzyklisch begrenzte Herde einer Porokeratosis Mibelli

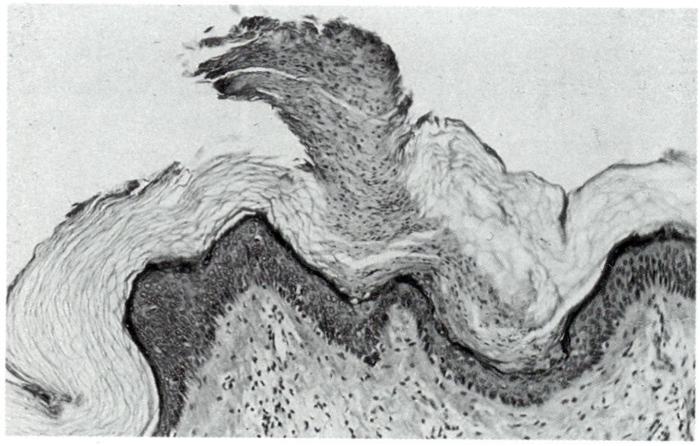

Abb. 2.59. Porokeratosis Mibelli. Schweifförmige Cornoid-Lamelle mit parakeratotischen Einschlüssen im Stratum corneum. HE-Färbung

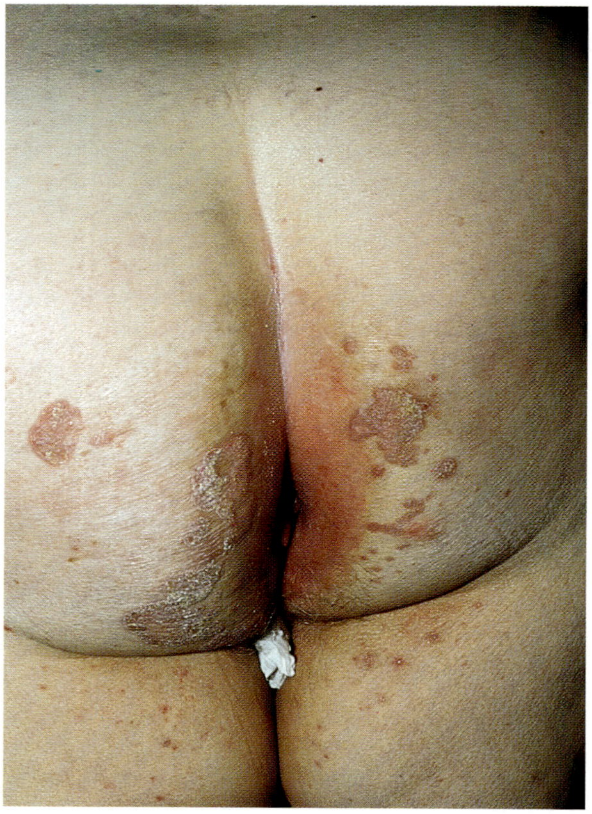

Abb. 2.58. Porokeratosis Mibelli, Läsionen im Perianalbereich

nungen können jedoch auch in allen anderen Hautbereichen auftreten. Auch Schleimhäute können in seltenen Fällen mitbetroffen sein [11].
Der *Krankheitsverlauf* ist meist langsam progredient. Spontane Remissionen sind möglich. Als Restzustand bleiben mehr oder weniger atrophische Narben zurück.
Über subjektive *Beschwerden* wird i. d. R. nicht geklagt.

DIAGNOSE

Die Diagnosestellung ist aufgrund des i. a. charakteristischen klinischen Bildes meist problemlos prima vista möglich.
Gesichert wird die klinisch gestellte Diagnose durch das histologische Bild, dessen typische Merkmale in Abb. 2.59 dargelegt werden.

DIFFERENTIALDIAGNOSE

Die Differentialdiagnose eines Perianalbefalles der Parakeratosis Mibelli umfaßt insbesondere den Lichen ruber atrophicus, den Lichen sclerosus et atrophicus (Abb. 2.49), die Psoriasis inversa (Abb. 2.60), die Dyskeratosis follicularis (Abb. 2.55), Mykosen, Verrucae vulgares et planae juveniles sowie den Morbus Bowen (Abb. 2.71), Basaliome und Spinaliome (Abb. 3.13).

THERAPIE

Alle in Betracht kommenden symptomatischen Behandlungsmöglichkeiten sind letztlich unbefriedigend.
Empfohlen wird Kryotherapie mit CO_2-Schnee, Elektrokoagulation, sowie die Abtragung mittels CO_2-Laser [9, 15].

PROGNOSE

Die Prognose wird dadurch getrübt, daß im Atrophiebereich der Läsionen die erhöhte Gefahr (7–12% aller Fälle) einer malignen Entartung besteht [3–6, 13, 14].

Literatur

1. Bacharach-Buhles M et al. (1990) Porokeratosis Mibelli gigantea. Hautarzt 41: 633–635
2. Bayer W (1969) Porokeratosis Mibelli. Z Haut Geschlechtskrankht 44: 846–847
3. Cort DF, Abdel-Aziz AM (1972) Epithelioma arising in porokeratosis of Mibelli. Br J Plast Surg 25: 318–328
4. Coskey RJ, Mehregan A (1975) Bowen disease associated with porokeratosis of Mibelli. Arch Dermatol 111: 1480–1481
5. Ehlers G, Rothe A (1971) Porokeratosis Mibelli mit multiplen Praecancerosen und Plattenepithelcarcinomen. Hautarzt 22: 68–73
6. Hsu WT et al. (1992) Cutaneous T-cell lymphoma with porokeratosis-like lesious. J Am Acad Dermatol 27: 327–330
7. Koch P et al. (1995) Disseminierte superfizielle Porokeratose, Kortikosteroidtherapie und Immunsuppression. Z Hautkrankht 11: 822–826
8. Lucker GPH et al (1995) An unusual case of porokeratosis involving the natal cleft: porokeratosis ptychotropica? Br J Dermatol 132: 150–151
9. Merkle T et al. (1992) Reticulate porokeratosis: Successful treatment with CO_2-Laser vaporization. Clin Exp Dermatol 17: 178–181
10. Mibelli V (1893) Contribution allo studio della ipercheratosi dei canali sudoriferi. G Ital Mal Venerol 28: 313–355
11. Mikhail GR, Wertheimer GW (1968) Clinical variants of porokeratosis (Mibelli). Arch Dermatol 98: 124–131
12. Morton CA et al. (1995) Porokeratosis and Crohn's disease. J Am Acad Dermatol 32: 894–897
13. Oberste-Lehn H, Moll B (1968) Porokeratosis Mibelli und Stachelzellcarcinom. Hautarzt 19: 399–403
14. Otsuka F et al. (1991) Porokeratosis and malignant skin tumors. J Cancer Res Clin Oncol 117: 55–60
15. Rabbin PE, Baldwin HE (1993) Treatment of porokeratosis of Mibelli with CO_2-Laser vaporization versus surgical excision with splitthickness skin graft. A comparison. J Dermatol Surg Oncol 19: 199–202
16. Respighi E (1893) Di unna ipercheratosi non ancora discritta. G Ital Mal Venerol 28: 356–386
17. Schmiedeberg S von et al. (1995) Das Spektrum der Porokeratosis Mibelli. Z Hautkrankht 4: 289–292
18. Torras H et al. (1981) Porokeratosis Mibelli gigantea. Ann Dermatol Venerol 108: 477–478
19. Wurth PB, Klaus MV (1992) Porokeratosis of Mibelli following heart transplant. Int J Dermatol 31: 52–54
20. Zenarola P et al. (1993) Exacerbation of porokeratosis: a sign of immunodepression. J Am Acad Dermatol 29: 1035–1036

2.22 Psoriasis inversa

Die Psoriasis stellt eine entzündliche, nicht infektiöse Dermatose dar, die gekennzeichnet ist durch erythematöse, scharf umschriebene Herde unterschiedlicher Größe und Konfiguration sowie einer typischen, silbrig glänzenden Schuppung („Schuppenflechte"), die jedoch in intertriginösen Hautbereichen (Psoriasis inversa, P. intertriginosa) fehlt. Die Morbidität beträgt in Europa 2–3% der Bevölkerung und entspricht damit etwa der des Diabetes mellitus. Die Psoriasis tritt weltweit geschlechtsunabhängig unter Bevorzugung der weißen Rasse auf; sie ist in tropischen und subtropischen Breiten signifikant seltener.
Der Beginn der Krankheitserscheinungen ist zwar grundsätzlich in jedem Lebensalter möglich, findet sich jedoch nur selten in der frühen Kindheit oder im höheren Alter; der Gipfel der Erstmanifestation liegt im 2.–3. Lebensjahrzehnt, bei Frauen meist einige Jahre früher als bei Männern.

ÄTIOLOGIE

Die Psoriasis stellt eine genetisch veankerte Dispositionskrankheit dar, bei der lediglich die Anlage bzw. die Bereitschaft zur psoriatischen Reaktion („psoriatische Diathese"), nicht jedoch die Manifestation bzw. der Krankheitsverlauf vererbt wird [1, 18].
Neuere Untersuchungen lassen vermuten, daß es sich um eine sog. polygene Erkrankung mit Schwellenwerteffekt handelt. Das heißt, durch die gemeinsame Wirkung verschiedener Gene wird erst die Schwelle („endogene Bereitschaft") erreicht, wo durch exogene oder endogene Stimuli der Übergang einer klinisch latenten genotypischen bzw. einer genophänotypischen oder subklinischen Psoriasis zu klinisch manifesten Erscheinungen, also einer phänotypischen Psoriasis ausgelöst werden kann.
Derartige exogene Provokationsfaktoren können, sofern der *endogene Eruptionsdruck* entsprechend hoch liegt, trotz ihrer Verschiedenartigkeit (exogene Irritationen, Infekte, Medikamente, Streß usw.) im Sinne des sog. isomorphen Reizeffektes („Köbner-Phänomen") zum gleichen Ergebnis, nämlich der psoriatischen Effloreszenz führen [3, 7, 9].
Umgekehrt können die klinischen Erscheinungen unter der Einwirkung von Inhibitationsfaktoren wieder in das subklinische Stadium zurückgehen. So kann etwa ein Klimawechsel oder eine Schwangerschaft zur Spontanremission aller klinischen Erscheinungen führen.
Besondere Bedeutung kommt der genetischen Beratung zu [6, 10]. Wenn *ein* Elternteil eine klinisch manifeste Psoriasis hat, beträgt die Wahrscheinlich-

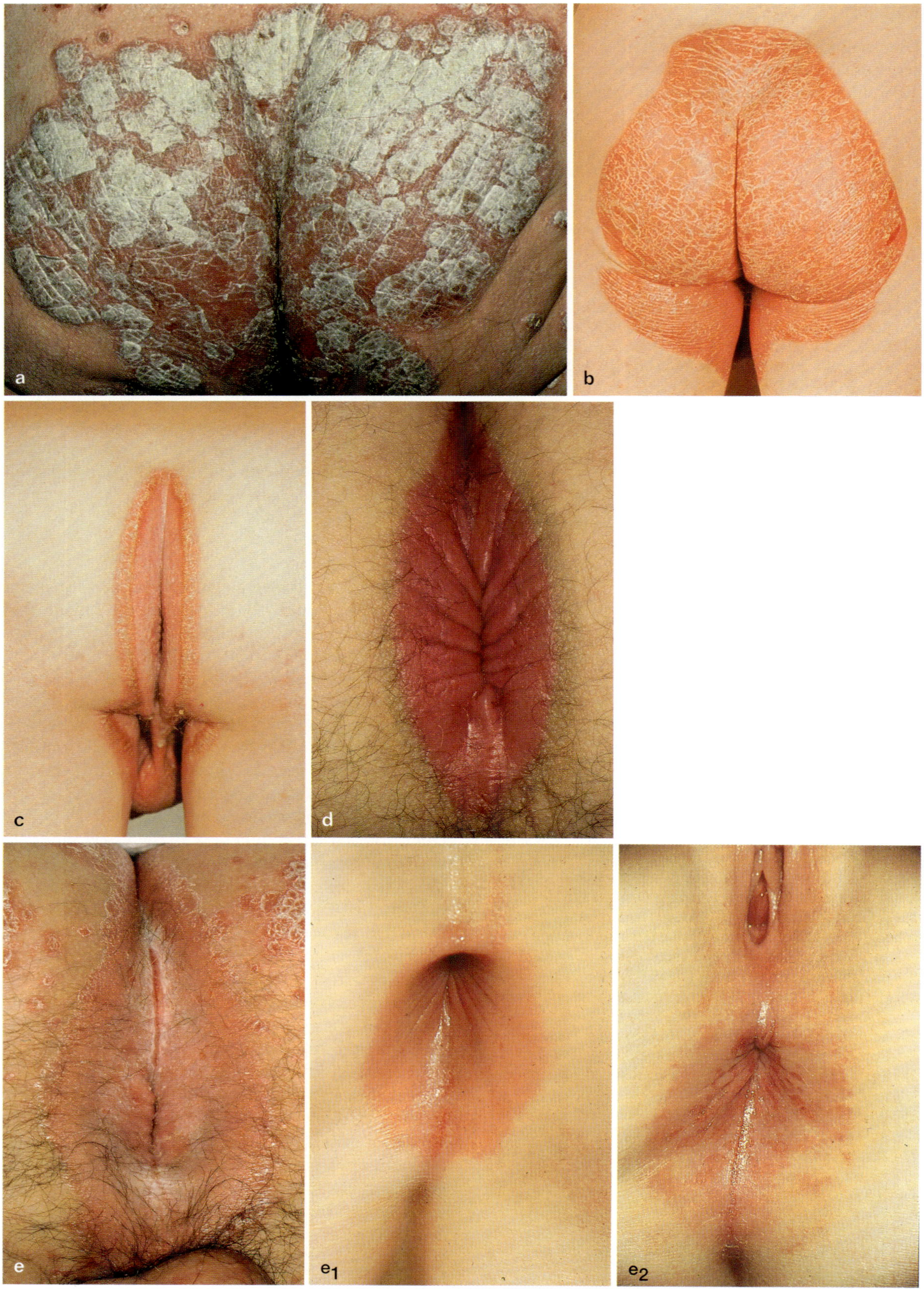
a
b
c
d
e
e1
e2

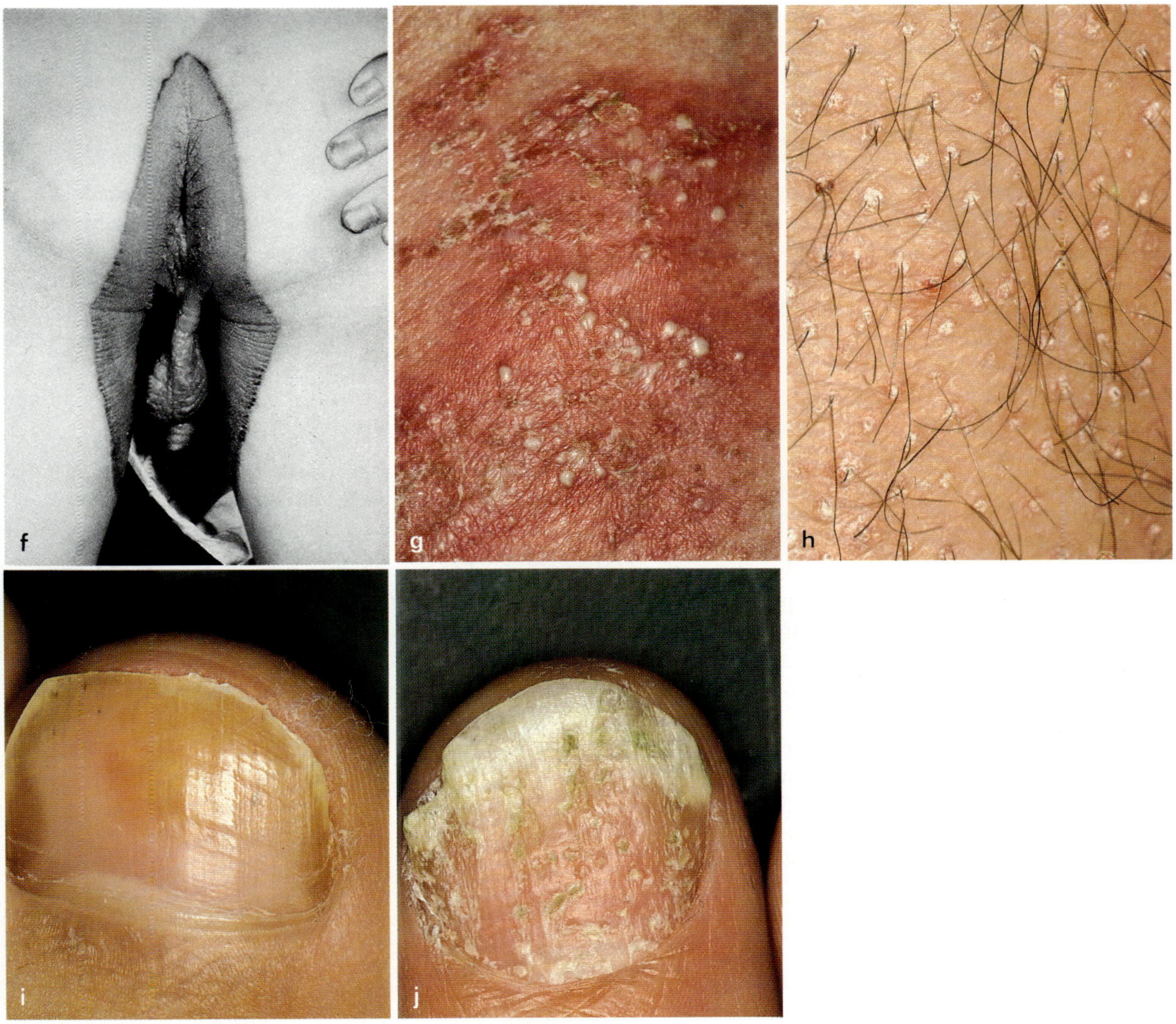

◁ **Abb. 2.60.** **a, b** Großflächige Psoriasis vulgaris glutaealis. Charakteristische weißlich-silberglänzende Schuppung. **c–e** Typische Herde einer Psoriasis inversa perianalis. Teilweise mazerierte und rhagadiforme, intertriginöse Läsionen. Charakteristisch ist insbesondere die intensive, homogene Rötung und Infiltration sowie die scharfe Begrenzung und trockene Schuppung des Randbereiches bzw. der umgebenden Herde bei fehlenden subjektiven Beschwerden. **e_1, e_2** Typische perianale Psoriasis inversa bei Kindern. Beide wurden von einer Kinderschutzambulanz mit der Frage „sexueller Mißbrauch?" überwiesen. **f** Das seltene Bild einer Erythrokeratodermia periorificialis [15] zum differentialdiagnostischen Vergleich. **g** Psoriasis pustulosa. **h** Psoriasis follicularis. **i** Psoriatischer „Ölfleck". **j** Psoriatische Tüpfelnägel bei beginnender Onycholysis

keit, daß die Kinder erkranken, etwa 25%, wenn beide Eltern an einer manifesten Psoriasis erkrankt sind, 60–70% [16].

KLINIK

Neben den Sonderformen psoriatische Erythrodermie, Psoriasis pustulosa, einschließlich mehrerer Unterformen und der Psoriasis arthropathica unterscheidet man nach Größe und Form der Psoriasisherde die Psoriasis punctata bzw. guttata, P. follicularis (P. lichenoides), P. nummularis, P. geographica, aufgrund der Konfiguration der Läsionen die Psoriasis annularis, P. serpiginosa, P. gyrata und infolge ihrer Lokalisation bzw. Aussehen die Psoriasis capillitii, P. inveterata, P. verrucosa, P. vulgaris palmarum et plantarum, P. unguium (P. punctata unguium, Onychodystrophia psoriaticum, Onycholysis psoriatica), P. retroauricularis, P. penis, und schließlich in intertriginösen Bereichen die Psoriasis intertriginosa bzw. P. inversa (Abb. 2.60 c–e).

Zu Schleimhauterscheinungen, und zwar im Mund-

höhlenbereich, kann, soweit heute bekannt ist, nur die P. pustulosa vom Typ Zumbusch führen.
In proktologischer Hinsicht ist vor allem die nicht selten auch isoliert im Perianalbereich auftretende und von Nichtdermatologen oftmals als „Perianalekzem" fehldiagnostizierte P. intertriginosa bzw. P. inversa bedeutsam. Nachfolgend soll daher ausschließlich auf diese für die proktologische Sprechstunde wichtige Erscheinungsform der „Schuppenflechte" näher eingegangen werden.
Die Perianalregion gehört neben dem Kapillitium, den äußeren Gehörgängen, Knien und Ellenbogen, dem Lendenbereich, der Glans penis und den Nägeln zu den *Prädilektionsstellen* der Psoriasis.
Durch die feuchte Wärme und die damit verbundenen Mazerationsvorgänge werden auch in anderen intertriginösen Bereichen, wie Axillen, vordere und hintere Schweißrinne, Gelenkbeugen, Nabel-, Submammär-, Inguinal-, Interdigitalbereichen, die für die psoriatischen Hautherde charakteristischen weißlichen, silberglänzenden Schuppen (Abb. 2.60 a, b) abgelöst, so daß hier keine Schuppendecken entstehen und die Herde höchstens einmal von ganz dünnen Schuppenlamellen bedeckt werden.
Das klinische *Erscheinungsbild* der Psoriasis inversa imponiert daher als leicht infiltrierter und konsistenzvermehrter, im Gegensatz zum Ekzem auffällig homogen und intensiv geröteter, nicht selten leicht erosiver und von Rhagaden (Rima ani) durchzogener, scharf zur umgebenen Haut abgegrenzter Bereich.
Über *Beschwerden* klagen die betroffenen Patienten im Normalfall nicht.
Die meist ausgedehnten auffällig therapieresistenzen und recht typisch erscheinenden Herde im Perianalbereich, die allenfalls einmal leichten Juckreiz oder bei Vorliegen tieferer Rhagaden Schmerzen verursachen, heilen stets ohne Atrophie bzw. Narbenbildung, jedoch häufig unter Hyperpigmentierung bzw. in selteneren Fällen unter Hinterlassung einer Hypopigmentierung („Leukoderma psoriaticum").
Der *Verlauf* ist unvorhersehbar, i. d. R. chronisch mit zwischenzeitlichen Remissionen und Exazerbationen.

DIAGNOSE

Die Diagnosestellung der Psoriasis inversa kann, sofern das Integument frei von psoriatischen Herden ist und ggf. der betroffene Bereich noch sekundär ekzematisiert oder impetigenisiert ist und/oder durch eine zusätzliche Levurose oder eine Langzeitkortikosteroidbehandlung verändert erscheint, schwierig sein. Nicht selten wird in derartigen Fällen die richtige Diagnose erst durch die ausgesprochene Therapieresistenz bzw. den Ausschluß anderer differentialdiagnostisch in Betracht kommender Krankheitsbilder gestellt.
Hilfreich kann hierbei auch die Anamnese, insbesondere die Familienanamnese sein.
Andererseits kann die Diagnosestellung der Psoriasis inversa aufgrund des oben beschriebenen klinischen Bildes auch prima vista möglich sein, vor allem dann, wenn weitere psoriatische Läsionen vorliegen. Im Hinblick auf letzteren Fall ist es daher wichtig, neben den o. a. Prädilektionsstellen, den typischen Merkmalen psoriatischer Hautherde (Abb. 2.60) und den Nagelveränderungen auch die 3 zur Diagnosestellung der Psoriasis wichtigen Nachweismethoden zu kennen:

1. *Kerzenphänomen:* Werden von den psoriatischen Hautherden die weißlich-silbrigen Schuppen abgekratzt, so erscheinen diese wie Geschabsel von einer Stearinkerze.

2. *Phänomen des letzten Häutchens:* Sind die Schuppen von einem Psoriasis-Hautherd entfernt, so läßt sich durch weiteres Kratzen ein zusammenhängendes, membranartiges, feucht erscheinendes

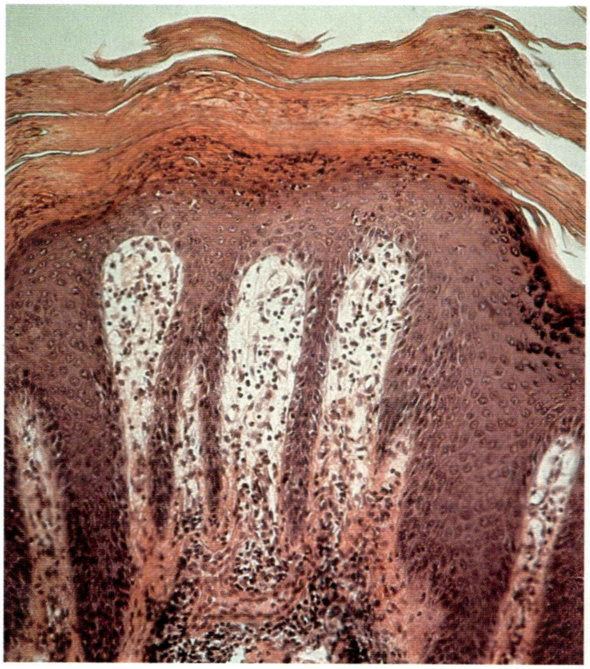

Abb. 2.61. Psoriasis. *Von unten nach oben:* Ödem des Papillarkörpers mit Rundzellinfiltrat, psoriasiforme Akanthose mit fingerförmiger Elongation der Reteleisten, Fehlen des Stratum granulosum (zentrale Abschnitte), verdickte, z. T. aufgesplitterte Hornschicht mit parakeratotischen Einschlüssen und leukozytären Abszessen. HE-Färbung

Häutchen abheben, das die unterste, die Papillenspitzen überziehende Epidermisschicht darstellt und als typischstes und damit wichtigstes Psoriasis-Zeichen gilt. Beim Abkratzen der Schuppung muß hierbei, sofern es sich um eine Psoriasis handelt, die Schuppung bis zur Entfernung des letzten Häutchens trocken bleiben.

3. *Phänomen des blutigen Taus (Auspitz-Phänomen):* Durch die Entfernung des letzten Häutchens kommt es durch Arrosion von Kapillaren im freigelegten Papillarkörper zu auffällig punktförmigen Blutungen ohne Schmerzempfindung. Allerdings kann es auch beim Ekzem, der Lues oder auch anderen Dermatosen nach oberflächlichem Kratzen zu derartigen punktförmigen Blutungen kommen, so daß dieses Phänomen nicht als psoriasisspezifisch angesehen werden kann.
Histopathologische Veränderungen finden sich in der Epidermis, die auf das 4- bis 5fache akanthotisch verbreitert ist, im Papillarkörper und im oberen Korium. Sie beruhen hauptsächlich auf einer gesteigerten Epidermopoese, einer abnormen Verhornung („Parakeratose") sowie entzündlichen Veränderungen im oberen Korium.
Das histologische Bild einer Psoriasis zeigt die Abb. 2.61.

DIFFERENTIALDIAGNOSE

Die Differentialdiagnose der perianalen Psoriasis inversa umfaßt neben der Candidosis (Abb. 15.41) vor allem die verschiedenen Ekzemformen (S. 114 ff.), die Tinea inguinalis (Abb. 2.27), das Erythrasma (Abb. 2.26), den Lichen ruber planus (Abb. 2.45), Akanthosis nigricans (Abb. 2.53), die Dyskeratosis follicullaris (Abb. 2.55), die Porokeratosis Mibelli (Abb. 2.58), die bowenoide Papulose (Abb. 2.69), den Morbus Bowen (Abb. 2.71), Morbus Paget (Abb. 2.74), Condylomata lata (Abb. 15.27), die Akrodermatitis enteropathica (Abb. 2.51) und, wie Abb. 2.49 b zeigt, auch den selten auftretenden sog. hämorrhagischen Lichen sclerosus et atrophicus sowie die Erythrokeratodermia periorificialis (Abb. 2.60 f).

THERAPIE

Durch eine Reihe auch ambulant durchführbarer symptomatischer externer und interner Therapiemaßnahmen können die Hauterscheinungen einer Psoriasis heute zwar beseitigt, Rezidive jedoch nicht wirksam verhindert werden, da die Ätiologie immer noch unbekannt ist und es bislang auch noch keine Möglichkeit gibt, den „endogenen Eruptionsdruck" therapeutisch zu beeinflussen.

Die Behandlung der meist bereits völlig schuppenlosen, oft jedoch partiell erodierten und von schmerzhaften Rhagaden durchzogenen Psoriasisherde im Perianalbereich ist schwierig und weitgehend unbefriedigend.
Zur Externbehandlung intertriginöser Einzelherde stehen fluorierte Kortikosteroide, neuerdings das Vitamin-D3-Derivat Calcipotriol und – mit Einschränkung – Dithranol (Cignolin) zur Verfügung.
Die sicherlich einfachste und am schnellsten wirksame Externbehandlung der perianalen Psoriasis inversa ist die mit einem Glukokortikoid als Creme (z. B. Dermatop, Ecural) oder – oft zweckmäßiger – in Pastenform (z. B. Etacortin, Locacorten-Vioform). Bei Vorliegen eines kleineren Einzelherdes kommt ggf. auch eine intraläsionale Kortikosteroidbehandlung (Volon-A-10-Kristallsuspension 1 : 1 verdünnt mit Scandicain 1 %) in Betracht.
Leider wird diese Behandlungsmöglichkeit nicht nur durch die bekannten Kortikosteroidnebenwirkungen (S. 111 ff.) eingeschränkt, sondern auch dadurch, daß es nach Absetzen einer örtlichen Glukokortikoidtherapie meist unverzüglich zum Rezidiv kommt und die so behandelten Psoriasisläsionen anschließend auf andere Behandlungsmethoden deutlich schwerer ansprechen.
Fluorierte Kortikosteroide sollten daher, wenn überhaupt, so nur kurzfristig und ggf. in Kombination sozusagen als alternierende Therapie mit Calcipotriol-Creme (z. B. Psorcutan) [4, 5, 8, 11, 12, 14], Bufexamac (Parfenac), Solutio Castellani, mit Dithranolzinkpaste (0,01–1,0 %) in langsam und vorsichtig ansteigender Konzentration und/oder der selektierten UV-Phototherapie [2, 20–22] – die aus anatomischen Gründen nur bedingt appliziert werden kann – angewendet werden.
Ein individuelles Vorgehen ist hierbei unverzichtbar, um unerfreuliche Nebenwirkungen zu begrenzen.
Ist etwa durch die Anwendung einer Calcipotriol-Creme oder der Cignolinpaste eine zu starke Hautreizung in Form einer toxischen Kontaktdermatitis (S. 114 ff.) eingetreten, so empfiehlt es sich, die Behandlung zu unterbrechen und den betroffenen Bereich für 1–2 Tage mit Pasta zinci mollis bzw. Lotio zinci abzudecken.
Empfehlenswert sind weiterhin Sitzbäder mit einem Ölbad (Linola-fett-Ölbad u. ä.), ggf. mit Teerzusatz, um einer zu starken Austrocknung der Perianalregion vorzubeugen, sowie reizlose Wund- und Heilsalben (Bepanthen, Kamillosan, Linola-Fett, 3 % Xeroform-Zinköl o. ä.) bei Vorliegen schmerzhafter Erosionen oder Rhagaden.
Weiterhin können u. U. eingelegte Mullstreifen vor weiteren Mazerationen schützen.

Literatur

1. Andreßen C, Henseler T (1982) Erblichkeit der Psoriasis. Hautarzt 33: 214
2. Böhringer D, Stein E (1978) Saalmannlampen-Bestrahlung der Psoriasis – Ein bedeutender Fortschritt im Urteil der Patienten. Der Dtsch Dermatologe 26: 21–26
3. Braun-Falco O (1976) Neuere Aspekte zur Pathogenese der Hauterscheinungen bei Psoriasis vulgaris. Hautarzt 27: 363
4. Braun-Falco O, Plewig G, Wolff HH (1996) Dermatologie und Venerologie. 4. Aufl. Springer, Berlin Heidelberg New York Tokyo
5. Disch R (1995) Klinik und Therapie der Psoriasis. TW Dermatologie KOMPAKT, 4–8
6. Goerttler E, Schnyder UW (1976) Genetische Beratung bei Psoriasis vulgaris. Hautarzt 27: 249
7. Heber W (1974) Isomorpher Reizeffekt bei Psoriasis vulgaris. Hautarzt 25: 211
8. Highton A, Quell J (1995) Calcipotriene ointment 0,005 % for psoriasis: a safety and efficacy study. J Am Acad Dermatol 32: 67–72
9. Holzmann H, Krapp R, Hoede N, Mosches B (1974) Exogenous and endogenous provocation of psoriasis. Arch Dermatol Forsch 249: 1
10. Jung EG (1975) Genetische Beratung in der Dermatologie. In: Wendt GG (Hrsg) Erbkrankheiten. Risiko und Verhütung. Med Verlagsgesellschaft, Marburg, S 131
11. Kerscher M et al. (1993) Combination phototherapy of psoriasis with calcipotriol and narrow-band UVB. Lancet 342: 923
12. Kienbaum S et al. (1995) Intertriginöse Psoriasis: Therapie mit Calcipotriol. Z Hautkrankht 10: 764–766
13. Kunze J, Runne U (1982) Die Minuten-Therapie der Psoriasis mit Cignolin in der dermatologischen Fachpraxis. Z Hautkrankht 57: 481
14. Lehmann P, Ruzicka T (1996) Neue Entwicklungen in der Psoriasistherapie. Dtsch Arztbl 48: A-3188–A-3193
15. Lomholt G (1963) Psoriasis. GEC. GAD Copenhagen
16. Meisel CW (1996) Topische Therapie der leichten bis mittelschweren Psoriasis vulgaris. Dtsch Dermatologe 44: 1132–1135
17. Michalowski R (1983) Erythrokeratodermia perioríficialis mit Akrenbeteiligung. Der Hautarzt 34: 465–467
18. Schnyder UW (1966) Genetik der Psoriasis. Arch Klin Exp Derm 227: 143
19. Ständer M (1983) Psoriasis: Neue Erkenntnisse und Therapiemöglichkeiten. Therapiewoche 33: 4340–4344
20. Stein E (1977) Selektiertes UV-Licht gegen Psoriasis – Fortschritt durch Verzicht auf den Photosensibilisator. Ärztl Praxis 63: 2741–2742
21. Stein E, Böhringer D (1979) UV-Bestrahlungsgeräte. Arzt Wirtschaft 20: 31–40
22. Tronnier H (1981) UV-Therapie. Dtsch Dermatologe 29: 378

2.23 Pemphigus vegetans

Der Pemphigus vegetans, auch bekannt unter den *Synonyma* P. framboesioides s. papillaris, Erythema bullosum vegetans Unna, Condylomatosis pemphigoides maligna, Herpes vegetans, Pyostomatitis vegetans, wuchernde Pyodermien, der in die zwei sich klinisch unterscheidenden Typen Neumann und Hallopeau getrennt werden kann (s. u.), wird als verhältnismäßig seltene, morphologische Variante des P. vulgaris angesehen. Betroffen sind meist Menschen mit relativ guter Widerstandsfähigkeit gegenüber der Erkrankung. Gegenüber dem P. vulgaris zeigt der P. vegetans i. a. auch längere Spontanremissionen und verläuft protrahierter.
Die Erkrankung zählt zusammen mit P. vulgaris, P. foliaceus, P. erythematosus, der Dyskeratosis Darier (S. 184), der „transient acantholytic dermatosis Grover", der „benign papular acantholytic dermatosis" [4] und den nachfolgend beschriebenen P. chronicus benignus hereditarius (Hailey-Hailey) zu den sog. akantholytischen Hauterkrankungen. Man versteht darunter Krankheiten, die mit einer primären Akantholyse, d. h. dem Verschwinden der Interzellularbrücken einhergehen, was zum Verlust des Zusammenhaltes zwischen den Keratinozyten führt [1].

ÄTIOLOGIE

Die Ätiologie dieses erworbenen Krankheitsbildes ist noch weitgehend unbekannt. Wahrscheinlich handelt es sich um eine Autoaggressionskrankheit, wobei vermutlich auf den Zelloberflächen lokalisierte, immunfluoreszenztechnisch nachzuweisende Autoantikörper („Pemphigusantikörper") die Akantholyse dadurch verursachen, daß sie die Epidermiszellen auf ihrem Weg zur Hautoberfläche daran hindern, neue Kontakte einzugehen.

KLINIK

Erscheinungsbild: Während die Primäreffloreszenz des P. vegatans Typ Neumann eine schlaffe, weißlich-trübe Blase darstellt, deren Dach bald einreißt, handelt es sich beim Typ Hallopeau um eine gelblich-eitrige Pustel.
Auf dem erodierten Blasen- bzw. Pustelgrund des betroffenen Haut- bzw. Schleimhautbereiches kommt es zu den für den P. vegetans kennzeichnenden papillomatösen Wucherungen. In den weiter wachsenden Randbereichen der nässenden, vielfach sekundär impetiginisierten, oftmals fötid riechenden Vegetationen finden sich neben abgelösten Epithelfragmenten meist neue Blasen bzw. Pusteln.

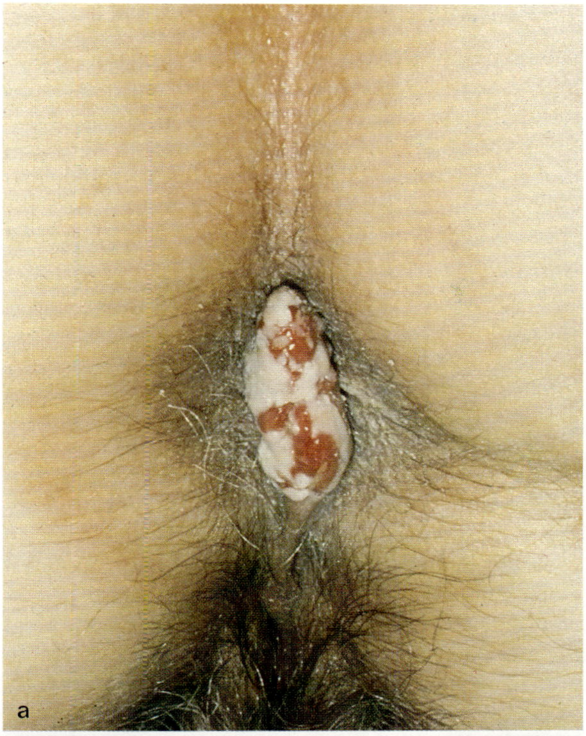

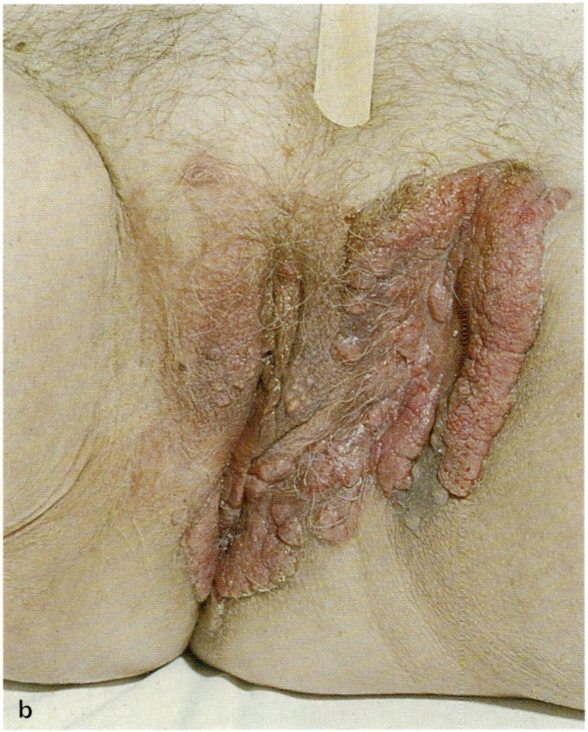

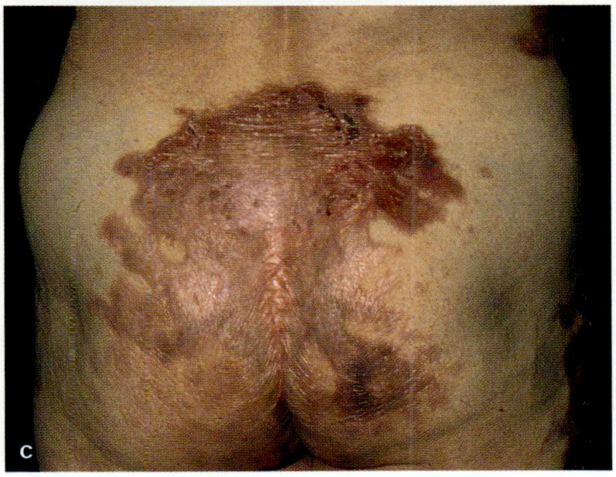

Abb. 2.62. **a** Tumorartiger Knoten bei Pemphigus vegetans im Analbereich. **b** Pemphigus vegetans in der Genitokruralgegend. **c** Epidermoylsis bullosa dystrophica inversa. Narbenplatte in der Glutaeal- und Analregion im differentialdiagnostischen Vergleich

Ältere, abgetrocknete Läsionen weisen demgegenüber einen mehr hyperkeratotisch-verrukösen Aspekt bei rot-bräunlicher Pigmentierung auf (Abb. 2.62).

Prädilektionsstellen: Es sind vor allem die intertriginösen, zu Mazerationen und Sekundärbesiedelungen neigenden Räume, insbesondere die Perianal-, Genital- und Inguinalregion sowie die Axillen- und Submammärbereiche.
Die zunächst nässenden, erodierten, später oft rhagadiformen Läsionen verursachen subjektiv meist starke *Beschwerden.*

Verlauf: Er ist langsam, schubweise und therapeutisch oft problematischer als der des P. vulgaris.
Das nicht spontan abheilende Leiden kann schließlich wieder in P. vulgaris übergehen und ad exitum führen.

DIAGNOSE

Die Diagnostik stützt sich auf das klinische Bild, den histopathologischen Befund und den direkten und indirekten Nachweis von Pemphigusantikörpern. Der zur Diagnosesicherung des P. vulgaris gebräuchliche Tzanck-Test versagt häufig bei den übrigen Pemphigusformen, da die akantholytischen Erscheinungen quantitativ nicht so stark ausgeprägt sind wie beim P. vulgaris [7].

Histologische Untersuchung: Die Histologie führt nicht nur zur Gruppendiagnose Pemphigus, sondern ermöglicht zusammen mit dem klinischen Erscheinungsbild eine genauere Typisierung, was prognostisch wichtig erscheint. Empfehlenswert ist es, möglichst frische Blasen zu exzidieren und nicht

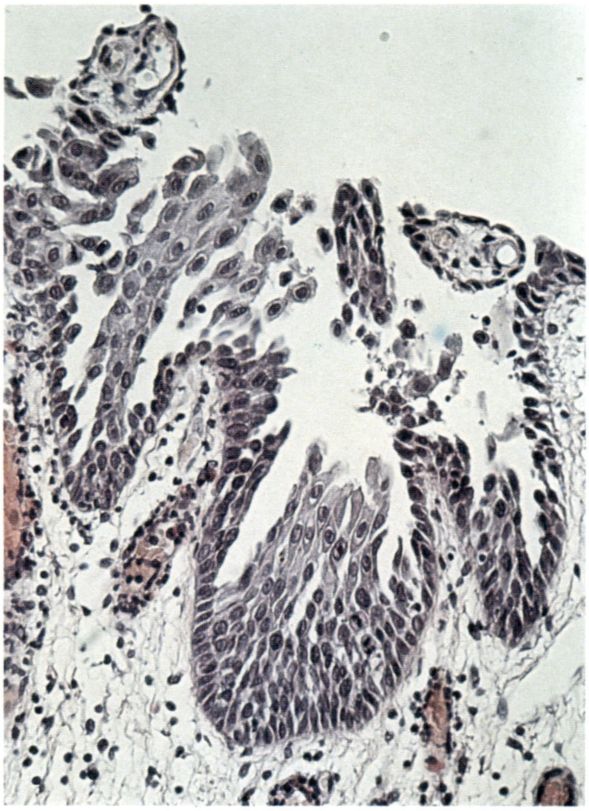

Abb. 2.63. Pemphigus vegetans, unregelmäßige Akanthose mit suprabasaler Akantholyse, Papillarkörper ödematös und locker mit Rundzellen durchsetzt. HE-Färbung

Randexzisionen aus größeren Blasen vorzunehmen [6]. Die kennzeichnenden histopathologischen Merkmale des P. vegetans werden in Abb. 2.63 dargestellt.

Immunologie: Beim P. vulgaris, P. vegetans, P. foliaceus und P. erythematosus können – allerdings mit gewissen Einschränkungen – mittels der *direkten* Immunfluoreszenzuntersuchung (DIF) im Interzellularraum der Epidermis (Blase und Blasenrandbereich) und vielfach auch mittels des *indirekten* Immunfluoreszenzverfahrens (IIF) im Serum der betroffenen Patienten in Speziallaboratorien bestimmte antiepitheliale Antikörper („Pemphigusantikörper") nachgewiesen werden.
Mit der direkten Immunfluoreszenz können in den interzellulären Räumen der Epidermis IgG- und C3-Ablagerungen, mit der indirekten Immunfluoreszenz zirkulierende IgG-Antikörper gefunden werden [2, 3].

DIFFERENTIALDIAGNOSE

Die Differentialdiagnose eines im Perianalbereich lokalisierten P. vegetans umfaßt im engeren Sinne Condylomata lata (Abb. 15.27), eine vegetierende Pyodermie, die Akanthosis nigricans (Abb. 2.53) und ggf. auch die Dyskeratosis follicularis (Abb. 2.55), den P. Hailey-Hailey (Abb. 2.64 a–c), die Histiozytosis X (Abb. 2.77, 2.78) und die Epidermolysis bullosa (Abb. 2.62 c).

THERAPIE

Innerlich werden Glukokortikoide je nach Schwere der Erkrankung in einer Äquivalenzdosis von anfangs mindestens 120 mg/Tag Prednisolon verabreicht bis eine entscheidende Befundbesserung eingetreten ist. Beim P. vegetans Typ Hallopeau genügen hierbei meist etwas geringere Dosen. Danach wird die täglich zu verabreichende Gabe möglichst rasch auf eine Erhaltungsdosis, die meist bei 5–15 mg Prednisolon-Äquivalent liegt, reduziert. Liegt die auf Dauer notwendige Dosis über der Toleranzgrenze von etwa 8 mg/Tag Prednisolon (Urbason), so kann mit geringerem Nebenwirkungsrisiko anstatt des Kortikosteroids auch ein ACTH-Depot-Präparat (z. B. Synacthen Depot) in zunehmend größeren Intervallen appliziert werden.
Um Kortikoide einzusparen, kann nach Erreichen der ersten Remission zusätzlich auch Azathioprin (z. B. Imurek, 100–200 mg/Tag), Cyclophosphamid (z. B. Endoxan, 50–150 mg/Tag) oder Methotrexat (z. B. Methotrexat Lederle, 25–50 mg/Woche) verabreicht werden.
Äußerlich kommen, insbesondere zur Verhütung bakterieller und mykotischer Sekundärinfektionen, feuchte Umschläge oder Sitzbäder mit Antiseptika (Kaliumpermanganat, Rivanol o. ä.), Solutio Castellani, Farbstoffe in wäßriger Lösung (Eosin 1,0 %, Brillantgrün 1,0 %, Gentianaviolett 0,5 %) oder antibiotische (z. B. Refobacin) und/oder antimykotische Cremes (z. B. Mycofug) ggf. auch Externa mit Kortikosteroidzusatz (z. B. Candio E comp. N Paste) zur Anwendung.
Zur Beseitigung störender Vegetationen kommt neben Elektrokoagulation, Kürettage und ggf. Röntgenweichstrahlentherapie u. U. auch der Versuch intrafokaler Injektionen einer Kortikosteroid-Kristallsuspension (z. B. Volon-A-10: Scandicain 1 % = 1 : 1) in Betracht.
Schließlich sind krankheits- bzw. therapiebedingte Mangelerscheinungen rechtzeitig durch entsprechende Flüssigkeits-, Blut-, Vitamin- oder Mineralienzufuhr auszugleichen.

Literatur

1. Civatte A (1943) III. Structure histologique de la bulle des pemphigus vrais. Ann Derm Syph (Paris) 8/3: 16
2. Gerharz M, Stadler R (1987) Pemphigus vegetans vom Typ Hallopeau. Hautarzt 38: 371–374
3. Guerra-Rodrigo F, Cardoso JPM (1971) Pemphigus vegetans: Immunfluorescent and ultrastructural studies in a patient. Arch Dermatol 104: 412–419
4. Heaphy MR, Tucker SB, Winkelmann RK (1976) Benign papular acantholytic dermatosis. Arch Dermatol 112: 814
5. Schaumburg-Lever G (1986) Die Therapie des Pemphigus und Pemphigoid. Z Hautkrankht 61/11: 811–812
6. Schnyder UW (1978) Bullöse Dermatosis. In: Doerr W, Seifert G, Uehlinger E, Histopathologie der Haut, Teil 1: Dermatosen. Springer, Berlin Heidelberg New York
7. Steigleder GK (1955) Zur Differentialdiagnose des Pemphigus vulgaris aus dem Blasengrundausstrich. Arch Klin Exp Dermatol 202: 1

2.24 Pemphigus chronicus benignus familiaris (Hailey-Hailey)

Der 1939 erstmals von den Gebrüdern Hailey [8] als eigenes Krankheitsbild beschriebene Pemphigus chronicus benignus familiaris (*Synonyma:* Morbus Hailey-Hailey, Recurrent Herpetiform Dermatitis Repens, Dyskeratosis bullosa hereditaria, Chronic Recurrent Acantholysis), der, wie auf S. 194 dargelegt, ebenfalls zu den akantholytischen Hauterkrankungen zählt, unterscheidet sich von den anderen Pemphiguskrankheiten dadurch, daß es sich um eine autosomal-dominante Erbkrankheit mit unterschiedlicher Genpenetranz handelt. Das seltene – gelegentlich auch solitär – auftretende Krankheitsbild kann mikrobiell [19] oder durch äußere Reizung (Reiben, UV-Bestrahlung, Wärme, Feuchtigkeit, allergische oder toxische Faktoren) provoziert werden [3, 7].

ÄTIOLOGIE

Die dem Erbleiden zugrunde liegenden Störungen sind noch weitgehend ungeklärt. Wegen der ausgesprochenen Neigung zur Dyskeratose sehen manche Autoren in der Erkrankung nur eine morphologische Variante der auf S. 184 ff. beschriebenen Dyskeratosis follicularis [4, 5, 17].

KLINIK

Erscheinungsbild: Auf erythematöser, aber auch auf intakter Haut entstehen gewöhnlich nach der Pubertät schubweise solitär oder gruppiert angeordnete und zur Konfluenz neigende, meist oval geformte Bläschen (Primäreffloreszenz) von zunächst hellem, später trübem bis eitrigem Inhalt, die alsbald platzen und sich mit Schuppenkrusten bedecken.
Da die Läsionen zentral unter passagerer Pigmentierung narbenlos abheilen und peripher immer wieder neue Bläschen aufschießen, kommt es zur Ausbildung bogig begrenzter Herde.
Das gleichzeitige Nebeneinander von Erythemen, Erosionen, Schuppenkrusten und Bläschen verschiedener Entwicklungsstadien geben den betroffenen Bereichen ein recht polymorphes und ekzematoides Aussehen.
In intertriginösen, zur Mazeration und Sekundärbesiedelung neigenden Regionen sind die primären Effloreszenzen oftmals nur schwer erkennbar. Man sieht hier meist nur scharf umschriebene, rötlichbraune, von nässenden Exkoriationen durchzogene und zu flachen Vegetationen neigende, peripherwärts sich ausbreitende Plaques (Abb. 2.64 a–c).

Prädilektionsstellen: Es sind vor allem die intertriginösen Räume wie Perianal-, Inguinal- und Axillenbereiche sowie die Nacken- und seitlichen Halspartien. Ein Befall von Stamm und Gliedern ist demgegenüber weniger häufig zu beobachten.

Beschwerden: Die betrofffenen Patienten klagen außer über mehr oder weniger starken, örtlichen Juckreiz oder Brennen, i.a. nicht. Das Allgemeinbefinden ist kaum gestört.
Der ausgesprochen chronische *Krankheitsverlauf* ist gekennzeichnet durch einen Wechsel von oft längeren Remissionen und Exazerbationen.

DIAGNOSE

Die Diagnosestellung ist durch die Anamnese, das klinische Erscheinungsbild und den kennzeichnenden Krankheitsverlauf i.a. einfach. Die Diagnose sollte jedoch stets histologisch gesichert werden (Abb. 2.65).
Zur Erfassung genotypischer Merkmalträger der Erkrankung vor der klinischen Manifestation, etwa bei klinisch erscheinungsfreien Familienangehörigen, kann – neuerdings – der sog. UV-Provokationstest [18] hilfreich sein.
Immunfluoreszenzuntersuchungen stehen zum Nachweis des P. chronicus benignus familiaris nicht zur Verfügung.

DIFFERENTIALDIAGNOSE

Die Differentialdiagnose umfaßt vor allem die Dyskeratosis follicularis (Abb. 2.55), den Pemphigus vegetans (Abb. 2.62), perianale Ekzeme und Mykosen (Abb. 2.3, 2.6, 2.7), die Histiozytosis X (Abb. 2.77,

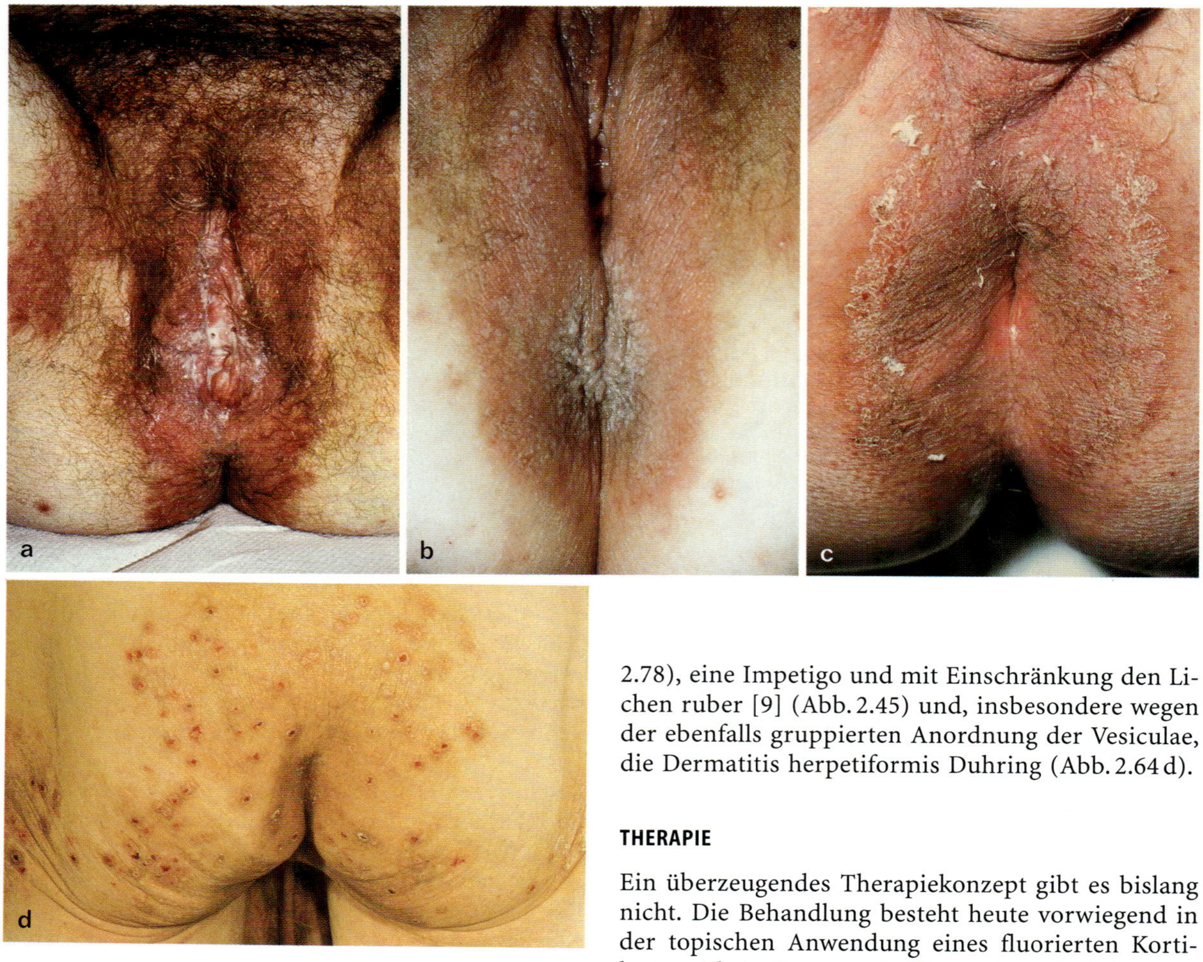

Abb. 2.64. a–c Perianaler Pemphigus chronicus benignus familiaris. **d** Dermatitis herpetiformis Duhring im differentialdiagnostischen Vergleich

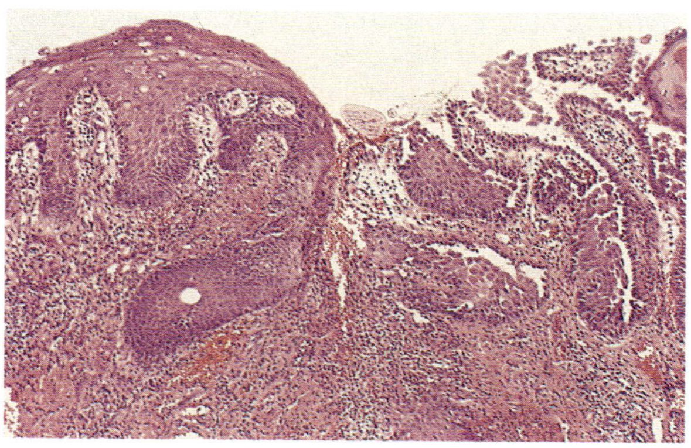

Abb. 2.65. Pemphigus chronicus benignus familiaris (Morbus Hailey-Hailey). Suprabasale Akantholyse mit starker kutan-vaskulärer Entzündung. HE-Färbung

2.78), eine Impetigo und mit Einschränkung den Lichen ruber [9] (Abb. 2.45) und, insbesondere wegen der ebenfalls gruppierten Anordnung der Vesiculae, die Dermatitis herpetiformis Duhring (Abb. 2.64 d).

THERAPIE

Ein überzeugendes Therapiekonzept gibt es bislang nicht. Die Behandlung besteht heute vorwiegend in der topischen Anwendung eines fluorierten Kortikosteroids in Creme- oder Pastenform (z. B. Dermatop) [1, 10, 16] ggf. zusammen mit einem Antibiotikum, das aufgrund einer Bakteriologie und Resistenzbestimmung ausgewählt wurde. Alternativ zu Glukokortikoiden wird neuerdings Calcipotriol (z. B. Psorcutan) empfohlen [15]. Auch innerlich empfiehlt es sich, ein in der o. g. Weise bestimmtes Antibiotikum zu verabreichen [19].

Demgegenüber sind Kortikosteroide parenteral nur bei besonders schweren Verlaufsformen und in Anbetracht der insgesamt guten *Prognose* der Erkrankung nur kurzfristig und in einer Anfangsdosierung von 40–80 mg Prednisolon-Äquivalent angezeigt.

Sofern sich diese Behandlung über einen längeren Zeitraum erstrecken sollte, empfiehlt es sich, auf eine mykotische Sekundärbesiedelung insbesondere durch Hefen (S. 56) zu achten.

Als weitere Therapiemöglichkeit kann neben der Dermabrasion [9, 14] bzw. der vollständigen Exzision des betroffenen Bereiches mit nachfolgender Deckung mittels Spalthaut [21, 22] heute die Abtragung mittels Lasertechnik, insbes. mit dem gepulsten CO_2- oder dem Erbium YAG-Laser [20] zur Anwendung kommen.

Schließlich sollten die Patienten angehalten werden, irritative Faktoren wie Sonnenbestrahlungen, Schwitzen, Traumata u. ä. zu meiden.

Literatur

1. Braun-Falco O, Plewig G, Wolff HH (1996) Dermatologie und Venerologie. 4. Aufl. Springer, Berlin Heidelberg New York Tokyo
2. Burge SM (1992) Hailey-Hailey disease: the clinical features, response to treatment and prognosis. Br J Dermatol 126: 275–282
3. Chorzelski T (1962) Experimentally induced acantholysis in Hailey's benign pemphigus. Dermatologica (Basel) 124: 21–30
4. Degos R (1965) Dermatologie. Flammarion, Paris
5. Ganor S, Sagher F (1965) Keratosis follicularis (Darier) and familial benign chronic pemphigus (Hailey-Hailey) in the same patient. Br J Dermatol 77: 24–29
6. Gottlieb SK, Lutzner MA (1970) Hailey-Hailey disease: An electron microscopic study. J Invest Dermatol 54: 368–376
7. Gschnait Fr (1973) Pemphigus familiaris chronicus benignus (Hailey-Hailey). Hautarzt 24: 243–247
8. Hailey H, Hailey H (1939) Familial benign chronic pemphigus. Arch Dermatol Syph (Chic) 39: 679–685
9. Hamm H, Metze D, Bröcker EB (1994) Hailey-Hailey disease. Eradication by dermabrasion. Arch Dermatol 130: 1143–1149
10. Ikeda S et al. (1993) Successful management of Hailey-Hailey disease with potent topical steroid ointment. J Dermatol Sci 5: 205–211
11. Izumi A, Schmunes E, Wood MG (1971) Familial benign chronic pemphigus. The role of trauma including contact sensitivity. Arch Dermatol 104: 177–181
12. Kahn D, Hutchinson E (1974) Esophageal involvement in familial benign chronic pemphigus. Arch Derm 109: 718–719
13. Kint A (1979) Blasenbildende Hautkrankheiten. In: Korting GW (Hrsg) Dermatologie in Praxis und Klinik, Bd III. Thieme, Stuttgart New York
14. Kirtschig G, Gieler U, Happle R (1993) Treatment of Hailey-Hailey disease by dermabrasion. J Am Acad Dermatol 30: 784–786
15. Korge BP et al. (1995) Morbus Hailey-Hailey: Topische Behandlung mit Calcipotriol. Z Hautkrankht 12: 910–912
16. Orfanos CE, Garbe C (1995) Therapie der Hautkrankheiten. Springer, Berlin Heidelberg New York Tokyo
17. Pels IR, Goodman MH (1939) Criteria for the histologic diagnosis of keratosis follicularis (Darier). Report of a case with vesiculation. Arch Dermatol Syph (Chic) 39: 438–453
18. Richard G, Linse R, Harth W (1993) Morbus Hailey-Hailey. Früherfassung von Merkmalsträgern durch einen UV-Provokationstest – klinische Relevanz der Methode. Hautarzt 44: 376–379
19. Shelley WB, Pillsbury DM (1959) Specific systemic antibiotic therapy in familial benign chronic pemphigus. Arch Dermatol 80: 554–556
20. Teikemeier G, Stein E (1996) Kontrollierte Dermabrasion mit einem neuartigen Erbium-YAG-Lasersystem. Hautarzt 47: 530–532
21. Thorne FL, Hall JH, Mladick RA (1968) Surgical treatment of familial chronic pemphigus (Hailey-Hailey disease). Arch Dermatol 98: 522–524
22. Winter H, Sönnichsen N, Lehnert W (1984) Operative Therapie des Pemphigus chronicus benignus familiaris (Hailey-Hailey). Aktuel Dermatol 10: 1–3

2.25 Morbus Behçet

Das bereits von Hippokrates [31] beschriebene, von dem Istanbuler Dermatologen Hulusi Behçet [1] 1937 jedoch erstmals als eine rezidivierend verlaufende, polyorganotrope Allgemeinerkrankung definierte und daher fast einheitlich nach ihm benannte Krankheitsbild [7, 8, 19, 22, 35], ist auch bekannt unter den *Synonyma* Aphthosis Behçet, Behçet-Syndrom, bipolare Aphthose.

Es handelt sich um eine entzündliche, chronisch progredient verlaufende, prognostisch ernste Systemerkrankung vom Typ einer Systemvaskulitis mit polytoper Organbeteiligung (s. u.), die durch die 3 klinischen Kardinalsymptome *orale Aphthosis, genitale Ulzerationen* und *Hypopyoniritis* gekennzeichnet ist.

Die Erkrankung, die vor allem in Japan, aber auch im östlichen Mittelmeerraum relativ häufig, in Mitteleuropa und den USA jedoch nur selten auftritt, betrifft überwiegend Männer mit Schwerpunkt im 3. Lebensjahrzehnt [28, 29, 41, 45].

Es konnte eine familiäre Häufung [5, 21, 78] und ein vermehrtes Auftreten der Erkrankung bei bestimmten Mustern des *humanen, lymphozytären Antigensystems* (HLA) beobachtet werden [5, 76, 78]. Während der mukokutane Typ häufig mit HLA-B12 assoziiert ist, treten der arthritische Typ mit HLA-B27 sowie der okuläre Typ mit HLA-B5 und HLA-DR7 auf. Nicht eindeutig ist dies beim neurologischen Typ [5].

Für die Diagnose des Morbus Behçet hat die „International Study Group for Behçet's Disease" 1990 folgende Kriterien aufgestellt [5, 6, 32, 37, 49]:

- *Rezidivierende orale Ulzerationen*
  aphthöse oder herpetiforme Läsionen mit mindestens 3 Rezidiven innerhalb eines Jahres
- *und 2 weitere der folgenden Symptome*
  Genitalulzera,
  Hautveränderungen (Erythema nodosum, Follikulitis, sterile Pusteln, aphthöse Ulzerationen),
  Augenveränderungen (Uveitis, Iritis, Retinitis),
  positiver Pathergietest.

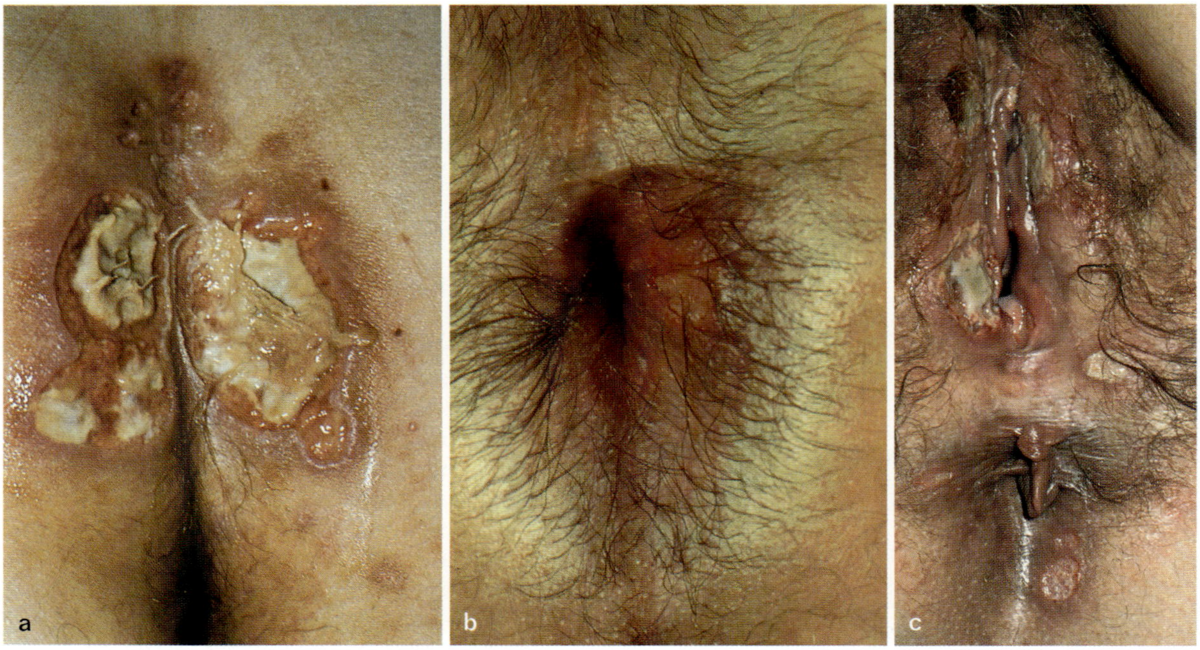

Abb. 2.66 a–c. Morbus Behçet-Läsionen im Perianalbereich (**a**, **b**) und im Anogenitalbereich (**c**)

ÄTIOLOGIE

Die Ätiologie des Morbus Behçet ist bislang noch ungeklärt. Für die Manifestation der Erkrankung scheinen nicht nur genetisch-familiäre, rassische und autoimmunologische, sondern auch klimatische und subtoxisch-ökologische Umweltfaktoren eine Rolle zu spielen [30].

KLINIK

Erscheinungsbild: Neben der o.a. anfangs oft nicht vollständig vorliegenden klassischen Symptomen-Trias zeigt der Morbus Behçet wohl infolge entzündlicher Gefäßveränderungen zahlreiche weitere ihrer Häufigkeit nach in Tabelle 2.2 zusammengestellte Organaffektionen.

Tabelle 2.2. Häufigkeit der Organmanifestationen (in %) bei Morbus Behçet. (Nach Lehner [44])

Organ	Häufigkeit (%)
Orale Aphthen	90–100
Genitale Ulzerationen	86– 88
Okuläre Läsionen	27– 90
Kutane Läsionen	48– 88
Artikuläre Manifestationen	18– 64
Neurale Manifestationen	10– 29
Intestinale Manifestationen	0– 59
Thrombophlebitis	10– 37

Je nach Befall wird die Erkrankung neuerdings unter Hinzuziehung immunologischer und immungenetischer Befunde in verschiedene klinische Typen (mukokutaner, arthritischer, neurologischer, okulärer Typ) unterteilt [43].

Im Einzelnen kommt es zu einem Befall von:

- *Haut:* Thrombophlebitis migrans, Erythema nodosum, Pyodermien, sterile Pusteln und Abszesse, umschriebene Gangrän, Pyoderma gangraenosum, „kutane Pathergie", d.h. unspezifisch-kutane Hyperreaktivität gegen verschiedene banale Mikrotraumen (s.u.) [10, 28, 29, 36, 57, 60, 65, 67, 71].
- *Gefäßsystem:* Thrombophlebitiden, Arteriitis, Aneurysmen (Mesenterialarterien) [23, 29, 38, 57].
- *Gelenk- und Knochensystem:* Arthralgien mit Synovitis, seronegative Polyarthritis, Sakroileitis [20, 45].
- *Zentralnervensystem:* Meningitis, Meningoencephalitis, nekrotisierende Enzephalomyelitis. Hohe Letalitätsrate! [45, 52, 62, 66, 69].
- *Viszerale Organe:* Perikarditis, Pankreatitis, Nephropathien, Salpingitis, Oophoritis, Orchitis, Epididymitis, Prostatitis, atypische Pneumonien [15, 47, 50, 56, 75].
- *Augen:* Konjunktivitis, Keratitis, Skleritis, Uveitis. Gefahr der Erblindung! [1, 2, 7, 8, 22, 35, 45, 69, 72].

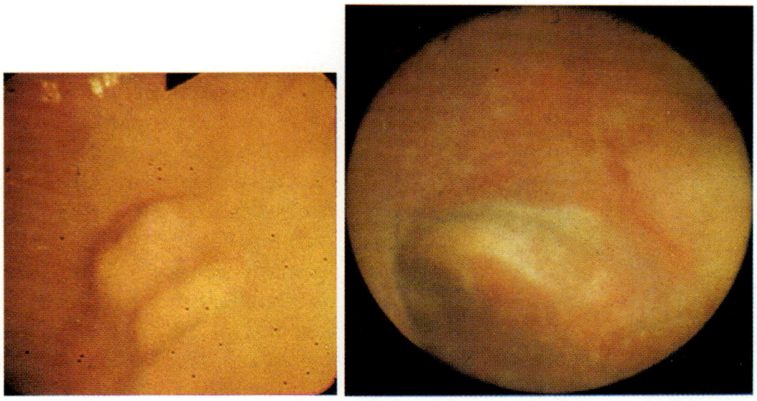

Abb. 2.67. Behçet-Syndrom mit vorwiegend gastrointestinalen Manifestationen bei einer 34jährigen Frau, die initial insbesondere über rezidivierende Diarrhöen, Bauchschmerzen, Fieberschübe und Konjunktivitis klagte. Es bestand kein Anhalt für das Vorliegen eines Morbus Crohn. Koloskopisch fand sich am Sigma-Deszendens-Übergang eine etwa 3 mm große Exulzeration mit entzündlichem Randwall und in der unmittelbaren Nähe noch zwei kleine aphthoide Läsionen. 10 cm oral davon zeigte die Schleimhaut ein pflastersteinartiges Relief mit jeweils einer kleinen zentralen Einsenkung an der Spitze der polypösen Läsionen *(links)*. Die *rechte* Abbildung zeigt bei der gleichen Patientin eine Ulzeration im mittleren Ösophagusdrittel. Insgesamt fanden sich im oberen und mittleren Ösophagusbereich etwa 15 Ulzera

- *Gastrointestinaltrakt:* Im gesamten Magendarmtrakt kann es zu Manifestationen eines Morbus Behçet kommen [39, 46]. Prädilektionsstellen sind terminales Ileum und Zökum [58]. Morphologisch stehen auch hier Gefäßveränderungen (Angiitiden) sowie Schleimhautinfiltrate und erosive bzw. hämorrhagisch-ulzeröse Läsionen im Vordergrund. Das makroskopische Bild kann dem eines Morbus Crohn ähneln, wobei sich die „aphthoid" erscheinenden Ulzera i.a. durch tiefe Penetration auszeichnen sollen. Die Schleimhautbereiche zwischen den Ulzera erscheinen makroskopisch meist unauffällig, ggf. aber auch leicht entzündlich verändert [46, 70] (Abb. 2.67).

Auch Läsionen im Genitalbereich, die in etwa $^2/_3$ der Fälle auftreten, können infolge nekrotischer Einschmelzungen beispielsweise zu rekto- oder vesikulovaginalen Fisteln führen und damit ebenfalls ein klinisches Erscheinungsbild hervorrufen ähnlich dem des Morbus Crohn [29] (Abb. 2.66).
Klinisch präsentieren sich die durch einen Morbus Behçet hervorgerufenen Darmaffektionen meist als rezidivierende Kolitis.
Als subjektive *Beschwerden* werden meist Appetitlosigkeit, Übelkeit, Meteorismus, Erbrechen, Bauchschmerzen, Diarrhöen und manchmal auch Obstipation angegeben.
Andererseits können *Komplikationen* wie Darmstenosen, Dilatationen, Blutungen und Perforationen [14, 29, 42, 50, 53–55] ein mehr oder weniger schweres klinisches Erscheinungs- und Beschwerdebild hervorrufen.

Der *Verlauf* der prognostisch stets sehr ernsten Erkrankung ist chronisch rezidivierend. Die ausgesprochen wechselnde Organbeteiligung ist ebenso unvorhersehbar wie die Dauer und Schwere der jeweiligen Krankheitsschübe.

DIAGNOSE

Die Diagnosestellung ist bei Vorliegen der charakteristischen Symptomen-Trias einfach. Da die Krankheit jedoch nicht selten uncharakteristisch beginnt, sollte auf das fast immer vorliegende klinische Leitsymptom *orale Aphthosis* geachtet werden. Typisch ist hierbei die Multiplizität und oropharyngeale Ausdehnung der Aphthen im Sinne einer diffusen „Stomatitis aphthosa" [30]. Mehr als 5 gleichzeitig vorliegende Aphthen im Mundbereich sind, sofern gleichzeitig scheinbar uncharakteristische Begleitsymptome vorliegen, verdächtig auf Vorliegen eines Morbus Behçet [57]. Auch eine mit beschleunigter BSG, Leukozytose oder Anämie einhergehende, scheinbar isolierte ein- oder beidseitige Iritis sollte an einen Morbus Behçet denken lassen [30].
Hilfreich bei der Diagnosefindung kann schließlich die pathognomonische, allerdings phasenabhängige o.a. Hyperreaktivität („Pathergie") der Haut sein. Hierbei kommt es nach intrakutaner Injektion von steriler, physiologischer Kochsalzlösung [60, 71] oder bereits nach einem einfachen Nadelstich [10, 28, 29] innerhalb von 1–4 Tagen zu einer kleinen, sterilen Pustel an der Einstichstelle.
Zur Sicherung der Diagnose sollten mindestens 2

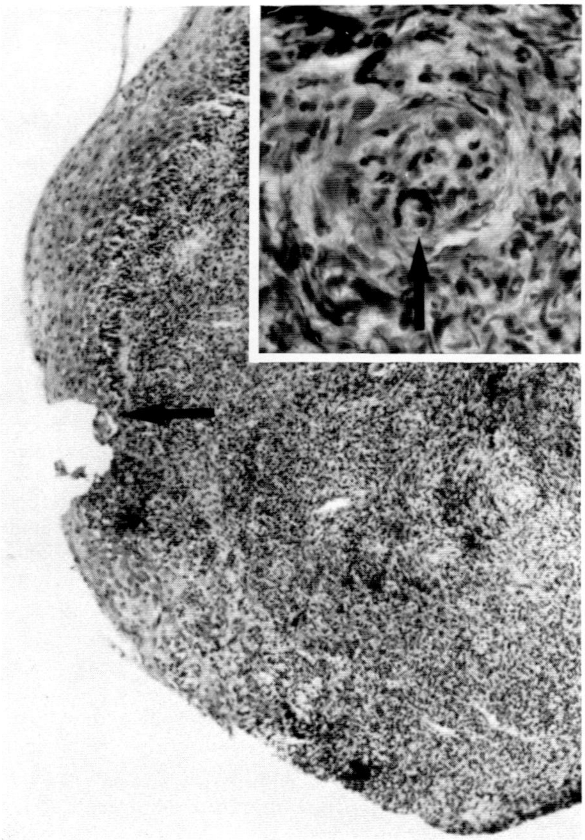

Abb. 2.68. Histologie einer frischen Aphthe. Scharfer Übergang zwischen Epithel und erodiertem Aphthengrund (↑). Zellreiches, exsudatives Granulationsgewebe mit oberflächlicher Fibrinmembran. *Ausschnitt:* frühe vaskulitische Gefäßveränderungen (↑) mit Granulozytenansammlung in den tieferen Schichten des entzündlich-aphthösen Infiltrats

der 3 klinischen Kardinalsymptome zusammen mit ebenfalls mindestens 2 der o. a. Nebensymptome vorliegen.
Das histologische Bild einer frischen Aphthe zeigt Abb. 2.68.

DIFFERENTIALDIAGNOSE

Differentialdiagnostisch ist der Morbus Behçet insbesondere von chronisch rezidivierenden Aphthen abzugrenzen.
Die Differentialdiagnose einer Morbus Behçet-Manifestation im Anorektal- und Kolonbereich umfaßt die Colitis ulcerosa und den Morbus Crohn, die HSV-Proktitis, Ulcera mollia, das Lymphogranuloma inguinale, die Histiozytosis X und u. U. auch die ischämische und pseudomembranöse Kolitis.

THERAPIE

Eine ursächliche Behandlung des Morbus Behçet ist bisher nicht möglich. Die Erkrankung neigt außerdem zu einem rezidivierenden Verlauf. Deshalb ist eine Langzeitmedikation erforderlich, die durch Nebenwirkungen der eingesetzten Therapeutika limitiert werden kann. Somit muß jeweils für jeden einzelnen Patienten eine befundorientierte Therapie geplant werden, die über einen längeren Zeitraum kontrolliert durchgeführt werden sollte. Ausschlaggebend ist für die therapeutische Richtung das prognostisch schlechteste Symptom [37, 49, 77].
Bei *leichteren Verlaufsformen* der mukokutanen Variante im Analbereich, die u. a. mit rezidivierenden Aphthen, Genitalulzera und anderen Veränderungen der Haut und Schleimhäute einhergehen kann, werden vorwiegend Lokalpräparate eingesetzt [27, 77]. Die Behandlung entspricht der benigner Aphthosen [5]. Hierfür eignen sich lokale antiseptische und antiphlogistische Maßnahmen (z. B. Kamillosan), Anästhetika (z. B. Dynexan) und Kortikosteroide (z. B. Volon A) [37, 49]. Bewährt hat sich die Kombination fluorierter Kortikosteroide und Antiseptika in einer Cremengrundlage (z. B. Dexatopic) [49]. Tetracyclin-Externa (z. B. Aureomycin) und/oder eine Ätzbehandlung (z. B. Para-Muc Lsg.) isolierter Aphten werden empfohlen [49].
Schwere Verläufe müssen ebenso, wie bei nur geringem Ansprechen lokaler Behandlungsmaßnahmen, mit systemischen Kortikosteroiden angegangen werden. Prednisolon (z. B. Prednisolon-ratiopharm 40–60 mg/Tag p. o.) kann für mehrere Wochen in absteigender Dosierung eingesetzt werden. Eine Kombination mit Azathioprin (z. B. Imurek 100 mg/Tag) ist gelegentlich angezeigt [30, 48, 49, 74, 77].
Um das systemische Kortikosteroid absetzen und auf eine Monotherapie z. B. mit Azathioprin übergehen zu können, ist es notwendig, die kombinierte Behandlung über mehrere Wochen durchzuführen. Colchicin und Diaminodiphenylsulfon (DAPDS) können alternativ eingesetzt werden [37, 49, 64, 77].
Weiterhin soll Indometacin (z. B. Amuno 4 mal tgl. 100 mg über 3 Monate) bei manchen Patienten gute Wirksamkeit zeigen. Während der gesamten Behandlungsdauer einschließlich zur Prophylaxe nach Abheilung der Läsionen empfiehlt es sich, die lokalen Maßnahmen fortzuführen.
Bei vorwiegend *vaskulärer* Ausprägung wird eine Kombination von Kortikosteroiden (z. B. Prednisolon-ratiopharm 100–250 mg/Tag) und Immunsuppressiva (z. B. Azathioprin-ratiopharm 200 mg/Tag) empfohlen [49].
Bei Ulzerationen im *Gastrointestinaltrakt* ist Mesa-

lazin (z.B. Salofalk 2–4 g/Tag) die Therapie der Wahl [6, 49].
Zu den *neueren Behandlungsansätzen* des Morbus Behçet zählen die Interferon-α-2a Therapie (z.B. Roferon 9–12 Mio. IE 3mal je Woche s.c. über 6 Monate) bei der mukokutanen Variante [49, 61, 77], sowie Interferon-γ (z.B. Polyferon 100 μg/Tag s.c. initial und danach alle 2 Tage bis über 6 Monate) bei mukokutanen und arthritischen Symptomen [17, 18, 77].

Literatur

1. Behçet H (1937) Über rezidivierende, aphthöse, durch einen Virus verursachte Geschwüre am Mund, am Auge und an den Genitalien. Dermatol Wochenschr 105 1152–1157
2. Benezra D, Nussenblatt R (1978) Ocular manifestations of Behçet's disease. J Oral Pathol 7: 431–435
3. Bergmann L, Trappler B, Jenkins T (1979) Behçet's syndrome: Family study and the elucidation of a genetic role. Ann Rheum Dis 38: 118–121
4. Bratzke B, Zouboulis ChC, Kurz K, Wyrobisch W, Hoffmann F, Orfanos CE (1990) Therapie des Adamantiades-Behçet-Syndroms. Zentralbl Haut 157: 960–961
5. Braun-Falco O, Plewig G, Wolff HH (1996) Dermatologie und Venerologie. 4. Aufl. Springer, Berlin Heidelberg New York Tokyo
6. Christoph R (1993) Morbus Behçet: wie abgrenzen gegen M. Crohn? Ärztl Praxis 96: 10
7. Curth H (1946) Recurrent genito-oral aphthosis and uveitis with hypopyon (Behçet's Syndrome). Arch Derm (Chic) 54: 179, 481
8. Curth-Ollendorf H (1952) Behçet's syndrome (Aphthosis). Arch Dermatol (Chic) 66: 761–762
9. Diaz-Llopis M, Cervera M, Menezo JL (1990) Cyclosporin treatment of Behçet's disease: a long-term study. Curr Eye Res 9 [Suppl]: 17–23
10. Djawari D, Hornstein OP (1980) Untersuchungen über den zellulären Immunstatus und die Mikrophagen-Funktion bei Morbus Behçet. Z Hautkrankht 55: 271–292
11. Djawari D (1981) Benigne orale Aphthosis und Morbus Behçet – Epidemiologie und genetische Aspekte. Der Hautarzt (Suppl V) 32: 298–301
12. Djawari K, Hornstein OP, Schötz J (1981) Enhancement of granulocyte chemotaxis in Behçet's disease. Arch Dermatol Res 270: 81–88
13. Dunlop EMC (1979) Genital and other manifestations of Behçet's disease seen in venerological practice. In: Lehner T, Barnes CG (eds) Behçet's Syndrome. Academic Press, London, pp 159
14. Empey DW (1972) Rectal and colonic ulceration in Behçet's disease. Br J Surg 59: 173–178
15. Evans WV, Jenkins RM (1979) Pulmonary function in Behçet's syndrome. Scand J Resp Dis 60: 314–316
16. Ferguson MM, Wray D, Carmichael HA, Russell RI, Lee FD (1980) Coeliac disease associated with recurrent aphthae. Gut 21: 223–226
17. Fierlbeck G, Rassner G (1990) Morbus Behçet: Therapie mit rekombinantem Interferon gamma. Aktuel Dermatol 16: 226–230
18. Fierlbeck G, Rassner G (1991) Interferon gamma als Langzeittherapeutikum bei Morbus Behçet. Dermatologie 5: 14
19. Firat T (1979) New concept on the cardinal manifestations of Behçet's disease. Jpn J Ophthalmol 23: 46–48
20. Giacomello A, Taccari E, Zopini A (1980) Marked synovial sensitivity to pricking in Behçet's syndrome. Arthritis Rheum 23: 259
21. Goolamali SK, Comaish JS, Hassanyeh F, Stephens A (1976) Familial Behçet's syndrome. Br J Dermatol 95: 637–642
22. Haensch R (1953) Chronisch rezidivierende Aphthosis einschließlich Behçet's Trisymptomen-Komplex. Arch Dermatol Syph (Berlin) 195: 362–381
23. Haim S, Barzilai D, Hazani E (1971) Involvement of veins in Behçet's syndrome. Br J Dermatol 84: 238–241
24. Haim S (1979) The pathogenesis of lesions in Behçet's disease. Dermatologica 158: 31–37
25. Hamuryudan V, Yurdakul S, Rosenkaimer F, Yazici H (1991) Inefficacy of topical alpha interferon in the treatment of oral ulcers of Behçet's syndrome: a randomized, double blind trial. Br J Rheumatol 30: 395–396
26. Hamazaoui K, Ayed K, Slim A, Hamza M, Touraine J (1990) Natural killer cell activity, interferon-gamma and antibodies to herpes viruses in patients with Behçet's disease. Clin Exp Immunol 79: 28–34
27. Haneke E (1981) Behandlung der rezidivierenden oralen Aphthen und der Morbus Behçet. Hautarzt (Suppl V) 32: 321–324
28. Hornstein OP, Weidner F (1974) Nosologische Probleme der Aphthenkrankheiten, insbesondere des Morbus Behçet. In: Hornstein OP (Hrsg) Entzündliche und systemische Erkrankungen der Mundschleimhaut. Thieme, Stuttgart, S 129–143
29. Hornstein OP (1979) Aphthenkrankheiten. In: Korting GW (Hrsg) Dermatologie in Praxis und Klinik. Thieme, Stuttgart, S 31.1–31.12
30. Hornstein OP, Djawari D (1980) Nicht-infektiöse orale Aphthen-Erkrankungen. Teil 2: Morbus Behçet (maligne Aphthosis). Fortschr Med 44: 1742–1747
31. Hornstein OP (1981) Orale Aphthosen und Morbus Behçet – Historische Vorbemerkungen und neue nosologische Konzepte. Hautarzt (Suppl V) 32: 297–298
32. International Study Group for Behçet's disease (1990) Criteria for diagnosis of Behçet's disease. Lancet 335: 1078–1080
33. Jorizzo JL, White WL, Wise CM et al. (1991) Low-dose weekly methotrexate for unusual neutrophilic vascular reactions: cutaneous polyarteriitis nodosa and Behçet's disease. J Am Acad Dermatol 24: 973–978
34. Jung RT, Chalmin TM, Joysey VC (1978) HLA in Behçet's disease. Lancet 2: 694
35. Katzenellenbogen I (1946) Recurrend aphthous ulceration of oral mucous membrane and genital associated with recurrent hypopyon iritis (Behçet's syndrome): Report of three cases. Br J Dermatol 58: 161–167
36. Katzenellenbogen I, Feuermann EJ (1965) Beitrag zum M. Behçet (Die Bedeutung der spezifischen Hauthyperreaktivität und der Behçet-Interaktion). Hautarzt 16: 13–18
37. Kimmig W (1991) Wie behandele ich einen Morbus Behçet? Med Tribune 25: 26–27
38. Kingston M, Ratcliffe JR, Alltree M, Merendino KA (1979) Aneurysm after arterial puncture in Behçet's disease. Br Med J 1: 1766–1767

39. Kurtz MD (1976) Colonoscopic diagnosis of nonspecific ulcer of the colon. Gastrointest Endosc 23: 90
40. Larson H (1990) Treatment of severe colitis in Behçet's syndrome with thalidomide. J Intern Med 228: 405–407
41. Lebwohl O, Forde KA, Berdon WE (1977) Ulcerative esophagitis and colitis in a pediatric patient with Behçet's syndrome. Am J Gastroenterol 68: 550–554
42. Lehmann H, Stutte H-J, Zierott G, Schlaak M (1975) Morbus Behçet und multiple intestinale Ulcerationen. Dtsch Med Wochenschr 100: 308–311
43. Lehner T (1969) Pathology of recurrent oral ulceration and oral ulceration in Behçet's syndrome: light, electron and fluorescence microscopy. J Pathol 97: 481–494
44. Lehner T (1977) Progress report: oral ulceration and Behçet's syndrom. Gut 18: 491–511
45. Lehner T, Barnes CG (eds) (1979) Behçet's syndrome. Academic Press, London
46. Lehner T, Barnes CG (1980) Behçet's syndrome: Clinical and immunological features. Academic Press, New York
47. Lemke G, Bonse G (1955) Beitrag zur Kenntnis der Lungenveränderungen bei der Behçet'schen Krankheit. Hautarzt 6: 120–122
48. Lessof MH, Jefferys DB, Lehner T, Mattock M, Sanders MD (1979) Corticosteroid and Azathioprine: their use in Behçet's syndrome. In: Lehner T, Barnes CG (eds) Behçet's Syndrome. Academic Press, London, pp 267
49. Orfanos CE, Garbe C (1995) Therapie der Hautkrankheiten. Springer, Berlin Heidelberg New York
50. O'Duffy JD, Carney JA, Deodhar SH (1971) Behçet's disease – report of 10 cases, 3 with new manifestations. Ann Intern Med 75: 561–570
51. Ottenjann R et al. (1982) Endoskopie, Biopsie und Zytologie. In: Müller-Wieland K (Hrsg) Dickdarm. Springer, Berlin Heidelberg New York (Handbuch der inneren Medizin)
52. Pallis CA, Fudge BJ (1965) The neurological complications of Behçet's syndrome. Arch Neurol Psychiar 75: 1–14
53. Ramsay CA (1967) Behçet's syndrome with large bowel involvement. Proc R Soc Med 60: 185–187
54. Roenspies U, Saegesser F (1975) Morbus Behçet und toxisches Megacolon. Schweiz Med Wochenschr 105: 199–204
55. Rohner HG, Wienbeck N, Stiens R (1978) Morbus Behçet und Gastrointestinaltrakt. Leber Magen Darm 8: 123–129
56. Scarlett JA, Kistner MT, Yang LC (1979) Behçet's Syndrome. Report of a case associated with pericardinal effusion and cryoglobulinemia treated with indomethacin. Am J Med 66: 146–148
57. Schuermann H, Greither A, Hornstein OP (1966) Krankheiten der Mundschleimhaut und der Lippen. 3. Aufl. Urban & Schwarzenberg, München Berlin Wien, S 226
58. Shimizu T, Ogino T (1975) Clinico-pathological studies on the intestinal lesions in Behçet's disease – with special reference to entero-Behçet's syndrome. Stomach Intestine 10: 1593–1598
59. Simsek H, Dundar S, Telatar H (1991) Treatment of Behçet's disease with indomethacin. Int J Dermatol 30: 54–57
60. Sobel JD, Haim S, Shafrir A, Gellei B (1973) Cutaneous hyperreactivity in Behçet's disease. Dermatologica 146: 350–356
61. Stadler R et al. (1987) Morbus Behçet und exogenes Interferon. Hautarzt 38: 97–100
62. Strouth JC, Dyken M (1964) Encephalopathy of Behçet's disease. Neurology 14: 794–805
63. Takeuschi A, Hashimoto T (1988) Oral prostaglandin E1 as a therapeutic modality for leg ulcers in Behçet's disease. Int J Clin Pharmacol Res 7: 283–289
64. Torök L, Egyedi K (1983) Behandlung von Morbus Behçet mit Kolchizin. Hautarzt 34: 87–88
65. Tüzün Y, Yazici M, Pazarli H, Yalcin B, Yurdakul S, Müftüoglu A (1979) The usefulness of the nonspecific skin hyperreactivity (the pathergy test) in Behçet's disease in Turkey. Acta Dermatovener (Stockh) 59: 77–79
66. Ulrich J (1964) Nekrotisierende Encephalitis des Hirnstammes, unter dem Bild einer multiplen Sklerose verlaufend (Behçet'sche Krankheit?). Dtsch Wochenschr Nervenheilkd 186: 367–378
67. Vilanova X, Pinnol Aguade H (1958) Noduläre Aphthose, Aphthose en plaques und Pfeiffer-Weber-Christiansche Panniculitis. Hautarzt 9: 389–398
68. Weimann C, Keitel R, Keitel W, Zimmermann Ch (1991) Das Behçet-Syndrom. Mögliche Differentialdiagnose bei multisystemischer Symptomatik. Z Gesamte Inn Med 46: 234–236
69. Weisner B, Müller-Jensen A (1973) Behçet-Syndrom mit den Leitsymptomen: rezidivierende Meningitis sowie seitenwechselnde Papillitiden. Nervenarzt 44: 550–552
70. Williams CB (1979) Koloskopie – diagnostische Bedeutung bei entzündlichen Erkrankungen des Kolons. In: Ottenjann R, Classen M (Hrsg) Gastroenterologische Endoskopie. Enke, Stuttgart
71. Yazaki K (1970) Histopathological studies on the nonspecific skin sensitivity in Behçet's disease. Jpn J Dermatol 80: 116–119
72. Yazici H, Akokan G, Yalcin B, Müftüoglu A (1977) The high prevalence of HLA B5 in Behçet's disease. Clin Exp Immunol 30: 259–261
73. Yazici H, Schreuder I, Chamberlain HA, Müftüoglu A (1979) Regional differences on HLA antigens in Behçet's disease. Ann Rheum Dis 38: 565
74. Yazici H et al. (1990) Morbus Behçet: Zytostatikum schützt die Augen. Ärztl Praxis 24: 2
75. Yudis M (1979) Nephropathy with Behçet's syndrome. Arch Intern Med 139: 602–603
76. Zouboulis ChC, Büttner P, Djawari D et al. (1993) HLA-Muster bei Morbus Adamantiades-Behçet in Deutschland: Assoziation zum Auftreten, der klinischen Symptomatik und dem Krankheitsverlauf bei 39 Patienten. Hautarzt 44: 81–85
77. Zouboulis CC, Treudler R, Orfanos CE (1993) Morbus Admantiades-Behçet: therapeutischer Einsatz von systemischen rekombinantem Interferon-alpha-2a. Hautarzt 44: 440–445
78. Zouboulis ChC (1995) Morbus Behçet kommt auch bei Deutschen vor. Ärzte Z 99: 11

2.26 Bowenoide Papulose

Das 1970 erstmals von Lloyd [20] beschriebene Krankheitsbild, auch bekannt geworden unter den *Synonyma* bowenoide Papulose der Anogenitalregion [19], bowenoide Penispapeln [25], pigmentierte Penispapeln (PPP) [2], Pseudobowen [3], multiple bowenoide Papeln der Genitalorgane [19], multizentrisches bowenoides Akanthom, multizentrischer pigmentierter Morbus Bowen [14, 24], „Vulvar Intraepithelial Neoplasia" (VIN) III der jungen Frau [7], betrifft überwiegend jüngere Menschen [14, 17] zwischen dem 20. und 40. Lebensjahr.
Im Gegensatz zum Morbus Bowen (S. 208 ff.) neigt die bowenoide Papulose zur Spontanheilung (s. u.).

ÄTIOLOGIE

Die Ätiologie der bowenoiden Papulose war lange Zeit ungeklärt. Es fiel auf, daß diesem Krankheitsbild häufig eine Herpes-Infektion [6, 14, 19, 25] und vor allem Condylomata acuminata [14, 25] voranzugehen scheinen.
Inzwischen steht fest, daß die bowenoide Papulose durch Papillomviren der Typen HPV16 bzw. HPV18 hervorgerufen wird. In 8 von 10 virologisch untersuchten bowenoiden Papulosisbiopsien konnte HPV16-DNS mit Hilfe der Southern Blot Hybridisierungstechnik mittels klonierter ^{32}P-markierter typspezifischer Papillomvirus-DNS identifiziert werden [2, 10, 11, 18, 21, 23]. Mittlerweile wurden weitere HPV-spezifische DNA-Sequenzen der Virustypen 33, 34, 35 und z. T. in Kombination mit HPV16 auch HPV6, 11 und 18 nachgewiesen [1, 8]. Nach wie vor wird jedoch in den überwiegenden Fällen HPV16-DNS gefunden. Dieses Papillomvirus konnte auch in Biopsien genital lokalisierter Morbus-Bowen-Effloreszenzen gefunden werden [18].
Die gleichzeitige Anwesenheit von HPV16-DNS in Karzinomen der Vulva und der Cervix uteri wie auch in intraepidermalen Neoplasien wie der bowenoiden Papulosis deutet auf eine besondere Rolle dieses Virustyps in der Ätiologie maligner epithelialer Tumoren der Genitale hin [4, 8, 10, 11, 26].

KLINIK

Das klinische *Erscheinungsbild* wird geprägt von meist multiplen, scharf begrenzten, gruppiert oder linear angeordneten, flach-erhabenen, breitbasig aufsitzenden, papulösen, graubraun-braunrötlichen Veränderungen von 3–10 mm Durchmesser, die eine glatte bis samtartige oder verruköse Oberfläche aufweisen (Abb. 2.69). Daneben finden sich auch makulöse rötliche oder weißliche leukoplakieartige Herde von wenigen Millimetern Durchmesser.
Prädilektionsstellen sind beim Mann die Penis-, Perianal- und Inguinalregion [8, 14, 20, 25] und bei der Frau der Perianal-, Perineal- und Vulvabereich [6, 8, 10, 11, 14, 25].
Subjektive *Beschwerden* treten i. a. nicht auf. Allenfalls wird über leichten Juckreiz geklagt.
Der *Krankheitsverlauf* ist gekennzeichnet durch eine rasche Entwicklng der Papeln, wobei die Größenzunahme der Herde durch Neubildung und/oder Konfluenz erfolgt [16], sowie der Neigung zu rezidivfreien [14, 25] Spontanregressionen [6, 14]. Allerdings kann es trotz intensiver therapeutischer Maßnahmen auch zu hartnäckigen Rezidiven kommen [19].

DIAGNOSE

Zur Diagnosestellung ist die histologische Untersuchung unerläßlich und sollte bei Verdacht stets durchgeführt werden.
Das histologische Bild der bowenoiden Papulose (Abb. 2.70) ist mit dem des Morbus Bowen (S. 208 ff.) weitgehend identisch. Das heißt, der Pathologe ist nicht in der Lage, die beiden Krankheitsbilder allein anhand histologischer Schnitte zu unterscheiden [6, 8, 11, 14, 15, 19, 20], was jedoch wegen der einzuschlagenden Therapie unverzichtbar erscheint.
Die notwendige Diagnosesicherung ist i. d. R. daher nur durch den Vergleich der histopathologischen Veränderungen mit dem klinisch-makroskopischen Erscheinungsbild unter gleichzeitiger Berücksichtigung entsprechender anamnestischer Daten möglich, was wiederum eine enge Kooperation zwischen Klinik und Pathologie voraussetzt [8, 9, 11, 15, 21–23].
Die wichtigsten Kriterien zur klinischen Differentialdiagnose zwischen bowenoider Papulose und Morbus Bowen sind in Tabelle 2.3 gegenübergestellt.

DIFFERENTIALDIAGNOSE

Am wichtigsten ist die Abgrenzung der bowenoiden Papulose zum Morbus Bowen. Die hierzu wesentlichen klinischen Unterscheidungsmerkmale zeigt Tabelle 2.3.
Weitere differentialdiagnostisch in Betracht kommende Krankheitsbilder sind:

- Condylomata lata (Abb. 15.27),
- Condylomata acuminata (Abb. 2.38),
- Verrucae planae juveniles et vulgares,
- Verrucae seborrhoicae (Abb. 2.69 c, 3.22 f),
- Mollusca contagiosa (Abb. 2.33),
- Lichen ruber (Abb. 2.45),
- Psoriasis (Abb. 2.60),

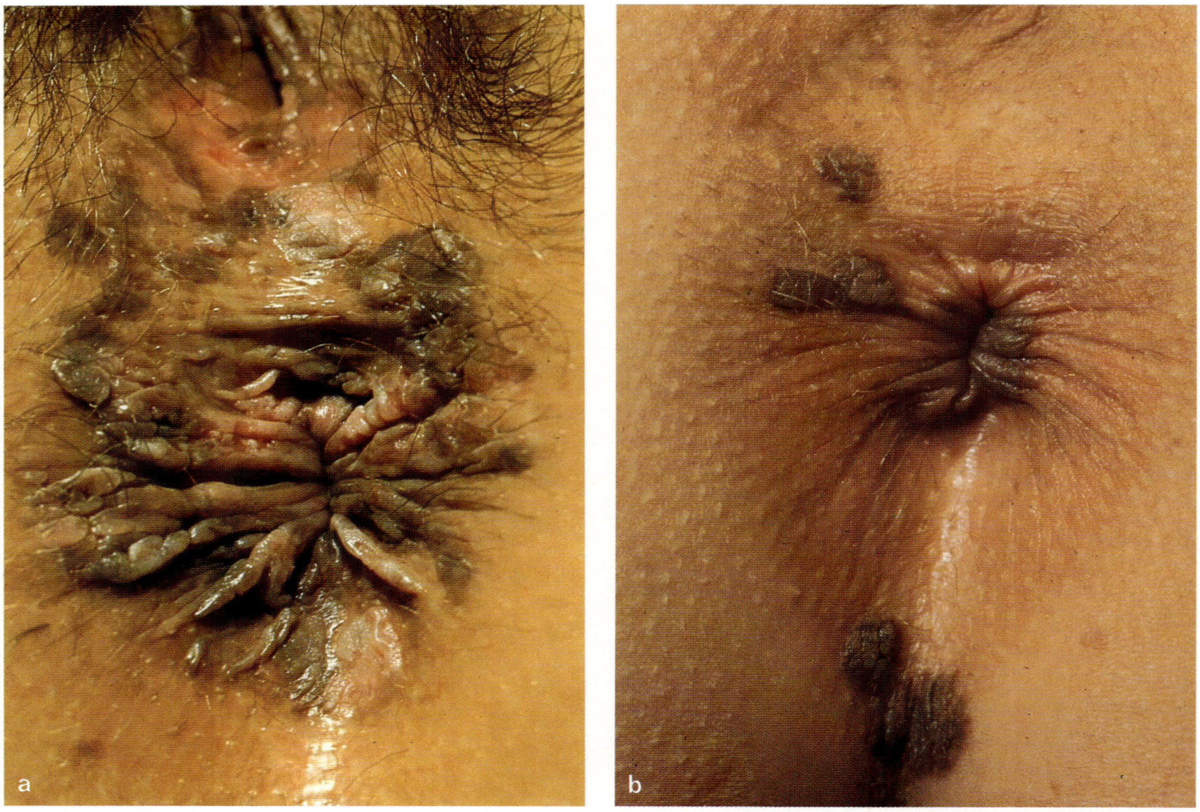

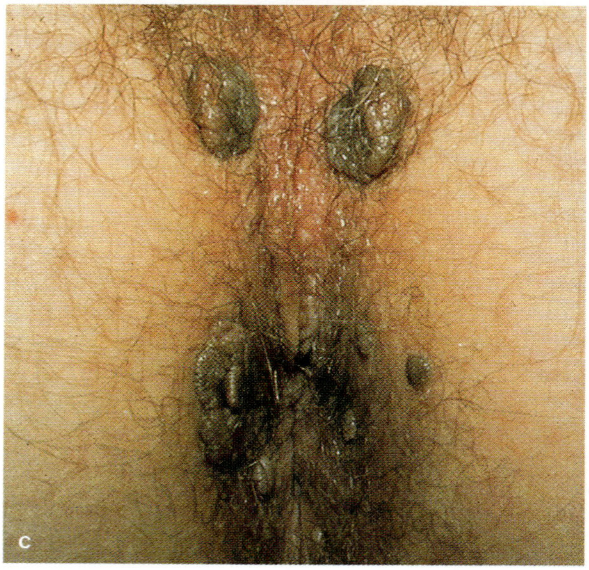

Abb. 2.69 a, b. Typische klinische Bilder der bowenoiden Papulose im Perianalbereich. **c** Verrucae seborrhoicae, histologisch nachgewiesen zum differentialdiagnostischen Vergleich

- Lichen sclerosus et atrophicus (Abb. 2.49),
- Morbus Paget (Abb. 2.74),
- postskabiöse Granulome,
- Granuloma anulare,
- Papillomatosis coronae glandis,
- Erythroplasie Queyrat.

THERAPIE

Die Behandlung hängt letztlich von der Präzision der klinischen Diagnose ab. Sofern ein Morbus Bowen weitestgehend ausgeschlossen werden kann, erschien bisher in Anbetracht des günstigen Verlaufes und spontaner Remission eine abwartende Haltung ausreichend.

Mit dem Nachweis von HPV16-DNA bzw. von anderen Risiko-HPV-Typen in der bowenoiden Papulose ist die Entfernung der Läsionen mit anschließenden engmaschigen Nachkontrollen zur Erfassung eventuell auftretender Rezidive vorzuziehen [2, 10, 11, 18].

In Betracht kommt sodann entweder die chirurgische Exzision, ggf. Kryochirurgie, die oberflächliche Elektro- bzw. Laser-Koagulation oder bei umschriebenen Läsionen die topische Anwendung von 5-Fluorouracil (z. B. Efudix).

Tabelle 2.3. Klinische Differentialdiagnose zwischen bowenoider Papulose und Morbus Bowen. (Nach Gross [8])

	Bowenoide Papulose	Morbus Bowen
Anamnese	Vorausgegangener Papillom-Virusinfekt	Ggf. chronische Arsenzufuhr
Alter	20.–40. Lebensjahr	> 50 Jahre
Morphe	*Multiple,* samtartig bis verruköse *Läsionen* (vgl. S. 205 und Abb. 2.69)	In 60% der Fälle *Einzelherd* mit „psoriasiformem" oder, sofern erodiert, feinkörnig bis papillomatösem Aussehen (vgl. S. 208 und Abb. 2.71)
Lokalisation	Genital-, Perineal- und Perianalregion	Jede beliebige Hautstelle
Verlauf	I. d. R. rasche Größenzunahme. Neigung zu Spontanremissionen. Rezidive möglich	Chronisch, sehr langsam progredient. I a. nach Jahren karzinomatöse Entartung

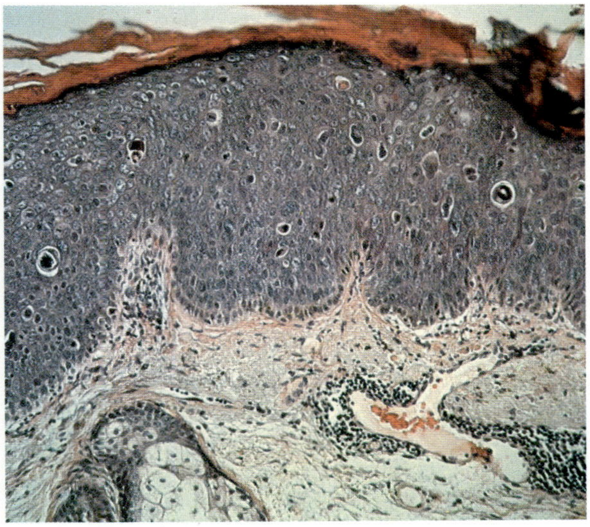

Abb. 2.70. Bowenoide Papulose. Pathologisch-histologisches Bild eines Carcinoma in situ. Basalzellschicht gut erhalten. Im Stratum Malpighi in lockerer Aussaat dyskeratotische Zellen verschiedener Größe. Im Papillarkörper Gefäße, z. T. seenartig erweitert und von Lymphozyten umgeben. HE-Färbung

Als adjuvante topische Therapie wird Interferongel (z. B. Fiblaferon) und zur Rezidivprophylaxe Interferon (alpha/gamma) und aromatisches Retinoid (z. B. Acitretin) innerlich empfohlen [2, 5, 12, 21].

Literatur

1. Beaudenon S, Kremsdorf D, Croissant O, Jablonska S, Wain-Hobsow S, Orth G (1986) A novel type of human papillomavirus associated with genital neoplasias. Nature 321: 246–249
2. Braun-Falco O, Plewig G, Wolff HH (1996) Dermatologie und Venerologie, 4. Aufl. Springer, Berlin Heidelberg New York Tokyo
3. Civatte J (1983) Die falschen Formen von Morbus Bowen an den Genitalschleimhäuten. Hautarzt 34: 298–305
4. Dürst M, Gissmann L, Ikenberg H, zur Hausen H (1983) A papillomavirus DNA from a cervical carcinoma and its prevalence in cancer biopsy samples from different geographic regions. Proc Natl Acad Sci USA 80: 3812–3815
5. Fierlbeck G (1993) Topische Interferon-Therapie: Kritische Bewertung. In: Braun-Falco O, Plewig G, Meurer M (Hrsg) Fortschritte der praktischen Dermatologie und Venerologie, Bd. 13. Springer, Berlin Heidelberg New York Tokyo, S 407–412
6. Friedrich EG (1972) Reversible vulvar atypia. A case report. Obstet Gynecol 39: 173–181
7. Friedrich EG (1983) Vulvar disease, 2nd edn. Saunders, Philadelphia
8. Gross G (1987) Lesions of the male and female external genitalia associated with human papillomaviruses. In: Syrjänen K, Gissmann L, Koss LG (eds) Papillomaviruses and human disease. Springer, Berlin Heidelberg New York Tokyo, pp 197–234
9. Gross G, Barrasso R (1997) Human papillomavirus infection. A clinical atlas. Ullstein/Mosby, München Chicago
10. Gross G et al. (1985) Papillomavirus infection of the anogential region: Correlation between histology, clinical picture and virus type. Proposal of a new nomenclature. J Invest Dermatol 85: 147–152
11. Gross G et al. (1985) Bowenoid Papulosis. Presence of human papillomavirus (HPV) structural antigens and of HPV 16-related DNA sequences in bowenoid papulosis. Arch Dermatol 121: 858–863
12. Gross G, Krogh G von, Barrasso R (1997) Therapy – genitoanal lesions. In: Gross G, Krogh G von (eds) Human papillomavirus infections in dermatovenerology. CRC, Boca Raton, p 389
13. Grussendorf-Conen EJ (1988) HPV-16-induzierte pigmentierte bowenoide Papulose am Hals. Aktuel Dermatol 14: 317–319
14. Hagedorn M, Faber M (1979) Multizentrisches bowenoides Akanthom – ein neues Krankheitsbild im genito-analen Bereich. Aktuel Dermatol 5: 185–190
15. Hermanek P (1984) Gastkommentar zu 37. coloproctology 1: 12
16. Hödl S (1981) Genitale bowenoide Papulose. Z Hautkrankht 56: 368–377

17. Hödl S, Rauch HJ, Kerl H (1981) Genitale bowenoide Papulose. Hautarzt (Suppl V) 32: 473–474
18. Ikenberg H, Gissmann L, Gross G, Grussendorf-Conen EI, zur Hausen H (1983) Human papillomavirus type 16 related DNA in genital Bowen's disease and in Bowenoid Papulosis. Int J Cancer 32: 563–565
19. Kopf AW, Bart RS (1977) Tumor conference No 11. Multiple bowenoid papules of the penis: a new entity? J Dermatol Surg Oncol 3: 265–269
20. Lloyd KM (1970) Multicentric pigmented Bowen's disease of the groin. Arch Dermatol 101: 48–51
21. Materna U, Zabel M, Hettwer H (1996) Frühinvasives Plattenepithelkarzinom bei bowenoider Papulose (VIN III) Triggerung durch virale (HPV 16-) und bakterielle (Chlamydien-)Infektionen? Z Hautkrankht 1: 15–20
22. Palefsky J (1997) HPV related disease in immunosuppressed individuals. In: Gross G, Krogh G von (eds) Human papillomavirus infections in dermatovenerology. CRC, Boca Raton, p 227
23. Schwartz RA, Janninger CK (1991) Bowenoid papulosis. J Am Acad Dermatol 24: 261–264
24. Tritsch P (1980) Bowenoide Papulose (genitoanale Akanthome mit Dysplasie). Dtsch Med Wochenschr 105: 887–891
25. Wade TR, Kopf AW, Ackerman AB (1979) Bowenoid papulosis of the Genitalia. Arch Dermatol 115: 306–308
26. Zachow KR, Ostrow RS, Bender M et al. (1982) Detection of human papillomavirus DNA in anogenital neoplasias. Nature 300: 771–773

2.27 Morbus Bowen

Das 1912 von John T. Bowen [4] erstmals beschriebene Krankheitsbild, auch bekannt unter den *Synonyma:* Bowen-Dermatose, Bowen-Epitheliom, Dermatitis praecancerosa Bowen, Epithelioma in situ, intraepitheliales Epitheliom, stellt ein chronisch-entzündliches, intraepidermal gelegenes *Carcinoma in situ* mit charakteristischen Zellatypien dar.
Überwiegend betrifft der Morbus Bowen, der als Solitärläsion, u. U. aber auch in Form multipler Herde [7] auch im Analkanal und Perianalbereich auftreten kann, geschlechtsunabhängig [2] Patienten zwischen dem 50. und 80. Lebensjahr [6, 9].

ÄTIOLOGIE

Bei der Entstehung eines Morbus Bowen scheinen neben der Altersdisposition verschiedene kanzerogene Faktoren gleichzeitig oder in der zeitlichen Abfolge bedeutsam zu sein. Am bekanntesten sind chronische Arsenintoxikation (arsenhaltiger Haustrunk der Winzer [14, 16], Medikamente usw.) und ionisierende Strahlenschäden.
Mittlerweile geht man davon aus, daß der Morbus Bowen durch eine Infektion mit humanen Papillomviren, insbesondere des Typs HPV 16 hervorgerufen werden kann. Dieses Virus konnte in Morbus Bowen wie auch bowenoiden Papulosebiopsien nachgewiesen werden [10, 15].
Vermutlich spielen in der Ätiopathogenese des Morbus Bowen jedoch noch eine ganze Reihe weiterer, bislang unbekannter Faktoren eine Rolle [10, 13].

KLINIK

Das klinische *Erscheinungsbild* des sowohl an jeder beliebigen kleidungsbedeckten oder unbedeckten Hautstelle wie auch an den Schleimhäuten bzw. Halbschleimhäuten vorkommenden Morbus Bowen wird geprägt von entzündlich geröteten, nicht oder geringgradig erhabenen, hyperkeratotischen oder krustös-schuppenden, scharf begrenzten und damit psoriasiform bis ekzematoid erscheinenden, bis mehrere Zentimeter großen Läsionen.
Bei Vorliegen multipler Herde – was in etwa einem Drittel aller Fälle der Fall ist – kann es durch Konfluenz zu polyzyklischer Begrenzung und infolge gelegentlicher zentraler Involution zur Randbetontheit kommen. Nach Ablösen der weißlichen bis graugelblichen Schuppenkrusten etwa durch Mazerationsvorgänge in intertriginösen Bereichen wie etwa in den Anokruralfalten imponieren Morbus Bowen-Läsionen als mehr oder weniger unscharf begrenzte, leicht infiltrierte, erosiv nässende, granulär bis papillomatöse, ggf. vegetierende Erytheme (Abb. 2.71).
Demgegenüber zeigt sich der Morbus Bowen im Bereich der Schleimhäute bzw. Halbschleimhäute als scharf begrenzter, auffällig geröteter, samtartig erscheinender Herd („Erythroplasie") ggf. mit leukoplakieartigen, keratotischen Auflagerungen.
Ein gleichzeitiges Auftreten von Haut- und Schleimhautläsionen soll sehr selten sein.
Über subjektive *Beschwerden* wird, von gelegentlich geringgradigem Juckreiz abgesehen, i. d. R. nicht geklagt.
Der *Verlauf* des Morbus Bowen ist chronisch und durch sehr langsame, unregelmäßige periphere Ausbreitung gekennzeichnet. Eine Neigung zu spontaner Regression besteht nicht.
Bei 2–20 % der Fälle [18, 20] soll es allerdings meist erst nach vieljähriger Latenz durch Überschreitung der Basalmembran infolge endophytisch-infiltrierendem und destruierendem Wachstum zur Entstehung eines Stachelzellkarzinoms („Bowen-Karzinom", Abb. 2.72) kommen, das die zytologischen Charakteristika des präinvasiven Stadiums beibehält [13] und eine höhere Metastasierungsquote als ein Spinaliom der Haut aufweisen soll [12].
Eine nach jahrelangem Bestand auftretende Ulzerationsneigung gilt als Zeichen von einsetzendem, invasivem Wachstum, wodurch sich die *Prognose*

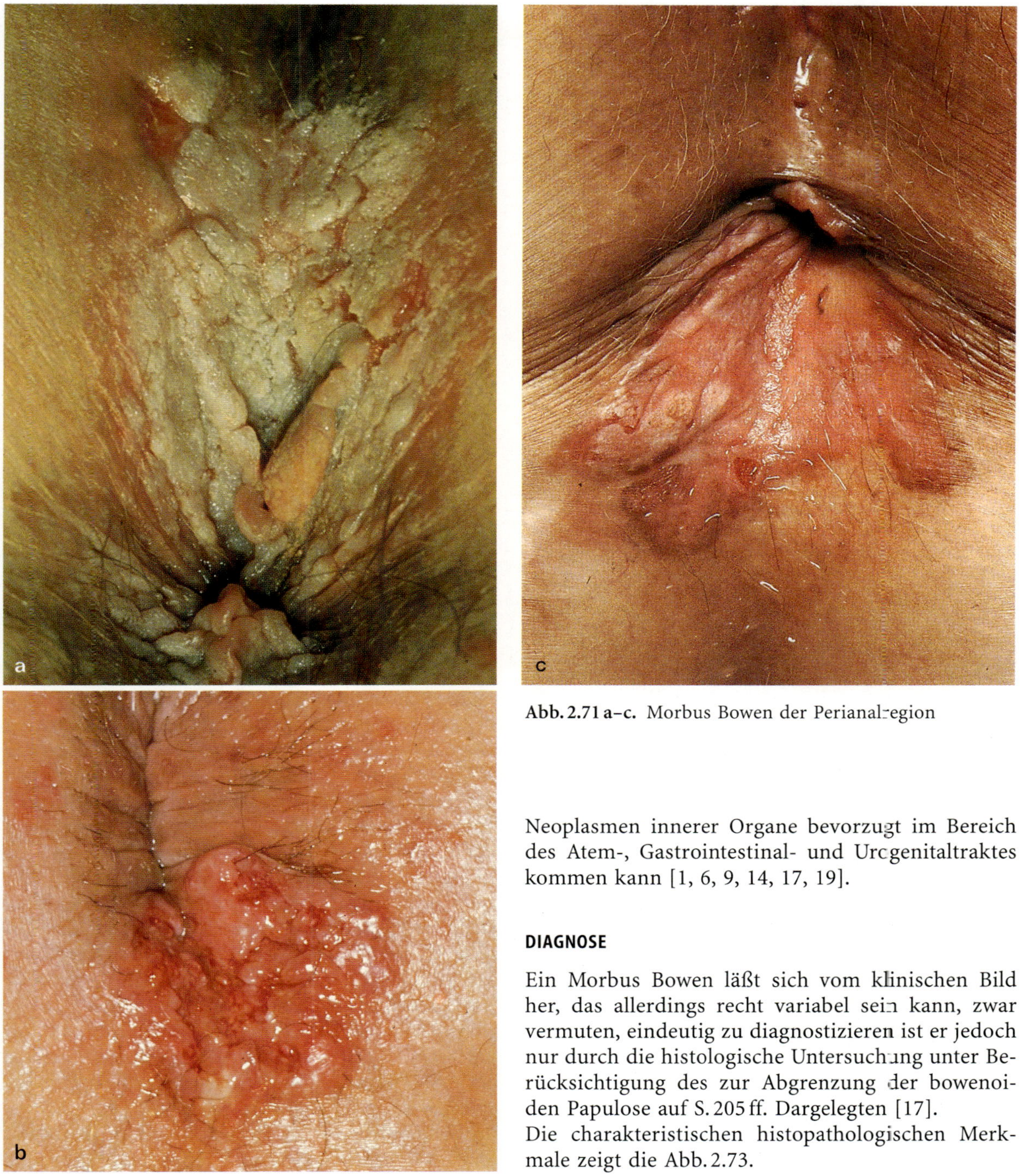

Abb. 2.71 a–c. Morbus Bowen der Perianalregion

durch die Gefahr der bevorzugt lymphogenen – aber auch hämatogenen Metastasierungen verschlechtert.
Allerdings ist die Prognose eines Morbus Bowen stets mit Vorsicht zu stellen, weil es unabhängig von der möglichen karzinomatösen Entartung auffällig häufig, insbesondere in der Gruppe der multiplen Herde, zum gleichzeitigen Auftreten maligner Neoplasmen innerer Organe bevorzugt im Bereich des Atem-, Gastrointestinal- und Urogenitaltraktes kommen kann [1, 6, 9, 14, 17, 19].

DIAGNOSE

Ein Morbus Bowen läßt sich vom klinischen Bild her, das allerdings recht variabel sein kann, zwar vermuten, eindeutig zu diagnostizieren ist er jedoch nur durch die histologische Untersuchung unter Berücksichtigung des zur Abgrenzung der bowenoiden Papulose auf S. 205 ff. Dargelegten [17].
Die charakteristischen histopathologischen Merkmale zeigt die Abb. 2.73.

DIFFERENTIALDIAGNOSE

Aus therapeutischen Gründen ist eine sichere Abgrenzung des Morbus Bowen zur bowenoiden Papulose (S. 207 ff.) unverzichtbar. Da beide ein nahezu identisches histologisches Bild aufweisen können, ist die Klärung der Diagnose meist nur durch Hinzuziehung klinischer Daten möglich. Die zur differentialdiagnostischen Unterscheidung dieser beiden

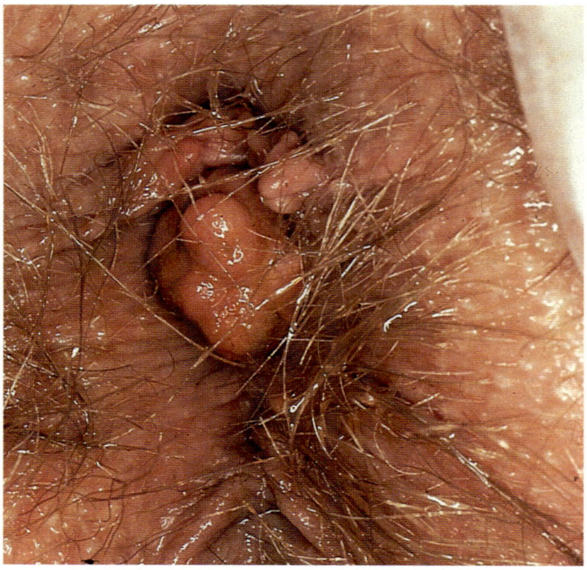

Abb. 2.72. Histologisch gesichertes Bowen-Karzinom auf der warzigen Oberfläche eines nach Pressen prolabierenden Analfibroms bei einem 37jährigen HIV-infizierten Patienten

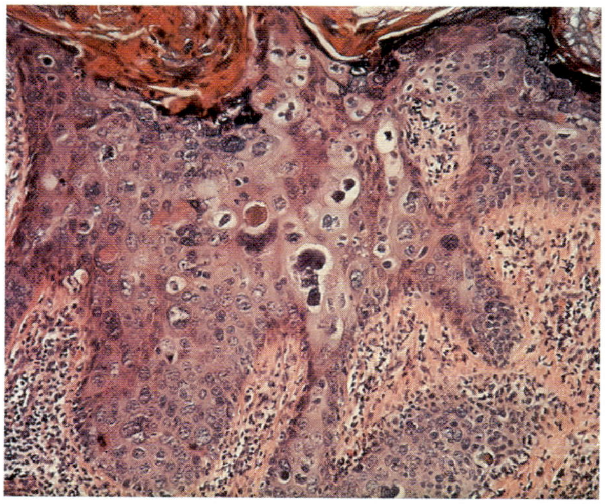

Abb. 2.73. Morbus Bowen. Unregelmäßig akanthotisches Epithel. Stachelzellen finden sich einzeln oder in Haufen mit teilweise blasig aufgetriebenem und verklumptem Kernmaterial. Hornschicht verbreitert und parakeratotisch verhornend. Im Papillarkörper starke Stromareaktion. HE-Färbung

Erkrankungen wesentlichen klinischen Merkmale sind in Tabelle 2.3 gegenübergestellt.
Weitere differentialdiagnostisch ggf. in Betracht kommende Krankheitsbilder bei Vorliegen eines perianalen Morbus Bowen sind insbesondere:

- Psoriasis inversa (Abb. 2.60),
- isolierte psoriasiforme oder seborrhoische Ekzemherde,
- flache seborrhoische Warzen,
- Morbus Paget (Abb. 2.74),
- oberflächliche pagetoide Basaliome (Abb. 3.11),
- beginnendes Plattenepithelkarzinom (Abb. 3.13),
- Lues II (Abb. 15.27),
- Lichen ruber planus (Abb. 2.45),
- Lupus vulgaris (Abb. 15.18),
- Histiozytosis X (Abb. 2.77, 2.78),
- Condylomata acuminata (Abb. 2.38),
- Balanitis plasmacellularis (Zoon),
- Erythroplasie Queyrat.

Die Morbus Bowen-Schleimhautveränderungen im Enddarmbereich können im klinischen Bild leukoplakischen Lichen ruber-Herden ähneln.

THERAPIE

Da es sich beim Morbus Bowen um ein spontan nicht rückbildungsfähiges „Carcinoma in situ" handelt und eine mögliche karzinomatöse Entartung ebenso wie die unabhängige Entstehung viszeraler Malignome nicht abzuschätzen ist, besteht neben der eingehenden klinischen und endoskopischen Tumorsuche die Therapie der Wahl in der Exzision der betroffenen Bereiche.
In Betracht kommt neben der chirurgischen bzw. elektrochirurgischen Entfernung im Gesunden u. U. auch die Elektrodesikkation mit nachfolgender Kürettage. Auch die Kryotherapie mit Kohlensäureschnee oder flüssigem Stickstoff sowie die topische Applikation von 5-Fluorouracil (Efudix) hat sich bewährt. Die Kombination von 5-Fluorouracil mit Etretinat, das oral verabreicht wird, kann ebenfalls als eine Alternative zum chirurgischen Eingriff gesehen werden [11, 21].
Schließlich spricht der Morbus Bowen auch gut auf eine Röntgen-Weichstrahltherapie an [5]. Diese Therapie sollte jedoch im Genitoanalbereich nicht angewendet werden, da nicht auszuschließen ist, daß es bei Anwesenheit von HPV-DNA zu einer späteren malignen Entartung kommt.
Findet sich bereits eine Beteiligung des Kontinenzorgans, kann die abdominoperineale Rektumamputation angezeigt sein [20].
Abschließend sei darauf hingewiesen, daß insbesondere bei bereits länger bestehenden Morbus Bowen-Herden einer gewissenhaften Überprüfung aller

Randbereiche größte Bedeutung zukommt. Außerdem sind, um Rezidive rechtzeitig zu erkennen, konsequente Nachkontrollen unverzichtbar.

Literatur

1. Andersen SLC, Nielsen A, Reymann F (1973) Relationship between Bowen disease and internal malignant tumors. Arch Dermatol 108: 367
2. Beck SC (1933) Epitheliome. In: Jadassohn J (Hrsg) Handbuch der Haut- und Geschlechtskrankheiten. Bd XII/3. Springer, Berlin, S 433
3. Berger BW, Hori Y (1978) Multicentric Bowen's disease of the genitalia. Arch Dermatol 114: 1698
4. Bowen JT (1912) Precancerous dermatoses: A study of 2 cases of chronic atypical epithelial proliferation. J Cutan Dis 30: 241
5. Braun-Falco O, Plewig G, Wolff HH (1984) Dermatologie und Venerologie, 3. Aufl. Springer, Berlin Heidelberg New York Tokyo
6. Degos R, Civatte J, Belaich S, Letessier S (1976) Maladie de Bowen cutanée ou muqueuse. Ann Dermatol Venerol 103: 5
7. Gebbers J-O, Laissue J-A (1984) Pathologie der Analtumoren. Schweiz Rundschau Med (Praxis) 27: 847–862
8. Graham JH, Helwig EB (1959) Bowen's disease and its relationship to systemtic cancer. Arch Dermatol 80: 133
9. Graham JH, Helwig EB (1972) Premalignant cutaneous and mucocutaneous diseases. In: Dermal Pathology. Harper & Row, New York, p 581
10. Gross G (1987) Lesions of the male and female external genitalia associated with human papillomaviruses. In: Syrjänen K, Gissmann L, Koss LG (eds) Papillomaviruses and human disease. Springer, Berlin Heidelberg New York Tokyo, p 197
11. Gross G, Krogh G von, Barrasso R (1997) Therapy-genitoanal lesions. In: Gross G, Krogh G von (eds) Human papillomavirus infections in dermatovenerology. CRC, Boca Raton, p 389
12. Hoede N (1981) Morbus Bowen. In: Korting GW (Hrsg) Dermatologie in Praxis und Klinik, Bd IV. Thieme, Stuttgart New York
13. Hornstein OP, Weidner F (1979) Tumoren der Haut. In: Doerr W, Seifert G, Uehlinger E (Hrsg) Histopathologie der Haut. Teil 2. Dermatosen. Redigiert von Schnyder UW. Springer, Berlin Heidelberg New York
14. Hundeiker M, Petres J (1968) Morphogenese und Formenreichtum der arseninduzierten Präkanzerosen. Arch Klin Exp Dermatol 231: 355
15. Ikenberg H, Gissmann L, Gross G, Grussendorf-Conen EJ, zur Hausen H (1983) Human papillomavirus type-16-related DNA in genital Bowen's disease and in bowenoid papulosis. Int J Cancer 32: 563–565
16. Korting GW, Holzmann H, Denk R (1965) Nach wie vor aktuell: Arsen-Spätschäden. Ärztebl Rheinland-Pfalz
17. Krogh G von, Gross G, Barrasso R (1997) Warts and HPV-related squamous cell tumors of the genitoanal area in adults. In: Gross G, Krogh G von (eds) Human papillomavirus infections in dermatovenerology. CRC, Boca Raton, p 259
18. Lever WF, Schaumburg-Lever G (1983) Histopathology of the skin. Lippincott, Philadelphia
19. Parturier-Albot M, Prevost AG, Albot G, Bolgert M (1982) Les carcinomes multicentriques de la région ano-rectale. A propos de l'association d'un épithélioma villeux de l'ampoule rectale, d'une maladie de Bowen anale et d'une maladie de Paget anale. Ann Gastroentérol Hépatol 18: 227–235
20. Schiller U (1981) Das Analcarcinom. In: Allgöwer M, Harder F, Hollender LF, Peiper HJ, Siewert JR (Hrsg) Chirurgische Gastrointerologie, Bd 2. Springer, Berlin Heidelberg New York
21. Schmidt K-U, Wiskemann A, Mensing H (1986) Etretinat und 5-Fluorouracil bei intraanalem M. Bowen. Der Hautarzt 37: 278–280
22. Thestrup-Pedersen K et al. (1988) Morbus Bowen. A description of the disease in 617 patients. Acta Dermatol Venerol (Stockh) 68: 236–239

2.28 Morbus Paget

Bei diesem 1874 von Sir James Paget [27] erstmals beschriebenen, seltenen Krankheitsbild (*Synonyma:* Adenocarcinoma apocrinocellulare epidermotropicum [19], Paget carcinoma, Intraepidermal carcinoma Pagettype, Pagetsche Dermatose) unterscheidet man einen mammären bzw. mammillären Befall von einer noch wesentlich seltener auftretenden extramammären Lokalisation. Alle Fälle weisen die gleiche klinische Morphologie auf.
Der extramammäre Morbus Paget ist an apokrine Schweißdrüsen gebunden und kommt demzufolge bevorzugt im Perianalbereich vor (s. u.). Überwiegend betroffen sind, wie dies auch für die mammilläre Form zutrifft, Menschen im höheren Lebensalter unter Bevorzugung des weiblichen Geschlechtes.

HISTOGENESE

Der Morbus Paget zeigt in seiner mammären wie extramammären Lokalisation ein einheitliches, sehr charakteristisches histologisches Bild. Es wird geprägt von monomorphen, auffällig großen, klaren Zellen in der Epidermis mit oft atypischen, peripher verlagerten, meist ovalen Zellkernen und hellem, ödematös wirkendem, glykogenreichem Zytoplasma, den sog. Paget-Zellen, die weder intrazelluläre Tonofibrillen noch Interzellularbrücken zu den umgebenden Epidermiszellen besitzen und als echte Adenokarzinomzellen angesehen werden (Abb. 2.74 h).
Immunhistochemische und ultrastrukturelle Untersuchungen zeigen, daß die extramammären wie auch die mammären Paget-Zellen ein Muster der Zytokeratin-Polypeptide zeigen wie es typisch für einfache, sekretorische Drüsenepithelzellen der ekkrinen und der apokrinen Schweißdrüsen ist. Der

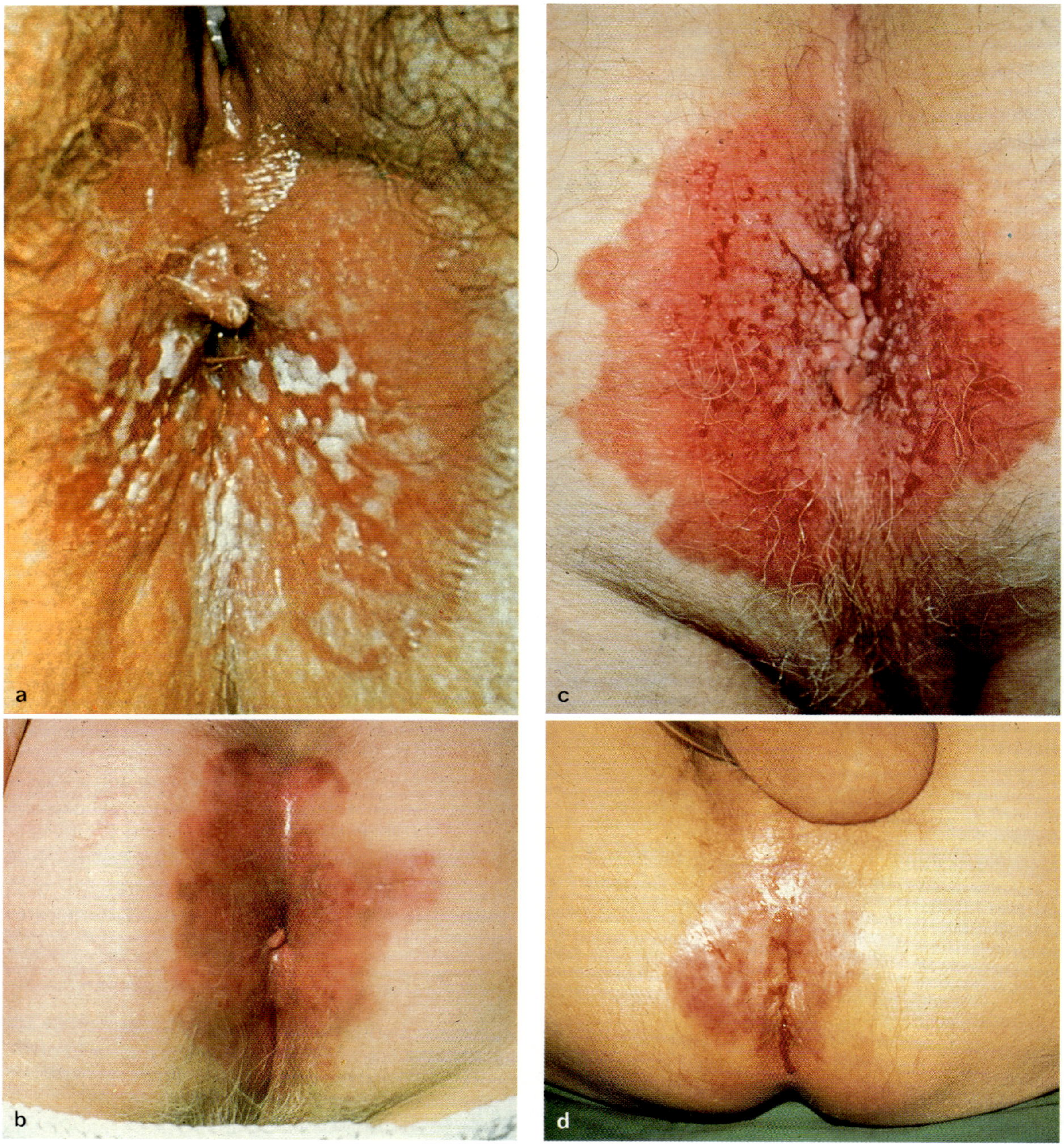

Abb. 2.74 a–h. Extramammäre Morbus Paget-Fälle im Perianalbereich. Man beachte den typisch ekzematoiden Aspekt und die scharfe Begrenzung der Läsionen. **e–h** s. S. 213

Morbus Paget ist ein Adenokarzinom der sekretorischen Anteile der apokrinen Schweißdrüsen oder der daraus differenzierten Milchdrüsen mit einer duktalen epidermotropen Ausbreitungstendenz [1, 15, 21].

KLINIK

Das klinische *Erscheinungsbild* des Morbus Paget wird, von gewissen lokalisationsbedingten Modifikationen abgesehen, geprägt von einem sich langsam flächenhaft ausbreitenden, entzündlich geröteten, nässend-krustösen oder von Schuppen bedeckten, stets scharf begrenzten Herd (Abb. 2.74).

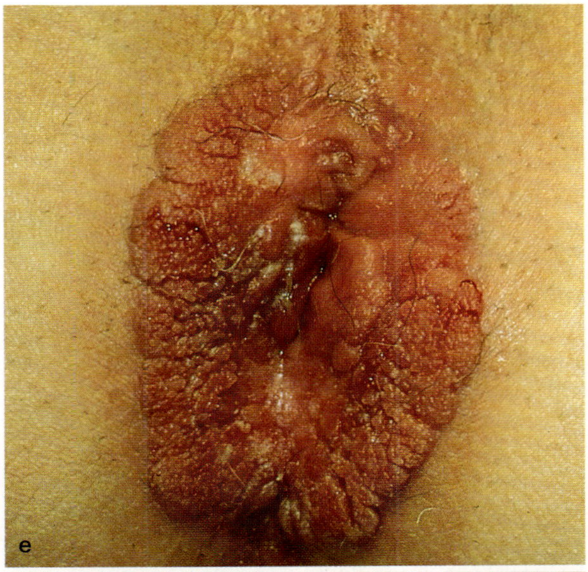
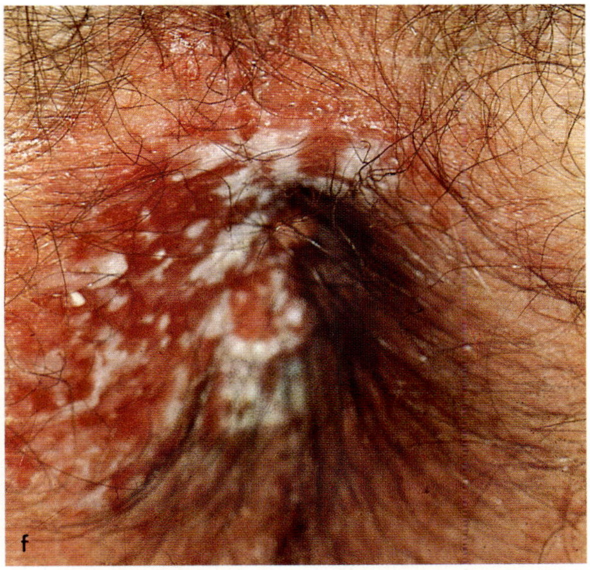
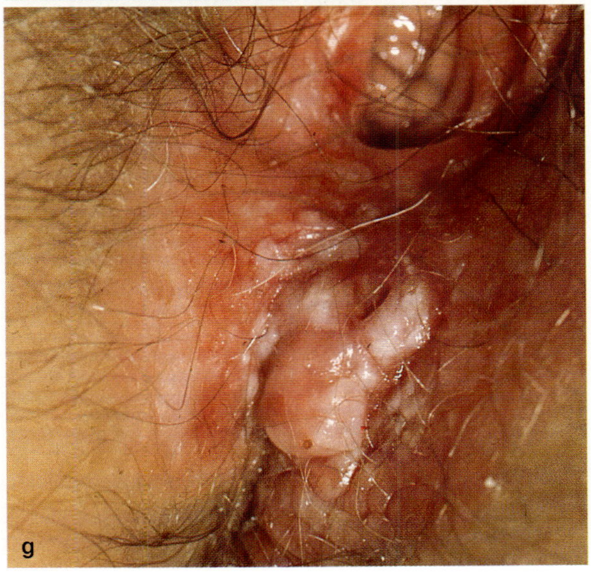
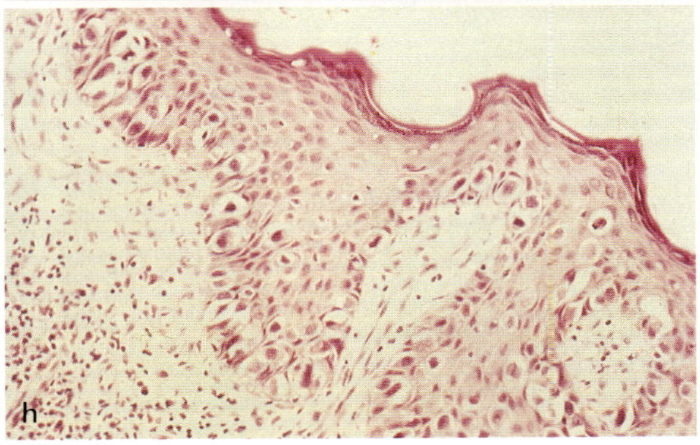

Abb. 2.74. g Fortgeschrittener Morbus Paget mit histologisch nachgewiesenem muzinösen Adenokarzinom. **h** Histologisches Bild eines Morbus Paget der Analregion: vorwiegend im Bereich des Stratum basale, zahlreiche Paget-Zellen. HE-Färbung

Beschwerdebild: Die ekzematoid erscheinenden, gegenüber Lokalbehandlungen therapierefraktären Veränderungen verursachen subjektiv meist mehr oder weniger starken Juckreiz, Brennen und ggf. blutige Sekretionen [31].

Hauptlokalisationen: Die Hauptlokalisationen des an die Verteilungsbereiche der apokrinen Drüsen gebundenen extramammären Morbus Paget sind in abnehmender Häufigkeit Genitalbereich, Perianalregion und Axillen [3, 9, 10, 20, 21, 23, 28, 33]. Darüber hinaus wird auch über das Auftreten von Einzelfällen eines extramammären Morbus Paget im äußeren Gehörgang [6], am Augenlid [37], umbilikal [30], im Oberschenkelbereich [11], sowie im Ösophagus und in der Urethra [30] berichtet. Auch ein multilokuläres Vorkommen des extramammären Morbus Paget wurde beobachtet [13, 34, 37].

Verlauf: Er ist langsam progredient. Eine perianale, sich flächenhaft ausbreitende Läsion kann hierbei auch den Analkanal miterfassen [3, 9, 36].
Im Gegensatz zum mammären Morbus Paget, der fast immer mit einem Adenokarzinom der Milchdrüsenausführungsgänge vergesellschaftet ist, läßt sich bei den extramammären Formen in 40–50% der Fälle kein angrenzendes Drüsengangskarzinom nachweisen [10, 13].

Lever [18] unterscheidet beim extramammären Paget 3 Haupttypen:

1. anogenitaler und axillärer Morbus Paget ohne Vergesellschaftung mit einem darunterliegenden, adnexiellen Karzinom,
2. anogenitaler und axillärer Morbus Paget mit einem zugrundeliegenden und darunter nachweisbaren Karzinom apokriner oder ekkriner Drüsen,
3. perianaler Morbus Paget mit Adenokarzinom des Rektums.

Prognose: Der Perianalbefall des Morbus Paget wird mit am ungünstigsten eingeschätzt, insbesondere bei Nachweis eines gleichzeitigen, zur frühzeitigen lymphogenen Metastasierung neigenden Adenokarzinoms des Rektums [8].
Etwa 70% der perianalen Morbus Paget-Fälle sollen mit einem, gelegentlich sogar mit mehreren verschiedenen Karzinomen vergesellschaftet sein [29, 36].

DIAGNOSE

Das zuweilen recht trügerische klinische Erscheinungsbild, das gar nicht selten ein therapieresistentes Ekzem vortäuscht, kann unter Berücksichtigung anamnestischer Daten und der typischen Lokalisation die richtige Diagnose zwar vermuten lassen; eindeutig zu diagnostizieren ist ein Morbus Paget jedoch nur durch die histologische Untersuchung, die möglichst frühzeitig erfolgen sollte. Auffällig ist der häufig erhöhte CEA-Wert (S. 244) im Serum der Patienten [7, 25].
Darüber hinaus ist eine gleichzeitige eingehende klinische Durchuntersuchung zum Ausschluß weiterer Karzinommanifestationen unbedingt erforderlich.

DIFFERENTIALDIAGNOSE

Insbesondere die Verwechslung eines Morbus Paget mit einem perianalen Ekzem, ggf. aber auch mit einem Lichen ruber oder einer solitären Psoriasis inversa-Läsion kann für den betroffenen Patienten schicksalhafte Folgen haben.
Weitere differentialdiagnostisch in Betracht kommende Krankheitsbilder sind neben ekzematisierten Läsionen einer Epizootie, Mykose oder Pyodermie, insbesondere ein Morbus Bowen (Abb. 2.71), eine bowenoide Papulose (Abb. 2.69), die Histiozytosis X (Abb. 2.77, 2.78), ein Pemphigus chronicus benignus familiaris Hailey-Hailey (Abb. 2.64), der Lichen sclerosis et atrophicus (Abb. 2.49), das Carcinoma spinocellulare (Abb. 2.49 f) und ggf. auch ein ekzematoides („pagetoides"), perianal lokalisiertes Basaliom. Histologisch ergeben sich manchmal Schwierigkeiten bei der differentialdiagnostischen Abgrenzung gegenüber der pagetoiden Variante des Morbus Bowen und des wenig oder gar nicht pigmentierten, superfiziell spreitenden malignen Melanoms (SSM) [12, 18].

THERAPIE

Die Behandlung ist abhängig vom Infiltrationsgrad und von evtl. vorliegenden Begleitkarzinomen.
Länger bestehende oder bereits erkennbar fortgeschrittene Fälle gehören sogleich in die Obhut einer chirurgischen Klinik. Grundsätzlich ist die unverzügliche Exzision des betroffenen Bereiches weit im Gesunden unter histologischer Kontrolle der Exzisionsränder anzustreben. Insbesondere bei perianalem Befall soll sich die Abtragung mit dem CO_2-Laser bewährt haben [16, 26].
In besonderen Ausnahmefällen, so etwa bei großflächigem Befall, wo die Exzision weit im Gesunden nicht sicher möglich erscheint, wird die topische Behandlung mit 5-Fluorouracil (z. B. Efudix) empfohlen [2].
Regelmäßige klinisch-onkologische Nachkontrollen bis zu 5 Jahre nach der operativen Versorgung sind, um mögliche Rezidive rechtzeitig zu erkennen, unverzichtbar.

Literatur

1. Achtelik W, Wolff HH (1991) Schweißdrüsentumoren und Morbus Paget: immunhistologische Marker zur Differenzierung und Differentialdiagnose. Pathologie 12: 316–321
2. Arensmeier M et al. (1994) Topische Therapie des extramammären Morbus Paget. Hautarzt 45: 780–782
3. Arminski TC, Pollard RJ (1973) Paget's disease of the anus secundary to a malignant papillary adenoma of the rectum. Dis Colon Rectum 16: 46
4. Demopoulos RI (1971) Fine structure of the extramammary Paget's cell. Cancer 27: 1202
5. Dörner A, Müller S, Dietel M (1987) Der perianale (extramammäre) Morbus Paget. coloproctology 6: 327–330
6. Fligiel Z, Kaneko M (1975) Extramammary Paget's disease of the external ear canal in association with ceruminous gland carcinoma: a case report. Cancer 36: 1072
7. Furukawa F, Kashihara M, Miyauchi H, Yamabe H, Hamashimo Y, Imamura S (1984) Evaluation of carcinoembryonic antigen in extramammary Paget's disease. J Cutan Pathol 11: 558–561
8. Graham JH, Helwig EB (1972) Extramammary Paget's disease. In: Graham JH, Johnson WC, Helwig EB (eds) Dermal Pathology. Harper & Row, Hagerstown, p 606
9. Gunn A, Fox H (1971) Perianal Paget's disease. Br J Dermatol 85: 476

10. Helwig EB, Graham JH (1963) Anogenital (extramammary) Paget's disease: a clinicopathological study. Cancer 16: 387
11. Hopsu-Havu VK, Sonck CE (1971) The problem of extramammary Paget's disease. Report of four cases with „pagetoid" cells. Z Hautkrankht 46: 41
12. Hornstein OP, Weidner F (1979) Tumoren der Haut. In: Doerr W, Seifert G, Uehlinger, E: Histopathologie der Haut. Teil 2: Dermatosen. Redigiert von Schnyder UW. Springer, Berlin Heidelberg New York
13. Kawatsu T, Miki V (1971) Triple extramammary Paget's disease. Arch Dermatol 104: 316
14. Koss LG, Brockunier A (1969) Ultrastructural aspects of Paget's disease of the vulva. Arch Pathol 87: 592
15. Krahl D (1994) Östrogenrezeptor-assoziiertes Protein (p 29) und Histogenese des extramammären Morbus Paget. Z Hautkrankht 11: 764–768
16. Landthaler M (1988) Extramammärer Paget: Wie kann ich helfen? Ärztl Praxis 7: 109
17. Lechner W et al. (1987) Extramammärer Morbus Paget. Aktuel Dermatol 13: 43–46
18. Lever WF (1975) Histopathology of the skin, 5th edn. Lippincott, Philadelphia Toronto, p 490
19. Lüders G (1968) Zur Pathologie und Genese des extramammären Morbus Paget. Arch Klin Exp Dermatol 232: 16–32
20. Medenica M, Sahihi T (1972) Ultrastructural study of a case of extramammary Paget's disease of the vulva. Arch Dermatol 105: 236
21. Moll I, Moll R (1985) Cells of extramammary Paget's disease express cytokeratins different from those of epidermal cells. J Invest Dermatol 84: 3–8
22. Morson BC, Dawson IMP (1979) Gastrointestinal pathology, 2nd edn. Blackwell, Oxford London
23. Murrel TW, McMullan FH (1962) Extramammary Paget's disease. A report of two cases. Arch Dermatol 85: 600
24. Neumann R (1986) Extramammärer Morbus Paget – assoziiert mit einem Magenkarzinom. Hautarzt 37: 568–570
25. Oji M, Furue M, Tamaki K (1984) Serum carcinomembryonic antigen level in Paget's disease. Br J Dermatol 110: 211–213
26. Orfanos CE, Garbe C (1995) Therapie der Hautkrankheiten. Springer, Berlin Heidelberg New York Tokyo
27. Paget J (1874) One disease of the mammary areola preceeding cancer of the mammary gland. St Bart Hosp Rep 10: 87
28. Parmley Th, Woodruff JD, Julian CG (1975) Invasive vulvar Paget's disease. Obstet Gynecol 46: 341
29. Parturier-Albot M, Prevost AG, Albot G, Bolgert M (1982) Les carcinomes multicentriques de la région ano-rectale. A propos de l'association d'un épithélioma villeux de l'ampoule rectale, d'une maladie de Bowen anale et d'une maladie de Paget anale. Ann Gastroentérol Hépatol 18: 227–235
30. Remond B et al. (1993) Umbilical Paget's disease and prostatic carcinoma. Br J Dermatol 128: 448–450
31. Schiller U (1981) Das Analcarcinom. In: Allgöwer M, Harder F, Hollender LF, Peiper HJ, Siewert JR (Hrsg) Chirurgische Gastroenterologie, Bd II. Springer, Berlin Heidelberg New York
32. Tjandra J (1988) Perianal Paget's disease: report of three cases. Dis Colon Rectum 31: 462–466
33. Tsukada Y, Lopez RG, Pickren JW, Piver MS, Barlow JJ (1975) Paget's disease of the vulva. A clinicopathologic study of eight cases. Ostet Gynecol 45: 73
34. Ueki H, Kohda M (1979) Multilokulärer extramammärer Morbus Paget. Hautarzt 30: 267–270
35. Webb AT (1965) Occult Paget's disease of the anus. Report of a case. Dis Colon Rectum 8: 286
36. Williams SL, Rogers LW, Quan SHQ (1976) Perianal Paget's disease: report of seven cases. Dis Colon Rectum 19: 30
37. Whorton CM, Patterson JB (1955) Carcinoma of Moll's glands with extramammary Paget's disease of the eyelid. Cancer 8: 1009

2.29 Syringocystadenoma papilliferum

Bei dem 1893 von Elliot [2] erstmals beschriebenen Syringocystadenoma papilliferum (*Synonyma:* Syringoadenoma papilliferum, Naevus syringoadenomatosus papilliferus, Hidradenoma verrucosum fistulovegetans) handelt es sich um einen sehr seltenen, in der Regel am Kapillitium oder im Gesicht auftretenden, benignen, meist solitären Schweißdrüsentumor, der in Ausnahmefällen auch am Stamm oder in der Anogenitalregion vorkommen kann. Ob der Tumor von apokrinen oder ekkrinen Schweißdrüsen abstammt, ist noch nicht endgültig geklärt [1, 7, 8, 10].

KLINIK

Erscheinungsbild: Das Syringocystadenom imponiert als ein infiltrierter, haarfreier Tumor, der aus manchmal eingedellten, derben Knötchen zusammengesetzt ist. Seine Farbe ist rötlichbraun bis blauschwarz (Abb. 2.75 a). Die Oberfläche kann verrukös, blumenkohlartig, manchmal auch ulzerös zerfallen sein. Vereinzelt findet man eine kleine zentrale Fistelöffnung mit bräunlich verkrusteter Sekretion [3, 5].
Das Syringocystadenoma papilliferum ist häufig mit einem Naevus sebaceus assoziiert [4]. Auch die Entwicklung von Basaliomen im Tumorbereich wurde beschrieben [6].

Beschwerden: Es werden keine hervorgerufen. Allerdings kann es durch Veränderungen wie Erosionen und Ulzerationen gelegentlich einmal zu Blut am Toilettenpapier oder Brennen im Analbereich kommen [5].

DIAGNOSE

Die Diagnosesicherung erfolgt histologisch. Das typische histopathologische Bild zeigt Abb. 2.75 b.

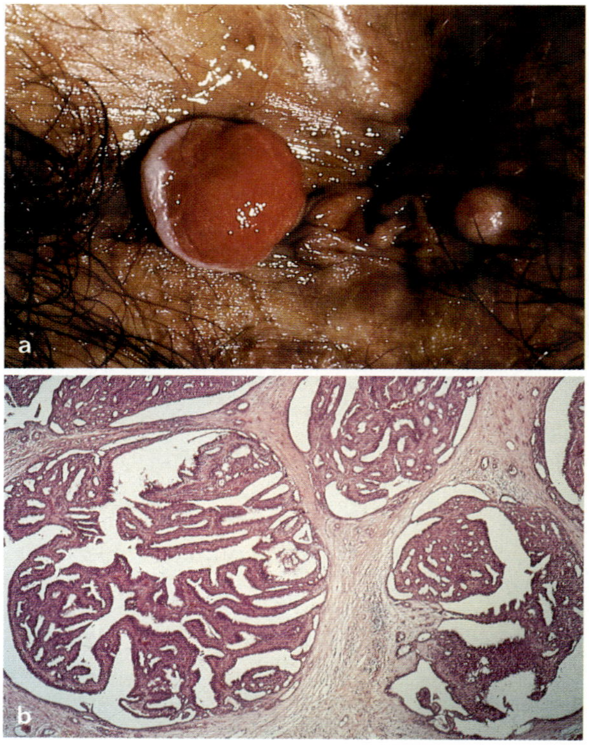

Abb. 2.75 a, b. Syringocystadenoma papilliferum. **a** Bei 9^{00} SSL haselnuß- und bei 3^{00} SSL etwa reiskorngroßes, haarloses, rotes Knötchen von derber Konsistenz im perianalen Bereich. **b** Cystisch-villös gebauter Tumor der perianalen Schweißdrüsen mit 2reihigem Zylinderepithel der papillären Formationen (gleicher Fall wie **a**). HE-Färbung

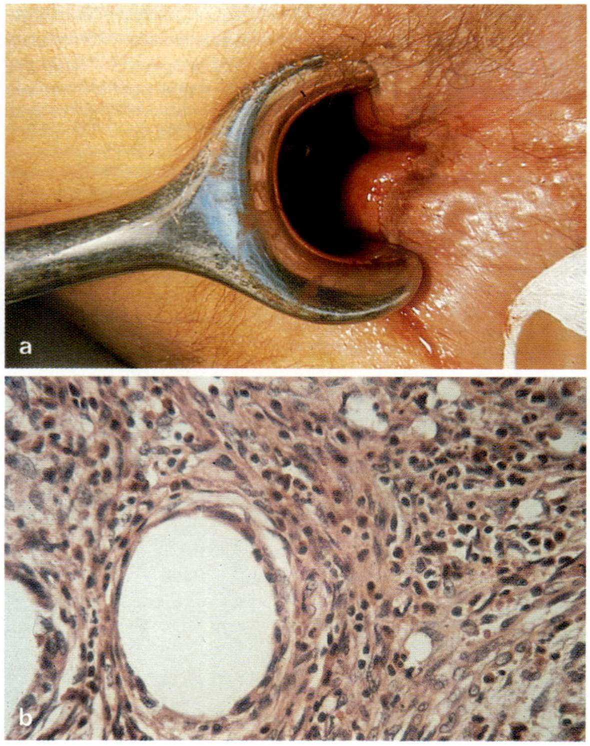

Abb. 2.76. **a** Artefiziell entstandenes sog. Ölgranulom zum differentialdiagnostischen Vergleich zu Abb. 2.75. **b** Histologisches Bild dieses derben, schmerzhaften Tumors. Epitheloidzellige, granulomatöse Entzündung mit *Ölzysten.* HE-Färbung

DIFFERENTIALDIAGNOSE

Klinisch kann eine Differenzierung insbesondere zum Molluscum contagiosum (Abb. 2.33), dem Granuloma pyogenicum (Abb. 3.22 j), einem Ölgranulom (Abb. 2.76) sowie einem Plattenepithelkarzinom schwierig sein. Vom Hidradenoma papilliferum sowie dem warzigen Dyskeratom ist der Tumor histologisch durch sein zweireihiges Epithel, sein dichtes plasmazelluläres Infiltrat und das Fehlen dyskeratotischer Zellen zu unterscheiden [9].

THERAPIE

Die Behandlung besteht in der vollständigen Exzision. Hierbei ist darauf zu achten, daß auch die Drüsenelemente an der Korium-Subkutis-Grenze mit entfernt werden.

Literatur

1. Braun-Falco O, Plewig G, Wolff HH (1996) Dermatologie und Venerologie, 4. Aufl. Springer, Berlin Heidelberg New York Tokyo, S 863
2. Elliot GT (1893) Adeno-cystoma intracanaliculare occuring in a naevus unius lateris. J Cut Genitourin Dis 11: 168. Zit. nach Helwig EB, Hackney VC (1955)
3. Hashimoto K, Lever WF (1987) Syringocystadenoma papilliferum. In: Fitzpatrick TB, Dermatology in general medicine. McGraw-Hill, New York, pp 779–780
4. Ishikowa K (1987) Syringocystadenoma papilliferum, syringadenoma papilliferum. In: Ishikowa K (ed) Adnexal tumors of the skin. Springer, Berlin Heidelberg New York, pp 96–97
5. Mlitz H (1988) Syringozystadenom der Perianalregion. In: Junghans PC, Brühl W, Zenner O (Hrsg) Aktuelle Koloproktologie, Bd 5. Edition Nymphenburg, München, S 133–136
6. Niebauer G (1983) Naevus syringocystadenomatosus papilliferus Pinkus (hydrocystoma – WHO). In: Luger A, Gschnait F (Hrsg) Dermatologische Onkologie. Urban & Schwarzenberg, Wien München Baltimore, S 88–89
7. Pinkus H (1954) Life history of naevus syringadenomatosus papilliferus. Arch Dermatol 69: 305–322

8. Pullmann H, Pfeiff B (1985) Syringocystadenoma papilliferum als Differentialdiagnose eines Unterlippencarcinoms. Hautarzt 60/4: 348–355
9. Rupec, Horn MuW (1981) Benigne Tumoren der Haut. In Korting GW (Hrsg) Dermatologie in Praxis und Klinik, Bd IV. Thieme, Stuttgart, S 40.61–40.62
10. Werther J (1913) Syringadenoma papilliferum (Naevus syringadenomatosus papilliferus). Arch Dermatol Syph (Berl) 116: 865–870

2.30 Histiozytosis X

Unter dem Terminus Histiozytosis X wird die Abt-Letterer-Siwe-Krankheit, die Lipidgranulomatose Hand-Schüller-Christian und das eosinophile Granulom zusammengefaßt, insbesondere, weil diese drei Syndrome zahlreiche Übergänge und Mischformen aufweisen [6]. Gemeinsames Kennzeichen ist die Proliferation histiozytoider Zellen (s. u.) [4].

ÄTIOLOGIE

Genetische oder exogene Ursachen für diese chronische Retikuloendotheliose sind bislang nicht bekannt; in seltenen Fällen wurde allerdings ein familiäres Auftreten beobachtet (Winkelmann, RK, pers. Mitteilung 1988).

KLINIK

Die *Abt-Letterer-Siwe-Krankheit* stellt die akute, maligne Form der Histiozytosis X dar und tritt bei Kindern und Jugendlichen zumeist im 1. und 2. Lebensjahr mit hohem Fieber, Anämie, Knochendestruktion, Lymphknotenvergrößerungen Hepatosplenomegalie und seborrhoiden Hautexanthemen in Erscheinung. In fortgeschrittenerem Stadium zeigen sich hämorrhagische, schuppende oder verkrustende Papeln mit Narbenbildung. Die Prognose ist infaust.
Die *Hand-Schüller-Christian-Krankheit* ist die chronisch-progressive Form der Histiozytosis X und tritt gewöhnlich bei Kindern im Alter von 2–10 Jahren auf [7]. Sie ist gekennzeichnet durch die Trias Exophthalmus, Diabetes insipidus und Knochendefekte, insbesondere des Schädels („Landkartenschädel") (weitergefaßte Differentialdiagnose vor allem bei Kindern: small round and blue cell tumors). In einem Drittel der Fälle treten ausgeprägte, an das seborrhoische Ekzem erinnernde, krustöse, infiltrierte Hautveränderungen auf.
Das *eosinophile Granulom* schließlich ist eine benigne, umschriebene Form der Histiozytosis X und kommt bevorzugt im späten Kindesalter vor. Die granulomatösen Veränderungen treten vor allem

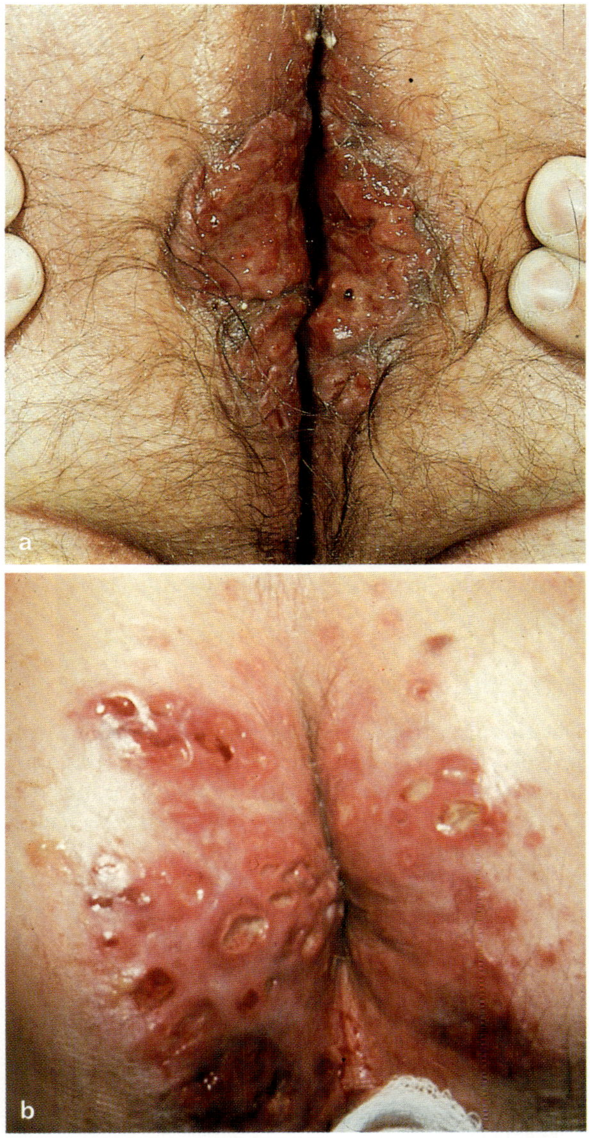

Abb. 2.77 a, b. Histiozytosis X. **a** Papillomatös-exophytisch wachsende, z. T. ulzerierte Hautveränderungen im perianalen Bereich. **b** Multiple nässende oder blutende, z. T. purulent belegte scharf begrenzte Ulzerationen im Perianalbereich

am Schädel, Rippen, Wirbelkörper, langen Röhrenknochen und der Haut auf.
Die Histiozytosis X kann neben dem voll ausgeprägten *Krankheitsbild* auch als oligo- oder monosymptomatische, nur das Hautorgan betreffende Verlaufsform auftreten [9]. Aus proktologischer Sicht sind hierbei besonders die in der Rima ani, aber auch perianal und/oder inguinal lokalisierten, häufig scharf begrenzten, braunroten, infiltrierten, z. T. exophytisch-vegetierenden, erosiv-nässenden und oft purulent belegten Erosionen und Ulzerationen

von Bedeutung (Abb. 2.77) [4]. Neben den Intertrigines sind das Kapillitium, vordere und hintere Schweißrinne, orale und anale Schleimhäute weitere *Prädilektionsstellen.* Am Kopf und Stamm ähneln die polymorphen Hauterscheinungen häufig einem seborrhoischen Ekzem.

DIAGNOSE

Das klinische Erscheinungsbild der Erkrankung ist i. allg. charakteristisch. Die Bestätigung erfolgt durch die histologische Untersuchung (Abb. 2.78). Hierbei sind große, blasse, histiozytoide Zellen mit einem zumeist nierenförmig eingebuchteten Kern in der Epidermis bzw. dem Parenchym anderer Organe nachweisbar [7]. Bei schwierigen Fällen können durch elektronenmikroskopische Untersuchung die typisch tennisschlägerartigen Langerhans-Zellgranula in den Histiozytosis-X-Zellen bzw. in der immunhistochemischen Zelltypisierung das T-6 Antigen nachgewiesen werden [8].

DIFFERENTIALDIAGNOSE

Die Hautläsionen lassen insbesondere an den Pemphigus chronicus benignus familiaris (Abb. 2.64 a–c), den Pemphigus vegetans (Abb. 2.62 a, b), den Morbus Behçet (Abb. 2.66 a–c), ausgedehnte, mazerierte Condylomata acuminata (Abb. 2.39), ulzerierte Hauttuberkulose (Abb. 15.16, 15.17), Basaliome (Abb. 3.11), Spinaliome (Abb. 3.13), Morbus Bowen (Abb. 2.71) und den Morbus Paget (Abb. 2.74) denken. Durch Einbeziehung der zusätzlichen Symptome wie Diabetes insipidus, Exophthalmus, Knochendefekte usw. werden jedoch die möglichen Differentialdiagnosen schnell eingegrenzt.

THERAPIE

Die Behandlung der systemischen Histiozytosis X sollte früh mit Vinblastin (0,1 mg/kg KG/Woche) begonnen und möglichst für 1–2 Jahre fortgesetzt werden (Winkelmann, RK, pers. Mitteilung 1988). Alternativ können Methotrexat und Cyclophosphamid verwendet werden. Zusätzlich zur systemischen Chemotherapie werden häufig Glukokortikoide, zu-

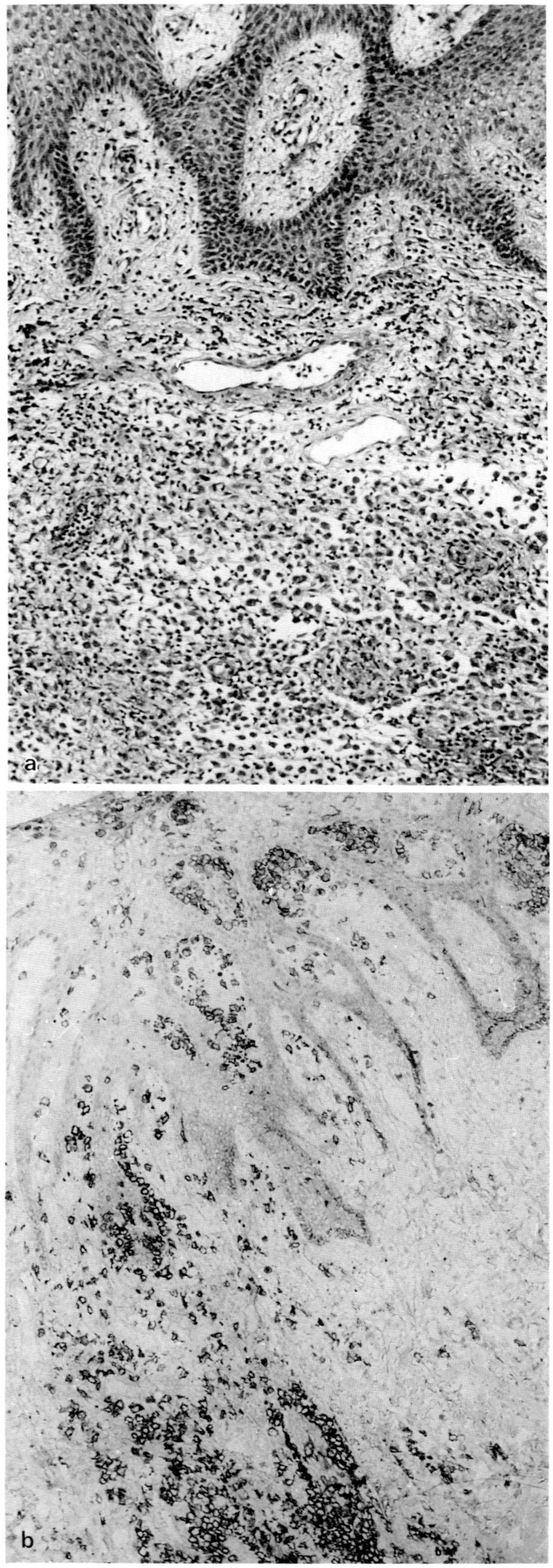

▷ **Abb. 2.78 a, b.** Histiozytosis X. **a** PE aus perianaler Läsion. Dichtes Infiltrat aus großen histiozytären, gut voneinander abgrenzbaren Zellen; in diesem Abschnitt ohne Epidermotropie. Geringes reaktives Infiltrat aus Lymphozyten und einigen wenigen Eosinophilen. HE-Färbung. **b** PE aus inguinaler Läsion. Markierung der epidermotropen und korialen Infiltratzellen mittels OKT 6. Immunperoxydasetechnik meist beginnend mit 40 mg Prednisolonäquivalent, eingesetzt. Gegebenenfalls kann aber auch zunächst eine hochdosierte Glukokortikoidtherapie (2 mg/kg/KG/Tag) eingesetzt werden. Über Behandlungserfolge der Histiozytosis X mit α-Interferon wird ebenfalls berichtet [5]. Bei Vorliegen eines Diabetes insipidus ist die Behandlung mit Vasopressin indiziert [1, 4].

Bei Vorliegen ulzerierender Hauterscheinungen kommt ggf. die Behandlung mit Röntgenweichstrahlen, bei disseminierten Veränderungen ohne Organbeteiligung PUVA- und Grenzstrahlen-Therapie [1] in Betracht. Kleine Läsionen können chirurgisch exzidiert werden [10].

Zur topischen Behandlung bakteriell und/oder mykotisch superinfizierter intertriginöser Bereiche haben sich Farbstoffe (z. B. Gentianaviolett 0,5% oder Brillantgrün 0,1% wässrig) bewährt.

PROGNOSE

Ulzerationen sind im Zusammenhang mit der Letterer-Siwe-Krankheit als Zeichen eines progressiven und meistens infausten Verlaufes zu sehen. Die Prognose ist abhängig von der Anzahl der mitinvolvierten Organe [7].

Literatur

1. Braun-Falco O, Plewig G, Wolff HH (1996) Dermatologie und Venerologie, 4. Aufl. Springer, Berlin Heidelberg New York Tokyo
2. Gianotti F, Caputo R (1985) Histiozytic syndromes: A review. J Am Acad Dermatol 13: 383–404
3. Grundy P, Ellis R (1986) Histiocytosis X: a review of the etiology, pathology, staging and therapy. Med Pediatr Oncol 14: 45–50
4. Hoting E et al. (1988) Histiozytosis X. Aktuel Dermatol 14: 139–141
5. Jakobsen AM et al. (1988) Behandlung einer Histiozytose X mit alpha-Interferon. Lancet (Dt Ausg) 6: 419–420
6. Lichtenstein (1953) Histiocytosis X: integration of eosinophilic granuloma of bones, Letterer-Siwe disease and Schuller-Christian disease as related manifestations of a single nosologic entity. Arch Pathol Lab Med 56: 84–102
7. Nezelof C, Frileux-Herbert F, Cronier-Sachot J (1979) Disseminated histiocytosis X: analysis of prognostic factors based on a retrospective study of 50 cases. Cancer 44: 1824–1838
8. Schuler G, Stingl G et al. (1983) Histiocytosis X cells in eosinophilic granuloma express Ia and T6 antigens. J Invest Dermatol 80: 405–409
9. Willershausen WE et al. (1984) Histiozytosis X. Der Hautarzt 35: 539–542
10. Winkelmann RK, Burgert EO (1970) Therapy of histiozytosis X. Br J Dermatol 82: 169–175

KAPITEL 3

Tumoren und tumorartige Läsionen des Dickdarms, Anorektums und Perianalbereichs

3.1 Epitheliale Tumoren 221
3.1.1 Kolon- und Rektumpolypen 221
3.1.2 Karzinome 236
3.1.2.1 Kolorektales Karzinom 236
3.1.2.2 Analkarzinom 245
3.1.3 Karzinoide 254
3.2 Neuroektodermale Tumoren 257
3.2.1 Malignes Melanom 257
3.3 Mesenchymale Tumoren und tumorartige Läsionen 265
3.3.1 Fettgewebe 266
3.3.2 Muskelgewebe 272
3.3.3 Blutgefäße 276
3.3.4 Lymphgefäße 290
3.4 Lymphome 291
3.4.1 Maligne Lymphome 291
3.4.2 Benigne Lymphome 294

3.1 Epitheliale Tumoren

3.1.1 Kolon- und Rektumpolypen

Polypen

Als Polypen werden alle makroskopisch sichtbaren umschriebenen Vorwölbungen der Schleimhautoberfläche von einigen Millimetern bis zu mehreren Zentimetern Größe bezeichnet. Im Dickdarm- und Rektumbereich können Polypen breitbasig aufsitzen, tailliert und gestielt oder rasenartig ausgebreitet sein. Sie haben eine glatte oder zottige Oberfläche.

Das endoskopische oder röntgenologische Erscheinungsbild eines kolorektalen Polypen ergibt zwar gewisse Hinweise auf die Polypenart, läßt jedoch keine schlüssige Aussage zu über die biologische Dignität. Nur die sorgfältige histomorphologische Aufarbeitung eines vollständig entfernten Polypen ermöglicht durch Zuordnung zu den verschiedenen Gruppen eine präzise Diagnose und damit auch eine prognostische Wertung.

Gemäß der von Morson et al. erarbeiteten und 1976 von der WHO weitgehend übernommenen Nomenklatur [37, 92] werden die Dickdarmpolypen bzw. -polyposen unterteilt (Tabellen 3.1 und 3.2).

Tabelle 3.1. Einteilung der kolorektalen Polypen nach histologischen Kriterien

1. *Neoplastische Polypen*
   - 1.1 Adenome
     - 1.1.1 Tubuläre Adenome (Abb. 3.1 a–f)
     - 1.1.2 Villöse Adenome (Zottentumoren) (Abb. 3.1 g, h)
     - 1.1.3 Tubulo-villöse Adenome (Papilläre Adenome) (Abb. 3.1 i)
   - 1.2 Adenome mit Karzinom
   - 1.3 Polypöse Karzinoide (S. 254)
   - 1.4 Mesenchymale Polypen (S. 265 ff.) (Limpome, Leiomyome, Hämangiome, Lymphangiome usw.)
2. *Nichtneoplastische Polypen („tumor-like lesions")*
   - 2.1 Hyperplastische Polypen
   - 2.2 Hamartomatöse Polypen
     - 2.2.1 Peutz Jeghers-Polypen (Abb. 3.3 m, n)
     - 2.2.2 Juvenile Polypen (Cronkhite-Canada-Syndrom)
   - 2.3 Benigne lymphoide Polypen
   - 2.4 Entzündliche Polypen (Morbus Crohn, Colitis ulcerosa u. a.)

Inzwischen gibt es eine weitere histologische Klassifikation der kolorektalen Tumoren und tumorähnlichen Läsionen (WHO 1998) [67].

Adenome

Besondere Bedeutung kommt wegen der Gefahr der karzinomatösen Entartung den neoplastischen epithelialen Polypen, den *Adenomen* zu. Sie bestehen vorwiegend entweder aus verzweigten Drüsenschläuchen, d. h. *tubulären* Formationen oder aus papillären, d. h. *villösen* Strukturen. Demgemäß unterscheidet man zwischen dem tubulären Adenom, das eine glatte Oberfläche aufweist und häufiger gestielt ist (Abb. 3.1 b), und dem villösen Adenom mit zottenartig-schwammiger, leicht verletzlicher Oberfläche sowie breitbasiger, rasenartiger Ausdehnung (s. Abb. 3.1 g, 3.3 k). Mischformen zwischen diesen beiden Typen werden *tubulo-villöse* Adenome genannt (Abb. 3.3 j).

Unter den Adenomen überwiegt mit etwa 70 % das tubuläre Adenom, während die villösen 10–15 % ausmachen. Der Rest entfällt auf die Mischform,

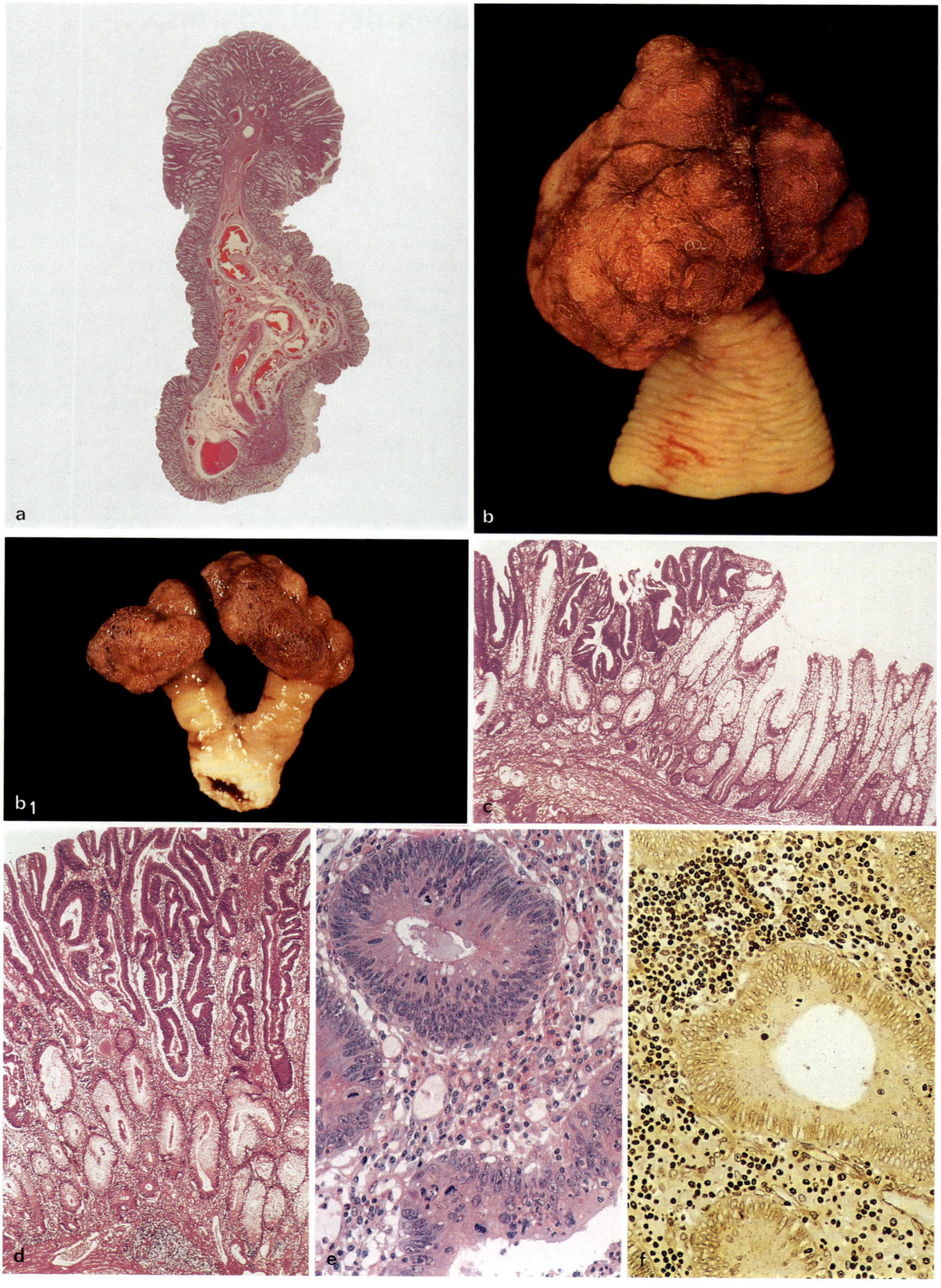

Abb. 3.1 a–f. Legende s. S. 223

wobei auffällt, daß ein tubuläres Adenom um so eher auch villöse Strukturen aufweist, je größer es ist. Dies ist deshalb bedeutsam, weil die *Entartungsrate* bei villösen Adenomen 40 % beträgt, während das tubuläre Adenom nach übereinstimmenden Literaturangaben nur zu etwa 4 % maligne entartet [58, 122, 123].

Obgleich die durchschnittliche Häufigkeit maligner Strukturen für Adenomdurchmesser unter 10 mm allgemein mit etwa 1 % angegeben wird, entarten villöse Adenome häufiger auch schon bei Größen unter 10 mm [62]. Grundsätzlich hängt die Häufigkeit schwerer Zellatypien und invasiver Karzinome von der Größe der Adenome ab [61, 91]. Bei Durchmessern zwischen 1–2 cm steigt die Karzinominzidenz auf 1–6 % und bei über 2 cm auf 3–16 %. 98 % der Adenome mit invasivem Karzinom sind über 1 cm groß [97].

Hauptlokalisationsort neoplastischer Polypen ist das Rektum bzw. der rektosigmoidale Bereich. Weiterhin kennzeichnend ist eine familiäre Disposition sowie eine deutliche Prädominanz der Männer und Zunahme der Rektumpolypen ab dem 50. Lebensjahr.

Der stufenweise Übergang von benigne zu maligne (Abb. 3.2, 3.3) wird als sog. *Adenom-Karzinom-Sequenz* bezeichnet [50, 60, 74, 86]. Entsprechend den Vorschlägen der WHO unterscheidet man 3 Stufen:

1. Adenom mit leichten oder mäßiggradigen Zellatypien.
2. Adenom mit schweren Zellatypien. Strukturen mit Zeichen der Malignität finden sich lediglich in der Mukosa.
3. Adenom mit Karzinom. Atypische Zellformationen haben die Muscularis mucosae durchbrochen und sind in die Submukosa vorgedrungen.

◁ **Abb. 3.1.** **a** Tubuläres Adenom, Rektum. Polypektomie-Präparat. Holoptischer Schnitt. HE-Färbung. **b** Gestieltes tubuläres Adenom. Polypektomie-Präparat. **b_1** Astartig gestieltes, doppelköpfiges, tubuläres Adenom (Dickdarm). **c** Tubuläres Adenom in status nascendi. Gut differenziert. Segment-Resektion, Sigma, HE-Färbung. **d** Tubuläres Adenom. Gut differenziert. HE-Färbung. **e** Ausschnitt aus einem tubulären Adenom: mittelgradig differenziert mit deutlichen zellulären Atypien, atypische Mitosen. HE-Färbung. **f** Ausschnitt aus einem gut differenzierten, tubulären Adenom mit ausgeprägter, entzündlicher Stromainfiltration. Movat-Färbung

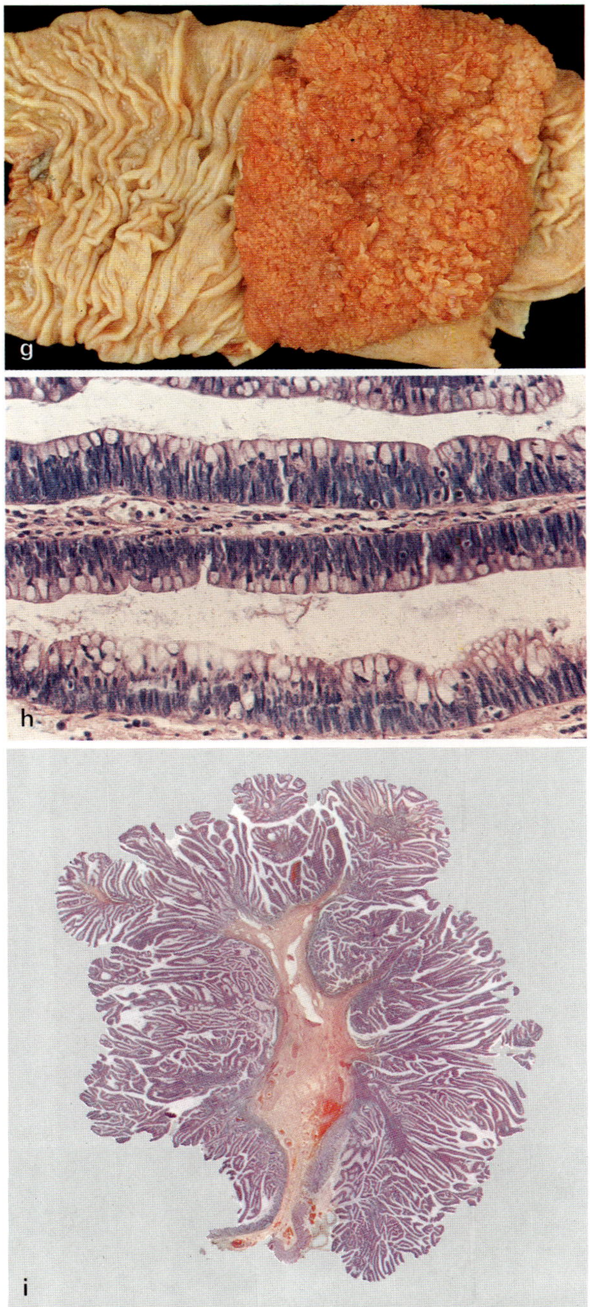

Abb. 3.1. **g** Breitbasiges, zirkulär wachsendes villöses Adenom (Zottentumor). Segmentresektion, Sigma, **h** Villöses Adenom. Zottenartige Epithelproliferationen. Histologie zu **g.** HE-Färbung. **i** Tubulovillöses Adenom, Rektum, Polypektomie-Präparat. Holoptischer Schnitt. HE-Färbung

Abb. 3.3. **a** Gestieltes tubuläres Adenom am Sigma-Deszendens-Übergang mit geringgradigen Atypien, endoskopische Abtragung. **b** Tubuläres gestieltes Adenom mit mäßiggradiger Atypie; *links:* Teilaspekt des Polypen, *Mitte:* unmittelbar nach Polypektomie, *rechts:* Polypenpräparat mit markierter Basis. **c** Polypektomie eines großen tubulo-villösen Coecaladenoms mit geringgradigen Atypien (größter Durchmesser 26 mm); *links:* Röntgenbefund, *zweites von links:* endoskopischer Blick auf den Polypen, *zweites von rechts:* Basis nach Abtragung, *rechts:* Präparat. **d** *Oben und unten links:* tubuläres Sigmaadenom mit geringgradigen Atypien, kurzgestielt, 8 × 7 mm, *Mitte und rechts:* tubulo-villöses Sigmaadenom, langgestielt, mit mittelgradigen Atypien, ∅ 15 mm. *Fortsetzung* s. S. 225, 226 ▷

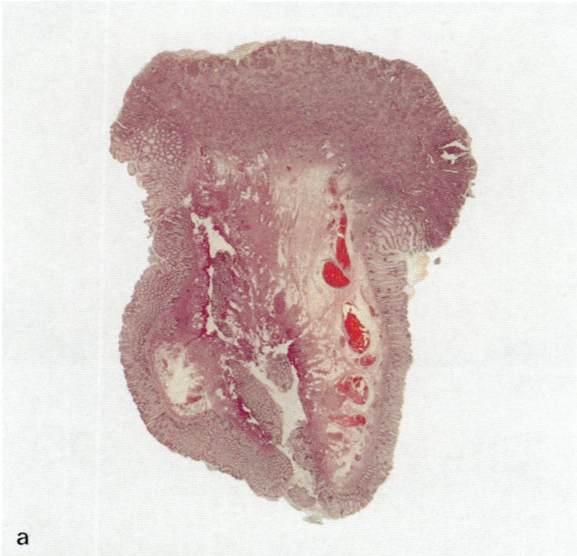

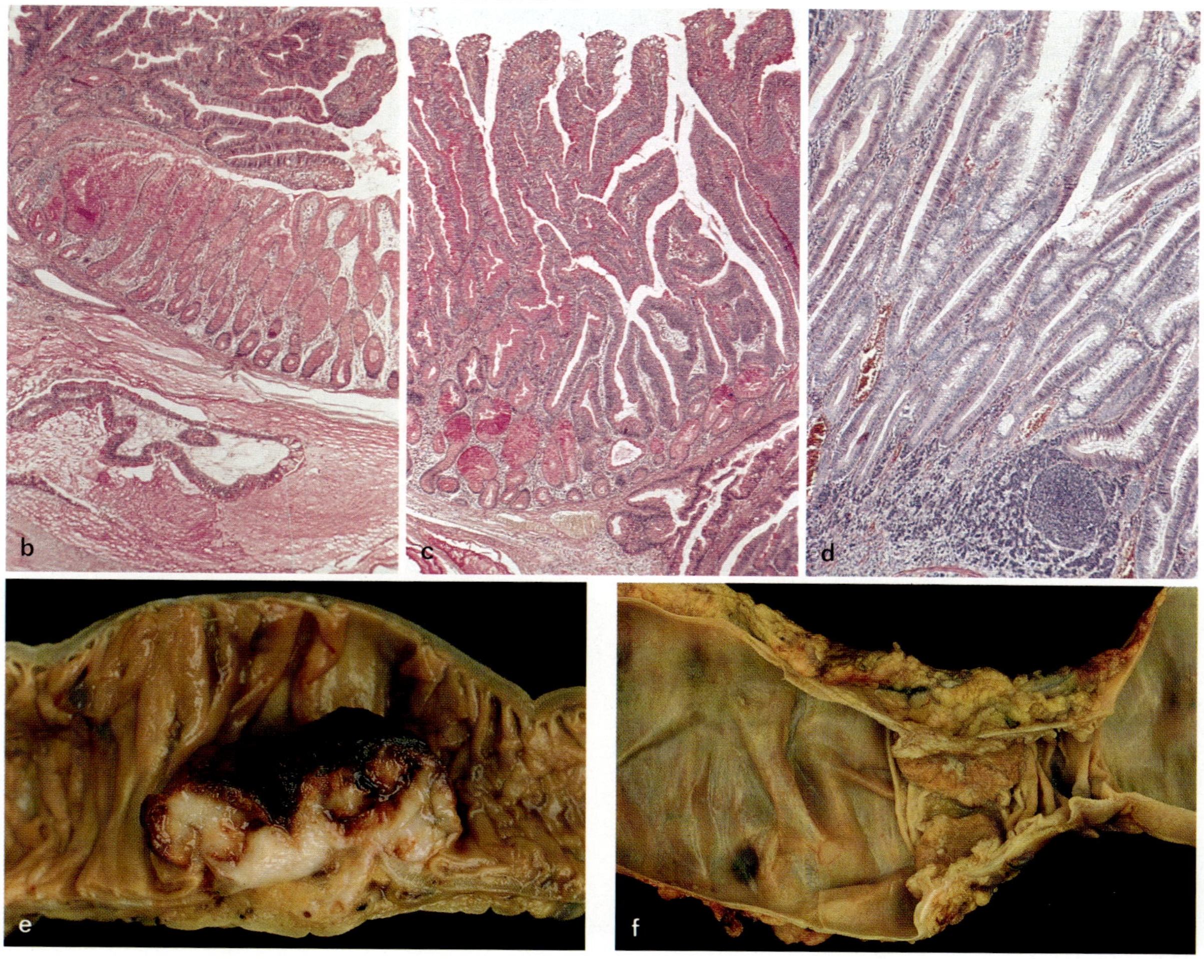

Abb. 3.2. **a** Frühinvasives Karzinom innerhalb eines tubulären Adenoms. Holoptischer Schnitt. HE-Färbung. **b** Mittelgradig differenziertes Adeno-Karzinom, Kolon. Zum Teil noch adenomatöse Reststrukturen. HE-Färbung. **c** Tubuläres Adeno-Karzinom, entstanden auf dem Boden eines tubulären Adenoms. PAS. **d** Undifferenziertes Karzinom, entstanden auf dem Boden eines villösen Adenoms. HE-Färbung. **e** Insuläres Adeno-Karzinom, Rektum. **f** Zirkulär wachsendes, stenosierendes Karzinom, Kolon

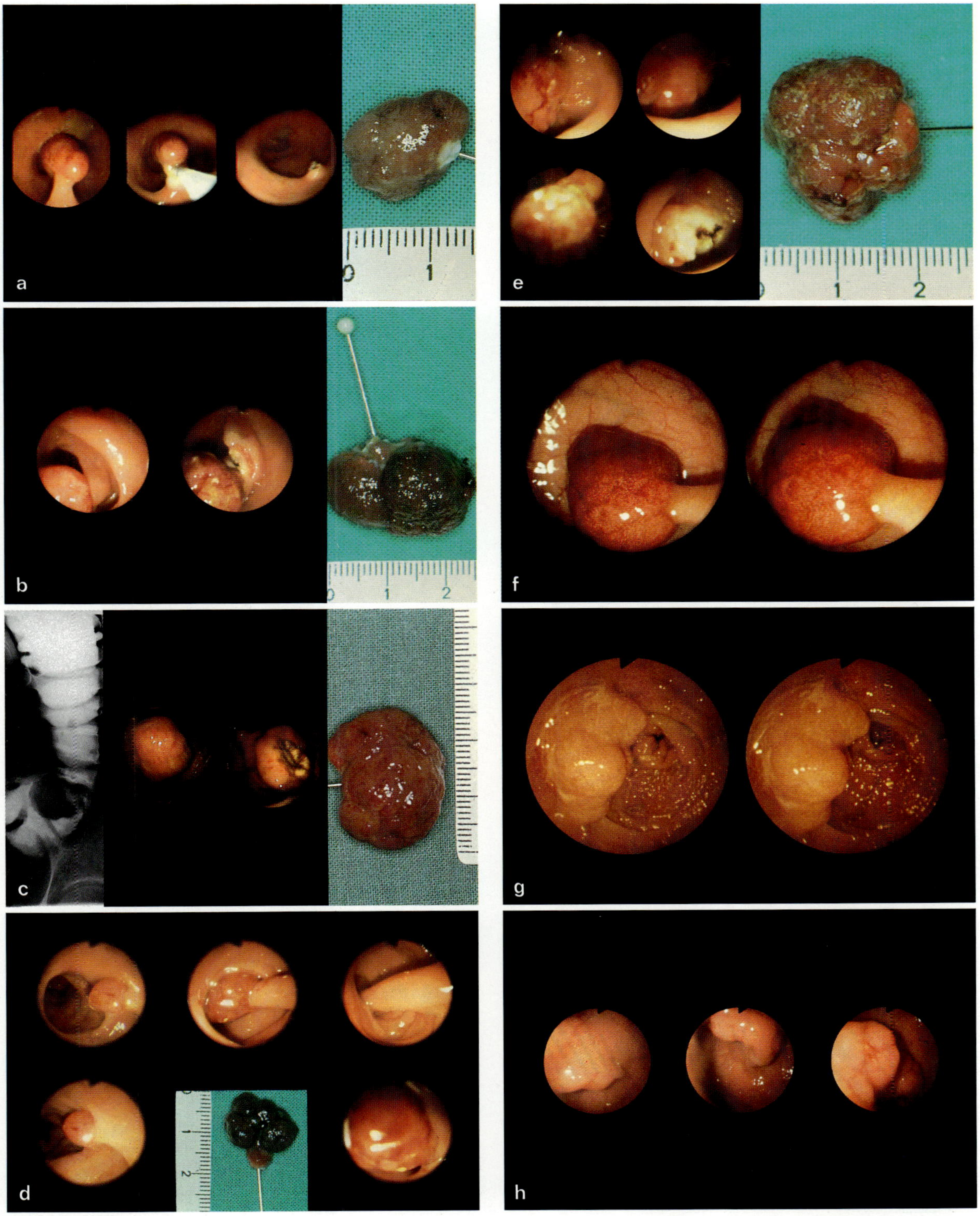

Abb. 3.3 *(Fortsetzung)*. **e** Gestieltes tubulo-villöses Rektumadenom, mit schwerer Atypie, ∅ 22 mm. *Oben und links unten:* Teilansichten vor endoskopischer Abtragung, *Mitte unten:* Abtragungsstelle, *rechts:* Präparat, Basis nadelmarkiert. **f** Gestieltes tubulo-villöses Sigmaadenom mit mittel- bis stärkergradigen Atypien. **g** Breitbasiges Adenom im Rektum. **h** Breitbasiger karzinomatöser Sigmapolyp mit Unterminierung der angrenzenden Schleimhaut. *Links:* Polypenoberfläche, *Mitte und rechts:* Randpartien der Basis. **i–n** s. S. 226

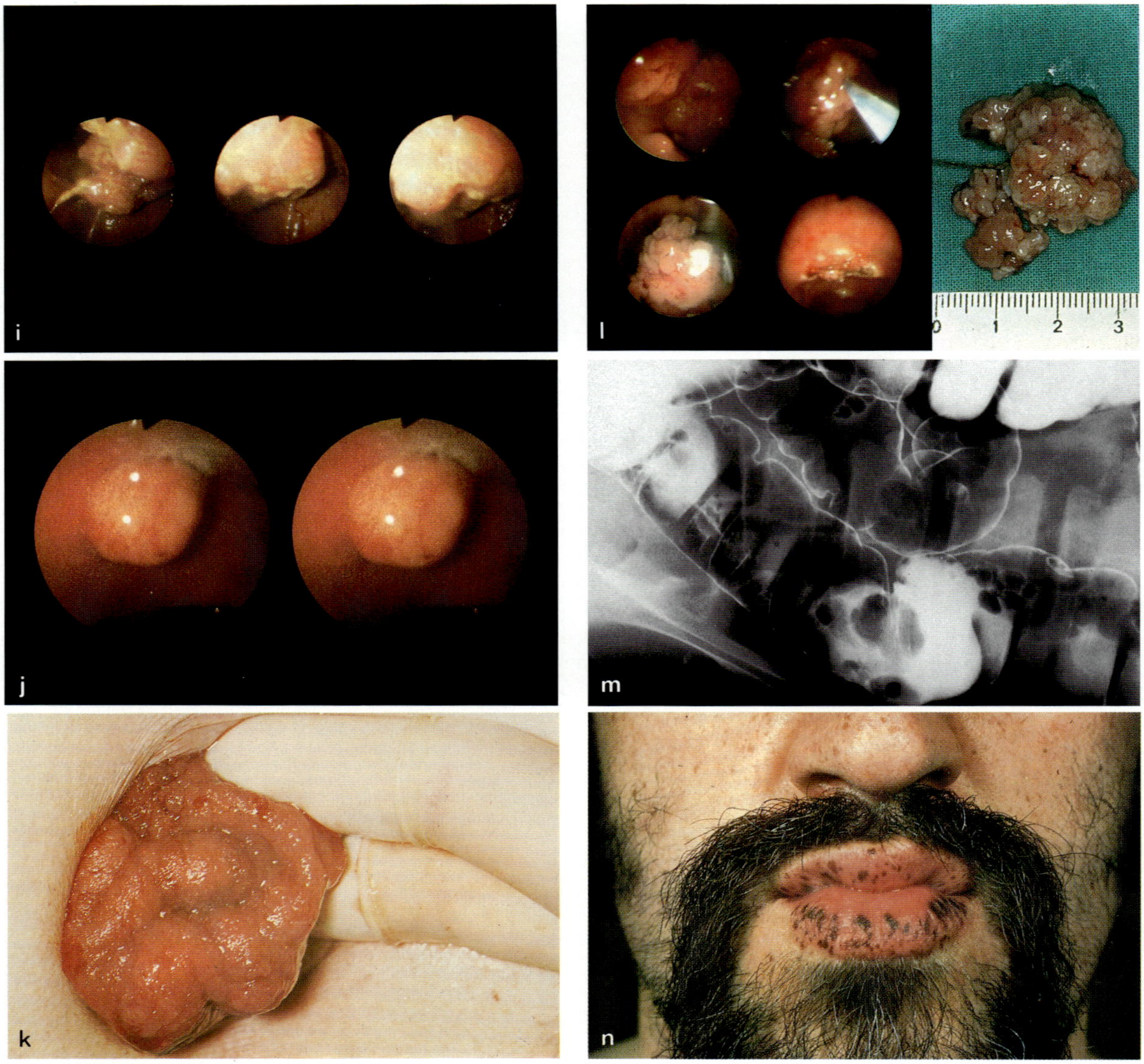

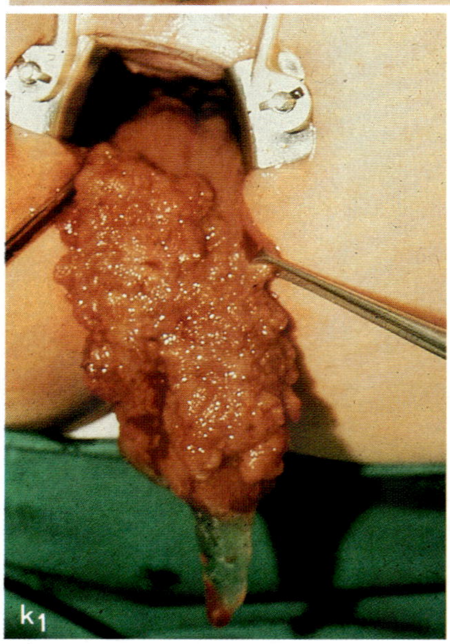

Abb. 3.3. **i** Großes breitbasiges villöses Adenom des Colon ascendens. **j** Breitbasiges tubulovillöses Rektumadenom. **k, k_1** Benigne villöse Rektumadenome mit auffällig starker Schleimproduktion (**k_1**). **l** Villöses Rektumadenom mit invasivem Karzinom, Basis bei endoskopischer Abtragung karzinomfrei. *Links oben:* endoskopischer Teilaspekt mit Satellitenpolypchen, *Mitte oben:* angeschlungener Polyp, *links unten:* Adenomoberfläche nach Abtragung, *Mitte unten:* Abtragungsstelle, *rechts:* Präparat. **m** Peutz Jeghers-Polypose im Kontrasteinlauf. **n** Pigmentflecken im Lippenrot (gleicher Patient wie **m**); Mutter und Bruder hatten gleichartige braune Pigmentflecken im Lippen- und Mundschleimhautbereich

Da nach Untersuchungen von Fenoglio et al. [37] die Lymphbahnen im Kolon und Rektum erst unterhalb der Krypten beginnen, können auf die Mukosa (einschließlich Muscularis mucosae) beschränkte Veränderungen, auch wenn sie maligner Art sind, nicht metastasieren. Demzufolge liegt nach neueren Empfehlungen der WHO erst dann ein Adenokarzinom vor, wenn maligne Zellen die Muscularis mucosae durchbrochen und die Submukosa erreicht haben.
Nach Hermanek [62] hat sich bei Adenomen mit Karzinom eine weitere Unterteilung in sog. *low risk*- und *high-risk*-Fälle bewährt. Von high-risk-Fällen wird gesprochen:

- wenn es sich um ein schlecht differenziertes Adenokarzinom bzw. ein Adenokarzinom vom Malignitätsgrad 3 handelt,
- wenn ein Siegelringzellkarzinom oder ein pleomorphes undifferenziertes Karzinom vorliegt,
- wenn Lymphgefäßeinbrüche in der Submukosa histologisch nachweisbar sind.

Heute wird davon ausgegangen, daß ca. 90% der kolorektalen Karzinome auf dem Boden präexistenter Adenome entstehen [44, 53, 76, 98]. Die Entwicklung eines gutartigen kleinen Polypen bis hin zum Karzinom dauert etwa 10 Jahre.

Hyperplastische Polypen

Während bei den neoplastischen Polypen die Adenome bei weitem überwiegen, sind die bei den nichtneoplastischen mit Abstand am häufigsten vorkommenden die hyperplastischen Polypen.
Hyperplastische Polypen stellen breitbasige (sessile), nodulär geformte, 3–5 mm, in Ausnahmefällen bis 1 cm große, oft multipel, vorwiegend im Rektum und unteren Colon sigmoideum auftretende Verdickungen der Schleimhaut dar.
Ätiopathogenetisch werden sie als „reaktive" Proliferationen angesehen [4]. Die Gefahr einer malignen Entartung hyperplastischer Polypen wird nicht einheitlich diskutiert [7, 31, 32, 59, 90, 92, 93, 103, 117].

Peutz Jeghers-Polypen

Peutz Jeghers-Polypen sind Teil eines Syndroms (Peutz Jeghers-Syndrom), das 1921 erstmals von Peutz [101] beschrieben und 1949 von Jeghers [68] als eigene Entität definiert wurde. Es handelt sich um eine autosomal dominant vererbte Krankheit, die i.d.R. im 2.–3. Lebensjahrzehnt auftritt und durch das gleichzeitige Auftreten braunblau bis braunschwärzlicher, melaninhaltiger Pigmentflecken („Pigmentfleckenpolypose") perioral, bukkal und im Lippenrot sowie intestinaler Polypen, die äußerlich Adenomen ähneln, gekennzeichnet ist (Abb. 3.3 m, n). Als charakteristisch gelten außerdem derartige Pigmentierungen an den seitlichen Fingerpartien [11, 80 a].
Die Polypen können im gesamten Gastrointestinaltrakt auftreten. Mit abnehmender Häufigkeit finden sie sich im Jejunum, Ileum, Magen, Kolon, Rektum, Duodenum, Appendix, Ösophagus [12, 30, 45, 69, 84].
Die Gefahr einer karzinomatösen Entartung von Peutz Jeghers-Polypen scheint gering zu sein [6, 8, 22, 78, 90]. Eine maligne Entartung der Hautpigmentierung wurde bislang nicht beobachtet [80 a].
Bei diesem Syndrom scheint allerdings eine erhöhte Neigung zur Entstehung von Neoplasmen an anderen Orten wie insbesondere im oberen Intestinaltrakt, dem Pankreas und den Ovarien vorzuliegen [6, 21, 52, 80 a, 99]. Patienten mit Peutz Jeghers-Syndrom sollten daher auch bei Beschwerdefreiheit bereits in jungen Jahren regelmäßig durchuntersucht werden [112].

Juvenile Polypen

Juvenile (Retentions-)Polypen, die das männliche Geschlecht bevorzugt betreffen, treten überwiegend im jugendlichen Alter auf mit Häufigkeitsgipfeln zwischen dem 4. und 5. sowie dem 17. und 25. Lebensjahr [64, 96].
Die verhältnismäßig selten, überwiegend im Rektum und Rektosigmoid auftretenden, 3 mm bis 5 cm großen [82], nicht selten oberflächlich exulzerierten und blutenden juvenilen Polypen sind zumeist gestielt, seltener breitbasig und erscheinen oberflächlich im Gegensatz zu den hyperplastischen Polypen und Adenomen glatt.
Die Ätiologie der juvenilen Polypen ist umstritten. Einerseits werden sie als angeborene Fehlbildungen (Hamartome) der Schleimhaut angesehen, andererseits als Folge chronischer Entzündungen nach lokalen Traumatisierungen [94]. Eine maligne Entartung ist nicht anzunehmen [41].
Diffuse kolorektale oder gastrointestinale *juvenile Polyposen* (Tabelle 20), bei denen das Krebsrisiko auf 10% geschätzt wird [90], sind sehr selten [49, 55, 109, 115].
Nachfolgend soll das aufgrund histologischer Kriterien zu den juvenilen Polyposen zählende *Cronkhite-Canada-Syndrom* beschrieben werden.

Cronkhite-Canada-Syndrom

Dieses 1955 von Cronkhite und Canada [24] erstmals beschriebene, seltene, ätiopathogenetisch noch ungeklärte, insbesondere nicht familiär ge-

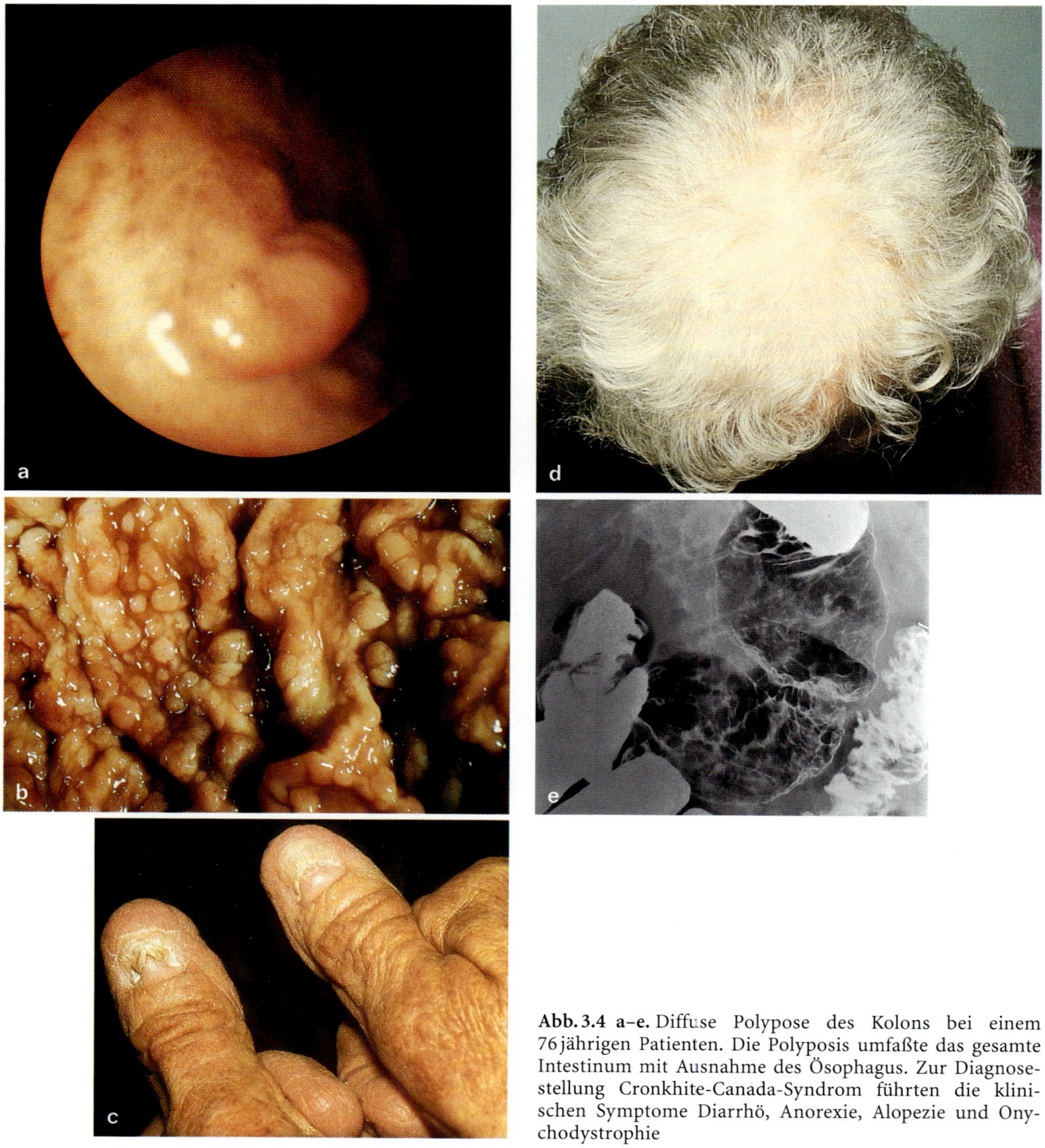

Abb. 3.4 a–e. Diffuse Polypose des Kolons bei einem 76jährigen Patienten. Die Polyposis umfaßte das gesamte Intestinum mit Ausnahme des Ösophagus. Zur Diagnosestellung Cronkhite-Canada-Syndrom führten die klinischen Symptome Diarrhö, Anorexie, Alopezie und Onychodystrophie

bundene Syndrom ist gekennzeichnet durch eine generalisierte gastrointestinale Polyposis und dem gleichzeitigen Auftreten von Hauthyperpigmentierungen, Alopezie und Nageldystrophie. Das Cronkhite-Canada-Syndrom tritt i. d. R. erst ab dem 40.–50. Lebensjahr in Erscheinung. Bis heute wurden über 50 Fälle beschrieben.

Klinik: Neben den klinischen *Leitsymptomen* Diarrhö, Anorexie, Onychodystrophie, Alopezie und Hyperpigmentation der Haut wurde auch über das Vorkommen von Ödemen, Tetanien, gastrointestinalen Blutungen, Katarakten, Invaginationen, Vorfällen von Magenpolypen in das Duodenum, Duodenalulzera, rezidivierendem Rektumprolaps, Glossitis, Xerostomie, Hypothyreose und Leukodermien berichtet [1, 24, 25, 66, 70, 72, 77, 95, 108, 116, 121]. In der Nähe der Polypen wurden Karzinome gefunden und in den Polypen adenomatöse Strukturen nachgewiesen [1, 25, 66, 90, 104].

Diagnose: Die Diagnose wird aufgrund der klinischen Leitsymptome sowie dem Nachweis der gastrointestinalen Polypose gestellt [77]. Röntgenaufnahmen zeigen multiple Füllungsdefekte des gesamten Gastrointestinaltraktes (Abb. 3.4 e). Bei der Endoskopie sind 0,5–1 cm messende, rundliche, glatte Polypen vor allem im Magen und Colon sichtbar (Abb. 3.4 a). Gleichzeitig können verdickte Schleimhautfalten im Magen und Dünndarm gefunden werden.
Die Diarrhö geht mit einer Elektrolytverschiebung und Hypoproteinämie im Sinne einer exsudativen Enteropathie einher [108]. Der Fäzesfettgehalt kann erhöht sein. Histologisch handelt es sich um hamartomatöse Läsionen vom Typus juveniler Retentionspolypen [95] (Tabelle 3.2).

Therapie: Bereits einer der ersten Fälle zeigte ein vorübergehendes Ansprechen auf Kortikosteroide [25]. Diese sind neben der Behandlung der Komplikationen (z. B. Elektrolyt- und Eiweißsubstitution) Therapie der Wahl; bei der Hälfte der Fälle kommt es hiermit zu einer symptomatischen Remission mit Verschwinden der ektodermalen Veränderungen, insbesondere einem erneuten Haar- und Nagelwachstum.

Prognose: Obwohl beobachtet werden konnte, daß sich manche Polypen spontan zurückbildeten, zeigt das Cronkhite-Canada-Syndrom i. d. R. einen progressiven Verlauf und hat somit eine schlechte Prognose.

Entzündliche Polypen

Unter entzündlichen Polypen versteht man umschriebene Schleimhautanschwellungen infolge entzündlich-ödematöser und regenerativer Veränderungen als Folge etwa eines Morbus Crohn (S. 337 ff.) oder einer Colitis ulcerosa (S. 355 ff.). Entzündliche Polypen imponieren als oftmals von ulzerierten Bereichen umgebene multiple, kleine, oft fingerförmig gestaltete, oberflächlich glatte Veränderungen [51].

Tabelle 3.2. Einteilung der kolorektalen Polyposen nach histologischen Kriterien

1. *Neoplastische epitheliale Polyposen (Adenomatosen)*
   - 1.1 Familiäre Adenomatosis coli
     Autosomal-dominanter Erbgang. Ihr liegt u. a. eine Mutation in dem APC – (adenomatous polyposis coli) Tumorsuppressor – Gen zugrunde. Etwa 40 % der Fälle treten sporadisch auf; sie sind auf Neumutationen zurückzuführen („nonfamilial polyposis“) [112]. Klassisches Beispiel einer obligaten Präkanzerose. Ohne operative Eingriffe führt A. coli in nahezu 100 % zur karzinomatösen Entartung [14, 60, 88]. Bevorzugt im Rektum und Sigma große Zahl dicht stehender, zumeist lobulierter, selten glatter, histologisch tubulärer Adenome (> 100–5000, im Mittel 1000) [2] (Abb. 3.5 a–d). Häufig polypoide Läsionen im Magen und Duodenum [63]. Da bei Diagnosestellung bereits ein Großteil der Patienten (70 %) [43] ein oder mehrere Karzinome aufweist, sollte man eine möglichst frühzeitige Diagnosestellung anstreben, d. h. noch vor dem 15.–20. Lebensjahr, asymptomatische Familienangehörige durch Screening-Untersuchungen (Koloskopie, Zahnstatus, indirekte Ophthalmoskopie, Gentest [9, 39, 40, 90, 120] über das 30. Lebensjahr hinaus [34], da auch Manifestationen nach dem 40. Lebensjahr möglich sind [97] miterfassen und einer chirurgischen Behandlung zuführen [13, 14, 20, 26, 40, 43, 79, 86, 91, 100, 102, 109]. Das Intervall zwischen dem Auftreten der ersten klinischen Symptome und der Karzinomentstehung wird mit 10–15 Jahren angegeben [97] (Abb. 3.5 d).
   - 1.2 Gardner-Syndrom [27, 46]
     Mesenchymale Dysplasie mit Fehlbildungen des Bindegewebes. Kombination von potentiell malignen Adenomen des Intestinaltraktes (obligate Präkanzerose) mit Osteomen und Osteofibromen besonders des Schädels und Tumoren der Haut (Atherome, Dermoidzysten, subkutane Fibrome und Leiomyome) u. w. [46, 118]. Überzählige Zahnanomalien kommen vor. Gehäuftes Auftreten von Karzinomen der Schilddrüse [16, 17], der Nebenniere und Harnblase [80] sowie der periampullären Region [18, 84]. Autosomal-dominanter Erbgang. Es handelt sich um eine phänotypische Variante der familiären Adenomatosis coli, die durch spezifische Mutationen im APC-Gen bedingt ist [43]. Manifestation i. d. R. nicht vor dem 10. Lebensjahr [19, 23, 33, 47, 48, 65, 72, 107 118, 124] (Abb. 3.5 e).
   - 1.3 Turcot-Syndrom (Glioma-Adenomatosis-Syndrom)
     Sehr selten. Autosomal-recessiver Erbgang. Kombination intestinaler Adenome mit postpubertär auftretenden ZNS-Tumoren (Medullo-, Glioblastom u. a.) [83, 97, 110, 111, 119, 124].
   - 1.4 Zanca-Syndrom
     Sehr selten. Kombination einer intestinalen Adenomatose mit multiplen kartilaginären Exostosen.
2. *Nichtneoplastische Polyposen („tumor-like lesions“)*
   - 2.1 Hamartomatöse Polyposen
     - 2.1.1 Peutz Jeghers-Polypose (Abb. 3.3 m, n)
     - 2.1.2 Juvenile Polypose
       - 2.1.2.1 Nicht familiär gebunden
       - 2.1.2.2 Familiäre, erbliche Form
       - 2.1.2.3 Cronkhite-Canada-Syndrom
   - 2.3 Hyperplastische Polypose
   - 2.4 Benigne lymphoide Polypose
   - 2.5 Entzündliche Polypose

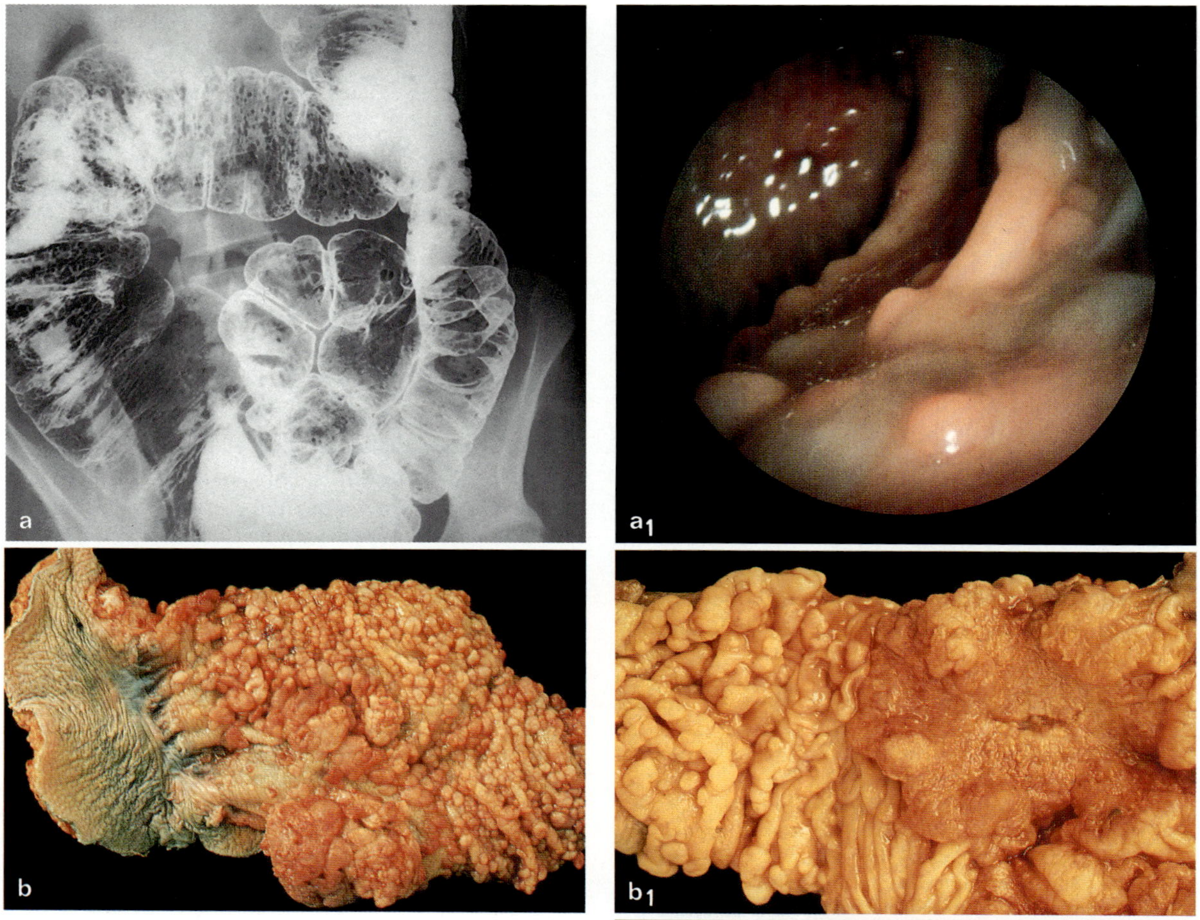

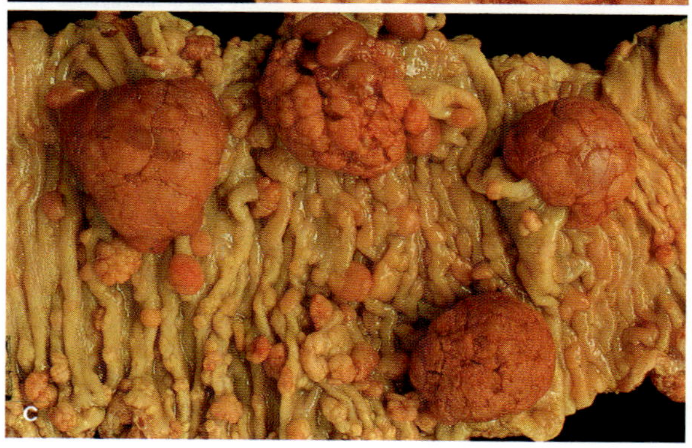

Abb. 3.5. **a** Familiäre Adenomatosis coli. Unzählige 1,5 mm große Polypen. **a_1** Familiäre Polypose aus endoskopischer Sicht. **b** Kolonresektat bei familiärer Adenomatosis coli unter Einschluß eines ulzerierten Adenokarzinoms. **b_1** Rektumamputations-Präparat bei familiärer Adenomatosis coli. Zahlreiche unterschiedlich große Adenome. In dem großen Adenom *(unterer Bildrand)* histologisch bereits ein Adenokarzinom. **c** Adenomatosis coli. Zahlreiche unterschiedlich große Adenome, Proktokolektomie-Präparat. **d–e_1** s. S. 231

Polyposen

Finden sich mehr als 100 Polypen der gleichen Art, spricht man definitionsgemäß von einer Polypose [13]. Wie die solitären Polypen werden auch die Polyposen entsprechend ihrer histomorphologischen Struktur eingeteilt (Tabelle 3.2).

Alle intestinalen, neoplastischen, epithelialen Polyposen heißen heute *Adenomatosen.*

Außer der familiären Adenomatosis coli (Tabelle 3.2) sind die Adenomatosen mit spezifischen Veränderungen assoziiert und werden, wie Tabelle 3.2 zeigt, demzufolge als bestimmte Syndrome benannt.

Demgegenüber wird bei den seltenen, nichtneoplastischen Polyposen („tumor-like lesions“) die Benennung Polypose unter Hinzufügung einer näheren Bezeichnung beibehalten (Tabelle 3.2).

Da makroskopisch eine sichere Differenzierung der verschiedenen Formen nicht möglich ist, erfordert jede Polypose als primäre diagnostische Maßnahme

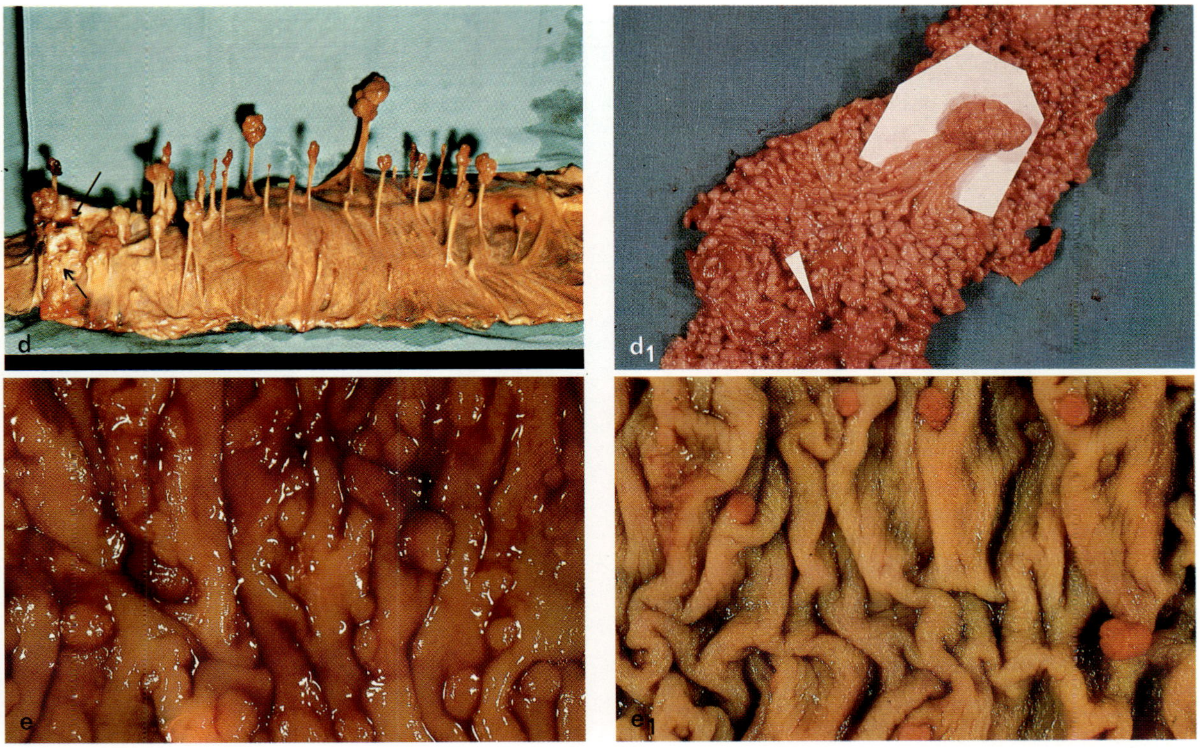

Abb. 3.5. d Familiäre Polyposis. An der dem linken Bildrand zunächst gelegenen Stelle ist ein Karzinom entstanden. $\mathbf{d_1}$ Adenomatosis coli mit rasenförmig angeordneten polypösen Adenomen, einem lang- und breitgestielten polypösen Adenom und einem infiltrierenden Adenokarzinom *(Pfeil)*. **e,** $\mathbf{e_1}$ Gardner-Syndrom bei einer 48jährigen Mutter (**e**) und ihrem 28jährigen Sohn ($\mathbf{e_1}$). Multiple unterschiedlich große polypoide Läsionen im Kolon

die histologische Untersuchung von mehreren (5–10) Polypen. Histologisch unterscheidet sich der Polyp einer Polypose nicht von den solitär vorkommenden Polypen [26, 62].

KLINIK

Weder benigne noch maligne Rektumtumore weisen eine typische *Symptomatologie* auf. Zuweilen machen sie sich durch schwache, aber auch stärkere Blutabsonderungen beim Stuhlgang, manchmal auch durch ziehende Schmerzen im Unterbauch, Flatulenz oder schleimige Durchfälle bemerkbar. Meist handelt es sich daher um Zufallsbefunde, etwa bei einer vorsorglich durchgeführten Endoskopie.

DIAGNOSE

Vom makroskopischen Aspekt her können lediglich das durch seine glatte Oberfläche und gelb-orangenen Farbton charakteristische Lipom (Abb. 3.26), das durch seine gefäßstrotzende Struktur auffällige Hämangiom (Abb. 3.36) sowie die als intakte Schleimhautinseln imponierenden glatten, ggf. teilweise mit einem Fibrinschorf bedeckten entzündlichen Polypen diagnostiziert werden. In allen anderen Fällen ist eine sichere Diagnose i. a. nur histologisch möglich. Bei der Polypendiagnostik sollten die in Tabelle 3.3 zusammengefaßten Regeln beachtet werden (s. hierzu auch S. 39). Richtlinien für endoskopische Untersuchungen bei kolorektalen Polypen wurden 1994 von der Deutschen Gesellschaft für Verdauungs- und Stoffwechselkrankheiten zusammengestellt [42].

THERAPIE

Handelt es sich bei einem endoskopisch entdeckten Kolon- oder Rektumpolypen also nicht mit ausreichender Sicherheit um ein Lipom, einen entzündlichen Polypen oder ein Hämangiom, das nicht endoskopisch, sondern allenfalls operativ abgetragen werden darf, so muß dieser grundsätzlich, egal welcher Beschaffenheit, Größe und Lokalisation *in toto* abgetragen und nach den o. a. Kriterien histologisch aufgearbeitet und diagnostiziert werden [97]. Kolorektale Polypen sollten koloskopisch und bei Überschreiten einer Basisdurchmessergröße von 3 cm im Rektum transanal mit mikrochirurgischen Tech-

Tabelle 3.3. Grundsätze der Polypendiagnostik nach Hermanek u. Frühmorgen [43]

1. Polypenregel

Der radiologische oder endoskopische Nachweis eines kolorektalen Polypen erfordert die hohe Koloskopie, die Ektomie in toto und die histologische Untersuchung.

2. Polypenregel

Nur bei neoplastischen epthelialen Polypen (Adenome) besteht Karzinomgefahr!

3. Polypenregel

Im Kolon und Rektum liegt erst bei Infiltration in die Submukosa ein Karzinom im biologischen Sinn vor.

4. Polypenregel

Das pathohistologische Gutachten über kolorektale Polypen muß enthalten:
- die histologische Klassifikation nach WHO,
- eine verbindliche Aussage darüber, ob der Polyp im Gesunden entfernt ist oder nicht,
- bei Adenom mit Adenokarzinom (pT1-Stadium) die Zuordnung zu „high risk" oder „low risk".

5. Polypenregel

Knipsbiopsien aus kolorektalen Polypen sind bei Polypen > 5 mm kontraindiziert. Erste diagnostische Maßnahme ist die Polypektomie (Totalentfernung!).

6. Polypenregel

Bei Adneomen mit invasivem Karzinom ist zunächst die lokale Exzision anzustreben.

7. Polypenregel

Die primär diagnostische Polypektomie ist unter bestimmten Voraussetzungen zugleich auch das adäquate therapeutische Vorgehen.

8. Polypenregel

Eine kurative Polypektomie – Voraussetzung ist die Ektomie im Gesunden – liegt vor bei nichtneoplastischen Polypen sowie bei neoplastischen Polypen:
- Adenom mit leichter Dysplasie,
- Adenom mit mittelgradiger Dysplasie,
- Adenom mit schwerer Dysplasie.

9. Polypenregel

Bei Adenom mit Adenokarzinom (pT1), Ektomie im Gesunden und „low-risk"-Fall sind neben einer engmaschigen Nachsorge keine weiteren therapeutischen Maßnahmen erforderlich.

10. Polypenregel

Nachsorgeintervalle sind histologiebezogen.

11. Polypenregel

Nur bei mehr als 100 Polypen soll von einer Polypose gesprochen werden!

niken abgetragen werden [43]. Da unter Einsatz der koloskopischen Schlingenektomie etwa 95% der kolorektalen Polypen ektomiert werden können, ist deren konventionelle chirurgische Entfernung (transanal, Rektotomia posterior, Laparotomie) i.d.R. auf sehr große Polypen mit breiter Basis proximal des rektosigmoidalen Übergangs beschränkt [43]. Sofern bei der Abtragung kein Zug auf den zu exstirpierenden Tumor ausgeübt wird, ist die Gefahr einer eventuellen Darmperforation oberhalb der peritonealen Umschlagfalte ebenfalls sehr gering. Das Risiko der Perforation bei koloskopischer Polypektomie wird mit 0,073–3%, die *Mortalitätsrate* mit 0,05–0,65% [43, 73, 91] und die *Blutung* mit 1,7% [43] angegeben (s. hierzu auch S. 40 und 323).
Probeexzisionen aus Polypen erlauben lediglich die Differenzierung zwischen neoplastischen und nicht neoplastischen Polypen, jedoch keine sichere Aussage, ob im Falle eines neoplastischen epithelialen Polypen ein Adenom oder ein Karzinom vorliegt.
Der zweite therapeutische Schritt ist die histologische Klassifikation nach WHO-Richtlinien sowie die Feststellung, ob der Polyp im Gesunden entfernt wurde oder nicht. Nur die Abtragung des ganzen Polypen mit anschließend sorgfältiger, histologischer Aufarbeitung kann definitiv darüber Auskunft geben, ob die Abtragung nicht nur eine diagnostische, sondern zugleich auch eine ausreichende therapeutische Maßnahme darstellt. Für das in toto entfernte *Adenom mit schweren Zellatypien* stellt die diagnostische Polypektomie gleichzeitig die adäquate Therapie dar.
Beim histologisch diagnostizierten *Adenom mit Karzinom* ist demgegenüber jedoch ein anschließender chirurgischer Radikaleingriff erforderlich, einmal, wenn der Polyp nicht im Gesunden exstirpiert wurde oder wenn der karzinomatöse Anteil des in toto entfernten Adenoms die oben angeführten Bedingungen des *high risk-Falles* erfüllt [5, 10, 15, 28, 29, 35, 36, 54, 56, 57, 61, 71, 81, 89, 106].

NACHSORGE

In Fällen, wo bereits ein Kolon- oder Rektumkarzinom entfernt wurde, ist das Risiko, daß erneut ein solches Karzinom auftritt, erhöht.
Patienten, die gleichzeitig mehrere kolorektale Neoplasien aufweisen, behalten, gleichgültig ob sie primär maligne oder benigne sind, auch für die Zukunft ein höheres Karzinomrisiko [88].

Grundsätzlich sollten bei einmal polypektomierten Patienten, unabhängig vom Alter, regelmäßig Kontrollendoskopien durchgeführt werden [3, 125].

Literatur

1. Ali M et al. (1980) Das Cronkhite-Canada syndrome: a case with bacteriologic, immunologic and electron microscopic studies. Gastroenterology 79: 731–736
2. Alm T, Licznerski G (1973) The intestinal polyposis. Clin Gastroenterol 2: 577–602
3. Atkins WS, Morson BC, Cuzick J (1992) Long-term risk of colorectal cancer after excision of rectosigmoid adenomas. N Engl J Med 326: 658–662
4. Becker V (1973) Polypektomie: Allgemeinpathologische Problematik. Leber Magen Darm 3: 147–154
5. Bethke B, Walter T, Stolte M (1995) Endoskopische Polypektomie. coloproctology 4: 176–183
6. Bolwell JS, James PD (1979) Peutz-Jeghers syndrome with pseudoinvasion of hamartomatous polyps and multiple epithelial neoplasms. Histopathology 3: 39–50
7. Brady PG et al. (1993) Are hyperplastic rectosigmoid polyps associated with an increased risk of proximal colonic neoplasms? Gastrointest Endosc 39: 481–485
8. Bründel K-H et al. (1976) Das Peutz-Jeghers-Syndrom. Münch Med Wochenschr 118: 1241–1242
9. Bülow S (1991) Diagnosis of familial adenomatous polyposis. World J Surg 15: 41–46
10. Bueß G et al. (1984) Endoskopische Operationen zur Polypabtragung im Rektum. coloproctology 5: 254–261
11. Burgdorf WHC, Worret WJ (1988) Autosomal dominante Genodermatosen und ihre Assoziation mit internen Karzinomen. Hautarzt 39: 413–418
12. Bussey, HJR (1970) Gastrointestinal polyposis. Gut 11: 970–978
13. Bussey HJR (1975) Familial polyposis coli. John Hopkins Univ Press, Baltimore
14. Bussey HJR, Morson BC (1978) Familial polyposis coli In: Lipkin M, Good RA (eds) Gastrointestinal tract cancer. Plenum Medical Book, New York London, pp 275–294
15. Butke H, Gall K, Seifert E (1979) Polyps and cancer. In: Morson B (Hrsg) Die breitbasigen villösen Colonpolypen – Endoskopische Polypektomie oder chirurgische Resektion? Vortrag, XII. Kongreß Deutsche Gesellschaft für Endoskopie (17. März 1979)
16. Camiel MR, Mulé JE, Alexander LL, Benninghoff DL (1968) Association of thyroid carcinoma with Gardner's syndrome in siblings. N Engl J Med 278: 1056–1058
17. Camiel MR, Mulé JE, Alexander LL, Benninghoff DL (1968) Thyorid carcinoma with Gardner's syndrome. N Engl J Med 279: 326
18. Capps WF, Lewis MI, Gazzangia DA (1968) Carcinoma of the colon, ampulla of Vater and urinary bladder associated with familial multiple polyposis. Dis Colon Rectum 11: 298–305
19. Capron J-P, Descombes P, Dupas J-L, Delamarre J, Lorriaux A (1975) La polypose gastrique dans le syndrome de Gardner. Etude radiologique et endoscopique des 6 cas. Arch Fr Mal App Dig 64: 391–398
20. Chapmann PD et al. (1989) Congenital hypertrophy of retinal pigment epithelium: a sign of familial adenomatous polyposis. Br Med J 298: 353–354
21. Christian CD (1971) Ovarian tumours: an extension of the Peutz-Jeghers syndrome. Am J Obstet Gynecol 111: 529–534
22. Cochet B, Carrel J, Desbaillets L, Wilgren S (1979) Peutz-Jeghers syndrome associated with gastrointestinal carcinoma. Report of two cases in a family. Gut 20: 169–175
23. Correa P, Haenszel W (1978) The epidemiology of large-bowel cancer. Adv Cancer Res 26: 1–141
24. Cronkhite LW Jr, Canada WJ (1955) Generalized gastrointestinal polyposis, an unusual syndrome of polyposis, pigmentation, alopecia and onychodystrophia. N Engl J Med 252: 1011–1015
25. Daniel ES, Ludwig SL, Lewin KJ, Ruprecht RM, Rajacich GM, Schwabe AD (1982) The Cronkhite-Canada Syndrome: an analysis of clinical and pathologic features and therapy in 55 patients. Medicine 61: 293–309
26. Deschner EE, Lipkin M (1975) Proliferative patterns in colonic mucosa in familial polyposis. Cancer 35: 413–418
27. Devic J Bussy G (1912) Un cas de polypose adénomateuse generlisée à tout l'intestine. Arch Mal Appar Dig 6: 278–289
28. Deyhle P (1981) Endoskopische Polypektomie. In: Allgöwer M, Harder F, Hollender LF, Peiper HJ, Siewert JR (Hrsg) Chirurgische Gastroenterologie, Bd 2. Springer, Berlin Heidelberg New York
29. Deyhle P, Jenny S, Säuberli H (1976) Koloskopische Polypektomie. Z Gastroenterologie 14: 698–699
30. Dozois RR, Judd ES, Dahlin DC, Bartholomew LG (1969) The Peutz-Jeghers syndrome. Is there a predisposition to the development of intestinal malignancy? Arch Surg 98: 509–516
31. Eder M (1979) Krebsvorstadium am Darm. Verh Dtsch Ges Pathol 63: 96–105
32. Eder M (1979) Morphologische Klassifikation der Darmtumoren. Z Gastroenterol Verh-Bd 14: 69–73
33. Eichenberger P, Hammer B, Gloor F, Pelloni S, Bossart R (1980) Gardner's syndrome with glandular cysts of the fundic mucosa. Endoscopy 12: 63–67
34. Evans DGR et al. (1993) Non-penetrance and late appearance of polyps in familial adenomatous polyposis Gut 34: 1389–1393
35. Farthmann EH (1982) Chirurgische Therapie. In: Müller-Wieland K (Hrsg) Dickdarm. Springer, Berlin Heidelberg New York (Handbuch der inneren Medizin)
36. Fedorov V et al. (1983) Chirurgische Endoskopie polypoider Kolonneoplasmen. coloproctology 5: 257–262
37. Fenoglio CM, Kaye GI, Lane N (1973) Distribution of human colonic lymphatics in normal, hpyerplastic, and adenomatous tissue. Gastroenterology 64: 51–66
38. Franklin R, McSwain B (1972) Juvenile polyps of the colon and rectum. Ann Surg 175: 887–891
39. Friedel W (1994) Familiäre adenomatöse Polyposis. Dtsch Ärztebl 3: A-128–A-130
40. Friedel W et al. (1991) Familiäre adenomatöse Polyposis. Dtsch Ärztebl 15: A-1261–A-1276
41. Frimberger E, Kühner W, Seib H-J, Ottenjann R (1978) Kolo-rektale Adenome. Beziehungen zwischen

histologischer Struktur, Polypengröße, Lokalisation und Altersverteilung. Dtsch Med Wochenschr 103: 649–652
42. Frühmorgen P (1994) Richtlinien für endoskopische Untersuchungen bei kolorektalen Polypen (Richtlinien der Deutschen Gesellschaft für Verdauungs- und Stoffwechselkrankheiten. Standards in Gastroenterology 16) Z Gastroenterol 32: 371
43. Frühmorgen P (1996) Kolorektale Polypen und Polyposen. In: Hahn G, Riemann JF (Hrsg) Klinische Gastroenterologie, Bd 1, 3. Aufl. Thieme, Stuttgart, S 966–978
44. Frühmorgen P, Matek W (1983) Significance of polypectomy in the large bowel. Endoscopy 15: 155–157
45. Füeßl H (1986) Peutz Jeghers-Syndrom. selecta 40: 2917–2918
46. Gardner EJ (1951) A genetic and clinical study of intestinal polyposis, a predisposing factor for carcinoma of the colon and rectum. Am J Hum Genet 3: 167–176
47. Gardner EJ (1969) Gardner's syndrome reevaluted after twenty years. Proc Utah Acad Sci 46: 1–11
48. Gardner EJ (1951) A genetic and clinical study of intestinal polyposis, a predisposing factor for carcinoma of the colon and rectum. Am J Hum Genet 3: 167–176
49. Gathright JB, Cofer TW (1974) Familial incidence of juvenile polyposis coli. Surg Gynecol Obstet 138: 185–188
50. Gebbers J-O (1988) Pathologie und Klinik der Vorstadien des Dickdarmkarzinoms. Z Allgemeinmed 64: 547–556
51. Gebbers J-O, Laissue J-A (1984) Pathologie der Analtumoren. Schweiz Rundschau Med 73: 847–862
52. Giardiello FM et al. (1987) Increased risk of cancer in the Peutz-Jeghers syndrome. Erhöhtes Karzinomrisiko bei Peutz-Jeghers-Syndrom. N Engl J Med 316: 1511–1514
53. Gilbertsen VA (1974) Proctosigmoidoscopy and polypectomy in reducing the incidence of rectal cancer. Cancer 34: 936–939
54. Göbel D (1978) Zum praktischen Vorgehen bei Polypen im Rektum- und Sigmabereich. Phlebol Proktol 7: 79–87
55. Goodman ZD, Yardley JH, Milligan FD (1979) Pathogenesis of colonic polyps in multiple juvenile polyposis. Report of a case associated with gastric polyps and carcinoma of the rectum. Cancer 43: 1906–1913
56. Grill W (1977) Kolon-Polypektomie: Wann und wie? diagnostik 10: 59–63
57. Hager Th, Hohenberger W, Groitl H (1977) Die ambulante rektoskopische Polypektomie. Medizin 5: 484–489
58. Hamperl H (1974) Praecancerose und Carinoma in situ. In: Grundmann E (Hrsg) Geschwülste. Springer, Berlin Heidelberg New York (Handbuch der allgemeinen Pathologie, Bd IV/5, S 351–415)
59. Heng Teoh H et al. (1989) Dysplastic and malignant areas in hyperplastic polyps of the large intestine. Pathology 21: 138–142
60. Hermanek P (1982) Pathologie der Adenom-Karzinom-Sequenz. coloproctology 1: 57–64
61. Hermanek P (1979) Operative endoscopy as curative therapy for early stages of gastrointestinal cancer. In: Demling L, Koch H (eds) Operative endoscopy. Schattauer, Stuttgart
62. Hermanek P (1979) Colorektale Polypen und Polyposen: Eine grundlegende Darstellung. Proktologie 2: 8–16
63. Hermanek P (1985) Persönliche Mitteilung
64. Holgersen LO, Miller RE, Zintel HA (1971) Juvenile polyps of the colon. Surgery 69: 288–293
65. Hornstein OP, Knickenberg M, Mörl M (1976) Multiple dermal perifollicular fibromas with polyps of the colon – report of a peculiar clinical syndrome. Acta Hepatogastroenterol (Stuttg) 23: 53–58
66. Ikeda K, Sannohe Y, Murayama H (1981) A case of Cronkhite-Canada Syndrome developing after hemicolectomy. Endoscopy 13: 6, 251–253
67. Jass SR, Sobin LH (1989) Histological typing of intestinal tumours. WHO International Histological Classification of Tumours, 2 nd edn. Springer, Berlin Heidelberg New York Tokyo
68. Jeghers H et al. (1949) Generalized intestinal polyposis and melanin spots of the oral mucosa, lips and digits: a syndrom of diagnostic significance. N Engl J Med 241: 993–1005, 1031–1036
69. Jeghers H, McKusick VA, Katz KH (1949) Generalized intestinal polyposis and melanin spots of the oral mucosa, lips and digits. A syndrome of diagnostic significance. N Engl J Med 241: 999–1005, 1031–1036
70. Johnson GK, Soergel KH, Hensley GT, Dodds WJ, Hogan WJ (1972) Cronkhite-Canada syndrome: gastrointestinal pathophysiology and morphology. Gastroenterology 63: 140–152
71. Jung M, Meier HJ, Mennicken C, Barth HO, Manegold BC (1988) Endoskopische und chirurgische Therapie maligner kolorektaler Polypen. Z Gastroenterologie 26: 179–184
72. Karakousis CP, Berjian RA, Lopez R, Rao U (1978) Mesenteric fibromatosis in Gardner's syndrome. Arch Surg 113: 998–1000
73. Kavin H et al. (1992) Management of perforation of the colon at colonoscopy. Am J Gastroenterol 87: 161–167
74. Kerzel W, Matek W (1987) Adenom-Karzinom-Sequenz – Praktische therapeutische Konsequenzen. In: Forstmann P, Schüler H, Alpers R (Hrsg) Aktuelle Koloproktologie, Bd 4, S 22–25
75. Kindblom LG, Angervall L, Santesson B, Selander S (1977) Cronkhite-Canada syndrome. Case report. Cancer 39: 2667–2673
76. Lane M, Fenoglio CM, Kaye GI, Pascal RR (1978) Defining the precursor tissue of ordinary large bowel carcinoma: Implications for cancer prevention. In: Lipkin M, Good RA (eds) Gastrointestinal tract cancer. Plenum Medical Book, New York London, pp 295–324
77. Lorenz R, Gulotta U, Becker, Bottermann K, Vogel, Classen M (1986) Neue Beobachtungen bei einem Fall von Cronkhite-Canada-Syndrom. Z Gastroenterologie 24: 85–92
78. Lynch HT, Lynch PM (1978) Hereditary and gastrointestinal tract cancer. In: Lipkin M, Good RA (eds) Gastrointestinal tract cancer. Plenum Medical Book, New York London, pp 241–274
79. Lynch PM, Lynch HT, Harris RE (1977) Hereditary proximal colonic cancer. Dis Colon Rectum 20: 661–668

80. Marshall WH, Martin FIR, Mackay IR (1967) Gardner's syndrome with adrenal carcinoma. Aust NZ J Med 16: 242–244
80a. Marhold I et al. (1991) Peutz-Jeghers-Syndrom. Z Hautkrankht 12: 1060–1062
81. Matek W (1987) Die Entfernung kolorektaler Polypen. Überlegungen aus klinischer Sicht. Verdauungskrankheiten 5: 15–19
82. Mazier WP, Bowmann HE, Sun KM, Muldoon JP (1974) Juvenile polyps of the colon and rectum. Dis Colon Rectum 17: 523–527
83. McKusick VA (1962) Genetic factors in intestinal polyposis. JAMA 182: 271–277
84. Meersmann de J, Boulanger J, Hornick M (1970) Les syndrome de Peutz-Jeghers. Acta Gastroenterol Belg 33: 760–770
85. Miyoshi Y et al. (1992) Germ-line mutations of the APC gene in 53 familial adenomatous polyposis patients. Proc Natl Acad Sci 89: 4452
86. Morson BC (1974) The polyp-cancer sequence in the large bowel. Proc R Soc Med 67: 451–457
87. Morson BC, Sobin LH (1976) Histological typing of intestinal tumours. No 15. World Health Organisation, Geneva
88. Muto T, Bussey HJR, Morson BC (1975) The evolution of cancer of the colon and rectum. Cancer 36: 2251–2270
89. Netri G et al. (1988) Therapeutische Richtlinien villöser Rektumadenome. coloproctology 3: 162–168
90. Ottenjann R (1993) Sind „nonneoplastische" Polypen immer benigne? Endoskopie heute 4: 225–227
91. Ottenjann R (1994) Die endoskopische Polypektomie – Sinn und Unsinn. Z Gastroenterol 32: 412–415
92. Otto HF (1978) Kolo-rektale Polypen: Klassifikation und Dignität. Diagnostik 11: 146–150
93. Otto HF (1978) Pathologie der Darmschleimhautpolypen. Therapiewoche 28: 4948–4952
94. Otto HF (1982) Pathomorphologie. In: Müller-Wieland K (Hrsg) Handbuch der inneren Medizin, Teil 4. Springer, Berlin Heidelberg New York, S 839–927
95. Otto HF (1988) Persönliche Mitteilung
96. Otto HF, Gebbers J-O (1976) Polypöse Dickdarmläsionen im Kindesalter. Differentialdiagnose und Systematik. Z Kinderchir 18: 357–373
97. Otto HF, Remmele W (1996) Kolon und Rektum. In: Remmele W (Hrsg) Pathologie, Bd 2, 2. Aufl. Springer, Berlin Heidelberg New York Tokyo, S 631–645
98. Otto HF, Wanke M, Zeitlhofer J (1976) Darm und Peritoneum. In: Doerr W, Seifert G, Uehlinger E (Hrsg) Spezielle pathologische Anatomie, Bd II/2. Springer, Berlin Heidelberg New York
99. Papaioannou A, Critselis A (1973) Malignant changes in the Peutz-Jeghers syndrome. N Engl J Med 289: 694
100. Pavlides GP, Milligan FD, Clarke DN et al. (1977) Hereditary polyposis coli. In: The diagnostic value of colonoscopy, barium enema and fecal occult blood. Cancer 40: 2632–2639
101. Peutz JLA (1921) Bemerkenswerter Fall einer familiären Polypose der Schleimhäute des Intestinaltrakts und des Nasopharynx, begleitet von eigenartigen Haut- und Schleimhautpigmentierungen. Ned Tijdschr Geneeskol 10: 134–146
102. Pierce ER (1972) Pleiotropism and heterogeneity in hereditary intestinal polyposis. Birth Defects 8: 52–62
103. Provenzale D et al. (1990) Risk for colon adenomas in patients with rectosigmoid hyperplastic polyps. Ann Intern Med 113: 760–763
104. Rappaport LB et al. (1986) Colon cancer in the Cronkhite-Canada syndrome. J Clin Gastroenterol 8: 199–206
105. Reed K, Vose PC (1981) Diffuse juvenile polyposis of the colon: a premalignant condition? Dis Colon Rectum 24: 205–209
106. Rettberg H (1978) Polypektomie: Diagnostik oder Therapie? Therapiewoche 28: 6801–6803
107. Rödl W (1979) Das Gardner-Syndrom – drei eigene Beobachtungen mit unterschiedlicher Organmanifestation. ROFO 130: 558–563
108. Rösch W (1970) Das Cronkhite-Canada-Syndrom. Dtsch Med Wochenschr 95: 478–479
109. Rösch W (1973) Erbliche Adenomerkrankungen des Dickdarms. Dtsch Med Wochenschr 98: 2372
110. Rothman D, Su CP, Kendall AB (1973) Dilemma in a case of Turcot's (gliomapolyposis) syndrome: Report of a case. Dis Colon Rectum 18: 514–515
111. Schröder S, Moehrs DV, Weltzien J, Winkler R, Otto HF (1983) The Turcot Syndrome. Report of an additional case and review of the literature. Dis Colon Rectum 26: 533–538
112. Spigelman AD et al. (1989) Cancer and the Peutz-Jeghers Syndrome. Gut 30: 1588–1590
113. Stein E (1980) Das Kolon-, Rektum- und Analkarzinom. Z Allgemeinmed (Landarzt) 56: 183–188
114. Stein E (1980) Rektumpolypen. Z Allgemeinmed 56: 1798–1803
115. Stemper ThJ, Kent ThK, Summers RW (1975) Juvenile polyposis and gastrointestinal carcinoma. A study of a kindred. Ann Intern Med 83: 639–646
116. Störset Ö, Todnem K, Waldum HL, Burhol PG, Kearney MS (1979) A patient with Cronkhite-Canada syndrome, myxedema and muscle atrophy. Acta Med Scand 205: 343–346
117. Sulser H, Blöchlinger R, Nüesch HJ, Deyhle P (1979) Klinische Pathologie der Dickdarmschleimhautpolypen. Schweiz Med Wochenschr 109: 1046–1053
118. Török L et al. (1990) Gardner-Syndrom. Hautarzt 41: 83–86
119. Turcot J, Despres J-P, Pierre FSt (1959) Malignant tumors of the central nervous system associated with familial polyposis of the colon. Report of two cases. Dis Colon Rectum 2: 465–468
120. Vasen HFA et al. (1996) Molecular genetic tests as a guide to surgical management of familial adenomatous polyposis. Lancet 348: 433–435
121. Venecie PY, Winkelmann RK (1986) Syndrome de Cronkhite-Canada. Ann Dermatol Venereol 113: 465–467
122. Welch JP, Welch CE (1976) Villous adenomas of the colorectum. Am Surg 131: 185–191
123. Welch CE, Hedberg StE (1975) Polypoid lesions of the gastrointestinal tract. In: Major problems in clinical surgery, vol II, 2nd edn. Saunders, Philadelphia London Toronto
124. Wennstrom J, Pierce ER, McKusick VA (1974) Hereditary benign and malignant lesions of the large bowel. Cancer 34: 850–857
125. Winawer SJ et al. (1993) Randomized comparison of surveillance intervals after colonoscopic removal of newly diagnosed adenomatous polyps. N Engl Med 328: 901–906

3.1.2 Karzinome

3.1.2.1 *Kolorektales Karzinom*

Das kolorektale Karzinom liegt inzwischen auf dem zweiten Platz aller malignen Tumoren. Beim Mann hat es das Magenkarzinom überholt und liegt in der Häufigkeitsskala hinter dem Bronchial- und Prostatakarzinom an dritter Stelle; bei der Frau liegt es auf dem zweiten Platz knapp nach dem Mammakarzinom.

Kolorektale Karzinome sind überwiegend langsam wachsende Alterskrebse. Nach statistischen Angaben verteilen sich bei etwa gleicher Geschlechtsverteilung die Krankheitsfälle wie folgt: Vor dem 40. Lebensjahr etwa 5%, vom 40.–60. Lebensjahr etwa 45% und ab dem 60. Lebensjahr etwa 50%.

Von der WHO [79] werden die kolorektalen Karzinome in folgende histologische Typen unterteilt:

- Adenokarzinome,
- muzinöse Adenokarzinome,
- Siegelringkarzinome,
- Plattenepithelkarzinome,
- adenosquamöse Karzinome,
- undifferenzierte Karzinome.

Hinzu kommen Sonderformen (von der WHO nicht besonders erwähnt) [85]:

- Endometrioide Karzinome,
- verkalkende Adenokarzinome,
- Riesenzellenkarzinom,
- „nephrogenes" („hypernephroides") Adenokarzinom,
- panethzellreiches Adenokarzinom.

Die *Klassifikation* der kolorektalen Karzinome erfolgt heute gemäß UICC (International Union Against Cancer, *U*nion *I*nternationale *C*ontre le *C*ancer) [122] nach den TNM-Schema.

Kolon- und Rektumkarzinome werden hierbei zusammen als ein anatomischer Bezirk klassifiziert (Tabellen 3.4–3.7).

Die Stadiengruppierung und die C-Faktor-Kategorie (Grade der diagnostischen Genauigkeit) gemäß TNM-Atlas [122] zeigen die Tabellen 3.5 und 3.6.

Die histologische Untersuchung ist hierzu stets erforderlich (histopathologisches Grading s. Tabelle 3.7).

Tabelle 3.4. TNM-(prätherapeutisch-klinische) Klassifikation und pTNM-(postoperativ-histopathologische) Klassifikation der Kolon- und Rektumkarzinome nach UICC [122]. Histologische Diagnosesicherung ist erforderlich

T – Primärtumor		
(p)	TX	Primärtumor kann nicht beurteilt werden
	T0	Kein Anhalt für Primärtumor
	Tis	Carcinoma in situ[a]
	T1	Tumor infiltriert Submukosa
	T2	Tumor infiltriert Muscularis propria
	T3	Tumor infiltriert durch die Muscularis propria in die Subserosa oder in nicht peritonealisiertes perikolisches oder perirektales Gewebe
	T4	Tumor infiltriert direkt in andere Organe oder Strukturen und/oder perforiert das viszerale Peritoneum[b]
N – Regionäre Lymphknoten[c]		
(p)	NX	Regionäre Lymphknoten können nicht beurteilt werden.
	N0	Keine regionären Lymphknotenmetastasen
	N1	Metastasen in 1–3 perikolischen bzw. perirektalen Lymphknoten
	N2	Metastasen in 4 oder mehr perikolischen bzw. perirektalen Lymphknoten
	N3	Metastasen in Lymphknoten entlang eines benannten Gefäßstammes und/oder Metastase(n) in apikalen Lymphknoten (wenn vom Chirurgen markiert).
M – Fernmetastasen		
(p)	MX	Das Vorliegen von Fernmetastasen kann nicht beurteilt werden
	M0	Keine Fernmetastasen
	M1	Fernmetastasen
		Die Kategorien M1 und pM1 können wie folgt spezifiziert werden:

Lunge	PUL	Knochenmark	MAR
Knochen	OSS	Pleura	PLE
Leber	HEP	Peritoneum	PER
		Nebennieren	ADR
Hirn	BRA	Haut	SKI
Lymphknoten	LYM	Andere Organe	OTH

[a] Tis liegt vor, wenn Tumorzellen innerhalb der Basalmembran der Drüsen (intraepithelial) oder in der Lamina propria (intramukös) nachweisbar sind, ohne daß eine Ausbreitung durch die Muscularis mucosae in die Submukosa feststellbar ist.

[b] Direkte Ausbreitung in T4 schließt auch die Infiltration anderer Segmente des Kolorektums auf dem Weg über die Serosa ein, z. B. die Infiltration des Sigma durch ein Zökalkarzinom.

[c] Regionäre Lymphknoten sind die perikolischen und perirektalen Lymphknoten und jene entlang den Aa. ileocolica, colica dextra, colica media, colica sinistra, mesenterica inferior und rectalis (haemorrhoidalis) superior und iliaca interna.

Tabelle 3.5. Stadiengruppierung der Kolon- und Rektumkarzinome nach UICC [122]

Stadium 0	Tis	N0	M0	
Stadium I	T1	N0	M0	Dukes A
	T2	N0	M0	
Stadium II	T3	N0	M0	Dukes B[a]
	T4	N0	M0	
Stadium III	jedes T	N1	M0	Dukes C[a]
	jedes T	N2, N3	M0	
Stadium IV	jedes T	jedes N	M1	

[a] Dukes B setzt sich zusammen aus einer Gruppe mit besserer (T3 N0 M0) und schlechterer (T4 N0 M0) Prognose, ebenso Dukes C (jedes T N1 M0 und jedes T N2, 3 M0).

Tabelle 3.6. Definitionen des C-Faktors[a] nach UICC [122]. Der C-Faktor (C = Abkürzung von Certainty, „Diagnosesicherung") drückt die von den verwendeten diagnostischen Methoden abhängige Zuverlässigkeit der Klassifikation aus

C1	Ergebnisse aufgrund von diagnostischen Standardmethoden, z. B. Inspektion, Palpation und Standard-Röntgenaufnahmen, intraluminale Endoskopie bei bestimmten Organen
C2	Ergebnisse aufgrund spezieller diagnostischer Maßnahmen, z. B. bildgebende Verfahren: Röntgenaufnahmen in speziellen Projektionen, Schichtaufnahmen, Computertomographie (CT), Sonographie, Lymphographie, Angiographie; nuklearmedizinische Untersuchungen; Kernspintomographie (NMR); Endoskopie, Biopsie und Zytologie
C3	Ergebnisse aufgrund chirurgischer Exploration einschließlich Biopsie und zytologischer Untersuchung
C4	Ergebnisse über die Ausdehnung der Erkrankung nach definitiver Chirurgie und pathologischer Untersuchung des Tumorresektats
C5	Ergebnisse aufgrund einer Autopsie

[a] *Beispiel:* Der C-Faktor wird hinter die Kategorien T, N und M gesetzt. Ein Fall kann z. B. beschrieben werden als T3C2, N2C1, M0C2.

Tabelle 3.7. Histopathologisches Grading nach UICC [122]

GX	Differenzierungsgrad kann nicht bestimmt werden
G1	Gut differenziert
G2	Mäßig differenziert
G3	Schlecht differenziert
G4	Undifferenziert

Tabelle 3.8. Präkanzeröse Bedingungen des Kolon und Rektum. (Nach Hermanek u. Karrer [44])

Eigenanamnese
- Früher entferntes kolorektales Karzinom
- Früher entferntes kolorektales Adenom
- Karzinome von Corpus uteri, Ovar, Mamma
- Ureterosigmoidostomie

Familienanamnese
- Kolorektale Karzinome der Blutsverwandten
- Sog. Krebsfamilien

ÄTIOLOGIE

Über die Adenom-Karzinom-Sequenz, d. h. die Entwicklungshäufigkeit von Karzinomen auf dem Boden von Adenomen wird auf S. 223 ff. berichtet. Eine weitere wichtige präkanzeröse Erkrankung stellt die Adenomatosis coli dar (S. 229). Etwa 0,5–1 % aller kolorektalen Karzinome entwickeln sich auf dem Boden einer Adenomatose [42, 49].

Weitere Krebsrisikoerkrankungen stellen die Colitis ulcerosa (etwa 1 %) [49] (S. 364), der Morbus Crohn (S. 350), die sog. Strahlenproktitis (radiogene Kolitis) (S. 404) und das Lynch-Syndrom (etwa 5 %) [67, 68] (s. u.) dar.

Im Gegensatz zu histologisch nachzuweisenden *präkanzerösen Läsionen* sind die sog. *präkanzerösen Bedingungen,* bei deren Vorliegen ein signifikant erhöhtes Krebsrisiko besteht, klinisch und klinisch-anamnestisch definiert.

Im Kolon- und Rektumbereich können die in Tabelle 3.8 aufgeführten präkanzerösen Bedingungen als gesichert gelten. Als weitere, definitiv jedoch nicht eindeutig gesicherte präkanzeröse Bedingungen gelten die Asbestexposition, die Schistosomiasis japonica [7], das Prostatakarzinom [60, 124] und Immunschäden [28].

Vieles deutet darauf hin, daß neben den erwähnten genetischen Faktoren und präkanzerösen Erkrankungen bestimmten Umwelteinflüssen und Ernährungsfaktoren wesentliche Bedeutung zukommt [130].

Ohne derzeit noch eine definitive Aussage machen zu können, nimmt man an, daß insbesondere hoher Fleisch- und Fettkonsum begünstigend, eine an tierischen Fetten arme, jedoch schlacken- und vitaminreiche Ernährung und hierbei insbesondere eine vegetarische Kost vorwiegend aus Milchprodukten und Rohgemüse bestehend, sich auf die Entstehung eines kolorektalen Karzinoms reduzierend auswirkt.

Zu diesen Ergebnissen führten jedenfalls Untersuchungen von Burkitt [13], der zeigen konnte, daß die sich schlackenreich ernährende Bevölkerung in

Zentralafrika und Südostasien nur eine relativ geringe Erkrankungshäufigkeit an Darmkrebs aufweist.

Nach Blanc [9] erkranken z. B. in Uganda 3,5 Menschen pro 100 000 Einwohner an einem Kolonkarzinom, in Connecticut, USA, dagegen 51,8.

Durch vergleichende Untersuchung von ausgewanderten Populationen konnte gezeigt werden, daß sich beispielsweise die Karzinomhäufigkeit von in Amerika lebenden afrikanischen Negern nicht nennenswert von der der weißen Bevölkerung unterscheidet [114, 127] oder daß die auffällig niedrige kolorektale Krebs-Prävalenz bei Japanern, die in die USA ausgewandert sind, bereits in der zweiten Generation der der dort lebenden Bevölkerung entspricht.

Die hohen Erkrankungsziffern an Darmkrebs in bestimmten Ländern werden insbesondere auf die dort sehr fette und eiweißreiche, ballaststoffarme Ernährungsweise zurückgeführt. Da bei ballastarmer Kost die Verweildauer der Nahrungsreste im Intestinaltrakt länger ist, wird vermutet, daß eine größere Berührungsintensität der einzelnen noch nicht bekannten kanzerogenen Noxen mit der Darmwand die höhere Krebsgefährdung verursacht. Weiterhin soll eine ballastreiche Kost die Fixation von kanzerogenen Stoffen begünstigen [73].

Ein weiterer Hinweis für die Entstehung des kolorektalen Karzinoms durch exogene Faktoren scheint die Tatsache zu sein, daß sich eine positive statistische Korrelation zwischen der Arteriosklerose und degenerativen Herzerkrankungen und der Häufigkeit von Dickdarmkrebsen nachweisen läßt. Diese Korrelation ist nicht im Sinne einer gegenseitigen Verursachung zu verstehen, aber sie scheint ein Indiz dafür zu sein, daß zivilisationsbedingte Faktoren zu denen auch Bewegungsmangel zu zählen ist für die Verursachung in Frage kommen [10].

Neben den genannten Ernährungsgewohnheiten werden Nikotin- und Alkoholabusus häufig für die Entstehung kolorektaler Karzinome verantwortlich gemacht [20]. Während ein Zusammenhang zwischen Alkoholkonsum, insb. dem Genuß von Bier und der Entstehung von Kolonkarzinomen mehrheitlich angenommen wird [97, 103], konnte bei Rauchern bisher nur ein erhöhtes Risiko für die Entstehung von Kolonadenomen bewiesen werden [72].

Eine Ausnahme von der allgemein gültigen Adenomkarzinomsequenz bezüglich der Entstehung kolorektaler Karzinome stellt das Lynch-Syndrom („hereditary nonpolyposis colorectal cancer-syndrome") dar.

Bei diesem *Krankheitsbild,* dem keine intestinale Adenomatose zugrunde liegt, wird ein vermehrtes Vorkommen von Karzinomen, vorwiegend im proximalen Kolonbereich, beobachtet [29, 67, 68].

Wichtige klinische Kriterien stellen das frühe Erkrankungsalter, eine autosomal-dominante Vererbung, das Auftreten multipler Karzinome und eine erhöhte Fünfjahres-Überlebensrate dar [66, 74]. 1993 gelang die Identifikation eines DNA-Markers auf dem Chromosom 2p (FCC: „familial colon cancer") [1, 90].

Das Cancer-family-Syndrom kann in 2 Kategorien (Lynch I und II) unterteilt werden. Lynch I beschreibt nur die Disposition für die Entstehung von Kolonkarzinomen, während Lynch II die hereditäre Disposition für Kolonkarzinome (ohne Adenomatose) und für extraintestinale Karzinome (Endometrium, Ovar, Magen, Mamma u. w.) bezeichnet [58, 66].

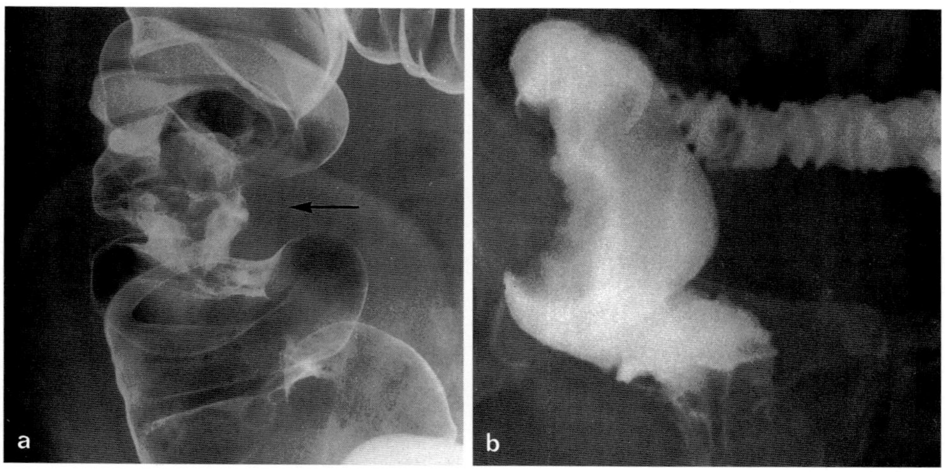

Abb. 3.6. **a** Kolon-Karzinom. Stenosierender Tumor mit Füllungsaussparungen und Schleimhautdestruktion im Colon ascendens (Doppelkontrastmethode). **b** Rektumkarzinom. Breitbasig aufsitzender, unregelmäßig begrenzter Füllungsdefekt an der Hinterwand der Ampulle (Vollfüllung mit Bariumsulfat). **c–l** s. S. 239, 240

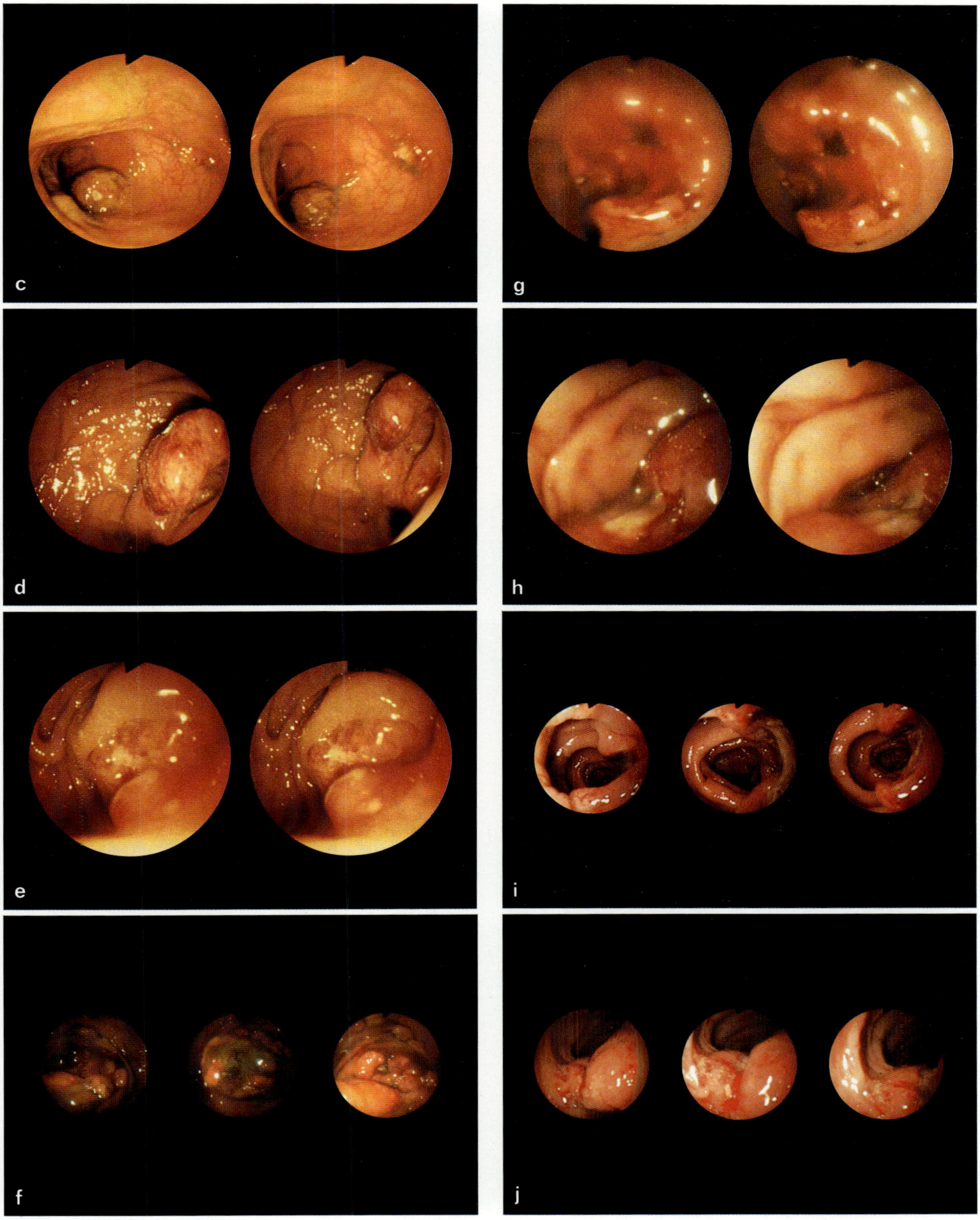

Abb. 3.6. **c** Rektosigmoidkarzinom (histologisch Adenokarzinom). **d** Zustand nach anteriorer Rektumresektion wegen Karzinom, lokales Rezidiv nach 8 Monaten (histologisch Adenokarzinom). **e** Stenosierendes Colon descendens-Karzinom (histologisch Adenokarzinom), Ileus. **f** Großes polypöses Adenokarzinom des Zökums. **g** Kleines schlüsselförmiges Adenokarzinom des rektosigmoidalen Übergangs. **h** In das obere Rektum einwachsendes, stenosierendes und ulzeriertes fortgeschrittenes Prostatakarzinom. **i** Schüsselförmiges, zentral exulzeriertes Adenokarzinom der rechten Kolonflexur. **j** Breitbasiges polypöses differenziertes Adenokarzinom an der linken Kolonflexur mit zentraler Ulzeration. **k, l** s. S. 240

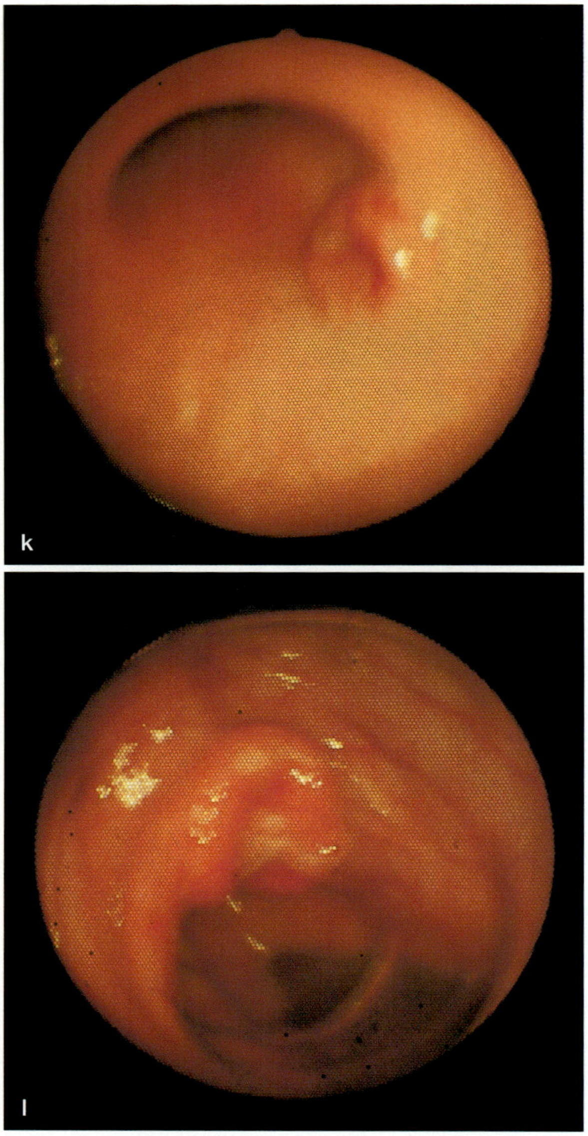

Abb. 3.6 k, l. De-novo-Karzinome: Im Rektum, postoperative Klassifizierung T_3 N_0 G II (**k**); im Querkolon T_3 N_3 G III (**l**)

Als Variante des Cancer-family-Syndroms [38] kann das *Muir-Torre-Syndrom* [43, 82] aufgefaßt werden. Bei diesem kommt es zum Auftreten multipler Adenokarzinome, insbesondere im Bereich von Kolon, Rektum, der Harnorgane, Uterus, Larynx, sowie zur synchronen oder metachronen (bis zu einer Dekade zeitverschobenen) Entstehung multipler Hauttumoren [15, 37, 21, 40, 56, 109].

KLINIK

Erscheinungsbilder von Kolon- und Rektumkarzinomen, die makroskopisch ein recht multiformes Bild aufweisen können (zentral ulzeriert, polypoid, anulär, erhaben, plaqueähnlich und selten strikturiert ohne Tumor [8] zeigen die Abb. 3.6 und 3.7).

Prädilektionsstellen von 40–50 % aller Dickdarmkarzinome sind im Bereich des Rektums, 20–30 % im Sigma und der Rest auf die übrigen Abschnitte verteilt.

Eine typische *Symptomatologie* des kolorektalen Karzinoms gibt es nicht. Wie das Prostata-, so ist auch das ebenfalls langsam wachsende Dickdarmkarzinom dadurch gekennzeichnet, daß subjektive Beschwerden oft erst spät auftreten. Auf ein Karzinom *verdächtige Symptome* sind ganz allgemein Gewichtsverlust mit Leistungsminderung, Bauchschmerzen, im Gegensatz zu früher unregelmäßiger Stuhlgang, Wechsel von Obstipation und Diarrhö.

Besonders verdächtig sind Blutungen, die im Gegensatz zu den i. d. R. nur ab und zu auftretenden Hämorrhoidalblutungen oft zusammen mit Schleimabsonderungen kontinuierlich in Erscheinung treten.

Obwohl das klinische Beschwerdebild keine sichere Unterscheidung zwischen Rektum- und Kolonkarzinom erlaubt, gibt es doch bestimmte Hinweise, die eher für die eine oder andere Lokalisation sprechen.

Symptome, die eher auf ein *Rektumkarzinom* hinweisen, sind:

- Blutung, in etwa 80 % der Fälle [85], meist geringgradig und kontinuierlich, kirsch- bis dunkelrot, die der Stuhlsäule im hinteren Abschnitt aufgelagert ist oder nachtropft.
- Ungewohnter permanenter Stuhldrang infolge tumorbedingten Füllungsreiz der Ampulle. Hier durch gehäufte Defäkationen mit Schleimabsonderungen und Tenesmen (kotig-blutige Schleimstühle).
- Dünnkalibrige Stühle.

Demgegenüber spricht ein auffälliger, immer kürzer werdender Wechsel zwischen Obstipation und schmerzhafter Hyperperistaltik („Coliques spasmodiques“) mehr für das Vorliegen eines *Kolonkarzinoms.* Blutspuren beim Stuhl lassen sich beim Kolonkarzinom zumeist nur bei tieferem Tumorsitz noch beobachten; bei höherer Lokalisation ist das Blut mit Faezes so vermischt, daß es von den Betroffenen allenfalls durch eine Verfärbung des Toilettenwassers bemerkt wird.

Abschließend sei auf das nicht seltene Auftreten *paraneoplastischer Syndrome* (S. 181) bei Kolonkarzinomen hingewiesen [108].

Neben Neuropathien [16], zentralnervösen Störungen [101] usw. kommt es vor allem zum Auftreten bestimmter Hauterscheinungen. Abgesehen von einigen mit extraintestinalen Veränderungen assozi-

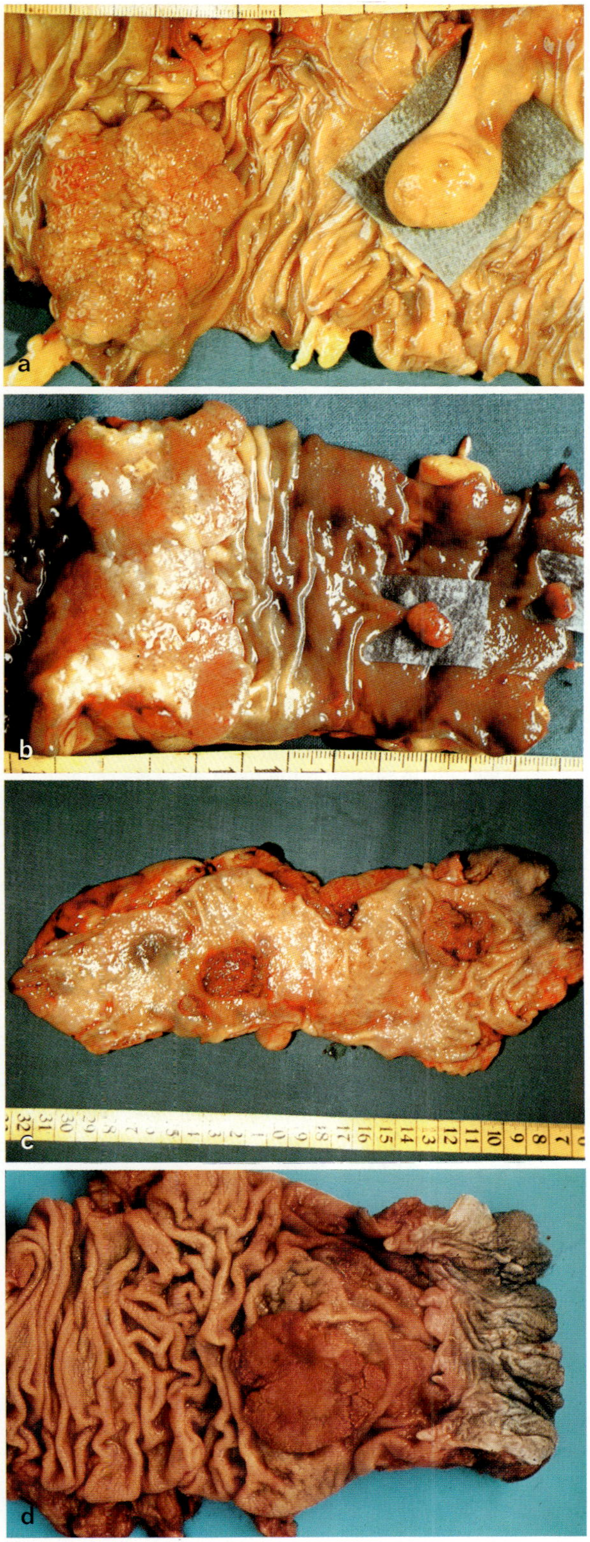

Abb. 3.7. **a** Höher liegendes, zunächst nicht erkanntes Karzinom bei Rektumpolyp. **b** Typische Satellitenpolypen bei zirkulär wachsendem Rektumkarzinom. **c** Polypöses Doppelkarzinom bei einem 31jährigen Mann. **d** Insuläres, polypös wachsendes Rektumkarzinom

ierten Adenomatosen (S. 229) kann es hierbei zu diagnostisch u. U. hilfreichen Hautreaktionen unspezifischer Natur wie auch zu umschriebenen Krankheitsbildern, wie Akanthosis nigricans [108] (S. 181 ff.) oder Dermatomyositis [7, 125] kommen.

DIAGNOSE

Bei geringstem Verdacht auf Vorliegen eines Dickdarmkarzinoms sollte unverzüglich mittels Digitaluntersuchung, Endoskopien (Abb. 3.6 c–j), Kolon-Doppelkontrast (Abb. 3.6 a, b), Sonographie (S. 47) so lange untersucht werden, bis der Verdacht bestätigt oder eindeutig entkräftet ist. Nach Otto HF [85] können rund $^2/_3$ aller kolorektalen Karzinome durch die Rektosigmoidoskopie und mehr als $^1/_3$ durch die digitale Rektumuntersuchung erfaßt werden. Digital erkennt man Karzinome insbesondere an der knorpelharten Konsistenz, der höckrigen Oberfläche und – sofern der Prozeß auf die Submukosa übergegriffen hat – an der Unverschiebbarkeit auf der Unterlage.

Aus verdächtigen Schleimhautläsionen sollten möglichst mehrere Probeexzisionen aus den Randgebieten gemacht werden.

Zur prä- und postoperativen Tumor- bzw. Metastasensuche kommen weiterhin insbesondere i. v.-Pyelographie, Thorax-Röntgenaufnahmen, Ultraschalluntersuchungen, Szintigraphie, Laparoskopie, Zytologie und Computertomographie zur Anwendung [4, 35, 50, 104, 115, 116] (s. hierzu auch Tabelle 3.9).

Abschließend sei darauf hingewiesen, daß kolorektale Karzinome in 2–7 % der Fälle von einem weiteren oder mehreren Karzinomen und in 12–62 % mit synchronen Adenomen im Kolon oder Rektum begleitet werden [14, 18, 49, 99]. Weit überwiegend finden sich Adenokarzinome (Rektum 90 %, Kolon 85 %). Muzinöse Adenokarzinome werden im Kolon (13 %) etwas häufiger als im Rektum (8 %) gesehen. Alle anderen Tumortypen (s. o.) kommen zusammen nur in maximal 2 % der Fälle vor [49]. Eine sorgfältige Überprüfung des gesamten kolorektalen Bereiches ist daher bei einem nachgewiesenen Karzinom unverzichtbar.

PROPHYLAXE

Zunehmende Häufigkeit, langandauerndes symptomloses Stadium und im Verhältnis zu Tumoren anderer Lokalisationen ungewöhnlich gute Heilungschancen des kolorektalen Karzinoms lassen konsequente prophylaktische Maßnahmen dringend erforderlich erscheinen.

So muß bei der verhältnismäßig kleinen Gruppe von Risikopatienten einer Entartung gezielt vorge-

Tabelle 3.9. Labor- und apparative Untersuchungen zum präoperativen Staging bei nachgewiesenem kolorektalen Karzinom nach Hohenberger et al. [48]

Verfahren	Obligat	Fakutativ	Fragestellung/Anlaß
Labor			
- CEA (CA 19–9)	×		Ausgangswert für Verlaufskontrolle
- Urinsediment (Rektum- und Sigmakarzinom)	×		Infiltration der Harnwege
Thoraxröntgenaufnahme in 2 Ebenen	×		Lungenmetastasen
Thorax-CT, konventionelles Tomogramm		×	Verdacht auf Lungenmetastasen in Thoraxröntgenaufnahme
Sonographie Abdomen	×		Fernmetastasen, Aszites, Aufstau der Ureteren oder des Nierenbeckens
Endosonographie (Rektumkarzinom)	×		Falls nach klinischen Befunden lokale Exzision möglich erscheint oder koloanale Anastomose geplant (T, N), Nachweis eines organüberschreitenden Wachstums für Indikation zu neoadjuvanter Radiochemotherapie
Totale Koloskopie	×		Synchrone Tumoren
Doppelkontrasteinlauf (in Kombination mit Rektosigmoidoskopie)		×	Koloskopie nicht verfügbar oder durchführbar, synchrone Tumoren
Manometrie zur Sphinkterfunktionsprüfung		×	Falls koloanale Anastomose geplant
CT (CTAP [aterioportales CT], CT mit intravenösem Kontrastmittel)			
- Oberbauch		×	Sonographischer Verdacht auf Lebermetastasen oder falls in Sonographie nicht alle Leberanteile dargestellt, falls Leberresektion geplant
- Kleines Becken (Rektumkarzinom)		×	Verdacht auf organüberschreitendes Wachstum, hochgradig stenosierendes Karzinom, neoadjuvante Radiochemotherapie geplant)
Magnetresonanztomographie des kleinen Beckens (Rektumkarzinom)		×	Verdacht auf organüberschreitendes Wachstum, hochgradig stenosierendes Karzinom, neoadjuvante Radiochemotherapie, wenn Klärung durch konventionelles CT nicht möglich
		×	In der Nachsorge zur Differenzierung von Narbe und fraglichem lokoregionären Tumorrezidiv
Ausscheidungsurographie (nur bei Rektum- und Sigmakarzinom)		×	Verdacht auf Infiltration der Harnwege bei sonographisch nachgewiesenem Nierenstau und Erythrozyten im Urin
Zytoskopie		×	Verdacht auf Blaseninfiltration
Gynäkologische Untersuchung		×	Verdacht auf Infiltration von Vagina/Uterus/Adnexen

beugt werden. Verwandte von Adenomatosis-Betroffenen sollten regelmäßig endoskopisch überprüft werden, um so früh wie möglich eine eventuell entstehende Adenomatose zu erkennen.

Auch die Suche und Abtragung aller als präkanzerös anzusehenden kolorektalen Polypen stellt eine notwendige und effektive Krebsprophylaxe dar.

Dem Umstand, daß kolorektale Karzinome oft sehr lange symptomlose bleiben, kann im Grunde nur durch eine wesentlich weitere Indikationsstellung zur Rektosigmoidoskopie bzw. Koloskopie entgegengewirkt werden. Der Idealfall zur Erkennung noch symptomloser und damit gut behandelbarer Rektum- und Kolonkarzinome wäre die Übernahme der Rektoskopie, mit der 60–70% der Karzinomträger erkannt werden könnten [107], in das Vorsorgeprogramm. Dies ist jedoch wegen der großen Zahl der über 40jährigen, d.h. dickdarmkrebsgefährdeten Menschen, sowohl aus personellen wie finanziellen Gründen illusorisch. Das gleiche gilt natürlich auch für Röntgenuntersuchungen und Koloskopie.

Zur Zeit praktikable Screeningmethoden stellen die sog. Guajak-Tests dar (z. B. Haemocult und hemo-FEC; S. 68 ff.), womit jedoch allenfalls symptomatische Stadien erfaßt werden können.

THERAPIE

Die Therapie der Wahl beim kolorektalen Karzinom ist die radikale operative Tumorentfernung unter Beachtung von Operationsletalität, Komplikationen und eventueller Einschränkungen im Berufs- und Privatleben [3, 5, 27, 41, 43, 45, 46, 49, 54, 69].
Die adjuvate Chemotherapie konnte die Prognose fortgeschrittener Tumor-Stadien in den letzten Jahren deutlich verbessern. Beim Kolonkarzinom im Stadium III wird als Standardtherapie gegenwärtig die Kombination von 5-Fluorouracil mit Levamisol bzw. Folinsäure empfohlen [39, 63, 71, 77, 100].
Der Radiotherapie, die (von Einzelfällen abgesehen) primär nur bei Rektumkarzinom in Frage kommt [49] mit hohen Dosen bis zu 50 Gy, können nach Winkler R [126] folgende Zielsetzungen und praktische Bedeutungen zukommen:

- Adjuvant zur Verminderung der Lokalrezidivquote (beste Ergebnisse mit Vor- und Aufsättigungsbestrahlung = Sandwichtechnik);
- zur Tumorreduktion primär nicht resektionsfähiger Karzinome und Rezidive zur Herstellung der Exstirpationsfähigkeit;
- zur Sicherstellung der natürlichen Darmpassage bei inkurablen Rektumkarzinomen, also der Vermeidung einer Stomaanlage;
- zur Palliation tumorbedingter Symptome, insbesondere zur Analgesie.

Allerdings können die hier von Winkler angesprochenen Ziele oft nicht erreicht werden, weil der Tumor zu unempfindlich gegen diese Bestrahlung ist, und der Darm zu empfindlich [6]. Grundsätzlich sollen jedoch mit der kombinierten Radiochemotherapie höhere Remissionsraten erzielt werden können als mit der alleinigen Radiotherapie [49].
Unter den supportiven Maßnahmen kommt weiterhin der Ernährungstherapie besondere Bedeutung im operativen Umfeld zu. Diätetische Richtlinien von Eckardt und Kanzler [20] zeigt die nachfolgende Übersicht:

Diätrichtlinien für die Prävention des kolorektalen Karzinoms

- Vermeidung von Übergewicht
- Reduktion des Fettkonsums auf unter 30 % der Kalorien
- Erhöhung des Ballaststoffanteils auf 20–30 g täglich
- regelmäßige Zufuhr von Gemüse und Früchten
- Reduktion des Alkoholgenusses (Alkoholabstinenz)

Insbesondere beim lumenverlegenden, metastasierenden Rektumkarzinom scheint sich als Alternative zur palliativen Anus-praeter-Anlage mehr und mehr auch die endoskopische Lasertherapie zu etablieren [46, 98, 99, 123] (Abb. 3.8).
Schließlich ist festzustellen, daß in einer großen Kohortenstudie nachgewiesen werden konnte, daß die langjährige und regelmäßige Einnahme von Aspirin das Risiko für die Entstehung kolorektaler Karzinome halbieren kann [33]. Es stellt sich die Frage ob man nicht – trotz derzeit noch bestehender Unsicherheiten bezügl. Dosierung und Risiken – zumindest den Personen, die ein deutlich erhöhtes Risiko für kolorektale Karzinome aufweisen, eine niedrig dosierte Aspirinprophylaxe empfehlen sollte [20, 70].
Ist die Prognose des kolorektalen Karzinoms (s. u.) auch im Vergleich zu der des Magen- und Speiseröhrenkarzinoms vergleichsweise günstig, so muß doch festgestellt werden, daß durch die heutigen diagnostischen Möglichkeiten die Heilungsquoten noch wesentlich besser sein könnten. Entscheidend hierfür sind nicht bessere Therapiemaßnahmen, die zumindest in operativer Hinsicht auch nicht zu erwarten sind, sondern die in den meisten Fällen mögliche frühere Diagnosestellung. Gelingt die Diagnosestellung etwa durch eine Routinerektoskopie in einem frühen Tumorstadium oder durch Feststellung von okkultem Blut durch das Massenscreeningverfahren mittels des Guajak-Tests, so kann mit einer Fünf-Jahres-Überlebensrate von etwa 90 % gerechnet werden.
Wenn bereits Symptome aufgetreten sind und damit die Hälfte der Betroffenen bereits Metastasen hat, beträgt die durchschnittliche Diagnoseverzögerung, die sog. *fatale Pause,* durch Patient und Arzt 4–10 Monate [62, 96, 111].
Die angegebenen Zahlen fordern dazu auf, der für viele Menschen tragischen Verschleppungszeit entgegenzuwirken.

NACHSORGE

Die postoperative Überwachung ist wegen der Häufigkeit lokaler Rezidive und der günstigen Therapieergebnisse bei rechtzeitigem Eingriff besonders wichtig. Über 60 % aller lokalen Tumorrezidive treten innerhalb der ersten 2 Jahre nach Entfernung des Primärtumors auf [85]. Zwischen 15–20 % dieser Rezidive können erneut kurativ nachoperiert werden, mit einer 5-Jahresüberlebenschance der Betroffenen zwischen 40–55 % [2].
Kontrolluntersuchungen sollten zusammen mit Beratungen der betroffenen Patienten über ggf. auftretende Probleme bei der Handhabung eines Anus praeter [22] je nach Situation des vorliegenden Fal-

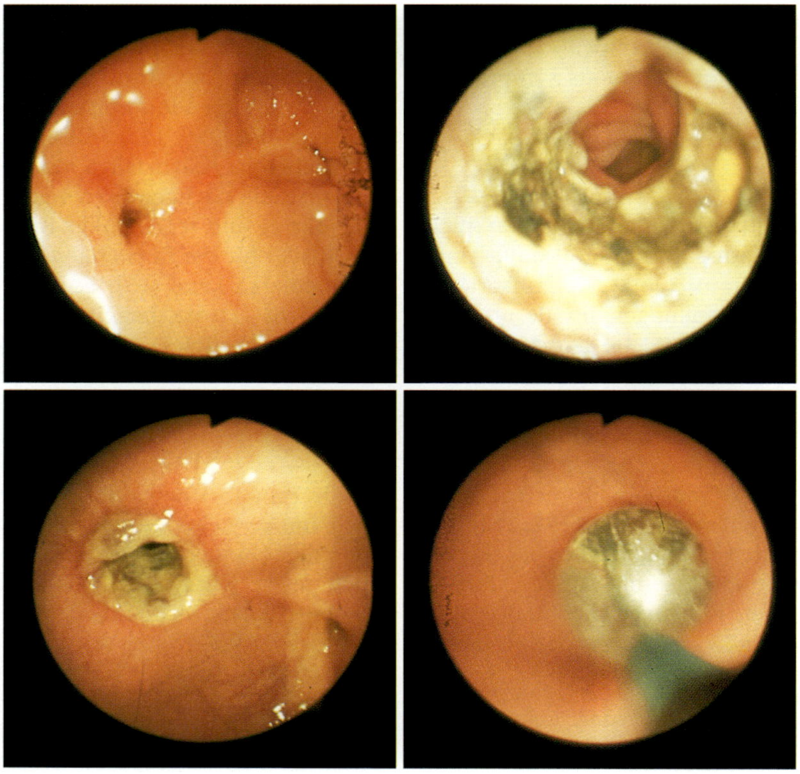

Abb. 3.8. 71 jähriger Patient. Im Juni 1994 tiefe anteriore Rektumresektion wegen eines Karzinoms (T2 No Mx G2), Klammernahtanastomose. Im Januar 1995 Laserdilatation einer narbigen Anastomosenenge mit einem Restlumen vom 3 mm. Zusätzliche hydrostatische Ballondilatation

les zumindest in den ersten zwei postoperativen Jahren in 6- bis 12 wöchigen, u. U. aber auch kürzeren Intervallen erfolgen. Allerdings besteht über das effektivste Nachsorge-Programm kein Konsens [19, 64].

Neben der klinischen Untersuchung, vor allem der sorgfältigen Überwachung der Operationsregion – Wundheilungsstörungen im Bereich der Anastomose sind makroskopisch oft kaum von Tumorrezidiven zu unterscheiden und sollten daher stets histologisch überprüft werden – und der Kontrolle üblicher Labor-Parameter (BKS, Blutbild, Gamma-GT, LDH, alkal. Phosphatase, Kreatinin, Haemoccult-Test) empfiehlt sich die Bestimmung des *karzinoembryonalen Antigens* (CEA) im Blut. Bei der Beurteilung von Dickdarmkarzinomen durch Tumormarker ist CEA der Marker der ersten Wahl. Nur bei den seltenen CEA-negativen Tumoren ist die Bestimmung des Carbohydrate Antigen 19-9 (CA 19-9) – Marker der zweiten Wahl – angezeigt [51].

Beim gesunden Erwachsenen liegt der Normalwert bei maximal 2,5 µg/l/Serum. Werte zwischen 2,6 und 5,0 µg/l gelten als suspekt, und solche über 5 µg/l als pathologisch.

Da sich auch bei Vorliegen von Karzinomen anderer Lokalisationen [128] und selbst bei benignen Erkrankungen wie etwa Entzündungen von Darm, Leber, Pankreas oder beim Lungenemphysem und bei starken Rauchern pathologische CEA-Spiegel finden lassen, eignet sich diese Laboruntersuchung nicht zur Frühdiagnose im Sinne einer Screening-Methode, sondern ausschließlich zur postoperativen Überwachung, um Rezidive kolorektaler Karzinome frühzeitig zu erkennen.

Bei der Verlaufskontrolle ist der individuelle CEA-Spiegel entscheidend. Die Kontrollen sind besonders dann aussagekräftig, wenn sich vor der Operation erhöhte CEA-Werte (bis 70 µg/l) fanden, die sich nach kurativer Entfernung eines kolorektalen Karzinoms (6–8 Wochen später) wieder normalisiert haben. Kein, oder nur ein geringer CEA-Abfall spricht für eine unvollständige Tumorentfernung bzw. für multiple Tumoren [23]. Steigt der Titer sodann wieder deutlich an, so deutet dies mit großer Wahrscheinlichkeit auf ein Rezidiv hin. Ein solcher Anstieg gestattet nicht selten die Erkennung von Metastasen und/oder Rezidiven bereits sechs oder mehr Monate vor der klinischen Manifestation. Aus

der Art der Geschwindigkeit der Zunahme kann zumeist auch auf die Art der Progression bzw. Metastasierung geschlossen werden [24, 51].
Finden sich über wenigstens zwei Kontrollen deutliche CEA-Spiegelerhöhungen, und besteht kein Anhalt für eine entzündliche Aktivität (s.o.), sollten zum Ausschluß eines Rezidivs oder Metastasen neben den o.a. Laborproben notfalls alle dem Patienten zumutbaren endoskopischen und röntgenologischen Untersuchungen, Abdominal-CT, Sonographie, i.v.-Urographie, Knochenszintigraphie, Lymphographie usw. eingesetzt werden.
Bei Rezidiven kommt es in 70–80 %, bei hämatogener Metastasierung in 80–100 % zu einem Anstieg der CEA-Spiegel [85].
Obwohl es zu CEA-Anstiegen kommen kann, ohne daß Rezidive oder Metastasen nachweisbar sind [93], gilt ein signifikanter postoperativer Wiederanstieg des CEA-Spiegels als soweitgehend verläßlich, daß in Fällen, in denen die o.a. Maßnahmen zu keiner Klärung führten, eine „Second-look-Operation" vertretbar ist [59].
Bei der Nachsorge des Rektumkarzinoms empfiehlt es sich die Endosonographie einzusetzen [49].

PROGNOSE

Die Prognose kolorektaler Karzinome wird entscheidend durch das Tumorstadium zum Zeitpunkt der Primärdiagnose bestimmt. Die Ausdehnung des Primärtumors und das Ausmaß der Metastasierung stehen in direkter Relation zur Überlebenschance der Betroffenen [85]. Patienten, bei denen das Karzinom noch auf die Darmwand beschränkt ist, haben eine 5-Jahres-Überlebensrate von mehr als 80 %, während diese Wahrscheinlichkeit auf unter 50 % fällt, wenn Lymphknoten beteiligt sind, und auf unter 3 %, wenn bereits eine Fernmetastasierung eingetreten ist [20]. Die für die Prognose entscheidende Frage ist ob eine RO-Resektion gelungen ist. Nach RO-Resektion kann mit 5-Jahres-Überlebensraten von 55–60 % und 65–80 % alterskorrigiert gerechnet werden, während bei allen anderen Patienten längeres Überleben nur ausnahmsweise festzustellen ist [49].
Das langsame Wachstum des kolorektalen Karzinoms, die guten Möglichkeiten einer frühzeitigen Diagnosestellung, die relativ späte Metastasenbildung und die Möglichkeit der vollständigen operativen Entfernung stellen grundsätzlich günstige Bedingungen für die Prognose dar. So ist es zu verstehen, daß gerade das Dickdarmkarzinom im Vergleich zu den anderen gastrointestinalen Karzinomen die beste Heilungschance aufweist [26, 34, 47, 62]. Allerdings ist zu berücksichtigen, daß das Risiko nach operativer Entfernung eines kolorektalen Karzinoms, ein zweites Karzinom im restlichen Dickdarm zu entwickeln, deutlich erhöht ist. So ist bei 11 % aller Patienten, die einen ersten operativen Eingriff 5 Jahre überlebt haben, mit einem Zweitkarzinom zu rechnen [85]. Bei etwa 5 % aller kolorektalen Karzinome findet man außerdem einen extrakolischen Zweittumor, bei Frauen vor allem Mamma- und Genitalkarzinome [61, 85].

3.1.2.2
Analkarzinom

Maligne epitheliale Tumoren im Analbereich kommen im Verhältnis zu kolorektalen Malignomen selten vor. Die analen Karzinome machen nur 1–5 % aller Kolon- und Rektumkarzinome aus [49, 65, 87, 94].
Das durchschnittliche Manifestationsalter des auch multipel auftretenden [89, 128] Analkarzinoms liegt in der 6. Lebensdekade [31, 49, 65, 75, 92].
Unterschieden wird zwischen Karzinomen des proximalen Analkanals (proximal und im Bereich der Linea dentata) und denen der distalen Analregion (Anoderm und Analrand).
Karzinome des distalen Analkanals und Analrandes treten 3- bis 4 mal häufiger bei Männern auf, während von solchen des proximalen Analbereiches Frauen häufiger betroffen sind [65].
Gemäß der unterschiedlichen Epithelien des Analkanals kommt es zur Ausbildung histomorphologisch ganz verschiedenartiger Karzinomformen (s.u.). Histologisch überwiegen mit etwa 90 % Plattenepithelkarzinome [49] (s. nachfolgende Übersicht).

Typen des Analkanalkarzinoms (WHO) 1989 [52]

1.	Plattenepithel- (kloakogenes) Karzinom
1.1	großzellig verhornend
1.2	großzellig nicht verhornend (transitional)
1.3	basaloid
2.	Adenokarzinom
2.1	vom Typ des Rektuskarzinomes
2.2	der Analdrüsen
2.3	innerhalb anorektaler Fisteln
3.	Kleinzelliges Karzinom („Oat cell carcinoma")
4.	Undifferenzierte Karzinome

Die *Klassifizierung* des Analkarzinoms erfolgt gemäß Vorschlag der UICC getrennt nach Analkanal- und Analrandkarzinomen, ebenfalls nach dem T (Tumor) N (Noduli) M (Metastase)-Schema (Tabelle 3.10 und 3.11) [122]. Tumoren des Analrandes werden wie Hauttumoren klassifiziert (Tabelle 3.11).

Tabelle 3.10. TNM-(prätherapeutisch-klinische) und pTNM-(postoperativ-histopathologische) Klassifikation der Analkanalkarzinome nach UICC [122]. Histologische Diagnosesicherung ist erforderlich

T - Primärtumor

(p)	TX	Primärtumor kann nicht beurteilt werden
	T0	Kein Anhalt für Primärtumor
	Tis	Carcinoma in situ
	T1	Tumor 2 cm oder weniger in größter Ausdehnung
	T2	Tumor mehr als 2 cm, aber nicht mehr als 5 cm in größter Ausdehnung
	T3	Tumor mehr als 5 cm in größter Ausdehnung
	T4	Tumor jeder Größe mit Infiltration benachbarter Organe, wie Vagina, Urethra oder Harnblase (Befall der Sphinktermuskulatur allein wird nicht als T4 klassifiziert)

N - Regionäre Lymphknoten[a]

(p)	NX	Regionäre Lymphknoten können nicht beurteilt werden
	N0	Keine regionären Lymphknotenmetastasen
	N1	Metastasen mit perirektalen Lymphknoten
	N2	Metastasen in inguinalenLymphknoten einer Seite und/oder in Lymphknoten an der A. iliaca interna einer Seite
	N3	Metastasen in perirektalen und inguinalen Lymphknoten und/oder in Lymphknoten an der A. iliaca interna beidseits und/oder in bilateralen Leistenlymphknoten

M - Fernmetastasen

(p)	MX	Das Vorliegen von Fernmetastasen kann nicht beurteilt werden
	M0	Keine Fernmetastasen
	M1	Fernmetastasen

Die Kategorien M1 und pM1 können wie folgt spezifiziert werden:

Lunge	PUL	Knochenmark	MAR
Knochen	OSS	Pleura	PLE
Leber	HEP	Peritoneum	PER
		Nebennieren	ADR
Hirn	BRA	Haut	SKI
Lymphknoten	LYM	Andere Organe	OTH

[a] Die regionären Lymphknoten sind die perirektalen Lymphknoten, die Lymphknoten an der A. iliaca interna und die Leistenlymphknoten.

Tabelle 3.11. TNM-(prätherapeutisch-klinische) und pTNM-(postoperativ-histopathologische) Klassifikation der Analrandkarzinome, die wie Hautkarzinome klassifiziert werden, nach UICC [122]. Histologische Diagnosesicherung ist erforderlich

T - Primärtumor[a]

(p)	TX	Primärtumor kann nicht beurteilt werden
	T0	Kein Anhalt für Primärtumor
	Tis	Carcinoma in situ
	T1	Tumor 2 cm oder weniger in größter Ausdehnung
	T2	Tumor mehr als 2 cm, aber nicht mehr als 5 cm in größter Ausdehnung
	T3	Tumor mehr als 5 cm in größter Ausdehnung
	T4	Tumor infiltriert tiefe extradermale Strukturen wie Knorpel, Skelettmuskel oder Knochen

N - Regionäre Lymphknoten[b]

(p)	NX	Regionäre Lymphknoten können nicht beurteilt werden
	N0	keine regionären Lymphknotenmetastasen
	N1	Regionäre Lymphknotenmetastasen

M - Fernmetastasen

(p)	MX	Das Vorliegen von Fernmetastasen kann nicht beurteilt werden
	M0	Keine Fernmetastasen
	M1	Fernmetastasen

Die Kategorien M1 und pM1 können wie folgt spezifiziert werden:

Lunge	PUL	Knochenmark	MAR
Knochen	OSS	Pleura	PLE
Leber	HEP	Peritoneum	PER
		Nebennieren	ADR
Hirn	BRA	Haut	SKI
Lymphknoten	LYM	Andere Organe	OTH

[a] Anmerkung des deutschsprachigen TNM-Kommitees (DSK): Im Falle multipler simultaner Tumoren wird der Tumor mit der höchsten T-Kategorie klassifiziert und die Anzahl abgrenzbarer Tumoren in Klammern angegeben, z. B. T2 (5).

[b] Regionäre Lymphknoten sind die ipsilateralen inguinalen Lymphknoten.

C-Faktor-Kategorien (Grade der diagnostischen Sicherheit) gemäß UICC [122] zeigt Tabelle 3.6 und histopathologisches Grading Tabelle 3.7.
Die histologische Diagnosesicherung ist erforderlich.

Karzinome des proximalen Analkanals

Die Karzinome des proximalen Analkanals entstehen aus dem Übergangsepithel und in wenigen Fällen auch in Proktodäaldrüsen und Anorektalfisteln.

- *Basaloides kloakogenes Karzinom* (basaloides Plattenepithelkarzinom, transitionales kloakogenes Karzinom) (Abb. 3.9): Das basaloide Karzinom, das in 4 histologische Differenzierungsgrade unterteilt wird [55], stellt das weitaus häufigste Karzinom des Analkanals dar. Es ähnelt histomorphologisch teilweise dem Basaliom (s. u), stellt jedoch ein malignes, metastasierendes Neoplasma dar und geht aus dem rektoanalen Übergangsepithel hervor.

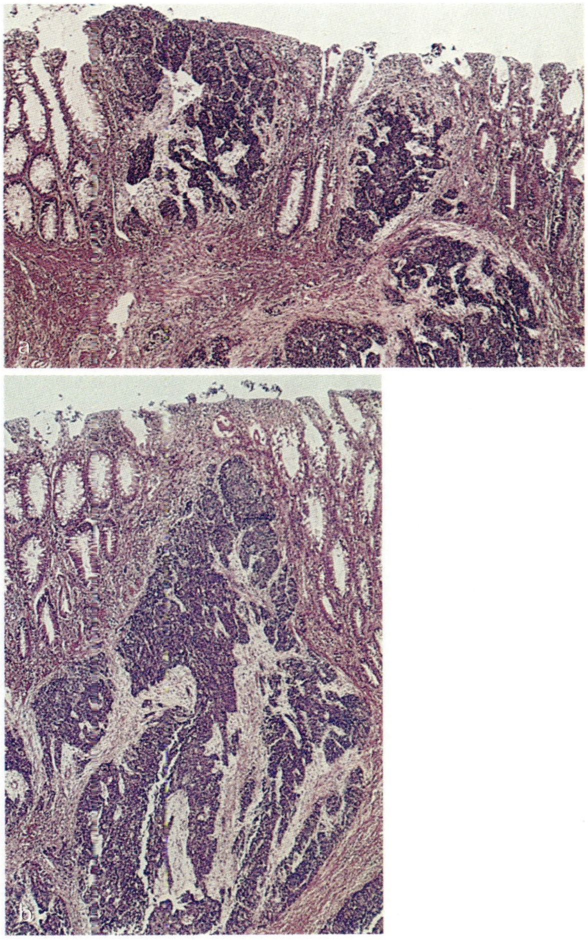

Abb. 3.9 a, b. Kloakogenes Karzinom. Kleinzellig-anaplastisches Karzinom, entstanden innerhalb von Proktodäaldrüsen. HE-Färbung

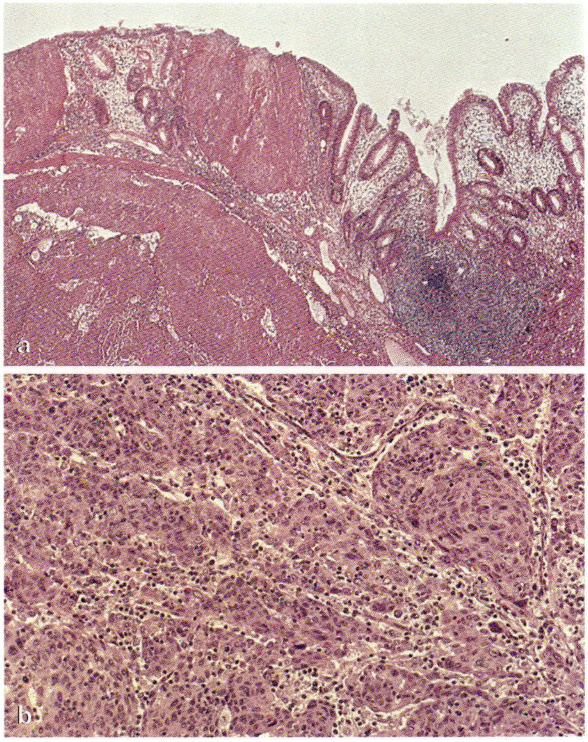

Abb. 3.10. a Epidermoides Karzinom. Rektum. HE-Färbung. b Ausschnitt aus a: mittelgradig differenziertes, nicht verhornendes Plattenepithelkarzinom. HE-Färbung

Die Prognose dieses Karzinoms hängt vom Tumorstadium (s. o.) und dem histologischen Differenzierungsgrad ab. Mit zunehmender Entdifferenzierung wächst die Neigung der basaloiden kloakogenen Karzinome zur lymphogenen und hämatogenen Metastasierung [55, 65]. So stellt das sehr selten auftretende basaloide, kleinzellig-anaplastische Karzinom (Grading-Gruppe IV) einen außerordentlich malignen Tumor dar, der zur frühzeitigen Metastasierung neigt und eine extrem schlechte Prognose aufweist [86, 131].

- *Plattenepithelkarzinom* (Abb. 3.10): Plattenepithelkarzinome des proximalen Analkanals unterscheiden sich, abgesehen von ihrer Ausgangslokalisation unterhalb der Linea dentata, in Bezug auf ihre Erscheinungsform, Prognose und Therapie in keinen wesentlichen Punkten von den o. a. nichtverhornenden basaloiden kloakogenen Karzinomen [11].
- *Karzinome der Proktodäaldrüsen:* Aus den Proktodäaldrüsen hervorgehende Karzinome treten außerordentlich selten in Erscheinung [25]. Histologisch handelt es sich zumeist um Adenokarzinome oder mukoepidermoide Karzinome, deren histologischer Aufbau demjenigen der Proktodäaldrüsen ähneln kann [30].
- *Karzinome in Anorektalfisteln:* Karzinome, die aus anorektalen Fisteln entstehen, sind ebenfalls selten. Es handelt sich i. d. R. um muzinöse Adenokarzinome [25, 81].

Karzinome des distalen Analkanals und Analrandes

- *Plattenepithelkarzinome* (Abb. 3.13): Das Plattenepithelkarzinom der distalen Analregion entsteht vorwiegend im Übergangsbereich von Anoderm zur perianalen Kutis (Analrand). Dieses Karzinom entspricht in seinem Verhalten und histologischem Bild ganz dem Plattenepithelkarzinom der Haut und der Lippen [75, 106].
- *Basaliome* (Abb. 3.11, 3.12): Basaliome des Perianalbereiches stellen reine Basalzelltumoren dar und müssen, da sie sich auch in den Analkanal und seine Umgebung ausdehnen können, insbesondere von den basaloiden kloakogenen Karzi-

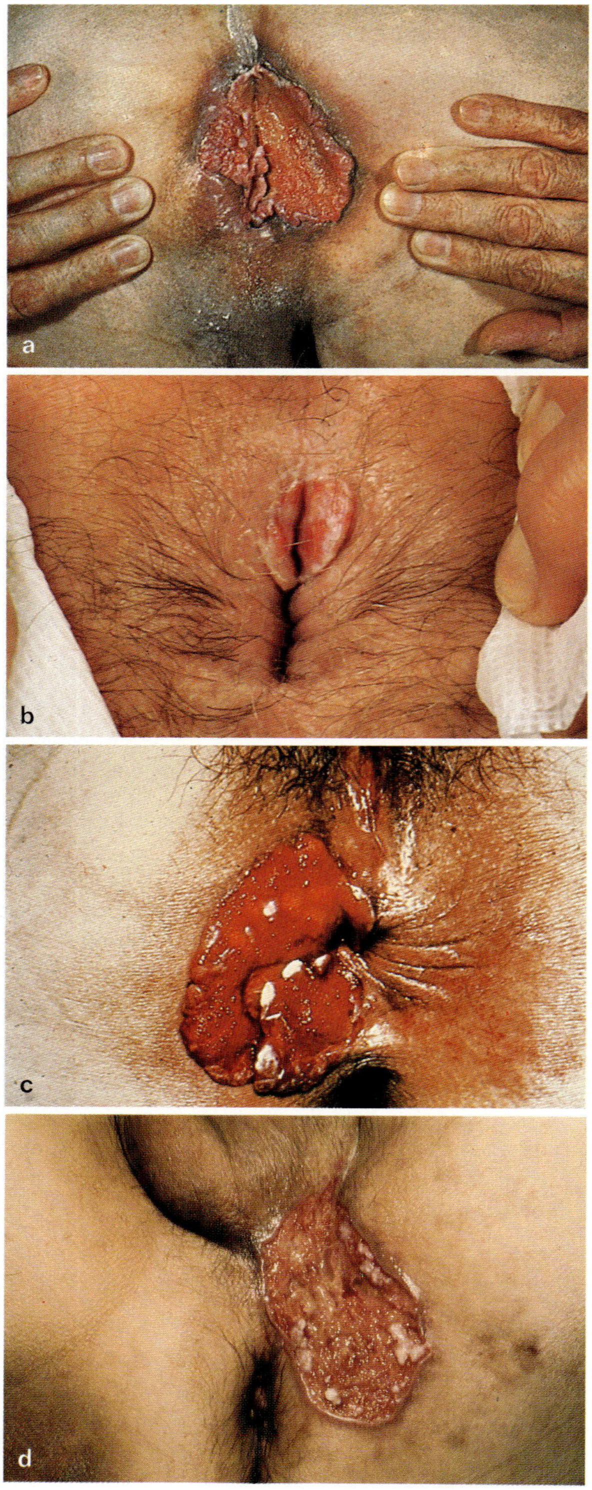

Abb. 3.11 a–d. Basaliome im Anal- und Perianalbereich

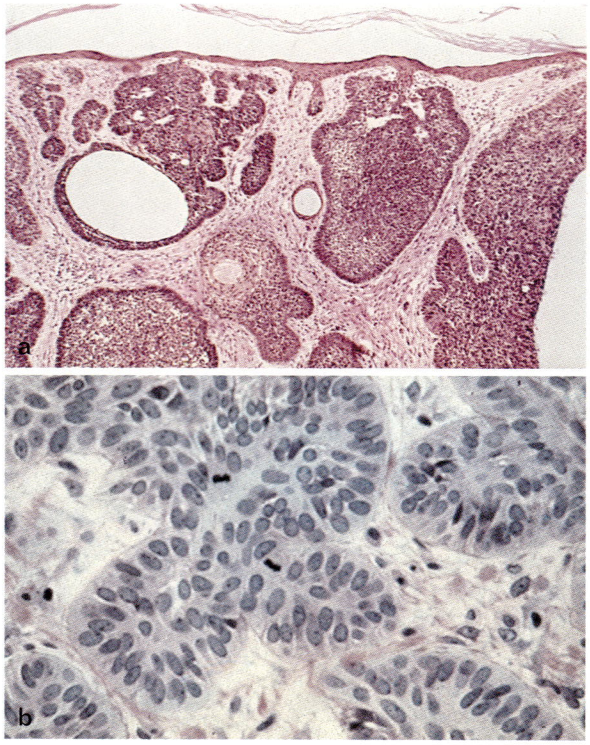

Abb. 3.12. a Basalioma solidum partim cysticum. Zu beachten sind einerseits die soliden epithelialen Zellzapfen im kutanen Bindegewebe und die größeren und kleineren Zysten, die von basaliomatösen Zellformationen umgeben werden; Stromareaktion gering. HE-Färbung. **b** Basalioma solidum, Detailaufnahme, solide Basaliomstränge mit palisadenförmig angeordneten Zellen in den Randabschnitten

nomen (s. o.) unterschieden werden. Es handelt sich um infiltrativ wachsende, zur Exulzeration, *nicht* jedoch zur Metastasierung neigende Neoplasmen. Aufgrund ihrer geringen Malignität und guten Prognose ist meist nur eine lokale Exzision erforderlich, die jedoch wegen ausgesprochener Rezidivneigung in toto erfolgen muß [53].

ÄTIOLOGIE

Ätiopathogenetisch spielen neben den als Präkanzerosen geltenden Krankheitsbildern Morbus Bowen (S. 208 ff.) und extramammären Morbus Paget (S. 211 ff.) vor allem bestimmte Sero-Typen der Papilloma-Viren eine Rolle (s. hierzu S. 155). Weiterhin wurde u. a. das Rauchen sowie der rezeptive Analverkehr als Risikofaktor beschrieben [17, 75, 110].

KLINIK

Die klinischen *Erscheinungsbilder* verschiedener Analkarzinome zeigt die Abb. 3.13.

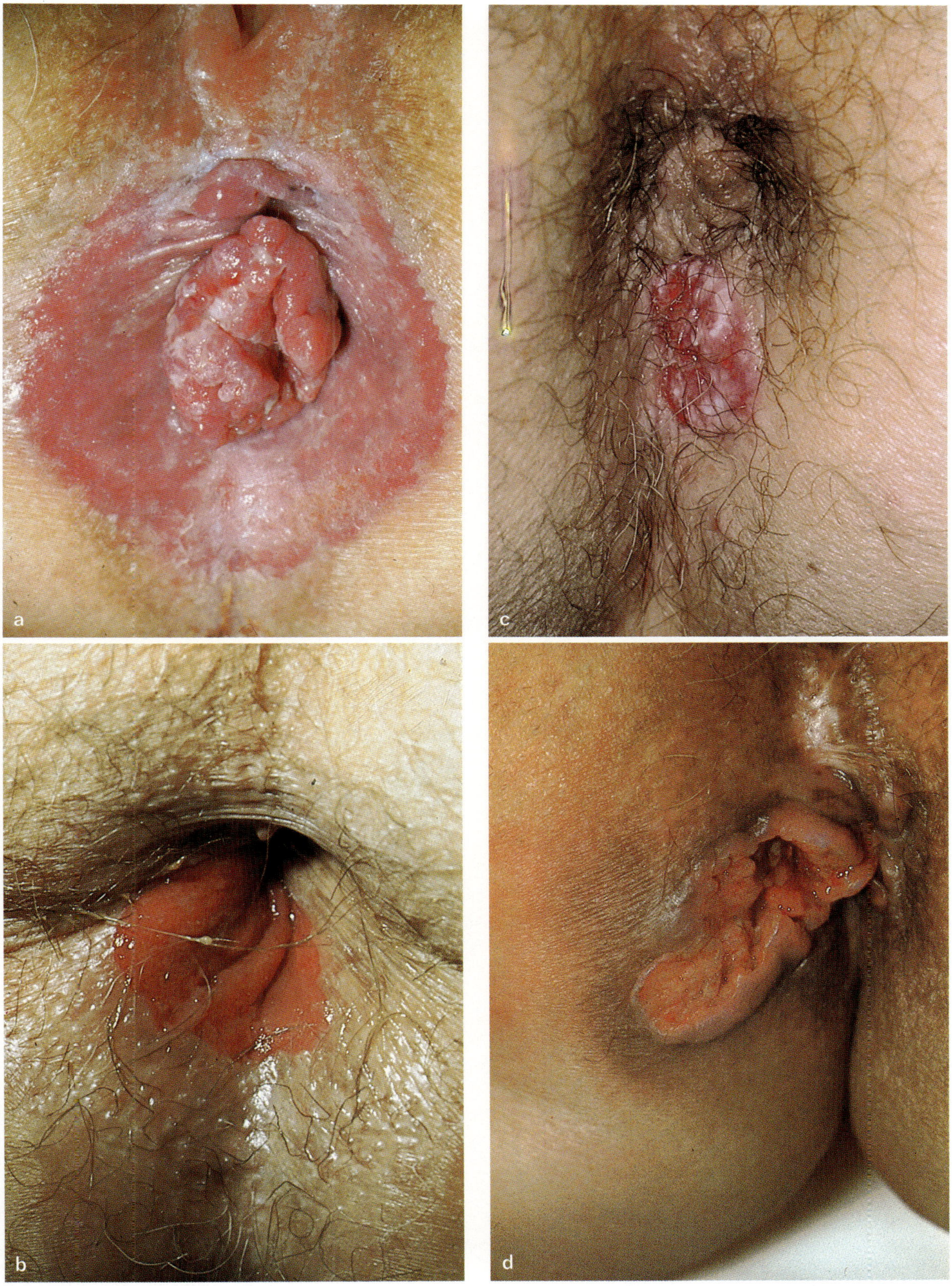

Abb. 3.13 a–g. Histologisch jeweils gesicherte Analkarzinome verschiedener Entwicklungsstadien. **e–g** s. S. 250

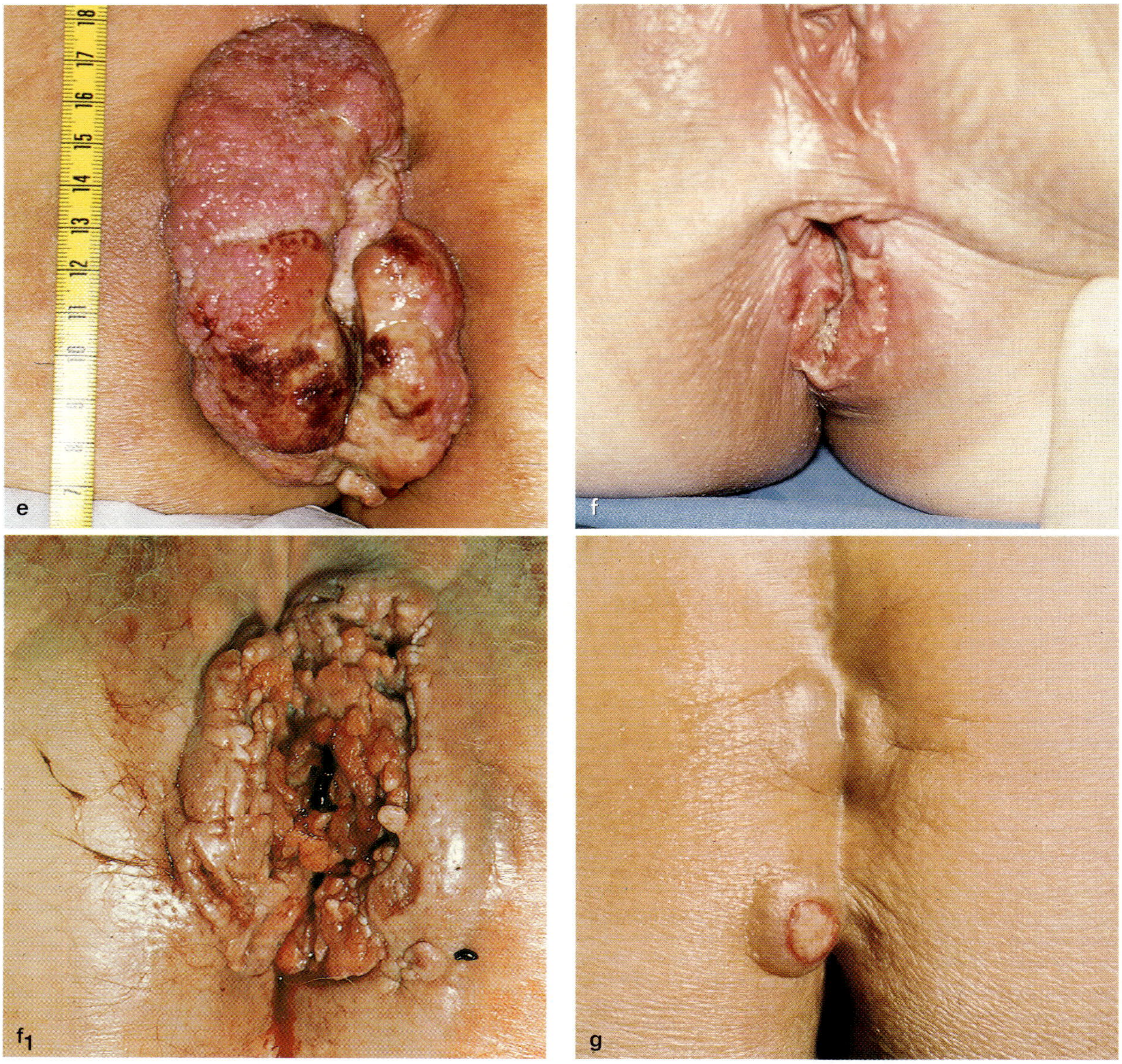

Abb. 3.13 *(Fortsetzung).* **g** Kutane Metastasen eines Adenokarzinoms im Sakralbereich. Zustand nach Rektumamputation

Etwa 75 % der im proximalen Analkanal lokalisierten Karzinome infiltrieren das untere Rektum und erscheinen hierdurch klinisch oftmals als Rektumtumoren.

Die aus Proktodäaldrüsen und anorektalen Fisteln sich entwickelnden Karzinome breiten sich jedoch vorwiegend nach distal aus [30].

Analkarzinome breiten sich lymphogen, hämatogen und per continuitatem aus. Zur hämatogenen Metastasierung kommt es sehr viel seltener als bei den kolorektalen Adenokarzinomen [57, 65, 116].

Die lymphogene Metastasierung der Analkarzinome erfolgt bevorzugt in die perirektalen und iliakalen Lymphknoten entlang der A. mesenterica inferior (S. 7).

Karzinome des distalen Analkanals und des Analrandes metastasieren vorwiegend in die inguinalen Lymphknoten, aber auch nach proximal [30, 65].

Die *Symptomatologie* des Analkarzinoms ähnelt gutartigen Analleiden; die Beschwerden werden demzufolge häufig als Hämorrhoiden, Fissuren u. ä. fehldiagnostiziert.

Demzufolge und wegen der häufigen Koinzidenz mit gutartigen Analerkrankungen ist die Diagnosestellung des Analkarzinoms oft deutlich verzögert [118]. Zum Zeitpunkt der Diagnosestellung liegt da-

her bereits bei 63% der Fälle ein Befall der mesenterialen Lymphknoten vor [116].
Vorwiegend klagen die Betroffenen über Blutungen (50%), Schmerzen, Fremdkörpergefühl sowie Pruritus infolge Irritation (Sekret, Blut) der Perianalregion und Stuhlunregelmäßigkeiten.

DIAGNOSE

Therapierefraktäre ulzeröse oder polypöse Veränderungen im Analbereich sind stets malignomverdächtig und sollten unverzüglich histologisch abgeklärt werden. Eine eingehende, weiterführende endoskopische und röntgenologische Tumorsuche sollte sich anschließen. Zur Feststellung der Tumorausdehnung im Rahmen der Therapieplanung bzw. der Tumornachsorge kommt der Endosonographie des analen Kanals bzw. des Rektums neben der Computertomographie eine zunehmend wichtigere Bedeutung zu [49, 102].

THERAPIE

Die Behandlung der Analkarzinome richtet sich nach Lokalisation, Karzinomtyp und Tumorausdehnung.
Für die distal der Linea dentata lokalisierten, noch begrenzten und gut differenzierten Tumoren kommt die weite Lokalexzision in Betracht. Demgegenüber richten sich operative Eingriffe bei Vorliegen fortgeschrittener, in die Umgebung infiltrierter oder die Linea dentata kranialwärts überschrittener Karzinome nach den für das Rektumkarzinom geltenden Radikalitätsprinzipien. Als Alternativen kommen heute aufgrund erhöhter Strahlensensibilität insbesondere die Radiotherapie allein, oder in Kombination mit der systemischen Polychemotherapie (5-Fluorouracil und Mitomycin C) in Betracht [36, 65, 75, 76, 83, 84, 88, 117, 118, 119]. Bei der Radiochemotherapie, durch die in ~ 80% eine lokale Tumorkontrolle unter Erhaltung des Analsphinkters zu erreichen sein soll, wird die Primärtumorregion einschließlich der perirektalen und internen iliakalen Lymphknoten in einer 4-Felder-Technik mit hochenergetischen Protonen innerhalb von 5 Wochen mit insgesamt 50 Gy bestrahlt. Während der ersten und letzten Woche erfolgt eine zusätzliche Behandlung mit 5-Fluorouracil und Mitomycin [49].

PROGNOSE

Wie die jeweils einzuschlagende Therapie, so ist auch die Prognose im Einzelfall abhängig von Karzinomtyp, Tumorausdehnung und -lokalisation. Bei mit Radiochemotherapie primär behandelten Patienten beträgt die 5-Jahres-Überlebensrate 60–85% alterskorrigiert, früher bei ausschließlich chirurgischer Behandlung betrug sie 50–70% [49].

Literatur

1. Aaltonen LA et al. (1993) Clues to the pathogenesis of familial colorectal cancer. Science 260: 812–816
2. Altendorf A, Stühler C, Hohenberger W (1995) Nachsorge beim kurativ resezierten kolorektalen Karzinom. Was ist sinnvoll? Münch Med Wochenschr 137: 203–206
3. Anders A, Morgen E (1984) Zur Chirurgie des Analkarzinoms – Klinik, Therapie und Prognose coloproctology 6: 327–332
4. Anderson BO et al. (1994) Transrectal ultrasonography and operative selection for early carcinoma of the rectum. J Am Coll Surg 179: 513–517
5. Barras J-P et al. (1995) Rektumkarzinom: Welcher Patient braucht eine abdominoperineale Resektion? Chir Gastroenterol 11: 340–344
6. Birzle H (1997) Persönliche Mitteilung.
7. Bjelke E (1976) (Karzinom-Register Norwegen, Oslo): Vortrag auf dem Symposium on Colorectal Cancer anläßlich des 10. International Congreß of Gastroenterology
8. Blackstone MO (1987) Endoskopie in der Gastroenterologie. Thieme, Stuttgart, S 451–452
9. Blanc B (1977) Alimentation et cancer du colon. Med et Hyg 35: 241–246
10. Bokelmann D (1977) Statistische, ätiologische und prognostische Aspekte der Kolon- und Rektumkarzinome. Schellerer F, Schildberg W (Hrsg) Chirurgie aktuell, Bd 2. Straube, Erlangen, S 15–25
11. Brennan JT, Stewart CF (1972) Epidermoid carcinoma of the anus. Ann Surg 176: 787–790
12. Buchmann P (1994) Lehrbuch der Proktologie. Huber, Stuttgart
13. Burkitt DP (1971) Some neglected leads to Cancer Causation. J Natl Cancer Inst 47: 913
14. Burns FJ (1980) Synchronous and metachronous malignancies of the colon and rectum. Dis Colon Rectum 23: 578–579
15. Cohen PR et al. (1995) Muir-Torre syndrome. Dermatol Clin 13: 79–89
16. Croft PB, Wilkinson M (1965) The incidence of carcinomatous neuromyopathy in patients with various types of carcinoma. Brain 88: 427–434
17. Daling JR, Weiss NS, Hislop TG et al. (1987) Sexual practices, sexually transmitted diseases, and the incidence of anal cancer. N Engl Med 317: 973–977
18. Del Gandio A et al. (1995) Synchrone und metachrone Läsionen beim kolorektalen Karzinom. coloproctology 3: 119–124
19. Eckardt VF, Bernhard G (1997) Nachsorge beim kolorektalen Karzinom. Dtsch Ärztebl 8: A-456–A-462
20. Eckardt VF, Kanzler G (1996) Prävention und Früherkennung kolorektaler Karzinome. In: Hahn G, Riemann JF (Hrsg) Klinische Gastroenterologie, Bd 1, 3. Aufl. Thieme, Stuttgart, S 979–984
21. Esche C et al. (1996) Muir-Torre-Syndrom. Z Hautkrankht 4: 301–303
22. Farthmann EH, Täger B (1982) Enterostomien bei Erkrankungen des Dickdarms. In: Müller-Wieland K

(Hrsg) Dickdarm. Springer, Berlin Heidelberg New York (Handbuch der inneren Medizin)
23. Fateh-Moghadam A, Stieber P (1993) Tumormarker und ihr sinnvoller Einsatz, 2. Aufl. Jürgen Hartmann, Marloffstein-Rathsberg
24. Fateh-Moghadam A, Stieber P (1996) Kriterien zum Einsatz von Tumormarkern. Fortschr Med 9: 107/31–108/32
25. Fenger C, Filipe MI (1977) Pathology of the anal glands with special references to their mucin histochemistry. Acta pathol microbiol scand A 85: 273–285
26. Gagliardi G et al. (1995) New grade-related prognostic variable for rectal cancer. Br J Surg 82: 599–602
27. Gall FP, Hermanek P (1992) Wandel und derzeitiger Stand der chirurgischen Behandlung des kolorektalen Karzinoms. Chirurg 63: 227–234
28. Gatti RA, Good RA (1971) Ocurrence of malignancy in immunodeficiency disease – A literature review. Cancer 28: 89–98
29. Gebbers J-O (1988) Pathologie und Klinik der Vorstadien des Dickdarmkarzinoms. Z Allgemeinmed 64: 547–556
30. Gebbers J-O, Laissue J-A (1984) Pathologie der Analtumore. Schweiz Rundschau Med 73: 847–862
31. Gebbers J-O, Remmele W (1996) Analregion. In: Remmele W (Hrsg) Pathologie, Bd 2, 2. Aufl. Springer, Berlin Heidelberg New York Toyko, S 691–701
32. Giovannucci E et al. (1994) Aspirin use and the risk for colorectal cancer and adenoma in male health professionals. Ann Intern Med 121 (4): 241–246
33. Giovannucci E et al. (1995) Aspirin and the risk of colorectal cancer in women. N Engl J Med 333: 609
34. Gross T, Metzger U (1995) Prognostische Kriterien beim Rektumkarzinom. Chir Gastroenterol 11: 314–322
35. Grün R, Girona J (1993) Sonographische Diagnostik von Sigmakarzinomen. coloproctology 2: 114–117
36. Grundmann R et al. (1985) Änderungen des operativen Procederes beim kolorektalen Karzinom während der letzten 36 Jahre. coloproctology 3: 135–138
37. Hagedorn M, Bauknecht T, Rußwurm R (1987) Torre-Muir-Syndrom. Hautarzt 38: 683–686
38. Hall HR (1994) Muir-Torre syndrome: a variant of the cancer family syndrome. J Med Genet 31: 627–631
39. Haller D et al. (1996) Fluorouracil, Leucovorin and Levamisol adjuvant therapy for colon cancer: Preliminary results of INT-0089. J Clin Oncol 15: 211
40. Hartig C, Stieler W, Stadler R (1995) Muir-Torre-Syndrom. Hautarzt 46: 107–113
41. Heald RJ (1995) Rektumkarzinom: Die Rolle der totalen mesorektalen Exzision. Chir Gastroenterol 11: 334–339
42. Herfarth C (1983) Magen- und kolorektale Tumoren – Stagnation? Schweiz Med Wochenschr 113: 1272–1279
43. Hermanek P (1995) Klinische Pathologie des Rektumkarzinoms. Chir Gastroenterol 11: 304–308
44. Hermanek P, Karrer K (1983) Illustrierte Synopsis kolorektaler Tumoren. Pharmazeutische Verlagsgesellschaft. München
45. Hermanek P, Klimpfinger M (1994) Sphinktererhaltende radikale Resektion des Rektumkarzinoms aus der Sicht der Pathologie. Acta Chir Austriaca 26: 126–130
46. Hermanek P, Marzoli GP (Hrsg) (1994) Lokale Therapie des Rektumkarzinoms. Verfahren in kurativer Intention. Springer, Berlin Heidelberg New York Tokyo
47. Hermanek P jr et al. (1994) Langzeitergebnisse der chirurgischen Therapie des Coloncarcinoms. Chirurg 65: 287–297
48. Hohenberger W, Meyer T, Hermanek P (1995) Diagnostische Verfahren bei kolorektalen Karzinomen. In: Hermanek P (Hrsg) Qualitätssicherung in der Onkologie. Diagnostische Standards. Zuckschwerdt, München, S 95–121
49. Hohenberger W, Hermanek jr P, König HJ (1996) Kolon-, Rektum- und Analkanaltumoren. In: Hahn G, Riemann JF (Hrsg) Klinische Gastroenterologie, Bd 1, 3. Aufl. Thieme, Stuttgart, S 991–1024
50. Hulsmans FJH et al. (1994) Assessment of tumor infiltration depth in rectal cancer with transrectal sonography: Caution is necessary. Radiology 190: 715
51. Janssen K (1995) Wie aussagekräftig sind Tumormarker? Fortschr Med 4: 49–51
52. Jass JR, Sobin H (1979) Histological typing of intestinal tumours (WHO international histological classification of tumours). Springer, Berlin Heidelberg New York Tokyo
53. Kaufmann R, Sattler G, Vranes M (1987) Intertriginöse Basaliome – Epidemiologische, klinische und therapeutische Aspekte. Z Hautkrankht 62: 961–968
54. Keller HW et al. (1995) Rektumkarzinom, Rektumamputation, Kontinenzresektion und lokale Tumorabtragung. Dtsch Ärztebl 47: A-3316–A-3321
55. Klotz RG, Pamukcoglu TH, Souilliard DH (1967) Transitional cloacogenic carcinoma of the anal canal. Clinicopathologic study of 373 cases. Cancer 20: 1727–1745
56. Kolodner RD et al. (1994) Structure of the human MSH 2 locus and analysis of two Muir-Torre kindreds for MSH 2 mutations. Genomics 24: 516–626
57. Kuehn PG, Eisenberg H, Reed JF (1968) Epidermoid carcinoma of the perianal skin and of the anal canal. Cancer 22: 932–938
58. Lamberti Ch et al. (1996) Erbliches Kolonkarzinom: Symptomatik, Diagnostik und Krebsvorsorge. Dtsch Ärztebl 21: A-1398–A-1403
59. Lamerz R (1984) Carcinoembryonales Antigen. Dtsch Med Wochenschr 109: 276
60. Lasser A, Acosta AE (1975) Colonic neoplasm complicating ureterosigmoidostomy. Cancer 35: 1218–1222
61. Lee TK et al. (1982) Multiple primary carcinomas of the colon and associated extracolonic primary malignant tumors. Ann Surg 195: 501–507
62. Li Destri G et al. (1994) Kolorektale Karzinome bei jungen Menschen: Eine schlechtere Prognose? Ist das wahr? coloproctology 1: 56-61
63. Logan RFA et al. (1993) Effect of aspirin and nonsteroidal anti-inflammatory drugs on colorectal adenomas: case-control study of subjects participating in the Nottingham faecal occult blood screening programme. Br Med J 307: 285–289
64. Loprinzi C (1995) Follow-up testing for curatively treated cancer survivors – What to do? JAMA 273: 1877–1878
65. Lorenz EPM et al. (1994) Die multimodale Therapie des Analkarzinoms. coloproctology 1: 23–29
66. Lynch HT, Rozen P, Schuelke GS, Lynch JF (1984) Hereditary colorectal cancer review: colonic polyposis and nonpolyposis colonic cancer (Lynch syndrome I and II). Surv Dig Dis 2: 244–260

67. Lynch HT et al. (1993) Genetics, natural history, tumor spectrum and pathology of hereditary nonpolyposis colorectal cancer: an updated review. Gastroenterology 104: 1535–1548
68. Lynch HT et al. (1993) Cancer control problems in the lynch syndromes. Dis Colon Rectum 36: 254–260
69. Mac Farlane JK et al. (1993) Mesorectal excision for rectal cancer. Lancet 1: 457–460
70. Marcus AJ (1995) Aspirin as prophylaxis against colorectal cancer. N Engl J Med 333: 656
71. Marsoni S for the International Multicentre Pooled Analysis on colon cancer trials (IMPACT) Investigators (1995) Efficacy of adjuvant fluorouracil and folinic acid in colon cancer. Lancet 345: 939–944
72. Martinez EM et al. (1995) Cigarette smoking and alcohol consumption as risk factors for colorectal adenomatous polyps. J Natl Cancer Just 87: 274
73. Matzkies F, Berg G (1978) Das Pflanzenfasermangelsydnrom als Ursache von Zivilisationskrankheiten. Dtsch Ärztebl 46: 2735–2741
74. Mecklin J-P, Järvinen JH, Peltokallio P (1986) Cancer family syndrome. Genetic analysis of 22 finnish kindreds. Gastroenterology 90: 328–333
75. Messinetti S et al. (1994) Perianale Adenokarzinome. coloproctology 3: 174–181
76. Miller EJ et al. (1991) Treatment of squamous cell carcinoma of the anal canal. Cancer 67: 2038–2041
77. Moertel C for the NCCTG-, SWOG-, and ECOG-Intergroup (1995) Fluorouracil plus Levamisol as effective adjuvant therapy after resection of stage III colon carcinoma: A final report. Ann Intern Med 122: 321–326
78. Molls M (1994) Prä- und postoperative Radiotherapie mit und ohne Chemotherapie beim Rektumkarzinom. Chirurg 65: 569–575
79. Morson BC (1976) Histological Typing of Intestinal Tumours. WHO, Geneva
80. Morson BC, Diseases of the colon, rectum and anus. Heinemann, Medical Book, London
81. Morson BC, Dawson IMP (1979) Gastrointestinal Pathology, 2nd edn. Blackwell, Oxford London Edinburgh Melbourne
82. Muir EG, Bell AJY, Barlow KA (1967) Multiple primary carcinomata of the colon, duodenum and larynx associated with kerato-akanthomas of the face. Br J Surg 54: 191–195
83. Nigro ND (1987) Multidisciplinary management of cancer of the anus. World J Surg 11: 446–451
84. O'Connell MJ et al. (1997) Improving adjuvant therapy for rectal cancer by combining protracted-infusion fluorouracil with radiation therapy after curative surgery. N Engl J Med 331: 502–507
85. Otto HF, Remmele W (1996) Kolon and Rektum. In: Remmele W (Hrsg) Pathologie, Bd 2, 2. Aufl. Springer, Berlin Heidelberg New York Tokyo, S 645–659
86. Otto HF, Gebbers J-O, Winkler R (1979) Untersuchungen zur Ultrastruktur der transitionalen cloacogenen Carcinome der recto-analen Grenzregion. Virchows Arch A Pathol Anat and Histol 381: 223–239
87. Pack GT, Oropeza R (1967) A comparative study of melanoma and epidermoid carcinoma of the anal canal: A review of 20 melanomas and 29 epidermoid carcinomas 1930-1965. Dis Colon Rectum 10: 161–176
88. Papillon J, Montbarbon JF (1987) Epidermoid carcinoma of the anal canal: a series of 276 cases. Dis Colon Rectum 30: 324–328
89. Parturier-Albot M, Prevost AG, Albot G, Bolgert M (1982) Les carcinomes multicentriques de la région ano-rectale. A propos de l'association d'un épithélioma villeux de l'ampoule rectale, d'une maladie de Bowen anale et d'une maladie de Paget anale. Ann Gastroentérol Hépatol 18: 227–335
90. Peltomäki P et al. (1993) Genetic mapping of a locus predisposing to human colorectal cancer. Science 260: 810–812
91. Penn I (1974) Occurrence of cancer in immune deficiencies. Cancer 34: 858–866
92. Pignon T et al. (1994) Epidermoidkarzinom des Analkanals – Ergebnisse einer Behandlung mit ausschließlicher Bestrahlung. coloproctology 1: 17–22
93. Pompecki R, Winkler R (1980) Klinische Bedeutung der routinemäßigen Serum-CEA-Bestimmungen für die postoperative Kontrolle des kolorektalen Karzinoms. Med Welt 31: 1780
94. Quan SHQ (1983) Carcinoma of the anus. Intern Adv Surg Oncol 6: 323–335
95. Reifferscheid M (1983) Rektumkarzinom. Sphinktererhaltende Operationsverfahren. Thieme, Stuttgart
96. Reifferscheid M, Weishaupt S (1974) Die Chirurgie des Mastdarmkrebses in heutiger Sicht. Chirurg 45: 444–451
97. Riboli E et al. (1991) Cancer and polyps of the colorectum and lifetime consumption of beer and other alcoholic beverages. Am J Epidemiol 134: 157
98. Riemann JF, Ell C (1989) Lasers in Gastroenterology. Thieme, Stuttgart New York
99. Riemann JF et al. (1988) Palliative Lasertherapie fortgeschrittener Rektumkarzinome. Dtsch Med Wochenschr 113: 1057–1060
100. Riethmüller G et al. (1994) Randomized trial of monoclonal antibody for adjuvant therapy of resected Dukes' C colorectal carcinoma. Lancet 343: 1177–1183
101. Rowland R, Schneck S (1963) Neuromuscular disorders associated with malignant neoplastic disease. J Chron Dis 16: 777–795
102. Sailer M et al. (1997) Die Endosonographie des Analkarzinoms. coloproctology 2: 84–88
103. Sander RS et al. (1993) Cigarette smoking, alcohol, and the risk of colorectal adenomas. Gastroenterology 104: 1445
104. Scheurer U, Stoupis C (1995) Rektumkarzinom: Diagnostischer Standard. Chir Gastroenterol 11: 310–313
105. Schmoll H-J (1994) Adjuvante Chemotherapie beim Rektumkarzinom. Chirurg 65: 576–584
106. Schraut WH, Wang C-H, Dawson PJ, Block GE (1983) Depth of invasion, localisation, and size of cancer of the anus dictate operative treatment. Cancer 51: 1291–1296
107. Schreiber HW, Winkler R (1982) Bösartige Geschwülste des Kolons und Rektums. In: Müller-Wieland K (Hrsg) Dickdarm. Springer, Berlin Heidelberg New York (Handbuch der inneren Medizin)
108. Schutt AJ (1976) Paraneoblastic syndromes associated with gastrointestinal cancer. Clin Gastroenterol 5: 682–702
109. Schwartz RA, Torre DP (1995) The Muir-Torre syndrome: A 25-year retrospect. J Am Acad Dermatol 33: 90–104

110. Sommer B, Hagedorn M (1996) Entstehung eines Stachelzellkarzinoms auf einem chronischen Analekzem und therapeutische Konsequenzen. Hautarzt 47: 850–853
111. Stallkamp B, Häring R (1977) Diagnoseverschleppung beim Rektumkarzinom. In: Schellerer F, Schildberg W (Hrsg) Chirurgie aktuell, Bd 2. Straube, Erlangen, S 53–61
112. Stein E (1980) Das Kolon-, Rektum- und Analkarzinom. Z Allgemeinmed 56: 183–188
113. Stevenson GW (1993) Radiology and endoscopy in the pretreatment diagnostic management of colorectal cancer. Cancer 71: 4198–4206
114. Stewart HL (1971) Geographic Pathology at Cancer of the Colon and Rectum. Cancer 28: 25
115. Strunk H et al. (1990) Hochauflösende Dünnschicht-CT zum präoperativen Staging beim Rektumtumor. Vergleich mit der endoluminalen Sonographie und Histologie. ROFO 153: 591
116. Sugarbaker PH, Gunderson LL, MacDonald JS (1982) Cancer of the anal region. In: DeVita VT, Hellmann S, Rosenberg SA (eds) Cancer: Principles and practice of oncology. Lippincott, Philadelphia Toronto, 724–731
117. Svenson C et al. (1992) Induction chemotherapy with carboplatin and 5-fluorouracil in combination with radiotherapy in loco-regionally advanced epidermoid carcinoma of the anus – preliminary results. Int J Colorect Dis 7: 122–124
118. Tanum G (1992) Diagnosis and treatment of anal carcinoma. Acta Oncol 31: 513–518
119. Thöni AF et al. (1992) Sphinktererhaltende Strahlentherapie des Analkarzinoms. Schweiz. Med Wochenschr 122: 1689–1693
120. Torre D (1968) Society transactions: New York Dermatological Society, Oct 24, 1967 (multiple sebaceous tumors). Arch Dermatol 98: 549–551
121. UICC (1993) TNM-Atlas, 3. Aufl. Spiessl B et al. (Hrsg) Springer, Berlin Heidelberg New York Tokyo
122. UICC (1993) TNM-Klassifikation maligner Tumoren. Hermanek P et al. (Hrsg) 4. Aufl., 2. Rev. Springer, Berlin Heidelberg New York Tokyo
123. Wacha H (1987) Laser-Chirurgie: Vorzüge, Grenzen. Dtsch Ärtzebl 84: 3532–3536
124. Werner B, de Heer K, Mitschke H (1977) Cholecystectomy and carcinoma of colon. Z Krebsforsch 88: 223–230
125. Williams RC jr (1959) Dermatomyositis and malignancy: A Review of the literature. Ann Intern Med 50: 1174–1181
126. Winkler R (1987) Additive Therapie beim kolorektalen Karzinom – Konzepte, Ziele und Indikation. In: Forstmann P, Schüler H, Alpers R (Hrsg) Aktuelle Koloproktologie, Bd 4. Edition Nymphenburg, München, S 36–44
127. Wynder EL, Reddy BS (1974) The epidemiology of cancer of the large bowel. Dig Dis 19: 937
128. Yeong ML et al. (1992) Synchronous squamous and glandular neoplasia of the anal canal. J Clin Pathol 45: 261–263
129. Zamchek N (1976) The present status of carcinoembryonic antigen (CEA) in diagnosis, detection of recurrence, prognosis and evaluation of therapy of colonic and pancreatic cancer. Clin Gastroenterol 5: 625–638
130. Zaridze DG (1983) Environmental Etiology of large bowel cancer. J Natl Cancer Inst 70: 389
131. Zimm S, Wämpler GL (1981) Response of metastatic cloacogenic-carcinoma to treatment with semustine. Cancer 48: 2575–2576

3.1.3 Karzinoide

Karzinoide, neuerdings *neuroendokrine Tumore* genannt, sind geschlechtsunabhängig auftretende [1], sehr langsam infiltrierend wachsende, ab einer bestimmten Größe (s. u.) vorwiegend in die Leber metastasierende, endokrine Tumoren, die in über 90 % der Fälle im Gastrointestinaltrakt lokalisiert sind und 0,4–1,5 % der gastrointestinalen Neoplasien ausmachen sollen [11, 24].
Karzinoide entstammen den enterochromaffinen Zellen und sezernieren daher verschiedene hormonelle Substanzen, vorwiegend Serotonin, aber auch Kallikrein, Histamin, Prostaglandine, Dopamin, Norepinephrin und vermutlich noch eine Vielzahl weiterer bisher nicht identifizierter Peptidhormone.

KLINIK

Das endoskopische *Erscheinungsbild* intestinaler Karzinoidtumoren, die überwiegend in Appendix und terminalem Ileum, aber auch im Rektum- (12–17 %) [3, 18, 26] und bevorzugt rechten Kolonbereich (ca. 5 %) [20] lokalisiert sind, wird geprägt von submukös oder intramural gelegenen, zumeist grau-gelblich bis bläulichrot erscheinenden, im fortgeschrittenen Stadium gelegentlich ulzerierten und damit einem Karzinom ähnelnden Polypen [7, 11, 19] (Abb. 3.14).
Beschwerden treten bei noch kleinen Läsionen i. a. nicht auf.
Die Symptomatologie fortgeschrittener Karzinoidtumoren gleicht infolge mehr oder weniger starker Blutungen, Passagestörungen und den Folgen einer bevorzugt in die mesenterialen Lymphknoten und die Leber erfolgenden Metastasierung zunehmend dem eines Karzinoms [23].
Sofern Tumor- oder Metastasenmasse einen bestimmten Umfang erreicht hat [6], können die von Karzinoiden sezernierten, hormonellen Substanzen (s. o.) zusätzlich zu dem mehr oder weniger ausgeprägten charakteristischen Beschwerdebild des *Karzinoidsyndroms* führen. Dieses ist gekennzeichnet durch Flush-Anfälle, wäßrige, ggf. schmerzhafte Diarrhöen infolge gesteigerter intestinaler Motilität, asthmoiden Zuständen, Malabsorption, Ödemen, Endokardfibrose, Retroperitonealfibrose, pellagraartigen Hauterscheinungen und Arthralgien.

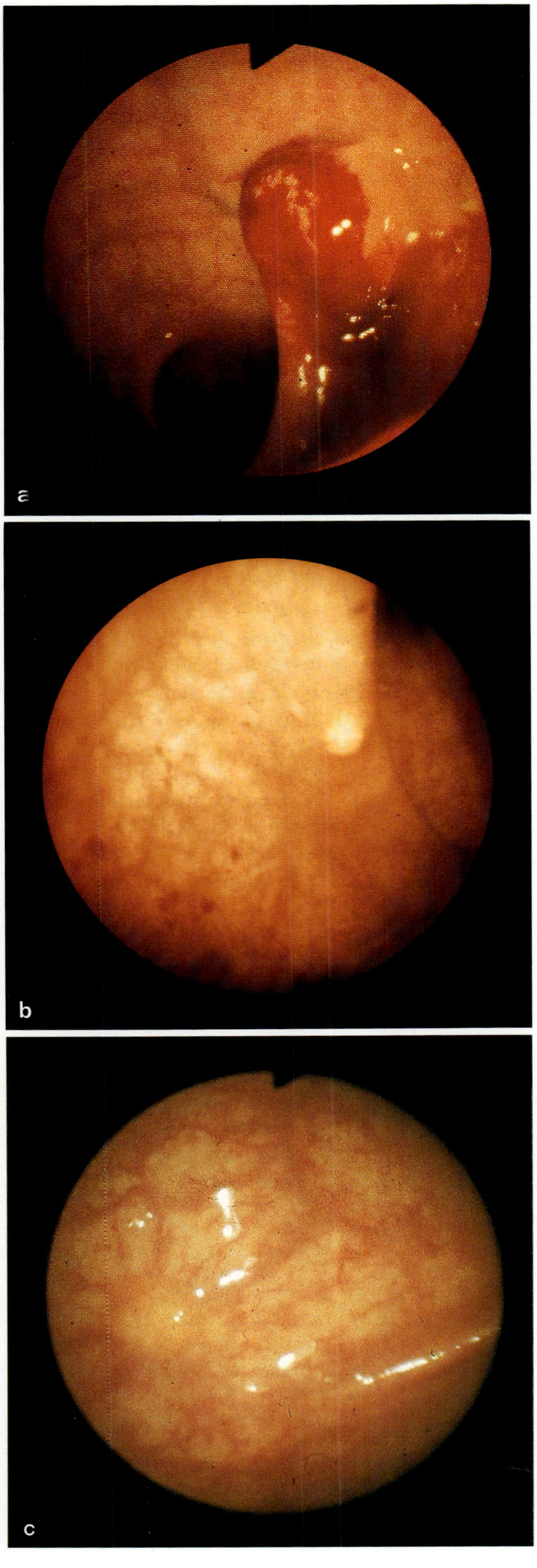

DIAGNOSE

Die Diagnosesicherung eines vermuteten Karzinoidtumors erfolgt histologisch. Die charakteristischen histopathologischen Veränderungen zeigen die Abb. 3.15 und 3.16.

Die Diagnose wird jedoch in erster Linie durch einen erhöhten Serotoninspiegel im Serum und/oder durch den Nachweis einer gesteigerten Ausscheidung von 5-Hydroxy-Indolessigsäure (5-HIES) im Harn (Normalwert 10 mg, bei starken Rauchern bis 14 mg/24 h) gestellt. Der Verzehr von Bananen, Ananas, Johannisbeeren oder Nüssen bzw. die Einnahme von Chlorpromazin-Derivaten muß 3 Tage vor der Untersuchung unterbleiben.

Der Nachweis einer erhöhten 5-Hydroxy-Indolessigsäure-Ausscheidung von über 30 mg/24 h mit dem Urin macht die Diagnose wahrscheinlich. Werte im Normbereich schließen ein Karzinoid nicht aus.

Schließlich kommt bei Verdacht auf eine bereits erfolgte Metastasierung die übliche Malignomsuche mittels Koloskopie, Sonographie, Röntgennachweisverfahren, Szintigraphie, Laparoskopie usw. in Betracht.

THERAPIE

Die Behandlung der Wahl ist die operative Entfernung. Das chirurgische Vorgehen richtet sich hierbei nach Ausdehnung und Lokalisation der Karzinoide. Kleinere Tumoren können durch lokale Exzision im Gesunden ggf. – sofern sie kleiner als 1 cm sind – auch endoskopisch entfernt werden [17]. Karzinoide, deren Durchmesser 2 cm und mehr beträgt, müssen unabhängig von histologischen Detailbefunden als maligne betrachtet und nach radikalen Gesichtspunkten operativ beseitigt werden [9, 19, 25]. Zweckmäßig kann hierbei die Bestimmung der 5-Hydroxy-Indolessigsäure-Ausscheidung im Urin sein zur Feststellung, ob z. B. serotoninproduzierende Lebermetastasen zurückblieben.

Das primäre Therapieziel, die komplette chirurgische Tumorentfernung, ist nur bei einem verhältnismäßig kleinen Teil der Betroffenen möglich, da zum Zeitpunkt der Diagnosestellung meist schon Metastasen vorliegen [17]. Der palliativen Therapie kommt daher größte Bedeutung zu, da der maligne Tumor i. d. R. nur langsam wächst, so daß die Betroffenen oft über viele Jahre von ihren Beschwerden weitgehend befreit werden können.

◁
Abb. 3.14 a–c. Endoskopische Erscheinungsbilder von Karzinoiden im Rektum. Verschiedene Fälle. Der etwa 4 mm große gelbliche, flach erhobene Polyp (c) wurde durch Laser-Koagulation beseitigt

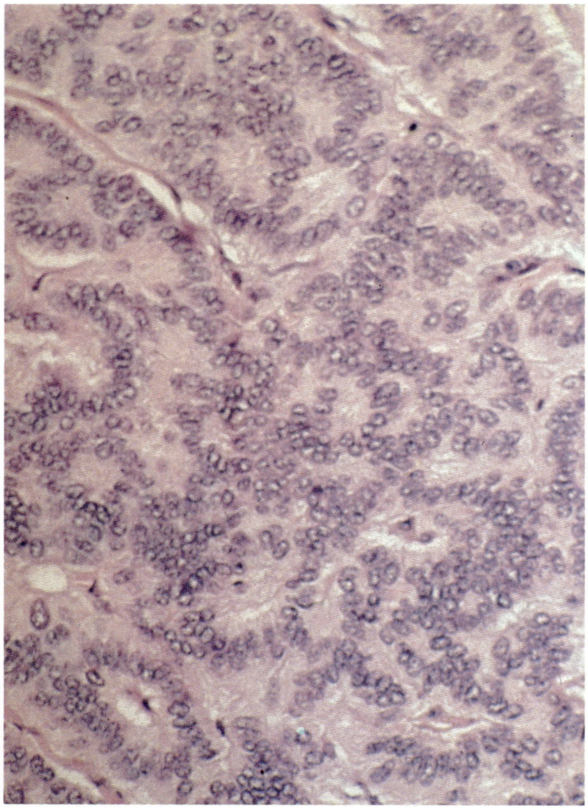

Abb. 3.15. Karzinoid der Ampulla recti. Mittelgroße Karzinoidzellen in soliden Strängen und Inseln angeordnet. Dazwischen bindegewebiges Stroma mit unterschiedlich reichlich Kapillaren. HE-Färbung. Gleicher Fall wie Abb. 3.14 a

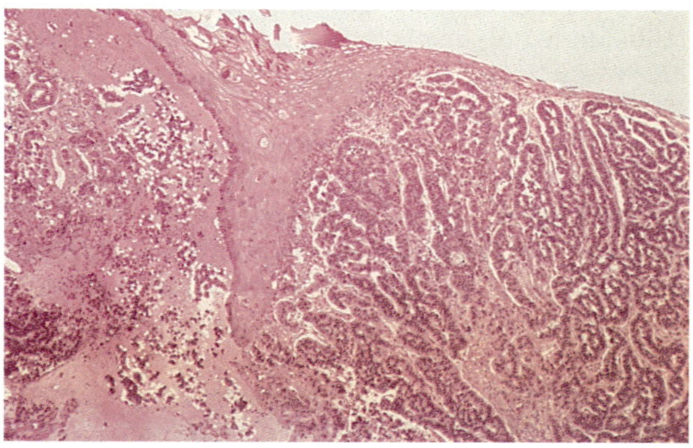

Abb. 3.16. Rektumkarzinoid. HE-Färbung

Im Vordergrund palliativer Therapieempfehlungen stehen heute Interferone und Somatostasin.
Ob sich die günstigen Therapieergebnisse mit Alpha-Interferon [17, 21] durch kontrollierte Studien bestätigen lassen, bleibt abzuwarten.
Zur Verhinderung von Flush-Anfällen und Diarrhöen werden Somatostatin-Infusionen empfohlen [4, 5]. Auch durch subkutane Injektion des Somatostatin-Analogons Octreotid (Sandostatin) werden beim Karzinoidsyndrom Erfolge beschrieben [14, 16, 17, 21].
Weitere zur Behandlung des Flush empfohlene Medikamente sind Chlorpromazin, Phenoxybenzamin, Aprotinin, Glukokortikoide und bei Karzinoidsyndromen mit erhöhter Histaminausschüttung im Urin Cimetidin und Diphenhydramin.
Zur Behandlung der Diarrhöen hat sich neben dem symptomatisch wirkenden Loperamid (Imodium) insbesondere der Serotoninantagonist Methysergid bewährt. Leider kann dieses Präparat jedoch zur Retroperitonealfibrose führen, die ohnehin eine Komplikation des Karzinoidsyndroms darstellt.
Abdominelle Symptome sowie Bronchospasmen im Rahmen des Karzinoidsyndroms sollen durch den Serotoninantagonisten Cyproheptadin günstig beeinflußt werden können.
Demgegenüber haben sich Zytostatika als wenig wirksam erwiesen. Die derzeit in der Mono- oder Kombinationschemotherapie bei Karzinoiden am häufigsten angewandten Zytostatika sind 5-Fluorouracil (5-FU), Adriamycin und Streptozotocin sowie seltener DTIC, Cyclophosphamid und Cisplatin. Die höchsten Remissionsraten werden nach Kombinationstherapie mit Streptozotocin und 5-FU oder Adriamycin [2, 12, 17] erreicht. Insgesamt liegen jedoch die Remissionsraten auch nach einer Kombinationschemotherapie niedrig. In Anbetracht der Nebenwirkungsrisiken erscheint daher die Durchführung einer zytostatischen Therapie heute allenfalls in einem späten Krankheitsstadium, wenn sämtliche alternativen systemischen Therapiemaßnahmen versagt haben, angezeigt.

PROGNOSE

Zur Beurteilung der biologischen Dignität der Karzinoide ist ihre Größe entscheidend. Karzinoidtumoren, die im Durchmesser kleiner als 2 cm sind, verhalten sich nahezu immer benigne [1, 9, 18].

Literatur

1. Bates HR (1966) Carcinoid tumors of the rectum. A statistical review. Dis Colon Rectum 9: 90
2. Carter SK, Broder LE (1974) The cytostatic therapy of hormone-secreting tumours of the GI tract. Clin Gastroenterol 3: 733
3. Cheng J-Y et al. (1992) Karzinoide Tumoren des Kolorektums. coloproctology 2: 112–117
4. Dharmathaphorn K, Sherwin RS, Cataland S et al. (1980) Somatostatin inhibits diarrhea in the carcinoid syndrome. Ann Intern Med 92: 68–69

5. Fröhlich JC (1979) Wirkungen von Somatostatin bei Carcinoid und Verner-Morrison-Syndrom. Verh Dtsch Ges Inn Med 85: 174–175
6. Grahame-Smith DG (1974) Natural history and diagnosis of the carcinoid syndrome. Clin Gastroenterol 3: 575
7. Grönninger J et al. (1977) Zur Klinik, Therapie und Prognose der Karzinoide. Med Klin 72: 295
8. Häussinger D, Koch HK, Köttgen E, Fröhlich J, Gerok W (1982) Das Karzinoidsyndrom. Med Welt 33: 1155
9. Hermanek P, Karrer K (1983) Illustrierte Synopsis kolorektaler Tumoren. Pharmazeutische Verlagsgesellschaft, München
10. Ishikawa H et al. (1989) Effectiveness of endoscopic treatment of carcinoid tumors of the Rectum. Endoscopy 21: 133–135
11. Jones RS, Sleisenger MH (1978) Cancer of the colon and rectum. In: Sleisenger MH, Fordtran RS (eds) Gastrointestinal disease. Saunders, Philadelphia London Toronto
12. Junge U, Frerichs H, Creutzfeld W (1979) Zytostatische Behandlung maligner endokriner Pankreastumoren und metastasierender Karzinoide mit Streptozotocin. Verh Dtsch Ges Inn Med 85: 593–596
13. Kaplan EL, Zeitels J, Naunheim K, Strauss II, F (1983) Karzinoid-Tumoren. Erfahrungen aus 37 Jahren. extracta gastroenterologica 12: 139
14. Kvols LK, Moertel CG, O'Connell MJ, Schutt AJ, Rubin J, Hahn RG (1986) Treatment of the malignant carcinoid syndrome, evaluation of a long-acting somatostatin analogue. N Eng J Med 315: 663–666
15. Maton PN (1988) The carcinoid syndrome. JAMA 260: 1602–1605
16. Meier R, Gyr K (1988) Das langwirksame Somatostatin-analogon SMS 201–995 (Sandostatin). Schweiz Rundschau Med (Praxis) 77: 813–819
17. Müller MK, Niederle N, Singer MV (1992) Neuroendokrine Tumoren des Gastrointestinaltraktes. Teil 2: Moderne Therapiekonzepte. Fortschr Med 4: 41–45
18. Orloff MJ (1971) Carcinoid tumours of the rectum. Cancer 28: 175–180
19. Otto HF, Remmele W (1996) Kolon und Rektum. In: Remmele W (Hrsg) Pathologie Bd 2, 2. Aufl. Springer, Berlin Heidelberg New York Tokyo, S 660–661
20. Otto HF, Wanke M, Zeitlhofer J (1976) Darm und Peritoneum. In: Doerr W, Seifert G, Uehlinger E (Hrsg) Spezielle pathologische Anatomie, Bd 2, T 2. Springer, Berlin Heidelberg New York
21. Pavel M, Hensen J (1996) Karzinoide. In: Hahn G, Riemann JF (Hrsg) Klinische Gastroenterologie, Bd 1, 3. Aufl. Thieme, Stuttgart S 1025–1035
22. Prónay G et al. (1983) Carcinoid Tumours of the Rectum. Dtsch Z Verdau Stoffwechselkrankht 43: 78–81
23. Quan SHQ, Bader G, Berg JW (1964) Carcinoid tumors of the rectum. Dis Colon Rectum 7: 197
24. Schmidt G, Börsch G, Reitemeyer E (1989) Synchronous carcinoid tumors of the colon – A case report. Z Gastroenterol 27: 218–220
25. Shirouzu K et al. (1990) Treatment of rectal carcinoid tumours. Am J Surg 160/3: 262–265
26. Sjöblom SM (1988) Clinical presentation and prognosis of gastrointestinal carcinoid tumors. Scand J Gastroenterol 23: 779–787

3.2 Neuroektodermale Tumoren

3.2.1 Malignes Melanom

Das maligne Melanom stellt einen bösartigen, invasiv wachsenden Tumor mit hoher Metastasierungspotenz dar.
Es kann primär überall dort auftreten, wo Melanozyten vorhanden sind: an der Haut und den Schleimhäuten des Anorektal-, Mundhöhlen- und Genitalbereiches, am Auge und an den Leptomeningen.
Melanome entwickeln sich auch im Bereich von Naevuszellnaevi. Die Mehrzahl entsteht jedoch de novo. Sie zeigen allerdings zumindest zu Beginn ihrer Entwicklung ein ähnliches klinisches Bild wie Naevuszellnaevi und können als solche fehlinterpretiert werden.
Aufgrund klinischer, histomorphologischer und prognostischer Unterscheidungsmerkmale wird das maligne Melanom in folgende Typen unterteilt:

- superfiziell spreitendes Melanom (SSM),
- Lentigo maligna-Melanom (LMM),
- noduläres Melanom (NM),
- akrolentiginöses Melanom (ALM),
- nicht klassifizierbares Melanom (UCM).

Maligne Melanome können grundsätzlich in jedem Alter auftreten. Am häufigsten sind sie jedoch in mittleren Lebensjahren und extrem selten beim Kind. Hellhäutige Menschen sind bevorzugt betroffen. Die Geschlechtsverteilung zeigt in Mitteleuropa für Männer und Frauen ein Verhältnis von 1:1,7 [16].
Etwa 2% aller bösartigen Tumoren sind Melanome, wobei ihr Auftreten im Ansteigen begriffen ist [4, 5, 12, 28, 33].
Anorektale Melanome werden in folgende Stadien eingeteilt [19]:

Stadium I: lokalisiertes Tumorwachstum,
Stadium II: Lymphknotenmetastasierung,
Stadium III: Fernmetastasierung.

Anorektale Melanome umfassen einen Anteil von 1–3% aller malignen Melanome und stellen insgesamt 0,5% aller Neoplasmen des Anorektums dar [2, 4, 14, 15, 21, 23, 37].
Seit der Erstbeschreibung durch Moore im Jahre 1857 wurden über 400 Fälle anorektaler Melanome publiziert. 70–90% der Fälle fanden sich in Höhe der Linea dentata [14, 21]. Anorektale Melanome zeigen einen Altersgipfel um das 60. Lebensjahr, wobei Frauen etwas häufiger betroffen sind als Männer [1, 19, 37].

ÄTIOLOGIE

Die Ätiologie des malignen Melanoms ist ungeklärt. Für die Melanomentstehung werden die verschiedensten Faktoren diskutiert: ethnische Herkunft, Lichtexposition, chemische Karzinogene, Viren, Traumata. Heredität insbesondere im Hinblick auf das B-K-Mole-Syndrom, endokrine Einflüsse sowie Versagen immunologischer Abwehrmechanismen [4, 8, 13, 15, 26, 29].
Die meisten anorektalen Melanome sollen von maligne entarteten Melanozyten der Analschleimhaut nahe der Linea dentata ausgehen, die durch submuköse Ausbreitung das Rektum infiltrieren [22] (Abb. 3.20). Es wurden jedoch auch einige Fälle beschrieben, in denen das Rektum Primärsitz der Melanome war [22, 38].

KLINIK

Das klinische *Erscheinungsbild* des malignen Melanoms ist sehr vielgestaltig. Es wird vom Entwicklungsstadium des jeweils vorliegenden Melanomtyps bestimmt.
Die einzelnen Melanomformen sind insbesondere durch folgende morphologische Merkmale gekennzeichnet:

Das *oberflächlich spreitende Melanom* (superficial spreading melanoma) wächst, wie der Name bereits erkennen läßt, zunächst horizontal. Der oberflächlich feinknotige und durch einen zumeist sichtbaren Randwall scharf begrenzte, braun- bis blaugrau erscheinende und ggf. von haut- bzw. rosafarbenen, nicht selten atrophischen, im Hautniveau liegenden Bezirken (spontane Regression) durchsetzte Tumor, breitet sich zunächst u. U. über Jahre zentrifugal aus. Meist erst dann kommt es zu einem rasch, auch vertikal, d. h. in die Tiefe und in die Höhe wachsenden und damit knotig erscheinenden Tumoranteil (Abb. 3.17).

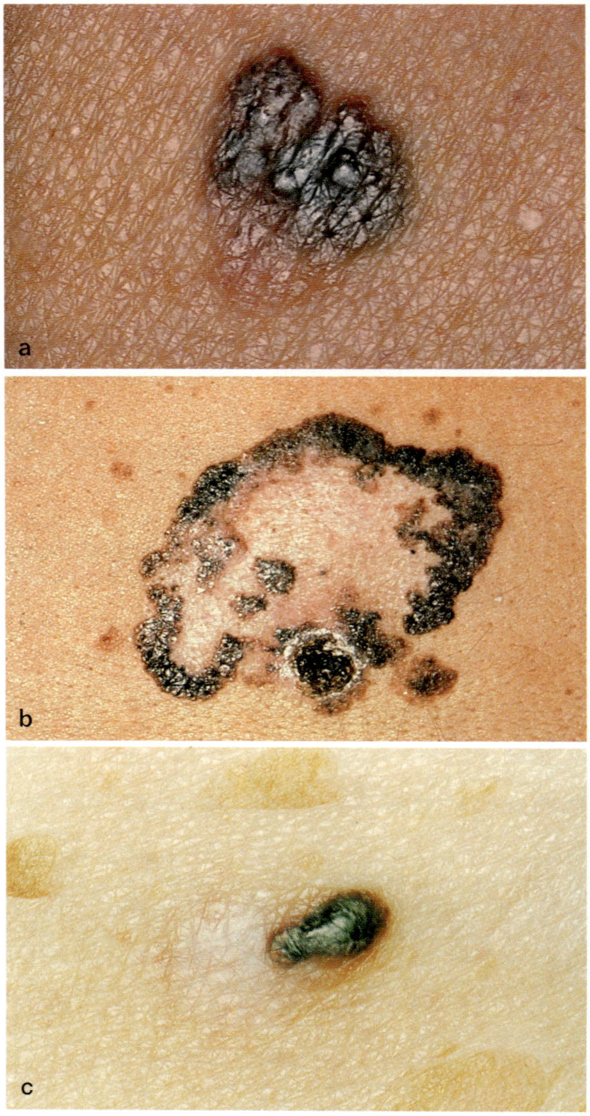

Abb. 3.17 a–c. Oberflächlich spreitende Melanome

Das *Lentigo maligna-Melanom* entsteht nicht selten erst nach 10–15 Jahren auf dem Boden einer Lentigo maligna („Melanosis circumscripta praeblastomatosa Dubreuilh"). Diese sog. obligate melanotische Präkanzerose ist im Gegensatz zum *superficial spreading melanoma* nicht palpabel. Es handelt sich um einen langsam peripherwärts wachsenden, bräunlichen, oft von dunkelbraunen Einlagerungen durchsetzten, polyzyklisch begrenzten Fleck, der meist auf lichtexponierten Hautarealen entsteht. Wenn in diesen Herden schwarz bis rötlichbraune Veränderungen oder kleine Knötchen entstehen, hat sich meistens schon ein Lentigo maligna-Melanom ausgebildet (Abb. 3.18).
Das *noduläre Melanom* wächst im Gegensatz zu den vorgenannten Melanomtypen von Anfang an knotig d. h. exo- und/oder endophytisch.
Dieser am schnellsten wachsende und damit auch bösartigste Melanomtyp imponiert als dunkelbraun bis tiefschwarzer, ggf. auch amelanotischer und damit hellrötlicher Tumor mit auffällig glatter, leicht verletzlicher Oberfläche. Gelegentlich kommt es zu unregelmäßiger Pigmentierung benachbarter Hautbereiche (Abb. 3.19).
Das *akrolentiginöse Melanom* (ALM) tritt im palmoplantaren Bereich an Fingern und Zehen sowie subungual auf [36].
Die *Symptomatologie* des malignen Melanoms im Anal- und Rektumbereich entspricht der anderer Anorektalneoplasmen. Die Patienten klagen je nach

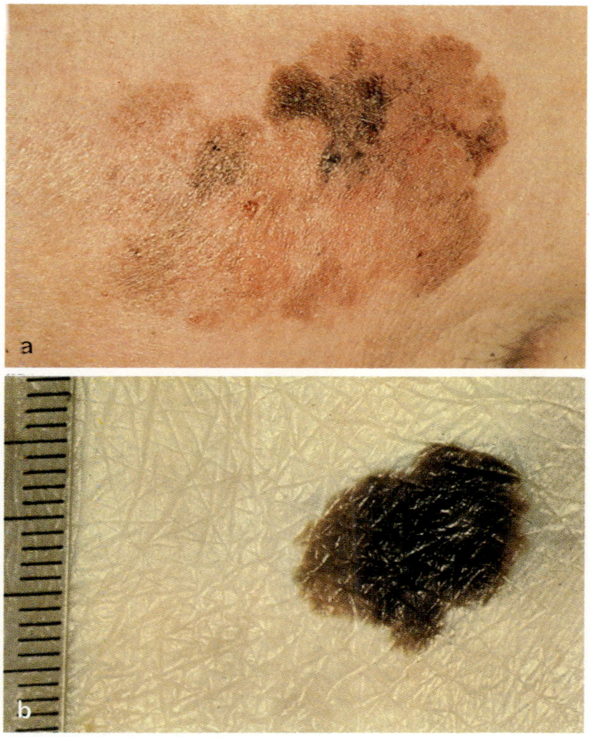

Abb. 3.18 a, b. Lentigo-maligna-Melanome

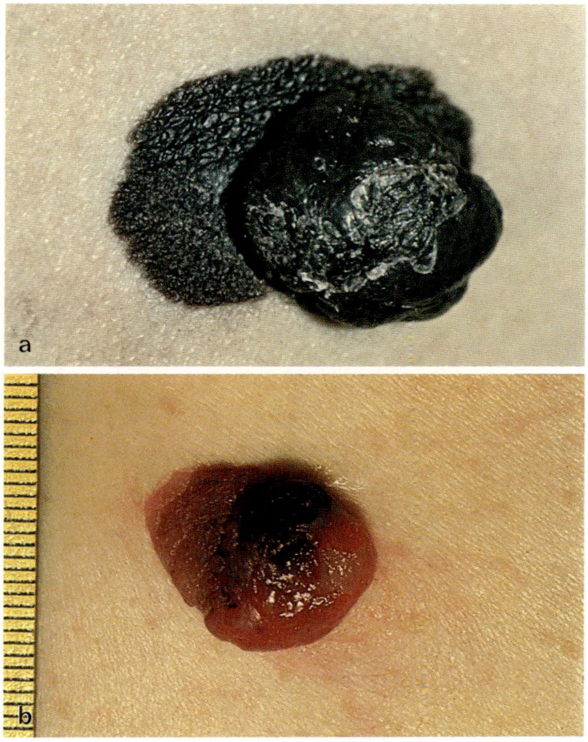

Abb. 3.19 a, b. Noduläre Melanome

Bestandsdauer des Tumors über ein mehr oder weniger stark ausgeprägtes Fremdkörpergefühl, Schmerzen, Tenesmen und, sofern es bereits zur Exulzeration gekommen ist, über Blutspuren beim Stuhlgang.

DIAGNOSE

Die Diagnosestellung kann vor allem bei nur partiell pigmentierten oder gar amelanotischen Melanomen sehr schwierig sein. Auch kann die Diagnose von Melanommetastasen (Lymphknoten, innere Organe, Skelett usw.) dann besonders große Schwierigkeiten bereiten, wenn sich der Primärtumor, was gelegentlich vorkommt, spontan zurückgebildet hat oder dieser als kosmetisch störender „Pigmentnaevus" einige Zeit zuvor elektrokaustisch entfernt und histologisch nicht untersucht wurde.
Ein Pigmentmal ist dann auf ein Melanom verdächtig, wenn es auffällige Veränderungen aufweist in der *Farbe* (dunkler oder zunehmend heterochrom werdend), *Form* (unregelmäßiger werdende Begrenzung, Satellitenbildung, pigmentierter oder entzündlich veränderter Hof), *Größe* (auffällig rasches Wachstum, Knotenbildung), *Oberfläche* (Zerstörung des Hautreliefs, Ulzeration, Blutungsneigung) oder wenn der betreffende Hautbereich subjektiv Empfinden wie *Juckreiz* oder *Schmerzen* verursacht.

Bei Verdacht auf ein Melanom im Anorektalbereich ist neben der Inspektion und Palpation eine endoskopische Untersuchung erforderlich. Wichtig hierbei ist, daß der Untersucher an die Möglichkeit eines anorektalen Melanoms denkt und eine Verzögerung der Diagnosestellung etwa durch die Fehldiagnose „thombosierte Hämorrhoiden" vermeidet.
Endoskopisch imponieren maligne Melanome meist als leicht erhabene polypoide Veränderungen, die in ca. 40 % der Fälle amelanotisch sind [25].
Gesichert wird die Diagnose stets durch die histologische Untersuchung (Abb. 3.21).
Da das Schicksal der an einem malignen Melanom erkrankten Patienten ganz entscheidend vom Zeitpunkt der Diagnosestellung abhängt, sollte bei geringstem Melanomverdacht die Diagnose unverzüglich durch entsprechende Konsiliarvorstellung des Patienten oder sogleich histologisch (Exzision des Tumors im Gesunden) gesichert werden. Laboruntersuchungen spielen, da sie alle mehr oder weniger unsichere Ergebnisse liefern, bislang nur eine untergeordnete Rolle und sollen demzufolge hier unerwähnt bleiben. Auch die Ergebnisse der für bestimmte Körperbereiche anwendbaren Lymphographie zum Nachweis evtl. vorhandener Lymphknotenmetastasen bzw. der präoperativen, peritumoral-interstitiellen Lymphoszintigraphie zur Identifizierung der regionären Lymphknotengruppe sind nur

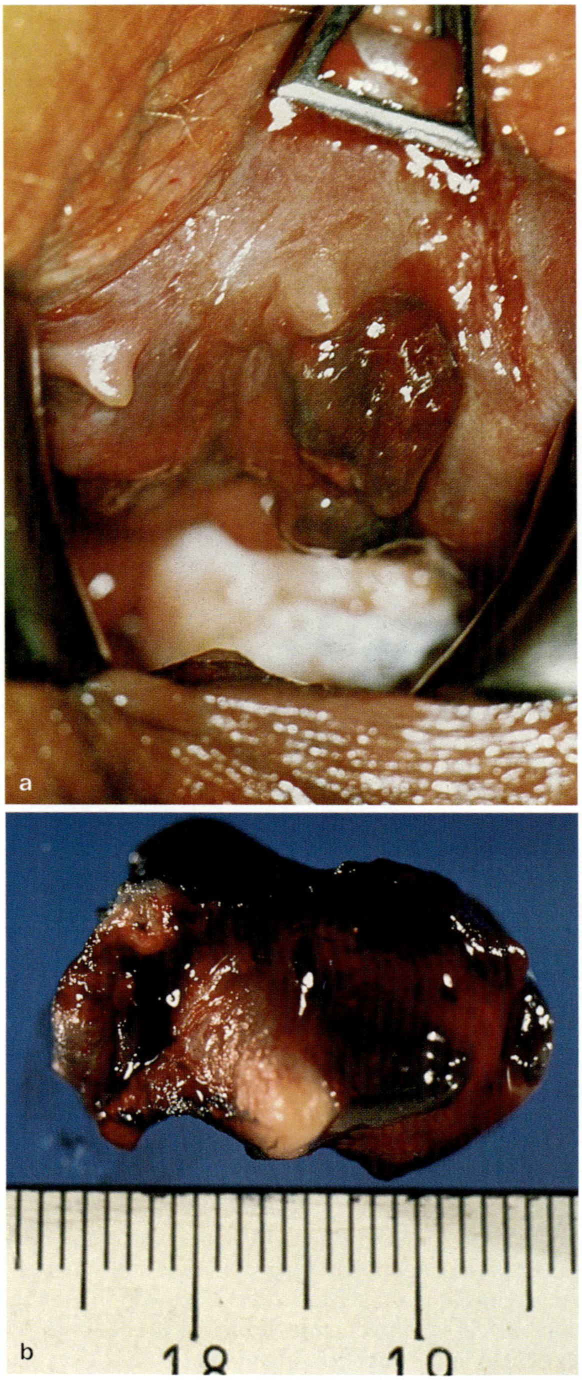

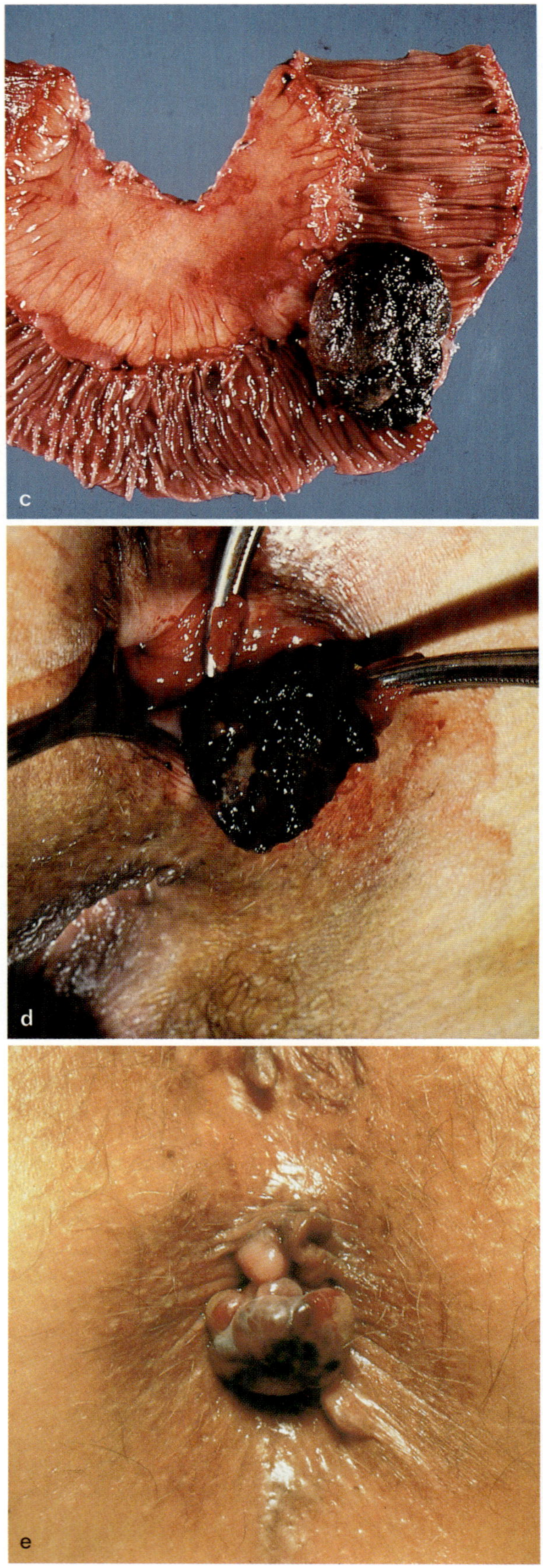

Abb. 3.20. a, b Maligne Melanome im Rektumbereich. **c** Melanommetastase im Dünndarm (Primärtumor linker Oberarm). **d** Melanom, das bei der digitalen Untersuchung zunächst als breit gestielter Rektumpolyp imponierte. **e** Noduläres Melanom (Clark Level IV)

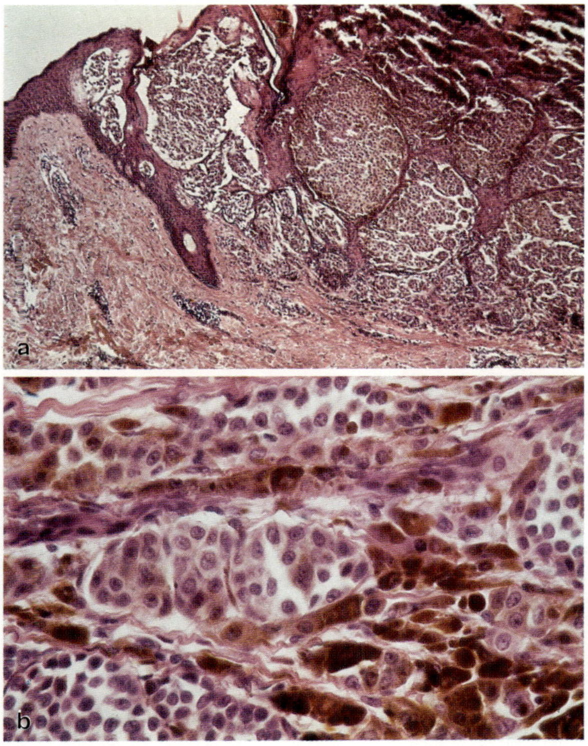

Abb. 3.21. **a** Noduläres malignes Melanom: Die alveolären Tumorzellnester durchsetzen nicht nur den Papillarkörper, sondern auch das ganze Stratum reticulare. Am oberen Bildrand ist der Tumor nekrotisch. Beachte die geringe Stromareaktion, die auf eine schlechte Abwehrlage hinweist. **b** Alveolär gebaute Melanomzellnester in einem nodulären Melanom. Beachte, daß einzelne Tumorzellen reichlich, andere Tumorzellen kein oder kaum Melanin enthalten. HE-Färbung

mit Einschränkungen verwertbar [14]. Eine zunehmende Bedeutung hat neben der Auflichtmikroskopie zur unblutigen Beurteilung von Gehalt und Verteilung des Pigmentes im Primärtumor die Ultraschalluntersuchung (S. 47) gewonnen. Es können hierbei, abhängig von der Gerätetechnik, Informationen über Tumordicke, Lymphknotenbefall und Metastasenbildung gewonnen werden, was nicht nur präoperativ, sondern auch bei der Verlaufskontrolle von klinischer Bedeutung ist [4, 6, 33].

DIFFERENTIALDIAGNOSE

Die Differentialdiagnose des malignen Melanoms umfaßt im Anorektal- und Perianalbereich neben thrombosierten Hämorrhoidalknoten insbesondere folgende Krankheitsbilder:

- Naevuszellnaevus (Abb. 3.22 a, b),
- Naevus coeruleus (Abb. 3.22 d),
- benignes, juveniles Melanom (Abb. 3.22 m),
- pigmentierte Verruca seborrhoica (Abb. 3.22 f),
- pigmentiertes Basaliom,
- pigmentierter Morbus Bowen,
- pigmentiertes Histiozytom (Abb. 3.22 l),
- Analthrombose (Abb. 1.6),
- Hämatom (Abb. 3.22 e),
- Hämangiom (Abb. 3.22 c),
- Angiokeratom (Abb. 3.22 i),
- schwarzer Komedo (Abb. 3.22 h),
- Glomustumor (Abb. 3.22 k),
- Granuloma pyogenicum (Abb. 3.22 j),
- Analkarzinom (Abb. 3.13 a–d).

THERAPIE

Die Behandlung des malignen Melanoms der *Haut* besteht je nach Tumordicke (s. u.) in der operativen Entfernung mit 1–3 cm Abstand allseits im Gesunden bis zur Faszie und nachfolgender plastischer Deckung, wenn ein primärer Wundverschluß nicht möglich ist. Sofern der begründete Verdacht auf Lymphknotenmetastasen besteht, ist die radikale Ausräumung der regionären Lymphknoten indiziert [4, 11, 30].

Bei Vorliegen eines malignen Melanoms des *Anorektums* konnte sich bislang noch kein einheitliches Therapiekonzept durchsetzen. Die therapeutischen Alternativen bei operablen Patienten bestehen in der großzügigen lokalen Exzision und der abdominoperinealen Rektumamputation mit Lymphknotenexstirpation des Beckens und der Leisten [14, 22].

Adjuvante, einzeln oder kombiniert anzuwendende Therapiemaßnahmen (Chemo-, Immuntherapie) sind in ihrer Wirkung sowohl beim Melanom der Haut wie auch des Anorektums nicht gesichert [5, 8, 31–33, 36].

PROGNOSE

Die Prognose hängt vor allem vom Entwicklungsstadium ab. Weitere klinische Merkmale von prognostischer Bedeutung im Stadium I sind u. a.: Tumorlokalisation, Tumordicke, Ulzeration des Tumors und Tumortyp. Wesentliche histopathologische Kriterien sind: die vertikale Tumordicke, die Tumoreindringtiefe, der Tumortyp und die mitotische Aktivität.

Prognostisch am günstigsten wird das Lentigo maligna-Melanom, am ungünstigsten das früh metastasierende primär noduläre Melanom eingeschätzt.

Auch die Lokalisation ist insofern von Bedeutung, als Melanome am Stamm eine schlechtere Prognose haben als Extremitäten-Melanome.

Die Metastasierung maligner Melanome erfolgt sowohl lymphogen als auch hämatogen. Sind bereits

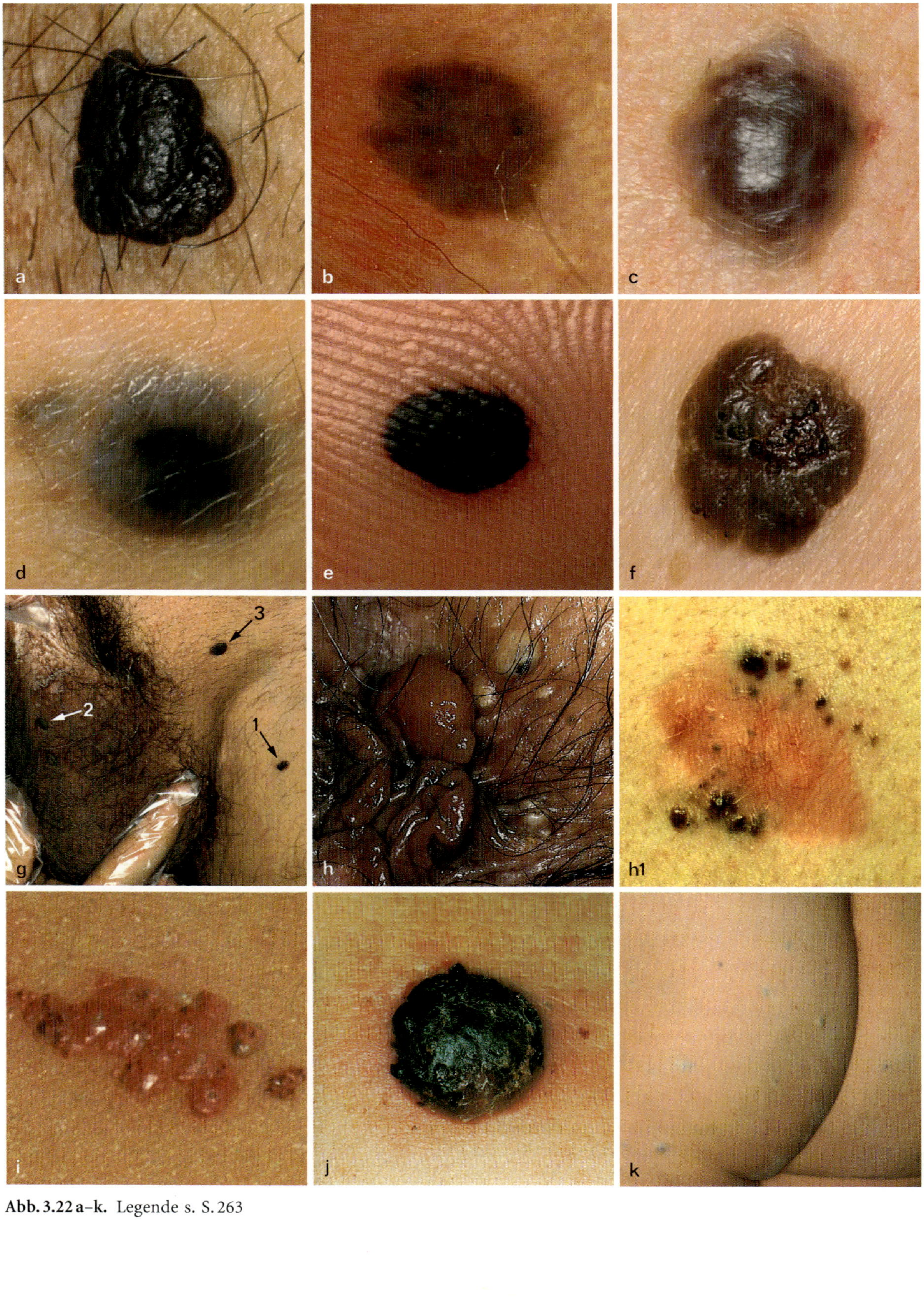

Abb. 3.22 a–k. Legende s. S. 263

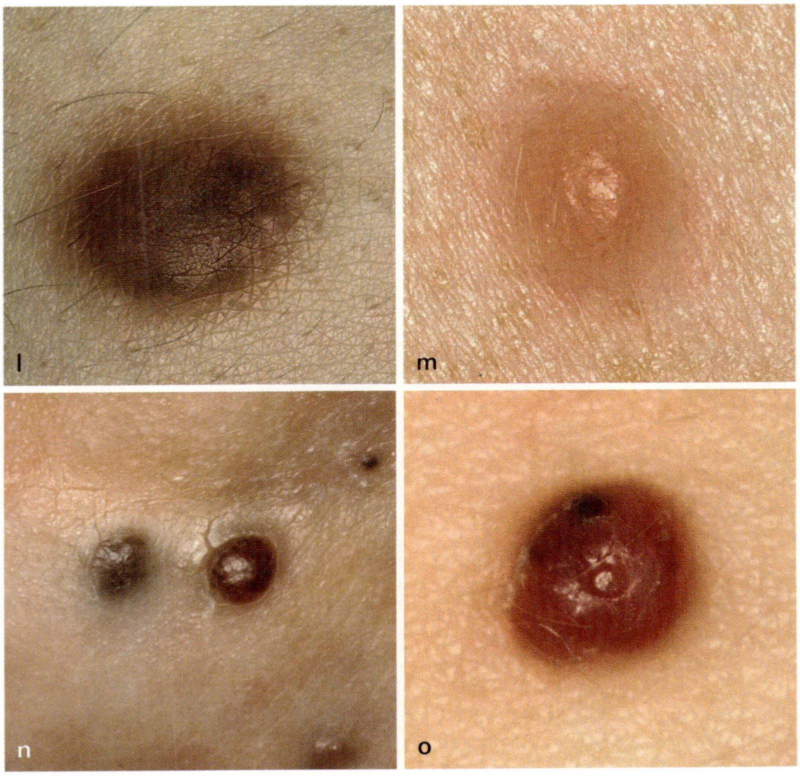

◁ **Abb. 3.22 a–o.** Im differentialdiagnostischen Vergleich zum malignen Melanom: **a** auffällig dunkel pigmentierter, papillomatöser Naevus naevocellularis; **b** perinanaler Naevuszellnaevus vom Compound-Typ; **c** Hämangiom; **d** Naevus coeruleus („Naevus bleu"); **e** Hämatom; **f** Veruca seborrhoica; **g** noduläres Melanom (Level IV) ① im Vergleich zu den beiden vom klinischen Bild her nur schwer oder gar nicht zu unterscheidenden harmlosen seborrhoischen Warzen ② und ③; **h** schwarzer Komedo; $\mathbf{h_1}$ Randrezidive eines malignen Melanoms; **i** Angiokeratoma circumscriptum; **j** Granuloma pyogenicum; **k** Glomustumore, generalisierte Form; **l** pigmentiertes Histiozytom; **m** benignes juveniles Melanom; **n, o** z. T. amelanotische Metastasen eines malignen Melanoms

Lymphknotenmetastasen vorhanden, ist die Heilungschance erheblich gemindert. Liegen hämatogene Fernmetastasen vor, ist die Prognose infaust.

Die Prognose speziell des anorektalen Melanoms, das meist schon sehr früh sowohl lymphogen (iliakale und oberflächlich inguinale Lymphknoten) (S. 9) wie hämatogen (A. mesenterica inferior) (S. 7) metastasiert, gilt als sehr schlecht [1, 5, 8, 9, 25, 37].

Obgleich im Einzelfall der Verlauf eines malignen Melanoms unvorhersehbar ist und erfahrungsgemäß auch kleinste Melanome bereits Metastasen gesetzt haben können, wird der *Tumordicke* größte prognostische Bedeutung beigemessen [4, 36].

Nach Breslow [7, 34, 35] unterteilt man die Tumordicke (d. h. größter vertikaler Durchmesser, der in Millimeter angegeben wird) wie folgt:

$\leq$ 9,75 mm (pT_1)
> 0,75–1,5 mm (pT_2)
> 1,5–4 mm (pT_3)
> 4 mm/Satellit(en) (pT_4)

Diese genaue metrische Erfassung der Tumordicke soll vom praktischen Nutzwert her der Bestimmung der *Eindringtiefe* nach Clark überlegen sein. Clark unterscheidet 5 Eindringtiefen („level of invasion") [10, 34, 35].

- *Level I:* Melanomzellen finden sich ausschließlich in der Epidermis (Melanoma in situ).
- *Level II:* Melanomzellen sind bereits in den Papillarkörper eingedrungen (< 0,75 mm).
- *Level III:* Melanomzellen durchsetzen das obere Korium (> 0,75–1,5 mm).
- *Level IV:* Melanomzellen finden sich im Stratum reticulare und im mittleren bis tieferen Korium (> 1,5–4 mm).
- *Level V:* Melanomzellen sind in das subkutane Fettgewebe eingedrungen (> 4 mm und/oder Satellit-en – innerhalb 2 cm vom Primärtumor).

Tumordicken unter 0,76 mm werden i. d. R. als prognostisch günstig angesehen, ab 3 mm ist die Prognose sehr schlecht [7, 17]. Bei anorektalen Melanomen scheint bereits ab einer Tumordicke von 2 mm ein sehr hohes Metastasierungsrisiko zu bestehen [37].

Abschließend bleibt festzustellen, daß der Erfolg aller Therapiemaßnahmen wesentlich vom Tumorstadium und damit letztlich von einer frühzeitigen Diagnosestellung abhängt.

Literatur

1. Abbas JS, Karakousis CP, Holyoke ED (1980) Anorectal melanoma: Clinical features, recurrence and patient survival. Int Surg 65: 5
2. Bacon HE (1964) Cancer of the colon, rectum and anal canal. Lippincott, Philadelphia
3. Bähr R, Rössel E (1986) Metastasierendes malignes Melanom im Anorektum - Ein kasuistischer Beitrag. coloproctology 3: 162–64
4. Balch CM et al. (eds) (1992) Cutaneous melanoma. Lippincott, Philadelphia
5. Brady MS, Kavolius JP, Quan SH (1995) Anorectal melanoma. A 64-year experience at Memorial Sloan-Kettering Cancer Center. Dis Colon Rectum 38 (2): 146–151
6. Breitbart EW et al. (1989) Neue Entwicklungen der Ultraschalldiagnostik in der Dermatologie. Aktuel Dermatol 15: 57–61
7. Breslow A, Macht SD (1977) Optimal size of resection margin for this cutaneous melanoma. Surg Gynecol Obstet 145: 691–692
8. Brown MM, Sharp C, McMillan DS et al. (1971) Genetic predisposition to melanoma and other skin cancers in Australians. Med J Austr 1: 852–853
9. Chiu YS, Unni KK, Beart RW (1980) Malignant melanoma of the anorectum. Dis Colon Rectum 23: 122
10. Clark WH (1969) The histogenesis and biologic behavior of primary human malignant melanomas of the skin. Cancer Res 29: 705–726
11. Extevez D, Veija M, Martinez L (1981) Melanoma primario anorectal con metastasis en duodeno. Rev Clin Esp 3: 193
12. Gallagher RP (1986) Epidemiology of Malignant Melanoma. Springer, Berlin Heidelberg New York Tokyo
13. Geissler RG (1984) Das B-K-Mole-Syndrom im Rahmen des Naevus-Dysplasie-Syndroms. Z Hautkrankht 59: 125–128
14. Goligher JC (1985) Surgery of the anus, rectum and colon, 5th edn. Baillière, Tindall & Cassell, London
15. Harrison EG, Beahrs OH, Hill JR (1966) Anal and perianal malignant neoplasms. Pathology and treatment. Dis Colon Rectum 9: 225
16. Hauss H, Proppe A (1974) Lokalisation und Geschlecht des malignen Melanoms. Arch Dermatol Forsch 244: 193
17. Hundeiker M, Lippold A, Peters A (1997) Metastasierende Melanome geringer Breslow-Dicke. Hautarzt 48: 171–174
18. Konstadoulakis MM et al. (1995) Malignant melanoma of the anorectal region. J Surg Oncol 58 (2): 118–120
19. Nagel K, Ghussen F, Günther M (1986) Das maligne Melanom des Anorektums. Dtsch Med Wochenschr 111: 337–341
20. Oropeza R (1976) Melanoma of special sites. In: Andrade R, Gumport SL, Popkin GI, Rees TD (eds) Cancer of the Skin. Bd II. Saunders, Philadelphia, p 974
21. Pack GT, Oropeza R (1967) A comparative study of melanoma and epidermoid carcinoma of the anal canal. Dis Colon Rectum 10: 161
22. Picciocchi A et al. (1985) Das anorektale Melanom. coloproctology 4: 209–211
23. Pickard LR, McBride CM (1976) Anorectal melanoma. In: Anderson MD (ed) Neoplasmas of the skin and malignant melanoma. Yearbook Medical, Chicago, p 443
24. Rita Vieira CS et al. (1985) Das maligne anorektale Melanom 4: 213–215
25. Schwandner GK, Betzler M, Götze V (1984) Das Melanom im Anorectum. Chirurg 55: 168–170
26. Sober AJ (1983) Factors Associated with Death from Melanoma from 2 to 5 years Following Diagnosis in clinical Stage I Patients. J Invest Dermatol 80: 53–55
27. Stein E (1984) Das anorektale Melanom. coloproctology 3: 142–146
28. Tilgen W (1987) Die Früherkennung des malignen Melanoms - Ihre prognostische Bedeutung. In: Isele H (Hrsg) Onkologie für den Hausarzt. Aktuelle Onkologie 36. Zuckschwerdt Verlag, München Bern Wien San Francisco, S 51–75
29. Tilgen W (1993) Melanocyte carcinogenesis: facts and fancies. In: Hecker E et al. (eds) Skin carcinogenesis in man and in experimental models. Recent Res Cancer Res 128: 59–67
30. Tilgen W (1995) Malignant Melanoma: Current therapeutic concepts. Onkologie 18: 534–547
31. Tilgen W, Uhl K (1997) Adjuvant therapy of malignant melanoma. In: Altmeyer P, Hoffmann K (eds) Skin cancer and UV-radiation. Springer, Berlin Heidelberg New York Tokyo
32. Tilgen W, Seiter S, Uhl K (1997) Current therapy strategies for malignant melanoma with special regard to immunotherapy with cytokines. In: Aul C, Schneider W (eds) Interferons. Biological activities and clinical efficacy. Springer, Berlin Heidelberg New York Tokyo, pp 165–195
33. Tilgen W, Uhl K, Bröcker EB (1997) Palliative Therapie des malignen Melanoms. In: Garbe C, Dummer R, Kaufmann R, Tilgen W (Hrsg) Dermatologische Onkologie. Springer, Berlin Heidelberg New York Tokyo
34. UICC (1993) TNM-Klassifikation maligner Tumoren. Hermanek P et al. (Hrsg) 4. Aufl., 2. Rev. Springer, Berlin Heidelberg New York Tokyo
35. UICC (1993) TNM-Atlas. Spiessl B et al. (Hrsg) 3. Aufl. Springer, Berlin Heidelberg New York Tokyo
36. Voigt H, Kleeberg UR (1986) Malignes Melanom. Springer, Berlin Heidelberg New York Tokyo
37. Wanebo HJ, Woodruff JK, Farr GH, Quan SH (1981) Anorectal melanoma. Cancer 47: 1891
38. Werdin C, Limas C, Knodell RG (1988) Primary malignant melanoma of the rectum. Cancer 61: 1364–1370

3.3 Mesenchymale Tumoren und tumorartige Läsionen

Die Klassifikation dieser in sich sehr heterogenen Tumorgruppe folgt heute weitgehend den Richtlinien der WHO von 1969 [2], die bezüglich einzelner Tumorentitäten inzwischen allerdings wesentlich modifiziert und erweitert worden ist (Tabelle 3.12).

In allen Untergruppen gibt es benigne und maligne Vertreter, wobei die malignen Tumoren einem Grading unterzogen werden müssen. Benigne und maligne mesenchymale Tumoren sind im Bereich des Dickdarms selten; sie werden daher meist nur als Zufallsbefunde bei Laparotomien oder Obduktionen gefunden [7].

Während gutartige Formen die Struktur ihres Muttergewebes weitgehend nachahmen, können histogenetisch differente Sarkome ähnliche histologische Wachstums- und Differenzierungsmuster aufweisen, was nicht selten zu großen diagnostischen und differentialdiagnostischen Problemen führt [1, 9].

Neben den bei malignen Weichgewebstumoren allgemein wichtigen Prognosefaktoren Lebensalter und Tumorlokalisation sind die histologisch faßbaren *Prognosekriterien* folgende:

- Zellreichtum/-dichte,
- Zelldifferenzierung,
- zelluläre Pleomorphie,
- mitotische Aktivität,
- Wachstumsverhalten,
- Tumornekrosen,
- Hämorrhagien,
- Kalzifikationen,
- inflammatorische Infiltrate.

Im Bereich des Kolons und Anorektums treten mesenchymale Geschwülste, auch Weichgewebstumoren („Soft tissue tumors") genannt, verhältnismäßig selten in Erscheinung [5, 8].

Von gewisser klinischer Relevanz sind lediglich lipogene und myogene Tumoren sowie die verschiedenen Geschwülste und geschwulstartigen Neubildungen des Blut- und Lymphgefäßsystems. Lediglich auf diese Tumorentitäten wird im folgenden unter organspezifischen Aspekten eingegangen. Bezüglich aller übrigen Weichgewebstumoren wird auf die entsprechende Literatur verwiesen.

Die malignen Formen mesenchymaler Neoplasien, die nur maximal 5% aller Malignome des Dickdarms ausmachen sollen [10], werden ihrer Bedeutung gemäß jeweils im Rahmen der entsprechenden benignen Form berücksichtigt.

Tabelle 3.12. Klassifikation der Weichgewebstumoren. (Nach Enzinger u. Weiss [3])

I.	Tumoren und tumorähnliche Erkrankungen des fibrösen Bindegewebes
II.	Fibrohistiozytäre Tumoren
III.	Tumoren und tumorähnliche Erkrankungen des Fettgewebes
IV.	Tumoren des Muskelgewebes
V.	Tumoren und tumorähnliche Erkrankungen der Blutgefäße
VI.	Tumoren der Lymphgefäße
VII.	Tumoren und tumorähnliche Erkrankungen des Synovialgewebes
VIII.	Tumoren des Mesothelgewebes
IX.	Tumoren und tumorähnliche Erkrankungen der peripheren Nerven
X.	Tumoren der autonomen Ganglien
XI.	Tumoren der paraganglionären Strukturen
XII.	Tumoren und tumorähnliche Erkrankungen des knorpel- und knochenbildenden Gewebes
XIII.	Tumoren und tumorähnliche Erkrankungen des pluripotenten Mesenchyms
XIV.	Tumoren und tumorähnliche Erkrankungen unsicherer Histogenese
XV.	Unklassifizierbare Weichgewebstumoren und tumorähnliche Erkrankungen

Literatur

1. Costa I, Wesley RA, Glastein E, Rosenberg SA (1984) The grading of soft tissue sarcomas. Results of a clinico-histopathologic correlation in a series of 163 cases. Cancer 53: 530–541
2. Enzinger FM, Lattes R, Torloni H (eds) (1969) Histological typing of soft tissue tumours In: International histological classification of tumors. No 3. WHO, Geneva
3. Enzinger FM, Weiss SW (1988) Soft tissue tumors, 2nd edn. Mosby, St. Louis
4. Holzner HJ (1984) Tumoren und tumorähnliche Bildungen des Mesenchyms (sog. Weichgewebs-Tumoren, Soft tissue tumors). In: Arbeitsbuch Pathologie. Urban & Schwarzenberg, München Wien Baltimore, S 64–69
5. Lindner F, Grözinger KH (1968) Benigne Geschwülste des Verdauungstraktes. Langenbecks Arch Klin Chir 322: 94
6. Otto HF (1982) Gutartige Geschwülste des Kolons und Rektums. In: Müller-Wieland K (Hrsg) Dickdarm. Springer, Berin Heidelberg New York (Handbuch der inneren Medizin)
7. Otto HT, Remmele W (1996) Kolon und Rektum. In: Remmele W (Hrsg) Pathologie, Bd 2, 2. Aufl. Springer, Berlin Heidelberg New York Tokyo, S 661
8. Otto HF, Wanke M, Zeitlhofer J (1976) Darm und Peritoneum. In: Doerr W, Seifert G, Uehlinger E (Hrsg) Spezielle pathologische Anatomie, Bd 11/2. Springer, Berlin Heidelberg New York
9. Otto HF, Born JA, Schwechheimer K (1988) Maligne mesenchymale Tumoren der Mundhöhle. In: Mesen-

chymale Weichteiltumoren und Melanome, Bd XXXIII. Thieme, Stuttgart New York

10. Schreiber HW, Winkler R (1982) Bösartige Geschwülste des Kolons und Rektums. In: Müller-Wieland K (Hrsg) Dickdarm. Springer, Berlin Heidelberg New York (Handbuch der inneren Medizin)

3.3.1 Fettgewebe

Lipome stellen langsam expansiv wachsende, meist kugelig umschriebene Geschwülste von submukösem bzw. subkutanem Fettgewebe dar.

Unter den gutartigen mesenchymalen Dickdarmtumoren stellen die überwiegend submukös, in etwa 10% der Fälle aber auch subserös lokalisierten meist solitär auftretenden Lipome, deren „Autopsiehäufigkeit" mit 0,035%–5,8% angegeben wird [1, 14, 23, 30, 45, 48] die häufigsten dar [7, 10, 18, 33, 39, 41].

Die Kolonlipome machen unter allen gastrointestinalen Lipomen einen Anteil von 65% aus und zählen zu den zweithäufigsten benignen Tumoren des Darmes [2, 8, 17, 19, 30, 38, 40]. Frauen werden häufiger betroffen. Ihr Altersgipfel liegt zwischen dem 5. und 7. Lebensjahrzehnt [8, 10, 16].

Für den Proktologen können einige besondere Erscheinungsformen von Bedeutung sein. Zu erwähnen sind hier insbesondere die *Lipohyperplasie der Ileozökalklappe* (Ileozökalklappen-Syndrom) [5, 6, 8, 15, 28, 42, 44]. Bei dieser relativ seltenen Veränderung ist das submuköse Fettgewebe stark vermehrt, wodurch die Darmwand verdickt und die Lichtung eingeengt werden kann. Ein mechanischer Ileus tritt jedoch gewöhnlich erst dann ein, wenn ein ilealer Schleimhautprolaps hinzukommt [24].

Perianal lokalisiert kann der *Naevus lipomatosus cutaneus superficialis Hoffmann-Zurhelle* [4, 20, 21, 36, 43] sein (Abb. 3.23). Diese seltene Fettgewebsektopie, die vorwiegend glutäal und anocrural lokalisiert ist, zeigt zumeist eine segmentale Anordnung und überschreitet selten die Körpermitte.

Neben den relativ seltenen, ebenfalls im Perianalbereich einmal auftretenden solitären Hautlipomen (Abb. 3.24 a), kann es zum hereditären, ebenfalls benignen Auftreten einer Vielzahl von Lipomen, der sog. *Lipomatosis* kommen. Häufig besteht eine erbliche Disposition. Frauen scheinen häufiger betroffen zu sein als Männer.

Die bösartigen Tumoren des Fettgewebes, die *Liposarkome* (Abb. 3.25 a–e), entstehen gewöhnlich nicht durch maligne Entartung eines benignen Lipoms, sondern stellen primär maligne Neoplasmen dar [22].

Die histologisch verschiedenen Differenzierungstypen (gut differenziertes, myxoides, rundzelliges, pleomorphes Liposarkom) bewirken Unterschiede im biologischen Verhalten von überwiegend lokal infiltrierenden, rezidivierenden Liposarkomen bis zu rasch metastasierenden Tumoren [13].

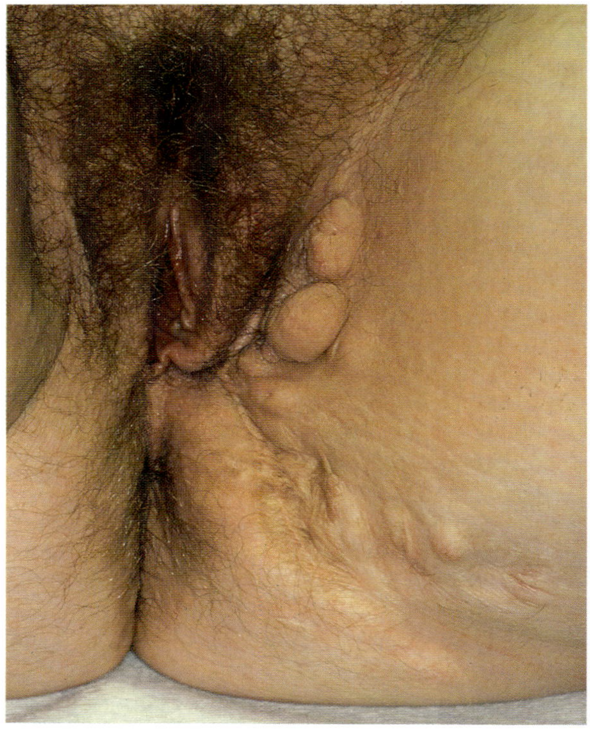

Abb. 3.23. Naevus lipomatosus cutaneus superficialis Hoffmann-Zurhelle

KLINIK

Das endoskopische *Erscheinungsbild* intestinaler Lipome ist nicht charakteristisch.

Sie imponieren als meist rundliche, oberflächlich glatte, meist breitbasig, selten gestielte, weiche Tumoren von leuchtend gelbem – gelblichrosarotem Farbton, die von unauffälliger Mukosa bedeckt werden und überwiegend submukös, seltener subserös oder submukös und subserös gelegen sind (Abb. 3.26).

Besonders die in das Darmlumen hineinragende submuköse Form neigt infolge kolonischer Peristaltik dazu, einen Pseudostiel zu entwickeln und bei Größenzunahme zur Intussuszeption zu führen [11] (Abb. 3.28–3.30].

Die meisten Lipome sind jedoch im Durchmesser nicht größer als 2 cm. Größere, in seltenen Ausnahmefällen bis zu 30 cm [14] umfassende und bei Größenzunahme i. a. zunehmend gelblich bis grau erscheinende und auch in der Konsistenz zunehmende Tumoren sind histopathologisch sodann mehr und mehr als Fibrolipome zu definieren.

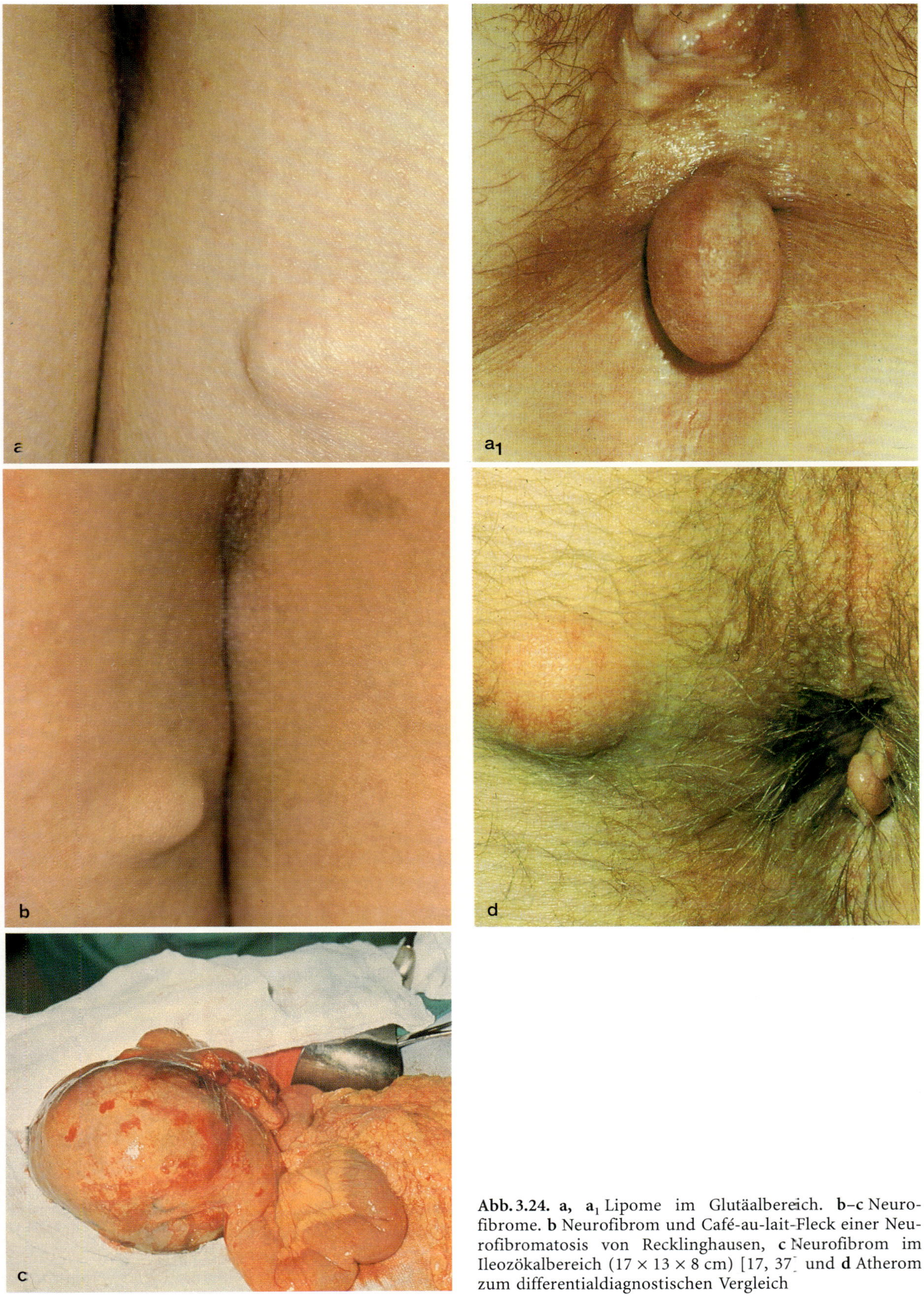

Abb. 3.24. a, a_1 Lipome im Glutäalbereich. **b–c** Neurofibrome. **b** Neurofibrom und Café-au-lait-Fleck einer Neurofibromatosis von Recklinghausen, **c** Neurofibrom im Ileozökalbereich (17 × 13 × 8 cm) [17, 37] und **d** Atherom zum differentialdiagnostischen Vergleich

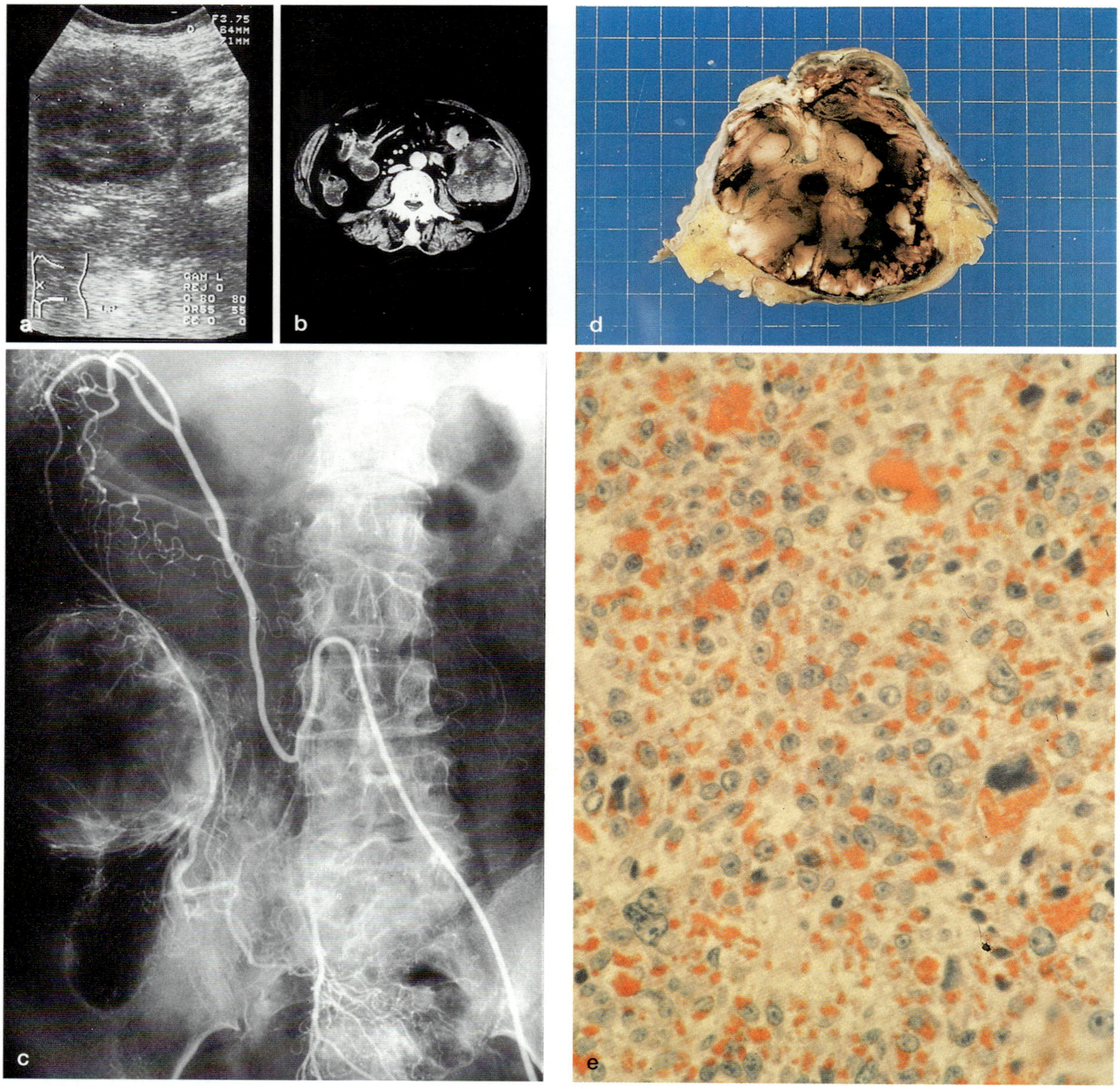

Abb. 3.25 a–e. Liposarkom, Colon ascendens. **a** Sonogramm: 64 × 71 mm große, unregelmäßig rundliche Formation inhomogener Echostruktur eines fixierten derben Tumors im linken Unterbauch. **b** CT: Unregelmäßige Form und Begrenzung; sehr ungleichmäßige Dichte. **c** Angiographie: Gefäßversorgung des Tumors über die Arteria mesenterica inferior. **d** Schnittoberfläche des Tumors, der eingekapselt war, mit ausgedehnter Nekrose und Blutungen. **e** Histologie: Teilweise gut differenziertes, überwiegend pleomorphes Liposarkom mit großen pleomorphen Lipoblasten, multiplen zytoplasmatischen Vakuolen und irregulären Nuklei. (HE-Färbung)

Im Gegensatz zum Kolonkarzinom finden sich Kolonlipome überwiegend im rechten Kolon- und Zökumbereich. Nur etwa 5 % sind im Rektum lokalisiert [8, 30, 49].

Das *Beschwerdebild* wird von Lokalisation und Größe der Tumoren bestimmt.

Lipome mit einem Durchmesser von nicht mehr als 2 cm verursachen selten Symptome und werden daher zumeist nur zufällig entdeckt.

Ab einer Größe von 4 cm sollen sich dagegen bereits 75 % klinisch bemerkbar machen, insbesondere durch Blutungen, Änderung der Stuhlgewohnheiten, Obstipationen, kolikartige Abdominalschmerzen usw. [2, 11, 35].

Große intraluminal wachsende Lipome können (wie Abb. 3.28–3.30 zeigen) hierbei leicht zur Invagination mit allen sich daraus ergebenden Folgezuständen führen. 61 % aller Koloneinstülpungen sollen durch

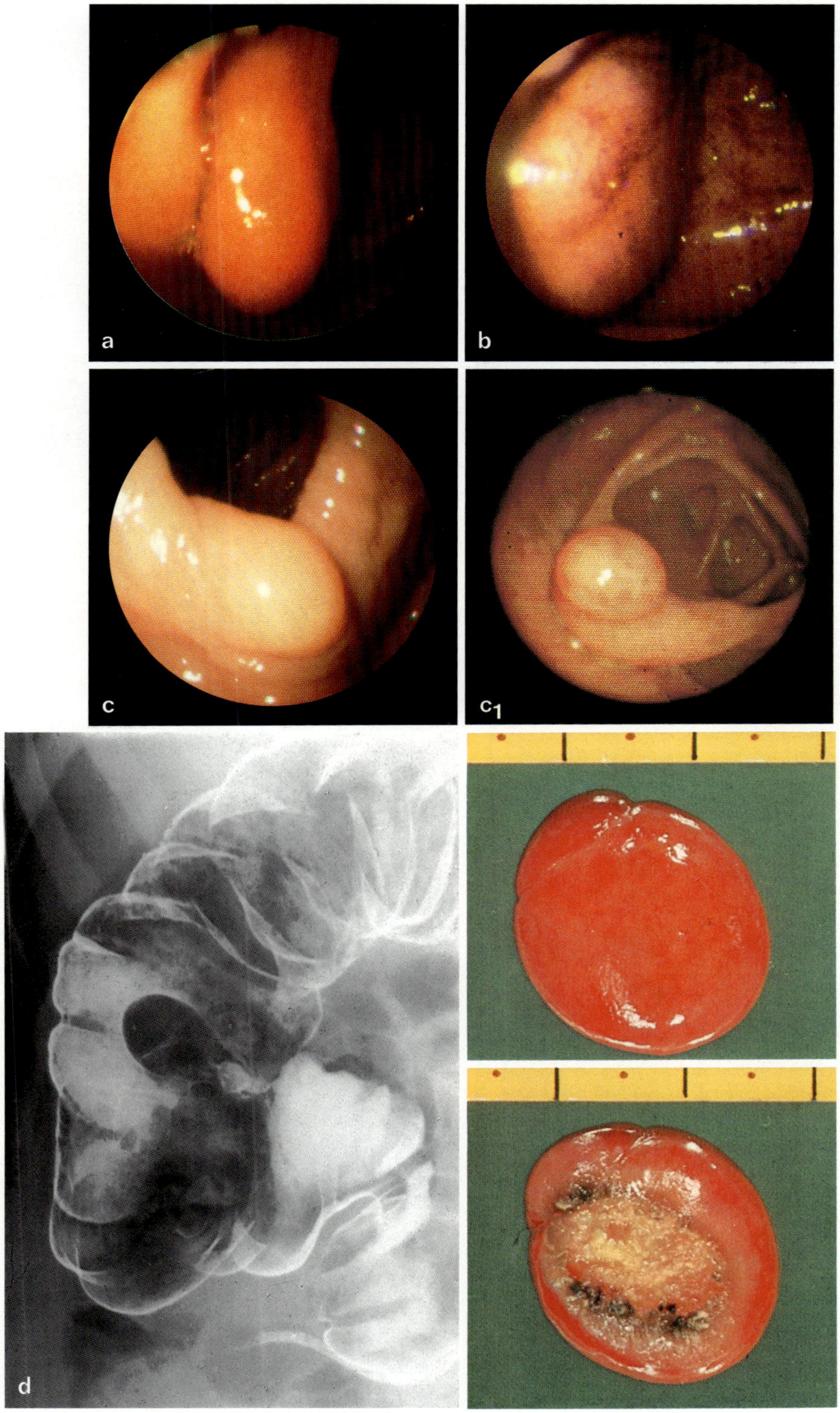

Abb. 3.26. **a** Tropfenförmiges submuköses polypöses Lipom an der Valvula Bauhini. **b** Breitbasiges submuköses Lipom an der rechten Kolonflexur, unter der Schleimhaut verschieblich. **c** Kleines birnenförmiges submuköses Lipom an der linken Kolonflexur. $\mathbf{c_1}$ Lipom auf der Valvula Bauhini. **d** Lipom im Colon ascendens nahe der Valvula Bauhini

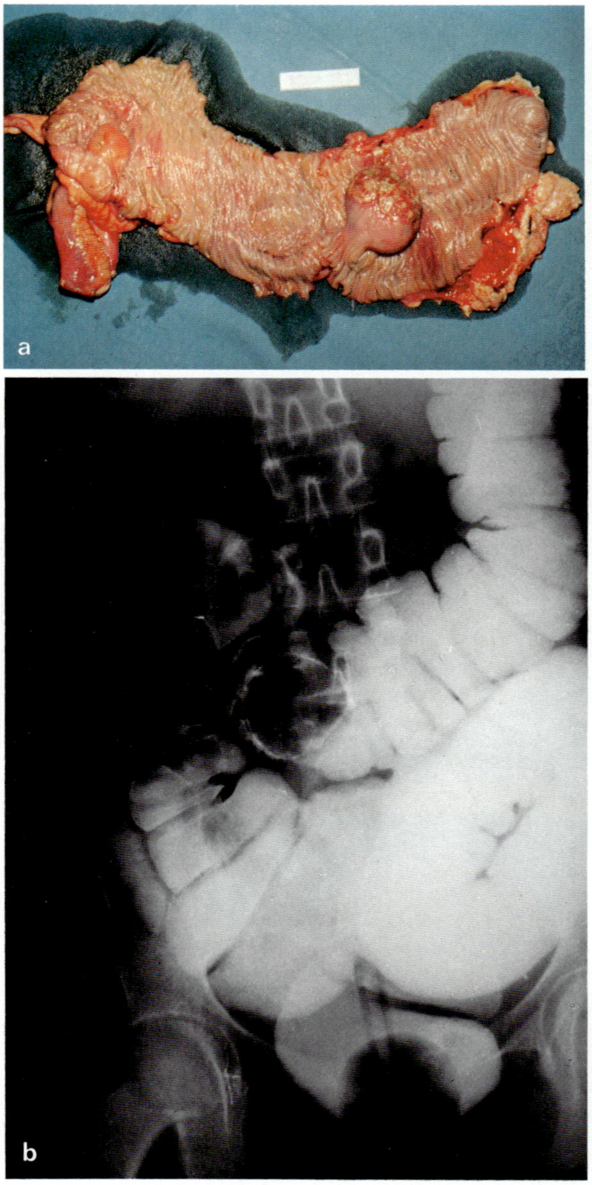

Abb. 3.27 a, b. Gestieltes Kolonlipom. **a** Operationspräparat, **b** in der rötgenologischen Darstellung im Querkolon

Lipome entstehen, wobei in 35–44 % dieser Fälle der Tumor erst durch die Intussuszeption erkannt wird, was wiederum das oft lange Zeit ausgesprochen symptomarme Verhalten von Lipomen zeigt [27].
Demgegenüber imponieren *Liposarkome* als knotige Infiltrate oder eiförmige, gehöckerte bzw. gelappte Gebilde von eher derber Konsistenz [9].
Je nach Anteil fetthaltiger Tumorzellabschnitte zeigen sie makroskopisch eine überwiegend gelbe, sonst vielfach eine weißgraue, feuchte oder glasig glänzende Schnittfläche [12].

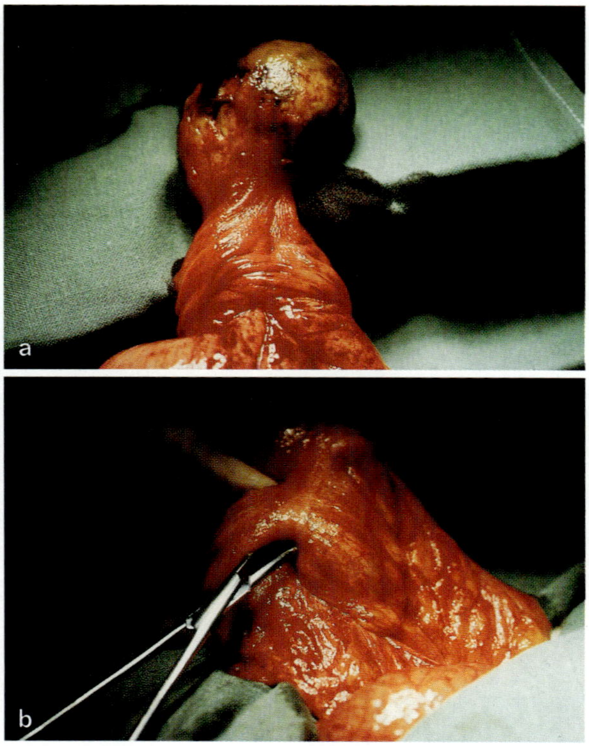

Abb. 3.28. **a** Pseudogestieltes Lipom (Transversum) mit Mukosaulzerationen; **b** Darstellung einer tumorbedingten Darmwandinvagination. Gleicher Fall wie **a**

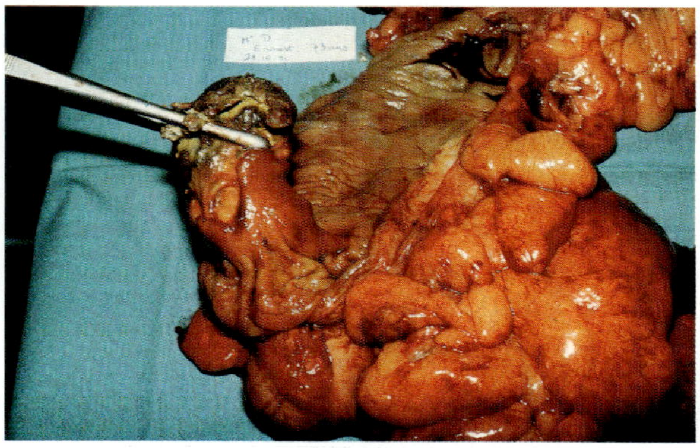

Abb. 3.29. Invaginiertes Lipom der Ileozökalklappe

Lokale Rezidive treten bei allen Liposarkomen häufig auf. Unterschiede gibt es jedoch in der Metastasierungshäufigkeit. Je schlechter ein Liposarkom differenziert ist, um so höher liegt die Metastasierungsquote [13]. Während die Fünfjahresüberlebensrate bei gut differenzierten Liposarkomen bei 80 % liegt, sinkt sie bei pleomorphen unter 20 % [47].

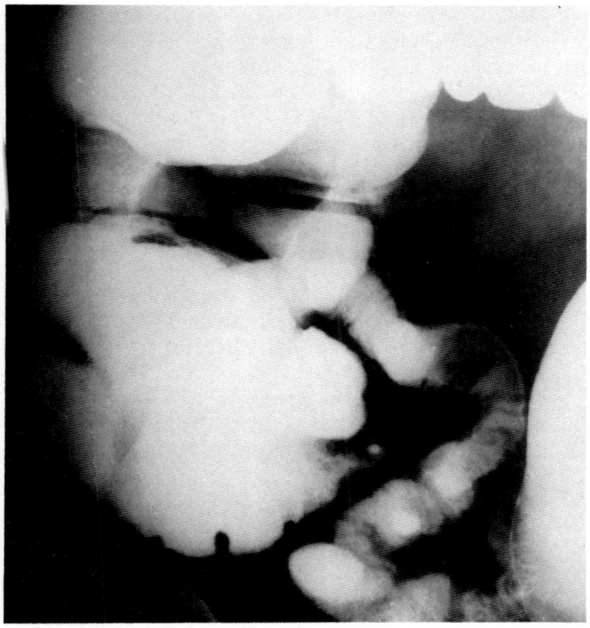

Abb. 3.30. Limpombedingter Füllungsdefekt im Zökum, gleicher Fall wie Abb. 3.29

DIAGNOSE

Eine Diagnosestellung ist präoperativ durch die Koloskopie mit Biopsie möglich und auf nichtinvasive Weise durch die Computertomographie aufgrund der in Lipomen zu messenden signifikant niedrigen Dichtewerte (um minus 100 Hounsfield-Einheiten) [26].

Im routinemäßigen Untersuchungsverlauf geht meist eine Röntgenübersichtsaufnahme des Abdomens vorher, wobei man evtl. die Zeichen einer Kolonobstruktion beobachtet.

Im Röntgenkontrasteinlauf stellen sich Lipome wie auch ausdifferenzierte Liposarkome als rundliche glattbegrenzte Füllungsaussparungen dar.

Auch die Angiographie kann, wie Abb. 3.25 c zeigt, hilfreich sein. Angiographien können auch wertvolle Informationen über die Malignität von Weichteiltumoren liefern. Generell wird angenommen, daß eine hohe Vaskularität und die schnelle Passage von Kontrastmittel zur venösen Seite auf ein Malignom verweisen [31].

Entdifferenzierte Liposarkome wachsen destruktiv und zeigen eine höhere Strahlendichte.

Die *Koloskopie* schließlich kann sowohl zu diagnostischen als auch therapeutischen Zwecken eingesetzt werden [40, 46]. Aufgrund ihrer weichen Beschaffenheit ändern Lipome ihre Form etwa bei Druck mit der Biopsiezange oder bei der Darmentleerung („squeeze-" oder „cushion-sign").

Wie bei anderen submukös lokalisierten Tumoren auch läßt sich die das Lipom überziehende Mukosa mit der Biopsiezange zeltförmig anheben [3], was jedoch bei fortgeschrittenen entdifferenzierten Liposarkomen nicht möglich ist.

THERAPIE

Die Behandlungsmethode der Wahl ist die Operation. Die Art des chirurgischen Vorgehens ist abhängig von der Zuverlässigkeit der präoperativ gestellten Diagnose.

Die koloskopische Resektion submuköser Lipome mit der Diathermieschlinge gilt als die Methode der Wahl bei kleinen Lipomen [32, 40, 46].

Ein größeres präoperativ sicher diagnostiziertes isoliertes Lipom, das ggf. bereits zu einer reponiblen Intussuszeption führte, rechtfertigt bei ansonsten unversehrtem Kolon eine einfache Exzision nach Kolotomie [27].

Bei zweifelhafter Diagnose, d.h., wenn infolge der klinisch ähnlichen Symptomatologie ein Karzinom nicht sicher auszuschließen ist, aber auch bei persistierender Invagination, deutlicher Schädigung der Darmwand oder bei Vorliegen besonders voluminöser oder schwierig abzutragender Tumoren ist eine Segmentkolektomie oder eine Hemikolektomie indiziert [27].

Bei den Liposarkomen stellt die möglichst radikale Resektion die Therapie der Wahl dar.

PROGNOSE

Die Prognose von Liposarkomen ist abhängig von Größe, Lokalisation und histologischem Typ. Prognostisch besteht ein großer Unterschied zwischen gut differenzierten und myxoiden Liposarkomen einerseits und den schlecht differenzierten, pleomorphen oder rundzelligen Liposarkomen andererseits [25].

Literatur

1. Abu-Dalu J, Urca I (1972) Lipoma of the colon: Report of three cases. Dis Colon Rectum 15: 370–372
2. Ackermann NB, Chylain SO (1975) Symptomatic lipomas of the gastrointestinal tract. Surg Gynecol Obstet 141: 565–568
3. Berk RW, Werner LG (1974) Lipoma of the colon. Am J Gastroenterol 61: 145–150
4. Böhle N, Stein E (1984) Naevus lipomatosus cutaneus superficialis. Hoffmann-Zurhelle. Aktuel Dermatol 10: 36
5. Boquist L, Bergdahl L, Andersson A (1972) Lipomatosis of the ileocecal valve. Cancer 29: 136–140

6. Bourgeon R, Borelli JP, Koch G (1974) La lipomatose de la valvule iléocaecale. Arch Mal Appar Dig 63: 33
7. Brünner H, Ehlert CP, Loth R (1973) Submuköse Lipome des Dickdarms. Dtsch Med Wochenschr 98: 1064–1066
8. Castro EIB, Stearns MW (1974) Lipoma of the large intestine. Review of 45 cases. Dis Colon Rectum 15: 441–444
9. Civatte J, Morel B (1983) Die Liposarkome (liposarcoma-WHO). In: Luger A, Gschnait F (Hrsg) Dermatologische Onkologie. Urban & Schwarzenberg, Wien München Baltimore, S 194
10. D'Javid IF (1960) Lipomas of the large intestine. Review of the literature and report of a case. J Int Coll Surg 33: 639–668
11. Dehn TCB, Flemming SJ (1982) Das submuköse Kolonlipom. coloproctology 1: 18–20
12. Eder M, Gedigk P (1984) Geschwülste der Gewebe mesenchymaler Herkunft. In: Eder M, Gedigk P (Hrsg) Lehrbuch der Allgemeinen Pathologie und der Pathologischen Anatomie, 31. Aufl. Springer, Berlin Heidelberg New York, S 258–263
13. Enzinger FM, Weiss SW (1988) Soft tissue tumors, 2nd edn. Mosby, St. Louis
14. Ginzburg L, Weingarten M, Fischer MG (1958) Submucous lipoma of the colon. Ann Surg 148: 767
15. Golden R (1943) Enlargement of the ileocaecal valve. AJR 50: 19–23
16. Gordon RT, Beal JM (1978) Lipoma of the colon. Arch Surg 112: 897–899
17. Gürgen T, Gökdogan C, Bilgin A (1976) On Neurofibromatosis of right colon with a review of existing literature. Chir Gastroenterol 3: 322–324
18. Haller JD, Roberts TW (1964) Lipomas of the colon: a clinico-pathological study of 20 cases. Surgery 55: 773
19. Herzog U (1989) Kolonlipome. coloproctology 2: 71–74
20. Hönigsmann H, Gschnait F (1974) Naevus lipomatosus cutaneus superficialis (Hoffmann-Zurhelle). Z Hautkrankht 49: 517–524
21. Hofmann E, Zurhelle E (1921) Über einen Naevus lipomatodes cutaneus superficialis der linken Glutäalgegend. Arch Dermatol 130: 327–333
22. Holzner HJ (1984) Tumoren und tumorähnliche Bildungen des Mesenchyms (sog. Weichgewebstumoren, soft tissue tumors). In: Arbeitsbuch Pathologie. Urban & Schwarzenberg, München Wien Baltimore, S 64–69
23. Hurwitz MM, Redleaf RD, Williams HJ, Edwards JE (1967) Lipomas of the gastrointestinal tract. AJR 99: 84
24. Kahle M (1979) Die Lipomatose der Ileozökalklappe. Z Gastroenterol 17: 843–850
25. Kindblom L et al. (1975) Liposarcoma: a clinico-pathologic, radiographic and prognostic study. Acta Pathol Micro Scand 253 [Suppl]: 1–71
26. Lazebnik N et al. (1985) Verbesserte Diagnostik von Kolonlipomen durch die Computertomographie. coloproctology 3: 157–159
27. Lehn E, Levasseur JC, Billon JJ, Gillier P (1982) Lipombedingte Koloninvaginationen im Erwachsenenalter. coloproctology 6: 351–354
28. Mallory R, Castleman B, Parris E (1943) Weekly clinicopathological exercises: two cases of submucous lipoma of the ileocaecal valve. N Engl J Med 22: 948
29. Mayo ChW, Pagtalunan RJG (1963) Malignancy of colon and rectum in patients under 30 years of age. Surgery 53: 711
30. Mayo CW, Pagtalunan RJG, Brown DJ (1963) Lipoma of the alimentary tract. Surgery 53: 598–603
31. Nakada H et al. (1994) Liposarkome des Colon descendeus. coloproctology 5: 310–315
32. Nivatongs S, Goldberg SM (1974) Results of 100 consecutive polypectomies with the fibreoptic colonoscope. Am J Surg 128: 347–350
33. Ochsner SF, Ray JE (1960) Submucosal lipomas of the colon. Experience with 12 cases. Dis Colon Rectum 3: 1–8
34. Otto HF (1982) Gutartige Geschwülste des Kolons und Rektums. Pathomorphologie. In: Müller-Wieland K (Hrsg) Dickdarm. Springer, Berlin Heidelberg New York (Handbuch der inneren Medizin)
35. Pemberton L, Manax WG (1971) Complete obstruction of the colon by lipoma. Surgery 69: 139–141
36. Plewig G, Luderschmidt C (1979) Naevus lipomatodes cutaneus superficialis (Hoffmann-Zurhelle). Hautarzt 30: 323–324
37. Raszkowski HJ, Hufner RF (1971) Neurofibromatosis of the colon: A unique manifestation of von Recklinghausen's disease. Cancer 27: 134–142
38. Roig JV et al. (1993) Transanaler Prolaps eines kolorektalen Lipoms. coloproctology 2: 88–90
39. Sahai DB, Palmer JD, Hampson LG (1968) Submucosal lipomas of the large bowel. Can J Surg 11: 23
40. Shapiro PD, Michas CA (1967) Endoscopic removal of submucosal colonic lipomas. Arch Surg 111: 89
41. Spena AR, Pesce L (1967) Contributo alla conoscenza del lipoma del colon. Minerva Med 58: 2867
42. Spieler U, Frey P (1977) Lipomatose der Ileozökalklappe. Schweiz Med Wochenschr 107: 280–282
43. Stenger D, Bahmer FA (1984) Naevus Lipomatosus Cutaneus Superficialis (Hoffmann-Zurhelle). Z Hautkrankht 61: 50–56
44. Strauch M, Remmele W, Ottenjann R (1972) Endoscopicbioptic diagnosis of lipomatosis of the ileocecal valve. Acta Hepatogastroenterol (Stuttg) 19: 408–410
45. Vinceneux P, Barge J, Flamant Y, Lamotte-Barrillon S (1976) Lipomes multiples de l'intestine grele et du colon. Sem Hop (Paris) 52: 1923–1926
46. Waye JD, Frankel G (1974) Removal of pedunculated lipoma by colonoscopy. Am J Gastroenterol 61: 221–222
47. Weber U, Müller K (1983) Tumoren und tumorartige Veränderungen des Fettgewebes. In: Periphere Weichteiltumoren. Thieme, Stuttgart New York, S 176
48. Weinberg T, Feldman M (1955) Lipomas of the gastrointestinal tract. Am J Clin Pathol 25: 272–281
49. Wolf BS (1976) Lipoma of the colon. JAMA 235: 2225–2227

3.3.2 Muskelgewebe

Unter den mesenchymalen Darmtumoren sind die aus der Muscularis propriae oder M. mucosae [27], in Einzelfällen auch aus der glatten Gefäßwandmuskulatur [2, 18] hervorgehenden *Leiomyome* nach den Lipomen (S. 266) die zweithäufigsten.

Je nach Ursprungsort und Ausbreitungsrichtung werden intraluminal, intramural, extramural und kombiniert wachsende Leiomyome unterschieden.

Sie kommen im gesamten Gastrointestinaltrakt vor. Im Dickdarm, bevorzugt Rektumbereich, treten sie weitaus seltener in Erscheinung als im Magen und Dünndarm [6, 13–15, 17, 24]. Nur 3–7 % der gastrointestinalen Leiomyome sind im kolorektalen Bereich lokalisiert [18].

Hauptmanifestationsalter ist das 5.–6. Lebensjahrzehnt. In seltenen Fällen können auch Kinder betroffen sein [4]. Ein disseminiertes Auftreten kleiner, klinisch gutartiger Leiomyome ist als „Leiomyomatosis coli" bekannt [26].

Im Bereich der Haut können Leiomyome von den Mm. arrectores pilorum ausgehen. Vorwiegend befinden sie sich an den Extremitätenstreckseiten und Glutäen, wo sie meist gruppenweise angeordnet sind. Sie sind linsen- bis erbsengroß, hautfarben, gelegentlich etwas bräunlich oder bläulich und auf seitlichen Palpationsdruck leicht druckschmerzhaft.

Eine *maligne Entartung* – vorwiegend entarten die von der Muscularis propriae ausgehenden Leiomyome [10, 19] – zum *Leiomyosarkom* wird mit 20–30 % [6, 12] – wohl zu hoch geschätzt [19, 20]. Das primäre Leiomyosarkom macht im Dickdarm 0,1 % aller Tumore [7] und im Rektum 0,5 % aller Rektumtumore [1, 9] aus. Vom Leiomyosarkom zu unterscheiden ist das im kolorektalen Bereich sehr selten auftretende durchweg ebenfalls maligne sog. *Leiomyoblastom* [18]. Weder im makroskopischen noch histologischen Bild ist eine sichere Differenzierung zwischen der benignen und malignen Form möglich [16]. Das histologische Bild entspricht oftmals nicht dem klinischen Verhalten des Tumors [6] (Abb. 3.31, 3.32). Metastasierungen sind eher selten [7].

Lokale Rezidive (s. u.), die meist nach etwa 15 Monaten entdeckt werden dagegen sind häufig [7, 19, 20, 31]. Die Ausbreitung der kolorektalen Leiomyosarkome erfolgt vorwiegend per continuitatem auf die Umgebung (peri- und ischiorektales Fettgewebe, Mesokolon, Peritoneum) und hämatogen (Leber, Lungen, Skelettsystem). Lymphknotenmetastasen sind selten [8, 18].

Entscheidend ist der Nachweis einer ausgeprägten Kernanaplasie auch in nicht regressiv veränderten Tumorarealen sowie ein Mitosenreichtum [10].

Malignität wird angenommen, wenn pro stark vergrößertem Mikroskopausschnitt zwei oder mehr Mitosen erkennbar sind [28].

Von der quergestreiften Muskulatur ausgehende Myome werden als *Rhabdomyome* bezeichnet. Es handelt sich hierbei um eine sehr seltene, gutartige Neubildung.

Die *Rhabdomyosarkome* stellen bevorzugt im Kindesalter auftretende hochmaligne Tumoren dar. Man unterscheidet verschiedene histologische Differenzierungsformen: embryonales, alveolares und pleomorphzelliges Rhabdomyosarkom (Abb. 3.33) [11, 21, 25].

KLINIK

Erscheinungsbild: Während die von der Muscularis mucosae ausgehenden Leiomyome selten größer als 1 cm werden und unter der sie bedeckenden Mukosa als breitbasige, derbe Knötchen zu tasten sind (Abb. 3.32), weisen die von der Muscularis propriae abstammenden, wesentlich größer werdenden, entweder polypoid gegen die Lichtung oder nach außen in Richtung Serosa sich entwickelnden Leiomyome bzw. Leiomyosarkome infolge zentraler regressiver Veränderungen (Nekrosen, Zysten, Blutungen, Verkalkungen) eine oftmals auffällig weiche Konsistenz auf.

Zu klinischen *Beschwerden* führen zumindest die kleineren, von der Muscularis mucosae ausgehenden Myome i. a. nicht.

Größere von der Muscularis propriae stammende, zu Ulzerationen neigende Tumoren machen sich durch mehr oder weniger ausgeprägte Beschwerden wie Blut- und/oder Schleimabgänge, Völlegefühl, Veränderungen der Stuhlgewohnheiten, Tenesmen usw. bemerkbar bzw. weisen auf eine ggf. eingetretene maligne Entartung hin.

DIAGNOSE

Ein Leiomyom kann vom endoskopischen oder palpatorischen Befund her vermutet werden. Wie auch bei anderen submukös gelegenen Tumoren läßt sich auch bei Leiomyomen die Schleimhaut etwa mit der Biopsiezange zeltförmig abheben. Bestätigt wird die Diagnose durch die histologische Untersuchung (Abb. 3.34). Hierbei kann bei nicht eindeutigen Histologien der immunmorphologische Nachweis von Desmin und/oder Myoglobin hilfreich sein [21].

THERAPIE

Aufgrund der oftmals recht schwierigen Differenzierung zwischen benigner und maligner Form, der o. a. relativ hohen Malignitätsrate und einer Rezidivquote von bis zu 45 % nach lokalen Exzisionen oder Enukleationen [7] wird grundsätzlich die abdominoperineale Resektion empfohlen [3, 5]. Allerdings gibt es auch Berichte über günstige Langzeitüberlebensraten von Patienten mit lokalexzidierten Leiomyosarkomen, wobei allerdings keine der resezierten Geschwülste größer als 3 cm im Durchmesser war [23].

Literaturauswertungen haben ergeben, daß bei lokalexzidierten Tumoren, die größer als 5 cm waren,

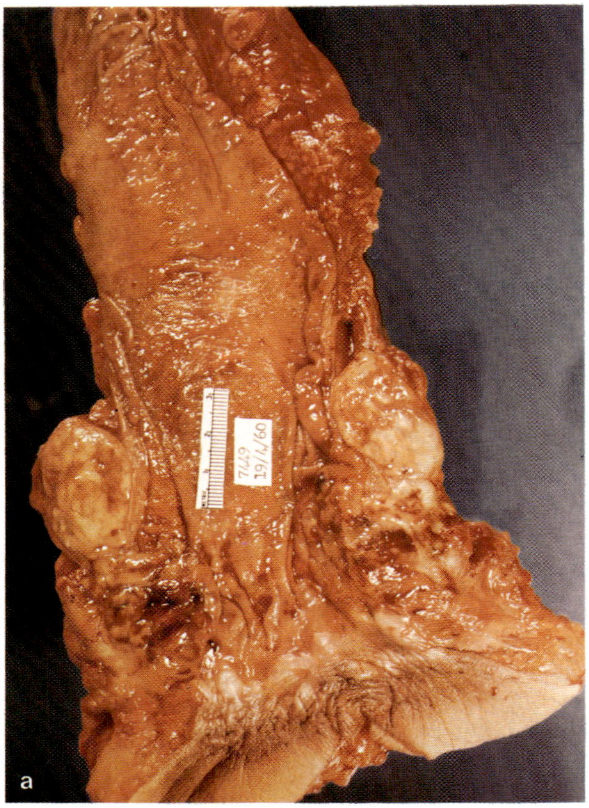

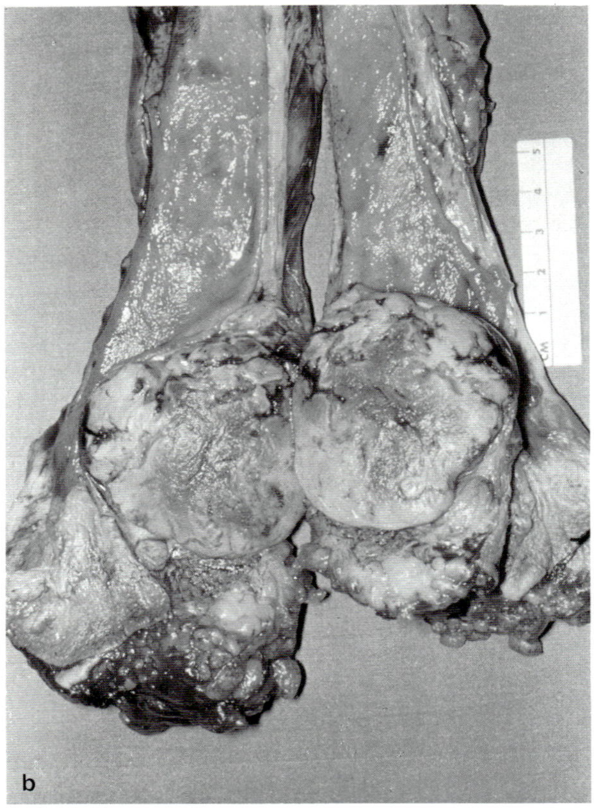

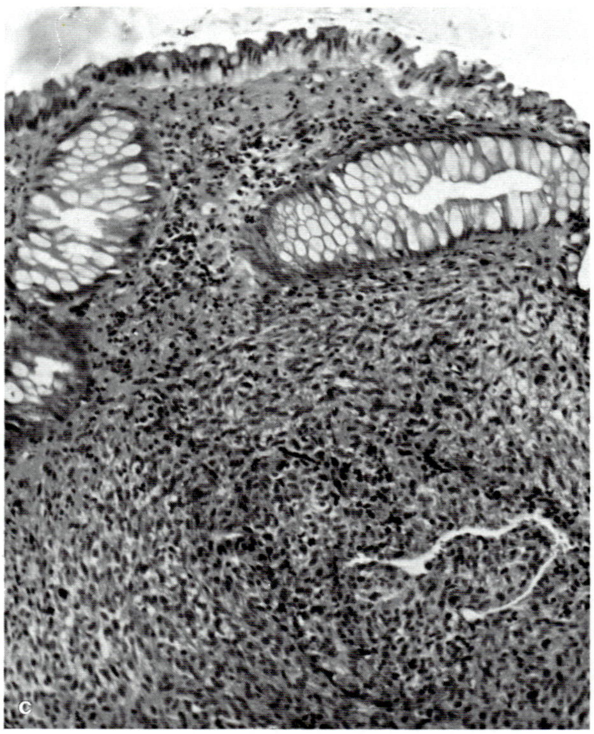

Abb. 3.31. **a** Leiomyosarkom im Rektumbereich bei einer 70jährigen Frau. **b** Leiomyosarkom des Rektums bei einer 50jährigen Frau. Schnitt durch den submukosalen Tumorbereich. **c** Intaktes Mukosagewebe über einem Leiomyosarkom. Biopsie, HE-Färbung. Gleicher Fall wie **a**

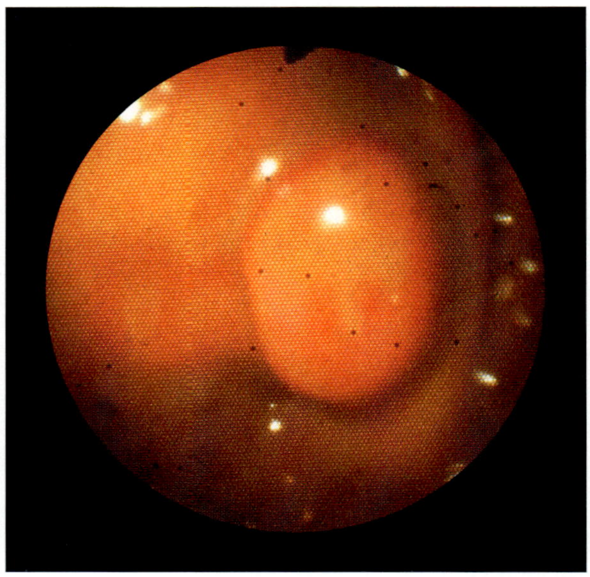

Abb. 3.32. Polypöses, submuköses Leiomyom des Zökums (gleichzeitig besteht eine linksseitige Colitis ulcerosa)

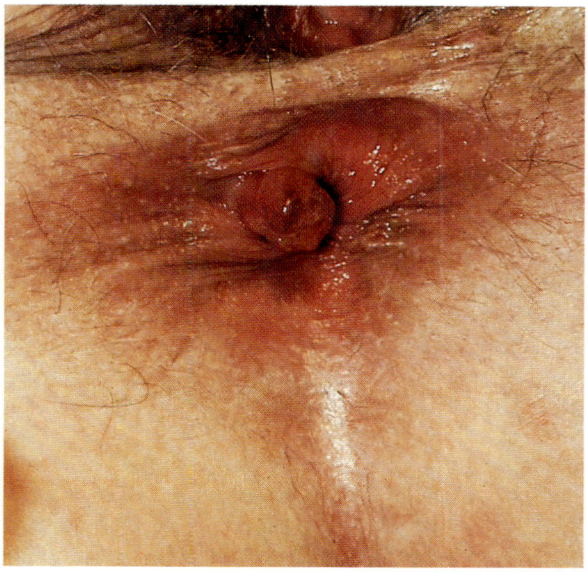

Abb. 3.33. Pleomorphes Rhabdomyosarkom im Analbereich bei einer 64jährigen Patientin

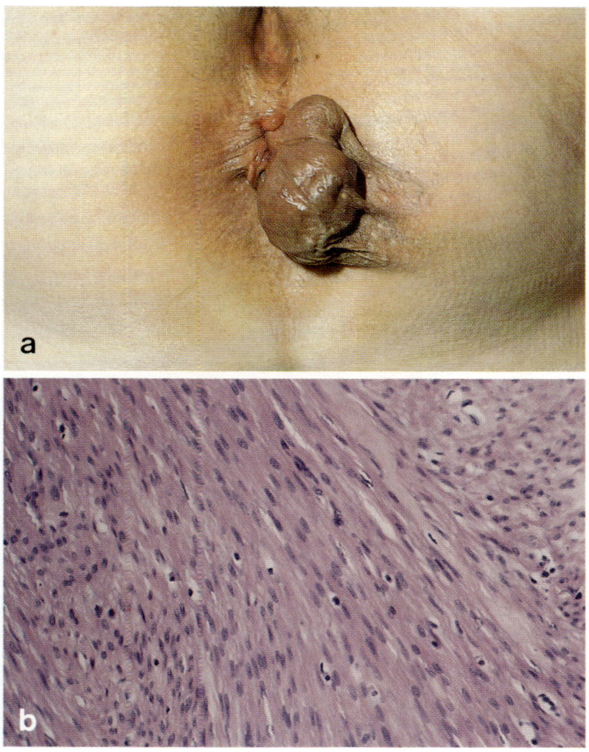

Abb. 3.34. a Etwa hühnereigroßes und daneben kleineres Leiomyom im Analrandbereich bei einer 64jährigen Frau. b Leiomyom Typische, irregulär gelagerte, glatte Muskelfasern; keine Kernatypien. HE-Färbung. Gleicher Fall wie a

unabhängig von der histologischen Beurteilung keine Langzeitüberlebenswahrscheinlichkeit besteht [12].
Größere, bereits exulzerierte oder an die Umgebung fixierte, malignomverdächtige Tumore sind unabhängig von histologischen Detailbefunden entsprechend radikal zu operieren.
Aufgrund der schwierigen histologischen Begutachtung sowie der hohen Rezidivhäufigkeit sollten auch die als primär gutartig klassifizierten Tumore einer Nachsorge zugeführt werden [33].

PROGNOSE

Leiomyosarkome zeigen eine relativ geringe Metastasierungsneigung und haben demzufolge eine verhältnismäßig günstige Prognose [10].

Literatur

1. Asbun J et al. (1992) Leiomyosarcoma of the rectum. Am Surg 58: 311–314
2. Bores R, Thorlakson RH (1974) Leiomyosarcoma of the rectum. Int Surg 59: 616
3. Corman ML (1992) Less common tumors and tumorlike lesions of the colon, rectum and anus. In: Colon and rectum surgery. Lippincott, Philadelphia, p 764–767
4. Daniele GM, Spinelli P, Cortese M (1966) Considerazioni su 4 casi di leiomioma del tenue. Chir Gen (Roma) 15: 215
5. Fox MS, Wilk PJ, Ramos-Burch S (1983) Riesenleiomyosarkom des Rektums. coloproctology 1: 28–30
6. Freund NL, Fisher MJ (1961) Leiomyomas of the rectum: a report of five cases. Dis Colon Rectum 4: 181–182
7. Fuerte Ruiz S et al. (1997) Leiomyosarkom des Nierenbeckens mit Metastasierung in Lunge und Rektum. coloproctology 1: 45–47
8. Gebbers J-O, Remmele W (1996) Analregion. In: Remmele W (Hrsg) Pathologie, Bd 2, 2. Aufl. Springer, Berlin Heidelberg New York Tokyo, S 691
9. Haque S, Dean TJ (1992) Stromal neoplasms of the rectum and anal canal. Hum Pathol 23: 762–767
10. Hermanek P, Karrer K (1983) Illustrierte Synopsis kolorektaler Tumoren. Pharmazeutische Verlagsgesellschaft, München
11. Holzner HJ (1984) Tumoren und tumorähnliche Bildungen des Mesenchyms (sog. Weichgewebs-Tumoren, soft tissue tumors). In: Arbeitsbuch Pathologie. Urban & Schwarzenberg, München Wien Baltimore
12. Kusminsky R, Bailey W (1977) Leiomyomas of the rectum and anal canal. Report of six cases and review of the literature. Dis Colon Rectum 20: 580–599
13. Langenberg AV (1977) Transsacral removal of rectal leiomyomas from the same patient on two occasions: Report of a case. Dis Colon Rectum 20: 443–446
14. Lumb G (1951) Smooth-muscle tumours of the gastrointestinal tract and retroperitoneal tissues presenting as large cystic masses. J Pathol Bacteriol 63: 139–147

15. Mantoudis SM, Apostolidis NS, Legakis NCh, Papadopoulos SA, Pratsica-Ougourloglou C (1976) Leiomyosarcoma of the rectum: Report of a case. Dis Colon Rectum 19: 690–693
16. Morson BC, Dawson JMP (1972) Gastrointestinal pathology. Blackwell, Oxford
17. Nemer FD, Stoeckinger JM, Evans OTh (1977) Smooth-muscle rectal tumors: A therapeutic dilemma. Dis Colon Rectum 20: 405–413
18. Otto HF, Remmele W (1996) Kolon und Rektum. In: Remmele W (Hrsg) Pathologie, Bd 2, 2. Aufl. Springer, Berlin Heidelberg New York Tokyo, S 661–667
19. Otto HF, Wanke M, Zeitlhofer J (1976) Darm und Peritoneum. In: Doerr W, Seifert G, Uehlinger E (Hrsg) Spezielle pathologische Anatomie, Bd 2, Teil 2. Springer, Berlin Heidelberg New York
20. Otto HF (1982) Pathomorphologie. In: Müller-Wieland K (Hrsg) Dickdarm. Springer, Berlin Heidelberg New York (Handbuch der inneren Medizin)
21. Otto HF, Born JA, Schwechheimer K (1988) Maligne mesenchymale Tumoren der Mundhöhle. In: Mesenchymale Weichteiltumoren und Melanome, Bd XXXIII. Thieme, Stuttgart New York, S 1–6
22. Pescatori M et al. (1997) Postoperative anal pain and rectal leiomyoma: report of a difficult case. coloproctology 1: 41–44
23. Quan SQ, Berg JW (1962) Leiomyoma and leiomyosarcoma of the rectum. Dis Colon Rectum 5: 415–425
24. Robert H, Vayre P, Clément F (1963) Les tumeurs musculaires du rectum: leiomyomes et leiomyosarcomes. Ann Chir (Paris) 17: 971–981
25. Schmidt D, Harms D, Reimann O, Treuner J (1986) Rhabdomyosarkom: Morphologie und zelluläre Differenzierung. Klin Pädiatr 198: 202–297
26. Spaun E, Nielsen L (1986) Leiomyomatosis of the colon and mesentery: report of a case. Am J Gastroenterol 81: 385–388
27. Starr GF, Dockerty MB (1955) Leiomyomas and leiomyosarcomas of the small intestine. Cancer 8: 101
28. Stout AP (1955) Tumours of the colon and rectum (excluding carcinoma and adenoma). Surg Clin North Am 10: 1283
29. Thorlakson RH, Ross HM (1961) Leiomyosarcoma of the Rectum. Ann Surg 154: 979–984
30. Thorlakson RH, Bores RR (1974) Leiomyosarcoma of the Rectum. Int Surg 59: 616–620
31. Tjandra JJ et al. (1993) Leiomyosarcoma of the rectum and anal canal. Aust NZJ Surg 63: 703–709
32. Vorobyov GJ et al. (1992) Surgical treatment of benign, myomatous rectal tumors. Dis Colon Rectum 35: 328–331
33. Winkeltau G, Winkler R (1986) Mesenchymale Tumoren der Analregion. Aktuel Chir 21: 143–148

3.3.3 Blutgefäße

Eine sichere Unterscheidung zwischen echten Neoplasmen und tumorähnlichen Läsionen (zumeist Hamartomen) ist bei dieser Gruppe nicht immer möglich [37].

Hämangiomatöse Läsionen

Die Einteilung der hämangiomatösen Läsionen ist bislang noch nicht einheitlich. Es existieren zahlreiche Klassifikationsschemata [21, 29, 35, 40, 41, 58].

Ein Einteilungsversuch nach Van Gompel et al. [96], der auf Klassifikationsschemata von Gentry et al. [29], Crawford [21] und Moore et al. [58] aufbaut und den histologischen Charakter von Gefäßmißbildungen des Kolons in Beziehung zum endoskopischen Bild setzt, zeigt Tabelle 3.13. Es wird hierbei unterschieden zwischen Hämangiomen, echten Gefäßneoplasmen, arteriovenösen Mißbildungen und Teleangiektasien sowie Kolonvarizen.

Hämangiome

Hämangiome (*Synonyma:* Kongenitale Angiodysplasie, vaskuläre Hamartome) stellen Blutgefäßgeschwülste der Haut, Schleimhäute und inneren Organe dar. Sie werden in kavernöse, kapilläre und ge-

Tabelle 3.13. Klassifikation von Gefäßanomalien des Kolons. (Nach Van Gompel et al. [96])

Hämangiome	
Kapilläres Hämangiom	
Kavernöses Hämangiom	
Singulär, klein	
Multipel, klein (z. B. multiple Phlebektasien)	
Singulär, diffus, ausgedehnt	
Multipel, diffus, ausgedehnt (nicht kontinuierlich)	
Mischformen	
Echte Gefäßneoplasmen	
Benigne	Hämangioendotheliom
	Hämangioperizytom
Maligne	Hämangiosarkom
	Kaposi-Sarkom
Arteriovenöse Mißbildungen und Teleangiektasien	
Angiodysplasie	
Kongenitale arteriovenöse Mißbildungen	
Hereditäre hämorrhagische Teleangiektasie	
Kolonvarizen	

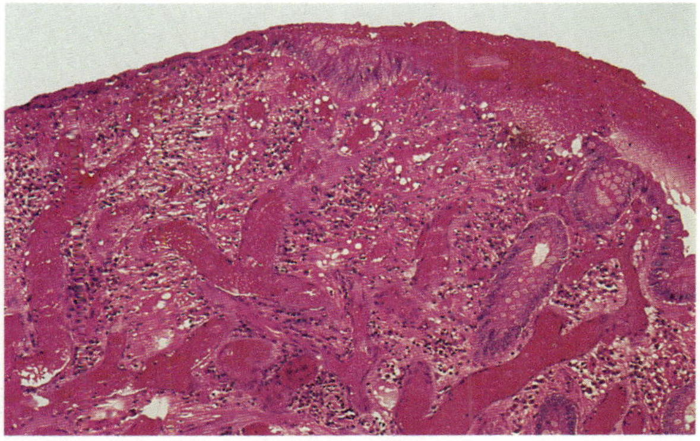

Abb. 3.35. Biopsie eines endoskopisch entfernten polypoiden Hämangioms. Der Schnitt zeigt zahlreiche dilatierte Kapillaren und eine oberflächliche Erosio. HE-Färbung

mischt aufgebaute Formen unterteilt und treten im Bereich des Dickdarmes nur sehr selten in Erscheinung [2, 29, 98]. Noch am häufigsten läßt sich, insbesondere im Rektum und Sigmoideum [2, 36, 64], das nach Gentry et al. [29] wiederum in verschiedene Typen (Tabelle 3.13) unterteilte *kavernöse Hämangiom* finden. Es zeigt unabhängig vom Manifestationsort [35, 49, 93, 101] histologisch eine Anhäufung dilatierter, blutgefüllter und mit ausdifferenziertem Endothel ausgekleidete Hohlräume (Abb. 3.35).
Wesentlich seltener noch als solitär auftretende Hämangiome kommt es im kolorektalen Bereich zum Auftreten diffuser Erscheinungsformen (Abb. 3.36), die sodann oftmals mit gleichzeitig bestehenden hämangiomatösen Manifestationen andernorts, insbesondere an der Haut kombiniert sind oder auch im Rahmen eines Syndroms (Klippel-Trenaunay) in Erscheinung treten können [8, 29, 30, 66, 105].
Im *endoskopischen Bild* erscheinen Hämangiome als unterschiedlich große, flache oder erhabene, weinrot bis blauviolette, schwammartige Gebilde, die eine meist intakte, teilweise von kleinen Knötchen bedeckte oder mehr oder weniger glänzende Oberfläche aufweisen [10, 30, 33] (Abb. 3.36).
Zu einem *Beschwerdebild* führen Hämangiome i. a. nur dann, wenn es zu einer Exulzeration kommt. Klinisches Leitsymptom ist die akute, ggf. sehr massive Darmblutung [50].
Außerordentlich selten können größere polypoide Hämangiome zu Obstruktionserscheinungen oder auch einmal zur Intussuszeption führen [104], was sodann ebenfalls zu einer operativen Intervention zwingt.
Nicht selten finden sich in Hämangiomen Phlebolithen, die in Leeraufnahmen gut erkennbar sind.
Die *Diagnosestellung* und differentialdiagnostische Abgrenzung zu Neoplasmen ist oftmals nicht einfach, da Hämangiome häufig nicht scharf abgegrenzt sind, was insbesondere auf die Kapillarhämangiome zutrifft [21], und Mukosa wie Serosa i. d. R. nicht verändert sind.

Echte Gefäßneoplasmen

Von Blutgefäßen ausgehende benigne und maligne Neoplasmen (Tabelle 3.13) treten im Gastrointestinaltrakt nur selten in Erscheinung [21, 28, 89].
Den eindrucksvollen klinischen und histopathologischen Befund eines Hämangioperizytoms im Bereich des Colon descendens zeigt die Abb. 3.37 a–c, den eines Hämangiosarkoms im Glutäalbereich die Abb. 3.38.
Neuerdings kommt es zu einem gehäuften Auftreten von Kaposi-Sarkomen bei Aids-Patienten (S. 457 ff.). Aus diesem Grund wird auf diese Gefäßneoplasie nachfolgend ausführlicher eingegangen.

Kaposi-Sarkom (KS)

Das von dem österreichisch-ungarischen Dermatologen Moriz Kohn Kaposi 1872 erstmals als „Idiopathisches multiples Pigmentsarkom der Haut" [43] beschriebene und nach ihm benannte Kaposi-Sarkom ist auch bekannt unter den *Synonyma* K.-Syndrom, K-Sarkomatose, M. Kaposi, Angioreticulomatosis Cazal-Ronchese-Kern, Granuloma multiplex haemorrhagicum Köbner, Pseudosarcomatosis haemorrhagica pigmentosa, Retikuloangiomatose, Sarcoma idiopathicum multiplex haemorrhagicum.
Definiert wird diese Tumorerkrankung, die ein weites Spektrum an Erscheinungsformen aufweist (s. u.), als maligne multifokale Proliferation von Kapillaren und perivaskulären Bindegewebszellen der Haut und innerer Organe [15].
Man unterscheidet heute 4 Formen des KS:

- Zunächst das sehr seltene *klassische KS*, das bevorzugt Männer im höheren Lebensalter betrifft, zumeist an den peripheren, überwiegend unteren Extremitäten symmetrisch beginnt und sich oft lange Zeit auf dieses Ursprungsgebiet beschränkt [4, 23].
- Seit etwa den 50er Jahren wird davon eine gehäuft schon bei Kindern und jungen Erwachsenen auftretende afrikanische Variante, *afrikanisches KS* genannt, mit abweichendem Verteilungsmuster und oft malignerem Verlauf unterschieden. Neben knotigen Formen, die auf die Haut beschränkt bleiben, und disseminierten Erscheinungsbildern mit Beteiligung innerer Organe wird hier relativ häufig auch eine örtlich aggressive Verlaufsform beobachtet [94, 100].

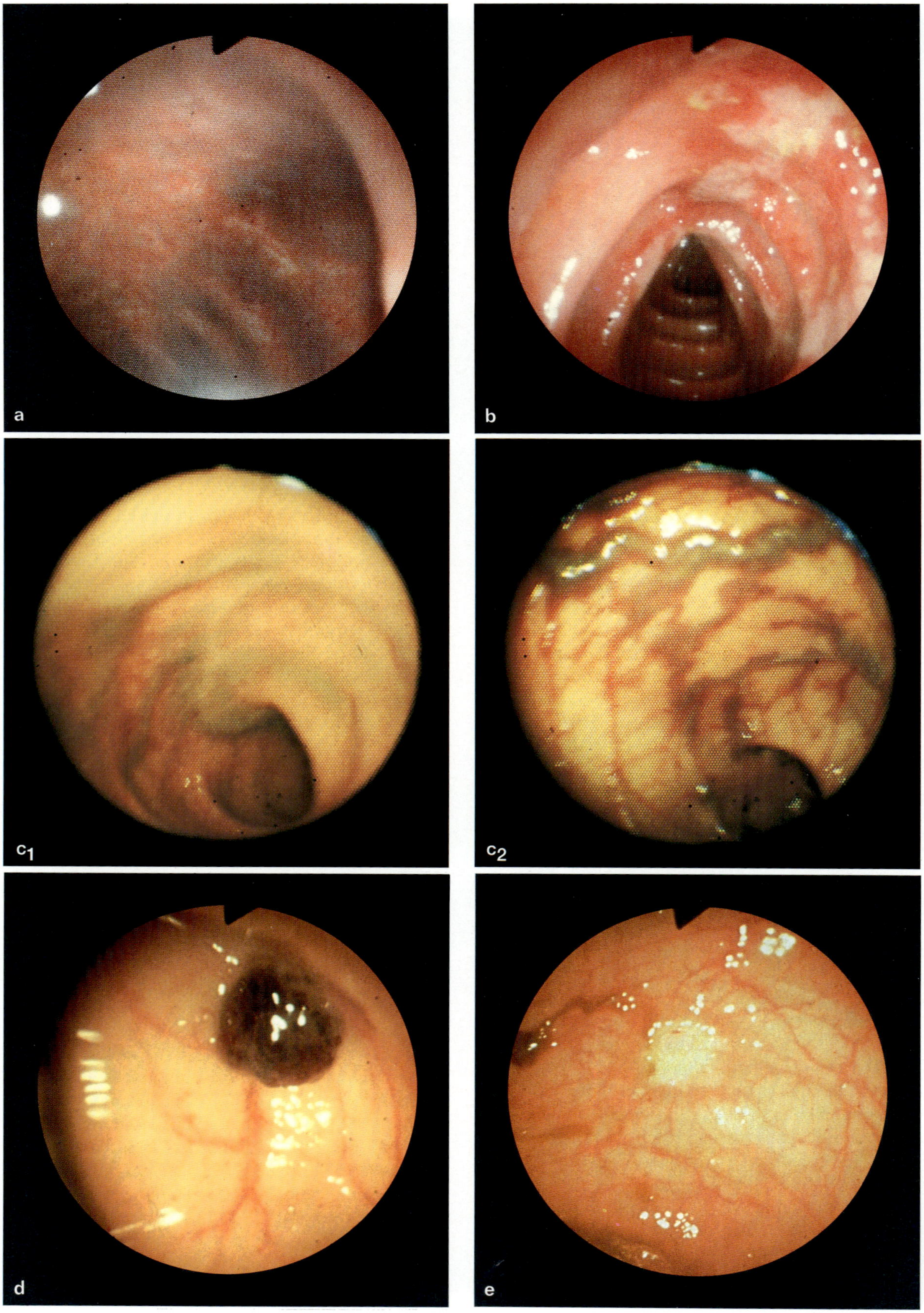
a
b
c_1
c_2
d
e

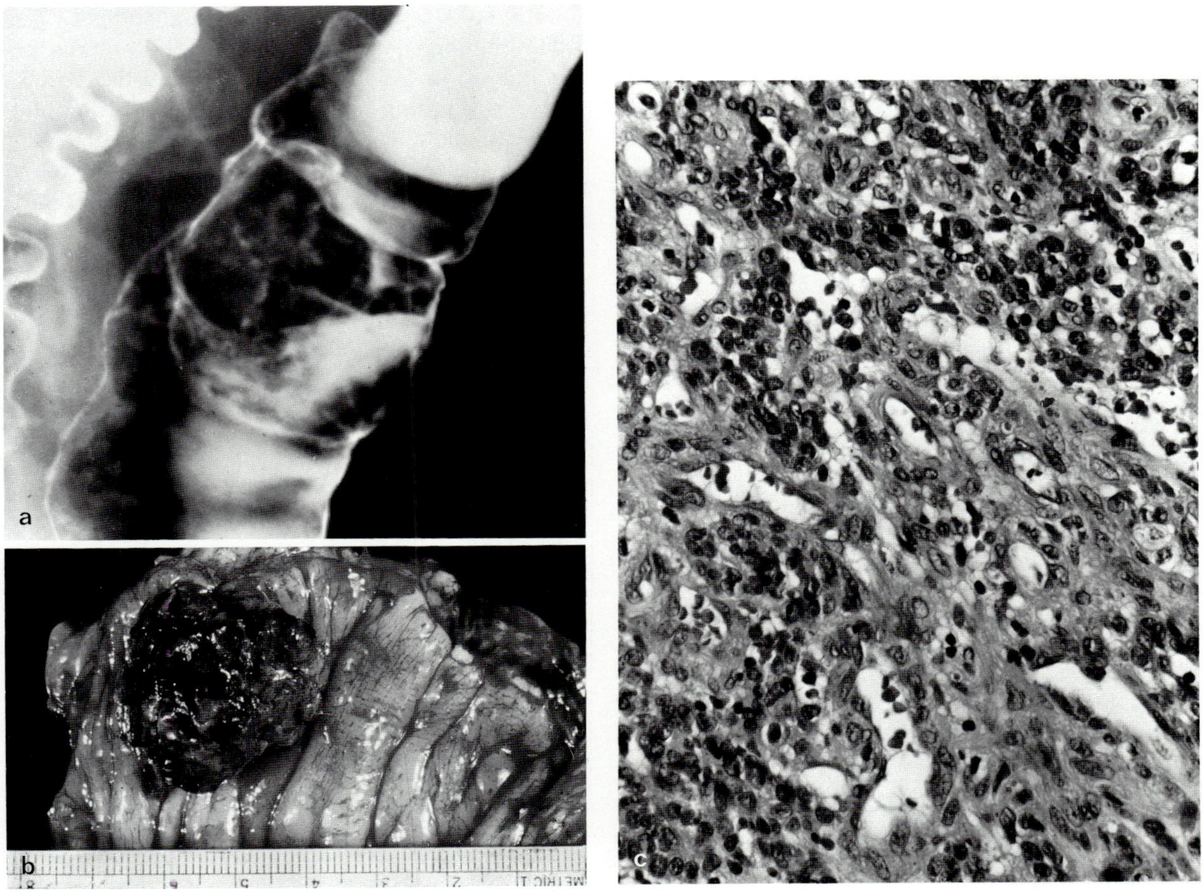

△

Abb. 3.37 a–c. Hämangioperizytom. **a** Knollig begrenzte Füllungsaussparung von 3–4 cm Ausdehnung im Colon descendens (Kontrasteinlauf). **b** Operationspräparat (gleicher Fall wie **a**). **c** LM-Aufnahme; der Tumor setzt sich aus Lagern spindelförmiger Zellen zusammen, die durch endothelbegrenzte Vaskularräume getrennt sind. HE-Färbung

▷

Abb. 3.38 a, b. Hämangiosarkom. **a** Klinisches Bild im Glutäalbereich. **b** Im histologischen Bild finden sich unterschiedlich weite neugebildete Blutgefäße, begrenzt durch ein atypisches Endothel. HE-Färbung. Gleicher Fall wie **a**

◁

Abb. 3.36 a Diffuses kavernöses Hämangiom bei einem Patienten mit inkomplettem Klippel-Trenaunay-Sydrom. **b** Ausgedehntes kapilläres Hämangiom (Naevus flammeus) mit scharf abgegrenzten Rändern; im Zentrum der Läsion ist eine sekundäre Fibrose erkennbar. c_1, c_2 Flächenhaftes, z. T. kavernöses Hämangiom mit verikösen Venektasien bei zugrundeliegendem voll ausgebildetem Klippel-Trenaunay-Syndrom. Distales Rektum. **d** Kavernöses Hämangiom bei einer 60jährigen Frau. **e** Zustand nach endoskopischer Abtragung. Gleicher Fall wie **d**

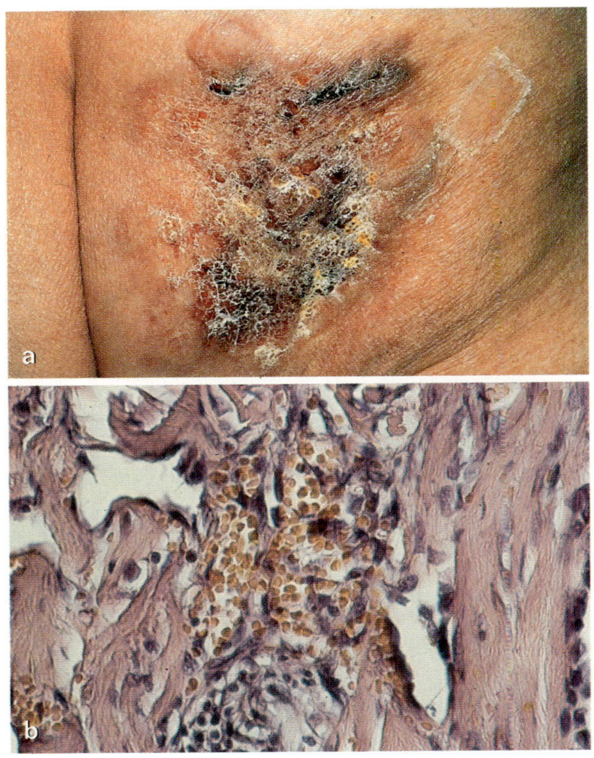

Überdurchschnittlich häufig auftretende KS in disseminierter Form sowie mit Organ- und Lymphknotenbefall mit ganz unterschiedlichem Verlauf von gutartig bis rasch progressiv wurden weiterhin bei Patienten mit krankheitsbedingter oder iatrogen ausgelöster Immunschwäche beobachtet [46]. Dies führte zur Unterscheidung einer 3. Form, dem *KS nach Nierentransplantation.*

- 1981 schließlich fiel erstmals auf, daß junge Homosexuelle ebenfalls auffällig häufig an der zuletzt genannten Art von KS erkrankten [46]. Man erkannte rasch den Zusammenhang dieses KS mit der sich weltweit ausbreitenden erworbenen Immunschwäche Aids (S. 457 ff.). Heute weiß man, daß diese 4. Form des KS, das meist rasch progressive *epidemische- oder Aids-assoziierte KS,* das bei HIV-infizierten Patienten häufigste Malignom darstellt.

ÄTIOLOGIE

Die Ätiopathogenese ist noch ungeklärt. Vermutlich handelt es sich um ein multifaktorielles Geschehen, wobei noch unklar ist, welche Bedeutung im einzelnen besonders viralen Infektionen, immungenetischen Faktoren, bestimmten Kokarzinogenen und ggf. auch einer genetischen Disposition zukommt.
1994 berichteten Chang et al. über ein bisher unbekanntes Virus (KS-assoziiertes Herpes-Virus), das ursächlich neben der Immundefizienz an der Entstehung des Kaposi-Sarkoms beteiligt sein soll [19, 20].

KLINIK

Das klinische *Erscheinungsbild* ist je nach Krankheitsstadium unterschiedlich. Es wird außerdem – ebenso wie der *Krankheitsverlauf* – entscheidend von der jeweils vorliegenden Form (s. o.) geprägt.
Initial finden sich verschieden große hämorrhagische Makulae von rosabläulichem Aspekt, die sich zu braunrötlichen bis dunkelvioletten flächenhaft infiltrierten Plaques bzw. schmerzhaften miteinander konfluierenden derbelastischen Knötchen, Knoten und schließlich Tumoren weiterentwickeln. Typisch für die KS-Effloreszenzen ist ihre oft spindelartige Form und Ausbreitung entlang der Langerschen Hautspaltlinien.
Allen Hautherden gemeinsam ist, daß der rötliche Farbton aufgrund von Erythrozytenextravasaten durch Glasspateldruck nur unvollständig abblaßt. Die bei älteren Veränderungen zunehmend bräunlicher werdende Färbung ist die Folge einer Hämosiderinablagerung im Gewebe [54].
Insbesondere bei flächenhaftem Befall besteht Neigung zur Ulzeration. Weiterhin kommt es nicht selten infolge Behinderung des Lymphabflusses zur Ödembildung vor allem im Bereich der unteren Extremitäten. In besonderen Fällen kann das Krankheitsbild allerdings auch durch extrakutane Manifestationen in inneren Organen, Lymphknoten oder dem Magen-Darm-Trakt ausgelöst werden.
So kann es im gesamten Gastrointestinum zur Ausbildung von KS-Läsionen kommen. Endoskopisch imponieren diese meist als breitbasig aufsitzende, polypoide bis plaqueartige, hämorrhagische, nicht selten partiell ulzerierte, ggf. blutende Gebilde von rötlichlividem Farbton (Abb. 3.39) [25, 51, 71, 78, 80, 84, 92, 103].
Die Ausbildung immer neuer Läsionen ist nicht als Metastasierung zu werten, sondern entspricht dem für das KS charakteristischen multifokalen Geschehen [27].
Der M. Kaposi zeigt, sieht man von der bevorzugten *Lokalisation* der klassischen KS-Form (s. o.) an den unteren Extremitäten ab, keine ausgesprochenen Prädilektionsstellen.
Nach der Haut ist die Schleimhaut der Mundhöhle am häufigsten betroffen. Bei ca. 30% der Patienten [100] soll es hier, vor allem im Gaumenbereich, zu Erscheinungen kommen. Die Neigung zur Ausbildung von Erosionen und Ulzerationen ist in der Mundhöhle besonders groß, wobei flache, sich auf die Mukosa beschränkende Veränderungen i. d. R. noch keine *Beschwerden* verursachen. Als weitere Lokalisationen folgen sodann Gastrointestinaltrakt, Lymphknoten, innere Organe.

DIAGNOSE

Die Diagnosestellung ist bei Vorliegen vollausgebildeter Hautläsionen prima vista i. d. R. leicht möglich.
Schwieriger kann es im Frühstadium sein, wenn – wie dies nicht selten der Fall ist – die ersten Anzeichen sehr diskret sind oder die initialen Herde extrakutan entstehen. In derartigen Verdachtsfällen kann nur die histologische Untersuchung die Diagnose sichern. Allerdings ist dabei zu beachten, daß das KS im Anfangsstadium ein uncharakteristisches histologisches Bild aufweist; nicht selten sind daher mehrere Biopsien erforderlich, um die Verdachtsdiagnose KS zu sichern [85].
Nach Ausschluß einer HIV-Infektion sollte demzufolge zunächst eine Probeexzision erfolgen. Hierbei ist besonders zu beachten, daß endoskopisch gewonnene Biopsien submuköses Gewebe enthalten müssen, um histologisch auswertbar zu sein.
Das KS zeigt entsprechend dem klinischen Verlauf auch histologisch recht unterschiedliche, jedoch krankheitsspezifische Veränderungen.
Die charakteristischen Unterscheidungsmerkmale

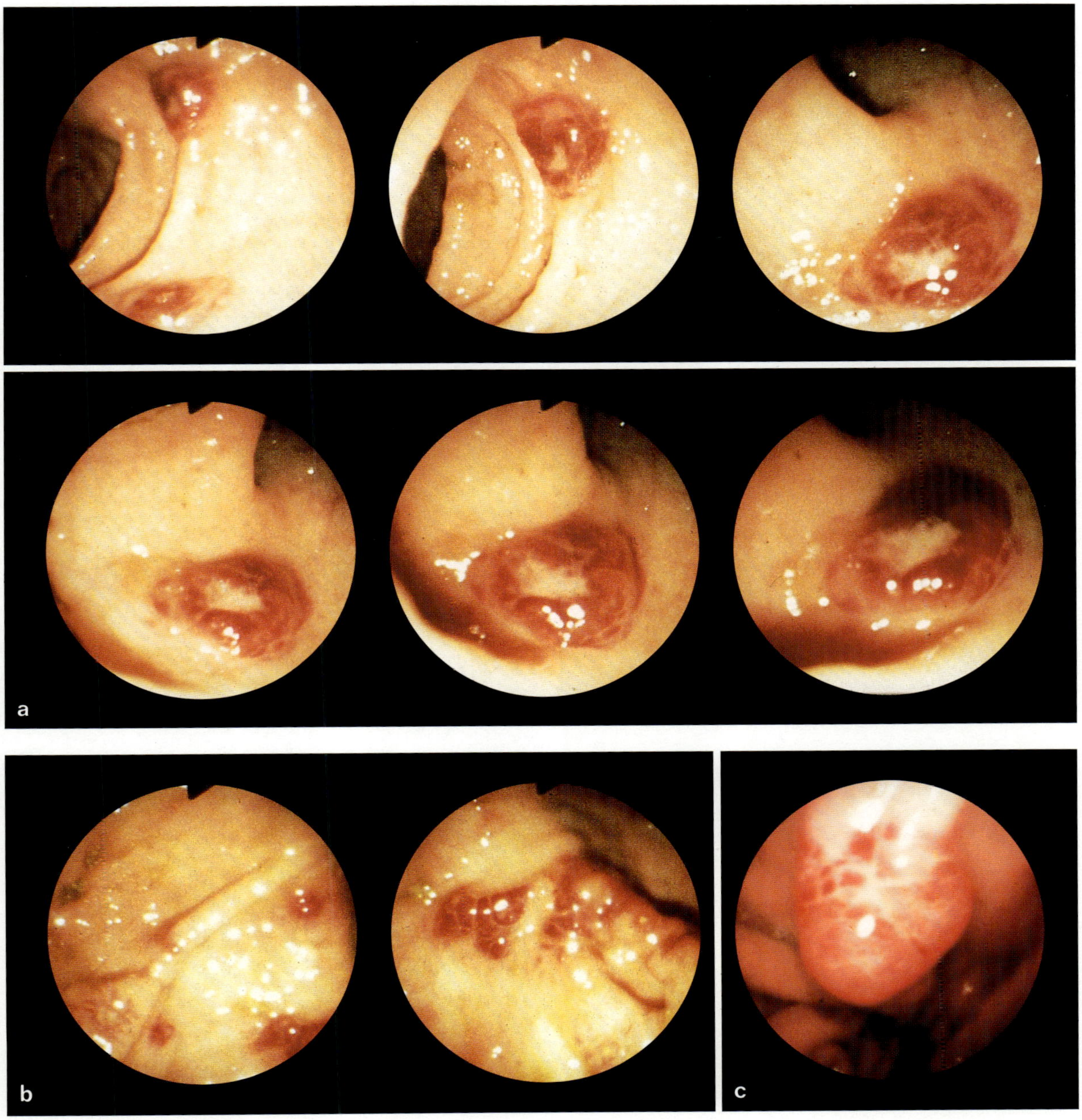

Abb. 3.39 a–c. Scharf begrenzte, z. T. konfluierende, mehr oder weniger stark erhabene, rötliche und teilweise zentral ulzerierte Kaposi-Sarkom-Läsionen im Rektumbereich

der verschiedenen klinischen Erscheinungsformen werden in Abb. 3.40 a–c dargestellt.

DIFFERENTIALDIAGNOSE

Am schwierigsten ist die Abgrenzung der Frühform des KS von den kaposiformen Akroangiodermatitiden, der *Akroangiodermatitis Mali* („Pseudo-Kaposi"), und dem dem Mali-Syndrom klinisch-morphologisch ähnlichen *Stewart-Bluefarb-Syndrom.*

Beide Krankheitsbilder zeigen die für das KS typischen histologischen Merkmale wie Gefäßproliferate, Dilatation und Anastomosierung von Kapillaren, Erythrozytenextravasate und Hämosiderinablagerungen [1, 7, 11, 53, 81]. Zur Unterscheidung ist daher eine ausreichende Kenntnis anamnestischer und klinischer Daten erforderlich.
Die wesentlichen klinischen Unterscheidungsmerkmale zwischen Mali-Syndrom und KS zeigt die von S. Marghescu et al. [54] aufgestellte Tabelle 3.14.

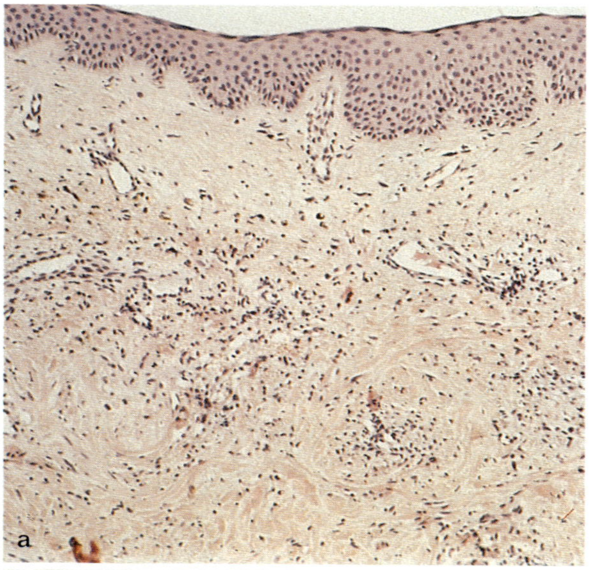

Tabelle 3.14. Differentialdiagnose zwischen Mali-Syndrom und Kaposi-Sarkom

	Mali-Syndrom	Kaposi-Sarkom
Alter	Meist ältere Patienten	Meist jüngere Patienten
Lokalisation	Fast immer Füße und Unterschenkel	Ubiquitär
Voraussetzung	Chronisch-venöse Insuffizienz	Infektion
Progredienz	Sehr langsam	Schnell

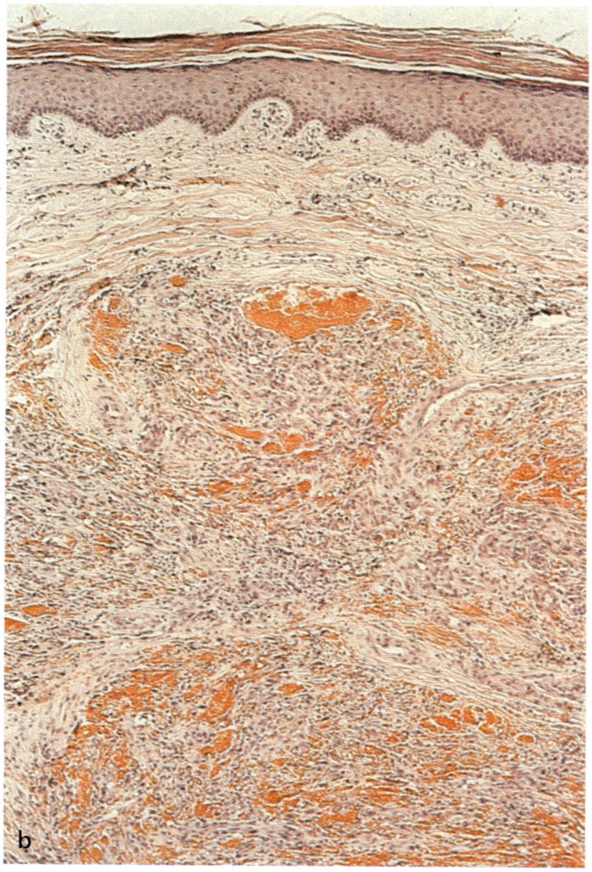

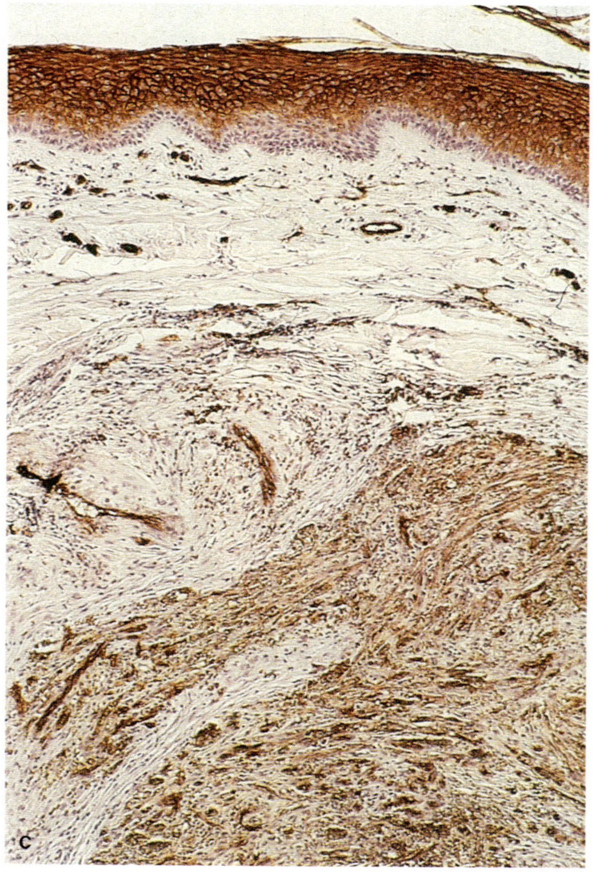

Abb. 3.40 a–c. M. Kaposi. **a** Initialstadium eines KS bei AIDS. Ausbildung vaskulärer Hohlräume, zum Teil ohne genau definierte endotheliale Auskleidung. Keine Spindelzellen; deutliches entzündliches Infiltrat, besteht aus Lymphozyten, Histiozyten und Plasmazellen. HE-Färbung. **b** Histologie eines tumorösen Morbus Kaposi; vaskuläre Proliferation und Spindelzellen; geringgradiges, entzündliches Infiltrat. HE-Färbung. **c** Immunpathologie. Man beachte die positive Reaktion vieler Spindelzellen. Färbung mit Ulex europaeus (Marker für Endothelzellen)

Perianal lokalisierte lividrote, meist breitbasig aufsitzende KS (Abb. 3.41 a) sollten nicht mit plötzlich aufgetretenen Perianalthrombosen verwechselt werden.
Das gleiche gilt für intraanale Manifestationen des KS (Abb. 3.41 b). Im Gegensatz zu Hämorrhoidalthrombosen wachsen diese progredient und ohne die dem Hämorrhoidalleiden eigene Schmerzsymptomatik. Weitere differentialdiagnostisch in Betracht kommende Krankheitsbilder sind:

- Angiokeratome (Abb. 3.22 i),
- Hämangiome (Abb. 3.22 c),
- Angiosarkom,
- Spindelzellnävus (Abb. 3.22 m),
- Lues II–III (Abb. 15.28),
- hämorrhagische Lymphome,
- Sarkoidose.

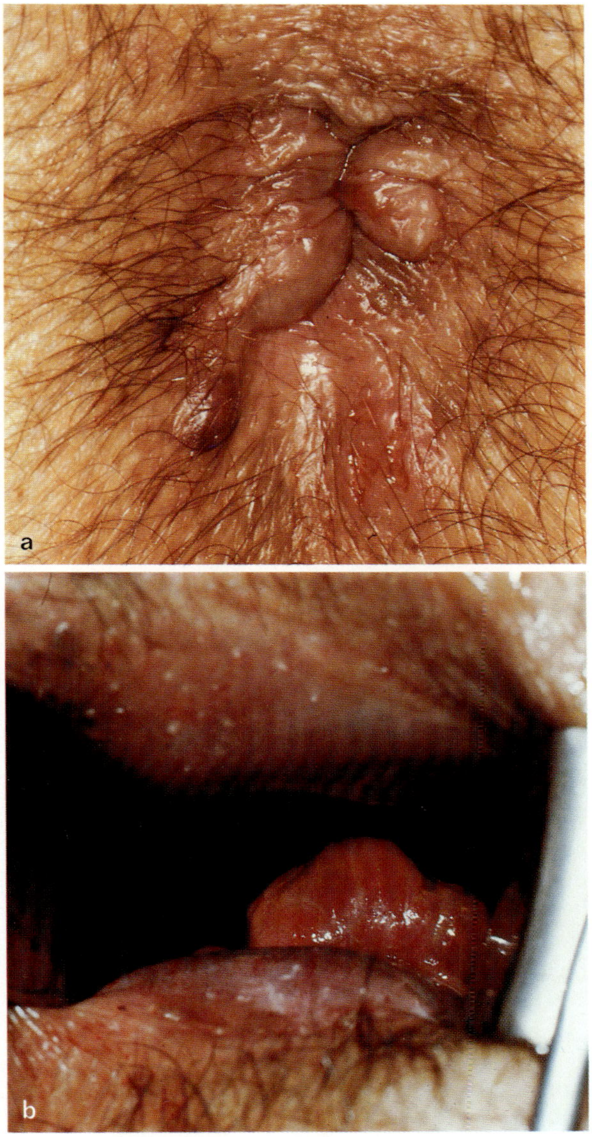

Abb. 3.41. a Perianales Kaposi-Sarkom (7°° SSL) und Herpes simplex (5°° SSL) bei HIV-Infektion; **b** intraanales Kaposi-Sarkom bei 6°° SSL

PROGNOSE

Die Erkrankung verläuft unaufhaltsam progredient. Sie kann sich, insbesondere beim klassischen KS, über viele Jahre hinziehen, wobei es sogar zur Spontanrückbildung einzelner Läsionen kommen kann.
Andererseits gibt es progressive Verläufe, die durch polytope Tumorbildungen mit allen sich daraus ergebenden Folgen rasch zum Tode führen.
Die Prognose von HIV-infizierten KS-Patienten hängt im wesentlichen vom Fortschreiten der Immunsuppression und damit vom Auftreten opportunistischer Infektionen etc. ab, weniger von der neoplastischen Aktivität des Tumors [16].

THERAPIE

Eine Behandlungsmaßnahme, die zur Heilung führt, ist nicht bekannt. Die derzeit zur Verfügung stehenden Therapiemöglichkeiten können allenfalls zu einer zeitlich begrenzten Remission des KS führen. Weder lokale noch systemische Therapien konnten bisher die Überlebensraten verlängern [17].
Nur ein differenziertes, dem jeweiligen Verlauf und Ausmaß der Erkrankung angemessenes therapeutisches Vorgehen kann zu befriedigenden Therapieeffekten führen.
Liegen nur einzelne Läsionen vor, sollte man sich auf *lokale Therapiemaßnahmen* beschränken.
Auch bei disseminiertem Befall können kosmetisch besonders störende Herde oder zur Exulzeration neigende Tumore mit kleinem Sicherheitsabstand (1–2 cm) exzidiert und ggf. plastisch gedeckt werden. Für Einzelherde kommt insbes. die Lasertherapie (bevorzugt CO_2-, ggf. Argon- und Neodym YAG-L.), die intraläsionale Injektion von Wirkstoffen (z. B. Vincristin 0,1 mg/ml; 0,5–1,0 ml pro Läsion) und neuerdings eine Koagulationsbehandlung (Argon-Plasmakoagulator) [55] zur Anwendung. Aufgrund der Strahlenempfindlichkeit des Kaposi-Sarkoms kommt schließlich auch die Bestrahlung mit schnellen Elektronen oder Röntgenweichstrahlen in Betracht. Empfohlen wird einmal 8–10 Gy oder 1,5–2 Gy/Sitzung bis zu insgesamt 10 Gy. Für größere knotige Läsionen sollte die Gesamtdosis 15–20 Gy betragen [60]. Rezidive in den behandelten Arealen sind jedoch möglich.
Bei disseminierten Hauterscheinungen und/oder viszeralem Befall kommt – ggf. zusätzlich – eine *sy-*

stemische Behandlung in Betracht. Dies kann in Form einer im Effekt allerdings vom jeweiligen Immunstatus abhängigen Immuntherapie, z.B. mit rekombinantem Alpha-2-Interferon (Intron A, Roferon-A) in ansteigender Dosierung (30–50 Mio. IE/ m^2 Körperoberfläche), erfolgen [47, 60].

Eine Verbesserung der Therapieergebnisse, insbesondere bei viszeraler Ausbreitung des Tumors ist offenbar durch eine Kombination von Interferonen mit Nukleosidanalogen (z.B. Zidovudin) (s.S. 464) zu erreichen, wobei ein frühestmöglicher Beginn dieser Therapie empfehlenswert erscheint [6, 17, 60, 69].

Zu den systemischen Chemotherapeutika, die als Mono- bzw. Kombinationstherapien eingesetzt werden, zählen insbes. Vinblastin, Vincristin, Bleomycin, Etoposid und Doxorubicin [60, 97]. Das liposomal verkapselte Doxorubicin (z.B. Doxil) scheint dem nicht verkapselten Präparat hinsichtlich der Nebenwirkungen und den – eher für die Frühphase indizierten – Interferonen, was die Wirksamkeit betrifft, deutlich überlegen zu sein und gilt heute beim fortgeschrittenen Kaposi-Sarkom als Mittel der Wahl [12, 17, 60].

Arteriovenöse Anomalien und Teleangiektasien

Nicht tumoröse kongenitale oder erworbene benigne Gefäßanomalien treten im Dickdarmbereich demgegenüber häufiger auf. Diese Gruppe ist gekennzeichnet durch das arteriographisch nachzuweisende gehäufte Auftreten arteriovenöser Shunts [5, 13, 58].

a) Angiodysplasie

Angiodysplasien können im gesamten Gastrointestinaltrakt in Erscheinung treten [3, 102]. Im Dickdarm stellen sie die häufigsten Gefäßmißbildungen dar. Vorwiegend sind sie hier im Zökum und/oder Colon ascendens sowie auch im Rektum lokalisiert und kommen eher multipel als solitär vor [5]. Auch diffus („dysplastische Angiomatose") können sie in Erscheinung treten.

Das *endoskopische Bild* ist recht charakteristisch. Angiodysplasieläsionen imponieren als stecknadelkopf- bis maximal 2,0 cm große, kirschrote, runde oder unregelmäßig konfigurierte, stets scharf begrenzte, leicht erhabene, oberflächlich glänzende Flecke, von denen oftmals kleinere Gefäße ausstrahlen und ihnen dadurch ein spiderförmiges Aussehen geben können [3, 76, 87, 90, 102] (Abb. 3.42).

Angiodysplasien treten vorwiegend bei Patienten über 55 Jahren in Erscheinung [13, 57]. Allerdings wurden typische Angiodysplasien auch bei jüngeren Leuten beschrieben [57, 58, 74]. Ausschließlich bei

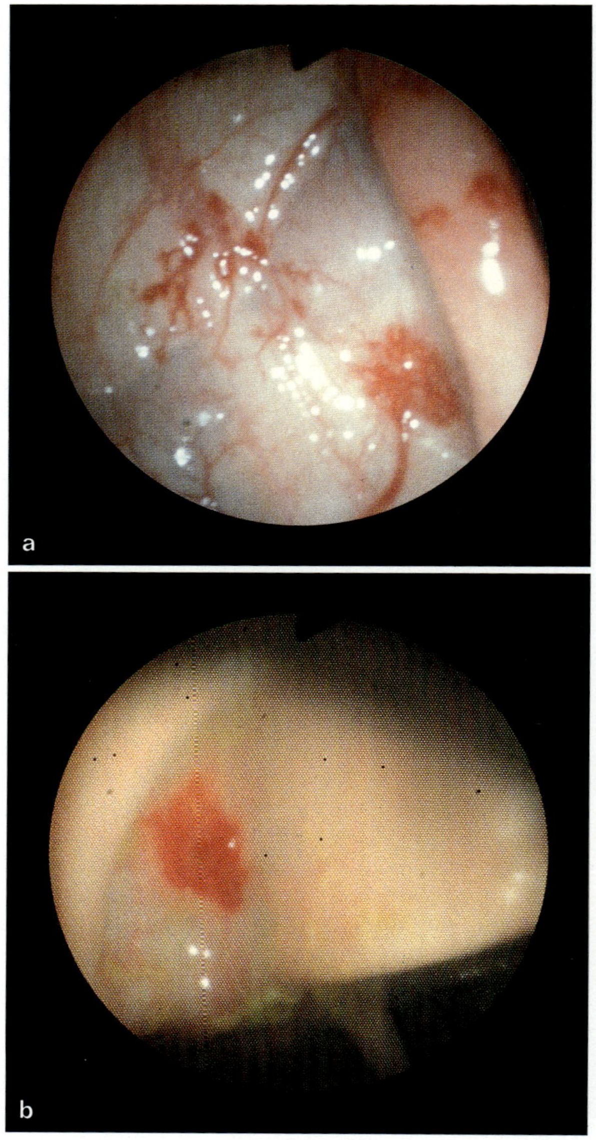

Abb. 3.42 a Typische angiodysplastische Läsion mit zentralem Blutgerinnsel, Kennzeichen einer kürzlich stattgefundenen Blutung. **b** Größere angiodysplastische Läsion mit zentralem Blutgerinnsel, Zeichen einer kürzlich stattgefundenen Blutung

älteren Patienten sollen Angiodysplasien auffällig häufig insbesondere mit kardiovaskulären Erkrankungen, Diabetes mellitus und chronisch obstruierenden Lungenleiden kombiniert sein [74, 76].

Klinisch kommt den Angiodysplasien aufgrund ihrer ausgesprochenen Blutungsneigung besondere Bedeutung zu. Mindestens ebenso häufig, wenn nicht häufiger als die Divertikulose (S. 391 ff.) soll die Angiodysplasie Quelle von akuten oder chronisch rezidivierenden Blutungen im unteren Verdauungstrakt darstellen [56, 96].

Die *Ätiopathogenese* der Angiodysplasie ist letztlich noch ungeklärt. Zunehmend scheint sich jedoch die Auffassung durchzusetzen, daß es sich um eine degenerative Erkrankung handelt [13, 96].

Die *Diagnose* kann, sofern die Läsion nicht zu tief in der Darmwand lokalisiert ist, aufgrund des typischen klinischen Bildes im blutungsfreien Intervall endoskopisch erfolgen, wobei eine gründliche Darmvorbereitung unerläßliche Voraussetzung ist.

Ein wichtiger Vorteil der Endoskopie liegt auch in den therapeutischen Möglichkeiten. Zur Anwendung kommt die Sklerotherapie (z. B. Äthoxysklerol 1%ig) [52, 79], die Elektrokoagulation [52, 70, 73] und die Laserbehandlung, insbesondere mit dem Neodym YAG-Laser [32, 52, 82]. Zur Abblassung Naevus flammeus-artiger Läsionen der Haut ist der gepulste Farbstofflaser heute allen anderen Lasern überlegen; vermutlich würde der Einsatz dieser, leider recht kostenaufwendigen Lasertechnik auch im Gastrointestinaltrakt wesentliche Vorteile bringen [91].

Eine weitere wichtige Nachweismöglichkeit einer Angiodysplasie stellt neben der endoskopischen Dopplersonographie [39, 45] die Arteriographie dar [25, 77, 88, 95, 106]. Ein negativer angiographischer Befund schließt jedoch nicht aus, daß endoskopisch eine angiodysplastische Läsion entdeckt werden kann [74].

Im histologischen Bild finden sich ektatische venöse und arterielle Gefäße. Histopathologische Veränderungen, die für die Angiodysplasie spezifisch wären, existieren nicht.

Das histologische Bild einer Angiodysplasie des Kolons zeigt die Abb. 3.43.

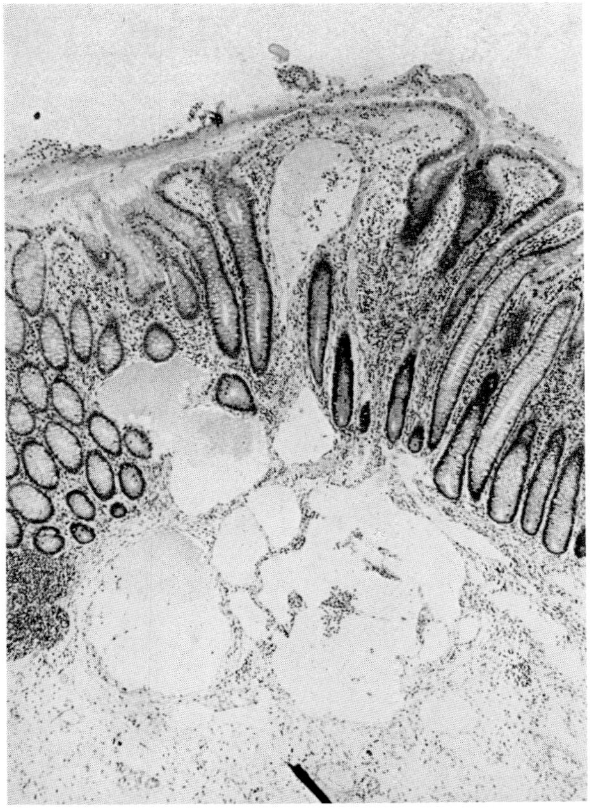

Abb. 3.43. Histologisches Bild einer Angiodysplasie des Kolons. Sowohl in der Mukosa als auch in der Submukosa sind deutlich dilatierte Gefäße erkennbar. HE-Färbung

b) Kongenitale arteriovenöse Mißbildungen

Kongenitale arteriovenöse Mißbildungen stellen in dem in Tabelle 30 dargestellten Klassifikationsschema die heterogenste und am unklarsten definierte Untergruppe dar [58, 96].

Zu dieser Gruppe zählen neben den seltener im Kolon gelegenen größeren arteriovenösen Mißbildungen junger Leute auch größere arteriovenöse Anomalien im Kolon älterer Patienten, die nicht als typische Angiodysplasien oder Kolonvarizen definiert werden können [58, 74, 96].

Auch im Zusammenhang mit dem Turner-Syndrom werden verschiedene Gefäßanomalien der Darmwand wie Teleangiektasien oder dilatierte Venen beschrieben, deren Häufigkeit auf 7% geschätzt wird [83].

c) Hereditäre hämorrhagische Teleangiektasie (Osler-Syndrom)

Beim Osler-(Rendu-Weber)-Syndrom handelt es sich um eine Erkrankung mit autosomal dominantem Erbgang, bei der es zum Auftreten multipler angiomatöser Teleangiektasien an Haut, Schleimhäuten und inneren Organen kommt.

Endoskopisch imponieren die Teleangiektasien, die am häufigsten im terminalen Ileum und rechten Kolon vorkommen sollen [9, 68], als kleine, flache, oftmals spiderartige, rötliche Läsionen, die bei Druck abblassen und, wenn sie verletzt werden, wie Arterien bluten können [96] (Abb. 3.44).

Klinisch ganz im Mittelpunkt steht die Gefahr einer Darmblutung, deren Quelle im gesamten Gastrointestinaltrakt zu finden sein kann. In 13–17% der Fälle soll es allerdings selten vor dem 4. Lebensjahrzehnt zu einer solchen massiven lebensbedrohlichen Gastrointestinalblutung kommen [68].

Therapeutisch werden je nach Lokalisation Resektionen, endoskopisch-operative Verfahren sowie die Angiographie mit Embolisation empfohlen [17, 26, 44].

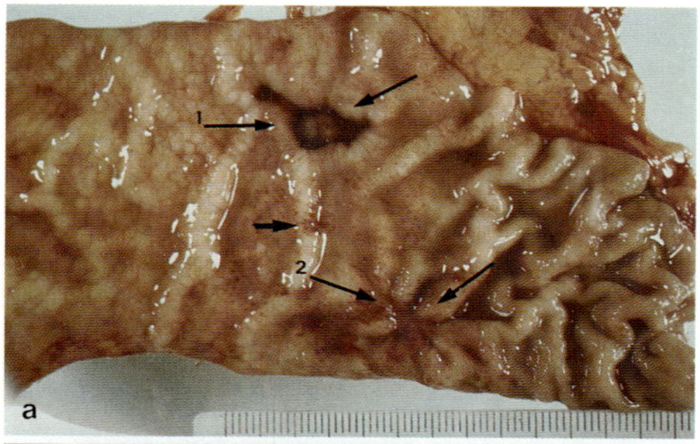

Abb. 3.44. **a** Resektionsmaterial eines Patienten mit multiplen Teleangiektasien des Magens und des Kolons. Bei dem Patienten war eine Laserphotokoagulation durchgeführt worden. Diese hatte jedoch wegen der großen Anzahl von Läsionen in den verschiedenen Abschnitten des Gastrointestinaltraktes nicht zu bleibendem Erfolg geführt. **b, c** Typische Veränderungen einer Purpura Schönlein-Henoch im Kolon zum differentialdiagnostischen Vergleich [14, 24, 59, 108]

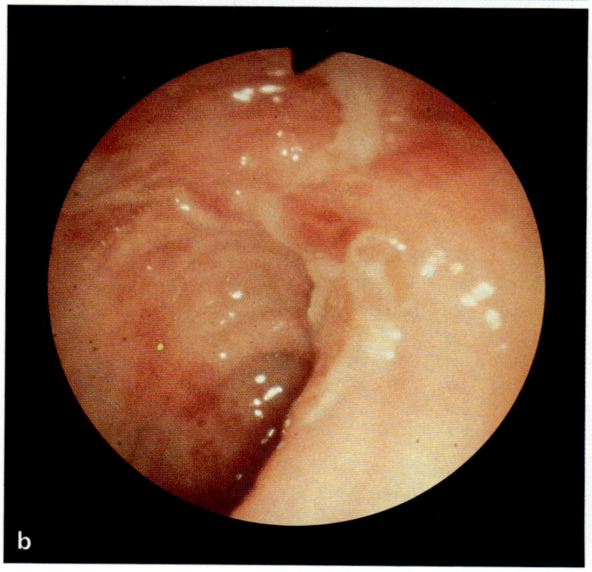

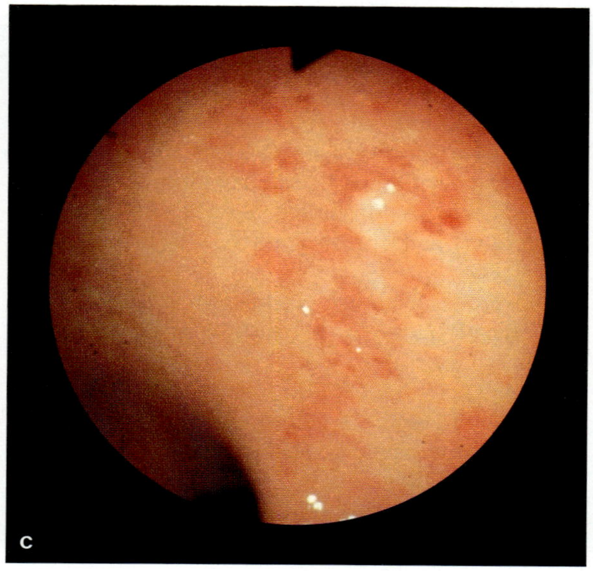

Kolonvarizen

Es handelt sich um permanent dilatierte und geknäuelte Segmente oder Gruppen von Venen [21], die vorwiegend im linken Kolon, insbesondere im rektosigmoidalen Bereich und in 20–30% der Fälle im rechten Kolon vorkommen [65, 67].

Ätiologisch soll es sich bei diesem seltenen Krankheitsbild nur bei etwa 15% der Fälle um idiopathische Varizen und bei dem Rest um sekundär hervorgerufene handeln. Als prädisponierende Faktoren gelten portale Hypertension, Rechtsherzinsuffizienz, Thrombosierung der Mesenterialvenen, postoperative intraabdominale Adhäsionen, chronische Pankreatitis mit Thrombosierung der Vena splenica [67, 72].

Bei der *Diagnosestellung* kommt der Rektoskopie bzw. Koloskopie die wichtigste Bedeutung zu, insbesondere dann, wenn die varikösen Veränderungen im Kontrasteinlauf nicht oder nicht sicher zu erkennen sind [65].

Endoskopisch imponieren die Varizen als mehr oder weniger stark dilatierte bläuliche Venen (Abb. 3.45).

Klinisch können Varizen zu rezidivierenden, u. U. schweren Intestinalblutungen führen [65, 67, 96].

Literatur

1. Alessi E, Sala F (1984) Bluefarb-Stewart Syndrome – Report of a new case. Dermatologica 169: 93–96
2. Allred HW, Spencer RJ (1974) Hemangiomas of the colon, rectum and anus. Mayo Clin Proc 49: 739–741
3. Athanasoulis CA, Galdabini JJ, Waltman AC, Novelline RA, Greenfield AJ, Espeleta ML (1978) Angiodysplasia of the colon: A cause of rectal bleeding. Cardiovasc Radiol 1: 3–13
4. Bachmaier A et al. (1988) Klassischer Morbus Kaposi mit zellulärem Immundefekt. Aktuel Dermatol 14: 117–119
5. Baer JW, Ryan S (1976) Analysis of cecal vasculature in the search for vascular malformations. AJR 126: 394–405

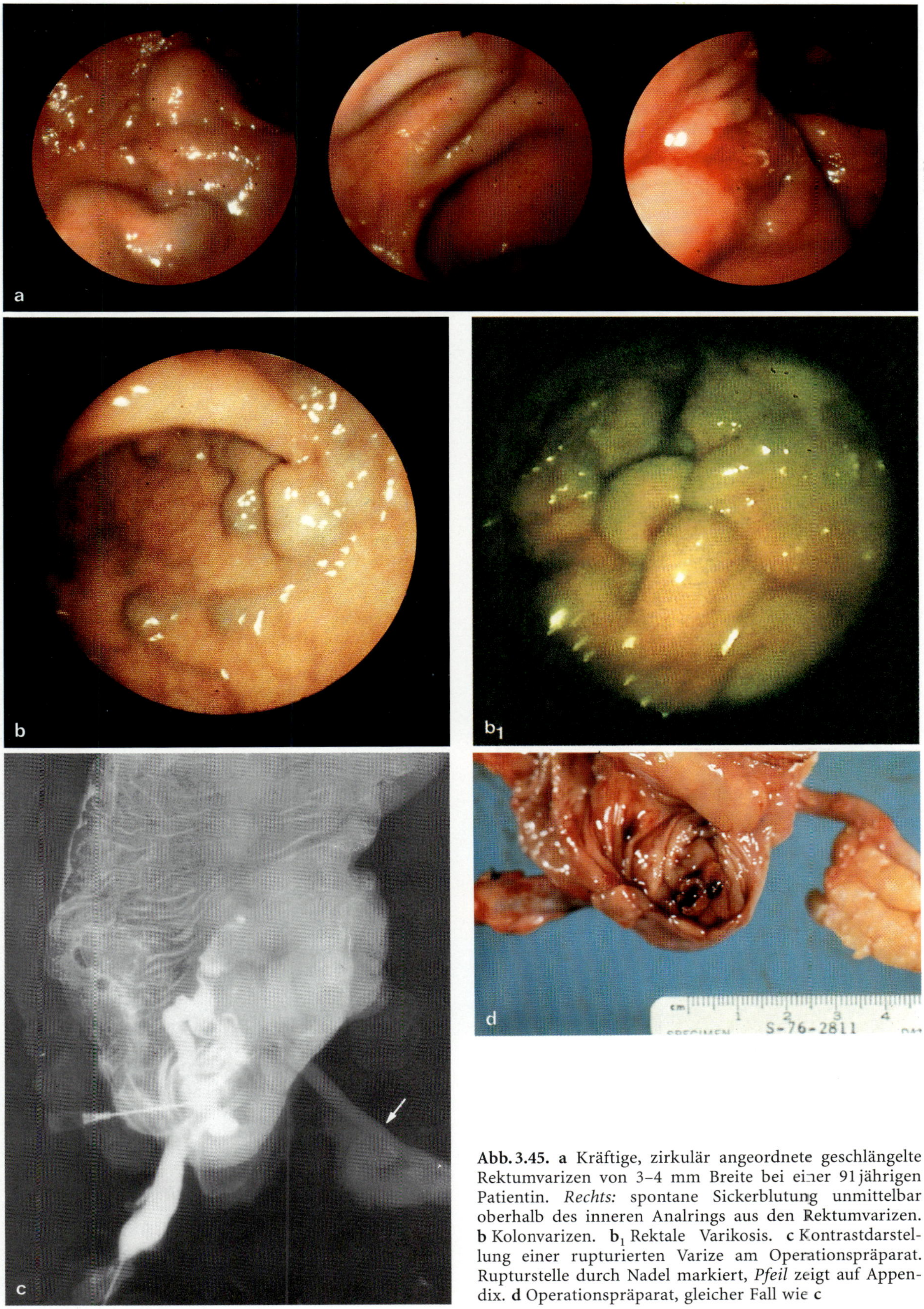

Abb. 3.45. **a** Kräftige, zirkulär angeordnete geschlängelte Rektumvarizen von 3–4 mm Breite bei einer 91 jährigen Patientin. *Rechts:* spontane Sickerblutung unmittelbar oberhalb des inneren Analrings aus den Rektumvarizen. **b** Kolonvarizen. **b_1** Rektale Varikosis. **c** Kontrastdarstellung einer rupturierten Varize am Operationspräparat. Rupturstelle durch Nadel markiert, *Pfeil* zeigt auf Appendix. **d** Operationspräparat, gleicher Fall wie **c**

6. Becker JC (1993) Das Kaposi-Sarkom – Epidemiologie, Klinik und Therapie. hautnah 5: 488–497
7. Bedbur M, Loose DA, Hofmann N, Goerz G (1982) Pseudo-Kaposi-Sarkom. Z Hautkrankht 58: 834–842
8. Bell GA, McKenzie AD, Emmons H (1972) Diffuse cavernous hemangioma of the rectum: report of a case and review of the literature. Dis Colon Rectum 15: 377–382
9. Besson A, Saegesser F (1977) Hemorragie massive récidivante de la partie distale du tube digestif par télangiectasies hémorrhagiques héréditaires du Rendu-Osler-Weber. Schweiz Med Wochenschr 107: 1057–1064
10. Bland KJ, Abney HT, MacGregor MMC, Hawkins IF (1974) Hemangiomatosis of the colon and anorectum. Am Surg 40: 626–635
11. Bluefarb SM, Adams LA (1967) Arteriovenous malformations with angiodermatitis. Stasis dermatitis simulating Kaposi's disease. Arch Dermatol Syph (Chic) 96: 176–181
12. Bogner JR et al. (1993) Liposomal Doxorubicin in the treatment of advanced AIDS-related Kaposi sarcoma. J Acquir Immune Defic Syndr 7: 463–468
13. Boley SI, Sammartano R, Adams A, DiBiase A, Kleinhaus S, Sprayregen S (1977) On the nature and etiology of vascular ectasias of the colon. Degenerative lesions of aging. Gastroenterology 72: 650–660
14. Boutte P, Dupon D et al. (1980) Purpura rheumatoide avec duodenite inaugurale et denutrition grave par atteinte de l'ileon terminal Nouv. Presse Med 9: 2065
15. Braun-Falco O, Plewig G, Wolff HH (1984) Dermatologie und Venerologie, 3. Aufl. Springer, Berlin Heidelberg New York Tokyo
16. Brunner R, Ring J, Braun-Falco O (1986) Kaposi-Sarkom. Behandlungsverfahren im Rahmen des erworbenen Immunmangelsyndroms (AIDS). Münch Med Wschr 128: 25, 467
17. Brockmeyer NH et al. (1997) Therapie-Strategien beim HIV-assoziierten Kaposi-Sarkom. Z Hautkrankht 1: 19–23
18. Bruusgaard A, Juhl E (1974) Hereditary hemorrhagic, teleangiectasis (Rendu-Weber-Osler's disease) with intestinal involvement successfully treated by surgery. Gastroenterology 63: 1001
19. Cesarman E, Chang Y et al. (1995) Kaposi's Sarcoma-associated Herpesvirus-like DNA sequences in AIDS-related body-cavity-based lymphomas. N Engl J Med 332: 1186–1191
20. Chang Y et al. (1994) Identification of herpesvirus-like DNA sequences in AIDS-associated Kaposi's sarcoma. Science 266: 1865–1869
21. Crawford T (1976) Systemic Pathology, Vol 1, 2nd edn. Churchill Livingstone, Edinburgh London New York, pp 153–166
22. Delmont J, Rampal P, Ljunggren B (1978) Angiodysplasies dégénératives du colon droit. Sem Hop (Paris) 54: 1331–1335
23. Dettke Th et al. (1988) Klassische Form des Kaposi-Sarkoms – Immunologie und Therapie. Aktuel Dermatol 14: 113–116
24. DiFebo G, Gizzi G, Biasco G, Miglioli M (1984) Colonic involvement in adult patients with Henoch-Schoenlein purpura. Endoscopy 16: 36–39
25. Ell CI (1985) Endoscopic findings in a case of Kaposi's sarcoma with involvement of the large and small bowel. Endoscopy 17: 161–164
26. Ernst M et al. (1990) Die intestinale Angiodysplasie – diagnostische Probleme und therapeutische Verfahrenswahl. coloproctology 6: 333–338
27. Frank F (1987) Der Laser in der Chirurgie und Endoskopie. Dtsch Ärztebl 84: B-2238
28. Genter B, Mir R, Strauss R, Flint G, Leroy L, Lowy R, Wise L (1982) Hemangiopericytoma of the colon. Dis Colon Rectum 149–156
29. Gentry RW, Dockerty MB, Clagett OT (1949) Collective review-vascular malformations and vascular tumours of the gastrointestinal tract. Surg Gynecol Obstet Suppl Intern Abst Surg 88: 281–323
30. Ghahremani GG, Kangarloo H, Volberg F, Meyers MA (1976) Diffuse cavernous hemangioma of the colon in the Klippel-Trenaunay syndrome. Radiology 118: 673–678
31. Gloor M (1988) Malignes knotiges Haemangioendothelium. Dtsch Dermatol 10: 1010–1012
32. Gostout CJ et al. (1988) Mucosal vascular malformations of the gastrointestinal tract: Clinical observations and results of Endoscopic Nd: YAG-Lasertherapy. Mayo Clin Proc 63: 993–1003
33. Hasegawa K, Lee WJ, Noguchi T, Yaguchi T, Sasaki H, Nagasako K (1981) Colonoscopic Removal of Hemangiomas. Dis Colon Rectum 24: 85–89
34. Hauschild A, Petres-Dunsche Ch (1992) Intraläsionäre Behandlung des klassischen Kaposi-Sarkoms mit Interferon alpha. Hautarzt 43: 789–791
35. Hausman R (1977) Phlebectasias of the jejunum. A morphologic study, including a review of the literature on angiomatous lesions of the small intestine. An academic dissertation. Elinkwijk, Utrecht
36. Hellstrom J, Hiltborn KA, Engstead TL (1955) Diffuse cavernous haemangioma of the rectum. Acta Chir Scand 109: 277
37. Holzner HJ (1984) Tumoren und tumorähnliche Bildungen des Mesenchyms (sog. Weichgewebstumoren, soft tissue tumors). In: Arbeitsbuch Pathologie. Urban & Schwarzenberg, München Wien Baltimore, S 64–69
38. Huang YQ et al. (1995) Human herpes virus-like nucleic acid in various forms of Kaposi's sarcoma. Lancet 345: 759–761
39. Jaspersen D (1992) Der endoskopische Doppler in Diagnostik und Therapie kolorektaler Angiodysplasien. Endoskopie heute 1: 31–34
40. Kaijser R (1936) Über Hämangiome des Tractus gastrointestinalis. Arch Klin Chir 187: 351
41. Kaijser R (1941) Zur Diagnostik kavernöser Hämangiome im Verdauungskanal. Acta Radiol (Stockh) 22: 665
42. Kaplan M et al. (1987) Dermatological findings and manifestations of acquired immunodeficiency syndrome (AIDS). J Am Acad Dermatol 16: 485–506
43. Kaposi M (1872) Idiopathisches multiples Pigmentsarkom der Haut. Arch Dermat Syph 4: 265–273
44. Kleist von D et al. (1988) Blutungen bei Morbus Osler: Eine diagnostische oder therapeutische Herausforderung? Verdauungskrankht 6: 235–236
45. Kohler B, Riemann JF (1991) The endoscopic doppler: its value in evaluating gastroduodenal ulcers after hemorrhage and as an instrument of control of endoscopic injection therapy. Scand J Gastroenterol 26: 471–476
46. Krigel R, Friedman-Kien AE (1985) Kaposi's sarcoma in AIDS. In: De Vita V, Hellman S, Rosenberg S (eds)

AIDS – etiology, diagnosis, treatment and prevention. JB Lippincott Company, Philadelphia, pp 185–211
47. Krown SE, Real FX, Vadhan-Ray S et al. (1986) Kaposi's sarcoma and the acquired immunodeficiency syndrome. Treatment with recombinant interferon alpha and analysis of prognostic factors. Cancer 57 [Supl]: 1662–1665
48. Kuntz AA, Gelderblom HR, Winkel T, Reichart PA (1987) Ultrastructural findings in oral Kaposi's sarcoma (AIDS). J Oral Pathol 16: 372–379
49. Larpent J-L et al. (1995) Kavernöses Hämangiom des Rektums als ungewöhnliche Ursache von Beckenschmerzen. coloproctology 4: 184–188
50. Larsen S, Kronberg O (1976) Acute hemorrhage from right colonic hemangiomas. Report of a case. Dis Colon Rectum 19: 363–365
51. Löffler A, Krueger GRF (1986) Gastrointestinale Manifestationen der AIDS-Erkrankung. In: Steigleder GK (Hrsg) AIDS, neuere Erkenntnisse, Bericht 2/1986. Berlin, Grosse, S 76–90
52. Lübke HJ et al. (1993) Angiodysplasien des Gastrointestinaltraktes: Zufallsbefund oder Ursache rezidivierender gastrointestinaler Blutungen? Z Gastroenterol [Suppl 5] 31: 27–29
53. Mali JWH, Kuiper JP, Hamers AA (1965) Acro-Angiodermatitis of the foot. Arch Dermatol Syph (Chic) 92: 515–518
54. Marghescu S, Niesert J, Becker J (1987) Differentialdiagnose des disseminierten Kaposi-Sarkoms. Aktuel Dermatol 13: 256–257
55. Mellert J et al. (1994) Verwendung des Argon-Plasmakoagulators zur lokalen Behandlung intestinaler Manifestationen des Kaposi-Sarkomes. Endoskopie heute 4: 315–320
56. Meyers MA, Volberg F, Katzen B (1973) The angioarchitecture of colonic diverticula. Radiology 108: 249–261
57. Miller KD, Tatton RH, Bell KA, Simon BK (1979) Angiodysplasia of the colon. Radiology 132: 309–313
58. Moore JD, Thompson NW, Appelman HD, Foley D (1976) Arteriovenous Malformations of the Gastrointestinal Tract. Arch Surg 111: 381–389
59. Novi SB, Weaver RM et al. (1977) Henoch-Schoenlein purpura of the colon: an unusual gastrointestinal manifestation. South Med J 70: 884
60. Orfanos CE, Garbe C (1995) Therapie der Hautkrankheiten. Springer, Berlin Heidelberg New York Tokyo
61. Otto HF (1982) Pathomorphologie. In: Müller-Wieland K (Hrsg) Dickdarm. Springer, Berlin Heidelberg New York (Handbuch der inneren Medizin)
62. Otto HF et al. (1985) Kaposi-Sarkom bei erworbenem Immundefekt-Syndrom (AIDS). Teil II: Lichtelektronenmikroskopische und immunhistochemische Besonderheiten einschließlich Cytoskelett. Laryng Rhinol Otol 64: 481
63. Otto HF, Wanke M, Zeitlhofer J (1976) Darm und Peritoneum. In: Doerr W, Seifert G, Uehlinger E (Hrsg) Spezielle pathologische Anatomie, Bd II/2. Springer, Berlin Heidelberg New York
64. Parker GW, Murney JA, Kenoyer WL (1960) Cavernous haemangioma of the rectum and rectosigmoid. Dis Colon Rectum 3: 358
65. Patel KR, Wu TK, Powers Jr SR (1979) Varices of the colon as a cause of gastrointestinal hemorrhage. Dis Colon Rectum 22: 321–323
66. Peoples JB, Kartha R, Sharif S (1981) Multiple Phlebectasia of the Small Intestine. Am Surg 47: 373–376
67. Pickens CA, Tedesco FJ (1980) Colonic varices-unusual cause of rectal bleeding. Am J Gastroenterol 73: 73–74
68. Pillon B, Riche MC, Curet Ph, May JP, Merland JJ (1981) Aspects angiographiques et possibilitiés de l'angiographie thérapeutique dans les localisations digestives de la maladie de Rendu-Osler. Ann Radiol 24: 551–560
69. Podzamczer D et al. (1993) Low-dose interferon alpha combined with zidovudine in patients with AIDS-associated Kaposi's sarcoma. J Intern Med 233: 247–253
70. Pohl C et al. (1992) Diagnostik und Therapie der akuten gastrointestinalen Blutung. Z Hautkrankht 2: 123–127
71. Prantl F (1988) Kaposi-Sarkom des Gastrointestinaltraktes bei AIDS. Morphologische Befunde, differentialdiagnostische Aspekte. Z Gastroenterol 26: 351–357
72. Prohm P, Greiner L (1988) Varikosis des gesamten Kolons ohne portale Hypertension – Fallbericht. In: Junghans PC, Brühl W, Zenner O (Hrsg) Aktuelle Koloproktologie, Bd 5. Edition Nymphenburg, München, S 137–140
73. Reimold WV (1991) Eine modifizierte monopolare Elektrokoagulationssonde zur endoskopischen Behandlung gastrointestinaler Blutungen. Z Gastroenterol 29: 271–275
74. Richardson JD, Max MH, Hint Jr LM, Schwelsinger W, Howard M, Aust JB (1978) Bleeding vascular malformations of the intestine. Surg 84: 430–436
75. Rissier H (1953) Hemangiomatosis of intestine. Gastroenterologia 93: 357–385
76. Rogers BHG (1981) Electrocoagulation of vascular abnormalities of the large bowel. Endoscopic control of gastrointestinal hemorrhoids. CRC, Florida, pp 145–181
77. Rösch W (1983) Angiodysplasie. Z Gastroenterol 21: 556–558
78. Rose HS, Balthazar EJ, Megibow AJ, Horowitz L, Laubenstein LJ (1982) Alimentary tract involvement in Kaposi sarcoma: radiographic and endoscopic findings in 25 homosexual men. AJR 139: 661–666
79. Ross K (1985) Recurrent gastrointestinal bleeding in patients with vascular leasions in the gastrointestinal tract treated by endoscopic sclerotherapie. Gastrointest Endosc 31: 138
80. Roth JA, Schell S, Panzarino S, Coronato A (1978) Visceral Kaposi's sarcoma presenting as colitis. Am J Surg Pathol 2: 209-214
81. Rüdlinger R (1985) Kaposiforme Akroangiodermatitiden (Pseudokaposi). Hautarzt 36: 65–68
82. Rutgeerts P, Van Gompel F et al. (1985) Longterm results of treatment of vascular malformation of the gastrointestinal tract by neodynium YAG laser photocoagulation. Gut 586–593
83. Ruthin E, Wisloff F, Myren J, Serck-Hanssen A (1975) Intestinal Teleangiectasia in Turner's syndrome. Endoscopy 22: 43–45
84. Saltz RK, Kurtz RC, Lightdale CJ, Safai B, Myskowski P, Urmacher C (1982) Gastrointestinal involvement in Kaposi's sarcoma. Gastroenterology 82: 1168
85. Schnyder UW (1988) Haut- und Schleimhautveränderungen bei HIV-Infektionen. Swiss Med 10: 35–36

86. Schöfer H et al. (1986) Akute exanthematische Eruption multipler Kaposi-Sarkome vom AIDS-Typ bei einer drogenabhängigen Frau. Hautarzt 37/3: 159–162
87. Shah A (1988) Angiodysplasia: Morphologic Diagnosis. Endoscopy 20: 149–151
88. Sheedy PF, Fulton RE, Atwell DT (1975) Angiographic evaluation of patients with chronic gastrointestinal bleeding. AJR 123: 338–347
89. Shepherd JA (1953) Angiomatous conditions of the gastrointestinal tract. Br J Surg 40: 409–421
90. Skibba RM, Hartong WA, Mantz FA, Hinthorn DR, Rhodes JB (1976) Angiodysplasia of the cecum: colonoscopic diagnosis. Gastrointest. Endoscopy 22: 177
91. Stein E (1994) Mit neuem Laser verblassen Feuermale ohne Narben. Ärztl Praxis 96: 22
92. Stern JO, Dieterich O, Faust M, Laubenstein L, Horowitz L (1982) Disseminated Kaposi's sarcoma: involvement of the GI-tract among a group of homosexual men. Gastroenterology 82: 1185
93. Stout AP, Lattes R (1967) Tumors of the soft tissue. In: Atlas of tumor pathology, 2nd series, fasc. 1. Armed Forces Institute of Pathology, Washington, DC
94. Taylor JF, Templeton AC, Vogel CHL, Ziegler JL, Kyalwazi SK (1971) Kaposi's sarkoma in Uganda: a clinicopathological study. Int J Cancer 8: 122–135
95. Thanik KD, Chey WJ, Abott J (1977) Vascular dysplasia of the cecum as a repeated source of hemorrhage. Role of colonoscopy in diagnosis. Gastrointest Endosc 23 (3): 167–169
96. Van Gompel A, Rutgeerts P, Agg HO, Geboes K, Coremans G, Vantrappen G (1984) Gefäßmißbildungen des Kolons. coloproctology 5: 247–253
97. Volberding PA, Abrams DI, Conant M, Kaslow K, Vranizan K, Ziegler J (1985) Vinblastine therapy for Kaposi's sarkoma in the acquired immunodeficiency syndrome. Ann Intern Med 103: 335–338
98. Vorobyov G et al. (1994) Kongenitale Angiodysplasie des Kolons. coloproctology 2: 123–127
99. Wanke M (1971) Magen. In: Doerr W, Seifert G, Uehlinger E (Hrsg) Spezielle pathologische Anatomie, Bd II/1. Springer, Berlin Heidelberg New York
100. Warner L, Fisher B (1986) Cutaneous manifestations of the acquired immunodeficiency syndrome. Int J Dermatol 6: 337–350
101. Watson WL, McCarthy WD (1940) Blood and lymph vessel tumors. A report of 1,056 cases. Surg Gynecol Obstet 71: 569–588
102. Weaver GA, Alpern HD, Davis JS, Ramsey WH, Reichelderfer M (1979) Gastrointestinal angiodysplasia associated with aortic valve disease: Part of a spectrum of angiodysplasia of the gut. Gastroenterology 77: 1–11
103. Weber JN, Carmichael DJ, Boylston A, Munro A, Whitear WP, Pinching AJ (1985) Kaposi's sarcoma of the bowel – presenting as apparent ulcerative colitis. Gut 26: 295–300
104. Weinstein EC, Moertel CG, Waugh JM (1963) Intussuscepting haemangiomas of the gastro-intestinal tract. An Surg 157: 265
105. Westerholm P (1966) A case of diffuse haemangiomatosis of the colon and rectum. Acta Chir Scand 133: 173
106. Wolff WI, Grossman MB, Shinya H (1977) Angiodysplasia of the colon: Diagnosis and treatment. Gastroenterology 72: 329–333
107. Wood DA (1967) Tumors of the intestine. In: Atlas of tumor pathology, sect IV, fasc 22. Armed Forces Institute of Pathology, Washington, DC
108. Yentis J (1973) Henoch-Schoenlein purpura mimiking acute appendicitis and Crohn's disease. Br J Radiol 46: 555

3.3.4 Lymphgefäße

Zu unterscheiden ist das benigne Lymphangiom (kavernös, zystisch; Abb. 3.46 a–c) von den Lymphangiomatosen und dem malignen Lymphangiosarkom [3, 4].

Lymphangiomatöse Läsionen kommen als gutartige, oftmals polypoide im Röntgenbild nachweisbare Neubildungen von Lymphkapillaren (Lymphangiomen) im kolorektalen Bereich unter offenbar leichter Bevorzugung des Rektums ausgesprochen selten vor [1, 2, 6].

Noch seltener kommt es zu einem diffusen Auftreten lymphangiomatöser Läsionen im Bereich des gesamten Kolons [5, 7].

Ein Lymphangiom aus dem Bereich des Zökum zeigt Abb. 3.46.

Literatur

1. Berardi RS (1974) Lymphangioma of the large intestine. Report of a case and review of the literature. Dis Colon Rectum 17: 265–272
2. Böttger T et al. (1985) Das zystische Lymphangiom des Zökums – Ein seltener benigner Kolontumor. Coloproctology 1: 26–29
3. Brom A, Feldmann M, Mlitz H (1987) Zystisches Lymphangiom des Kolons. In: Forstmann P, Schüler H, Alpers R (Hrsg) Aktuelle Koloproktologie, Bd 4, Edition Nymphenburg, S 152–155
4. Holzner HJ (1984) Tumoren und tumorähnliche Bildungen des Mesenchyms (sog. Weichgewebs-Tumoren, soft tissue tumors). In: Arbeitsbuch Pathologie. Urban & Schwarzenberg, München Wien Baltimore, S 64–69
5. Ivey KJ, DenBesten L, Kent TH, Clifton JA (1969) Lymphangiectasia of the colon with protein loss and malabsorption. Gastroenterology 57, 709–714
6. Lawson JP, Myerson PJ, Myerson DA (1976) Colonic lymphangioma. Gastrointest Radiol 1: 85–89
7. Otto HF (1982) Gutartige Geschwülste des Kolons und Rektums. In: Müller-Wieland K (Hrsg) Dickdarm (Handbuch der inneren Medizin). Springer, Berlin Heidelberg New York

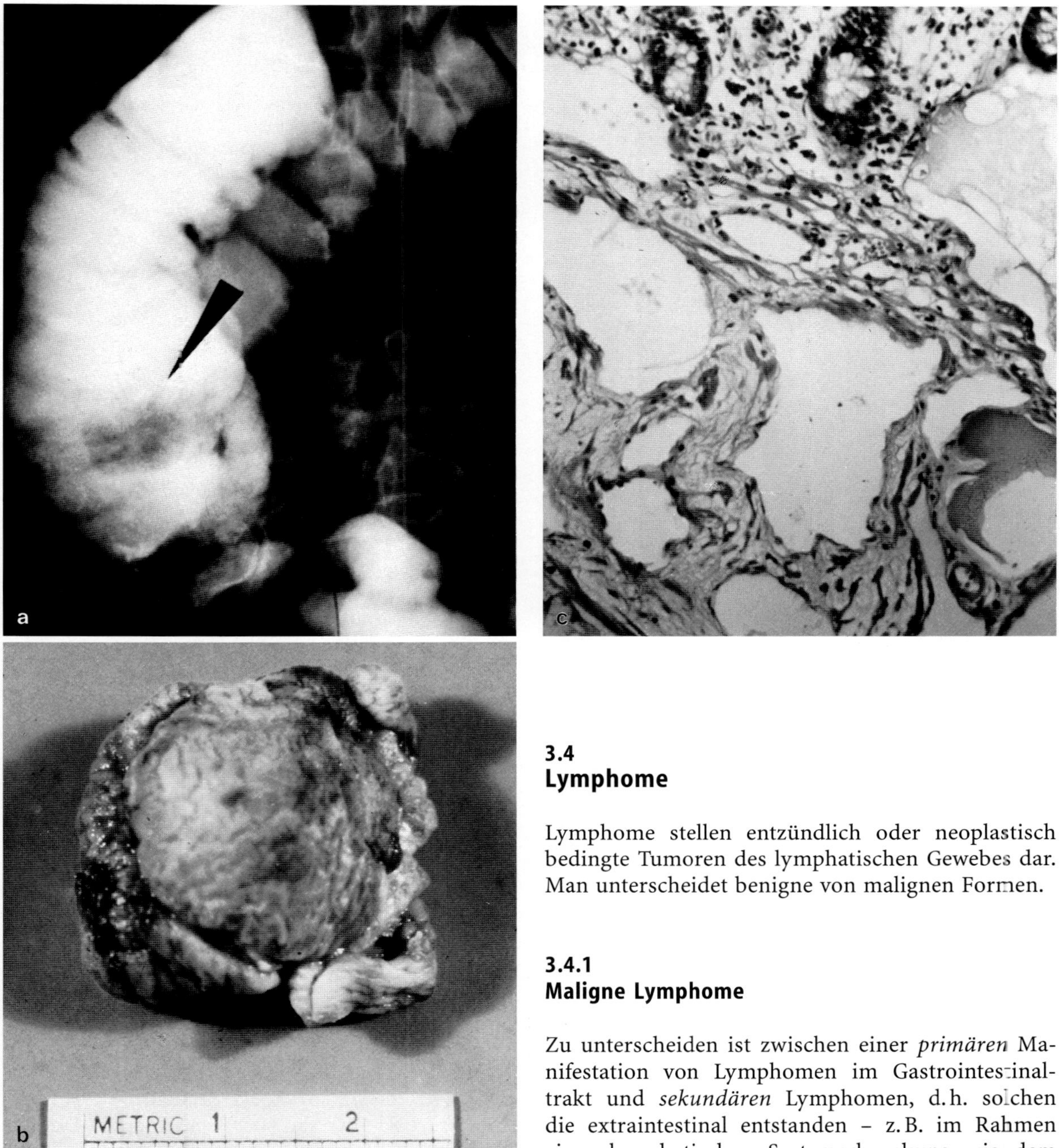

Abb. 3.46 a–c. Seltener Fall eines 3 × 2,5 × 2 cm großen Lymphangioms im Zökum bei einem 62jährigen Patienten. **a** Tumorbedingte ovaläre Füllungsaussparung (Kontrasteinlauf). **b** Operationspräparat. **c** Multiple zystisch aufgeweitete Lymphangiektasien, die durch dicke ödematöse Septen mit lymphozytärer Infiltration voneinander getrennt sind. HE-Färbung

3.4 Lymphome

Lymphome stellen entzündlich oder neoplastisch bedingte Tumoren des lymphatischen Gewebes dar. Man unterscheidet benigne von malignen Formen.

3.4.1 Maligne Lymphome

Zu unterscheiden ist zwischen einer *primären* Manifestation von Lymphomen im Gastrointestinaltrakt und *sekundären* Lymphomen, d.h. solchen die extraintestinal entstanden – z.B. im Rahmen einer lymphatischen Systemerkrankung wie dem Morbus Hodgkin, der angioimmunoblastischen Lymphadenopathie, als extramedulläre Plasmozytome oder als Non-Hodgkin-Lymphome – und erst sekundär den Magen-Darm-Trakt befallen haben.
Nomenklatur und Differenzierung der gastrointestinalen malignen Lymphome, bei denen es sich in aller Regel um Non-Hodgkin-Lymphome handelt, ist bislang nicht einheitlich.
In der von Isaacson et al. [16, 19] konzipierten Klassifikation maligner Lymphome werden morphologische, immunologische und klinische Aspekte vereinigt (Tabelle 3.15). Eine weitere Einteilung, die die

Tabelle 3.15. Klassifikation der MALT („mucosa-associated lymphoid tissue") – Lymphome

B-Zell-Lymphome
Niedrigmalignes B-Zell-Lymphom des MALT
Hochmalignes B-Zell-Lymphom des MALT, mit oder ohne niedrigmaligne(r) Komponente
Mediterranes Lymphom (immunoproliferative Dünndarmerkrankung, IPSID), niedrigmaligne, Mischtyp: niedrig- und hochmaligne, hochmaligne
Lymphomatöse Polypose (Mantelzell-Lymphom) des Gastrointestinums
Burkitt-(ähnliches) Lymphom
Andere Typen von niedrig- und hochmalignen Lymphomen, die nodalen Lymphomtypen entsprechen

T-Zell-Lymphome
Enteropathieassoziiertes T-Zell-Lymphom (EATCL)
Andere, nicht-enteropathieassoziierte Typen

Tabelle 3.16. Klassifikation der primären gastrointestinalen Lymphome nach ihrem Phänotyp

Lymphome vom B-Zell-Typ
- Lokalisierte Lymphome („westlicher Typ")
  Magenlymphome
  Dünndarmlymphome
  Kolonlymphome
- Lymphome bei immunoproliferativer Dünndarmerkrankung – IPSID („Mittelmeertyp")

Lymphome vom T-Zell-Typ
- Enteropathieassoziierte intestinale Lymphome (früher: maligne Histiozytose)
- Intestinale T-Zell-Lymphome ohne Schleimhautumbau

physiologischen Differenzierungsformen der Tumorzellen berücksichtigt [35, 50] zeigt Tabelle 3.16.
Die gastrointestinalen Non-Hodgkin-Lymphome werden außerdem nach der Kieler Lymphomklassifikation [27] und nach der NIH-Klassifikation („Working Formulation") [47] unterteilt. Schließlich ist die neue sog. „Revised European-American Lymphoma (REAL) Classification" [13] zu nennen.
Auch die Stadieneinteilung primärer gastrointestinaler Lymphome ist nicht einheitlich.
Sie erfolgt u.a. auf der Basis des Ann-Arbor-Systems in seiner Modifikation nach Musshoff [30, 31] (Tabelle 3.17) oder nach Radaszkiewicz et al. [38] (Tabelle 3.18).
Insgesamt handelt es sich bei den intestinalen malignen Lymphomen um eher seltene Erkrankungen, die in der weit überwiegenden Zahl aus Lymphomen vom B-Zell-Typ bestehen. Unter den Kolonmalignomen beträgt der Anteil der Lymphome weniger als 1% [12].

Tabelle 3.17. Stadieneinteilung gastrointestinaler Non-Hodgkin-Lymphome nach der Ann-Arbor-Klassifikation in der Modifikation von Musshoff

I_E	Eine Lymphknotenregion (I) oder ein begrenzter extranodulärer Organbefall (I_E)
II_E	Zwei oder mehr Lymphknotenstationen auf einer Seite des Zwerchfells (II); ein extranodulärer Organbefall und Befall einer oder mehrerer Lymphknotenstationen auf einer Seite des Zwechfells (II_{1E}: lokal drainierende Lymphknotenstation, II_{2E}: entfernte Lymphknotenstation betroffen)
III	Lymphknotenbefall beiderseits des Zwerchfells (III), verbunden mit einer umschriebenen extranodulären Manifestation (III_E)
IV	Diffuser oder disseminierter Befall extralymphatischer Gewebe

Tabelle 3.18. Stadieneinteilung der gastrointestinalen Non-Hodgkin-Lymphome nach Radaszkiewicz et al.

E I	Begrenzter Befall einer oder mehrerer gastrointestinaler Lokalisation(en), ohne Lymphknotenbeteiligung, auf eine Seite des Zwerchfells beschränkt EI_1 Mukosa und Submukosa EI_2 Jenseits der Submukosa
E II	E I + Lymphknotenbeteiligung; jegliche Infiltrationstiefe im Bereich der Darmwand EII_1 Infiltration regionärer Lymphknoten EII_2 Extraregionärer Lymphknotenbefall
E III	Befall des GI-Trakts und/oder Lymphknotenbefall auf beiden Seiten des Zwerchfells
E IV	Gastrointestinale lymphomatöse Tumormasse (Bulk) mit/ohne Lymphknotenbeteiligung, mit/ohne allgemeine(r) oder ausgedehnte(r) Dissemination

Zusatzfaktor „risk" für das Stadium EI_2: Tumor > 5 cm; Serosapenetration; Multilokalität

Der Gastrointestinaltrakt ist der häufigste Manifestationsort aller extranodalen Non-Hodgkin-Lymphome [12, 15, 35]. 20–30% aller Non-Hodgkin-Lymphome sollen primär extranodal und von diesen wiederum 30–40% im Gastrointestinalbereich entstehen [29, 52]. Der Anteil der sekundären gastrointestinalen Lymphome wird auf 4% geschätzt [15].
Nachfolgend sollen nur die, auch das Kolon betreffenden Formen von malignen Lymphomen kurz beschrieben werden:

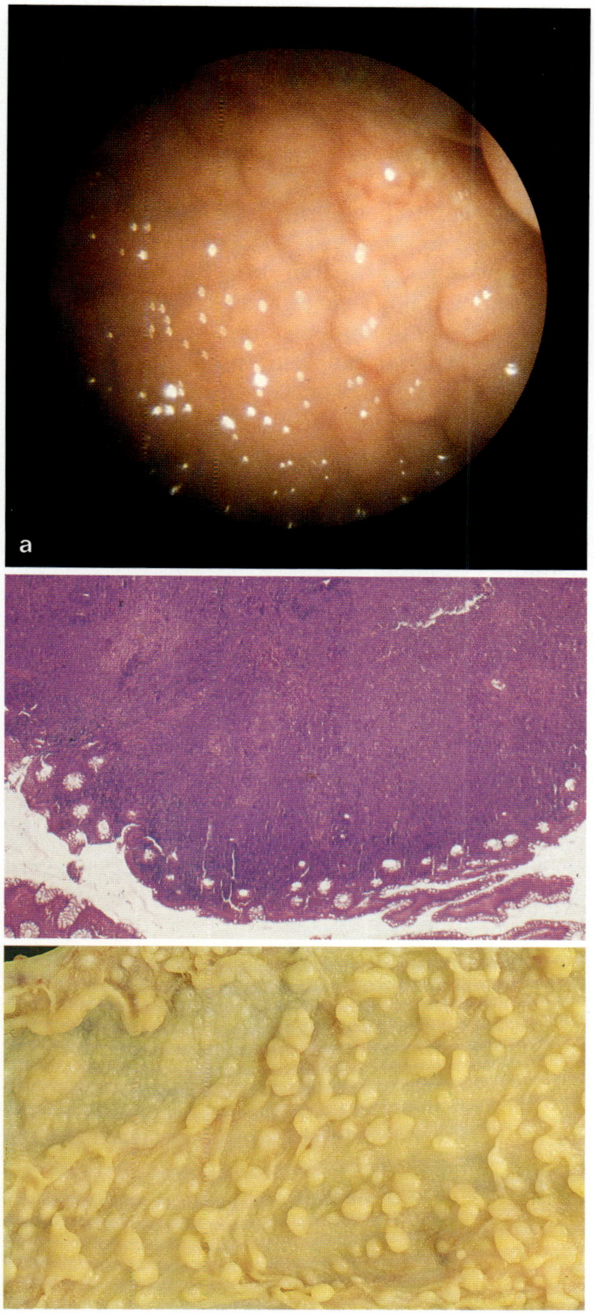

Abb. 3.47. **a** Breitbasige gruppierte erbsengroße Pseudopolypen bedingt durch submuköse Lymphome im endoskopischen Bild. **b** Submuköses pseudopolypöses Lymphom mit Ausbildung von gruppierten Keimzentren (mit gut ausgereiften Lymphozyten). HE-Färbung, gleicher Fall wie **a**. **c** Lymphatische Pseudopolypose, terminales Ileum/Zökum

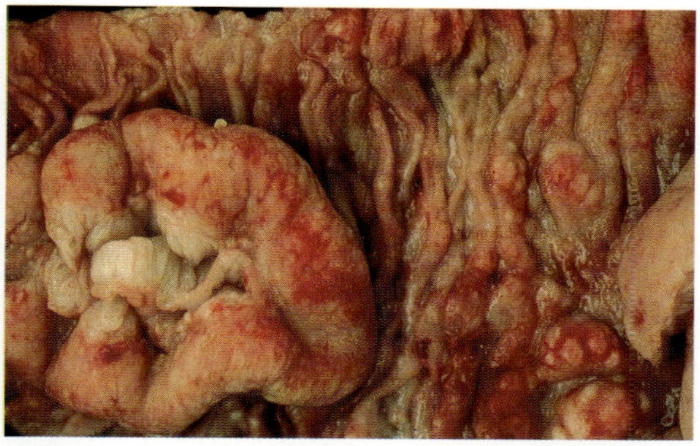

Abb. 3.48. Generalisiertes malignes Non-Hodgkin-Lymphom mit gastrointestinaler Beteiligung: multiple unterschiedlich große, zentral, z. T. exulzerierte polypoide Lymphominfiltrate der Dickdarmschleimhaut

Lokalisierte Kolonlymphome

Die primären, zum B-Zell-Typ zählenden lokalisierten Lymphome kommen zu etwa 80 % im Magen-, weniger im Dünndarm- und am seltensten im Kolonbereich vor [50].

Von den B-Zell-Typ-Lymphomen bei „immunoproliferativer Dünndarmerkrankung" unterscheiden sie sich dadurch, daß sie – umgeben von normaler Schleimhaut – als fokale Läsionen auftreten.

Die *Symptomatologie* ist vielfältig und weitestgehend unspezifisch, wie die anderer Neoplasmen dieses Darmbereiches.

Die *Diagnose* kann vom endoskopischen und/oder röntgenologischen Bild her und ggf. mittels Sonographie und Computertomographie vermutet werden, gesichert wird sie jedoch erst durch die histologische Untersuchung [29, 41, 50].

Die *Therapie* richtet sich nach der Klassifikation, dem Tumorstadium und der Lokalisation. Die Behandlung lokalisierter Lymphome umfaßt die Operation, die Radiatio und heute vor allem die Kombinationschemotherapie (z. B. CHOP: Cyclophosphamid, Doxorubicin, Vincristin und Prednisolon) [2, 6, 8, 12, 24, 32, 46, 50, 51].

Die *Prognose* wird insbesondere bestimmt von Klassifikation, Tumorstadium und dem Malignitätsgrad [12, 21]. 40 % der gastrointestinalen Lymphome zeigen einen hohen Malignitätsgrad, 53 % sind mittel- und 7 % niedrig maligne [47].

Maligne lymphomatöse Polypose

Hierbei handelt es sich um eine weitere zu den B-Zell-Lymphomen zählende seltene Krankheitsentität mit diffusem Verteilungsmuster, die auch unter dem *Synonym* „multiple lymphomatöse Polypose" [14]

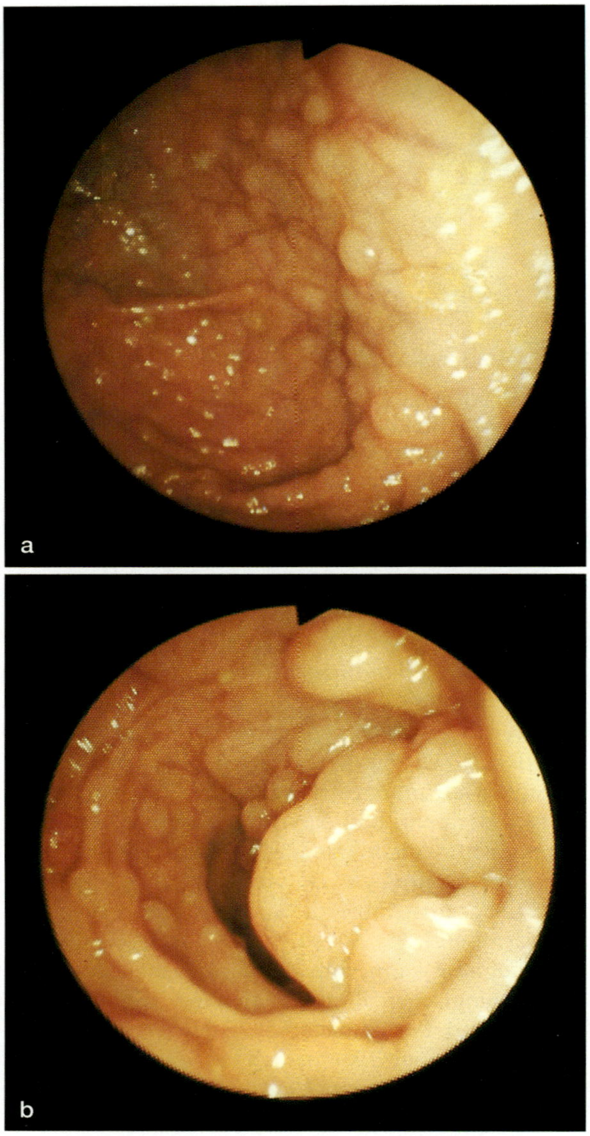

Abb. 3.49. a, b. Histologisch gesicherte maligne lymphomatöse Polypose im endoskopischen Bild. **a** Zökalpolypen. Multiple bis erbsengroße flache Polypen in der Kolonmukosa. **b** Terminales Ileum, unmittelbar proximal der Bauhin-Klappe. Bis haselnußgroße Polypen beim gleichen 77jährigen Patienten wie **a**

bekannt ist. Hauptmanifestationsort ist die Ileozökalregion.
Diese Form zeigt einen mittleren Malignitätsgrad und ist im endoskopischen Bild charakterisiert durch multiple bis haselnußgroße flache Polypen (s. Abb. 3.49 a, b) [7, 9, 25, 28, 36, 42, 50].

Burkitt-Lymphom

Bei den ebenfalls zu den B-Zell-Lymphomen zählenden Burkitt-Lymphomen, die einen hohen Malignitätsgrad aufweisen und vorwiegend bei Kindern und Jugendlichen vorkommen, unterscheidet man 2 Formen:
Bei der afrikanischen Form, die eine hohe Assoziation mit dem Epstein-Barr-Virus aufweist, kommt es selten zu einer primären Manifestation am Gastrointestinaltrakt. Demgegenüber weist die andere u. a. sporadisch in Europa auftretende Form eine geringere Assoziation mit dem Epstein-Barr-Virus auf und zeigt meist eine primäre Manifestation am Intestinaltrakt mit bevorzugter Lokalisation im Ileozökalbereich [50].

3.4.2 Benigne Lymphome

Benigne Lymphome kommen im kolorektalen Bereich, vorwiegend im distalen Rektum, einer mit lymphoretikulärem Gewebe normalerweise reichlich versorgten Region vor. Sie treten überwiegend solitär auf. Besonders bei Kindern und Jugendlichen können sie aber auch im gesamten Gastrointestinaltrakt multipel im Sinne einer Polyposis („lymphatische Polypose" bzw. „Pseudopolypose") in Erscheinung treten und werden als Ausdruck einer besonderen immunologischen Reaktivität verstanden [3, 5, 14, 37, 39, 49].
Übergänge von Pseudolymphomen in echte Lymphome wurden beschrieben. Ein prämaligner Charakter wird diskutiert und eine konsequente Überwachung der Betroffenen empfohlen [12, 50].
Im Anorektalbereich und Analtrichter treten zudem die kutanen malignen Lymphome [1, 8, 44] solitär, meist aber im Rahmen eines multilokulären Organbefalles auf.
Schließlich sei auf die erhöhte Assoziation intestinaler Non-Hodgkin-Lymphome mit der HIV-1-Infektion [11, 20, 23, 48] (S. 463) [23] und vermutlich auch mit chronisch-entzündlichen Darmerkrankungen, insbes. dem Morbus Crohn [10, 12, 33] hingewiesen.

Literatur

1. Burg G, Dummer R, Kerl H (1994) Classification of cutaneous lymphomas – Dermatol Clin 12: 213–217
2. Bush RS, Gospodarowicz M, Sturgeon J, Alison R (1977) Radiation therapy of localized non-Hodgkin's lymphoma. Cancer Treat Rep 61: 1129–1136
3. Capitanio MA, Kirkpatrick JA (1970) Lymphoid hyperplasia of the colon in children. Radiology 94: 323–327

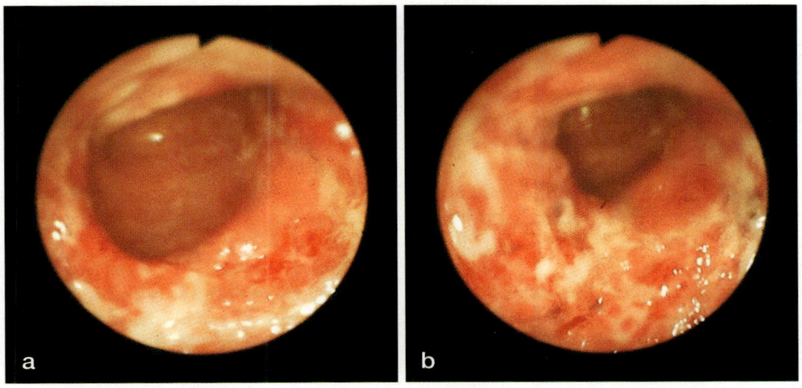

Abb. 3.50 a, b. Im unteren und mittleren Rektum zirkulär ödematöse Verquellung, fleckförmige Hyperämie und flächenhafte Fibrinbeläge. Makroskopisch als beginnend stenosierendes Rektumkarzinom imponierend. Histologisch exulzeriertes, hochmalignes Malt-Lymphom des Rektums bei einem 82 jährigen Mann

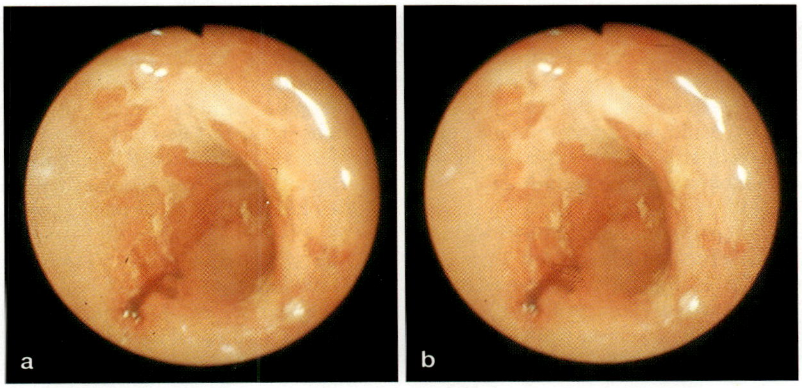

Abb. 3.51 a, b. Gleicher Fall wie bei Abb. 3.50. Kontrolluntersuchung 3 Monate später nach einer Chemotherapie mit Mitoxantron, Leukeran, Prednison. Keine tumorwertigen Schleimhautveränderungen mehr nachweisbar. Die gerötete und berührungsempfindliche Schleimhaut ist von einer dünnen Fibrintapete ausgekleidet. Histologisch floride verschorfende Proktitis mit flach polypöser Schleimhautregeneration der Rektumschleimhaut. Keine Residuen des vorher diagnostizierten hochmalignen B-Zell-Lymphoms

4. Cornes JS (1961) Multiple lymphomatous polyposis of the gastrointestinal tract. Cancer 14: 249–257
5. Cornes JS, Wallace H, Morson BC (1961) Benign lymphomas of the rectum and anal canal: A study of 100 cases. J Pathol Bacteriol 83: 371–382
6. De Vita VT et al. (1987) The chemotherapy of lymphomas: looking back, moving forward – The Richard and Hinda Rosenthal Foundation Award Lecture. Cancer Res 47: 5810–5824
7. Erlanger L et al. (1992) Maligne lymphomatöse Polypose des Gastrointestinaltrakts. Dtsch Med Wochenschr 117: 15–
8. Fridrik MA (1993) Interferon alpha therapy in non-Hodgkin's lymphoma. Wien Med Wochenschr 143: 429–434
9. Georg KJ, Prohm P, Schubert GE (1995) Die maligne lymphomatöse Polypose – eine seltene Krankheitsentität des malignen zentrozytischen Lymphoms mit charakteristischem endoskopischem Aspekt. Z Gastroenterol 33: 453–456
10. Greenstein AJ et al. (1992) Lymphomas inflammatory bowel disease. Cancer 69; 1119–1123
11. Guarner J et al. (1991) Non-Hodgkins lymphomas in patients with human immunodeficiency virus infection. Presence of Epstein-Barr virus by in situ hybridization, clinical presentation, and follow-up. Cancer 68: 2460–2465
12. Haber DA, Mayer RJ (1988) Primary gastrointestinal lymphoma. Semin Oncol 15: 154–169
13. Harris NL, Jaffe ES, Stein H et al. (1994) A revised European-American classification of lymphoid neoplasms: A proposal from the International Lymphoma Study Group. Blood 84: 1361–1392
14. Harwood RA, Abreu FB (1975) Benign lymphoma and diffuse lymphoid hyperplasia. Am J Proctol 26: 63–66
15. Herrmann R et al. (1980) Gastrointestinal involvement in non-Hodgkin's lymphoma. Cancer 46: 215–222
16. Isaacson PG (1994) Gastrointestinal lymphoma. Hum Pathol 25: 1020–1029

17. Isaacson PG, Norton JN (1994) Extranodal lymphomas. Churchill Livingstone, Edinburgh London Madrid
18. Isaacson P, Wright DH, Judd MA, Mepham BL (1979) Primary gastrointestinal lymphomas. A classification of 66 cases. Cancer 43: 1805–1819
19. Isaacson PG, Spencer J, Wright DH (1988) Classifying primary gut lymphomas. Lancet II: 1148–1149
20. Joachim HL et al. (1991) Acquired immunodeficiency syndrome – associated lymphomas: clinical, pathologic, immunologic, and viral characteristics of 111 cases. Hum Pathol 22: 659–673
21. Krieken van et al. (1989) Malignant lymphoma of the gastrointestinal tract and mesentery: A clinico – pathologic study of the significance of histologic classification. Am J Pathol 135: 281–289
22. Krüger GRF et al. (1983) A new working formulation of non-Hodgkin's lymphoma. A retrospective study of the new NCI classification proposal in comparison to the Rappaport and Kiel classifications. Cancer 52: 833–840
23. La Torre F et al. (1995) Primäres B-Zell-Lymphom des Rektums bei einem bisexuellen HIV-positiven Mann. coloproctology 6: 283–286
24. Laurence J, Coleman M, Allen SL, Siver RT, Parmentier M (1982) Combination chemotherapy of advanced diffuse histiocytic lymphoma with the six-drug COP-BLAM regimen. Ann Intern Med 97: 190–195
25. Lavergne A et al. (1994) Multiple Lymphomatous polyposis of the gastrointestinal tract. An extensive histopathologic and immunohistochemical study of 12 cases. Cancer 74; 3042–3050
26. Lennert K (1981) Histopathologie der Non-Hodgkin-Lymphome. Springer, Berlin Heidelberg New York
27. Lennert K et al. (1978) Malignant lymphomas other than Hodgkin's disease. In: Uehlinger E (ed) Handbuch der speziellen pathologischen Anatomie und Histologie, Bd I/3 B. Springer, Berlin Heidelberg New York
28. Levin KJ et al. (1978) Lymphomas of the gastrointestinal tract. A study of 117 cases presenting with gastrointestinal disease. Cancer 42: 693–707
29. Möller P (1996) Maligne Lymphome des Gastrointestinaltrakts. In: Remmele W (Hrsg) Pathologie, Bd. 2 Verdauungstrakt. 2. Aufl. Springer, Berlin Heidelberg New York Tokyo, S 364–379
30. Musshoff K (1977) Klinische Stadieneinteilung der Nicht-Hodgkin-Lymphome. Strahlentherapie 153: 218
31. Musshoff K, Schmidt-Vollmer (1975) Prognosis of non-Hodgkin's lymphomas with special emphasis on the staging classification. Z Krebsforsch 83: 323–341
32. Nissen NI et al. (1983) A randomized study of radiotherapy versus radiotherapy plus chemotherapy in stage I–II non Hodgkin's lymphomas. Cancer 52: 1–7
33. Otto HF, Gebbers J-O, Matthaes P, Müller-Wieland K (1978) Malignes Lymphom und multitope Karzinome des Dickdarms als Komplikation einer langjährigen Colitis ulcerosa. Inn Med 5: 189–195
34. Otto HF, Bettmann I, Weltzien J v, Gebbers J-O (1981) Primary Intestinal Lymphomas. Virchows Arch 391: 9–31
35. Otter R et al. (1989) Primary extranodal and nodal Non-Hodgkin's lymphoma – a survey of a population – based registry. Eur J Cancer Clin Oncol 25; 1203–1210
36. Pals ST et al. (1994) Expression of the mucosal homing receptor a4β7 in malignat lymphomatous polyposis of the intestine. Gastroenterology 107: 151–1523
37. Price AB (1978) Benign lymphoid polyps and inflammatory polyps. In: Bennington JL (eds) The Pathogenesis of colorectal cancer, vol 10: Major Problems in Pathology. Saunders, Philadelphia London Toronto, pp 33–42
38. Radaszkievicz T, Dragosics B, Bauer P (1992) Gastrointestinal malignant lymphomas of the mucosa-associated lympoid tissue: factors relevant to prognosis. Gastroenterology 102: 1628–1638
39. Ranchod M, Lewin KL, Dorfman RF (1978) Lymphoid hyperplasia of the gastrointestinal tract. A study of 26 cases and review of the literature. Am J Surg Pathol 2: 383–400
40. Rappaport H (1966) Tumors of the hematopoietic system. In: Atlas of Tumor Pathology, Sect 3, Fasc 8. Armed Forces Institute of Pathology, Washington, DC
41. Rossini FP, Ferrari A (1981) Maligne Kolonlymphose aus endoskopischer Sicht. coloproctology 5: 281–286
42. Spencer J et al. (1988) Enteropathy – associated T cell lymphoma (malignant histiocytosis of the intestine) is recognized by a monoclonal antibody (HML-1) that defines a membrane molecule on human mucosal lymphocytes. Am J Pathol 132: 1–5
43. Stein H, Dallenbach F, Dienemann D (1988) Differenzierungslinien physiologischer und maligner Zellen des lymphatischen Systems. Verh Dsch Ges Pathol 72: 57–85
44. Sterry W, Jahn S (1995) Kutane maligne Lymphome. Z Hautkrankh 11: 781–788
45. Swartzlander FC, Lackmann RJ, Dockerty MB (1956) Submucosal rectal nodules. Am J Surg 92: 657–665
46. Thaler W et al. (1985) Zur Therapie maligner Rektumlymphome. Z Allgemeinmed 61: 1060–1062
47. The Non-Hodgkin's lymphoma pathologic classification project. National Cancer Institute-sponsored study of classifications of Non-Hodgkin's lymphomas. Summary and description of a working formulation for clinical usage. (1982) Cancer 49: 2112–2135
48. Tirelli U et al. (1995) CD 30 (Ki-1) – positive analplastic large-cell lymphomas in 13 patients with and 27 patients without human immunodeficiency virus infection. J Clin Oncol 13: 373–380
49. Weill J-P, Monath C, Farcot J-M, Weill-Bousson M, Warter MJ (1972) Pseudopolypose lymphoide diffuse rectocolique. Arch Fr Mal App Dig 61: 485–495
50. Zeitz M (1992) Störungen des darmassoziierten Immunsystems. In: Gerok W, Hartmann F, Schuster HP (Hrsg) Innere Medizin der Gegenwart, Bd 11. Urban & Schwarzenberg München, Wien, Baltimore, S 598–606
51. Zenone T et al. (1994) Complete remission of a primary cutaneous B cell Lymphoma treated with intralesional recombinant interferon alpha 2 a. Eur J Cancer 30 A: 246–247
52. Zheng T et al. (1992) Epidemiology of non-Hodgkin lymphoma in Connecticut, 1935–1988. Cancer 70: 840–849

KAPITEL 4

Endometriose

Es handelt sich immer dann um eine Endometriose, wenn Uterusschleimhaut, d.h. Epithel und Stroma mit menstrueller und dezidualer Reaktionfähigkeit außerhalb der Mukosaschicht der Uterushöhle vorliegt. *Synonyma* sind Endometriom, mesonephrisches Myom, Fibroadenomatosis uteri.

Da das Wachstum dieser ektopischen Schleimhautherde von der Keimdrüsenfunktion abhängt, tritt das Krankheitsbild nur im geschlechtsreifen Alter, und zwar vorwiegend zwischen dem 30. und 50. Lebensjahr, auf.

Man unterscheidet die *Endometriosis genitalis interna* (primäre Endometriosis, Endometriosis interna uteri, – tubae), die durch Tiefenwucherung der Uterusmukosa in das Myometrium entsteht und somit im Zusammenhang mit dem Endometrium corporis bleibt, die *Endometriosis genitalis externa* (sekundäre Endometriosis) im Douglas-Raum, Ovarien, Vagina, Vulva usw., wobei kein Zusammenhang mehr zum Endometrium corporis besteht, und schließlich die *Endometriosis extragenitalis.*

Von letzterer spricht man, wenn sich ektopische Uterusschleimhaut in den Bauchdecken, den Lungen, der Blase, dem Darm usw. findet.

Während es in etwa 40% der Fälle zu einer Endometriosis genitalis interna und in ca. 55% zur Endometriosis genitalis externa kommt, spielt die extragenitale Endometriose mit ca. 5% eine untergeordnete Rolle. Da aber in vielen Fällen der extragenitalen Lokalisation das Kolon und Rektum mitbetroffen sind [5], wird der Proktologe gelegentlich mit diesem Krankheitsbild konfrontiert und muß bei Vorliegen einer entsprechenden Symptomatologie die Dickdarmendometriose in seine differentialdiagnostischen Überlegungen miteinbeziehen.

ÄTIOLOGIE

Die Ätiologie der Endometriosis extragenitalis ist unklar. Am wahrscheinlichsten erscheint die Verschleppungs- oder Implantationstheorie nach Sampson [15, 20, 21].

Hierbei wird eine Aussaat von Endometriumgewebe aus dem Uterus während der Menstruation in die freie Bauchhöhle oder auf dem Blut- oder Lymphwege in andere Körperteile angenommen.

Neuerdings wird vermutet, daß Dioxin die Entstehung einer Endometriose begünstigt [6].

KLINIK

Erscheinungsbild: Bei der endoskopischen Untersuchung des Dickdarmes stellen sich die Endometriome meist als umschriebene, bläulich durchschimmernde, polypoide, selten exulzerierte Vorwölbungen dar.

Prädilektionsstellen: Sofern es zu einem Befall des Intestinaltraktes kommt, ist in 70–85% der Fälle das Rektosigmoid betroffen, vorwiegend an der ventralen Kontur des rektosigmoidalen Überganges [4, 10, 13].

Symptomatologie: Bei der Endometriose wird sie bestimmt von Ausdehnung und Lokalisation der Herde. Nur 2–10% der Patientinnen mit einem Endometriom von Rektum und Sigma hat Symptome [17]. Die Beschwerden können von chronischer Obstipation, Meteorismus und perimenstruellen intestinalen Blutungen bei exulzerierten Herden über prämenstruell verstärktes, abdominales Spannungsgefühl bis hin zu zyklusabhängigen, bohrenden oder auch kolikartigen Unterbauchschmerzen und sogar zur Ausbildung eines Ileus führen, wenn größere Endometrioseherde das Darmlumen einengen [15].

DIAGNOSE UND DIFFERENTIALDIAGNOSE

Die diagnostischen Möglichkeiten zur Feststellung einer Dickdarmendometriose sind recht unsicher, weshalb die Abklärung dieser Diagnose nur in Einzelfällen präoperativ möglich ist. Histologisch sind die Herde vor allem in der Subserosa und Muscularis propria lokalisiert [17]. Nur die histologische Untersuchung einer in ausreichender Tiefe während oder kurz nach der Menstruation endoskopisch oder laparoskopisch entnommenen Probeexzision bzw. der Schnellschnitt intra operationem bietet i.d.R. eine ausreichende Sicherheit, differentialdiagnostisch ein Kolonkarzinom definitiv auszuschließen (Abb. 4.1).

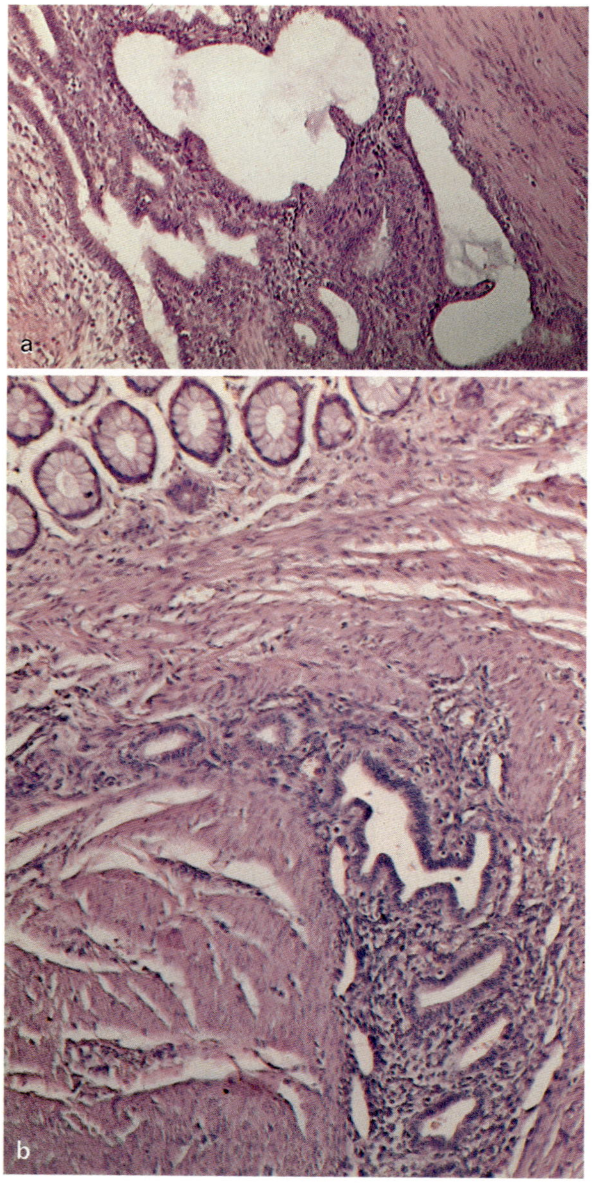

Abb. 4.1. **a** Endometrioseherde mit Drüsenformationen und endometrioidem Stroma in der Tunica submucosa des Dickdarmes. HE-Färbung. **b** Endometrioseherde in der Tunica submucosa zusammen mit endometrioidem Stroma. Dickdarmschleimhaut am Bildrand *links oben.* HE-Färbung

Trotzdem kann sowohl der koloskopische und/oder der röntgenologische Befund wie auch die abdominelle Sonographie und die Computertomographie hilfreich sein [1].

Bis auf das relativ seltene Vorkommen von Exulzerationen eines Endometriomes und damit zyklusabhängiger Darmblutungen kann die (meist) intakte Schleimhaut eine wichtige Differenzierungshilfe zu einem Dickdarmkarzinom darstellen [12]. Bei den röntgenologischen Untersuchungen des Kolons kann sich eine kurzstreckige Stenose des Darmlumens finden, die jedoch keinerlei charakteristische Merkmale für eine Endometriose aufweist (Abb. 4.2, 4.3).

Der Umstand, daß Endometriome meist an der ventralen Kontur des rektosigmoidalen Überganges lokalisiert sind und deswegen am besten durch rein seitliche Röntgenaufnahmen erfaßt werden, kann differentialdiagnostisch ggf. hilfreich sein [27].

THERAPIE

Therapeutisch kommt je nach Alter der Patientin und vorliegendem klinischen Befund die Operation oder die Hormonbehandlung bzw. beide Maßnahmen zusammen in Betracht.

Die früher übliche, zur Rückbildung der Endometrioseherde führende Radiomenolyse der Ovarien spielt nur als Alternative bei Frauen kurz vor der Menopause oder wenn kein Passagehindernis vorliegt eine Rolle [7, 8].

Das operative Vorgehen ist in allen Fällen angezeigt, in denen die Fertilität der Patientin gewahrt werden soll, die Diagnose nicht sicher feststeht, d. h. etwa ein Kolonkarzinom nicht sicher ausgeschlossen werden kann, und schwere obstruktive Symptome oder massive intestinale Blutungen keine andere Therapiemöglichkeit zulassen [44].

Da es sich um eine gutartige Erkrankung handelt, sollte zur Erhaltung bzw. Wiederherstellung der physiologischen Darmpassage operativ so schonend wie möglich vorgegangen werden. Zur Erhaltung der Kontinenz sollte hierbei die Rektumsegment- oder Sigmaresektion angestrebt werden, um die verstümmelnde Amputation zu vermeiden, obwohl dies nicht immer möglich ist [9]. Gegebenenfalls ist auch die Ausschälung lokaler kleinerer Herde möglich [18]. Bei Endometrioseherden im Rektum ist die Rektotomia posterior bzw. der transsphinktere Rektumzugang nach Mason zu erwähnen [14].

Bei über 45 Jahre alten Patientinnen ist stets zu erwägen, ob die Ovarien und der Uterus mitentfernt werden sollen.

Sofern es sich nur um kleinere, d. h. nicht stenosierende Darmprozesse handelt, mehrere Endometrioseherde vorliegen oder eine Kontraindikation zu einem operativen Eingriff besteht, ist im Zusammenspiel mit dem Gynäkologen eine hormonelle Behandlung beispielsweise mit Danazol (Winobanin 3 mal 200 mg/Tag über 6 Monate) [2, 3, 19, 22, 24, 25] angezeigt. Ein neues Wirkprinzip ist die Östrogensuppression mittels GnRH (Gonadotropin-Releasing-Hormon)-Analoga z. B. Buserelin (Suprecur Nasenspray) oder Leuprorelinacetat (z. B. Enantone-Gyn Monats-Depot) [19, 22].

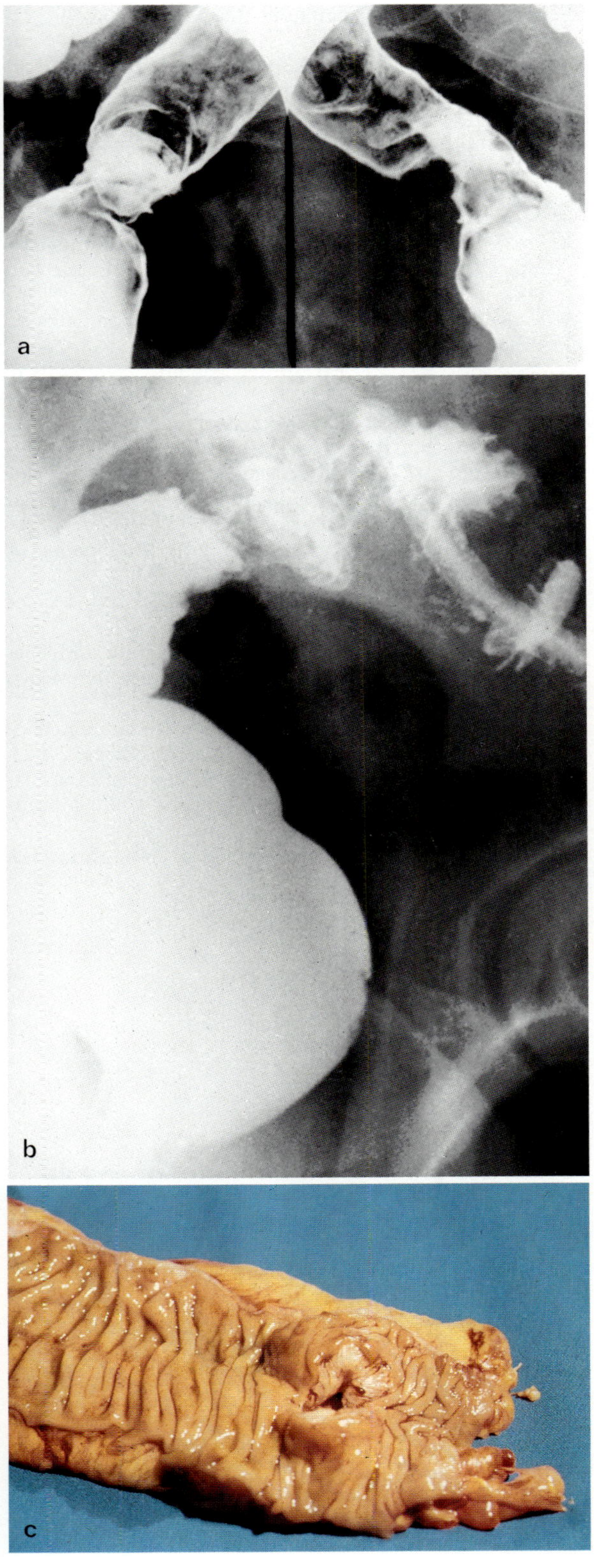

Abb. 4.2. **a** Stenosierender Prozeß im Sigma, zunächst röntgenologisch als karzinomverdächtig diagnostiziert. Vor 18 Jahren Partus mit nachfolgender Peritonitis. Vor 2 Monaten Operation einer Genitalfistel. Operativ und histologisch: Endometriose. **b** Wegen Dickdarmileus Durchführung einer Sigmoideostomie bei 25jähriger Patientin. Postoperativ bei Röntgenkontrastdarstellung ausgeprägte unregelmäßige Stenose des Rektosigmoids. Histologische Endometriose. **c** Sigmaresektat mit längseröffnetem Endometrioseherd: Umschriebene Wandverdickung mit darüberliegender intakter Schleimhaut. Röntgenologisch erfolgte der Nachweis von Sigmastenosen, die bedingt waren durch 2 Endometrioseherde, in 15 und 35 cm Höhe. Die betroffene 42jährige Patientin klagte insbesondere über zyklusabhängige abdominelle Krampfzustände, Stuhlunregelmäßigkeiten sowie Blut- und Schleimbeimengungen beim Stuhl

◁

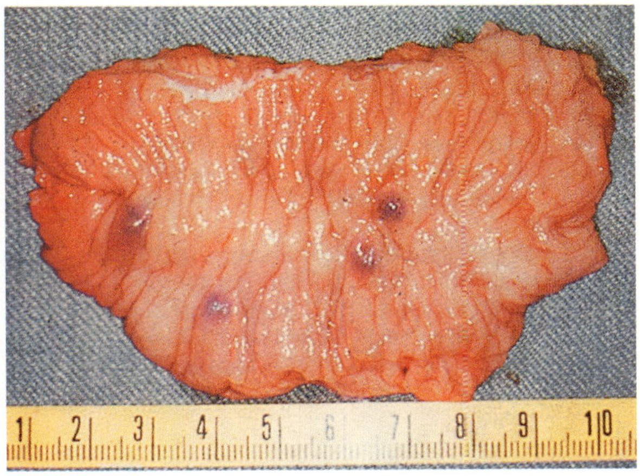

Abb. 4.3. Reseziertes und aufgeschnittenes Sigma mit multiplen, bläulich durch die intakte Schleimhaut schimmernden Endometrioseherden

Das Risiko einer Demineralisierung der Knochen scheint der Therapie mit GnRH-Analoga jedoch zeitlich Grenzen (6 Monate) zu setzen [19].

PROGNOSE

Obwohl es sich bei der Endometriose um ein gutartiges Krankheitsbild handelt, kann es in seltenen Fällen zu einer malignen Entartung (Sarkom) kommen [1, 11, 12, 16].

Literatur

1. Bergemann W, Heuer Ch (1992) Endometriosis extragenitalis mit multiplen Dünndarmstenosen. Fortschr Med 15: 281–284
2. Bertonici M et al. (1988) Intestinale Endometriose: Pathologie und Behandlung. coloproctology 3: 177–179
3. Braun P et al. (1979) Endometriose-Behandlung mit Danazol. Gynäkologie 12: 219
4. Fabrinon AM et al. (1992) Die Behandlung der Endometriose von Kolon und Rektum. coloproctology 4: 230–234
5. Germann G, Seufert RM, Encke A, Schneider D (1985) Die Endometriose des Kolon und Rektum. Aktuel Chir 20: 21–25
6. Gibbons A (1993) Dioxin tied to endometriosis. Science 262: 1373
7. Glatthaar E (1972) Endometriose, Klinik und Therapie. In: Käser O, Friedberg V, Ober KG, Thomson K, Zander J (Hrsg) Gynäkologie und Geburtshilfe, Bd III. Thieme, Stuttgart
8. Goligher JC (1967) Surgery of the anus, rectum and colon. Baillière, Tindall & Cassell, London
9. Hempel K, Schoppmeier K (1978) Endometriose des Rectum u. Sigma. Chirurg 49: 648–649
10. Krampf KJ, Benz J, Glatthaar E (1973) Endometriose des Dickdarmes. Chir Acta 40: 761–764
11. Lees DH (1966) Severe endometriosis of the lower sigmoid colon and rectum. J Obstet Gynaecol Br Cwlth 13: 267
12. Lehmann K, Krug A (1976) Sigmastenose durch Endometriose. Münch Med Wochenschr 118: 167–170
13. Macafee CHG, Greer HLH (1960) Intestinal endometriosis – a report of 29 cases and a survey of the literature. J Obstet Gynaecol Brit Cwlth 67: 539
14. Mason AY (1974) Transsphincteric surgery of the rectum. Prog Surg 13: 66
15. Matzel KE et al. (1996) Endometriose des Intestinums und der Bauchdecke. coloproctology 1: 1–9
16. Nasemann TRK (1990) Zur Endometriose der Haut. Z Hautkrankht 2: 117–119
17. Otto HF, Remmele W (1996) Kolon und Rektum. In: Remmele W (Hrsg) Pathologie, Bd 2, 2. Aufl. Springer, Berlin Heidelberg New York Tokyo, S 673–674
18. Prexl HJ, Vilits P (1976) Pathogenese, Klinik und Therapie der Dickdarmendometriose. Zentralbl Chir 101: 1112
19. Ring D, Schweppe KW, Ochs H (1992) Endometriose: Hilfe mit Medikamenten und OP. selecta 39: 18–22
20. Sampson JA (1921) Perforating haemorrhagic cysts of ovary. Arch Surg 3: 245–251
21. Sampson JA (1922) The live history of ovarian haematomas (haemorrhagic cysts) of endometrial (Mullerian) type. Am J Obstet Gynecol 4: 451–458
22. Schweppe K-W (1988) Medikamentöse Behandlung der Endometriose. Gynäkologe 21: 52–57
23. Senft HH et al. (1981) Behandlung der Endometriose. Fortschr Med 13: 475–478
24. Stein E (1982) Die Endometriose des Dickdarms. coloproctology 2: 87–88
25. Strunk E, Frese J, Warnecke K (1978) Klinik und Therapie der extragenitalen Endometriose. Leber Magen Darm 8: 32–37
26. Varney M, Zander M (1986) Extragenitale Endometriose als Ursache von Sigmastenosen. Akt Chir 21: 21–23
27. Welin S, Welin G (1976) The double contrast examination of the colon. Experiences with the Welin Modification. Thieme, Stuttgart
28. Wilson EA (ed) (1987) Endometriosis. New York: Liss, p 248

KAPITEL 5

Pneumatosis coli

Unter der Pneumatosis coli, bekannt auch unter den *Synonyma* Gaszysten des Darmes, Pneumatosis cystoides intestinales, Pneumatosis intestini, Pneumatose, Lymphopneumatosis, Darmwandemphysem, versteht man eine seltene, bevorzugt beim männlichen Geschlecht auftretende Erkrankung des Intestinaltraktes, die durch subserös, submukös oder in Lymphgängen lokalisierte bzw. mit spaltartigen Lymphgefäßen in Verbindung stehenden [3], mit dem Darmlumen jedoch nicht kommunizierenden, gashaltigen Zysten gekennzeichnet ist (Abb. 5.5).

ÄTIOLOGIE

Die Auffassungen über die Ätiologie der Pneumatose sind noch uneinheitlich.
Die Vielzahl der ätiopathogenetischen Hypothesen [2–6, 8, 9, 14–16, 19, 21, 26–28] reflektiert die Unklarheit, die derzeit noch über die Entstehung dieses Krankheitsbildes herrscht.
Wichtige pathogenetische Faktoren scheinen der Verlust der Gewebsintegrität sowie ein gesteigerter intraluminärer Druck darzustellen [20].

KLINIK

Das klinische *Erscheinungsbild* wird geprägt von stecknadelkopf- bis etwa 2 cm großen, teilweise konfluierenden, reihen- oder gruppenförmig angeordneten Zysten, die die sie überziehende, z. T. hyperämische, durch zunehmende Druckatrophie stellenweise u. U. auch rupturierte Mukosa polypoid in das Darmlumen vorwölben (Abb. 5.1, 5.5).
Der Dickdarm soll in etwa 10 % der Fälle betroffen sein [2, 6, 19], wobei die hier bevorzugten Lokalisationen Zökum, Kolon aszendens, linke Kolonflexur und rektosigmoidaler Übergang sein sollen [2, 12, 23–25]. Das Rektum scheint selten mitbetroffen zu sein [13, 15, 18].
Die betroffenen Bereiche lassen sich durch Druck, etwa mit der Biopsiezange eindellen. Die Zysten selbst fallen durch Punktion in sich zusammen.
Klinische *Beschwerden* treten i. a. nicht auf. Kommt es dazu, so klagen die betroffenen Patienten über mehr oder weniger ausgeprägte unspezifische Beschwerden wie blutig-schleimige Diarrhöen, Flatulenz und abdominelle Schmerzen.
In etwa 3 % sollen schwerwiegende Komplikationen wie Obstruktionen, massive Blutungen, Darmperforationen u. a. auftreten [23].

DIAGNOSE

Die Diagnosestellung ist endoskopisch und röntgenologisch möglich (Abb. 5.1, 5.2, 5.3). Röntgenologisch können die Zysten das Bild einer intestinalen Polyposis vortäuschen. Gesichert wird die Diagnose durch eine Probeexzision [23]. Das histologische Bild einer Pneumatosis coli zeigt die Abb. 5.4.

THERAPIE

Nur komplizierte Verläufe zwingen zu chirurgischer Intervention bzw. zu der auch ambulant durchführbaren sog. hyperbaren O_2-Therapie [7, 10]. In den meisten Fällen sind therapeutische Maßnahmen jedoch nicht erforderlich. Schließlich ist auch eine spontane Rückbildung der Erkrankung möglich [1, 11].

PROGNOSE

Prognostisch ist die Krankheit i. a. als gut zu bewerten [22].

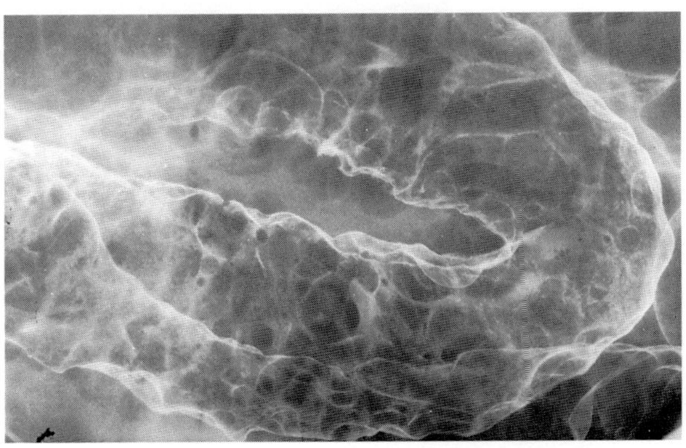

Abb. 5.1. Pneumatosis coli. Multiple Zysten im Sigmabereich

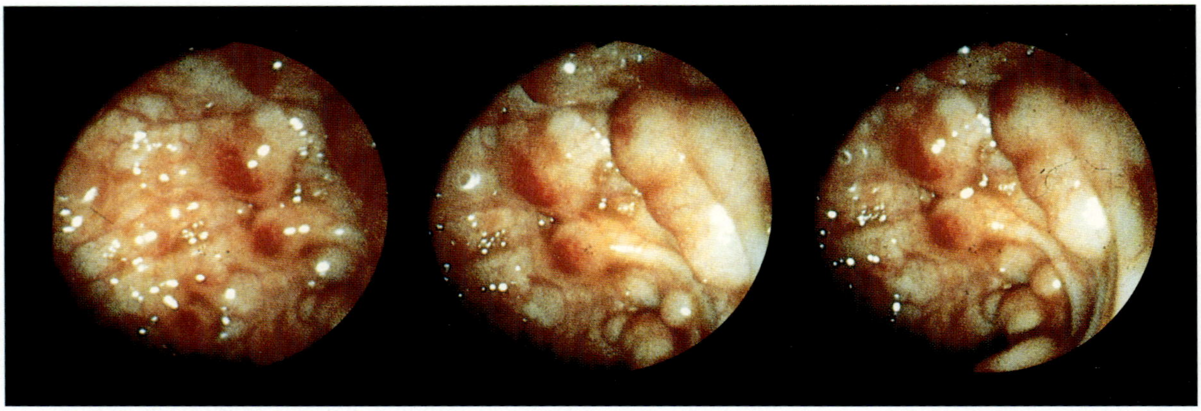

Abb. 5.2. Koloskopischer Aspekt einer Pneumatosis coli mit multiplen Zysten, die in der Mukosa der linken Flexur hervortreten

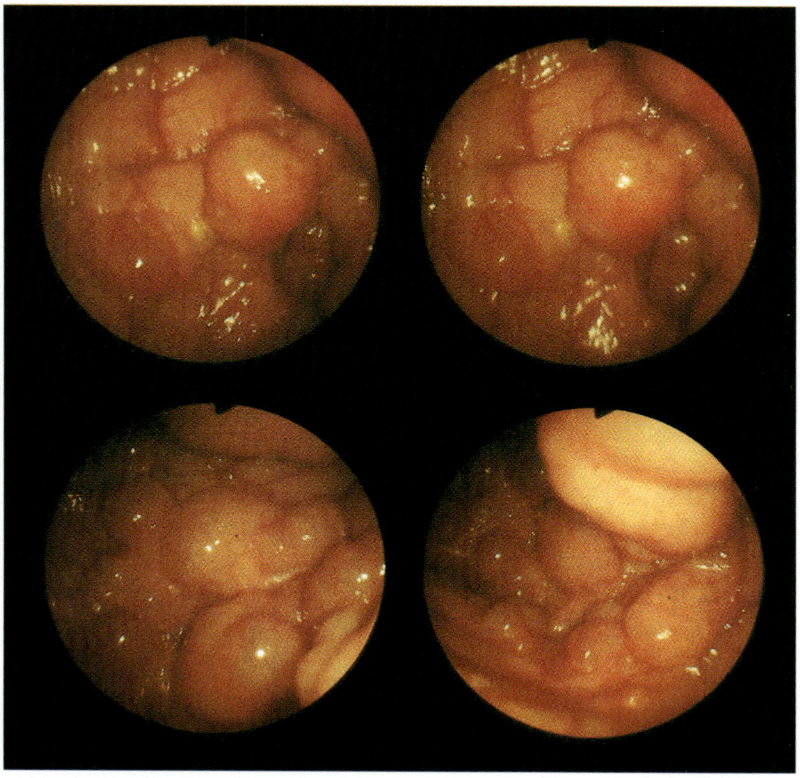

Abb. 5.3. Pneumatosis coli in der linken Kolonflexur. Vom mittleren Deszendens über die linke Flexur bis zum Transversum multiple polsterartige, teils durchsichtige Erhebungen, die sich mit der Biopsiezange eindrücken lassen

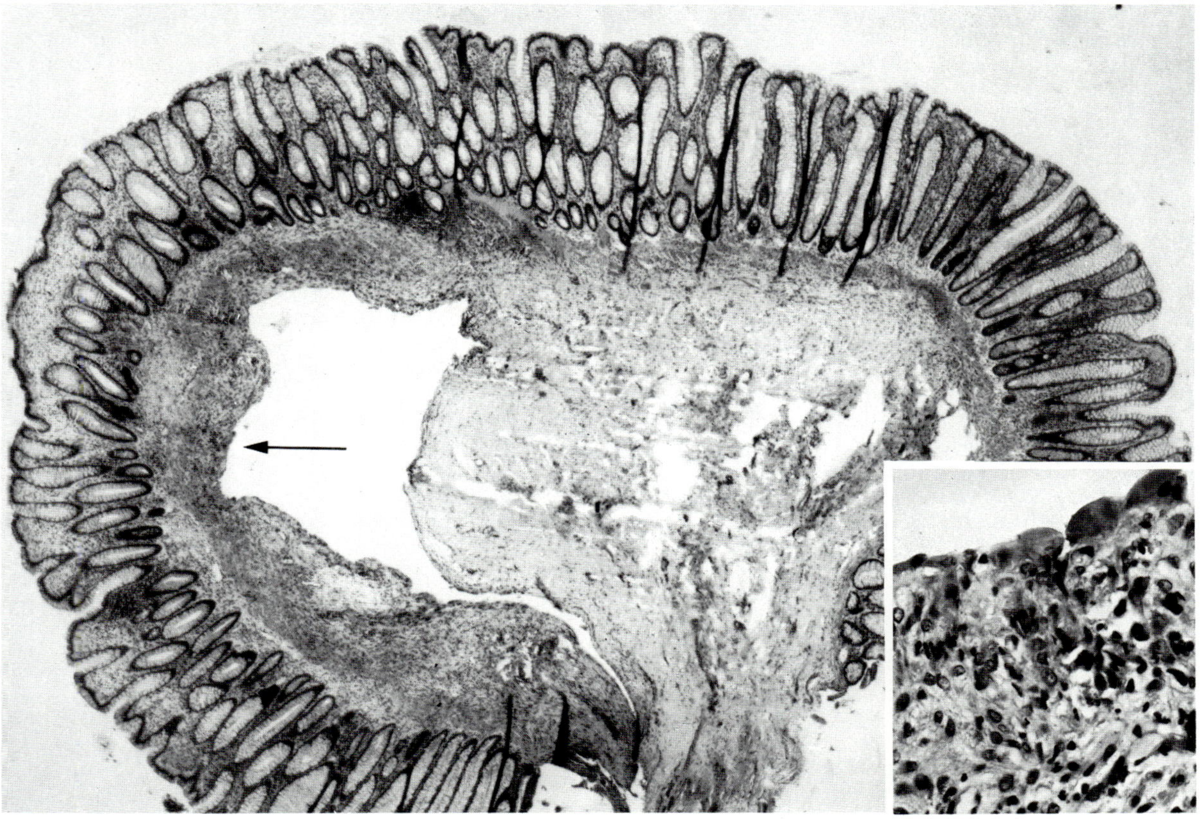

△
Abb. 5.4. Rektalschleimhaut mit subepithelialer Zystenbildung. Die Zyste wird begrenzt von aufgereihten Riesenzellen (↑), die im *Inset* vergrößert dargestellt sind. HE-Färbung

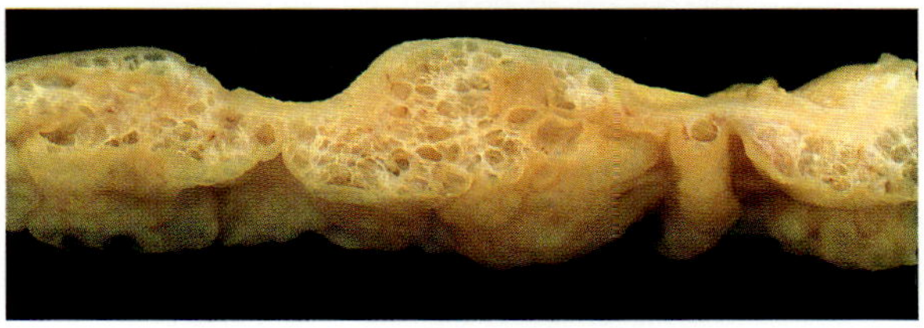

Abb. 5.5. Pneumatosis coli ▷

Literatur

1. Clemencon G (1962) Un cas de pneumatose kystique sigmoidienne. Gastroenterologia (Basel) 98: 163–169
2. Clemencon G (1973) Pneumatosis cystoides intestini. Gastroenterol Fortbildungsk Praxis 3: 116–125
3. Dammert K, Stenback F, Räsänen O (1967) Pneumatosis intestinalis. A pathogenetic study. Acta Pathol Microbiol Scand 71: 25–34
4. Derksen OS (1978) Pneumatosis intestinalis in a female patient with systemic Lupus erythematosus. Radiol Clin (Basel) 47: 334–339
5. Ecker JA, Williams RG, Clay KL (1971) Pneumatosis cystoides intestinalis – Bullous emphysema of the intestine. A review of the literature. Am J Gastroenterol 56: 125–136
6. Eimoto T (1978) Pneumatosis cystoides intestinalis. Autopsy study of two fatal cases in adults. Acta Pathol Jpn 28: 481–490
7. Elberg JJ (1985) Oxygen therapy for pneumatosis coli. Acta Chir Scand 151: 399–400
8. Forde KA, Whitlock RT, Seaman WB (1977) Pneumatosis cystoides intestinalis. Report of a case with colonoscopic findings of inflammatory bowel disease. Am J Gastroenterol 68: 188–190
9. Ghahremani GG, Port RB, Beachley MC (1974) Pneumatosis coli in Crohn's disease. Am J Dig Dis 19: 315
10. Graffner H, Hammarlund Ch, Ling L, Stigsson L (1986) Pneumatosis Cystoides Intestinalis. coloproctology 4: 232–234
11. Howland H (1959) Die Pneumatosis cystoides intestini. Gastroenterologia (Basel) 92: 212–224
12. Jamart J (1979) Pneumatosis cystoides intestinalis, a statistical study. Acta Hepatogastroenterol (Stuttg) 27: 419–422
13. Kreeger N, Littman L (1954) Pneumatosis cystoides intestinorum: Report of a case confirmed by sigmoidoscopic biopsy. N Engl J Med 251: 779–781

14. Larpent JL et al. (1992) Pneumatosis coli und Hyperlipidämie. coloproctology 4: 227–229
15. Marshak RH, Lipsay JJ (1972) Pneumatosis of the colon. JAMA 148: 1416–1417
16. Marshak RH, Lindner AE, Maklansky D (1977) Pneumatosis cystoides coli. Gastrointest Radiol 2: 85–89
17. Masterson JST, Fratkin LB, Osler TR, Trapp WG (1978) Treatment of pneumatosis cystoides intestinalis with hyperbaric oxygen. Ann Surg 187: 245–247
18. McGregor JK, McKinnon DA (1958) Intestinal interstitial emphysema (pneumatosis intestinalis). Gastroenterology 35: 206–211
19. Meyers MA, Ghahremani GG, Clements JL, Goodman K (1977) Pneumatosis intestinalis. Gastrointest Radiol 91–105
20. Müller-Wieland K (1982) Manifestation, Diagnose und Differentialdiagnose. In: Müller-Wieland K (Hrsg) Dickdarm. Springer, Berlin Heidelberg New York (Handbuch der inneren Medizin)
21. Olmsted WW, Madewell JE (1976) Pneumatosis cystoides intestinalis. Gastrointest Radiol 1: 177–181
22. Otto HF (1989) Persönliche Mitteilung
23. Otto HF, Remmele W (1996) Kolon und Rektum. In: Remmele W (Hrsg) Pathologie, Bd 2, 2. Aufl. Springer, Berlin Heidelberg New York Tokyo, S 628–630
24. Schumacher W, Gehl H, Buch KG v, Bertheau K (1972) Pneumatosis cystoides intestinalis. Z Gastroenterol 10: 527–534
25. Smith WG, Anderson MJ, Pemerton HW (1958) Pneumatosis cystoides intestinalis involving left portions of colon. Report of four cases diagnosed at sigmoidoscopy. Gastroenterology 35: 528–533
26. Yale CE (1975) Etiology of pneumatosis cystoides intestinalis. Surg Clin North Am 55: 1297–1302
27. Yale CE, Balish E (1976) Pneumatosis cystoides intestinalis. Dis Colon Rectum 19: 107–111
28. Yale CE, Balish E, Wu JP (1974) The bacterial etiology of pneumatosis cystoides intestinalis. Arch Surg 109: 89–94

KAPITEL 6

Malakoplakie

Dieses 1902 erstmals von Michaelis und Gutmann im Bereich der Blase festgestellte [17] und 1903 von David von Hansemann als Malakoplakie (griech.: weiche Plaques) bezeichnete seltene chronisch-entzündliche Krankheitsbild [11] kann zahlreiche Organe involvieren. Bevorzugt betrifft es den Harntrakt [32]. Wenn zwar sehr selten, so können die Veränderungen auch an der Haut, bevorzugt in der Perianalregion (Abb. 6.3) [2, 20, 22, 27, 28] und im Gastrointestinaltrakt, vorwiegend im linken Kolonbereich, in Erscheinung treten [3–8, 10, 12–14, 23, 25, 30, 33].

ÄTIOLOGIE

Die Ätiologie ist bis heute weitgehend ungeklärt. Pathophysiologisch ist die Malakoplakie durch einen Funktionsdefekt der Lysosomen gekennzeichnet [19]. Auffällig häufig scheint das Krankheitsbild mit einem malignen Tumor (kolorektale Karzinome,

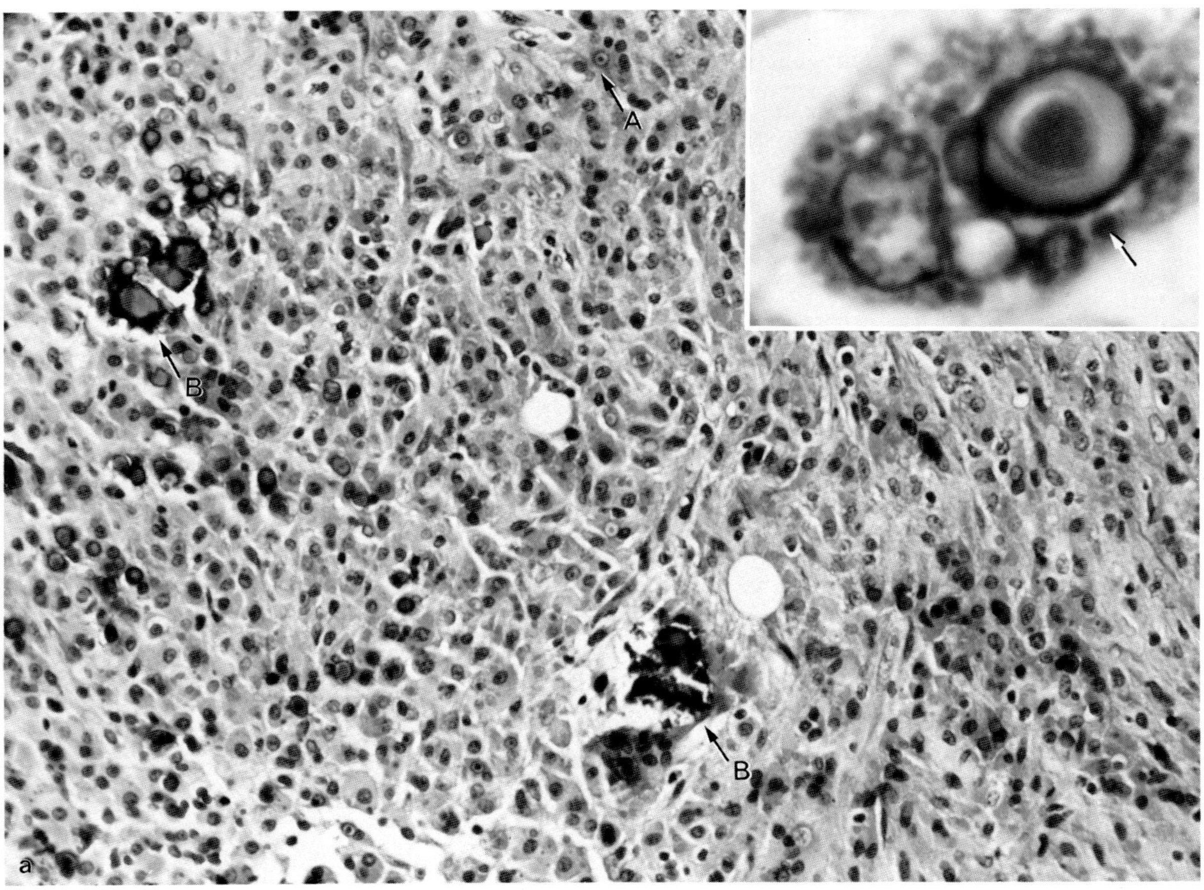

Abb. 6.1. a Charakteristische malakoplastische Histiozyten mit granulärem Zytoplasma und zahlreichen Michaelis-Gutmann-Körperchen *(Pfeil A)*. An 2 Stellen sind Michaelis-Gutmann-Körperchen angereichert in verkalkten Massen *(Pfeil B)*. HE-Färbung. *Rechts oben:* Michaelis-Gutmann-Körperchen mit hämatoxylinophilem Zentrum und konzentrischen Lamellen *(Pfeil)*. HE-Färbung. **b** s. S. 306

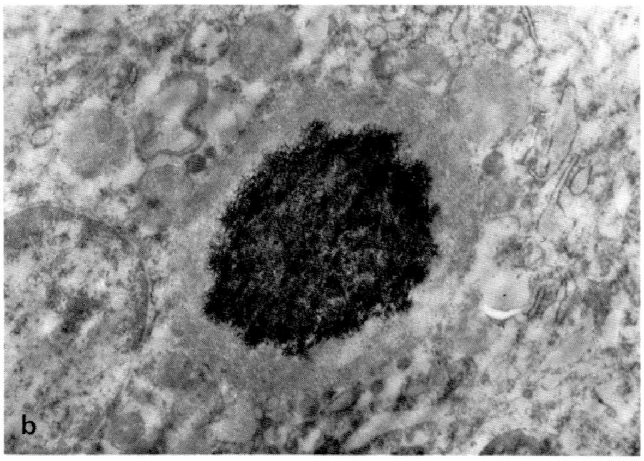

Abb. 6.1. b Typische Michaelis-Gutmann-Körperchen mit elektronendichtem Kern und ziemlich hellem peripherem Bereich

maligne Lymphome) sowie anderen Systemerkrankungen (Tuberkulose, Neurofibromatose, rheumatoide Arthritis, Immundefekte) assoziiert zu sein [6, 12, 14, 24, 27].
Eine infektiöse Ursache der Malakoplakie ist insofern wahrscheinlich, als elektronenmikroskopisch coliforme Bakterien in den Phagolysosomen der Makrophagen gefunden werden (Abb. 6.2. a, b). Über die Pathogenese der Krankheit ist bislang noch wenig bekannt [9, 19].

KLINIK

Das klinische *Erscheinungsbild* ist gekennzeichnet von gelblichen, erythematösen, ggf. ulzerierten, leicht erhabenen bis polypoiden, stets scharf begrenzten, herdförmigen, weichen Läsionen [4]. Diese tumorähnlichen Veränderungen bestehen aus Makrophagen, die nicht abgebaute coliforme Bakterien enthalten (Abb. 6.2. a, b) und können klinisch einem malignen Tumor gleichen [9].

Beschwerdebild: Bei Befall des Kolons kann es bei pseudotumorösem, polypoidem Wachstum zur Stenosierung der Darmlichtung kommen. Weiterhin können bei der Malakoplakie Darmblutungen [24], Bauchschmerzen, Fieber, Diarrhöen und Gewichtsverlust auftreten [29]. Die Malakoplakie kann zum Tode führen, wenn lebenswichtige Organe betroffen sind und die chronisch-entzündlichen Reaktionen ungebremst fortschreiten [9]. Die Letalität soll bis über 50 % betragen [19].

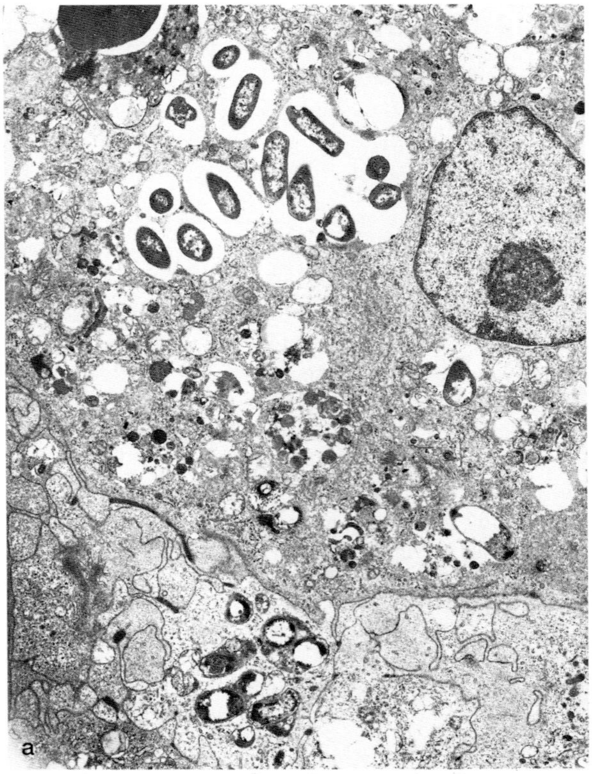

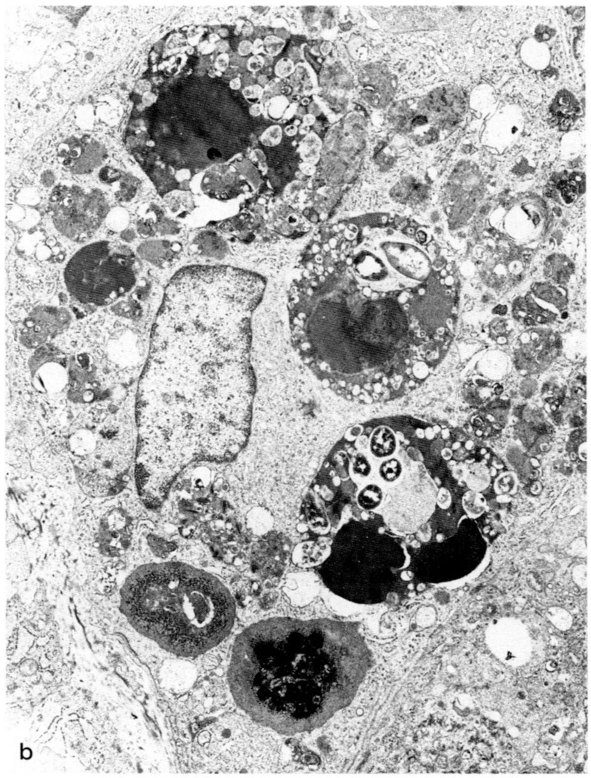

Abb. 6.2 a, b. Elektronenmikroskopischer Nachweis von intrazytoplasmatischen Bakterien (**a**, TEM × 4500) und phagozytierter neutrophiler Granulozyten mit Bakterien (**b**, TE × 4500)

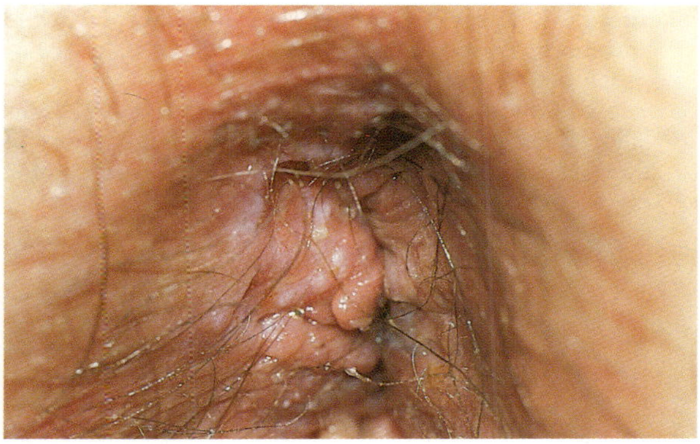

Abb. 6.3. Plaque einer Malakoplakie im Perianalbereich

DIAGNOSE

Die Diagnose wird histologisch gestellt. Das histologische Bild ist gekennzeichnet durch auffällig große, histiozytäre Zellen, den *von Hansemann-Histiozyten,* von Phagolysosomen sowie den charakteristischen runden oder ovalen, eisen- und kalkhaltigen *Michaelis Gutmann-Körperchen* (Abb. 6.1), deren pathogenetische Entstehung nicht endgültig geklärt ist und die im Frühstadium fehlen können [13, 14, 16, 17, 19, 21, 27, 31].

THERAPIE

Es wird über erfolgreiche Behandlungen mit dem gut in Makrophagen eindringenden Gyrasehemmer Ciprofloxacin (z. B. Ciprobay 2 mal 500 mg/Tag über einen längeren Zeitraum) selbst bei fortgeschritteneren Krankheitsfällen berichtet [9].

Empfohlen wird außerdem die kombinierte Gabe von intrazellulär wirkenden Antibiotika (Rifampicin, Trimethoprim), Cholinergika und Ascorbinsäure [29].

Tumorartige bzw. stenosierende Formen bedürfen einer – ggf. zusätzlichen – chirurgischen Behandlung [12, 27].

Literatur

1. Akhtar M et al. (1985) Role of fine needle aspiration biopsy in the diagnosis and management of malacoplakia. Acta Cytologica 29: 457–460
2. Almagro UA et al. (1981) Cutaneous malakoplakia. Report of a case and review of the literature. Am J Dermatopathol 3: 295–301
3. Biggar WD et al. (1981) Malakoplakia: Evidence of an acquired disease secondary to immunosuppression. Transplantation 31: 109–112
4. Chaudry AP, Saigal KP, Intengan M, Nickerson PA (1979) Malakoplakia of the large intestine found incidentally by necropsy. Dis Colon Rectum 22: 73–81
5. Colby TV (1978) Malacoplakia: Two unusual cases which presented diagnostic problems. Am J Surg Pathol 2: 377–382
6. Di Silvio TV, Barlett EF (1971) Malakoplakia of the colon. Arch Pathol 92: 167–171
7. Dockerty MB (1972) Primary malakoplakia of the colon. Mayo Clin Proc 47: 114–116
8. Finlay-Jones LR, Blackwell JB, Papadimitriou JM (1968) Malakoplakia of the colon. Am J Clin Pathol 50: 320–329
9. Furth van R et al. (1992) Ciprofloxacin for treatment of malakoplakia. Lancet 339: 148–149
10. Gonzalez-Angulo A, Corral E, Garcia-Torres R, Quijano M (1965) Malakoplakia of the colon. Gastroenterology 48: 383–387
11. Hansemann D v (1903) Über Malakoplakie der Harnblase. Virchows Arch (Pathol Anat) 173: 302–308
12. Joyeuse R, Lott JV, Michaelis M, Gumucio CC (1977) Malakoplakia of the colon and rectum: Report of a case and review of the literature. Surgery 81: 189–192
13. Lewin KJ, Harell GS, Lee AS, Crowley LG (1974) Malakoplakia. An electronmicroscopic study: demonstration of bacilliform organisms in malacoplakic macrophages. Gastroenterology 66: 28–45
14. Lou TY, Teplitz C (1974) Malakoplakia: Pathogenesis and ultrastructural morphogenesis. A problem of alteres macrophage (phagolysosomal) response. Hum Pathol 5: 191–207
15. Mc Clure J (1983) Malacoplakia. J Pathol 140: 275–330
16. Mc Clurg FV, D'Agostino AN, Martin HJ, Race GJ (1973) Ultrastructural demonstration of intracellular bacteria in three cases of Malakoplakia of the bladder. Am J Clin Pathol 60: 780–788
17. Michaelis L, Gutmann C (1902) Über Einschlüsse in Blasentumoren. Z Klin Med 47: 208–215
18. Otto HF (1982) Pathomorphologie. In: Müller-Wieland K (Hrsg.) Dickdarm. Springer, Berlin Heidelberg New York (Handbuch der inneren Medizin)
19. Otto HF, Remmele W (1996) Kolon und Rektum. In: Remmele W (Hrsg) Pathologie, Bd. 2, 2. Aufl. Springer, Berlin Heidelberg New York Tokyo, S 623–625
20. Palou J et al. (1988) Cutaneous Malakoplakia – Report of a case. Dermatologica 176: 288–292
21. Povysil C (1974) Extravesical malakoplakia. Arch Pathol 97: 273–276
22. Qualman SJ et al. (1984) Intracellular E. coli in urinary malakoplakia: a reservier of infection and its therapeutic implications. Am J Clin Pathol 81: 35–42
23. Ranchod M, Kahn LB (1972) Malakoplakia of the gastrointestinal tract. Arch Pathol 94: 90–97
24. Remmele W (1984) Malakoplakie. In: Remmele W (Hrsg) Pathologie, Bd 2. Springer, Berlin Heidelberg New York, S 449–451
25. Rywlin AM, Ravel R, Hurwitz A (1969) Malakoplakia of the colon. Am J Dig Dis 14: 491–499
26. Satti MB et al. (1985) Colonic malacoplakia and abdominal tuberculosis in a child. Dis Col Rectum 20: 353–357
27. Schaller J et al. (1996) Kutane Malakoplakie bei einem Patienten mit Psoriasis vulgaris. Hautarzt 47: 763–766
28. Singh M et al. (1987) Cutaneous malakoplakia with dermatomyositis. Int J Dermatol 26: 190–191
29. Stanton MJ, Maxted W (1981) Malacoplakia: a study of the literature and current concepts of pathogenesis, diagnosis and treatment. J Urol 125: 139–146

30. Terner JY, Lattes R (1965) Malakoplakia of colon and retroperitoneum. Report of a case with histochemical study of the Michaelis-Gutmann inclusion bodies. Am J Clin Pathol 44: 20–31
31. Thorning D, Vracko R (1975) Malakoplakia. Defect in digestion of phagocytized material due to impaired vacuolar acidification? Arch Pathol 99: 456–460
32. Turani H, Kyzer S, Bayer J (1987) Malakoplakie bei chronisch rezidivierenden perianalen Fisteln. coloproctology 6: 372–374
33. Yunis EJ, Estevez JM, Pinzon GJ, Moran TJ (1967) Malakoplakia. Discussion of pathogenesis and report of three cases including one of fetal gastric and colonic involvement. Arch Pathol 83: 180–187

KAPITEL 7

Melanosis coli

Bei der 1829 von Cruveilhier [5] wohl erstmals beschriebenen Melanosis coli (*Synonym:* Pseudomelanosis coli) handelt es sich um eine in der proktologischen Sprechstunde häufig zu beobachtende [8, 10, 23] braunschwarze, inhomogene Pigmentierung der Schleimhaut.
Betroffen sind vorwiegend Frauen (3- bis 8 mal häufiger) mittlerer und höherer Altersgruppen [3, 15, 19, 23, 26].

ÄTIOLOGIE

Bei der Melanosis coli handelt es sich um die Folgeerscheinung einer länger andauernden Einnahme von anthrachinonhaltigen Laxantien [1, 3, 4, 18, 20, 21]. Darüber hinaus sind Anthrachinone auch in zahlreichen Cholagoga und Abmagerungsmitteln enthalten. Die charakteristische, fleckige Dunkelpigmentierung der Mukosa, zu der es bei täglichem Laxantienabusus frühestens nach etwa 4 Monaten [3, 21], meist jedoch erst viele Monate nach Beginn des Laxantienabusus kommen kann [7], entsteht durch Ablagerung eines Lipofuszin enthaltenden, melaninartigen Pigments („Pseudomelanin"), das bislang noch nicht eindeutig identifiziert werden konnte [3, 8, 9].
Es wird vermutet, daß zu der *exogenen* Noxe noch ein *endogener* Faktor ätiopathogenetisch eine Rolle spielt, denn ein Teil der Patienten mit chronischem Laxantienabusus bleibt melanosefrei und nur in etwa 90 % der Melanosefälle ist eine Laxantieneinnahme nachweisbar [15].
So wurde beobachtet, daß bei Patienten mit einem Kolonkarzinom besonders häufig eine Melanosis coli vorzuliegen scheint [7, 23]. Ein sicherer Zusammenhang konnte jedoch nicht bewiesen werden. Wegen der längeren Transitzeit und des damit verlängerten Kontaktes der Fäzes mit der Schleimhaut des Dickdarmes spielt die Obstipation für die Entwicklung einer Melanosis coli bzw. eines Kolonkarzinoms vermutlich eine Rolle im Sinne eines Kofaktors [19].

KLINIK

Erscheinungsbild: Endoskopisch ist es gekennzeichnet durch eine schwarz-bräunliche („leopardartige") bis flächig schwarze Pigmentierung (Abb. 7.1), die über das gesamte Kolon verteilt sein kann.

Prädilektionsstellen: Diese sind Rektum, distales Kolon und Zökum. Auch in mesenterialen Lymphknoten, Duodenum, Appendix und terminalem Ileum konnte dieses Pigment nachgewiesen werden [2, 15, 18].

Beschwerdebild und *Verlauf:* Die Melanosis coli verläuft völlig symptomlos, hat keinerlei Krankheitswert und ist vollreversibel [3, 7, 21]. Nach Absetzen der Noxe verschwindet die Pigmentierung meist innerhalb von 4–12 Monaten wieder [21].

DIAGNOSE

Die endoskopische Diagnosestellung Melanosis coli ist aufgrund des typischen makroskopischen Bildes i. d. R. einfach. Da die Lymphfollikel weitgehend von der Pigmenteinlagerung ausgespart bleiben [18], imponieren diese bei der endoskopischen Untersuchung als multiple kontrastierende weißliche Fleckchen. Demgegenüber werden die helleren Streifen, die die Pigmentfelder voneinander trennen, als darunter verlaufende Gefäße erklärt [16].
Im histologischen Bild finden sich die braunen bis schwarzbraunen Pigmentgranula vornehmlich in Makrophagen der Lamina propria mucosae, bei massiver Melanosis aber auch in der Submukosa [6, 13, 19] (Abb. 7.2). Pigmentspeichernde Makrophagen können ggf. auch in regionären Lymphknoten nachgewiesen werden [6]. In geringer Menge kann das Pigment auch extrazellulär abgelagert sein [15].

DIFFERENTIALDIAGNOSE

Differentialdiagnostisch kommt mit Einschränkungen das Brown-Bowel Syndrom [11, 12, 14, 17, 24], sowie – selten – eine diffuse Schleimhautmetastasierung bei malignem Melanom [15] in Betracht.

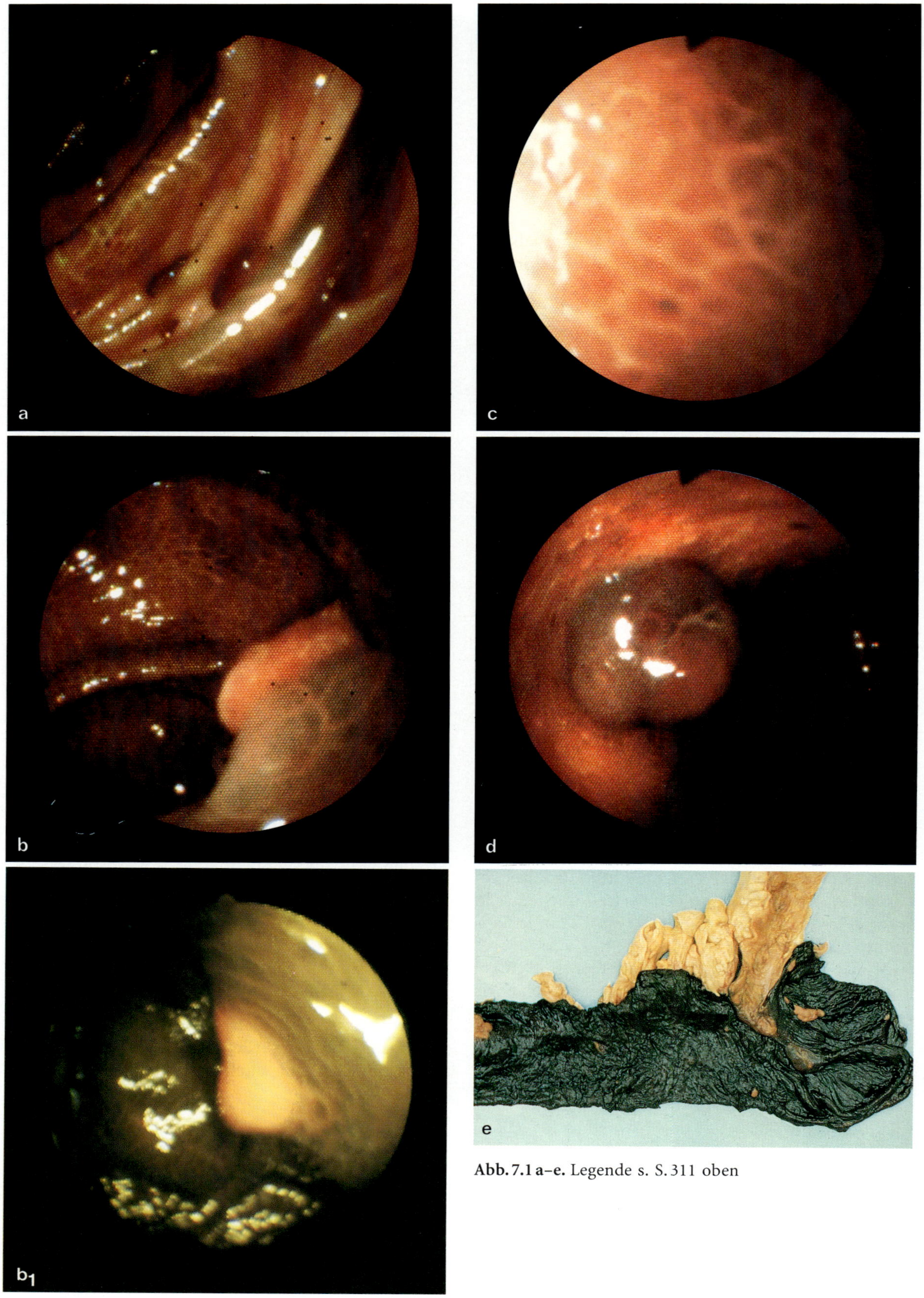

Abb. 7.1 a–e. Legende s. S. 311 oben

Abb. 7.1. **a** Ausgeprägte Melanosis coli in Verbindung mit mehreren Sigmadivertikeln. **b** Zusätzlich ein kleines breitbasiges tubuläres Adenom; das Adenom nimmt an der Pigmenteinlagerung nicht teil. **b**$_1$ Tubuläres nicht mitpigmentiertes Adenom bei Melanosis coli. **c** Typisches endoskopisches Bild einer Melanosis coli (Nahsicht). **d** Ein submuköser, oberflächlich gewellter Polyp von gut 1 cm ∅ bei Melanosis coli; histologisch: isolierter Varixknoten des oberen Sigma. **e** Melanosis coli mit scharfer Grenze der flächenhaft schwarzen Pigmenteinlagerungen im Bereich der Bauhinschen Klappe
◁

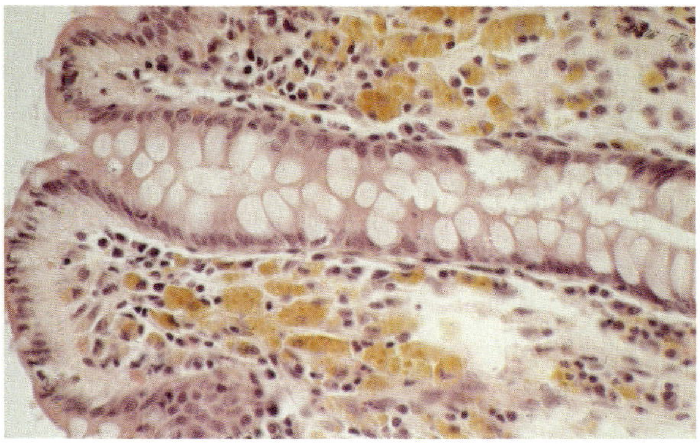

Abb. 7.2. Histologisches Bild einer Melanosis coli. Pigment in Makrophagen des Zottenstromas. HE-Färbung

THERAPIE

Eine Behandlung erübrigt sich, da der Melanosis kein eigentlicher Krankheitswert zukommt. Für den Arzt sollte sie jedoch stets Anlaß sein, den betreffenden Patienten über weitere Nebenwirkungen eines chronischen Laxantienmißbrauches aufzuklären.

Vorsorglich sollte bei den therapeutischen und diagnostischen Überlegungen jedoch noch folgendes berücksichtigt werden: Bei 4–5% der Pseudomelanosisfälle findet sich ein kolorektales Karzinom bzw. etwa 50% der kolorektalen Karzinome werden von einer Pseudomelanose begleitet, woraus ein ursächlicher Zusammenhang jedoch nicht abzuleiten sei [15].

Literatur

1. Bartle HJ (1928) The sigmoid. Med J Rec 127: 521
2. Bisordi WM, Kleinman MS (1976) Melanosis duodeni. Gastrointest. Endoscopy 23: 37
3. Bockus HL, Willard JH, Bank J (1933) Melanosis coli, the etiologie significance of the anthracene laxatives; a report of 41 cases. JAMA 1: 101
4. Cooke WT (1977) Laxative abuse. Clin Gastroenterol 6: 659
5. Cruveilhier J (1829–1835) Anatomie pathologique du corps humain, vol 19. Paris, t i livraison, p 6
6. De Los Rios Magriná (1980) Color atlas of anorectal diseases. Saunders, Philadelphia London Toronto
7. Earnest DL (1978) Other diseases of the colon and rectum. In: Sleisenger MS, Fordtran JS (eds) Gastrointestinal Diseases. Saunders, Philadelphia London Toronto
8. Franken FH, Wiechers B (1975) Melanosis coli. Leber Magen Darm 5: 269–271
9. Ghadially FN, Parry FW (1966) Electron-microscope and histochemical study of melanosis coli. J Pathol Bacteriol 90: 313–317
10. Göbel D (1978) Melanosis coli. Med Klin 73: 519
11. Hitzmann JL, Weiland LH, Oftedahl GL, Lie JT (1979) Ceroidosis in the „brown bowel"-syndrome. Mayo Clin Proc 54: 251
12. Hosler JP et al. (1982) The „brown bowel syndrome": a case report. Am J Gastroenterol 77: 854–855
13. Morson BC, Dawson IMP (1972) Gastrointestinal Pathology. Blackwell, Oxford
14. Ottenjann R (1980) Atlas der Koloileoskopie. Enke, Stuttgart
15. Otto HF, Remmele W (1996) Kolon und Rektum. In: Remmele W (Hrsg) Pathologie, Bd 2, 2. Aufl. Springer, Berlin Heidelberg New York Tokyo, S 623–625
16. Pick L (1911) Über die Melanose der Dickdarmschleimhaut. Berl Klin Wochenschr 48: 840
17. Remmele W (1984) Lipofuszinose („brown-bowel-Syndrom"). In: Remmele W (Hrsg) Pathologie 2. Springer, Berlin Heidelberg New York, S 376
18. Roden B (1940) Melanosis coli. A pathological study: Its experimental production in monkeys. J Med Sci 6: 654
19. Schmidt H, Riemann JF (1980) Die Melanosis coli und ihre klinische Bedeutung. proctologie 1: 11–15
20. Smith B (1968) Effect of irritant purgatives on the myenteric plexus in man and mouse. Gut 9: 139
21. Speare SG (1951) Melanosis coli. Experimental observations on its productions and elimination in 23 cases. Am J Surg 82: 631
22. Steer HW, Colin-Jones DG (1975) Melanosis coli: Studies of toxic effects of irritant purgatives. J Pathol 115: 199
23. Stewart MJ, Hickmann EM (1931) Observations on melanosis coli. J Pathol Bacteriol 34: 61
24. Toffler AH, Hukill PB, Spiro HM (1953) Brown bowel syndrome. Ann Intern Med 58: 872
25. Virchow R (1847) Die pathologischen Pigmente. Arch Pathol Anat 1: 379
26. Wittoesch JH, Jackman RJ, McDonald JR (1958) Melanosis coli: general review and a study of 887 cases. Dis Colon Rectum 1: 172

KAPITEL 8

Stenosen und Atresieformen

8.1 Stenosen

Eine Stenose stellt definitionsgemäß die *dauerhafte* Einengung eines Kanals oder Ostiums dar, verursacht durch Narbenzug, Strangbildung, Verwachsungen usw., wobei fließende Übergänge zu Atresien, Striktur, Obturation, Obstriktion und Okklusion bestehen.

Bei *organischen* Stenosen im Anus- und Rektumbereich handelt es sich entweder um angeborene Mißbildungen [6] oder, was meist der Fall ist, um Folgezustände von Verletzungen, Operationen oder malignen bzw. chronisch entzündlichen Prozessen (Abb. 8.1 u. 8.2). Davon zu unterscheiden sind *funktionelle* Stenosen, die *reversibel* sind, wie etwa eine Analstenose, die durch einen Hypertonus der Sphinktermuskulatur verursacht wird.

Je nach Ursache entstehen isolierte oder ineinander übergehende, ringartige oder mehr röhrenförmige Stenosierungen. Zur Ausbildung sog. Röhrenstenosen kann es insbesondere durch die Strahlenkolitis (S. 400) wie auch durch ausgedehntere Verätzungen, Verbrühungen usw., den Morbus Crohn (S. 337), die Lymphogranulomatosis inguinalis (S. 453) und die heute nur noch selten in Erscheinung tretende Tuberkulose im Anorektalbereich (S. 428) kommen.

Demgegenüber führen die meisten Verletzungen oder ungünstig verlaufenden operativen Eingriffe, etwa zur Beseitigung von Fisteln, Fissuren, Prolapsen, Marisken, Adenomen, eines Karzinoms usw. (z. B. Nahtinsuffizienz einer End-zu-End-Anastomose), die Whitehead-Hämorrhoidenoperation (S. 14), aber auch zunehmend das Lumen einengende Neoplasmen oder chronisch entzündliche Prozesse (Kryptitiden, Analfissuren, ggf. der Morbus Crohn, die Colitis ulcerosa usw.) und schließlich die Pektenosis (S. 331) zu meist mehr ringförmigen Stenosen des Anal- bzw. Rektumkanals.

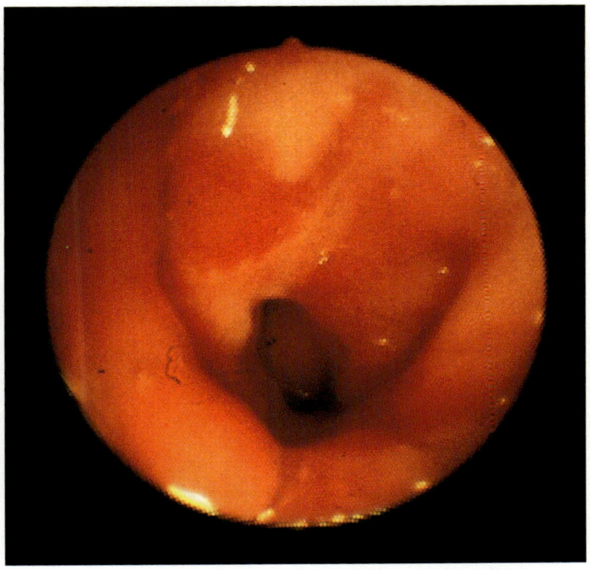

Abb. 8.1. Hochgradige Sanduhr-Stenose im Rektum nach jahrelangem Abusus ergotaminhaltiger Migränezäpfchen (s. hierzu auch Abb. 14.27 e, e_1)

KLINIK

Das klinische *Beschwerdebild* wird von Sitz und Ausmaß der vorliegenden Stenose bestimmt.

Im Vordergrund steht meist eine zunehmende Obstipation. Die Darmentleerung gelingt immer unvollständiger und unter immer größeren Anstrengungen, wobei die damit verbundenen mehr oder weniger heftigen, teilweise krampfartigen Leibschmerzen bis hin zu ileusartigen Attacken reichen können.

Das klinische Bild kann weiterhin gekennzeichnet sein durch zunehmend dünner werdende Kotsäulen („Bleistiftstühle") und, sofern eine mehr oder weniger ausgeprägte Inkontinenz und ggf. Geschwür- und Fistelbildungen hinzukommen, von unwillkürlichen Absonderungen von Stuhl, ggf. auch von Blut, Schleim und Eiter, was wiederum zur Ausbildung einer toxischen Kontaktdermatitis des Perianalbereiches (S. 114 ff.) führt.

DIAGNOSE

Die Diagnosestellung erfolgt durch die Inspektion, sofern es sich um Stenosierungen im Bereich der Analöffnung handelt. Tiefer lokalisierte Strikturen und Stenosen werden durch die Digitaluntersuchung oder endoskopisch – ggf. mit dem dünneren

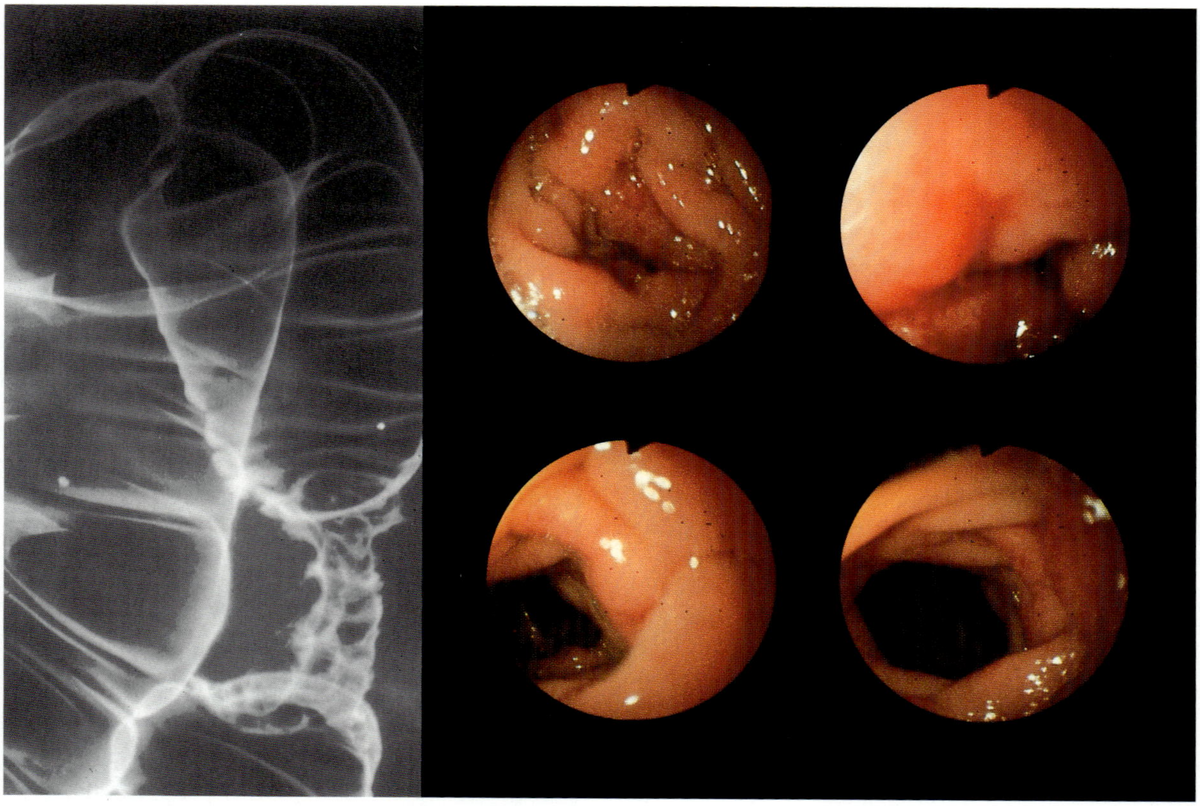

Abb. 8.2. Manschettenförmige Stenose des Colon descendens durch ein infiltrierendes und metastasierendes Pankreasschwanzkarzinom. *Links:* Röntgenbefund im Doppelkontrast; *Mitte oben:* Unterrand der zirkulären Stenose; *rechts oben:* Nahsicht der Schleimhaut; *Mitte und rechts unten:* Oberrand der Stenose

Kinderrektoskop – sowie durch die Kolondoppelkontrast-Darstellung diagnostiziert. Bei digitalen und endoskopischen Untersuchungen, die vielfach nur unter Narkose möglich sind, kommt es hierbei häufig zu Blutungen, da die Innenfläche stenosierter Bereiche oft leicht verletzliches Granulationsgewebe aufweist.

THERAPIE

Leichtere externe Analstenosen werden inzidiert. Um erneuten Strikturen vorzubeugen, sollte neben der Durchführung von Sitzbädern bereits nach 3 Tagen mit der einige Zeit durchzuführenden Bougierungs-Nachbehandlung begonnen werden.
Bei ausgedehnteren vernarbenden Prozessen im Analbereich ist, sofern die Abtragung des stenosierenden bzw. zur Inkontinenz führenden Narbengewebes unter möglichst weitgehender Schonung des Anoderms nicht ausreicht, die Durchführung einer Schwenklappenplastik erforderlich [17].
Kurzstreckige Stenosen im Rektum- oder Kolonbereich machen demgegenüber oft die Resektion mit End-zu-End-Anastomose unter Anlage eines zeitweiligen Anus praeter naturalis notwendig. Bei ausgedehnteren Stenosierungen mit Begleitentzündungen, Fistelbildungen u. ä. kommt meist nur mehr die Exstirpation des Rektums mit Anlage eines endgültigen Anus praeter in Betracht.
Neuerdings kommen alternativ zu den herkömmlichen Behandlungsmethoden mehr und mehr endoskopische Techniken zur Anwendung [1–16].

Literatur

1. Bedogni G, Ricci E, Pedrazzoli C et al. (1983) Dilatazione pneumatica endoscopica delle stenosi cicatriziali postoperatorie del colon. Atti X Congresso Nazionale S. I. E. D. Roma, p 68
2. Bedogni G, Ricci E, Pedrazzoli C et al. (1986) Endoscopic dilatation of anastomotic colonic stenosis by different techniques: an alternative to surgery? Gastrointest Endosc 33, 1: 21–24
3. Brown RA, Freeman LD (1984) Balloon catheter dilation of a rectal stricture. Gastrointest Endosc 30: 95–97
4. Conigliaro R et al. (1987) Endoskopische Behandlung von Narbenstenosen des Kolons, coloproctology 3: 144–147

5. Friedl P, Betzler M (1986) Erste Erfahrungen mit dem Einsatz des Neodyn-YAG Lasers bei benignen Rektumstenosen. coloproctology 6: 348–352
6. Gorman JR et al. (1986) Kongenitale Kolonstenosen. coloproctology 2: 75–82
7. Norberto L, Cusmano A, DeSantis L et al. (1982) Le traitement endoscopique des stenoses du côlon. 5th International Symposium of Digestive Endoscopy. Bruxelles
8. Riemann JF, Ell C (1989) Lasers in gastroenterology. Thieme, Stuttgart New York
9. Riemann JF et al. (1988) Palliative Lasertherapie fortgeschrittener Rektumkarzinome. Dtsch Med Wochenschr 113: 1057–1060
10. Riemann JF (1987) Laser in der Gastroenterologie. Dtsch Ärztebl 84: 2937–2938
11. Riemann JF, Kohler B (1986) Behandlung mit Laserstrahlen im Verdauungstrakt. Fortschr Med 27–28: 525–529
12. Sander R, Pösch-Spuhler A (1984) Management of non neoplastic stenosis of the gastrointestinal tract. A further indication for Nd-YAG laser application. Endoscopy 16: 149–151
13. Semler P (1988) Lasereinsatz im unteren Gastrointestinaltrakt. DIA-GM 1:27–29
14. Tytgat G (1986) Benign stenosis – Benign tumors. Endoscopy 1, Suppl, 60–61
15. Venu RP, Geenen TE, Hogan WJ et al. (1984) Endoscopic electrosurgical treatment of strictures of the gastrointestinal tract. Gastrointestinal Endoscopy 97–100
16. Wacha H (1987) Laser-Chirurgie: Vorzüge, Grenzen. Dt Ärztebl 84: 3532–3536
17. Winkler R (1982) Proktologische Erkrankungen. In: Müller-Wieland K (Hrsg) Handbuch der inneren Medizin, Bd 3. Springer, Berlin Heidelberg New York

8.2 Atresieformen

Rektum- und Analatresien gehören zu den häufigsten kongenitalen Anomalien. Unter 2500–3500 Geburten ist mit *einer* anorektalen Mißbildung zu rechnen, wobei Jungen häufiger betroffen sind. Die *Mortalität*, die vorwiegend durch Begleitmißbildungen (s. u.) bestimmt wird, soll bei 15–20 % der Fälle liegen [3, 9, 15, 23, 25].

Man unterscheidet zwischen tiefen (translevatorischen) und hohen (supralevatorischen) Verschlüssen und entsprechenden Intermediär-Formen [30].

Während die tiefen Analatresien durch eine dystope oder fehlende Analöffnung gekennzeichnet sind und nur zu einem geringen Teil zusätzliche Fehlbildungen aufweisen, ist bei den hohen rektoanalen Atresien neben häufig vorhandenen Fisteln insbesondere zur Urethra, Vagina oder Vulva oft eine Minderentwicklung bzw. Fehlen von Sakralwirbeln, des analen Schwellkörpers sowie der nervalen und muskulären Versorgung des Analbereiches festzustellen [19].

Anorektalatresien sind wie kaum ein anderes kongenitales Leiden mit den verschiedensten Begleitmißbildungen kombiniert. Bei etwa 40 % der Fälle liegt eine oder mehrere weitere Mißbildungen vor. Bei den hohen Formen sollen es sogar 65 % sein.

Etwa die Hälfte aller Zusatzfehlbildungen betreffen den Urogenitaltrakt, gefolgt von Anomalien im Bereich von WS, ZNS, Herz und Gefäße, Gastrointestinaltrakt und Ösophagus [23].

ÄTIOLOGIE

Pathogenetisch erklärt man sich die Ausbildung hoher Atresien insbesondere durch eine Störung der Septenbildung im Bereich der Kloake in einem früheren embryonalen Stadium, während tiefe anale Anomalien vorwiegend durch Fehlentwicklungen im Darmbereich sowie Persistenz der Kloakenmembran hervorgerufen werden.

Die Ätiologie anorektaler Mißbildungen ist weitestgehend ungeklärt. Einerseits werden teratogene Noxen wie Thalidomid [10, 15], aber auch Röntgenstrahlen, Insulin [17, 29], hohe Vitamin A-Dosen usw. angeschuldigt, andererseits deutet familiäres Vorkommen analer Mißbildungen auf ein hereditär bedingtes Leiden hin [11].

DIAGNOSE

Die klinische Abklärung anorektaler Mißbildungen erfolgt mittels folgender Diagnostikmaßnahmen:

Translevatorische oder intermediäre Atresieformen sind, sofern Mekonium bläulich durchschimmert oder sich beim Pressen der Analbereich vorwölbt, meist einfach diagnostizierbar. In Zweifelsfällen empfiehlt sich der Versuch, Mekonium zu aspirieren bzw. den Blindsack durch Injektion eines wäßrigen Kontrastmittels röntgenologisch darzustellen (Abb. 8.3).

Sowohl tiefe wie hohe Analatresien können demgegenüber diagnostiziert werden mittels folgender Röntgenmethode:

Zur Bestimmung des terminalen Darmendes erfolgt eine seitliche Röntgenaufnahme in Stirnlage des Kindes bei rechtwinkligem Anbeugen der Oberschenkel in der Hüfte. Damit sich das Rektalende mit Luft füllt, sollte das Becken des mindestens 8 h alten Kindes vor der Aufnahme etwa 5 min hochgelagert werden. Der Ort, an dem der Anus vorhanden sein sollte, wird sodann röntgenologisch sichtbar markiert, so daß auf dem Bild der Abstand zwischen luftgefülltem Rektalende und Analmarke bestimmt werden kann. Beträgt dieser mehr als 1,5–2 cm, liegt eine rektoanale Agenesie vor, ist diese

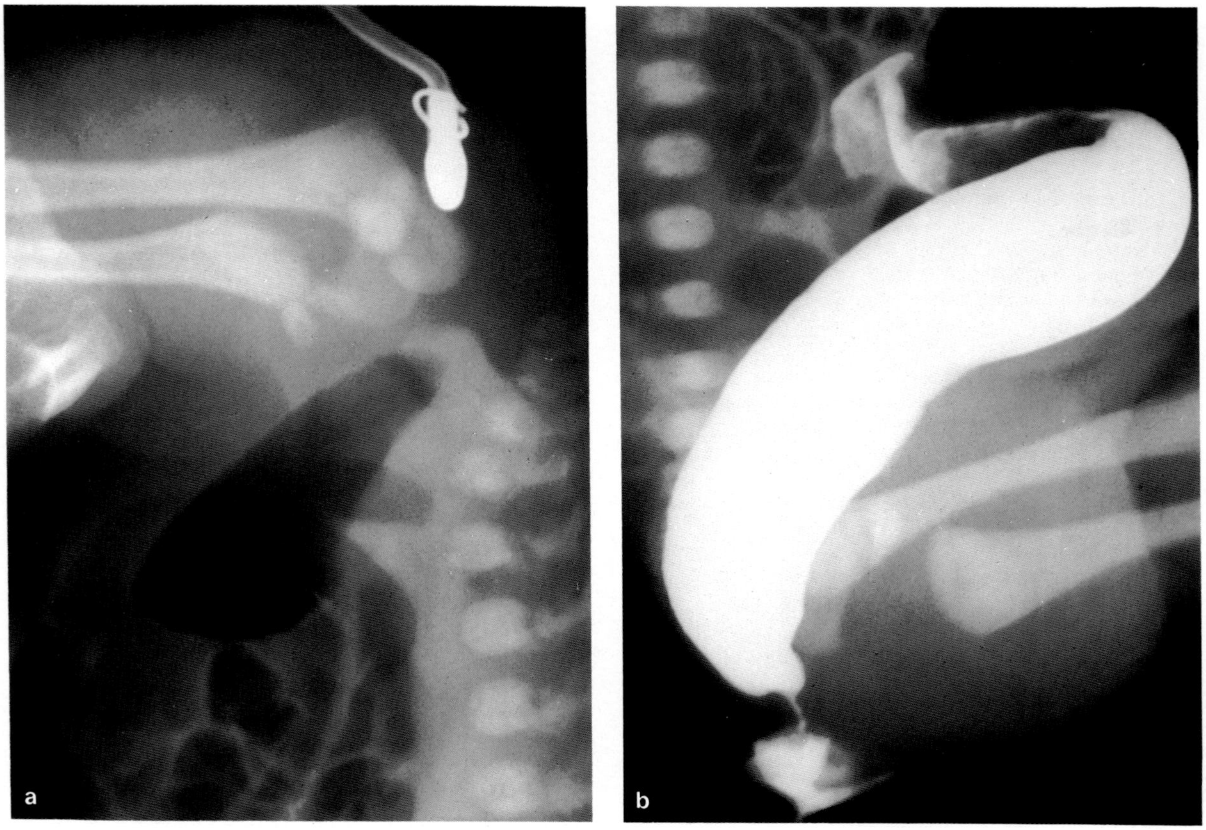

Abb. 8.3. **a** Komplette Analatresie. Röntgenaufnahme seitlich in Steißhochlagerung. Metallolive in angelegter Analöffnung. Blind endendes gasgefülltes Rektum. **b** Inkomplette Analatresie. Fadenförmige Verbindung vom Anus zum Rektum (Röntgenaufnahme nach Kontrastfüllung)

Distanz geringer, so handelt es sich um eine anale Atresie [23].

Weiterhin wird die Lage des terminalen Darmendes zur sog. pubokokzygealen Linie (Verbindungslinie zwischen Symphysenmitte und dem unteren Ende des 5. Sakralwirbels) bestimmt (Abb. 3). Liegt das luftgefüllte Darmende auf oder über dieser Linie, handelt es sich um eine rektoanale Atresie, liegt es kaudal davon, um eine Analatresie [22, 28, 29].

Allerdings ist der Aussagewert dieser Röntgenmethode wegen verschiedener Unwägbarkeiten eingeschränkt [1, 2, 14, 16, 22, 29].

Sofern eine nach außen führende Fistel vorliegt, stellt eine röntgenologische Kontrastdarstellung, wobei ein Kontrastmittel in den Fistelgang injiziert wird, die sicherere Diagnostikmöglichkeit dar als die Röntgenaufnahme in der Kopftieflage.

Da bei über 90% der hohen Anomalien zusätzliche Fistelbildungen vorliegen, erscheint es berechtigt, auch in allen Fällen, wo das terminale Darmende die pubokokzygeale Linie nicht überragt, zur Darstellung einer möglichen Fistel die Urethra bzw. bei Mädchen die Vagina mit wasserlöslichem Kontrastmittel zu füllen [23].

Schließlich können insbesondere bei Vorliegen zusätzlicher Anomalien weitere Diagnostikmaßnahmen wie Sonographie, Endoskopie, Miktionszytogramm, i. v.-Pyelogramm usw. notwendig werden.

THERAPIE

Die Behandlung von Rektum- und Analatresien erfolgt operativ unter stationären Bedingungen.

Da das Schicksal der Kinder weitgehend von der richtigen Wahl des Operationsverfahrens und des Zeitpunktes der Behandlung abhängt, ist die Voraussetzung jeder auf Dauer erfolgreichen Therapie die möglichst frühzeitige Erkennung des jeweils vorliegenden Atresietyps einschließlich möglicherweise vorhandener Begleitmißbildungen.

Die *translevatorischen* Analatresien bilden therapeutisch kaum Probleme. Sie können i. d. R. perineal korrigiert werden, wobei eine einwandfreie Kontinenz erwartet werden kann [24].

Bei den *intermediären* Atresieformen wird die Therapie von Fistelverlauf, Höhe der Atresie, Ausbildung von Levatormuskulatur, Sakralwirbel usw. bestimmt.

Für die *supralevatorischen* Atresien stellt je nach Sitz des Verschlusses der sogleich oder meist erst sechs oder mehr Monate nach primärer Kolostomie durchzuführende abdomino-perineale bzw. sakroabdominoperineale Durchzug die jeweilige Operationsmethode der Wahl dar [4–8, 12, 19, 20, 23, 25].

Seit 1989 existiert in Deutschland eine „Selbsthilfeorganisation für angeborene Mißbildungen des Analbereichs SOMA e. V.“ Kontaktadressen:

- Delphine Hoerner, Junkerweg 16, 21641 Apensen.
- Elke Kaufmann, Westendstr. 6, 87439 Kempten.

Literatur

1. Berdon WE, Baker DH (1967) The inherent errors in measurements of inverted films in patients with imperforate anus. Ann Radiol (Paris) 10: 235
2. Berdon WE, Baker DH, Santulli TV (1968) The radiologic evaluation of imperforate anus. An approach correlated with current surgical concepts. Radiology 90: 466
3. Bock HB, Zimmermann JH (1967) Study of selected congenital anomalies in Pennsylvania. Public Health Rep 82: 446
4. Cain WS, Kiesewetter WB (1965) Infant colostomy. Arch Surg 91: 314
5. Hecker WCh (1967) Kontinenz, Operation und funktionelle Ergebnisse bei atresia ani et recti. Langenb Arch Klin Chir 317: 22
6. Herzog B (1974) Die Darmnaht. Huber, Bern Stuttgart Wien
7. Herzog B (1981) Spezielle gastroenterologische Probleme der Kinderchirurgie. In: Allgöwer M et al. (Hrsg) Chirurgische Gastroenterologie, Bd 2. Springer, Berlin Heidelberg New York
8. Hirsig J (1994) Pädiatrische Aspekte der Proktologie. In: Buchmann P (Hrsg) Lehrbuch der Proktologie, 3. Aufl. Huber, Bern
9. Holschneider A (1989) Anorektale Fehlbildungen. Ärztl Praxis 28: 941–943
10. Imdahl H, Koch W, Hermanns A (1963) Thalidomid in der Frühschwangerschaft und Enddarmmißbildungen. Bull Soc Int Chir 22: 602
11. Kaijser K, Halmström-Groth A (1957) Anorectal abnormalities as a congenital familial incidence. Acta Paediatr (Upps) 46: 199
12. Kiesewetter WB, Turner CR, Sieber WK (1974) Imperforate anus. Review of a sixteen year experience with 146 patients. Am J Surg 107: 412
13. Kurlander GJ (1967) Roentgenology of imperforate anus. AJR 100: 190
14. Leck I, Recard RG, McKlown T, Edwards JH (1968) The incidence of malformations in Birmingham, England, 1950–1959. Teratology 1: 263
15. Lenz W (1962) Thalidomide and congenital abnormalities. Lancet I: 271
16. Lynn HB, Arcari FA (1962) Anal atresia. Results of surgical treatments. Surgery 51: 691
17. Passarge E, Lenz W (1966) Syndrome of caudal regression in infants of diabetic mothers: observations of further cases. Pediatrics 37: 672
18. Regenbrecht J (1979) Die kongenitalen Veränderungen im Kolon- und Anorektalbereich. Med Welt 29/30: 1101–1104
19. Rehbein F (1961) Imperforate anus: Experience with abdomino-perineal and abdomino-sacro-perineal pull-through procedures. J Pediatr Surg 2: 99
20. Rehbein F (1976) Kinderchirurgische Operation. Hippokrates, Stuttgart
21. Robertson DAR, Samuel E, MacLeod W (1965) Radiological assessment of imperforate anus. Br J Radiol 38: 444
22. Romualdi P (1960) Eine neue Operationstechnik für die Behandlung einiger Rektummißbildungen. Langenbecks Arch Klin Chir 296: 371
23. Schärli AF, Kiesewetter WB (1970) Imperforate anus: Some new concepts in continence and defecation. Dis Colon Rectum 13: 81
24. Schärli AF (1994) Tiefe Formen der Analatresie: Haben wir alle Probleme gelöst? Chir Gastroenterol 10: 287–293
25. Schärli AF, Gebbers J-O (1990) Proktologie im Kindesalter. Fischer, Stuttgart New York, S 79–98
26. Schmitt W, Freese P (1966) Zur Frage der funktionellen Ergebnisse nach Operation rekto-analer Mißbildungen. Zentralbl Chir 1: 291
27. Shopfner ChE (1965) Roentgenologic demonstration of ectopic anus associated with imperforate anus. Radiology 84: 464
28. Smith ED (1968) Urinary anomalies and complications in imperforate anus and rectum. J Pediatr Surg 3: 337
29. Stern L, Ramous A, Light I (1965) Sacral agenesis in infants of diabetic mothers. Lancet I: 1393
30. Stephens FD et al. (1986) Classification, identification and assessment of surgical treatment of anorectal anomalies. Pediatr Surg Int 1: 200–205

KAPITEL 9

Verletzungen im Kolon-, Rektum- und Sphinkterbereich

Beschwerdebild, Diagnostikmaßnahmen, Therapie und Prognose von kolorektalen und analen Verletzungen werden bestimmt von Lokalisation, Bestandsdauer und Ausmaß der eingetretenen Schädigungen.

Ähnlich wie die Vagina kann auch das Rektum als geeignetes Transportmittel für Fremdkörper mißbraucht werden.

Je nach Art der Gewalteinwirkung unterscheidet man die *stumpfen* von den *perforierenden* Verletzungen.

Bei Mißverhältnissen zwischen einem Fremdkörper im Rektum und der Dehnbarkeit der Darmwand können Verletzungen verursacht werden. Dies gilt sowohl für rasante Überdehnung (Explosivwirkung oder Schuß) als auch für kuriose Mißbrauchspraktiken. Zum Beispiel kann beim Sturz eines Wasserskifahrers oder bei Preßluftanwendung eine Berstungsverletzung im Analbereich entstehen.

Stumpfe Traumen entstehen vorwiegend durch Verkehrs-, Sport- und Berufsunfälle.

Derartige Darmwandzerreißungen bzw. -abrisse können primär, d.h. unmittelbar bei Eintreten der Gewalteinwirkung entstehen oder erst sekundär (zweizeitig), d.h. erst im Laufe einiger Tage als Folge entstandener Hämatome, Durchblutungsstörungen usw.

Perforationen von Kolon- und Rektumwänden sind am häufigsten Folge von Messerstich- und Schußverletzungen.

Im angloamerikanischen Schrifttum soll nach Vogt [43] der Begriff „Water sports" auch für heterosexuelle oder homosexuelle Stimulation oder für eine anale Masturbation benutzt werden. Das Einführen einer Klistierspritze kann zu gleichartigen Verletzungen wie das Einführen anderer harter Gegenstände in den After führen. Sadomasochistische Praktiken werden zur sexuellen Stimulierung bis hin zum sog. Faustverkehr („fist fucking") beschrieben. Eckert und Katchis [10] haben das Einbringen von einzelnen Fingern oder einer ganzen Hand in den Anus bei gleichzeitigem Herausreißen des Dickdarmes beschrieben. Bei hohem Druck im Rektum bis 109 mmHg soll der Zerreißdruck erreicht sein.

Aber auch den Darm passierende Fremdkörper (s.u.), Knochensplitter bei Beckenfrakturen, anorektale Sexualpraktiken mit entsprechend scharfkantigen oder überdimensionalen Objekten (Abb. 9.1, 9.2), Pfählungsunfälle oder Stürze durch Glastüren usw. und nicht zuletzt koloproktologische Diagnostik- oder Therapiemaßnahmen (rektale Einläufe bzw. Spülbehandlung bei Kolostomien, intrarektalen Temperaturmessungen, Rektosigmoidoskopien und insbesondere Koloskopien, Kolondoppelkontrastuntersuchungen, endoskopische Biopsien wie auch Prostatastanzbiopsien usw.) können perforierende Verletzungen zur Folge haben [24, 37].

Prädilektionsstellen für iatrogene Perforationen sind neben Divertikeln und Malignomen die verschiedensten Darmwandschädigungen (Loci minoris resistentiae) durch eine Colitis verschiedener Genese, eine Darmparasitose u.a.

Selten kommt es zur freien Kolonperforation, die für eine generalisierte fäkale Peritonitis mit hoher Mortalitätsrate verantwortlich sein kann. Nakada et al. [29] beschreiben 25 Fälle mit freier Kolonperforation:

a) bei erkranktem Kolon, z.B. Divertikel (11 Fälle), Karzinome (5 Fälle) und ischämische Kolitis (1 Fall),
b) Perforation des gesunden Kolons, überwiegend Autounfälle (4 Fälle),
c) idiopathische Perforationen (4 Fälle).

Sechs Todesfälle traten nach Operationen ein, wenn diese mehr als 24 h nach Auftreten der Perforationen durchgeführt wurden. Todesursächlich war Multiorganversagen.

Fremdkörper gelangen entweder peroral oder peranal in den Darm. Neben unverdauten Nahrungsmitteln wie Schalen, Obstkernen und dergleichen werden gelegentlich die verschiedensten Fremdkörper wie Zähne oder Zahnprothesen, Knochen- und Muschelstücke, Fischgräten u.ä. unbeabsichtigt geschluckt. Demgegenüber kommt es vorwiegend bei Säuglingen, Geisteskranken und Simulanten zum Verschlucken von mehr oder weniger sperrigem Spielzeug oder Werkzeugteilen, Glassplittern, Nadeln, Kaffeelöffeln (Abb. 9.3), Rouladenspießen und anderen Fremdkörpern.

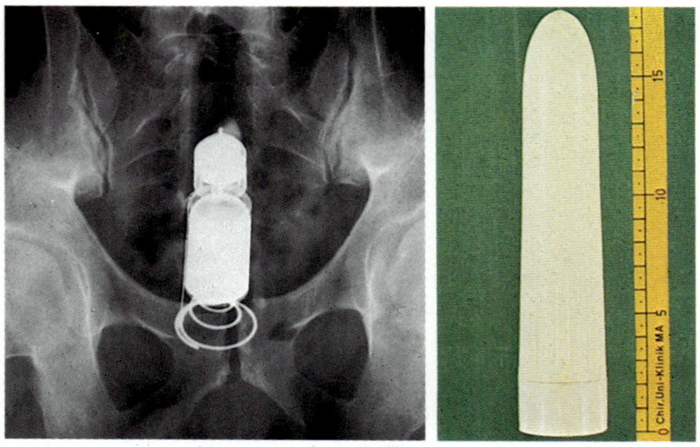

Abb. 9.1. Fremdkörper in der Rektumampulle (Massagestäbe)

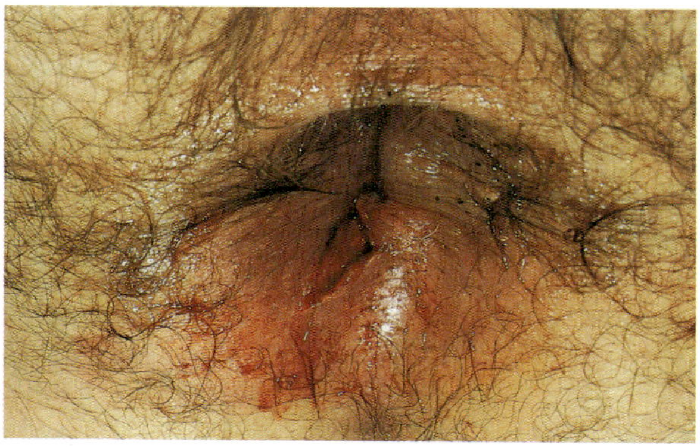

Abb. 9.2. Spießungsverletzung, angeblich infolge Sturz auf Klobürste

In der neueren Literatur [2] wird über 182 Fälle berichtet, die jeweils unterschiedlich zu bewerten sind. Flaschen, Glühbirnen oder Gläser können bei Unfällen in das Rektum gelangen. Abweichendes Sexualverhalten ist die Ursache für das Einbringen von Vibratoren oder Dildos. Gleiches gilt für Lebensmittel (Bananen, Gurken, Rüben oder ähnlich geformte Gegenstände).

Der Arzt wird bei Vorhandensein von perianalen Verletzungen nicht immer verläßliche Angaben des Patienten erwarten können; vgl. Fabian [13]: Nach ausgedehntem Glutäalabszeß bei einem 49 jährigen Mann erfolgte die Entfernung eines Schaschlikspießes, der das Rektum perforiert hatte. Zur Anamnese gab er an, vor 2 Tagen von einer Leiter gestürzt und mit dem Gesäß auf einen Eimer mit Wandfliesen gestürzt zu sein. Ein „zufällig" dazwischen liegender Schaschlikspieß müsse sich dabei in den After geschoben haben.

Zwei Tage nach diesem angeblichen Unfall erfolgte wegen zunehmender Schmerzen und hoher Temperaturen die Vorstellung im Krankenhaus. Bei der

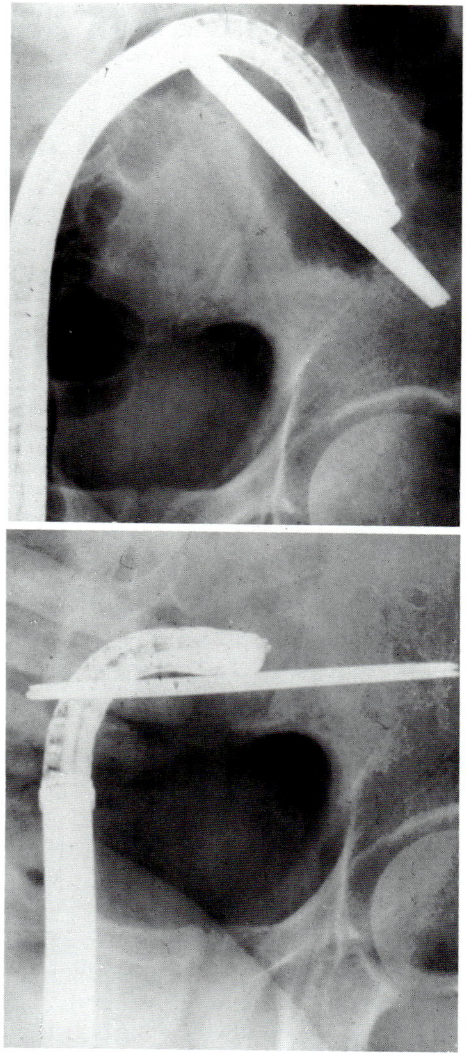

Abb. 9.3. Fremdkörper im Sigma (abgebrochener Löffelstiel eines Häftlings, koloskopische Fremdkörperextraktion)

Aufnahme fand sich ein mannsfaustgroßer, linksseitiger periproktitischer Abszeß, der zu einer schweren Begleitentzündung der Umgebung geführt hatte. Inmitten der Rötung war subkutan ein spitzer Gegenstand – ante perforationem – zu tasten.

Nusko et al. [30] hatten ähnliche Schwierigkeiten mit einem Lutscherstiel im Rektum eines 24 jährigen Mannes mit septischen Temperaturen.

Vogt [43]: „Das Wissen um die Vielfalt sexueller Praktiken ist notwendig zum besseren Verständnis des individuellen Sexualverhaltens. Unvoreingenommene Offenheit dem Patienten gegenüber, Akzeptanz auch ungewöhnlicher Sexualpraktiken als Grundlage des Patienten-Arzt-/Arzt-Patienten-Verhältnisses können bei Verletzungen durch analerotische Aktivitäten lebensrettend sein."

Nicht selten werden verschluckte oder anal eingeführte Packungen mit Drogen (z.B. Kokain, Heroin) in größeren Mengen vorgefunden [21]. Bei Undichtwerden entleeren diese Fremdkörper ihren toxischen Inhalt, zuweilen mit Todesfolge („body-pakker"- oder „mini-packer"-Syndrom; [16, 44]).

Bei Gefangenen oder Flüchtlingen spielt der Transport von Fremdkörpern im Mastdarm zuweilen eine große Rolle.

Sperrige Fremdkörper können im Enddarm nach oben wandern und zu Komplikationen, u.U. mit Notoperationen, führen.

Greiner [18] hat einen Fall beschrieben, in dem Weichplastik in Form von Käse-Imitat aufgenommen wurde, das sich im Dünndarm verhärtet hat, was zum Verlust der Weichmacher-Anteile und zu Perforationen führte. Rüdt [35] weist auf die Gefährlichkeit von Scherzartikeln aus Weich-PVC hin, wenn diese verschluckt worden sind und sich im Dünndarm verhärtet haben.

Zur Verwendung von Spielzeug aus Kunststoffen und anderen Polymeren gibt das Lebensmittel- und Bedarfsgegenständegesetz in der 191. Mitteilung vom 15.10. 1994 nur eine vage Auskunft zu weichmacherfreiem Polyvinylchlorid und ähnlichen Polymerisaten. Es bezieht sich auf die Migration bestimmter Elemente und die Sicherheit von Spielzeug (vgl. Bundesgesundheitsblatt 12/94, S.518 und LMBG vom 15.08. 1974; BGBl. I S. 1945).

Hiervon zu unterscheiden sind neben gelegentlich in den Darm gelangten Gallensteinen steinartig eingedickte Kotmassen, *Koprolithen* („Kotsteine"), die ggf. in Divertikeln, aber auch durch Einbetten von Fremdkörpern oder Parasiten entstehen können [34].

Die sterkorale Perforation des Kolons wird definiert als „eine Perforation des Darmes durch den Druck einer fäkalen Masse" [17]. Sowohl das Alter als auch der Zeitraum zwischen Auftreten der Perforation und der Operation waren signifikante prognostische Faktoren [29].

Kotsteine grotesker Größe können im Zusammenhang mit Morbus Hirschsprung vorkommen (Abb. 9.4).

Sterkorome, Koprome oder auch *Fäkulome* genannt, sind demgegenüber meist durch die Bauchdecken tastbare, meist großvolumige Kotgeschwulste veränderlicher Lokalisation (!) aus eingedickten Fäzes bestehend.

Am häufigsten trifft man Kotsteine, Enterolithen; unter 1000 Obduktionen fand Hackl [19] sie in 3%, besonders bei älteren, immobilen Frauen.

Der Gastrointestinaltrakt verfügt im Umgang auch selbst mit sperrigsten Fremdkörpern oft über erstaunliche Anpassungsmöglichkeiten, so daß erfahrungsgemäß die überwiegende Mehrzahl oral inkorporierter Fremdkörper ohne Komplikationen via naturalis ausgeschieden wird.

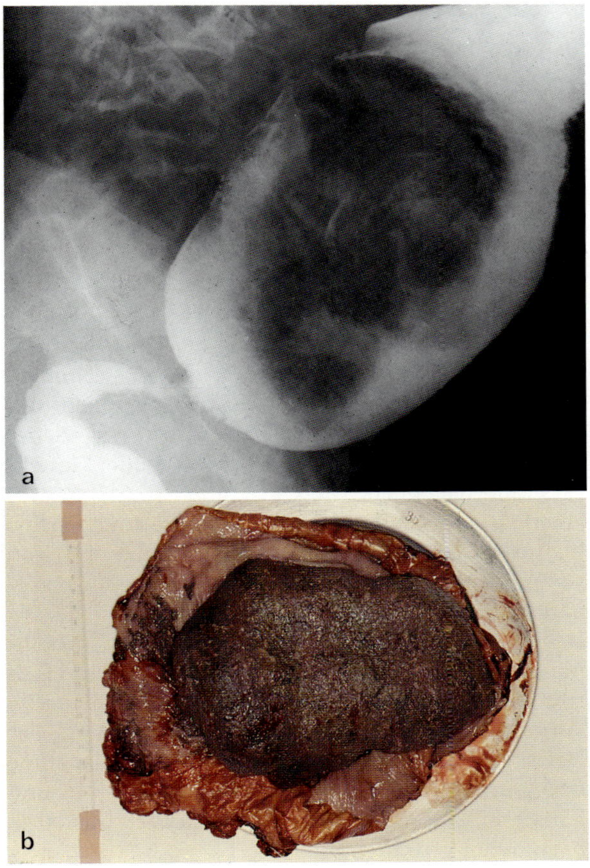

Abb. 9.4. a Riesiger Kotstein in einem stark dilatierten Sigma oberhalb des spastischen Segments bei Morbus Hirschsprung. Im Kontrasteinlauf große Füllungsaussparung im Sigma (gleicher Fall wie **b**). **b** Operativ entfernter Kotstein, ca. 16 × 20 cm, 1500 g

Schlackenreiche, voluminöse Stühle sind für den spontanen Abgang eines verschluckten Corpus alienum förderlich.

Prädilektionsstellen im kolorektalen Bereich, an denen sich vor allem kantige bzw. spießende Fremdkörper oder solche mit aufgerauhter Oberfläche bevorzugt verfangen und zu Komplikationen führen, sind neben der Bauhin-Klappe vorhandene Divertikelöffnungen, die Kolonflexuren und insbesondere der Bereich vor dem Sphincter ani internus.

Grober Unfug hat beim Umgang mit *Preßluft* zu mehreren Todesfällen geführt [23, 31, 32]:

Einmal handelte es sich um einen Lehrling, dem ein anderer den Preßluftschlauch „aus Scherz" mit 5 Atü gegen das Gesäß hielt, als er knieend und in gebückter Haltung an einer Eisenplatte arbeitete. Der Lehrling überlebte mit aufgeblähtem Darm, mehrfachem Erbrechen und stechenden Leib-

schmerzen. Es konnte nicht geklärt werden, wie groß der Düsenabstand vom Anus war. Der zweite Fall ereignete sich, als ein Arbeiter auf dem Schlauchende saß, das er mit einer Hand abgeknickt hatte. Hier kam es sogleich zu stärksten Symptomen und der Mann starb während des Transportes in ein Krankenhaus.
„Er war regelrecht aufgeblasen und schwoll immer mehr an."
Die Leichenöffnung ergab folgendes:
„Der ganze Körper von D., die Weichteile des Kopfes und aller Gliedmaßen, ausgenommen die Weichteile der Füße, waren stark prall aufgeblasen, sie fühlten sich luftkissenartig an. Bei Eindruck blieb der Druck nur kurz stehen und glich sich sofort wieder aus. Besonders stark aufgetrieben waren der Hodensack und das Glied. Die Umgebung des Afters war ebenfalls stark aufgetrieben, die Afteröffnung selbst klaffte in 5-Markstückgröße, beschmutzt mit Kot, vereinzelt schien auch Blut in der Umgebung vorhanden zu sein.
Das rechte Zwerchfell zeigte 2 cm von der Mittellinie entfernt einen fast absolut sagittal gestellten Einriß, 1 cm breit, $7^1/_2$ cm lang. Auf 4 cm Länge von vorne war das Zwerchfell völlig durchtrennt. Der Darm zeigte an zahlreichen Stellen, mit Ausnahme des Dünndarmes, ausgedehnte Blutaustritte und feinste Einrisse in der Serosa. Die Leber war stark nach unten gedrängt."
Beim vorschriftswidrigen Reinigen von Arbeitskleidern mit einer Preßluftdüse soll der Geschädigte aus 1 m Entfernung „im Scherz" angeblasen worden sein. Der 46jährige Gastarbeiter wurde mit akuten Bauchbeschwerden im Schockzustand in die Klinik eingeliefert. Röntgenologisch war ein Pneumo-Peritoneum feststellbar. Bei der unverzüglich durchgeführten Laparotomie entwichen größere Mengen Gas. Perforationen und Serosarisse an Sigmoid und Colon descendens wurden übernäht. Der Patient starb 9 Tage später an Bauchfellentzündung.
Kampmann und Kijewski führten Leichenversuche durch und kamen zu dem Ergebnis, daß der Abstand kleiner als 5 cm gewesen sein muß.
Im Fall von Patscheider [32] war ein 43jähriger Mann betroffen, dem ein Arbeitskollege einen Preßluftschlauch „scherzhalber" gegen die Aftergegend gehalten hatte. Er überlebte mehrere Monate mit fibrinös-eitriger Peritonitis. Versuche ergaben, daß ein „Anblasen" aus 20 cm Entfernung mit einem Ausgangsdruck von etwa 6 atü genügten, um eine Verletzung im Sigma herbeizuführen.
Rektumverletzungen bei Kindern sind schwer zu beurteilen und sollten deshalb rechtsmedizinisch und jugendpsychiatrisch geprüft werden. Der Rechtsmediziner sieht nicht selten an der Leiche eines Kleinkindes einen „klaffenden" After ohne Verletzungen. Dieser Befund kann nur in Verbindung mit Verletzungen (Risse, Schürfungen, Hämatome) näher zugeordnet werden. So vorhanden, empfiehlt sich die Spurenuntersuchung an Bettwäsche, Kleidung und Spielzeug.
Eine große Rolle spielt die Beurteilung von Erweiterungen (Dilatation) der Anusöffnung beim Kleinkind, um eine Penetration des Anus zu beweisen oder auszuschließen. Liegt eine digitale oder Fremdkörperpenetration vor?
In einer Studie von 171 Kindern aus einer pädiatrischen Gastroenterologie waren weniger als 5 % mit perianalen oder analen Befunden. Alle diese Kinder wurden nicht wegen sexuellen Mißbrauches aufgenommen, sondern wurden speziell untersucht auf Entzündung, Rötung, Schwellung, perianalen Juckreiz, Geschwürsbildung, Hautzipfel und Fissuren. Kein Kind hatte eine Erweiterung der Analöffnung oder eine Verziehung der Anusform. Lazar und Muram [26] empfehlen bei Vorhandensein von perianalen oder analen Befunden, einen sexuellen Mißbrauch in Betracht zu ziehen.
Spencer und Dunklee [40] haben in einer sowohl retrospektiven als auch prospektiven Übersicht von 140 sexuell mißbrauchten Knaben gefunden, daß 68 % nach dem Augenschein eine echte oder versuchte anale Penetration durch einen Penis hatten. Diese Statistik schließt auch eine Verschiedenheit von perianalen und analen Befunden ein, die entweder nach einem oder nach vielfachem Kontakt vorkamen. In den meisten Fällen gab es eine anale Penetration durch einen Penis, aber fast ein Viertel hatte entweder digitale oder Fremdkörperpenetration. Erythem (37 %) und Abschürfungen (30 %) waren die am meisten verbreiteten akuten Schädigungen und Dilatation (50 %) war die häufigste chronische Läsion [4].

KLINIK

Das klinische *Beschwerdebild* ist je nach Lokalisation, Alter der Verletzung, eingetretenen Komplikationen und mitbetroffenen Organen unterschiedlich.
Im Vordergrund stehen meist mehr oder weniger heftige Schmerzen und Tenesmen, teilweise verbunden mit Schockzuständen.
Sofern es zu entsprechenden Darmwanddrucknekrosen, -ulzerationen oder Perforationen gekommen ist, finden sich Blut-, Schleim- und Eiterbeimengungen im Stuhl.
Während die intraperitoneale Verletzung meist rasch zur diffusen Peritonitis führt, kommt es extraperitoneal meist nach einiger Zeit zur Abszeßbildung bzw. zur Entstehung einer Beckenbodenphlegmone. Nicht selten bilden sich als Folge der ent-

zündlichen Vorgänge mehr oder weniger ausgeprägte Narbenstrikturen und Stenosen, wodurch die weitere Symptomatologie derartiger Verletzungen bestimmt wird.

DIAGNOSE

Von einer exakten Diagnosestellung hängt in vielen Verletzungsfällen in ganz entscheidender Weise das weitere Schicksal derartiger Patienten ab.
Besonders wichtig ist die Erhebung einer genauen Anamnese.
Bei tief lokalisierten Verletzungen kann bereits die digitale Untersuchung einen Fremdkörper oder eine Rektumwandverletzung nachweisen. Blut im Rektum in Verbindung mit einem vorausgegangenen Trauma ist ein nahezu sicherer Hinweis auf eine Verletzung. Aber auch schon bei Verdacht sollte vorsichtig prokto-, rekto- bzw. koloskopiert werden. Die Gefahr, dabei eine inkomplette Rektumwandverletzung in eine komplette zu verwandeln, ist bei vorsichtiger Handhabung unwahrscheinlich [5].
Bei der Abklärung intraperitonealer viszeraler Verletzungen können durch Röntgenaufnahmen von Brustkorb, Abdomen, Becken und Urogenitaltrakt das Vorhandensein von freier Luft im Abdomen (Darmperforation), Knochenbrüchen, Verletzungen der Blase, Ureteren und Urethra festgestellt werden. Ultraschall, CT-Scan, mesenteriale Arteriographie und peritoneale Lavagen können im Fall von vermuteten ausgeprägten viszeralen Verletzungen hilfreich sein [8].
Bei diagnostischer Kolonoskopie fanden Damore et al. [3] 0,03 bis 0,65% und bei therapeutischer Kolonoskopie 0,073 bis 2,41% iatrogene Perforationen (s. S. 232). Die Kolonoskopie wird als relativ sicher, jedoch nicht ohne Komplikationen bei Thrombophlebitis, Bauchspannung, vasovasalen Episoden, Hämorrhagien, Perforation und Milzruptur beschrieben.
Die Diagnose Darmperforation wird gewöhnlich durch den Nachweis freier Luft in der Abdomen-Übersichtsaufnahme im Stehen gestellt. Bleiben Zweifel, führt man einen Kontrasteinlauf mit einem wasserlöslichen, d.h. resorbierbaren Kontrastmittel durch [11].
Ein akutes Abdomen, das durch Schmerz, Bauchdeckenspannung, Peristaltikstörungen und Kreislauf- bzw. Atmungsstörungen gekennzeichnet ist, erfordert nahezu immer die sofortige Laparatomie.

THERAPIE

Therapeutisch muß neben einer ggf. notwendigen Schockbehandlung zunächst entschieden werden, ob konservativ oder operativ vorzugehen ist.
Handelt es sich lediglich um die Entfernung eines Fremdkörpers ohne wesentliche Begleitverletzungen oder Superinfektion, so empfiehlt sich konservatives Vorgehen, indem versucht wird, das betreffende Corpus alienum nach vorsichtiger Dehnung des Sphinkters manuell oder bei zu weit kranial gelegenen endoskopisch (z.B. mittels großkalibrigem Operationsrektoskop) mit Hilfe einer Faßzange oder Schlinge transanal zu entfernen [27]. In manchen Fällen gelingt es auch, die Fremdkörper unter anästhesiologischer Relaxation des Schließmuskels und suprapubischem Druck zu entfernen.
Die Diskontinuitätsresektion nach Hartmann stellt in der Notfallsituation einer perforierten Divertikulitis ein standardisiertes, leicht erlernbares Verfahren dar [28].
Gelingt die in den meisten Fällen erfolgreiche peranale Extraktion jedoch nicht, muß der Fremdkörper durch eine Sphinkterotomie oder Laparotomie beseitigt werden.
Während geringfügige extraperitoneale Traumata meist nur einer konsequenten Kontrolle bedürfen, müssen intra- und größere extraperitoneale Verletzungen durch Laparotomie und auch Kolostomie versorgt werden.
Stumpfe Traumata wurden bei 25 Patienten behandelt [7]: Verkehrsunfälle (80%) bzw. Arbeitsunfälle (20%) hatten Kolonverletzungen. Bei vollständigen Abrissen des linken Kolons (linke Hälfte des Kolon transversum, Kolon descendens und Sigmoid) wurde eine der folgenden Operationsmethoden angewendet.

1. Exteriorisation der Verletzung in Form einer Kolostomie (6 Fälle),
2. Primärverschluß mit proximaler Kolostomie (5 Fälle),
3. Resektion des verletzten Segments mit Kolostomie und ableitendem Stoma (3 Fälle).

Besonders schwierig ist die Behandlung von Schrotschuß- und insbesondere Granatsplitterverletzungen, da es hierbei neben oft unzähligen und damit unübersichtlichen Gewebszerstörungen stets rasch zur Ausbreitung einer Infektion durch kontaminierte eingestanzte Kleidungsreste, Schrotkugeln, Splitter usw. kommt.
Grundsätzlich hat bei Vorliegen einer diagnostizierten oder nicht sicher auszuschließenden Darmperforation, bei beginnender Ausbreitung einer Infektion sowie bei Vorliegen einer anhaltenden Blutung die unverzügliche Laparotomie zu erfolgen. Hierbei ist zunächst das Ausmaß der eingetretenen Schädigungen und evtl. Mitverletzungen weiterer Organe zu erfassen.
Sofern hierbei nur ein geringfügiger Schaden ohne nennenswerte Verschmutzung festzustellen ist und

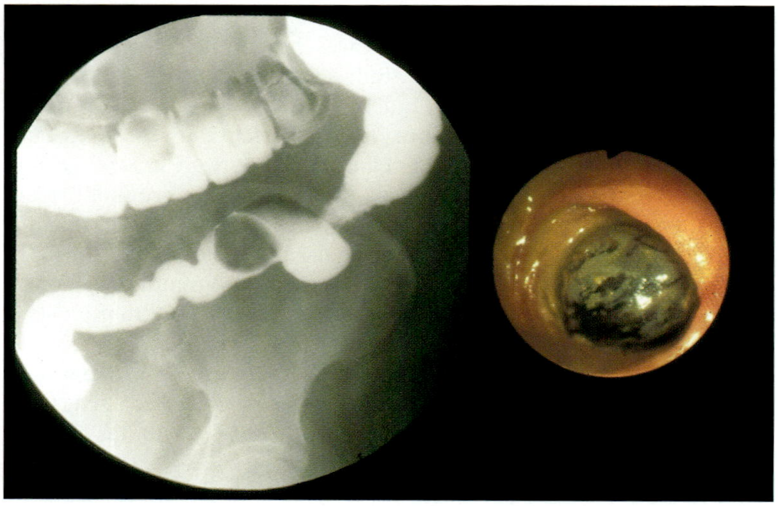

Abb. 9.5. Gallenstein im Sigma. Koloskopische Steinextraktion

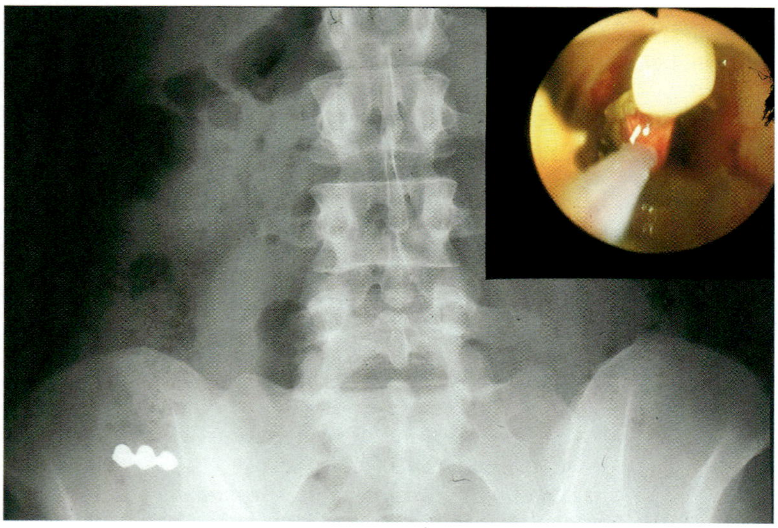

Abb. 9.6. Am 22. 4. 1995 auf Gran Canaria eine bereits etwas wacklige Krone (3 Zähne) verschluckt. Die wiederholte Röntgen-Abdomen-Kontrolle zeigte den Fremdkörper unbeweglich im terminalen Ileum. Daraufhin Coloskopie am 27. 4. 1995 und Extraktion der Zahnprothese aus dem Zökum

der Verletzungszeitpunkt nicht länger als maximal 4 h zurückliegt, ist ein primärer Verschluß sinnvoll. Handelt es sich jedoch um größere Läsionen oder ältere, durch eine Infektion bereits entzündlich veränderte Wunden bzw. das Vorliegen einer Peritonitis, muß zweizeitig operiert werden unter Anlage eines passageren Anus praeter naturalis oder einer Entlastungsfistel mit Drainage des Wundgebietes. Eine perioperative Antibiotikaprophylaxe sollte hierbei grundsätzlich durchgeführt werden.

In schweren Fällen kann eine mehr oder weniger ausgedehnte Darmresektion notwendig werden. Sofern noch keine Begleitperitonitis besteht, kann ein solcher operativer Eingriff im Bereich des rechten Kolons auch einzeitig erfolgen.

Wenn jedoch die Überbrückung ausgedehnter Darmzerstörungen, insbesondere bei Vorliegen von Mehrfachverletzungen, technisch aufwendig erscheint, sollte inkontinent reseziert werden, d.h. mit endständiger Ausleitung der beiden durchtrennten Darmschenkel bzw. Blindverschluß eines kurzen Rektumstumpfes [38].

Bei der Geburt gelegentlich erfolgende, zur Inkontinenz führende Sphinktermitverletzungen sollten möglichst unmittelbar post partum durch direkte Naht der Muskelstümpfe oder, sofern dies nicht möglich ist, durch eine Spät- oder Sekundärnaht versorgt werden. Die hierbei zu erwartenden funktionellen Ergebnisse sind in 90% der Fälle günstig [6, 12]. Das operative Ergebnis kann durch eine transanal durchzuführende Elektrostimulation, die prä- und postoperativ durchgeführt wird, wesentlich verbessert werden. Bewährt hat sich das IT-System 100 der Firma Reha-Medi [25].

Neben einer stets sorgfältigen Nachkontrolle derartiger Patienten empfiehlt es sich in vielen Fällen, zur Infektionsprophylaxe lokal und parenteral Antibiotika und – sofern kein ausreichender Impfschutz vorliegt – Schutzseren zu applizieren.

PROGNOSE

Die Prognose wird entscheidend bestimmt vom Zeitpunkt der Versorgung und ist abhängig vom Ausmaß der eingetretenen Schädigung und der ggf. vorliegenden Sekundärinfektion.
Prognostisch als besonders ungünstig sind neben den sekundär oder schleichend verlaufenden Perforationen sowie der Barium-Perforationsperitonitis [1, 15] insbesondere die, wie oben bereits erwähnt, wegen septischer Komplikationen besonders gefürchteten Schrotschuß- und Granatsplitterverletzungen anzusehen.

Literatur

1. Appel A, Heinrich M, Brettel HF (1975) Rektumverletzungen bei Bariumkontrasteinläufen. Chirurg 46, 331–334
2. Busch DB, Starling JR (1986) Rectal foreign bodies: case reports and a comprehensive review of the world's literature. Surgery 100 (3): 512–519
3. Damore LJ II, Rantis PC, Vernava AM III, Longo WE (1996) Colonoscopic perforations: etiology, diagnosis, and management. Dis Colon Rectum 39: 1308–1314
4. DeJong AR (1992) Genital and anal trauma. In: Ludwig S, Kornberg AR (eds) Child abuse – a medical reference, 2nd edn. Churchill Livingstone, New York, Edinburgh, London, Melbourne, Tokyo, pp 231–247
5. Denecke H, Demmel N (1986) Früh- und Spätversorgung anorectaler Verletzungen. Chirurg 57: 309–315
6. Deucher F (1976) Rund um den Sphinkter: Kontinenzprobleme in der Dickdarmchirurgie. Schweiz Med Wochenschr 106: 273
7. Di Natale I, Corsini A (1990) Operative Behandlung von Kolonverletzungen: Fallbericht. coloproctology XII/90: 309–311
8. Di Natale J, Sorato R, Dal Pozzo A, Patelli G, Corsini A (1987) Chirurgische Behandlung anorektaler Traumata – Erfahrungsbericht –. coloproctology 1: 14–16
9. Duflo B, Gosselin MP, Christoforov B, Guerre J, Péquignot H (1975) Les perforations rectales au cours du lavement baryté. Sem Hôp (Paris) 51: 1629–1634
10. Eckert WG, Katchis S (1989) Anorectal trauma: Medicolegal and forensic aspects. Am J Forensic Med Pathol 10: 3–9
11. Eigler FW, Coone HJ (1987) Was tun, wenn der Dickdarm perforiert ist? Praxis-Kurier 25/26: 16
12. Engel W, Parks AG (1976) Reinterventionen im Analbereich. Chirurg 47: 28
13. Fabian W (1991) Rektumfremdkörper. Diagnostische und therapeutische Aspekte. Z Gastroenterol 29: 131–133
14. Falcone R, Furste W (1983) Autoerotische Ursachen rectaler Traumen und ihre Behandlung. coloproctology 5: 289–293
15. Gardiner H, Miller RE (1973) Barium peritonitis. A new therapeutic approach. Am J Surg 125: 350–352
16. Gerchow J, Mebs D, Raudonat H, Schmidt K, Baas H, Fischer P (1983) Zwischenfälle bei Drogenkurieren: Das „Body-Packer"-Syndrom. Dtsch Med Wochenschr 25: 1001–1002
17. Gingold BS (1981) Stercoral ulceration and perforation of the colon secondary to narcotics abuse. Am J Proct Gastroenterol 32: 5–6
18. Greiner H (1974) Veränderungen von Weich-PVC-Kunststoff bei der Magen-Darm-Passage. Z Rechtsmedizin 74: 75–79
19. Hackl H (1990) Über das Vorkommen von Enterolithen. coloproctology XII/90: 197–200
20. Horie Y, Chiba Y, Ohata J, Igarashi K, Arakawa H, Masamune O (1987) A case of faecaloma treated medically. J Jap Soc. coloproctology 40: 31–35
21. Introna F, Smialek JE (1989) The „mini-packer" syndrome: Fatal ingestion of drug containers in Baltimore, Maryland. Am J Forensic Med Pathol 10: 21–24
22. Irvin TT, Hunt TK (1974) The effect of trauma on colonic healing. Br J Surg 61: 430–436
23. Kampmann H, Kijewski H (1983) Dickdarmperforation durch Preßluft. Experimentelle Untersuchungen zur Rekonstruktion einer Druckluftinsufflation. Arch Kriminol 171: 173–181
24. Karner I, Schulz F, Hanusch I (1985) Iatrogene Rektumperforationen. coloproctology 4: 216–219
25. Knoch H-G (1986) Konservative Behandlung der partiellen Analinkontinenz. coloproctology 7: 182–184
26. Lazar CF, Muram D (1989) The prevalence of perianal and anal abnormalities in a pediatric population referred for gastrointestinal complaints. Adolesc Pediatr Gynecol 2: 37
27. Manegold BC (1979) Endoskopische Fremdkörperextraktion aus dem Verdauungstrakt. In: Manegold BC (Hrsg) Therapeutische Endoskopie. Witzstrock, Baden-Baden Köln New York
28. Meyer Th, Schweiger M (1992) Die operative Behandlung der perforierten Sigmadivertikulitis. coloproctology XIV/92: 34–37
29. Nakada I, Yumoto J, Sato S, Tabuchi T, Yumoto K, Soma T (1992) Freie Perforation des Dickdarmes – Übersicht über 25 Fälle. coloproctology XIV/92: 50–54
30. Nusko G, Dertinger S, Cidlinsky K, Ell C, Hahn EG (1994) Präsakrale Phlegmone und Meningitis als Komplikationen eines Fremdkörpers im Rektosigmoid. Dtsch Med Wochenschr 119: 990–993
31. Oellrich W (1936) Tötung durch Einführung von Preßluft. Arch Kriminol 99: 177–183
32. Patscheider H (1968) Darmverletzungen durch Preßluft. Dtsch Z gerichtl Med 62: 239–245
33. Pradel E et al. (1986) Traumatische Läsionen des Anorektums. coloproctology 6, 359–367
34. Roschke R (1976) Die proktologische Sprechstunde 4. Aufl. Urban & Schwarzenberg, München Berlin Wien
35. Rüdt U (1976) Die lebensmittelrechtliche Beurteilung von Scherzartikeln aus Weich-Polyvinylchlorid. Bundesgesundheitsblatt 19: 297–299
36. Schellong H, Müller JW (1986) Improvisationen bei der Entfernung von Fremdkörpern aus dem Rektum. coloproctology 4: 247–249

37. Schlenkhoff D, Koutsis I, Lindecken KD (1985) Iatrogene Dickdarmperforation. coloproctology 4: 226–228
38. Schreiber HW, Winkler R (1982) Obstruktion des Kolons. Verletzungen des Kolons. In: Müller-Wieland K (Hrsg) Handbuch der inneren Medizin, Bd 3/Teil 4: Dickdarm. Springer, Berlin Heidelberg New York
39. Shperber Y, Ben-Aaron U, Orda R (1987) Spontanruptur des Sigmas – Fallbericht und Literaturübersicht. coloproctology 2: 117–118
40. Spencer MJ, Dunklee P (1983) Sexual abuse of boys. Pediatrics 78: 133
41. Stelzner F (1977) Die anorektale Inkontinenz. Ergebnisse der chirurgischen Behandlung. Chirurg 48: 451
42. Stoll T, Muller C, Grötzinger U (1987) Das rektale Trauma. coloproctology 3: 166–169
43. Vogt HJ (1989) Verletzungen nach analer Stimulation. Auswirkungen von Fremdkörpern, Klysmen, Faustverkehr. Sexualmedizin 18: 552–558
44. Wetli CV, Mittleman RE (1981) The „Body Packer Syndrome" – toxicity following ingestion of illicit drugs packaged for transportation. J Forensic Sciences 26: 492–500

KAPITEL 10

Descending-Perineum-Syndrom

Der Beckenboden – Diaphragma pelvis – schließt die Bauchhöhle nach kaudal ab. Durch physiologische Lücken treten das Rektum und Teile des Urogenitalsystems durch die Beckenbodenmuskulatur. Ist diese geschwächt, entsteht eine Senkung. Diese Situation kann im Rahmen einer allgemeinen Bindegewebsschwäche und häufiger durch neuromyogene Schädigungen nach schweren Geburten eintreten [6]. Es entsteht ein Krankheitsbild, das international Descending-Perineum-Syndrom (DPS) genannt wird, nachdem Parks et al. diesen Symptomenkomplex 1966 erforscht und beschrieben haben [10].
Das DPS stellt im proktologischen Krankengut ein nicht seltenes Krankheitsbild dar, das bevorzugt Frauen in der 5. Lebensdekade betrifft [9, 12].

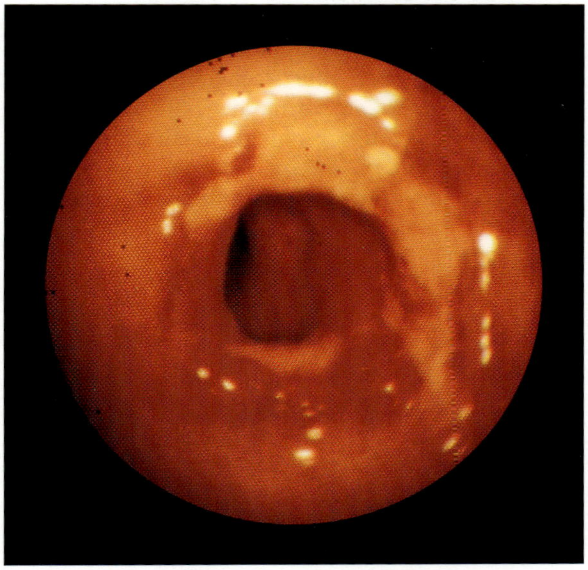

Abb. 10.1. Zirkuläres Rektumulkus und latenter innerer Prolaps bei Vorliegen eines Descending-Perineum-Syndroms

ÄTIOLOGIE

Als Ursache des DPS werden insbesondere schwere Geburten, exzessives Pressen beim Stuhlgang infolge chronischer Obstipation, anlagemäßig bedingte Bindegewebsschwäche, vaginale Hysterektomien, LWS-Traumata sowie Neuropathien vor allem des Nervus pudendus (Abb. 6, S. 8) diskutiert [1]. Es kann zu einem Tiefertreten des Beckenbodens um 2–3 cm, in schweren Fällen sogar bis zu 12 cm unter die Pubococcygeallinie (Abb. 3, S. 5) kommen [4]. Gleichzeitig erfolgt eine Streckung des anorektalen Winkels auf 150–180° (Normbereich 90–110°). Hierdurch prolabiert die vordere Rektumwand in das Lumen der unteren Rektumampulle und kann sich wie eine Klappe vor den inneren Eingang des Analkanals legen (innerer Vorfall). Die hierdurch behinderte Stuhlpassage bzw. die durch den Schleimhautvorfall scheinbar stuhlgefüllte Ampulle ruft bei dem Betroffenen ein persistierendes Entleerungsbedürfnis hervor, was zu weiterem Pressen verleitet (Circulus vitiosus). Als weitere Folge des inneren Rektumvorderwandprolapses kann eine Drucknekrose der Schleimhaut entstehen, die klinisch als sogenanntes solitäres Rektumulkus (S. 388 ff.) imponiert (Abb. 10.1). Im weiteren Verlauf kann es zu einem vollständigen Rektumprolaps, bei Frauen zur Ausbildung einer Rektozele verbunden mit einem Uterusprolaps unterschiedlicher Schwere kommen.

KLINIK

Das klinische *Beschwerde-* und *Erscheinungsbild* ist vielfältig und hängt vom Schweregrad des DPS ab. Zu Beginn wird über gelegentliches Druck- und Sperrgefühl beim verlängerten Defäkationsakt mit inkompletter Entleerung geklagt, das im Liegen wieder verschwinden kann.
Bei mittlerem Schweregrad klagen die Patienten über ständiges anales Druckgefühl bei der Defäkation und bei längerem Sitzen. Das Fremdkörpergefühl wird als Barriere oder als vor dem After gelegener Ball beschrieben. Bei einer beabsichtigten Entleerung entsteht kein Gefühl dafür, ob die Rektumampulle gefüllt ist oder nicht. Bei der Stuhlganganamnese werden häufig Obstipation und Tenesmen festgestellt. Andererseits wird aber auch von mehreren, z. T. kurz nacheinander folgenden, manchmal explosionsartigen Stuhlabgängen berichtet [4]. Der Patient versucht durch langes und starkes Pressen den Stuhl zu entleeren, der sich oberhalb des inneren Vorfalles der Rektumvorderwand befindet.

Durch extreme Hockstellung und äußeren Druck auf den Darm bemühen sich die Betroffenen zumeist in langen Toilettensitzungen, den Rest des Stuhles zu entleeren. Zieht sich der innere Prolaps hierbei nicht von selbst zurück, wird oft durch Einführen des Fingers in den Analkanal versucht, die vorgefallene Schleimhaut zurückzudrücken, um so die Defäkation zu ermöglichen [12]. Hierbei kommt es nicht selten zu Schleimabgängen und Blutungen.

Demgegenüber sind bei schweren Formen wohl infolge Überdehnung multipler sensibler Nerven anhaltende, brennende oder stechende Schmerzen intrarektal und perianal vorhanden, die auch bei flacher Lagerung oftmals nicht nachlassen [4, 6]. Schließlich kann in diesem Stadium eine partielle bis totale Stuhl- und Harninkontinenz vorliegen.

DIAGNOSE

Bei der Inspektion des Perianalbereiches in Steinschnittlage ist eine Vorwölbung des Beckenbodens und des Anus nach außen erkennbar (Abb. 10.2), die sich beim Pressen deutlich verstärkt.

Bei der digitalen Untersuchung tastet man häufig einen schlaffen Sphinktertonus, einen kurzen Analkanal und eine stuhlgefüllte Ampulle [12]. Die an der Rektumvorderwand ziehharmonikaartig zusammengefaltete, prolabierte Schleimhaut ist mitunter auch tastbar.

Bei der Rektoskopie kann der gestreckte Rektum-Sigmabereich auffallen, die Fältelung der Schleimhaut an der Rektumvorderwand und seltener ein Solitärulkus [11].

Eine zentrale Stellung in der Diagnostik des DPS nimmt die Defäkographie ein (S. 43 ff.). Mit dieser Technik läßt sich die Länge des Analkanales, die Abflachung des anorektalen Winkels, das Ausmaß der Beckenbodensenkung, das Vorliegen eines inneren Schleimhautvorfalles bzw. einer Rektozele in Ruhe wie auch während des Defäkationsvorganges darstellen [2, 7, 8]. Wichtige Zusatzuntersuchungen sind die Manometrie und die Elektromyographie (S. 48 ff.), mit deren Hilfe sich Ursachen bzw. Folgen des DPS objektiv erfassen lassen. Weiterhin können durch histologische Untersuchungen von Muskelgewebe und Rektumschleimhaut zusätzliche differentialdiagnostisch wichtige Informationen gewonnen werden.

DIFFERENTIALDIAGNOSE

Wie bei allen Defäkationsstörungen muß immer ein Rektumkarzinom insbesondere bei älteren Personen ausgeschlossen werden. Hämorrhoiden vor allem III. und IV. Grades (S. 73) sowie ein beginnender

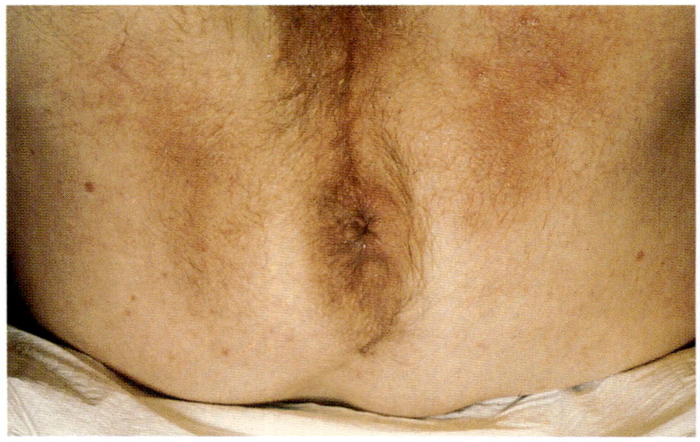

Abb. 10.2. Descending-Perineum-Syndrom. Konturenloser After bei Beckenbodeninsuffizienz

Rektumprolaps sind u. U. schwierig von einem DPS abzugrenzen. Vom Beschwerdebild her kann das DPS gelegentlich einer Kryptitis (S. 89), Fissur (S. 94), Kokzygodynie (S. 333) oder Proctalgia fugax (S. 335) ähneln [12].

THERAPIE

Die Behandlung ist abhängig vom Ausmaß der degenerativen Veränderung der Beckenbodenmuskulatur [1]. Um den Circulus vitiosus der Erkrankung zu durchbrechen, muß jeder Patient überzeugt werden, daß exzessives Pressen bei der Defäkation die Krankheit verschlimmert und deswegen unterbleiben muß [4, 12]. Die Regulierung des Stuhlganges kann meist durch ballastreiche Kost (Vollkornbrot, Obst, Gemüse, Weizenkleie usw.) sowie Flüssigkeitszufuhr von mindestens 1,5 l/Tag erreicht werden. Ein Training der Sphinktermuskulatur kann durch tägliche Kontraktionsübungen des Sphinkters, Beckenbodengymnastik und monopolare Schwellstromtherapie erfolgen. Zur Behandlung des inneren Rektumvorderwandprolapses kommt ggf. die von Schüler [12] beschriebene sog. hohe Sklerosierungstherapie in Betracht. Eine konsequente Durchführung dieser Therapiemaßnahmen soll bei zwei Drittel der Patienten zu einer wesentlichen Besserung der Beschwerden führen [12].

Bei wiederholtem Versagen der genannten Therapieversuche kommt – ebenso wie bei Vorliegen eines fortgeschrittenen, schweren DPS – die chirurgische Behandlung in Betracht [3, 12, 13]. An Operationsverfahren stehen je nach Ausmaß des DPS u. a. Mukosektomie mit Raffung, Rektopexie mittels Ivalon-Sponge, „post anal repair" sowie die tiefe anteriore Resektion zur Verfügung.

Literatur

1. Athanasiadis S (1987) Pathologische Veränderungen des Beckenbodens beim Descending-Perineum-Syndrom. In: Mahlke G, Mann CV, Willital GH (Hrsg) Aktuelle Koloproktologie, Bd III. Edition Nymphenburg, München, S 35–39
2. Coremans G, Grisar P, Vantrappen G, Agg HO (1987) Physiology and pathology of the pelvic floor: A review. In: Mahlke G, Mann CV, Willital GH (Hrsg) Aktuelle Koloproktologie, Bd III. Edition Nymphenburg, München, S 15–26
3. Ecker KW et al. (1992) Symptomatologische Klassifikation der Beckenbodeninsuffizienz und therapeutische Konsequenzen. coloproctology 3: 160–166
4. Girona J, Narro JL (1987) Chirurgische Behandlung des Descending Perineum Syndroms. In: Mahlke G, Mann CV, Willital GH (Hrsg) Aktuelle Koloproktologie, Bd III. Edition Nymphenburg, München, S 57–64
5. Henry MM, Parks AG, Swash M (1982) The pelvic floor musculature in the descending perineum syndrome. Br J Surg 69: 470–472
6. Knoch H-G, Klug W (1988) Die Beckenbodenschwäche – Descending-Perineum-Syndrom. Z Klin Med (Berlin) 43: 1581–1585
7. Mahieu P, Pringot J, Bodar P (1984) Defecography II: Contribution to the diagnosis of defecation disorders. Gastrointest Radiol 9: 253–261
8. Marti M-C (1987) Defäkographie. In: Mahlke G, Mann CV, Willital GH (Hrsg) Aktuelle Koloproktologie, Bd III. Edition Nymphenburg, München, S 40–44
9. Nicholls J, Glass R (1988) Funktionsstörungen des Beckenbodens. In: Nicholls J, Glass R (Hrsg) Koloproktologie, Diagnose und ambulante Therapie. Springer, Berlin Heidelberg New York Tokyo, S 133–135
10. Parks AG, Porter NH, Hardcastle JD (1966) The syndrome of the descending perineum. Proc R Soc Med 59: 477–482
11. Parks TG (1987) Solitary Rectal Ulcer and Descending Perineum Syndrome. In: Mahlke G, Mann CV, Willital GH (Hrsg) Aktuelle Koloproktologie, Bd III. Edition Nymphenburg, München, S 46–50
12. Schüler H (1987) Descending-Perineum-Syndrom – Übersichtsarbeit –. In: Mahlke G, Mann CV, Willital GH (Hrsg) Aktuelle Koloproktologie, Bd III. Edition Nymphenburg, München, S 51–56
13. Wehrli H (1994) Der Descensus perinei – Descending Perineum Syndrome. Chir Gastroenterol 10: 303–306

KAPITEL 11

Pectenosis

Unter Pektenose (*Synonyma:* anale chronische Myofibrose) versteht man ein relativ selten auftretendes, chronisch-entzündliches Krankheitsbild, das durch Fibrosierungsvorgänge im Bereich des distalen Teiles des M. sphincter ani internus zu einer ringförmigen Stenose des Analkanals zwischen der Linea pectinea (dentata) und der L. alba (Hilton-Linie) (Abb. 1) führt.

ÄTIOLOGIE

Ätiopathogenetisch spielen sicherlich chronische Reiz- und Entzündungsvorgänge im Sphinkterbereich die entscheidende Rolle. Dies erklärt auch die auffällige Koinzidenz der Pectenosis mit entzündlichen proktologischen Krankheitsbildern wie Papillitis, Kryptitis, Hämorrhoidalthrombosen, Fissuren, Fisteln usw.

KLINIK

Die *Symptomatologie* der Pectenosis ist unspezifisch und wird weitgehend von Art und Schwere entzündlicher Begleiterkrankungen bestimmt.
Im Vordergrund steht eine nahezu immer vorhandene Obstipation, oft im Wechsel mit Diarrhöen. Auch zum Teil krampfartige Schmerzen im Analbereich sind charakteristisch, jedoch nicht obligat.
Die Betroffenen haben meist das Gefühl der unvollständigen Stuhlentleerung.

DIAGNOSE

Die Diagnosestellung Pectenosis erfolgt einmal durch die digitale bzw. „bidigitale" Austastung des Analkanals, zum anderen durch die Proktoskopie bzw. Anoskopie.
Bei der rektalen Tastuntersuchung findet sich im oberen Teil des Analkanals eine ringförmige, meist schmerzhafte Verengung. Je nach Ausmaß dieser fibrösen und demzufolge kaum dehnbaren Ringstenose kann dieser Abschnitt auch bidigital, d. h. zwischen Zeigefinger und Daumen (Abb. 12.1) palpiert und ggf. wie ein Ring in einem Rohr hin und her bewegt werden. Die Stenose kann in Ausnahmefällen so hochgradig werden, daß eine digitale Untersuchung des Analkanales nicht mehr möglich ist.

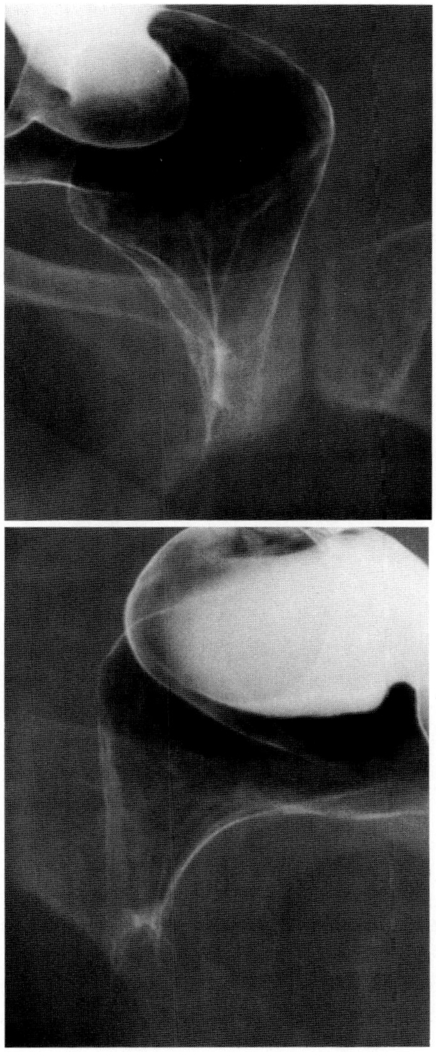

Abb. 11.1. Typische Rektumstenose bei Pectenosis. Keine Schleimhautveränderungen

Bei der endoskopischen Untersuchung fällt der betroffene Bereich zwischen Linea dentata und L. alba durch einen mehr weißlichgrauen Farbton der Schleimhaut auf. Auch die Röntgenuntersuchung kann, wie Abb. 11.1 zeigt, hilfreich sein.

DIFFERENTIALDIAGNOSE

Differentialdiagnostisch in Betracht kommende proktologische Krankheitsbilder, die anamnestisch und durch die proktologische Untersuchung ausgeschlossen werden müssen, sind neben den oben angegebenen entzündlichen Begleitkrankheiten insbesondere funktionelle Sphinkterspasmen bzw. eine Sphinkterhypertonie, die Kokzygodynie und die Proctalgia fugax.

THERAPIE

Die Behandlungsmethode der Wahl ist die Pektenotomie. Hierbei wird in Lokalanästhesie der sklerotisch veränderte distale Teil des M. sphincter ani internus bis in Höhe der Linea dentata durchtrennt. Dieser relativ einfache, auch ambulant durchführbare Eingriff führt meist zu einer sofortigen entscheidenden Befundbesserung ohne Kontinenzstörung oder sonstige nachteilige Folgen.
Wichtig ist darüber hinaus die Mitbehandlung von Grundleiden bzw. proktologischen Begleiterkrankungen.

Literatur

1. Eisenhammer S (1953) The internal anal sphincter: Its surgical importance. S Afr Med J 27/266
2. Miles E (1919) Observations upon internal piles. Surg Gynecol Obstet 29: 497
3. Spiesmann MG (1938) Pectenosis and pectenotomy in pruritus ani. Am J Surg 42: 356
4. Stroud BB (1896) On the anatomy of the anus. Ann Surg 24: 1

KAPITEL 12

Kokzygodynie

Das von dem englischen Arzt Sir James Y. Simpson 1859 erstmals beschriebene Krankheitsbild tritt vorwiegend bei Frauen im mittleren Lebensalter auf. Es handelt sich um meist nachts auftretende Schmerzkrisen im Bereich des Steißbeins und terminalen Mastdarmes, die gelegentlich mit einem Zervikal- und Lumbalsyndrom kombiniert sind.

ÄTIOLOGIE

Die Ätiologie ist weitgehend ungeklärt, was bereits an der ausgesprochenen Vielfalt ätiopathogenetischer Hypothesen zum Ausdruck kommt.
So werden als mögliche Ursachen u. a. genannt: Prellungen oder Hypermobilität des Steißbeins („Os coccygis mobile"), urologische oder gynäkologische Affektionen (schwere Entbindungen o. ä.), degenerative Wirbelsäulenschäden, Spasmen der Beckenbodenmuskulatur („Coccygeus-Levator-Syndrom"), Neuralgie des Plexus sacralis oder coccygeus, neurovegetative Fehlsteuerung, Rheuma, Periostosen im Sakrokokzygealgelenk, chronische Obstipation, anorektale Reizzustände.
Bemerkenswert ist ein gehäuftes Auftreten des Krankheitsbildes bei Bechterew-Kranken sowie bei psychisch labilen Menschen.

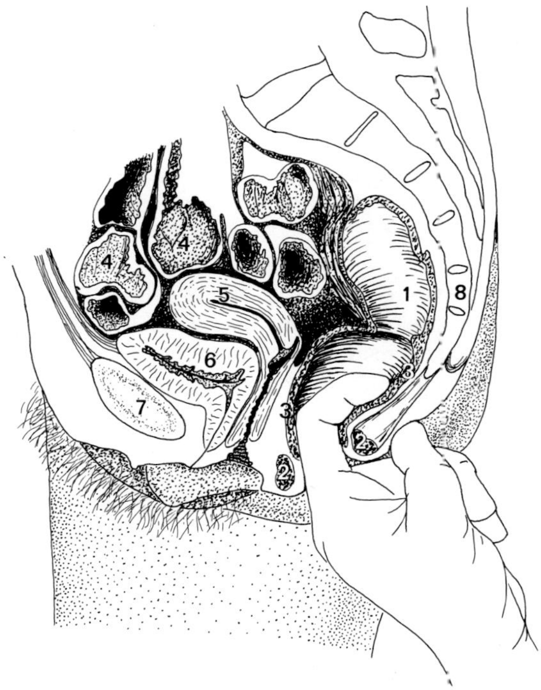

Abb. 12.1. Bidigitale Prüfung des M. sphincter ani ext. und int. *1* Ampulla recti, *2* M. sphincter ani ext., *3* M. sphincter ani int., *4* Intestinum tenue, *5* Uterus, *6* Vesica urinaria, *7* Symphyse, *8* Os sacrum

KLINIK

Das *Beschwerdebild* der Kokzygodynie ist recht charakteristisch. Die Patienten klagen über periodisch auftretende, meist sehr heftige ziehende und stechende Schmerzen im Steißbeinbereich, die in die Analregion, sogar bis in die Hüftgelenk- und Lumbalgegend ausstrahlen können und vorwiegend beim Sitzen, bei der Defäkation, aber auch nachts im Liegen ausgelöst bzw. verstärkt werden können. Meist besteht Wetterfühligkeit.

DIAGNOSE

Die Verdachtsdiagnose Kokzygodynie wird in erster Linie aufgrund typischer anamnestischer Angaben gestellt. Zur Sicherung der Diagnose kommt die digitale bzw. „bidigitale" Palpation (Abb. 12.1) und ggf. die Röntgenzielaufnahme in Betracht.

Die von rektal und außen umgriffene, gelegentlich abgeknickte oder verdickte Steißbeinspitze erweist sich meist deutlich druck- und bewegungsschmerzhaft. Weiterhin sind am Os coccygis inserierende Muskeln und Bänder infolge einer schmerzhaften Spastik oft deutlich als schmerzhaft verspannte Stränge zu tasten.
Röntgenologisch läßt sich nur ausnahmsweise ein zur Diagnosesicherung verwertbarer Befund erheben, wie beispielsweise eine Periostverdickung nach Frakturen des Steißbeines, eine starke sakrokokzygeale Abwinkelung oder Exostosen.

DIFFERENTIALDIAGNOSE

Differentialdiagnostisch in Betracht kommende Krankheitsbilder, die anamnestisch und durch die proktologische Untersuchung ausgeschlossen werden müssen, sind insbesondere Frakturen und Luxationen, das Krankheitsbild der Proctalgia fugax, die Pectenosis, tabische Krisen und chronische Analfissuren.

THERAPIE

Die Therapie ist mangels gesicherter Vorstellungen über die Ätiopathogenese des Krankheitsbildes polypragmatisch-symptomatisch und somit zumeist unbefriedigend. Sofern die Schmerzen nicht durch Aufstehen und Umhergehen spontan abklingen - was nicht selten der Fall ist - kommen mit Einschränkungen folgende Therapieversuche in Betracht:

Zunächst empfiehlt sich die lokale Infiltration eines Depot-Anästhetikums, ggf. auch einer Kortikosteroid-Kristallsuspension, insbesondere in den präkokzygealen Raum bzw. die besonders druckempfindlichen Bereiche unter Kontrolle und Führung des im Analkanal sich befindenden Zeigefingers.

Gelegentlich helfen auch physikalische Maßnahmen wie Sitzbäder, Kataplasmen, Fangopackungen und in Ausnahmefällen Röntgenreizbestrahlungen.

Auch die Massage der verspannten parakokzygealen Muskulatur vom Rektum her kann zu einer Besserung führen.

Schließlich kommt unterstützend die Applikation von Sedativa, Spasmolytika und auch Antirheumatika in Betracht.

Sofern alle konservativen Maßnahmen versagen, können derartige wiederholt auftretende heftigste Schmerzattacken schließlich zu einer operativen Intervention zwingen. Die früher in derartigen Fällen meist praktizierte Steißbeinresektion hat sich letztlich als wenig hilfreich erwiesen. Wenn überhaupt, so führt heutigen Erfahrungen gemäß noch am ehesten die Durchführung einer Kokzygotomie, d.h. die bilaterale Umschneidung des Steißbeins zur Ausschaltung schmerzhafter Muskelverspannungen zum Erfolg [5].

Literatur

1. Albrecht SM et al. (1994) Intracoccygeal and pericoccygeal glomus bodies and their relationship to coccygodynia. Surgery 115: 1–6
2. Bayne O, Bateman JE, Cameron HU (1984) The influence of etiology on the results of coccygectomy. Clin Orthop 190: 266–272
3. Duhamel J, Garrigues JM, Romand-Heuyer A, Robert R, Longgreen C (1982) Algies anorectales essentielles. Formes atypiques. Sem Hôp Paris 58: 392–396
4. Hanna M, Tilscher H (1987) Coccygodynie. In: Forstmann P, Schüler H, Alpers R (Hrsg) Aktuelle Koloproktologie, Bd 4. Edition Nymphenburg, München, S 181–189
5. Herold A, Bruch H-P (1996) Unklare Schmerzen im Beckenboden. coloproctology 2: 69–74
6. Pambakian H, Smith MA (1981) Glomus tumours of the coccygeal body associated with coccygodynia. A preliminary report. J Bone J Surg (Br) 63: B 424–426
7. Postacchini F, Massobrio M (1983) Idiopathic coccygodynia. Analysis of fifty-one operative cases and a radiographic study of the normal coccyx. J Bone J Surg (Am) 65: 1116–1124
8. Vogt HJ (1986) Proctalgia fugax / Kokzygodynie. Phlebol Proktol 15: 201–202
9. Wray CC et al. (1991) Coccygodynia. Aetiology and treatment. J Bone Jt Surg 73 B: 335–338
10. Ziegler DK, Banitzky S (1984) Coccygodynia caused by perineural cyst. Neurology (NY) 34: 829–830

KAPITEL 13

Proctalgia fugax

Unter Proctalgia fugax, bekannt auch unter den *Synonyma* anorektale- bzw. perineale Neuralgie, perinealer Spasmus, Sphinkterspasmus, nervöse Rektalgie, Perinealneuralgie, Neuralgia pudendoanalis, paroxysmale Proktalgie, versteht man meist in unregelmäßigen, mit zunehmendem Alter größer werdenden Intervallen, stets unvermittelt auftretende krampfartige Schmerzen im anorektalen Bereich. Diese Schmerzattacken treten bevorzugt nachts auf (Proctalgia nocturna) und halten zwischen 30 s und 20 min an, in seltenen Fällen aber auch länger.

Die am Tag auftretenden Attacken werden als i. d. R. an- und abschwellend beschrieben, während der nächtliche Anfall als ein mehr gleichmäßig anhaltender Schmerz angegeben wird [10, 12]. Beide Anfallsarten treten in unvorhersehbar unregelmäßigen Intervallen von Tagen bis Monaten – meist 1–5 x/a [11] – auf, wobei Frequenz, Intensität und Dauer der Anfälle mit zunehmendem Alter abnehmen.

Die Proktalgie – erstmals 1883 von Myrtle [7] beschrieben und von Thaysen 1935 als Proctalgia fugax bezeichnet [10] – deren Häufigkeit im proktologischen Krankengut auf etwa 4% geschätzt wird [5] und meist zwischen dem 40. und 50. Lebensjahr auftritt [2], wobei Männer zu Frauen im Verhältnis 1:2 befallen werden [1], stellt infolge der außerordentlichen Schmerzhaftigkeit ein für die Betroffenen zwar stets stark belastendes, jedoch harmloses Leiden dar.

Die mittlere Erkrankungsdauer beträgt nach Pilling et al. 11 Jahre [8].

ÄTIOLOGIE

Die diesem Krankheitsbild zugrundeliegende Ätiologie ist bis dato noch ungeklärt. Ein stets fehlender Organbefund, die Beobachtung, daß die von der Krankheit Betroffenen im Urlaub stets beschwerdefrei zu sein scheinen, und eine überzufällig häufige Koinzidenz des Leidens mit Migräne, vegetativer Dystonie u. ä. Krankheitsbildern berechtigen zu der Vermutung, daß die Proctalgia fugax zum Formenkreis der vegetativen Erkrankungen gehört.

KLINIK

Die *Symptomatologie* dieser wohl schmerzhaftesten anorektalen Affektion verläuft stets in charakteristischer Weise. Die Patienten klagen über einen plötzlichen, meist nachts während des Schlafes auftretenden, i. d. R. ungewöhnlich heftigen, streng begrenzten krampfartigen Schmerz im Anal- und/oder Rektumbereich, der meist einige Minuten anhält und dann wieder spontan abklingt. Bei besonders schweren Anfällen, bei denen die Schmerzen ggf. auch in den Beckenboden und Abdomenbereich ausstrahlen, kann es darüber hinaus zu Übelkeit mit Brechreiz, Schweißausbrüchen und Schwindelanfällen bis hin zum Kollaps kommen.

DIAGNOSE

Die Diagnosestellung ist infolge der typischen Beschwerden bei stets fehlendem Organbefund i. d. R. einfach.

DIFFERENTIALDIAGNOSE

Differentialdiagnostisch müssen eine Reihe anderer, ebenfalls mit Schmerzen verbundene, morphologisch faßbare Krankheitsbilder digital, endoskopisch und ggf. histologisch ausgeschlossen werden. Dazu gehören neben der HSV-Proktitis (S. 145) die Analfissur, Analrandthrombosen, Kryptitiden, Abszesse, aber auch tabische Krisen und die Kokzygodynie sowie weitere entzündliche bzw. tumoröse proktologische Prozesse.

THERAPIE

Befriedigende Therapiemöglichkeiten existieren bislang noch nicht. Eine kausale und damit auch auf Dauer wirksame Behandlung ist aufgrund der ätiopathogenetischen Gesichtspunkte wohl am ehesten von eingehenden psychotherapeutischen Gesprächen, autogenem Training und dergleichen zu erwarten.

Symptomatisch u. U. wirksame Maßnahmen bestehen in lokaler Wärmeapplikation mittels eines Heizkissens oder warmen Sitzbädern, Einführung des

Fingers in den Anus, Durchführung eines Einlaufes. Knie-Ellenbogen-Lage oder Druck mit der Faust auf den Peritonealbereich. Wichtig scheint die Konzentration auf eine bestimmte Tätigkeit zu sein. In manchen Fällen genügt beispielsweise das Aufspringen aus dem Bett, um die Schmerzattacke zu beenden [12]. Neuerdings wird über eine Besserung der Proctalgia fugax durch Salbutamol-Inhalationen berichtet [3].
Die Wirkung oral zu applizierender Medikamente wie Spasmolytika oder Neuroleptika setzt mit Ausnahme sublingual zu verabreichender Präparate, wie etwa das hierbei zu empfehlende Glyceroltrinitrat (z.B. Nitrolingual), i.d.R. erst ein, wenn die Schmerzen bereits spontan abgeklungen sind.

Literatur

1. Bensaude A (1966) Proctalgies fugaces. Acta Gastroenterol Belg 28: 594–504
2. Boisson J, Debbasch L, Bensaude A (1966) Les Algies Ano-Rectales Essentielles. Arch Fr Mal App Dig 55: 3–24
3. Eckardt et al. (1996) Treatment of Proctalgia fugax with Salbutamol inhalation. Am J Gastroenterol 91: 686–699
4. Herold A, Bruch H-P (1996) Unklare Schmerzen im Beckenboden. coloproctology 2: 69–74
5. Ibrahim H (1961) Proctalgia fugax. Gut 2: 137–140
6. Lans WR (1994) Proctalgia fugax - Doch heilbar? coloproctology 2: 128–132
7. Myrtle AS (1883) Some common affections of the anus. Br Med J 1: 1061
8. Pilling LF, Wendell MS, Swenson PHD, Hill JR (1965) The psychologic aspects of Proctalgia fugax. Dis Colon Rectum 8: 372–376
9. Stein E (1984) Proctalgia fugax. coloproctology 1: 16
10. Thaysen T (1935) Proctalgia fugax. Lancet 2: 243–246
11. Thompson WC (1984) Proctalgia fugax. Am J Gastroenterol 79: 450–452
12. Vogt H-J (1986) Proctalgia fugax/Kokzygodynie. Phlebol Proktol 15: 201–202

KAPITEL 14

Entzündliche Erkrankungen des Dickdarms, Anorektums und Perianalbereichs

14.1 Morbus Crohn 337
14.2 Colitis ulcerosa 355
14.3 Ischämische Kolitis 367
14.4 Kollagen-Kolitis 372
14.5 Pseudomembranöse Kolitis 375
14.6 Reizdarmsyndrom 380
14.7 Colitis cystica profunda 385
14.8 Solitäres Rektumulkus 388
14.9 Divertikulose-Divertikulitis 391
14.10 Strahlenproktitis 400

14.1 Morbus Crohn

Dieses Krankheitsbild, das erstmals 1932 zusammenfassend beschrieben wurde von Crohn, Ginzburg und Oppenheimer [27], ist bekannt unter den verschiedenen *Synonyma* Enteritis regionalis, Ileitis regionalis Crohn, Colitis granulomatosa, Enteritis Crohn, Proctocolitis Crohn, segmentale granulomatöse Enteritis, Crohn-Syndrom, Crohn-Krankheit, Enteritis granulomatosa, Ileocolitis Crohn, Ileitis terminalis.

Definiert wird die Erkrankung als chronische, in Schüben verlaufende, segmentär lokalisierte, granulomatöse Entzündung des Magen-Darm-Traktes mit lymphatischer Hyperplasie und Lymphknotenbeteiligung. Das Hauptdispositionsalter ist das 2.–4. Lebensjahrzehnt. Frauen werden offenbar etwas häufiger befallen als Männer [124]. Es fällt weiterhin auf, daß der Morbus Crohn in hochentwickelten Regionen häufig, in weniger zivilisierten dagegen fast unbekannt ist (s. u.). In der Gruppe der entzündlichen Dickdarmerkrankungen stellen die Colitis ulcerosa und der Morbus Crohn die überwiegende Mehrzahl der Fälle dar.

Während die Erkrankungshäufigkeit an Colitis ulcerosa relativ konstant zu bleiben scheint, zeigt die des Morbus Crohn steigende Tendenz: seit Mitte der 50er Jahre bis zu Beginn der 70er Jahre stieg die Inzidenz des Morbus Crohn um das Zwei- bis Dreifache [22, 31, 117, 122].

So zeigt etwa eine Studie aus dem Jahre 1958–1973 aus Malmö eine Krankheitsinzidenz von 3,5 pro 100 000 Einwohner und Jahr während einer initialen Beobachtungsperiode von 8 Jahren, die in der Folgezeit auf 6,0 pro 100 000 Einwohner und Jahr anstieg [16].

Seit Mitte der 70er Jahre besteht in USA, Skandinavien und Westeuropa ein konstantes Plateau von etwa 3–5 Neuerkrankungen/Jahr und 100 000 Einwohnern. Die Prävalenz liegt in den meisten Studien beim 10–15 fachen der Inzidenz [16, 21, 22, 31, 117, 122].

Die Zunahme ist wohl auch zumindest teilweise erklärbar durch ein verstärktes Interesse an dem Krankheitsbild und somit einer verbesserten Diagnostik.

ÄTIOLOGIE

Die Ätiopathogenese des Morbus Crohn ist bis heute ungeklärt, weshalb dieses Krankheitsbild zusammen mit der Colitis ulcerosa unter dem Begriff „idiopathische chronisch entzündliche Darmerkrankungen" zusammengefaßt wird. Diskutiert wird neben Autoimmun-, nutritiv-toxischen, allergischen und psychischen Auslösungsmechanismen eine infektiöse Genese sowie eine genetische Prädisposition. Für alle Hypothesen stehen endgültige Beweise jedoch noch aus [10, 24, 26, 30, 31, 48, 49, 56, 93, 95, 96, 118–122, 124, 130, 132].

Bemerkenswert erscheint das überdurchschnittlich hohe Zusammentreffen sowohl des Morbus Crohn als auch der Colitis ulcerosa mit Autoimmunerkrankungen wie etwa dem Erythema nodosum oder der Polyarthritis.

Neben der möglichen Bedeutung von Bakterientoxinsensibilisierungen bei der Entstehung eines Morbus Crohn wird auch die ätiologische Rolle insbesondere von Hefepilzantigenen diskutiert [9, 91, 124].

Obwohl klar definierte Vorstellungen sowohl über Erbgang als auch Natur eines genetischen Defektes derzeit noch fehlen, wird vielfach angenommen, daß genetische Faktoren ätiopathogenetisch eine Rolle spielen. So wird nicht nur über ein signifikant häufig gleichzeitiges Auftreten bei eineiigen Zwillingen, sondern auch über ein überzufällig vermehrtes Auftreten sowohl von Morbus Crohn- als auch von Colitis ulcerosa-Erkrankungen bei nahen Verwandten Morbus Crohn-Kranker berichtet.

Demgemäß muß wohl eine ätiopathogenetische Verbindung des Morbus Crohn mit der Colitis ulcerosa bestehen. Eine mögliche Erklärung könnte ggf. das gehäufte Vorkommen von HL-Antigenen (z. B. HLA B 27) sowie die häufige Assoziation des Morbus Crohn mit Morbus Bechterew sein.

Weiterhin auffällig sind signifikante Unterschiede in der Erkrankungshäufigkeit des Morbus Crohn zwischen verschiedenen Rassen bei gleichen Lebensbedingungen. So erkranken nordamerikanische Juden signifikant häufiger als ihre nichtjüdischen Nachbarn [117]. Auch bei Negern und der indianischen Bevölkerung ist der Morbus Crohn eine Rarität. Aus Israel wird ferner berichtet, daß die Erkrankung bei aschkenasischen und auch sephardischen Juden im Gegensatz zur übrigen Bevölkerung praktisch unbekannt ist [21, 22, 72, 117, 119, 121, 122, 140].

Ausgehend von der Beobachtung, daß der Morbus Crohn in hochentwickelten Ländern häufiger als in weniger zivilisierten aufzutreten scheint, hat dies zu der Vermutung geführt, daß auch bestimmte Lebensgewohnheiten insbesondere die Ernährung ätiologisch eine Rolle spielt [22, 54, 88, 89, 104, 124]. Ein Schlüssel zum Verständnis der Ätiopathogenese des Morbus Crohn wird daher in Interaktionen zwischen dem darmassoziierten Immunsystem und der Umwelt vermutet [124].

Schließlich sei mehr der Vollständigkeit halber vermerkt, daß das Vorherrschen einer angeblich ganz bestimmten Persönlichkeitsstruktur der an einem Morbus Crohn erkrankten Menschen immer wieder zu der Vermutung führt, daß es sich auch um eine psychosomatisch zumindest mitverursachte Erkrankung handeln könnte [7, 53, 75]. Exazerbationen der Krankheit sollen durch Streß usw. ausgelöst werden.

Dennoch erscheint es fraglich, ob psychischen Faktoren eine wesentliche ätiologische Bedeutung zukommt.

Zusammenfassend muß festgestellt werden, daß der Entstehung eines Morbus Crohn offenbar ein multifaktorieller Auslösungsmechanismus zugrunde liegt. Infektiöse, immunpathologische, nutritive, psychische und vermutlich noch weitere bislang unbekannte Faktoren vermögen – in bestimmtem Zusammenspiel – bei genetisch fixierter Prädisposition die Krankheit auszulösen [88, 139].

KLINIK

Erscheinungsbild: Morphologisch kennzeichnend für den Morbus Crohn ist die im Gegensatz zur Colitis ulcerosa alle Wandschichten des Darmes, vorwiegend jedoch die Submukosa durchsetzende chronische Entzündung.

Granulomatöse, fibrosierende Gewebsreaktionen führen zu einer Einengung, Verdickung und Starre der hyperämisierten Darmwand mit hierdurch bedingter, ausgeprägter Neigung zur Ausbildung von Stenosen, Fissuren und Fisteln. Das dazugehörige Mesenterium ist meist in den entzündlichen Prozeß einbezogen und ödematös aufgequollen. Auch die regionären Lymphknoten sind häufig entzündlich vergrößert.

Für das Krankheitsbild geradezu pathognomonisch ist der „segmentale" Befall. Neben völlig gesunden finden sich erkrankte Schleimhautareale scharf voneinander abgegrenzt, wobei diese „diskontinuierliche" Ausbreitung, umgekehrt wie bei der Colitis ulcerosa, von proximal nach distal verläuft.

Während sich bei der endoskopischen Untersuchung im *Frühstadium* der Krankheit neben meist nur fleckförmiger Rötung der Schleimhaut flache Ulzerationen („aphthoide Geschwüre") finden, sind für das *floride Stadium* neben einer geschwollenen und düsterrot verfärbten Schleimhaut scharfrandige, oft wie ausgestanzt wirkende, meist langgestreckte und zuweilen konfluierende Ulzera kennzeichnend. Aus den tiefen ulzerösen Schleimhautläsionen bilden sich als Komplikationen in diesem Stadium nicht selten Fissuren, Fisteln und Abszesse.

▷

Abb. 14.1. **a** Operationspräparat: terminales Ileum, ausgeprägte fibrosierende Entzündung mit polsterartiger Verdickung der Schleimhaut, histologische Diagnose: Morbus Crohn. **b** Aufgeschnittenes Dünndarmpräparat mit Enteritis regionalis, pflastersteinartiges Schleimhautrelief, sulziger Verdickung der gesamten Dünndarmwand, „Gartenschlauchphänomen". Man sieht den Übergang zur normalen Schleimhaut, wo die Dünndarmwand auch wieder ihre normale Stärke zeigt. **c** Morbus Crohn des terminalen Ileums und des rechten Kolons. *Links:* tieferes querverlaufendes Ulkus mit aufgeworfenem Randwall und Verziehung der Haustrien; *zweites von links:* diskontinuierliche Entzündung; *zweites von rechts:* trichterförmig eingezogene Valvula Bauhini, fleckförmig feingranuläre Schleimhautveränderungen auf der Haustrie im Coecumpol; *rechts:* ulzerös pseudopolypöse und aphthöse Ileitis terminalis. **d** Morbus Crohn von Anus, Rektum und Sigma, entzündlich polypöse Sigmastenose bei 38 cm. *Links:* längsverlaufendes Ulkus mit hyperämischem Saum; *Mitte:* oberer Pol des Ulkus; *rechts:* Unterrand der entzündlichen hyperplastisch-polypösen Stenose. **e** Florider Morbus Crohn des Kolons. *Links:* Sigma mit ulzeröser Einkerbung einer Haustrie, stimulierte Lymphfollikel und kissenartige ödematöse Schleimhautanschwellung; *zweites von links:* diskontinuierliche Entzündung mit zahlreichen stimulierten Lymphfollikeln; *zweites von rechts:* landkartenartige Ulzera, kleine Pseudopolypchen, dazwischen Areale von reizloser Schleimhaut; *rechts:* pseudopolypös-ulzeröse und stenosierende Kolitis des Ascendens. **f–l** s. S. 340, 341

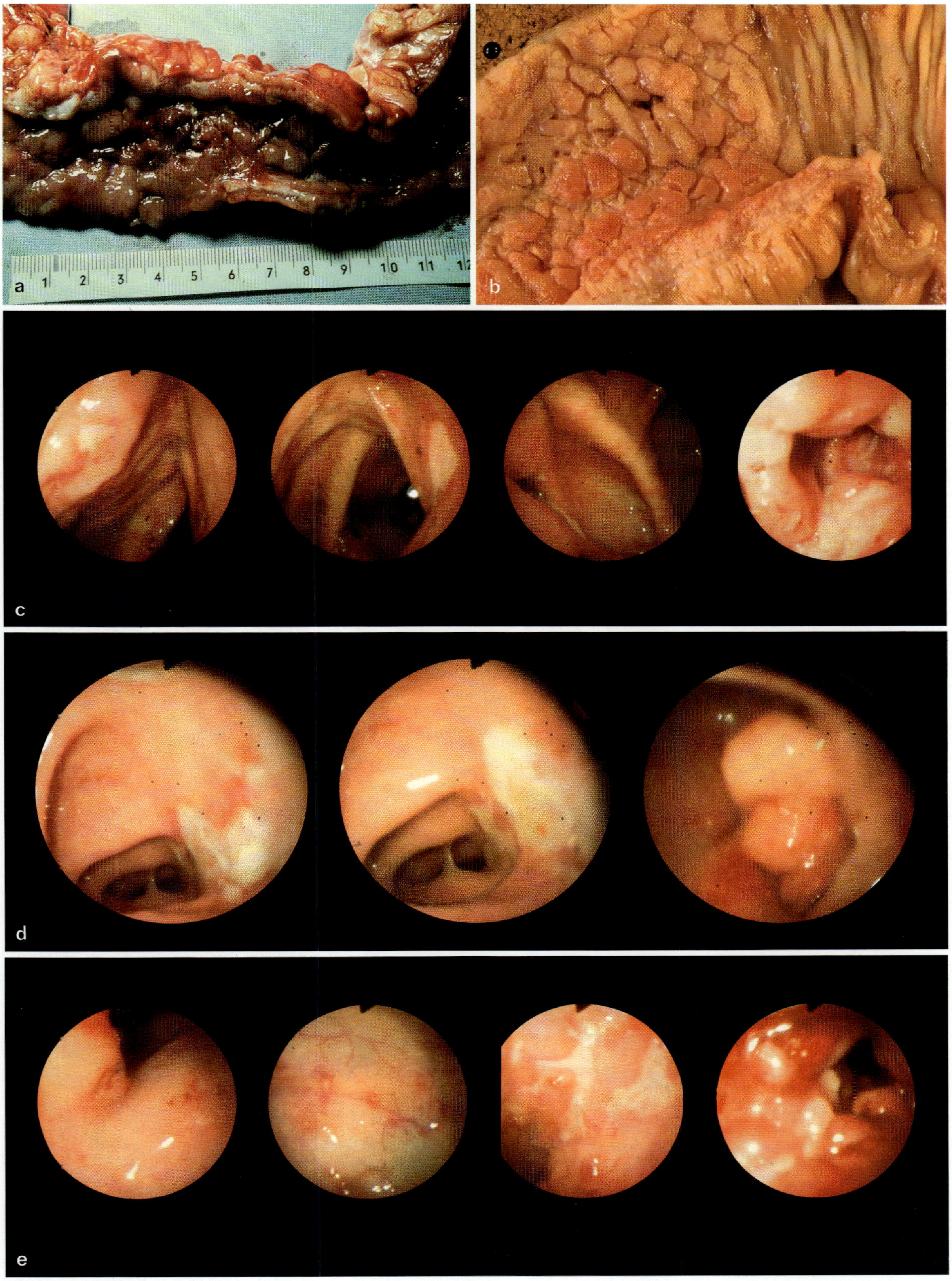

Abb. 14.1 a–e. Legende s. S. 338

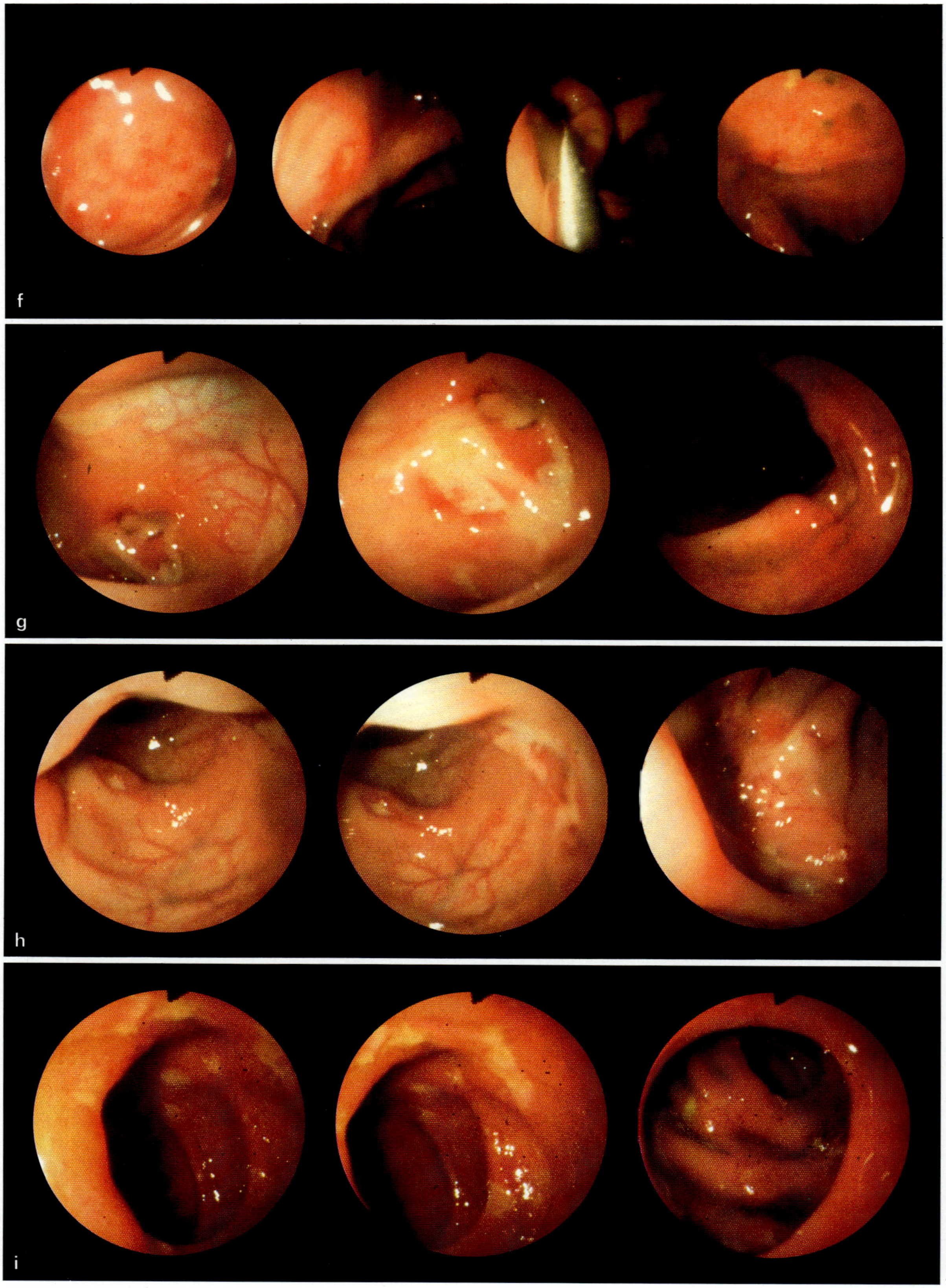

Abb. 14.1 f–i. Legende s. S. 341

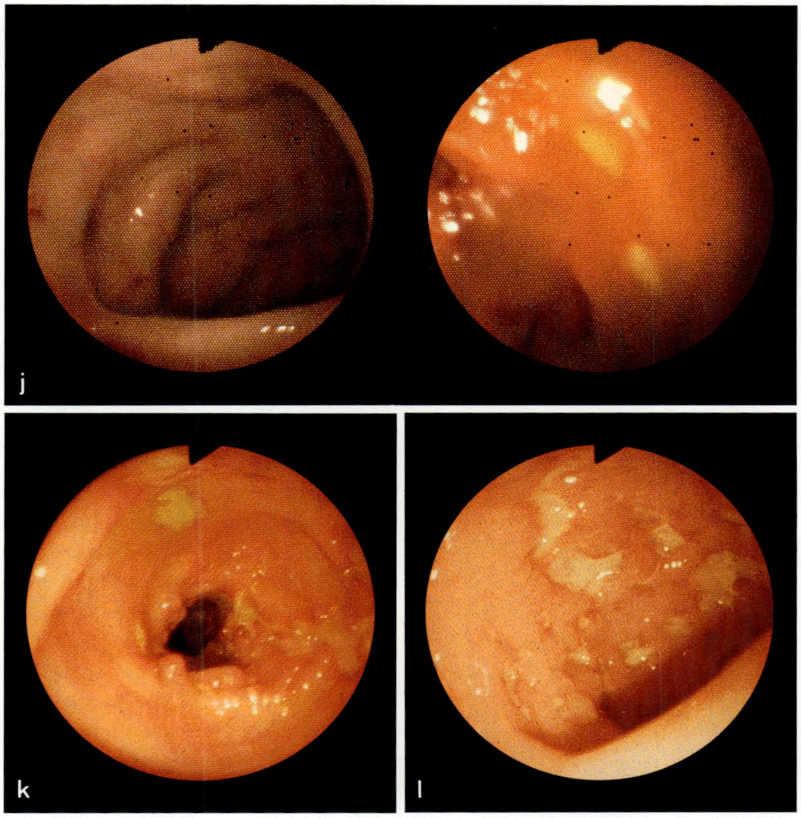

◁ **Abb. 14.1.** **f** Frühform eines Morbus Crohn des Kolons und terminalen Ileums. *Links:* lymphofollikulärer Reizzustand im Sigma; *zweites von links:* kleines aphthöses Ulkus; *zweites von rechts:* Biopsiezange in der Valvula Bauhini; *rechts:* aphthöse Läsionen des terminalen Ileums. Im weiteren Verlauf hat sich der Morbus Crohn klinisch, endoskopisch und histologisch bestätigen lassen. **g** Florider Morbus Crohn des Kolons mit skip lesion. Tiefes ausgestanztes Ulkus mit fissurartigem Ausläufer in unmittelbarer Nachbarschaft von reizloser Sigmaschleimhaut; *rechts:* tiefe Einkerbung einer Haustrie durch ein ähnliches Ulkus. **h** Gleiche Patientin wie **g,** florider Morbus Crohn des Kolons; *links und Mitte:* skip lesions mit einem erhabenen aphthösen Ulkus (bei 9^{00}) und einem flachen längs verlaufenden Ulkus (bei 3^{00}), dazwischen regelrechte Schleimhaut; *rechts:* mehrere benachbarte, zum Teil ausgestanzte Ulzera mit Heranraffung zweier Haustrien. **i** Morbus Crohn. Zustand nach Hemikolektomie rechts mit Ileumresektion, florides Rezidiv; *links und Mitte:* multiple, z.T. aphthöse Ulzera am anastomosierten Ileum; *rechts:* Anastomose mit Blick auf kissenartige Schwellungen mit fibrinbedeckten Defekten (Erosionen). **j** Morbus Crohn. Zustand nach Hemikolektomie rechts mit Ileumresektion; *links:* im Kolon einzelne stimulierte Lymphfollikel (bei 12^{00}); *rechts:* kleine aphthöse Ulzera am anastomosierten Ileum. **k** Florider Morbus Crohn des Colon transversum mit Verlust der Haustrierung, Pseudopolypenbildung. **l** Florider Morbus Crohn des Sigma mit tiefen Ulzerationen

Weiterhin kennzeichnend, jedoch makroskopisch nicht immer eindeutig zu klassifizieren, ist ein polypös pflastersteinartiges Schleimhautrelief der betroffenen Bereiche (Abb. 14.2). Dieses entsteht durch spaltartige Ulzera und dazwischen liegende, ödematös entzündlich geschwollene Schleimhaut [63].
Schleimhautschwellung und zunehmende Verdickung aller Wandschichten führen im *Spätstadium* zu den typischen unregelmäßigen Stenosierungen des Darmlumens, die sich röntgenologisch als schnur- oder bandförmige Kontrastmittelstreifen darstellen und ggf. einen Tumor vortäuschen können.

Lokalisation: Im Gegensatz zur Colitis ulcerosa, die sich in der Regel auf das Kolon beschränkt und nur in 10 (– 20 %) als sog. „back-wash"-Ileitis (s. S. 356) auf die terminale Ileumschlinge übergreift, kann beim Morbus Crohn jeder Abschnitt des Gastrointestinaltraktes befallen sein. Die Literaturangaben über die häufigsten Lokalisationen differieren. In etwa 30 % aller Fälle ist das terminale Ileum allein [127] befallen. Ein isolierter Befall des Kolon wird mit 20–27 % und ein solcher des Rektum mit 2–6 % angegeben, eine kombinierte Ileokolitis mit 30–55 % [63, 127, 124].

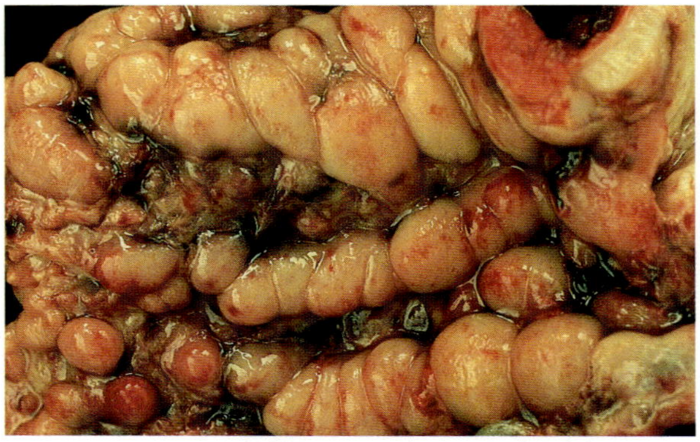

Abb. 14.2. Florider Morbus Crohn: unregelmäßig formierte Ulzerationen und ein kopfsteinpflasterartig aufgeworfenes Schleimhautrelief

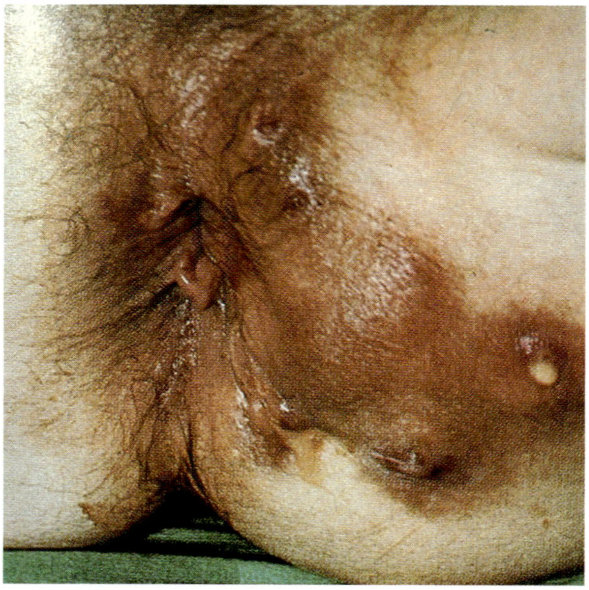

Abb. 14.3. Perianale Fisteln bei zugrundeliegendem Morbus Crohn

Prädilektionsstellen sind terminales Ileum und Colon ascendens.

Seltenere Lokalisationen (Ösophagus, Magen, Duodenum, Jejunum, Meckel-Divertikel, Gallenblase, isolierter Befall der Appendix, isolierte Analerkrankungen und schließlich Erkrankungen der Haut, der Lippen, Zunge, Larynx und Pharynx) werden angegeben in einer Häufigkeit von 2–9%. Sogar ein rein extraintestinaler Befall ist möglich [1, 13, 73, 84].

Die *Symptomatologie* des Morbus Crohn ist recht vielgestaltig. Die uncharakteristischen Anfangssymptome bestehen meist in Dauerbauchschmerzen mit breiigen, wäßrigen Diarrhöen, i.d.R. ohne Blutbeimengungen, in Übelkeit, Gewichtsabnahme und zu etwa 10% in einem walzenförmigen tastbaren Abdominaltumor (entzündlicher Konglomerattumor durch Übergreifen des Entzündungs- und Fibrosierungsprozesses auf die Serosa und das mesenteriale Fettgewebe).

Man unterscheidet eine akute und eine mehr chronische Verlaufsform. Bei der akuten Form stehen, ähnlich wie bei der Appendizitis (daher auch Pseudo-Appendizitis genannt), akuter Schmerz, Druckschmerz und Abwehrspannung im Bereich des rechten Unterbauches im Vordergrund.

Für die klassischen, mehr chronischen Verlaufsformen beginnt die Symptomatologie meist schleichend: rezidivierende Diarrhöen, meist ohne Blutbeimengungen, spastische Bauchschmerzen, häufig im Bereich des Oberbauches (Pseudo-Ulkus, Pseudo-Pankreatitis), Fieber, Übelkeit, Gewichtsverlust, entzündliche Veränderungen im Rekto-Analbereich mit Ausbildung von Fissuren, Fisteln, Dermatitiden und Analhautekzemen (Abb. 14.3). Es ist typisch für die im Rahmen des Morbus Crohn auftretenden Analläsionen, daß sie kaum schmerzen und somit von den Patienten oft nicht beachtet werden. Starke Schmerzen bei Analaffektionen des Morbus Crohn weisen auf einen Abszeß hin [79].

Für die häufig hierbei auftretenden Fisteln ist ferner typisch, daß sie meist fuchsbauartig verzweigt sind und mehrere Mündungen aufweisen. Perianalfisteln und periproktitische Abszesse, die gelegentlich schon vor den ersten intestinalen Crohn-Manifestationen auftreten können, sollen in 16% der Fälle bereits bei Krankheitsbeginn nachweisbar sein [49b]. Bei 34–50% treten sie im weiteren Verlauf der Erkrankung auf [124, 110a].

Hinzu kommt das eventuelle Auftreten von walzenförmigen, abdominalen Konglomerattumoren, die als tastbare Resistenzen imponieren. Bei Auftreten von Stenosen kommt es im Laufe der Erkrankung zu kolikartigen Schmerzen. Als Folge der Entzündung finden sich weiterhin häufig Fieber oder Angaben über Nachtschweiß.

Während die Colitis ulcerosa mehr durch akut exazerbierende, blutige Durchfälle mit nahezu vollständiger Remission gekennzeichnet ist, zeigt der Morbus Crohn im allgemeinen einen mehr chronischen Verlauf mit weniger eindeutigen Exazerbationen und weniger vollständigen Remissionen.

Nicht selten soll die Leber an der Erkrankung beteiligt sein. Dabei beobachtet man verhältnismäßig unspezifische Veränderungen wie Verfettung, Cholangitis und reaktive Hepatitis. Nicht selten wird auch eine Stomatitis aphthosa, Pankreatitis und insbesondere bei Erwachsenen, die an einem Morbus Crohn leiden, ein Morbus Bechterew beobachtet.

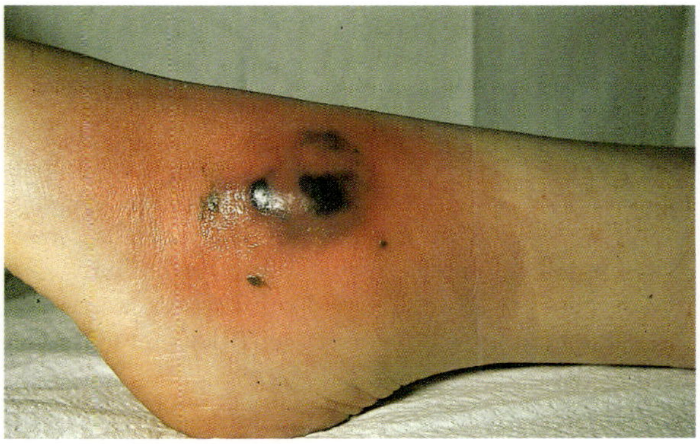

Abb. 14.4. Pyodermia gangraenosum. Extraintestinale Manifestation eines Morbus Crohn

Weitere *extraintestinale Manifestationen* sind nach Leiber [80] Monarthritis, Polyarthritis, Arthralgien, Spondylitis, Ureteritis, Nephrolithiasis, Hydronephrose, Rektovaginalfisteln, Vulvitis granulomatosa, granulomatöse Pareiitis [45 a], Skrotumulzerationen, Mammafisteln, Osteomyelitis, subperiostale Reaktionen, aseptische Osteonekrosen, Uveitis, Episkleritis, Erythema nodosum (Abb. 15.5 a), Exanthema multiforme, Epidermolysis bullosa, Ekzem, Pyodermia gangraenosum (Abb. 14.4) Hyperthyreose, Trommelschlegelfinger und andere mehr. Entsprechend sind auch die Sekundärerscheinungen variabel und von der Art der Organbeteiligung und der Akuität abhängig (Ödeme, Anämie, Elektrolytstörungen, Malabsorptionssyndrome, Vitaminmangelerscheinungen u.a.) [71, 103, 110, 113, 124, 144].

Bei 10% aller Fälle von Morbus Crohn ist weiterhin mit einer sekundären Amyloidose zu rechnen [102].

Entsprechend vielgestaltig können die *Komplikationen* sein: Massive Darmblutungen, freie und gedeckte Darmperforation, freie und gedeckte Abszesse, toxisches Megakolon (s. S. 357), Ileuszustände, Oxalat-Nierensteine, Gallensteine, atypische Fistelbildungen, erhöhtes Malignomrisiko (Dünndarm, Dickdarm, Fistelkarzinom); durch Druck der Darmkonglomerattumoren auf den Harnleiter kann sich, vorwiegend rechtsseitig, eine intermittierende Hydronephrose entwickeln u. a.

Im Kindesalter finden sich zusätzlich in 18–30% Wachstumsstörungen speziell des Skelettsystems, geistige Retardierung sowie verzögerte sexuelle Reifung [97, 117].

DIAGNOSE

Die Diagnosestellung erfolgt mit Hilfe des Röntgenbildes, der Ösophagogastroduodenoskopie, Proktorektoskopie, Ileokoloskopie und der Biopsie.

Endoskopie: Die Endoskopie mit histologischer Untersuchung allein erlaubt in etwa 40% eine Diagnosesicherung [45, 77, 134].

Die Darmoberfläche zeigt diskrete, unregelmäßig begrenzte, in makroskopisch unauffälliger Schleimhaut liegende Ulzera („skip lesions") (Abb. 14.1 g). Wichtig ist, daß bei jeder endoskopischen Untersuchung möglichst mehrere Probeexzisionen durchgeführt werden. Das sicherste histologische Zeichen stellen die Epitheloidzellgranulome dar, die in sämtlichen Darmschichten sowie in den regionären Lymphknoten vorkommen können, jedoch nicht immer nachweisbar sind (s. u.).

Röntgenuntersuchungen: Neben der Endoskopie stellt die Röntgenuntersuchung des Dünn- und Dickdarmes die aussagefähigste Untersuchung dar. Die röntgenologischen Möglichkeiten sind insbesondere:

- Abdomenübersicht,
- Sondeneinlauf des Dünndarmes nach Sellink,
- Doppelkontrasteinlauf,
- Fistelfüllung,
- Angiographie.

Insbesondere durch die gezielte Untersuchung des Dünndarmes nach Sellink ist fast immer eine zuverlässige Aussage über Art, Ausdehnung und Schweregrad der Erkrankung möglich. Der gesamte Dünndarm läßt sich auf diese Weise innerhalb von 15–20 min übersichtlich füllen und kleine Schleimhautveränderungen werden erfaßt. Aufgrund des hohen Aussagewertes, der geringen Belastung des Patienten und des relativ geringen Aufwandes ist die Röntgenuntersuchung im Diagnostikprogramm bei der Abklärung eines Morbus Crohn besonders wichtig (Kolondoppelkontrast und MDP mit spezieller Darstellung des terminalen Ileums).

Für den Morbus Crohn charakteristische Röntgenbefunde sind Stenosierungen im Ileumbereich, Pflastersteinrelief der Schleimhaut, weit geöffnete Ileozökalklappe, Wandstarre des betroffenen Darmsegments, tiefe Ulzera, Fissuren, Fistelgänge und der segmentäre Befall [14, 47, 114, 128]. Ein weiteres röntgenologisches Charakteristikum stellt das sog. Omega-Zeichen („Distanzphänomen") dar, bei dem es, bedingt durch ein entzündliches Ödem sowie Mesenteriallymphknotenschwellungen und der damit verbundenen Mesenterialverdickung, zu einer bogigen Darmschlingenverlagerung in Form eines Ωs kommt (Abb. 14.5).

Sonographie: Dieser kommt als Ergänzung endoskopischer und radiologischer Diagnostikschritte, insbesondere bei Verlaufsbeobachtungen und dem Nachweis auftretender Komplikationen zunehmend mehr Bedeutung zu [25, 92, 133, 152].

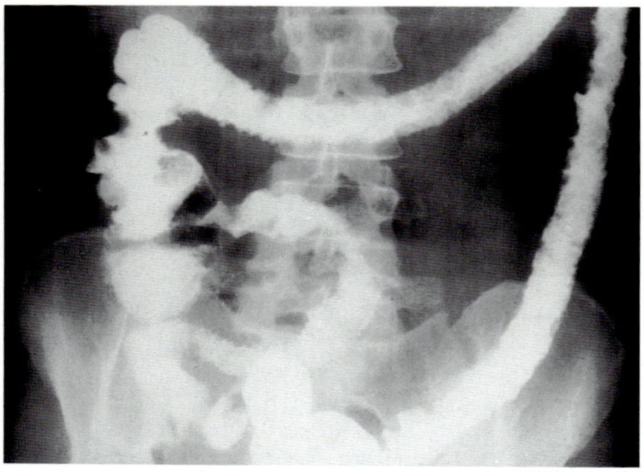

Abb. 14.5. Omega-Zeichen („Distanzphänomen"): Ω-förmige Verlagerung und Impression des terminalen Ileums bei Morbus Crohn

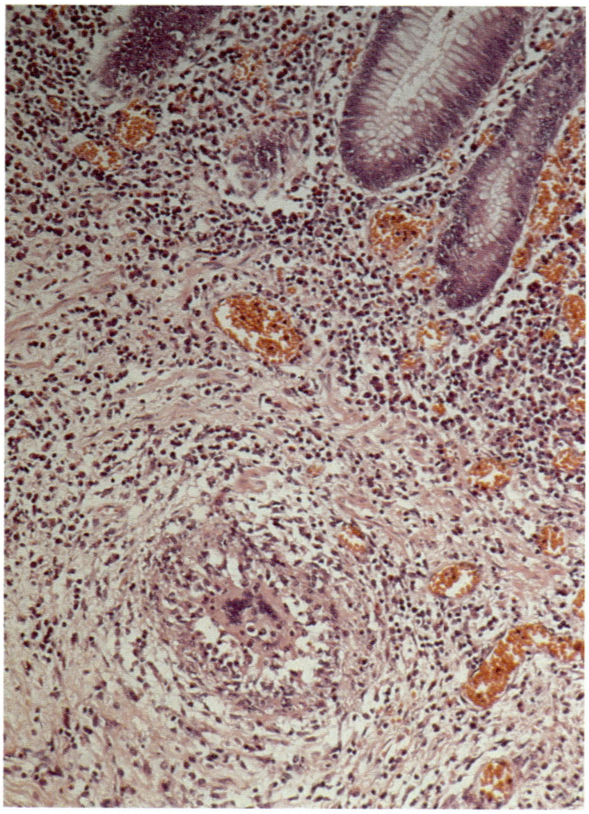

Abb. 14.6. Morbus Crohn. Submuköses Granulom mit Riesenzelle. HE-Färbung

Histologie: Das histologische Bild des Morbus Crohn wird geprägt durch die Begriffe *diskontinuierlich*, d.h. auch im histologischen Bereich finden sich entzündungsfreie Areale neben mehr oder weniger stark entzündeten Schleimhautbezirken *transmural* und *disproportioniert*. Letzteres besagt, daß die Entzündung vom oberflächlichen Schleimhautbereich zur Submukosa hin an Intensität zunimmt [63].

Histologisch relativ kennzeichnend sind neben einer transmuralen lymphoiden Hyperplasie die epitheloidzelligen Granulome mit Riesenzellen vom Langhans-Typ (ohne Verkäsung). Es handelt sich hierbei um knötchenartige Proliferationen von histiozytären Elementen mit reichlich Zytoplasma (Abb. 14.6) [30, 63 a, 81 a, 110].

Letztere sind durch Biopsien in etwa 20 %, in Resektionspräparaten in etwa 70 % nachweisbar [47].

Wichtig zu wissen ist, daß es keinen einzelnen histologischen Befund gibt, der einen Morbus Crohn beweist [101, 110]. Kennzeichnend für das Krankheitsbild ist vielmehr eine wechselnde Kombination verschiedener, in der nachfolgenden Übersicht zusammengestellter Einzelbefunde.

Morbus Crohn. Histologische Einzelbefunde. (Nach Otto et al. [110 a])

1. *Transmurale Entzündung*
   Diskontinuierlich
   Disproportional
2. *Ulzeröse Läsionen*
   Aphtoid
   Fissural
   Kryptenabszesse
3. *Lymphoidzellige Aggregate, lymphoidzellige Hyperplasie*
4. *Granulome*
   Sarkoid
   Tuberkuloid
   „Histiozytär"
   Mikrogranulome
5. *Lamina epithelialis mucosae*
   Becherzellen: normal (Kolon)
   Paneth-Zell-Metaplasie (Kolon)
   Gastrale Metaplasie (Dünndarm)
   Granulozyteninfiltrate, mikroabszedierend
6. *Gefäßveränderungen*
   Entzündlich
   Degenerativ
   Lymphangiektasien
7. *Nervale Läsionen*
   Neuritis – Ganglioneuritis
   Inflammatorische Axonopathie
   Neuromatöse Proliferationen/Hyperplasien
8. *Muskuläre Läsionen*
   Destruktion
   Desintegration
   Hypertrophie
   Leiomyomatöse Proliferationen
9. *Darmwandfibrose (Stenose)*

Laboruntersuchungen: Anhand von Laborbefunden allein ist der Morbus Crohn nicht diagnostizierbar. Lediglich Schweregrade und Krankheitsverlauf können anhand von Laborbefunden mitbeurteilt werden. Wichtige Parameter sind die BSG als Zeichen für das Ausmaß der Entzündung (normale Senkung schließt das Syndrom jedoch nicht aus), der Hämoglobinwert, die Eiweißveränderungen im Serum (fäkales Alpha-1-Antitrypsin zum Nachweis und zur Quantifizierung eines enteralen Eiweißverlustes), die Leberwerte, Orosomucoid-Wert, Temperaturerhöhungen und das Gewicht des Patienten [135, 44]. Weitere Laborbefunde, die im Zusammenhang mit einem Morbus Crohn auftreten können, sind Hypocholesterinämie, Hypokalzämie, Hypokaliämie, Zinkmangel, Leukozytose, hypochrome Anämie, Thrombozytose, erhöhte Serumlysozym-(Murasidase-)Werte sowie α_2- und β_2-Globulinfraktion im Elektrophoresediagramm und der Nachweis von Blut im Stuhl.

Die 7 wesentlichsten Kriterien zur Diagnosestellung des Morbus Crohn sind in nachstehender Übersicht zusammengestellt.

Die Vielfalt möglicher Manifestationen und daraus wiederum entstehender Komplikationen sind der Grund, warum auch heute noch trotz derart unverkennbarer anatomisch-pathologischer und röntgenologischer Befunde die Diagnose des Morbus Crohn verhältnismäßig spät, d.h. meist erst nach einer mittleren Krankheitsdauer von 3–4 Jahren, gestellt wird.

Diagnostische Kriterien beim Morbus Crohn. (Nach Lennard-Jones et al. [81])

A. Radiologische, endoskopische oder operative Kriterien
- I. Diskontinuierliche Erkrankung
- II. Ileumbeteiligung
- III. Vorhandensein tiefer Schleimhautrisse (Fissuren)

B. Darm- und Hautbefall
- IV. Enterokutane Fisteln
- V. Chronische Analerkrankungen

C. Histologische Befunde
- VI. Normaler Schleimgehalt der Becherzellen im entzündeten Gebiet
- VII. Lymphfollikel in Mukosa und Submukosa

Sind in der Biopsie Granulome vorhanden, so genügt zusätzlich eines der Kriterien I bis VII zur Diagnose. Fehlen Granulome, so müssen 3 der 7 Kriterien erfüllt sein.

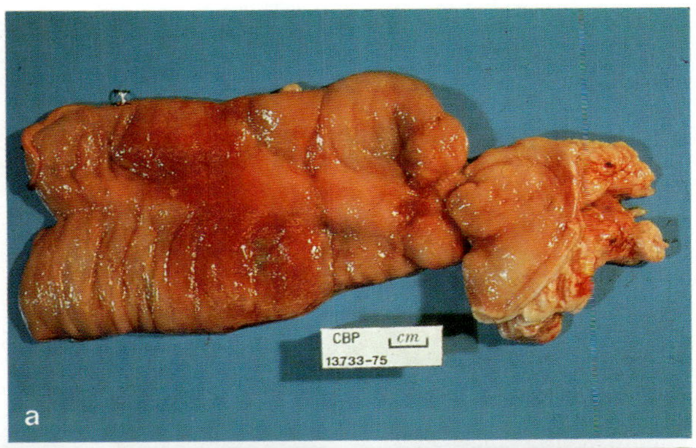

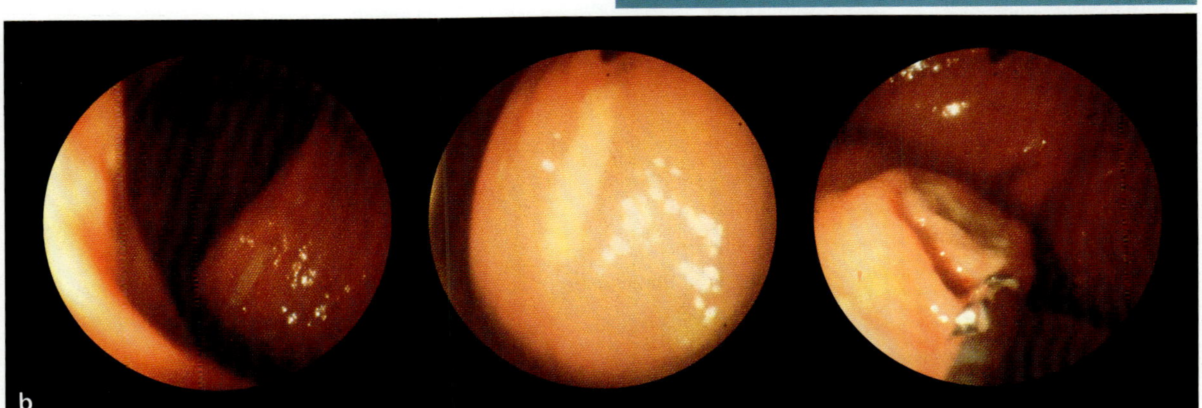

Abb. 14.7. **a** Erythematodes visceralis, hochgradige Striktur im rektosigmoidalen Übergangsbereich, eröffnetes 21 × 7 cm großes Sigmasegment. In der Nähe des distalen Randes findet sich eine 2,5 × 1,0 cm große Ulzeration mit konvergenten Falten auf frischem Wundgrund, auffällige Verdickung der Darmwand. **b** Arteriitische Kolitis (Mikroform einer Panarteriitis nodosa mit rezidivierenden schweren kolorektalen Blutungen). *Links:* kleines querverlaufendes Ulkus nahe der rechten Flexur; *Mitte:* Nahsicht des Ulkus; *rechts:* größeres Ulkus im Ascendens mit unterminiertem Rand, Ulkusgrund mit der PE-Zange gefaßt

Tabelle 14.1. Zur *makroskopischen* Differentialdiagnose zwischen Colitis ulcerosa und M. Crohn. (Nach Otto et al. [110 a])

Merkmal	Colitis ulcerosa	M. Crohn
Ausbreitung	Kontinuierlich, diffus	Diskontinuierlich, segmental
Beteiligung von:		
- Ileum	10% („backwash")	30% (maximal 50%)
- Rektum	über 90%	etwa 50%
- Anus	unter 25% (Fissuren)	über 75% (Fisteln, Fissuren, Ulzera)
Mukosa/Submukosa	Granuliert, regellos angeordnete, oft flächenhaft entwickelte Erosionen und Ulzerationen	Kopfsteinpflasterartiges Mukosarelief, Ulzera (strickleiterartig, aphtös)
Fissuren	Keine	Häufig
Pseudopolypen	Häufig	Eher selten
Hyperämie	Massiv	Wechselnd, gering
Wandbreite bis zur Lamina muscularis propria	Normal	Stark verbreitert
Lamina muscularis propria	Zumeist normal	Deutlich verdickt
Serosa	Überwiegend normal (Ausnahme: toxisches Megakolon)	Fibrös verdickt, Serositis, „miliare" Granulome, sklerolipomatöser Überwuchs
Darmverkürzung/Strikturen)	Muskuläre Verkürzung, Strikturen selten	Fibröse Verkürzung, segmental fibröse Strikturen häufig
Fistelbildung	Selten	Häufig
Toxisches Megakolon	5–10%	Wird zunehmend häufiger beobachtet

Tabelle 14.2. Zur *histologischen* Differentialdiagnose zwischen Colitis ulcerosa und M. Crohn. (Nach Otto et al. [110 a])

Merkmal	Colitis ulcerosa	M. Crohn
Ausbreitung der Entzündung	Mukosa/Submukosa: „mucosal colitis"	Transmural: „full wall colitis"
Mukosadicke	Verbreitert	Verbreitert
Submukosadicke	Normal Fibrose	Stark verbreitert Ödem, Ödemsklerose, Fibrose
Becherzellverlust[a]	Immer	Gering, wenn überhaupt
Drüsenarchitektur	Schwer gestört	Gering verändert
Kryptitis/Kryptenabszesse[a]	Immer	Sehr selten
Paneth-Zellmetaplasie	Sehr häufig	Selten
Epitheloidzellige Granulome[a]	Fehlen/sehr selten	60–70% (20–83%)
Fokale lymphoide Hyperplasie[a]	Mukosa/Submukosa	Alle Wandschichten, oft sehr ausgeprägt
„Vaskularisation"	Häufig	Selten
Entzündliche Gefäßveränderungen	Selten	Häufig
Obliterierende Lymphangitis	Selten	Häufig
Fibrose	Mäßig	Stark
Analläsionen	Unspezifische Entzündung	Epitheloidzellige Granulome
Regionäre Lymphknoten	Reaktive Hyperplasie	Epitheloidzellige Granulome (25–50%)
Präkanzeröse Epitheldysplasien	Relativ „häufig"	Bislang selten beobachtet

[a] Bioptisch besonders wichtig.

DIFFERENTIALDIAGNOSE

Differentialdiagnostisch spielt die Colitis ulcerosa zusammen mit anderen Kolitisformen die wichtigste Rolle. Weiterhin von Bedeutung sind: funktionelle Diarrhöen, chronische Appendizitis, Darmtumoren (mesenteriale Lymphknoten), Darm-Tuberkulose, Yersiniosen, irritables Kolon, ischämische Kolitis (im Spätstadium), Whipple-Syndrom, Pankreasinsuffizienz, Ulcus duodeni, familiäre Polyposis, Gardner-Syndrom, Cronkhite-Canada-Syndrom, Divertikulitis, Sprue, kollagene Kolitis, Ulcus recti simplex, antibiotikaassoziierte Kolitis, Strahlenfibrose, Morbus Behçet, Lues, Lymphogranulomatosis inguinalis, Salmonellosen, Shigellosen, Campylobacter-Enteritis, Histoplasmose, Levurose, Aktinomykosen, Schistosomiasis, Zytomegaliekolitis, Amöbenruhr (der indirekte Hämagglutinationstest stellt die wichtigste Unterscheidungsmöglichkeit zwischen einer Amöbenruhr und einer Crohnschen Erkrankung des Dickdarms dar), Balantidiasis, Vermes, Hyperthyreose, M. Addison.
Schließlich kommen differentialdiagnostisch auch Krankheitsbilder in Betracht, die aufgrund pathologischer Veränderungen der intramuralen Arterien und Arteriolen zu Durchblutungsstörungen der Darmwand und schließlich zu mehr oder weniger ausgedehnten Ulzerationen führen können. Zu denken ist insbesondere an Kollagenkrankheiten wie den Erythematodes visceralis (Abb. 14.7 a) [68, 70] und die in selteneren Fällen auch den Dickdarm betreffende Panarteriitis nodosa (Abb. 14.7 b) [42, 76, 100, 136, 150]. Bei isoliertem Dünndarmbefall muß an Non-Hodgkin-Lymphome und an das Dünndarmkarzinoid gedacht werden [124].
Von einer *Colitis indeterminata* spricht man in 10–20 % der zu diagnostizierenden Fällen [118 a, 124, 154 a], wo auch die histologischen Parameter keine sichere Unterscheidung zwischen einer Colitis ulcerosa und einem Morbus Crohn zunächst zulassen.
Die wichtigsten Unterscheidungsmerkmale zwischen dem Morbus Crohn und der Colitis ulcerosa sind in den Tabellen 14.1 und 14.2 gegenübergestellt. Über die Leitsymptomatik zur Differentialdiagnose gibt Tabelle 14.3 Auskunft.

Tabelle 14.3. Leitsymptomatik zur Differentialdiagnose der Colitis ulcerosa und des Morbus Crohn. (Nach Gruner [51])

Morbus Crohn	Colitis ulcerosa
Diarrhö – selten blutig	Blutig-schleimig-eitrige Durchfälle
(Druck-)Schmerz rechts	Diffuse Leibschmerzen
Walzenförmige Resistenz	Anämie-Fieber-Gewichtsverlust
Besonders Unterbauch rechts Analfistel, Fissur	Syntopien

THERAPIE

Eine kausale Behandlung des Morbus Crohn ist wegen der unbekannten Ätiopathogenese bislang noch nicht möglich. Ein weiteres Handikap im Bemühen um eine effektive Therapie stellt die durch eine Vielzahl möglicher Komplikationen gekennzeichnete und dadurch weitgehend uncharakteristische klinische Symptomatologie dar, insbesondere auch dadurch, daß nicht selten gleichzeitig verschiedene Krankheitsphasen bei demselben Patienten auftreten.
Es kommt demgemäß ganz darauf an, die symptomatischen Behandlungsmaßnahmen anhand oft unsicherer klinischer Parameter der jeweiligen Krankheitssituation anzupassen und hierbei konservative und chirurgische Behandlungsschritte optimal zu kombinieren.
Während die Operation in der Regel den Komplikationen vorbehalten bleibt, stellt die medikamentöse Behandlung, unterstützt von einer „Ruhigstellung“ des Darmes mit ballastfreier Kost bzw. parenteraler Ernährung, die Therapie der ersten Wahl dar. Welches Medikament in welcher Dosierung den gerade besten Therapieeffekt bringt, hängt weitgehend von der Beurteilbarkeit des aktuellen Aktivitätsgrades ab. Hierbei stellt der von Best et al. [12] entwickelte *Aktivitätsindex* eine wesentliche Hilfe dar. Der jeweilige Grad der Aktivität wird infolge ganz bestimmter Kriterien als Punktwert ermittelt (Tabelle 14.4) [67].
Liegt der CDAI unter 150, bedeutet dies, daß die Erkrankung nur geringgradig aktiv ist. Handelt es sich um einen Wert zwischen 150–300, entspricht dies einem leichteren bis mittleren Schub, und findet sich ein *Morbus Crohn-Index* über 300, handelt es sich um eine schwere Krankheitsphase. Aufgrund dieser Aktivitätsbeurteilung kann beispielsweise gezeigt werden, daß im akuten Schub, d. h. einem Aktivitätsindex über 150–200, Glukokortikoide einen signifikant positiven Therapieeffekt ergeben, während bei einer niedrigeren Punktzahl, d. h. einer ruhigeren Erkrankungsphase, kein Unterschied zu einem Plazebo feststellbar ist.
Glukokortikoide stellen demgemäß die Therapie der Wahl für den akuten Schub dar. Besonders in der exsudativen Entzündungsphase, die nicht selten durch Begleiterkrankungen wie Erythema nodosum, Arthritis, Episkleritis und Uveitis gekennzeichnet ist, sind Kortikosteroide indiziert. Es emp-

Tabelle 14.4. Morbus Crohn-Aktivitätsindex (CDAI). (Nach Best et al. [12])

I.	Stuhlfrequenz/Woche		...... × 2 =
II.	Bauchschmerzen/Woche		...... × 5 =
III.	Allgemeinbefinden/Woche		...... × 7 =
IV.	Systemische Zeichen: Gelenkschmerzen; Schleimhaut-, Hautzeichen, Augenentzündung; anale Läsionen; Fisteln; Fieber > 37,5 °C rektal	jedes	...... × 20 =
V.	Durchfallbehandlung	ja	...... × 30 =
VI.	Resistenz im Abdomen, nein = 0, fraglich = 2, sicher = 5		...... × 10 =
VII.	Hämatokrit; ♂ : 47 minus Hämatokrit, ♀ : 42 minus Hämatokrit		...... × 6 =
VIII.	1 – Gewicht/Standardgewicht		...... × 100 = ____
		Summe	=

Zu I: Zahl der nicht geformten Stühle.
Zu II: Schmerzen jeden Tag; Skala: 0 = keine, 1 = leicht, 2 = mäßig, 3 = stark.
Zu III: Befinden; Skala: 0 = im allgemeinen gut, 1 = nicht ganz gut, 2 = schlecht, 3 = sehr schlecht, 4 = unerträglich.

fiehlt sich, zunächst hochdosiert zu beginnen – 1 (–2) mg/kg Körpergewicht Prednison oder Prednisolon – und die Dosierung langsam, d.h. innerhalb von 5–10 Wochen, auf 5–10 mg/Tag zu reduzieren. Diese Dosis kann, sofern keine Kontraindikationen für eine Kortisontherapie vorliegen, wie etwa Fisteln, Abszesse, eine infektiöse Enterokolitis oder ähnliches, über einen längeren Zeitraum appliziert werden, ggf. in Verbindung mit Kortikosteroid-Klysmen bzw. weniger irritierendem kortikosteroidhaltigem Rektalschaum bei distalem Kolonbefall (Colifoam Rektalschaum, Betnesol Rektal-Installation o.ä.).

Ein günstiges Wirkungs- bzw. Nebenwirkungsprofil wird von dem neuen topisch wirksamen Kortikosteroid Budesonid erwartet. Es zeichnet sich im Vergleich zu den systemisch wirksamen Kortikosteroiden durch eine gute Wirkung am Ort der Entzündung aus bei gleichzeitig reduzierter Nebenwirkungsrate. Dies ist dadurch bedingt, daß Budesonid einen hohen First-pass-Effekt unterliegt, wobei das resorbierte Budesonid zu etwa 90% in der Leber zu weitestgehend unwirksamen Metaboliten verstoffwechselt wird, bevor diese in den Körperkreislauf gelangen. Die empfohlene Dosierung beim akuten Morbus Crohn beträgt 9- bzw 3 mal 3 mg Budesonid pro Tag [38, 116, 146].

Oftmals ist auch eine Kombination von Kortikosteroiden mit anderen Wirksubstanzen, wie z.B. mit Mesalazin (5-Amminosalizylsäure/5-ASA) oder Sulfasalazin (Salazosulfapyridin/SASP) erforderlich, wobei Mesalazin auch die eigentliche Wirksubstanz des Sulfasalazins ist [6a]. Mesalazin-haltige Präparate (z.B. Salofalk) stellen eine Weiterentwicklung der Sulfasalazin-haltigen Präparate (z.B. Azulfidine, Colo-Pleon) dar und stehen in Tabletten, Klysmen und Suppositorien zur Verfügung (s. S. 361). Da durch Einsatz der Mesalazin-haltigen Präparate die durch die Sulfapyridin-Komponente des Sulfasalazins bedingten, oft beträchtlichen Nebenwirkungen entfallen, kann das Mesalazin höher dosiert werden. Dadurch ist auch eine effektive Behandlung, z.B. des akuten Morbus Crohn [3, 19, 38, 38a, 43, 50a, 86, 87a, 116, 135a, 146] als auch eine postoperative Remissionserhaltung beim Morbus Crohn [91a] möglich.

Weiterhin hat das 1975 erstmals von Ursing und Komme [147] beschriebene Antibiotikum *Metronidazol* (z.B. Arilin) zunehmende Bedeutung als Morbus Crohn-Therapeutikum erlangt. Die bemerkenswerte therapeutische Wirkung dieser Substanz beim Morbus Crohn, vor allem bei einer Erkrankung des Colons und bei perianalen Komplikationen [11] beruht wohl vorwiegend auf der durch Hemmung der Nukleinsäuresynthese bakteriziden Wirkung gegen obligate Anaerobier, die beim Morbus Crohn nicht nur in infektiöser, sondern möglicherweise auch allergologischer Hinsicht eine Rolle spielen.

Inwieweit hierbei immunsuppressive Wirkungen der Nitro-Imidazol-Abkömmlinge in therapeutisch günstiger Hinsicht mitspielen, erscheint noch weitgehend unklar [139].

Bei aktivem, besonders durch Fisteln kompliziertem Morbus Crohn wird eine Dosierung zwischen 500 und 1000 mg/Tag [6, 11, 18, 33, 87, 148] empfohlen. Es sollte jedoch wegen seines Nebenwirkungsrisikos möglichst nicht länger als 10 Tage eingesetzt werden [58].

Als weiteres Medikament spielt *Azathioprin* (z.B. Imurek) eine Rolle. Es kann dann indiziert sein, wenn die durch Kortikosteroide erzielte Remission nur mit einer zu hohen Steroid-Dauertherapie aufrechterhalten werden kann. Dieses Immunsuppressivum (Zytostatikum), dessen Wirksamkeit fraglich erscheint und bekanntlich ein hohes Nebenwirkungsrisiko aufweist, wird in diesen Ausnahmefällen in einer Dosierung von 1–2 (–3) mg/kg KG/Tag als Kortikoideinsparer angewandt (S. 362) [15a, 124].

Neben Azathioprin wird als weiteres Zytostatikum sozusagen als „Reserve"-Medikament für besonders schwere Krankheitsverläufe das 6-Mercaptopurin (Puri-Nethol) empfohlen [105, 115, 116, 146].

Generell muß schließlich festgestellt werden, daß die rein symptomatische medikamentöse Therapie bestenfalls die Schwere der entzündlichen Erscheinungen mildern und ihre Dauer abkürzen kann, am chronisch rezidivierenden Verlauf der Krankheit kann sie jedoch nichts ändern.

Wesentlich ist weiterhin die Erkenntnis, daß eine Therapiepause zwischen 2 Schüben einer Dauer- bzw. Langzeitbehandlung mit Kortikosteroiden bzw. Mesalazin-haltigen oder -abspaltenden Präparaten nicht unterlegen ist.

Nach Abklingen eines Schubes sollten demzufolge die applizierten Medikamente abgesetzt werden, wobei bekanntlich bei Kortisongabe auf eine stufenweise Reduzierung der Dosis zu achten ist.

Die symptomatische Therapie der Diarrhö kann mit Loperamid (Imodium) oder Plantago-ovata-Samen (z. B. Mucofalk) bzw. die der chologenen Diarrhö mit Colestyramin (Quantalan) erfolgen [58, 113].

Was die *chirurgische* Therapie des Morbus Crohn anbetrifft, so muß grundsätzlich davon ausgegangen werden, daß dieses Krankheitsbild im Gegensatz zur Colitis ulcerosa operativ nicht heilbar ist. Die Operationsmortalität ist von 5–7 % vor 20 Jahren auf unter 1 % gefallen [124].

Eine wesentliche Erkenntnis ist die, daß sich das Rezidivrisiko verringert, wenn in einer inaktiven Phase der Erkrankung operiert wird. Grundsätzlich ist eine konservative Behandlung anzustreben. Nur wenn die Erkrankung durch Medikamente unbeeinflußt bleibt oder eines akuten Notfalles wegen ist die Operation angezeigt.

Wegen Komplikationen (Stenosen, Fisteln, Abszesse u. w.) müssen etwa 90 % der Betroffenen mindestens einmal im Leben operiert werden [124]. Die Wahrscheinlichkeit einer chirurgischen Intervention liegt nach 5 Krankheitsjahren bei etwa 40 %, nach 10 Jahren bei 60–70 % und nach 20 Jahren bei 90 % [110a]. 40 %–50 % der operierten Patienten bekommen in den darauffolgenden 5 Jahren ein symptomatisches Rezidiv und etwa 20 % müssen innerhalb von 5 Jahren erneut operiert werden [129a, 110a].

Als Methode der Wahl gilt heute im Gegensatz zu der Ansicht noch vor einigen Jahren die spärliche Resektion irreversibel geschädigter Darmabschnitte, die gerade bis ans Gesunde reicht, wodurch auch das Risiko dieser Eingriffe im allgemeinen abgenommen hat. Hierbei hat sich gezeigt, daß der Befall von Resektionsrändern keinen Einfluß auf die Rezidivhäufigkeit hat. Auch ist eine Mitentfernung veränderter Lymphknoten nicht erforderlich [41].

Die *analen* Veränderungen stellen aufgrund ihrer Chronizität und Heilungsunwilligkeit ein besonderes Problem in der chirurgischen Behandlung des Morbus Crohn dar [35, 41, 46, 57, 61]. Für die Behandlung gilt, daß möglichst spät und möglichst wenig eingegriffen werden soll [41, 124]. Die Therapie der Wahl besteht heute sogar meist in der alleinigen Resektion des befallenen Darmabschnittes, ohne daß gleichzeitig bestehende anale Läsionen wie Fisteln, Fissuren, Abszesse usw. – insbesondere wegen der Gefahr von Sphinkterverletzungen – direkt angegangen werden. Erfahrungsgemäß schließt sich nach alleiniger Resektion des befallenen Darmabschnittes ein erheblicher Teil mitbestehender Analfisteln spontan. Dies ist bemerkenswert, da anorektale Fisteln anderer Genese in aller Regel nicht spontan ausheilen (s. Fisteln, S. 107). Rezidive sind meist durch eine Exazerbation der Grundkrankheit bedingt [35, 36, 57].

Lokale operative Maßnahmen sind heute nur noch ausnahmsweise (z. B. Dilatation einer Analstenose, operative Korrektur einer iatrogen verursachten Inkontinenz, Eröffnung schmerzhafter Abszesse [2a] indiziert [15, 35, 36, 46, 48, 55, 57, 61, 74a, 82, 126, 137, 145, 153].

Der richtige Zeitpunkt für einen operativen Eingriff sollte möglichst von Internisten, Chirurgen und Proktologen gemeinsam bestimmt werden.

Nachfolgend (S. 350) eine Zusammenstellung der Operationsindikationen von Dölle und Herfarth [32].

Schließlich ist die *Malnutrition* mit ihren Folgen therapeutisch zu berücksichtigen. Im Bedarfsfall muß für einen Elektrolyt-, Eiweiß-, Volumen- und Blutersatz gesorgt werden.

Insbesondere ist eine hochdosierte Vitamin- (A, B, E, K und besonders B_{12}) und evtl. auch Immunglobulingabe nötig. Bewährt hat sich hierbei die *Astronautendiät* als eine dem Körperbedarf angepaßte ballastfreie, vollbilanzierte Kost aus Aminosäuren, Glukose, Elektrolyten und Vitaminen. Bei Befall des terminalen Ileums und Kolons und insbesondere bei Vorliegen von Perianalfisteln u. a. proktologischen Begleiterkrankungen kann diese Kost sehr hilfreich sein, da sie bereits in den oberen Dünndarmabschnitten vollständig resorbiert wird und damit die betroffenen kaudalen Darmbereiche nicht belastet. Eine solche Diätkost sollte mindestens 3000–3500 Kcal/Tag enthalten und möglichst in mehrere kleine Mahlzeiten aufgeteilt sein. Sie kann sowohl prä- als auch postoperativ von großem Nutzen sein. Manche Patienten sind erst nach dieser Diätbehandlung überhaupt operationsfähig.

I. *Absolute Operationsindikation:*

a) *mit hoher Dringlichkeit:*
- Perforation und Peritonitis,
- toxisches Megakolon,
- schwere therapieresistente Blutung,
- akuter kompletter Ileus;

b) *mit aufgeschobener Dringlichkeit:*
- septische Komplikationen mit toxisch infektiösen Erscheinungen (z. B. Abszesse, gedeckte Perforationen),
- Fisteln zur Harnblase,
- Ureterkompression mit Aufstauung.

II. *Relative Operationsindikation:*

Bei Versagen der konservativen Therapie: Chronischer Ileus (auch Kolonstenose mit paradoxen Diarrhöen), therapieresistente enterokutane, enterovaginale, enteroenteritische Fisteln, Konglomerattumoren sowie ausgedehnte Analfisteln mit drohender oder manifester Sphinkterinsuffizienz; ausgeprägte Mitbeteiligung von Haut, Augen und Gelenken, die auf konservative Therapie nicht angesprochen haben bzw. die sich darunter verschlechtern.

III. *Symptomatische Eingriffe:*

Wie z. B. lokale Analfisteloperationen, Abszeßinzision.

Zur Behandlung schwerer Krisen, insbesondere wenn zusätzlich ausgedehnte Fistelbildungen und/oder Stenosierungen vorliegen und ohnehin Bettruhe geboten ist, hat sich zur Entlastung und Beruhigung erkrankter Darmabschnitte die komplette parenterale Ernährung bewährt. Gemäß Literaturangaben kann allein hierdurch nicht selten ein operativer Eingriff vermieden werden. Auch die verschiedensten Mangelzustände, an denen derartige Patienten oft leiden, können hierdurch am besten ausgeglichen werden [83, 111]. Durch eine totale parenterale Ernährung oder eine Elementardiät soll bei 60–80 % der Crohn-Patienten im akuten Schub eine Remission erreicht werden können. Trotzdem stellt die Ernährungstherapie keine Alternative sondern lediglich eine Ergänzung zur medikamentösen Behandlung dar [124].
Weitere Therapie- und Diätempfehlungen, die alle mehr oder weniger noch einer exakten klinischen Überprüfung ihrer Wirksamkeit bedürfen, sind die Applikation von Prostaglandinhemmern [118]. Immunstimulantien, antiviralen Mitteln [117] und insbesondere die Einhaltung einer eiweißreichen, kohlehydratarmen, vor allem keine raffinierten Zucker enthaltenden, ballastreichen Kost [17, 59, 65, 74].
Wie aus der Vielzahl der Behandlungsvorschläge zu ersehen ist, existiert bis heute keine Therapie der ersten Wahl. Es kommt vielmehr ganz und gar darauf an, aus der breiten Therapiepalette symptomatisch wirkender Medikamente gerade dieses einzusetzen bzw. diese Präparate bzw. Diätmaßnahmen zu kombinieren, die bei dem gerade vorliegenden Akuitätsgrad und Ausmaß der Krankheit erfahrungsgemäß am ehesten zu einer Zustandsbesserung führen.
Tritt eine *Schwangerschaft* ein, ist erfahrungsgemäß nicht mit wesentlichen Komplikationen hierdurch zu rechnen, sofern die Konzeption in Remissions- oder Ruhephasen erfolgt ist.
Bei der Empfängnis im aktiven Stadium oder wenn die Gravidität und die Krankheit gleichzeitig begonnen haben, muß jedoch mit einer Häufung von Tot-, Früh- und Spontangeburten gerechnet werden, weswegen in solchen Fällen eine Interruptio zu erwägen ist.
Die Behandlung ist bei Schwangeren grundsätzlich gleich. Kortikosteroide sollten allerdings möglichst sparsam und Mesalazin-haltige oder -abspaltende Präparate einige Wochen vor der Entbindung abgesetzt werden. Teratogene Schäden durch Salazosulfapyridin oder Mesalazin sind bislang nicht bekannt geworden [40].
Azathioprin ist kontraindiziert [99].
Abschließend kann grundsätzlich gesagt werden, daß in der Therapie des Morbus Crohn eine unüberlegte schnelle Entscheidung meist mehr schadet als eine zurückhaltende Einstellung, insbesondere was operative Eingriffe anbetrifft.
Proktologisch tätige Kollegen der verschiedenen Fachbereiche, ob in Klinik oder Praxis, sind gemeinsam zu einer konsequenten, koordinierten Überwachung, Betreuung und Aufklärung dieser Patienten aufgerufen. Jeder wesentliche Therapieschritt sollte insbesondere wegen des ausgesprochen wechselhaften Spontanverlaufes dieser Erkrankung gründlich bedacht und vor allem konsiliarisch besprochen werden.
Schließlich haben sich Selbsthilfegruppen bewährt, wie etwa die Deutsche Morbus Crohn/Colitis Ulcerosa Vereinigung – DCCV – e. V. Paracelsusstraße 15, 51375 Leverkusen.

PROGNOSE

Was die Prognose betrifft, kann gesagt werden, daß das Risiko für einen Morbus Crohn-Patienten, an einem Karzinom zu erkranken, nach langjährigem Verlauf erhöht ist [86 a, 2, 22, 37, 50, 62, 129, 141, 149]. Der an einem Morbus Crohn leidende Patient ist demzufolge nicht nur durch die Risiken, d. h. das relativ häufige Vorkommen lebensbedrohlicher Komplikationen der Grundkrankheit bedroht, sondern auch durch ein sich möglicherweise als Spätfolge entwickelndes Karzinom, wodurch regelmäßige, möglichst fachüberschreitende Kontrolluntersuchungen nötig sind. Trotzdem haben die Betroffenen durch rationalen Einsatz der modernen Therapieverfahren bei interdisziplinärer Zusammenarbeit, heute die gleiche Lebenserwartung wie die Normalbevölkerung [124].

Wegen des ausgesprochen variablen Verlaufes der Krankheit und da es nach kürzerem oder längerem Verlauf durchaus spontane und auf Dauer beständige Ausheilungen zu geben scheint (ca. 5 % der Fälle [33] – Ausheilungen erfolgen, sofern überhaupt, meist nach 10- bis 15 jähriger Krankheitsdauer –, ist eine prognostische Aussage im Einzelfalle nur unter erheblichem Vorbehalt möglich.

Generell darf jedoch angenommen werden, daß bei Mitbeteiligung des Dünndarmes eher mit bedrohlichen Komplikationen zu rechnen ist und daß das Krankheitsbild im jugendlichen Alter im Durchschnitt schwerer verläuft als beim alten Menschen.

Literatur

1. Abrams J (1990) Der Larynx – ein weiteres Manifestationsorgan des Morbus Crohn. Laryngo-Rhino-Otol 69: 440–441
2. Alexander-Williams J (1975) Perianal Crohn's disease. Excerpta Medica, Amsterdam Oxford, p 43
2 a. Alexander-Williams J, Buchmann P (1983) Perianale Komplikationen beim Morbus Crohn. In: Ottenjann R, Fahrländer H (Hrsg) Entzündliche Erkrankungen des Dickdarms. Springer, Berlin Heidelberg New York Tokyo
2 b. Alexander-Williams J, Haynes IG (1985) Conservative operations for Crohn's disease of the small bowel. World J Surg 9: 945–951
3. Allgayer H (1990) Morbus Crohn und Colitis ulcerosa: Welche neuen Gesichtspunkte bietet die medikamentöse Therapie? Therapiewoche 40: 1486–1491
4. Allgayer H et al. (1994) Neuere Therapieformen bei chronisch-entzündlichen Darmerkrankungen: 4- oder 5-Aminosalicylsäure? Z Gastroenterol 32: 647–650
5. Anagnostopoulos D et al. (1995) Perianale Komplikationen beim Morbus Crohn von Kindern. coloproctology 17/1: 45–47
6. Auer IO (1981) Metronidazol bei Morbus Crohn. Dtsch Ärztebl 44: 2079–2081
6 a. Azad Khan AK (1977) An experiment to determine the active therapeutic moiety of sulphasalazine. Lancet 29: 892–895
7. Bach O, Lohse R, Petermann H (1991) Untersuchungen zu psychodynamischen Aspekten von Patienten mit Colitis ulcerosa und Morbus Crohn. coloproctology 13/6: 324–327
8. Bagchi S, Baral B, Das K (1986) Isolation and characterization of Crohn's disease tissue – specific glycoproteins. Gastroenterology 91: 326–332
9. Barnes RMR et al. (1990) Serum antibodies reactive with *Saccharomyces cerevisiae* in inflammatory bowel disease: Is IgA antibody a marker for Crohn's disease? Int Arch Allergy Appl Immunol 92: 9–15
10. Beeken WL (1979) Evidence of virus infection as a cause of Crohn's disease. Gastroenterology 17 [Suppl]: 101–104
11. Bernstein LH, Frank MS, Brandt LJ, Boley SJ (1980) Healing of perineal Crohn's disease with metronidazole Gastroenterology 79: 357–365
12. Best W et al. (1976) Development of a Crohn's disease activity index. National cooperative Crohn's disease study. Gastroenterology 70: 439–444
13. Bishop RP, Brewster AL, Antonioli DA (1972) Crohn's disease of the mouth. Gastroenterology 62: 302–306
14. Blackstone MO (1987) Endoskopie in der Gastroenterologie. Thieme, Stuttgart New York, S 464–493
15. Blomberg B (1992) Endoscopic treatment modalities in inflammatory bowel disease. Endoscopy 24: 578–581
15 a. Bouhnik Y et al. (1996) Long-term follow-up of patients with Crohn's disease treated with azathioprine or 6-mercaptopurine. Lancet 347: 215–219
16. Brahme H, Linström C, Wenckert A (1975) Crohn's disease in a defined population. Gastroenterology 69: 342
17. Brandes JW, Lorenz-Meyer H (1981) Zuckerfreie Diät: Eine neue Perspektive zur Behandlung des Morbus Crohn? Eine randomisierte kontrollierte Studie. Z Gastroenterol 19: 1–12
18. Brandt LJ, Bernstein LH, Boley SJ, Frank MS (1982) Metronidazole therapy for perineal Crohn's disease: A follow up study. Gastroenterology 83: 383–387
19. Brühl W, Nagel M (1992) Therapievergleich zwischen 5-Aminosalicylsäure (Mesalazin) und Sulfasalazin bei Patienten mit Proktitis. coloproctology 4/14: 197–202
20. Buchmann P (1990) Anorektaler Morbus Crohn. In: Marti MC, Givel JC (Hrsg) Springer, Berlin Heidelberg New York Tokyo
21. Calkins BM et al. (1984) Trends in incidence rates of ulcerative colitis and Crohn's disease. Dig Dis Sci 29/10: 913–920
22. Calkins BM, Mendeloff AI (1986) Epidemiology of inflammatory bowel disease. Epidemiol Rev 8: 60–91
23. Capobianchi MR et al. (1991) Interferon-alpha (IFN-α) production by human intestinal mononuclear cells. Response to virus in control subjects and in Crohn's disease. Gut 33: 897–901
24. Cave DR, Mitchell DN, Brooke BN (1976) Evidence of an agent transmissible from ulcerative colitis tissue. Lancet 19: 1311–1314
25. Classen M, Siewert JR (1993) Gastroenterologische Diagnostik. Schattauer, Stuttgart New York
26. Cook MG, Turnbull GJ (1975) A hypothesis for the pathogenesis of Crohn's disease based on an ultrastructural study. Virchow's Arch [A] Pathol Anat Histol 365: 327
27. Crohn BB, Ginzburg L, Oppenheimer GD (1932) Regional ileitis: A pathologic and clinical entity. JAMA 99: 1323–1329
28. Demling L (1994) Morbus Crohn durch Antibiotika? Fortschr Med 112/14: 195–196
29. Dempfle CE, Gladisch R, Heene DL (1992) Faktor XIII bei Colitis ulcerosa und Morbus Crohn. Die Gelben Hefte 32: 64–69
30. Deusch K, Reich K (1992) Immunological aspects of inflammatory bowel disease. Endoscopy 24: 568–577

31. Dirks E (1991) Die Epidemiologie des Morbus Crohn und der Colitis Ulcerosa. Verdauungskrankht 9/4: 162–167
32. Dölle W, Herfarth Ch (1979) Diagnose und Therapie chronisch-entzündlicher Darmerkrankungen. Med Welt (Stuttg) 30: 29, 1120–1124
33. Domschke W (1984) Vortrag auf dem 101. Kongreß der Deutschen Gesellschaft für Chirurgie
34. Dorta G et al. (1991) Nichtpeptische Läsionen: Fortschrittsbericht des Jahres 1990. Therapiewoche 41: 1133–1158
35. Ecker KW, Lindemann W, Schmid T (1993) Der anorektale Morbus Crohn – Teil I: Klinische Klassifikation auf der Basis des lokalen Infektionszustandes. Teil II: Prognose nach Drainage-Operation akuter putrider Infektionen. coloproctology 6: 339–344; 346
36. Ecker KW, Schüder G, Lindemann W (1994) Der anorektale Morbus Crohn – III. Indikation und Ergebnisse der kurativen Fistel-Chirurgie; IV. Problematik der Proktektomien. coloproctology 16/1: 30–39, 40–47
37. Ekbom A, Helmick C, Zack M, Adami HO (1990) Increased risk of large-bowel cancer in Crohn's disease with colonic involvement. Lancet 336: 357–359
38. Ewe K (1993) Morbus Crohn und Colitis ulcerosa – neuere Therapieansätze. Z Gastroenterol 31: 151–155
38 a. Ewe K (1994) Differentialtherapie von chronisch entzündlichen Darmerkrankungen mit oralen Aminosalizylaten. Dtsch Ärztebl 44: 3016–3020
39. Fahrländer H (1983) Ätiopathogenese und Klinik der chronisch entzündlichen Darmkrankheiten. In: Ottenjann R, Fahrländer H (Hrsg) Entzündliche Erkrankungen des Dickdarms. Springer, Berlin Heidelberg New York Tokyo
40. Fahrländer H (1980) Salazosulfapyridin in der Schwangerschaft. Dtsch Med Wochenschr 105: 1729–1731
41. Farthmann EH (1984) Chirurgische Therapie bei chronisch-entzündlichen Darmerkrankungen. Therapiewoche 34: 624–628
42. Feurle GE (1977) Regional enteritis and periarteriitis nodosa. Gastroenterology 72: 560–561
43. Fischbach W (1992) Chronisch entzündliche Darmerkrankungen – Konservativ die Progression aufhalten. Therapiewoche 42/22: 1370–1375
44. Fischbach W (1993) Aktuelle Diagnostik von Morbus Crohn und Colitis ulcerosa. Fortschr Med 111/6:
45. Fockens P, Tytgat GNJ (1992) Role of endoscopy in the follow-up of inflammatory bowel disease. Endoscopy 24: 582–584
45 a. Freyschmidt-Paul P et al. (1997) Granulomatöse Pareiitis bei Morbus Crohn. Z Hautkrankht 1: 42–44
46. Friedl PG (1994) Perianale Läsionen bei chronisch-entzündlichen Darmerkrankungen. Chir Gastroenterol 10: 294–298
47. Fuchs HF et al. (1979) Röntgendiagnose der Colitis ulcerosa und granulomatosa. Klinikarzt 5/2: 105–111
48. Gall FP et al. (1980) Ergebnisse bei chirurgischer Behandlung des Morbus Crohn. Therapiewoche 30: 8507–8512
49. Gitnick G et al. (1989) Preliminary report on isolation of mycobacteria from patients with Crohn's disease. Dig Dis Ci 34/6: 925–932
49 a. Gitnick GL, Rosen VJ, Arthur MH, Hertweck SA (1979) Evidence for the isolation of a new virus from ulcerative colitis patients, comparison with virus derived from Crohn's disease. Dig Dis Sci 24: 609
49 b. Goebell HS et al. (1987) Morbus Crohn: Klinische Erkrankungsmuster in Beziehung zur Lokalisation. Eine prospektive Analyse an 300 Patienten. Med Klin 82: 1
50. Greenstein AJ, Sachar D, Phulio A et al. (1978) Cancer in Crohn's disease after diversionary surgery. Am J Surg 135: 86–90
50 a. Gross V et al. (1995) Comparison between high dose 5-aminosalicylic acid and 6-methylprednisolone in active Crohn's ileocolitis. A multicenter randomized double-blind study. Z Gastroenterol 33: 581–584
51. Gruner HJ (1977) Morbus Crohn des Dickdarms und Colitis ulcerosa. Z Allgemeinmed 53: 535–542
52. Gugler R (1990) Neue Erkenntnisse in der Handhabung chronisch-entzündlicher Darmerkrankungen? Therapiewoche 40: 1459–1461
53. Guthrie EA et al. (1992) Outpatients with irritable bowel syndrome: a comparison of first time and chronic attenders. Gut 33: 361–363
54. Guthy E (1983) Spielen Nahrungsfaktoren beim Morbus Crohn ätiologisch eine Rolle? Verdauungskrankht 2: 83
55. Hager Th et al. (1980) Indikation zur chirurgischen Therapie der Morbus-Crohn-Fistel im Analbereich. coloproctology 4: 248–249
56. Hammer RE et al. (1990) Spontaneous inflammatory disease in transgenic rats expressing HLA-B 27 and human β m: an animal model of HLA-B 27-associated human disorders. Cell 63: 1099–1112
57. Hancke E (1992) Perianale Infektionen bei Morbus Crohn. Med Klin 87/6: 305–309
58. Hansen WE (1987) Internistische Gastroenterologie. Springer, Berlin Heidelberg New York Tokyo, S 259–267
59. Heaton KW, Thornton JR, Emmett PM (1979) Treatment of Crohn's disease with an unrefined carbohydrate, fibre rich died. Br Med J II: 764–766
60. Herfarth Ch, Dölle W (1981) Regionale Enteritis – Morbus Crohn. In: Allgöwer M, Harder F, Hollender LF, Peiper HJ, Siewert JR (Hrsg) Chirurgische Gastroenterologie, Bd 2. Springer, Berlin Heidelberg New York
61. Herfarth Ch, Bindewald H (1986) Perianale Erkrankungen beim Morbus Crohn. Chirurg 57: 304–308
62. Herfarth Ch, Stern J, Schürmann G (1993) Prophylaktisches Operieren bei chronisch-entzündlichen Darmerkrankungen. Dtsch Ärztebl 13: 948–954
63. Hermanek P (1983) Pathomorphologie segmentaler Colitiden. In: Ottenjann R, Fahrländer H (Hrsg) Entzündliche Erkrankungen des Dickdarms. Springer, Berlin Heidelberg New York
63 a. Hermanek P (1981) Pathologie des M. Crohn. In: Gall FP, Croitl H (Hrsg) Entzündliche Erkrankungen des Dünn- und Dickdarms. M. Crohn und Colitis ulcerosa. Perimed, Erlangen
64. Hermann E (1994) Darmerkrankungen: Extraintestinale Manifestationen – Begleitsymptome oder Signalsymptome?, Therapiewoche 44/17: 972–982
65. Herz R (1990) Rauchen, Kontrazeptiva und andere Einflüsse. Therapiewoche 40: 3581–3592
66. Horatius de RJ, Strickland RG, Miller WI, Volpicolli NA, Goeke RF, Kirsner JG, Williams RC (1978) Antibodies to synthetic polyribonucleotides in spouses

of patients with inflammatory bowel disease. Lancet 1: 1116
67. Hotz J, Goebell H (1983) Bedeutung von Aktivitätsindices beim Morbus Crohn. Verdauungskrankheit 1: 36–39
68. Johnson DA, Diehl AM, Finkelmann FD, Cattau EL (1985) Crohn's disease and systemic Lupus erythematosus Am J Gastroenterol 80/11: 869–870
69. Kallinovski B, Nöldge G, Stiehl A (1994) Crohn's disease with Behçet syndrome like appearence: a case report. Z Gastroenterol 32: 642–644
70. Kanto D, Verztman L (1981) Strikturen des rektosigmoidalen Übergangs beim generalisierten Lupus erythematodes. coloproctology 2: 118–119
71. Kirsch B et al. (1992) Dermatosen bei chronisch entzündlichen Darmerkrankungen. Aktuel Dermatol 18: 17–22
72. Kirsner JB, Spencer I (1967) Family occurrences of ulcerative colitis regional enteritis and ileocolitis. Ann Intern Med 57: 799
73. Kleemann E (1991) Hautveränderungen bei Morbus Crohn. H + G 66/6: 547–549
74. Koch H (1984) Adjuvante Therapie bei Morbus Crohn mit Agiocur®. Therapiewoche 34: 4545–4548
74 a. Krieg H et al. (1980) Zur Chirurgie analer Komplikationen beim Morbus Crohn. Therapiewoche 30: 8516–8518
75. Küchenhoff J et al. (1991) Zur psychosomatischen Behandlung von Morbus-Crohn-Patienten. Dtsch Ärztebl 88/5: 313–314
76. Kumar PJ, Dawson AM (1972) Vasculitis of the alimentary tract. Clin Gastroenterol 1: 719
77. Kuntz HD, May B (1990) Entzündliche Darmerkrankungen: Endoskopische Diagnostik. Diagnostik-Reihe für den gastroenterologisch interessierten Arzt
78. La Torre et al. (1995) Szintigraphische Bewertung entzündlicher Darmerkrankungen. coloproctology 17/1: 36–40
79. Lavery IC (1984) Die Behandlung analer Morbus-Crohn-Manifestationen. coloproctology 4: 214–216
80. Leiber B (1978) Crohn-Syndrom. mod med 6: 1206–1207
81. Lennard-Jones JE (1976) Gut 17: 477–482
81 a. Lennard-Jones JE (1989) Classification of inflammatory bowel disease. Scand J Gastroenterol 24 [Suppl]: 170, 2–6
82. Lindemann W, Kreissler-Haag D, Hildebrandt U, Ecker KW (1994) Laparoskopische Darmresektionen bei Morbus Crohn – Was ist machbar, was ist sinnvoll? Endoskopie heute 2: 190–193
83. Lochs H et al. (1991) Comparison of enteral nutrition and drug treatment in active Crohn's disease. Gastroenterology 101: 881–888
83 a. Lochs H (1994) Bericht beim Symposium der Falk-Foundation, Lübeck, 4.–5. März: Jatros Dermatologie 8/9: 12
84. Lockhart-Mummery HE, Morson BC (1964) Crohn's disease of the large intestine. Gut 5: 493–509
85. Lutz W (198_) Kohlenhydratarme Diät bei Colitis ulcerosa und Morbus Crohn. coloproctology 6: 349–355
86. Maier K et al. (1985) Erfolgreiche Akutbehandlung chronisch entzündlicher Darmerkrankungen mit oraler 5-Aminosalicylsäure. Dtsch Med Wochenschr 110: 363–368
86 a. Macowiec F et al. (1997) Progression and prognosis of Crohn's colitis. Z Gastroenterol 35: 7–14
87. Malchow H (1983) Konservative Therapie der chronisch entzündlichen Darmerkrankungen. In: Ottenjann R, Fahrländer H (Hrsg) Entzündliche Erkrankungen des Dickdarms. Springer, Berlin Heidelberg New York Tokyo
87 a. Martin F et al. (1990) Oral 5-ASA versus prednisone in short term treatment of Crohn's disease: A multicentre controlled trial. Can J Gastroenterol 4: 452–457
88. Martini GA (1988) Morbus Crohn. Dtsch Ärztebl 85/38: 2580–2588
89. Mayberry SF, Rhodes J, Newcombe RG (1980) Increased sugar consumption in Crohn's disease. Digestion 20: 323
90. May B (1990) Diagnostik chronisch-entzündlicher Darmerkrankungen: Was ist sinnvoll – was ist überflüssig? Therapiewoche 40: 1462–1468
91. Mc Kenzie H, Main J, Pennington CR, Parratt D (1990) Antibody to selected strains of *Saccharomyces cerevisiae* (baker's and brewer's yeast) and *Candida albicans* in Crohn's disease. Gut 31: 536–538
91 a. McLeod RS et al. (1995) Prophylactic mechanism treatment decreases postoperative recurrence of Crohn's disease. Gastroenterology 109: 404–413
92. Meckler et al. (1991) Sonographie bei Morbus Crohn – Stellungnahme einer Expertengruppe. Z Gastroenterol 29: 355–359
93. Miller B (1993) Ist eine pathogenetisch begründete Therapie der chronisch-entzündlichen Darmerkrankungen in Sicht? Z Gastroenterol [Suppl 5] 31: 30–34
94. Minkoley A, Tronnier M, Meigel W (1993) Epidermolysis bullosa acquisita und entzündliche Darmerkrankungen. H + G 68/3
95. Mitchell DN, Rees RJW (1979) Possible role of infectious agents in Crohn's disease. Z Gastroenterol 17 [Suppl] 98
96. Mitchell PD, Parent K (1979) Cell wall defective pseudomonas like bacteria. Their possible significance in the etiology of Crohn's disease. Gastroenterology 17 [Suppl] 109–112
97. Mittag H, Schlemmer K, Austermann KH, Rupec M (1992) Granulomatöse Cheilitis bei Morbus Crohn im Kindesalter. Aktuel Dermatol 18: 286–291
98. Modigliani R et al. (1990) Clinical, biological and endoscopic picture of attacks of Crohn's disease – evolution on Prednisolone. Gastroenterology 98: 811–818
99. Mörl M et al. (1977) Schwangerschaftsverlauf bei Colitis ulcerosa und Morbus Crohn. Dtsch Med Wochenschr 102: 387
100. Mogadam M (1972) Necrotizing colitis associated with rheumatic arthritis. Gastroenterology 57: 168
101. Morson BC, Dawson IMP (1979) Gastrointestinal pathology, 2nd edn. Blackwell, Oxford London Edinburgh Melbourne
102. Müller KM et al. (1979) Die sekundäre Amyloidose beim Morbus Crohn. Proktologie 2: 46–49
103. Nasemann TRK (1992) Hautsignale bei entzündlichen Erkrankungen des Magen-Darm-Traktes. Dermatologie 6: 8–17
104. Nordenvall B, Broström O, Heuers G (1982) Entzündliche Darmkrankheiten und Nahrungsfette. Dtsch Med Wochenschr 107: 1900
105. O'Brien JJ, Bayless TM, Bayless JA (1991) Use of Azathioprine or 6-Mercaptopurine in the treatment of Crohn's Disease. Gastroenterology 101: 39–46
106. Oehlert W (1979) Die Pathologie des Morbus Crohn. Therapiewoche 29: 121–132

107. Otte M (1993) Colitis ulcerosa und Morbus Crohn: Positive Antikörper-Tests beweisen die Diagnose. Ärztl Praxis 8:
108. Ottenjann R (1990) Wie können diagnostische Irrwege vermieden werden? Therapiewoche 40: 1471–1474
109. Ottenjann R, Burlefinger RJ (1992) Inflammatory bowel disease. Endoscopy 24: 73–79
110. Otto HF (1992) Morbus Crohn: Morphologische Befunde zu extraintestinalen Krankheitsmanifestationen. Z Gastroenterol 31: 253–259
110a. Otto HF, Remmele W (1996) Kolon und Rektum. In: Remmele W (Hrsg) Pathologie, Bd 2, 2. Aufl. Springer, Berlin Heidelberg New York Tokyo, S 591–616
111. Peters H (1978) Parenterale Ernährungsbehandlung bei Morbus Crohn. In: Zöllner N (Hrsg) Parenterale Ernährung. Karger, Basel, S 65
112. Pfeiff B, Pullmann H (1991) Cutane Manifestationen bei Morbus Crohn. Dtsch Dermatol 39/1: 48–50
113. Plein K, Burkard G, Hotz J (1993) Behandlung der chronischen Diarrhö beim Morbus Crohn. Fortschr Med 111/7: 50–54
114. Pott G (1995) Koloskopie-Atlas. Schattauer, Stuttgart New York
115. Present DH et al. (1989) 6-Mercaptopurine in the management of inflammatory bowel disease: short- and long-term toxicity. Ann Intern Med 111/8: 641–649
116. Press AG, Ramadori G (1994) Therapie chronisch entzündlicher Darmerkrankungen. Teil 1: Bewährtes richtig dosiert; Teil 2: Neues richtig indiziert! Therapiewoche 44/17: 953–970
117. Raguse Th et al. (1981) Morbus-Crohn-Ätiologie und therapeutische Aspekte. Therapiewoche 31: 6810–6827
118. Raithel M, Ell C (1996) Diagnostik chronisch entzündlicher Darmerkrankungen: Was ist sinnvoll? coloproctology 3: 95–116
118a. Reinshagen M, Eysselein VE (1992) Experimentelle Tiermodelle bei chronisch entzündlichen Darmerkrankungen. Z Gastroenterol 31: 315–321
119. Riedler L et al. (1983) Morbus Crohn: Kasuistik zum familiären Auftreten. coloproctology 4: 200–204
120. Riemann JF (1977) Viral agents in Crohn's disease. Acta Hepato-Gastroenterol 24: 403
121. Riemann JF (1979) Neue Aspekte zur Ätiologie des Morbus Crohn. Dtsch Ärztebl 7: 441–442
122. Riemann JF, Demling L (1979) Enteritis regionalis Crohn. Dtsch Med Wochenschr 104: 787–789
123. Riemann JF (1981) Differenzierte Therapie des Morbus Crohn. Fortschr Med 5: 129–133
124. Riemann JF, Martin W-R (1996) Morbus Crohn. In: Hahn G, Riemann JF (Hrsg) Klinische Gastroenterologie, Bd 1, 3. Aufl. Thieme, Stuttgart, S 881–904
125. Ritchie JK et al. (1987) Controlled multicentre therapeutic trial of an unrefined carbohydrate, fibre rich diet in Crohn's disease. Br Med J 295: 517–520
126. Rodier B (1991) Die Behandlung der anoperinealen Läsionen bei Morbus Crohn. coloproctology 13/4: 202–204
127. Rohr G, Usadel KH (1990) Chronisch-entzündliche Darmerkrankungen – Praktische Aspekte der Langzeit-Therapie. Therapiewoche 40: 509–518
128. Rosenbusch G, Reeders JWAJ (1993) Kolon, Klinische Radiologie – Endoskopie. Thieme, Stuttgart New York
129. Rubio CA et al. (1991) Crohn's disease and adenocarcinoma of the intestinal tract. Dis Colon Rectum 34/2: 174–180
129a. Rutgeerts P, Geboes K, Vantrappen G (1990) Predictability of the postoperative course of Crohn's disease. Gastroenterology 99: 956
130. Rutgeerts P, Peeters M, Geboes K, Vantrappen G (1992) Infectious agents in inflammatory bowel disease. Endoscopy 26: 565–567
130a. Rutgeerts P (1991) Effect of faecal stream diversion on recurrence of Crohn's disease in the neoterminal ileum. Lancet 338: 771–774
131. Sander R (1994) Flexible gastroenterologische Endoskopie. Kohlhammer, Stuttgart Berlin Köln
132. Sanderson JD et al. (1992) Mycobacterium paratuberculosis DNA in Crohn's disease tissue. Gut 33: 890–896
133. Seitz K, Rettenmeier G (1990) Entzündliche Darmerkrankungen: Sonographische Diagnostik. Diagnostik-Reihe für den gastroenterologisch interessierten Arzt
134. Silverstein FE, Tytgat GNJ (1994) Gastroenterologische Endoskopie – Atlas und Lehrbuch. Thieme, Stuttgart New York
135. Simonis B, Gladisch R, Bohrer MH, Heene DL (1994) Morphologische und biologische Aktivitätskriterien bei Morbus Crohn. Endoskopie heute 1: P 036
135a. Singleton JW et al. (1993) Mesalamine capsules for the treatment of active Crohn's disease: results of a 16-week trial. Gastroenterology 104: 1293–1301
136. Solley GO, Winkelmann RK, Rovelstap RA (1975) Correlation between regional enterocolitis and cutaneous polyarteritis nodosa. Gastroenterology 69: 235–239
137. Staude G (1992) Analer Crohn – etwas für den Spezialisten. Med aktuell 43: 24–25
138. Stein E (1982) Das Crohn-Syndrom. Z Allgemeinmed 58: 1702–1715
139. Stein E (1982) Zur Wirkung von Metronidazol bei Morbus Crohn. Med Trib 53: 2
140. Strik WO, Strik W (1972) Familiäres Auftreten der Enteritis regionalis Crohn (bei zweieiigen Zwillingen und zwei weiteren Geschwistern). Münch Med Wochenschr 114: 1852
141. Stetter M, Schuster E, Knoflach P (1992) Langzeitverlauf des Morbus Crohn. Z Gastroenterol 30: 454–458
142. Stöckmann F (1994) Diagnostik chronisch entzündlicher Darmerkrankungen: Colitis ulcerosa oder Morbus Crohn? Therapiewoche 44/15: 864–875
143. Surawicz CM, Meisel JL, Ylvisaker T, Saunders DR, Rubin CE (1981) Rectal biopsy in the diagnosis of Crohn's disease: Value of multiple biopsies and serial sectioning. Gastroenterology 80: 68–71
144. Trautvetter U, Goerz G, Megahed M (1993) Erythema elevatum diutinum bei Morbus Crohn. H + G 68/12: 807–809
145. Troidl H, Bürkner K, Spangenberger P, Kusche J (1990) Chirurgische Therapie bei entzündlichen Darmerkrankungen – Morbus Crohn: Das ist der „State of the Art". Therapiewoche 40: 3595–3604
146. Tromm A, May B (1992) CED-Konservative Therapie: Bewährtes und Neues. Therapiewoche 42/34: 1964–1970
147. Ursing BC, Komme C (1975) Metronidazole for Crohn's disease. Lancet I: 775

148. Ursing B et al. (1982) A comparative study of metronidazole and sulfasalazine for active Crohn's disease: The cooperative Crohn's Disease Study in Sweden. Gastroenterology 83: 550–562
149. Valdes-Dapena A, Rudolph I, Hidayat A, Roth JIA, Laucks RB (1976) Adenocarcinoma of the small bowel in association with regional enteritis (four new cases). Cancer 37: 2938
150. Wakefield AJ et al. (1990) Pathogenese des Morbus Crohn: Multifokale Gastrointestinale Infarkte. Lancet (Dtsch Ausg) 4/2: 63–70
151. Whorwell PJ, Beeken WI, Davidson IW, Wright R (1978) Search by immunofluorescence for antigens of rotavirus, pseudomonas maltophilia and mycobacterium Kansas II in Crohn's disease. Lancet 30: 697
152. Wijers OB, Tio LT, Tytgat GNJ (1992) Ultrasonography and endosonography in the diagnoses and management of inflammatory bowel disease. Endoscopy 24: 559–564
153. Winkler R (1987) Anale Crohnläsionen – Diagnose und Therapie. Verdauungskrankheit 5: 202–208
154. Winkler DR (1991) Proktologische Tips aus der Praxis. coloproctology 13/4: 254
154a. Wittekind C (1996) Chronisch-entzündliche Darmerkrankungen. coloproctology 2: 49–53
155. Zillessen E, Fern K, Franke D (1983) Imitationen von Colitis ulcerosa und Morbus Crohn am Kolon. In: Henning H (Hrsg) Fortschritte der gastroenterologischen Endoskopie. Demeter, Gräfelfing

14.2 Colitis ulcerosa

Bei der Colitis ulcerosa, die seit 1875 bekannt ist und von S. Wilks [96a] und W. Moxon erstmals beschrieben wurde, handelt es sich um eine chronische Entzündung der kolorektalen Schleimhaut („mucosal colitis"), die durch akute Exazerbationen mit oft blutigen Diarrhöen und Remissionen gekennzeichnet ist.
Mit 42–79,9 Erkrankungsfällen pro 100 000 Einwohner stellt sie eine verhältnismäßig seltene Erkrankung dar. Frauen und Männer sind den statistischen Angaben gemäß gleich häufig betroffen [41a]. Die weltweit verbreitete Colitis ulcerosa kann in jedem Alter auftreten. Zwischen dem 20. und 40. Lebensjahr ist jedoch, ebenso wie im 6.–7. Lebensjahrzehnt ein leichter Morbiditätsgipfel erkennbar. In 20% der Fälle tritt sie erstmals nach dem 50. Lebensjahr und vereinzelt sogar nach dem 70. Lebensjahr auf. Bei unterschiedlichen ethnischen Gruppen wurden unterschiedliche Inzidenzraten beobachtet.

ÄTIOLOGIE

Die Ätiologie ist bislang weitgehend ungeklärt. Neben genetischen, allergischen und immunologischen Faktoren werden einerseits psychogene Ursachen in Betracht gezogen und eine psychotherapeutische Behandlung in Ergänzung zur konservativen Therapie gefordert, andererseits wird eine infektiöse Genese der Erkrankung diskutiert. [5, 60, 41a]
Für die Mitbeteiligung eines hereditären Faktors spricht, daß jeder dritte an einer Colitis ulcerosa erkrankte Patient mindestens einen Familienangehörigen hat, der ebenfalls an einer Colitis ulcerosa oder einem Morbus Crohn leidet [27]. Einiges spricht auch dafür, daß immunologische Faktoren bei der Ätiopathogenese der Colitis ulcerosa eine Rolle spielen. So sind bei allen Colitis ulcerosa-Patienten u. a. hohe Titer zirkulierender Antikörper gegen Kolonepithel nachweisbar [11, 12, 24, 32].

KLINIK

Erscheinungsbild: Die Colitis ulcerosa zeigt einen typischen morphologischen Befund. Im *akuten Stadium* weist die Mukosa aufgrund erhöhter Verletzlichkeit diffuse, meist konfluierende Ulzerationen auf, die i. d. R. von fibrinösen Auflagerungen bedeckt werden. Das *Remissionsstadium* ist gekennzeichnet durch mehr punktförmige Blutungen in der Mukosa (pin points), durch eine Granulierung der Oberfläche und Mitstreuung der Lichtreflexe und durch eine erhöhte Verletzlichkeit der Mukosa. Weiterhin charakteristisch ist der Verlust der normalen sichtbaren Gefäßzeichnung (verwaschene Gefäßzeichnung).
Unter den heute üblichen konservativ-therapeutischen Möglichkeiten kommt es in etwa 70% der Fälle zu langdauernden Remissionen [1a].
Im fortgeschrittenen bzw. im *Ausheilungsstatium* findet sich neben einer fehlenden Haustrierung eine typische Pseudopolypose. Diese sog. Pseudopolypen imponieren als stehengebliebene Inseln in einer sonst weitgehend atrophisierten Schleimhaut.
Bei der Colitis ulcerosa sind die entzündlichen Veränderungen auf die Mukosa und Submukosa von Kolon und/oder Rektum beschränkt. Die Colitis ulcerosa beginnt i. d. R. im Rektum und breitet sich *kontinuierlich* proximalwärts aus. In 60–90% der Fälle sind die unteren Kolonabschnitte (Rektum und Signal) betroffen, und nur in 10–30% kommt es zum Befall des gesamten Kolons [16, 66a]. Das Rektum ist nach statistischen Angaben zu über 90% befallen. Abhängig von der Lokalisation unterscheidet man verschiedene Manifestationsformen.
Von *hämorrhagischer Proktitis* oder *Proctitis ulcerosa,* der leichtesten Form, spricht man, wenn nur die unteren 10–15 cm befallen sind. Der Patient bemerkt lediglich Blutauflagerungen beim Stuhl, ohne hierbei Beschwerden zu haben.
Bei der *Proctosigmoiditis ulcerosa* ist auch das Sigma mitbefallen. Auch hier klagt der Patient kaum

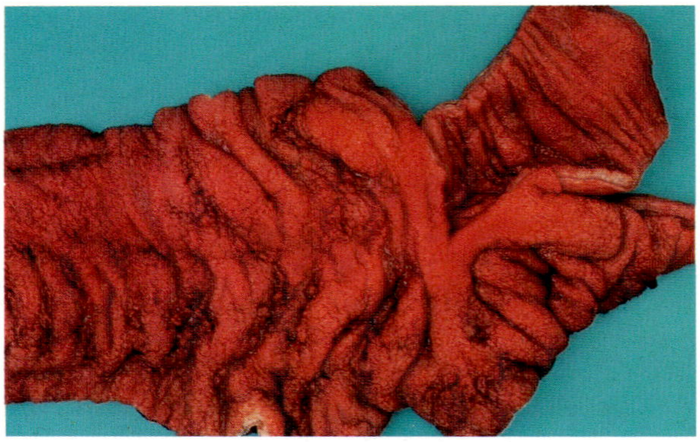

Abb. 14.8. Totale Colitis ulcerosa mit „back-wash"-Ileitis

über Beschwerden. Er bemerkt lediglich Blut- und Schleimbeimengungen im Stuhl.
Ist das Colon descendens mitbetroffen, so spricht man von einer *linksseitigen Colitis ulcerosa.*
Ist das Querkolon ebenfalls mitbefallen, spricht man von *subtotaler* und, sofern das gesamte Kolon befallen ist, von *totaler Kolitis.* Bei totalem Kolonbefall kommt es in etwa 10% (bis 20%) [66a] der Fälle zu einer sekundären Einbeziehung des terminalen Ileums, der sog. „back-wash" oder „retrograden" Ileitis; die entzündlichen Veränderungen mit auffällig geröteter, ödematös samtartig aufgequollener, z. T. granulierter und erhöht verletzlicher Schleimhaut (Abb. 14.8) sind i. d. R. auf die distalen 5–20 cm des terminalen Ileums beschränkt [65].
Die meist schleichend beginnende und nicht selten nach Infekten, Streßsituationen und psychischen Belastungen zum Ausbruch kommende Erkrankung kann ganz unterschiedlich in Erscheinung treten, vom leichten Verlauf bis hin zum lebensbedrohlichen toxischen Megakolon.
Grundsätzlich kann die Colitis ulcerosa in 3 Verlaufsformen auftreten:

1. in 60–80% *chronisch-intermittierend* (aktive Schübe mit beschwerdefreien Intervallen),
2. *chronisch-aktiv* (Symptomatik besteht ununterbrochen) in 5–10% der Fälle und
3. als *einmalig-akut* auftretende Erkrankung, ebenfalls in 5–10%.

Nach dem Schweregrad des Krankheitsbildes sind ebenfalls 3 Formen zu unterscheiden:

1. Leichter Verlauf (60%). Dabei ist meist nur der untere Kolonabschnitt betroffen. Die Stuhlfrequenz liegt unter vier Entleerungen pro Tag. Fieber, Anämie, Hypalbuminämie oder Gewichtsverlust fehlen. Die Patienten können ambulant versorgt werden und bleiben arbeitsfähig.
2. Mittelschwerer Verlauf (ca. 25%). Die Stuhlfrequenz liegt bei 5–6 Stühlen/Tag, einschließlich nächtlicher Entleerungen, die meist von Tenesmen begleitet sind. Es kommt zu erhöhten Temperaturen, Gewichtsverlust, Appetitlosigkeit, zur Anämie, Hypalbuminämie und erhöhter Blutsenkungsgeschwindigkeit. Die Patienten sind arbeitsunfähig, können aber meist ambulant behandelt werden.
3. Schwere fulminante Verlaufsformen (ca. 15%). Der Allgemeinzustand dieser Patienten ist aufgrund schmerzhafter eitrig-blutig-schleimiger Durchfälle, die hierdurch eintretenden Folgeerscheinungen und einer Temperaturerhöhung auf über 39 °C so stark reduziert, daß eine stationäre Behandlung unumgänglich wird.

Die Colitis ulcerosa im höheren Lebensalter [31] ist gekennzeichnet durch eine meist nur kurze Anamnese, einen nur geringgradig beeinträchtigten Allgemeinzustand und Neigung zur Obstipation.
Der Befall ist meist auf Rektum und Sigma beschränkt. Wegen des indifferenten Verlaufes sind insbesondere in diesen Fällen differentialdiagnostisch ein Kolon- bzw. Rektumkarzinom und auch eine ischämische Kolitis auszuschließen.
Die klinische *Symptomatologie* der Colitis ulcerosa trägt je nach Befall der verschiedenen Dickdarmabschnitte und dem Aktivitätsgrad sehr variable Züge. Das Leitsymptom ist eine blutig-eitrig-schleimige Diarrhö. Leibschmerzen, Fieber, Gewichtsverlust, Tenesmen und Übelkeit mit Brechneigung stellen die weiteren Symptome dar.
Bei einem Großteil der an Colitis ulcerosa erkrankten Patienten kommt es zu lokalen oder generalisierten *Komplikationen.*
Die häufigsten lokalen Komplikationen sind Hämorrhoiden mit allen Folgeerscheinungen, massive Blutungen, Kolondilatationen (s. u.), und Perforationen sowie ein erhöhtes Malignomrisiko (s. u.). Strikturen und Stenosen wie beim Morbus Crohn sind eher selten. Die entzündlichen Veränderungen sind i. d. R. am stärksten ausgeprägt im Rektum mit zunehmender Besserung nach oral [41a].
Als generalisierte Komplikation sind Arthritiden (10–15%), meist asymmetrisch und die großen Gelenke betreffend, Erythema nodosum (2–4%) (Abb. 15.5a), Uveitis (3–10%), Iridozyklitis (3–10%), Pyoderma gangraenosum (1–2%), Stomatitis aphthosa (5–10%), primär sklerosierende Cholangitis (bis zu 3%), Nephrolithiasis und bei Kindern und Jugendlichen Wachstumsstörungen zu nennen [41a].
Seltenere Komplikationen sind Spondylitis ankylopoetica, Tendosynovialitis, Sweet-Syndrom [67a], Glomerulonephritis, Hepatitis, Amyloidose [57a], Perikarditis, Lungen- und Bronchialerkrankungen, Thrombophlebitis sowie Gallengangkarzinome,

(Adenokarzinome der extra- und intrahepatischen Gallenwege [66a]).
Extraintestinale Symptome, die bei 60–80% der Patienten meist irgendwann während der Erkrankung auftreten, können auch jahrelang der Manifestation der intestinalen Erkrankung vorausgehen [82a].
Eine nach wie vor gefürchtete Komplikation stellt die toxische Kolondilatation, das *toxische Megakolon,* dar. Hier findet man bei der Colitis ulcerosa, wie auch beim Morbus Crohn und in seltenen Fällen auch bei der Amöben-Kolitis [21] und ischämischen Kolitis [76] ein armdick aufgeblähtes Kolon, unregelmäßige Konturen der Wand, subseröse Gasansammlungen und eventuell Zeichen der Perforation in die freie Bauchhöhle mit freier Luft [23].
Über den Einfluß einer *Schwangerschaft* [37, 88] auf die Colitis ulcerosa gibt es unterschiedliche Beobachtungen. Die klinische Symptomatologie kann sich bessern, aber auch verschlechtern. Besonders solche Frauen sind gefährdet, deren Kolitis während der Empfängnis floride war, da in diesen Fällen mit einer Verschlimmerung durch die Schwangerschaft zu rechnen ist. Auch eine in der Schwangerschaft oder postpartal sich erstmals manifestierende Kolitis soll eine besonders schlechte Prognose haben. Zur Therapie während der Schwangerschaft s. S. 350.
In diesem Zusammenhang sei auch erwähnt, daß die Colitis ulcerosa eine der wenigen relativen Kontraindikationen für eine Sklerosierungstherapie vorhandener Hämorrhoiden darstellt, da hierdurch die Symptome der Kolitis u. U. erheblich verschlimmert werden können.

DIAGNOSE

Diagnostiziert wird die Colitis ulcerosa aufgrund von Anamnese, klinischem Befund, Endoskopie, Histologie, Röntgenuntersuchung und durch Ausschluß spezifischer Infektionen mittels Stuhlkulturen und serologisch-infektiologischer Untersuchungen.
Bei der *endoskopischen* Untersuchung spielt die Rektosigmoidoskopie, schon aufgrund des häufigen Befalls des Rektums (über 90%), die wichtigste Rolle. Sie erlaubt häufig schon in einem Stadium, in dem die Röntgenuntersuchung noch keinen Hinweis erbringt, die Diagnosestellung. Sofern auch proximalere Kolonabschnitte, die der Rektosigmoidoskopie nicht mehr zugängig sind, überprüft werden sollen, ist die Durchführung einer Koloskopie, die u. U. auch in Sedoanalgesie oder in Kurznarkose erfolgen kann [73], angezeigt. Dieses Verfahren ist insbesondere zur Durchführung von Biopsien bei all den Patienten indiziert, bei denen der gesamte Kolonbereich betroffen ist, oder bei denen wegen des erhöhten Karzinomrisikos die Kolitis bereits 10 oder mehr Jahre besteht [6].
Bei der Endoskopie sollte möglichst an mehreren verschiedenen Stellen Gewebe zur histologischen Untersuchung entnommen werden, am besten mittels Saugbiopsie, wegen der bestehenden Gefahr einer Blutung oder Perforation der entzündlich veränderten und leicht verletzlichen Schleimhaut.
Das *histologische Bild* der Colitis ulcerosa (Abb. 14.10) kann außer dem Entzündungsgrad auch eine Epitheldysplasie [51, 65, 82, 86] zeigen.
Wird eine solche Präkanzerose im Rektum nachgewiesen, so spricht dies im allgemeinen auch für das Vorliegen weiterer Dysplasien in weiter proximal gelegenen Kolonabschnitten. Wird dieser Verdacht durch Kontrollbiopsien bestätigt, ist die totale Proktokolektomie angezeigt (s. u.). Die kennzeichnenden histopathologischen Merkmale der Colitis ulcerosa gehen aus Tabelle 14.2 hervor.
Demgegenüber kommt der *Röntgenuntersuchung* des Dickdarms heute nur noch eine sehr untergeordnete Bedeutung zu [73]. Um die Ausdehnung der Colitis ulcerosa zu erkennen, ist ggf. die Untersuchung des Kolons mittels Doppelkontrast (Pneumokolon) angezeigt [2, 88]. Dabei ist der im Verhältnis zu den bisherigen röntgenologischen Darstellungen mit Prallfüllungen und Reliefbild größere Aufwand gerechtfertigt, da die Treffsicherheit bei entzündlichen und tumorösen Erkrankungen erheblich gesteigert wird. Diese Methode ist geeignet über Art, Ausdehnung und Schweregrad des Leidens fast immer eine zuverlässige Aussage zu machen. Nach Dölle und Herfarth [17] sind hierbei folgende Fakten kennzeichnend:

Chronisches Narbenstadium:
a) starres, röhrenförmiges Kolon,
b) Verkürzung des Kolons in Linksrichtung,
c) rigide Darmwand,
d) Schleimhautatrophie,
e) Längsstreifung.

Subakutes Stadium:
a) breitbasig pseudopolypöse Granulation,
b) Longitudinalulzera,
c) reiskorn- und linsengroße pseudopolypöse Granulation in glatter Schleimhaut.

Veränderungen im akuten Stadium:
a) Darmsteife,
b) Haustrien abgeflacht,
c) Lumen eingeengt,
d) Pseudostrikturen,
e) Schleimhautläsion symmetrisch (Spikula, pseudopolypöses Relief, zottig ausgefranste Kontur, Kragenknopfulzera).

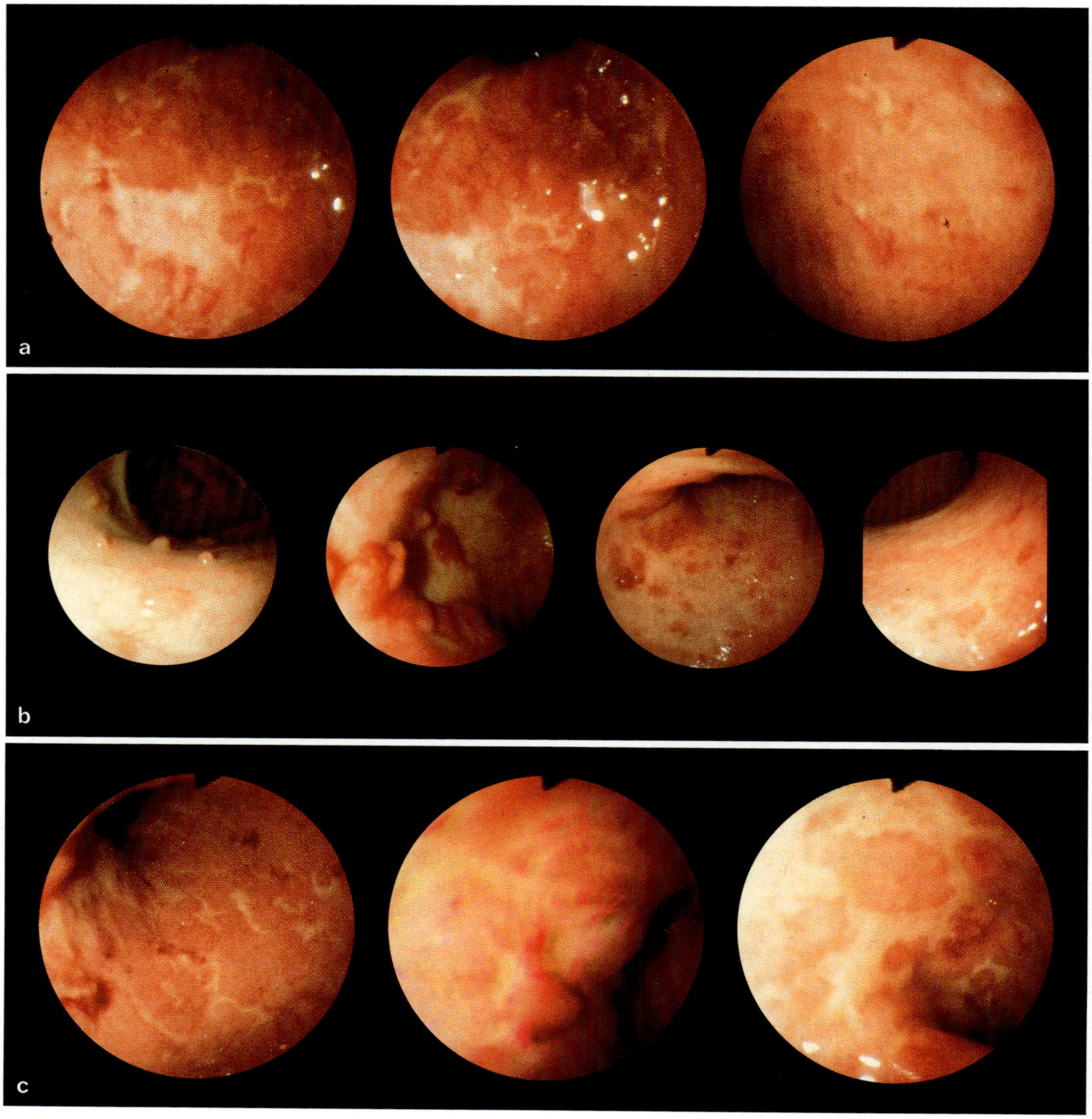

Abb. 14.9. **a** Floride Colitis ulcerosa mit diffuser Schleimhauthyperämie, angedeutet feingranulärer pseudopolypöser Schleimhautoberfläche, einem flachen fibrinbedeckten Ulkus *(links)*, netzförmigen Fibrinbelägen oberhalb des Ulkus *(Mitte)* und punktförmigen Schleimhauteinblutungen *(rechts)*. **b** Floride, in Schüben abgelaufene Colitis ulcerosa: diffuse Schleimhautverdickung; *links:* kleine Pseudopolypen; *zweites von links:* Ulzera mit pseudopolypösen Schleimhautregeneraten; *zweites von rechts:* fleckförmige flach polypöse Schleimhauthyperämie, flaches Schleimhautulkus am Oberrand; *rechts:* netzförmiger Fibrinbelag, Schleimhautverdickung, hyperämische, beginnende Pseudopolypchen. **c** Floride Colitis ulcerosa: hyperämische Schleimhautverdickung mit netzförmigen Fibrinbelägen und Schleimhautblutungen. **d** Colitis ulcerosa mit Rechts-Links-Befall bei völlig gesundem Colon transversum und mit Kragenkopfulzera und Pseudodivertikeln im Sigma und Rektum. **e** Colitis ulcerosa; *links und zweites von links:* Schleimhauthyperämie und -ulzera mit Fibringirlanden; *zweites von rechts:* entzündlicher Pseudopolyp an der rechten Flexur; *rechts:* diffuser Befall auch im linken Kolon. **f** Colitis ulcerosa; *links:* im Rektum zirkuläre polypösulzeröse Stenose; *Mitte:* Schleimhauthyperämie mit Einblutungen und flachen fibrinbedeckten Ulzera; *rechts:* *Übergangszone im Sigma mit fibrinbedeckter Schleimhaut neben normal-blasser Schleimhaut mit durchscheinendem Gefäßnetz und glatter Oberfläche.* **g** s. S. 360

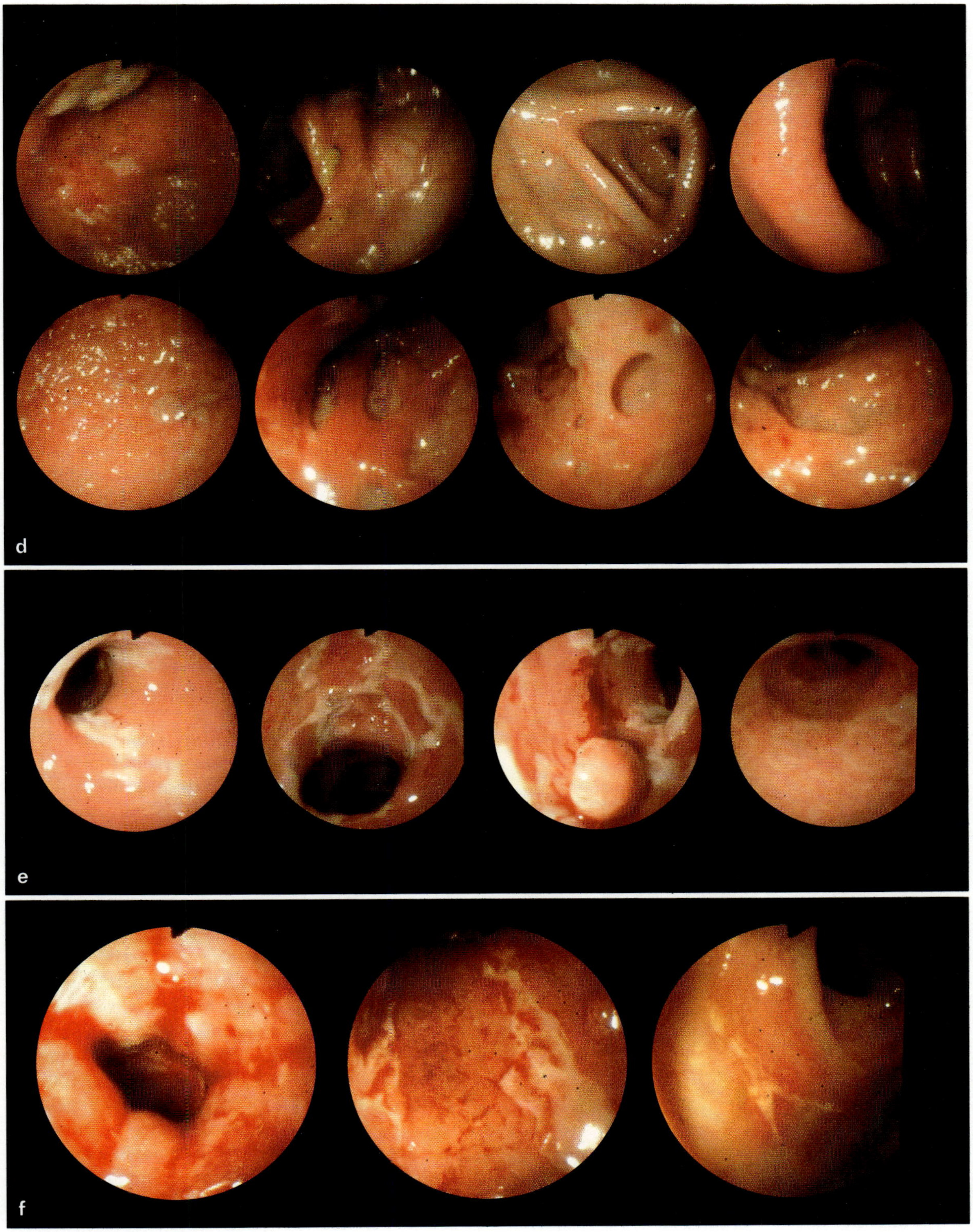

Abb. 14.9 d–f. Legende s. S. 358

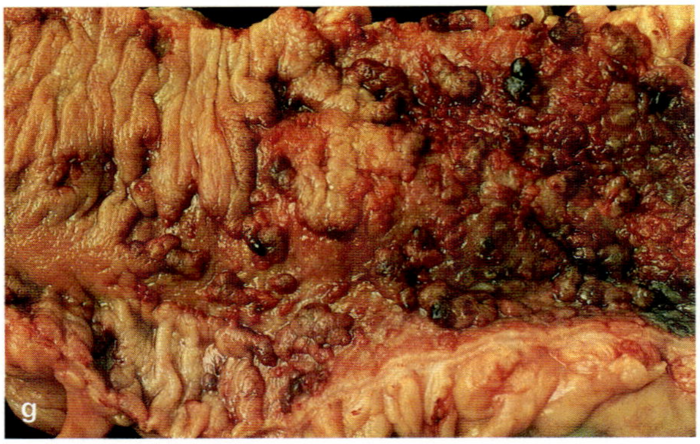

Abb. 14.9. g Colitis ulcerosa mit unregelmäßig formierten Ulzerationen, teilweise hämorrhagisch imbibiert und pseudopolypösen Schleimhautfaltungen

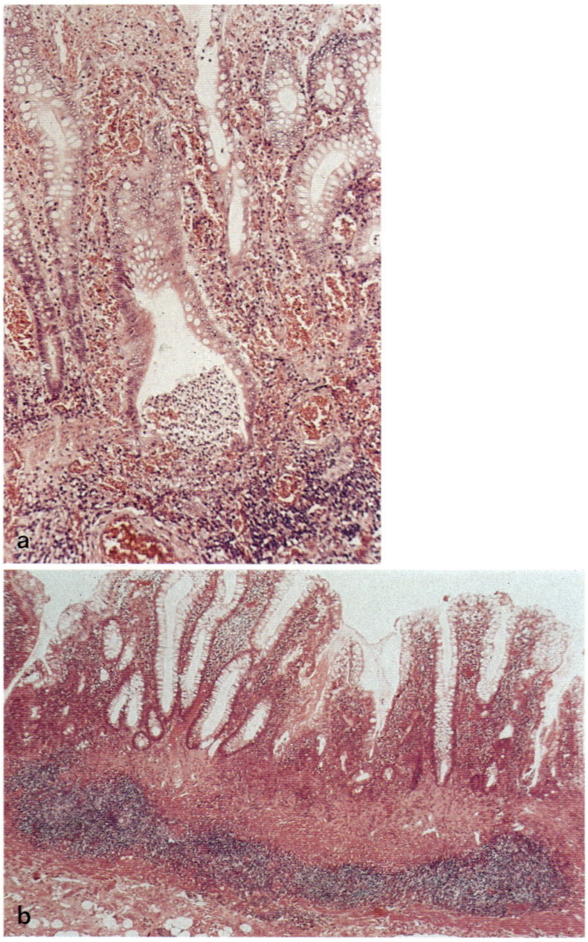

Abb. 14.10. a Floride Colitis ulcerosa mit charakteristischen Kryptenabszessen. HE-Färbung. **b** Vergleichsweise wenig aktive Colitis ulcerosa mit ausgeprägter lymphatischer bzw. lymphofollikulärer Hyperplasie. HE-Färbung

Bei hochgradig aktiver Colitis ulcerosa sollte zunächst jedoch eine Abdomenübersichtsaufnahme insbesondere zum Ausschluß einer freien Perforation oder eines toxischen Megakolons erfolgen [41 a].

Für die Verlaufsbeobachtungen und das Auswerten periluminaler Komplikationen spielt die Sonographie eine zunehmende Rolle [29, 99, 51 a].

Allein mit *Laboruntersuchungen* schließlich ist eine Colitis ulcerosa nicht sicher zu diagnostizieren. Im Rahmen der oben beschriebenen Diagnostikmaßnahmen kann jedoch die Kenntnis pathologischer Laborbefunde bei der floriden Colitis ulcerosa nützlich sein. Das Blutbild zeigt neben einer Leukozytose mit Linksverschiebung eine hypochrome Anämie und Thrombozytose. Die Blutsenkungsgeschwindigkeit ist deutlich erhöht. Bei der Elektrophorese zeigt sich im allgemeinen eine Hypalbuminämie (α_1-Globulin- und α_2-Globulin-Vermehrung).

Die Bestimmung des fäkalen Alpha-1-Antitrypsins eignet sich zum Nachweis und zur Quantifizierung eines enteralen Eiweißverlustes [29].

Weiterhin ist Eisen stets deutlich erniedrigt und der Quickwert liegt unter 70 %.

DIFFERENTIALDIAGNOSE

Differentialdiagnostisch sind alle mit blutigen Durchfällen und Tenesmen einhergehende Erkrankungen abzugrenzen.

Insbesondere sind der Morbus Crohn des Dickdarms, die Divertikulitis, die Angiodysplasie, der Morbus Behçet sowie infektiöse Enterokolitiden (Amöbenruhr ebenso wie bakteriell verursachte Kolitiden), aber auch die Antibiotika-Enterokolitis, die Strahlenproktitis, die ischämische Kolitis und die seltene Panarteriitis nodosa des Dickdarms (Abb. 14.7 b) auszuschließen [100]. Wegen der Blutbeimengungen beim Stuhl ist stets auch an ein Kolon- bzw. Rektumkarzinom zu denken.

Die wichtigsten Unterscheidungsmerkmale zwischen Colitis ulcerosa und Morbus Crohn sind in den Tabellen 14.1–14.3 gegenübergestellt.

Anamnestisch von der Colitis ulcerosa abzutrennen ist schließlich die 1979 von Glick et al. [34] erstmals beschriebene, ätiopathogenetisch noch ungeklärte *Diversions-Kolitis* („Ableitungskolitis"). Diese unspezifische, relativ seltene und unabhängig von Alter und Geschlecht auftretende Kolitisform [28, 34, 54, 55], die sich postoperativ in ausgeschalteten, aber in situ belassenen Darmsegmenten entwickeln kann und nach Wiederherstellung der Darmkontinuität zur vollständigen Remission führt [35, 55], ist oft makromorphologisch und histologisch nicht sicher von der Colitis ulcerosa zu unterscheiden [35, 65].

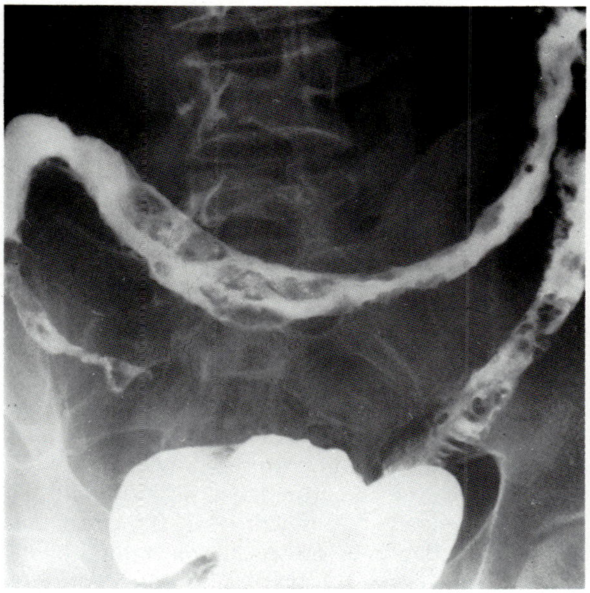

Abb. 14.11. Weit fortgeschrittene Colitis ulcerosa mit Befall des ganzen Dickdarmes, Stenosierungen und Wandstarre, Ulzerationen und pseudopolypöse Wandauflagerungen, Fehlen jeglicher Haustrierung und Schleimhautzeichnung (Kontrasteinlauf mit Bariumsulfat)

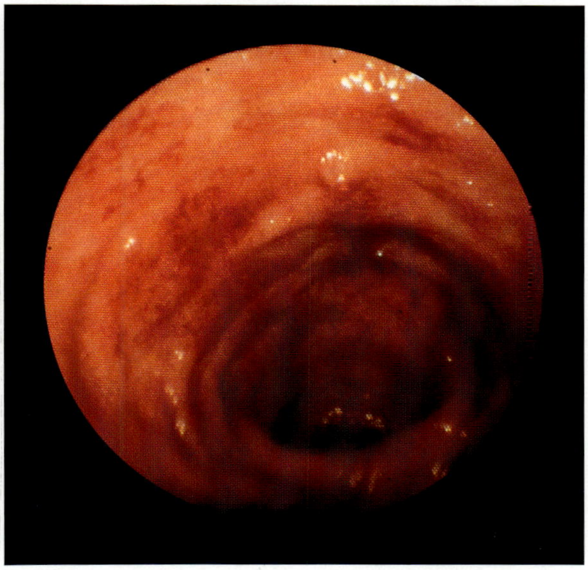

Abb. 14.12. Diversion Colitis zum differentialdiagnostischen Vergleich zur Colitis ulcerosa. Multiple petechiale Blutungen sowie aphthöse Läsionen in einem ausgeschalteten, entzündlich veränderten Kolonsegment (s. hierzu S. 360)

Charakteristisch im endoskopischen Bild ist eine ödematös verdickte, „granulierte", von petechialen Blutungen und punktförmigen Ulzerationen durchsetzte vulnerable Mukosa (Abb. 14.12). Die Betroffenen klagen demzufolge insbesondere über Blut- und Schleimabgänge. Histologisch finden sich unspezifische Entzündungsinfiltrate (Lymphozyten, Plasmazellen, Granulozyten) des Schleimhautstromas, Kryptitiden und Kryptenabszesse, Ulzerationen sowie hyperregeneratorische Schleimhautkrypten [55 a, 65]. Demgegenüber findet sich im Bereich nichtexkludierter Darmsegmente ein weitgehend normaler Schleimhautbefund.

THERAPIE

Eine spezifische Therapie der Colitis ulcerosa gibt es aufgrund der bislang unbekannten Ursache dieses Krankheitsbildes noch nicht. Die Behandlung ist rein symptomatisch gegen die Entzündung und die Komplikationen gerichtet. Eine Heilung bringt nur die totale Proktokolektomie.

Als konservative Behandlungsmaßnahmen haben sich besonders Kortikosteroide und Salazosulfapyridin (Sulfasalazin) bzw. Mesalazin (s. u.) bewährt. Neben allgemeinen Behandlungsmaßnahmen insbesondere der Substitution verlorengegangener Mineralien, Spurenelemente, Vitamine spielen Immunsuppressiva und diätetische Maßnahmen eine Rolle. *Steroide* sind im Falle einer schweren Exazerbation oder beim Erstauftreten der Erkrankung zur Einleitung einer Remission angezeigt [40, 71]. Glukokortikoide sind also das Mittel der Wahl für die akute Phase der Colitis ulcerosa. Sie bewirken im allgemeinen eine schlagartige Remission. Bei einer akuten fulminanten Kolitis sollte die Therapie mit 100 mg Prednisolon pro Tag intravenös eingeleitet werden. Beim akuten Schub einer chronisch rezidivierenden Colitis ulcerosa empfiehlt es sich, initial 60–80 mg Prednisolon/Tag zu applizieren. Sobald eine Remission eingetreten ist, sollte auf eine Erhaltungsdosis von 10 mg/Tag reduziert werden. Als allgemeine Richtlinie kann eine Dosierung von 0,75 mg/kg Prednisolon gelten, die schrittweise reduziert werden sollte, sobald eine Besserung eintritt [71].

Da erfahrungsgemäß eine Kortikosteroidlangzeitbehandlung in niedriger Dosierung keinerlei günstige Auswirkungen auf den Krankheitsverlauf der Colitis ulcerosa bringt, sind Kortikosteroide möglichst bald nach eingetretener Remission wieder abzusetzen.

Bei der Proktitis- bzw. der Proktosigmoiditis ulcerosa genügt meist die topische Applikation eines Hydrokortisons als Klysma (10 % Hydrokortisonacetat). Eine weitere Möglichkeit der lokalen Anwendung von Glukokortikoiden stellt Hydrokortisonhaltiger Schaum (Colifoam) dar, der analog den Klysmen mit Hilfe eines Applikators in das Darmlumen gebracht wird und aufgrund seiner besonderen Konsistenz vom Patienten besser behalten wird als flüssige Einläufe [19, 20]. Zur topischen Behandlung der distalen Colitis ulcerosa wird neuerdings vor allem das Glukokortikoid Budesonid (s. hierzu S. 348) empfohlen.

Das Mittel der Wahl zur Langzeittherapie während der Remission und zur Rezidivprophylaxe stellt Mesalazin (z. B. Salofalk) dar.

Initial werden 1,5–4 g Mesalazin/die verabreicht, nach Remissionsinduktion wird die Dosis auf 0,75–1,5/Tag reduziert [41 a]. Zur Remissionserhaltung hat sich die Langzeitbehandlung über Jahre bewährt. Vor allem bei terminalen Proktitiden oder bei der Linksseitenkolitis kann nach mehrjähriger Beschwerdefreiheit durchaus ein Auslaßversuch unternommen werden.

Mesalazin stellt eine Weiterentwicklung des Sulfasalazins dar (s. S. 348) und steht in Zäpfchen-, Klysmen- und Tablettenform zur Verfügung. In diesem Präparat konnte auf das Sulfapyridin (SP), das für die meisten Nebenwirkungen des Salazosulfapyridin (SASP) verantwortlich gemacht wird und letztlich nur Schlepperfunktion hat, d. h., das Salizylat unresorbiert durch den Dünndarm in das Kolon schleust, wo die Substanz sodann bakteriell gespalten und die wirksame 5-Aminosalizylsäure (5-ASA) freigesetzt wird, verzichtet werden.

Mesalazin enthält demzufolge also den gleichen Wirkstoff wie Salazosulfapyridin, weist jedoch, da die für die oftmals beträchtlichen Nebeneffekte verantwortliche Sulfapyridin-Komponente eliminiert werden konnte, eine deutlich geringere Nebenwirkungsrate auf und kann demzufolge auch höher dosiert werden [10, 14, 20, 20 a, 43, 58, 71].

Spricht eine akute Colitis ulcerosa weder auf Kortikosteroide noch Salazosulfapyridin bzw. Mesalazin an, so kommt der Einsatz der *Immunsuppressiva* (Zytostatika) Azathioprin, 6-Mercaptopurin oder Cyclosporin A in Betracht.

Wie Salazosulfapyridin bzw. Mesalazin eignen sich Azathioprin und 6-Mercaptopurin für die chronische Phase. Wenn überhaupt, so stellt sich ein therapeutischer Effekt meist erst nach 3- bis 6 monatiger Behandlung ein. Komplikationen, wie die bei fast allen Patienten sich entwickelnde Leukozytopenie, treten bereits recht frühzeitig in Erscheinung. Nach Dosisreduzierung oder -unterbrechung sind derlei Nebenwirkungen jedoch reversibel. Die empfohlene Initialdosis liegt zwischen 2–2,5 mg/kg Körpergewicht [41 a]. Als Dauerbehandlung wird eine Dosierung von 0,4–1,0 mg/kg empfohlen.

Cyclosporin A hat einen schnelleren Wirkungseintritt als AZT oder 6-Mercaptopurin und kann auch für die Behandlung der akuten, unter stationären Bedingungen therapierefraktären Schübe eingesetzt werden. Die bekannte Nierentoxizität, das krebserregende Potential sowie die Neigung zum Rezidiv nach abruptem Absetzen der Therapie, schränken das Anwendungsspektrum von Cyclosporin ein [20, 40, 71, 95, 41 a].

Was die konservative Behandlung mit o. g. Medikamenten während der *Schwangerschaft* betrifft, sei auf S. 350 verwiesen.

Ernährungsfaktoren bzw. diätetische Maßnahmen spielen bei der Behandlung der Colitis ulcerosa keine wesentliche Rolle. Der Patient darf grundsätzlich alles essen, worauf er Appetit hat. Eine blande Kost ist für den unteren Verdauungstrakt jedoch weniger belastend. So ist es sicherlich zu erklären, daß vielfach über eine Besserung des Allgemeinzustandes berichtet wird, wenn bei Vorliegen einer Colitis ulcerosa eine voll resorbierbare, ballastfreie Diät (Astronautenkost) verabreicht wird. Bei einem fulminanten Verlauf mit starken Blutungen und häufigen Stuhlentleerungen kann vorübergehend die Entlastung des Darmes durch eine parenterale Ernährung und eine schlackenfreie orale Kalorienzufuhr sinnvoll sein. Zuweilen ist auch eine milcheiweißfreie Kost angezeigt, da manche Patienten unabhängig von der Colitis ulcerosa an einer Milcheiweißintoleranz bzw. -allergie leiden (s. S. 380). Wenn 1–2 Wochen nach dem Weglassen von Milch und deren Produkte keine Befundbesserung eintritt, sollten diese für den Eiweißbedarf wichtigen Nahrungsbestandteile wieder gegeben werden.

Es ist viel unproblematischer, Nahrungsbestandteile wegzulassen, als durch Diarrhöen und Blutverluste bedingte Mineralien-, Spurenelemente und Vitaminverluste wieder zu ersetzen. Deshalb können allgemein roborierende und substituierende Behandlungsmaßnahmen nicht selten entscheidend zu einem Behandlungserfolg beitragen.

Neben Bettruhe, Bluttransfusionen, Infusionen mit Elektrolyt- und Vitaminzusätzen, der Verabreichung unspezifischer Mittel zur Behandlung des akuten Durchfalls tragen sicherlich auch *Sedativa* zusammen mit einer verständnisvollen, ermutigenden Zuwendung durch den behandelnden Arzt zum Abbau häufig auftretender depressiver Zustände entscheidend zu einem befriedigenden Behandlungserfolg bei.

Bei Patienten mit therapierefraktärer akuter Colitis ulcerosa ist die Substitution mit Faktor-XIII-Konzentrat additiv zur konservativen Behandlung offenbar von klinischem Nutzen. Als wirksames Prinzip wird eine verbesserte Gerinnselbildung und eine gesteigerte Wundheilung diskutiert [15, 90].

Durch die moderne medikamentöse Therapie in Verbindung mit einer besonders bei der fulminanten Kolitis und beim toxischen Megakolon durchgeführten parenteralen Substitution des Wasser-, Elektrolyt-, Blut- und Plasmaproteinverluste sind die Behandlungsergebnisse der Colitis ulcerosa wesentlich verbessert worden.

Die Lebenserwartung scheint jedoch nach *chirurgischer* Therapie besser als nach ausschließlich konservativer zu sein. Die operative Behandlung der Colitis ulcerosa gründet sich auf die Tatsache, daß diese Erkrankung ihren Ausgang von der Dickdarmmukosa nimmt, somit auf diesen Abschnitt des Verdauungstraktes beschränkt bleibt und durch dessen Entfernung heilbar ist.

Beim operativen Vorgehen ist zwischen der elektiven Operation und dem Notfalleingriff, der bei schweren intestinalen Komplikationen wie foudroyanter unterer Intestinalblutung, toxischem Megakolon, Kolonperforationsverdacht usw. erforderlich wird, zu unterscheiden. Unter den akuten, zur Operation zwingenden Komplikationen der Colitis ulcerosa überwiegt die toxische Kolondilatation. Eine Blutung bei der Colitis ulcerosa ist selten so massiv, daß sie allein die Indikation zu einem Noteingriff gibt [7, 25 a, 52, 75, 84].

Bei Vorliegen eines toxischen Megakolons wie auch bei der Kolonperforation hat die subtotale Kolektomie die weiteste Verbreitung gefunden [25 a]. Vielfach ist die Rektumexstirpation als Zweiteingriff später nachzuholen [80, 93].

Sofern eine schwere Verlaufsform durch eine intensive konservative Therapie nicht gebessert werden kann, so muß spätestens nach 4–5 Tagen die Operation erfolgen, besonders wenn das gesamte Kolon befallen ist. Als weitere Indikationen für die elektive Operation gelten Wachstums- und Entwicklungsstörungen im Kindes- und Jugendalter sowie über mehr als 10 Jahre rezidivierende Colitis ulcerosa-Schübe auch ohne Karzinomnachweis, besonders bei Befall des gesamten Kolons, da dabei das Krebsrisiko (s. u.) erhöht ist und schließlich wenn in Probeexzisionen, die aus verschiedenen Stellen des Kolon und Rektum entnommen wurden, wiederholt schwere Epitheldysplasien nachzuweisen waren [31, 47, 48, 61, 88 a].

Sofern eine kontinenzerhaltende Operationstechnik (Ileum-Pouch in den verschiedenen Modifikationen) [41 a, 67, 89, 93] nicht möglich erscheint, erkauft sich der Betroffene seine Gesundheit mit einem künstlichen Darmausgang und bei Männern mit dem Risiko von Störungen der Blasen- und Sexualfunktion. Wird das Rektum, wie dies bei der Colitis ulcerosa möglich ist, wandnah, d. h. ohne Rücksicht auf Radikalität exstirpiert, so ist immer noch in 11 % der Fälle mit Potenzstörungen zu rechnen [26].

Ein Leben mit einem Anus praeter ist aufgrund heute technisch weitgehend perfekt funktionierender Stomaverschlüsse ohne Schwierigkeiten und ohne wesentliche Einschränkung der Lebensqualität bei normaler Lebenserwartung möglich [98].

Als sinnvolle Einrichtungen für Stomaträger hat sich die „Deutsche Ileostomie-Colostomie-Vereinigung e. V. (ilco), Kepserstraße 50, 85356 Freising bewährt (s. auch S. 350).

PROPHYLAXE

Als vorbeugende Maßnahmen zur Früherfassung des Kolitiskarzinoms wird folgendes Vorgehen empfohlen [66, 69, 93]:

- Bei Krankheitsdauer unter 5 Jahren: Rektoskopie mit Biopsie einmal jährlich.
- Krankheitsdauer über 5 Jahre: jährliche hohe Koloskopie mit Stufenbiopsien alle 10 cm.
- Bei Nachweis leichter Dysplasien, die sich bei Kontrollkoloskopie 6 Monate später bestätigen: Kolektomie.
- Bei Nachweis schwerer Dysplasien und deren Konstanz bei Kontrolluntersuchungen ist eine baldige Kolektomie indiziert, da bei einem Drittel [63] bis zwei Drittel [48] im Operationspräparat ein Karzinom nachweisbar ist bei negativem radiologischem und/oder endoskopischem Befund. Ein Malignom kann dabei submukös wachsen und so insbesondere dem röntgenologischen Nachweis lange Zeit entgehen.

PROGNOSE

Die Prognose der Colitis ulcerosa hat sich in den letzten Jahrzehnten stetig verbessert und kann heute als sehr günstig betrachtet werden.

Das Risiko mehr als einen Erkrankungsschub zu erleiden, wird mit 80 % angegeben.

Die Mortalitätsrate, die früher bei 30 % lag, liegt infolge intensiver konservativer Therapie und frühzeitiger Operationen bei fulminanten Verläufen und bei toxischem Megakolon – vom ersten Jahr nach Krankheitsbeginn allerdings abgesehen – nicht oder nur noch gering (nicht mehr als 1 %) über der eines vergleichbaren Normalkollektivs [9, 36, 37, 41 a, 77 a].

Aufgrund der heutigen Therapiemöglichkeiten stellt die Colitis ulcerosa nur noch für die verhältnismäßig kleine Gruppe der an einer totalen Kolitis erkrankten Patienten eine schwere und potentiell gefährliche Erkrankung dar [24].

Das bei Colitis ulcerosa-Patienten erhöhte *Karzinomrisiko* ist abhängig von Schwere des Krankheitsverlaufes, Ausmaß des Kolonbefalles und Dauer der Erkrankung [81, 93]. Als Risikofaktoren gelten Beginn der Erkrankung bereits im jugendlichen Alter, schwerer Verlauf des ersten Krankheitsschubes, Befall des gesamten Kolons im Sinne einer Pankolitis sowie kontinuierlich bestehendes Beschwerdebild. Die Angaben über das Karzinomrisiko schwanken, jedoch scheint das Entartungsrisiko nicht so hoch zu sein, wie früher angenommen [9, 33, 39, 47, 96]: 3% (0–13%) bei 15 Jahren Krankheitsverlauf, 5% (0–18%) nach 20 Jahren und 9% (0–32%) nach 25 Jahren [51].

Bei alleinigem Befall des Rektums oder des Rektosigmoids soll die Karzinomhäufigkeit nicht höher sein als bei der übrigen Bevölkerung [39, 63, 74].

Das Operationsrisiko bei der Colitis ulcerosa wird weitgehend durch das Erkrankungsstadium bestimmt. Die Letalitätsziffern bewegen sich zwischen 3–5% [4, 38] für den Elektiveingriff und 15–60% [52, 75, 91, 93] für die Notoperation bei nicht beherrschbarer unterer Intestinalblutung, toxischem Megakolon und/oder Verdacht auf Kolonperforation.

Literatur

1. Aadland E, Raknerud N (1992) Entzündungsausdehnung bei Colitis ulcerosa: Auswertung von 196 Patienten. coloproctology 14/3: 187–190

1a. Adler G (1993) Morbus Crohn – Colitis ulcerosa. Springer, Berlin Heidelberg New York Tokyo

2. Altaras J (1983) Radiologische Diagnose und Differentialdiagnose der chronisch-entzündlichen Darmerkrankungen: Morbus Crohn – Colitis ulcerosa. Verdauungskrankheit *1:* 15–24

3. Aslan A, Triadafilopoulos G (1992) Fish oil fatty acid supplementation in active ulcerative colitis: a double-blind, placebo-controlled, crossover study. Am J Gastroenterol 87/4: 432–437

4. Aylett SO (1971) Ulcerative colitis. Proc R Soc Med 64: 967

5. Bach O, Lohse R, Petermann H (1991) Untersuchungen zu psychodynamischen Aspekten von Patienten mit Colitis Ulcerosa und Morbus Crohn. coloproctology 13/6: 324–327

5a. Benton EC, Rutherford D, Hunter JAA (1985) Sweet's syndrome and pyoderma gangraenosum associated with ulcerative colitis. Acta Dermatol Venereol 65: 77–80

6. Blackstone MO (1987) Chronisch entzündliche Darmerkrankungen. In: Blackstone MO (Hrsg) Endoskopie in der Gastroenterologie. Thieme, Stuttgart New York, S 464–493

7. Blomberg B (1992) Endoscopic treatment modalities in inflammatory bowel disease. Endoscopy 24: 578–581

8. Borchard F (1983) Pathologie der chronisch-entzündlichen Darmerkrankungen. Verdauungskrankheiten 2: 49–58

9. Böcker U, Katschinski B, Layer P (1994) Colitis ulcerosa: Kein erhöhtes Risiko colorektaler Karzinome? Z Gastroenterol 32: 184–185

10. Brühl W, Nagel M (1992) Therapievergleich zwischen 5-Aminosalicylsäure (Mesazalazin) und Sulfasalazin bei Patienten mit Proktitis. coloproctology 14/4: 197–202

11. Burton J, Korelitz MD (1979) Die Colitis ulcerosa: Diagnostik und Besonderheiten. Tempo Medical 5: 56–64

12. Burton J, Korelitz MD (1979) Die Colitis ulcerosa: Behandlung und Verlauf. Tempo Medical 6: 46–52

13. Calkins BM, Mendeloff AI (1986) Epidemiology of inflammatory bowel disease. Epidemiol Rev 8: 60–91

14. Campieri M, Lanfranchi GA, Bazzocchi G, Brognola C, Sarti F, Franzin G, Battocchie A, Labo G, DalMonte PR (1981) Treatment of ulcerative colitis with high-dose 5-aminosalicylic acid enemas. Lancet II: 270

15. Dempfle CE, Gladisch R, Heene DL (1992) Faktor XIII bei Colitis ulcerosa und Morbus Crohn. Die Gelben Hefte 32: 64–69

16. Dirks E, Förster S, Thom M, Quebe-Fehling E, Goebell H (1994) Prospektive Untersuchung von Inzidenz und Prävalenz der Colitis ulcerosa in einer Großstadtbevölkerung in Deutschland (Westliches Ruhrgebiet). Z Gastroenterol 32: 332–337

17. Dölle W, Herfarth C (1979) Diagnose und Therapie chronisch-entzündlicher Darmerkrankungen. Med Welt 29/30: 1120–1124

18. Egger B, Ippen H Pyoderma gangraenosum bei Colitis ulcerosa. Dermatologie im Bild

19. Ewe K (1988) Vortrag während der 94. Tagung der Deutschen Gesellschaft für innere Medizin. Wiesbaden 10.–14. April 1988

20. Ewe K (1993) Morbus Crohn und Colitis ulcerosa – neuere Therapieansätze. Z Gastroenterol 31: 151–155

20a. Ewe K (1994) Differentialtherapie von chronisch entzündlichen Darmerkrankungen mit oralen Aminosalizylaten. Dtsch Ärztebl 44: 3016–3020

21. Faegenburg D, Cheal H, Mandel PR, Ross ST (1967) Toxic megacolon in amoebic colitis. A case report. AJR 99: 74–76

22. Fahrländer H, Shalev E (1974) Colitis ulcerosa. Verlaufsstudie anhand von 160 überdurchschnittlich $10^1/_2$ Jahre beobachteten Fällen. Dtsch Med Wochenschr 99: 2141–2147

23. Fahrländer H, Bianchi L, Mihatsch MJ (1979) Die chronisch entzündlichen Darmkrankheiten. Ergeb Inn Med Kinderheilkd 42: 1–111

24. Fahrländer H (1983) Ätiopathogenese und Klinik der chronisch entzündlichen Darmkrankheiten. In: Ottenjann R, Fahrländer H (Hrsg) Entzündliche Erkrankungen des Dickdarms. Springer, Berlin Heidelberg New York Tokyo

25. Farthmann EH (1979) Die chirurgische Therapie der Colitis ulcerosa. Therapiewoche 29: 1746–1752

25a. Farthmann EH (1984) Chirurgische Therapie bei chronisch-entzündlichen Darmerkrankungen. Therapiewoche 34: 624–628

26. Fazio VW, Fletcher J, Montague D (1980) Prospective study of the effect of resection of the rectum on male sexual function. World J Surg 4: 149–152

27. Ferner A, Reindell A (1979) Familientherapie bei Colitis ulcerosa und Morbus Crohn. Therapiewoche 29: 6314–6319

28. Flesch P et al. (1986) Die Diversionskolitis. Dtsch Med Wochenschr 111: 1566–1569

29. Fischbach W (1993) Aktuelle Diagnostik von Morbus Crohn und Colitis ulcerosa. Fortschr Med 6: 81/29–85/33

30. Fockens P, Tytgat GNJ (1992) Role of endoscopy in the follow-up of inflammatory bowel disease. Endoscopy 24: 582–584
31. Friedrich P, Poegel K (1976) Colitis ulcerosa im höheren Lebensalter. Dtsch Gesundheitswesen 31: 516–519
32. Gebbers J-O, Otto HF (1982) Immunhistologische Befunde. In: Müller-Wieland K (Hrsg) Dickdarm. Springer, Berlin Heidelberg New York (Handbuch der inneren Medizin)
33. Gilat T, Zemisblany Z, Ribak J, Beanoya Y, Lilos P (1974) Uceratio colitis in the jewish population of Tel Aviv Yafo II. The rarity of malignant degeneration. Gastroenterology 67: 933
34. Glick ME, Glotzer DJ, Goldman H (1979) Diversion colitis – The identification and characterization of a distinct clinical entity (abstract). Gastroenterology 76: 1139
35. Glotzer DJ, Glick ME, Goldman H (1981) Proctitis and colitis following diversion of fecal stream. Gastroenterology 80: 438
36. Götz R (1982) Colitis ulcerosa. Z Allgemeinmed 58: 1716–1722
37. Götz R (1982) Colitis ulcerosa. diagnostik 15: 24–35
38. Goligher JC (1976) Surgery of the anus, rectum and colon. Baillier & Tindall, London
39. Greenstein AJ, Sachar DB, Smith H, Pucillo A, Papatestas AE, Kreel J, Geller SA, Janowitz HD, Aufses AH (1979) Cancer in universal and left sided ulcerative colitis: factors determine risk. Gastroenterology 77: 290
40. Groß V, Schölmerich J (1993) Morbus Crohn und Colitis ulcerosa – Fortschritte in der medikamentösen Therapie. Dtsch Ärztebl 90/47: 3160–3168
41. Hansen WE (1987) Chronisch entzündliche Darmerkrankungen: Colitis ulcerosa und Morbus Crohn. In: Internistische Gastroenterol 248–259
41a. Hartmann F (1996) Colitis ulcerosa. In: Hahn G, Riemann JF (Hrsg) Klinische Gastroenterologie, Bd 1, 3. Aufl. Thieme, Stuttgart, S 905–928
42. Herbay A, Herfarth Ch, Otto HF (1994) Cancer and dysplasia in ulcerative colitis: a histologic study of 301 surgical specimen. Z Gastroenterol 32: 382–388
43. Järnerot G (1994) New salicylates as maintenance treatment in ulcerative colitis. Gut 35: 1155–1158
44. Katzka I, Brody RS, Morris E et al. (1983) Assessment of colorectal cancer risk in patients with ulcerative colitis: Experience from a private practice. Gastroenterology 85: 22–29
45. Kewenter J et al. (1978) Cancer risk in extensive ulcerative colitis. Annals Surg 188: 824–828
46. Kopp I (1994) Nikotin gegen Colitis ulcerosa – ein neues Therapieprinzip? Z Gastroenterol 32: 656–657
47. Lashner BA (1992) Recommendation for colorectal cancer screening in ulcerative colitis: a review of research from a single university – Based surveillance program. Am J Gastroenterol 87/2: 168–175
48. Lennard-Jones JE et al. (1977) Cancer in colitis: Assessment of the individual risk by clinical and histological criteria. Gastroenterology 73: 1280
49. Lennard-Jones JE et al. (1983) Cancer surveillance in ulcerative colitis. Lancet 2: 149–152
50. Lennard-Jones JE (1989) Classification of inflammatory bowel disease. Scand J Gastroenterol 24 [Suppl] 170: 2–6
51. Lennard Jones JE et al. (1990) Precancer and cancer in extensive ulcerative colitis: findings among 401 patients over 22 years. Gut 31: 800–806
51a. Limberg B, Osswald B (1993) Diagnose und Differentialdiagnose von M. Crohn und Colitis ulcerosa durch Hydrokolonsonographie. Dtsch Med Wochenschr 118: 1181
52. Lorenz D, Lorenz U, Barth HO, Trede M (1992) Die Colitis ulcerosa aus chirurgischer Sicht – Von der differenzierten Diagnose zur differenzierten Therapie. coloproctology 14/5: 260–268
53. Löfberg R et al. (1992) DNA aneuploidy in ulcerative colitis: reproducibility, topographic distribution, and relation to dysplasia. Gastroenterology 102: 1149–1154
54. Löhr HF et al. (1989) Diversionskolitis bei Morbus Crohn. Fallbericht und Literaturübersicht. Z Gastroenterol 27: 221–224
55. Lusk LB, Reichen J, Levine JS (1984) Aphthous ulceration in diversion colitis. Gastroenterology 87: 1171
55a. Ma CK et al. (1990) Diversionscolitis: A clinicopathologic study of 21 cases. Hum Pathol 21: 429–436
56. Maier K et al. (1983) 5-Aminosalicylsäure – ein neues Behandlungsprinzip bei Colitis ulcerosa und Morbus Crohn. Verdauungskrankht 2: 62–65
57. Malchow H (1983) Konservative Therapie der chronisch entzündlichen Darmerkrankungen. In: Ottenjann R, Fahrländer H (Hrsg) Entzündliche Erkrankungen des Dickdarms. Springer, Berlin Heidelberg New York Tokyo
57a. Menges M, Steffen HM (1996) Sekundäre Amyloidose bei Colitis ulcerosa – erfolgreiche Behandlung mit Kolchizin. Z Gastroenterol 34: 753–756
58. Miller B (1980) Nebenwirkungen der Therapie mit Salazosulfapyridin. Dtsch Med Wochenschr 105: 1596–1597
59. Miller B (1993) Ist eine pathogenetisch begründete Therapie der chronisch-entzündlichen Darmerkrankungen in Sicht? Z Gastroenterol [Suppl 5] 31: 30–34
60. Mitchell DN et al. (1976) Lancet 1311–1314
61. Morson BC, Pang LSC (1967) Rectal biopsy as an aid to cancer control in ulcerative colitis. Gut 8: 423
62. Nugent FW, Veidenheimer MC, Zuberi S, Garabedian MM, Parikh NK (1970) Clinical course of ulcerative proctosigmoiditis. Dig Dis Sci 15: 321
63. Nugent FW, Hagitt RC, Colcher HC, Kutteruf GC (1979) Malignant potential of chronic ulcerative colitis: preliminary report. Gastroenterology 76: 1
64. Otto HF, Gebbers J-O (1976) Epitheldysplasien bei Colitis ulcerosa. Histologische Möglichkeiten zur (Früh-)Erfassung der sog. „Colitis"-Karzinome. Langenbecks Arch Chir 341: 99–110
65. Otto HF, Gebbers J-O (1982) Pathomorphologie. In: Müller-Wieland K (Hrsg): Dickdarm. Springer, Berlin Heidelberg New York (Handb. der inneren Medizin)
66. Otto P (1983) Sind die chronisch entzündlichen Darmkrankheiten Präkanzerosen? Verdauungskrankht 2: 79–82
66a. Otto HF, Remmele W (1996) Kolon und Rektum. In: Remmele W (Hrsg) Pathologie, Bd 2, 2. Aufl. Springer, Berlin Heidelberg New York Tokyo, S 582–591
67. Parks AG, Nichols RJ (1978) Proctocolectomy without ileostomy for ulcerative colitis. Br Med J 11: 85
67a. Pier A et al. (1996) Sweet-Syndrom bei Colitis ulcerosa. Haut-Geschlechtskrankht 4: 299–301

68. Porschen R et al. (1992) DNA-Ploidie und Dysplasie bei Colitis ulcerosa – Interimsanalyse einer prospektiven Studie. Z Gastroenterol 30: 857–862
69. Porschen R, Strohmeyer G (1992) Prophylaxe des kolorektalen Karzinoms durch endoskopische Untersuchungen. Z Gastroenterol 30: 823–828
70. Present DH et al. (1989) 6-Mercaptopurine in the management of inflammatory bowel disease: short- and long-term toxicity. Ann Intern Med 111/8: 641–648
71. Press AG, Ramadori G (1994) Therapie chronisch entzündlicher Darmerkrankungen, Teil 1: Bewährtes richtig dosiert; Teil 2: Neues richtig indiziert! Therapiewoche 44/17: 953–970
72. Pullan RD et al. (1994) Transdermal nicotine for active ulcerative colitis. N Engl J Med 330: No. 12, 811–815
73. Riemann JF (1997) Persönliche Mitteilung
74. Ritchie JK, Powell-Tuck J, Lennard-Jones JE (1978) Clinical outcome of the first ten years of ulcerative colitis and proctitis. Lancet/1140
75. Romano G, Giamundo P, Escercizio L, Belli G, Santangelo ML (1989) Toxisches Megakolon auf dem Boden einer Colitis ulcerosa: Rolle und Zeitpunkt der Chirurgie: coloproctology 13/5: 271–274
76. Rosato EF, Rosato FG, Scott J (1969) Ischaemic dilatation of the colon. Am J Dig Dis 14: 922–928
77. Rosenberg JL, Wall AJ, Levin B, Binder HJ, Kirsner JB (1975) A controlled trial of azathioprine in the management of chronic ulcerative colitis. Gastroenterology 69: 96–99
77a. Rosien U, Goebell H (1996) Colitis ulcerosa. In: Layer P, Rosien U, Goebell H (Hrsg) Praktische Gastroenterologie. Urban & Schwarzenberg, München, S 265–271
78. Schärli AF, Gebbers JA (1990) Colitis ulcerosa und Morbus Crohn. In: Proktologie im Kindesalter. Fischer, Stuttgart New York
79. Scheppach W et al. (1992) Effect of butyrate enemas on the colonic mucosa in distal ulcerative colitis. Gastroenterology 103: 51–56
80. Schmidt E, Bruch HP (1982) Kontinente Colostomie. Chirurg 53: 551
81. Schneider A, Stolte M (1993) Clinical and pathomorphological findings in patients with colorectal carcinoma complicating ulcerative colitis. Z Gastroenterol 31: 192–197
82. Schneider A, Stolte M (1993) Differential diagnosis of adenomas and dysplastic lesions in patients with ulcerative colitis. Z Gastroenterol 31: 653–656
82a. Schölmerich J (1989) Extraintestinale Symptome bei chronisch-entzündlichen Darmerkrankungen. Dtsch Med Wochenschr 23: 911
83. Seitz K, Rettenmeier G (1990) Entzündliche Darmerkrankungen: Sonographische Diagnostik. Diagnostik-Reihe für den gastroenterologisch interessierten Arzt
84. Siewert JR, Isemer FE (1983) Prinzipien operativer Behandlung von Colitis ulcerosa und Morbus Crohn. In: Ottenjann R, Fahrländer H (Hrsg) Entzündliche Erkrankungen des Dickdarms. Springer, Berlin Heidelberg New York Tokyo
85. Sigl I, Bauerdorf R (1989) Granulomatöse Rosacea assoziiert mit Colitis ulcerosa: 2 Fallbeispiele. H + G Z Hautkrankh 64(6): 499–502
86. Silverstein FE, Tytgat GNJ (1994) Colitis ulcerosa. In: Gastroenterologische Endoskopie (Lehrbuch und Atlas). Thieme, Stuttgart
87. Stein E (1981) Colitis ulcerosa. coloproctology 2: 107–111
88. Thelen M, Distelmaier W (1979) Radiologische Diagnostik von entzündlichen und tumorösen Darmerkrankungen. Therapiewoche 29: 1710–1725
88a. Travis SPL et al. (1996) Predicting outcome in severe ulcerative colitis. Gut 38: 905–910
89. Troidl H, Bürkner K, Spangenberger P, Kusche J (1990) Chirurgische Therapie bei entzündlichen Darmerkrankungen – Colitis ulcerosa: Zwar nicht kausal, aber ... Therapiewoche 40: 3607–3616
90. Tromm A et al. (1994) Erworbener Faktor XIII-Mangel bei chronischen entzündlichen Darmerkrankungen. In: Hager T (Hrsg) Aktuelle Proktologie 11. Urban & Vogel, München, S 317–323
91. Turnbull RB, Hawk WA, Weakley FL (1981) Surgial treatment of toxic megacolon. Ileostomy and colostomy to prepare patients for colectomy. Am J Surg 122: 325–331
92. Wechsler RL, Korelitz BI (1980) Carcinoma complicating ulcerative colitis. Dig Dis Sci 25: 216–227
93. Wehrli H, Akovbiantz A (1992) Colitis ulcerosa. In: Marti MC, Givel JC (Hrsg) Chirurgie anorektaler Krankheiten. (Mit prä- und postoperativen Behandlungsmethoden). Springer, Berlin Heidelberg New York Tokyo
94. Wellmann W (1983) Konservative Therapie von Morbus Crohn und Colitis ulcerosa. Verdauungskrankht 2: 59–61
95. Wenzl H, Petritsch W, Reicht G, Eherer A, Krejs GJ (1994) Cyclosporin for the treatment of severe ulcerative colitis. Z Gastroenterol 32: 137–140
96. Whelan G (1980) Cancer risk in ulcerative colitis: Why are results in the literature so varied? Clin Gastroenterol 9: 469
96a. Wilks S (1859) Morbid appearances in the intestines of Miss Bankes. Med Times Gaz 19: 264
97. Winkler R (1976) Colitis ulcerosa und Schwangerschaft. Dtsch Med Wochenschr 101: 963
98. Winkler R (1986) Stomatherapie. Atlas und Leitfaden für intestinale Stomata. Thieme, Stuttgart New York
99. Wijers OB, Tio LT, Tygat GNJ (1992) Ultrasonography and endosonography in the diagnosis and management of inflammatory bowel disease. Endoscopy 24: 559–564
100. Zillessen E, Fenn K, Franke D (1983) Imitationen von Colitis ulcerosa und Morbus Crohn am Kolon. In: Henning H (Hrsg): Fortschritte der gastroenterologischen Endoskopie. Band 3. Demeter, Gräfelfing

14.3 Ischämische Kolitis

Die ischämische Kolitis ist ein zunehmend häufiger, bevorzugt bei älteren Menschen – über 90 % der Betroffenen sind älter als 60 Jahre [25, 32] – diagnostiziertes Krankheitsbild, von dem Männer und Frauen gleich häufig betroffen zu sein scheinen [17, 33], das primär Folge einer Blutzirkulationsstörung ist und in 3 Schweregrade unterteilt werden kann.
Je nach Ausmaß der zumeist [11] segmental lokalisierten Ischämie führt diese entweder nur zu einer *passageren Funktionsstörung der Mukosa und Submukosa* oder zur Schädigung aller Darmwandschichten. Ist letzteres der Fall, kommt es zu einem progredienten Verlauf mit anschließender bindegewebiger Organisation und Stenosierung des Darmlumens, sofern, was meist der Fall ist, der betroffene Bereich durch Kollateralen erreicht werden kann. Es entsteht die sog. *nichttransmurale Nekrose.* Wird jedoch das durch einen derartigen Infarkt betroffene Darmsegment nicht durch kollaterale Gefäße erreicht, kommt es zur *transmuralen Gangrän,* die unbehandelt über eine Peritonitis zum letalen Ausgang führt [19, 21].
Aus klinisch-therapeutischen Gründen (s. o.) empfiehlt es sich [8], nur zwischen 2 Schweregraden zu differenzieren, und zwar zwischen der transmuralen Gangrän und der nichttransmuralen Nekrose, einschließlich passagerer Schleimhautschädigung. Letztere werden zusammen heute als *ischämische Kolitiden im engeren Sinne* bezeichnet.

ÄTIOLOGIE

Die Ursachen einer Anoxie von Kolonanteilen können vielgestaltig sein. Einerseits führen Lumeneinengungen oder Verschlüsse von Mesenterialgefäßen durch Thrombosierung, Embolie oder Abknickung zur Entstehung ischämischer Kolitiden, andererseits kann auch ein Blutdruckabfall bei gedrosselter Zirkulation zu einem verlangsamten Blutfluß und folglich zu einer herabgesetzten intestinalen Mikroperfusion und damit zur Hypoxämie führen.
Bei der Entstehung der ischämischen Kolitis spielen demzufolge arteriosklerotische Gefäßveränderungen ebenso eine Rolle wie andere zur Durchblutungsstörung umschriebener Darmabschnitte führende Prozesse, etwa thrombotische, arterielle und venöse Gefäßverschlüsse, Diabetes, Kollagenosen (Erythematodes visceralis, Polyarthritis rheumatica, Periarteriitis nodosa), Amyloidose, chronische Herzinsuffizienz, sowie temporäre Erhöhung des intraluminalen Druckes im Darm, wobei es zur Kompression der Kapillaren und Venen und somit zu einer stasebedingten Hypoxie kommen kann.
Des weiteren zählt die ischämische Kolitis zu den seltenen Komplikationen bei Einnahme von Kontrazeptiva [3, 6, 9, 14, 18].

KLINIK

Entscheidend ist wegen der ganz unterschiedlichen Prognose und einzuschlagenden Therapie die möglichst rasche Feststellung, ob es sich um eine alle Wandschichten des Organs betreffende Gangrän handelt, die eine sofortige Operation erfordert, oder ob eine ischämische Kolitis im engeren Sinne vorliegt.
Bei Vorliegen einer transmuralen Gangrän ist das *klinische Beschwerdebild* gekennzeichnet von plötzlich auftretenden krampf- bzw. kolikartigen Schmerzen, vorwiegend im linken Unterbauch, die innerhalb weniger Stunden in einen starken diffusen Dauerschmerz übergehen, begleitet von Erbrechen, Übelkeit und meist blutigen Durchfällen. Häufig besteht Fieber. Bei der klinischen Untersuchung finden sich in diesen Fällen alle Zeichen einer Peritonitis mit Abwehrspannung, Druckempfindlichkeit, Rebound-Phänomen und schließlich fehlende Darmgeräusche (paralytischer Ileus). Laborchemisch findet sich eine Leukozytose und evtl. eine leichte Azidose als wenig richtungsweisende unspezifische Befunde.
Handelt es sich demgegenüber um eine ischämische Kolitis im engeren Sinne, d. h. um eine leichte bis mittelschwere Kolonischämie, so sind die Beschwerden häufig nur vorübergehend und können folgenlos verschwinden, da es in den meisten Fällen zu einer Versorgung durch Kollateralen kommt. Die Patienten klagen hierbei meist ebenfalls über akut einsetzende mehr oder weniger starke Bauchschmerzen überwiegend im linken unteren Quadranten des Abdomens, Übelkeit und Erbrechen sowie über dünne, u. U. mit dunklem Blut vermischte Stühle. Bei der klinischen Untersuchung besteht meist eine auffällige Druckempfindlichkeit im Bereich des linken Unterbauches. Meist finden sich auch in diesen Fällen leichte Temperaturerhöhungen bei gleichzeitiger Beschleunigung der Pulsfrequenz und Erhöhung der Leukozytenzahl.
Aufgrund der Unterschiede in Symptomatologie und Verlauf der beiden Schweregrade erscheint die sorgfältige Überwachung der Patienten besonders in der initialen Phase des Krankheitsverlaufes unverzichtbar.
Prädilektionsstellen der segmentären Ischämie sind die Grenzbezirke unterschiedlicher arterieller Gefäßversorgung des Dickdarmes, wie der Bereich der linken Flexur (Grenzbereich A. mesenterica superior/inferior) mit angrenzenden Abschnitten des Colon transversum und descendens, sowie der rekto-

sigmoidale Übergang (Grenzbereich, A. mesenterica inferior/A. iliaca interna) [26, 31]. Auch ein Rektumbefall sowie ein Befall höherer Kolonabschnitte und sogar Teile des Dünndarms (Ileum, evtl. Jejunum) ist in seltenen Fällen möglich [2, 7, 15, 32, 33].

Die ischämischen Kolitiden im engeren Sinne treten zwar bevorzugt an der linken Flexur auf, sie können jedoch auch fleckförmig verteilt bis diffus vorkommen [11].

DIAGNOSE

Typisches klinisches Beschwerdebild und Verlauf, oftmals in Verbindung mit Herzinsuffizienz, die schon mit Digitalispräparaten und Diuretika behandelt wurde, Diabetes, rheumatoider Arthritis oder Schockzuständen verschiedener Ätiologie [20] bei zumeist älteren Menschen, läßt die Diagnose ischämische Kolitis in vielen Fällen vermuten bzw. bereits sicher erkennen.

Im Zweifelsfall kann die Diagnosesicherung durch die Koloskopie und in Ausnahmefällen durch eine Röntgenuntersuchung erfolgen (J. F. Riemann, persönl. Mitteilung 1997).

Sofern eine Gangrän vorliegt, können den schwerkranken Patienten allerdings keine oder nur kaum belastende Diagnostikmaßnahmen zugemutet werden; außerdem wären sie wegen der Gefahr einer Perforation kontraindiziert. Die Abdomenleeraufnahme zeigt erst bei fortgeschrittenem Krankheitsverlauf einen paralytischen Ileus.

In Betracht kommt allenfalls eine Angiographie mit Darstellung der Arteria mesenterica superior et inferior, allerdings mit Einschränkung, da diese nur bedingt zu einer Diagnosefindung beizutragen vermag [5, 10, 16, 23, 29, 34, 36]

Kann andererseits vom klinischen Beschwerdebild her angenommen werden, daß es sich um eine ischämische Kolitis im engeren Sinne handelt, so erscheinen absichernde Diagnostikmaßnahmen indiziert. In Einzelfällen kann der Ultraschall durch den Nachweis veränderter Wandschichten zur Diagnose beitragen (J. F. Riemann, persönl. Mitteilung 1997).

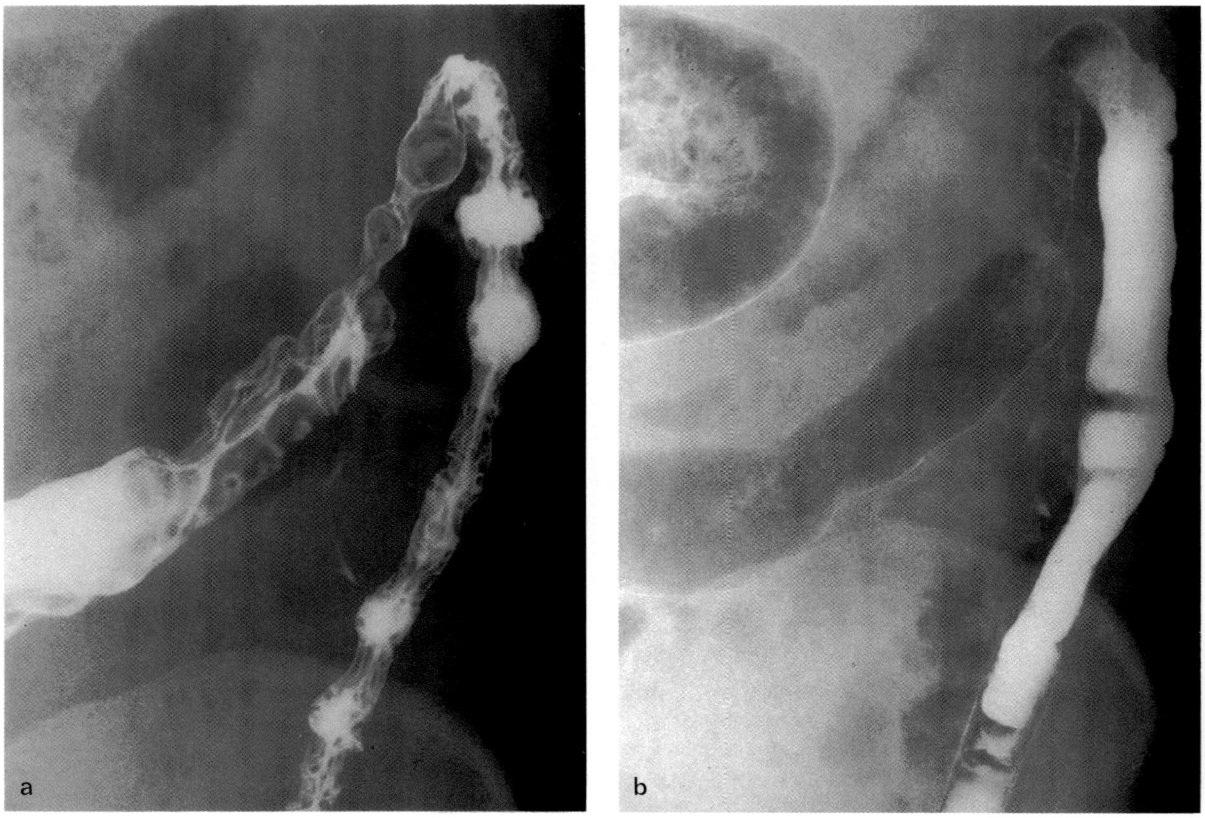

Abb. 14.13. **a** Akute bis subakute ischämische Kolitis. Linke Flexur und angrenzende Kolonabschnitte mit zahlreichen „thumb-printings“, beginnender Stenose und Fistelbildung. **b** Chronische ischämische Kolitis. Linke Flexur und angrenzende Kolonabschnitte mit manifester Stenose, Fistel und Haustrienverlust

In Betracht kommen an Röntgenmaßnahmen neben der Abdomenübersichtsaufnahme vor allem der Kolonkontrasteinlauf.

Im Röntgenbild fällt hierbei eine Verengung auf, die von umschriebenen Stenosen bis zum totalen Verschluß reichen kann. Meist findet sich hierbei auch eine unregelmäßige Schleimhautbeschaffenheit zunächst in Form der sog. Daumenabdrücke („thumb-printing"), die sich 48–72 h nach dem akuten Ereignis nachweisen lassen [37] und Ausdruck eines unspezifischen Schleimhautödems sind (Abb. 14.13 a) Vielfach fehlt in dem betroffenen Bereich auch die typische Haustrierung. In einem späteren Stadium kommen sodann meist seichte Ulzerationen, teilweise auch sackartige Ausstülpungen und eine Kolonverkürzung hinzu [1, 35, 37].

Eine weitere wichtige Diagnostikmaßnahme stellt die Endoskopie innerhalb der ersten 48 Stunden nach Symptombeginn dar. Meist genügt eine partielle Koloskopie, da 85% der Ischämien bei oder aboral der linken Flexur lokalisiert sind [32]. Der endoskopische Befund hängt davon ab, ob die Durchblutungsstörung akut, subakut oder chronisch entstanden ist und ob ausreichend Kollateralgefäße vorhanden sind.

Bei der akuten ischämischen Kolitis, die meist eine streng segmentale Begrenzung aufweist, erscheint der betroffene Bereich infolge einer Schleimhauthyperämie und Submukosablutungen mehr oder weniger ödematös verändert und von düsterrotem Farbton. Die Folge sind makroskopisch stets eindrucksvoll erscheinende, scharf begrenzte Nekrosen, die meist die Mukosa und Submukosa gemeinsam betreffen, wodurch ein der pseudomembranösen Kolitis ähnliches Bild entsteht. Diese aufgelagerten grauweißen bis grauschwärzlichen aus Blut, Schleim und Eiter bestehenden Membranen werden schließlich abgestoßen, wodurch dann die endoskopisch typischen seichten, bizarr oder landkartenartig figurierten Ulzerationen entstehen (Abb. 14.15) [12, 14, 15, 22, 24, 26].

Demgegenüber entsteht bei der chronischen ischämischen Kolitis, bei der die Nekrose auf die Muskelschicht übergegriffen hat, wodurch es zum über Monate andauernden fibrinösen Heilungsprozeß kommt, die hierfür kennzeichnende segmentale Stenose bzw. die ischämische Striktur des Kolons.

Das makroskopische und insbesondere histologische Bild der ischämischen Kolitis wird jedoch durch entzündliche Vorgänge infolge einer stets frühzeitigen Besiedelung des minderdurchbluteten bzw. nekrotischen Bereichs durch Bakterien aus dem Darm sehr rasch atypisch verändert bzw. überlagert. Die Diagnosefindung ist dadurch oft erschwert.

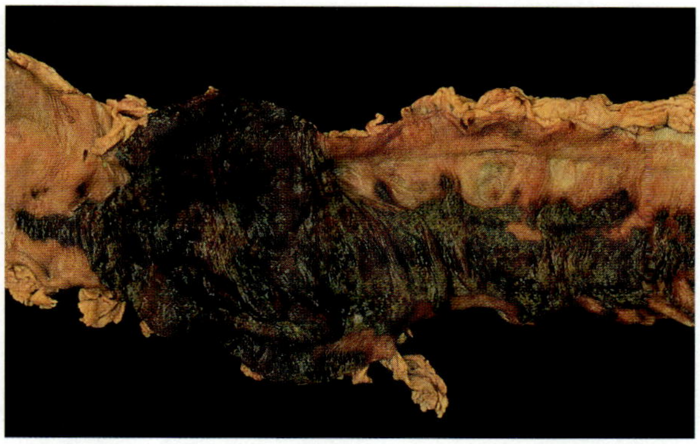

Abb. 14.14. Segmental akzentuierte ischämische Läsionen der Dickdarmschleimhaut

Tabelle 14.5. Histopathologische Merkmale der ischämischen Kolitis. (Nach Hermanek [11])

Akut	Hämorrhagische Nekrose der Schleimhaut
	Extreme Hyperämie der Kapillaren
	Sog. hyaline Thromben bzw. Fibrinthromben
Subakut	Granulationsgewebe
	Hämosiderin in Makrophagen
Chronisch	Atrophie der Schleimhaut
	Wandfibrose
	Stenose

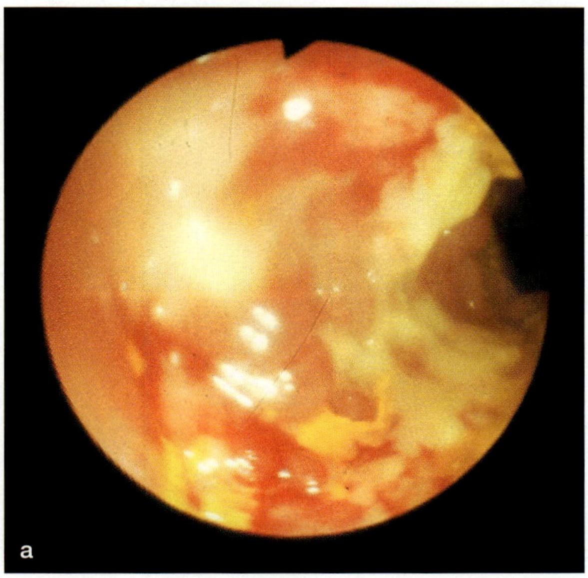

Abb. 14.15. a Ischämische Colitis nach Aorten-Interposition bei 50jährigem Mann. Ausgedehnte fibrin- und schorfbedeckte unregelmäßig landkartenförmig begrenzte Ulzerationen mit hyperämischem Randsaum und eingelagerten, glasig ödematös geschwollenen Granulationsgewebeinseln. **b–e** s. S. 370

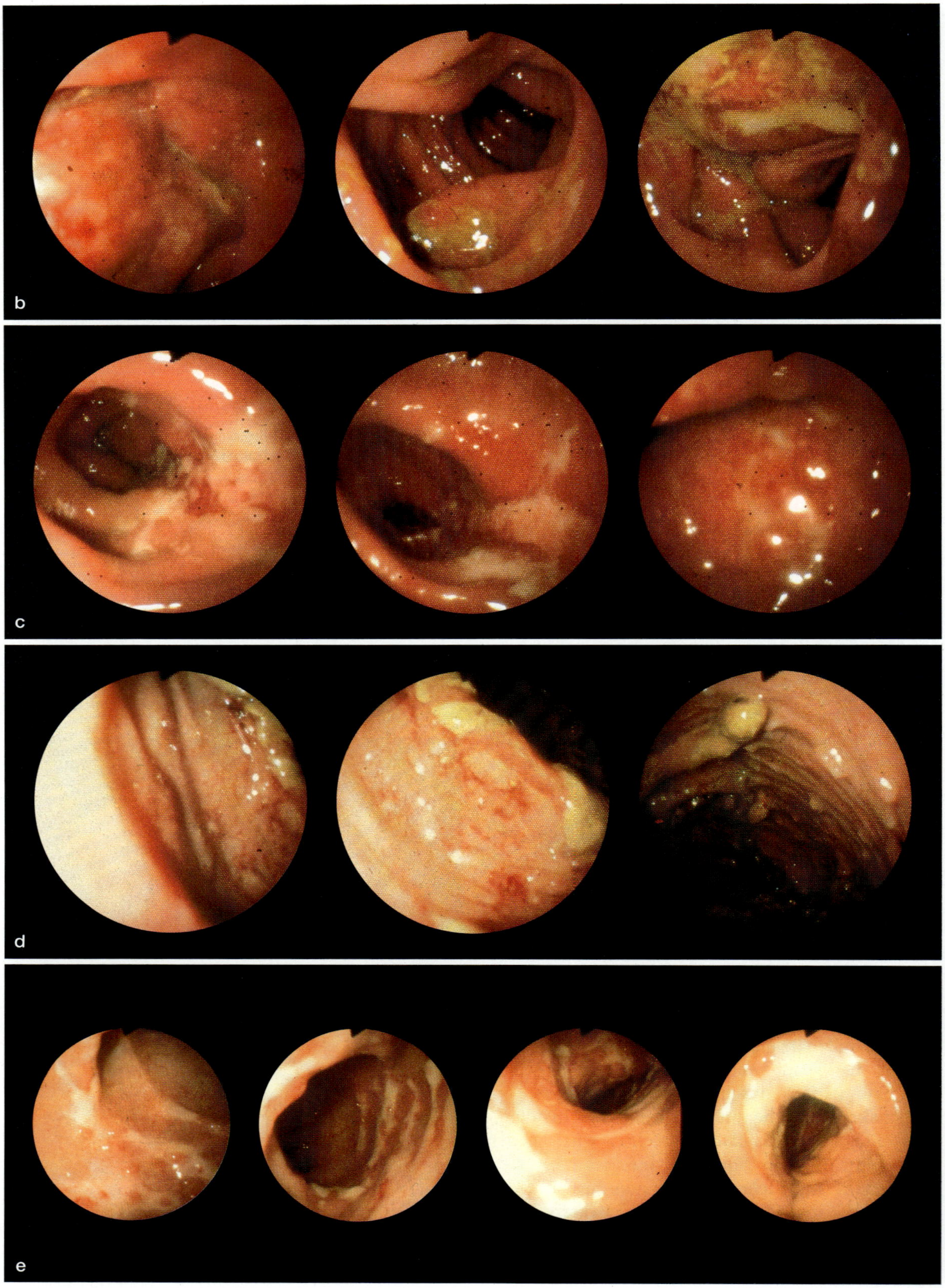

Abb. 14.15 b–e. Legende s. S. 371

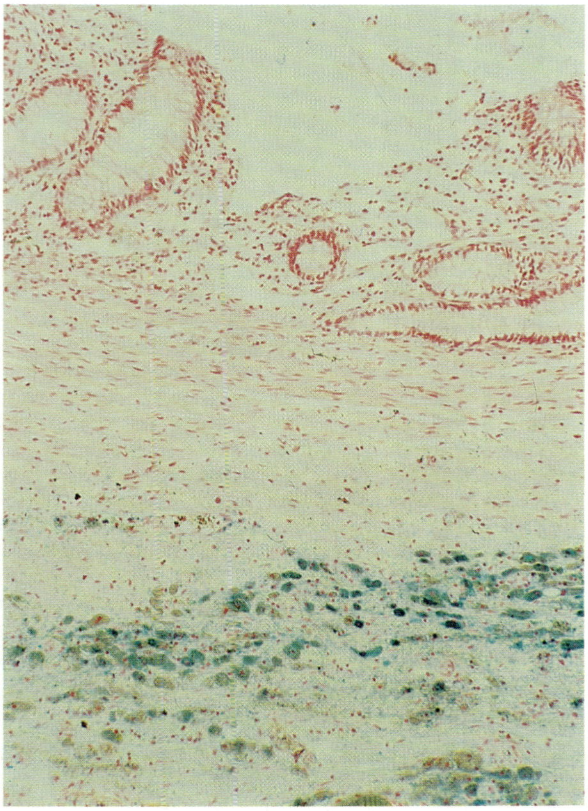

Abb. 14.16. Feingewebliches Bild einer subakut-chronischen ischämischen Kolitis. Granulationsgewebe mit Blutpigmentmakrophagen in der verbreiterten Submukosa. Berlinerblau-Färbung

◁

Abb. 14.15. b Ischämische Kolitis eines Sigmasegments. *Links:* hochrot geschwollene und unterminierte Schleimhaut mit oberflächlichen Nekrosen; *Mitte:* Oberrand des stenotischen Segments, im Vordergrund verdickte nekrotische Schleimhaut, Blick auf das nicht befallene Segment; *rechts:* ischämische Schleimhaut mit zirkulärer Stenose und ausgedehnten frischen Fibrinbelägen. Die Schleimhaut ist blutig unterminiert. **c** Ischämische Kolitis. *Links und Mitte:* Schleimhautschwellung mit Verplumpung der Haustrien und oberflächlichen Nekrosen; *rechts:* Aspekt der Schleimhautoberfläche bei Nahsicht mit ödematös-hämorrhagischer Schwellung und netzförmigen Fibrinbelägen. **d** Ischämische Kolitis: Verdacht auf Kolonapoplexie in Form einer ausgedehnten fibrinös-nekrotischen Kolitis mit kleinen polypösen Granulationen, nachfolgend Peritonitis durch siebartige Perforationen. **e** Ischämische Kolitis: 10 Tage nach peranaler Blutung, strikt rechtsseitige pseudomembranöse Abräumphase mit gestörter Haustrierung und kleinen Pseudopolypen

Das *histologische Bild* der ischämischen Kolitis im engeren Sinne hängt vom Stadium der Erkrankung ab.
Die für die verschiedenen Krankheitsstadien wichtigsten histopathologischen Merkmale gehen aus Tabelle 14.5 hervor.

DIFFERENTIALDIAGNOSE

Differentialdiagnostisch ist neben der im endoskopischen Bild ähnlichen pseudomembranösen Kolitis hauptsächlich die Colitis ulcerosa und der Morbus Crohn auszuschließen. Hauptunterscheidungsmerkmal sind die verschiedenen Lokalisationen. Während die ischämische Kolitis fast ausschließlich die linke Kolonflexur mit benachbarten Abschnitten (C. descendens und C. transversum) und den rektosigmoidalen Übergangsbereich befällt, ist der Morbus Crohn hauptsächlich im Ileozökalbereich lokalisiert. Bei Colitis ulcerosa-Befall der linken Flexur ist meist das Rektum mitbetroffen, das, wie das rechte Kolon, von der ischämischen Kolitis nahezu immer verschont bleibt [2, 12].

THERAPIE

Die Behandlung richtet sich danach, welche Form der ischämischen Kolitis vorliegt.
Im seltenen Falle einer nachgewiesenen transmuralen Gangrän ist eine sofortige operative Intervention in Form einer weiten Resektion des betroffenen Segmentes nötig. Bei derartigen Notfällen wird zumeist empfohlen, zunächst das proximale Darmende als Kolostomie und das distale als Fistel nach außen zu verlagern [30].
Durch einen Zweiteingriff kann sodann zu einem späteren Zeitpunkt bei nun deutlich geringerem Risiko die Darmkontinuität wiederhergestellt werden.
Operatives Vorgehen ist, außer bei möglichen Komplikationen der ischämischen Kolitis wie toxischem Megakolon, Peritonitis oder Darmverschluß, oftmals auch bei progredient verlaufenden Formen der ischämischen Kolitis, die aufgrund einer eventuell fortgeschrittenen segmentalen Stenose schließlich zu ileusartigen Zuständen führen können, erforderlich.
Eine vollständige Ausheilung kann bis zu 6 Monate dauern (akute Phase: 4–6 Wochen) [25].
Die leichteren Formen der ischämischen Kolitis im engeren Sinne können weitgehend spontan ausheilen und bedürfen, sofern sie überhaupt bemerkt werden, meist nur einer konservativen Therapie. Neben der zweckmäßigen prophylaktischen Gabe von breitwirksamen Antibiotika und Bettruhe steht neben dem Bemühen um eine Verbesserung der Herz- und Kreislaufverhältnisse zunächst die paren-

terale Ernährung im Vordergrund. 5-ASA-Präparate (z. B. Salofalk) sind wegen ihrer antiinflammatorischen Wirkung hilfreich (J. F. Riemann, persönl. Mitteilung, 1997).
Schließlich wird auf eine schlackenfreie und später schlackenarme Kost übergegangen. Digitalispräparate sind kontraindiziert, da hierdurch eine Vasokonstriktion der mesenterialen Gefäße gefördert werden kann [27].
Weiterhin wichtig ist, wie oben bereits dargelegt, eine genaue Beobachtung dieser Patienten (regelmäßige Pulsfrequenz-, Blutdruck-, Temperaturkontrollen und bei Notwendigkeit auch Kontrolle mittels Kontrasteinlauf), um bei evtl. Fortschreiten des Prozesses zum kompletten Infarkt rechtzeitig chirurgische Maßnahmen einzuleiten.

Literatur

1. Altaras J (1982) Radiologischer Atlas Kolon und Rektum. Urban & Schwarzenberg, München Wien Baltimore
2. Becker V (1986) Die ischämische Kolitis des Rektums. Fortschr Med 104: 35, 657–658
3. Bernardino ME, Lawson TL (1976) Discrete colonic ulcers associated with oral contraceptives. Am J Dig Dis 21: 503–505
4. Boley SJ, Schwartz S, Lash JJ, Sternhill V (1963) Reversible vascular occlusion of the colon. Surg Gynecol Obstet 116: 53–60
5. Boysen E (1971) Mesenteric angiography. In: Abrams HL (ed) Angiography. Little Brown, Boston
6. Cotton P, Thomas LM (1971) Ischaemic colitis and the contraceptive pill. Br Med J 3: 27
7. Cynn WS, Rickert RR (1973) Ischemic proctosigmoiditis. Dis Colon Rectum 16: 537
8. DeDombal FT, Fierher DM, Harris RS (1969) Early diagnosis of ischaemic colitis. Gut 10: 131–134
9. Egger G, Mangold R (1974) Ischaemic colitis and oral contraceptives. Acta Hepatogastroent 21: 221
10. Egger G, Härtel M, Halter E, Laissue J (1971) Die nichtgangränöse ischämische Colitis. Klinik und radiologische Diagnostik. ROFO 115: 432
11. Hermanek P (1983) Pathomorphologie segmentaler Colitiden. In: Ottenjann R, Fahrländer H (Hrsg) Entzündliche Erkrankungen des Dickdarms. Springer, Berlin Heidelberg New York Tokyo
12. Hermanek P (1970) Zur Differentialdiagnose segmentaler ulzeröser Colonveränderungen. Verh Dtsch Ges Pathol 54: 381
13. Inatsugi N (1987) An experimental study of the pathogenesis of ischemic colitis. J Jpn Soc Coloproctology 40: 229–238
14. Kilpatrick SM, Silverman JF, Betancourt E, Farman J, Lawson JP (1968) Vascular occlusion of the colon and oral contraceptives. N Engl J Med 278: 438
15. Kilpatrick ZM, Farman J, Yesner R, Spiro HM (1968) Ischemic proctitis. JAMA 205: 64–70
16. Lambana S, Yamamoto K, Miyashita T, Tsuchiya K (1973) Irreversible ischemic colitis caused by stenosis of sigmoid branches: a case report. Surgery 74: 587
17. Marcuson RW (1972) Ischaemic colitis. Clin Gastroenterol 1: 745
18. Marcuson RW, Farman J (1971) Ischaemic disease of the colon. Proc R Soc Med 64: 1080
19. Marston A (1962) Massive infarction of the colon demonstrated radiologically. Br J Surg 49: 609
20. Marston A (1962) The bowel in shock. Lancet 2, 365
21. Marston A, Pheils MT, Thomas ML et al. (1966) Ischaemic colitis. Gut 7, 1
22. Marston A, Kieny R, Szilagyi E, Taylor GW (1976) Intestinal ischemia. Arch Surg 111, 107
23. Menge H (1983) Ischämische Colitis. In: Ottenjann R, Fahrländer H (Hrsg): Entzündliche Erkrankungen des Dickdarms. Springer, Berlin Heidelberg New York
24. Morson BC, Dawson IMP (1972) Gastrointestinal Pathology. Blackwell, Oxford Edinburgh Melbourne London
25. Otto HF, Remmele W (1996) Kolon und Rektum. In: Remmele W (Hrsg) Pathologie, Bd 2, 2. Aufl. Springer, Berlin Heidelberg New York Tokyo S 553–559
26. Paul F (1983) Endoskopische Diagnose und Differentialdiagnose der chronisch-entzündlichen Darmerkrankungen. Verdauungskrankht 1: 25–32
27. Pawlik W, Jacobson ED (1974) Effects of digoxin on the mesenteric circulation. Cardiovasc Res Cent Bull (Houston) 12: 80–84
28. Pimpl W, Umlauf M (1983) Ischäm. Kolitis nach kardiogenem Schock, coloproctology 1: 15–18
29. Reuter SR, Kanter IE, Redman HC (1970) Angiography in reversible colonic ischaemia. Radiology 97: 371
30. Rosen IB, Cooter NB, Ruderman RL (1973) Necrotizing colitis. Surg Gynecol Obstet 137: 645
31. Saegesser F, Roenspies U, Robinson JWL (1979) Ischemic diseases of the large intestine. Pathobiol Annu 9: 303–337
32. Schönfeld J von (1996) Durchblutungsstörungen des Darms. In: Layer P, Rosien U, Goebell H (Hrsg) Praktische Gastroenterologie. Urban & Schwarzenberg, München, S 508–511
33. Schweiger H (1994) Gefäßveränderungen am unteren Gastrointestinaltrakt. Coloproctology 6: 411–413
34. Voegeli E (1974) Die Angiographie bei Dünndarm- und Dickdarmerkrankungen. Thieme, Stuttgart
35. Voegeli E, Dreiskämper K (1980) Die akute intestinale Ischämie im Röntgenbild. Schweiz Rundschau Med (Praxis) 69: 120–127
36. Westcott JL (1972) Angiographie demonstration of arterial occlusion in ischemic colitis. Gastroenterology 63: 486
37. Wittenberg J, Athanosoulis CA, Williams LF, Papedes S, O'Sullivan P, Brown B (1975) Ischemic colitis – radiology and pathophysiology. AJR 123: 287–299

14.4 Kollagen-Kolitis

Die von Clas G. Lindström [26] 1976 erstmals beschriebene Kollagen-Kolitis (KK) stellt ein symptomatisch und histomorphologisch charakteristisches Krankheitsbild dar. Krankheitsspezifisch ist eine ausgeprägte subepitheliale Ablagerung von kollage-

nen Fasern in der kolorektalen Mukosa bei gleichzeitigem Vorliegen einer zumeist weitgehend therapieresistenten wässrigen Diarrhö (s. u.).
Überwiegend (> 80 %) betroffen sind Frauen im Alter zwischen 40 und 60 Jahren [1, 12, 24, 26, 27, 31, 37].
Die Häufigkeit ist derzeit noch schwer abzuschätzen. Eine zunehmende Zahl publizierter Fälle der letzten Jahre läßt vermuten, daß die Erkrankung nicht sehr selten ist [6, 12, 23, 25, 26, 34, 36, 40].

ÄTIOLOGIE

Die Ätiopathogenese der Kollagen-Kolitis ist bislang noch ungeklärt. Als mögliche Entstehungsursache der abnormen Kollagenablagerung in der kolorektalen Mukosa wird mehrheitlich eine Entwicklungs- und Funktionsstörung der perikryptalen Myofibroblasten vermutet [3–5, 12, 13, 29, 30]. Von einigen Autoren wird angenommen, daß diese Myofibroblastendysfunktion von einem entzündlichen oder toxischen Stimulus initiiert wird [10, 25, 34, 38]. Es wird auch vermutet, daß es sich um einen Autoimmunprozess handelt [21]. Als Ursache der wäßrigen Diarrhö schließlich wird eine durch die verdickte subepitheliale Kollagenschicht verminderte Resorption von Wasser und Elektrolyten im Kolon angenommen [12, 13, 19, 24, 26, 29, 35, 37].

KLINIK

Das klinische *Beschwerdebild* wird geprägt durch langdauernde, oft über viele Jahre bestehende, wäßrige Diarrhöen, stets ohne nachweisbare Blutbeimengungen.
Trotz der täglich bis zu 15 Entleerungen, oftmals verbunden mit kolikartigen Leibschmerzen, ist das Allgemeinbefinden der Betroffenen i. d. R. nicht wesentlich beeinträchtigt. Auch ein Gewichtsverlust wird zumeist nicht beobachtet [12, 17, 26, 37].
Erscheinungsbild: Nur in wenigen Fällen können bestimmte Schleimhautveränderungen im *endoskopischen Bild* einen diagnostisch wertvollen Hinweis vermitteln. So kann es im Kolon gelegentlich zu einer mehr oder weniger ausgeprägten ödematösen Auflockerung und Hyperämie, zu einer verwaschenen oder aufgehobenen submukösen Gefäßzeichnung und ggf. auch zu Kontaktblutungen der Mukosa sowie zur Ausbildung einzelner weißlicher erhabener Plaques kommen [5, 11, 20, 30, 33] (Abb. 14.18). Über einen sicher seltenen Fall einer Kollagen-Kolitis mit ausgeprägten fleckförmigen, scharf begrenzten Rötungen im Kolon wurde ebenfalls berichtet [37].
Der *Krankheitsverlauf* ist nicht einheitlich. Die Diarrhöen können ein Jahrzehnt oder länger unbeeinflußbar fortbestehen, ggf. aber auch von symptomfreien Intervallen unterbrochen sein [24, 39].
Andererseits gibt es Beobachtungen, daß die Beschwerden und auch die histomorphologischen Befunde (s. u.) nach kürzerer oder längerer Zeit mit oder ohne Therapie vollkommen reversibel sein können und es nicht zu Rezidiven kommen muß [3, 7, 12, 14, 17, 19, 24].
Schließlich wird über einige mit Arthritiden bzw. Arthralgien [8, 9, 16, 23, 28, 38–40] assoziierte Kollagen-Kolitis-Fälle berichtet, sowie über einen KK-Fall mit Erythema nodosum [27].

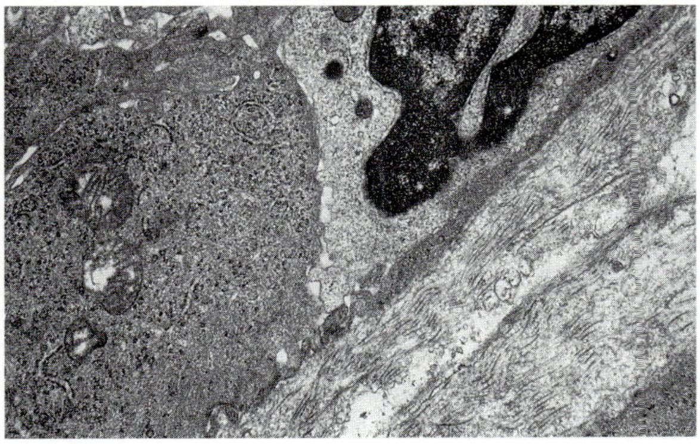

Abb. 14.17. Kollagen-Kolitis. Ultrastruktur subepithelialer, diffus und irregulär angeordneter Kollagenfibrillen, die sich bandartig entlang der Basalmembran anordnen

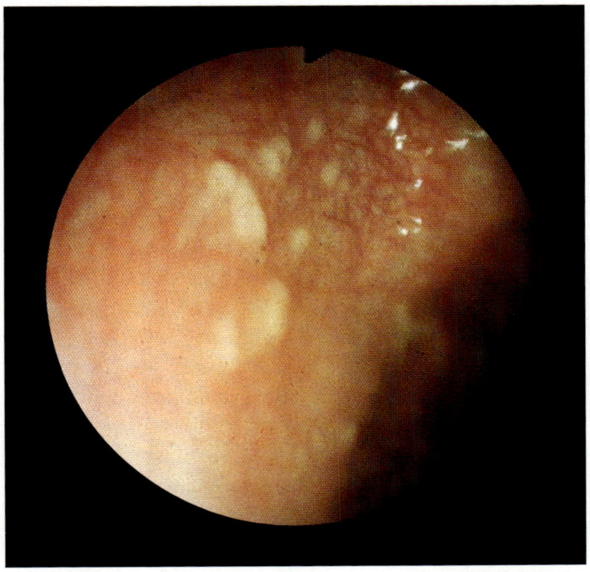

Abb. 14.18. Klinisch persistierende wäßrige Diarrhöen, koloskopisch auffällig monotones Schleimhautbild in allen Abschnitten des gesamten Kolons: Gefäßdestruktion, blasse Schleimhaut und einzelne, weißliche, erhabene weiche Plaques. Diese Plaques sind vornehmlich im Rektum und Sigma lokalisiert. Histologisch: Kollagen-Kolitis

DIAGNOSE

Nur durch die histologische Untersuchung von Biopsiematerial der kolorektalen Mukosa ist eine sichere Diagnosestellung möglich.

Ausschlaggebend für die histologische Diagnose ist die Dicke des Kollagenbandes; während im normalen Kolon die Dicke der subepithelialen Kollagenschicht durchschnittlich 2,3 ± 0,2 μm beträgt und damit im wesentlichen der Dicke der Basalmembran entspricht, ist dieses Kollagenband bei der KK im Mittel 12,8 μm breit [23]. Der Bereich zwischen diesen Durchschnittswerten bildet derzeit eine Grauzone [18]. Als Extrembefunde werden Verdickungen von 50–100 μm angesehen [34].

Bei der Bewertung der Dicke des Kollagenbandes als diagnostischen Parameter ist zu berücksichtigen, daß diese beim gleichen Patienten in den verschiedenen Abschnitten des Kolons zumeist variiert. So war in einer Studie an Stufenbiopsien von 15 Patienten der Befund durchschnittlich am stärksten in der rechten Kolonhälfte sowie im Colon descendens ausgeprägt, während im Sigma und Rektum gleichzeitig keine diagnostisch noch zuverlässige Verdickung des Kollagenbandes vorlag [23].

Es erscheint demzufolge wichtig, bei allen Patienten mit unklaren chronischen Diarrhöen auch bei makroskopisch regelrechter Schleimhaut lokalisationsbezeichnende Biopsien aus allen Abschnitten von Kolon und Rektum durchzuführen [32].

Diese bandförmige, aus kollagenen Fasern bestehende Schicht färbt sich mit den üblichen Bindegewebsfärbungen homogen an. Eingeschlossen sind in wechselndem Ausmaß Myofibroblasten [12].

In der Lamina propria findet sich zumeist eine mäßiggradige unspezifisch-entzündliche Infiltration, insbesondere mit Plasmazellen und Lymphozyten, neben wenigen Eosinophilen und polymorphkernigen Granulozyten. Nicht selten ist das Epithel der luminalen Fläche der Mukosa mehr oder weniger atrophisch oder sogar flächenhaft abgestoßen [15, 29].

Wie immuncytochemische Untersuchungen zeigten, besteht das subepitheliale Band bei der KK überwiegend aus Kollagen-Subtyp III, Pro-Kollagen-III-Peptid sowie aus Kollagen-Subtyp I, während die normale Basalmembran des Kolon aus Kollagen-Typ IV, Laminin und Fibronektin aufgebaut ist [10]. Diese Unterschiede in der Zusammensetzung können heute diagnostisch genutzt werden, wenn unfixierte Biopsien am Gefrierschnitt immuncytochemisch aufgearbeitet werden [32].

Da es für die KK keine pathognomonischen makroskopischen Veränderungen gibt, ergeben alle radiologischen und endoskopischen Untersuchungen ebenso wie Labortests keine diagnostisch eindeutig verwertbaren Befunde.

DIFFERENTIALDIAGNOSE

Differentialdiagnostisch sind alle mit nicht blutigen Durchfällen einhergehenden Erkrankungen abzugrenzen.

THERAPIE

Eine kausale Behandlung der Kollagen-Kolitis gibt es aufgrund ihrer bislang ungeklärten Ätiologie noch nicht.

Die verschiedenen symptomatischen Therapiemaßnahmen scheinen keine überzeugende Resultate zu bringen. Die Effektivität wird allerdings infolge spontaner Remissionen mit Sistieren der Diarrhöen und kompletter Rückbildung der Kollagenablagerungen recht unterschiedlich bewertet.

Die übliche Anwendung von Anti-Diarrhoika (z. B. Reasec) scheint bei der KK wenig erfolgreich zu sein [12, 20, 30, 33, 37].

Empfohlen werden u. a. Glukokortikoide in einer Dosierung von 30 mg/Tag Prednisolonäquivalent [16, 17, 20, 24, 25] mit oder ohne oraler Salazosulfapyridin-Applikation, 5-Acetylsalicylsäure, Metronidazol, Clonidin, Indomethacin und Octreotid [21].

Schließlich wird über mehr oder weniger gute Erfahrungen mit Weizenkleie, Motilitätshemmern und Colestyramin [22] berichtet.

PROGNOSE

Da es noch kein befriedigendes Therapiekonzept gibt, bleibt letztlich nur die Hoffnung auf eine spontane Besserung bzw. Rückbildung der klinischen Symptomatologie und der histomorphologischen Befunde.

Ob eine Restitutio ad integrum jedoch generell erwartet werden kann und, sofern ja, in welchem Zeitraum, kann derzeit noch nicht schlüssig beantwortet werden.

Insgesamt ist die Langzeitprognose der KK wohl eher als günstig anzusehen.

Literatur

1. Alvira MM, Orcutt MJ (1984) The clinicopathological spectrum of collagenous colitis. Am J Clin Pathol 81: 390
2. Archimandritis A, Tzivras M, Delladetsima A, Tryphonos M (1987) Collagenous colitis in Greece. Gut 28: 230
3. Bamford MJ, Matz LR, Armstrong JA et al. (1982) Collagenous colitis: a case report and review of the literature. Pathology 14: 481–484
4. Birembaut P, Adnet JJ, Feydy P, Bogomoletz WY (1982) Colite collagene: approche immunopathologique de la lésion. Gastroenterol Clin Biol 6: 833

5. Bogomoletz WV, Adnet JJ, Birembaut P, Feydy P, Dupont P (1980) Collagenous colitis: an unrecognized entity. Gut 21: 164–168
6. Coverlizza S, Ferrari A, Scevola F et al. (1986) Clinicopathological features of collagenous colitis: case report and literature review. Am J Gastroenterol 81: 1098–1103
7. Debongnie JC, De Galocsy C, Caholessur MO et al. (1984) Collagenous colitis: a transient condition? Dis Colon Rectum 27: 672–676
8. Erlendsson J, Fenger C, Meinicke J (1983) Arthritis and collagenous colitis. Scand J Rheumatol 12: 93–95
9. Fausa O, Foerster A (1983) Collagenous colitis. Scand J Gastroenterol 18 [Suppl] 86: 15
10. Flejou JF, Grimaud JA, Molas G, Baviera E, Potet F (1984) Collagenous colitis. Ultrastructural study and collagen immunotyping of four cases. Arch Pathol Lab Med 108: 977–982
11. Galian A, Le Charpentier Y, Goldfain D, Chauveinc L (1982) La colite collagene. A propos d'un nouveau cas avec étude ultrastructurale. Gastroenterol Clin Biol 6: 365–370
12. Grouls V (1985) Die kollagene Kolitis. Dtsch Ärztebl 47: 3537–3540
13. Grouls V, Vogel J, Sorger M (1982) Collagenous colitis. Endoscopy 14: 31–33
14. Güller R, Anabitarte M (1982) Reversibilität der „Kollagenkolitis". Dtsch Med Wochenschr 107: 598
15. Guarda LA, Nelson RS, Stroehlein JR, Korinek JK, Raymond AK (1983) Collagenous colitis. Am J Clin Pathol 80: 503–507
16. Hansen MGJ, Hage E, Rask-Madsen J (1984) Kollagen colitis. Ugeskr Laeger 146, 1195–1197
17. Hansen WE (1987) Internistische Gastroenterologie. Springer, Berlin Heidelberg New York Tokyo
18. Herbay A von, Sinn P, Otto HF (1989) Die undefinierte chronische Kolitis mit ihrer pathohistologischen Abgrenzung zum Morbus Crohn und zur Colitis ulcerosa. Ergebnisse der Gastroenterologie 1988. Gastroenterol [Verhandlungsband] 24: 22–25
19. Höchter W, Ottenjann R (1983) Verlaufsbeobachtungen zur kollagenen Kolitis. Dtsch Med Wochenschr 3: 116
20. Höchter W, Seib HJ, Elster K, Kaduk B, Ottenjann R (1982) Kollagene Kolitis. Dtsch Med Wochenschr 107, 257–260
21. Holtmann G, Rosien U (1996) Kollagene Kolitis. In: Layer P et al. (Hrsg) Praktische Gastroenterologie. Urban & Schwarzenberg, München, S 235–236
22. Järnerot G et al. (1995) Collagenous colitis and fecal stream diversion. Gastroenterology 109: 449–455
23. Jessurun J, Yardley JH, Giardiello FM, Hamilton SR, Bayless TM (1987) Chronic colitis with thickening of the subepithelial collagen layer (collagenous colitis): histopathologic findings in 15 patients. Hum Pathol 18: 839–848
24. Kayasseh L, Ohnacker H (1984) Die kollagene Kolitis. Schweiz Rundschau Med 73: 1041–1044
25. The Lancet (1986) Collagenous colitis. Lancet II: 1136–1137
26. Lindström CG (1976) 'Collagenous colitis' with watery diarrhoe – A new entity? Pathol Eur 11: 87–89
27. Marbet UA, Spichtin HP, Fahrlaender H (1986) Klinisch-pathologische Konferenz: Chronische Durchfälle mit Erythema nodosum. Schweiz Rundschau Med Prax 75: 222–227
28. Maroy B, Moullot P (1984) Colite collagene. Association a une arthropathie inflammatoire chronique. Presse Médicale 13: 1516
29. Nielsen VT, Vetner M, Harsløf E (1980) Collagenous colitis. Histopathology 4: 83–86
30. Oord van den JJ, Geboes K, Desment VJ (1982) Collagenous colitis: an abnormal collagen table? Two new cases and review of the literature. Am J Gastroenterol 77: 377–381
31. Otto HF, Remmele W (1996) Kolon und Rektum. In: Remmele W (Hrsg) Pathologie, Bd 2, 2. Aufl. Springer, Berlin Heidelberg New York Tokyo, S 579–582
32. Peeters R, Westrich P (1988) Kollagene Kolitis. Therapiewoche 38: 1901–1904
33. Pieterse AS, Hecker R, Rowland R (1982) Collagenous colitis: a distinctive and potentially reversible disorder. J Clin Pathol 35: 338–340
34. Rams H, Rogers AI, Ghandur-Mnaymneh L (1987) Collagenous colitis. Ann Intern Med 106: 108–113
35. Rask-Madsen J, Grove O, Hansen MGJ, Bukhave K, Henrik-Nielsen R (1983) Colonic transport of water and electrolytes in a patient with secretory diarrhea due to collagenous colitis. Dig Dis Sci 28: 1141–1146
36. Remmele W (Hrsg) (1984) Pathologie, Bd 2. Springer, Berlin Heidelberg New York Tokyo, S 446
37. Schmidt HG, Matek W, Schmid A, Giering H, Lux G (1986) Kollagen-Kolitis – Fallbericht und Literaturübersicht. coloproctology 2: 119–122
38. Teglbjaerg PS, Thaysen EH, Jensen HH (1984) Development of collagenous colitis in sequential biopsy specimens. Gastroenterology 87: 703–709
39. Wang KK, Perrault J, Carpenter HA, Schroeder KW, Tremaine WJ (1987) Collagenous colitis: a clinicopathologic correlation. Mayo Clin Proc 62: 665–671
40. Wengrower D, Pollak A, Okon E, Stalnikowicz R (1987) Collagenous colitis and rheumatoid arthritis with response to sulfasalazine. A case report and review of the literature. J Clin Gastroenterol 9: 456–460

14.5 Pseudomembranöse Kolitis

Die pseudomembranöse Kolitis, auch Antibiotika-assoziierte Kolitis bzw. Enterokolitis genannt, da sie als unerwünschte Folge einer Antiobiotika-Applikation auftreten kann und Kolon, Dünndarm oder beides zusammen befällt, wurde erstmals 1867 von Billroth beschrieben und 1893 von Finney [10] „diptherische Kolitis" genannt. Dieses Krankheitsbild verläuft insbesondere bei verspäteter Diagnosestellung nicht selten tödlich (s.u.). Frauen sollen 2–4 mal häufiger erkranken als Männer[29].

ÄTIOLOGIE

Die pseudomembranöse Kolitis kann nach antibiotischer Behandlung, vor allem nach Gabe von Lincomycin und Clindamycin, aber auch anderen Antibiotika wie insbesondere Ampicillin, Aminoxicillin, Tetracyclin, Cephalosporine, Trimethoprim-Sulfa-

methoxazol, Chloramphenicol, Spiramycin, Erythromycin, Neomycin u.w. durch das Toxin des anaeroben Bakteriums *Clostridium difficile* ausgelöst werden.
Die toxinbildenden Stämme des Cl. difficile produzieren zwei verschiedene Toxine (A und B, wobei das Toxin B 1000 mal toxischer als A sein soll) die beide, ebenso wie Cl. difficile im Stuhl nachweisbar sind. [15, 20, 33, 36]
Durch Untersuchungen an Hamstern konnte gezeigt werden, daß unter dem selektiven Einfluß einer bestimmten Antibiotikatherapie (s. o.) resistente zytotoxische Stämme von Cl. difficile die übrige Darmflora überwuchern, wodurch die zur Entstehung der pseudomembranösen Kolitis nötige intestinale Konzentration des Cl. difficile-Toxins entsteht [19].
Allerdings scheint das Krankheitsbild der pseudomembranösen Kolitis nicht allein hierdurch ausgelöst werden zu können [14, 30, 32, 42]. Bei ähnlich akut auftretenden (Entero-) Kolitiden gelang es nicht, Cl. difficile im Stuhl nachzuweisen [17]. Andererseits wiederum verlaufen nicht alle Antibiotika-assoziierten Kolitiden in Form der pseudomembranösen Kolitis [21, 27, 45].

KLINIK

Das *Beschwerdebild* der pseudomembranösen Kolitis ist uncharakteristisch und außerordentlich variabel.
Erste klinische Zeichen, die insbesondere bei Patienten, die einer Antibiotikatherapie unterzogen wurden, den Verdacht einer pseudomembranösen Kolitis nahelegen, sind neben mehr oder weniger ausgeprägten, wäßrigen, eitrigen, ggf. blutigen Diarrhöen Fieber und uncharakteristische, jedoch sich verstärkende abdominale Beschwerden wie Bauchschmerzen, Meteorismus usw.
In fortgeschritteneren Fällen kommt es insbesondere auch durch zunehmenden Flüssigkeits-, Eiweiß- und Mineralverlust mehr und mehr zu einer allgemeinen Symptomatologie mit Übelkeit, Schwächegefühl, Tachykardie, Desorientiertsein und Schock.
Extraintestinale Manifestationen, z. B. an Gelenken sind die Ausnahme [20].
Das endoskopische *Erscheinungsbild* wird in charakteristischen Fällen geprägt von sog. Pseudomembranen, die als graue, weißlich-gelbe bis grünliche Plaques imponieren („kleieförmige Beläge"). Die meist hyperämisch, ödematös aufgequollene und vulnerabel erscheinende Schleimhaut, die oft punktuelle Blutungen aufweist, kann bisweilen auch völlig unauffällig sein, bzw. zwischen pathologisch veränderten Schleimhautzonen finden sich Inseln, die eine vollständig normale Mukosa aufweisen.

Verlauf: Die Dauer der antibiotischen Therapie scheint für die Erkrankung nicht von Bedeutung zu sein. Die Manifestationszeit der durch Antibiotika ausgelösten pseudomembranösen Kolitis schwankt zwischen 2 Tagen nach Beginn und 3–6 Wochen nach Absetzen der antibiotischen Behandlung [21, 33].
Die Antibiotika-assoziiierte Kolitis führt, da sie meist als eine den durch eine Grundkrankheit ohnehin geschwächten Patienten ggf. hochgradig gefährdende Zweiterkrankung auftritt, nicht selten zu letalem Ausgang insbesondere bei verspäteter Diagnosestellung. Die Mortalitätsrate der pseudomembranösen Kolitis liegt insbesondere wegen oft zu spät einsetzender Therapie bei 10–20 %.

DIAGNOSE

Die Diagnose der pseudomembranösen Kolitis kann wegen des Fehlens einer typischen Symptomatologie schwierig sein. Grundsätzlich ist das Vorliegen dieses Krankheitsbildes bei jedem Patienten zu vermuten, bei dem während oder nach einer Antibiotikabehandlung abdominale Komplikationen, insbesondere in Form profuser Diarrhöen auftreten.
Das grampositive Stäbchen, dessen Sporen eine hohe Resistenz gegen Umwelteinflüsse aufweisen, läßt sich innerhalb von 2 Tagen auf Selektivnährböden aus Stuhlproben züchten und leicht identifizieren [9, 20, 33].
Die Sicherung der Diagnose stützt sich heute vor allem jedoch auf den 4–48 h dauernden Nachweis der Cl. difficile-Toxine A und B im Stuhl [20, 31, 33, 34]. Weitere, allerdings unspezifische Laborparameter sind: Leukozytose mit Werten meist über 15 000/ mm^3 und eine Hypalbuminämie.
Weitere wichtige diagnostische Hilfsmittel stellen die Endoskopie und die Biopsie dar. Da Rektum und Sigma in ca. 90 % der Fälle betroffen sind, genügt meist eine flexible Sigmoidoskopie [20]. Die Durchführung einer hohen Koloskopie kann trotzdem notwendig erscheinen, da die Veränderungen im Kolon unregelmäßig verteilt sind und oft das Rektum ausgespart bleibt [4, 35, 38].
Da nicht immer bei der ersten endoskopischen Untersuchung die für das Vorliegen einer pseudomembranösen Kolitis zwar verdächtigen, jedoch nicht pathognomonischen pseudomembranösen Plaques nachzuweisen sind, d. h. nicht selten nur eine flächenmäßig begrenzte Ausdehnung einer sonst uncharakteristischen Kolitis vorliegt [22], empfiehlt es sich in derartigen Fällen, die endoskopische Untersuchung mehrfach zu wiederholen. In jedem Fall sollte zur Diagnosesicherung endoskopisch Biopsiematerial gewonnen werden. Ohne Kenntnis der Anamnese ist allerdings eine Diagnosestellung al-

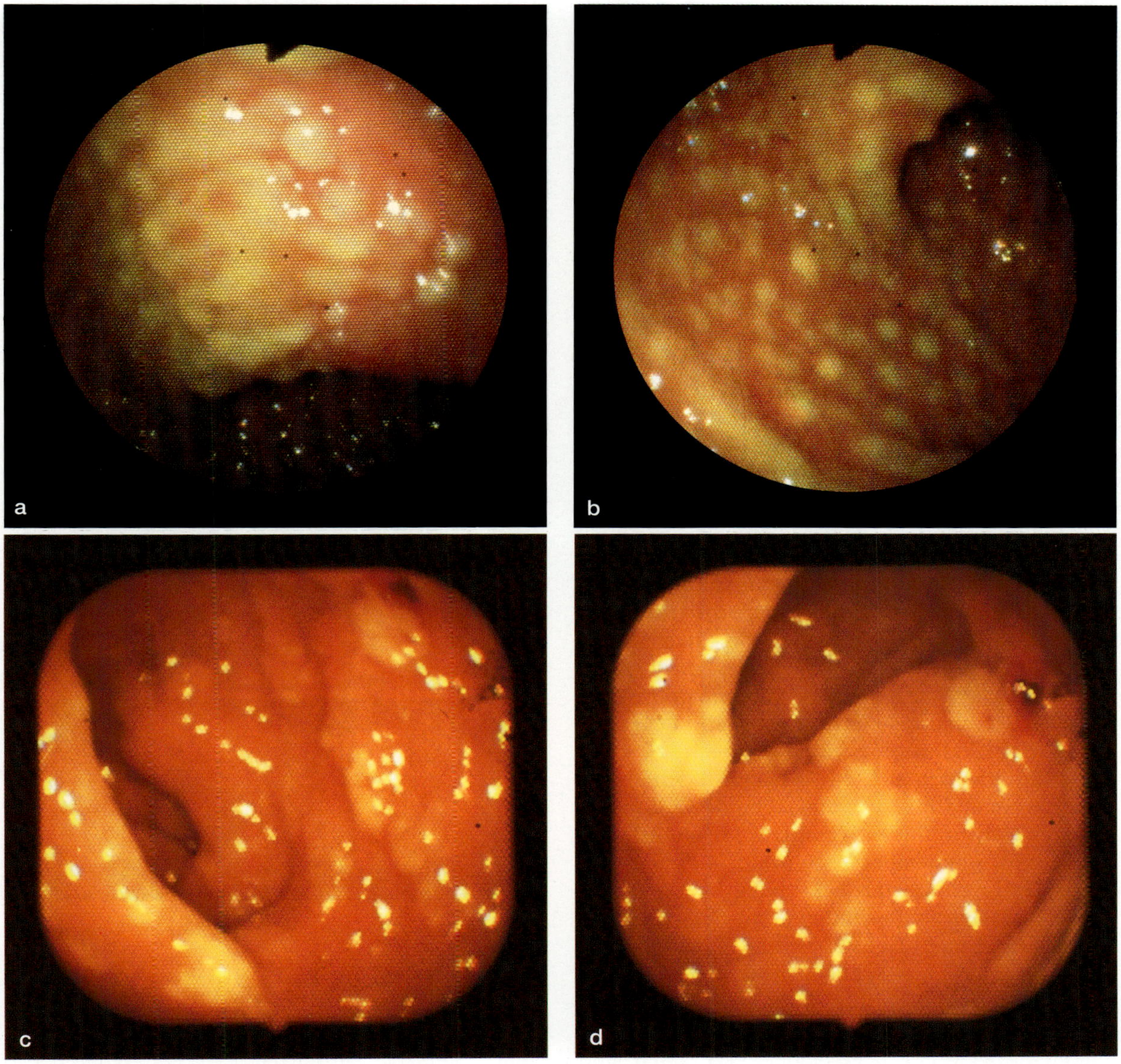

Abb. 14.19. a, b Pseudomembranöse Kolitis nach Clindamycin, frisches Stadium mit multiplen pilzkopfartigen Pseudomembranen. **c, d** Pseudomembröse Kolitis, antibiotikainduziert. Grauweiße bis gelbliche Plaques

lein aus dem Biopsiematerial schwierig und oftmals unmöglich.

Im histologischen Bild ist erkennbar, daß die Pseudomembran insbesondere aus Fibrin, nekrotischem Gewebe, Muzin und polymorphkernigen Leukozyten besteht. Charakteristisch ist der abrupte Übergang von der hochentzündlich veränderten Mukosa zum gesunden Gewebe.

Röntgenuntersuchungen spielen im Diagnostikprogramm der pseudomembranösen Kolitis keine wesentliche Rolle, da hierdurch i. d. R. nur uncharakteristische, d. h. auch bei anderen Kolitiden zu beobachtende Veränderungen wie Plaques, irreguläre Konturen, Ulzera usw. nachweisbar sind.

DIFFERENTIALDIAGNOSE

Differentialdiagnostisch wichtig sind vor allem die ischämische Kolitis, bei der u. U. ähnliche Membranen festzustellen sind, bei der jedoch der Rektosigmoidalbereich ausgespart bleibt, sowie die meist endoskopisch und histologisch einigermaßen sicher von der pseudomembranösen Kolitis zu unterscheidenden Krankheitsbilder Colitis ulcerosa und Morbus Crohn.

THERAPIE

Die Therapie der pseudomembranösen Kolitis ist kausal. Neben sofortigem Abbruch einer erfolgenden und das Krankheitsbild auslösenden Antibiotikatherapie bei gleichzeitiger Substitution von Flüssigkeit, Mineralien, Plasma usw. wird eine (5-)10(-14) Tage dauernde orale, normalerweise gut verträgliche Behandlung mit dem als Mittel der Wahl geltenden Vancomycin in einer Dosierung von 4 mal 125mg/Tag eingeleitet. Bei schwerem Verlauf wird eine Dosierung von 4 × 225–500 mg/Tag, kombiniert mit Saccharomyces boulardii (Perenterol 2 mal 500 mg/Tag) empfohlen [9, 20, 24]. Es scheint, daß Cl. difficile gegenüber Vancomycin besonders sensitiv ist. Jedenfalls kommt es selbst bei schwergradigen Erkrankungsverläufen schon nach 2–4 Behandlungstagen zu einem rapiden Abfall der Cl. difficile-Toxinkonzentration im Stuhl bei gleichzeitiger Rückbildung der endoskopisch zu überprüfenden Befunde und damit zu einer entscheidenden Besserung des klinischen Beschwerdebildes [18, 26, 39]. Eine Operation ist nur in seltenen, schwergradigen Fällen erforderlich, in denen die medikamentöse Behandlung den Erkrankungsprozeß nicht unter Kontrolle bringt [13]. Schwere Komplikationen wie toxisches Megakolon [33], Peritonitis und Ileus können eine Kolektomie notwendig machen [31].

Weiterhin erwiesen sich die Ionenaustauscherharze Colestipol und Cholestyramin, die das Cl. difficile-Toxin an sich zu binden vermögen, für die Behandlung der pseudomembranösen Kolitis als wirkungsvoll. Allerdings scheint bei mäßig schweren bis schweren Fällen die Behandlung mit derartigen Toxin-absorbierenden Substanzen nicht ausreichend zu sein [5, 7, 11, 16]. Schließlich werden auch Bactrim (4 mal 500 mg/Tag oral 7–10 Tage) und Metronidazol (3 mal 400–500 mg/Tag oral 7–10 Tage) erfolgreich angewandt. Von beiden Präparaten sind jedoch, im Gegensatz zu Vancomycin, resistente Toxin-bildende Cl. difficile-Stämme bekannt [8, 14, 20, 23, 33, 40, 41]. Molititätshemmer sind, da sie die Kontaktzeit des Toxins mit der Schleimhaut verlängern, kontraindiziert [28, 31.].

Bei 10–20 % der Fälle kommt es 1–4 Wochen nach Beendigung der antibiotischen Therapie zu einem *Rezidiv.* Dieses kann entweder durch das Auskeimen noch vorhandener Cl. difficile-Sporen im Darm oder eine Reinfektion bedingt sein. Für die Behandlung wird ein erneuter Therapiezyklus mit Vancomycin empfohlen. Bei multiplen Rezidiven ist eine Vancomycin-Gabe über 4–6 Wochen mit anschließender langsamer Reduktion der Vancomycin-Dosen über weitere vier bis acht Wochen empfehlenswert. Mit der zusätzlichen Verordnung des Hefepräparates Saccaromyces boulardii (Parenterol 1g/Tag 4 Wochen), das auch prophylaktisch empfohlen wird, soll die Rezidivrate weiter verringert werden können [20].

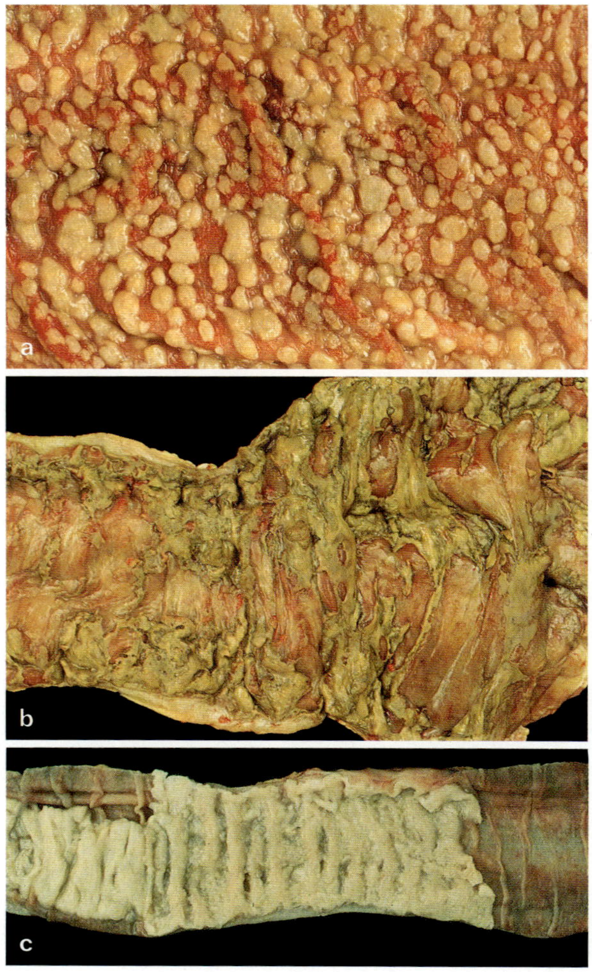

Abb. 14.20. a–c Pseudomembranöse Kolitis. Verschiedene Fälle

Da Patienten, die an einer pseudomembranösen Kolitis erkrankt sind, andere Patienten, die eine Antibiotikatherapie erhalten, mit Cl. difficile kontaminieren können, sollten derartige Patienten isoliert und die infektiösen Stühle vorschriftsmäßig vernichtet werden, um eine weitere Verbreitung (nosokomiale Infektion) dieser Darmkrankheit zu verhindern. Besondere Sorgfalt ist auch beim Sterilisieren der Endoskope geboten (S. 23 ff.). Abschließende bakteriologische Stuhlkontrollen [12, 44] sind erforderlich.

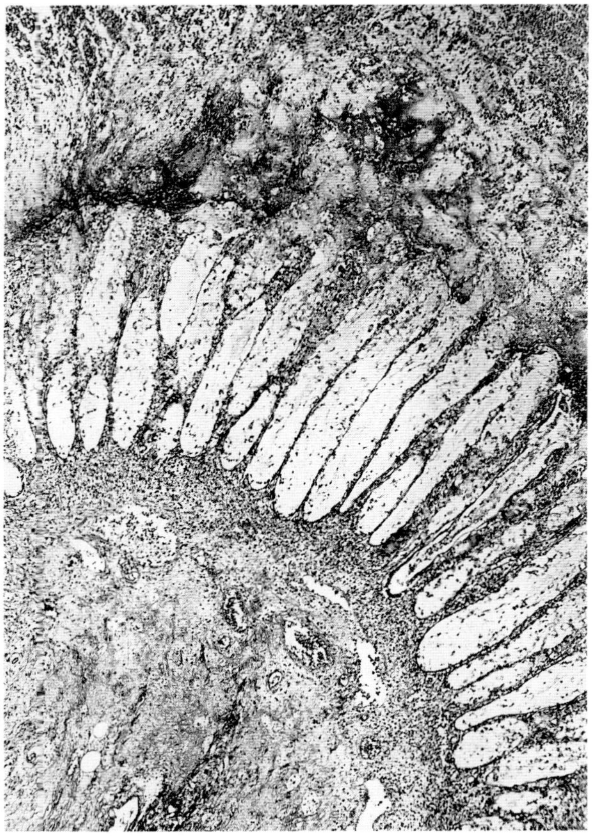

Abb. 14.21. Pseudomembranöse Kolitis mit ausgeprägten Fibrinexsudationen. HE-Färbung

PROPHYLAXE

Da die pseudomembranöse Kolitis erfahrungsgemäß insbesondere nach Applikation von Clindamycin und Lincomycin auftritt, sollte auf diese Antibiotika vor allem bei schwerkranken Patienten, aber auch bei Patienten mit gestörtem Immunsystem und unter Kortikosteroidbehandlung möglichst verzichtet werden.
Neuerdings wird bei besonders gefährdeten Patienten auch prophylaktisch die orale Gabe des apathogenen Hefestammes Saccharomyces boulardii (Perenterol), der als Teil der kompetitiven Darmflora das Wachstum von Cl. difficile hemmen soll, empfohlen [20, 25].

Literatur

1. Bartlett JG, Onderdonk AB, Cisneros RL (1977) Clindamycin-associated colitis in hamsters, protection with vancomycin. Gastroenterology 73: 772–776
2. Bartlett JG, Moon N, Chang TW, Tayler N, Onderdonk AB (1978) Role of clostridium difficile in antibiotic-associated pseudomembranous colitis. Gastroenterology 75: 778–782
3. Bartlett JG, Willey TeSH, Chang Wen, Lowe B (1979) Cephalosporin-associated pseudomembranous colitis due to Clostridium difficile. JAMA 242: 2683–2685
4. Blackstone MO (1987) Endoskopie in der Gastroenterologie. Thieme, Stuttgart New York, S 498
5. Burbridge EJ, Milligan FD (1975) Pseudomembranous colitis associated with antibiotics and therapy with cholestyramine. JAMA 231: 1157–1158
6. Chang T, Gorbach SL, Bartlett JG, Saginur R (1980) Bacitracin treatment of antibiotic-associated colitis and diarrhea caused by Clostridium difficile toxin. Gastroenterology 78: 1584–1586
7. Chang TW, Onderdonk AB, Bartlett JG (1978) Anion-exchange resins in antibiotic-associated colitis. Lancet II: 258–259
8. Cherry RD et al (1982) Metronidazole: an alternate therapy for antibiotic-associated colitis. Gastroenterology 82: 849–851
9. Dorlars D, Riemann JF (1996) Akute Diarrhö. Diagnostik, Differentialdiagnostik und Prozedere. Notfallmedizin 22; 140–146
10. Finney JMT (1893) Gastroenterostomy for cicatrizing ulcer of the pylorus. John Hopkins Med J 4: 53–55
11. George RH, Youngs DJ, Johnson EM, Burdon DW (1978) Anion-exchange resins in pseudomembranous colitis. Lancet II: 624
12. George WL, Sutter VL, Citron D, Finegold SM (1979) Selective and differential medium for isolation of clostridium difficile. J Clin Microbiol 9: 214–219
13. Goodacre RL, Hamilton JD, Mullens JE, Qizilbash A (1977) Persistance of proctitis in 2 cases of clindamycin-associated colitis. Gastroenterology 72: 149–152
14. Hafter E (1988) Praktische Gastroenterologie. Thieme, Stuttgart New York
15. Humphrey CD, Condon CW, Cantey JR, Pittmann FE (1979) Partial purification of a toxin found in hamsters with antibiotic-associated colitis. Gastroenterology 76: 468–476
16. Keusch GT, Present DH (1976) Summary of a workshop on clindamycin colitis. J Infect Dis 133: 578–587
17. Kosloske AM, Ulrich JA, Hoffmann H (1978) Fulminant necrotising enterocolitis associated with clostridia. Lancet II: 1014–1016
18. Larson HE, Levi AJ, Borriello SP (1978) Vancomycin for pseudomembranous colitis. Lancet II: 48
19. Larson HE, Price AB, Honour P, Borriello SP (1978) Clostridium difficile and the aetiology of pseudomembranous colitis. Lancet I: 1063–1066
20. Loeschke K, Ruckdeschel G (1992) Durchfälle unter Antibiotika. Diagnostik und Therapie. Dtsch Ärztebl 5: A_1–296–299
21. Loeschke K, Heldwein W, Löhrs U (1983) Pseudomembranöse Colitis. In: Ottenjann R, Fahrländer H (Hrsg) Entzündliche Erkrankungen des Dickdarms. Springer, Berlin Heidelberg New York
22. Marr JJ, Sams MD, Tedesco FJ (1975) Bacterial studies of clindamycin-associated colitis. A preliminary report. Gastroenterology 69: 352–358
23. Matuchansky C, Aries J, Maire P (1978) Metronidazole for antibiotic-associated pseudomembranous colitis. Lancet I: 580–581
24. Mc Farland LV et al. (1994) A randomized placebo-controlled trial of Saccharomyces boulardii in combi-

nation with standard antibiotics for Clostridium difficile disease. JAMA 271: 1913–1918
25. Mc Farland LV et al. (1995) Prevention of ß-lactam-associated diarrhea by Saccharomyces boulardii compared with placebo. Am J Gastroenterol 90: 439–448
26. Modigliani R, Delchier JC (1978) Vancomycin for antibiotic-induced colitis. Lancet I: 97–98
27. Mulden P de, Thien T, Fennis JF (1978) Penicillin-associated colitis. Lancet II: 1151
28. Novak E, Lee JG, Seckman SE, Phillips JP, DiSanto AR (1976) Unfavourable effect of atropine-diphenoxylate (Lomotil) therapy in lincomycin-caused diarrhoea. JAMA 235: 1451–1454
29. Otto HF, Remmele W (1996) Kolon und Rektum. In: Remmele W (Hrsg) Pathologie, Bd 2, 2. Aufl. Springer, Berlin Heidelberg New York Tokyo, S 570–576
30. Otto HF, Wanke M, Zeitlhofer J (1976) Die pseudomembranöse Enterokolitis. In: Doerr W, Seifert G, Uehlinger E (Hrsg) Darm und Peritoneum, Hernien. Springer, Berlin Heidelberg New York (Spezielle pathologische Anatomie, Bd 2/2, pp 205–208, 264–265, 419–424)
31. Rasenack U (1983) Pseudomembranöse Kolitis nach Cefotaxim. Inn Med 10: 190–194
32. Reinhart WH, Kappeler M, Halter F (1983) Severe pseudomembranous and ulcerative colitis during gold therapy. Endoscopy 15: 70–72
33. Rexroth G (1993) Toxisches Megakolon bei pseudomembranöser Kolitis. Fortschr Med 13: 219–223
34. Ryan RW, Kwasnik J, Tilton RC (1980) Rapid detection of clostridium difficile toxin in human feces. J Clin Microbiol 12: 776–779
35. Scheurer U (1984) Pseudomembranöse Colitis. Schweiz Rundsch Med 72: 1027
36. Schmitt W (1996) Infektiöse Darmerkrankungen durch Bakterien, Viren und Pilze. In: Hahn G, Riemann JF (Hrsg) Klinische Gastroenterologie, Bd 1, 3. Aufl. Thieme, Stuttgart, S 867–869
37. Ströder J (1983) Iatrogene pseudomembranöse Enterokolitis. Ärztl Praxis 74: 2191
38. Tacke W, Hausmann L (1988) Die pseudomembranöse Kolitis nach Antibiotikagabe – eine diagnostische und therapeutische Herausforderung. Med Klin 83: 199–205
39. Tedesco FJ, Markham R, Gurwith M, Christie D, Bartlett JG (1978) Oral vancomycin for antibiotic-associated pseudomembranous colitis. Lancet I: 226–228
40. Thomson G et al (1981) Pseudomembranous colitis after treatment with metronidazole. Br Med J 282: 864
41. Trinh Dinh H, Kernbaum S, Frottier J (1978) Treatment of antibiotic-induced colitis by metronidazole. Lancet I: 338–339
42. Wald A, Mendelow H, Bartlett JG (1980) Non-antibiotic-associated pseudomembranous colitis due to toxin-producing clostridia. Ann Intern Med *92*; 798–799
43. Welch DF, Menge SK, Matsen JM (1980) Identification of toxigenic clostridium difficile by counterimmunoelectrophoresis. J Clin Microbiol 11: 470–473
44. Willey SH, Bartlett JG (1979) Cultures for clostridium difficile in stools containing a cytotoxin neutralized by clostridium sordellii antitoxin. J Clin Microbiol 10: 880–884
45. Wörmann B, Höchter W, Ottenjann R (1985) Medikamentös induzierte Kolitiden. Dtsch Med Wochenschr 110: 1504

14.6 Reizdarmsyndrom

Das Krankheitsbild wurde 1820 erstmals beschrieben [21, 36]. *Synonyma* sind irritables Kolon, irritables Kolonsyndrom, Syndrom des irritabilen Darms, Kolon- oder Darmneurose, motorische Neurose, spastisches oder instabiles Kolon, funktionelle Kolonopathie oder Darmbeschwerden, chronisch-spastische Kolonaffektion, spastische Obstipation, Colon spasticum, Dyssynergie des Kolons, emotionelle oder nervöse Diarrhö, Reizkolon oder Reizdarm, Colica (Colitis) mucosa, membranöse Kolitis oder Enteritis, neurogene muköse, spastische, mukomembranöse, neuromembranöse oder adaptive Kolitis, Myxoneurosis intestinalis (-membranacea).

Unter diesem Syndrom, das sich grundsätzlich in allen Altersgruppen findet, vorwiegend jedoch zwischen dem 20. und 60. Lebensjahr auftritt [4, 7, 13], und Frauen häufiger als Männer betrifft [7, 22, 31, 39], versteht man die durch gestörte motorische, sekretorische und resorptive Darmfunktion entstehenden subjektiven Symptome bei gleichzeitigem Fehlen hierfür ursächlich in Betracht kommender organ-pathologischer Befunde [9, 41].

Derlei dysfunktionelle intestinale Beschwerden, die meist vom Dickdarm ausgehen, werden in der gastroenterologischen Sprechstunde zunehmend häufiger beobachtet. In enterologisch ausgerichteten Praxen klagen 40–70 % der Patienten über solche Symptome [12, 24, 48]. Der Anteil der Patienten mit einem Reizdarmsyndrom im gastroenterologischen Krankengut schwankt zwischen 6,5 und 50 % [1, 15, 22, 23, 31]. Das irritable Kolon, eine typische psychosomatische Erkrankung, ist somit der häufigste gastroenterologische Befund.

Obwohl es sich nach Symptomatologie und Untersuchungsbefund oft um ein recht eindeutiges Krankheitsbild handelt, ist zur Diagnosesicherung meist ein großer diagnostischer Aufwand notwendig, da andere aufgrund ähnlicher Symptome ebenfalls in Betracht kommende Erkrankungen sicher ausgeschlossen werden müssen.

Erschwert wird die Diagnosefindung durch gelegentlich nach mehrjährigem Verlauf auftretende organische Veränderungen als Folge einer intestinalen Funktionsstörung, wie etwa Divertikel, Anal- oder Rektumprolapse und Hämorrhoiden sowie deren Folgeerscheinungen (hämorrhoidaler Symptomenkomplex).

ÄTIOLOGIE

Die Symptomatologie resultiert aus einer funktionellen spastischen Motilitätsstörung durch gesteigerte Kontraktionsbereitschaft der glatten Darmmuskulatur. Bei sorgfältiger Anamneseerhebung lassen sich oft auslösende psychische Faktoren eruieren, die über das autonome Nervensystem einwirken.

Stets fehlen pathologische Organbefunde. In der Regel handelt es sich um seelisch belastete Patienten mit ganz charakteristischer Persönlichkeitsstruktur. Es handelt sich überwiegend um besonders gewissenhafte, in ihren spontanen Gefühlsäußerungen gehemmte Menschen, die Angst haben, sich gehenzulassen, und oft mit beruflichen und privaten Problemen überfordert sind.

Furcht vor Versagen im Examen oder im Beruf steht häufig im Vordergrund und bestimmt die Lebensweise. Das daraus resultierende seelische und körperliche Unbehagen führt schließlich zu der entsprechenden Darmsymptomatik (typisches Beispiel: Diarrhö vor einer Prüfung). Auch andere Faktoren (Depressionen, Schlafstörungen u. a.) könnten ätiologisch eine Rolle spielen [11, 18, 40, 47].

Nach enteralen Infekten kann die Symptomatik eines Reizdarmsyndroms über Wochen persistieren (J. F. Riemann, persönl. Mitteilung, 1977).

KLINIK

Das *Beschwerdebild* wird durch eine unkoordinierte Darmtätigkeit ausgelöst und ist durch seine Variabilität, Chronizität und Vielfalt der geklagten Beschwerden gekennzeichnet. Typisch ist insbesondere der Wechsel zwischen spastischer und somit schmerzhafter Obstipation (schafkot- oder bandförmiger Stuhl) und unvermittelt ohne erkennbaren Grund explosionsartig auftretender Diarrhö. Der Patient klagt über dumpfe, krampfartige Leibschmerzen, die wandern können, meist jedoch im linken Unterbauch angegeben werden und sich bei Nahrungsaufnahme verstärken bzw. hierdurch erst ausgelöst würden [13, 28]. Außerdem wird über schmerzhafte Blähungen, Völlegefühl insbesondere nach dem Essen, Flatulenz, laut kollernde und gurrende Darmgeräusche („Borborygmus"), Schleimhautauflagerungen auf dem Stuhl, die membranösen Charakter annehmen können, Abgang von Darmsekret unabhängig vom Stuhlgang und über das Gefühl unvollständiger Stuhlentleerung geklagt. Diese Beschwerden können konstant vorhanden sein, treten bei 75% der Patienten jedoch intermittierend auf [4].

Hinzu kommen nicht selten extraabdominelle Symptome wie Übelkeit, Schlaflosigkeit, migräneartige Kopfschmerzen, Appetitlosigkeit, vermehrtes Schwitzen, Globusgefühl oder Herzbeschwerden (Roemheld-Syndrom). Diese subjektiven Beschwerden können u. U. stunden- bis tagelang anhalten und treten typischerweise vornehmlich in Streßsituationen auf.

Objektivierbare Symptome finden sich wenige. Bei der Palpation des Abdomens fällt meist ein deutlicher Druckschmerz im Bereich des mit Fäzes gefüllten Kolons auf.

Besonders im Bereich des Sigmas kann infolge spastischer Kontraktionen häufig ein walzenförmiger „Tumor" getastet werden. Typisch ist auch, daß die Leibschmerzen bei anhaltendem Palpationsdruck und auch bei Darmbewegungen häufig nachlassen, ganz im Gegensatz zur Schmerzverstärkung bei einem erkrankten Organ.

Schließlich ist der Allgemeinzustand des Patienten trotz oft langer Krankheitsdauer meist gut, insbesondere bewirken rezidivierend auftretende Diarrhöen keine wesentliche Gewichtsverminderung. Charakteristisch ist außerdem die Beschwerdefreiheit während der Nacht, im Urlaub und oftmals auch bei körperlicher Aktivität [9, 10, 12, 33, 42].

DIAGNOSE

Da die Hauptsymptome abdominelle Schmerzen und Stuhlirregularitäten, insbesondere Obstipation und Diarrhö auch bei zahlreichen organischen Erkrankungen vorkommen, muß die Diagnose Reizdarmsyndrom vorwiegend per exclusionem gestellt werden. Im Vordergrund steht die Anamnese. Auffällig ist bei Vorliegen eines irritablen Darms hierbei, insbesondere das verhältnismäßig große Intervall zwischen dem Auftreten erster Symptome und dem Gang zum Arzt sowie die relativ große Zahl vorangegangener Operationen wie Appendektomien, Cholezystektomien und gynäkologischen Eingriffen [4, 7, 15, 19, 31].

Eine eingehende Befragung der Betroffenen läßt in den meisten Fällen das Vorliegen einer psychosomatischen Erkrankung vermuten. Hierdurch werden weiterführende Untersuchungen zwar nicht unnötig, jedoch kann der Rahmen der Diagnostik häufig eingeengt werden. Kruis et al. [26] konnten zeigen, daß das Abfragen typischer Symptome nicht nur eine positive Diagnose zuläßt, sondern daß wenige Untersuchungen genügen, eine organische Erkrankung auszuschließen (Tabelle 14.6).

In der Regel wird es ausreichen, die sog. Basisdiagnostik durchzuführen (Blutbild, Blutsenkung, Untersuchung des Stuhls auf okkultes Blut und bei Diarrhö auf entsprechende Erreger, insbesondere Parasiten, rektale Palpation, Proktoskopie, Koloskopie und ggf. Kolon-Doppelkontrasteinlauf).

Bei unsicherem Ergebnis, insbesondere bei älteren Menschen mit neu aufgetretenen Beschwerden, bei Gewichtsabnahme, bei *nächtlichem* Auftreten von Schmerzen oder Durchfällen oder bei Blut im Stuhl,

Tabelle 14.6. Diagnostisches Vorgehen bei gastrointestinalen Beschwerden in Form eines Punktesystems zum Ausschluß organischer Erkrankungen. (Aus Kruis [26])[a]

I. Fragen an den Patienten:	**Punkte**
1. Besuchen Sie den Arzt wegen Bauchschmerzen? *Leiden Sie unter Blähungsbeschwerden?* *Haben Sie Stuhlgangsbeschwerden?* Bei 3 Ja-Antworten 34 Punkte	
2. Beschwerdedauer länger als 2 Jahre? Falls ja, 16 Punkte	
3. Wie empfinden Sie Ihre Schmerzen?	
– brennend — Schmerzbewertung 3	
– stechend scharf — Schmerzbewertung 3	
– sehr stark — Schmerzbewertung 3	
– vernichtend — Schmerzbewertung 3	
– Druckgefühl — Schmerzbewertung 1	
– dumpf — Schmerzbewertung 1	
– bohrend — Schmerzbewertung 1	
– nicht so schlimm — Schmerzbewertung 1	
Summe (Mehrfachnennung möglich): _____ Schmerzbewertung mindestens 3, dann 23 Punkte	
4. Haben Sie Durchfall/Verstopfung im Wechsel? Falls ja, 14 Punkte	
Summe	
II. Bewertung durch den Arzt	**Punkte**
1. Anamnestische oder körperliche Befunde, die gegen die Diagnose Reizdarm sprechen Falls ja, minus 47 Punkte	
2. BSG: _____ mm/2 Std. Falls BSG > 20 mm/2 Std., minus 13 Punkte	
3. Leukozyten: ____/mm³ Falls Leukozyten > 10000 mm³, minus 50 Punkte	
4. Hämoglobin: ____ g/dl Falls Hb < 14 g/dl (Männer) < 12 g/dl (Frauen), minus 98 Punkte	
5. Blut im Stuhl (auch anamnestisch) Falls ja, minus 98 Punkte	
Pluspunkte (aus Abschnitt I)	
Minuspunkte (aus Abschnitt II)	
Gesamtpunktzahl:	

[a] Treffsicherheit für die Diagnose Reizdarmsyndrom: ≥ 44 Punkte: Spezifität 99 %, Sensitivität 64 %. > 27 Punkte: Spezifität 97 %, Sensitivität: 83 %.

können weiterführende Untersuchungen indiziert sein, wie z. B. Magendarmpassage, Ultraschall, CT, Manometrie (Myographie), Defäkographie, Rektummyographie, -manometrie, Cholezyst-Cholangiographie, Gastroskopie, Biopsien, Schilddrüsenfunktions-Diagnostik, Wasserstoffexhalationstest zum Ausschluß einer Kohlenhydratintoleranz, vor allem der Laktose- aber auch der Fruktoseintoleranz usw. [25, 27, 30, 32].

Fällt z. B. der Hämoccult-Test positiv aus, so muß selbstverständlich so lange weitergefahndet werden, bis die Blutungsursache unzweifelhaft lokalisiert ist. Wie die Röntgendarstellung, so ergibt auch die Endoskopie nur wenig Charakteristisches beim Reizdarmsyndrom. Man findet lediglich einmal Schleimauflagerungen auf der Mukosa, jedoch nie entzündliche Veränderungen. Röntgenologisch zeigt sich meist eine Hypermotilität oder auch ein unkoordinierter Bewegungsablauf.

Die Diagnostik sollte keinem allzu starren Schema unterliegen. Auch sollte bei typischer Anamnese und auch bei negativer Basisdiagnostik nicht grundsätzlich auf weiterführende Untersuchungen verzichtet werden, da natürlich neben einem Reizdarmsyndrom gleichzeitig z. B. ein Dickdarmkarzinom vorliegen kann [9, 12, 28, 32, 42].

DIFFERENTIALDIAGNOSE

Differentialdiagnostisch sollte zunächst ein Laktase-Mangel, dessen Prävalenz in der Allgemeinbevölkerung auf 15–30 % geschätzt wird [30, 49] mittels Wasserstoffexhalationstest (H_2-Atemtest) ausgeschlossen werden. Weiterhin ist vor allem an entzündliche Erkrankungen zu denken. Daneben kommen Malignome, Leber-, Galle- und Magenleiden, chronische Pankreatitiden, Zwerchfellhernien, Divertikulosen, Parasitosen und besonders auch Nahrungsmittelallergien [50] in Frage. An eine allergische Kolitis ist vor allem bei Schleimabsonderungen bzw. Pseudomembranen zu denken, welche im Gegensatz zum Reizdarmsyndrom eine Eosinophilie und Charcot Leyden-Kristalle aufweisen. Bei Verdacht auf Vorliegen einer Nahrungsmittelallergie kommt ggf. eine Ex iuvantibus-Behandlung mit Cromoglicinsäure (z. B. PENTATOP) in Betracht. Eine ständig aktualisierte Ernährungsliste für Patienten mit einer Milch- oder Eiallergie ist in der BRD zu beziehen bei: neuform VDR eG, Waldstraße 6, 61440 Oberursel 4. Eine Zusammenstellung differentialdiagnostisch in Betracht kommender Erkrankungen zeigt nachstehende Übersicht.

THERAPIE

Im Vordergrund steht sozusagen als Basistherapie die psychotherapeutische Betreuung („kleine Psychotherapie") und die diätetische Beratung der Betroffenen [16, 24, 39, 46]. Gelingt es nicht, die psychische Komponente bei der Erkrankung begreiflich zu machen, so kommt es unweigerlich zu Rezidiven. Erst nachdem der Patient diesen Zusammenhang erkannt hat, kann zusätzlich ein Versuch mit ent-

Differentialdiagnose des Reizdarmsyndroms [31, 38]

Organische Kolonerkrankungen - Karzinom - Polypen - Villöses Adenom - Divertikel - Briden, Hernien - Dolichokolon - Colitis ulcero-haemorrhagica - Morbus Crohn
Abdominalerkrankungen - Ulcus pepticum - Nahrungsmittelallergien (-unverträglichkeiten) - Kaskadenmagen - Gallenwegserkrankungen - Pankreatitis - Leberleiden - Angina abdominalis - Ren mobilis - Entzündungen im kleinen Becken - Abdominaltumoren - Infektiöse Krankheitsbilder - Darmparasitosen - Medikamenten-Nebenwirkungen (z. B. Abführmittelabusus) - Malabsorptionssyndrome (z. B. Laktoseintoleranz, Glutenenteropathie)
Endokrine- und stoffwechselbedingte Erkrankungen - Hyperthyreose - Endokrin aktive Tumoren: Karzinoid Zollinger Ellison-Syndrom Verner Morrison-Syndrom Medulläres Schilddrüsenkarzinom - Akute hepatische Porphyrie

sprechenden Medikamenten (s. u.) unternommen werden.

Vorher würde eine solche Therapie das Krankheitsgeschehen lediglich überdecken und eventuell sogar zur Chronizität beitragen. Besonders wichtig ist es, den Patienten darüber aufzuklären, daß es sich um keine lebensbedrohliche Erkrankung handelt.

Sodann sollte der Patient angehalten werden, sich keinen Streßsituationen auszusetzen, seine Mahlzeiten stets regelmäßig und ohne Hast einzunehmen, balastreiche Wunschkost zu bevorzugen, und kalte Speisen oder Getränke sowie Bohnenkaffee, Alkohol und Nikotin ebenso wie Abführmittel möglichst zu meiden. Bei Obstipation helfen bei ausreichender Flüssigkeitszufuhr (2–2,5 l/die) meist Weizenkleie und Leinsamen [24, 26a], bei Diarrhö Loperamid [3, 40], Plantago-ovata-Samen (z. B. Mucofalk) [29]. Bei meteoristischen Beschwerden wird der Einsatz von Carminativa (Pfefferminztee oder -öl) empfohlen [39, 43].

Erst danach kommt ggf. eine intermittierende, möglichst kurzfristige und das Leitsymptom berücksichtigende medikamentöse Behandlung mit Psychopharmaka (z. B. Trimipramin) [34], Spasmolytika (z. B. Mebeverin) [26a, 42] und prokinetischen Substanzen (z. B. Domperidon, Cisaprid) in Betracht.

Weiterhin ist es manchmal ratsam, dem meist vegetativ labilen Patienten ein konsequentes körperliches Training (Gymnastik, Schwimmen, Waldläufe usw.) bzw. autogenes Training [5] zu empfehlen.

Keine der oben aufgeführten Maßnahmen erbrachte allerdings einen deutlich höheren Therapieerfolg gegenüber dem Placebo [40, 42].

Letztlich wird der Behandlungserfolg auf die Dauer stets vom Geschick und Einfühlungsvermögen des betreuenden Arztes abhängen. Er muß wissen, daß er für diese Patienten weniger einen Rezeptblock als vielmehr genügend Zeit für ein ausführliches Gespräch benötigt [35].

PROGNOSE

Die Langzeitprognose ist gut. Allerdings muß im weiteren Verlauf stets auf einen Symptomenwandel geachtet werden (J. F. Riemann, persönl. Mitteilung, 1997).

Literatur

1. Almy ThP (1957) What is the „irritable colon“? Am J Dig Dis 2: 93–97
2. Bockus HL, Willard JH, Bank J (1933) Melanosis coli. JAMA 101: 1–6
3. Cann PA, Read NW, Holdsworth CD, Barends D (1984) Role of loperamide and placebo in mangagement of irritable bowel syndrome (IBS). Dig Dis Sci 29: 339–347
4. Chaudhary NA, Truelove SC (1962) The irritable colon syndrome. A study of the clinical features, predisposing causes and prognosis in 130 cases. Q J Med 31: 307–322
5. Crosa G (1969) Das Autogene Training von JH Schultz in der Behandlung der gastrointestinalen Störungen beim Erwachsenen. Ther Umsch 26: 15–17
6. Dobrilla G, Imbimbo BP, Piazzi L, Bensi G (1990) Longterm treatment of irritable bowel syndrome with cimetropium bromide: a double blind placebo controlled clinical trial. Gut 31: 355–358
7. Dölle W, Strohmeyer G (1972) Das irritable Colon. Internist (Berlin) 13: 17–32
8. Drossman DA et al. (1993) U. S. Householder survey of functional gastrointestinal disorders. Prevalence, sociodemography, and health impact. Dig Dis Sci 38: 1569–1580
9. Eisenburg J, Kruis W, Schüssler P, Weinzierl M (1978) Das irritable Kolon-Syndrom. Fortschr Med 96: 2064–2070

10. Fahrländer H (1965) „Irritables Kolon". Überernährungsbedingte pathologische Reaktionen im Magen-Darm-Trakt. Dtsch Med Wochenschr 90: 2137–2140
11. Fahrländer H (1984) Reizdarm - ein alltägliches Problem. Inn Med 11: 85–86
12. Feurle GE, Helmstädter V, Knobloch U, Bräutigam W (1978) Das irritable Kolonsyndrom. Euromed 12: 850–852
13. Fielding JF (1977) A year in out-patients with the irritable bowel syndrome. Ir J Med Sci 146: 162–166
14. Franken FH, Wiechers B (1975) Melanosis coli. Leber Magen Darm 5: 269–271
15. Franken FH (1978) Irritables Kolon. Dtsch Med Wochenschr 103: 665–668
16. Freyberger H, Liedtke R, Künsebeck HW (1990) Psychosomatik und psychotherapeutische Möglichkeiten. In: Hotz J (Hrsg) Obstipation und Colon irritabile-diagnostische und therapeutische Probleme und deren Bewältigung. Veranstaltung im Rahmen der Medica 1990, Düsseldorf
17. Fritz Nelis G, Vermeeren MAP, Jansen W (1990) Role of Fructose-Sorbitol Malabsorption in the Irritable Bowel Syndrome. Gastroenterology 99: 1016–1020
18. Goldsmith G, Levin JS (1993) Effect of sleep quality on symptoms of irritable bowel syndrome. Dig Dis Sci 38, 10: 1809–1814
19. Hafter E (1977) Praktische Gastroenterologie, 6. Aufl., Thieme, Stuttgart
20. Hotz J (1990) Interview: Reizcolon-Diagnostik und Therapie. Therapiewoche 40/17: 1189–1190
21. Howship J (1820) Practical remarks on the discriminations and successful treatment of spasmodic stricture in the colon (considered as an occasional cause of habitual confinement of the bowels). Burgess and Hill, London, p 7
22. Jones R, Lydeard S (1992) Irritable bowel syndrome in the general population. Br Med J 304: 87–90
23. Kirsner JB, Palmer WL (1958) The irritable colon. Gastroenterology 34: 491–501
24. Kruis W (1988) Das Reizdarmsyndrom. Fortschr Med 106/8: 156–160
25. Kruis W (1990) Das Reizdarmsyndrom. Therapiewoche 40: 790–797

25a. Kruis W (1996) Reizdarmsyndrom. In: Hahn G, Riemann JF (Hrsg) Klinische Gastroenterologie, Bd 1, 3. Aufl. Thieme, Stuttgart, S 952–959

26. Kruis W et al. (1984) A diagnostic score for the irritable bowel syndrome. Its value in the exclusion of organic disease, Gastroenterology 87: 1–7

26a. Kruis W, Weinzierl M, Schüssler P, Holl J (1986) Comparison of the therapeutic effect of wheat bran, mebeverine and placebo in patients with the irritable bowel syndrome. Digestion 34: 196–201

27. Lake-Bakaar G (1990) Subclinical hypothyroidism can produce symptoms of irritable bowel syndrome. Gastroenterology 98/5: A370
28. Leibbrandt G, Filippini L (1983) Welche Abklärungsuntersuchungen sind bei Verdacht auf Colon irritabile indiziert? Schweiz Rundschau Med 72: 1141–1143
29. Ligny G (1988) Therapie des Colon irritable. therapeutikon 449–453
30. Lisker R, Solomons NW, Briceno RP, Mata MR (1989) Lactase and placebo in the management of the irritable bowel syndrome: a double-blind, cross-over study. Am J Gastroenterol 84/7: 756–762
31. Lux G, Bozkurt T, Stabenow-Lohbauer U (1990) Klinisches Bild und Diagnosesicherung. In: Hotz J (Hrsg) Ostipation und Colon irritabile-diagnostische und therapeutische Probleme und deren Bewältigung. Veranstaltung im Rahmen der Medica 1990, Düsseldorf
32. MacIntosh DG et al. (1992) Is rectal biopsy neccesary in irritable bowel syndrome? Am J Gastroenterol 87/10: 1407–1409
33. Manning AP et al. (1978) Colon irritabile. Br Med J 2: 653–654
34. Myren J, Lovland B, Larssen SE, Larssen S (1984) A double-blind study of the effect of Trimipramin in patients with the irritable bowel syndrome. Scand J Gastroenterol 19: 835–843
35. Owens DM, Nelson DK, Talley NJ (1995) The irritable bowel syndrome: long-term prognosis and the physician-patient interaction. Ann Intern Med 122: 107–112
36. Powell R (1820) On certain painful affections of the intestinal canal. Med Transact Coll Phys 6: 106–117
37. Prior A, Harris SR, Whorwell PJ (1987) Reduction of colonic motility by intravenous nicardipine in irritable bowel syndrome. Gut 28: 1609–1612
38. Reis HE (1987) Differentialdiagnose funktioneller Magen-Darm-Störungen. Allergologie 10/6: 235–241
39. Riemann JF (1990) Verdauungstrakt: Chronische Erkrankungen - funktionelle Störungen. Therapiewoche 40/12: 789
40. Rösch W (1990) Patienten mit Reizdarm-Syndrom: Kein Grund zum Verzweifeln! Therapiewoche 40/13: 849–852
41. Rösch W (1990) Epidemiologie und Prognose. In: Hotz J (Hrsg) Obstipation und Colon irritabile-diagnostische und therapeutische Probleme und deren Bewältigung. Veranstaltung im Rahmen der Medica 1990, Düsseldorf
42. Schlauch D, Riemann JF (1992) Wichtige Motilitätsstörungen des Verdauungstraktes. Ärztebl Rheinland-Pfalz 45/5: 200–204
43. Schneider MME, Otten MH (1990) Efficacy of colpermin in the treatment of patient with the irritable bowel syndrome. Gastroenterology 98/5: A389
44. Stefanini GF et al. (1992) Oral disodium cromoglycate treatment on irritable bowel syndrome: An open study on 101 subjects with diarrheic type. Am J Gastroenterol 87/1: 55–57
45. Stein E (1980) Das irritable Kolonsyndrom. coloproctology 4: 233–235
46. Svedlund J, Ottosson J-O, Sjödin I, Dotevall G (1983) Controlled Study of psychotherapy in irritable bowel syndrome. Lancet II: 589–591
47. Turnbull GK et al. (1989) Relationships between symptoms, menstrual cycle and orocaecal transit in normal and constipated women. Gut 30: 30–34
48. Wienbeck M (1984) Pathophysiologie und diagnostische Probleme bei Reizmagen, Colon irritable und chronische Obstipation. In: Goebell H, Holtz J, Farthmann EH (Hrsg) Der chronische Kranke in der Gastroenterologie. Springer, Berlin Heidelberg New York, S 460–473
49. Wienbeck M, Enck P (1988) Ist der „irritable Darm" eine psychosomatische Krankheit? (I) Psychosomatik des Reizdarmes (II). Dtsch Med Wochenschr *113*, 451–452 (I), 459–462 (II)
50. Young E et al. (1994) A population study of food intolerance. Lancet 343: 1127–1130

14.7 Colitis cystica profunda

Unter der 1766 erstmals von Stark [26] beschriebenen Colitis cystica profunda (*Synonyma:* Colitis cystica polyposa, enterogene Rektum-Zysten, hamartomatöse invertierte Rektum-Polypen, ektopische submuköse Drüsen des Kolons) versteht man ein seltenes, gutartiges Krankheitsbild, das durch schleimgefüllte, mit Zylinderepithel und Becherzellen ausgekleidete Zysten unterschiedlicher Größe in der Submukosa des Kolons und Rektums gekennzeichnet ist. Da ein enger Zusammenhang zwischen der Colitis cystica profunda und dem solitären Rektumulkus (S. 388) zu bestehen scheint, wofür u. a. ähnliche histologische Befunde bei beiden Erkrankungen sprechen [15], wurde von verschiedenen Autoren der Begriff „Mukosa-Prolaps-Syndrom" für beide Krankheitsbilder vorgeschlagen [19, 20, 21, 22, 25].
Je nach Ausmaß unterscheidet man eine umschriebene, eine segmentale und eine diffuse Form [12, 17]. Am häufigsten tritt die zirkumskripte Form in Erscheinung; sie manifestiert sich meist im Rektum, 5–12 cm oberhalb des Analringes [17, 19]. Demgegenüber kommen die den gesamten Sigmoid-Rektum- oder Transversum-descendens-Bereich befallende segmentale Form bzw. die sich über das gesamte Kolon ausdehnende diffuse Form nur verhältnismäßig selten vor (Tabelle 14.7).
Das Krankheitsbild, das beide Geschlechter gleichermaßen betrifft und grundsätzlich in jedem Lebensalter in Erscheinung treten kann, zeigt einen Manifestationsgipfel im 3. Lebensjahrzehnt. Eine Colitis cystica profunda im Kindesalter kommt relativ selten vor [7, 14, 28].

ÄTIOLOGIE

Die Ätiopathogenese ist ungeklärt. Sowohl externe Einflüsse (chronische Entzündungen, hoher intrarektaler Druck, Operationen usw.) [3, 4, 7–9, 12, 25, 28] wie kongenitale Faktoren [1, 4, 5, 13, 24] werden diskutiert.

KLINIK

Das klinische *Erscheinungsbild* wird geprägt von unterschiedlich großen, überwiegend submukös gelegenen, muzingefüllten Zysten, die endoskopisch als tumorförmige Veränderungen imponieren und ggf. Karzinomen bzw. Polypen ähneln. Virchow nannte das Krankheitsbild daher auch Colitis cystica polyposa [27]. Oberflächlich entstehen nicht selten Erosionen bzw. Ulzerationen, wodurch die Läsion einem solitären Rektumulkus ähneln kann [16, 28].

Tabelle 14.7. Formen der Colitis cystica profunda bei 67 Fällen. (Nach Bernoulli et al. [2])

Lokalisierte Form	Rektum	53
Segmentale Form	Sigmoid-Rektum	6
	Transversum-descendens	1
Diffuse Form	Gesamter Dickdarm	7

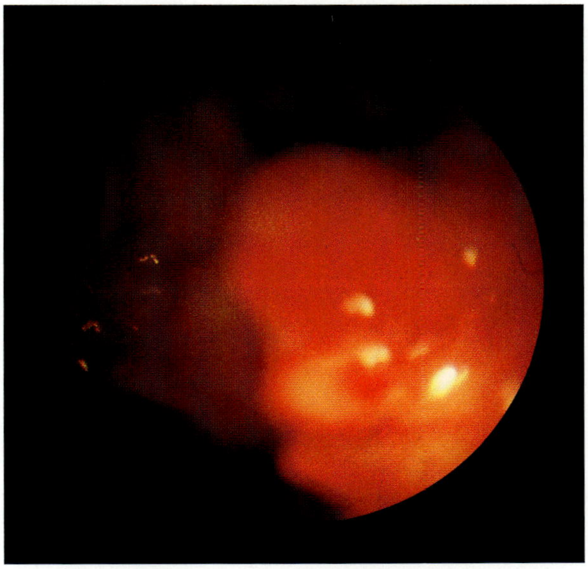

Abb. 14.22. Seltener Fall einer Colitis cystica profunda in einem Rektumpolypen

Die Umgebung ist mehr oder weniger stark fibrosiert [6, 23] und chronisch entzündlich infiltriert.
Als *Komplikation* kann es zur Infektion der Zysten und damit zur Entstehung multipler, das Kolonlumen stenosierender Abszeßbildungen kommen.
Charakteristische *Beschwerden* sind vor allem anale Blut- und Schleimabgänge sowie Diarrhöen. Die Mehrzahl der Betroffenen scheint über Defäkationsprobleme im Sinne einer Dyschezie zu klagen. Das heißt, infolge wiederholter Unterdrückung oder Störung des Defäkationsreflexes (S. 12 u. 50) kommt es zur Überdehnung des Rektums und damit zu schmerzhafter „proktogener" Obstipation [25]. Sofern es zu Passagestörungen bzw. zu Abszeßbildungen kommt, sind schmerzhafte Tenesmen, Blähungen und Fieberschübe mit den Zeichen der akuten Entzündung die zwangsläufige Folge.

DIAGNOSE

Die Diagnosestellung erfolgt durch die histologische Untersuchung. Voraussetzung hierzu ist, daß das Biopsiematerial Mukosa und Submukosa enthält.

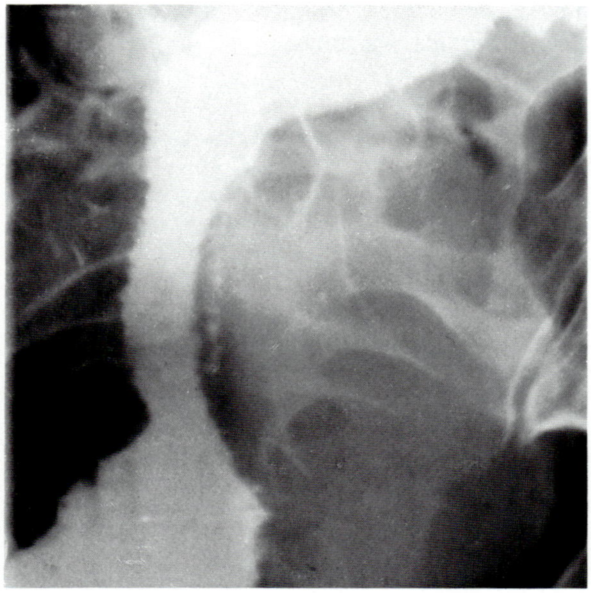

Abb. 14.24. Der Barium-Kontrastmitteleinlauf zeigt eine Colitis cystica profunda im spastisch kontrahierten distalen Kolon. Erkennbar sind polypoide Läsionen der Darmwand, kleine Zysten, die parallel zum Lumen zur Darstellung kommen sowie ein Verlust der Haustrierung

Wesentliche histologische Merkmale der Colitis cystica profunda zeigt die Abb. 14.26.

DIFFERENTIALDIAGNOSE

Am wichtigsten ist die differentialdiagnostische Abgrenzung gegenüber Malignomen, insbesondere dem schleimbildenden Adenokarzinom. Die histologische Untersuchung von ausreichend entnommenen Biopsaten bringt hier eindeutig Klarheit; bei der Colitis cystica profunda fehlen Zell- oder Kernatypien [19].

Die Differentialdiagnose umfaßt weiterhin insbesondere das Ulcus simplex recti („Mukosaprolapssyndrom") für die zirkumskripte Form und in besonderen Fällen entzündliche Dickdarmleiden, wie Morbus Crohn u. a.

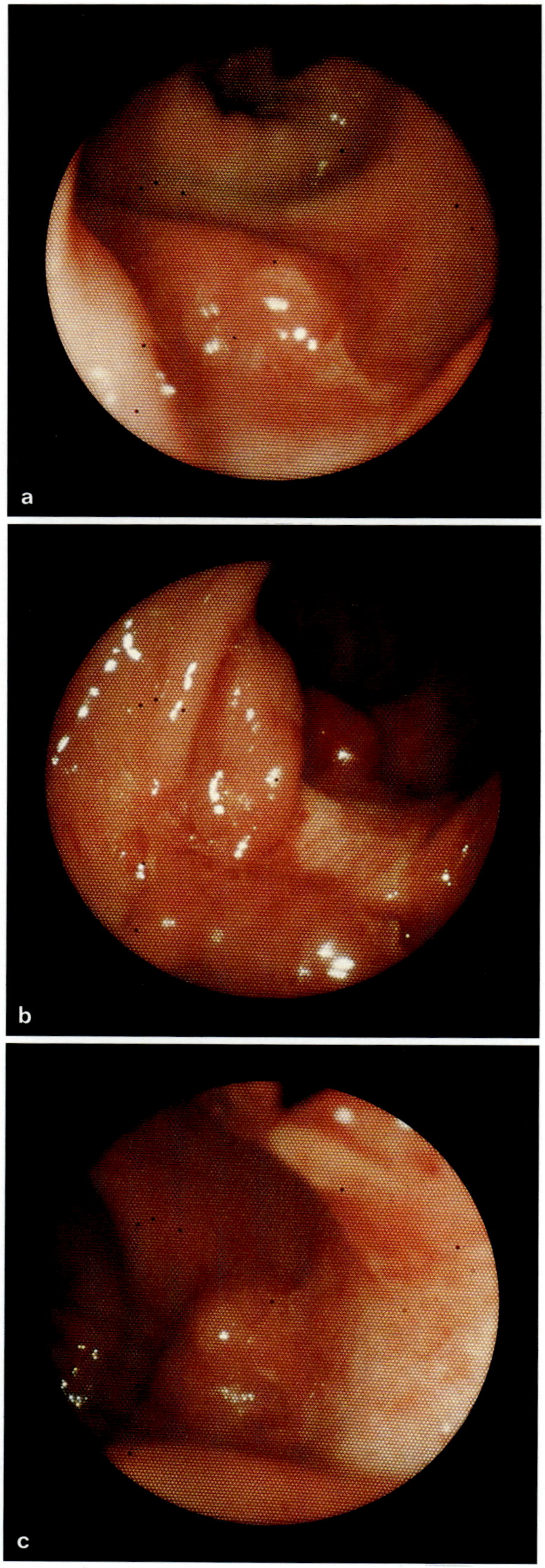

◁

Abb. 14.23 a–c. Endoskopische Aspekte einer Colitis cystica profunda bei einem 19jährigen Patienten, der kranial keine weiteren Läsionen aufwies. **a** Flach-polypöser Bezirk an der Rektumvorderwand in 2 cm Höhe. **b** Polypöse Schleimhautveränderungen des Rektums in 6 cm Höhe mit zirkulärer Einengung des Darmlumens. **c** Kleinkirschgroße, polypöse Schleimhautveränderung an der Rektumvorderwand in 8 cm Höhe

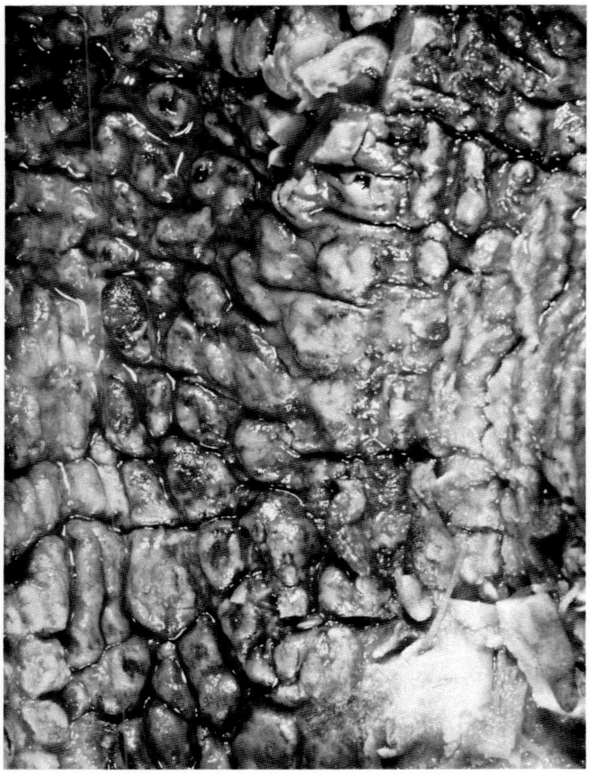

Abb. 14.25. Colitis cystica profunda des sigmoiden Kolons. Das pflastersteinartige Aussehen wird durch multiple Pseudopolypen verursacht, in die tiefe, enge Ulzera eingestreut sind

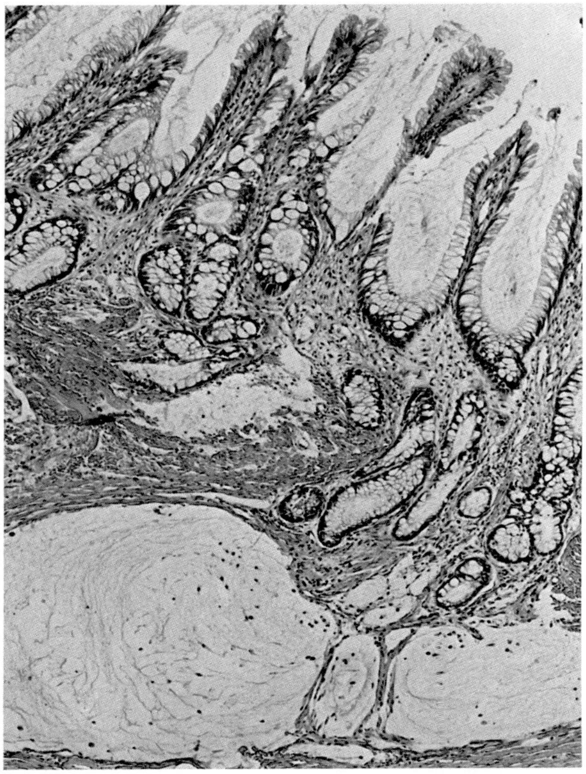

Abb. 14.26. Colitis cystica profunda: überwiegend submukös gelegene, schleimgefüllte Zysten. HE-Färbung

THERAPIE

Da nach bisherigen Erfahrungen die Gefahr einer malignen Entartung nicht besteht, wird die umschriebene Resektion des betroffenen Darmbereiches als ausreichend angesehen [2, 11].
Die konservative Therapie der Colitis cystica profunda besteht in einer schlackenreichen Ernährung und dem Vermeiden starken Pressens beim Stuhlgang [21, 25].

Literatur

1. Allen MS (1966) Hamartomatous inverted polyps of the rectum. Cancer 19: 257–265
2. Bernoulli RC, Spichtlin HP, Meier AL (1982) Colitis cystica localisata. Schweiz Med Wochenschr 112: 1458–1462
3. Brynjolfsson G, Haley HB (1967) Experimental enteritis cystica in rats. Am J Clin Pathol 47: 69–73
4. Carstens PHB, Gonzalez R (1969) Colitis cystica profunda. Acta Pathol Microbiol Scand 75; 273–281
5. Clark RM (1969) Microdiverticula: A possible cause of granulomatous ileocolitis. Can Med Assoc J 100: 1025–1031
6. Demling L (1972) Was ist neu auf dem Gebiet des Dickdarms? Dtsch Med Wochenschr 97: 950–954
7. Epstein SW, Ascari WQ, Ablow RC, Seaman WB, Lattes R (1966) Colitis cystica profunda. Am J Clin Path 45: 186–201
8. Fechner RF (1967) Polyps of the colon possessing features of colitis cystica profunda. Dis Colon Rectum 10: 359–364
9. Ghani A (1970) Colitis cystica profunda. Br J Surg 57: 596–598
10. Goodall HG, Sinclair JSR (1957) Colitis cystica profunda. J Pathol Bacteriol 73: 33–42
11. Gross E, Schaarschmidt K, Donhuijsen K, Eigler FW (1986) Differentialdiagnostische und therapeutische Gesichtspunkte des benignen Rektumulkus. coloproctology 6: 331–337
12. Herman AH, Nabseth DC (1973) Colitis cystica profunda: Localized, Segmental, and Diffuse. Arch Surg 106: 337–341
13. Kyriakos M, Condon StC (1978) Enteritis cystica profunda. Am J Clin Pathol 69: 77–85
14. Ledesma-Medina J, Reid BS, Girdany BR (1976) Colitis cystica profunda. AJR 131: 529–530
15. Madigan MR, Morson BC (1969) Solitary ulcer of the rectum. Gut 10: 871–881
16. Nagasako K, Nakae Y, Kitao Y, Aoki G (1977) Colitis cystica profunda. Dis Colon Rectum 20: 618–624

17. Neumann H, Dietze M, Poll M, Willig F (1985) Colitis cystica profunda. Beitrag zur Differentialdiagnose des Rectumcarcinoms. Leber-Magen-Darm 15: 112–116
18. Otto HF (1982) Colitis cystica profunda. In: Müller-Wieland K (Hrsg) Dickdarm, Springer, Berlin Heidelberg New York (Handbuch der inneren Medizin)
19. Otto HF, Remmele W (1996) Kolon und Rektum. In: Remmele W (Hrsg) Pathologie, Bd 2, 2. Aufl. Springer, Berlin Heidelberg New York Tokyo, S 619–623
20. Raulf F, Müller-Lobeck H, Arnold K (1987) Das Ulcus simplex recti – seine unterschiedlichen makromorphologischen Erscheinungsformen. colo-proctology 2: 71–78
21. Remmele W (1984) Mukosa-Prolaps-Syndrom: „Ulcus recti simplex“ und lokale Colitis cystica profunda. In: Remmele W (Hrsg) Pathologie Bd 2, 2. Aufl. Springer, Berlin Heidelberg New York Tokyo, S 455–461
22. Remmele W et al. (1992) Das Mukosa-Prolaps-Syndrom. Therapiewoche 42: 2440–2446
23. Rösch W, Hermanek P (1970) Ulcus simplex recti und Colitis cystica profunda circumscripta. Fortschr Med 88: 1104
24. Rutter KRP, Riddell RH (1975) The solitary ulcer syndrome of the rectum. Clin Gastroenterol 4: 505–530
25. Spencer RJ et al. (1990) Colitis cystica profunda. coloproctology 4: 210–216
26. Stark W (1766) Specimen septem historias et dissectiones dysentericorum exhibens. Thesis. Leiden
27. Virchow R (1863) Die krankhaften Geschwülste, vol 1. Hirschwald, Berlin
28. Wayte DM, Helwig EB (1967) Colitis cystica profunda. Am J Clin Pathol 48: 159–169

14.8 Solitäres Rektumulkus

Das solitäre Rektumulkus ist auch bekannt unter den *Synonyma* Ulcus simplex recti, Syndrom des solitären Rektumulkus, hamartomatöse invertierte Rektumpolypen, gutartiges Rektumulkus und okkultes Rektumprolapssyndrom. Wegen Ähnlichkeiten zur Colitis cystica profunda (S. 385) wird das solitäre Rektumulkus gelegentlich auch als lokalisierte Colitis cystica profunda bzw. beide Krankheitsbilder als unterschiedliche Stadien der gleichen Erkrankung angesehen und daher zusammen als *Mukosa-Prolaps-Syndrom* bezeichnet [9–12]. Das solitäre Rektumulkus stellt ein relativ seltenes, bevorzugt bei weiblichen Patienten [7, 18] und überwiegend im frühen Erwachsenenalter [8] in Erscheinung tretendes, im Durchmesser 1–5 cm großes, scharf begrenztes („ausgestanztes“) benignes Geschwür dar, das in mehr als der Hälfte der Fälle an der Vorderwand und in etwa 15 % an der Hinterwand des Rektums 4–12 cm kranial von der Linea pectinea lokalisiert ist [2]. In bis zu einem Drittel der Fälle [8] können mehrere Ulzera gleichzeitig vorhanden sein. Andererseits kann das Krankheitsbild auch ein Stadium ohne Ulzerationen umfassen (nicht- bzw. präulzeröse Phase); in derartigen Fällen findet sich als einziges Zeichen hyperämische, granulomatöse oder breitbasig polypoide, oberflächlich ggf. exulzerierte Veränderungen zu betroffenen Mukosa [8].

ÄTIOLOGIE

Die Ätiopathogenese des unspezifischen Solitärulkus ist bisher noch weitgehend ungeklärt. Als mögliche Ursachen werden unter anderem Artefakte, chronische Obstipation, zu starkes Pressen bei der Defäkation, Beckenbodenspasmus (S. 44), Rektumprolaps wie auch psychogene Faktoren diskutiert [5, 13].

Vieles spricht dafür, daß das solitäre Rektumulkus die Folge eines Rektumprolapses darstellt, wobei die begleitenden Maßnahmen wie manuelle Reposition des Prolapses, digitale Untersuchung, Pressen infolge harten Stuhls zu einer umschriebenen Ischämie (hierbei wirkt die prolabierte Rektumwand im Analkanal wie ein Ventil) und Nekrose führen können [7, 14].

KLINIK

Erscheinungsbild: Das in der Regel flache, scharf umschriebene, runde oder ovale, auch unregelmäßig geformte Ulkus ist insbesondere gekennzeichnet durch einen entzündlich veränderten, ödematös-hyperämischen Randwall und in etwa der Hälfte der Fälle mit einer Verminderung des analen Tonus vergesellschaftet [8]. Unter Umständen kann es auch zur Ausbildung ringförmiger Läsionen kommen, die die gesamte Zirkumferenz des Rektums umfassen (Abb. 10.1) und manchmal mit einer Stenose assoziiert sind [8].

Der Ulkusgrund ist meist mit einem speckig gelbgrauen Exsudat bedeckt. Entzündliche Reaktionen der Umgebung fehlen.

▷

Abb. 14.27. **a** Typisches klinisches Bild eines solitären Rektumulkus. **b** 8 Tage altes Schleimhautulkus als Folge einer endoskopischen Polypektomie. **c** Ulcus recti simplex als Folge einer Sklerotherapie. **d** Solitäres Rektumulkus unklarer Genese. **e** Ergotamin-induziertes Ulcus recti. Ursache: ergotaminhaltige Migräne-Suppositorien. Klinische Einweisung erfolgte wegen Verdacht auf Rektumkarzinom, nach Absetzen der Suppositorien folgenlose Abheilung. e_1 Ausgedehnte Ulzeration im Perianal- und Anodermbereich („Ergotismus gangraenosus“) bei einem 55jährigen Mann infolge mehrjähriger Applikation von Ergotamin-Suppositorien. Nach Absetzen Abheilung innerhalb von 6 Monaten [1, 3, 4, 17, 19, 20]

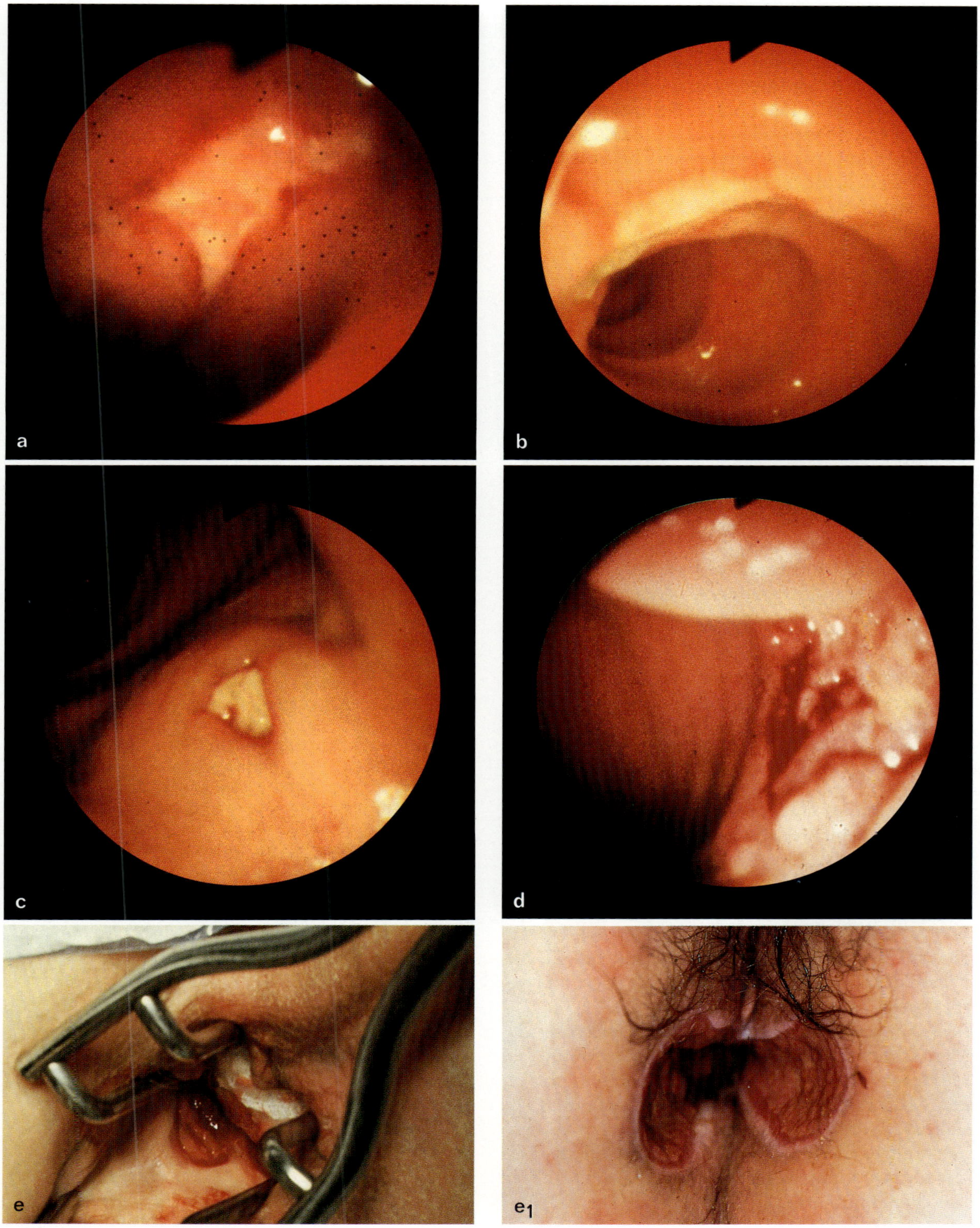

Abb. 14.27 a–e_1. Legende s. S. 388

Symptomatologie: Beim Krankheitsbild des solitären Rektumulkus sind die Beschwerden, sofern überhaupt vorhanden, unspezifisch. Im Vordergrund stehen neben meist unregelmäßigem Stuhlgang mehr oder minder starke Schmerzen (Tenesmen) im Unterbauch oder auch im Bereich des gesamten Abdomens, verbunden mit hellroten Blutspuren und Schleimbeimengungen im Stuhl. Der Allgemeinzustand ist normalerweise nicht beeinträchtigt.

Verlauf: Unbehandelt verläuft das solitäre Rektumulkus chronisch, wobei die Läsion über Jahre hinweg bestehen kann oder aber intermittierend abheilt, um dann wieder aufzubrechen. Manchmal verändert sich das Ulkus über viele Jahre hinweg kaum.

DIAGNOSE

Aufgrund des oben beschriebenen endoskopischen und des histologischen Bildes gestaltet sich die Diagnosestellung meist einfach.
Die endoskopisch gewonnene tiefe Biopsie ergibt einen typischen histopathologischen Befund, der nach Madigan u. Morson [5] durch folgende Kriterien gekennzeichnet ist:

- fibromuskuläre Obliteration der Lamina propria,
- Hypertrophie der Muscularis mucosae,
- Verlagerung von Drüsen und ggf. Ausbildung kleiner Zysten in der Submukosa,
- Erosion der Mukosa.

Zum Ausschluß einer inneren Rektumprolapsform (S. 87) empfiehlt sich die Durchführung einer Defäkographie (S. 43) [6].

DIFFERENTIALDIAGNOSE

Sie umfaßt eine ganze Reihe verschiedener Krankheitsbilder, die endoskopisch, histologisch und serologisch abzugrenzen sind.
Insbesondere sind dies neben Colitis ulcerosa und Morbus Crohn ulzerierende Rektumkarzinome, ein radiogenes Ulkus (Abb. 14.27 d), ein Ergotamin-Ulkus (Abb. 14.27 e), Lues I, die Amöbiasis und die Colitis cystica profunda (S. 385). Weiterhin zu nennen sind Balantidiose, Tuberkulose, Lymphogranulomatosis inguinalis, Ulcus molle, Morbus Behçet, pseudomembranöse und ischämische Kolitis (Abb. 14.27 b, c) sowie Artefakte.

THERAPIE

Über die Behandlung des solitären Rektumulkus besteht keine allgemeine Übereinstimmung. Ein therapeutisches Eingreifen ist bei Beschwerdefreiheit nicht erforderlich, sofern ein Malignom ausgeschlossen werden konnte. Wichtig ist es, den betreffenden Patienten über die Gutartigkeit der Erkrankung aufzuklären und ihm zur Vermeidung übermäßigen Pressens bei der Defäkation schlackenreiche Kost (Weizenkleie, Leinsamen usw.) zu empfehlen [7].
Sofern entsprechende Beschwerden jedoch therapeutische Maßnahmen indizieren, kommt entweder die lokale Exzision des ausgesprochen therapieresistenten Ulkus oder als Konsequenz der ätiopathogenetischen Vorstellung, daß ein Ulcus recti simplex stets Folge eines Rektumprolapses ist, die transabdominale Rektopexie in Betracht [1 a, 8, 12, 15].

Literatur

1. Brandt O et al. (1997) Perianaler Ergotismus gangraenosus. Hautarzt 48: 199–202

1 a. Brühl W (1992) Ulcus recti simplex. Haut 5: 47–50

2. De Los Rios Magriná E (1980) Color atlas of anorectal diseases. WB Saunders, Philadelphia
3. Eckhardt VF, Kanzler G, Remmele W (1986) Anorectal ergotism: another cause of solitary rectal ulcers. Gastroenterology 91: 1123–1127
4. Kanzler G, Eckhardt VF, Willems D, Remmele W (1984) Anorektaler Ergotismus gangraenosus. Vortrag auf der 39. Jahrestagung der Deutschen Gesellschaft für Verdauungs- und Stoffwechselkrankheiten. Berlin
5. Madigan MR, Morson BC (1969) Solitary ulcer of the rectum. J Br Soc Gastroenterol 10: 871–881
6. Mahieu PHG (1986) Barium enema and defaecography in the diagnosis and evaluation of the solitary rectal ulcer snydrome. Int J Colorect Dis 1: 85–90
7. Martin CJ, Parks TG, Biggart JD (1981) Solitary rectal ulcer syndrome in Northern Ireland 1971–1980. Br J Surg 68: 744–747
8. Parks TG (1983) Pathogenese, Diagnose und Therapie des solitären Rektumulcus. coloproctology 4: 236–238
9. Rangabashyam N et al (1989) Solitäres Rektumulkus-Syndrom. coloproctology 2: 94–96
10. Raulf F, Müller-Lobeck H, Arnold K (1987) Das Ulcus simplex recti – seine unterschiedlichen makromorphologischen Erscheinungsformen. coloproctology 2: 71–78
11. Remmele W (1984) Mukosa-Prolaps-Syndrom: „Ulcus recti simplex" und lokale Colitis cystica profunda. In: Remmele W (Hrsg) Pathologie, Bd 2, 2. Aufl. Springer, Berlin Heidelberg New York Tokyo, S 455–461
12. Remmele W et al. (1992) Das Mukosa-Prolaps-Syndrom. Therapiewoche 42: 2440–2446
13. Rutter Kiko RP, Riddell RH (1975) The solitary ulcer syndrome of the rectum. Clin Gastroenterol 4: 505–530
14. Schweiger M, Alexander-Williams J (1977) Solitary-ulcer syndrome of the rectum – Its association with occult rectal prolapse. Lancet II: 170
15. Schweiger M, Alexander-Williams J (1979) Das Ulcus simplex recti – seine Beziehung zum Rektumprolaps. Therapiewoche 19: 698–701
16. Stein E (1983) Das solitäre Rektumulcus. coloproctology 4: 239–240

17. Weyscheider G, Packinger W (1996) Anokutaner Ergotismus gangreanosus. Z Hautkrankht 1: 73–74
18. White CM, Findlay JM, Price JJ (1980) The occult rectal prolapse syndrome. Br J Surg 67: 528–530
19. Wienert V, Grußendorf E-J (1980) Anokutaner Ergotismus gangraenosus. Hautarzt 31: 668–670
20. Wörmann B, Höchter W, Seib HJ, Ottenjann R (1985) Ergotamine-induced colitis. Endoscopy 17: 165–166

14.9 Divertikulose-Divertikulitis

Während die Kolondivertikulose einschließlich ihrer entzündlichen Komplikationen noch im vergangenen Jahrhundert als ein ausgesprochen seltenes Krankheitsbild angesehen wurde, stellt sie heute speziell in Industrieländern die wohl häufigste Dickdarmerkrankung überhaupt dar und wird vielfach bereits zu den sogenannten Zivilisationskrankheiten gezählt.

Pathologisch-anatomisch handelt es sich bei den Divertikeln um Schleimhautprolapse, d. h. um hernienartige Vorstülpungen der Mukosa und Submukosa durch Lücken der Muskularis, wo Blutgefäße von außen kommend die Darmwandmuskulatur penetrieren. Deshalb finden sich in der Divertikelwand vielfach auch Blutgefäße, was für die Divertikelblutung pathogenetisch bedeutsam ist. Im Gegensatz zu den echten erworbenen Traktions- und angeborenen Divertikeln, die, wie das Meckelsche Divertikel, durch eine Ausstülpung der gesamten Darmwand gekennzeichnet sind (Diverticulum verum), handelt es sich bei der Dickdarmdivertikulose um sog. falsche Divertikel (Diverticulum spurium).

Weitere *Synonyma* sind Pseudodivertikel, Mukosahernie, Pulsionsdivertikel, physiologische Altersfalten und Graser-Divertikel, benannt nach dem Erlanger Chirurg Graser, der 1899 erstmals auf die besondere Ätiologie und Pathogenese der Kolondivertikel hinwies. Schließlich sind Dickdarmdivertikel auch unter dem weiteren *Synonym* „komplette Divertikel" bekannt, insbesondere zur Abgrenzung zu den inkompletten bzw. intramuralen Divertikeln, auf die Schreiber 1965 aufmerksam gemacht hat [44].

Diese Divertikel, bei denen es im Gegensatz zu den kompletten Divertikeln nicht zu einem vollständigen Durchbruch durch die Muskularis kommt und die somit von meist hypertrophischer Muskulatur umgeben sind, neigen durch intramurale Ausbreitung entzündlicher Veränderungen und insbesondere Verschwielungen der Wandmuskulatur ganz besonders zu den verschiedensten Komplikationen.

Das Auftreten der Erkrankung ist deutlich vom Lebensalter abhängig. Während sie vor dem 30. Lebensjahr noch relativ selten ist, können in Ländern mit westlichen Lebens- und insbesondere Eßgewohnheiten nach übereinstimmenden Literaturangaben etwa bei jedem zweiten 65jährigen Kolondivertikel nachgewiesen werden.

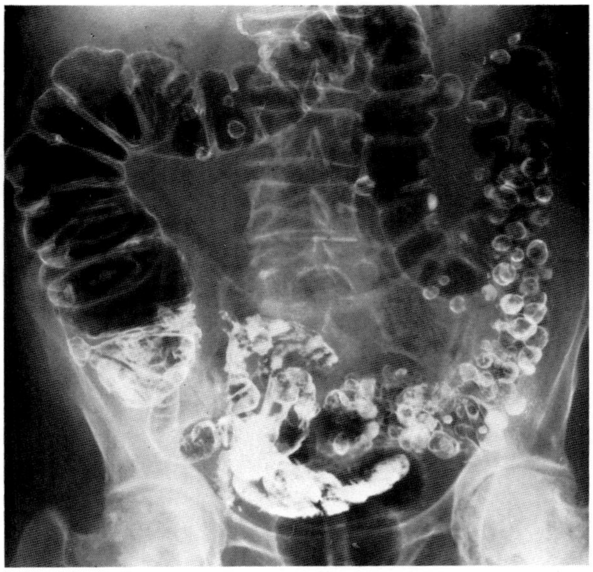

Abb. 14.28. Multiple Divertikel unterschiedlicher Größe und Lokalisation

ÄTIOLOGIE

Die Ätiopathogenese der Divertikulose ist auch heute noch weitgehend unklar. Als pathogenetische Faktoren werden Störungen der Kolonmotilität, aber auch abnorm erhöhter intraluminaler Druck, angeborene Gewebs- und damit Wandschwäche, „Muskelabnormitäten" [25, 28], emotionale Spannungen, ballastarme Ernährung, die zu erhöhter Stuhlkonsistenz und -passagezeit führt, diskutiert. Es scheint sich hierbei immer deutlicher abzuzeichnen, daß die signifikante Zunahme der Dickdarmdivertikulose wie auch des Kolonkarzinoms, aber auch des hämorrhoidalen Symptomenkomplexes bei „Wohlstandsbürgern" eine unmittelbare Folge bzw. Mitfolge moderner Ernährungsgewohnheiten darstellt. Aus epidemiologischen Studien geht hervor, daß die Entstehung der Divertikulose durch einen Mangel an Ballaststoffen in der Nahrung begünstigt wird [25, 35, 45]. So konnte gezeigt werden, daß bei Menschen aus Entwicklungsländern, die vorwiegend Landwirtschaft betreiben und sich faser- bzw. schlackenreicher ernähren, die Kolondivertikulose ein relativ seltenes Krankheitsbild darstellt [32]. Auch tierexperimentell konnte nachgewiesen werden, daß ein Mangel an Ballaststoffen zur Ausbildung der Divertikulose führt [6].

Man geht hierbei von der Vorstellung aus, daß ballastarme Kost durch Verminderung der Stuhlmenge, Erhöhung der Stuhlviskosität und Verlängerung der intestinalen Passagezeit zu einer erhöhten Aktivität der Kolonmuskulatur und damit zu erhöhtem intraluminalen Druck führt. Es erscheint plausibel, daß ein überhöhter Darminnendruck schließlich an den Gefäßdurchtrittsstellen, d.h. den Loci minoris resistentiae, zur Divertikelausstülpung führt [11, 23, 31, 34, 35]. Experimentelle Studien haben gezeigt, daß im Sigmoid die stärksten Aktivitätssteigerungen der Darmwandmuskulatur und damit die höchsten intraluminalen Druckwerte auftreten. Daher ist das Sigma der *bevorzugte Ort* für die Entstehung der Kolondivertikel [48]. In den proximal davon gelegenen Kolonabschnitten finden sich Divertikel nur in deutlich geringerem Ausmaß und in der Regel nur dann, wenn auch ein Sigmabefall vorliegt. Im Rektum dagegen kommen Divertikel fast nie vor.

KLINIK

Die *Symptomatologie* der unkomplizierten Divertikulose ist weitgehend unspezifisch. Der größte Teil (90–95% [33]) der Patienten mit nicht entzündeten Kolondivertikeln ist sogar beschwerdefrei, weshalb die Diagnose meist nur zufällig bei einer Röntgenuntersuchung wegen anderer Indikationen oder erst bei der Autopsie gestellt wird. Nur ein relativ kleiner Teil der Träger nicht entzündeter Divertikel klagt über intermittierende, dumpfe bis kolikartige Schmerzen, meist im linken Unterbauch, wo sich auch oft ein druckschmerzhaftes verdicktes Sigma palpieren läßt. Weiterhin wird über gelegentliche Übelkeit, Stuhlunregelmäßigkeiten, Neigung zu Obstipation, Blähungen und schmerzhaften Stuhldrang und seltener über Blut- und Schleimabgang geklagt, wobei durch Gas- und Stuhlabgang meist eine Besserung der Beschwerden eintritt. Das Beschwerdebild der unkomplizierten, chronischen, nicht entzündlichen Divertikulose gleicht somit weitgehend dem des Colon irritabile. Wegen möglicher Komplikationen der Divertikulose und vor allem zum sicheren differentialdiagnostischen Ausschluß eines Kolonkarzinoms sollten zur Diagnosesicherung wenn nötig alle diagnostischen Möglichkeiten herangezogen werden.

DIAGNOSE

Bei den heute zur Verfügung stehenden diagnostischen Nachweismethoden der Divertikulose einschließlich deren Komplikationen stehen neben der Röntgenuntersuchung des Kolons (Abdomenübersicht, Doppelkontrasteinlauf, Prallfüllung), insbesondere die Computertomographie mit oraler und rektaler Kontrastmittelfüllung [42, 48], sowie die Sonographie [43, 48] zur Verfügung. Hierdurch kann eine Divertikulose in der Regel erkannt werden. Es muß jedoch beachtet werden, daß die Divertikulose andere Erkrankungen des Kolons überdecken oder vortäuschen kann [36]. Die Darstellung inkompletter Divertikel gelingt meist nur bei Prallfüllung.

Demgegenüber sind endoskopische Methoden (Koloskopie, Rektosigmoidoskopie) wesentlich unsicherer und wegen der Gefahr der Perforation im Bereich des dünnwandigen Divertikelgrundes infolge zu starker Luftinsufflation oder bei Probeexzisionen auch problematischer. Insbesondere Divertikel mit engen Öffnungen entziehen sich oft dem endoskopischen Nachweis.

Für spezielle Fragestellungen stehen als weitere diagnostische Verfahren neben entsprechenden Laboruntersuchungen insbesondere die selektive Arteriographie und die Probelaparotomie zur Verfügung.

DIFFERENTIALDIAGNOSE

Differentialdiagnostisch kommt vor allem das Kolonkarzinom in Betracht. Eine Divertikulose sollte niemals diagnostiziert werden, solange ein Karzinom nicht mit Sicherheit ausgeschlossen ist, insbesondere dann, wenn Blut im Stuhl nachgewiesen wurde.

Stärkere und meist in kurzen Intervallen auftretende Blutungen sprechen hierbei mehr für eine Divertikelblutung. Ein Kolonkarzinom blutet demgegenüber, sofern es erst einmal damit begonnen hat, regelmäßiger, d.h. bei jeder Stuhlentleerung ist dann in der Regel Blut nachweisbar. Bei einem solchen Patienten sollte unverzüglich eine Rektosigmoidoskopie bzw. Koloskopie und ggf. ein Kolondoppelkontrast und weitere Untersuchungen erfolgen. Diese strenge Indikationsstellung erscheint auch im Hinblick darauf wichtig, daß in 3–8% der Fälle Kolondivertikulose und -karzinom gleichzeitig vorhanden sind [30].

Weitere Krankheitsbilder, die differentialdiagnostisch in Betracht kommen, sind in folgender Übersicht aufgezählt (S. 393).

THERAPIE

Die Therapie der Divertikulose ist in erster Linie konservativ. Erst wenn damit keine entscheidende Besserung eintritt, kommt die Resektion des divertikeltragenden Darmsegments in Frage. Die konservative Behandlung stützt sich heute vor allem auf die Verordnung faserreicher Kost (Weizen- oder Ha-

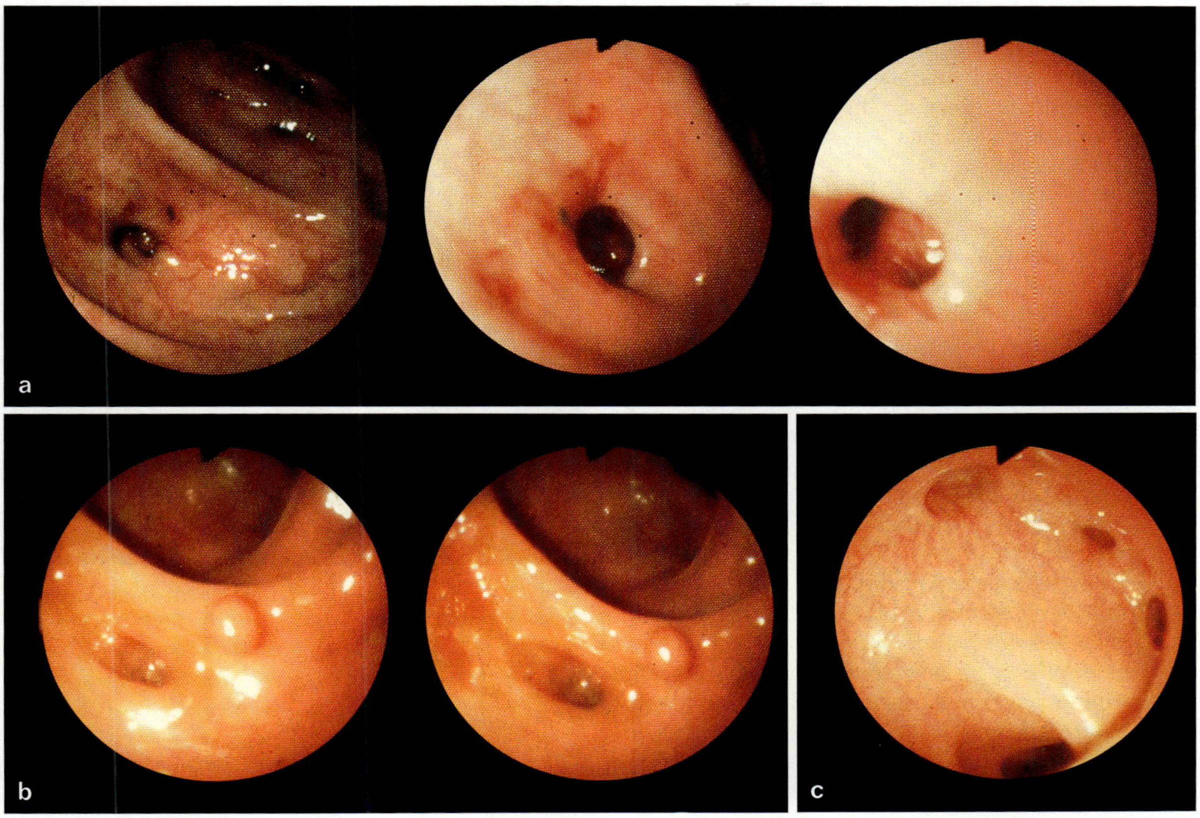

Abb. 14.29. **a** Kolondivertikulose. Zustand nach akuter kolorektaler Blutung; ein größeres Divertikel ist mit einem frischen Koagel gefüllt und zeigt eine Blutspur; Verdacht auf Zustand nach akuter Divertikelblutung. **b** Mehrere dicht bei dicht stehende Sigmadivertikel neben einem kleinen hyperplastischen Polypen. **c** Multiple Divertikel

Differentialdiagnose der unkomplizierten Divertikulose des Kolons

Kolonkarzinom
Irritables Kolonsyndrom
Morbus Crohn
Colitis ulcerosa
Strahlenfibrose
Ischämische Kolitis
Hiatushernie
Dünndarmobstruktion
Linksseitige Harnleiterkolik
Endometriose des Kolons
Tuberkulose, Syphilis

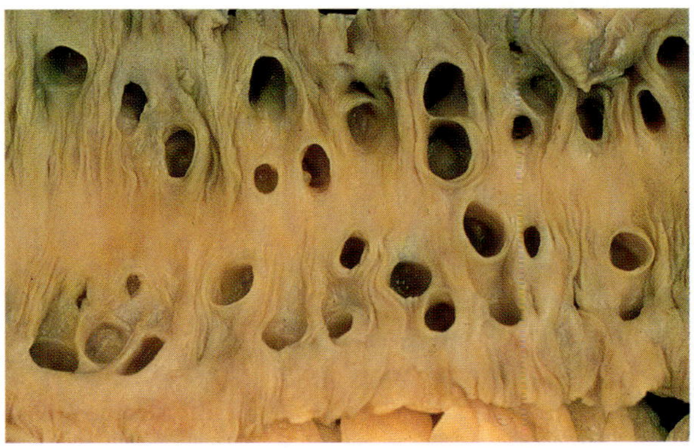

Abb. 14.30. Sigmadivertikulose mit zahlreichen kompletten und inkompletten Divertikeln

ferkleie, Vollkornbrot, Gemüse, Salate, Früchte) zusammen mit reichlich Flüssigkeit.

Aufgrund der hohen Quellfähigkeit empfiehlt sich hierbei insbesondere der tägliche Verzehr von etwa 20 g grober Kleie zusammen mit möglichst quellfähigen, faserreichen Obst- und Gemüsesorten wie z. B. Äpfel, Orangen, Rosenkohl, Rüben u. ä. Sehr hohe Quellfähigkeit besitzen Plantago ovata-Samenschalen (z. B. Mucofalk). Auf diese Weise sollen die pathogenetischen Voraussetzungen der Divertikulose geändert werden, indem voluminösere und weichere Stühle zu einer Verkürzung der Passagezeit (1–2 Stuhlentleerungen/Tag) und Verhütung überhöhter intraluminaler Druckwerte führen.

Es scheint, daß allein die konsequente Einhaltung einer ballastreichen Ernährung in den meisten Fällen zu einer erheblichen Besserung der klinischen Symptomatologie führt. So berichten Painter und Burkitt von einem völligen Verschwinden aller Symptome in 80% der so behandelten Fälle [35]. Andere Autoren berichten über ähnlich gute Erfahrungen [10, 16, 34].

Ob es allein durch diese diätetischen Maßnahmen auch gelingt, die Komplikationsrate der Divertikulose zu verringern und vor allem die Entstehung neuer Divertikel zu verhindern, werden erst zukünftige Studien klären. Bei entsprechender Symptomatik (schmerzhafte Tenesmen) kommt als weitere konservative Maßnahme die Applikation von Spasmolytika in Betracht. Auf morphinhaltige Präparate, die die Kontraktionen des Darms verstärken, sollte ebenso wie auf Abführmittel und Einläufe möglichst verzichtet werden [3].

Sofern trotz konservativer und medikamentöser Behandlung das Beschwerdebild nicht völlig abklingt oder es zu ständigen Rezidiven kommt, ist auch bei der unkomplizierten Divertikulose die chirurgische Intervention angezeigt, um mögliche Komplikationen zu verhindern. Die Therapie der Wahl ist hierbei die Resektion des gesamten divertikeltragenden Darmabschnittes mit Wiederherstellung der Kontinuität durch eine primäre Reanastomosierung. Sofern jedoch ein zu ausgedehnter Kolonanteil befallen ist, müssen die Nachteile eines radikaleren operativen Vorgehens mit den Gefahren eventuell zu erwartender Komplikationen abgewogen werden [5, 8, 25, 26, 29, 41].

KOMPLIKATIONEN

Bei 10–30% aller Divertikelträger kommt es zu Komplikationen. Hierbei stellen die Blutung und die Divertikulitis, die wiederum Ausgangspunkt weiterer entzündlicher Krankheitsbilder sein können, die beiden am meisten gefürchteten Komplikationen dar (s. nachfolgende Übersicht).

Komplikationen der Kolondivertikulose

1. Blutung
2. Divertikulitis – Perikolitis
   - Abszeßbildungen („Divertikeltumoren“)
   - Fistelbildungen
   - Perforation (– Peritonitis)
   - Stenose (– Ileus)

Nachfolgend sollen diese beiden wichtigsten Folgezustände, die im wesentlichen die Morbidität und Mortalität der Kolondivertikulose bestimmen, dargestellt werden.

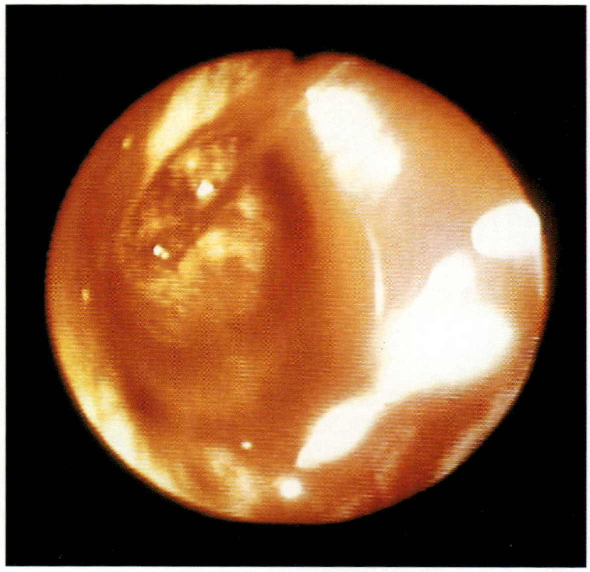

Abb. 14.31. Spritzende Blutung aus einem Sigmadivertikel. Endoskopische Blutstillung

1. Blutung

Die Divertikulose ist eine der häufigsten Ursachen massiver akuter Blutungen im unteren Intestinaltrakt [17, 20, 21, 31, 47]. Die Blutung tritt meist unerwartet und ohne entzündliche Begleiterscheinungen auf.

Ätiologisch bedeutsam scheint die Tatsache zu sein, daß die Divertikelausstülpung in der Regel dort erfolgt, wo Blutgefäße die Darmwand penetrieren. Durch diese enge Nachbarschaft zwischen Blutgefäßen und Divertikeln kommt es vor, daß das betreffende Gefäß mit ausgestülpt wird und vom Darmlumen nur durch die Mukosa getrennt ist [27]. Hierdurch können Schädigungen vom Darmlumen her leicht zu einer massiven Blutung aus einer arrodierten Arterie führen (Abb 14.31). Die Ruptur des Gefäßes erfolgt bei massiven Blutungen nach bisherigen Erfahrungen normalerweise auf der dem Darmlumen zugewandten Gefäßseite [51].

Lokalisiert sind die Divertikelblutungen entgegen aller Erwartungen weniger im linken Kolon, d.h. speziell im Sigma, wo sich die Mehrzahl der Divertikel befindet, sondern in der rechten Kolonhälfte. Der Grund hierfür ist bislang unbekannt [7, 27, 45].

Die *Symptomatologie* der Divertikelblutung ist, sofern es sich nicht um eine okkulte Blutung handelt, gekennzeichnet durch plötzlichen massiven Abgang von meist hellrotem Blut bzw. Blutkoageln als dem Anus, wobei der Patient meist weder vorher noch beim Auftreten Schmerzen oder sonstige Beschwerden verspürt.

Diagnostiziert wird die Divertikelblutung hauptsächlich durch den Ausschluß anderer Läsionen (s. Übersicht).

Differentialdiagnose der Blutung bei Divertikulose. (Nach Behringer [3])

Ösophagus-Varizen (-Tumoren)
Ulcus pepticum oesophagi
Hiatushernie
Magenkarzinom
Ulcus ventriculi
Gastritis
Ulcus duodeni
Duodenitis
Thiazidulcus
Dünndarmtumoren (benigne und maligne)
Enteritis regionalis
Dickdarmpolypen (-polyposis)
Kolonmalignome
Mesenteriale Infarzierung
Mesenterialvenenthrombose
Hämangiome
Endometriose
Volvulus
Alle Formen der Kolitis
Traumata
Intussuszeption
Hämorrhoiden
Analrhagaden
Analfissuren

Als diagnostische Möglichkeit zur Blutungslokalisation bietet sich neben der Rektosigmoidoskopie und Koloskopie insbesondere die selektive Angiographie [1] der Mesenterialarterien an (Abb. 14.32), der später ein Kontrasteinlauf, sicherheitshalber mit einem wasserlöslichen Kontrastmittel folgen sollte, um die Ausdehnung der Divertikulose festzustellen.

Durch i.a.-Injektionen vasokonstriktorischer Medikamente (z.B. das Hypophysenhinterlappenhormon Vasopressin) in das entsprechende Kolonsegment während der Arteriographie gelingt es darüber hinaus fast immer, die Blutung zum Stillstand zu bringen [12, 52]. Heute wird allerdings mehr und mehr die Ansicht vertreten, daß die i.v.-Gabe bzw. die dosierte selektive Vasopressin-Dauerinfusion den gleichen Effekt hat.

Differentialdiagnostisch kommen die oben in der Übersicht aufgezählten möglichen Blutungsursachen des Verdauungstraktes in Betracht. Insbesondere bei älteren Menschen werden zunehmend häufiger Angiodysplasien (S. 284) als Blutungsursache diagnostiziert [14]. Viele dieser Ursachen lassen sich anamnestisch ausschließen.

Die *Therapie* auch stärkerer Blutungen sollte zunächst konservativ sein und vor allem darin beste-

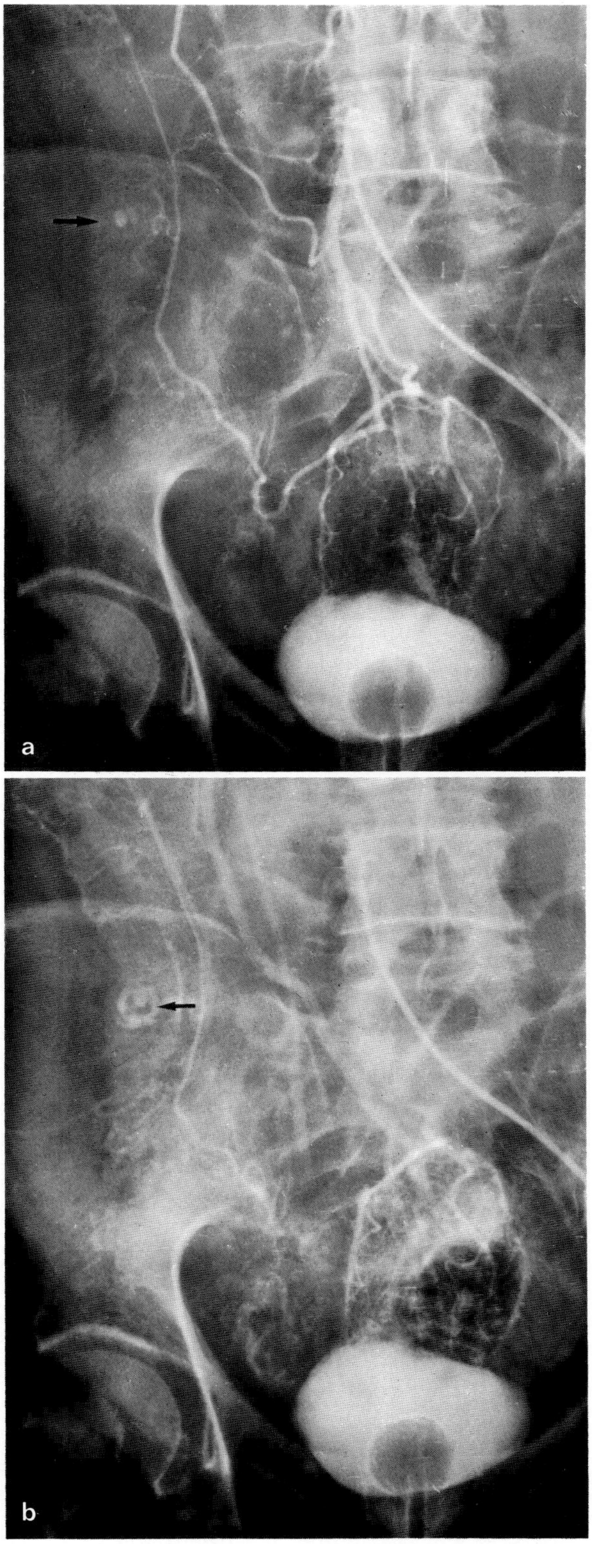

Abb. 14.32 a, b. Angiographischer Nachweis einer Divertikelblutung. **a** Arterielle Phase mit beginnendem Kontrastmittelextravasat. **b** Kapilläre Phase mit kräftigem Kontrastmittelextravasat an der Stelle eines Divertikels

hen, Blutverluste durch Humanalbuminlösungen bzw. Bluttransfusionen zu ersetzen. Man hat die Erfahrung gemacht, daß einerseits ein solches Vorgehen in den meisten Fällen bereits zum Erfolg führt und andererseits die Blutungsquelle intraoperativ nur äußerst schwer zu lokalisieren ist, da sich, wie oben erwähnt, die Blutungsquelle nicht immer im Sigma befindet [51].

Gleichzeitig sollte der Patient immer in eine chirurgische Klinik aufgenommen werden, damit bei der Notwendigkeit eines chirurgischen Eingriffes möglichst wenig Zeit verloren geht. Sicherheitshalber empfiehlt sich weiterhin die Durchführung einer Aspiration aus dem Magen und eine Rektosigmoidoskopie bzw. Koloskopie, um andere Blutungsquellen auszuschließen. Im Hinblick auf ein eventuell doch notwendiges chirurgisches Eingreifen ist weiterhin die Veranlassung eines Gerinnungsstatus und der Blutgruppenbestimmung sowie das Bereitstellen von Blutkonserven ratsam.

Der klinische Verlauf bestimmt das weitere Vorgehen. Sistiert die Blutung und kann ein Kolonkarzinom sicher ausgeschlossen werden, sollte auf einen chirurgischen Eingriff verzichtet werden, weil bei dieser Patientengruppe das Operationsrisiko nicht gering ist und es erfahrungsgemäß nur selten zu Nachblutungen kommt [3].

Kann die Blutung jedoch nicht zum Stillstand gebracht werden oder setzt sie wieder ein, sollte als nächster Therapieversuch die gezielte intraarterielle Applikation mittels selektiver Arteriographie bzw. die dosierte intravenöse Dauerinfusion eines vasokonstriktorischen Präparates folgen. Läßt sich die Blutung auch hierdurch nicht beherrschen, ist ein chirurgisches Vorgehen indiziert [5, 8, 25, 26, 29, 41].

2. Divertikulitis

Treten entzündliche Veränderungen im Divertikel selbst auf, spricht man definitionsgemäß von einer Divertikulitis; finden sich die Entzündungen in seiner Umgebung, handelt es sich um eine sog. Perikolitis.

Während die Blutungen aus einem Divertikel ein zwar gefürchtetes, jedoch verhältnismäßig seltenes Ereignis darstellen, handelt es sich bei der Divertikulitis und ihren entzündlichen Folgezuständen um die häufigste Komplikation der Divertikulose.

Ätiologisch spielen für die Entstehung einer Divertikulitis die durch Stuhlretention bedingte und in diesen Fällen fast immer nachweisbaren Skybala und Koprolithen eine wichtige Rolle. Durch mechanische Reizung der Divertikelwand und zusätzlichen Bakterienbefall kommt es hierdurch zur akuten Entzündung, die schließlich zur chronischen Entzündung bzw. zu weiteren entzündlichen Komplikationen wie Perforation und Peritonitis, zur Abszeß- und Fistelbildung oder zur Perikolitis mit narbiger Kolonstenose und Ileus führen kann. Es wird auch die Ansicht vertreten, daß der Entstehung einer Divertikulitis stets eine Mikro- oder Makroperforation zugrunde liegt [30].

Die *Symptomatologie* einer Divertikulitis ist abhängig von ihrer klinischen Manifestation. Man findet in nahezu 100% der Fälle Symptome [33]. Im Vordergrund steht ein abdomineller Druckschmerz bei lokalisierter Abwehrspannung meist im linken Unterbauch. Neben erhöhter Temperatur findet sich in der Regel eine Leukozytose bei ebenfalls erhöhter BSG. Das klinische Bild entspricht somit weitgehend dem einer „linksseitigen Appendizitis".

Subjektiv klagen Divertikulitis-Patienten nicht selten über Völlegefühl, Meteorismus, Wechsel zwischen Diarrhö und Obstipation sowie verstärktem Schmerzgefühl bei der Defäkation. Schließlich kann es bei der Divertikulitis neben Schleim- auch zu einem okkulten, teilweise auch massiven Blutabgang kommen, was zum sicheren Ausschluß anderer Läsionen des Gastrointestinaltraktes, insbesondere des Kolonkarzinoms, zu einer eingehenden diagnostischen Durchuntersuchung führen sollte.

Die *diagnostischen* Möglichkeiten bei Verdacht auf Vorliegen einer akuten Divertikulitis sind begrenzt. Wegen erhöhter Perforationsgefahr sollte sowohl auf einen Kolonkontrasteinlauf als auch wegen eventuell zu starker Luftinsufflation auf eine Rektosigmoidoskopie bzw. Koloskopie und damit auch Biopsie verzichtet werden.

Allenfalls kommt die Durchführung einer Leeraufnahme zum Ausschluß einer Perforation durch Luftnachweis in der freien Bauchhöhle (subphrene Luftsichel) oder retroperitoneal und neben Laboruntersuchungen die Sonographie [43, 50] in Betracht.

In der akuten Phase hat daher die Diagnosestellung der Divertikulitis durch die Anamnese und die Erhebung laborchemischer und klinischer Befunde zu erfolgen. Erst im freien Intervall kann dann die Diagnose retrospektiv durch die verschiedenen Diagnostikmethoden erhärtet werden.

Die *Differentialdiagnose* umfaßt neben der Appendizitis alle für die Divertikulose differentialdiagnostisch relevanten Krankheitsbilder (s. Übersicht S. 393) und, sofern Blut abgeht, zusätzlich die mit entzündlichen Veränderungen einhergehenden Erkrankungen des Intestinaltraktes, wie in der Übersicht auf S. 395 aufgeführt.

Die *Therapie* der Divertikulitis richtet sich nach dem Schweregrad der klinischen Krankheitserscheinungen. Bei der unkomplizierten Divertikulitis sollte die konservative Behandlung zunächst im Vor-

dergrund stehen. Sie besteht aus Bettruhe, möglichst parenteraler Ernährung mit Nulldiät, der Gabe eines schwer resorbierbaren Sulfonamids oder Breitbandantibiotikums, sofern die Appendizitis differentialdiagnostisch sicher auszuschließen ist, und bei Schmerzen Spasmolytika.
In den meisten Fällen kommt es unter dieser Behandlung zu einer raschen Besserung des Krankheitsbildes, so daß zunächst eine ballaststofffreie Diät (Astronautenkost) und schließlich eine ballastreiche Dauerdiät verordnet werden kann. Wenn es jedoch trotz dieser diätetisch-medikamentösen Maßnahmen nicht innerhalb von 1–2 Tagen zu einer entscheidenden Befundverbesserung kommt oder sich Rezidive einstellen, wird dies als relative Operationsindikation angesehen. Während die Frühresektion statistischen Angaben gemäß ein Letalitätsrisiko von 0–3% aufweist, ist die entsprechende Operation als Notfalleingriff immer noch mit einer Letalität von ca. 30% belastet [9, 26].
Die Spätergebnisse der Frühresektion, die als elektiver Eingriff in der Remission meist einzeitig und ohne Kolostomieschutz erfolgt, sind wesentlich besser als die der konservativen Therapie [8 a, 37].
Eine absolute Operationsindikation besteht bei den Divertikulitiskomplikationen (s. nachstehende Übersicht), über die abschließend kurz berichtet werden soll.

Absolute Operationsindikationen bei Divertikulitis

- Abszeß („Pseudodivertikulitistumor")
- Fistelbildung
- Perforation (– Peritonitis)
- Stenose (– Ileus – Subileus)
- Chronisch rezidivierende Divertikulitis
- Karzinomverdacht
- Scheitern der konservativen Behandlung

Wird ein solcher Notfalleingriff aufgrund einer eitrigen Peritonitis oder eines purulenten Konglomerattumors notwendig, so empfiehlt sich zur Entlastung zunächst nur eine Drainage mit doppelläufigem Anus praeter anzulegen und in einer weiteren Sitzung das betroffene Darmsegment zu resezieren.
Die Divertikulose des Kolons wird erst zur eigentlichen Divertikelkrankheit, wenn über die unkomplizierte Divertikulitis bzw. Perikolitis nachfolgende *Komplikationen* hinzugetreten sind:

Abszeßbildung: Als Folge entzündlicher, die Divertikelwand durchsetzender Läsionen, die nicht selten gleichzeitig in mehreren benachbarten Divertikeln ablaufen, entsteht die meist erste Folge der unkomplizierten Divertikulitis, die divertikulitische Perikolitis, die wiederum zu einem oder mehreren wandständigen Abszessen führen kann.
Im fortgeschrittenen Stadium können diese Abszesse zu entzündlichen Konglomerattumoren zusammenschmelzen und das Darmlumen obliterieren. Man kann dann – meist im linken Unterbauch – einen gegen die Umgebung nur schwer abgrenzbaren „Tumor" in Form einer „druckdolenten Walze" palpieren, der dem entzündlich veränderten Darmabschnitt entspricht und differentialdiagnostisch oft nur schwer von einem Kolonkarzinom sicher zu unterscheiden ist. Die Diagnostik wird insbesondere noch dadurch erschwert, daß im Hinblick auf erhöhte Perforationsgefahr im akuten Stadium sowohl auf endoskopische wie auf röntgenologische Untersuchungen verzichtet werden sollte.
Sofern ein solcher Abszeß in eine Mesenterialvene einbricht, kann dies zu einer portalen Bakteriämie mit entsprechender Symptomatik führen (Schüttelfrost, intermittierendem Temperaturanstieg und weiteres). Derartige oft konfluierende Abszeßbildungen stellen infolge ihrer Lage und des dadurch bedingten Abflußstaus einen idealen Nährboden für die Ausbildung von inneren und äußeren Fisteln dar.

Fistelbildungen: Aus entzündlich veränderten Kolondivertikeln hervorgegangene Fisteln können entweder durch die Bauchdecke nach außen oder in benachbarte Organe wie Dünndarm, Uterus, Vagina oder Harnblase verlaufen und somit die verschiedenartigsten Beschwerdebilder hervorrufen. So kommt es etwa zum Auftreten einer Pneumaturie bei Vorliegen einer Kolon-Harnblasen-Fistel. Alle derartigen Fistelbildungen stellen eine absolute Indikation zu einer möglichst raschen chirurgischen Intervention dar [5, 8, 25, 26, 29, 41]. Nach Literaturangaben führt die Divertikulitis in 4–18% zu einer kolovesikalen, seltener kolovaginalen Fistelbildung [17, 24, 39, 40].

Stenose: Eine Divertikulitis kann infolge fortschreitender peridivertikulärer Entzündung entweder durch passagere entzündlich ödematöse Anschwellungen zu einer reversiblen oder in chronischen Fällen zu einer bleibenden fibrös-narbigen Kolonstenose führen.
Die durch eine Divertikulitis bedingten Kolonstenosen sind meist dadurch charakterisiert, daß sie ein längeres Segment im Sigma einnehmen und von den sie umgebenden entzündlich bedingten Wandunregelmäßigkeiten nicht scharf abgegrenzt sind [49]. Röntgenologisch weiterhin kennzeichnend erscheint die trichterförmig zur Stenosemitte hin zunehmende Einengung bei zwar abgewandeltem, je-

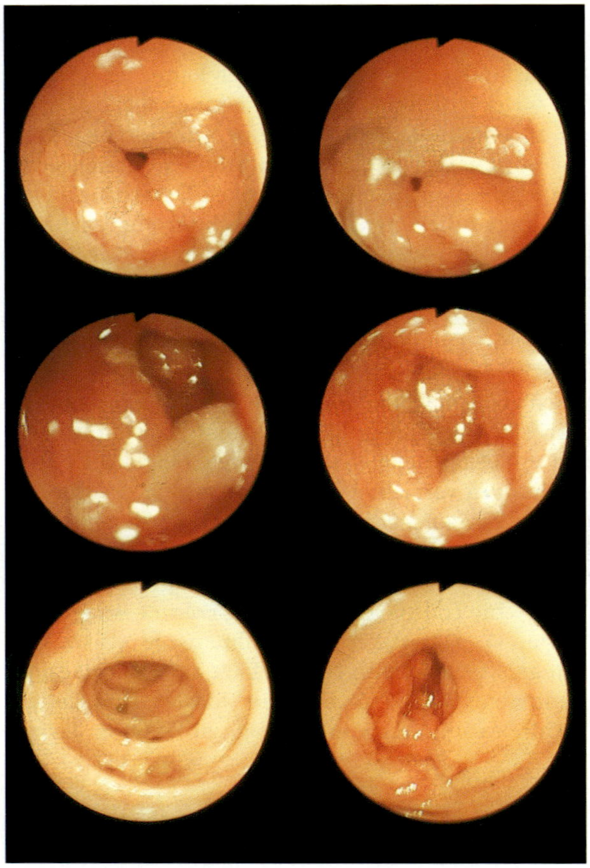

Abb. 14.33. Sigmadivertikulitis. Die Schleimhaut ist ringförmig ödematös verschwollen und hyperämisch. Die Divertikelhälse sind gerötet. Aus einem der Divertikel entleert sich putride Flüssigkeit

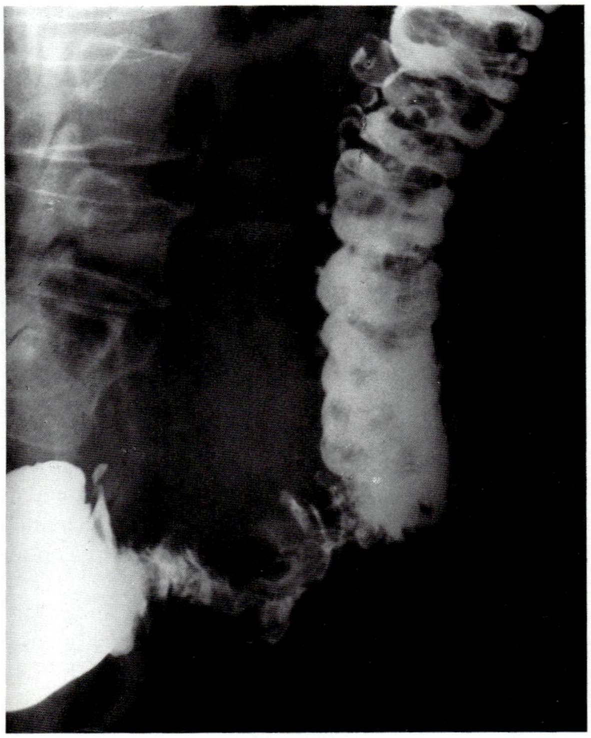

Abb. 14.34. Divertikulitische Stenose am Sigma/Colon-descendens-Übergang. Zipfelige Ausziehung der Divertikelhälse durch entzündliche Adhäsionen

doch noch deutlich erkennbarem Schleimhautrelief im Stenosebereich.

Wie beim Kolonkarzinom ist die Symptomatologie der Stenose zunächst gekennzeichnet durch Bauchschmerzen, Blähung, Obstipation bis hin zum Beschwerdebild des mechanischen bzw. paralytischen Ileus.

Perforation: Die Angaben über die Häufigkeit einer Perforation bei Divertikulitisfällen schwanken in der Literatur zwischen 10–80% [12, 13, 15]. Zu einer Perforation in die freie Bauchhöhle kommt es etwa durch das Platzen eines aus einer Divertikulitis hervorgegangenen Abszesses. Häufiger erfolgt eine gedeckte Perforation in das Mesokolon oder in die Nachbarorgane mit nachfolgender Fistelbildung (s. o.). Gedeckte Perforationen sind mitunter schwierig zu erkennen.

Die Diagnose muß nahezu ausschließlich klinisch gestellt werden. Neben einigen laborchemischen Untersuchungen, insbesondere der Bestimmung der Leukozyten, kommt radiologisch die Leeraufnahme zum Nachweis von freier Luft in die Bauchhöhle oder retroperitoneal und die Sonographie [43, 50] in Frage.

Die wichtigsten Symptome der durch eine Perforation entstandenen lokalen oder allgemeinen Peritonitis sind zunehmender Druckschmerz mit Abwehrspannung, meist im linken Unterbauch beginnend, der sich bis zum Oberbauch ausbreiten kann, positives Loslaßphänomen, Schmerzen bei der Digitaluntersuchung und beim Husten, erhöhte Temperatur, Leukozytose. Mit fortschreitender Peritonitis kommt es zu einer immer weiter herabgesetzten und schließlich ganz aufgehobenen Peristaltik mit Sistieren der Darmgeräusche. Es kann schließlich – wie beim Kolonkarzinom oder der oben beschriebenen durch eine Divertikulitis entstandenen Stenose – zum Beschwerdebild des paralytischen bzw. des peritonitischen Ileus kommen. Dabei findet sich eine zunehmende Aufblähung des Abdomens („Trommelbauch“) bei Zwerchfellhochstand und Fehlen oder Verkleinerung der Leberdämpfung, flacher Atmung, Pulsanstieg, Unruhe, Vermeiden eines Lagewechsels, Erbrechen, „Facies Hippocratica“, Oligurie, Gasbildung bzw. -ansammlung in der frei-

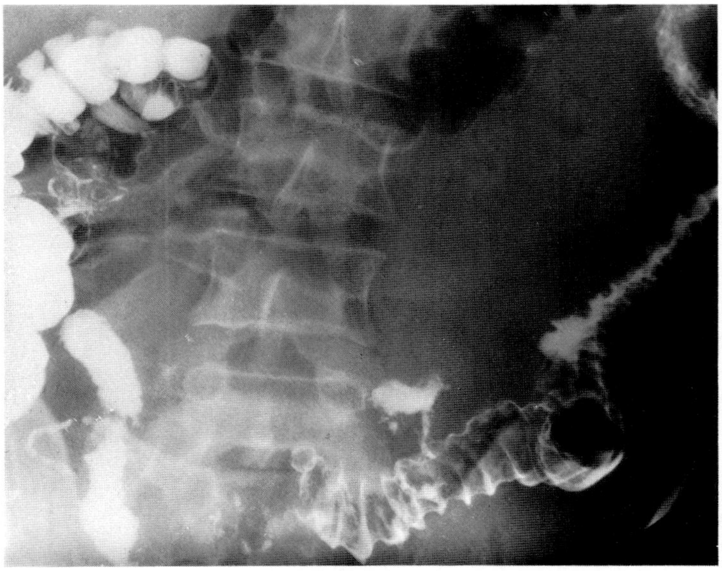

Abb. 14.35. Perforation eines Divertikels im oberen Sigma. Mehrere weitere Divertikel im mittleren und unteren Sigma. Adhäsive Ausziehungen der Darmwand und Schleimhautvergröberung im Zusammenhang mit Divertikulitis. Austritt des Kontrastmittels aus dem oberen Sigma nach oben ins Retroperitoneum

en Bauchhöhle (Spiegelbildungen, diffuse Verschattung) und schließlich toxische Kapillarlähmung, Indikanurie, Intoxikation durch Resorption von Enterotoxinen bei rasch fortschreitendem Kreislaufverfall.

Das Mittel der Wahl stellt bei der Perforation wie auch bei der nicht passageren Kolonstenose allein die rechtzeitige chirurgische Intervention dar [5, 8, 25, 26, 29, 41].

Literatur

1. Baum S (1982) Angiography and the gastrointestinal bleeder. Radiology 142: 569
2. Baum S et al. (1973) Selective mesenteric arterial infusions in the management of massive diverticular hemorrhage. N Engl J Med 288: 1269

2a. Behringer GE, Albright NL (1973) Diverticular disease of the colon: a frequent cause of rectal bleeding. Am J Surg 25: 419

3. Behringer GE (1977) Die Divertikulose des Kolons. Tempo Medical 8: 59–69
4. Brückner R (1977) Kolondivertikulitis – Indikationen zur Operation und Ergebnisse. Leber Magen Darm 7: 108–112
5. Buttenschon K et al. (1995) Chirurgischer Strategiewandel bei akuter und komplizierter Colondivertikelerkrankung. Chirurg 66: 487–492
6. Carlson AJ, Hoelzel F (1949) Gastroenterology 12: 108–115
7. Casarella WJ et al. (1972) N Engl J Med 286: 450–453
8. Denkers D, Girona J (1997) Chirurgisches Vorgehen bei der komplizierten Divertikulitis. coloproctology 1: 1–5

8a. Dietz R, Encke A (1976) Die chirurgische Behandlung der Colondivertikulitis. Med Welt 27: 292

9. Encke A, Bokelman D (1979) Operative Behandlung von Dickdarmerkrankungen. In: Frommhold W, Gerhardt P (Hrsg) Erkrankungen des Dickdarms, Bd 9. Thieme, Stuttgart
10. Findlay JM et al. (1974) Lancet 1: 146–149
11. Fleischner FG (1967) Diverticular disease and the irritable colon syndrome. In: Margulis AR, Burhenne StHJ (eds) Alimentary tract roentgenology, vol 2. Mosby CB, St Louis
12. Gräf KD, Lennert KA (1985) Zur Frühoperation der Sigmadivertikulitis. Zentralbl Chir 110: 311–315
13. Hackford AW et al. (1985) Surgical management of complicated diverticulitis. The Lahey Clinic Experience 1967 to 1982. Dis Colon Rectum 28: 317–321
14. Halbinger W, Bergemann W (1987) Schwere rezidivierende peranale Blutungen im Senium. Verdauungskrankht 5: 6, 243–245
15. Hell K, Rosetti M (1985) Chirurgische Behandlung der Divertikulitis. Hel Chir Acta 52: 47–53
16. Hodgson J (1975) Animal models in the study of diverticular disease. Part I: Aetiology and treatment. Clin Gastroenterol 4: 201–219
17. Hollender LF, Meyer C (1976) Komplikationen der Divertikulose. Zentralbl Chir 110: 430–434
18. Hotz J (1996) Divertikelkrankheit. In: Hahn G, Riemann JF (Hrsg) Klinische Gastroenterologie, Bd 1, 3. Aufl., Thieme, Stuttgart, S 929–940
19. Huth K (1978) Ballaststoffe. Dtsch Med Wochenschr 103: 1721
20. Jones FA (1970) Rendiconti 2: 118–132
21. Kirkpatrick JR (1969) Dis Colon Rectum 12 248–252

22. Kirwan WO, Smith AN (1974) Gastrointestinal transit estimated by an isotope capsule. Scand J Gastroenterol 9: 763–766
23. Kocour EJ (1937) Am J Surg 37: 430–436
24. Kraft-Kinz J, Prexl HJ (1976) Die komplizierte Divertikulitis und ihre Behandlung. Langenbecks Arch Chir 342: 431–438
25. Menningen R et al. (1992) Kolondivertikulitis: Natürlicher Verlauf und Komplikationen. coloproctology 6: 324–328
26. Meyer C et al. (1994) Die Komplikationen der Kolondivertikulitis. Chir Gastroenterol 10: 331–336
27. Meyers MA et al. (1976) Pathogenesis of bleeding colonic diverticulosis. Gastroenterology 71: 577–583
28. Morson BG (1963) The muscle abnormality in diverticular disease of the colon. Proc R Soc Med 56: 798
29. Morton DG et al. (1995) Prospektive nationale Studie zur komplizierten Diverticulitis in Großbritannien. Chirurg 66: 1173–1176
30. Müller P (1980) Divertikulose – Divertikulitis. Therapiewoche 30: 3902–3907
31. Noer RJ (1955) Hemorrhage as a complication of diverticulosis. Ann Surg 141: 674
32. Noer RJ et al. (1962) Ann Surg 155: 794–805
33. Otto HF, Remmele W (1996) Kolon und Rektum. In: Remmele W (Hrsg) Pathologie Bd 2, 2. Aufl. Springer, Berlin Heidelberg New York Tokyo, S 546–552
34. Painter NS (1969) Diverticulosis of the colon and diet. Br Med J 1: 764–765
35. Painter NS, Burkitt DP (1971) Diverticular disease of the colon: a deficiency disease of Western civilization. Br Med J 2: 450
36. Parks TG (1986) Differentialdiagnostische Probleme der Kolondivertikulose. coloproctology 3: 139–142
37. Reifferscheid M (1974) Kolondivertikulitis. Aktuelle Probleme der Diagnostik und Therapie. Thieme, Stuttgart
38. Reifferscheid M (1976) Die Frühresektion der Divertikulitis. Langenbecks Arch Chir 342: 439
39. Reifferscheid M, Schubert HJ (1975) Divertikulitis – Zur Frage der Frühresektion. Med Klin 70: 1729–1739
40. Rieger R et al. (1987) Die Inkontinuitätsresektion nach Hartmann als notfallmäßige Behandlung der perforierten Sigmadivertikulitis. Zentralbl Chir 112: 365–372
41. Rothenberger DA, Wiltz O (1993) Surgery for complicated diverticulitis. Surg Clin N Am 73: 975–992
42. Sangwan JP et al. (1994) Die Rolle von Computertomographie und Kontrasteinlauf in der Bewertung der akuten Divertikulitis. coloproctology 4: 226–237
43. Schwerk WB et al. (1993) Kolondivertikulitis: Bildgebende Diagnostik mit Ultraschall – eine prospektive Studie. Z Gastroenterol 31: 294–300
44. Schreiber HW (1965) Dtsch Med Wochenschr 90: 1998–2002
45. Shamiyeh F (1991) Zökum – Divertikulose. coloproctology 3: 186–187
46. Stein E (1982) Divertikulose und Divertikulitis des Kolons. coloproctology 3: 165–171
47. Teutsch W (1980) Die Komplikationen der Sigmadivertikulose und ihre Behandlung. Zentralbl Chir 105: 1368–1372
48. Torsali A, Ramorino ML, Crucioli U (1968) Relationship between anatomy and motor activity of the colon. Am J Dig Dis 13: 462
49. Treichel J (1979) Röntgenologische Differentialdiagnose der Tumoren des Dickdarms. In: Frommhold W, Gerhardt P (Hrsg) Erkrankungen des Dickdarms, Bd 9. Thieme, Stuttgart
50. Vogt W, Schölmerich J (1996) Divertikelkrankheit. Dtsch Med Wochenschr 121: 411–415
51. Wiedmann KH, Malchow H (1979) Kolondivertikulose – Divertikulitis. Med Welt 30: 29/30; 1125–1129
52. Zillessen E (1986) Ergebnisse der Notfallkoloskopie. Krankenhaus Arzt 59: 358–368

14.10 Strahlenproktitis

Bei der Malignombehandlung mit ionisierenden Strahlen im abdominellen Bereich kann es zu einer mehr oder weniger starken Strahlenreaktion des Darmes kommen. Über strahlenbedingte Nebenwirkungen am Darm wurde erstmals 1897 von Walsh berichtet [36].

Da aus topographisch anatomischen Gründen eine solche unerwünschte Begleitreaktion in praxi hauptsächlich bei der Strahlentherapie des Kollum- und Korpus-, des Ovarial-, Blasen- und Prostata-Karzinoms im Bereich von Sigma und Rektum auftritt, ist das Krankheitsbild i. a. bekannt unter dem Terminus Strahlenproktitis. *Synonyma* sind Bestrahlungsrektitis, radiogene Kolitis, Strahlenkolitis, Proctitis factitia.

Ätiologie

Besonders im Bereich des Rektums ist eine Strahlenmitbelastung weder bei endogener noch bei exogener Bestrahlungstherapie von Tumoren im Bekkenbereich vermeidbar, da eine scharfe Abgrenzung des Bestrahlungsfeldes gegenüber den Nachbarorganen technisch nur unvollkommen möglich ist. Nicht selten muß mangels genauer Kenntnis der jeweiligen Tumorausdehnung neben den regionalen Lymphabflußgebieten auch eine gewisse Sicherheitszone miteinbezogen werden.

In der Ausprägung des klinischen Bildes als auch im zeitlichen Auftreten und in Abhängigkeit von der applizierten Strahlendosis ist die Entstehung einer Strahlenproktitis grundsätzlich in erheblichem Ausmaß individuellen Schwankungen unterworfen. Eine höhere Fraktionierung und damit geringere Einzeldosen scheint die Gefahr von unerwünschten Begleitreaktionen und -komplikationen zu verringern [32]. Aufgrund der hohen Zellproliferation ist die Kolonmukosa relativ strahlensensibel. Bemerkenswert dabei ist, daß die einzelnen Darmsegmente eine unterschiedliche Strahlenempfindlichkeit aufweisen.

Duodenum, Jejunum und Ileum reagieren deutlich strahlensensibler als Colon transversum, Sigma und Rektum.

Das Ausmaß aktinischer Schäden ist nicht nur von der Radiotherapie, sondern auch von der individuellen Disposition des Patienten abhängig. Alter, Allgemein- und Ernährungszustand sowie Vorschäden durch Hypertonie, Diabetes mellitus, Gefäßerkrankungen, Eiweißmangel und Chemotherapie sind in diesem Zusammenhang zu nennen [9]. Die morphologischen Reaktionsmöglichkeiten auf die Radiation sind jedoch weitgehend einheitlich [20].

KLINIK

Das *Beschwerdebild* ist abhängig vom Ausmaß der eingetretenen Darmveränderungen. Aufgrund des hierbei auftretenden weitgehend unspezifischen Beschwerdebildes ist es oft nicht einfach, malignombedingte Symptome von denen einer Strahlenproktitis abzugrenzen. Neben der Endoskopie und dem histologischen Befund ist dabei insbesondere eine genaue Anamneseerhebung entscheidend.
Grundsätzlich unterscheidet man bei der Strahlenproktitis das akute vom chronischen Stadium [7]. Nach den Empfehlungen der amerikanischen Radiation Therapy Oncology Group (RTOG) und der European Organization for Research in the Treatment of Cancer (EORTC) sind akute Nebenwirkungen solche, die von Tag 1–90 nach Beginn der Strahlentherapie auftreten, und chronische Spätfolgen diejenigen, die sich danach bemerkbar machen oder sich aus akuten Nebenwirkungen entwickeln [30]. Zum *akuten* Beschwerdebild kann es in einzelnen Fällen bereits nach Dosen von 20–30 Gy (≙ 2000–3000 rad) schon während oder einige Tage bis Wochen nach Abschluß einer Bestrahlungsserie kommen. Die Patienten klagen über Tenesmen, Diarrhö, Meteorismus sowie Schleimabgang und in vereinzelten Fällen auch Blutbeimengungen im Stuhl. Bemerkenswert ist allerdings, daß das akut aufgetretene Beschwerdebild einer Strahlenproktitis in den meisten Fällen innerhalb von einigen Wochen, ohne Spätfolgen nach sich zu ziehen, wieder völlig abklingt, in vielen Fällen trotz Fortsetzung der Strahlentherapie.
Die Symptomatologie des *chronischen* Stadiums, das kaum Tendenz zeigt selbst abzuheilen, ja häufig immer weiter fortschreitet, entwickelt sich in der Regel innerhalb von zwei Jahren aus einem subakuten Beschwerdebild heraus (in Einzelfällen auch erst nach 20–30 Jahren) und beinhaltet Schmerzen, Tenesmen, Diarrhöen, Malabsorption, Stenosesymptome sowie Blut- und Schleimabgang. In der Regel sollen Strahlenspätfolgen umso früher auftreten, je schwerer ihr Ausprägungsgrad ist [30].

Erscheinungsbild: Die bei der endoskopischen Untersuchung für das *akute* Stadium einer Strahlenproktitis typischen Veränderungen sind ödematöse Mukosaaufquellung, verwaschene bis aufgehobene Gefäßzeichnung, Granulation und erhöhte Vulnerabilität der Mukosa mit entsprechender Blutungsneigung.
Das *chronische* Stadium weist endoskopisch ebenfalls eine stark erhöhte Vulnerabilität und verwaschene bis aufgehobene Gefäßzeichnungen der Mukosa auf. Kennzeichnend sind weiterhin Erosionen und oftmals tiefe Ulzerationen mit meist schmutzig graugrünlich imponierendem Grund und glatten, nicht aufgeworfenen Rändern. Auch Teleangiektasien in der Umgebung derartiger Ulzera können, wie dies auch für bestrahlte Hautareale oft kennzeichnend ist, ein typischer Hinweis auf eine vorausgegangene Malignombestrahlung sein. Weiterhin finden sich fibröse narbige Strukturen und Stenosen, die wegen ihres tumorähnlichen Aussehens oft nur histologisch von einem Neoplasma zu unterscheiden sind (Abb. 14.27 d, 14.36).
Typische *Spätfolgen* sind die Ausbildung von Darmstrikturen und -stenosen mit entsprechenden Subileusbeschwerden sowie Fisteln und schmerzhafte Ulzera [16]. Bei entsprechend hoher Strahlenbelastung ist jedoch auch die Ausbildung einer akuten Darmperforation mit Peritonitis möglich.
Bei einer Gesamtdosis bis zu 30 Gy sind normalerweise keine Spätfolgen zu erwarten. Während dagegen bei Dosen zwischen 45–55 Gy ca. 5% der Patienten innerhalb von fünf Jahren eine entsprechende Spätsymptomatik aufweisen, ist ab 60 Gy mit einem erheblichen Ansteigen der Spätkomplikationen in Form einer chronischen Strahlenproktitis zu rechnen [5, 23, 27, 33].
Akute Nebenwirkungen und chronische Spätfolgen verlaufen meist unabhängig voneinander, da unterschiedliche biologische Systeme betroffen sind. Akute Strahlenschäden spielen sich vorwiegend am Epithel des Verdauungstraktes ab, während chronische Strahlenspätfolgen i. d. R. auf einer Schädigung der Gefäße beruhen. Fibrosierung und Thrombose stehen hier als morphologisches Substrat im Vordergrund [30].

DIAGNOSE

Die Diagnosestellung einer Strahlenproktitis erfolgt in erster Linie endoskopisch und histologisch. Insbesondere vor einem operativen Eingriff können als zusätzliche Maßnahmen auch Kolondoppelkontrast- bzw. die Rektumsigmadarstellung in Prallfüllung, Computertomographie, Magnetresonanztomographie sowie eine Angiographie [29] angebracht sein.
Röntgenologisch können damit das Ausmaß von Fisteln, Stenosen, Strikturen, Ulzera und auch subtile-

Abb. 14.36. **a** Rektoskopischer Aspekt der akuten Strahlenproktitis mit geröteter und vulnerabler Schleimhaut. **b** Strahlenschaden des Sigma im Frühstadium: diffuse ödematöse Schleimhautverdickung mit Vergröberung der Oberfläche, *unten* an dem aufgesplitteten Lichtreflex erkennbar, vermindert durchscheinendes submuköses Gefäßnetz. **c** Aktinische Kolitis. *Oben:* weiße atrophische Schleimhaut mit Gefäßverlust; *unten:* polypös ulzeröse Sigmastenose. **d** Aktinische Kolitis: solitäres chronisches Ulkus direkt an der Rektumvorderwand ein Jahr nach lokaler Radiumtherapie. Im weiteren Verlauf kam es zu einer Perforation mit rektovaginaler Fistel. **e** Blutendes, teilweise fibrinöses Strahlenulkus bei einer Patientin nach Radiation wegen eines Uteruskarzinoms

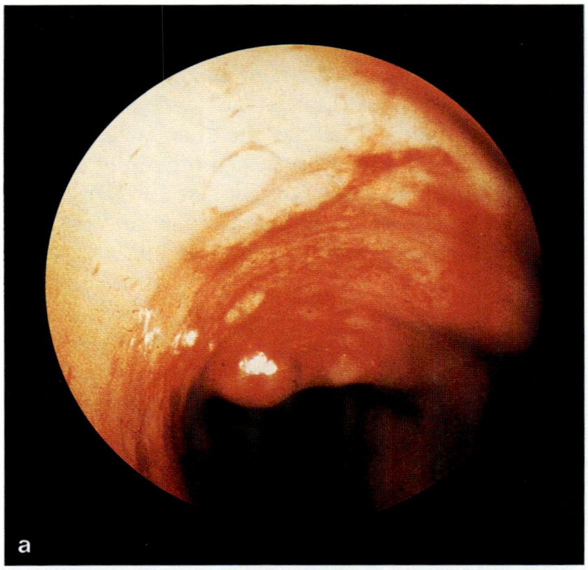

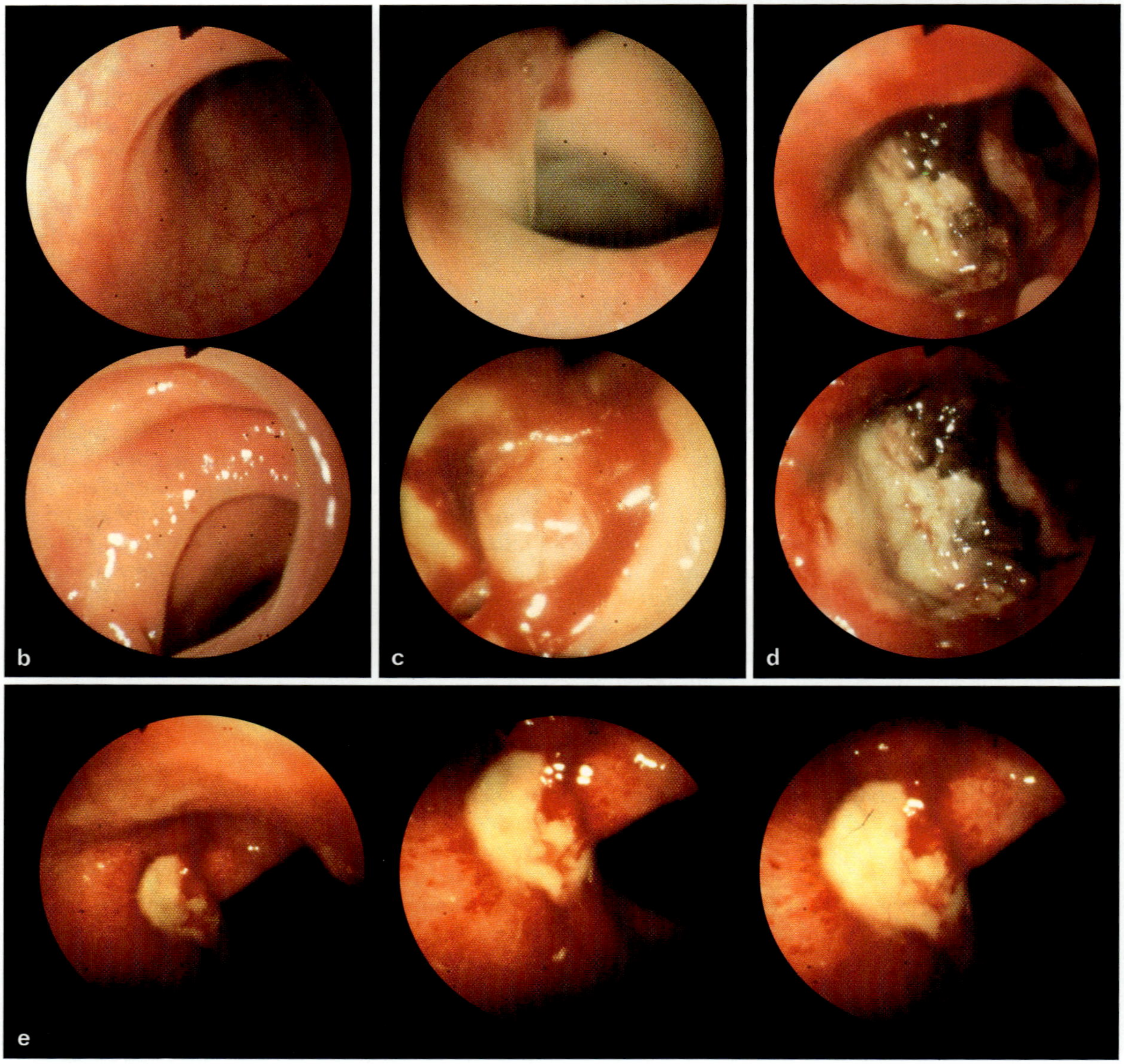

33. Smith JS, Milford M (1976) Management of colitis caused by irradiation. Surg Gynecol Obstet 142: 569–572
34. Sprayregen S, Glotzer P (1971) Angiographic demonstration of radiation colitis. AJR 113: 335
35. Stein E (1983) Die Strahlenproktitis. coloproctology 1: 34–37
36. Walsh DW (1897) Deep tissue traumatism from roentgen ray exposure. Br Med J II: 272–273
37. Wenk H et al. (1990) Die endoskopische Laserbehandlung der blutenden Strahlenproktitis. coloproctology 3: 173–176

KAPITEL 15

Infektiöse Krankheitsbilder

15.1 Reisediarrhö 407
15.2 Shigellosen 410
15.3 Yersiniosen 413
15.4 Campylobacteriosen 418
15.5 Aktinomykosen 421
15.6 Tuberkulose 428
15.7 Gonorrhö 434
15.8 Syphilis 438
15.9 Ulcus molle 448
15.10 Granuloma inguinale 451
15.11 Lymphogranulomatosis inguinalis 453
15.12 Aids (HIV-Infektionen) 457
15.13 Levurose (Hefemykose) 466

Infektiöse Erkrankungen des Dickdarms und des Anorektums können hervorgerufen werden durch Bakterien, Viren, Pilze und Parasiten.
Die mannigfaltigen Wechselbeziehungen zwischen Wirt und pathogenem Erreger, insbesondere Art, Virulenz und Menge des Erregers, Abwehrlage des Patienten und Manifestationsort, prägen das klinische Beschwerdebild.
Besondere Bedeutung kommt bei der Diagnosestellung der Anamnese zu. Das heißt, bei uncharakteristischer Symptomatologie führt nicht selten erst die Frage nach einem Aufenthalt in tropischen oder subtropischen Bereichen auf die richtige Fährte.
Auch sollte besonders bei Personen, die sich beruflich längere Zeit in den Tropen aufhalten müssen, an die Möglichkeit von Mehrfachinfektionen durch verschiedenartige Erreger gedacht werden.
Mit Beginn des Massentourismus haben die infektiösen Erkrankungen des Gastrointestinaltraktes auch bei uns in erheblichem Maße zugenommen und damit auch eine beachtliche sozioökonomische Bedeutung erlangt.
Der Grund dafür dürfte jedoch nicht allein im internationalen Reiseverkehr zu sehen sein, sondern vor allem im zunehmenden Import mikrobiell kontaminierter landwirtschaftlicher Produkte aus tropischen oder subtropischen Bereichen.
Neben einigen zunehmend häufiger zu diagnostizierenden Darmparasitosen kommt insbesondere den bakteriell bedingten Dickdarminfektionen eine besondere Bedeutung zu.
Vor allem sind es enterotoxinbildende Colistämme, Yersinien, Campylobacter-Spezies und in zunehmendem Maße auch wieder Shigellen, die zu einem mehr oder weniger ausgeprägten Beschwerdebild führen, wobei das wichtigste Leitsymptom meist die Diarrhö darstellt.
Oft ist, wie etwa bei der Reisediarrhö, eine bilanzierte Flüssigkeits- und Elektrolytsubstitution ausreichend. Manche anderen Infekte, wie etwa die Amöbenruhr oder Shigellosen, können u. U. jedoch auch zu ernsten Notfallsituationen führen, so daß eine spezifische Therapie erforderlich wird.
Diese infektiösen Erkrankungen können demzufolge nicht nur aufgrund ihrer zunehmenden Häufigkeit, sondern auch infolge lebensbedrohlicher Verlaufsformen den auf diesem Gebiet nicht ausreichend informierten Arzt vor schwierige diagnostische und therapeutische Probleme stellen.
Aus der Vielzahl der infektiösen Darmkrankheiten sollen nachfolgend nur die Krankheitsbilder besprochen werden, die sich überwiegend bzw. ausschließlich im Dickdarm- und/oder im Anorektalbereich manifestieren.

15.1 Reisediarrhö

Unter der Reisediarrhö versteht man eine nach einer vermutlichen *Inkubation* von Stunden bis wenigen (1–2) Tagen akut auftretende Durchfallerkrankung. Von ihr werden jährlich Millionen Menschen betroffen. In einem relativ hohen Prozentsatz (20–60 %) erkranken vor allem Reisende, die aus hygienisch hochentwickelten Ländern in tropische oder subtropische Gebiete kommen [9]. Die Erkrankungshäufigkeit ist geschlechtsunabhängig. Junge Leute scheinen jedoch häufiger davon betroffen zu sein als ältere Menschen.
Die Vielfalt der Bezeichnungen dieses Krankheitsbildes zeigt, daß die Reisediarrhö weltweit verbreitet ist. *Synonyma* sind Montezumas Rache, Malta Dog, Teheranitis, Delhi belly, Tokio trot, Tourista, Touristen-, Akklimatisations- oder Sommerdiarrhö und Rangoon runs.

ÄTIOLOGIE

Die Ätiopathogenese der Reisediarrhö ist noch weitgehend ungeklärt. Unklar erscheint insbesondere die ätiologische Bedeutung reisebedingter Einflüsse, wie etwa veränderte klimatische Bedingungen, Streßsituationen, andere Lebensgewohnheiten und eine insbesondere durch fremdartige, ggf. hygienisch nicht einwandfreie Speisen und Getränke bedingte Veränderung der Flora intestinalis.

Fest steht allerdings, daß in 40–70 % der klinisch als Reisediarrhö diagnostizierten Fälle im Stuhl enterotoxische *Escherichia coli*-Stämme nachzuweisen sind [2, 7, 8, 13, 16, 18].

In der überwiegenden Mehrzahl dieser Fälle handelt es sich um nichtinvasive, enterotoxinbildende Keime, die entgegen früherer Ansicht nicht nur in den Tropen und Subtropen, sondern weltweit, also auch in europäischen Ländern verbreitet sind, jedoch für die ortsständigen Bewohner nicht bzw. nicht mehr enteropathogen zu sein scheinen [7, 21].

Das Enterotoxin dieser nichtinvasiven Stämme führt über eine Aktivierung der Adenylatzyklase des Darmepithels zu einer vermehrten Sekretion von Elektrolyten und Wasser und damit zu profusen wäßrigen choleriformen Durchfällen, was sich u. a. dadurch erklärt, daß Coli-Enterotoxine chemisch mit Cholera-Enterotoxinen verwandt sind [6].

Demgegenüber finden sich beim Nachweis invasiver *E. coli*-Stämme, die zur teilweisen Destruktion von Darmepithelien führen, mehr dysenterische, sich ebenfalls selbst limitierende Verlaufsformen, die Shigelleninfektionen ähneln („Shigella-like *E. coli*").

Warum bei einem weiteren, allerdings weitaus geringeren Teil der Reisediarrhö-Fälle im Stuhl keine enteropathogenen Coli-Bakterien, sondern Shigellen, Campylobacter jejuni, Yersinien, Salmonellen, Lamblien, Pseudomonas, Amöben oder Viren zu finden sind [2, 13, 15], erscheint wiederum unklar. Handelt es sich in diesen Fällen um ätiologisch verschiedene Formen von Reise-Diarrhöen oder liegen hier ätiologisch ganz unterschiedliche Krankheitsbilder mit nur reisediarrhöartigem Verlauf vor?

Schließlich gibt es Mitteilungen, daß nicht in allen Fällen einer klinisch diagnostizierten Reisediarrhö ein infektiöses Agens erforderlich sei [2, 13]. Es ist demzufolge also letztlich ungewiß, ob es sich bei der Reisediarrhö überhaupt um eine ätiologische Einheit handelt. Möglicherweise liegt diesem Krankheitsbild ursächlich auch ein multifaktorielles Geschehen zugrunde.

KLINIK

Das klinische *Beschwerdebild* der Reisediarrhö ist gekennzeichnet durch schlagartig einsetzende, profus wäßrige Durchfälle. Es kommt hierbei zunächst zu gelblichen, sodann zu farblosen und meist geruchlosen wäßrigen Stühlen, begleitet von heftigen Bauchkrämpfen, Übelkeit, Frösteln und auch Erbrechen. Nicht selten klagen die Betroffenen auch über Muskel- und Gliederschmerzen. Schüttelfrost und Temperaturen über 38 °C fehlen. Zu Blut- und Schleimbeimengungen im Stuhl kommt es nur durch invasive *E. coli*-Stämme mit oft dysenterischen Verläufen (s. o.).

Die mittlere *Krankheitsdauer* beträgt 2–4 Tage, wobei die Infektion einen selbstlimitierenden, zumeist komplikationslosen *Verlauf* zeigt und um so leichter und rascher wieder abzuklingen scheint, je später sie nach Antritt eines Urlaubsaufenthaltes einsetzt [13].

Komplikationen: In Ausnahmefällen kann es durch gehäufte wäßrige Stuhlentleerungen, bei fehlender Therapie aufgrund schwerer Dehydratation und Bikarbonatverlust zu lebensbedrohlichen Situationen (Kollaps, Nierenversagen) kommen.

Auch postinfektiöse Syndrome, wie die enteropathische Arthritis und Spondylarthritis, Hauterscheinungen (Erythema nodosum, Erythema exsudativum multiforme), Augenentzündungen (Konjunktivitis, Iridozyklitis) sowie das Hämolytisch-urämische Syndrom können auftreten [8].

DIAGNOSE

Die Diagnosestellung erfordert eine sehr sorgfältige epidemiologische Anamnese, speziell bei Reisen in Tropenländer. Hierbei muß sowohl nach der Art der Unterbringung, Ernährung und der getroffenen Vorsichtsmaßnahmen, als auch nach Fieber und anderen Begleitsymptomen sowie dem Allgemeinzustand gefragt werden. Richtungsweisend ist das klinische Beschwerdebild, der Krankheitsverlauf und der Ausschluß differentialdiagnostisch in Betracht kommenden Erkrankungen, wobei das Fehlen höherer Temperaturen sowie zumeist fehlende Blut- und Schleimbeimengungen im Stuhl wichtige differentialdiagnostische Kriterien darstellen. Der Nachweis enteropathogener *E. coli*-Stämme (Serotypbestimmung) bleibt hingegen hochspezialisierten Laboratorien vorbehalten.

DIFFERENTIALDIAGNOSE

Die Differentialdiagnose umfaßt insbesondere folgende Krankheitsbilder, die zur Absicherung der Diagnose labortechnisch klinisch und anamnestisch meist leicht auszuschließen sind: Shigellose, Yersiniose, Campylobacteriose, Salmonellose, Amöbenruhr sowie Nahrungsmittelvergiftungen.

THERAPIE

Die Behandlung ist abhängig vom Schweregrad des Krankheitsbildes [1]. Grundsätzlich sollte jedoch bei allen Patienten mit Reisediarrhö ein Ausgleich von Wasser- und Elektrolytverlust erfolgen.

– Bei nur *geringgradigen* Krankheitserscheinungen (maximal 3 ungeformte Stühle/Tag) genügt eine erhöhte Flüssigkeits- und Salzzufuhr. Da die Adsorptionsleistung des Dünndarmes nicht beeinträchtigt ist, kann dies durch orale Aufnahme einer entsprechenden Elektrolyt-Glucose-Lösung problemlos geschehen. Eine parenterale Substitution ist nur bei schwereren Verlaufsformen (Exsikkose, Ketonämie) einmal nötig.
Derartige Trinklösungen gibt es für Kinder und Erwachsene als Fertigpräparate im Fachhandel, wie z.B. Liquisorb S, Oralpädon, Elotrans.
Eine solche möglichst körperwarm zu applizierende Salz-Glucose-Lösung, von der je nach Flüssigkeitsverlust 1–2 Liter/Tag verabreicht werden und die den Krankheitsverlauf rasch in günstiger Weise beeinflußt, kann auch selbst hergestellt werden. Dies kann wie folgt geschehen:
Zu einem Liter möglichst abgekochtem Wasser werden 5 Kaffeelöffel Glucose, 1 gestrichener Kaffeelöffel Kochsalz, 1 gehäufter Kaffeelöffel Natriumhydrogenkarbonat und $^1/_2$ Kaffeelöffel Kaliumchlorid gegeben. Zur Geschmacksverbesserung kann diese Salz-Glucose-Lösung mit Tee oder Fruchtsaft angesetzt werden. Die Einhaltung einer bestimmten Diät scheint bei der Reisediarrhö wirkungslos zu sein.
Nicht empfohlen wird die Gabe von Adsorbentien wie Aktivkohle, Kaolin u.a. [13, 18].

– Bei *mittelschwerer* Erkrankung (4–6 ungeformte Stühle/die), wozu die meisten Fälle von Reisediarrhö zu zählen sind, wird eine 2tägige Anwendung von Medikamenten mit unspezifischer Wirkung (Tannacomp, Loperamid oder Wismutsubsalizylat) empfohlen.
Sowohl der Motilitätshemmer Loperamid als auch Wismutsubsalizylat, das antimikrobielle Eigenschaften besitzt, soll die Frequenz der Stühle um 30–60% verringern und die Begleitsymptomatik positiv beeinflussen; die Wirkung von Loperamid setzt hierbei schneller ein als die des Wismutpräparates [2, 24].
Adstringentien wie Tannin bewirken eine Ausfällung von Eiweißen an der Oberfläche der entzündeten Darmschleimhaut. Dadurch wird die Mucosa abgedichtet, die Schleimhaut vor weiteren Reizen geschützt und die Resorption von Bakterientoxinen reduziert. Eine zusätzliche antibakterielle Wirkung wird durch Kombination mit Ethacridinlactat erzielt. Klinische Vergleichsstudien mit der Kombination Tanninalbuminat/Ethacridinlactat (Tannacomp) und Loperamid zeigten für beide Behandlungen eine vergleichbare, deutlich ausgeprägte und klinisch relevante antidiarrhoische Wirkung im Verlauf aller Symptomvariablen [10, 19]. Tanninhaltige Präparate haben ein geringes Nebenwirkungsrisiko und sind auch zur Prophylaxe der Reisediarrhö einsetzbar [20].
Auf die Anwendung von Antidiarrhoika sollte jedoch bei Verdacht auf invasive Erreger, d.h. bei Vorliegen erhöhter Temperaturen und Blutbeimengungen im Stuhl verzichtet werden.

– Eine Antibiotikagabe sollte *schweren* Verlaufsformen (Fieber, mindestens 6 ungeformte Stühle/Tag) vorbehalten bleiben. Als besonders wirksam gelten Cotrimoxazol (2mal täglich für 3 Tage 160 mg Trimethoprim + 800 mg Sulfamethoxazol), das jedoch nicht verwendet werden soll, wenn eine Malariaprophylaxe mit Pyrimethamin/Sulfadoxin erfolgt, und die Chinolone („Gyrasehemmer") Norfloxacin, Enoxacin, Ofloxacin u.a. Die Krankheitsdauer läßt sich damit von 3–4 Tagen auf einen Tag reduzieren [2, 24]. Als weitere ebenfalls wirksame Mittel stehen insbesondere Ampicillin und Doxycyclin zur Verfügung [2, 4, 13].
Die Indikation zur Verabreichung von Antibiotika ist bei der sich ohnehin selbst limitierenden Reisediarrhö auch schon deshalb streng zu prüfen, weil hierdurch offenbar anschließende Salmonelleninfektionen provoziert werden können [11].

PROPHYLAXE

Obwohl Cotrimoxazol (160 mg Trimethoprim und 800 mg Sulfamethoxazol/Tag) [3, 5] oder Doxycyclin (z.B. Doxycyclin Stada 100 mg/Tag) [5, 22] bei der Reisediarrhö auch prophylaktisch wirksam sind, erscheint eine Vorbeugung mit Antibiotika mehr als problematisch und sollte möglichst nur Risikopatienten, die etwa durch Elektrolytstörungen besonders gefährdet würden, vorbehalten bleiben [5].
Zur Prophylaxe besonders geeignet erscheint Tannacomp, das sich gegenüber Plazebogabe als signifikant überlegen zeigte [17, 20]. Mit guter Effizienz können auch Wismut-Subsalizylat oder der Hefestamm Saccharomyces boulardii (z.B. Perenterol 5 Tage vor Abreise bis einschl. Rückreisetag 1000 mg/Tag) eingesetzt werden [5, 14, 18]. Die Reduktion der Durchfallinzidenz ist bei Saccharomy-

ces boulardii (SB) regional unterschiedlich, besonders stark jedoch im Nahen Osten und Nordafrika ausgeprägt [14, 18].
Eine neue Perspektive bietet die Immunprophylaxe. In der Entwicklung befinden sich Impfstoffe gegen enterotoxinbildende E. coli und Shigellen [2, 16].
Da eine eindeutige Korrelation zwischen der Zahl der Diätfehler und der Inzidenz der Reisediarrhö besteht [25], ist die sinnvollste Prophylaxe für den gesunden Reisenden die konsequente Durchführung hygienischer Maßnahmen. Neben einer sorgfältigen Körperhygiene sollte vor allem auf den Genuß von nicht abgekochtem Leitungswasser (Eiswürfel, Zahnputzwasser, „mixed drinks"), offen stehenden Speisen und Getränken, rohem oder halbgarem Fleisch bzw. Fisch, ungeschälten Früchten, Speiseeis und Salaten verzichtet werden [6, 8].

Literatur

1. Deris I (1992) Imodium – 15 Jahre erfolgreiche Therapie. Med Aktuell 30/31: 24–27
2. Du Pont HL (1988) Conference on International Travel Medicine. Zürich, April 4–8, 1988
3. Du Pont HL, Evans DG, Rios N, Cabada FJ, Evans DV, Dupont MW (1982) Prevention of travellers' diarrhea with trimethoprimsulfamethoxazole. Rev Inf Dis 4: 533–539
4. Du Pont HL, Reves RR, Galindo E, Sullivans PS, Wood LV, Mendiola JG (1982) Treatment of travellers' diarrhea with trimethoprimsulfamethoxazole and with trimethoprim alone. New Engl J Med 307: 841–844
5. Fleig WE (1996) Akute Diarrhö. Wieviel Therapie ist sinnvoll? Med Trib [Suppl 24]: 25–27
6. Fritz H et al. (1993) Medizinische Mikrobiologie: Immunologie, Bakteriologie, Mykologie, Virologie, Parasitologie, 8. Aufl. Thieme, Stuttgart New York
7. Frühmorgen P (1981) Infektiöse Durchfallerkrankungen. Fortschr Med 39: 1598–1605
8. Gheorghiu T (1990) Reisediarrhoe. Oft mehr als eine unangenehme Begleiterscheinung. Therapiewoche 40: 2373–2374
9. Gorbach SL (1982) Travelers' diarrhea. N Engl J Med 307: 881–883
10. Hoppe K (1995) Unspezifische Durchfallerkrankungen: Wirkstoffkombination mit pharmakologischer Breite. Therapiewoche 45: 1178–1181
11. Joiner KA, Gorbach SL (1980) Indications for antimicrobial therapy of gastrointestinal disorders. Seminars in infectious disease, vol III. Thieme, Stuttgart
12. Kist M (1984) Gastroenterale Störungen auf Reisen. Z Allgemeinmed 60: 957–961
13. Knothe H (1983) Intestinale Infektionen und deren Therapie. Therapiewoche 33: 1426–1438
14. Kollaritsch H et al. (1993) Prophylaxe der Reisediarrhöe mit Saccharomyces boulardii. Fortschr Med 111/9: 44–48
15. Lux G (1977) Reise-Diarrhoe. Fortschr Med 95: 1945
16. Mühlbauer S (1993) Impfstoff gegen Reisediarrhöe und Cholera entwickelt. Fortschr Med 111/22–23: 45–46
17. Plenz K (1991) Reisediarrhö-Prophylaxe möglich. Apotheker J 12: 48–50
18. Pogacar T (1991) Aktuelles zur Reisediarrhöe. Epidemiologie, Diagnose, Therapie und Prophylaxe. Therapiewoche 41: 1450–1456
19. Raedsch R (1995) Prospektive Cross-over Studie, Dickdarmbedingte chronische Diarrhoe. Therapiewoche 45: 1450–1455
20. Raedsch R, Walter-Sack J, Galle PR, Kommerell B (1991) Prophylaxis of traveler's diarrhea in Egypt: Results of a double blind controlled study. Klin Wochenschr 69: 863–866
21. Roxe B, Taylor J, Bettelheim KA (1970) An investigation of traveller's diarrhoea. Lancet I: 1–5
22. Sack DA (1978) Prophylactic doxycycline for travellers diarrhea Results of a prospective double blind study of Peace-Corps Volunteers in Kenya. N Engl J Med 298: 758–763
23. Stein E (1984) Reisediarrhö. Der informierte Arzt 11: 20–22
24. Steffen R (1988) Conference on International Travel Medicine. Zürich, April 4–8, 1988
25. Steffen R et al. (1984) Vorbeugende Maßnahmen gegen Reisediarrhoe. Schw Med Wochenschr 114 [Suppl 17]: 35

15.2 Shigellosen

Unter der Shigellose oder Bakterienruhr (*Synonym:* bakterielle Dysenterie) versteht man eine durch Shigellen hervorgerufene, katarrhalische bis nekrotische, *meldepflichtige* Dickdarmerkrankung. Sie kommt endemisch auf der ganzen Welt sowohl in gemäßigten wie in tropischen Zonen vor und verläuft ohne Therapie nicht selten letal. Besonders betroffen sind Menschen, insbesondere alte gebrechliche Leute und Kinder vor dem 10. Lebensjahr, die in beengten und hygienisch unbefriedigenden Raumverhältnissen leben müssen.
Eine hohe Durchseuchung findet sich in südeuropäischen Ländern sowie in tropischen und subtropischen Gebieten [25]. In der BRD handelt es sich heute meist um Einzelerkrankungen, von denen rund 50% Auslandsinfektionen darstellen [16].
Der Mensch ist der Hauptwirt des Erregers. Die Erkrankung zeigt eine gewisse saisonale Abhängigkeit. In gemäßigten Klimazonen findet sich die größte Häufigkeit im Spätsommer und Frühherbst [7, 11, 27] und in bestimmten tropischen Bereichen zu Beginn der Regenzeit [6, 12, 18]. Die *Inkubation* beträgt 2–3, in Extremfällen 1–7 (–10) Tage.

ÄTIOLOGIE UND EPIDEMIOLOGIE

Die zur Familie der Enterobacteriaceae zählenden, unbeweglichen, im Gegensatz zu Salmonellen nicht begeißelten, sporenlosen, aeroben, gramnegativen

Erreger wurden 1898 von K. Shiga entdeckt und nach ihm benannt. Nach ihren biochemischen und serologischen Eigenschaften werden 4 Shigella-Spezies, die wiederum in zahlreiche Serotypen unterteilt werden, unterschieden, und zwar Gruppe A: *S. dysenteriae,* Gruppe B: *S. flexneri,* Gruppe C: *S. boydii* und Gruppe D: *S. sonnei.*
Die verschiedenen Arten sind unterschiedlich pathogen. Die vor allem in tropischen und subtropischen Gebieten vorkommenden „toxischen Ruhrbakterien", *Shigella dysenteriae,* die Exo- und Endotoxine bilden und sich heute in Europa nicht mehr finden [28], verursachen hochtoxische Krankheitsbilder. Sie führen nicht nur am Dickdarm zu katarrhalisch-ulzerösen Schleimhautschädigungen, sondern auch zu toxischen Allgemeinschäden, wie Kreislaufinsuffizienz, zentralnervöse Intoxikationen usw. Ausschlaggebend für die Auslösung pathologischer Erscheinungen in der Dickdarmschleimhaut ist vor allem die Fähigkeit der Erreger, in die Darmschleimhaut zu penetrieren und sich dort zu vermehren [28].
Demgegenüber führen *S. boydii,* die hauptsächlich in Vorderasien und Nordafrika gefunden werden, sowie die weltweit verbreiteten Spezies *S. flexneri* und *S. sonnei* [28] zu relativ leicht verlaufenden Infektionen.
Da Shigellen nur im Darmtrakt des Menschen vorkommen, wird die Krankheit allein durch den Menschen und seine Fäkalien ausschließlich peroral übertragen.
Allerdings werden die Erreger auch über kontaminierte Nahrungsmittel, selbst solche aus dem Kühlschrank (!), durch verseuchtes Wasser und durch Fliegen [2] übertragen.
Obwohl Shigellen gegenüber Sonnenlicht und Austrocknung recht empfindlich sind und außerhalb des menschlichen Körpers nur unter günstigen Bedingungen länger überleben können, weswegen es auch kaum zu Trinkwasserepidemien kommt, wird die Bekämpfung der Seuche insbesondere durch klinisch gesunde Bakterienausscheider, aber auch durch den Umstand, daß Shigellen hochkontagiös sind und bereits weniger als 100 Keime zu einer Kontaktinfektion führen können [10], erheblich behindert.

KLINIK

Der klinische Verlauf der Shigellose ist vielgestaltig. Die Schwere des klinischen *Erscheinungs-* und *Beschwerdebildes,* das vom symptomlosen Ausscheiden der Erreger über eine diarrhoische „choleraartige", d.h. von profusen wäßrigen Durchfällen gekennzeichnete Form über die dysenterische Verlaufsform (schleimig-blutig-eitrige Durchfälle) bis hin zu lebensbedrohlichem septisch-toxischem Verlauf reichen kann, ist abhängig von Alter und Abwehrlage des Betroffenen, Begleitkrankheiten und Virulenz des Erregers.
Die Erkrankung, die i.a. einen sich selbst limitierenden *Verlauf* von ca. 7 Tagen zeigt, beginnt meist mit mehr oder weniger ausgeprägten grippeartigen Prodromalerscheinungen wie subfebrilen Temperaturen, Frösteln, Abgeschlagenheit sowie Kopf- und Gliederschmerzen. Sodann folgen kolikartige Bauchschmerzen mit Temperaturerhöhung und rasch an Zahl zunehmenden Durchfällen. Es kann bis zu 50 Stuhlentleerungen pro Tag kommen und damit zur entsprechenden Symptomatologie der Wasserverarmung.
Infolge einer zunehmenden Schädigung der Darmwand, die endoskopisch zunächst diffus entzündlich, gerötet-ödematös und später mehr hämorrhagisch und mit oberflächlichen Nekrosen oder auch Ulzerationen, sowie diphtherieartigen Membranen aus Schleim und nekrotischem Gewebe bedeckt erscheint (Abb. 15.1 a), werden die unter Tenesmen abgesetzten, zunächst noch fäkulenten Stühle zunehmend wäßrig-blutig-schleimig [15]. Eine vollständige Immunität entsteht nicht.
In fortgeschritteneren Fällen kann es zu Strikturbildungen (Abb. 15.1 b) mit Ileus-Situationen, zur Entwicklung einer Pseudopolyposis, aber auch infolge fortgeschrittenerer Ulzerationen zu einer Darmperforation mit nachfolgender Peritonitis und im Analbereich zu periproktalen Abszessen und Fisteln kommen.
Weiterhin können nach Abklingen der akuten Erkrankung Gelenkbeschwerden als Ruhrrheumatoid („Ruhrrheumatismus") auftreten, die meist wieder spontan abklingen. Auch die Ausbildung eines Morbus Reiter (Polyarthritis, Konjunktivitis, Uretritis) wird gelegentlich als Folgekrankheit einer Shigellose beobachtet [1, 2, 21, 22].
Der Krankheitsverlauf kann durch eine gleichzeitig erworbene weitere Infektionskrankheit wie etwa Thyphus, Schistosomiasis, insbesondere jedoch Amöbiasis, für die die Shigellose sogar als Wegbereiterin gilt, kompliziert werden. Obwohl virulente Shigellen im Gegensatz zu Salmonellen nur selten in das Blut gelangen, kann es in seltenen Fällen auch zu septikämischen Verläufen kommen [9].

DIAGNOSE

Die Diagnosestellung einer Shigellose erfolgt allein durch die Anamnese und den kulturellen Nachweis der Erreger im frischen Stuhl oder in Analabstrichen.
Hierbei ist es wichtig, daß das zu untersuchende Material schnellstmöglich auf einen zum Shigellen-

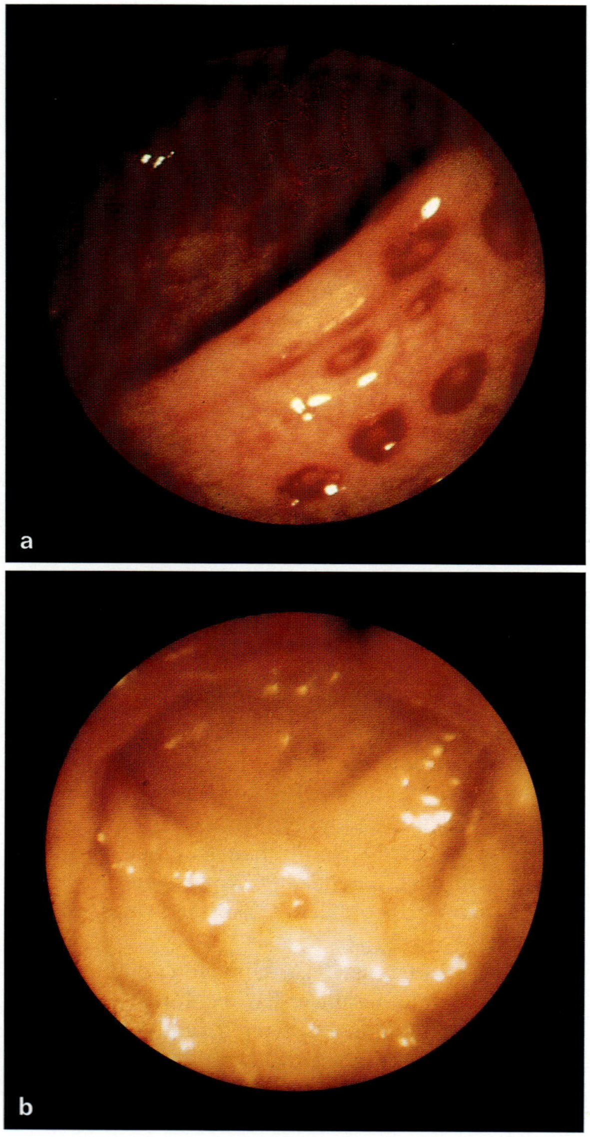

Abb. 15.1. **a** Floride Shigellose im Sigmabereich. Ausgestanzte kreisrunde Ulzera mit petechialem Randsaum auf makroskopisch sonst unauffälliger Schleimhaut; differentialdiagnostisch abzugrenzen von Morbus Crohn. **b** Narbenzustand nach Ruhr; Rektosigmabereich

nachweis notwendigen Selektiv- oder Differentialnährboden übertragen wird, da es sonst leicht zu falsch negativen Ergebnissen kommen kann. Am günstigsten ist es, wenn die Stuhlprobe unmittelbar nach der Entnahme auf das Nährmedium übertragen wird.

Geeignete Nährböden sind der Natriumdesoxycholatatzitratagar nach Leifson, der Salmonella-Shigella-(SS)-Agar, sowie der MacConkey-Agar. Als flüssiges Anreicherungsmedium hat sich die Selenitbrühe nach Leifson bewährt. Sofern die Proben nicht unmittelbar nach der Gewinnung im Labor verarbeitet werden können, sollte ein gepuffertes Transportmedium verwendet werden, das 30% Glyzerin in 0,6%iger NaCl-Lösung enthält. Hierdurch kann die Abtötung der Shigellen durch pH-Veränderungen in den Stuhlproben während des Transportes verhindert werden [28].

Serologische Nachweismethoden sind bei Shigellen in praxi nicht verwertbar.

DIFFERENTIALDIAGNOSE

Differentialdiagnostisch muß insbesondere an andere parasitäre, bakterielle oder virale Infektionen, etwa durch Amöben, invasive *E. coli*, Salmonellen, aber auch an Cholera und in tropischen Ländern an Malaria und Schistosomiasis gedacht werden.

THERAPIE

Obwohl die Shigellen-Ruhr einen leichten und sich selbst limitierenden Verlauf nehmen und nach 1–2 Wochen spontan ausheilen kann, wird heute grundsätzlich neben der Flüssigkeits- und Elektrolytsubstitution bei Ruhigstellung des Kranken eine antibiotische Behandlung empfohlen, da hierdurch sowohl Krankheitsdauer, speziell in bezug auf Diarrhöen, Abdominalkrämpfe und Fieber, wie auch die postinfektiöse Ausscheidungsdauer signifikant gesenkt werden können [16, 20, 26].

Da die Erreger bereits gegen die verschiedensten früher allgemein eingesetzten Präparate wie Co-trimoxazol, Tetracycline oder Ampicillin Resistenzen entwickelt haben, empfiehlt es sich vor jeder antibiotischen Behandlung, die bei ausreichender Dosierung grundsätzlich nicht länger als 5, maximal 7 Tage dauern sollte [16], eine bakteriologische Untersuchung mit Resistenzbestimmungen durchführen zu lassen.

Als Mittel der Wahl gelten heute Gyrasehemmer wie Ciprofloxacin (z. B. Ciprobay 2 mal 500 mg/Tag), Norfloxacin (z. B. Barazan 2 mal 400 mg/Tag) oder Ofloxacin (z. B. Tarivid 2 mal 200 mg/Tag) jeweils i. v. für 5 Tage [3, 4, 8, 12].

PROPHYLAXE

Die Infektion kann in erster Linie durch entsprechende hygienische Maßnahmen verhütet werden. Dazu gehören vor allem neben sorgfältiger Körperhygiene eine wirksame Fliegenbekämpfung, die Überwachung von Abwasserbeseitigung, Wasserversorgung, Gemeinschaftstoiletten usw. und schließlich eine konsequente Lebensmittel- und Küchenkontrolle, einschließlich der Überprüfung des Pfle-

ge- und Küchenpersonals auf symptomlose Dauerausscheider.
Schutzimpfungen konnten bis heute nicht voll befriedigen.

Literatur

1. Amor B (1977) Differentialdiagnose des FLR-Syndroms. In: Das Fiessinger-Leroy-Reiter-Syndrom. Französisch-deutsche Rheumatage, Straßburger Symposium, S 135–144
2. Amor B (1977) Evolution und Prognose des Fiessinger-Leroy-Reiter-Syndroms. In: Das Fiessinger-Leroy-Reiter-Syndrom. Französisch-deutsche Rheumatage, Straßburger Symposium, 167–187
3. Ballé C (1994) Bakterielle und virale Infektionen des Dickdarms. In: Schölmerich J et al. (Hrsg) Gastroenterologische Therapie. Urban & Schwarzenberg, München
4. Bennish ML, Salam MA, Halder R, Barza M (1990) Therapy for shigellosis. II Randomized, double-blind comparison of ciprofloxacin and ampicillin. J Infect Dis 162: 711–716
5. Bidawid SP (1978) The role of non-biting flies in the transmission of enteric pathogens (Salmonella species and Shigella species) in Beirut, Libanon. Ann Trop Med Parasitol 72: 117–121
6. Bosmans E (1977) Shigella and Salmonella in Kigali (Ruanda). Ann Soc Belg Med Trop 57: 29–38
7. Büttner DW, Hartmann MG (1975) Bakterielle Ruhr. In: Mohr W, Schuhmacher HH, Weyer F (Hrsg) Lehrbuch der Tropenkrankheiten, 4. Aufl. (Begründet von E. G. Nauck) Thieme, Stuttgart
8. Dorta G et al. (1991) Nichtpeptische Läsionen: Fortschrittsbericht des Jahres 1990. Therapiewoche 41: 1133–1158
9. Duncan B et al. (1981) Shigella sepsis. Am J Dis Child 135 151–154
10. Dupont HL, Hornick RB, Snyder MJ et al. (1972) Immunity in shigellosis. J Infect Dis 125: 12–16
11. Dupont HL (1979) Darminfektionen: Shigellose. Tempo Medical 13: 43–46
12. Fritz H et al. (1993) Medizinische Mikrobiologie: Immunologie, Bakteriologie, Mykologie, Virologie, Parasitologie, 8. Aufl. Thieme, Stuttgart New York
13. Kean BH (1974) Bacillary dysentery. In: Woodruff (ed) Medicine in the tropics. Churchill Livingstone, Edinburg London, p 249
14. Keusch GT, Grady GF, Mata LJ et al. (1972) The pathogenesis of Shigella diarrhoea. I. Enterotoxin production by Shigella dysenteriae I. J Clin Invest 51: 1212
15. Khuroo MS et al. (1990) The colon in shigellosis: serial colonoscopic appearances in Shigella dysenteriae I. Endoscopy 22: 35–38
16. Knothe H (1983) Intestinale Infektionen und deren Therapie. Therapiewoche 33: 1426–1438
17. Koster F, Levin J, Walker L et al. (1978) Haemolytic-uremic syndrome after shigellosis. Relation to endotoxemia and circulating immune complexes. N Engl J Med 298: 927–933
18. Mava P et al. (1977) Aetiology of acute gastroenteritis in infancy and early childhood in southern India. Arch Dis Child 52: 482–485
19. Mohr W (1982) Kolitis bei infektiösen Erkrankungen. In: Müller-Wieland K (Hrsg) Dickdarm. (Handbuch der inneren Medizin) Springer, Berlin Heidelberg New York
20. Nelson JD, Kusmiez H, Jackson LH et al. (1976) Trimethoprim-sulfamethoxazole therapy for shigellosis. JAMA 235: 1239
21. Sairinen E, Paronen I, Mahonen H (1969) Reiter's Syndrome: Follow up study. Acta Med Scand 185: 57–63
22. Schilling F, Schacherl M (1977) Röntgenmorphologie des chronischen Reiter-Syndroms. In: Das Fiessinger-Leroy-Reiter-Syndrom. Französisch-deutsche Rheumatage, Straßburger Symposium, p 130–133
23. Speelman P, Kabir J, Islam M (1984) Distribution and spread of colonic lesions in shigellosis: a colonoscopic study. J Infect Dis 6: 899–903
24. Stein E (1984) Shigellose. Der informierte Arzt 14: 51–54
25. Stiehl A (1982) Infektiöse Durchfallerkrankungen. Z Allgemeinmed 58: 595–600
26. Tong MJ, Martin DG, Cunningham JJ et al. (1970) Clinical and bacteriological evaluation of antibiotic treatment in shigellosis. JAMA 214: 1841
27. Walther H (1968) Die Shigellosen-bakterielle Ruhr. In: Gsell/Mohr (Hrsg) Infektionskrankheiten, Bd II/2. Springer, Berlin Heidelberg New York, S 692–733
28. Wundt W (1984) Die Familie der Enterobacteriaceae. In: Brandis H, Otte HJ (Hrsg) Lehrbuch der Medizinischen Mikrobiologie, 5. Aufl. Fischer, Stuttgart New York

15.3 Yersiniosen

Unter Yersiniosen versteht man bei Mensch und Tier auftretende Infektionskrankheiten, die durch Bakterien der Gattung Yersinia hervorgerufen werden. Die Yersiniosen des Menschen müssen unter epidemiologischen, pathogenetischen, klinischen und seuchenhygienischen Gesichtspunkten in zwei Gruppen unterteilt werden:

1. die durch Y. pestis ausgelöste, über tierische Vektoren oder aerogen leicht übertragbare *Pest* und
2. die durch *Y. pseudotuberculosis* und *Y. enterocolitica* nach oraler Infektion verursachten *enteralen Yersiniosen.*

Die enteralen Yersiniosen treten bevorzugt in der kalten Jahreszeit auf [3, 15] und sind bei oft gleichzeitig oder anschließend auftretenden allergisch-hyperergischen Reaktionen in Form eines Erythema nodosum, einer Arthritis oder einer Reiterschen Erkrankung durch 3 Verlaufsformen, die ineinander übergehen können, gekennzeichnet:

1. die am häufigsten auftretende enteritische bzw. enterocolitische Form,
2. die pseudoappendizitische Form,
3. die sehr seltene septikämische Form.

Der Durchseuchungsgrad der Bevölkerung mit *Y. enterocolitica* scheint zuzunehmen. Eine epidemiologische Studie aus der damaligen DDR, wo Yersinia-Infektionen seit 1980 meldepflichtig waren, zeigte, daß dort Infektionen durch *Y. enterocolitica* bereits zu Beginn der achtziger Jahre den Stellenwert von Salmonellosen erreicht hatten [36].
Der Altersgipfel der Erkrankung liegt bei 10–20 Jahren. Die *Inkubation* beträgt für *Y. enterocolitica* 3–10 und für *Y. pseudotuberculosis* 7–21 Tage.

EPIDEMIOLOGIE

Die früher zu den „Pasteurellen" zählenden Spezies *Pasteurella pestis* und *P. pseudotuberculosis* werden heute als *Y. pestis* und *Y. pseudotuberculosis* zusammen mit *Y. enterocolitica* zum Genus Yersinia der Familie der Enterobacteriaceae zusammengefaßt.
Gastroenterologische Bedeutung kommt insbesondere der seit etwa 25 Jahren zunehmend im Stuhl enteritiskranker Menschen nachzuweisenden, 1943 erstmals unter der Bezeichnung *Bacterium enterocoliticum* beschriebenen [17] Spezies *Y. enterocolitica* zu. *Y. enterocolitica* scheint häufiger zur Enteritis und vor allem Enterocolitis zu führen als die schon lange bekannte, bei uns seltener auftretende *Yersinia pseudotuberculosis* [48].
Bei beiden Erregern handelt es sich um gramnegative, nicht sporenbildende, fakultativ anaerobe und auf allen gebräuchlichen Nährböden wachsende Stäbchenbakterien, die sich morphologisch nicht voneinander unterscheiden lassen und daher nur biochemisch und serologisch zu identifizieren sind.
Von zahlreichen bisher bekannten Serotypen der beiden Spezies sind jeweils nur einige wenige menschenpathogen. Ihre Typisierung erfolgt in der Probeagglutination mit den entsprechenden Yersinia-Antiseren. Zur Isolierung aus Fäzes finden Selektiv- und Differentialmedien Verwendung.
Erregerreservoire und Übertragungswege der für den Menschen virulenten Stämme beider Spezies sind letztlich unbekannt. Als Infektionsquellen gelten Schweine, Hunde, Katzen, Nager und Vögel, aber auch die freie Natur. Menschliche Erkrankungsfälle scheinen sowohl durch direkten Kontakt mit erkrankten Tieren oder Menschen oder ihren infektiösen Ausscheidungen als auch durch Genuß kontaminierter Lebensmittel zustande zu kommen.

KLINIK

Das klinische *Erscheinungs-* und *Beschwerdebild* ist vielgestaltig und führt daher häufig zu erheblichen differentialdiagnostischen Schwierigkeiten.
Die durch beide Erregerarten verursachten, wenige Tage bis einige Wochen dauernden Erkrankungen treten hierbei unter klinisch weitgehend gleichen Symptomen und Verlaufsformen auf:

Enteritis und Enterocolitis: Am häufigsten manifestiert sich die Yersiniose als zunächst uncharakteristische Enteritis, Gastroenteritis oder Enterocolitis mit dünnbreiigen bis wäßrig-schleimigen, selten blutigen Stühlen unterschiedlichen Ausmaßes, meist verbunden mit erhöhten Temperaturen und leichten bis kolikartigen abdominellen Schmerzen. Das *endoskopische Bild* einer Yersinia-Kolitis ist vor allem gekennzeichnet von entzündlich-hyperämischen Lymphfollikeln mit hämorrhagischem Randsaum („Lymphfollikelkokarden") [18, 44] (Abb. 15.2). Charakteristisch sind auch multiple, uniform konturierte, 1–2 mm große, flache aphthöse Ulzerationen im Zentrum eines 1–2 mm breiten rötlichen Randsaumes [28, 43].

Pseudoappendizitische Form: Weiterhin äußert sich die Yersiniose recht häufig in Form eines „akuten Abdomens" mit mesenterialer Lymphadenitis im Ileozökalbereich bzw. einer Ileitis terminalis acuta. Diese „Appendizitis"-Symptomatik, die nicht selten zu einem nicht indizierten chirurgischen Eingriff führt, kann sich zuweilen über mehrere Wochen rezidivierend hinziehen.
Während das histologische Bild einer durch *Yersinia enterocolitica* hervorgerufenen Lymphadenitis uncharakteristisch ist, zeigen die durch *Y. pseudotuberculosis* hervorgerufenen Lymphknotenveränderungen das typische Bild einer abszedierenden retikulozytären Lymphadenitis nach Masshoff [22] (Abb. 15.4).

Septikämisches Krankheitsbild: Beide Erregerarten können schließlich – allerdings nur in seltenen Fällen – durch hämatogene Streuung zu septischen oder „septisch-typhösen" Verläufen mit multiplen Abszeßbildungen in Leber, Milz oder anderen Organen führen mit allen Symptomen einer Allgemeininfektion. Betroffen sind abwehrgeschwächte Patienten [8, 12, 21].

Weiterhin kompliziert wird das Krankheitsbild dadurch, daß alle 3 Verlaufsformen ineinander übergehen können und die beiden erstgenannten relativ häufig von rheumaseronegativen Gelenkbeschwerden und Hautveränderungen gefolgt, aber auch begleitet sein können.
Die relativ häufig, 1–3 Wochen post infectionem auftretenden Arthritis-Symptome äußern sich meist als schmerzhafte Gelenkanschwellungen und Bewegungseinschränkungen. Sie bestehen 1–4 Monate, können aber auch über Jahre anhalten und manife-

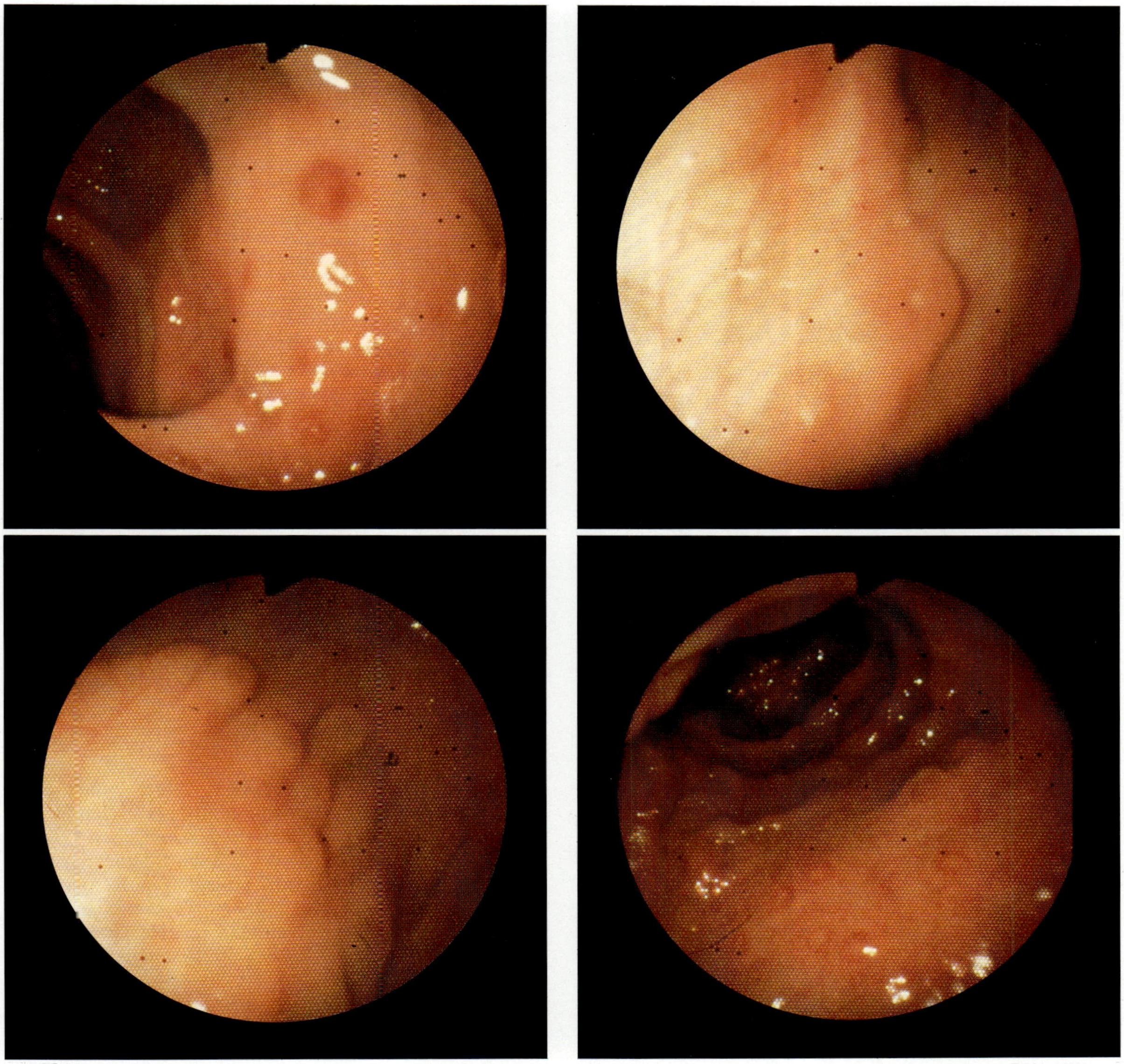

Abb. 15.2. Akute, infektiöse Ileokolitis durch *Yersinia enterocolitica. Links oben:* Im Kolon multiple, stimulierte, flach-polypöse Lymphfollikel, z. T. hyperämisch; *rechts oben und links unten:* dicht bei dicht stehende gereizte Lymphfollikel der Kolonschleimhaut; *rechts unten:* Blick ins terminale Ileum: verbreitet uniforme Lymphfollikelkokarden

stieren sich vorwiegend an den Gelenken der unteren Extremitäten in Form einer Mono- oder asymmetrischen Polyarthritis. Die Entzündungsaktivität in den betroffenen Gelenken kann hierbei im Gegensatz zur chronischen Polyarthritis innerhalb von Tagen wechseln. Weiterhin auffällig ist, daß die überwiegende Mehrzahl der Betroffenen Träger des Histokompatibilitätsantigens HLA B27 ist, wodurch die Yersinia-Arthritis in die Gruppe der HLA B27-assoziierten Arthritiden einzuordnen ist, zu denen auch der M. Bechterew, die Reiter-Krankheit [5, 26, 35, 37], die Arthritis psoriatica sowie Arthritiden bei Enterocolitis-Erkrankungen unterschiedlicher Genese gerechnet werden. Diese Krankheitsgruppe der seronegativen, d. h. Rheumafaktor-negativen Spondarthritiden verläuft im Gegensatz zur rheumatoiden Arthritis selten chronisch. Hierdurch unterscheiden sich die reaktiven Arthritiden bei Darminfektionen auch von den übrigen seronegativen HLA B27-assoziierten Arthritiden [20, 27, 31, 50].

Zusammen mit Gelenkbeschwerden, aber auch ohne diese, kann es meist 1–2 Wochen post infectionem und überwiegend beim weiblichen Geschlecht zur

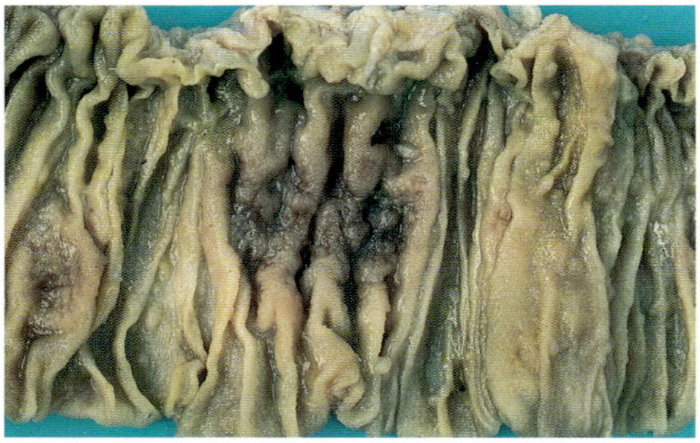

Abb. 15.3. Yersiniose. Ulzerös-aphthöse Schleimhautläsionen mit hämorrhagisch imbibiertem Randsaum. Dünndarm, Erreger: *Y. pseudotuberculosis*

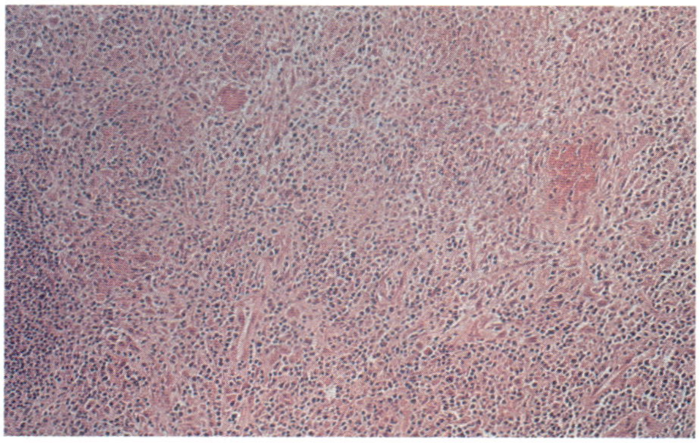

Abb. 15.4. Retikulozytär-abszedierende Lymphadenitis nach Masshoff bei Vorliegen einer Yersiniose pseudotuberculosis. HE-Färbung

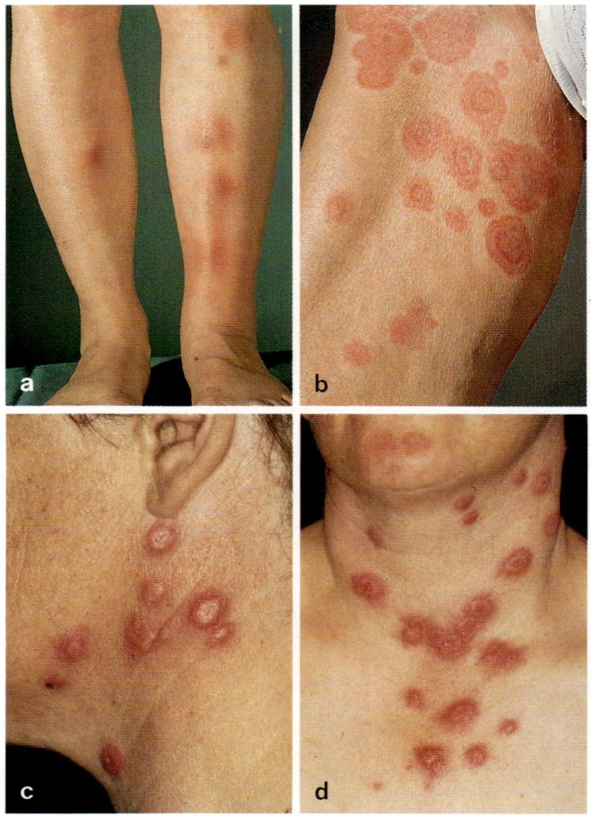

Abb. 15.5 a–d. Hautmanifestationen einer Yersiniose. **a** Typisches Bild eines Erythema nodosum an den Streckseiten der unteren Extremitäten. **b** Klassisches Erscheinungsbild eines Erythema exsudativum multiforme. Konzentrische Ringe, z. T. zu girlandenartigen Herden konfluierend. **c, d** Yersinien-Exanthem. Erythema exsudativum multiforme-artiges Exanthem mit Herdprädilektion am Hals, prästernal und an den Streckseiten der Oberarme

Ausbildung verschiedener, meist innerhalb von 3 Wochen wieder spontan abklingender Hautveränderungen kommen, die ebenso wie die Arthritis-Symptome als reaktives post- oder parainfektiöses immunpathologisches Geschehen [41] angesehen werden.
Zu Hautmanifestationen einer Yersiniose kann es in Form eines Erythema nodosum [9, 14, 23, 33, 36, 42, 46, 48] (Abb. 15.5 a), eines klinisch-morphologisch charakteristischen, für eine Yersinien-Erkrankung jedoch nicht spezifischen Erythema exsudativum multiforme-artigen Yersinien-Exanthems [10, 23, 36, 38, 40, 45] (Abb. 15.5 c, d) und ggf. auch zu bullösen Hautveränderungen an den Beinen [25], einem Sweet-Syndrom [5, 7, 38], zu einer isolierten kutanen Sarkoidose [11] und darüber hinaus auch zur Ausbildung eines Löfgren-Syndroms [36] kommen.

DIAGNOSE

Da das klinische Erscheinungsbild der enteralen Yersiniose sehr vielgestaltig ist und erregerspezifische Symptome insbesondere zur Abgrenzung anderer Erregerspezies fehlen, kann es in diagnostischer Hinsicht leicht zu Mißdeutungen kommen, sofern nicht von vornherein auch an die Möglichkeit einer Yersiniose gedacht wird und gezielte Diagnostikmaßnahmen eingeleitet werden.
Verdächtig auf Vorliegen einer Y.-Infektion sind vor allem Darmerkrankungen, die das terminale Ileum betreffen, insbesondee dann, wenn der Patient auch über Gelenkbeschwerden klagt und/oder bestimmte Hautveränderungen (s. o.) vorliegen.
Eine sichere Diagnosestellung ist nur unter Berücksichtigung anamnestischer und klinischer Daten durch möglichst frühzeitige gezielte, ggf. wiederhol-

te kulturelle Erregerisolierung und/oder serologischen Antikörper-Nachweis möglich.
Der kulturelle Erregernachweis, der nicht später als 3 Wochen post infectionem stattfinden sollte und aus Stuhl, Serum, Rektalabstrichen, eventuell Erbrochenem, verdächtigen Lebensmitteln und bei laparotomierten Patienten aus mesenterialen Lymphknoten oder Appendix erfolgt, ist nicht in jedem Falle zuverlässig. Das heißt, negative Ergebnisse können nicht als sicherer Beweis gelten, daß keine Yersinien-Infektion vorliegt. Der kulturelle Erregernachweis gelingt aus Stuhl bei *Y. enterocolitica* zuverlässiger als bei *Y. pseudotuberculosis*, wobei bei beiden Erregern die Isolierungsrate dadurch verbessert werden kann, daß das Untersuchungsmaterial einer Kälteanreicherung bei 2–6 °C in phosphatgepufferter physiologischer Kochsalzlösung für 10 Tage unterzogen wird. Bei dieser Temperatur können sich Yersinien vermehren, die störende Begleitflora kann jedoch ausgeschaltet werden [5, 13].
Im Anschluß an diese Methode sollten jedoch wegen der geringen Keimzahl keine Selektivnährböden, sondern Fleisch-Wasser oder Blut-Agar verwendet werden [49].
In Fällen, bei denen der kulturelle Erregernachweis nicht gelingt, ist die Diagnose für beide Erregerspezies durch den Nachweis signifikanter Agglutinintiter (Widal-Agglutinations-Reaktion) in zeitlichem Zusammenhang mit den klinischen Symptomen zu sichern [5, 13, 14]. Allerdings ist nur ein ausgeprägter Titeranstieg aussagekräftig.
Hierbei ist zum einen zu beachten, daß *Y. pseudotuberculosis* mit Salmonellen (B- bzw. D-Gruppe) bzw. *E. coli* und *Y. enterocolitica* mit Brucellen kreuzreagieren, und zum anderen, daß signifikant positive Titer bei Infektionen mit *Y. pseudotuberculosis* oft schon beim Auftreten erster Krankheitssymptome nachzuweisen sind, während dies bei *Y. enterocolitica*-Infektionen meist erst 3–7 Tage später möglich ist.
Schließlich finden sich bei enteritischen Verlaufsformen im Bereich des terminalen Ileums röntgenologisch oft Veränderungen im Sinne einer „nichtsklerosierenden Ileitis" mit Verbreiterung der Schleimhautfalten, Wandverdickungen und polypösen Veränderungen, die u. a. an einen Morbus Crohn denken lassen.

DIFFERENTIALDIAGNOSE

Differentialdiagnostisch wichtig sind in erster Linie andere erregerbedingte Enteritis- bzw. Enterokolitis-Erkrankungen, deren Abgrenzung nur durch den betreffenden Erreger- oder Antikörpernachweis möglich ist. Aber auch Nahrungsmittelvergiftungen und entzündliche Dickdarmleiden noch unklarer Genese wie Colitis ulcerosa, Morbus Crohn usw. kommen differentialdiagnostisch in Betracht.

THERAPIE

Wegen des meist gutartigen Verlaufes der Infektionen mit *Y. enterocolitica* und *Y. pseudotuberculosis* sollten chemotherapeutische Maßnahmen nur bei schweren, vor allem septischen Verlaufsformen angewendet werden [13, 47].
Als Mittel der Wahl stehen hierzu Gyrasehemmer wie Ciprofloxacin (z. B. Ciprobay 1,5 g/Tag über 4–6 Wochen) oder Tetracycline zur Verfügung [32].
Als weitere auch in Betracht kommende Chemotherapeutika gelten Chloramphenicol, Co-trimoxazol und Cephalosporine [5, 16, 19].
Die Behandlung von Begleitarthritiden und Hauterscheinungen sollte nur mit symptomatischen Dosen möglichst nichtsteroidaler Antirheumatika bzw. Antiphlogistika systemisch und lokal erfolgen [6, 24, 34, 40, 47, 50].

Literatur

1. Attwood SEA, Mealy K, Cafferkey MT, Buckley TF, West AB, Boyle N, Healy E, Keane FBV (1987) Yersinia infection and acute abdominal pain. Lancet 1: 529–533
2. Baier R (1982) Diagnostik und Differentialdiagnostik der enteralen Yersiniose. Ärztl Lab 28: 297–302
3. Bockemühl J, Schmitt H, Roth J, Saupe E (1979) Die jahreszeitliche Häufigkeit der Ausscheidung von Yersinia enterocolitica im Kot gesunder Schlachtschweine. Zentralbl Bakteriol, Parasitenkd, Infekt-Kr u. Hyg I. Abt 244: 494–505
4. Bockemühl J (1982) Die enterale Yersiniose: Pathogenese, klinischer Verlauf, Epidemiologie und Diagnose. Immun Infekt 10: 180
5. Braun-Falco O, Plewig G, Wolff HH (1996) Dermatologie und Venerologie, 4. Aufl. Springer, Berlin Heidelberg New York Tokyo
6. Debois J, Vandepitte J, Degreff H (1978) Yersinia enterocolitica as a cause of Erythema nodosum. Dermatologica 156: 65–78
7. Degen AJ, Niedner R, Schöpf E (1991) Sweet-Syndrom bei akuter Yersiniose. Aktuel Dermatol 17: 128–130
8. Hagen A-G, Lassen J, Berge LN (1974) Erysipelaslike disease caused by Yersinia enterocolitica. Scand J Infect Dis 6: 101–102
9. Hannuksela M, Ahvonen P (1969) Erythema nodosum due to Yersinia enterocolitica. Scand J Infect Dis 1: 17–19
10. Hannuksela M, Ahvonen P (1975) Skin manifestations in human yersiniosis. Ann Clin Res 7: 368–373
11. Hartmann AA (1984) Hautmanifestationen und diagnostisches Vorgehen bei Yersiniose. Dtsch Derm 32: 1206–1213
12. Janowitz P, Wechsler JG, Malfertheiner P, Blanco J, Kern P (1994) Yersinia-enterocolitica-Infektion mit ex-

traintestinaler Manifestation: Fallbericht und Übersicht. Z Gastroenterol 32: 152–156
13. Knapp W (1984) Die Gattung Yersinia-Yersiniosen. In: Brandis H, Otte HJ (Hrsg) Lehrbuch der Medizinischen Mikrobiologie. Fischer, Stuttgart New York
14. Knapp W, Prögel B, Knapp Ch (1981) Immunpathologische Komplikationen bei enteralen Yersiniosen. Dtsch Med Wochenschr 106: 1054–1060
15. Knorr M, Hering H (1977) Anzüchtung von Yersinia enterocolitica aus Patientenmaterial und Interpretation dieser Befunde. Dtsch Gesundheitswesen 32: 185–189
16. Knothe H (1983) Intestinale Infektionen und deren Therapie. Therapiewoche 33: 1426–1438
17. Köhler W, Mochmann H (1980) Grundriß der Medizinischen Mikrobiologie, 5. Aufl. Fischer, Jena 330–339
18. Kühner W et al. (1983) Bakterielle Colitiden – Endoskopisch-histologische Befunde. In: Ottenjann R, Fahrländer H (Hrsg) Entzündliche Erkrankungen des Dickdarms. Springer, Berlin Heidelberg New York Tokyo
19. Leiber B (1980) Chamäleon der infektiösen Darmerkrankungen – die enterale Yersiniose. Moderne Med 8: 153–154
20. Leupold H (1983) Arthritis durch Yersinia enterocolitica. Dtsch Gesundheitswesen 38: 1300
21. Lewis FC, Alexander J (1976) Facial abscess due to Yersinia enterocolitica. Am J Clin Pathol 66: 1016–1018
22. Masshoff W (1953) Eine neuartige Form der mesenterialen Lymphadenitis. Dtsch Med Wochenschr 78: 532–535
23. Mehnert J, Goos M, Christophers E (1981) Hautveränderungen bei Yersiniose. Z Hautkrankht 56: 1126–1139
24. Mygind N, Thulin H (1970) Yersinia enterocolitica: A new cause of Erythema nodosum. Br J Dermatol 82: 351–354
25. Olbrych TG, Zarconi J, File TM, Traeger SM, Tan JS (1984) Bullous skin lesions associated with Yersinia enterocolitica septicemia. Ann J Med Sci 298: 38–39
26. Pott HG (1984) Reiter-Syndrom und andere seronegative Arthritiden. Z Allgemeinmed 60: 164–169
27. Rohde HJ, Brackertz D (1984) Rheumatologische Begleiterkrankungen bei chronischen entzündlichen Darmerkrankungen. Verdauungskrankht 2: 81–94
28. Rutgeerts P, Geboes K, Ponette E, Coremans G, Vantrappen G (1982) Acute infective colitis caused by endemic pathogens in Western Europe: endoscopic features. Endoscopy 14: 212–219
29. Saari KM, Laitinen O, Leirisalo M, Saari R (1980) Ocular inflammation associated with Yersinia infection. Am J Ophthalmol 89: 84–95
30. Saebo A, Lassen J (1991) A survey of acute and chronic disease associated with Yersinia enterocolitica infection. A Norwegian 10-year follow-up study on 458 hospitalized patients. Scand J Infect Dis 23: 517–527
31. Schilling F (1976) Yersinia Arthritis. Dtsch Med Wochenschr 101: 115–119
32. Schmitt W (1996) Infektiöse Darmerkrankungen durch Bakterien, Viren und Pilze. In: Hahn G, Riemann JF (Hrsg) Klinische Gastroenterologie Bd 1. Thieme, Stuttgart, S 863
33. Seebacher C, Hillmann E, Roitzsch E, Küster P (1978) Yersinia enterocolitica, eine Ursache von Erythema nodosum und Erythema exsudativum multiforme. Dermatol Monatsschr 164: 779–789
34. Seebacher C, Hillmann E, Diesterweg I, Kiesewalter J (1979) Yersinia-enterocolitica-Antikörper bei Sarkoidose. Dermatol Monatsschr 165: 448–450
35. Seebacher C, Köstler E, Gebhardt B (1981) Zur Ätiologie und Pathogenese des Morbus Reiter. Dermatol Monatsschr 167: 287–292
36. Seebacher C et al. (1982) Yersinia enterocolitica als Ursache verschiedener Dermatosen unter besonderer Berücksichtigung des Erythema nodosum. Dermatol Monatsschr 12: 789–796
37. Solem JH, Lassen J (1971) Reiter's disease following Yersinia enterocolitica infection. Scand J Infect Dis 3: 83–85
38. Steigleder GK (1991) Akute febrile Neutrophilen-Dermatose (Sweet-Syndrom) bei akuter Yersiniose. Z Hautkrankht 66: 931–932
39. Stein E (1984) Yersiniose – eine harmlose Infektionskrankheit? Inform Arzt 11: 6–12
40. Stengel R, Schöpf E, Kirchner S, Goerttler E (1979) Erythema exsudativum multiforme bei Yersiniose. Z Hautkrankht 55: 364–369
41. Toivanen A, Granfors K, Lahesmaa-Rantala R, Leino R, Stahlberg T, Vuento R (1985) Pathogenesis of Yersinia-triggered reactive arthritis; immunological, microbiological and clinical aspects. Immunol Rev 86: 47–70
42. Trautmann M, Brückner O, Nürnberger F (1983) Dermatologische Aspekte der enteralen Yersiniose. Aktuel Dermatol 9: 217–220
43. Vantrappen G, Geboes K, Ponette E (1982) Yersinia enteritis. Med Clin N Am 66: 639–653
44. Vantrappen G, Ponette E, Geboes K (1977) Yersinia enteritis and enterocolitis; gastroenterological aspects. Gastroenterology 72: 220–227
45. Weber L (1988) Das Yersinien-Exanthem. Hautarzt 39: 773–778
46. Weiß J (1989) Yersiniosen – Häufige Auslöser des Erythema nodosum. Aktuel Dermatol 15: 17–20
47. WHO Scientific Working Group (1980) Enteric infections due to Campylobacter, Yersinia, Salmonella and Shigella. Bull WHO 58: 519–537
48. Winblad S (1969) Erythema nodosum associated with infection with Yersinia enterocolitica. Scand J Infect Dis 1: 11–16
49. Winkle St (1979) Mikrobiologische und serologische Diagnostik. Fischer, Stuttgart New York
50. Wirth W (1983) Die Yersinia-Arthritis. euromed 10: 516–518

15.4 Campylobacteriosen

Seit einigen Jahren wird zunehmend über menschliche Infektionen durch Bakterien der Gattung Campylobacter berichtet. Diese Bakterien, die früher dem Genus *Vibrio (Vibrio fetus)* zugerechnet wurden, sind in der Veterinärmedizin bereits seit 1913, vor allem als Erreger septischer Aborte bei Rindern und Schafen, bekannt.

Die menschlichen Campylobacteriosen lassen sich unterteilen in:

1. häufig vorkommende, fieberhafte, mehrere Tage dauernde Enteritiden oder Enterokolitiden, die durch *Campylobacter jejuni* oder *C. coli* (möglicherweise auch *C. laridis*) hervorgerufen werden;

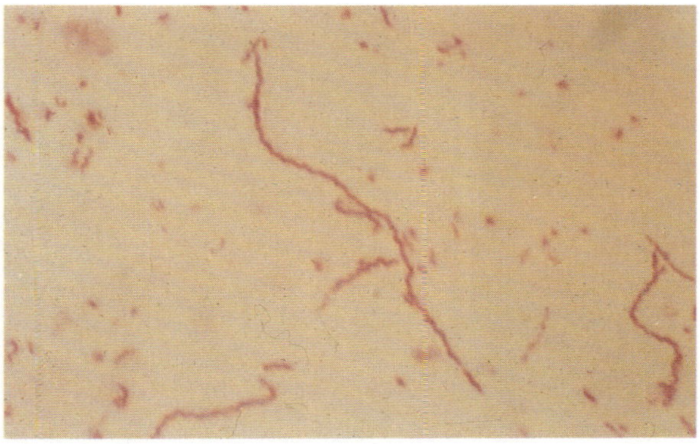

Abb. 15.6. *Campylobacter jejuni.* Gram-Färbung

2. seltene, systemische Erkrankungen unterschiedlicher Symptomatik bei abwehrgeschwächten Patienten – Erreger ist *C. fetus ssp. fetus;*
3. Infektionen der Magenschleimhaut, die möglicherweise einen Kofaktor bei der Pathogenese bestimmter Gastritisformen und peptischer Ulzera darstellen.

Campylobacter-Arten sind gekrümmt bis spiralig geformte, gramnegative, mit einer uni- oder bipolar vorhandenen Geißel ausgestattete, sehr bewegliche nicht-sporenbildende Bakterien (Länge 0,5–5 μm, Dicke 0,2–0,5 μm) (Abb. 15.6). *C. jejuni* und *C. coli* sind eng miteinander verwandt. Da sie gleichartige Krankheitserscheinungen auslösen, brauchen sie im Rahmen der mikrobiologischen Routinediagnostik nicht unbedingt gegeneinander abgegrenzt zu werden.

C. jejuni und *C. coli* stellen – unabhängig von Grunderkrankungen – eine weltweit zunehmend häufigere Ursache von akuten Durchfallerkrankungen in Form von Enteritiden und Enterokolitiden bei Erwachsenen und Kindern dar [5, 13, 17, 19, 20, 22].

Vor allem bei Kleinkindern und Säuglingen sollen *C. jejuni*-Infektionen, die die Landbevölkerung häufiger zu betreffen scheinen und wärmere Regionen bevorzugen, fast so häufig auftreten wie Salmonellosen [6, 9, 13, 17]. Oft scheinen auch Doppelinfektionen mit Salmonellen, Shigellen, enteropathogenen *E. coli* oder Rotaviren vorzuliegen [17].

Als *Inkubationszeit* werden 1–11, speziell bei *C. jejuni* 2–5 Tage angenommen [4, 7, 15, 26].

ÄTIOLOGIE UND EPIDEMIOLOGIE

Die Epidemiologie von Campylobacterinfektionen beim Menschen ist noch nicht völlig geklärt. Reservoir für die Gattung Campylobacter sind Warmblüter, insbesondere zahlreiche Vogelarten. Aber auch Haustiere wie Rinder, Schweine, Schafe usw. können als Ausscheider in Betracht kommen.

Man nimmt an, daß die Übertragung vorwiegend durch kontaminierte Speisen und Trinkwasser, den Verzehr tierischer Produkte (rohe Milch, frisch geschlachtetes Geflügel usw.), aber auch durch direkten Kontakt mit infizierten Tieren und erkrankten Menschen erfolgt [3, 27]. Fünfhundert oral aufgenommene Keime von *C. jejuni* reichen bereits aus, um eine Erkrankung zu verursachen [7].

KLINIK

Das klinische *Erscheinungsbild* einer Campylobacteriose kann vielgestaltig verlaufen. Obwohl der pathogene Wirkungsmechanismus noch nicht endgültig geklärt ist, deuten die meist dysenterischen Krankheitserscheinungen mit Nachweis von massenhaft Leukozyten und auch Blut im Stuhl wie auch histologische Untersuchungsergebnisse darauf hin, daß es sich bei der *C. jejuni*-Enterokolitis um eine invasive Form ähnlich der durch Shigellen- oder invasive *E. Coli* handelt [13, 32] (S. 408, 410). Außerdem produziert C. jejuni ein hitzestabiles Enterotoxin, das den Enterotoxinen von E. coli ähnlich ist [12].

Leitsymptome sind nach einem ca. 1 Tag andauernden fieberhaften Prodromalstadium (Temperaturen bis 40 °C) wäßrig-schleimige, vielfach blutige Durchfälle sowie mehr oder weniger ausgeprägte, dumpfe bis kolikartige Bauchschmerzen und gelegentlich Erbrechen.

Die relativ mild verlaufende und spontan nach 2–14 Tagen, ggf. aber auch erst nach 3 Monaten wieder abklingende Erkrankung kann in Einzelfällen auch das klinische Bild einer akuten ulzerösen Kolitis vortäuschen [5, 19] und u. U. auch zu Septikämie, Meningitis, Peritonitis, Phlebitis und schließlich auch zu Hauterscheinungen in Form eines Erythema nodosum (Abb. 15.5 a) oder eines urtikariell-hämorrhagischen Exanthems führen [11, 17, 28].

Weiterhin können auch bei der Campylobacteriose 1–5 Wochen nach der Akuterkrankung Arthritis-Beschwerden auftreten, die 2–4 Monate anhalten, und die wie etwa die Yersinia-Arthritis in die Gruppe der rheumaseronegativen HLA B27-assoziierten Arthritiden einzuordnen sind (S. 415) [24, 25, 31].

DIAGNOSE

Die sichere Diagnosestellung der *Campylobacter*-Enteritis erfolgt durch kulturellen Erregernachweis im Stuhl mittels auch im Handel verfügbarer Selektivmedien, z. B. dem nach Skirrow oder nach Butzler [7, 14, 15, 26, 32], sowie durch Nachweis agglutinierender Serumantikörper, die ab dem 5. Krankheitstag aufzutreten scheinen [29].

Das Untersuchungsmaterial sollte frisch verarbeitet

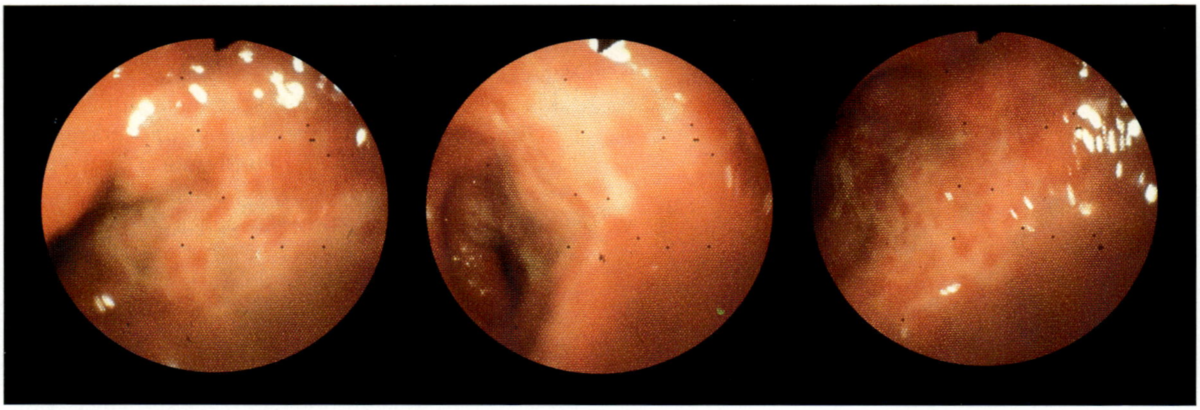

Abb. 15.7. Campylobacter-Kolitis. Diffuse, akut-infektiöse Kolitis mit Pseudomembranen und multiplen, kleinen Regenerationsinseln, Störung des Haustrenreliefs, abheilende, flache, konfluierende Ulzera

oder sonst nicht über 4 °C aufbewahrt werden. Für die serologische Diagnostik eignen sich Widal-Reaktion, Komplementbindungsreaktion und indirekter Immunfluoreszenztest. Ein negativer Ausfall schließt allerdings eine Infektion nicht sicher aus.

Die Endoskopie kann zusätzliche diagnostische Hinweise geben, wobei die makroskopischen Veränderungen einer Campylobacter-Kolitis oftmals schwer von einer Colitis ulcerosa, einem Morbus Crohn oder einer pseudomembranösen Kolitis zu unterscheiden sind [8, 10, 23, 31]. Endoskopisch finden sich meist entzündliche Veränderungen mit einer mehr oder weniger deutlich ausgeprägten Hypervaskularisation, Neigung zu Kontaktblutungen, Ödembildung, schleierartigen Fibrinbelägen, Nekrosen, Erosionen und Ulzerationen (Abb. 15.7).

DIFFERENTIALDIAGNOSE

Die Campylobacteriose muß differentialdiagnostisch von anderen infektiösen Kolitiden, aber auch von idiopathischen Dickdarmentzündungen kulturell, serologisch bzw. endoskopisch oder histologisch abgegrenzt werden.

THERAPIE

Therapeutisch steht die Elektrolyt- und Flüssigkeitssubstitution und ggf. die Applikation von Antipyretika und Analgetika im Vordergrund. Eine Behandlung mit Chemotherapeutika ist aufgrund des meist leichten und sich selbst limitierenden Krankheitsverlaufes normalerweise nicht notwendig [16].

Nur bei schweren und langdauernden Verlaufsformen (Septikämie, hohes Fieber, Abwehrschwäche) ist eine antibiotische Behandlung angezeigt.

Als Mittel der Wahl, mit denen meist rasch Keimfreiheit zu erreichen ist, gelten Erythromycin (z. B. Erythrocin 4 mal 250 mg/Tag) oder Gyrasehemmer wie Ciprofloxacin (z. B. Ciprobay 2 mal 500 mg/Tag) jeweils i. v. für 5 Tage [2]. Da jedoch einige *C. jejuni*-Stämme inzwischen Resistenzen gebildet haben [14], sollte vor Beginn der Chemotherapie stets eine bakteriologische Untersuchung mit Resistenzbestimmungen erfolgen.

Als Ausweichpräparate werden Aminoglykoside empfohlen [12, 21].

Literatur

1. Anders B, Paisley JW, Lauer BA, Reller LB (1982) Double-blind placebo controlled trail of erythromycin for treatment of campylobacter enteritis. Lancet 1: 131–133
2. Ballé C (1994) Bakterielle und virale Infektionen des Dickdarms. In: Schölmerich J et al. (Hrsg) Gastroenterologische Therapie. Urban & Schwarzenberg, München
3. Blaser MJ, Barth-Reller I (1981) Campylobacter enteritis. N Engl J Med 305: 1444–1452
4. Blaser MJ, Berkowitz ID, La Force FM, Cravens J, Reller LB, Wamg WLL (1979) Campylobacter enteritis: Clinical and epidemiological features. Ann Intern Med 91: 179–185
5. Blaser MJ, Parsons RB, Louwang WL (1980) Acute Colitis Caused by Campylobacter fetus ss. jejuni. Gastroenterology 78: 448–453
6. Blaser MJ, Glass RI, Hug MI, Stoll B, Kibriya GM, Arma A (1980) Isolation of Campylobacter fetus ssp. jejuni from Bangladesh children. J Clin Microbiol 12: 744–747
7. Brandis H (1984) Die Gattungen Streptobacillus, Spirillum und Campylobacter. In: Brandis H, Otte HJ (Hrsg) Lehrbuch der medizinischen Microbiologie. Fischer, Stuttgart New York

8. Colgan T, Lambert JR, Newman A, Luk SC (1980) Campylobacter jejuni enterocolitis. Arch Pathol Lab Med 104: 571–574
9. Communicable Disease Surveillance Center (1981) Campylobacter infections 1977–80. Br Med J 282: 1484
10. Drake AA, Gilchrist MJ, Washington II JA, Huizenga KA, van Scoy RE (1981) Diarrhea due to Campylobacter fetus subspecies jejuni. Mayo Clin Proc 56: 414–423
11. Ellis ME et al. (1982) Campylobacter colitis associated with erythema nodosum. Br Med J 285: 937–940
12. Fritz H et al. (1993) Medizinische Mikrobiologie: Immunologie, Bakteriologie, Mykologie, Virologie, Parasitologie, 8. Aufl. Thieme, Stuttgart New York
13. Geboes K et al. (1980) Akute Kolitis durch Infektion mit Campylobacter. Coloproctology 5: 292–295
14. Graf J, Schär G, Heinzer I (1980) Campylobacter-jejuni-Enteritis in der Schweiz. Schweiz Med Wochenschr 110: 590–595
15. Karmali MA, Fleming PC (1979) Campylobacter enteritis. Can Med Assoc J 120: 1525–1532
16. Karmali MA, de Grandis S, Fleming PC (1981) Antimicrobial susceptibility of Campylobacter jejuni with special reference to resistance of pattern of Canadian isolates. Antimicrob Agents Chemother 19: 593–597
17. Knothe H (1983) Intestinale Infektionen und deren Therapie. Therapiewoche 33: 1426–1438
18. Kühner W et al. (1983) Bakterielle Colitiden-Endoskopisch-Histologische Befunde. In: Ottenjann R, Fahrländer H (Hrsg) Entzündliche Erkrankungen des Dickdarms. Springer, Berlin Heidelberg New York Tokyo
19. Lambert ME, Schofield PF, Ironside AG (1979) Campylobacter colitis. Br Med J 1: 857–859
20. Longfield R, O'Donnell J, Yudt W et al. (1979) Acute Colitis and Bacteremia due to Campylobacter fetus. Dig Dis Sci 24: 950–953
21. Lux G et al. (1994) Checkliste Gastroenterologie, 2. Aufl. Thieme, Stuttgart New York
22. McAlister TV (1979) Campylobacter jejuni gastroenteritis in Brisbane. Pathology 11: 299
23. Newman A, Lambert JR (1980) Letter to editor: Campylobacter jejuni causing flareup in inflammatory bowel disease. Lancet 2: 919
24. Plassmann E, Frühwein N (1984) Arthritis auch durch Campylobacter. Ärztl Praxis 85: 2453 u. 2455
25. Pott HG (1984) Reiter-Syndrom und andere seronegative Arthritiden. Z Allgemeinmed 60: 164–169
26. Rettig PJ (1979) Camphylobacter infections in human beings. J Pediatr 94: 855–864
27. Robinson DA, Jones DM (1981) Milk-borne Campylobacter infection. Br Med J 1: 1374–1376
28. Schmidt K-U et al. (1985) Campylobakterenteritis mit hämorrhagischem Exanthem. Aktuel Dermatol 11: 176–177
29. Skirrow MB (1977) Campylobacter enteritis: a „new" disease. Br Med J 2: 9–11
30. Skirrow MB, Benjamin J (1980) „1001" Campylobacters: cultural characteristics of intestinal campylobacters from man and animals. J Hyg (Camb) 85: 427
31. Volkheimer G (1983) Enterale Infekte und Parasitosen. Diagnostik 12: 8
32. WHO, Scientific Working Group (1980) Enteric infections due to Campylobacter, Yersinia, Salmonella, and Shigella. Bull WHO 58: 519–537

15.5 Aktinomykosen

Die Aktinomykosen („Strahlenpilzkrankheiten") sind entgegen früherer Ansicht keine Mykosen, sondern nichtkontagiöse *bakterielle,* zur Progredienz neigende Infektionskrankheiten.
Zuweilen wird vor allem im angloamerikanischen Schrifttum behauptet, die menschlichen Aktinomykosen seien seit Beginn der Antibiotika-Ära seltener geworden. Eigene Beobachtungen bestätigen diese Annahme nicht. Seit dem Jahr 1950, das wenigstens in Deutschland noch ganz zu Beginn der breiten Antibiotikaanwendung liegt, ist bei uns keine Verringerung der Aktinomykose-Inzidenz festzustellen. Berücksichtigt man den endogenen Entstehungsmodus der Krankheit, ist dies auch eigentlich nicht zu erwarten. Geändert haben sich allerdings seither die Verläufe: Schwere oder gar tödlich endende Verlaufsformen sind heute tatsächlich eine Rarität. Demgegenüber sind die klinisch zuweilen nicht typischen Frühstadien heute wenigstens so häufig wie vor 30 Jahren [28, 32].
Die Krankheit tritt bevorzugt in schleimhautnahen Regionen auf, wie etwa in der Umgebung der Mundhöhle, der Atemwege, des Darmkanales und in Ausnahmefällen des weiblichen Genitales.
Man unterscheidet 3 Hauptformen:

1. zervikofaziale Form,
2. thorakale Form,
3. abdominale und intestinale Formen.

Weitaus am häufigsten ist die zervikofaziale Form. Anorektale Manifestationen des Krankheitsbildes kommen demgegenüber höchstens in 4–5 % der Fälle vor [2, 24, 27]. Weitere seltene Lokalisationen sind neben der Haut nach hämatogener Aussaat Knochen, Urogenitaltrakt und Zentralnervensystem [26, 35].
Wir finden über Jahrzehnte konstant eine deutliche Disposition des männlichen Geschlechts für eine Erkrankung an aktinomykotischen Eiterungen. Diese Beobachtungen decken sich mit den wenigen größeren amerikanischen Statistiken. Das Verhältnis von männlichen zu weiblichen Patienten beträgt etwa 3 zu 1 [4, 28, 32].
Der Altersgipfel der Erkrankung liegt bei Frauen zwischen dem 10. und 30. Lebensjahr, bei Männern zwischen dem 20. und 40. Lebensjahr.

ÄTIOLOGIE

Der weitaus wichtigste humanpathogene Aktinomykose-Erreger ist *Actinomyces israelii. Actinomyces naeslundii, Actinomyces viscosus* und insbesondere *Arachnia propionica* sind inzwischen ebenfalls als

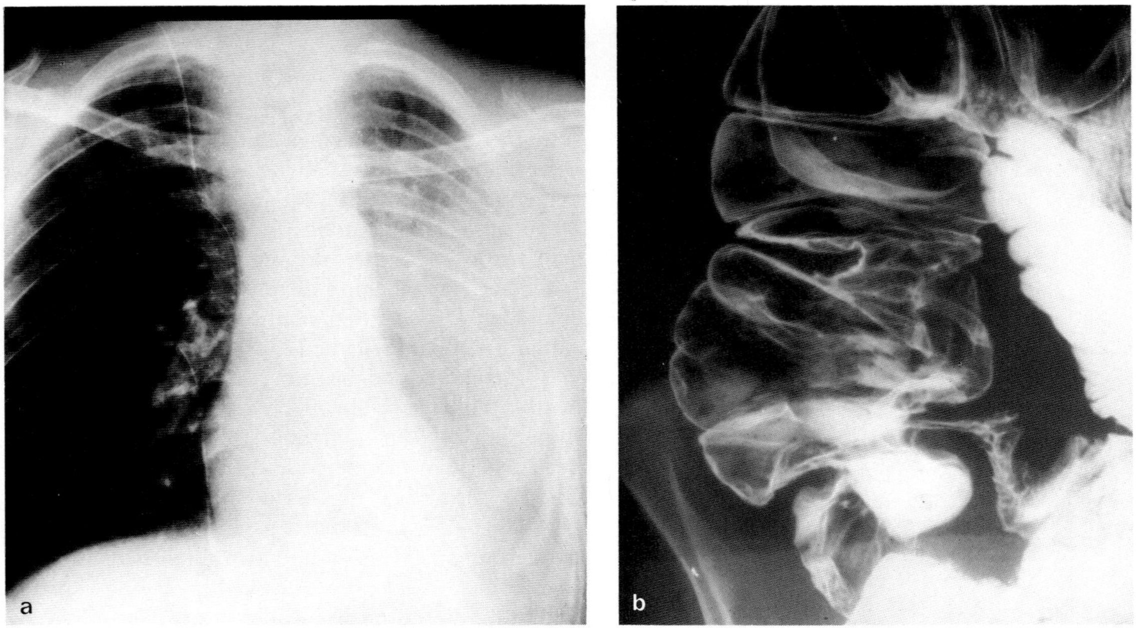

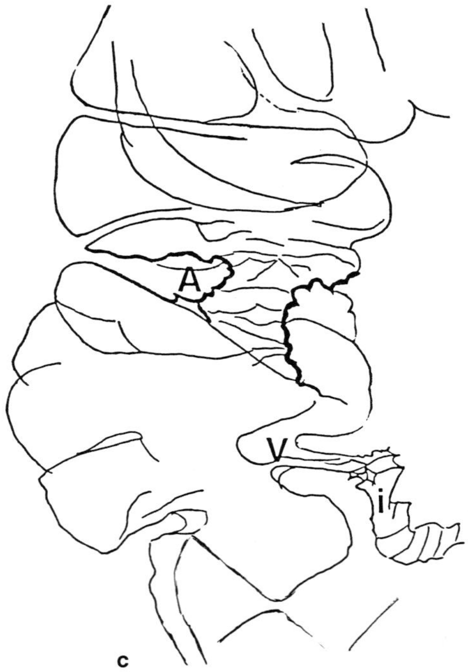

Abb. 15.8. **a** Tumorartige Organmanifestation einer Aktinomykose, milchglasartige Eintrübungen in der linken Lunge. **b** Aktinomykose des Colon ascendens: 30 jährige jugoslawische Patientin mit einem retroperitoneal einwachsenden rechtsseitigen Tumor mit Darminfiltration. Röntgenologisch manschettenförmige Stenose mit erhaltenem Schleimhautrelief und Serosareaktion. Hemikolektomie rechts: histologischer Nachweis einer Aktinomykose. Postoperativ jetzt 3,5 Jahre rezidivfrei. **c** Schema der Röntgenabbildung. *A* Aktinomykose, *V* Valvula Bauhini, *i* terminales Ileum

Ursachen typischer, menschlicher, aktinomykotischer Eiterungen identifiziert worden. Darüber hinaus können – sehr selten – aktinomykoseähnliche Erkrankungen des Menschen auch durch *Bifidobacterium dentium* hervorgerufen werden, obwohl es sich bei dieser Bakterienart um keinen Aktinomyzeten im engeren Sinne handelt. Demgegenüber können alle Berichte, daß auch *Actinomyces bovis,* der typische Verursacher der Rinderaktinomykose, menschliche Erkrankungen hervorrufen könnte, heute als unzutreffend angesehen werden. Derartige Mitteilungen gehen auf die erheblichen nomenklatorischen und taxonomischen Schwierigkeiten zurück, die lange Zeit im Zusammenhang mit den fermentativen Aktinomyzeten bestanden und die eine sichere Unterscheidung von *Actinomyces israelii* und *Actinomyces bovis* verhinderten [30].

Mit Ausnahme von *Actinomyces bovis* sind alle anderen genannten Aktinomyzeten-Arten Bestandteil der natürlichen residenten Schleimhautoberflächenflora des Menschen [4, 28, 35]. Regelmäßig und in nennenswerter Populationsdichte finden sie sich vor allem in der Mundhöhle; im Verdauungs-, Atem- und Genitaltrakt scheinen sie dagegen nur sporadisch oder in geringerer Zahl ansässig zu sein. Sie sind demnach als fakultativ pathogene Schleimhautepiphyten anzusprechen, die, von dem Kuriosum einer aktinomykotischen Wundinfektion nach Menschenbiß oder Faustschlagverletzungen abgesehen, ausschließlich auf *endogenem* Wege zur Erkrankung führen.

Nach allen vorliegenden Erfahrungen ändert sich die Virulenz der Erreger nicht, wenn sie von der epiphytären in eine parasitäre Lebensweise übergehen. Zur aktiven Invasion des Gewebes reicht aber offenbar auch eine bloße Kontinuitätstrennung der Haut oder Schleimhaut als Voraussetzung nicht aus. Es sind vielmehr zusätzliche bahnende Einflüsse erforderlich, die den potentiell pathogenen Epiphyten die Haftung und Ansiedlung im Gewebe ermöglichen. Diese bestehen in der Regel nicht in einer allgemeinen Resistenzminderung der betroffenen Patienten, sondern in lokalen Veränderungen (Verletzungen, Fremdkörpereintragungen, vorausgehenden anderen Infektionen) an der Eintrittspforte. Im weiteren Sinne können zu diesen bahnenden lokalen Einflüssen sicherlich auch zerfallende Tumoren gerechnet werden. Denn gerade die typischen pathogenen Aktinomyzeten-Arten sind auf ein negatives Redoxpotential angewiesen, um sich im Gewebe etablieren zu können. Eine solche lokale Herabsetzung der Sauerstoffspannung kann intra vitam zum einen durch mangelhafte Blutversorgung (bei Kreislauf- und Gefäßkrankheiten, bei Verletzungen mit Gewebsquetschungen und -zertrümmerungen, im nekrotischen Tumorgewebe, an Fremdkörpern), zum anderen auch durch reduzierende und nekrotisierende Wirkung gleichzeitig anwesender weiterer Mikroben zustande kommen.

Neben ihrer Funktion bei der „Initialzündung" der Aktinomykosen haben diese *Begleitbakterien* anscheinend noch die Aufgabe, die relativ geringe Invasionskraft der Strahlenpilze durch aggressive Enzyme und Toxine zu verstärken. So sind echte Aktinomykosen praktisch ausnahmslos mischinfiziert [19, 20, 28, 32, 35]. In diesem synergistischen Mikrobenkollektiv fällt dem pathogenen Strahlenpilz der spezifische Part des „Leitkeims" [19, 20] zu, der den charakteristischen Verlauf und die Spätsymptomatik der Erkrankung bestimmt. Die nach Arten und Zahl von Fall zu Fall wechselnde, aber obligat vorhandene synergistische Begleitflora prägt demgegenüber häufig das klinische Bild zu Beginn der Infektion und ist auch für bestimmte Komplikationen verantwortlich. Die meisten Begleitbakterien gehören ebenfalls zur residenten Schleimhautoberflächenflora des Menschen.

In fast der Hälfte der Fälle sind es ausschließlich Anaerobier; bei den übrigen Erkrankungen handelt es sich ätiologisch um aerob-anaerobe Mischprozesse. Das typischste Begleitbakterium der pathogenen Aktinomyzeten, das allerdings nur bei etwa 25% der Fälle nachweisbar ist, ist *Haemophilus (Actinobacillus) actinomycetemcomitans.* Dieser Mikroorganismus steht offenbar in besonders engen, synergistischen Wechselwirkungen mit den Aktinomyzeten und wird bevorzugt bei chronischen und ausgesprochen therapieresistenten Verlaufsformen angetroffen.

Wie bei anderen endogenen Infektionskrankheiten ist die *Inkubationszeit* der Aktinomykosen nicht normiert. Sie soll in der Regel 4 Wochen betragen, kann aber offenbar auch erheblich länger oder deutlich kürzer sein.

KLINIK

Das klinische *Erscheinungsbild* der fortgeschrittenen *zervikofazialen* Form ist gekennzeichnet durch eine meist unregelmäßig höckrige, brettharte Induration („Aktinomykom"), wobei die Haut bläulichdüsterrot erscheint bei meist ödematöser Anschwellung der Umgebung.

Neben umschriebenen Einschmelzungen (Fluktuation!) kommt es häufig zu multiplen Fistelbildungen, aus denen sich eine seröse bis purulente Flüssigkeit entleert. In etwa 25% der Fälle enthält der Abszeß- oder Fisteleiter harte, bis zu einem Millimeter große, gelbliche bis rötlich-bräunliche Körnchen, die sog. Strahlenpilzdrusen. Ohne Behandlung dehnt sich der meist schmerz- und fieberfreie Prozeß im unteren Wangen- bzw. Kieferwinkelbereich ständig weiter in die Umgebung aus. Bei der *abdominalen* Form kommt es meist nach gewisser Zeit zu einer Peritonealbeteiligung mit Abszessen und analog zu den anderen Aktinomykoseformen zu nach außen führenden Fistelbildungen.

Auch das klinische Erscheinungsbild der *analen* Form ist durch Abszeß- und Fistelbildungen – meist Folgezustände einer zunächst vorliegenden Kryptitis [5, 10] – sowie flächenhaft entzündlichen Indurationen bei deutlich ödematöser Anschwellung der Umgebung gekennzeichnet (Abb. 15.9, 15.10).

Während das *Beschwerdebild* der *thorakalen* Form von der jeweiligen Ausdehnung des Prozesses (bronchopulmonales, pleurothorakales, fistulöses Stadium) geprägt wird, führt die *abdominale* Form, die vorwiegend den Ileozökalbereich betrifft, zu mehr oder weniger ausgeprägten uncharakteristischen Bauchbeschwerden. Thorakale und abdominale Aktinomykosen können im Gegensatz zur zervikofazialen Aktinomykose mit Allgemeinsymptomen wie Fieber, Schüttelfrost, Nachtschweiß, und Gewichtsverlust einhergehen [4].

Bei der *analen* Form klagen die betroffenen Patienten nur selten einmal über Schmerzen oder Temperaturerhöhungen. Im Vordergrund stehen die wäßrig-eitrigen Absonderungen aus Fisteln und bei Beteiligung des Rektums mehr oder weniger ausgeprägte Diarrhöen im Wechsel mit Obstipationen und Tenesmen [5, 9, 13, 42].

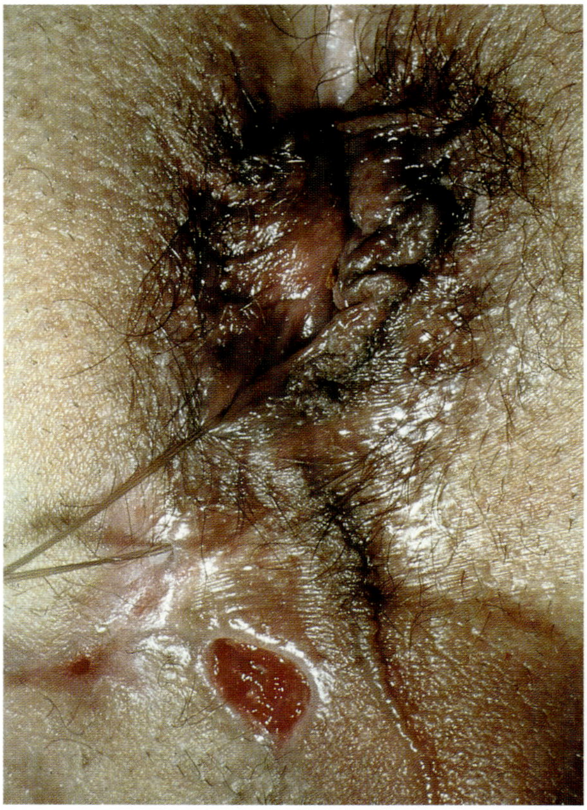

Abb. 15.9. Seit mehr als 3 Jahren bestehende Aktinomykose im Perianalbereich bei einem 63jährigen Mann, fadendrainierte Fistel, spontan eröffneter Abszeß bei einer bis zur Scrotumbasis reichenden Induration

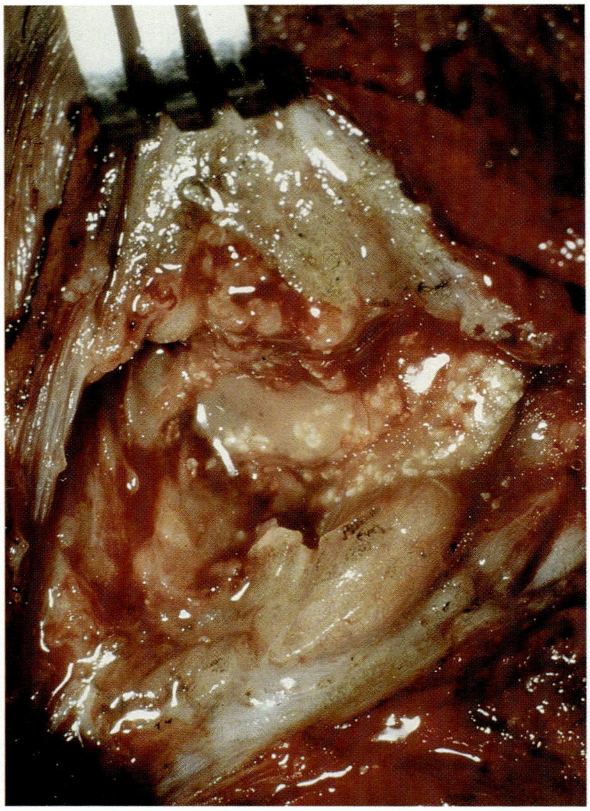

Abb. 15.10. Nach Inzision des perianalen Sinus: Entleerung von dickflüssigem Eiter mit schwefelgelben Drusen. Gleicher Fall wie Abb. 15.9

DIAGNOSE

Nur in fortgeschrittenen chronischen Fällen läßt sich das Vorliegen einer Aktinomykose gegebenenfalls schon anhand der genannten relativ charakteristischen klinischen Zeichen vermuten. Frühfälle und atypisch lokalisierte Prozesse entwickeln aber in der Regel eine so vieldeutige klinische Symptomatik, daß sie sich letztlich nur ätiologisch, durch Nachweis und Identifizierung der Erreger im bakteriologischen Laboratorium, sicher diagnostizieren lassen. Die histologische Untersuchung von Inzisionsmaterial stellt dazu nur eine Ergänzung, aber keine Alternative dar, weil sie nach unseren Erfahrungen ebenfalls mit erheblichen Irrtumsmöglichkeiten belastet ist.

Als Untersuchungsmaterial für die bakteriologische Diagnostik eignen sich Abszeßeiter, Fistelabsonderungen, Granulationsgewebe oder Bronchialsekret. Um falsch positive Befunde zu vermeiden, ist bei der Probengewinnung stets sorgfältig darauf zu achten, daß das Untersuchungsmaterial bei der Entnahme nicht mit der artengleichen Schleimhautoberflächenflora in Kontakt kommt. Deshalb ist Sputum grundsätzlich zur Untersuchung auf Lungenaktinomykose ungeeignet. Eiter- und Gewebeproben sollten, wenn immer möglich, durch Außenpunktion oder -inzision gewonnen werden. Lungenaktinomykosen lassen sich am zuverlässigsten aus transtracheal aspiriertem Sekret oder aus transthorakalen Lungenpunktaten diagnostizieren. Um eine Oxidationsschädigung der überwiegend anaeroben Erregerflora während des Transports zu vermeiden, sollte außerdem eine möglichst große Materialprobe, die eine ausreichende eigene Reduktionskapazität gewährleistet, entnommen werden. Wenn dies nicht möglich ist, sollte unbedingt ein reduzierendes Transportmedium (z. B. Port-A-Cul) verwendet werden [28].

Das typische mikroskopische Bild von *Actinomyces israelii* zeigt Abb. 15.11. Für die Auffindung und Erkennung der Aktinomyzeten in den verschiedenen Untersuchungsmaterialien stehen sowohl mikroskopische als auch kulturelle Verfahren zur Verfügung. Die Mikroskopie allein gibt allerdings nur dann ver-

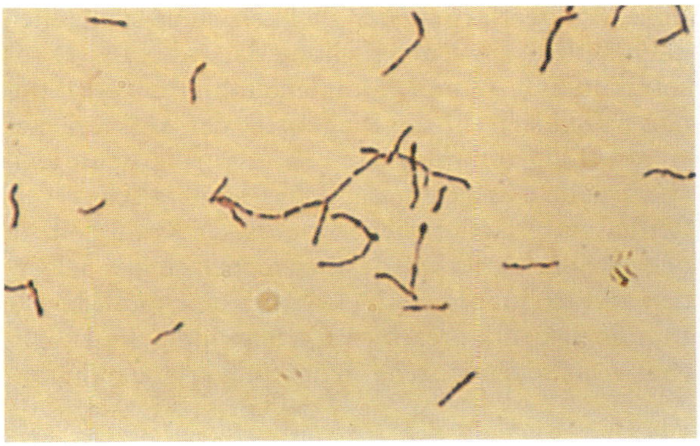

Abb. 15.11. Mikroskopisches Ausstrichpräparat von *Actinomyces israelii.* Gramfärbung

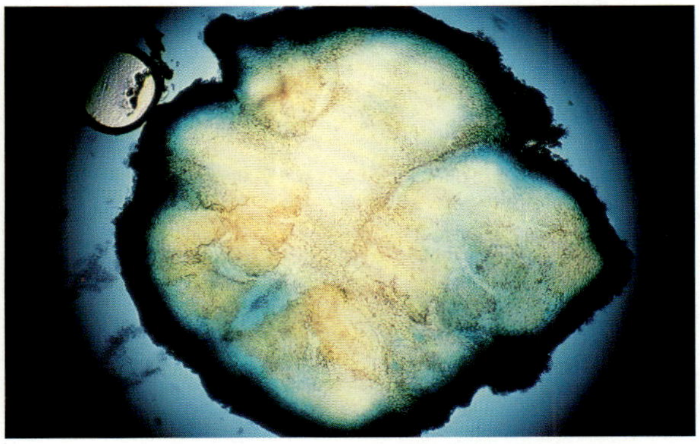

Abb. 15.12. Actinomycesdruse, mikroskopisches Präparat nach Einbettung in 1%ige Methylenblau-Lösung

läßliche Auskünfte, wenn sie zusammen mit der Immunfluoreszenztechnik zur Anwendung kommt [29, 36]. Immunfluoreszenzmethoden sind serologische Identifizierungsverfahren, die sowohl zur Erkennung und Lokalisierung von Erregern im klinischen Untersuchungsmaterial als auch zur Identifizierung oder Typisierung von Reinkulturen eingesetzt werden können. Für die Aktinomyzeten-Diagnostik wurden inzwischen direkte [36] und indirekte [29] Modifikationen dieser Technik entwickelt und mit gutem Erfolg routinemäßig angewandt. Einer stärkeren Verbreitung dieser zeitsparenden und leistungsfähigen diagnostischen Methoden steht allerdings entgegen, daß die erforderlichen spezifischen Antiseren bisher nicht kommerziell erhältlich sind.

Eine zweite Möglichkeit zur mikroskopischen Schnelldiagnose einer Aktinomykose ergibt sich, wenn Drusen vorhanden sind. Diese charakteristischen Gebilde sind zwar für die Krankheit pathognomonisch, ihr Fehlen schließt jedoch eine Aktinomykose keineswegs aus. Drusen bestehen aus einem Konglomerat intravital gebildeter, myzelialer Aktinomyzeten-Kolonien, die von den verschiedenen Begleitbakterien durchsetzt sind und von einem Leukozytenwall umschlossen werden. Obwohl sie mit bloßem Auge leicht sichtbar sind – manchmal sieht Aktinomykose-Eiter wie Grießsuppe aus –, sind sie makroskopisch nicht sicher von nekrotischen Gewebsbröckeln oder Nestern anderer fädiger Mikroorganismen abzugrenzen [28]. Zuverlässiger wird die Diagnose „Strahlenpilzdruse", wenn man verdächtige Partikel in 1%ige Methylenblaulösung einbettet und unter leicht angedrücktem Deckglas bei schwacher Vergrößerung mikroskopiert. Dabei erkennt man deutlich die charakteristische blumenkohlartige Struktur der Körnchen (Abb. 15.12).

Endgültig abgesichert wird das Vorliegen einer Druse durch die Betrachtung eines nach Gram gefärbten Quetschpräparates bei 800–1000facher Vergrößerung. Im positiven Falle zeigt ein solches Präparat die folgenden charakteristischen Komponenten: Grampositive, gewellte, verzweigte Stäbchen und Fäden, die teils einzeln, teils in Nestern gelagert sind und die das morphologische Korrelat des ursächlichen Aktinomyzeten darstellen; verschiedenartige grampositive und gramnegative, kugel- und stäbchenförmige Bakterien als Hinweis auf das Vorhandensein der Begleitflora; teils intakte, teils zerfallene neutrophile Granulozyten.

In vielen Fällen, insbesondere bei Fehlen von Drusen, ist jedoch die Anzüchtung und Identifizierung der ursächlichen Aktinomyzeten der einzige Weg, eine Aktinomykose zweifelsfrei zu diagnostizieren. Die Kultivierung der Erreger ist allerdings relativ schwierig und erfordert den Einsatz von hochwertiger Nährmedien (z. B. CC-Medium nach Heinrich und Korth 1967 oder Brain-Heart-Infusion-Agar) sowie anaerobe bis semianaerobe Kulturbedingungen. Zur Schaffung der sauerstoffarmen, kohlendioxidangereicherten Vermehrungsatmosphäre hat sich, wenigstens in Deutschland, das Fortner-Verfahren [12] besonders bewährt, denn es erlaubt, die wachsenden Kulturen ohne Störung des anaeroben Milieus immer wieder makroskopisch und mikroskopisch (bei Verwendung durchsichtiger Nährmedien) zu begutachten. Letzteres ist deshalb von großer praktischer Bedeutung, weil die pathogenen Aktinomyzeten oft erst nach 2–3 Wochen Bebrütungszeit bei 37 °C makroskopisch erkennbare Kolonien bilden. Demgegenüber lassen sich ihre typischen „spinnenförmigen" Mikrokolonien häufig schon nach 48 h bei schwacher Vergrößerung unter dem Mikroskop erkennen (Abb. 15.13).

Die endgültige Identifizierung angezüchteter Aktinomyzeten, die zur Abgrenzung von Kontaminanten und damit zur endgültigen Sicherung der Diagnose wichtig ist, kann sowohl fluoreszenzserologisch als

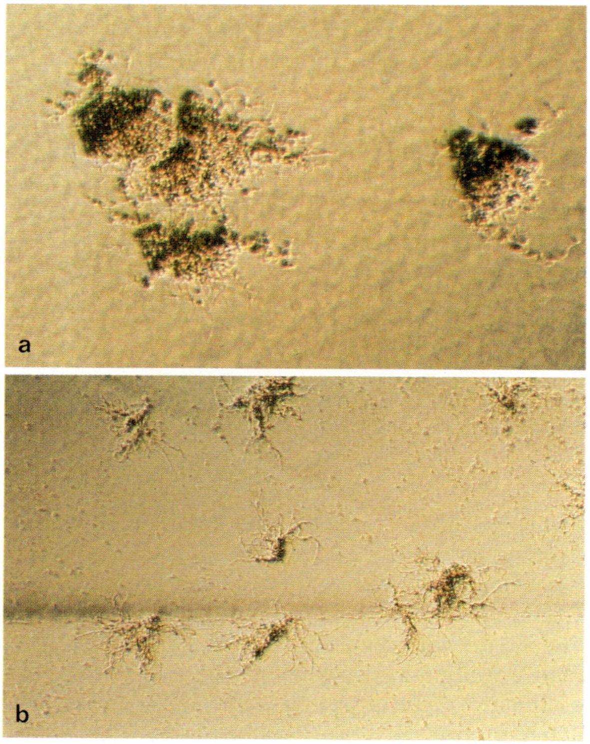

Abb. 15.13 a, b. Mikrokolonien von *Actinomyces israelii.* **a** Servovar 1. **b** Servovar 2, Bebrütung 48 h bei 36 °C auf CC-Medium

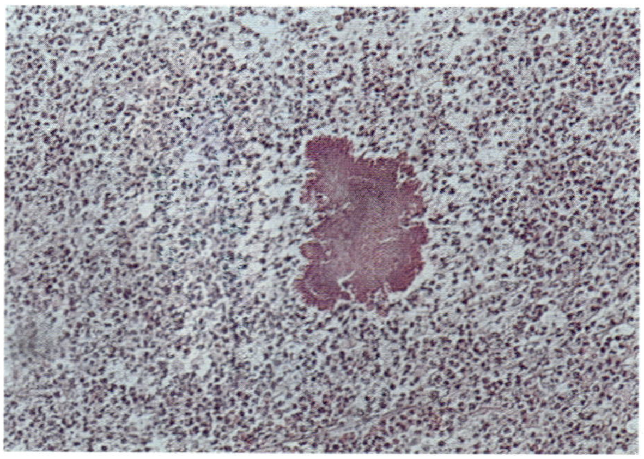

Abb. 15.14. Tumorartige Organmanifestation einer Aktinomykose, Actinomycesdruse in eitriger Einschmelzung

auch mit Hilfe physiologischer, biochemischer und chemotaxonomischer Verfahren erfolgen. Letzteres Vorgehen ist zwar aufwendiger und zeitfordernder als die Immunfluoreszenztechnik, ergibt aber bisher noch zuverlässigere Resultate, da die Antigenstruktur der Aktinomyzeten noch nicht endgültig aufgeklärt ist.

Eine weitere Nachweismöglichkeit stellt schließlich die histologische Untersuchung dar (Abb. 15.14). Intrakutan-Teste und Komplementbindungsreaktionen haben sich für die Diagnostik der Aktinomykose als völlig unbrauchbar erwiesen. Bis heute existiert kein einziges verläßliches serologisches Verfahren zur Diagnosesicherung dieser Krankheit. In den letzten Jahren wurde aber mehrfach aus Schweden von Holmberg et al. [16] über eine modifizierte Immunelektrophoresetechnik berichtet, die möglicherweise diagnostische Bedeutung erlangen kann.

DIFFERENTIALDIAGNOSE

Die Differentialdiagnose der anorektalen Aktinomykose umfaßt insbesondere folgende Krankheitsbilder:

- Tuberkulose (Abb. 15.16),
- Morbus Crohn (Abb. 14.3),
- Divertikulitis,
- Malignome (Abb. 3.13),
- Lues III (perforierende Gummata),
- Lymphogranuloma inguinale (Abb. 15.35),
- Granuloma venereum,
- Hidradenitis suppurativa (Abb. 2.25),
- unspezifischer periproktaler Abszeß,
- Kryptitis,
- Sakraldermoid (Abb. 2.23),
- Amöbiasis - Balantidiose,
- sakrale Osteomyelitis,
- anale Brucellose.

THERAPIE

Neben möglichst radikalen chirurgischen Sanierungsmaßnahmen (Eröffnung von Abszessen, Ausräumung nekrotischen und hypertrophen Gewebes, Drainage usw.) besteht die heutige zur Ausheilung eine Aktinomykose führende Behandlung in einer gezielten, hochdosierten Antibiotikamedikation. Hierbei sollte auch eine Resistenzbestimmung der Begleitflora durchgeführt und therapeutisch berücksichtigt werden [4, 19].

Mittel der Wahl ist heute eine hochdosierte und langfristige Therapie mit Penizillin G (z. B. Penicillin G Grünenthal) als Kurzinfusion von 4 mal tgl. 10 Mio. IE für 4–6 Wochen. Die parenterale Behandlung wird, sofern möglich, mit einer oralen Medikation von 4 mal 1 Mio. IE/Tag über mehrere Monate bis zur völligen Abheilung fortgesetzt [4, 18, 26, 35]. Bei Penizillinallergie können Tetracycline (z. B. Tetracyclin-ratiopharm) oder Erythromycin (z. B. Erythromycin-ratiopharm) 1 g/Tag, aber auch andere gegen grampositive Erreger wirksame Antibiotika, wie Imipenem (z. B. Zienam) 3- bis 4 mal tgl.

500 mg i. v., mit gutem Erfolg eingesetzt werden [18, 26].

PROGNOSE

Die Prognose war vor der Antibiotikaära sehr schlecht. 60–70 % aller an einer fortgeschrittenen Aktinomykose erkrankten Patienten starben [27]. Heute sind alle früh diagnostizierten Fälle prognostisch als uneingeschränkt günstig zu bewerten. Lebensbedrohliche Komplikationen oder gar Todesfälle kommen heute bei angemessener Nutzung aller therapeutischer Möglichkeiten kaum noch vor [14]. Um allerdings auch funktionell oder kosmetisch störende Defektheilungen zu verhüten, ist eine möglichst frühzeitige und exakte Diagnosestellung Voraussetzung.

Literatur

1. Anscombe AR (1954) Perianal actinomycosis complication pilonidal sinus. Br J Surg 170: 666
2. Bensaude R (1939) Maladies de l'intestin: L'actinomycose anorectale primitive. Masson, Paris, p 354
3. Bernardi RS (1979) Abdominal actinomycosis. Surg Gyn Obstet 149: 257
4. Braun-Falco O, Plewig G, Wolff HH (1996) Dermatologie und Venerologie, 4. Aufl. Springer, Berlin Heidelberg New York Tokyo
5. Brewer HS (1974) Primary anorectal actinomycosis. JAMA 228: 1397
6. Brogden JC (1922) Actinomycosis of the gastro-intestinal tract. J Lab Clin Med 8: 180
7. Buchanan BB, Pine L (1962) Characterization of a propionic acid producing actinomycete. Actinomyces propionicus Sp nov. J Gen Microbiol 28: 305
8. Cirillo-Hyland V, Herzberg A (1993) Cervicofacial actinomycosis resembling a ruptured cyst. J Am Acad Dermatol 29: 308
9. Cope Z (1949) Actinomycosis involving the colon and rectum. J Int Coll Surg 12: 401
10. Domellof L (1974) Local perineal actinomycosis. Acta Paediatr Scand 63: 450
11. Feifel G (1974) Chirurgische Aspekte zur Diagnostik und Therapie der Actinomycose. Dtsch Med Wochenschr 19: 1016
12. Fortner J (1928) Ein einfaches Plattenverfahren zur Züchtung strenger Anaerobier. Zentralbl Bakt, I. Abt Orig 108: 155
13. Fry GA (1965) Primary actinomycosis of the rectum with multiple perianal and perineal fistulae. Mayo Clin Proc 40: 296
14. Guicry DJ (1971) Actinomycosis. In: Nehlinger E (Hrsg) Handbuch der speziellen pathologischen Anatomie und Histologie, Bd III/5, Springer, Berlin Heidelberg New York, S 1019
15. Heinrich S, Korth H (1967) Zur Nährbodenfrage in der Routinediagnostik der Aktinomykose: Ersatz unsicherer biologischer Substrate durch ein standardisiertes Medium. In: Heite HJ (Hrsg) Krankheiten durch Aktinomyzeten und verwandte Erreger. Springer, Berlin Heidelberg New York
16. Holmberg K (1981) Immunodiagnosis of human actinomycoses. Zentralbl Bakt [Suppl] 11: S 259–261
17. Holmberg K (1987) Diagnostic methods for human actinomycosis. Microbiol Sci 4: 72–78
18. Krull G, Djawari D (1996) Aktinomykose mit pulmonalem, pleuralem und abdominellem Befall. Aktuel Dermatol 22: 17–19
19. Lentze F (1967) Die Aktinomykose und ihre Mikrobiologie. In: Heite HJ (Hrsg) Krankheiten durch Aktinomyzeten und verwandte Erreger. Springer, Berlin Heidelberg New York
20. Lentze F (1969) Die Aktinomykose und die Nocardiosen. In: Grumbach A, Bonin O (Hrsg) Die Infektionskrankheiten des Menschen und ihre Erreger, 2. Aufl. Thieme, Stuttgart
21. Minsker OB (1974) Actinomycosis as a complication of anatomical anomalies. Mykosen 17: 289
22. Mohr JA (1970) Actinomycosis treated with Lincomycin. JAMA 212: 2260
23. Mothes W, Wiedersberg H (1984) Aktinomykose im Kindesalter. Zentralbl Chir 109: 263–269
24. Niederau W et al. (1982) Zur Antibiotikabehandlung der menschlichen Aktinomykosen. Dtsch Med Wochenschr 34: 1279–1282
25. Okano M (1989) Primary cutaneous actinomycosis of the extremities: a report from Japan. Cutis 44: 231–233
26. Orfanos CE, Garbe C (1995) Therapie der Hautkrankheiten. Springer, Berlin Heidelberg New York
27. Poppel van HP, Christiaens MR (1981) Die anale Aktinomykose. coloproctology 5: 322–326
28. Schaal KP (1979) Die Aktinomykose des Menschen – Diagnose und Therapie. Dtsch Ärztebl 31: 1997–2006
29. Schaal KP, Pulverer G (1981) The Genera Actinomyces, Agromyces, Arachnia, Bacterionema, and Rothia. In: Starr MP et al. (eds) The Procaryotes. A handbook on habitats, isolation, and identification of bacteria. Springer, Berlin Heidelberg New York
30. Schaal KP, Schofield GM (1981) Current ideas on the axonomic status of the actinomycetaceae. Zentralbl Bakt [Suppl] 11
31. Schaal KP (1981) Bei progredienter Aktinomykose ist Kombinationstherapie optimal. Ärztl Praxis 89: 3281
32. Schaal KP (1981) Actinomycoses. Rev Institut Pasteur de Lyon 1: 279–288
33. Schaal KP (1981) Taxonomy of Actinomycetaceae. Rev Institut Pasteur de Lyon 1: 27–39
34. Schaal KP (1982) Epidemiologie und Therapie von Anaerobierinfektionen. Therapiewoche 32: 2023–2035
35. Sima J, Ströhmann G (1992) Aktinomykose auf Abwegen. Medizin aktuell 10: 19–20
36. Slack JM, Gerencser MA (1975) Actinomyces, filamentous bacteria. Burgess, Minneapolis, USA
37. Stein E (1984) Aktinomykosen. Allgemeinmed 8: 351–356
38. Stein E, Schaal KP (1984) Die Aktinomykosen – Das Krankheitsbild aus heutiger Sicht – Zentralbl Haut- und Geschlechtskrankh 3: 183–187
39. Swinton MW (1964) Actinomycosis – A rare cause of fistula-in-ano. Dis Col Rectum 7: 315
40. Wangensteen OH (1949) The role of surgery in the treatment of actinomycosis. Ann Surg 104: 752
41. Weber G, Galli K (1983) Tumorartige Organmanifestationen einer Aktinomykose. Der Hautarzt 34: 92–95
42. Weese WC (1975) A study of 57 cases of Actinomycosis over a 36 year period. Arch Intern Med 135: 1562

15.6 Tuberkulose

Die Erkrankungshäufigkeit an Tuberkulose hatte seit Einführung der Tuberkulostatika und dank verbesserter Prophylaxe abgenommen. Diese *meldepflichtige* Infektionskrankheit spielte deshalb bei differentialdiagnostischen Überlegungen eine immer, geringere Rolle, bis wir in jüngster Zeit im Zusammenhang mit den opportunistischen Infektionen bei Aids (S. 457 ff.) und anderen schweren Immundefekten auch wieder vermehrt mit der Tuberkulose und anderen Mykobakteriosen konfrontiert wurden. Das Auftreten multipler Resistenzen bei Erkrankten gegen Tuberkulostatika und die sozioökonomischen Verhältnisse, nicht zuletzt in den Ländern der Dritten Welt, sind hierfür mit verantwortlich. Auch heute ist die Tuberkulose als weltweit verbreitete Infektionskrankheit, bei erneut zunehmender Morbidität, von nicht zu unterschätzender Bedeutung [3, 25, 32]. An Darmtuberkulose sollte wieder verstärkt gedacht werden, die bisher häufig erst in weit fortgeschrittenem Stadium entdeckt wird.

Der typische menschliche Tuberkuloseerreger ist *Mycobacterium tuberculosis,* ein säurefestes, stäbchenförmiges, unbewegliches, weder Sporen noch Schleimkapseln bildendes Bakterium. Ein weiterer klassischer Tuberkuloseerreger ist *Mycobacterium bovis,* der Erreger der Rindertuberkulose, der auch relativ leicht auf den Menschen übertragbar ist. Darüber hinaus gewinnen weitere Mycobacterium-Spezies (sog. atypische Mykobakterien, wie z. B. *M. avium, M. kansasii, M. fortuitum* u. a.) zunehmende Bedeutung als opportunistische menschliche Krankheitserreger (Mykobakteriosen). In Asien, Afrika und Mittel- und Südamerika stellt schließlich noch der Aussatz *(M. leprae)* mit geschätzten 12 Millionen Kranken ein großes medizinisches und soziales Problem dar.

Bei Vorliegen einer intestinalen Tuberkulose findet sich als Erreger in der Mehrzahl der Fälle das heute relativ selten gewordene *Mycobacterium bovis.*

ÄTIOLOGIE UND EPIDEMIOLOGIE

Trotz verbesserter Hygiene- und Therapiemöglichkeiten kommt der intestinalen Tuberkulose weltweit gesehen noch immer Bedeutung zu. Dies gilt insbesondere für die Slums der Großstädte in Afrika und Indien sowie im Nahen und Fernen Osten [5].

Die *Infektion* erfolgt meist durch Verschlucken tuberkulösen Sputums bei Bestehen einer aktiven Lungen-Tbc oder durch Trinken kontaminierter Milch tuberkulöser Kühe. Letztere Möglichkeit ist jedoch bei uns infolge moderner Milchverarbeitung und Tierüberwachung heute nahezu ausgeschlossen.

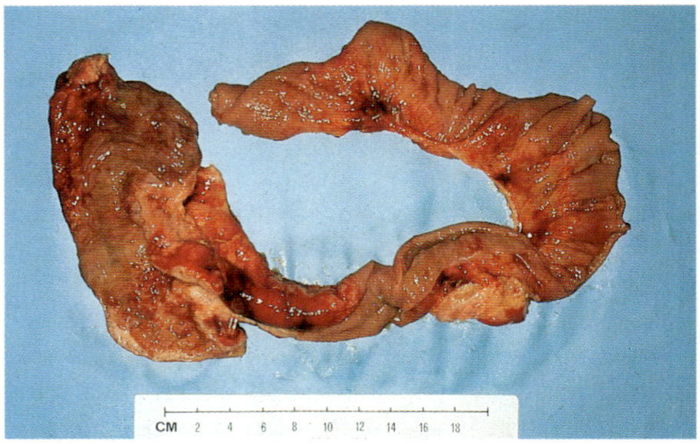

Abb. 15.15. Resektionspräparat einer ileozökalen Tuberkulose: Striktur im Bereich des terminalen Ileums

Als weitere Ausbreitungsmöglichkeit kommt die ebenfalls seltene [14] hämatogene Dissemination in Betracht, wobei es zu miliaren Läsionen gleichzeitig auch in anderen Organen kommt.

Schließlich kann eine direkte Inokulation von Mykobakterien durch Mangel an Körperhygiene (Autoinokulation) oder durch Analverkehr zu tuberkulösen Anorektal-Läsionen führen.

KLINIK

Klinisch läßt sich eine exsudativ-ulzeröse, eine produktiv-hypertrophische und eine gemischt ulzerierend-hypertrophe Erscheinungsform unterscheiden. Heute weiß man allerdings, daß es sich bei diesen Formen nur um verschiedene Stadien derselben Erkrankung handelt [16, 17, 25, 26].

Grundsätzlich kann jeder Abschnitt des Dick- und Dünndarmes befallen werden. Unabhängig davon, ob es sich um eine primär oder sekundär entstandene intestinale Tuberkulose handelt, treten 85 % der Läsionen im Ileozökalbereich auf [11, 12, 17, 23] (Abb. 15.15). In der Reihenfolge der Häufigkeit findet sich die Infektion auch im Ileum, Kolon, Jejunum, Appendix, Rektum, Magen und im Bereich der Flexura lienalis [15, 23].

Bei der am häufigsten vorkommenden *exsudativ-ulzerösen* Form, die durch Ausbildung von torpiden und schmerzlosen Geschwüren und Fisteln gekennzeichnet ist, steht die Absonderung von dickrahmigem Eiter und ggf. Blut im Vordergrund, was wiederum sekundär nicht selten zum Beschwerdebild eines toxischen Perianalekzems führt.

Demgegenüber kommt es bei der *produktiv-hypertrophischen* Form zunehmend zu Stenosesymptomen, wobei die Abgrenzung zu einem Darmkarzi-

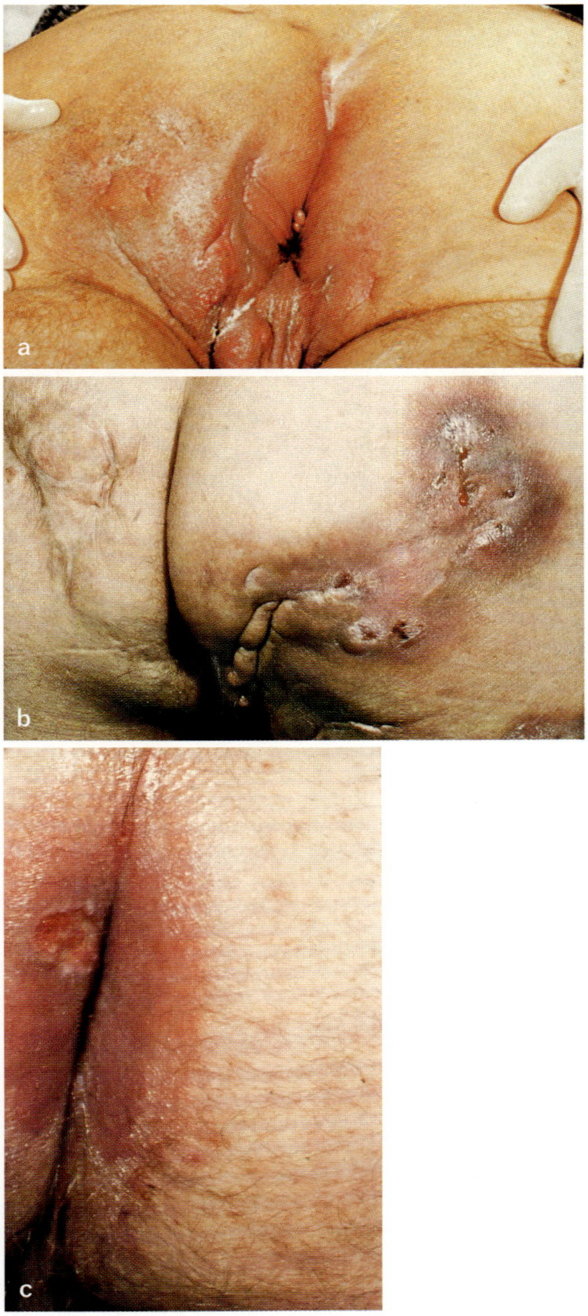

Abb. 15.16 a–c. Tuberculosis subcutanea fistulosa, Erregernachweis, Abheilung unter Chemotherapie

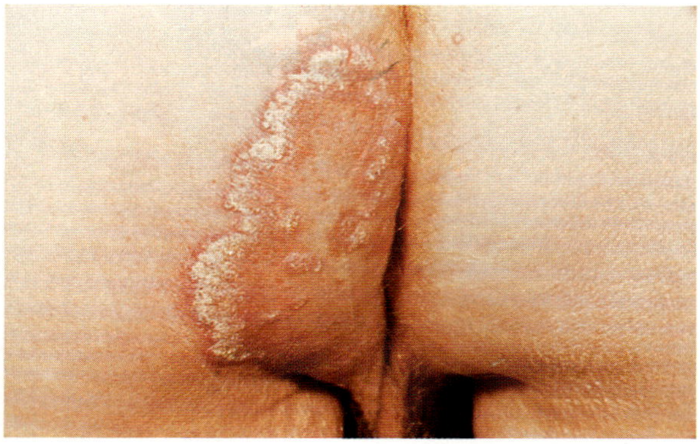

Abb. 15.17. Tuberculosis cutis luposa. Mycobacterium tuberculosis, Abheilung unter Neoteben

nom naturgemäß schwierig ist. Hinzu kommt eine auffällige Koinzidenz zwischen Tuberkulose des Dickdarms und Karzinomen [18, 28]. In derartigen Fällen entwickelt sich im Verlaufe des Prozesses ein tuberkulöser, i. d. R. durch die Bauchdecken tastbarer, meist sehr druckschmerzhafter Tumor mit hökkeriger Oberfläche, vorwiegend im rechten unteren Quadranten [5]. Bei Fortschreiten des Prozesses und Übergreifen auf das Bauchfell kann es schließlich zur Ausbildung eines Aszites kommen.

Die *Symptomatologie* der Dickdarmtuberkulose ist weitgehend uncharakteristisch.

Im Vordergrund der oft lange Zeit verhältnismäßig geringen klinischen Erscheinungen stehen mehr oder weniger ausgeprägte Dauerschmerzen, meist im Ileozökalbereich, gehäufte, gelegentlich blutig-eitrige Durchfälle im Wechsel mit Obstipation, Meteorismus, anfangs geringe, später leicht erhöhte Temperatur, Nachtschweiß und Gewichtsverlust.

Auch die häufigste, ausgesprochen chronisch verlaufende, nichtkontagiöse Form der Hauttuberkulose, die Tuberculosis cutis luposa (Lupus vulgaris), ist heute nur noch selten anzutreffen. Bei schwereren Formen können ausgedehnte Ulzerationen, Narbenbildungen und die gelegentliche Ausbildung eines Plattenepithelkarzinoms die Folge sein.

Aufgrund des variablen klinischen Erscheinungsbildes (Abb. 15.18) kann der Lupus vulgaris besonders in fortgeschritteneren Stadien zahlreiche andere Krankheitsbilder vortäuschen.

DIAGNOSE

Die Diagnosestellung einer isolierten Darmtuberkulose kann schwierig sein.

Verdächtig sind therapieresistente Darmbeschwerden mit spezifischer Lungenanamnese oder gleichzeitiger pulmonaler Symptomatik, langdauernde abdominale Beschwerden mit Gewichtsverlust auch ohne Durchfall oder Fieber, endoskopische oder histologische Befunde, die für das Vorliegen eines Colon-Karzinoms, insbesondere aber eines Morbus Crohn nicht ganz typisch sind, oder auch ein rasches Rezidiv von chirurgisch einwandfrei behandelten Fisteln.

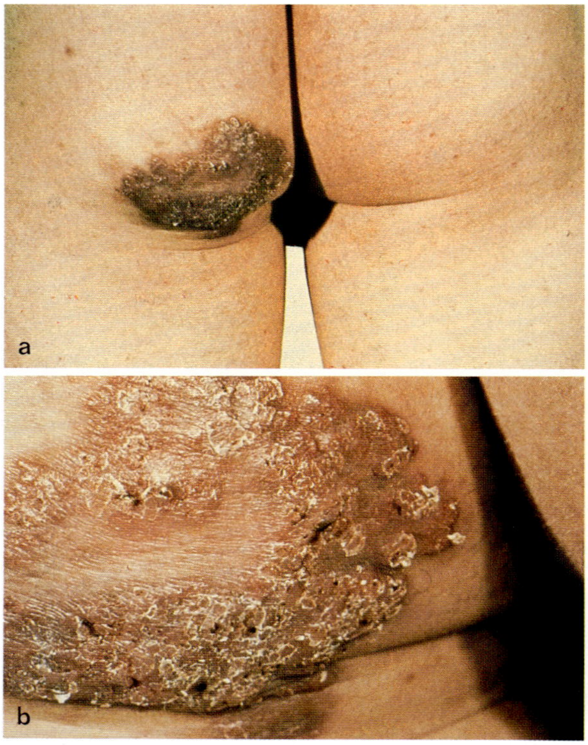

Abb. 15.18. **a** Tuberculosis cutis luposa im Perianalbereich. **b** Stärkere Vergrößerung aus **a**

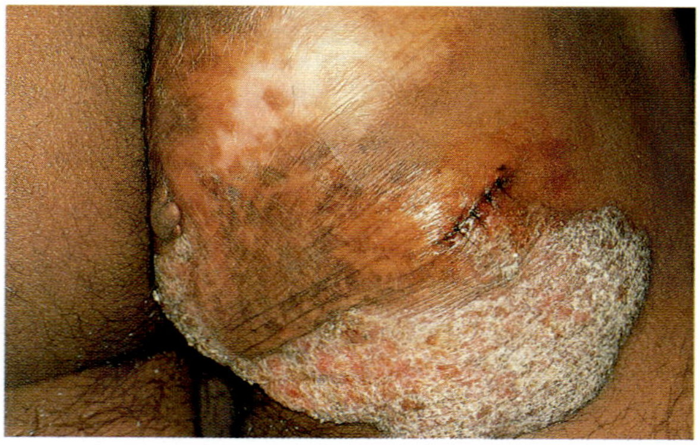

Abb. 15.19. Tuberculosis cutis verrucosa [7]. Scharf begrenztes, infiltriertes, grau-rötliches Hautareal von granulomatösem Charakter mit festhaftender weißlicher Schuppung und zahlreichen Rhagaden, kranial eine ca. handtellergroße, de- und hyperpigmentierte atrophische Narbenplatte

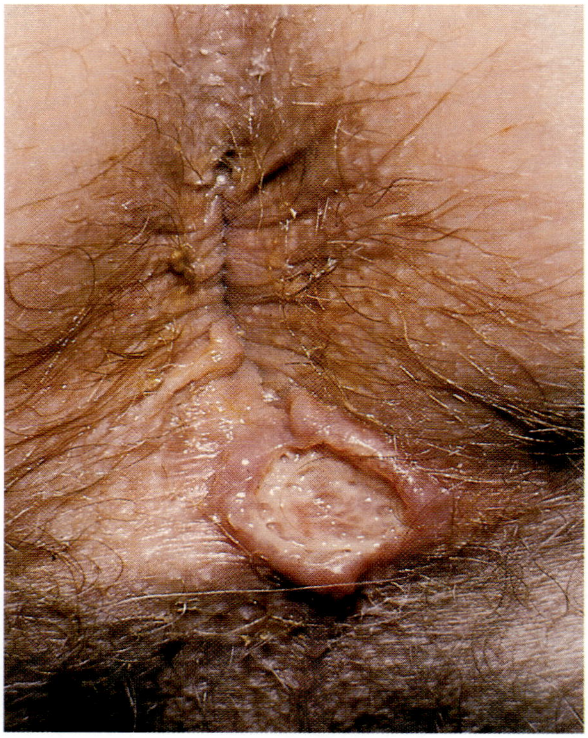

Abb. 15.20. Tuberculosis miliaris ulcerosa cutis. Seit 2 Monaten schmerzhafter Knoten perianal, der unter Bildung eines derben Randwalles ulzerierte. Wechsel von Diarrhöen und Obstipation. Gewichtsverlust, unproduktiver Husten. Röntgenthorax: interstitielle Zeichnungsvermehrung und fein- bis mittelfleckige Infiltrate i. S. einer produktiven Lugentuberkulose. Im Sputum Nachweis von säurefesten Stäbchen. Rasche Abheilung des perianalen Befundes unter tuberkulostatischer Therapie in einer Lungenfachklinik

Das zur Abklärung einer fraglichen Darmtuberkulose in Betracht kommende Diagnostikprogramm umfaßt folgende Schritte:

- Vergleich aller bereits vorliegender Thorax-Röntgenbilder usw.
- Tuberkulin-Test (Perkutan-Test: „Moro"- oder Pflaster-Test, i. c.-Injektion: „Mendel-Mantoux", Tine-Test: Nadel-Stempel, Multipunkt-Test) [13].
- Stuhl- (ggf. Sputum-, Magen- und Urin-) Untersuchung auf Mykobakterien und Blut.
- Blutbild.
- Endoskopie mit Gewinnung von Biopsiematerial zur histologischen Untersuchung.
- Histologischer und kultureller Erregernachweis.

Die einzigen sicheren Nachweismethoden einer Darmtuberkulose stellen der kulturelle Erregernachweis aus den Absonderungen, der – allerdings nicht immer mögliche – histologische Nachweis

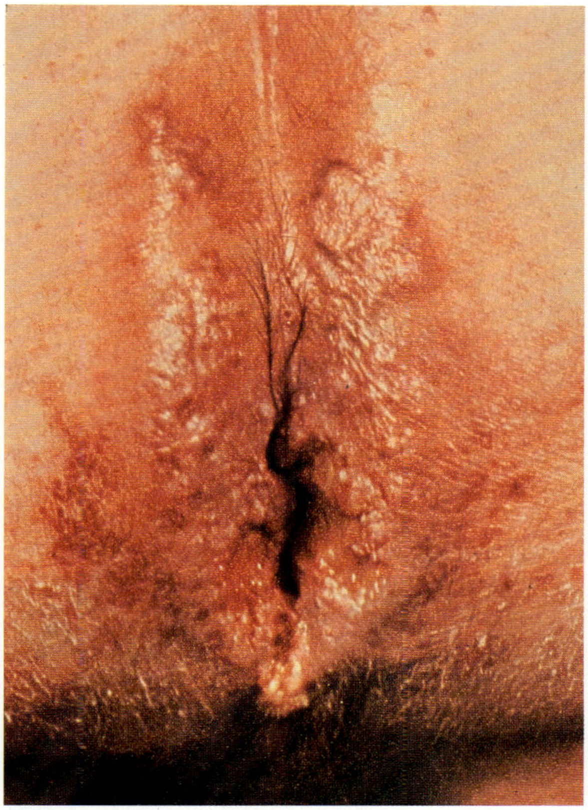

Abb. 15.21. Ulzero-nodöse Hauttuberkulose

von Verkäsung und schließlich der ebenfalls histologische Nachweis des Erregers in endoskopisch oder durch Laparotomie gewonnenem bioptischem Material dar. Neben der orientierenden mikroskopischen Untersuchung (Anreicherungsverfahren, Ziehl-Neelsen-Färbung, Färbung mit Fluorochromen) sind heute vor allem die Kulturverfahren zum Nachweis des Tbc-Erregers (Löwenstein-Jensen-Medium, Tarshis-Medium, modifiziert nach Kielwein, Middlebrook 7 H 10 Agar mit OADC-Anreicherungslösung o. a.) bedeutsam.

Beim kulturellen Erregernachweis liegt die untere Nachweisgrenze im günstigsten Fall bei 30 Bakterien/ml. Es ist hierbei möglich, die verschiedenen Mycobacterium-Spezies sicher zu unterscheiden sowie Resistenzbestimmungen durchzuführen. Aufgrund des langsamen Wachstums der Tb-Bakterien darf eine konventionelle Kultur erst nach 8 Wochen als negativ abgeschlossen werden. Die Ablesung der beimpften Nährböden erfolgt erstmals nach 5–7 Tagen zur Erfassung der schnellwachsenden „atypischen" Mykobakterien, dann in wöchentlichen Intervallen. Ein positiver Befund liegt nur selten vor dem Ende der 2. Woche nach Beimpfung der Kulturmedien vor, es sei denn, moderne Anreicherungskulturen mit radiometrischer Auswertung oder die Polymerase-Ketten-Reaktion (PCR), ein direkter Nachweis der genetischen Informationen von Mykobakterien, kommen zur Anwendung [2, 3, 13, 20, 30, 32].

Der Tuberkulose-Tierversuch an Meerschweinchen wird heute nur mehr in den Fällen zusätzlich zur Kultur angewandt, wenn es sich um Untersuchungsmaterial handelt, das nicht mehr oder nur unter großem Aufwand bzw. Risiko für den Patienten wiedergewonnen werden könnte, wenn das Untersuchungsgut erfahrungsgemäß sehr keimarm ist und wenn trotz negativer Kulturergebnisse das klinische Bild für eine Tuberkulose spricht [20].

Wie das Vorliegen einer Lungentuberkulose oder ein positiver Tuberkulintest, so sind auch eine positive Benzidinprobe oder der Nachweis von Tuberkelbazillen im Stuhl zwar wichtige Hinweise, jedoch keine spezifischen Beweise für das Vorliegen einer Darmtuberkulose, da Mykobakterien beispielsweise auch aus der Lunge stammen können und als Ursache von Blutspuren im Stuhl bekanntlich eine ganze Reihe weiterer Darmkrankheiten in Betracht kommen.

Eine weitere, ebenfalls jedoch unspezifische Diagnostikhilfe stellt das Blutbild dar. Es ist bei Vorliegen einer Darmtuberkulose gekennzeichnet durch eine Leukozytose mit hochgradig toxischer Granulierung der Segmentkernigen und Linksverschiebung, wie dies bei ausgeprägten kavernösen Lungenprozessen mit Mischinfektionen zu beobachten ist [22].

Auch die Röntgenuntersuchung bietet bei Vorliegen einer Ileozökal-Tuberkulose charakteristische, jedoch nicht beweisende Veränderungen: Das stenosierte Segment ist oft abnorm kurz. Das betroffene Zökum erscheint stark deformiert und wird nicht gefüllt („Stierlin-Symptom"). Weiterhin typisch, jedoch nicht obligatorisch sind im Röntgenbild die „vernarbten und entfärbten Areale".

Bei der endoskopischen Untersuchung (Abb. 15.22) finden sich bei der ileozökalen Tuberkulose makroskopisch ggf. völlig identische Befunde, wie sie bei Vorliegen eines Morbus Crohn zu erwarten sind: Verschieden große, runde oder ovale Ulzera mit z. T. unterminierten, unregelmäßig verdickten und geröteten Rändern. In chronisch hyperplastischen Fällen ist die Wand des meist mehr oder weniger eingeengten Kolons im betroffenen Segment verdickt, starr und zeigt in der Submukosa Fibrose und Verkäsung. Die Verkäsung ist bei intestinalen Läsionen nicht immer vorhanden, kann jedoch in den mesenterialen Lymphknoten zu finden sein. Daher ist eine sorgfältige Untersuchung der Lymphknoten von Bedeutung [5].

Auch histologisch sind die Veränderungen, wenn überhaupt, so oft nur schwer von denen eines Mor-

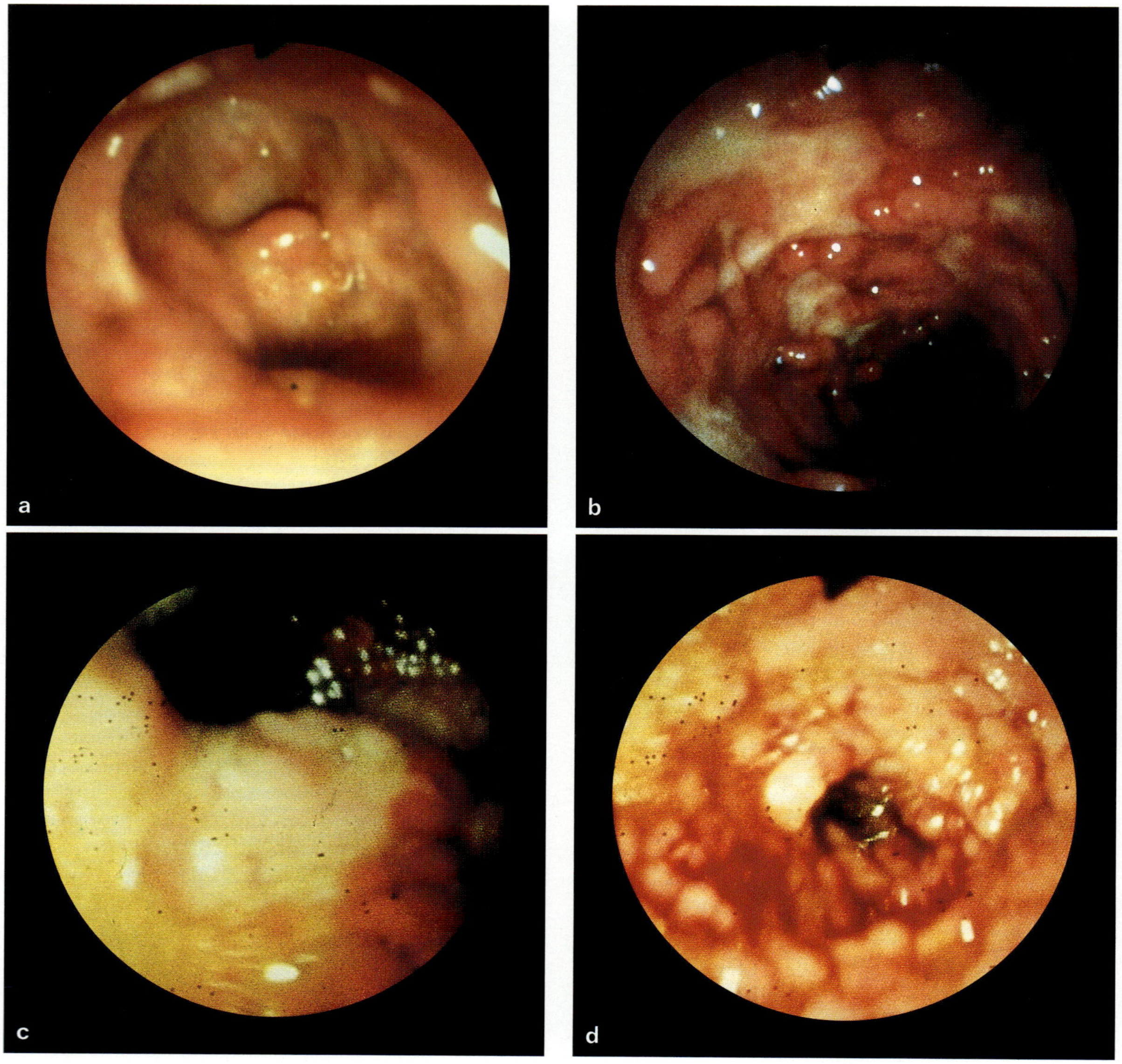

Abb. 15.22. **a** Produktiv-hypertrophische Tuberkulose im Zoecum-Bereich. Polypöse, noduläre Schleimhautveränderungen infolge chronisch entzündlicher Vorgänge. **b** Ulzerierend-hypertrophe Tuberkulose im Zoecum. Unregelmäßige, flache Ulzera in einer hyperämischen, polypoidartig veränderten Mukosa. **c** Die Koloskopie zeigt ein ulzerös polypoid verändertes Areal. **d** Ausgedehnte noduläre Veränderungen

bus Crohn zu differenzieren [12, 17, 27]. In beiden Fällen finden sich epitheloidzellige Granulome mit Langhans-Riesenzellen, die bei der Tuberkulose mit einer im Zentrum gelegenen käsigen Nekrose einhergehen (Abb. 15.23).

Die histologische Diagnose einer Darmtuberkulose kann außerordentlich schwierig sein, wenn die Patienten präoperativ tuberkulostatisch behandelt wurden, da dann häufig die Kulturen negativ sind und weder im Darmgewebe noch in den mesenterialen Lymphknoten Verkäsungen zu finden sind [6, 24].

DIFFERENTIALDIAGNOSE

Die Differentialdiagnose der Darmtuberkulose umfaßt insbesondere Morbus Crohn, Colitis ulcerosa, Karzinom, Aktinomykose, Yersiniose und Appendizitis.

Bei Befall des Anal- und/oder Perianalbereiches ist neben analen Komplikationen eines Morbus Crohn (Abb. 14.3) und einem Karzinom (Abb. 3.13) vorwiegend an Amöbiasis, Fremdkörpergranulome, Lymphogranulomatosis inguinalis (Abb. 15.35), Morbus Behçet (Abb. 2.66), Keratoakanthom, Morbus Bowen

Tabelle 15.1. Basistherapeutika der Tuberkulosetherapie [2, 8, 25, 29, 32]

Medikament	Einzeltagesdosis pro kg KG, Tageshöchstdosis	Mögliche Nebenwirkungen betreffen
1. Rifampicin (RMP)	10 mg, max. 750 mg	Leberfunktion, Magen, selten: Immunsystem
2. Isoniazid (INH)	5(–7) mg, max. 500 mg	Leberfunktion, ZNS, Haut, Blut
3. Pyrazinamid (PZA)	30–35 mg, max. 2500 mg	Harnsäureausscheidung, Leberfunktion, Magen
4. Streptomycin (SM)	15 mg, max. 1000 mg	N. acusticus, Nierenfunktion
5. Ethambutol (EMB)	20–25 mg, max. 2000 mg	N. opticus

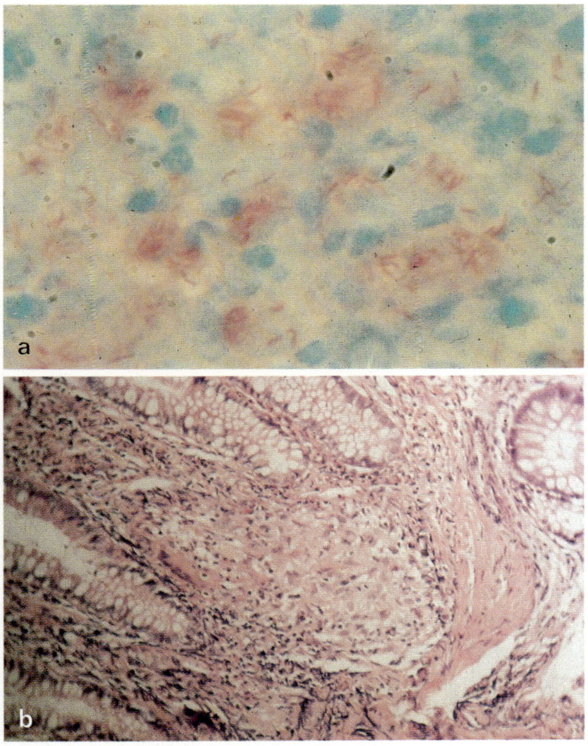

Abb. 15.23 a, b. Ileozökaltuberkulose. **a** Zahlreiche, säurefeste Tuberkelbakterien, nachgewiesen durch die Ziehl-Neelsen-Färbung. **b** Epitheloidzelliges, zentral kaum verkäsendes Granulom unter Einschluß Langhansscher Riesenzellen. HE-Färbung

(Abb. 2.71), bowenoide Papulose (Abb. 2.69), Morbus Paget (Abb. 2.74), Basaliom (Abb. 3.11), Histiozytosis X (Abb. 2.77, 2.78) sowie Lues I (Abb. 15.26 c) und II (Abb. 15.27) zu denken.

THERAPIE

Vor Einleitung der Chemotherapie ist in jedem Fall der Erregernachweis mit Testung auf mögliche Resistenzeigenschaften anzustreben [3, 32]. Die Behandlung einer Darm- ebenso wie die einer Hauttuberkulose entspricht der heute üblichen Chemotherapie der Tuberkulose. Sie besteht, um eine Resistenzentwicklung der Bakterien zu vermeiden, aus der mindestens Drei- besser jedoch Vierfachtherapie mit den verschiedenen in Tabelle 15.1 aufgeführten Tuberkulostatika über einen Zeitraum von 6–12 Monaten [2, 3, 25, 32].

Eine für die initiale Behandlung empfohlene „Viererkombination", besteht z. B. in der täglichen Gabe von INH (z. B. Isozid 5–7 mg/kg KG/Tag), Rifampicin (z. B. Rimactan 10 mg/kg KG/Tag), Pyrazinamid (z. B. Pyrafat 30 mg/kg KG/Tag), Ethambutol (z. B. Myambutol 25 mg/kg KG/Tag) oder Streptomycin (z. B. Streptomycin-Hefa 15 mg/kg KG/Tag) während der ersten 2 Monate.

Nach eingetretener Besserung des Krankheitsbildes kann, allerdings unter fortlaufender Kontrolle des Resistenzverhaltens der Erreger, in eine „Zweierkombination" übergegangen werden. Empfohlen wird INH und Rifampicin mind. 7 weitere Monate (Neunmonatsregime) ggf. auch länger jeweils täglich oder 2- bis 3mal pro Woche zu verabreichen [2, 3, 32].

Literatur

1. Anand SS (1956) Hypertrophic ileocaecal tuberculosis in India with a record of 50 hemicolectomies. Ann R Coll Surg Engl 19: 205–222
2. Braun-Falco O, Plewig G, Wolff HH (1996) Dermatologie und Venerologie, 4. Aufl. Springer, Berlin Heidelberg New York
3. Brede HD (1994) Tuberkulose in Europa 1974 bis 1993: Tb wieder in Differentialdiagnose einbeziehen. Therapiewoche 44/1: 16–22
4. Chawia S, Mukerjee P, Berry K (1971) Segmental tuberculosis of the colon. Clin Radiol 22: 104
5. Daccach AE (1984) Die ileozökale Tuberkulose. coloproctology 6: 349–352
6. Das P, Shukla HS (1975) Abdominal tuberculosis: demonstration of tubercle bacilli in tissues and experimental production of hyperplastic enteric lesions. Br J Surg 62: 610–617
7. Detmar U (1988) Tuberculosis cutis verrucosa. Aktuel Dermatol 14: 186–187
8. Deutsches Zentralkomitee zur Bekämpfung der Tuberkulose: Richtlinien zur Chemotherapie der Tuberkulose. Mainz 1988

9. Deutsches Zentralkomitee zur Bekämpfung der Tuberkulose: Empfehlungen zur BCG-Impfung in der Bundesrepublik Deutschland. Mainz 1993
10. Ferentzi CV, Sieck JO, Ali MA (1988) Colonoscopic diagnosis and medical treatment of ten patients with colonic tuberculosis. Endoscopy 20: 62–65
11. Fraki O, Peltokallio P (1975) Intestinal and peritoneal tuberculosis: report of two cases. Dis Col Rectum 18: 685–693
12. Furtmüller F, Haidinger D (1991) Ileozäkaltuberkulose. Ein seltenes Krankheitsbild. Z Gastroenterol 29: 609–612
13. Gillissen G (1984) Die Familie der Mycobacteriaceae. In: Brandis H, Otte HJ (Hrsg) Lehrbuch der Medizinischen Mikrobiologie. Fischer, Stuttgart New York
14. Goligher JC (1975) Surgery of the anus. Rectum and colon. Ballière Tindall
15. Homan WP, Graafe WR, Dineen P (1977) A 44 year experience with tuberculosis enterocolitis. World J Surg 1: 245–250
16. Hoon JR, Dockerty MB, Pemberton J (1950) Ileocaecal tuberculosis including a comparison of this disease with non-specific regional enterocolitis and non-caseous tuberculated enterocolitis. Int Abst Surg 91: 417–440
17. Johnson WD, Roth JA (1975) Diagnosis and differential diagnosis of chronic ulcerative colitis and Crohn's colitis. In: Kirsner J, Shoater A (eds) Inflammatory bowel disease. Lea & Febiger, Philadelphia, pp 207–208
18. Jordan GL, Erickson EE (1953) Tuberculosis and cancer of the colon. Ann Surg 19: 121
19. Koo J et al. (1982) The value of colonoscopy in the diagnosis of ileocaecal tuberculosis. Endoscopy 14: 48–50
20. Küchler R (1985) Gegenwärtiger Stand der bakteriologischen Tuberkulosediagnostik. Dtsch Ärztebl 10: 658–662
21. Logan VStCC (1969) Anorectal tuberculosis. Proc R Soc Med 62: 1227–1230
22. Mohr W (1982) Darm-Tuberkulose. In: Schwiegk H (Hrsg) Handbuch der inneren Medizin, 3. Bd Teil 4. Springer, Berlin Heidelberg New York, S 741–745
23. Moss JD, Knauer CM (1973) Tuberculous enteritis: a report of three patients. Gastroenterology 65: 959–965
24. Musch E, Tünnerhoff-Mücke A (1995) Tuberkulöse Analfistel bei erworbenem Immundefektsyndrom. Z Gastroenterol 33: 440–444
25. Orfanos CE, Garbe C (1995) Therapie der Hautkrankheiten. Springer, Berlin Heidelberg New York
26. Paustian FF, Monto G (1976) Tuberculosis on the intestines. In: Bockus HL (ed) Gastroenterology, vol 2. Saunders, Philadelphia London Toronto, pp 751–777
27. Price AB, Morson BC (1975) Inflammatory bowel disease. The surgical pathology of Crohn's disease and ulcerative colitis. Hum Pathol 6: 7–29
28. Randell KJ, Spalding JE (1946) Simultaneous carcinoma and tuberculosis of the colon. Br J Surg 33: 372
29. Reimers D (1983) Neueste Fortschritte der Tuberkulose-Therapie. Mk Ärztl Fortb 33: 9–24
30. Rüsch-Gerdes S (1984) Tuberkulose-Diagnostik. Med Prax 79: 55–58
31. Schmidt S, Wiesner B (1994) Die Resistenzentwicklung bei Mykobakterien in einem 12-Jahres-Zeitraum (1982–1993). Pneumologie 48: 673–674
32. Schütt-Gerowitt H (1995) Situation der Tuberkulose 1995. Fortschr Med 113/9: 115–119

15.7 Gonorrhö

Die Gonorrhö, auch bekannt unter dem *Synonym* Tripper, stellt eine weltweit häufig auftretende *meldepflichtige* Geschlechtskrankheit dar.
Während in den industrialisierten Ländern seit Jahren eine Stagnation bei Infektionen von Geschlechtskrankheiten wie Gonorrhö, Lues, Ulcus molle, Lymphogranulomatosis inguinalis, Granuloma inguinale u. a. festzustellen ist, kommt es – wie eine Erhebung der WHO (Tabelle 15.2) zeigt – weltweit zu einem massiven Anstieg der *sexually transmitted diseases* (STD) [24].

Tabelle 15.2. STD[a]-Inzidenz weltweit

	1991 [Mio]	1995 [Mio]
Gonorrhö	25	62
Lues	3,5	12
Trichomonaden	120	170
Chlamydien	50	89
STD insgesamt	> 250	> 333

[a] „Sexually transmitted diseases".

Immer häufiger finden sich Erscheinungen sexuell übertragener Krankheiten an ungewöhnlichen Stellen. Beachtung erfordert hierbei insbesondere die *gonorrhoische Proktitis*, wobei auffällt, daß diese Manifestation bei beiden Geschlechtern etwa gleich häufig auftritt, allerdings mit der Besonderheit, daß es sich bei Männern fast ausschließlich um Homosexuelle handelt. Besonders bei homosexuellen Männern kommt es verhältnismäßig häufig zum gleichzeitigen Vorliegen von Infektionen durch verschiedene Erreger wie *Chlamydia trachomatis, Herpes simplex-Virus, Giardien, Campylobacter* und *Shigellen* („gay-bowel-syndrome", S. 462), was zwangsläufig zur Verwischung der für die Einzelinfektionen u. U. typischen Symptomatologie führt [15].
Nachfolgende Übersicht (s. S. 435) zeigt neben der gonorrhoischen Proktitis weitere bekannte extragenitale Manifestationen der Gonorrhö.

ÄTIOLOGIE UND EPIDEMIOLOGIE

Die Gonorrhö wird nur von Mensch zu Mensch übertragen; die Ansteckung erfolgt fast ausschließlich durch den Geschlechtsverkehr. Nur in seltenen Ausnahmefällen kommt eine mittelbare Übertragung durch feuchte Handtücher, Toiletten usw. vor.

Krankheitsbilder der extragenitalen Gonorrhö. (Nach Gründer [6])

	Benigne Gonokokkensepsis
	Extragenitale Gonorrhömanifestation mit eigenständiger Bedeutung
	a) Anorektale Gonorrhö (Proctitis gonorrhoica)
	b) Oropharyngeale Gonorrhö (Pharyngitis gonorrhoica)
	Extragenitale Komplikationen der Gonorrhö
Fortleitung oder Autoinokulation	a) Regionäre Dermatitis (Erosionen, Ulzera, Abszesse)
	b) Entzündungen im kleinen Becken durch Fortleitung (Douglas-Abszeß)
	c) Perihepatitis acuta gonorrhoica (Fitz-Hugh-Curtis-Syndrom)
	d) Gonorrhoische Blepharokonjunktivitis (Blenorrhö)
	e) Fetaler gonorrhoischer Kopfschwartenabszeß
Hämatogen-septisch oder toxisch	f) Endocarditis gonorrhoica Myocarditis gonorrhoica Pericarditis gonorrhoica
	g) Hepatitis gonorrhoica
	h) Schwere purulente Arthritis gonorrhoica (Monarthritis)
	i) Osteomyelitis gonorrhoica
	k) Meningitis gonorrhoica
	l) Nephritis gonorrhoica

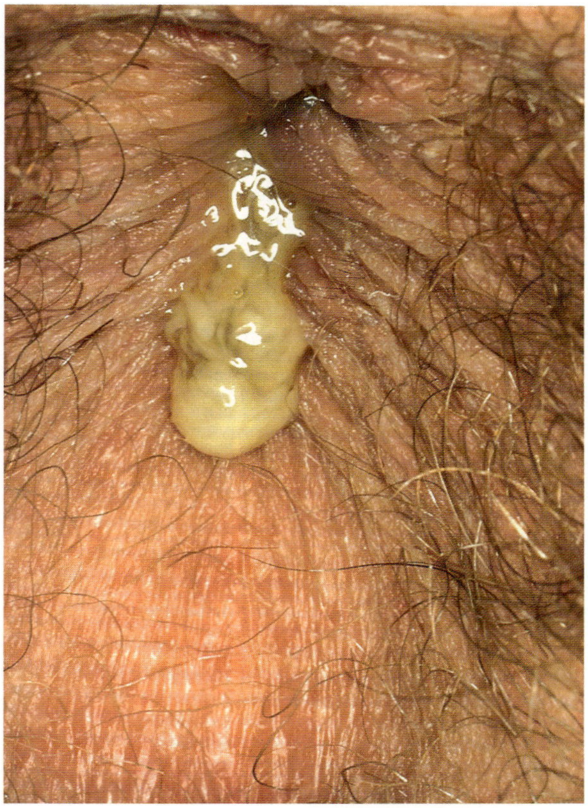

Abb. 15.24. Gonorrhoischer Ausfluß einer subakuten anorektalen Gonorrhö. Im Gegensatz zu dem in Abb. 1.19 d gezeigten Fall, wo ein „rahmig-eitriger" Ausfluß infolge einer unspezifischen Kryptitis mit inkompletter innerer Fistel vorlag, zeigt der hier dargestellte Ausfluß, bei dem im Methylenblau-Präparat Gonokokken nachgewiesen wurden, ein für die Gonorrhö eher atypisches glasig-gallertartiges Aussehen

Als ausgesprochene Schleimhautparasiten vermögen die Gonokokken auch ohne vorhandene Mukosaverletzung sich hier anzusiedeln und zu vermehren. Nach einer *Inkubation* von 2–5 Tagen kommt es zu einer katarrhalischen Entzündung und Bildung von zunächst schleimiger, schließlich eitriger Sekretion, die als rahmig gelbgrünlicher Ausfluß kennzeichnend ist für die akute Gonorrhö (s. u.).
Die Infektion einer anorektalen Gonorrhö erfolgt bei homosexuellen Männern überwiegend durch penoanalen Koitus und ist relativ selten kombiniert mit einem genitalen Befall [13, 19]. Bei heterosexuellen Frauen erfolgt die anorektale Infektion demgegenüber vorwiegend durch Schmierinfektion mit Genitalsekret; die rektale Nachweisrate von *Neisseria gonorrhoeae* bei Frauen hängt jedenfalls direkt von der Dauer einer vorliegenden urogenitalen Gonorrhö ab [9].
Eine isolierte, d.h. primäre Rektalgonorrhö bei Frauen soll nur in etwa 4% der Fälle vorkommen [10].

KLINIK

Das klinische *Erscheinungs-* und *Beschwerdebild* der gonorrhoischen Proktitis ist weitgehend unspezifisch. Die Mehrzahl insbesondere der subakuten und chronischen Fälle verläuft symptomarm bzw. symptomlos [4], worin auch eine der Ursachen für das verhältnismäßig häufige Auftreten dieser Erkrankung zu sehen ist. Die auftretenden Beschwerden hängen u. a. weitgehend vom Sphinktertonus ab. Die für die akute Gonorrhö typische gelblich-rahmige Sekretbildung, die nach Abklingen der akuten Phase quantitativ abnimmt und dünnflüssiger wird (Abb. 15.24), wird bei Vorliegen eines schlaffen Sphinkters den perianalen Bereich mehr beeinträchtigen und entsprechende Symptome verursachen als bei einem erhöhten Tonus, der den „Ausfluß" zurückstaut mit allen hierdurch entste-

henden Folgen, wie Rektitis, Kryptitis und Papillitis (Proktitis), einer entzündlich veränderten und damit verletzlichen Mukosa mit Erosionen und Ulzerationen. Es finden sich Rhagaden, Fissuren und nicht selten als Komplikationen daraus anorektale Fisteln und Strikturen sowie periproktale Abszesse. Bei chronischen Verlaufsformen ist die Inokulation des Warzenvirus erleichtert, wodurch die auffällig hohe Koinzidenz der Gonorrhö mit Condylomata acuminata zu erklären ist.
Die am häufigsten geklagten subjektiven Beschwerden sind demzufolge: Perianaler Pruritus infolge eines toxisch-degenerativen Kontaktekzems, schmerzhafte Defäkation, Tenesmen und Druckgefühl sowie Obstipationen und Diarrhöen. Objektive Zeichen, die der Patient angibt und die den Verdacht auf Vorliegen einer anorektalen Gonorrhö rechtfertigen, sind Schleim- und Blutauflagerungen auf dem Stuhl.
Der *Krankheitsverlauf* einer anorektalen Gonorrhö ist meist nur kurz und eine Spontanheilung die Regel. Wichtig ist jedoch, daß die Gonorrhö andererseits auch eine mehr oder weniger symptomlose Infektionsquelle darstellen kann.

DIAGNOSE

Für die Diagnostik der anorektalen Gonorrhö entscheidend ist die Einbeziehung dieser Diagnose in entsprechende differentialdiagnostische Überlegungen. Ist dieser entscheidende Schritt jedoch getan, so ist es nicht schwer, die Diagnose durch mikroskopischen bzw. kulturellen Erregernachweis zu sichern (S. 58 ff.). Neben diesen „klassischen Methoden" gibt es heute immunologische Nachweisverfahren, die insbesondere auch bei asymptomatischen Verlaufsformen eine hohe Sensitivität und Spezifität zeigen [11].

DIFFERENTIALDIAGNOSE

Differentialdiagnostisch auszuschließen sind insbesondere alle mit Sekret- bzw. Schleimabgang aus dem Anus einhergehende proktologische Krankheitsbilder.
Die Differentialdiagnose von Schleimabgang aus dem Anus umfaßt vor allem folgende zu einer Proktitis, zu inkompletten oder kompletten Fisteln, periproktalen Abszessen usw. führende Erkrankungen:

Infektiöse entzündliche Krankheitsbilder:

Bakteriell:
- unspezifische bakterielle Infekte,
- Gonorrhö,
- Aktinomykosen,
- Tuberkulose;

Viral:
- Condylomata acuminata,
- Herpes simplex;

Mykotisch:
- Levurose;

Parasitär:
- Darmbilharziose,
- Amöbiasis,
- Balantidiose.

Nichtinfektiöse entzündliche Krankheitsbilder:

- Colitis ulcerosa,
- Morbus Crohn,
- ischämische Kolitis,
- allergische Kolitis,
- pseudomembranöse Kolitis,
- Strahlenproktitis,
- Divertikulose,
- Hämorrhoiden,
- solitäres Ulkus,
- Analfissur.

Tumoren des Dickdarmes und Anorektums.

THERAPIE

Bei den Therapieempfehlungen der „Deutschen Gesellschaft zur Bekämpfung der Geschlechtskrankheiten e. V." [18] spielen infolge resistent gewordener Gonokokken-Stämme Penicilline und Tetrazykline keine Rolle mehr.
Wie Tabelle 15.3 zeigt, stehen heute Cephalosporine und Gyrasehemmer im Vordergrund der Gonorrhö-Therapie [2, 5, 7, 8, 12, 14, 17, 25].
Allerdings ist wichtig zu wissen, daß bei Doppelinfektionen etwa mit Treponema pallidum (S. 438) oder Clamydia trachomatis (S. 453 und 462) Spectonomycin und die Gyrasehemmer weitgehend unwirksam sind.
Bis zum Abschluß der Behandlung, d. h. dem wiederholten negativen Ausfall von Stuhlkulturen auch aller in Frage kommenden Kontaktpersonen, ist sexuelle Enthaltsamkeit geboten. Nachkontrollen in Form mikroskopischer Untersuchungen gefärbter Abstriche und wenn möglich von GO-Kulturen haben 1 und 2 Wochen nach Therapieende zu erfolgen.
Schließlich ist bei allen Gonorrhö-Patienten klinisch und serologisch insbesondere eine Syphilis auszuschließen. Spätestens nach sechs Wochen ist eine Suchreaktion (S. 443) zum sicheren Ausschluß einer gleichzeitig akquirierten Lues durchzuführen.

Tabelle 15.3. Richtlinien der STD-Gesellschaft [18] zur Therapie der Gonorrhö und ihrer Komplikationen

Form der Gonorrhö	Therapie
I Unkomplizierte Gonorrhö	Spectinomycin (z. B. Stanilo 1mal 2 g i. m.) Ceftriaxon (z. B. Rocephin 1mal 250 mg i. m.) Cifixim (z. B. Cephoral 1mal 400 mg p. o.) Ciprofloxacin (z. B. Ciprobay 1mal 500 mg p. o.) Ofloxacin (z. B. Tarivid 1mal 400 mg p. o.) Enoxacin (z. B. Gyramid 1mal 400 mg p. o.) Norfloxacin (z. B. Barazan 1mal 800 mg p. o.)
II. Anorektale Gonorrhö	Spectinomycin (z. B. Stanilo 1mal 2 g i. m. Ceftriaxon (z. B. Rocephin 1mal 250 mg i. m.
III. Oropharyngeale Gonorrhö	Ceftriaxon (z. B. Rocephin 1mal 250 g i. m. Gyrasehemmer wie bei I. (Chinolone)
IV. Disseminierte Gonokokkeninfektion (DGI) und Arthritis	Stationäre Behandlung über 7 Tage: Cephalosporine z. B. Ceftriaxon (z. B. Rocephin 1–2 g i. m./Tag) Erythromycin (z. B. Erythromycin-Wolff 4mal 500 mg/Tag p. o.) Chinolone wie bei I
V. „Pelvic inflammatory Disease" (PID)	Stationäre Behandlung bis zur Besserung. Kombinierte Behandlung: – Cefoxitin (z. B. Mefoxitin 4mal 2 g i. v.) und Doxycyclin (Vibravenös 2mal 100 mg i. v.) – Clindamycin (z. B. Sobelin 3mal 600 mg i. v.) und Gentamycin (z. B. Refobacin 2 mg/kg/KG i. v.)
VI. Ophthalmoblenorrhö	Stationäre Behandlung für 1–7 Tage. Neugeborene und Kinder: Ceftriaxon (z. B. Rocephin 50 mg/kg/KG bis maximal 125 mg/Tag i. m. für 1 Tag) Erwachsene: Ceftriaxon (z. B. Rocephin 1 g/Tag i. m. für mindestens 1 Tag)
VII. Gonokokkenmeningitis, -endokarditis	Stationäre Behandlung für 10–28 Tage. Neugeborene und Kinder: Ceftriaxon (z. B. Rocephin 50 mg/kg/KG i. v.) Cefotaxim (z. B. Claforan 50–200 mg/kg/KG i. v.) Erwachsene: Ceftriaxon (z. B. Rocephin 2 g i. v.) Penicillin G (z. B. Megacillin 10 Mio IE i. v.)

Literatur

1. Bovet R, Calanchini E, Sakellardides E, Jéquier N (1982) Gonococcie pharyngée et anorectale. Expérience lausannoise. Schweiz Med Wochenschr 112: 1494–1497
2. Braun-Falco O, Plewig G, Wolff HH (1996) Dermatologie und Venerologie, 4. Aufl. Springer, Berlin Heidelberg New York Tokyo
3. Feingold DS (1987) Gonorrhea. In: Jeffers DJ, Scott E, White J (eds) Dermatology in general medicine. McGraw Hill, pp 2463–2467
4. Fluker JL, Deherogoda P, Platt DJ, Gerken A (1980) Rectal Gonorrhoea in Male Homosexuals. Presentation and Therapy. Br J Vener Dis 56: 397–399
5. Friese K (1988) Die medikamentöse Behandlung der sexuell übertragbaren Krankheiten. Gynäkologie 21: 31–38
6. Gründer K (1978) Extragenitale Gonorrhoe. diagnostik 11: 128–132
7. Gründer K, Mayser P (1995) Gonorrhö heute. Klinik, Diagnostik und Therapie. TW Dermatologie 25: 429–441
8. Handsfield HH et al. (1991) A comparison of single-dose cefixime with ceftriaxone as treatment for uncomplicated gonorrhea. N Engl J Med 325: 1337–1341
9. Kingkorn GR, Rashid S (1979) Prevalence of rectal and pharyngeal infection in women with gonorrhoea in Sheffield. Br J Vener Dis 55: 408–410
10. Klein EJ, Fischer LS, Chow AW, Guze LB (1977) Therapeutic Regimens for Anorectal Gonococcal Infection in Males. Arch Intern Med 137: 1234–1235
11. Kohl PK (1989) Moderne Diagnostik der Gonorrhoe. Z Hautkrankht 64/5: 403–405
12. Kohl PK, Petzoldt D (1992) Klinik und moderne Therapie der Gonorrhö – Wie ist die heutige Resistenzlage? Therapiewoche 42: 37, 2116–2124

13. Merino HI, Judson FN, Bennett D, Schaffnit TR (1979) Screening for Gonorrhoe and Syphilis in Gay Bathhouses in Denver and Los Angeles. Public Health Rep 94: 376–379
14. Orfanos CE, Garbe C (1995) Therapie der Hautkrankheiten. Springer, Berlin Heidelberg New York Tokyo
15. Petzoldt D (1985) Neue Erkrankungen auf dem Gebiet der STD. Vortrag auf der 34. Tagung der Deutschen Dermatol. Gesellschaft am 20.–24. 3. 1985 in Zürich
16. Petzoldt D (1987) Sexuell übertragbare Krankheiten – Aktuelle Aspekte (Interview). Dermatol Heute 1: 4
17. Plourde PJ et al. (1992) Single dose cefixime versus single dose ceftriaxon in the treatment of antimicrobial resistant Neisseria gonorrheae infection. J Infect Dis 166: 199–202
18. Richtlinien 1992 zur Diagnostik und Therapie von sexuell übertragbaren Krankheiten. Herausgegeben von der Deutsche Gesellsch. zur Bekämpfung der Geschlechtskrankheiten e. V. Heidelberg 1992
19. Ritchey MG (1977) Venereal Disease Among Homosexuals. JAMA 237: 767
20. Sands M (1980) Treatment of Anorektal Gonorrhea Infektions in Men. JAMA 243: 1143–1144
21. Simon C, Stille W (1985) Antibiotika-Therapie in Klinik und Praxis. Schattauer, Stuttgart New York, S 444–445
22. Stein E (1983) Differentialdiagnose von Schleimabgang aus dem Anus. Med Tribune 42 a: 46–49
23. Vogt H-J, Golch S (1996) Sexuell übertragbare Erkrankungen in der Analregion. coloproctology 5: XV–XVII
24. World Health Organization (1995) STD mit in WHO's global programme on AIDS (GPA). Global AIDS News 3/4: 1–4
25. Ziegler C et al. (1992) Quinolones as an alternative treatment of chlamydial, mycoplasma and gonococcal infectious. Dermatologica 185: 128–131

15.8 Syphilis

Die Syphilis (*Synonym:* Lues) stellt eine *meldepflichtige,* global verbreitete, ohne Behandlung meist chronisch verlaufende, wegen ihrer Spätfolgen besonders gefürchtete bakterielle Infektionskrankheit dar. Auch heute muß mit allen Manifestationsformen dieser Geschlechtskrankheit gerechnet werden [10, 29].

Die ohnehin durch außerordentlich variationsreiche klinische Erscheinungsbilder erschwerte Diagnosestellung wird durch die Zunahme asymptomatischer Krankheitsverläufe in den Frühstadien insbesondere infolge einer häufig ungezielten Einnahme von Antibiotika zusätzlich erschwert.

Unbehandelt verläuft die Syphilis über Jahrzehnte und führt häufig zu schweren, teilweise tödlich endenden Gefäß-, Organ- und Nervenschädigungen. Andererseits ist eine spontane Abheilung möglich.

Eine zunehmende Bedeutung spielt die anorektale Syphilis, die sich meist bei Homosexuellen [24] findet. Ein großer Anteil der Erkrankten weist im primären, sekundären aber auch im tertiären Stadium der Erkrankung anorektale Läsionen auf.

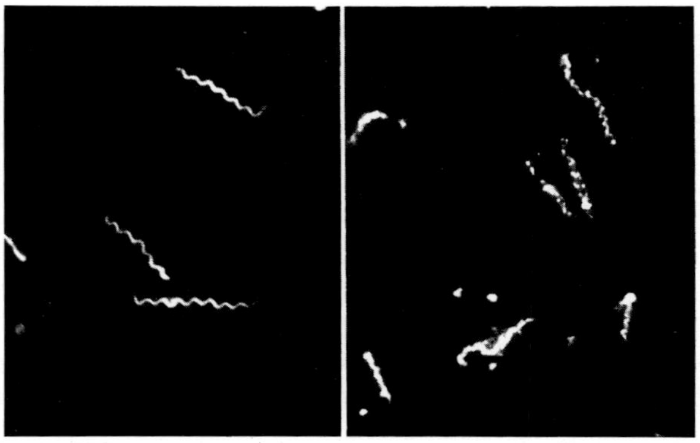

Abb. 15.25. *Treponema pallidum* im Dunkelfeld

Mit der zunehmenden Verbreitung der erworbenen Immunschwäche Aids (S. 457) wird wieder häufiger die *Syphilis maligna* beobachtet [27, 32]. Es handelt sich hierbei um eine foudroyante, schwere Verlaufsform der Syphilis bei geschwächter Abwehrlage.

Der *Erreger* der Syphilis ist das nur schwach lichtbrechende, mit den üblichen Färbemethoden nicht darstellbare, gegen Austrocknung, Erwärmung, Oxidation, pH-Verschiebungen und sonstige externe Einflüsse sehr empfindliche, 5–15 μm lange und im Durchmesser weniger als 0,2 μm breite, korkenzieherartig gewundene, fakultativ anaerobe *Treponema pallidum.*

Die 10–20 gleichmäßigen und sehr engen Primärwindungen bleiben auch bei den im Dunkelfeld zu beobachtenden Rotationsbewegungen um die Längsachse vor und rückwärts erhalten. Vorübergehend können auch wellenförmige Sekundärwindungen auftreten. Starke Knickbewegungen im Mittelteil gelten als Vorstadien der Querteilung (Abb. 15.25).

Das Bakterium läßt sich in vitro nicht kultivieren; dies gelingt nur in vivo durch fortgesetzte Passagen über männliche Kaninchen, denen die Spirochäten meist intratestikulär injiziert werden. Die aus Kaninchenhoden entnommenen Treponemen können anaerob in Spezialmedien einige Tage lebend und beweglich erhalten werden, ohne daß hierbei jedoch eine Vermehrung stattfindet [29].

ÄTIOLOGIE UND EPIDEMIOLOGIE

Die unmittelbare Übertragung erfolgt meist über mikroskopisch kleine Läsionen der Haut oder Schleimhäute fast ausschließlich durch den Geschlechtsverkehr. Eintrittspforte kann hierbei grundsätzlich jede Körperstelle sein. Ausnahmen

bilden die diaplazentare Übertragung meist in der zweiten Schwangerschaftshälfte bei der Lues connata, beruflich bedingte Infektionen bei Ärzten, Hebammen usw. und schließlich die Ansteckung über eine frische, d.h. noch keine 3 Tage alte Blutkonserve. Letztere Möglichkeit ist heute aufgrund strenger Kontrollen so gut wie ausgeschlossen. Mittelbare Übertragung des Erregers über Kleider, Handtücher u.ä. spielen nur eine sehr untergeordnete Rolle, da Treponemen außerhalb des Organismus sehr rasch zugrunde gehen (s.o.).
Die Ansteckung erfolgt vor allem von erodierten Primäraffekten und sämtlichen Effloreszenzen des Sekundärstadiums aus. Hochkontagiös ist allerdings nur die Frühsyphilis; d.h., die Kontagiosität der Syphilis nimmt mit zunehmendem Krankheitsverlauf ab. Ansteckungen über Läsionen des Spätstadiums sind seltene Ausnahmen.
Die *Inkubation,* d.h. die erscheinungsfreie Zeit von der Ansteckung bis zum Auftreten des Primäraffektes, beträgt meist 3 Wochen.

KLINIK

Die Syphilis wird in 3 Stadien eingeteilt, wobei jedoch nicht jeder Krankheitsfall diesem Schema exakt entspricht.
Dem primären Stadium (Lues I), das durch den Primäraffekt (PA) gekennzeichnet ist, folgt etwa in der 9. Woche post infectionem über die Blut- und Lymphgefäße die Generalisation der Krankheitserscheinungen. Dieses sekundäre Stadium (Lues II), das 2–3 Jahre andauert, ist geprägt von Phasen klinischer Erscheinungsfreiheit, in denen die Infektion latent verläuft und zunehmend schwächer wird bzw. die Rezidive ganz ausbleiben.
Nach 3–5 Jahren oder auch später kommt es sodann zur Spätsyphilis, dem tertiären Stadium (Lues III), das sich u.U. in die Metalues (Lues IV) weiterentwickeln kann.
Angesichts des außerordentlich variationsreichen klinischen Erscheinungsbildes der Syphilis kann nachfolgend nur der typische Krankheitsverlauf in vereinfachter Weise dargelegt werden.

Primärstadium (Lues I)

Nach 2–5 Wochen kommt es an der Eintrittspforte der Erreger neben einer begleitenden, schmerzlosen Anschwellung der regionären Lymphknoten („Bubo") über eine unscheinbare Erosion oder Papel zu einer zumeist derben, ebenfalls indolenten Infiltration („Initialsklerose") von Reiskorn- bis Bohnengröße, die sodann in einen Erosivschanker übergeht und schließlich ulzeriert (Abb. 15.26). Dieses Ulcus durum („harter Schanker") weist im Gegensatz zum Ulcus molle (Abb. 15.31) einen derb infiltrierten Grund und harte, steil abfallende, jedoch nicht unterminierte Ränder auf.
Infolge Weiterverimpfung, allerdings nur während der Inkubationszeit, kann es bei entsprechender Lokalisation z.B. in der Anorektalregion in seltenen Fällen auch zur Ausbildung mehrerer nebeneinander bzw. gegenüber liegender sog. Abklatsch- oder Sukzessivschanker kommen.
In 10–15% der Fälle finden sich extragenitale Lokalisationen des PA, bevorzugt im Anorektalbereich, an den Lippen und in der Mundhöhle.
Im Bereich des Anorektums finden sich luische PA vor allem am äußeren Analring, aber auch intraanal besonders am anorektalen Übergang. In seltenen Fällen sind PA in der Rektummukosa lokalisiert [6].
Die Umgebung des luischen Geschwüres ist meist nur wenig entzündlich verändert, kann aber auch infolge der allen PA gemeinsamen Bildung von Reizsekret mehr oder weniger stark entzündlich gerötet sein. Im Rektum lokalisierte PA können leicht mit einem beginnenden Neoplasma verwechselt werden. Wegen der geringen subjektiven Beschwerden und des auch nicht immer typischen klinischen Erscheinungsbildes bleiben besonders extragenital lokalisierte PA und insbesondere solche im Anorektalbereich oft unbemerkt.
Fötider, transanaler Ausfluß zusammen mit indolenter, inguinaler Lymphknotenanschwellung kann auf die richtige Fährte hinweisen. Durch Behandlung einer mitakquirierten Gonorrhö kann es leicht aufgrund einer für die Syphilis nicht ausreichenden Behandlung zur Ausbildung eines larvierten PA und damit zum unbemerkten Fortbestehen der Lues kommen. Man schätzt, daß bis zu 25% der Syphilisinfektionen auf diese Weise maskiert werden und ohne klinische Symptome ablaufen [9]. Ein symptomloser Verlauf der Frühsyphilis schließt jedoch eine Gefährdung hinsichtlich der Spätformen nicht aus [10].

Sekundärstadium (Lues II)

Das Sekundärstadium beginnt etwa in der 9. Woche post infectionem, wobei es in der Eruptionsphase zu einer indolenten Polyskleradenitis kommt. Meist ist nur ein Teil aller Lymphknoten angeschwollen.
Die für dieses Stadium kennzeichnenden, außerordentlich vielgestaltigen, keinerlei subjektive Empfindungen hervorrufenden spezifischen Exantheme und Enantheme, die grundsätzlich an jedem Haut- und Schleimhautbereich auftreten können und auch unbehandelt wieder narbenlos abheilen, werden *Syphilide* genannt. Sie können mit einer Vielzahl anderer Dermatosen verwechselt werden.

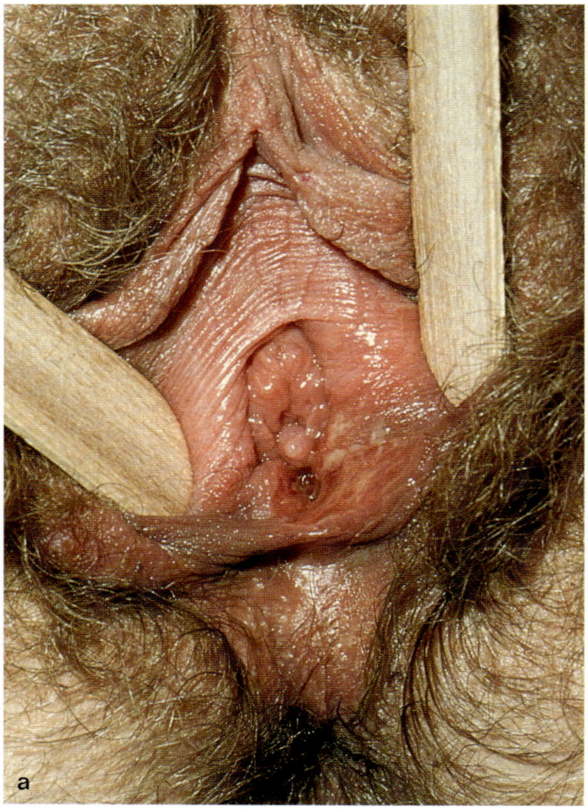

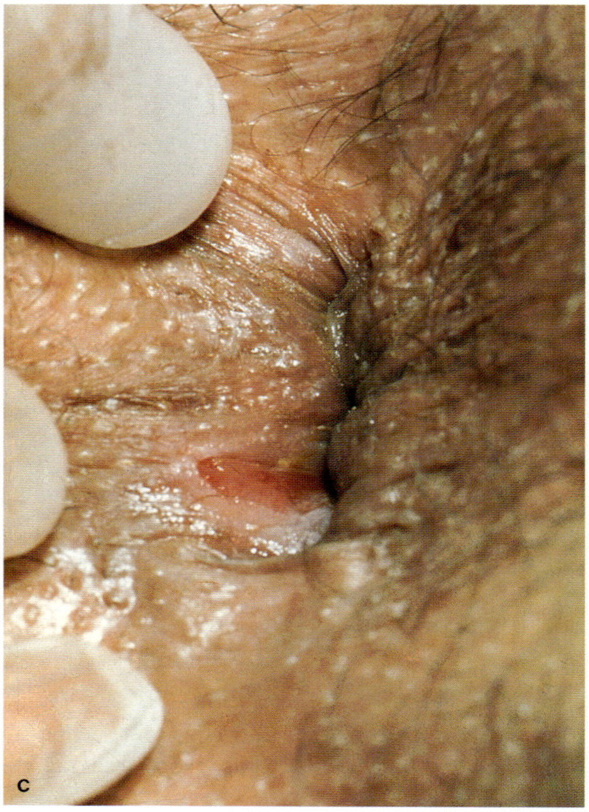

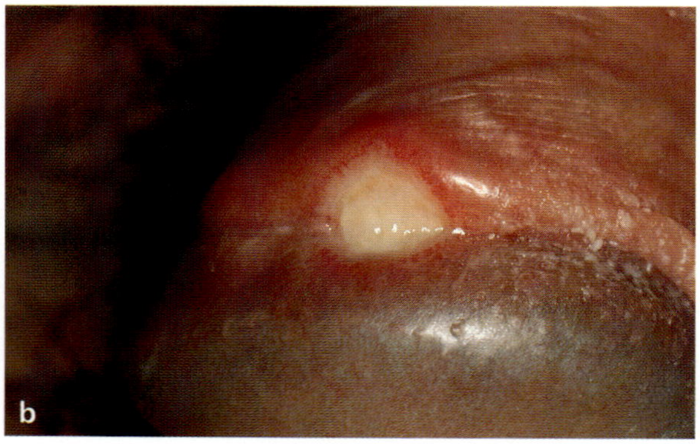

Abb. 15.26 a–c. Ulcus durum; **a** im Vulva-, **b** im Glans-, **c** im Analbereich

Am häufigsten kommt es zur Ausbildung eines *makulösen Syphilids* („Roseola"). Bevorzugt am Stamm, aber auch an den Beugeflächen der Gelenke, im Stirn- und Palmo-Plantarbereich (Abb. 15.28 a) entstehen in symmetrischer Anordnung linsengroße oder größere, meist den Spaltlinien der Haut folgende, unscharfe, blaß braunrötliche, isolierte, rundovale, unter Glasspateldruck völlig verschwindende Flecke.

Gleichzeitig („makulopapulöses Syphilid") oder allein kann es zu einem „papulösen Syphilid" kommen. Dieses besteht aus rötlich bis braunrötlichen, oberflächlich meist lichenoid glänzenden, derben Papeln, die auf Knopfsondendruck oft schmerzen („Sondenphänomen").

Dieses zuletzt genannte Erscheinungsbild der sekundären Lues kann nicht nur an der Haut in Form papuloquamöser, psoriasiformer, pustulöser oder ulzeröser Syphilide, sondern vor allem in intertriginösen Räumen auch stark abgewandelt in Erscheinung treten.

Besonders im Perianal-, aber auch im Praeputial-, Axillar- und Inguinalbereich kommt es infolge von Mazerationsvorgängen zu breiten, vegetierenden, oberflächlich erodierten, nässenden hochkontagiösen Papelbeeten, den Condylomata lata (Abb. 15.27).

Weitere Begleiterscheinungen der Syphilis sind u. a. Enantheme der Schleimhäute in Form der ebenfalls sehr infektiösen Plaques muqueuses bzw. Plaques opalines, die den Hautsyphiliden zwar entsprechen, durch Mazerationsvorgänge jedoch ein anderes Aussehen bekommen und als grauweiße Plaques imponieren (Abb. 15.28 b), die afebrile Angina syphilitica (Abb. 15.28 d), die Alopecia specifica areolaris et diffusa, spezifische Leukoderme („Collier de Venus") oder auch Pigmentsyphilide, aber auch Mitbeteiligungen innerer Organe (z. B. Iritis, Ne-

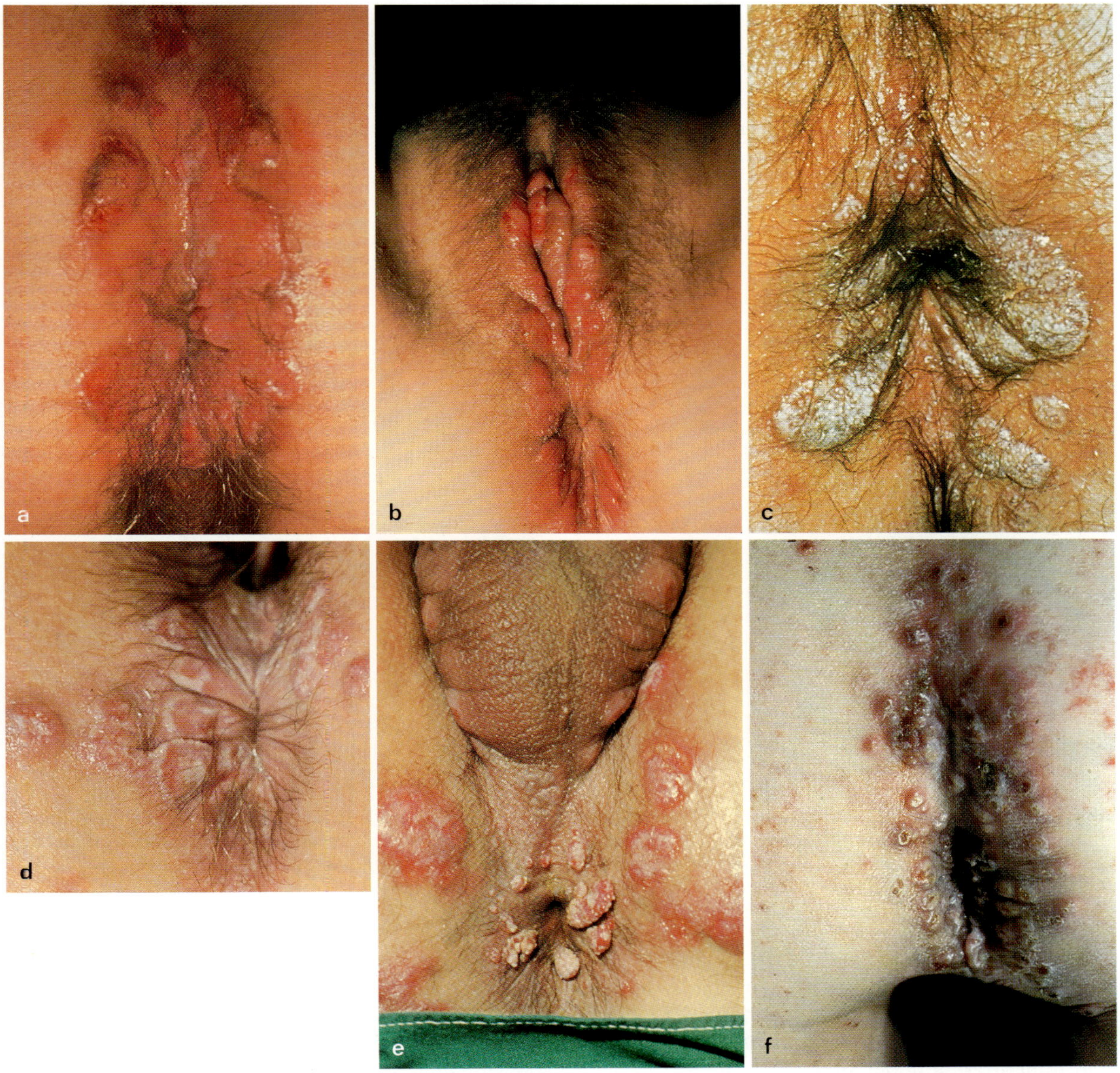

Abb. 15.27. a–d Condylomata lata. **e** Perianale Condylomata lata im Rahmen einer Lues II bei gleichzeitigem Vorliegen eines analen Kranzes von Condylomata acuminata. **f** Zum differentialdiagnostischen Vergleich: anale Vaccinia inoculata durch digitale Verschleppung nach einer Pockenimpfung

phritis) und schließlich Beschwerden, die allerdings auch völlig fehlen können, wie Abgeschlagenheit, verbunden mit leichten Temperaturerhöhungen, Knochenschmerzen, Kopfschmerzen (meist nachts) infolge einer frühluischen Meningitis cerebrospinalis, Myalgien und polyarthritische Schmerzen.

Tertiärstadium (Lues III)

Die, wenn überhaupt, so nach 3–5 Jahren plötzlich auftretenden, meist mehr asymmetrisch lokalisierten und zur Gruppierung neigenden, sowohl im Erscheinungsbild als auch im Verlauf außerordentlich variablen Haut-, Schleimhaut- und Organläsionen des Tertiärstadiums heilen stets unter zentraler Rückbildung mit Atrophie und Narbenbildung ab und enthalten infolge der inzwischen aufgebauten zellulären Immunität kaum noch Erreger.
Die Syphilide des tertiären Stadiums an der Haut werden eingeteilt in die kutane *Lues tuberosa* und die subkutane *Lues gummosa*.

Kutane Symphilide (Stadium III): Sofern es zur Bildung von rotbräunlichen, derben bis erbsengroßen,

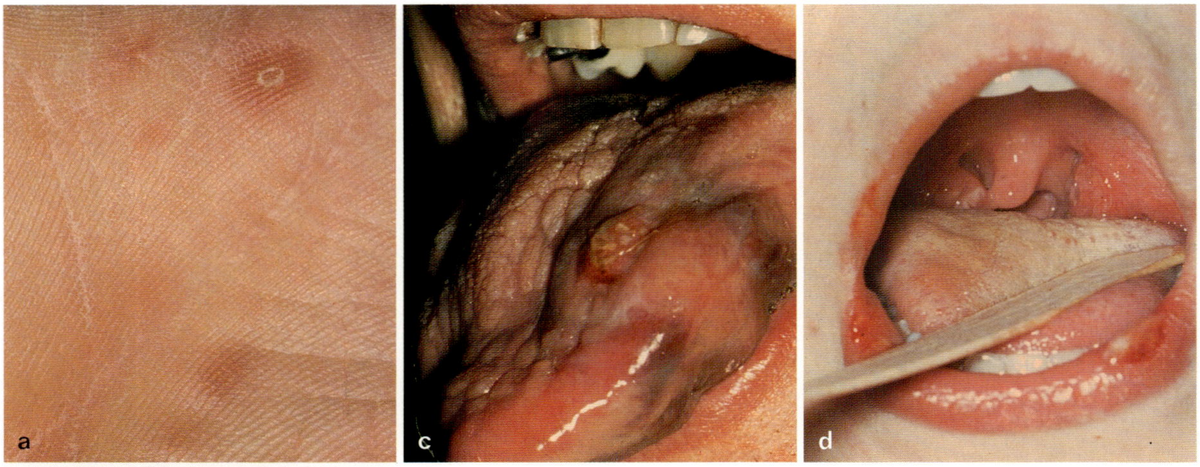

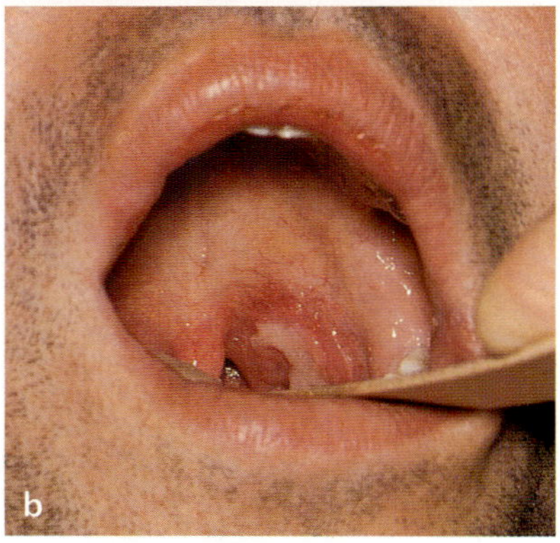

Abb. 15.28 a–d. Typische Veränderungen im Sekundärstadium der Lues. **a** Sog. makulöses Syphilid im Palmarbereich; **b** Plaques muqueuses („P. opalines"); **c** „Glossitis luetica"; **d** „Angina luetica"

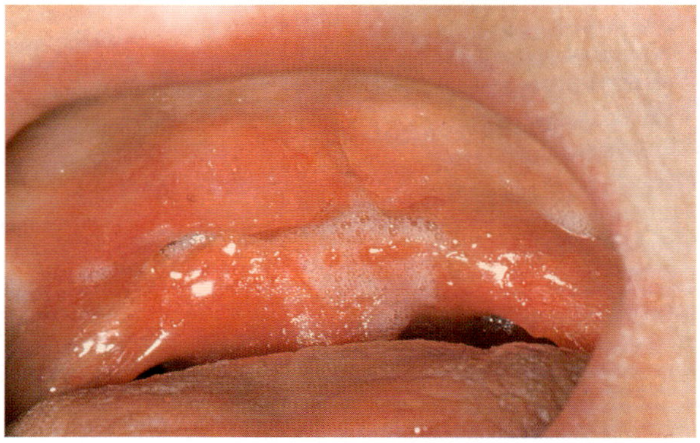

Abb. 15.29. Gumma in Gaumenmitte mit Perforation zum Nasenraum. Durchtritt von schaumigem Schleim aus dem Nasenbereich in die Mundhöhle

zu einem meist bogig begrenzten Herd konfluierenden, teilweise schuppenden kutanen Papeln kommt, spricht man von einem *tuberösen* bzw. einem *tuberoserpiginösen Syphilid.*
Bilden sich Ulzerationen mit meist gelblich nekrotischem Grund, die meist wie ausgestanzt wirken, so handelt es sich um *tubero-ulzero-serpiginöse Syphilide.*

Subkutane Syphilide (Stadium III): Wie die tuberösen, so können auch die *subkutanen Syphilide,* die *Gummata,* überall an der Haut auftreten. Das Gumma stellt ein in allen Schichten zwischen Haut und Knochen auftretendes, gummiartig derbes, knotenartiges bis apfelgroßes, auf Druck schmerzhaftes Gebilde aus Granulationsgewebe von tuberkuloidem Charakter dar, das sowohl mit der Unterlage als auch mit der darüber befindlichen livid-braunrot erscheinenden Haut fest verbacken ist und wieder spontan abheilt. Es kann jahrelang fortbestehen oder nach Wochen bzw. Monaten infolge zentraler Nekrosebildung nach außen perforieren und schließlich unter Narbenbildung und Hinterlassung einer umgebenden hyperpigmentierten Zone spontan abheilen. Beim Zerfall eines Gummas entsteht meist ein tiefes, scharfrandiges Ulkus mit zerklüftetem, schmierig-eitrig belegtem Grund. Begleitende Lymphknotenanschwellungen fehlen.
Unter den zahlreichen Organerkrankungen des Tertärstadiums, die hier im Einzelnen nicht alle genannt werden können, spielen die *kardiovaskuläre Syphilis,* insbesondere das luische Aneurysma und die verschiedenen Formen der *Neurosyphilis* („gummöse Hirnlues", „zerebrospinale Gefäßlues", „luische Meningoencephalitis") eine Rolle.
Luische Veränderungen sind im Tertiärstadium aber auch am Intestinal- und Urogenitaltrakt möglich. Die tertiäre Syphilis kann wie in der Mundhöhle (Abb. 15.29) auch im Kolon und Rektum typische Gummata hervorrufen, die insbesondere im praeulzerösen Stadium von anderen submukösen Neoplasien oft schwer abzugrenzen sind.

Quartärstadium (Lues IV)

Das nach 10–20 Jahren, aber auch früher auftretende quartäre Stadium der Syphilis, die *Metalues*, wird unterteilt in die *Tabes dorsalis* und die *Paralysis progressiva.* Nicht selten kommt es zum Auftreten einer Mischform („Taboparalyse"). Eine Metalues entsteht nicht in allen Fällen aus einer unbehandelten Syphilis.
Es verhält sich vielmehr so, daß die Lues IV vermutlich infolge einer anergischen Reaktionslage nur einen anderen Weg der Weiterentwicklung darstellt als die Lues III. Nur in 3–5% aller Syphilisfälle soll es zur Entwicklung einer Metalues kommen.
Während das Krankheitsbild der Tabes dorsalis vor allem durch *lanzinierende* Schmerzen, die auch den Enddarm und den Genitaltrakt betreffen können, „Gürtelgefühl", Ataxie, Fehlen des Patellar- und Achillessehnenreflexes, positives Romberg-Phänomen, Pupillenstörungen und als Folge von Sensibilitätsstörungen durch trophische, penetrierende und nicht heilende Geschwüre („Malum perforans pedis") gekennzeichnet ist, handelt es sich bei der progressiven Paralyse um eine in zunehmendem Maße und in vielgestaltigen klinischen Erscheinungsbildern die Persönlichkeit verändernde, zur Demenz und schließlich ad exitum führende Krankheitsentwicklung.
Sowohl bei der Tabes dorsalis als auch bei der progressiven Paralyse kann es in seltenen Fällen zur kompletten Remission bzw. Defektheilung unter Hinterlassung bleibender Ausfallserscheinungen kommen. Fast immer führt die Metalues jedoch mehr oder weniger rasch zum Tode [8].

DIAGNOSE

Die Verdachtsdiagnose Syphilis basiert auf Anamnese, klinischem Bild und in den Frühstadien (Lues I und II) auf einer indolenten Skleradenitis. Bestätigt wird die Diagnose in praxi in den Stadien I und II mittels Erregernachweis im Dunkelfeld und serologischer Reaktionen, in den Stadien III und IV serologisch. Bei Vorliegen einer Neurolues muß zusätzlich eine Liquordiagnostik erfolgen.

Erregernachweis im Dunkelfeld: Als Untersuchungsmaterial kommt im ersten Stadium aus Primäraffekten von der Tiefe her exprimiertes Reizserum, das jedoch nicht hämorrhagisch sein darf, wie auch Lymphknotenpunktat in Betracht. Im Sekundärstadium, in dem die Erregersuche wegen inzwischen positiv gewordener Seroreaktionen eine geringere Rolle spielt, kann meist ebenfalls sehr spirochätenreiches Reizserum vor allem aus nässenden, intertriginösen Papelbeeten, wie etwa den Condylomata lata, gewonnen werden.
Da sich die Erreger als Gewebsparasiten nicht an der Oberfläche der Läsionen vorfinden, muß das zu untersuchende Material möglichst durch Exprimieren oder Punktion aus der Tiefe gewonnen werden. Um Verunreinigungen durch andere Bakterien, insbesondere saprophytär vorkommender Spirochäten zu verhüten, sollte die Oberfläche der Läsion vor der Materialgewinnung, gründlich mit physiologischer Kochsalzlösung, Aceton oder Äther gesäubert werden. Das mit einem Deckgläschen oder einer Platinöse aufgefangene Reizserum wird sodann im Nativpräparat mittels Dunkelfeldmikroskop mit der Trockendunkelfeldtechnik auf *Treponema pallidum* untersucht [3, 11]: Der Erreger wird bei niedriger Vergrößerung gesucht und mit einem 40er Objektiv eingestellt.
Die Unterscheidung des Syphiliserregers zu anderen Spirochätenarten erfordert Erfahrung und ist nur durch sorgfältige Beachtung der für *Treponema pallidum* typischen Morphologie und Bewegungsabläufe möglich (Abb. 15.25).

Serologische Diagnostik: Von den seither über 200 beschriebenen Nachweisreaktionen der Syphilis sind für die Praxis nur einige wenige wichtig.
In bestimmten Situationen kommt den Seroreaktionen in Verbindung mit Anamnese und klinischem Bild entscheidende diagnostische Bedeutung zu. Jeder Arzt sollte daher über die unterschiedliche Aussagekraft und das Titerverhalten dieser in Such-, Bestätigungs- und Verlaufskontrollreaktionen unterteilten Nachweismethoden der Lues informiert sein.
Zu beachten ist auch das sog. Prozone-Phänomen. Es kommt dabei zu negativen Seroreaktionen auf Syphilis, da die Antikörperkonzentration so hoch ist, daß eine Ausflockung nicht sichtbar wird [13, 15]. Abhilfe bringt ein Verdünnen des Patientenserums, bis die optimale Antigen-Antikörper-Konzentration erreicht ist.
Ein vereinfachtes Diagnostik- und Therapieschema zeigt Abb. 15.30.
Für alle nachfolgend angegebenen Seroreaktionen genügt es, einige Milliliter Serum auslauf- und bruchsicher in ein entsprechendes Labor zu schikken.

Suchreaktionen

Als Suchreaktionen bei anamnestisch oder klinischem Lues-Verdacht eignen sich der TPHA-, und ggf. der RPRC-Test (Schnelltest):

TPHA-Test: Der *Treponema pallidum*-Hämagglutinations-Test gilt als der wichtigste Luessuchtest. Bereits 3 Wochen post infectionem wird der auch wegen seines geringen technischen Aufwandes ge-

SERO-DIAGNOSTIK

I. Suchreaktion:
Bei anamnestischem oder klinischem Lues-Verdacht: TPHA-Test. Bei negativem Ausfall muß in Zweifelsfällen der TPHA-Test nach 3 Wochen wiederholt werden.

II. Bestätigungsreaktion:
IgG-FTA-ABS-Test.

III. Verlaufskontrolle und Beurteilung der Behandlungsbedürfigkeit:
Quantitativer VDRL-Test, der auch vor Behandlungbeginn durchgeführt werden muß. Titeranstieg von mindestens 2 Stufen spricht für Rezidiv oder Reinfektion. Bei Lues connata, Lues latens und bei nicht zweifelsfrei zu klärender Behandlungsbedürftigkeit: 19S-IgM-FTA-ABS-Test bzw. SPHA-Test.

IV. Behandlungs-Nachkontrollen:
3, 6, 12 Monate nach Behandlungsbeginn, danach 1mal jährlich mittels des VDRL-Tests bzw der Cardiolipinkomplementbindungsreaktion (KBR). Sind die Reaktionen nach 2 Jahren negativ, kann die Behandlungskontrolle abgeschlossen werden.

Test	Zeitpunkt der Serokonversion post infect.		Indikation
	Positivierung	Wieder Negativierung	
TPHA	3 Wochen	Nie oder nach Jahren	Suchreaktion
IgG-FTA-ABS	3–4 Wochen	Nie oder nach Jahren	Bestätigungsreaktion
VDRL	5–6 Wochen	Wochen bis Jahre nach Behandlung	Verlaufskontrolle
19S-IgM-FTA-ABS	2–3 Wochen	Wochen bis ca. 2 Jahre nach Behandlung	Klärung der Behandlungsbedürftigkeit

THERAPIE

- Tardocillin 1200. Bei Lues I+II am 1. u. 8. Behandlungstag je 2 Amp. i.m. Bei Lues III + IV je 2 Amp. i.m. jeweils am 1., 8. und 15. Tag oder 2mal/Woche 1 Amp. i.m. über 3 Wochen.

Zur Vermeidung einer Jarisch-Herxheimer-Reaktion (S. 446) entweder gleichzeitig mit 1. Penic.-Inj. Solu-Decortin-H 100 mg injizieren oder dem Patienten Urbason Tbl. à 40 mg mitgeben mit der Anweisung, 1mal 3 einzunehmen, sofern Fieber etc. auftritt. Nach der 1. Penic.-Inj. sollte der Patient mehrere Stunden unter ärztlicher Kontrolle bleiben!

Bei Penicillin- oder Lidocainallergie:
- Tetracyclin 1 Kps. à 500 mg alle 6 Stunden (2,0 g/Tag) ununterbrochen über 15 Tage bei Lues I + II (Rp. Tetracyclin-Wolff Nr. LX) und über 30 Tage bei Lues III + IV
oder
- Erythromycin 1mal 1 Film-Tbl. à 500 mg alle 6 Stunden ununterbrochen über 15 Tage bei Lues I + II (Rp. Erythromycin-Wolff 500 mg Filmtbl. Nr. LX) und über 30 Tage bei Lues III + IV.

Bei Graviden mit Penicillinallergie: Erythromycin (Dosierung s.o.).

Bei Kindern mit Penicillinallergie: Erythromycin (Paediathrocin Trockensaft 50 mg/kg KG/Tag in 3–4 Einzelgaben) über 14 Tage.

Abb. 15.30. Diagnostik- und Therapieschema der Syphilis

schätzte, außerordentlich empfindliche und erregerspezifische Test positiv. Nachteilig ist, daß der TPHA-Test i.d.R. lebenslang positiv bleibt, auch wenn die Infektion ausgeheilt ist. Für Verlaufs- und Therapiekontrollen ist dieser Test daher ungeeignet [11, 25].

RPRC-Schnelltest (Rapid-Plasma-Reagin-Card): Der Vorteil des bei großen Versuchsreihen oder bei nicht seßhaften Patienten zur zusätzlichen und sofortigen Bestätigung einer Frühlues weltweit angewendeten Rapid-Plasma-Reagin-Card-Test, der auf wegwerfbaren Kärtchen durchgeführt wird, liegt in seiner schnellen und einfachen Durchführbarkeit.

Der Patient kann auf das Ergebnis, das in weniger als 30 Minuten vorliegt, warten. Der Nachteil dieses Tests ist, daß er bei Reinfektionen nicht mehr aussagefähig ist [2, 3, 13].

Bestätigungsreaktionen

Zur Sicherung der Diagnose, insbesondere in Fällen, wo der TPHA-Test zweifelhaft oder positiv ist, eignet sich besonders der FTA-ABS-Test. In Zweifelsfällen findet der TPI-Test Anwendung:

IgG-FTA-ABS-Test: Der IgG-FTA-ABS-Test (Fluoreszenz – *Treponema pallidum* – Antikörper – Absorptionstest), der in seiner Empfindlichkeit und Spezifität etwa dem TPHA-Test entspricht, wird ca. 4 Wochen post infectionem reaktiv und bleibt über viele Jahre positiv, gleichgültig, ob die Lues behandelt wird oder nicht. Demzufolge ist er wie der TPHA-Test zur Verlaufskontrolle ungeeignet [4]. Falsch positiv kann dieser Test beispielsweise bei Vorliegen eines Lupus erythematodes visceralis ausfallen.
Sind sowohl TPHA- wie FTA-ABS-Test positiv, ist sicher, daß eine Syphilis vorliegt oder vorgelegen hat, wobei jedoch andere Treponematosen (Framboesie, Pinta) nicht abgegrenzt werden können. Nicht zu erkennen ist jedoch, ob eine aktive, behandlungsbedürftige oder eine bereits ausgeheilte Syphilis vorliegt! Deshalb ist eine nachfolgende Verlaufskontrolluntersuchung zur Beurteilung der Aktivität der vorliegenden Infektion unumgänglich.
Als weiterer Bestätigungsnachweis kommt auch die VDRL-Titration (s. u.) in Betracht.

TPI-Test: Der Treponema pallidum-Immobilisations-Test (Nelson-Test) gilt als der zuverlässigste treponemenspezifische Test. Insbes. wegen seines hohen Aufwandes wird er heute nicht mehr durchgeführt. Der TPI-Test wurde als Bestätigungsreaktion herangezogen, wenn die Ergebnisse von FTA-ABS-Test, TPHA-Test und VDRL-Test nicht in Einklang zu bringen waren. Hierbei mußte jedoch berücksichtigt werden, daß der TPI-Test erst 8–9 Wochen post infectionem, also erst gegen Ende des Primärstadiums reaktiv wird [2, 11].

Verlaufskontrollreaktionen

Zur Beurteilung der Behandlungsbedürftigkeit bzw. zur Therapiekontrolle steht die VDRL-Titration bzw. die KBR-Methode (Kolmer) und in Zweifelsfällen der 19S-IgM-FTA-ABS-Test bzw. der SPHA-Test zur Verfügung:

VDRL-Titration: Der VDRL (Veneral Disease Research Laboratory-Test), auch bekannt als CMT (Cardiolipin-Mikroflockungs-Test) oder Harris-Test, der die Wassermann-Komplementbindungsreaktion (WaR) heute weitgehend verdrängt hat, gilt wegen seiner quantitativen Auswertbarkeit als wichtigster Verlaufskontrolltest. Die Kontrolle der Effektivität angewandter therapeutischer Maßnahmen erfolgt durch den quantitativen Nachweis von Antikörpern gegen Lipoidantigene. Andere Ursachen, die einen unspezifisch positiven Titer bewirken können wie Hepatopathien, rheumatische Erkrankungen, Gravidität, Diabetes mellitus, Autoimmunleiden, Tumoren usw. müssen allerdings ausgeschlossen werden.
Wichtig für die Beurteilung ist der Titerverlauf (Anstieg von mindestens 2 Titerstufen). Titerabfall spricht für die Wirksamkeit der Therapie, erneuter Titeranstieg für Rezidiv oder Zweitinfektion.
Nachteil dieses nichttreponemalen Lues-Test ist neben seiner geringen Spezifität, daß er erst in der 5.–6. Woche post infectionem positiv wird und im Stadium der Spätsyphilis häufiger nichtreaktiv ausfällt. Seine bevorzugte Anwendung findet der VDRL-Test zur Therapieverlaufskontrolle, da er im Gegensatz zum TPHA-Test bei ausreichender Behandlung der Syphilis im Titer zurückgeht oder sogar nichtreaktiv wird [4, 11, 25].
Als Alternative zum VDRL-Test kommt die Cardiolipin-Komplementbindungsreaktion in Betracht. Auch mit der KBR-Methode (Kolmer) läßt sich ein Titerabfall zuverlässig erfassen.

19S-IgM-FTA-ABS-Test: Mit diesem hochempfindlichen Test können bereits 14 Tage post infectionem syphilisspezifische IgM-Antikörper nachgewiesen werden. Der Nachweis derartiger Antikörper spricht für die Persistenz des Erregers im Organismus und daher für eine Behandlungsbedürftigkeit der Syphilis [25]. Bei negativem Ausfall des 19S-IgM-FTA-ABS-Tests kann man von einer *Syphilis satis curata* oder einer Spontanheilung ausgehen [34]. Eine Ausnahme stellen allerdings Luesfälle mit einem TPHA-Titer über 1:10 000 dar, bei denen auch falsch nichtreaktive Befunde auftreten können [12]. Von dieser Einschränkung abgesehen, stellt dieser Test in der Beurteilung der Behandlungsbedürftigkeit von seropositiven Neugeborenen, Patienten mit Syphilis im Latenzstadium sowie Patienten mit unklaren anamnestischen oder therapeutischen Angaben die bewährteste Diagnostikmöglichkeit dar. Aufgrund des hohen Aufwandes und der damit verbundenen Kosten sollte der 19S-IgM-FTA-ABS-Test nur in diesen speziellen Fällen eingesetzt werden.
Einen ähnlichen Aussagewert wie der 19S-IgM-FTA-ABS-Test hat der wesentlich einfacher durchzuführende und damit billigere *SPHA (solid phase hemadsorption)-Test,* der demzufolge alternativ in Betracht kommen kann.

DIFFERENTIALDIAGNOSE

Die Syphilis kann aufgrund ihres außerordentlich variationsreichen klinischen Bildes eine Vielzahl anderer Erkrankungen nachahmen.
Wichtig für den Proktologen ist vor allem die Differentialdiagnose des im perianalen oder anorektalen Bereich lokalisierten Primäraffektes, der Plaques muqueuses und vor allem der Condylomata lata.
Die Differentialdiagnose des in dieser Region auftretenden *Primäraffektes* umfaßt insbesondere das Ulcus molle, das gelegentlich einmal induriert sein und so ein Ulcus durum vortäuschen kann. Unter einem *Ulcus mixtum* versteht man eine Doppelinfektion sowohl mit dem Erreger der Syphilis wie mit dem des Ulcus molle (S. 448 ff.). Wegen der kürzeren Inkubation des Ulcus molle ist das Ulcus mixtum zunächst weich und wird 3 Wochen später hart. Weiterhin kann ein Ulcus durum u. U. mit einem ebenfalls indolenten Ulcus rodens (Basaliom) oder einem exulzerierten Spinaliom (Abb. 3.13) verwechselt werden.
In weiterem Sinne kann auch ein Herpes simplex, ein Morbus Behçet oder ein traumatisches Ulkus vom klinischen Bild her einen Primäraffekt vortäuschen; wegen ihrer Schmerzhaftigkeit sind diese Krankheitsbilder jedoch meist einfach abzugrenzen.
Die Differentialdiagnose der *Plaques muqueuses* umfaßt vom endoskopischen Bild her zwar alle erosiven bzw. ulzerös verlaufenden Erscheinungen einschließlich der Herpes simplex- und Morbus Behçet-Läsionen. Von allen diesen Krankheitsbildern können die Plaques muqueuses jedoch durch ihren kennzeichnenden, völlig indolenten und daher nahezu immer unauffälligen Verlauf unschwer abgegrenzt werden.
Condylomata lata schließlich sind differentialdiagnostisch vor allem von Condylomata acuminata (Abb. 2.38), Pemphigus vegetans-Läsionen (Abb. 2.62), einem bei Säuglingen häufig durch topische Applikation fluorierter Kortikosteroide entstehenden Granuloma glutaeale infantum (Abb. 2.2 b) und auch von oberflächlich mazerierten, erosiv-nässenden Marisken abzugrenzen.

THERAPIE

Bei gesicherter Diagnose gilt für alle Stadien der Syphilis einschließlich der Lues connata und während der Schwangerschaft die Penicillingabe als Methode der Wahl [2, 3, 11, 14]. Erregerresistenzen gegen Penicillin wurden bisher nicht beobachtet [25].
Nebenwirkungen sind sehr selten; nachteilig ist lediglich die relativ häufig auftretende Allergie gegen dieses Medikament, das zur Abtötung der Erreger führt, in alle Körperflüssigkeiten eindringt und die Liquor-cerebrospinalis- sowie Plazentaschranke überwindet.
Da die Generationszeit des Syphiliserregers etwa 33 h beträgt, ist die Voraussetzung für den Therapieerfolg die kontinuierliche Aufrechterhaltung eines treponemiziden *Penicillinblutspiegels* von mindestens 0,03 IE/ml.
Als notwendige *Behandlungsdauer* gelten für die Frühsyphilis (Lues I und II) mindestens 10–14 Tage, für die Spätsyphilis (Lues II und III mit einer Bestandsdauer von über einem Jahr) 21 Tage und für die Metalues (Lues IV) 28 Tage.
Empfohlen wird als *Standardtherapie* Penicillin in der in Abb. 15.30 angegebenen Dosierung. Patienten mit einem reduzierten Immunstatus *(Syphilis maligna)* müssen u. U. jedoch über einen längeren Zeitraum mit höheren Dosen Antibiotika ggf. intravenös behandelt werden.
Aufgrund der starken treponemoziden Wirkung des Penicillins kann es vor allem in treponemenreichen Stadien (spätes I. Stadium, Lues II, Lues connata praecox) zu Beginn der Therapie – zumeist innerhalb von 8 h nach der ersten Penicillininjektion – infolge der bei der Bakteriolyse freigesetzten Endotoxine zu Temperaturen bis 40 °C, Schüttelfrost sowie einer Verstärkung des klinischen Erscheinungsbildes kommen. Bei Organerkrankungen im Tertiärstadium oder der Neurolues kann diese sog. *Jarisch-Herxheimersche Reaktion* u. U. zu bedrohlichen Situationen führen.
Eine wirksame vorbeugende Maßnahme stellt eine gleichzeitig mit der ersten Penicillininjektion durchgeführte Applikation eines wasserlöslichen Glukokortikoides (z. B. Solu-Decortin-H 100 mg i. v. oder i. m.) dar [2, 25].
Außerdem ist es ratsam, daß jeder Patient nach der ersten Penicillininjektion zumindest 2 h unter ärztlicher Aufsicht bleibt.
Bei Vorliegen einer Penicillin- oder Lidocain- bzw. Tolycainallergie werden als *Ausweichmittel* am häufigsten ein Tetracyclin-HCL (Tetracyclin Wolff o. a.), bei Frühlues in einer Dosierung von 500 mg alle 6 h ohne Unterbrechung über 15 Tage und bei Spätlues über 30 Tage, oder auch neuere Tetracyclin-Antibiotika (Doxycyclin, Minocyclin) sowie Erythromycin (z. B. Erythromycin Wolff) in einer Dosierung von 500 mg ebenfalls alle 6 Stunden bei Frühlues über 15 Tage und bei Spätlues über 30 Tage empfohlen [2, 4, 25].
Da Tetracyclinpräparate während der Schwangerschaft kontraindiziert sind und Erythromycin bei foetaler Syphilis wegen schlechter Plazentapassage nicht sicher wirksam ist, werden als weitere Ausweichpräparate speziell für die Behandlung während der Gravidität Antibiotika der Cephalospo-

ringruppe, die eine ausreichende diaplazentare Diffusion aufweisen, empfohlen.

Nach jeder Syphilisbehandlung sind außer klinischen Nachuntersuchungen serologische *Nachkontrollen* mittels des VDRL-Tests bzw. der Cardiolipin-KBR nach 3, 6, 12 Monaten und sodann 1 × jährlich über 4 Jahre unerläßlich.

Entscheidend für die Beurteilung des Therapieerfolges ist hierbei nicht der einzelne Titerwert einer solchen Nachweisreaktion, sondern die Titerveränderung, d.h. ein signifikanter Titerabfall. Sinnvoll ist es daher vor Therapiebeginn, die zu diesem Zeitpunkt vorliegende Titerhöhe festzustellen.

Unveränderte oder gar ansteigende Titer erfordern ebenso wie die Zunahme klinischer Erscheinungen eine erneute Behandlung.

Schließlich ist die Erfassung bzw. Mitbehandlung von Kontaktpersonen in jedem Infektionsfalle erforderlich.

Als rasche Orientierungshilfe für die Praxis kann das in Abb. 15.30 dargestellte vereinfachte Diagnostik- und Therapieschema nützlich sein.

Literatur

1. Bäumler E (1976) Amors vergifteter Pfeil, Kulturgeschichte einer verschwiegenen Krankheit. Hoffmann & Campe, Hamburg
2. Braun-Falco O, Plewig G, Wolff HH (1996) Dermatologie und Venerologie, 4. Aufl. Springer, Berlin Heidelberg New York Tokyo
3. Brede HD (1994) Syphilis – das Chamäleon der Hauterkrankungen. Therapiewoche 44/25: 1437–1441
4. Brede HD, Rübsamen-Waigmann H (1990) Lues 1990 – eine Bestandsaufnahme. TW Dermatol 20: 277–293
5. Cates W et al. (1996) Syphilis control – The historic' context and epidemiologic basis for interrupting sexual transmission of Treponema pallidum. Bekämpfung der Syphilis – der geschichtliche Hintergrund und die epidemiologischen Grundlagen für eine Unterbrechung der sexuellen Übertragung von Treponema pallidum. Schrifttum Praxis 27: 260–261
6. Catteral RD (1975) Sexually transmitted diseases of the anus and rectum. Clinics Gastroenterol 4: 659
7. Catteral RD, Nicol CS (1976) Sexually transmitted diseases. Academic Press, New York
8. Gjestland T (1955) The Oslo study of untreated syphilis: An epidemiologic investigation of the natural course of the syphilitic infection based upon a restudy of the Boeck-Bruusgaard material. Acta Dermvenerol (Stockh) [Suppl] 34: 1–368
9. Gschwandtner WR, Zelger J (1976) Maskierte Syphilis. Z Hautkrankht 51: 735–741
10. Hagedorn HJ (1983) Syphilis – auch heute ein aktuelles Problem. Z Allgemeinmed 59: 1342–1345
11. Hartmann M (1995) Syphilis. Diagnostik und Therapie in der Praxis. TW Dermatol 25: 25–31
12. Holzmann HP, Meurer M, Braun-Falco O (1987) Aussagekraft des 19S-IgM-FTA-ABS-Tests für Diagnostik und Therapie der Syphilis. Hautarzt 38: 76–81
13. Jung HD (1992) Zur Epidemiologie der Syphilis connata. Hautnah Dermatol 2: 207–208
14. Jung HD (1996) Floride Lues II.
15. Jurado RL et al. (1993) Atlanta Veterans Affairs Medical Center, Decatur. Arch Intern Med 153/21: 2496–2498
16. Korting GW (1982) Praxis der Dermatologie. Thieme, Stuttgart New York
17. Krause W (1979) Sexuell übertragbare Krankheiten. Enke, Stuttgart
18. Lomholt G (1979) Syphilis, yaws and pinta: In: Rook A, Wilkinson DS, Ebling FJG (eds) Textbook of Dermatology, 3 rd edn, vol I. Blackwell, Oxford, pp 701–747
19. Luger A (1977) Geschlechtskrankheiten. Hautarzt 28 (Suppl] 2: 12–21
20. Luger A (1980) Das Problem der persistierenden Treponemen. Hautarzt 31: 237–244
21. Luger AF (1981) Syphilis. Ätiologie, Pathogenese, Klinik, Therapie und Prophylaxe. In: Korting GW (Hrsg) Dermatologie in Praxis und Klinik, Bd IV. Thieme, Stuttgart New York
22. Musher DM, Baughn RE (1978) Syphilis. In: Samter M (ed) Immunological diseases, 3 rd edn, vol I. Little, Brown, Boston, pp 639–650
23. Nicholas L (1975) Treponemal infections. In: Moschella SL, Pillsbury DM, Horley HJ (eds) Dermatology, vol I. Saunders, Philadelphia, pp 729–750
24. Nicol CS (1960) Homosexuality and veneral disease. Practitioner 184: 343
25. Orfanos CE, Garbe C (1995) Therapie der Hautkrankheiten. Springer, Berlin Heidelberg New York Tokyo
26. Ottenjann R (1980) Atlas der Koloileoskopie. Enke, Stuttgart
27. Plettenberg A, Meigel W (1995) Syphilis und HIV-Infektion. Hautnah Dermatol 11: 674
28. Richtlinien 1979 für die Serodiagnose der Syphilis. Bundesgesundheitsbl 22: 398–400
29. Roemer GB (1984) Die Familie der Spirochaetaceae-Spirochätosen. In: Brandis H, Otte HJ (Hrsg) Lehrbuch der Medizinischen Mikrobiologie. Gustav Fischer, Stuttgart New York
30. Rhodes AR, Luger A (1979) Syphilis and other treponematoses. In: Fitzpatrick TB, Eisen AZ, Wolff K, Freedberg IM, Eisen KF (eds) Dermatology in general medicine. McGraw Hill, pp 1677–1735
31. Schmid GP (1996) Serologic screening for syphilis-rationale, cost, and realpolitik. Serologische Reihenuntersuchungen auf Syphilis – wissenschaftliche Grundlagen, Kosten und praktische Anwendung. Schrifttum Praxis 27: 259–260
32. Schröter R, Näher H, Petzoldt D (1988) Hautmanifestationen der Syphilis maligna bei HIV-Infektion. Hautarzt 39: 463–466
33. Thomas E, Körner W (1980) Proktologie. VEB Gustav Fischer, Jena
34. Ulrich K, Kuhlwein A (1986) Die Bedeutung der 19S-IgM-FTA-ABS-Tests bei 30 TPHA-positiven, klinisch unauffälligen Syphilispatienten in der Beurteilung der Therapiebedürftigkeit. Z Hautkrankht 61/4: 179–184
35. Willcox RR (1975) International aspects of the veneral diseases and nonvenereal treponematoses. Clin Obst Gynecol 18: 207–222
36. World Health Organization (1979) Present status of therapy and serodiagnosis of syphilis (some selected aspects). WHO/VDT/RES/79.359, 1979. Deutsche Version von Luger A, Petzoldt D. Mitt öst Sanit Verwalt 80: 126–128

15.9
Ulcus molle

Das Ulcus molle, auch bekannt unter den *Synonyma* Weicher Schanker, Chankroid, Soft sore, Ducrey-sche- bzw. Ducrey-Unnasche Krankheit, Streptobacillosis venera, stellt eine *meldepflichtige,* weltweit vorkommende venerische Erkrankung dar, die sowohl Haut als auch Übergangsepithel und in seltenen Fällen die Schleimhäute befällt, fast nur durch Sexualkontakt direkt übertragen wird, häufiger das männliche Geschlecht befällt und am häufigsten bei 30–45jährigen auftritt [1].
Erreger ist das gramnegative Stäbchenbakterium *Haemophilus ducreyi* (Dicke 0,6–1,0 μm, Länge 1,0–2,0 μm), das 1889 von Ducrey [4] im Eiter von Ulzera entdeckt und 1892 von Unna histologisch nachgewiesen wurde.
Die *Inkubation* beträgt 2–5, in Ausnahmefällen 1–14 Tage [12, 14, 20, 29].
Sonderformen sind das Ulcus molle elevatum, U. folliculare, U. serpiginosum und U. phagedaenicum s. gangraenosum (s. u.).

ÄTIOLOGIE UND EPIDEMIOLOGIE

Das Krankheitsbild zeigt keine Bindung an klimatische oder geographische Besonderheiten [29]. Relativ häufig tritt es auch heute noch in Zentral- und Südamerika, Afrika, dem Fernen und Nahen Osten in Erscheinung [11]. In diesen Gebieten gilt der „weiche Schanker" als *Risikofaktor* für eine HIV-Infektion. Die offenen Geschwüre stellen Eintrittspforten für HIV-Infektionen beim Geschlechtsverkehr dar. Seit Mitte der siebziger Jahre scheint das Ulcus molle auch in der BRD insbesondere in Großstädten mit hohem türkischen Bevölkerungsanteil wieder etwas häufiger geworden zu sein [18, 20, 24, 28].

KLINIK

Klinisches *Erscheinungs-* und *Beschwerdebild:* Meist 2–5 Tage nach der Ansteckung entsteht an der Inokulationsstelle, wozu eine Epithelverletzung notwendig zu sein scheint [12], zunächst ein umschriebenes Ödem. Daraus entwickelt sich sodann über eine Papel, die sich pustulös umwandelt und rasch erosiv zerfällt, meist ein einzelnes [18], seichtes, rundlich-ovales, *schmerzhaftes,* einige Millimeter bis übermarkstückgroßes, scharf und vielfach unregelmäßig begrenztes („U. m. serpiginosum") Ulkus mit *weichen,* selten erhabenen („U. m. elevatum"), unterminierten Rändern und purulent-schmierigem, gangränösem („U. m. gangraenosum") Grund (Abb. 15.31). Durch Weiterverimpfung (Autoinokulation) kann es auch zu multiplen Ulzera (Ulcera mollia) kommen. Im Analkanal kann die Primärläsion eines Ulcus molle mehr das Bild einer Analfissur vortäuschen, während sie im Bereich der Rektummukosa durch Herpes-simplex-ähnliche Ulzerationen gekennzeichnet ist.

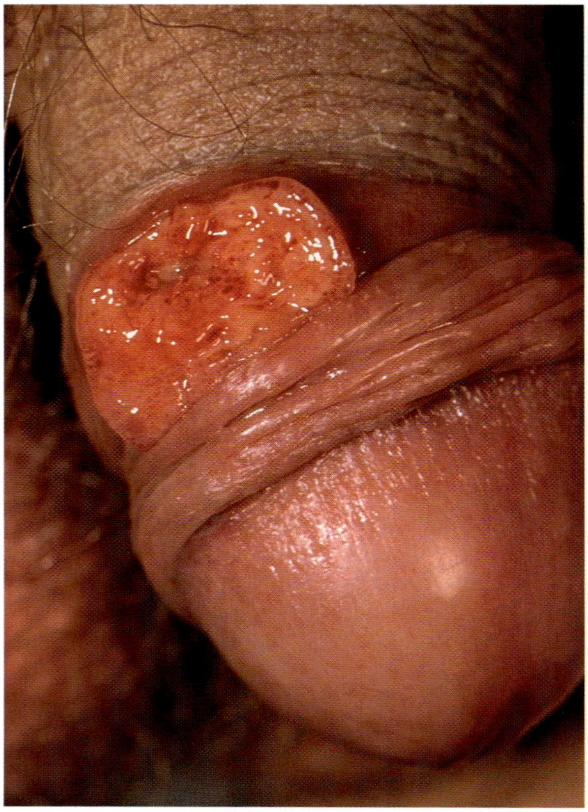

Abb. 15.31. Ulcus molle (Primäraffekt)

Prädilektionsstellen sind beim Mann insbesondere inneres Präputialblatt, Sulcus coronarius, Frenulum, Penisschaft sowie Perianalbereich, bei der Frau die Labia majora, hintere Kommissur, Klitoris und ebenfalls die Anal- bzw. Perianalregion.
Extragenitoanaler Befall ist selten, jedoch z. B. im Bereich der Mundschleimhaut, aber auch der Haut, etwa an den Fingern oder Oberschenkeln, durchaus möglich [18, 29].
Bei gleichzeitigem Vorliegen eines Ulcus molle und des Primäraffektes einer Lues (Ulcus durum) an der gleichen Stelle spricht man von einem *Ulcus mixtum.*
Unbehandelt entsteht meist einige Tage später nach vorhergehender mehr oder weniger stark ausgeprägter Lymphangitis, ggf. unter Ausbildung von Lymphstrangknötchen („Bubonuli"), eine schmerzhafte, vorwiegend nur einseitige Lymphangitis, wobei die befallenen regionären – meist inguinalen – Lymphknoten zu schmerzhaften, ödematösen Pake-

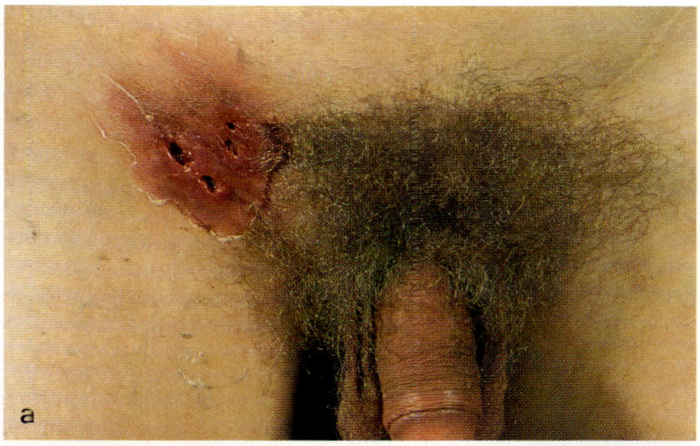

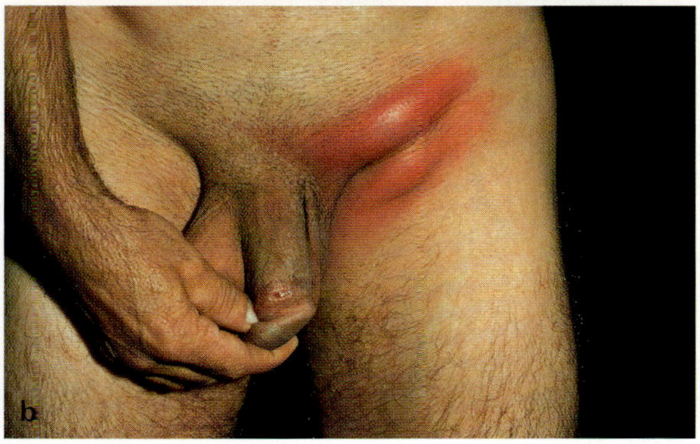

Abb. 15.32. **a** Fistelndes Ulcus molle inguinal rechts. **b** Ulcus molle am Penis bei einem 42jährigen Patienten mit einschmelzender Lymphadenitis inguinalis links

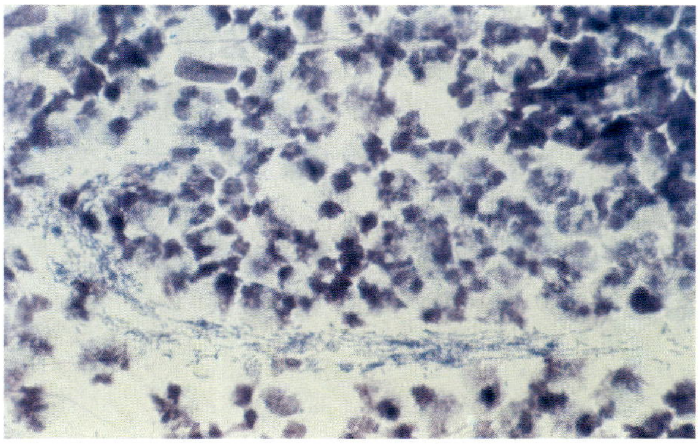

Abb. 15.33. Ausstrich des Punktates von einem Ulcus molle. Im dichten Infiltrat sind die gramnegativen Stäbchen von *Haemophilus ducreyi* als horizontaler Schweif fischzugartig angeordnet *(unteres Bilddrittel)*. Giemsa-Färbung

ten verbacken („schankröser Bubo"), schließlich unter Ausbildung einer Periadenitis zentral eitrig einschmelzen (Fluktuation!), spontan perforieren und es zur Ausbildung einer Fistel kommen kann (Abb. 15.32).

Hierbei kann das klinische Bild durch eine nicht selten eintretende Sekundärinfektion noch weiter kompliziert werden.

Wenn frühzeitig wirksame Therapiemaßnahmen eingeleitet werden (s. u.), kann es zu narbenloser Abheilung kommen. Mit Spätmanifestationen ist im Gegensatz zur Lues beim Ulcus molle nicht zu rechnen.

DIAGNOSE

Die Diagnose Ulcus molle kann in vielen Fällen aufgrund des recht charakteristischen klinischen Bildes – einzelnes (oder multiple) *schmerzhaftes*, bei der Palpation sich stets *weich* anfühlendes Ulkus und typische Buboentwicklung – in Verbindung mit dem zeitlichen Krankheitsverlauf und der Anamnese prima vista gestellt oder zumindest vermutet werden.

Zur Sicherung dienen sodann folgende Erregernachweisverfahren:

- *Nachweis mittels Objektträgerausstrich:* Hierzu wird eiterhaltiges Material entweder von dem unterminierten Ulkusrand oder aus Bubonen entnommen und möglichst auf mehreren Objektträgern in *einer* Richtung ausgestrichen, um so die typische „fischzugartig" angeordnete Formation der stäbchenförmigen Erreger erkennbar zu machen.
  Die Färbung des Präparates erfolgt hierbei entweder nach der Methylgrün-Pyronin-Färbung, nach Unna-Pappenheim, mittels Löffler-Methylenblau, nach Giemsa oder Gram [3, 7, 20, 29] (Abb. 15.33).
- *Kultureller Nachweis:* Dieser kann mittels defibriniertem Kaninchenblut oder auch mit Serumüberstand von frisch koaguliertem menschlichem Blut erfolgen [8, 29].
- *Elektronenmikroskopischer Nachweis:* Dieser Nachweis gelingt oft erst aus der Kultur [15, 20] und hat wegen des hohen Aufwandes für die Routinediagnostik keine Bedeutung [28].

Alle weiteren, früher üblichen Nachweismethoden wie Autoinokulationsversuch nach Ricord, Intrakutantest nach Ito-Reenstierna und Komplementbindungsreaktion haben heute kaum mehr eine Bedeutung. Auch die Histologie ermöglicht keine endgültige Sicherung der Diagnose [5].

Wegen der Gefahr, eine möglicherweise mitakquirierte Lues zu übersehen, sollten grundsätzlich Dunkelfelduntersuchungen zum Ausschluß von Spirochäten und mehrfache serologische Lues-Kontrollen in 4wöchigen Abständen erfolgen.

DIFFERENTIALDIAGNOSE

Differentialdiagnostisch kommen insbesondere folgende Krankheitsbilder in Betracht:

- syphilitischer Primäraffekt (Ulcus durum) (Abb. 15.26),
- Ulcus mixtum,
- Herpes simplex (Abb. 2.29),
- Lymphogranulomatosis inguinalis (Abb. 15.35),
- Granuloma venereum (Abb. 15.34),
- Ulcus vulvae acutum (Lipschütz),
- Plattenepithelkarzinom (Abb. 3.13),
- schankriforme Pyodermie,
- Katzenkratzkrankheit,
- Ergotismus gangraenosus (Abb. 14.27 e),
- solitäres Rektumulkus (Abb. 14.27 a),
- Morbus Behçet (Abb. 2.66),
- Traumen.

THERAPIE

Bei der systemischen Behandlung des Ulcus molle, die möglichst vor der Bubo-Entstehung einsetzen sollte, ist – um eine möglicherweise mitakquirierte Lues nicht zu verschleiern – Treponemen-unwirksamen Präparaten der Vorzug zu geben.
Gegenüber einer Vielzahl bisher gebräuchlicher Präparate wie Penicillin G, Tetrazykline, Sulfamethoxazol, Spektinomyzin und Trimethophrim entwickelten sich inzwischen resistente Stämme des Erregers.
Als Mittel der Wahl [21, 26] gelten heute:

- Erythromycin (z. B. Erythrocin 4 mal 500 mg p. o. über 7 Tage),
- Ceftriaxon (z. B. Rocephin 1 mal 250 mg i. m.),
- Ciprofloxacin (z. B. Ciprobay 2 mal 500 mg p. o. über 3–5 Tage),
- Amoxicillin/Clavulansäure (z. B. Augmentan 3 mal 500 mg/125 mg p. o. über 3 Tage).

Darüber hinaus muß u. U. ein schmerzhaft angeschwollener Bubo, bei dem Fluktuation festzustellen ist, inzidiert und tamponiert werden.
Wenn das Präparat anspricht, kommt es zu einer raschen Abheilung der Ulzera und Rückbildung der vergrößerten Lymphknoten innerhalb von 14 Tagen [21].
Lokaltherapeutisch kommen zusätzlich desinfizierende Bäder mit Ethacridin-Lactat (z. B. Rivanol), Polyvidon-Jod (z. B. Betaisodona) oder Kaliumpermanganat in Betracht.
Sexualpartner müssen selbstverständlich in die Therapie und die Nachkontrolle (s. o.) einbezogen werden.

Literatur

1. Bojanovsky A, Lischka G (1978) Ulcus molle. Aktuel Dermatol 4: 129
2. Borchardt KA (1970) Simplified Laboratory Technique for Diagnosis of Chancroid. Arch Dermatol 102: 188–192
3. Braun-Falco O, Plewig G, Wolff HH (1996) Dermatologie und Venerologie. 4. Aufl. Springer, Berlin Heidelberg New York
4. Ducrey A (1889) Experimentelle Untersuchungen über den Ansteckungsstoff des Weichen Schankers und über die Bubonen. Monatsh Prakt Dermatol 9: 378
5. Gaisin A, Heaton ChL (1975) Chancroid: alias the soft chancre. Int J Dermatol 14: 188–197
6. Greenblatt RM et al. (1988) Genital ulceration as a risk factor for human immunodeficiency virus infection. AIDS 2: 47–50
7. Greither A (1979) Ulcus molle, 11. Fortbild.-Seminar, Düsseldorf 1977. Der Dtsch Dermatologe 27: 295–297
8. Hannah P, Greenwood JR (1982) Isolation and rapid identification of Haemophilus ducreyi. J Clin Microbiol 16: 861–864
9. Hartmann AA, Elsner P, Burg G (1991) Intravenous single-dose ceftriaxone treatment of chancroid. Dermatologica 183: 132–135
10. Herzberg J (1989) Eine fast vergessene Geschlechtskrankheit: Das Ulcus molle. hautnah 89: 4–20
11. Hoting E et al. (1981) Ulcus molle – diagnostische und therapeutische Aspekte einer aktuellen Geschlechtskrankheit. Therapiewoche 31: 6341–6344
12. Korting GW (1981) Ulcus molle. In: Korting GW (Hrsg) Dermatologie in Praxis und Klinik. Thieme, Stuttgart New York, S 56.21–56.22
13. Korting HC et al. (1989) Diagnose und Therapie des Ulcus molle heute. Kasuistik und Literaturübersicht. Hautarzt 40: 418–422
14. Lentini Marugan J, Taure C, Leveroni J (1980) Venerische Erkrankungen sollten nicht unterbewertet werden. Sie bedürfen einer spezifischen individuellen Behandlung. Ulcus molle (weicher Schanker). proctology 3: 199–201
15. Marsch WCh, Haas N, Stüttgen G (1978) Ultrastructural detection of Haemophilus ducreyi in biopsies of chancroid. Arch Dermatol Res 263: 153–157
16. McCarley ME, Cruz PD Jr, Sontheimer RD (1988) Chancroid: clinical variants and other findings from an epidemic in Dallas county, 1986–1987. J Am Acad Dermatol 19: 330–337
17. Mindel A (1989) Chancroid. Br Med J 298: 64–65
18. Murat A, Nevzat Ö, Baransü O (1978) Ulcus molle Epidemie in der Türkei. Hautarzt 29: 583–585
19. Naamara W et al. (1987) Treatment of chancroid with ciprofloxacin. A prospective, randomized clinical trial. Am J Med 82: 317–320
20. Nasemann T (1979) Ulcus molle. Diagnose und Therapie einer wieder zunehmenden Geschlechtskrankheit. In: Braun-Falco O, Wolff HH (Hrsg) Fortschritte der praktischen Dermatologie und Venerologie. Springer, Berlin New York, S 59–64
21. Orfanos CE, Garbe C (1995) Therapie der Hautkrankheiten. Springer, Berlin Heidelberg New York Tokyo
22. Plourde PJ et al. (1992) A randomized, double-blind study of the efficacy of fleroxacin versus trimethoprin-sulfamethoxazole in men with culture-proven chancroid. J Infect Dis 165: 949–952

23. Quadripur S-A (1995) Ulcus molle. TW Dermatol 25: 122–123
24. Ranneberg KM, Wiegel O (1972) Ulcus molle – eine seltene venerische Erkrankung. Med Welt 23: 43–44
25. Richtlinien (1992) zur Diagnostik und Therapie von sexuell übertragbaren Krankheiten GBGK, Deutsche Gesellschaft zur Bekämpfung der Geschlechtskrankheiten e.V.
26. Sexually transmitted Diseases Treatment Guidelines (1993) Centers for Disease Control, Atlanta, vol 42
27. STD treatment guidelines (1985) J Amer Acad Dermatol 1986: 14: 709
28. Stüttgen G (1979) Ulcus molle in Berlin. In: Braun-Falco O, Wolff HH (Hrsg) Fortschritte der praktischen Dermatologie und Venerologie. Springer, Berlin Heidelberg New York, S 65–69
29. Stüttgen G (1981) Ulcus molle/Chancroid. Grosse, Berlin
30. Waugh MA (1989) Chancroid and HIV. Br Med J 298: 321

15.10 Granuloma inguinale

Synonoma: Granuloma venereum, Donovaniosis, Granuloma Donovani, Granuloma pudenda tropicum, Groin ulceration, Granuloma pudenda chronicum, Ulcerating granuloma of the pudenda, Serpiginous ulcer of the genitalia, Granuloma contagiosum
Beim Granuloma inguinale handelt es sich um eine chronisch-infektiöse granulomatöse Erkrankung von Haut und Schleimhäuten, insbesondere der Genital-, Anal- und Inguinalregion.
Wie das Lymphogranuloma inguinale, zeigt das Granuloma inguinale keine Tendenz, spontan abzuheilen, befällt jedoch im Gegensatz zu diesem *nicht* die Lymphknoten und unterliegt *nicht* der für Geschlechtskrankheiten üblichen *Meldepflicht*.
Das stets sehr chronisch verlaufende Krankheitsbild, von dem Männer weit häufiger betroffen werden als Frauen, tritt überwiegend zwischen dem 20. und 40. Lebensjahr auf [9].
Der Erreger des Granuloma inguinale ist das der Klebsiellagruppe nahestehende gramnegative Bakterium *Calymmatobacterium granulomatis (Donovania granulomatis)*. Die *Inkubation* variiert zwischen 8 Tagen und 3 Monaten [1, 11–13].

ÄTIOLOGIE UND EPIDEMIOLOGIE

Die Krankheit tritt vorwiegend in tropischen und subtropischen Bereichen auf, und zwar vorwiegend in Neuguinea, Südamerika, Südostasien und auf den Pazifischen Inseln [12, 14].
Im europäischen Raum kommt das Granuloma inguinale nur vereinzelt einmal vor und dann meist in Hafenstädten und bei Fernreisenden.
Der Kontagionsindex scheint auffällig gering zu sein [6]. Eine Pathogenität für Tiere konnte bislang nicht nachgewiesen werden.
Der Infektionsweg ist letztlich noch nicht sicher geklärt. Vermutlich erfolgt die Ansteckung jedoch durch direkten Kontakt mit aktiven Läsionen, insbesondere beim Geschlechtsverkehr, aber auch durch Autoinokulation, wobei Tropenklima, d.h. feuchtwarmes Milieu in intertriginösen Bereichen als begünstigende Faktoren bei der Weiterverbreitung dieser Infektionskrankheit anzusehen sind.

KLINIK

Das klinische *Erscheinungs-* und *Beschwerdebild* des Granuloma inguinale, das bevorzugt im Genital-, Inguinal-, Perianal- und auch im Anorektalbereich und in seltenen Fällen im Gesicht, an den Händen, Füßen oder im Mund-Rachenraum [1–3, 5, 12] in Erscheinung tritt, ist gekennzeichnet durch schmerzlose, sich ständig vergrößernde granulomatöse Ulzerationen mit aufgeworfenen, jedoch nicht unterminierten Rändern, die sich aus den zunächst vorliegenden, vorwiegend am Penis und den Labien lokalisierten Initialläsionen in Form von Bläschen, Papeln und Erosionen entwickeln (s. hierzu Abb. 15.34 a, b).
Klinisch unterscheidet man die wohl am häufigsten auftretende ulzerierend-sezernierende Form zum einen von einem mehr trockenen-hypertrophischen, zu papillomatösen Wucherungen neigenden Typus und zum anderen von der vorwiegend vernarbenden Erscheinungsform.
Das Allgemeinbefinden ist gut.
Unbehandelt breitet sich der Prozeß kontinuierlich von den Geschwürsrändern her oder durch Autoinokulation auf benachbarte, auch entferntere Hautbereiche immer weiter aus, so daß es vorwiegend im Bereich der Genitalien und intertriginösen Leistenbeugen zu weitreichenden Gewebszerstörungen mit nachfolgenden, u.U. erheblichen narbigen Destruktionen mit entsprechenden subjektiven Beschwerden kommen kann. Bei jahrelangem Verlauf werden karzinomatöse Entartungen beobachtet.
Darüber hinaus wird über Organmanifestationen, insbesondere auch in Knochen und Gelenken, die durch metastatische Ausbreitung des Erregers hervorgerufen wurden, berichtet [1–3, 12].

DIAGNOSE

Die Diagnosestellung ist aufgrund des meist recht eindrucksvollen klinischen Bildes, das insbesondere durch fehlende Lymphknotenbeteiligung gekennzeichnet ist, und dem chronisch fortschreitenden Verlauf einfach.

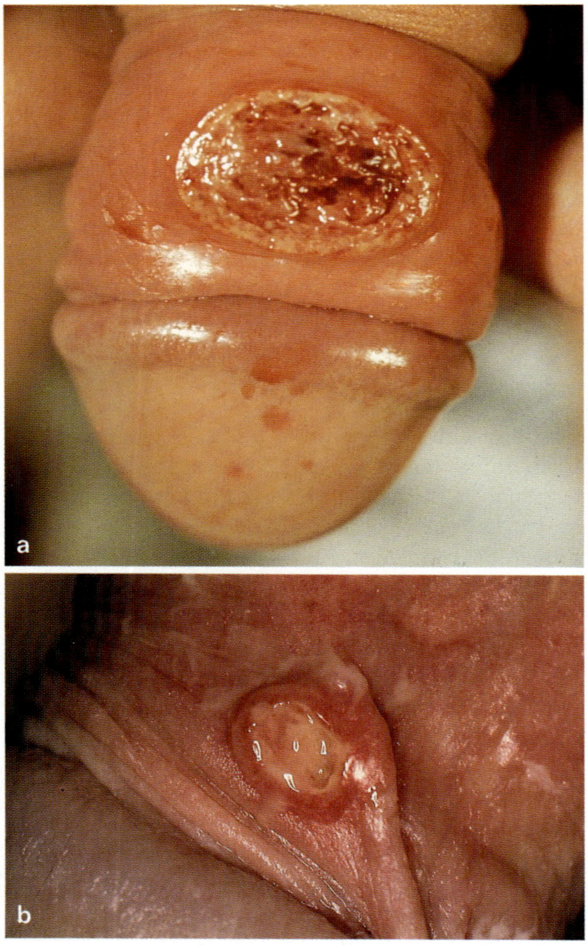

Abb. 15.34 a, b. Granuloma inguinale (Primäraffekt)

Die Sicherung der Diagnose erfolgt entweder durch den auch in der Praxis einfach durchzuführenden Nachweis der Donovanschen Körperchen (1,0–2,0 μm) im Ausstrichpräparat mittels Giemsa-Färbung oder in histologischen Schnitten. Pathognomonisch sind große mononukleäre Zellen mit einem Durchmesser von 58–90 μm mit intrazytoplasmatischen vakuoligen Aussparungen, in denen sich die Erreger gruppiert vorfinden.
Zur Materialgewinnung sollte möglichst tiefliegendes Gewebe aus dem Ulkus-Randbereich oder aus frisch aufgetretenen Herden verwendet werden. Der Erreger kann weiterhin auf dotterhaltigen Nährböden gezüchtet werden, was jedoch wegen des Aufwandes Speziallabors vorbehalten ist.
Weitere Diagnostikhilfen mit mehr oder weniger eingeschränktem Aussagewert sind der Intrakutan-Test mit spezifischem, aus abgetöteter Kulturaufschwemmung des Erregers gewonnenem Antigen sowie die Komplementbindungsreaktion.

DIFFERENTIALDIAGNOSE

Die Differentialdiagnose umfaßt insbesondere folgende Krankheitsbilder:

- Lymphogranuloma inguinale (Abb. 15.35),
- Ulcus molle (Abb. 15.31),
- Lues (Abb. 15.26),
- Frambösie,
- Leishmaniasis,
- Blastomykose,
- Tuberculosis cutis luposa (Abb. 15.18),
- Karzinom (Abb. 3.13),
- Amöbiasis,
- Balantidiose,
- Schistosomiasis,
- Filariasis,
- Pemphigus vegetans (Abb. 2.62),
- Condylomata acuminata (Abb. 2.38),
- Herpes simplex (Abb. 2.29).

THERAPIE

Als Mittel der Wahl gelten heute:

- Cotrimoxazol (z. B. Bactrim forte 2 mal 800 mg/160 mg/Tag p. o. über 2 Wochen)
- Erythromycin (z. B. Erythrocin 4 mal 500 mg i. v. pro Tag über 14–21 Tage) (bei Schwangeren!)
- Lincomycin (z. B. Albiotic 4 mal 500 mg/Tag p. o. über 14–21 Tage
- Doxycyclin (z. B. Vibramycin 2 mal 100 mg/Tag p. o. über 14 Tage)
- Gentamycin (z. B. Refobacin 3 mal 1 mg/kg/KG/Tag i. m. über 21 Tage).

Neuerdings wird auch über Therapieerfolge mit Norfloxacin (z. B. Barazan) berichtet [4, 5, 7].
Neben roborierenden und bei Vorliegen von Mutilationen chirurgischen bzw. gynäkologischen Maßnahmen kommen zur Lokalbehandlung insbesondere antiseptisch wirkende feuchte Verbände oder Bäder mit Ethacridinlaktat (z. B. Rivanol), Polyvidon-Jod (z. B. Betaisadona) oder Kaliumpermanganat zur Anwendung.
Wegen möglicher Superinfektionen sollten stets Erreger- und Resistenzbestimmungen erfolgen.
Schließlich sind sorgfältige Nachkontrollen wegen Rezidivgefahr zu empfehlen.
Kontaktpersonen sollten aufgespürt und untersucht werden.

Literatur

1. Canizares O (1954) Modern diagnosis and treatment of minor venereal diseases. Thomas, Springfield/Ill.
2. Endicott JN, Kirkconnell WS, Beam D (1972) Granuloma inguinale of the orbit with bony involvement. Arch Otolaryng 96: 457
3. Garg BR, Lal S, Bedi BMS (1975) Donovanosis (Granuloma inguinale) of the oral cavity. Br J Vener Dis 51: 136
4. Latif AS et al. (1988) The treatment of donovanosis granuloma (granuloma inguinale). Ser Transm Dis 15: 27–29
5. Orfanos CE, Garbe C (1995) Therapie der Hautkrankheiten. Springer, Berlin Heidelberg New York Tokyo
6. Pradinaud R (1979) Donovanosis in French Guayana. Vortr. anl. des 4th Congress Int Soc of Tropical Dermatology 23.–27.9. 1979, New Orleans
7. Richens L (1991) The diagnosis and treatment of donovanosis (granuloma inguinale). Genitourin Med 67: 441–452
8. Ronald AR, Plummer FA (1989) Chancroid and granuloma inguinale. Clin Lab Med 9: 535–543
9. Schaller KF (1975) Donovanosis. In: Nauck, Lehrbuch der Tropenkrankheiten, 4. Aufl. Thieme, Stuttgart, S 291
10. Sehgal VN, Prasad AL (1986) Donovanosis. Current concepts. Int J Dermatol 25: 8–16
11. Thiele G (1980) Handlexikon der Medizin, Urban & Schwarzenberg, München Wien Baltimore
12. Wilcocks Ch, Manson-Bahr PEC (1972) Manson's tropical diseases, 17. edn. Baillière, Tindall & Cassell, London, p 645
13. Winkler K (1978) Dermatologie. de Gruyter, Berlin New York
14. Zigas V (1971) A donovanosis project in Goilala (1951–1954) Papua N Guinea Med J 14: 148

15.11 Lymphogranulomatosis inguinalis

Synonyma: Lymphogranuloma inguinale, Lymphogranuloma venereum, Lymphopathia venerea, Lymphogranulomatose vénérienne, Lymphogranulomatosis inguinalis suppurativa subacuta, Poradenitis, Poradenolymphitis, Poradenitis inguinalis subacuta, klimatischer Bubo, tropischer Bubo, strumöser Bubo, „Vierte Geschlechtskrankheit", Morbus Nicolas-Favre, Lymphogranulomatosis inguinalis Nicolas und Favre, Nicolas-Durand-Favre'sche Krankheit.

Die Lymphogranulomatosis inguinalis wurde 1913/14 von Durant, Nicolas und Favre erstmals als eigenständiges Krankheitsbild beschrieben.

Es handelt sich um eine chronisch verlaufende, bakterielle, fast ausschließlich durch Geschlechtsverkehr übertragene Infektionskrankheit, die der für Geschlechtskrankheiten üblichen *Meldepflicht* unterliegt. Die Erkrankung tritt bei Männern weit häufiger auf als bei Frauen und weist einen Altersgipfel zwischen dem 20. und 40. Lebensjahr auf.

Hervorgerufen wird die L. inguinalis durch bestimmte Serotypen (L_1–L_3) von *Chlamydia trachomatis.*

Der sowohl gegen Austrocknung wie Temperaturen über 60 °C, UV-Licht und Desinfizientien empfindliche Erreger kann in physiologischer Kochsalzlösung begrenzte Zeit und in gefrorenem Zustand über einen längeren Zeitraum lebensfähig bleiben und seine Pathogenität bewahren. Darüber hinaus kann er auf bestimmten Gewebekulturen zur Vermehrung gebracht werden (s. u.).

Psittakose, Lymphogranulomatosis inguinalis und Trachom, zusammen als PLT-Gruppe bezeichnet, sind mit noch weiteren Krankheitsbildern durch gruppenspezifische Antigene gekennzeichnet.

ÄTIOLOGIE UND EPIDEMIOLOGIE

Die Erkrankung ist seit Einführung der Antibiotika, insbesondere der Sulfonamide im Verhältnis zu anderen venerischen Infektionskrankheiten (Lues und Gonorrhö) weltweit stark zurückgegangen.

In Indien, speziell im südindischen Raum, wo die L. inguinalis neben Zentral- und Südamerika (Kolumbien, Brasilien, Guajana), einigen Gegenden Afrikas (Marokko, Elfenbeinküste), Vorderasien und Fernost heute noch am häufigsten vorkommt, entfielen bei einer Erhebung aus dem Jahre 1975 auf 1000 Geschlechtskranke nur 24 L. inguinalis-Fälle [1]. Im europäischen Raum treten Neuerkrankungen selten und vor allem in Hafenstädten bzw. bei Besuchern aus den o. a. Gebieten auf.

Die *Übertragung* der Erkrankung erfolgt meist durch direkten Kontakt mit offenen Läsionen des Partners beim Geschlechtsverkehr.

Der Erreger, dessen Reservoir der Mensch darstellt, gelangt hierbei von der meist kaum sichtbaren Primärläsion im Genital-, aber auch im Anorektalbereich über die Lymphgefäße in die regionären Lymphknoten. Allerdings ist auch eine indirekte Übertragung über infizierte Wäsche usw. möglich, wodurch in Ausnahmefällen auch einmal Kinder oder im Krankenhaus Beschäftigte infiziert werden können. Als begünstigende Faktoren gelten unzureichende hygienische und sozioökonomische Verhältnisse.

Die Ansteckungsfähigkeit bei unbehandelten Patienten kann über Jahre bestehen bleiben.

KLINIK

Das klinische *Erscheinungsbild* der L. inguinalis wird geprägt vom Krankheitsgeschehen in den regionären Lymphknoten.

Ausgehend von der *Primärläsion,* die frühestens 3 Tage post infectionem meist im Genital-, ggf. auch im Anorektal- oder in Ausnahmefällen im Oralbereich in Form einer oder mehrerer indolenter, meist recht unscheinbarer und uncharakteristischer Erosionen oder Ulzera bzw. eines meist etwa reiskorngroßen, erodierten oder exulzerierten Knötchens auftreten und nach 5–15 Tagen wieder abgeheilt sind (1. Krankheitsphase), kommt es 15 Tage bis spätestens 2 Monate nach der Ansteckung [4] zur Entwicklung einer charakteristischen und für das Krankheitsbild namengebenden Lymphangitis und -adenitis im Einzugsbereich meist in der Leistenbeuge, dem *Bubonen-Stadium.* Neben den inguinalen können auch die iliakalen Lymphknoten befallen sein. Bei der Frau sind i. d. R. auch die anorektalen Lymphknoten und -gefäße betroffen, was für die Spätmanifestation im Rektumbereich bedeutsam ist.

Es bilden sich meist einseitige hühnerei- bis gänseeigroße, derbe, kaum schmerzhafte, auf der Unterlage jedoch stets verschiebbare Drüsenpakete, wobei sich die flächenhaft verdickte, mit den entzündeten Lymphknotenkonglomeraten verbackene Haut blaurötlich verfärbt (Periadenitis) (Abb. 15.35).

Schließlich kommt es zu eitriger Einschmelzung (Fluktuation!), spontaner Hautperforation und Fistelbildung. Da der Krankheitsprozeß nur eine geringe Selbstheilungstendenz aufweist, entwickeln sich bei unbehandelten Fällen, meist erst nach Jahren Spätmanifestationen (Spätstadium) in Form des *genito-anorektalen Syndroms* („Esthiomène").

In dieser tertiären Phase der Erkrankung kommt es nicht selten zu einer chronischen Proktitis, für die eine hypertrophe granuläre Mukosa typisch ist und die sich über Jahre erstrecken kann, wobei sie insbesondere das distale Rektum, den Anus- und bei Frauen meist auch den Vulvabereich betrifft. Diese L. inguinalis-Proktitis unterscheidet sich von anderen C. trachomatis-Proktitiden durch die Schwere des Krankheitsbildes (Fieber, Schüttelfrost, Obstipation, Gewichtsverlust usw.) [18].

Aufgrund von Lymphstauungen kommt es, möglicherweise auch aufgrund von Sekundärinfektionen und entzündlichen, zur Narbenbildung führenden Prozessen in der Mastdarmwand, schließlich zu Rektumstrikturen – meist 4–6 cm vom Anus entfernt – bzw. -stenosen, die u. U. das gesamte Rektum bis zum Sigmoidbereich betreffen können, und -ulzerationen, perianorektalen Abszessen und Fistelbildungen bis hin zu mehr oder weniger monströsen, papillomatösen („hahnenkammartigen") und/oder geschwürigen Anschwellungen im Genital-, Anus- und Rektumbereich, oft schon einige Wochen nach der Ansteckung (Elephantiasis anorectalis, -vulvae, - penis et scroti).

Das *Beschwerdebild* wird von der jeweils vorliegenden Krankheitsphase bestimmt.

Während das erste Stadium und der Beginn der 2. Phase von mehr oder weniger ausgeprägten Allgemeinsymptomen wie Fieber, Schüttelfrost, Appetitlosigkeit, Gewichtsverlust, Kopfschmerzen usw. geprägt ist, kann das Spätstadium einerseits über Monate recht symptomarm verlaufen, andererseits aber auch rasch, insbesondere infolge Stenose, Abszeß- und Fistelbildung, zu einem schweren Krankheitszustand führen, der neben Blut-, Schleim- und Eiterabgängen durch quälende Tenesmen und schmerzhafte Defäkationsbeschwerden verbunden mit hohen Temperaturen, Gelenkbeschwerden, Milzanschwellung, Hautveränderungen (Erythema nodosum) usw. gekennzeichnet ist.

Der *Krankheitsverlauf* ist hierbei weitgehend von der Immunitätslage des betroffenen Patienten abhängig. Bei guter Abwehrlage kann die Erkrankung sogar unbemerkt überstanden werden.

DIAGNOSE

Die Diagnosestellung der L. inguinalis ist aufgrund der oft kaum sichtbaren und uncharakteristischen Primärläsion im 1. Stadium der Erkrankung klinisch schwierig.

Demzufolge wird das Krankheitsbild in praxi meist erst zum Zeitpunkt des recht typischen klinischen Erscheinungsbildes des Bubonen-Stadiums oder erst bei Auftreten von Spätmanifestationen, wie chronischen Ödemen und Ulzera in der Genitalregion bzw. hartnäckigen anorektalen Abszessen, Ulzera, Fisteln usw., diagnostiziert. Bei ausgebildetem genitoanorektalem Syndrom ist die Rektalwand bei der Digitaluntersuchung geschwollen, schmerzhaft, starr und rauh bis höckrig zu tasten. Endoskopisch erscheint die Mukosa entzündlich verändert, leicht verletzlich, blutend, von leukoplakieartigen Närbchen durchsetzt und von eigenartig körnigem Aussehen.

Im Blutbild findet sich eine mäßige Leukozytose, meist mit Linksverschiebung, und die Blutsenkung ist zumindest während der ersten Monate der Erkrankung deutlich erhöht. Als weitere unspezifische Diagnostikhilfen wären schließlich noch die Gammaglobulinerhöhung in der Elektrophorese und der im Spätstadium in 90 % der Fälle positive, auch in der Sprechstunde leicht durchführbare *Formolgeltest* zu erwähnen.

Eine Sicherung der Diagnose ist demgegenüber heute durch folgende Nachweisverfahren möglich:

Direkter Erregernachweis: Der Nachweis des Erregers aus der Primärläsion, den Bubonen oder Fisteln ist sowohl lichtmikroskopisch im Ausstrich-

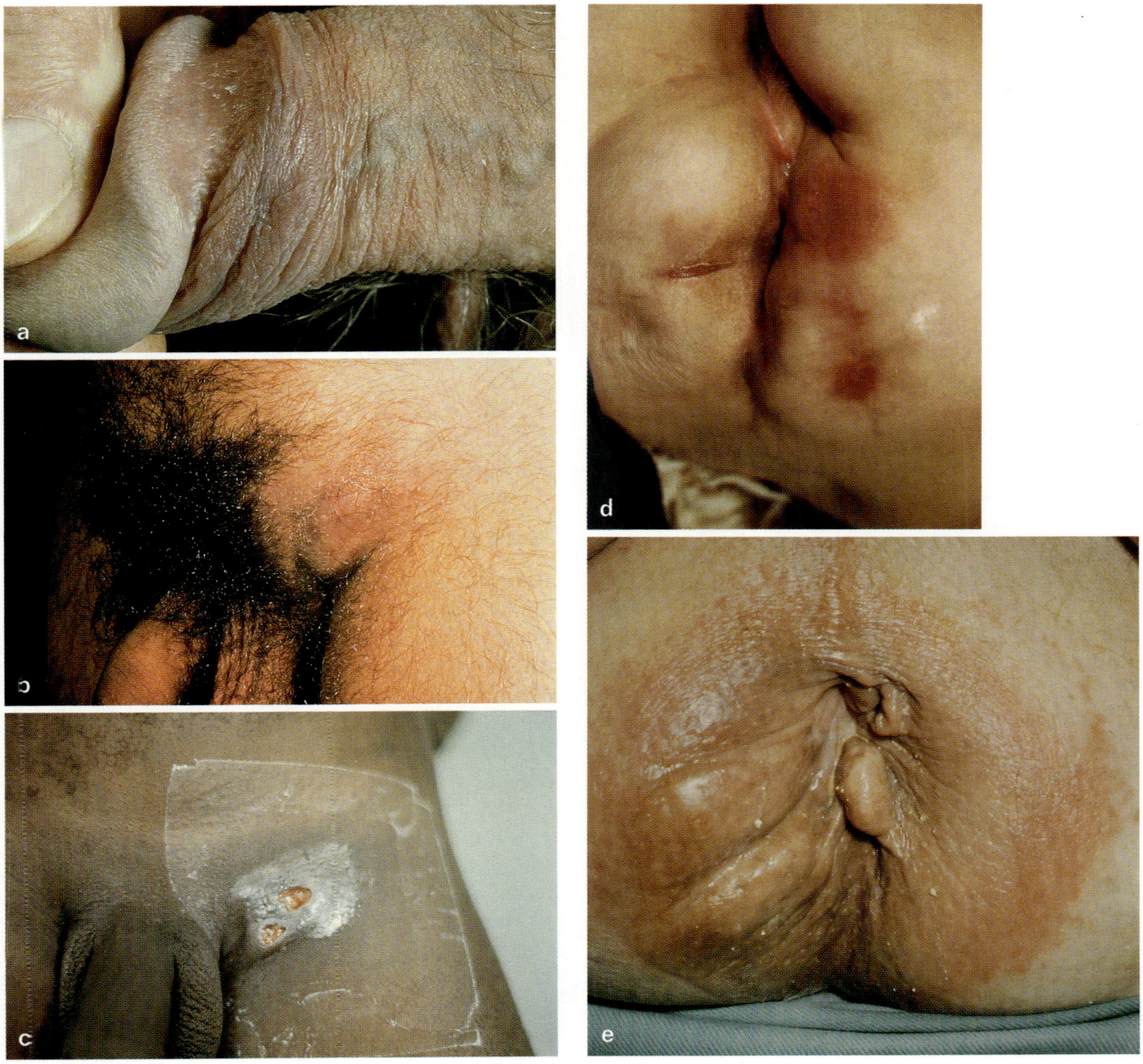

Abb. 15.35. **a** Primäraffekt einer Lymphogranulomatosis inguinalis (L. i.). **b** Inguinale Lymphknotenvergrößerung (Bubonen-Stadium). **c** Fistelnde L. inguinalis im linken Inguinalbereich. **d** Ausgedehnte Fistelbildungen im perianalen Bereich. **e** Narbige Veränderungen im Perianalbereich als Folge einer L. inguinalis bei gleichzeitigem Vorliegen eines Analkanalkarzinoms

präparat mit Hilfe der Giemsa-Färbung – die Elementarkörperchen erscheinen hierbei als basophile Partikel intra- und extrazellulär – als auch elektronenmikroskopisch [8] und durch Züchtung auf speziellen Gewebekulturen (McCoy-Zellkulturen) [22] möglich.
Alle 3 Nachweisverfahren sind in positivem Falle beweisend, ihres Aufwandes wegen jedoch Speziallaboratorien vorbehalten.

Mikroimmunfluoreszenztest: Im Gegensatz zur Komplementbindungsreaktion (s. u.) handelt es sich hierbei um eine spezifische Nachweisreaktion einer Chlamydieninfektion. Auch dieser Test ist nur in Speziallabors durchführbar [2, 5, 17, 23].

Überwanderungsimmunelektrophorese: Bei diesem ebenfalls nur in Speziallabors durchführbaren serologischen Verfahren werden durch Verwendung eines löslichen, gereinigten, von einem L. inguinalis-Erreger gewonnenen Antigens nur noch L. inguinalis-spezifische Antikörper gemessen. Kreuzreaktionen mit anderen Serotypen von *Chlamydia trachomatis* sind hierdurch ausgeschlossen.

Komplementbindungsreaktionen: Die KBR hat den Nachteil, daß sie aufgrund der Gruppenantigenität auch bei übrigen Erregern der PLT-Gruppe (s.o.) positiv ausfällt. Die Reaktion ist im Verlauf der Erkrankung wiederholt durchzuführen und nach ihrem Titerverhalten zu bewerten. Nach Ausheilung der Erkrankung verbleibt für $^1/_2$–1 Jahr ein Resttiter [10, 12, 13, 15, 19, 20, 22, 24].

Hauttest nach Frei: Der 1928 von dem in Breslau und Berlin tätigen Dermatologen Frei beschriebene und nach ihm benannte, auch in der Sprechstunde leicht durchführbare Kutantest wird erst 2–3 Wochen post infectionem, d.h. erst nach abgeklungener Primärläsion positiv. Der Test beruht auf der intrakutanen Injektion von 0,1 ml eines mit physiologischer Kochsalzlösung verdünnten, durch Erhitzen und Denaturieren von erregerhaltigem Material wie etwa Buboneneiter auf 60 °C gewonnenen Antigens.
Im positiven Falle ist nach 48, spätestens 72 Stunden an der Injektionsstelle im Gegensatz zu der etwa 10 cm davon entfernt stets durchzuführenden Kontrollinjektion mit dem Lösungsmittel eine deutliche Rötung und Papel- bzw. Papulovesikelbildung erkennbar.
Die Freische Reaktion bleibt nach Überstehen der Krankheit noch jahrelang, wahrscheinlich sogar lebenslang positiv. Im Bubonenstadium gilt der Kutantest mit Frei'schem Antigen als wichtiges diagnostisches Hilfsmittel, sein Aussagewert ist jedoch nicht allzu hoch zu bewerten, so daß die kommerzielle Herstellung eines standardisierten Antigens heute oft nicht mehr erfolgt und es daher oft nicht verfügbar ist.

DIFFERENTIALDIAGNOSE

Die Differentialdiagnose der L.inguinalis umfaßt unter Berücksichtigung der verschiedenen Krankheitsphasen insbesondere folgende Krankheitsbilder:

Stadium der Primärläsion:
- Herpes simplex (Abb. 2.29),
- Lues (Abb. 15.26),
- Ulcera mollia,
- Morbus Behçet (Abb. 2.66),
- solitäres Ulkus (Abb. 14.27),
- Granuloma inguinale (Abb. 15.34).

Bubonen-Stadium:
- Morbus Hodgkin,
- Leukämie,
- Tumormetastasen,
- Lues,
- Ulcus molle (Abb. 15.32),
- Tuberkulose (Abb. 15.16),
- Aktinomykosen (Abb. 15.9),
- Filariasis,
- Tularämie,
- Pest.

Tertiäre Phase:
- HSV-Proktitis (Abb. 2.29),
- Morbus Crohn (Abb. 14.3),
- Hidradenitis suppurativa (Abb. 2.25),
- Malignome,
- Tuberkulose (Abb. 15.16),
- Aktinomykosen (Abb. 15.9),
- Amöbiasis,
- Balantidiose,
- Schistosomiasis intestinalis.

THERAPIE

Die L.inguinalis konnte mit Einführung der Sulfonamide erstmals wirksam behandelt werden, wobei die Applikation als sog. Stoßtherapie, d.h. in mehreren Serien über Monate empfohlen wurde, wozu Sulfonamide mit Langzeitwirkung besonders geeignet waren [21].
Als Mittel der ersten Wahl gelten – infolge bislang fehlender Resistenzentwicklungen – immer noch Doxycyclin (z.B. Vibramycin 2 mal 100 mg/tägl. p.o. für 14–21 Tage) und Tetracyclin-HCl (z.B. Hostacyclin 4 mal 500 mg tägl. p.o. für 14 Tage). Weiterhin werden Erythromycin (z.B. Erythrocin 4 mal 500 mg tägl. für 21 Tage) und Cotrimoxazol (z.B. Bactrim forte 2 mal 800 mg/160 mg tägl. p.o. für 21 Tage) empfohlen.
Sofern es in fortgeschritteneren Fällen bereits zur Ausbildung von mehr oder weniger ausgeprägten Strikturen, Stenosen, Fisteln usw. gekommen ist, sind zusätzliche operative Maßnahmen oftmals nicht mehr zu umgehen.
Sexualpartner müssen untersucht und ggf. mitbehandelt werden. Außerdem ist eine evtl. miterworbene Lues serologisch (S. 443) auszuschließen.

Literatur

1. Bhargava NC, Singh OP, Lal N (1975) Analytical study of 100 cases of venereal diseases. Indian J Dermatol Venereol 41: 70
2. Braun-Falco O, Plewig G, Wolff HH (1996) Dermatologie und Venerologie. 4. Aufl. Springer, Berlin Heidelberg New York Tokyo
3. Buntin D (1994) The 1993 sexually transmitted disease treatment guidelines. Semin Dermatol 13: 269–274
4. Catterall RD (1975) Sexually transmitted diseases of the anus and rectum. Clin Gastroenterol 4: 659

5. Durel P, Pellerat J (1966) Maladies vénériennes. Foucher, Paris
6. Faro S (1990) Lymphogranuloma venereum, chancroid, and granuloma inguinale. Obstet Gynecol Clin North Am 16: 517–530
7. Favre M, Hellerström S (1954) The epidemiology, aetiology and prophylaxis of lymphogranuloma inguinale. Acta Derm Vener 34 [Suppl] 30
8. Filipp N, Metz J (1975) Erregernachweis bei Lymphogranulomatosis inguinalis. Eine elektronenmikroskopische Untersuchung. Hautarzt 26: 411
9. Lentini-Marugan et al. (1980) Venerische Erkrankungen des Anus und Rektums. coloproctology 3: 200–201
10. McLelland BA, Anderson PhC (1976) Lymphogranuloma venereum. Outbreak in an university community. JAMA 235: 56–57
11. Merlini M (1984) Clinique des tumeurs anales malignes. Schweiz Rundschau Med 73: 867–868
12. Mohr W (1982) Lymphogranuloma inguinale. In: Müller-Wieland K (Hrsg) Dickdarm. Springer, Berlin Heidelberg New York (Handbuch der inneren Medizin), S 763–766
13. Nasemann T (1974) Viruskrankheiten der Haut, der Schleimhäute und des Genitales. Thieme, Stuttgart
14. Orfanos CE, Garbe C (1995) Therapie der Hautkrankheiten. Springer, Berlin Heidelberg New York
15. Osaba AO (1977) Sero-epidemiological study of lymphogranuloma venereum in Western Nigeria. Afr J Med Med Sci 6: 125–132
16. Philip RN, Hill DA, Greaves AB et al. (1971) Study of Chlamydiae in patients with lymphogranuloma venereum and urethritis attending a venereal disease clinic. Br J Vener Dis 47: 114–121
17. Philip RN, Casper EA, Gordon FB, Quan AL (1974) Fluorescent antibody responses to chlamydial infection in patients with lymphogranuloma venereum and urethritis. J Immunol 112: 2126–2134
18. Quinn TC et al. (1981) Chlamydia trachomatis proctitis. N Engl J Med 305: 195–199
19. Richtlinien 1992 zur Diagnostik und Therapie von sexuell übertragbaren Krankheiten. Deutsche Gesellschaft zur Bekämpfung der Geschlechtskrankheiten e.V., S 18–19
20. Schaller KF (1981) Lymohogranuloma inguinale, Frambösie, Pinta und Donovanosis. In: Korting GW (Hrsg) Dermatologie in Praxis und Klinik. Thieme, Stuttgart New York, S 46.0–46.22
21 Sonck CE (1967) Lymphogranuloma inguinale. In: Gsell O, Mohr W (Hrsg) Infektionskrankheiten 1/2. Springer, Berlin Heidelberg New York, S 959–987
22. Stüttgen G (1981) Ulcus molle/Chancroid. Grosse, Berlin
23. Wang SP, Grystone JT, Alexander ER, Holmes KK (1975) Simplified microimmunofluorescence test with trachoma, lymphogranuloma venereum (chlamydia trachomatis) antigens for use as a screening test for antibody. J Clin Microbiol II: 250
24. Wiesmann E (1974) Medizinische Mikrobiologie. Thieme, Stuttgart

15.12 Aids (HIV-Infektionen)

Das erworbene Immundefektsyndrom Aids (*A*cquired *I*mmune *D*eficiency *S*yndrome) stellt eine Infektionskrankheit viralen Ursprunges dar. Im engeren Sinne bezeichnet es das klinische Endstadium einer Infektion mit den *H*umanen-*I*mmundefizienz-*V*iren (HIV), geprägt durch opportunistische Infektionen und/oder seltene Tumoren und/oder neurologische Krankheitsbilder.
Elektronenmikroskopisch betrachtet erscheint das HIV (HIV-1 oder HIV-2), das zur Untergruppe der Lenti-Retroviren gehört, als rundliches, im Durchmesser ca. 100 nm großes Partikel [1, 23, 24, 25, 31, 33] (Abb. 15.36).
Weltweit sollen derzeit mehr als 21 Millionen Erwachsene mit dem HIV-Virus infiziert und 4,5 Millionen Menschen bereits an den Folgen der Infektion gestorben sein.

ÄTIOLOGIE UND EPIDEMIOLOGIE

Die *Übertragung* des HIV erfolgt am häufigsten durch Geschlechtsverkehr, durch gemeinsamen Gebrauch von kontaminierten Injektionsnadeln sowie während der Schwangerschaft oder der Geburt von Mutter auf Kind [13, 38]. Außerdem spielten in der Vergangenheit Übertragungen mit kontaminiertem Blut oder Blutprodukten (Hämophiliepatienten) eine wesentliche Rolle; dieser Übertragungsweg ist in der BRD durch konsequente Untersuchungen aller Blutspenden seit 1985 weitestgehend ausgeschlossen [22]. Bei den üblichen Sozialkontakten (Handgeben) und über Tröpfcheninfektion (Niesen, Husten, Sprechen) ist eine Übertragung von HIV nicht zu erwarten [22].
Prophylaktische Maßnahmen in der proktologischen Sprechstunde wurden auf S. 25 dargelegt.
Homo- und bisexuelle Männer sowie Drogensüchtige stellen die Hauptgruppen der Erkrankten dar [38]. Verletzende Sexualpraktiken, rezeptiver (passiver) Analverkehr [45], häufiger Partnerwechsel und Nadeltausch bei Fixern wird dabei als ätiologisch bedeutsam erachtet. Eine HIV-Infektion durch heterosexuelle Kontakte scheint allerdings zunehmend an Bedeutung zu gewinnen [4, 38].

KLINIK

Die klinische Symptomatologie einer HIV-Infektion zeigt gewöhnlich einen phasenartigen Verlauf. Neben der Walter-Reed-Stadieneinteilung [55] und der Frankfurter Einteilung [5] hat eine Expertengruppe der CDC (Centers of Disease Control) eine Klassifikation von HIV-assoziierten Krankheitsbil-

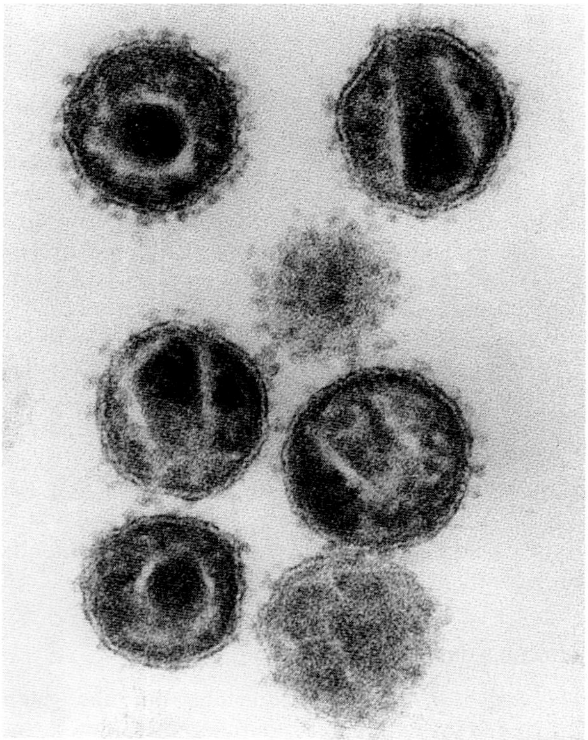

Abb. 15.36. Ultradünnschnitt von „human immunodeficiency viruses" (HIV). Die Lentivirus-Natur dieses 100–120 nm großen, von einer Lipidhülle umgebenden Erregers wird am prismatischen Innenkörper der Viruspartikeln deutlich. Dieses Core zeigt je nach Schnittebene unterschiedliche Umrisse. Die Oberflächenfortsätze des HIV gehen spontan verloren

dern erarbeitet, die in Tabelle 15.4 wiedergegeben wird [53, 65].
Die Übergänge zwischen den verschiedenen Stadien sind fließend, wobei ein bestimmtes Stadium dem vorhergehenden nicht immer folgen muß.

1. Akute HIV-Infektion

Die Neuinfektion mit HIV verläuft in der Regel asymptomatisch. Gelegentlich tritt aber einige Tage bis mehrere Wochen nach dem HIV-Kontakt ein unspezifisches Krankheitsbild auf, das am ehesten einer infektiösen Mononukleose ähnelt [12, 46]. Fieber, Nachtschweiß, allgemeines Krankheitsgefühl, Lymphknotenschwellung, Pharyngitis, Kopfschmerzen, Erbrechen, Durchfall, Arthralgien und ein makulöses, stammbetontes Exanthem können in diesem akuten Initialstadium auftreten. Unabhängig davon kann durch eine akute aseptische Meningitis bereits in diesem frühen Stadium auch das Nervensystem einbezogen sein [55].
In dieser Phase ist die Erkrankung allenfalls durch den direkten Erregernachweis verifizierbar. Antikörper treten erst zwischen der 4. und 12. Woche post infectionem auf.

2. Symptomfreies Latenzstadium

Dieses Stadium ist durch das Fehlen eines klinischen Beschwerde- und Erscheinungsbildes bei gleichzeitigem HIV-Antikörpernachweis gekennzeichnet. Gegebenenfalls kann allerdings eine Thrombopenie, Lymphopenie, T_4/T_8-Lymphozytenverminderung sowie eine kutane Anergie nachweisbar sein. Die Dauer der symptomfreien Latenzzeit ist sehr variabel und kann sich von wenigen Wochen bis zu mehreren Jahren erstrecken. Welche verschiedenen Kofaktoren für die Progression einer HIV-Infektion verantwortlich sind, ist bislang weitgehend unbekannt.

3. Lymphadenopathie-Syndrom und Aids-Related-Complex

Das *Lymphadenopathie-Syndrom* (LAS) liegt definitionsgemäß dann vor, wenn an mindestens zwei extrainguinalen Lymphknotenstationen ohne erklärbare Ursache vergrößerte Lymphknoten (> 1 cm) während mindestens dreimonatiger Dauer fetzustellen sind. Das LAS wurde daher auch als persistierende generalisierte Lymphknotenschwellung bezeichnet (PGL).
Der *Aids-Related-Complex* (ARC) umfaßt unspezifische Allgemeinsymptome wie Gewichtsverlust von mehr als 10 % des Körpergewichtes, Fieberschübe ungeklärter Genese (> 1 Monat) und persistierende Diarrhöen ohne Erregernachweis.
Es bestehen Hinweise, daß HIV selbst eine Enteropathie auslösen könnte [14, 26, 45, 48, 60].

4. Aids-Vollbild

Opportunistische Infektionen und *seltene Tumoren* kennzeichnen nach der CDC-Definition das Endstadium einer HIV-Infektion. Eingeschlossen in diese Definition sind inzwischen auch Krankheitsbilder wie extrapulmonale Tuberkulose, „HIV-Wasting-Syndrom", rezidivierende Salmonellen-Septikämien und neurologische Krankheitsbilder („HIV-assoziierte subakute Encephalitis" u. w. [9, 30].
Unter den opportunistischen Infektionen stellt die *Pneumocystis carinii-Pneumonie* die häufigste lebensbedrohliche Erkrankung dar [46].
Durch eine Vielzahl von Krankheitserregern ganz unterschiedlicher Art (Protozoen, Pilze, Viren, Bakterien) [31 a] kann ein breites Spektrum opportunistischer Erkrankungen hervorgerufen werden (Tabelle 15.4).

Tabelle 15.4. CDC-Klassifikation von HIV-assoziierten Krankheitsbildern

		Bisherige Bezeichnung
I	Akute Infektion mit mononukleoseähnlichem Bild ± akute Meningoenzephalitis; Serokonversion dokumentiert	
II	– positive Serologie	
A	Asymptomatisch	Asymptomatisch oder L-Aids (Thrombopenie) LAS (asymptomatisch)
B	+ pathologische Laborbefunde (z. B. Trombopenie, Lymphopenie, T_4/T_8-Verminderung, Anergie usw.)	
III	– positive Serologie	
A	Generalisierte Lymphadenopathie (Lymhadenopathie an mindestens zwei extra-inguinalen Lymphknotenstationen von mindestens dreimonatiger Dauer ohne erklärbare Ursache. Sofern durchgeführt, muß die Histologie eine reaktive Hyperplasie zeigen)	
B	+ pathologische Laborbefunde (s. II B)	
IV	– positive Serologie	
A	Allgemeinsymptome (mindestens eines): Gewichtsverlust > 10%; Fieber > 1 Monat; Diarrhö > 1 Monat	ARC
B	Neurologische Symptome Demenz, Myelopathie, periphere Neuropathie	
C_1	Opportunistische Infektionen: *Durch Protozoen und Helminthen verursachte Infektionen*	Aids
–	Pneumocystis carinii Pneumonie (H oder M)*[a]	
–	Toxoplasmose mit Pneumonie oder ZNS-Befall (H oder M)*	
–	Intestinale Kryptosporidiose, Diarrhö länger als 1 Monat (H oder M)*	
–	Isosporiasis, Diarrhö länger als 1 Monat (H oder M)*	
–	Stronglyloidasis mit Pneumonie oder ZNS-Befall oder disseminiert (H)*	
	Pilzinfekte	
–	Oesophagiale, bronchiale oder pulmonale Levurose (endoskopisch weiße Plaques auf erythematösem Grund, evtl. mit M oder H; kultureller Nachweis allein genügt nicht)*	
–	Kryptokokkose mit Lungen- oder ZNS-Befall oder disseminiert (K oder A oder H)*	
–	Aspergillose mit ZNS-Befall oder disseminiert (K oder H)*	
–	Histoplasmose, disseminiert (nicht auf Lunge oder Lymphknoten beschränkt; K oder H oder A)*	
	Bakterielle Infekte	
–	Atypische Mykobakteriose, disseminiert (K)*	
	Virusinfektionen	
	Zytomegalie-Infektion mit Pneumonie, gastrointestinalem, retinalem oder ZNS-Befall (H)*	
–	Herpes simplex-Infektion mit mukokutaner Beteiligung (mindestens einen Monat dauernd, ulzerierend) oder Pneumonie, gastrointestinalem Befall oder disseminiert (K oder H oder Z)*	
C_2	Andere Infektionen:	
–	Oral hairy leucoplakia (indolente, leicht erhabene, unscharf begrenzte, wenige Millimeter bis 2 × 3,5 cm messende Papel auf der Zunge mit haarähnlicher [„hairy“] oder runzliger Oberfläche)	
–	H. zoster (über mehrere Dermatome)	L-Aids (H. zoster, Candida-stomatitis, Tbc)
–	Salmonellensepsis (K)*	
–	Nokardiose (M oder K)*	
–	Tuberkulose (M oder K)*	
–	Candida-Stomatitis (M)*	
D	Malignome:	Aids
–	Kaposi-Sarkom (H)*	
–	ZNS-Lymphome (H)*	
–	Non-Hodgkin-Lymphom von hohem Malignitätsgrad (diffus, undifferenziert) der B-Zellreihe oder von unbekanntem immunologischem Phänotyp (H)*	
–	Malignom des lymphatischen oder retikuloendothelialen Systems (lymphoreticular malignancy), welches mehr als drei Monate nach einer oben erwähnten Infektion auftritt (H)*	
E	Anderes: z. B. chronisch lymphoide, interstitielle Pneumonie (H)*, andere Befunde, Tumoren usw., die wahrscheinlich HIV-assoziiert sind, aber nicht in eine der obigen Kategorien passen	

Bemerkungen: I–IV schließen sich gegenseitig aus, IV A–E können kombiniert werden (z. B. IV B D); nicht zurück klassifizieren (z. B. III in II usw.)

* Sicherung der Diagnose mittels:
H = Histologie, K = Kultur, M = Mikroskopie, A = Antigennachweis (Serologie), Z = Zytologie

[a] Neuere Untersuchungen der rRNA-Sequenzen zeigen, daß Pneumocystis carinii nicht als Protozoon, sondern als Pilz einzustufen ist [16].

Im folgenden sollen einige proktologisch relevante Erkrankungen bei HIV-infizierten Patienten kurz dargestellt werden:

Erkrankungen durch Protozoen

Die *Kryptosporidiose* (S. 527 ff.) ist das typische Beispiel für eine opportunistische Infektion, von der man bis zum Auftreten von Aids nicht sicher war, ob sie auch beim Menschen eine persistierende Erkrankung auslösen kann [52]. Diese durch Kryptosporidien hervorgerufene Erkrankung äußert sich in profusen wäßrigen Durchfällen und Flüssigkeitsverlusten bis 15 l/Tag.
Hiervon zu unterscheiden ist die durch Giardia lamblia verursachte *Lambliose* (s. 16.3.2), bei der es auch zu explosionsartig einsetzenden Durchfällen kommen kann. Allerdings steht bei der Lamblieninfektion i. d. R. eine ausgeprägte Flatulenz im Vordergrund, die bei der Kryptosporidiose zumeist fehlt [52].
Auch die *Isosporiasis* (s. 16.3.4 und 16.3.5) äußert sich in Diarrhöen, Erbrechen, Fieber und Gewichtsverlust.

Pilzerkrankungen

In allen Stadien einer HIV-Infektion können Mykosen insbesondere der Candida-Spezies auftreten. Am häufigsten wird ein Mundsoor (Abb. 15.41 d) beobachtet, der auf den Ösophagus (Abb. 15.43) sowie den restlichen Darmtrakt (Abb. 15.42) und auch auf andere Organe (z. B. Lunge) übergreifen kann. Im Bereich der Analregion äußert sich der Pilzbefall in Form einer analen und/oder perianalen ekzematoid erscheinenden Hefemykose (Levurose) (Abb. 15.41 a–e) (s. 15.12).

Viruserkrankungen

Die *Zytomegalievirusinfektion* stellt eine wichtige opportunistische Infektion im Gastrointestinalbereich bei Aids dar [54]. Im Vordergrund stehen anhaltende Diarrhöen, z. T. mit Blutbeimengungen, Bauchkrämpfen und Gewichtsabnahme. Es finden sich fokale oder diffuse entzündliche Veränderungen bis hin zu tiefen Ulzerationen im ganzen Gastrointestinaltrakt und der perianalen Haut. Die Diagnose kann durch den histologischen Nachweis von typischen „Entenaugenzellen“ mit intranukleären und intrazytoplasmatischen Einschlußkörperchen sowie durch immunhistologische Methoden gestellt werden.
Durch das Nucleosidanalogon DHPG/Ganciclovir soll in vielen Fällen eine Besserung der klinischen Symptome bewirkt werden können [20].

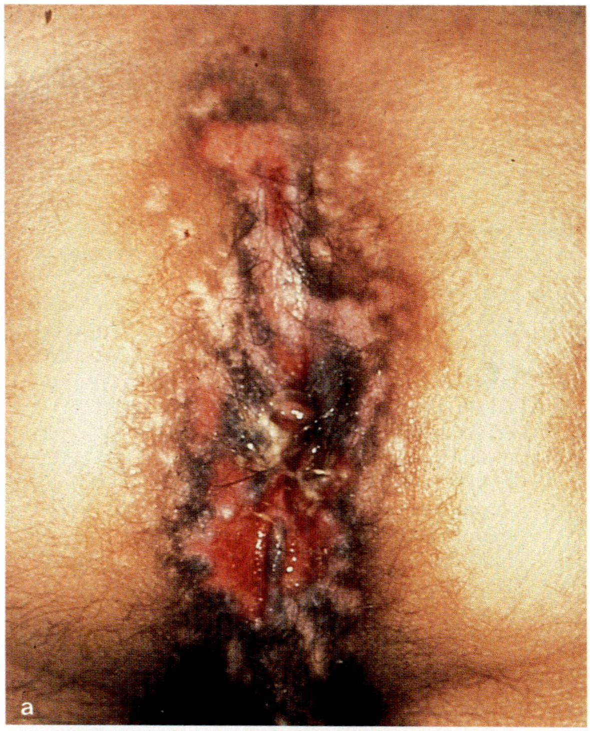

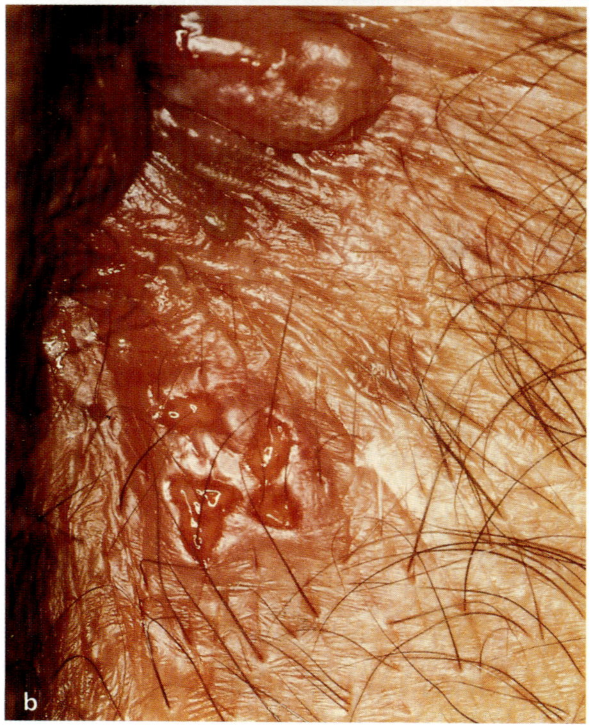

Abb. 15.37 a, b. Typische HSV-Läsionen bei HIV-infizierten Patienten. **a** Perianalbefund einer Herpes simplex-Virus (HSV-2-Typ)-Infektion; es handelt sich im vorliegenden Fall um die klinische Erstmanifestation des erworbenen Immundefektsyndromes. **b** Flache, schmierig belegte, z. T. konfluierende Ulzerationen eines Herpes simplex perianalis (s. auch Abb. 2.28, 2.29)

Die bei Vorliegen einer HIV-Infektion auftretende sog. *HSV-Anitis* ist gekennzeichnet durch zunächst flache, schmierig belegte, perianale und/oder anale Ulzerationen (Abb. 2.28 a–d), die in der Regel zu großflächigen, nekrotisierenden, äußerst schmerzhaften Läsionen fortschreiten können (Abb. 15.37 a, b) [61]. Das Erscheinungs- und Beschwerdebild der *HSV-Proktitis* (Abb. 2.29 a–c) wird in Kap. 2.10 beschrieben.

Der *Zoster* (Abb. 2.31 a–f) neigt im Rahmen einer HIV-Infektion zu mehrsegmentalem Befall sowie Überschreiten der Medianlinie des Körpers; in Einzelfällen kann ein Zoster generalisatus auftreten (s. 2.11).

Die durch humane Papillomviren perianal und intraanal lokalisierten *Condylomata acuminata* (Abb. 2.38 a–d, 2.39) dehnen sich bei HIV-Infizierten häufig großflächig, ggf. bis in den Rektumbereich aus und neigen zu hohen Rezidivquoten [42, 61] (s. 2.14).

Verrucae vulgares (Abb. 2.36) und *Mollusca contagiosa* (Abb. 2.33, 2.34) [34 a] sind bei Auftreten in disseminierter Form wie auch in ungewöhnlicher Lokalisation (z. B. Genito-Analregion) stets verdächtig auf das Vorliegen einer Abwehrschwäche und sollten demzufolge auch an eine HIV-Infektion denken lassen (s. 2.12, 2.13). Eine virale Genese wird auch bei der von Greenspan et al. [27] erstmals beschriebenen *oralen Haarleukoplakie* angenommen. Hierbei finden sich bei HIV-Infizierten am seitlichen Zungenrand lokalisierte, weißliche, haarförmige bis leicht papillomatöse, nicht abstreifbare Auflagerungen (Abb. 15.38 a, b). Elektronenmikroskopisch konnten in den betreffenden Läsionen sowohl Epstein-Barr-Virus (EBV) als auch Humanes Papillom-Virus (HPV) nachgewiesen werden [4, 29, 59, 69, 71].

Bakterielle Erkrankungen

Auch bakterielle Infektionen treten im Verlauf einer HIV-Infektion gehäuft auf: nekrotisierende *Pyodermien, Abszesse* (Abb. 1.18 d), *Follikulitiden* (Abb. 2.24 b), *Impetigo* (Abb. 2.24 a), *Phlegmonen,* atypische Verläufe der *Syphilis* (Abb. 15.27 a–d, 15.39), schwere Verlaufsformen von *Salmonellosen, Shigellosen* (Abb. 15.1), *Yersiniosen* (Abb. 15.2), *Campylobacteriosen* (Abb. 15.7) und disseminierte Formen von *Tuberkulose* (Abb. 15.15, 15.16, 15.18, 15.21) werden beschrieben [51].

Atypische Mykobakteriosen (S. 428) sind ebenfalls Ausdruck einer ausgesprochenen Immunschwäche und konnten früher nur sehr selten beobachtet werden. Atypische Mykobakteriosen äußern sich in unspezifischen Symptomen wie Fieber, Abdominalschmerzen, chronischer Diarrhö, Malabsorption

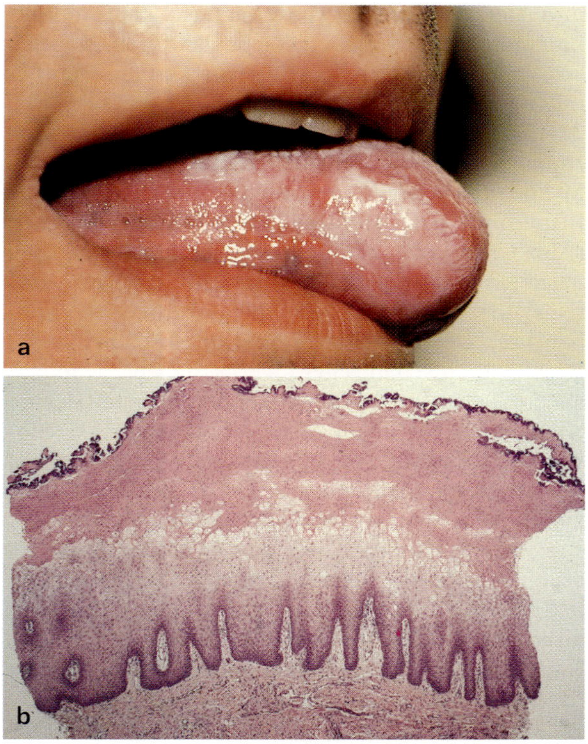

Abb. 15.38 a, b. Orale „hairy" Leukoplakie. **a** Klinisches Bild. **b** Papillomatös geschwungene Oberfläche mit kleinen Keratinprojektionen, dichtes Bakterienwachstum, Parakeratose, ballonierte Epithelzellen mit perinukleären Aufhellungen (Koilozyten), plump- sowie schlank-elongierte Reteleisten. HE-Färbung

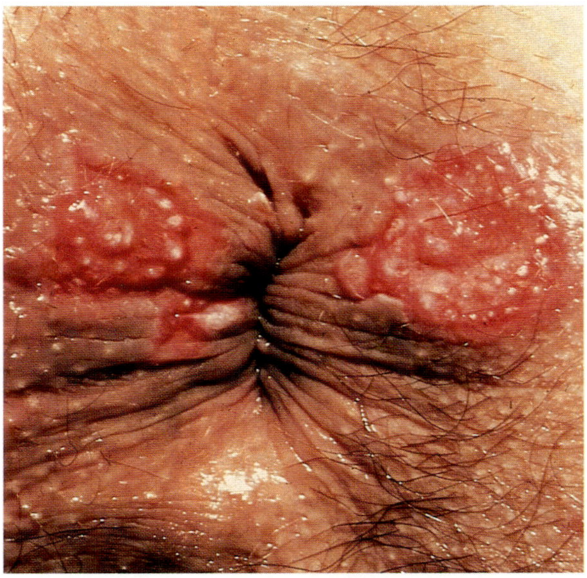

Abb. 15.39. Condylomata lata bei einem HIV-infizierten Patienten

und Gewichtsverlust. Die Diagnose kann mittels Blut- und/oder Stuhlkulturen sowie durch Biopsien aus der Rektalschleimhaut gestellt werden. Die therapeutischen Möglichkeiten sind sehr beschränkt, da die üblichen Tuberkulostatika schlecht ansprechen. Die Prognose einer disseminierten atypischen Mykobakteriose gilt demzufolge als infaust [52].
Insbesondere bei Homosexuellen fallen *Proktitiden* (Abb. 1.10 a) mit hämorrhagischen und ulzerösen Läsionen auf. *Kryptitiden* (Abb. 1.10 b) mit konsekutiver Abszeß- und Fistelbildung wurden beschrieben [42]. Der praktizierte Analverkehr führt in der Regel zu mechanischen Verletzungen, wodurch auch die verschiedensten Mikroorganismen (Herpes simplex-Viren, Chlamydien, Mycoplasmen, Treponemen, Gonokokken, Salmonellen, Amöben u. w.) übertragen werden können [39]. Dies führt zu entzündlichen bzw. entzündlich-infektiösen Veränderungen am Enddarm, die bei den Betroffenen zu Stuhlunregelmäßigkeiten, Hämatochezie, schmerzhaften Tenesmen u. w. führen können [44]. Histologisch wie endoskopisch imponiert dieses auch als *Gay-Bowel*-Syndrom (Abb. 15.40 a, b) bezeichnete Erscheinungsbild als uncharakteristische, erosive Proktitis [12, 39, 42].
Bei der *Chlamydien-Proktitis* handelt es sich um eine Entzündung, die durch Chlamydia trachomatis der Serotypen D–K oder durch LGV-Chlamydien (Lymphogranulomatosis inguinalis) der Serotypen L1–L3 hervorgerufen wird [34, 58]. Während die zahlenmäßig häufigeren Chlamydien-Infektionen der Serotypen D–K meist asymptomatisch oder mild verlaufen, imponiert die LGV-Proktitis durch hämorrhagische Ulzerationen, die klinisch wie histologisch an einen Morbus Crohn erinnern (Abb. 15.35 d, e). Da sich Chlamydien intrazellulär vermehren, stellt der Erregernachweis in der Praxis häufig ein diagnostisches Problem dar (s. 15.35).

Epizootien

Auch die *Skabies* kann bei HIV-Infizierten recht atypisch verlaufen (Abb. 2.41). Die stark juckenden papulosquamösen Läsionen treten zumeist generalisiert auf, wobei auch Gesicht und Kapillitium meist mitbefallen sind [21] (s. 2.15).

Nicht-infektiöse Erkrankungen

Insbesondere *seborrhoische Ekzeme* (Abb. 2.6o_1, o_2) und provozierte bzw. auffällig exazerbierte *Psoriasis vulgaris*-Erscheinungsbilder (Abb. 2.60) werden bei Aids-Patienten überzufällig häufig beobachtet. Insbesondere, wenn diese Krankheitsbilder atypisch lokalisiert sind und klinisch ein uncharakteristisches Bild aufweisen und/oder Patienten einer unge-

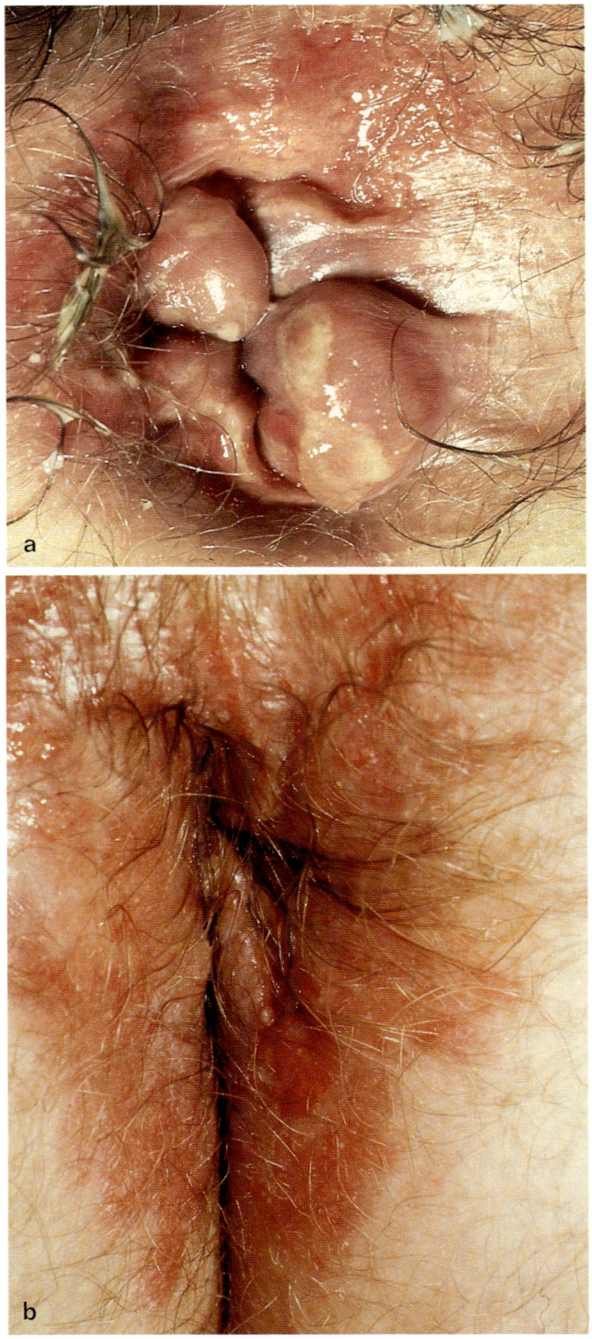

Abb. 15.40 a, b. Gay-Bowel-Syndrom bei HIV-infiziertem Patienten. **a** Gleichzeitiges Vorliegen einer Salmonellensepsis, einer eitrigen Proktitis sowie Perianalthrombosen mit aufgelagerten, flachen Ulzerationen einer Herpes simplex-Infektion (Typ 2). **b** Toxisch-degeneratives perianales Kontaktekzem als Folge einer bestehenden Analfistel

wöhnlichen Altersgruppe betroffen sind, sollte man eine HIV-Infektion mit in die differentialdiagnostischen Überlegungen einbeziehen [4].
Auch *Rhagaden* (Abb. 1.12 a, b) und *chronische Analfissuren* (Abb. 1.13 a–f, 1.14) mit Wundheilungsstörungen werden gehäuft bei HIV-Infizierten diagnostiziert (s. 1.8, 1.9).

HIV-assoziierte Neoplasien

Die häufigsten Malignome, die bei Aids-Patienten auftreten, sind das *Kaposi-Sarkom* (S. 277 ff.) und bevorzugt am Gastrointestinaltrakt lokalisierte *maligne Non-Hodgkin-Lymphome*. Das Risiko von HIV-Infizierten an hochmalignen undifferenzierten bzw. diffusen B-Zell-Lymphomen zu erkranken, ist um das 4fache erhöht [15, 40, 72] (S. 294).
Aber auch *Plattenepithelkarzinome* (Abb. 3.13), *basaloide* und *kloakogene Karzinome* (Abb. 3.9 a, b) und das *Bowen-Karzinom* (Abb. 2.71 a) sind hier zu nennen (s. 3.1.2) [49].

DIAGNOSE

Die Diagnose wird durch Anamnese, Klinik und Laboruntersuchungen gestellt. Die derzeit wichtigsten Labor-Nachweismöglichkeiten sind:

- Nachweis spezifischer Antikörper gegen virale Proteine (Anti-HIV-AK),
- Nachweis des Virus selbst (HIV-Antigen),
- In-vitro-Vermehrung mit anschließendem Nachweis der viralen Nukleinsäure.

Der einfachste Such-Test zum Nachweis HIV-spezifischer Antikörper ist der HIV-ELISA (enzyme linked immuno sorbent assay).
Jeder positive ELISA-Test *muß* jedoch durch eine zweite unabhängige Methode bestätigt werden (Konfirmationstest).
Als Bestätigungstest hat sich in erster Linie das Immunoblotverfahren, der sog. Western-Blot bewährt.
Andere immunologische Verfahren wie die Radioimmunpräzipitation (RIPA) oder der Immunfluoreszenztest (IFT) sind aufgrund der aufwendigen Arbeitstechnik und der zu verwendenden Isotope nur noch in Spezialfällen indiziert [68].
Die *diagnostische Lücke* zwischen erfolgter Infektion und Positivierung der Screeningtests beträgt 6–8 Wochen [20], kann aber bis zu 4 Monate, in seltenen Fällen sogar noch länger dauern. In Zweifelsfällen sollten deshalb Wiederholungstests durchgeführt wrden [6, 66]. Ausmaß und Stadium der entscheidenden Schädigung der T_4-Helferzellen lassen sich im Verhältnis zu den T_8-Zellen erkennen (T_4/T_8-Quotient, Norm 1,4–2,0).

Tabelle 15.5. Veränderung immunologischer Laborparameter bei progredienter HIV-Infektion. (Nach Rieber [57])

↓ vermindert ↓ ↓ stark vermindert ↑ erhöht

Absolute Lymphozytenzahl im Blut	↓
Absolute Zahl der $CD4^+$ Lymphozyten im Blut[a]	↓ ↓
T_4/T_8-Verhältnis im Blut	↓ ↓
Polyklonale T-Zellproliferation auf Mitogen	↓
Proliferation der T-Zellen auf spezifisches Antigen[a]	↓ ↓
IFN-Produktion nach Stimulation mit spezifischem Antigen[a]	↓ ↓
Hauttest mit Standard-Antigenen	↓ ↓
Spontan Antikörper-sezernierende Zellen im Blut	↑
Autoantikörper	↑

[a] Parameter von prognostischer Bedeutung.

Die Veränderungen immunologischer Parameter, deren Bestimmung bei der Verlaufsbeobachtung einer HIV-Infektion sinnvoll erscheint, zeigt Tabelle 15.5.
Inzwischen sind Testverfahren kommerziell verfügbar, die über den direkten Nachweis von Viruspartikeln bzw. dem spezifischen Nachweis von Virusnukleinsäure eine Verkleinerung der diagnostischen Lücke ermöglichen.
Der derzeit gebräuchlichste Test zum Nachweis freier, im Blut zirkulierender Viruspartikel ist der HIV-Antigen-Capture-Assay (Festphasen-Enzym-Immunoassay „EIA“) [67].
Neue molekularbiologische Methoden erlauben inzwischen das arbeits- und zeitaufwendige Verfahren der Virusanzucht zu umgehen und die HIV-Nukleinsäure innerhalb weniger Stunden direkt nachzuweisen.
Die derzeit bekannteste Methode ist die Polymerasekettenreaktion (polymerase chain reaction „PCR“).
Die PCR dient zur Bestimmung der *Viruslast*. Diese wird gemessen als Zahl der viralen RNA-Kopien pro Milliliter Serum. Das Ausmaß der Virämie erlaubt einerseits Rückschlüsse auf die Prognose und dient andererseits als Kontrollkriterium über Erfolg oder Mißerfolg therapeutischer Maßnahmen.
Die Viruslast, als derzeit bester Parameter zur Kontrolle des Therapieverlaufs, sollte – bei unkomplizierten Verläufen – in 3monatigen Abständen gemessen werden.

DIFFERENTIALDIAGNOSE

Bei zweifelhaftem Labornachweis einer HIV-Infektion müssen differentialdiagnostisch andere Ursachen einer Immundefizienz in Betracht gezogen werden. Im Kindesalter sind als primäre zelluläre Immundefektzustände vor allem das Di-George-Syndrom und die chronische mukokutane Candidamykose bekannt. Auch andere genetische oder erworbene Immunmangelsyndrome (z.B. Agammaglobulinämie) kommen differentialdiagnostisch in Frage. Im Erwachsenenalter können konsumierende maligne Erkrankungen wie M. Hodgkin, Non-Hodgkin-Lymphome, lymphozytäre Leukämie, multiples Myelom wie auch jede andere maligne Erkrankung zu einem Immundefekt führen. Ein iatrogener Immundefekt kann schließlich bei hochdosierten Langzeittherapien mit systemisch wirkenden Kortikoiden oder anderen immunsuppressiven bzw. zytostatischen Präparaten entstehen [6].

THERAPIE

Es ist derzeit noch nicht möglich, HIV aus dem Organismus restlos zu eliminieren und damit die Infektion zu heilen.
Die neuen Kombinationstherapien mit antiviralen Medikamenten können allerdings die Virusvermehrung fast vollständig unterdrücken und so das Immunsystem stabil halten. Wie lange, das ist zur Zeit noch unklar.
Allgemein wird heute gefordert, Infizierte so früh wie möglich kombiniert zu behandeln, denn Patienten mit noch niedriger Viruslast und hoher Helferzellzahl (CD_4-Zellzahl) haben eine bessere Prognose.
Die klinische Effektivität von Zidovudin (Retrovir-„AZT"-500 mg/Tag) erstreckt sich auf eine Periode von 2–3 Jahren in Frühstadien der Erkrankung, auf 1–2 Jahre bei Patienten mit CD_4-Zellenanzahl zwischen 200–400/ml und auf nur 6–12 Monate im fortgeschrittenen Krankheitszustand [3, 18, 20].
Es hat sich inzwischen gezeigt, daß eine Kombinationstherapie von Zidovudin mit anderen *Reverse-Transkriptase-Hemmern* wie etwa Didanosin (Videx), Zalcitabin (HIVID) oder Lamivudin (Epivir) einer Monotherapie mit Zidovudin überlegen ist.
Die Entwicklung der sog. *Protease-Inhibitoren* wie z.B. Indinavir (Crixivan) brachte die HIV-Therapie einen weiteren Schritt voran. Diese *Enzymblocker* lassen sich mit den bisher verfügbaren *Nukleosidanaloga* (Transkriptasehemmern) kombinieren und ergeben – eine gute Compliance vorausgesetzt – einen noch wesentlich besseren Therapieeffekt.
Eine kombinierte Behandlung mit Indinavir und den beiden Nukleosidanaloga Zidovudin und Lamivudin senkt die Viruslast (s.o.) bei 90% der Patienten unter die Nachweisgrenze (200 Kopien pro Milliliter Serum) in der Polymerase-Kettenreaktion [67].
Eine derart effektive Blockade der Virusreplikation vermindert zwangsläufig auch die Entwicklung von Resistenzen.
Neben der jeweils entsprechenden Bekämpfung der zu Rezidiven neigenden Begleiterkrankungen kommt auch weiterhin einer konsequenten Aufklärung der Bevölkerung und der psychosozialen Betreuung HIV-Infizierter entscheidende Bedeutung zu [35].

Literatur

1. Barre-Sinoussi F et al. (1983) Isolation of a T-lymphotropic retrovirus from a patient at risk for acquired immune deficiency syndrome (AIDS). Science 220: 868
2. Bartlett JG (1993) Zidovudine now or later? N Engl J Med 329/5: 351–352
3. Böcker KH (1993) AIDS – heute und morgen. Der Dtsch Dermatologe 9: 916–922
4. Braun-Falco O et al. (1988) Dermato-venerologische Erkrankungen als Indikatoren für Diagnose und Prognose der HIV-Infektion. Münch Med Wochenschr 130/17: 331–336
5. Brodt HR et al. (1986) Verlaufsbeobachtungen bei Personen aus AIDS-Risikogruppen bzw. mit LAV/HTLV-III-Infektion. – In: Helm EB et al. (Hrsg) AIDS II. Zuckschwerdt, München
6. Bundesgesundheitsamt Berlin (1988) AIDS: Neufassung der CDC-Falldefinition zur einheitlichen epidemiologischen Erfassung. Dtsch Ärztebl 85/17: A1186–A1201
7. Centers for Disease Control (1981) Pneumocystis pneumonia – Los Angeles. MMWR 30: 250
8. Centers for Disease (1981) Kaposi's sarcoma and pneumocystis pneumonia among homosexual men – New York City and California. MMWR 30: 305
9. Centers for Disease Control (1987) Revision of the CDC-Surveillance case definition for Acquired Immundeficiency Syndrome. MMWR 36 [Suppl]: 1S–15S
10. Chang Y et al. (1994) Identification of herpesvirus-like DNA sequences in AIDS-associated Kaposi's sarcoma. Science 266: 1865–1869
11. Cooper DA (1993) Zidovudine in persons with asymptomatic HIV infection and CD4+ cell counts greater than 400 per cubic millimeter. N Engl J Med 329/5: 297–303
12. Cooper DA et al. (1985) Acute AIDS-retrovirus infection. Lancet I: 537–540
13. Creagh-Kirk T (1988) Long term follow up of a large cohort of AIDS patients treated with Zidovudine under a compassionaterelease protocol. IV. International Conference on AIDS. Stockholm Abstract Nr. 3606
14. Dancygier H (1992) AIDS and gastrointestinal endoscopy. Endoscopy 24: 169–175
15. Danzig JB, Brandt LJ, Reinus JF, Klein RS (1991) Gastrointestinal malignancy in patients with AIDS. Am J Gastroenterol 86/6: 715–718
16. Dürkop J, Kurth R (1988) Virologie. In: Jäger H (Hrsg) AIDS und HIV-Infektionen. ecomed II-2: 12–15
17. Edman JC et al. (1988) Ribosomal RNA sequence shows Pneumocystis carinii to be a member of the fungi. Nature 334: 519–522

18. Engst R, Borelli S (1994) HIV-Infektion - AIDS. hautnah dermatol 10: 522–527
19. Engst R (1994) HIV-Infektion - AIDS - derzeitiger Stand der Epidemiologie und Hinweise zur Antiretroviraltherapie. hautnah dermatol 10: 624–631
20. Fauci AS, Clifford-Lane H (1994) Human Immunodeficiency Virus (HIV) Disease: AIDS and related disorders. In: Harrison's principles of internal medicine, 13th edn. McGraw-Hill, New York/NY, pp 1566–1618
21. Fischer B, Warner LC (1987) Cutaneous manifestations of the acquired immunodeficiency syndrome. Update 1987. Int J Dermatol 26: 615–630
22. Flatten G, Allhoff PG (1987) AIDS als Problem in der Kassenärztlichen Versorgung. Deutscher Ärzteverlag, Köln
23. Gallo RC, Wong-Staal F(1985) A human T-lymphotropic retrovirus (HTLV III) as the cause of the acquired immunodeficiency syndrome. Ann Intern Med 103: 679–689
24. Gallo RC et al. (1984) Frequent detection and isolation of cytopathic retroviruses (HTLV III) from patients with AIDS and at risk for AIDS. Science 224: 500–503
25. Gelderblom HR (1991) HIV - Virologische Grundlagen. Dtsch Dermatol 39/3: 292–296
26. Greenson JK, Belitsos PC, Yardley JH, Bartlett JG (1991) AIDS enteropathy: occult enteric infections and duodenal mucosal alterations in chronic diarrhea. Ann Intern Med 114: 366–372
27. Greenspan D et al. (1984) Oral hairy leukoplakia in male homosexuals: evidence of association with both papillomavirus and a herpes group virus. Lancet 2: 831–834
28. Grob PJ (1988) HIV-Serodiagnostik. Internist 29: 73–81
29. Gross J, Wiegand H, Zentgraf H (1988) Epstein-Barr-Virus Nachweis in oralen haarigen Leukoplakien bei AIDS-Patienten, in Leukoplakien und unauffälligen Zungenepithelien HIV-1-negativer Patienten. Z Hautkrankht 63/1: 44–48
30. Gutberlet H, Rösch W (1992) Primäre Darmtuberkulose bei AIDS. Z Gastroenterol 30: 869–872
31. Hartmann H, Hemsmann G (1988) Struktur und biologische Eigenschaften von humanen Immundefizienz-Viren (HIV). Internist 29: 67–72
31 a. Hartmann M, Petzoldt D (1977) STD bei HIV-Infektion. Hautarzt 48: 206–213
32. Hing M, Oliver Ch, Melville R (1992) Zidovudin bei HIV-Enteropathie. The Lancet - Deutsche Ausgabe, 6. Jg, 3: 180
33. Hoxie JA (1987) Current concepts in the virology of infection with human immunodeficiency virus (HIV). A view from the III. International Conference on AIDS. Ann Intern Med 107: 406
34. Hoyme UB (1994) Chlamydieninfektionen - Schwieriger Nachweis, „einfache" Therapie. Therapiewoche 44/3: 130–136
34 a. Husak R, Garbe C, Orfanos CE (1997) Mollusca contagiosa bei HIV-Infektion. Hautarzt 48: 103–109
35. Jäger H (1988) Die psychosoziale Betreuung von AIDS- und AIDS-Vorfeldpatienten. Internist 29: 97–102
36. Janoff EN, Orenstein JM, Manischewitz JF, Smith PD (1991) Adenovirus colitis in the acquired immunodeficiency syndrome. Gastroenterology 100: 976–979
37. Keil TU, Bürk RR (1994) Interview: Wie weit ist die erste Anti-HIV-Vakzine? Fortschr Med 112: 61–62
38. Kiehl W (1994) Sexuelle Übertragung von HIV-Infektionen - Situation, Infektionsrisiken, Prävention. Therapiewoche 44/3: 144–148
39. Krüger GRF (1986) Klinische Pathologie bei AIDS-Patienten und bei AIDS-Risikopersonen. AiFo 3: 139–147
40. Lee MH, Waxmann M, Gillooley JF (1985) Primary Malignant Lymphoma of the Anorectum in Homosexual Men. Dis Colon Rectum 29/6: 413–416
41. Lenderking WR et al. (1994) Evaluation of the quality of life associated with zidovudine treatment in asymptomatic human immunodeficiency virus infection. N Engl J Med 330/11: 738–743
42. Lenhard B, Näher H, Petzoldt D (1987) Periproktale und anorektale Entzündungszustände bei HIV-Infektion. Hautarzt 38: 361–363
43. Levy J, Youvan T, Lee ML und die Passive Hyperimmune Therapy Study Group (1994) Passive hyperimmune plasma therapy in the treatment of acquired immunodeficiency syndrome: results of a 12-month multicenter double-blind controlled trial. Blood 84/7: 2130–2135
44. Löffler A, Krüger GRF (1986) Gastrointestinale Manifestationen der AIDS-Erkrankung. In: Steigleder GK (Hrsg) AIDS-Bericht 2/1986. Grosse, Berlin, S 77–90
45. Lorian V (1988) AIDS, anal sex, and heterosexuals. Lancet I: 1111
46. Lüthy R et al. (1988) Diagnostik und Therapie der HIV-assoziierten Krankheiten. Internist 29: 82–91
47. Macher AM et al. (1987) Pneumocystis carinii choroiditis in a male homosexual with AIDS and disseminated pulmonary and extra-pulmonary P. carinii infection. N Engl J Med 316: 1092
48. Mathijs JM et al. (1988) HIV infection of rectal mucosa. Lancet I: 1111
49. Melbye M, Coté TR, Kessler L, Gall M, Biggar RJ und die AIDS/Cancer Working Group (1994) High incidence of anal cancer among AIDS patients. Lancet 343: 636–639
50. Moss AR et al. (1988) Seropositivity for HIV and the development of AIDS or AIDS related condition: three year follow up of the San Francisco General Hospital cohort. Br Med J 296: 745–750
51. Nürnberger F (1988) AIDS 1988. Dtsch Dermatol 36: 336–344
52. Pfäffel W (1989) Opportunistische Infektionen. In: Jäger H (Hrsg) AIDS und HIV-Infektionen. ecomed, Landsberg München Zürich
53. Plettenberg A et al. (1997) HIV-assoziierte Hauterkrankungen. Hautarzt 1: 58–72
54. Prüfer-Krämer L, Krämer A, Pohle HD (1988) Die Zytomegalievirusinfektion des Gastrointestinaltraktes bei AIDS. Verdauungskrankheiten 6/4: 133–140
55. Rasokat H, Häussermann L, Steigleder GK (1986) Klinisches Spektrum der LAV/HTLV III-Infektion. In: Steigleder GK, AIDS-Bericht 2/1986. Grosse, Berlin, S 45–49
56. Redfield RR, Wright DC, Tramont EC (1986) The Walter-Reed staging classification for HTL VIII/LAV infection. N Engl Med 314: 131–132
57. Rieber EP (1988) Grundlagen der Immunologie. In: Jäger H (Hrsg) AIDS und HIV-Infektionen. ecomed II-3: 1–22
58. Rodier B, Catalan F, Harboun A (1987) Schwere Rektitis durch Chlamydien des Serotypus D. coloproctology 6: 341–344

59. Rufli T, Büchner SA (1994) Klinische Erscheinungsbilder bei HIV-Infektionen. Therapiewoche 44/19: 1076–1080
60. Schneider T, Ullrich R, Zeitz M (1994) Gastroinestinale Manifestationen bei der HIV-Infektion. Z Gastroenterol 32: 174–181
61. Schöfer H (1987) Proktologische Befunde bei immungeschwächten Patienten mit Lymphadenopathiesyndrom (LAS) bzw. AIDS. Congrès de l'Union Internationale de Phlébologie. Essen 07.–11. Oktober
62. Schöfer H (1995) Klinische Diagnose der HIV-Erkrankung. T W Dermatologie 25: 349–356
63. Schröder U, Waller V, Kaliebe T, Agathos M, Breit R (1994) Akutes Primärstadium einer HIV-Infektion mit Nachweis einer Serokonversion. Hautarzt 45: 29–33
64. Schulte C, Meurer M, Fröschl M (1988) Prognostische Bedeutung von Antikörper gegen HIV-Kernproteine bei Patienten mit Lymphadenopathie-Syndrom. Hautarzt 39: 45–48
65. Schweizerisches Bundesamt für Gesundheitswesen (1988) AIDS und andere HIV-assoziierte Krankheiten - eine aktuelle Übersicht. In: AIDS in der Praxis (Loseblattsammlung) medicon Verlagsgesellschaft mbH Düsseldorf, C 7.4,1, 1-18
66. Thomas L, Schnaith E (1994) HIV-Diagnostik. Therapiewoche 44/3: 149
67. Velberding P (1996) Vortrag über momentane Therapiestrategien bei HIV-Infektion. 6. Deutscher AIDS-Kongress München
68. Wagner R, Mayer J, Reischl U (1995) Labordiagnostik der HIV-Infektion. Fortschr Med 10: 135–139
69. Winzer M, Gilliar U (1988) Die Histopathologie der oralen „hairy" Leukoplakie. Hautarzt 39: 213–216
70. World Health Organization: STD unit in WHO's global programme on AIDS (GPA). Global AIDS News 3/4: 1–4
71. Zhang X, Langford A, Becker J et al. (1988) Ultrastructural and immunohistochemical findings in oral hairy leukoplakia. Virchows Archiv [A] 412: 533–542
72. Zeitz M (1992) Störungen des darmassoziierten Immunsystems. In: Goebel H (Hrsg) Gastroenterologie. Springer, Berlin Heidelberg New York Tokyo (Innere Medizin der Gegenwart, Bd 11, S 598–606)

15.13 Levurose (Hefemykose)

Definition und Synonyma: Unter einer Candidose (*Synonyma:* Soor, Levurose, Moniliasis, Hefe- und Candida-Mykose, Candidiasis) versteht man eine Pilzerkrankung, die weit überwiegend durch Candida albicans, aber auch durch zahlreiche andere opportunistisch wachsende Candidaspezies verursacht wird (vgl. hierzu Mykologische und bakteriologische Untersuchungen, S. 56 ff.).

Befallen sind vorwiegend Haut einschließlich Hautanhangsgebilden (Haare, Nägel) und angrenzende Schleimhäute, insbesondere des Orogastrointestinaltrakts. In bestonderen Ausnahmefällen kann es zu einem disseminierten Befall innerer Organe kommen.

ÄTIOLOGIE, PATHOGENESE

Auf der Haut wie auch auf Schleimhäuten lassen sich – nicht selten auch bei Gesunden – fakultativ pathogene Hefen wie Candida albicans oder Torulopsis (Candida) glabrata nachweisen; im Verdauungstrakt zählen diese zwar nicht zur Normalflora, können jedoch als sogenannte *Transientflora* vorkommen. Zu einer behandlungsbedürftigen Candidose kommt es erst, wenn eine allgemeine oder lokale Vorschädigung eingetreten ist, die den Erreger befähigt, sich stärker zu vermehren und parasitärpathogenen Charakter anzunehmen. Das heißt, die oben genannten Candidaspezies können durch enzymatische Prozesse (Proteasen, Lipasen usw.) erst dann in das Gewebe eindringen, wenn die humorale und zelluläre Abwehr in diesem Bereich geschwächt oder außer Funktion ist. So ist etwa eine Darmmykose in der Regel mit einem Pilznachweis im Stuhl verbunden, aber nicht jeder Pilznachweis im Stuhl mit einer Darmmykose [32].

Eine manifeste Candidose ist demzufolge stets Ausdruck einer generellen oder durch Haut- bzw. Schleimhautschädigung örtlich begrenzten Abwehrschwäche des Betroffenen. Als *begünstigende Faktoren,* die zu einer weltweit zu beobachtenden Zunahme, insbesondere von Candida-Mykosen geführt haben, gelten neben der Gabe von Antibiotika, Corticosteroiden, Zytostatika, Immunsuppressiva, oralen Kontrazeptiva Grundkrankheiten wie Diabetes mellitus, Leukämie, Adipositas sowie Krankheiten, die mit einer Immuninsuffizienz (zum Beispiel Aids) verbunden sind, sowie weiterhin Gravidität.

Weitere für eine Hefemykose prädisponierende Faktoren gehen aus der folgenden von Meinhof [16] erweiterten Übersicht hervor, s. S. 468:

Schließlich stellen intertriginöse Bereiche, wie etwa die Anogenitalregion, durch feuchtwarmes Milieu und die dadurch oft bedingten erosiv-mazerativen Veränderungen einen für Pilze idealen Nährboden dar. Dies trifft besonders dann zu, wenn es infolge eines Mukosaprolapses o. ä. zusätzlich zu einer ständigen Sekretabsonderung kommt.

KLINIK

Erscheinungsbild: Eine Hefemykose ist gekennzeichnet durch eine flächenhafte, infiltrierte, oft lackartig glänzende, meist polyzyklisch und scharf zur entzündungsfreien Umgebung abgegrenzte Rötung mit einem meist dem Herdzentrum zugekehrten, weißlichen Schuppensaum sowie oft vorhandenen kleineren Erosionen und flachen Rhagaden und auch mazerierten Bereichen. Vor allem bei Kleinkindern finden sich weiterhin die meist typischen papulo-pustulösen Streu- bzw. „Satelliten"-

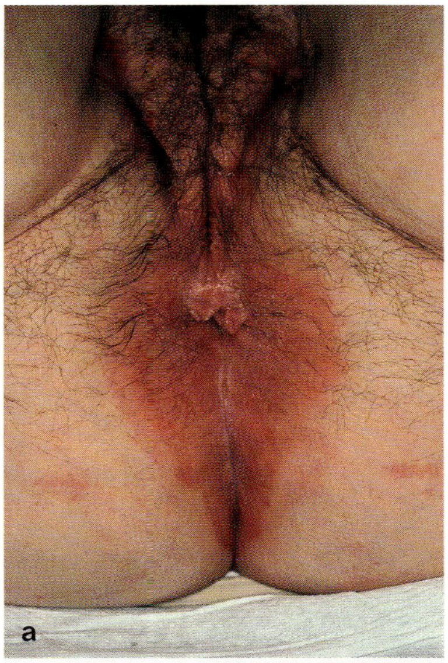
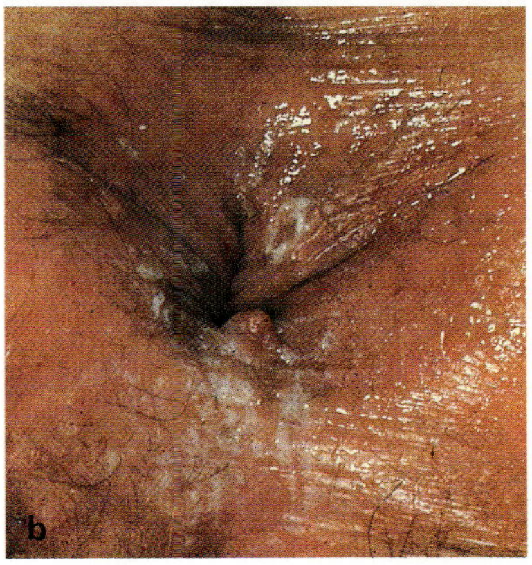
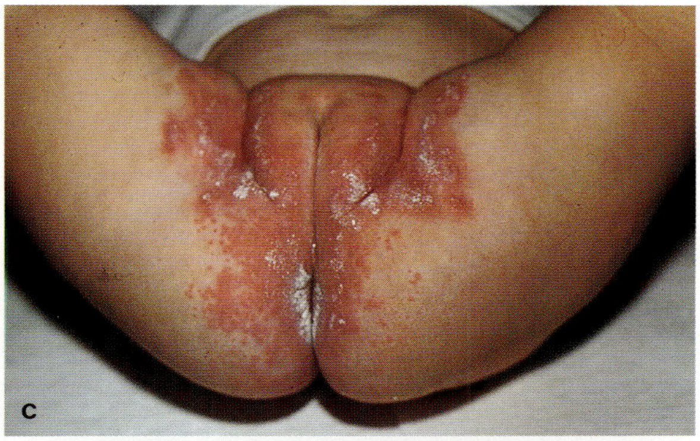
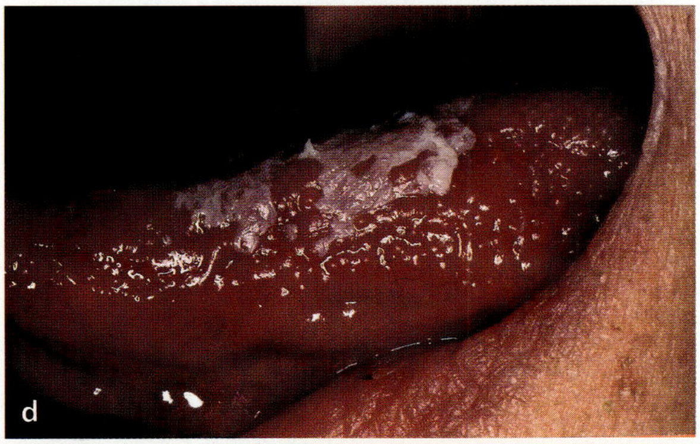
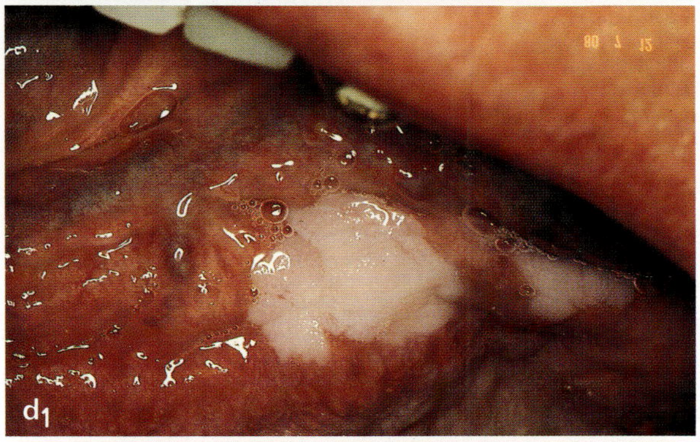

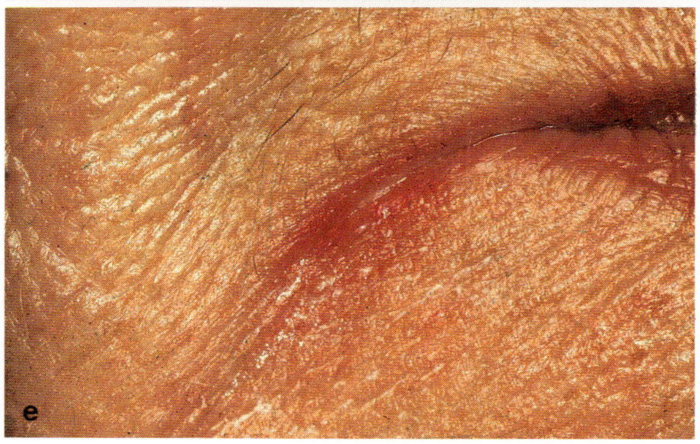

Abb. 15.41. a–e Typische klinische Bilder einer Levurose in intertriginösen Körperregionen mit charakteristischer Satellitenbildung. **d** Weißliche, leicht abstreifbare Schleimhautbeläge. **d**$_1$ White sponge nevus („Naevus spongiosus albus mucosae"). Leukoplakieartige, z. T. abstreifbare, schwammige Epithelverdickung der Mundschleimhaut. Diese harmlose Verhornungsstörung, deren klinisches Bild eine orale Levurose, u. U. auch eine Haarleukoplakie bei HIV-Infektion (Abb. 15.39) vortäuschen kann, kommt gelegentlich auch im Anal- und Vaginalbereich vor [27]. **e** Mundwinkelrhagaden (Anguli infectiosi oris)

Herde in der näheren Umgebung (Abb. 15.41 c). Sind Schleimhäute befallen, so weisen diese oft weißliche, stippchen- bis flächenhafte, meist leicht abstreifbare Beläge auf (Abb. 15.41 d).
Eine Levurose kann sich auf nur eine Rhagade, z. B. in der Rima ani beschränken, andererseits aber auch generalisierte Haut- und Schleimhautveränderungen hervorrufen und – inbesondere bei Vorliegen konsumierender Erkrankungen – in Ausnahmefällen auch innere Organe befallen.

Für Candidamykosen (Levurosen) prädisponierende Faktoren

Hormonelle Erkrankungen

Diabetes mellitus
Hypoparathyreoidismus

Hämatologische und gastroenterologische Erkrankungen

Perniziöse Anämie
Aplastische Anämie
Agranulozytose
Immunologische Defekt-Syndrome
Malabsorptionssyndrom
Ulzerierende Darmerkrankungen

Maligne Tumoren

Lukosen
Maligne Lymphogranulomatose
Karzinome
Sarkomatosen

Infektionskrankheiten

Tuberkulose
Chronische Bronchitis
Influenza
Infektiöse Enteritiden
Aids

Arzneimittel-Behandlung

Antibiotika
Kortikosteroide
Ovulationshemmer
Zytostatika und andere Immunsuppressiva

Physiologische Zustände mit besonderer Empfänglichkeit für Candida-Mykosen

Säuglingsalter
Hohes Alter
Schwangerschaft

Nutritive Faktoren

Mangelernährung
Kohlenhydratreiche Ernährung

Örtliche Faktoren

Intertrigo, Mazeration
Okklusivverbände, Windeln, Gummihosen
Zahndefekte
Erosive Mundschleimhauterkrankungen

Berufliche Faktoren

Arbeit in feuchtem Milieu
Häufiger Kontakt mit Zukker und anderen Kohlenhydraten (Lebensmittelindustrie)
Inhalation von sporenhaltigem Staub (ähnlich wie bei „farmer's lung")

Prädilektionsstellen: Diese sind vor allem die intertriginösen Körperbereiche (Perianal-, Perigenital-, Inguinal-, Vulva-, Submammär-, Axillar-, Rektroaurikulär-, Interdigitalregion).
Nicht selten ist eine Levurose insbesondere bei älteren Menschen prima vista an Mundwinkelrhagaden erkennbar. Die oft hartnäckigen, nicht selten schmerzhaften Anguli infectiosi oris, auch Faulekken oder *Perlèche* genannt (Abb. 15.41 e), werden bei Kindern oft durch Streptokokken und bei alten Menschen, vor allem bei Vorliegen von Diabetes, Malabsorptions-Syndrom, Ariboflavinose, Achylie oder Eisenmangel, meist durch *Candida albicans* hervorgerufen, wobei schlechtsitzende Zahnprothesen diese Veränderung oft mitverursachen bzw. unterhalten.

Symptomatologie: Sofern Hautveränderungen vorliegen, klagen die Patienten subjektiv über zumeist starken Juckreiz.

Eine Besiedelung des Darmtraktes mit Hefepilzen verläuft demgegenüber meist völlig symptomlos, so daß lediglich ein endogener Infektionsherd festzustellen ist. Andererseits kann eine intestinale Candidainfektion aber durchaus auch zu mehr oder weniger ausgeprägten Krankheitserscheinungen führen, bis hin zu blutigen Durchfällen aufgrund schwerster Darmwandulzerationen. Weiterhin sind Gärungsdyspepsien mit tympanitischem Klopfschall über dem Oberbauch (Blähbauch), besonders nach kohlenhydratreichen Mahlzeiten, ein Hinweis auf eventuelle Hefebesiedelung des Verdauungstraktes. Solche Patienten sind oft „Dauerverbraucher" von sog. Entschäumern.

DIAGNOSE

Die Vermutungsdiagnose muß durch den Erregernachweis mikroskopisch, besser mittels Pilzkultur, bestätigt werden.
Einer Hefeinfektion ist es nicht anzusehen, zu welcher Gattung der verursachende Hefepilz gehört. Die mikroskopische Untersuchung von Nativmaterial zeigt dies ebensowenig wie die kulturelle Anzüchtung der Hefe Gattung und Art erkennen läßt. Subkulturen auf Reisagar können mit einiger Zuverlässigkeit nur *Candida albicans* aus der Masse der Hefen herausfiltern. Biochemische Verfahren allein sind tauglich zur exakten Bestimmung von Gattung und Art einer isolierten Hefe. Sie sind zeitaufwendig und teuer.
Für therapeutische Zwecke ist es nur in sehr seltenen Fällen von zusätzlichem Nutzen, eine genaue Bestimmung der krankheitserregenden Hefepilze vorzunehmen. Die zur Diagnosestellung einer Levurose in Klinik und Praxis notwendigen Nachweismethoden sind auf S. 52 ff. dargestellt.
Weitere Nachweismöglichkeiten, auf die nicht näher eingegangen werden soll, da ihnen in praxi eine nur untergeordnete Bedeutung zukommt, sind:

- histologischer Nachweis mittels PAS-Färbung – besser: Versilberung nach Grocott,
- Candida-Hämagglutinationstest,
- Auxanogramm zur Hefedifferenzierung,
- Tierversuch.

Um Reinfektionen einer nachgewiesenen *Candida intertrigo* vom Darm her vorzubeugen, empfiehlt sich stets auch eine Stuhluntersuchung. Anogenitale Veränderungen sind Wegweiser für das Vorliegen einer Darmhefemykose!
Bei Nachweis jedes mykotisch bedingten bzw. mykotisch superinfizierten Perianalekzems, sollte stets auch eine proktologische Durchuntersuchung erfolgen, da bei Vorliegen von Hämorrhoiden, eines Malignoms oder anderen mit Sekret-, Schleim- oder

Blutabgang einhergehenden Erkrankungen das hierdurch erzeugte pathogenetische Terrain für die Mykose gleichzeitig durch entsprechende Therapiemaßnahmen beseitigt werden muß. Wichtig ist weiterhin, daß bei jeder rezidivierenden Hefemykose die erfahrungsgemäß häufigen Begleitkrankheiten (s. oben), vor allem ein Diabetes, aber auch eine Gonorrhö, Lues und Trichomonadeninfektion, mitabgeklärt werden.
Hierzu ist eine interdisziplinäre Zusammenarbeit oft unumgänglich.

DIFFERENTIALDIAGNOSE

Es kommen je nach Lokalisation neben den verschiedenen Kolitiden besonders dyshidrotische oder durch Kortikosteroid-Langzeitapplikation verursachte Hautveränderungen, Psoriasis inversa (Abb. 2.60), Erythrasma (Abb. 2.26), mikrobielles (Abb. 2.6 i, f) oder seborrhoisches (Abb. 2.6 o_1) Ekzem, Lichen Vidal (Abb. 2.6 c, d), Kontakturtikaria, Morbus Bowen (Abb. 2.71), Morbus Paget (Abb. 2.74), Lichen ruber (Abb. 2.45, 2.46), Pemphigus Hailey-Hailey (Abb. 2.64 a–c) und auch noch andere im Perianalbereich speziell durch Dermatophyten (Trichophyton rubrum und T. mentagrophytes, Epidermophyton floccosum u. a.) (Abb. 2.27) hervorgerufene mykotische Infektionen in Betracht. Differentialdiagnostisch wichtig können schließlich perianale Kontaktekzeme verschiedener Genese (S. 114 ff.), insbesondere die Intertrigo, die sog. Windeldermatitis sowie die durch eine Stuhl- oder Harninkontinenz bedingten Hautveränderungen sein.
Bei der *Intertrigo* (lat. wundgeriebene Stelle) der Analregion („Wolf") handelt es sich um eine irritative Dermatitis, die überall dort entstehen kann, wo in Körperfalten, wie etwa der Anal- oder Genitoinguinalregion, Haut an Haut reibt. In diesen *intertriginösen* Bereichen kommt es, besonders bei adipösen Menschen, durch ständige Hautreizung zu Mazerationsvorgängen mit bakterieller oder mykotischer Superinfektion und schließlich zu diesem juckenden und/oder brennenden ekzematoiden Erscheinungsbild.
Auch die bei Kleinkindern wohl häufigste Hautkrankheit, die *Windeldermatitis* (*Synonyma:* Dermatitis glutaealis, D. ammoniacalis, posterosives Syphiloid, D. pseudosyphilitica, Windelpsoriasis, Erythema glutaeale, Erythema papulosum posterosivum), stellt eine irritative, d. h. nichtallergische, kumulativ-toxische Dermatitis dar. Bevorzugt bei Säuglingen mit einer erhöhten Hautirritabilität, wie z. B. bei Atopikern (s. hierzu Hautresistenzprüfungen S. 62 ff.), kommt es unter okklusiven Verhältnissen aufgrund feuchtigkeitsdichter Windelhöschen usw. und schädigender Mitwirkung von körpereigenen (Harn, Stuhl) oder körperfremden Noxen (z. B. Waschmittelresten) zu flächenhaft entzündlich geröteten, exsudativen Hauterscheinungen [8, 28, 29]. Besondere Bedeutung bei der Auslösung der Windeldermatitis soll den im Stuhl enthaltenen digestiven Enzymen, insbesondere der Pankreaslipase und dem Trypsin zukommen [2].
Kennzeichnend für die bevorzugt im 2.–4. Lebensmonat auftretende und noch nicht bakteriell oder mykotisch überlagerte Windeldermatitis ist, daß die Veränderungen ausschließlich im Kontaktbereich der feuchten Windel (Glutaeal-, Genito-Inguinal-, untere Abdominalregion) in Erscheinung treten und im Gegensatz zur Levurose nicht die auf S. 466 beschriebenen „Satelliten"-Herde (Abb. 15.41 c) bilden. Von der Levurose unterscheidet sich das klinische Erscheinungsbild der Windeldermatitis auch dadurch, daß tiefe Hautfalten, z. B. bei adipösen Säuglingen, ebenso wie Anal- und Perianalregion ausgespart bleiben.
Als vorbeugende Maßnahmen haben sich, sofern noch keine manifeste Windeldermatitis vorliegt, neben der Verwendung möglichst saugfähiger Einmalwindeln oder auch waschbarer Windeln aus Baumwolle und dem Verzicht zu häufiger Seifenwaschungen vor allem die Abdeckung der zuvor nur mit lauwarmem Wasser gereinigten und am besten trocken geföhnten gefährdeten Hautbereiche mit weicher Zinkpaste bewährt. Empfehlenswert ist auch folgender Puder, der leicht gerbend, austrocknend und antimikrobiell wirksam ist:

Rp. Acid tannic.	
Acid salicyl. ää	1.0
Zincl. oxyd	
Talc. veneti ää ad	100.0

Ansonsten kommen adstringierende, antimikrobiell wirkende, wäßrige Farbstofflösungen wie Gentianaviolett (0,1–0,25%) oder Eosin (0,1–0,5%) ggf. in einer Schüttelmixtur (z. B. Lotio alba) verabreicht, in Betracht. Empfohlen wird auch Solutio Castellani farblos NRF [7]. Bewährt hat sich auch folgende Paste, die ggf. über einem Farbstoff aufgetragen werden kann:

Rp. Acid. tannic	2,0
Sulfur. praecipit.	5,0 (–10,0)
Past. zinc. moll. DAC ad	100,0

Alternativ kommen bei Candidabesiedelung Nystatin-haltige Externa (z. B. Lederlind-Heilpaste, Candio-Hermal-Softpaste) zur Anwendung, anfangs ggf. mit Zusatz eines Kortikosteroids, wegen der Gefahr von Nebenwirkungen (s. Abb. 2.2 b) nur für wenige Tage (z. B. Bi Vaspit-Creme). Schließlich sollten andere Ursachen – wie z. B. eine Diarrhö – mitbeseitigt werden.

Bei Vorliegen einer *Harn-* oder *Stuhlinkontinenz* (S. 13) kann es auch bei Erwachsenen, insbesondere bei Körperbehinderten oder alten, pflegebedürftigen Menschen zu einem der Windeldermatitis ähnlichen klinischen Erscheinungsbild kommen.
Auch hier wird durch irritierende körpereigene oder fremde Noxen die physiologische Barriere der Haut zerstört; es kommt zur Mazeration und zum Verlust des sauren pH-Wertes (~5,7) der Hautoberfläche.
Das therapeutische bzw. prophylaktische Vorgehen in derartigen Fällen entspricht grundsätzlich dem bei der Windeldermatitis (s. o.). Neben der Beseitigung der Noxe kommt es vor allem auf die Austrocknung der betroffenen Region an. Zur Reinigung sind Syndets (z. B. Dermofug) empfehlenswert, um so den physiologischen Säuremantel der Haut zu regenerieren bzw. diesen nicht zusätzlich zu schädigen. Weiterhin ist ein Toilettentraining wichtig. Wo das nicht möglich ist, muß der betroffene Hautbereich durch Anlegen und konsequentes Wechseln möglichst saugfähiger Vorlagen bzw. Windeln geschützt werden [30]. Durch Zugabe einer Puffersubstanz, die den Urin ansäuert und im neutralen Bereich stabilisiert, kann eine Alkalisierung sowie eine Ammoniakbildung verhindert werden. Auf diese Weise soll die Barrierefunktion der Hornschicht im wesentlichen erhalten, die Vermehrung von Mikroorganismen und Geruchsentstehung reduziert werden [6, 31]. Als Alternative zur Windelversorgung wird u. a. der sog. Incare-Fäkalkollektor empfohlen [12]. Für Fragen zur Prävention, Diagnostik und Therapie der Stuhl- und Harninkontinenz steht in der BRD die Selbsthilfekontaktstelle HFI e. V. (Adresse: Postf. 11 13 22, D-40513 Düsseldorf, Tel. 02 11/59 21 27, Fax 02 11/59 24 94) zur Verfügung.

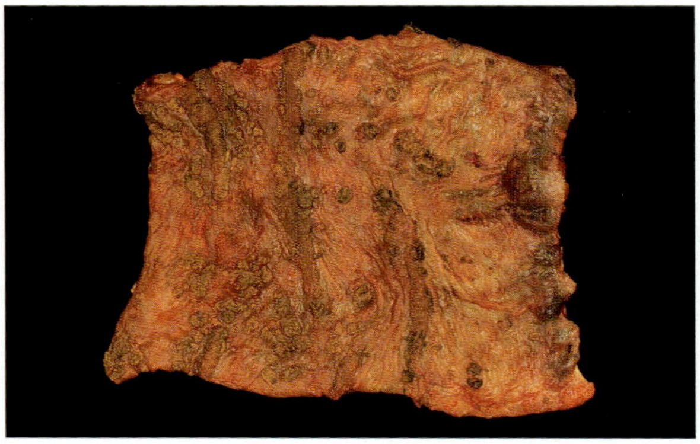

Abb. 15.42. Mykotische Proktitis (Candida albicans). Zustand nach Chemotherapie

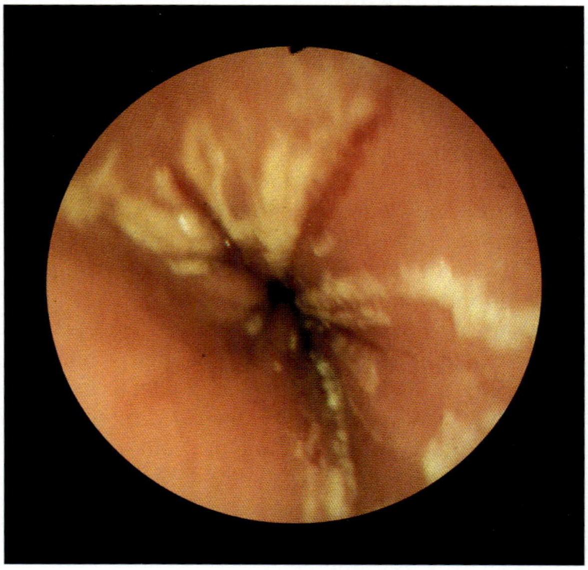

Abb. 15.43. Soorbefall (Candida albicans) des Ösophagus bei einer 28jährigen Frau mit floridem mit Kortikosteroiden behandeltem Morbus Crohn. Weißliche, in Reihe angeordnete Plaques mit Schleimhautschwellung und Hyperämie [33]

THERAPIE

Mittel der Wahl bei allen Candidosen der Haut und Schleimhäute ist das in ausreichend hoher Konzentration fungizid wirkende, spezifisch gegen Candidosen wirkende Nystatin. Die lokale Behandlung einer perianalen Candidose sollte in der kombinierten Anwendung von Sitzbädern mit gerbenden und antiinflammatorischen Zusätzen (z. B. Tannosynt) und eines Nystatin-Präparats (z. B. Candio-Hermal), am besten als Creme, gegebenenfalls auch als Lösung oder Puder, bestehen. Zusätzlich oder bei einfacheren Formen alternativ kommen insbesondere bei nässenden Läsionen auch kurzfristig Pinselungen mit Castellanischer-Lösung (Rp. Solutio Castellani DRF) oder mit 0,5 %iger, wäßriger Brillantgrün- oder Gentianaviolett-Lösung in Betracht.
Nur in den Ausnahmefällen, wo eine breitere antimykotische Wirkung nötig erscheint, sollte beispielsweise ein Imidazol-Externum (z. B. Mykospor-Creme) vorgezogen werden.
Bei Vorliegen einer intestinalen Candidose empfiehlt sich eine zweiwöchige Kur, ebenfalls mit Nystatin, das, als magensaftresistente Dragées (3mal 1–2/Tag) eingenommen, infolge nahezu fehlender Resorption kein Nebenwirkungsrisiko aufweist, und zusätzlich Suspension, sofern auch eine orale Manifestation vorliegt. Als Alternativpräparat kommt das ebenfalls nicht resorbierbare Amphotericin-B (z. B. Ampho-Moronal) in Betracht, das auch in allen notwendigen Darreichungsformen zur Verfügung steht.

Orale Antimykotika, die systemisch wirken (Azole: Itraconazol, Ketoconazol, Fluconazol) sollten den wenigen hartnäckig rezidivierenden mukokutanen Candidosen und Verdachtsfällen auf systemischen Befall vorbehalten bleiben. Bei Vorliegen eines solchen komplizierten Ausnahmefalls gilt Ketoconazol (Nizoral 2mal 200 mg/Tag) als Mittel der ersten Wahl [18].
Hinzu kommt natürlich die Mitbehandlung bzw. Beseitigung aller oben genannten, die Infektion begünstigenden bzw. diese unterhaltenden Faktoren. Insbesondere sollte den Betroffenen empfohlen werden, sich post defaecationem nur mit lauwarmem Wasser zu reinigen und auf Seifenwaschungen, insbesondere jedoch auf die Verwendung sog. Feuchttüchlein u. ä., zu verzichten [25].

Literatur

1. Blaschke-Hellmessen R, Schwarze R, Hinkel GK (1980) Qualitative and quantitative aspects of fungus contamination among premature and low-birth-weight infants. Medical Mycology, Zbl Bakt Supp 8. Gustav Fischer, Stuttgart New York
2. Buckingham KW, Berg DW (1986) Etiologic factors in diaper dermatitis. The role of faeces. Pediatr Dermatol 3: 107
3. Eckhardt VF et al. (1986) Soorösophagitis: Ein häufiges Krankheitsbild - selten diagnostiziert. Dtsch Ärztebl 6: 330-332
4. Executive Committee of the American Academy of Allergy and Immunology (1986): Candida hypersensitivity syndrome. J Allergy Clin. Immunol 78: 271-273
5. Fegeler W (1987) Vorkommen und Bedeutung von Hefen im Mund-Magen-Darm-Trakt. pilzdialog 3: 41-42
6. Füsgen J, Barth W (1987) Inkontinenz-Manual. Springer, Berlin Heidelberg New York Tokyo
7. Gloor M (1988) Windeldermatitis. Therapiewoche 38: 792-798
8. Günther E et al. (1987) Zur Stellung der Windeldermatitis im ekzematösen Formenkreis. Dermatol Monatsschr 172: 411-415
9. Höchter W et al. (1983) Pilzbesiedlung bei Kolitiden. Dtsch med Wochenschr 108: 416-418
10. Jüngst G (1979) Einheimische mykologische Lungeninfekte und Lungenmykosen - ihr gegenwärtiges klinisches Bild. Atemwegs Lungenkrkh 5/2: 62-68
11. Kaufmann J (1985) Mykotische Besiedelung von Haut und Schleimhaut als Ausgangspunkt für Systemmykosen. notabene medici 15: 561-565
12. Klotz U (1988) Neues Versorgungssystem für immobile Patienten mit Stuhlinkontinenz als hygienische Alternative zur Windelversorgung. In: Junghans PC, Brühl W, Zenner D (Hrsg) Aktuelle Koloproktologie, Bd 5. Edition Nymphenburg München, S 121-124
13. Masterton G (1980) Genital-Kandidamykose: Reicht die Sechs-Tage-Therapie? Ärztl Praxis 32/73: 2342
14. Mauss J (1985) Pruritus ani. Dtsch Ärztebl 82: 2726-2730
15. Meier J (1982) Bericht über zwei Fälle von Unterkiefer-Osteomyelitis durch Candida albicans. mykosen 25: 7-13
16. Meinhof W (1973) Behandlung von Hefemykosen der Haut und Schleimhäute. Dtsch Med Woschenschr 95: 1071-1073
17. Meinhof W (1995) Die intestinale Besiedlung mit Candida albicans und ihre Auswirkung auf einige chronisch-entzündliche Dermatosen. Hautarzt 46: 525-527
18. Orfanos CE, Garbe C (1995) Therapie der Hautkrankheiten. Springer, Berlin Heidelberg New York Tokyo
19. Quadripur S-A (1995) Candidosen der Analregion. Z Pilzdialog 10: 9-10
20. Rieth H (1979) Hefe-Mykosen. Erreger-Diagnostik-Therapie. Urban & Schwarzenberg, München Berlin Baltimore, S 41-42
21. Rieth H (1980) Pathogene Hefen in der Inneren Medizin - ein vernachlässigtes diagnostisches Thema. notabene medici 10/5: 247
22. Rieth H (1981) Geothrichum candidum im Sputum und im Bronchialsekret. notabene medici 11/11: 561
23. Rieth H (1988) Sinnvolle und wirksame Mykosenprophylaxe. Therapiewoche 38: 459-460
24. Schäfer-Korting M, Korting H-Ch (1989) Antimykotika: Pharmakologie und therapeutische Anwendung. Arzneimittelther 1: 10-18
25. Stein E (1994) Perianalekzem Chir Gastroent 10: 299-302
26. Stein E (1996) Anale Hauterkrankungen - Erkrankungen durch Pilze -. coloproctology 3: XIII-XVI
27. Steinert U et al. (1987) White Sponge Nevus. 57. Tagung der Vereinigung Württembergischer Dermatologen in Tübingen, 20. Juni 1987
28. Stepanova ZhV, Kukoleva LI, Popova MG (1983) Familiäres Vorkommen von chronischer generalisierter (granulomatöser) Candidose. Vestnik Dermatol Venerol 1: 66-68
29. Traube H (1987) Pathophysiologie und Differentialdiagnose der Windeldermatitis. Dtsch Dermatol 35: 986-1001
30. Vogt H-J (1988) Inkontinenz - ein verheimlichtes Leiden. Pressekonferenz Kurhaus Wiesbaden, 13.07. 1988
31. Vogt H-J (1988) Saurer Urin schützt die Haut. Pressegespräch. MMW 22, 20.01. 1988
32. Wedding U et al. (1995) Candida-Besiedelung und Befall des Gastrointestinaltrakts. Dtsch Ärztebl 49 B: 2449-2454
33. Zillessen E, Palme W, Feichter GE (1986) Soorbefall der Speiseröhre. Dtsch Med Wochenschr 32: 1200-1207

KAPITEL 16

Darmparasitosen

16.1 Labordiagnostik der Darmparasiten 474
16.1.1 Stuhluntersuchungsverfahren auf Wurmeier 474
16.1.2 Stuhluntersuchungsverfahren auf Darmprotozoen 477
16.1.3 Serologische Nachweismethoden 477
16.1.4 Bestimmung der Bluteosinophilie 478
16.1.5 IgE-Bestimmungen 478
16.2 Würmer (Helminthes) 479
16.2.1 Plattwürmer (Plathelminthes) 479
16.2.1.1 Saugwürmer (Trematodes) 479
16.2.1.2 Bandwürmer (Cestodes) 487
16.2.2 Stammfadenwürmer (Nemathelminthes): Rund- oder Fadenwürmer (Nematodes) 496
16.3 Einzeller (Protozoen) 514
16.3.1 Entamoeba histolytica 514
16.3.2 Giardia lamblia (Lamblia duodenalis) 519
16.3.3 Leishmania donovani 521
16.3.4 Balantidium coli 523
16.3.5 Sarcocystis bovihominis und S. suihominis 525
16.3.6 Isospora belli 526
16.3.7 Cryptosporidium-Arten 527
16.3.8 Blastocystis hominis 528

Unter Parasiten oder Schmarotzern versteht man ein ein- oder mehrzelliges Tier (Zooparasit) bzw. eine Pflanze (Phytoparasit), das/die sich zeitweilig oder dauernd auf (Ektoparasit, -phyt) oder in (Endoparasit, Endophyt) einem i. d. R. größeren Lebewesen (Wirt) auf dessen Kosten aufhalten muß, um die für seinen Stoffwechsel oder seine Fortpflanzung nötigen Bedingungen zu finden.

Die Entwicklung eines Parasiten ist entweder nur an einen Wirt oder an mehrere gebunden. Der Mensch kann hierbei Zwischen- oder Endwirt sein. Weiterhin unterscheidet man Parasiten mit strenger Wirtspezifität von solchen, die auch näher oder weiter verwandte Wirtsgruppen befallen.

Parasiten können insbesondere durch Stoffwechseltoxine, Entzug von Nährstoffen, allergene Wirkung, Masseninvasion (Stenosen, Gewebsverletzungen) die verschiedenartigsten Krankheitserscheinungen beim Wirt hervorrufen, so daß dieser zugrunde geht. Es kann jedoch auch vorkommen – insbesondere bei geringem Parasitenbefall –, daß der Wirt durch eine Parasitose überhaupt nicht beeinträchtigt wird, so daß es zuweilen schwerfällt, eine Grenze zum Kommensalismus zu ziehen.

Der Wirt steht Schädigungen von Parasiten jedoch nicht wehrlos bzw. passiv gegenüber. Durch bestimmte unspezifische Abwehrmechanismen des reticulo-endothelialen Systems wie Phagozytose oder Abkapselung sowie durch eine erworbene und damit spezifische Immunität (Antigen-Antikörperbildung) ist er meist in der Lage, Anzahl und Schadeffekte von Parasiten in Grenzen zu halten.

Die Zooparasiten werden in folgende Gruppen unterteilt:

- Protozoen (Einzeller),
- Helminthen (Würmer),
- Arthropoden (Gliederfüßer).

Nach Angaben der WHO wurden bis heute weit über 100 verschiedene Arten von Zooparasiten nachgewiesen. Im Gegensatz zu den meisten großen, durch Bakterien und Viren bedingten Seuchen stellen parasitäre Masseninfektionen ein bis heute von der Medizin weitgehend ungelöstes Problem dar.

So sind auch heute noch mindestens 300 Millionen Menschen von Schistosomen befallen [74, 122], und zwar trotz der Verfügbarkeit zufriedenstellender Chemotherapeutika.

Derartige Masseninfektionen treten zwar vorwiegend in tropischen und subtropischen Regionen der Erde auf, durch die Intensivierung des internationalen Reiseverkehrs aufgrund zunehmendem Tourismus, aber auch durch den weltweiten Austausch von Arbeitskräften u. ä. werden immer häufiger Infektionen tropischer Parasiten auch in andere Länder eingeschleppt, was sicherlich zu neuen Erkenntnissen in der Parasitologie führt, den behandelnden Arzt aber auch vor große diagnostische und therapeutische Probleme stellen kann.

Das Leben in einem hochzivilisierten Land setzt uns durch fortschreitende Industrialisierung und der damit verbundenen Veränderung unserer natürlichen Umwelt ständig neuen gesundheitlichen Gefahren aus. Andererseits haben neue Therapiemöglichkeiten dazu geführt, daß viele bakteriell bedingte Krankheiten und auch Parasitosen heute mehr oder weniger in Vergessenheit geraten sind.

Den Arzt entbindet dies jedoch nicht von dem Bemühen nach einer umfassenden Kenntnis dieser

bei uns beinahe oder vermeintlich ganz ausgestorbenen Krankheitsbilder, da diese durch zunehmende Ausweitung des internationalen Reiseverkehrs, durch Gastarbeiter und Asylanten, aber auch durch Import von Rohfrüchten insbesondere aus tropischen und subtropischen Ländern gleichsam durch die Hintertür gar nicht selten wieder zu uns zurückkehren.
Die Diagnostik der Parasitosen wird meist durch den Mangel an pathognomonischen, klinischen Symptomen erschwert. Im Vordergrund steht meist ein unspezifisches und inkonstantes Beschwerdebild. Demzufolge kommt gerade hier der Anamnese eine ganz besondere Bedeutung zu.
Bei allen Personengruppen, die einer erhöhten Infektionsgefahr ausgesetzt sind, sollten grundsätzlich mehrmalige parasitologische Untersuchungen, einschließlich der Umgebung, erfolgen. Hierzu zählen vor allem Auslandsaufenthalte in tropischen oder subtropischen Gebieten, aus dem Urlaub zurückkehrende ausländische Arbeitnehmer und deren Familienangehörige, bestimmte Wohnsituationen und Eßgewohnheiten, aber auch durch unsaubere Sandkästen, Massenfreibäder, Haustiere usw. gefährdete Kinder.
Für die Diagnosestellung der Darmparasitosen erschwerend ist hierbei einmal die Tatsache, daß die Infektion nicht in unmittelbarer Vergangenheit stattgefunden haben muß, so daß der kausale Zusammenhang nicht mehr offensichtlich ist, und zum anderen der Umstand, daß abdominale Beschwerden von dysenterischem Charakter sekundär auch bei Protozoenkrankheiten auftreten können, deren Erreger primär keine Darmparasiten sind. Hierzu gehört z.B. ein Erreger der Malaria tropica *(Plasmodium falciparum)*, der Erreger der viszeralen Leishmaniasis *(Leishmania donovani)* und der Erreger der Chagaskrankheit in Südamerika *(Trypanosoma cruzi)*. Auch bei der abdominalen Form der Toxoplasmose werden enterale Symptome beschrieben.
Bei Patienten mit gastrointestinalen Beschwerden, die unmittelbar aus warmen Ländern zurückkamen oder anamnestisch einen auch nur kurzfristigen, früheren Aufenthalt in tropischen oder subtropischen Ländern angeben, muß insbesondere bei vergeblicher Fahndung nach Darmparasiten daran gedacht werden, daß ein derartiges Beschwerdebild u.U. auch durch sog. Blut- und Gewebeparasiten hervorgerufen werden kann.
Die von der WHO angegebenen aktuellen Befallszahlen der verschiedenen Parasitosen und die daraus resultierende Beeinträchtigung der Leistungsfähigkeit der Betroffenen lassen erkennen, welche sozialökonomische Bedeutung den parasitären Erkrankungen gerade heute zukommt.
Da Fortschritte in der Volkswirtschaft eng verbunden sind mit der Steigerung der Leistungsfähigkeit des Individuums, sollte nach Piekarski [85] Entwicklungshilfe für viele Länder der Dritten Welt bevorzugt in einer systematischen Gesundheitserziehung und der Durchführung einer individuellen Chemotherapie mit neuen, auch für die Massenbehandlung geeigneten Medikamenten bestehen.
Proktologisch bedeutsam sind nur die Protozoen und Helminthen, da im Darm nur Vertreter aus diesen Gruppen vorkommen.
Bevor nun die wichtigsten Vertreter dieser beiden Gattungen beschrieben werden, soll zunächst auf die entsprechenden diagnostischen Nachweisverfahren der Darmparasiten eingegangen werden. Die klinische Symptomatologie und die Therapie wird jeweils bei der Beschreibung des einzelnen Zooparasiten angegeben.

16.1 Labordiagnostik der Darmparasiten

Ungeklärte Abdominalsymptome bei Gastarbeitern oder Urlaubsrückkehrern aus tropischen Regionen lassen verhältnismäßig leicht den Verdacht aufkommen, daß eine Parasitose vorliegt. Fehlt allerdings eine derart typische „Reiseanamnese“, so kann die Diagnosefindung u.U. langwierig und komplikationsreich sein, da die klinischen Symptome einer intestinalen Parasitose, insbesondere bei geringem Befall, meist atypisch und inkonstant sind.
Von zufälligen Beobachtungen wie etwa dem Abgang eines Spulwurms oder von makroskopisch ebenfalls leicht erkennbaren Gliedern eines Rinder- oder Schweinebandwurms abgesehen, stützt sich die Diagnose der Darmparasitosen in erster Linie auf den direkten Erregernachweis.
Hierzu ist insbesondere eine detaillierte Kenntnis über Morphologie und Aufenthaltsort der nachzuweisenden Entwicklungsstadien in Frage kommender Darmparasiten Voraussetzung.
Nachfolgend sollen nun zunächst die wichtigsten Nachweismethoden von Wurmeiern und sodann die von Protozoen im Stuhl dargelegt werden.

16.1.1 Stuhluntersuchungsverfahren auf Wurmeier

Ein Darmbefall mit Würmern läßt sich meist durch Proglottiden oder den Nachweis von Eiern von Adulten exakt bestimmen. Ausnahmen bei den hier zu besprechenden Wurmarten bilden lediglich die lebendgebärende Trichine, deren Larven sich so-

gleich durch die Darmwand hindurchbohren, sowie der Zwergbandwurm, bei dem im Stuhl ebenfalls keine Eier, sondern die bereits im Darm geschlüpften, beweglichen, mikroskopisch kleinen Larven nachweisbar sind.
Auch die Eier des Madenwurmes findet man bekanntlich selten im Stuhl, da sie im Perianalbereich abgelegt werden und hier mittels Cellophan-Abriß-Präparat (s. u.) leicht nachweisbar sind.
Schließlich machen der Rinder- und der Schweinebandwurm generell eine Ausnahme, als hier nicht die einzelnen Eier, sondern die bis 2 cm langen, die Eier enthaltenden Glieder (leere Gliederketten beim Fischbandwurm) abgestoßen werden. Beim Fischbandwurm finden sich daher zusätzlich die gedeckelten Eier in den Fäzes, da bei ihnen im Gegensatz zu den Taenien der Uterus eine Öffnung besitzt.
Die Stuhluntersuchung zum Parasitennachweis, die bei negativem Ausfall möglichst mit Stühlen von 5 verschiedenen Tagen erfolgen sollte, ist zwar relativ zeitaufwendig, technisch gesehen jedoch in jedem Praxislabor routinemäßig durchführbar. Anreicherungsverfahren und Flotationsmethoden haben hierbei zu einer wesentlichen Arbeitserleichterung und Effektivitätssteigerung beigetragen.

Nativpräparat: Eine etwa erbsengroße Stuhlmenge oder auch eine Probe des der Kotsäule anhaftenden Schleimes wird mit reichlich Wasser oder physiologischer Kochsalzlösung zu einer dünnen Suspension verrührt und davon ein Tropfen, der möglichst durchsichtig sein sollte, auf einen Objektträger gebracht und mit einem Deckgläschen bedeckt.
Das Präparat wird sodann zunächst mit 100- bis 200facher oder auch 400facher Vergrößerung ausgewertet.

Angefärbtes Präparat: Um Helmintheneier mit farbloser Schale, aber auch die Kerne von Amöben besser zu erkennen, kann man den Stuhl anstatt mit Wasser bzw. physiologischer Kochsalzlösung mit Lugol- oder einer 2%igen Eosinlösung versetzen.

Konzentrationsverfahren mit Flotationstechnik zum ausschließlichen Nachweis von Nematodeneiern mit dem Ovassay-Set: 2 g Stuhl werden zunächst mit einer Flotationslösung in einem Glasgefäß vermischt und dann ein Plastikfilter eingesetzt. Anschließend wird das Gefäß mit der Flotationslösung bis zum Rand vollgefüllt und ein Deckglas aufgelegt. Eventuell vorhandene Nematodeneier steigen nach oben und haften an der Deckglasunterseite. Nach etwa 15 min kann das Deckgläschen auf einen Objektträger gelegt werden und die mikroskopische Auswertung bei 100–200- oder auch bei 400facher Vergrößerung erfolgen.

Zinksulfat-Konzentrationsverfahren mit Flotationstechnik: Die Stuhlprobe wird zunächst mit Leitungswasser aufgeschwemmt, wobei die gröberen Zelluloseteile, u. a. Ballaststoffe des Stuhles, mit einem grobmaschigen Drahtfilter abgesondert werden. Dann wird die Suspension 1 min bei 2500 U/min zentrifugiert, der flüssige Teil abgeschüttet, der Rückstand nochmals mit Wasser aufgeschwemmt und erneut zentrifugiert. Der flüssige Überstand wird erneut vorsichtig abgeschüttet und das Zentrifugenröhrchen mit Zinksulfatlösung (Rp. Zinksulfat 33,0; Aqua dest. ad 100,0) aufgefüllt ($\gamma = 1$).
Nachdem das Sediment mit einem Glasstäbchen zunächst aufgerührt und schließlich die Suspension nochmals zentrifugiert worden ist, können mit einer Öse die nunmehr auf der Oberfläche schwebenden Wurmeier, aber auch Sporozysten und Amöbenzysten abgehoben, auf einen Objektträger gebracht und (ggf. unter Zugabe eines Tropfens Lugolscher Lösung) mikroskopisch nachgewiesen werden.

Konzentrationsverfahren nach Telemann zum Nachweis aller Wurmeier: In einem Becherglas wird eine etwa haselnußkerngroße Stuhlprobe zunächst mit 7 ml 16–18%iger Salzsäure aufgeschwemmt und danach mit der gleichen Menge Äther zu einer möglichst homogenen Emulsion aufgerührt, die dann durch ein Drahtgazesieb von 1 mm Maschenweite, ggf. auch durch doppelt gelegten Mull in ein Zentrifugenröhrchen gegossen und 1 min zentrifugiert wird.
Der sich hierbei bildende geringe Bodensatz, über dem sich makroskopisch gut sichtbar 4 weitere Schichten ausbilden und der die Wurmeier enthält, wird mit einer Pipette entnommen, auf einen Objektträger gebracht, ein Deckgläschen aufgelegt und dann bei 100–200- oder bis 400facher Vergrößerung untersucht.

Dekantier-Auswaschverfahren zum Nachweis von Trematodeneiern: Eine etwa haselnußgroße Stuhlportion wird mittels eines Glasstabes bei Zugabe von Wasser aus einer Spritzflasche durch ein Drahtsieb in ein Spitzglas, Standzylinder usw. gebracht. Das Untersuchungsmaterial wird dann zu einer Suspension aufgerührt und danach das Spitzglas mit Wasser aufgefüllt. Nun wird 15 min gewartet, daraufhin der Überstand abdekantiert und erneut mit Wasser aufgefüllt. Dieser Vorgang wird so oft wiederholt, bis der Überstand nur noch geringgradig getrübt erscheint. Sofern große Trematodeneier vorhanden sind, befinden sich diese im Sediment. Mit einer fein ausgezogenen Pipette wird das Sediment auf entsprechende Objektträger übertragen und diese Präparate bei entsprechender Vergrößerung mikroskopisch überprüft.

M. I. F.-Verfahren (Merthiolate-Iodine-Formaldehyde-Concentration nach Blagg et al.) zur Fixation des Untersuchungsmaterials: Hierzu sind 2 Stammlösungen notwendig, die beide in braunen Flaschen aufzubewahren und auch nur begrenzt haltbar sind:

Stammlösung A (in ml)

Thimerosal 1:1000	200,0
Formaldehyd-Lösung 40%ig	25,0
Glycerin	5,0
Aqua dest. ad	480,0

Stammlösung B

Jod (5 g)	
Kaliumjodid (7,5 g)	
Aqua dest. ad	100,0

Jod und Kaliumjodid werden in 10 Teilen Wasser gelöst und nach vollständiger Lösung mit dem restlichen Wasser gemischt.

Untersuchungsablauf: Unmittelbar vor Gebrauch werden 4 ml der Stammlösung A mit 1 ml (oder ein Mehrfaches von beiden) der Lösung B gemischt und mit einer etwa haselnußkerngroßen Stuhlprobe vermengt. Diese Suspension wird sodann durch einen doppelten Gazefilter in ein Zentrifugenröhrchen gegossen und 7 ml Äther hinzugegeben. Der Inhalt wird anschließend so lange geschüttelt, bis sich kein Äther mehr auf der Oberfläche befindet. Das Röhrchen bleibt sodann 2 min stehen und wird anschließend eine Minute bei 1600 U/min zentrifugiert. Der sich zwischen Äther- und M. I. F.-Schicht gebildete Detrituspfropf wird mittels einer Nadel von der Wand des Zentrifugenröhrchens abgelöst und die Flüssigkeit abgegossen. Mittels einer Platinöse können dann aus dem Bodensatz, sofern vorhanden, sowohl Wurmeier als auch Protozoenzysten entnommen, auf einen Objektträger gebracht und bei 100–200- oder auch bei 400facher Vergrößerung mikroskopisch nachgewiesen werden.

Versand von Stuhlmaterial in ein Fremdlabor: Soll Stuhl zur Untersuchung weggeschickt werden, so empfiehlt es sich, 0,25 g Stuhl zunächst mit 0,15 ml der Lösung B und kurz danach mit 2,35 ml der Stammlösung A zu versetzen und zu einer möglichst homogenen Suspension aufzurühren. Die derart konservierte Stuhlprobe läßt sich sodann noch nach Monaten wie oben beschrieben aufarbeiten und mikroskopisch auf Darmparasiten untersuchen. Adressen parasitologischer Laboratorien in der BRD sind:

- Institut für Medizinische Parasitologie, Unikliniken, Sigmund-Freud-Str. 25, 53127 Bonn-Venusberg

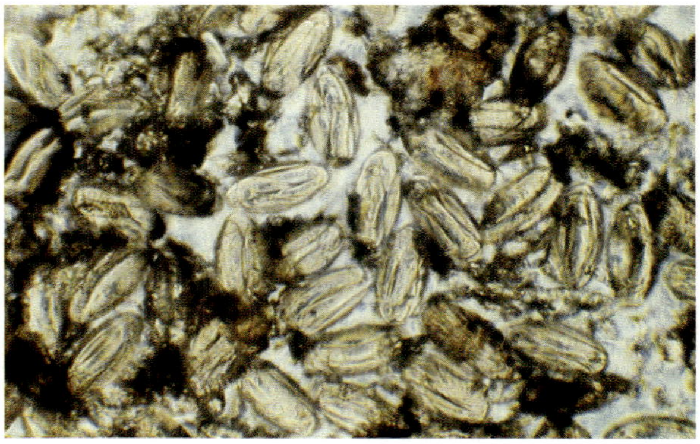

Abb. 16.1. LM-Aufnahme von *Enterobius vermicularis*, Analabklatsch mit larvenhaltigen Eiern

- Bernhard-Nocht-Institut, Bernhard-Nocht-Str. 74, 20359 Hamburg
- Robert-Koch-Institut, Parasitologie, Nordufer 20, 13353 Berlin
- Institut für Parasitologie, Heinrich Heine Universität, Postfach, 40225 Düsseldorf
- Abt. Tropenhygiene und Parasitologie, Im Neuenheimer Feld 324, 69120 Heidelberg
- Tropenmedizinisches Institut der Universität, Wilhelmstr. 31, 72074 Tübingen
- Abt. Infektions- und Tropenmedizin, Leopoldstr. 5, 80802 München
- Medizinisches Landesuntersuchungsamt, Wiederholdstr. 13–15, 70174 Stuttgart
- Hygiene-Institut, Auf dem Hennekamp, 40225 Düsseldorf
- Landesinstitut für Tropenmedizin, Engeldamm 62, 10179 Berlin
- Städt. Klinikum Dresden-Friedrichstadt, Institut für Tropen- und Reisemedizin, Friedrichstr. 41, 01067 Dresden
- Landeshygieneinstitut Halle, Fachgebiet Parasitologie, Burgstr. 40/41 (Postfach 70), 06114 Halle
- Medizinische Poliklinik der Universität, Ambulanz für Tropenmedizin und klin. Parasitologie, Kickerlingsberg 14, 04105 Leipzig
- Klinik für innere Medizin, Abt. Tropenmedizin, Ernst-Heydemann-Str. 6, 18057 Rostock

Cellophan-Klebestreifen-Methode zum Nachweis einer Enterobiasis (Oxyuriasis): Zum Nachweis der im perianalen Bereich abgelegten Eier des Madenwurmes *(Enterobius vermicularis)* wird möglichst morgens vor dem Waschen ein Cellophan-Klebestreifen mehrfach auf die ungereinigte Analregion gepreßt – ggf. auch während der nächtlichen Bettruhe über die Analöffnung geklebt – anschließend auf einen Objektträger aufgeklebt und sodann am besten mit einem Tropfen Toluol mikroskopisch bei mittlerer Vergrößerung untersucht. Die Oxyureneier sind im Nativpräparat leicht an ihrem auf S. 497 beschriebenen typischen Aussehen (Abb. 16.1) erkennbar.

16.1.2 Stuhluntersuchungsverfahren auf Darmprotozoen

Zur Untersuchung auf parasitische Einzeller ist möglichst frischer Stuhl, am besten aus dem oberen Dickdarm, evtl. nach leichtem Abführen zu verwenden. Es empfiehlt sich, über das Rektoskop mittels einer Platinöse zum besseren Nachweis – insbesondere bei Verdacht auf Vorliegen von *Entamoeba histolytica* – Schleim von der Darmwand zu entnehmen und diesen sogleich mikroskopisch zu untersuchen.

Nativpräparat: Das Nativpräparat mit möglichst noch warmem Stuhl oder Schleim ist die wichtigste Nachweismethode für motile Darmprotozoenstadien.
Eine geringe Menge des zu untersuchenden Materials wird auf dem Objektträger mit einem Tropfen physiologischer Kochsalzlösung versetzt, ein Deckgläschen darübergegeben und bei 400–500facher Vergrößerung mikroskopisch untersucht. Die Trophozoiten werden durch ihre Bewegungen sichtbar.

Jodpräparat: Das Jodpräparat, das durch Zusatz von Lugolscher Lösung (5%) zu frischem Stuhl bzw. Schleim hergestellt wird, dient besonders zur besseren Kerndarstellung vor allem beim *Entamoeba* zysten.

Heidenhain-Färbung (Eisenhämatoxylinfärbung): Die nach dem Anatomen Martin Heidenhain (1864–1949) benannte Färbung ist geeignet zur exakten Differenzierung von vegetativen Formen und Zystenformen von Protozoen und zur Anfertigung von Dauerpräparaten. Insbesondere wird sie herangezogen zur Differentialdiagnose zwischen der Ruhramöbe und anderen Amöbenarten.
Die fertigen Präparate werden zunächst bei 40facher Vergrößerung mikroskopiert und dann zur exakten Bestimmung eines verdächtigen Befundes mit der 100er Ölimmersion untersucht. Die Zellkerne, das Zytoplasma und die inneren Zellstrukturen färben sich in unterschiedlichen Tönen zwischen schwarz und grau an, wobei die Chromatinstruktur der Kerne besonders deutlich hervortritt. Die Glykogenkörper bleiben im Gegensatz zur Jodfärbung ungefärbt.

Technisches Vorgehen: Stuhl wird entweder auf einem Objektträger oder auf 3–4 Deckgläschen ausgestrichen und noch feucht 15–20 min in frisch bereitetem Sublimat-Alkohol (Schaudinns Reagens) fixiert (Vorsicht: Sublimat zerstört Metall und ist ein starkes Gift!). Danach werden die Präparate, ohne daß sie zwischendurch austrocknen dürfen (!), wie folgt weiterbehandelt:

- Etwa 30 min in Jodalkohol (Äthylalkohol 70%ig und Jodtinktur oder Lugolsche Lösung, cognacfarben).
- Mindestens 1 h in Äthylalkohol (70%).
- Kurz in Aqua dest. spülen.
- Etwa 1 h in 4%iger Eisenammoniumalaun-Lösung (nur violette Kristalle in destilliertem Wasser auflösen) beizen.
- Kurz in Aqua dest. spülen.
- 1 h färben in Heidenhainscher Hämatoxylin-Farblösung (1 g Hämatoxylin in 10 ml 95%igem Äthylalkohol und 90 ml Aqua dest. Diese Lösung muß bei Luftzutritt mindestens 4 Wochen „reifen". Zusatz von 0,1 g Na-Jodat ($NaJO_3$) ergibt die sofort verwendbare Farblösung.
- Kurz in Aqua dest. spülen.
- 1–5 min einstellen, (bei ständiger Bewegung der Präparate) in Eisenammoniumalaun-Lösung (2%) zur Differenzierung. Die Lösung ist anschließend zu verwerfen.
- Mindestens 30 min in langsam fließendem Leitungswasser spülen.
- Über Alkoholreihe-Xylol mit Kanadabalsam eindecken.

Zinksulfat-Konzentrations- sowie M. I. F.-Verfahren, die sowohl zum Nachweis von Wurmeiern als auch von Darmprotozoen geeignet sind, werden auf S. 475 beschrieben.
Schließlich sei nachfolgend auf weitere Diagnostikmöglichkeiten hingewiesen, die beim Nachweis von Darmparasitosen mehr oder weniger hilfreich sein können: Serodiagnostik, Eosinophilenzählung und IgE-Bestimmung.

16.1.3 Serologische Nachweismethoden

Zur Diagnosesicherung einer Parasitose sollte stets der direkte Erregernachweis angestrebt werden. Dieser mißlingt jedoch häufig, wenn beispielsweise die Parasitendichte in dem zu untersuchenden Material unter die Nachweisgrenze gesunken ist.
In den letzten Jahren erlangten demzufolge zunehmend indirekte, immunologische Methoden auch zur Diagnosesicherung parasitärer Infektionen Bedeutung. Hierdurch sind spezifische Antigen-Anti-

körper-Komplexe oder zirkulierende Antigene auch noch in geringsten Mengen nachweisbar. Voraussetzung hierfür ist allerdings, daß der Wirtsorganismus den Parasiten als Fremdantigen erkannt und mit der Bildung serologisch meßbarer humoraler Antikörper reagiert hat. Dies trifft nicht immer zu, da Parasiten oftmals die Fähigkeit haben, immunologischen Reaktionen des Wirtes zu entgehen [95].

Die Aussagekraft der heutzutage gebräuchlichen serologischen Testverfahren ist von Parasitose zu Parasitose unterschiedlich. In bestimmten Fällen kann die Diagnose aber ausschließlich über immunologische Methoden gesichert werden.

Zur Anwendung kommen insbesondere folgende Nachweisverfahren:

- Enzyme-Linked Immunosorbent Assay (ELISA),
- Indirekter Hämagglutinationstest (IHA, IHAT),
- Immunfluoreszenztest (IFAT, IFT),
- Komplementbindungsreaktion (KBR).

Serologische Untersuchungen werden gegen Einsendung von ca. 5 ml Vollblut oder 2 ml Serum von den auf S. 476 aufgeführten Institutionen durchgeführt.

16.1.4 Bestimmung der Bluteosinophilie

Unter den parasitären Erkrankungen wird eine deutliche Bluteosinophilie fast nur durch Würmer hervorgerufen.

Das Ausmaß und der zeitliche Ablauf der Eosinophilie ist speziesabhängig und wird außerdem durch die Reaktionslage des Wirtsorganismus beeinflußt. Neben dem Adaptationsgrad der Parasiten an den Wirt ist ausschlaggebend, ob sich der Parasit in einem Körperlumen wie etwa dem Darm aufhält oder im Laufe seiner Entwicklung durch Gewebepenetration in engeren Kontakt mit dem Organismus des Wirtes kommt [31].

Zur ersten Gruppe mit geringerer Eosinophilietendenz zählt beispielsweise *Enterobius vermicularis*, zur zweiten *Ascaris lumbricoides.*

Neben den parasitenspezifischen Faktoren hat die jeweilige Reaktionslage des Wirtsorganismus Einfluß auf die Eosinophilenzahl. Andererseits wird eine solche oft durch eine bakterielle oder virale Sekundärinfektion vermindert.

Wie verschieden der Grad einer Eosinophilie in Abhängigkeit von der Parasitenart und dem Zeitpunkt eines bestehenden Wurmbefalles ist, zeigen die von Gentilini dargestellten Kurvenverläufe in der Abb. 16.2.

Die Bestimmung der Eosinophilie bei Wurmparasitenverdacht ist demzufolge eine relativ unsichere Nachweismethode, insbesondere, weil eine fehlende Eosinophilie einen Helminthenbefall nicht sicher ausschließt, eine spätere Stuhluntersuchung muß folgen.

Trotzdem muß bedacht werden, daß zumindest bei uns ein Großteil von Wurmerkrankungen nur infolge einer meist zufällig entdeckten Bluteosinophilie festgestellt wird.

Die Besonderheiten des Kurvenverlaufes der Eosinophilie bei den verschiedenen Wurmerkrankungen der Abb. 16.2 können aber wichtige diagnostische und letztlich auch therapeutische Hinweise geben.

16.1.5 IgE-Bestimmungen

Nicht nur bei Wurmerkrankungen wie Filariasis, Schistosomiasis, Strongyloidiasis, Ankylostomiasis u. a. treten mit überzufälliger Häufigkeit erhöhte

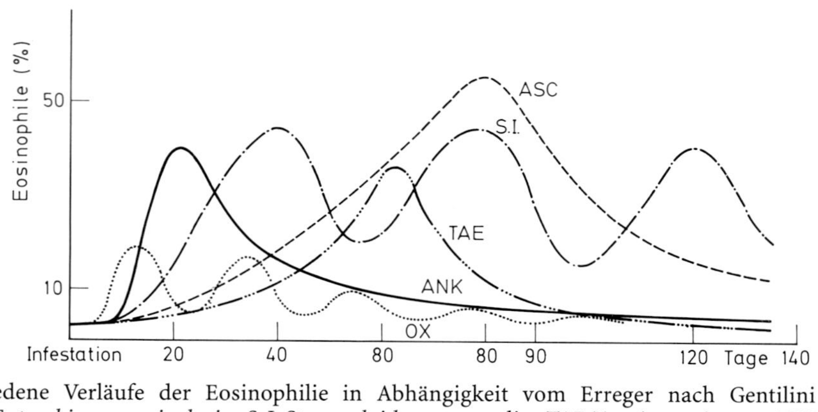

Abb. 16.2. Verschiedene Verläufe der Eosinophilie in Abhängigkeit vom Erreger nach Gentilini [31]. *ASC Ascaris lumbricoides, OX Enterobius vermicularis, S. I. Strongyloides stercoralis, TAE Taenia saginata, ANK Ancylostoma duodenale*

IgE-Werte auf, sondern auch bei Protozoenerkrankungen, wie etwa bei der invasiven Amöbiasis [63, 68, 74]. Demgegenüber scheinen die IgE-Werte beim Vorliegen einer Taeniasis, Trichuriasis, Enterobiasis und Askariasis nur selten erhöht zu sein.
Entscheidend für das Ausmaß des IgE-Anstieges scheint neben der Parasitenspezies insbesondere die individuelle immunologische Reaktionslage der Patienten zu sein. Ein weiterer Unsicherheitsfaktor bei der Auswertung von IgE-Werten bei Parasitenverdacht ist eine nur unsichere Korrelation zu den Eosinophilenzahlen. Das heißt, in vielen Fällen besteht eine IgE-Erhöhung ohne Eosinophilie, während dies in anderen Fällen umgekehrt ist.
Trotzdem können IgE-Bestimmungen mittels der Radioimmunosorbens-Technik im Rahmen einer parasitologischen Screening-Diagnostik ebenso wie die Bestimmung der Eosinophilenzahl zuweilen hilfreich sein.

16.2 Würmer (Helminthes)

Die als Parasiten beim Menschen vorkommenden Würmer gehören zu den Stämmen Plathelminthes (Plattwürmer) und Nemathelminthes (Fadenwürmer).
Proktologisch bedeutsam sind unter den Plathelminthes nur die im Darm des Menschen parasitisch lebenden Klassen Trematodes (Saugwürmer) und Cestodes (Bandwürmer), bei den Nemathelminthes nur die Klasse der Nematodes (Fadenwürmer).

16.2.1 Plattwürmer (Plathelminthes)

16.2.1.1 *Saugwürmer (Trematodes)*

Die Klasse der Saugwürmer besteht ausschließlich aus Parasiten. Mittels je eines vorhandenen Mund- und Bauchsaugnapfes sind sie an dem von ihnen befallenen Organ ihres Wirtes verankert.
Von den Gruppen der Trematoden interessiert hier nur die Ordnung Digenea (sog. Egel), und davon wiederum nur einige wichtige Vertreter aus der Familie Echinostomatidae (*Echinostoma ilocanum* u. a.), Schistosomatidae (*Schistosoma mansoni* u. a.) und Fasciolidae *(Fasciolopsis buski)* der Unterordnung Anepitheliocystidia sowie *Heterophyes heterophyes* aus der Familie Opisthorchiidae der Unterordnung Epitheliocystidia.

a) Schistosoma mansoni, S. japonicum, S. intercalatum (Pärchenegel, Darmbilharziose)

Die Schistosomiasis, auch Schneckenfieber bzw. nach ihrem Entdecker, dem deutschen Arzt Theodor Bilharz (1825–1862), Bilharziose genannt, gehört zu den wichtigsten parasitären Erkrankungen. In tropischen und subtropischen Gebieten wird der Befall durch *Schistosoma*-Arten auf über 200 Millionen Menschen geschätzt, wobei oft mehr als 50% der Bevölkerung betroffen sind. [74] Im wesentlichen sind es 5 Saugwurmarten, die eine Krankheit hervorrufen:

- *Schistosoma haematobium* (Erreger der Blasenbilharziose); wird hier nicht behandelt (Darmbefall zu selten),
- *Schistosoma mansoni* (Erreger der Darm- und Leberbilharziose),
- *Schistosoma japonicum, S. mekongi* (Erreger der asiatischen Darmbilharziosen),
- *Schistosoma intercalatum* (Erreger einer Darmbilharziose in Afrika).

MORPHOLOGIE UND ENTWICKLUNGSZYKLUS

Die je nach Art 10–20 mm langen adulten Schistosomen sind getrenntgeschlechtlich und leben paarweise im Lumen der Mesenterialgefäße von Warmblütern. Durch Zusammenklappen der Seitenränder schließt hierbei das blattförmige Männchen in seinem so entstandenen Canalis gynaecophorus das drehrund gestaltete Weibchen ein (Abb. 16.3).
Die reichlich abgelegten Eier (20–300/Tag) sind je nach Art insbesondere durch ihren Stachel zu unterscheiden. So besitzen die Eier von *S. mansoni* einen deutlichen Seitenstachel, die von *S. japonicum* und *S. mekongi* einen rudimentären kleinen seitlichen Haken und die von *S. intercalatum* (wie *S. haematobium*) einen Endstachel (Abb. 16.4).

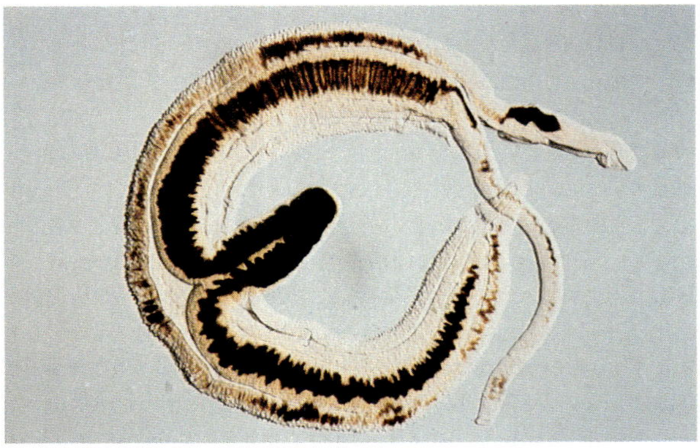

Abb. 16.3. Makroaufnahme von *Schistosoma mansoni*, ungefärbtes Pärchen aus den Mesenterialvenen des Darmes

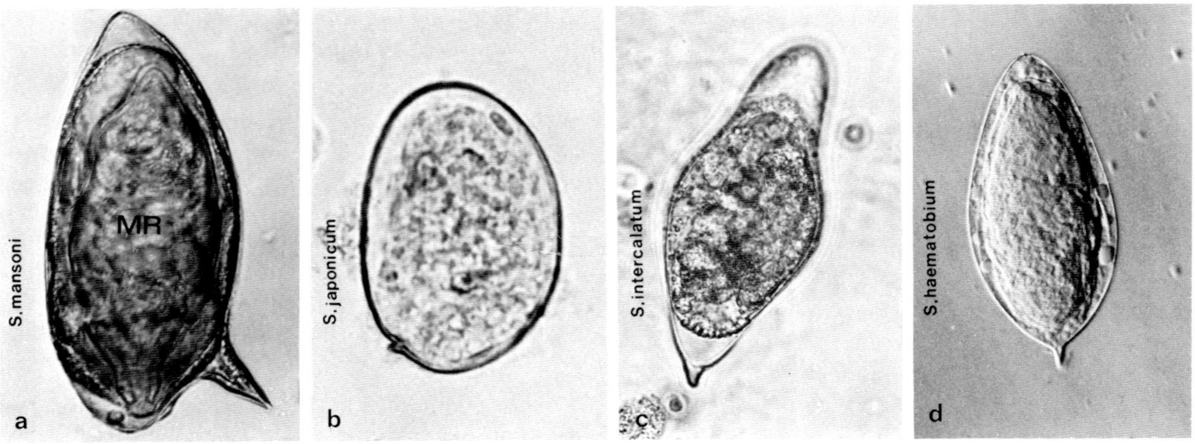

Abb. 16.4 a–d. LM-Aufnahmen. Eier der humanpathogenen *Schistosoma*-Arten des Menschen. *S. haematobium* ist nur selten im Darm anzutreffen, sondern vorwiegend im Urin

Der Entwicklungszyklus ist für alle genannten Arten im wesentlichen sehr ähnlich. Insbesondere besteht eine strenge Abhängigkeit von ganz bestimmten Zwischenwirten (Wasserschnecken). Die in kleinsten Mesenterialgefäßen abgelegten Eier können die Schleimhautkapillaren embolisieren und beim Durchwandern der Kapillar- und Darmwand entzündliche Veränderungen hervorrufen. Über das Darmlumen erreichen die inzwischen meist ausgereiften Eier mit den Fäzes das Freie, wo die Larven (Miracidien) unter der Voraussetzung, daß Wasser vorhanden ist, durch Wärme und Licht stimuliert, schlüpfen.

Die Larve (Miracidium) muß, um überleben zu können, innerhalb weniger Stunden die für sie geeignete Wasserschnecke gefunden haben, um sich zur Muttersporozyste weiterzuentwickeln, aus der dann die Tochtersporozysten hervorgehen. Aus den herangewachsenen Tochtersporozysten entstehen schließlich die infektionsfähigen Larvenstadien, die Zerkarien, die aus der Atemhöhle der Schnecke wieder in das Wasser gelangen und phototaktisch zur Wasseroberfläche streben. Der ganze Entwicklungsvorgang innerhalb der Schnecke dauert je nach Umweltbedingungen 4–6 Wochen.

Zur Weiterentwicklung müssen die ebenfalls in oberen Wasserschichten für max. 2 Tage lebensfähigen Zerkarien perkutan mit Hilfe proteolytischer Enzyme in den für sie geeigneten Endwirt eindringen.

Nachdem sie hierbei ihre gabelförmigen Schwänze abgeworfen haben, erreichen die jungen Würmer via Hautvenen über Herz und Lunge die arterielle Blutbahn, wo sie über eine Mesenterialarterie durch die Kapillaren in die Pfortadergefäße gelangen, sich paarweise aneinanderlagern, heranreifen und schließlich in die Venen des Dick- und Enddarmes weiterwandern, wobei bei *S. mansoni*- 5–8 Wochen, bei *S. japonicum*- 3–10 Wochen und bei *S. intercalatum*-Befall 5–7 Wochen nach der Invasion der Zerkarien die ersten Eier in den Fäzes nachweisbar sind (Präpatenz).

ÜBERTRAGUNG

Die Übertragung der Bilharziose erfolgt niemals direkt von Mensch zu Mensch. Als Zwischenwirt ist stets eine Süßwasserschnecke und somit das Vorhandensein von Süßwasser notwendig. Allerdings kann auch Wasser ins Meer fließender Flüsse noch eine gewisse Strecke zerkarienhaltig sein.

Der Mensch als Endwirt infiziert sich ausschließlich durch Zerkarien, die aktiv in die Haut bzw. Schleimhaut (durch Trinken verseuchten Wassers!) eindringen (s. o.). Demzufolge ist die Möglichkeit für die Ausbreitung der Schistosomiasis bevorzugt dort gegeben, wo Menschen auf sozial und hygienisch niedrigem Niveau leben. Das heißt, besonders da, wo keine hygienisch einwandfreie Trinkwasser- und Sanitäreinrichtungen bestehen, eine bevorzugt landwirtschaftlich arbeitende Bevölkerung künstlich Felder bewässert (Reisanbau), mit Fäkalien düngt usw. und die ökologischen Bedingungen für das Vorhandensein der betreffenden Wasserschnecke vorliegen, sind die Voraussetzungen für eine Schistosomiasis-Infektion gegeben.

ÖKOLOGIE UND VERBREITUNG

Das Vorkommen der Bilharziose ist an ganz bestimmte Umweltbedingungen gebunden. Hierzu gehört ein möglichst nicht bzw. nicht stark fließendes

Gewässer, dessen Temperatur nicht unter 20 °C liegen darf.
Da die verschiedenen *Schistosoma*-Arten als Zwischenwirte ganz bestimmte Wasserschnecken benötigen, müssen weiterhin die für den jeweiligen Schneckenwirt notwendigen Lebensbedingungen wie ruhiges, algenreiches Gewässer usw. gegeben sein.
S. mansoni entwickelt sich in Planorbiden der Gattungen *Biomphalaria*, *S. japonicum* in den zu den Kiemenschnecken zählenden Arten der Gattung *Oncomelania* (die als Zwischenwirt wichtigste ist *Oncomelania hupensis*) und *S. intercalatum* in *Bulinus forskalii* bzw. *B. crystallinus*. *S. mekongi* wird dagegen von Schnecken der Gattung *Tricula* übertragen.
Die detaillierte Kenntnis der als Zwischenwirte dienenden Schneckenarten und deren Ökologie ist eine wichtige Voraussetzung für die epidemiologische Bekämpfung dieser Wurmseuche.
Die Verbreitung der verschiedenen *Schistosoma*-Arten ist unterschiedlich: *S. mansoni* ist hauptsächlich in Afrika, Arabien sowie in Süd- und Mittelamerika verbreitet. *S. intercalatum*, die wegen ihres wesentlich geringeren Vorkommens medizinisch nur eine untergeordnete Rolle spielt, kommt hauptsächlich im westlichen Zentralafrika und Kongobecken vor; *S. japonicum* schließlich tritt ausschließlich in Südost- und Ostasien auf und *S. mekongi* im Mekonggebiet [68, 74, 109].

SYMPTOME

Die Symptomatologie der Darmbilharziose ist weitgehend uncharakteristisch. Sie ist abhängig von der Stärke des Befalls und dem jeweiligen Entwicklungsstand des Parasiten.
Nach wiederholtem Befall entsteht aufgrund einer entstandenen epidermalen Sensibilisierung infolge des perkutanen Eindringens der Zerkarien zunächst ein streng auf die betroffenen Bereiche begrenzter Pruritus, dem häufig erst nach einigen Stunden erythemato-papulöse, ggf. urtikarielle Effloreszenzen folgen, die meist erst nach einigen Tagen wieder abklingen. Bei der einheimischen Bevölkerung tritt dieses allergische Exanthem („Zerkariendermatitis", engl. „swimmer's itch") oft jedoch nicht mehr in Erscheinung, da im Laufe der Zeit genügend Antikörper gebildet wurden (Antigen-Antikörper-Reaktion).
Beim Einwandern und Heranwachsen der Parasiten kann es insbesondere infolge der Einwirkung ihrer Stoffwechselprodukte, aber auch durch ulzerogene Sekrete der Eier bzw. der sich darin entwickelnden Miracidien subjektiv zu unspezifischen Beschwerden (wie erhöhter Temperatur, Abgeschlagenheit, Übelkeit, Erbrechen, Kopf-, Glieder- und Bauchschmerzen) und objektiv zu deutlicher Eosinophilie usw. kommen. Schließlich treten die für die Dickdarmbilharziose, aber auch für Amöbenruhr charakteristischen, entzündlich-infektiösen Darmerkrankungen in Form von blutig-schleimigen Stühlen, bzw. Wechsel von Diarrhöen und Obstipationen auf. In schweren Fällen können darüber hinaus insbesondere dadurch, daß ein Teil der abgelegten Eier durch den Blutstrom in diese Organe transportiert wird, schwere Leber- und Milzschädigungen („hepatolienale Bilharziose", auch „Katayamakrankheit" oder „ägyptische Splenomegalie" genannt) auftreten. In diesen Fällen kann es zu einer mehr oder weniger starken Vergrößerung dieser Organe mit Leberfibrose, portaler Stauung, Aszites, Ösophagusvarizen und sogar letalem Ausgang kommen. Auch Anämien und bei Kindern schwerwiegende Entwicklungsstörungen können entstehen. Schließlich kann es als Folge chronisch verlaufender granulomatöser Gewebsveränderung sowohl in der Darmwand als auch im Analbereich, ggf. neben ulzerativen Veränderungen und hyperämisierten Bereichen zu papulomatösen Wucherungen kommen.

DIAGNOSE

Die Diagnose kann unter Berücksichtigung der auf S. 480 angegebenen Präpatenz durch das Sedimentationsverfahren verifiziert werden (mikroskopischer Nachweis der für jede Art charakteristisch gestalteten Eier im Stuhl) (Abb. 16.4). Zur Untersuchung eignet sich besonders blutig schleimiges Material, das der Kotsäule oft anhaftet und das bei wider Erwarten negativen Ergebnissen rektoskopisch gewonnen werden sollte. Rektoskopisch kann hierbei die Schleimhaut ganz ähnlich aussehen wie beim Vorliegen einer Colitis ulcerosa oder Amöbiasis.
Da die Eiabgabe periodisch erfolgt, sollten bei begründetem Verdacht negativ verlaufende Nachweisuntersuchungen stets wiederholt werden. Im Zweifelsfall können die Eier auch histologisch in Exzisaten aus der Rektum- bzw. Dickdarmschleimhaut erfaßt werden (Abb. 16.5). Die Telemannsche Methode zur Anreicherung der Eier (S. 475) kann hierbei verwendet werden. Auch empfiehlt sich die Dekantiermethode (S. 475), wobei jedoch 0,9 %ige Kochsalzlösung verwendet werden muß, damit die Miracidien nicht vorzeitig ausschlüpfen.
Bei spärlichem Befall empfiehlt sich weiterhin das Miracidium-Schlüpf-Verfahren. Hierbei werden etwa 5 g Stuhl in 250 ml physiologischer NaCl-Lösung aufgerührt und sodann die gröberen Bestandteile herausgesiebt. Danach wird sedimentiert und erneut abgesiebt, so lange, bis die über dem Bodensatz stehende Flüssigkeit klar bleibt. Der Behälter

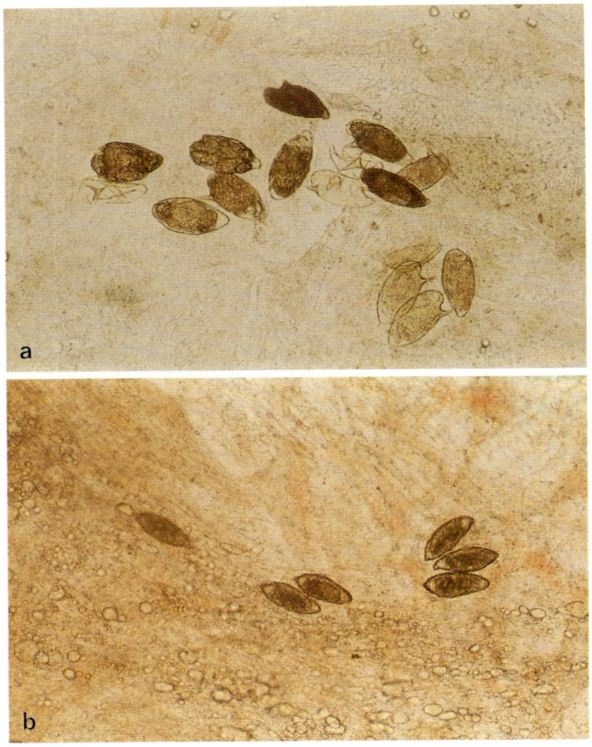

Abb. 16.5 a, b. Rektumbiopsien (Quetschpräparate): *S. mansoni*-Eier (**a**) und *S. haematobium*-Eier (**b**)

wird sodann über Nacht in den Eisschrank gestellt und am darauffolgenden Tag warmes Wasser zugegeben, bis eine Temperatur von 30–40 °C erreicht ist. Sobald nun die Flüssigkeit durch Sonnenlicht bzw. einen UV-Strahler oder auch eine starke elektrische Lampe belichtet wird, schlüpfen die weißlichen, etwa 1 mm langen Larven (Miracidien) aus und können infolge ihrer starken Beweglichkeit am besten vor dunklem Hintergrund innerhalb einiger Minuten bis Stunden nachgewiesen werden. Als weitere Diagnostikhilfen kommen insbesondere folgende – Speziallabors vorbehaltenen – indirekte Nachweisverfahren in Betracht:

- ELISA,
- Radioimmunoassay (RIA),
- Immunelektrophorese (IEP).

PROPHYLAXE

Die vorbeugende Verhütung einer Ansteckung setzt die Kenntnis der wichtigsten epidemiologischen Zusammenhänge der Wurmseuche voraus. Wenn auch einer solchen Aufklärung der in den Verbreitungsgebieten lebenden Bevölkerung, aber auch der Gastarbeiter und Touristen nicht selten erhebliche Probleme entgegenstehen mögen, so darf doch keine Anstrengung unterbleiben, ihnen insbesondere folgendes klar zu machen:

- Niemals in stehenden oder langsam fließenden Gewässern ohne wirksame Schutzbekleidung (Gummistiefel usw.) arbeiten, Hände eintauchen (Reisfelder) bzw. baden.
- Niemals unabgekochtes Wasser trinken, da die Zerkarien zwar durch den Magensaft abgetötet werden, jedoch bereits durch die Mundschleimhaut in den Körper eindringen können.

Letztlich wichtiger noch wären jedoch auf Dauer effiziente kommunale Vorbeuge- und Bekämpfungsmaßnahmen.
Besonders wirksam wären Einrichtungen von Toiletten, Kanalisationen, Klär- und hygienisch einwandfreie Trinkwasseranlagen, um so zu verhüten, daß Kot und Urin von Schistosomen-infizierten Menschen oder Tieren in Gewässer bzw. künstliche Bewässerungsanlagen gelangen kann.
Ein wirkungsvoller Impfschutz wurde wegen der unzureichenden Kenntnis der komplexen immunologischen Beziehungen zwischen Schistosomen und dem Menschen sowie einer beträchtlichen Antigenvarianz der Wurmoberfläche noch nicht entwickelt [32, 74].

THERAPIE

Sofern mittels einer entsprechenden Nachweismethode (s. o.) eine Bilharziose diagnostiziert wurde, was bei uns gelegentlich bei zurückkehrenden Gastarbeitern oder Urlaubern aus tropischen und subtropischen Ländern der Fall sein kann, so empfiehlt sich die Durchführung einer gezielten medikamentösen Therapie. Es gibt hierfür heute eine ganze Reihe von wirksamen Präparaten.
Als Mittel der Wahl gilt Praziquantel (Biltricide, Cesol), das gegen alle humanpathogenen *Schistosoma*-Arten und gegen alle Krankheitsformen hervorragend wirkt und überdies noch gut verträglich ist. Dieses Präparat ist demzufolge für eine Massentherapie besser geeignet als alle bisherigen Bilharziose-Medikamente.

Dosierung: S. mansoni und *S. intercalatum:* 2 mal 20 mg/kg Körpergewicht (KG) im Abstand von 4 h.
S. japonicum, S. mekongi: 3 mal 20 mg/kg KG im Abstand von 4 h.
Weiterhin käme außerhalb Deutschlands (bei Nichtverfügbarkeit von Praziquantel) auch noch Oxamniquine (15 mg/kg) in einmaliger Gabe in Betracht.
Die Therapiekontrollen sollten sich zweckmäßigerweise über einen Zeitraum von 6–8 Monaten erstrecken, gegebenenfalls muß eine zweite Behandlung durchgeführt werden.

Die Therapie der Zerkariendermatitis ist rein symptomatisch: Antihistaminika (Tavegil, Systral o.ä.), Kalzium (Calcium Sandoz fortissimum-Brausetabletten o.ä.), ggf. kurzzeitig Kortikosteroidexterna (Extracort Creme o.ä.). Sofern es durch sekundäre Kratzeffekte zu einer Impetiginisation kommt, zusätzlich ein Antibiotikum (Binotal per os, Fucidine Salbe u.a.).

b) *Fasciolopsis buski* *(Großer Darmegel, Fasciolopsiasis)*

Der endoparasitisch (Duodenum, Jejunum, selten Magen) Mensch und Schwein als Endwirte befallende große oder Riesen-Darmegel *Fasciolopsis buski* zählt zu den größten Trematodenarten.
Nach geschätzten Angaben u.a. der WHO sind derzeit 20–30 Millionen Menschen in Südostasien von dieser Saugwurmseuche befallen [70, 116].

MORPHOLOGIE UND ENTWICKLUNGSZYKLUS

Der adult 2–8 × 1–2 cm große, länglich-ovale, blattförmig abgeflacht gestaltete adulte Wurm ist besonders durch seine Größe gekennzeichnet (s. Abb. 16.6a, b). Die bis 160 µm ungewöhnlich groß dimensionierten Eier (Abb. 16.6c) werden mit dem Stuhl ausgeschieden.
Sofern die Fäzes in möglichst stehendes Süßwasser, dessen Temperatur nicht unter 20 °C betragen darf, gelangen, schlüpfen je nach Höhe der Wassertemperatur 2 Wochen bis 2 Monate später aus den Eiern bewimperte und damit schwimmfähige Larven aus, die Miracidien. Die Larven müssen, um nicht zugrunde zu gehen, innerhalb von 2 h eine bestimmte Wasserschnecke der Gattungen *Segmentina* und *Hippeutis* als 1. Zwischenwirt gefunden haben, in die sie eindringen und sich zunächst zu Sporozysten umwandeln. Die wichtigsten Zwischenwirte sind *Segmentina nitidella* und *Hippeutis schmackeri.* Aus den Sporozysten entstehen daraufhin Mutter- und etwa 2 Wochen nach Befall der Schnecken die Tochterredien. Die letzteren erzeugen wiederum etwa 2 Wochen später die Zerkarien, die sodann die Wasserschnecke durch deren Atemhöhle verlassen und sich mittels ihrer Saugnäpfe an Wasserpflanzen, insbesondere der Gattungen Trapa (*Trapa natans* = Wassernuß) und Eleocharis (*Eleocharis tuberosa* = Wasserkastanie oder Wasserzwiebel), festsaugen und innerhalb einiger Stunden, indem sie ihren Schwanz abwerfen und sich enzystieren, zu den Metazerkarien weiterentwickeln. Sobald nun metazerkarientragende Früchte (Wassernüsse u.a.) dieser vielerorts sogar kultivierten oder auch anderer Wasserpflanzen aufgebissen bzw. gegessen werden, gelangen diese in den Magendarmtrakt des

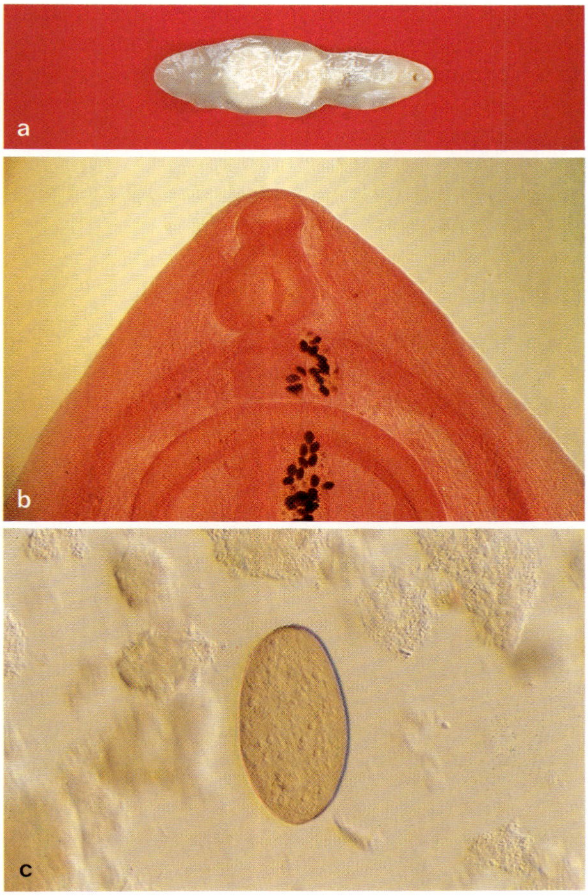

Abb. 16.6 a–c. *Fasciolopsis buski.* **a** Makroaufnahme eines adulten, ungefärbten Wurmes; **b** Vorderende (Methylcarmin-Färbung); **c** ungefärbtes Ei. **b, c** LM-Aufnahmen

Menschen bzw. Schweines. Sobald nun im Dünndarm des Endwirtes die letzte Hülle der Zyste aufgelöst ist, setzt sich die Metazerkarie an der Darmwand fest und entwickelt sich schließlich zum geschlechtsreifen Parasiten.
Zwei bis 4 Monate (Mensch) – etwa 3 Monate (Schwein) – nach Metazerkarienbefall können die ersten Eier im Stuhl nachgewiesen werden (Präpatenz).

ÜBERTRAGUNG

Eine direkte Übertragung von Mensch zu Mensch ist aufgrund des Entwicklungszyklus des Parasiten niemals möglich. Der Mensch infiziert sich als Endwirt dieser Darmparasiten stets durch rohen Verzehr von Metazerkarien an bestimmten Süßwasserpflanzen bzw. deren Früchte (s.o.). Endwirte der Seuche sind hauptsächlich der Mensch und das Schwein. Insbesondere Schweine stellen ein wichtiges Erregerreservoir der Parasitose dar. Auch Hunde, Ziegen, Kaninchen usw. können ggf. infiziert werden; epidemiologisch sind sie jedoch nur von untergeordneter Bedeutung.

VERBREITUNG

Sein Vorkommen ist auf Südostasien und den pazifischen Raum beschränkt [74, 109].

SYMPTOME

Nach einer durchschnittlichen *Inkubationszeit* von 6 Wochen treten insbesondere durch Intoxikation der Stoffwechselprodukte des Parasiten unspezifische, in ihrem Ausmaß sehr variable Symptome auf. Im Vordergrund stehen Diarrhöen mit blutigen Stühlen, morgendlichen Nüchternschmerzen im Oberbauch, die später krampfartig werden können, Erbrechen (auch von Parasiten!) und Anämien mit mehr oder weniger starker Reduktion des Allgemeinzustandes.
In schweren Fällen können je nach Befallsstärke und Abwehrreaktion des Wirtes erhöhte Temperaturen, Ödeme, Aszites, Ikterus usw. hinzutreten, wodurch es zu schweren Entwicklungsstörungen bei Kindern, ja sogar zu letalem Ausgang kommen kann.

DIAGNOSE

Die Absicherung der Diagnose Fasciolopsiasis erfolgt durch den mikroskopischen Nachweis der im Stuhl (etwa 9–14 Wochen nach der Ansteckung) meist in erheblicher Anzahl vorhandenen Eier. Konzentrationsverfahren (S. 475) können bei der Suche der Eier ggf. hilfreich sein.

PROPHYLAXE

Eine wirksame Vorbeugung ist nur durch eine ausreichende Aufklärung der in den betreffenden Endemiegebieten lebenden Bevölkerung möglich. Hierbei ist insbesondere darauf hinzuweisen, daß der Genuß roher Wasserpflanzen oder deren Früchte grundsätzlich unterbleiben sollte und daß die Seuche stets dadurch unterhalten wird, daß die frischen Fäzes von Menschen und insbesondere von Schweinen, aber auch von anderen Haustieren direkt in Gewässer geleitet werden, in denen die auf S. 483 angegebenen Wasserschnecken (1. Zwischenwirt) und die – oft sogar kultivierten – Wasserpflanzen (2. Zwischenwirt) vorkommen.

THERAPIE

Sofern infolge einer entsprechenden Symptomatologie und insbesondere Urlaubsanamnese der mikroskopische Einachweis von *Fasciolopsis buski* erfolgt, ist die Durchführung einer medikamentösen Therapie angezeigt. Als Mittel der Wahl gilt heute Praziquantel (Biltricide, Cesol). Als Dosis wird eine einmalige Gabe von 15 mg/kg KG empfohlen.

c) Echinostoma ilocanum, E. malayanum, E. lindoënse u. a. (Kleine Darmegel, Echinostomiasis)

Bei der artenreichen Familie Echinostomatidae handelt es sich um Darmegel, überwiegend von Vögeln und Reptilien, aber auch von Säugern. Einigen Vertretern davon dient auch der Mensch als Endwirt. Die wichtigsten der insgesamt 8 dort im Menschen gefundenen Arten von Echinostomatiden sind *Echinostoma ilocanum, E. malayanum* und *E. lindoënse,* wobei letztere besonders häufig auf Celebes vorkommt, wo in manchen Dörfern mehr als 50 % der Einwohner von der Parasitose befallen sind.

MORPHOLOGIE UND ENTWICKLUNGSZYKLUS

Morphologisch kennzeichnendes Familienmerkmal ist ein ventral unterbrochener Kopfkranz von zahlreichen kleinen Stacheln, die in Querreihen angeordnet sind. Die Anzahl der Stacheln dieses nierenförmigen, bedornten sog. Kopfkragens, in dessen Mitte sich der ovale Saugnapf befindet, ist artspezifisch. Der wie alle anderen an der Wand des Dünndarmes vorwiegend im Bereich des Jejunums festgesaugte 5,4–9,2 × 0,6–1,6 mm große adulte Egel *E. ilocanum* weist i. d. R. 51 (49–55), der 7,0–12,0 × 1,9–2,5 mm große Saugwurm *E. malayanum* 45 und die von den dreien mit 1,5 × 0,25 mm kleinste Art *E. lindoënse* 37 Kragenstacheln auf (Abb. 16.7 a). Die durch einen Deckel gekennzeichneten 90 × 65 μm großen Eier (Abb. 16.7 b) werden mit den Fäzes ausgeschieden.
Vorausgesetzt, daß der die Eier enthaltende Stuhl in Wasser gelangt, schlüpfen je nach Temperatur nach wenigen Tagen bis mehreren Wochen die Larven (Miracidien), die sodann aktiv in den 1. Zwischenwirt (Wasserschnecke) eindringen. 1. Zwischenwirt für *E. ilocanum* sind *Gyraulus convexiusculus* und *G. prashadi,* für *E. malyanum Indioplanorbis exustus* und *Lymnaea acuminata* und schließlich für *E. lindoënse Anisus sarasinorum* und *Gyraulus convexiusculus.*
In dem jeweiligen Schneckenwirt entwickelt sich das Miracidium zur Sporozyste um, in der sich Mutter-Redien und in diesen wiederum Redien 2. Ordnung oder „Tochter-Redien“ bilden, aus denen schließlich die Zerkarien hervorgehen.
Die freigewordenen Zerkarien müssen zur Weiterentwicklung einen 2. Zwischenwirt, ebenfalls meist

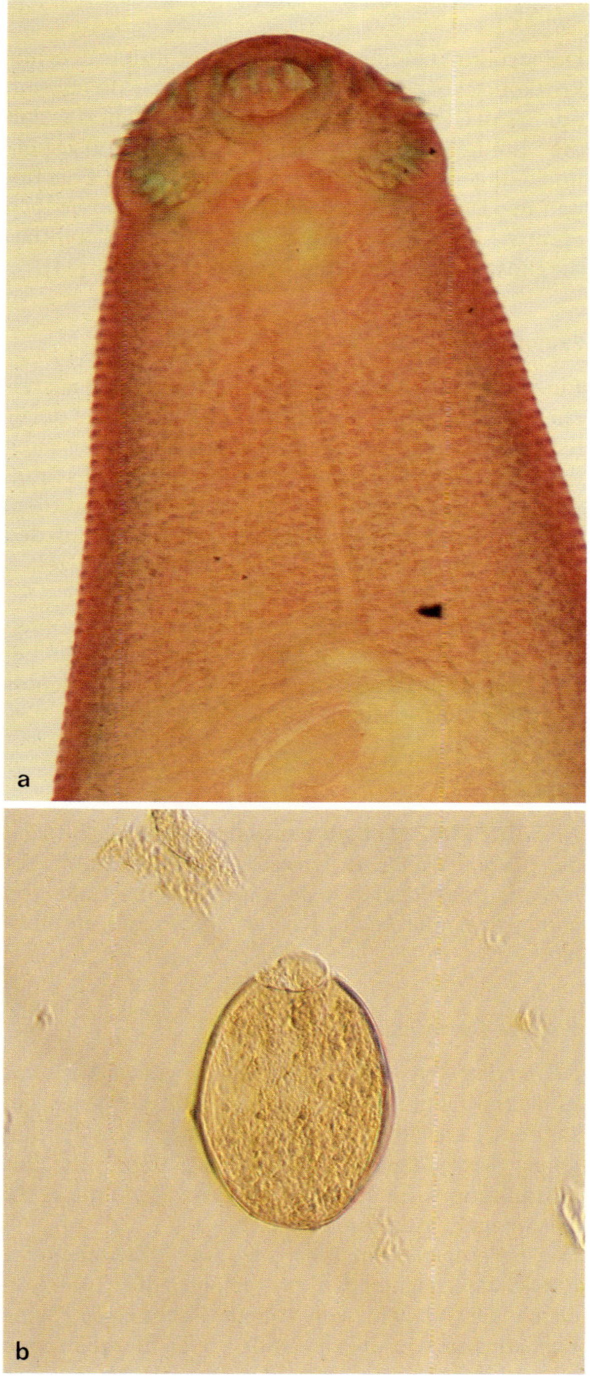

Abb. 16.7 a, b. LM-Aufnahmen von *Echinostoma sp.* **a** Vorderende; charakteristisch ist der dornenbewehrte Kragen (Methylcarmin-Färbung). **b** Ungefärbtes Ei; der Deckel (Operculum) wurde bei der Anreicherung artifiziell eröffnet und dadurch sichtbar

eine Wasserschnecke, aber auch bestimmte Muscheln, Amphibien und Fische finden. 2. Zwischenwirte für *E. ilocanum* sind vorwiegend Schnecken der Art *Pila luzonica,* für *E. malayanum* sind es neben Mollusken auch Fische; *E. lindoënse* benötigt als 2. Zwischenwirt ebenfalls Mollusken.

In ihrem 2. Zwischenwirt bildet sich sodann aus der Zerkarie die Metazerkarie, aus der schließlich – nach oraler Aufnahme – im Darm des Endwirtes der geschlechtsreife, an der Darmwand vorwiegend des Jejunums haftende Parasit entsteht und sich vorwiegend von Chymus, aber auch Mukosasubstanz ernährt.

Die Präpatenz liegt bei 2–3 Wochen.

ÜBERTRAGUNG

Die Infektion erfolgt durch Verzehren roher, von *Echinostoma*-Metazerkarien befallener Wasserschnecken und Muscheln (s. o.).

Die Hauptendwirte für die humanpathogene Art *Echinostoma ilocanum* sind Reisfeldratte *(Rattus rattus brevicaudatus)* und Hund; für die ebenfalls beim Menschen vorkommende Art *Echinostoma malayanum* ebenfalls Reisfeldratte und für *Echinostoma lindoënse* Reisfeldratte und Mensch. Weiterhin kommen als Endwirte im Entwicklungszyklus der Echinostomiasis neben bestimmten Reptilien und Vogelarten insbesondere Katzen, Schweine, Affen usw. in Betracht.

ÖKOLOGIE UND VERBREITUNG

Das Vorkommen der Echinostomiasis ist wie das der anderen Saugwurmseuchen infolge des auf ganz bestimmte, allein in engen ökologischen Bereichen lebensfähige Zwischenwirte spezialisierten Entwicklungszyklus nur auf relativ wenige Gegenden begrenzt.

Die geographische Verbreitung von humanpathogenen *Echinostoma*-Arten beschränkt sich auf Südostasien.

SYMPTOME

Die Symptomatologie der Echinostomiasis ist weitgehend uncharakteristisch.

Im Vordergrund stehen gastrointestinale Beschwerden, insbesondere Durchfälle und mehr oder weniger heftige Leibschmerzen. Durch Intoxikation von Stoffwechselprodukten der Parasiten kann es auch schon bei geringem Wurmbefall zu erheblichen Allgemeinsymptomen wie Übelkeit, Kopfschmerzen, Temperaturerhöhung, toxischer Anämie, zunehmendem Kräfteverfall usw. kommen.

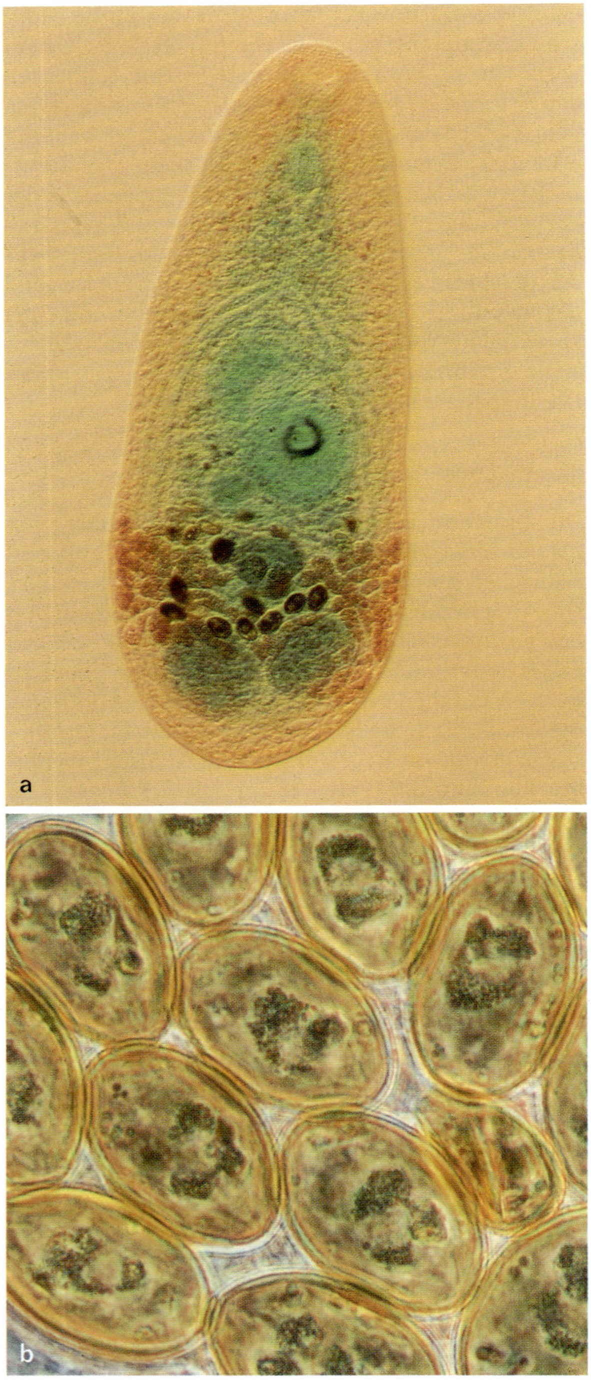

Abb. 16.8 a, b. LM-Aufnahmen von *Heterophyes heterophyes.* **a** Adulter Egel (Methylenblau-Färbung); **b** ungefärbte, larvenhaltige Eier

DIAGNOSE

Die sichere Diagnosestellung erfolgt durch den mikroskopischen Einachweis im Stuhl, am besten durch M.I.F. (S. 476). Wichtig zu wissen ist, daß die Stuhluntersuchung auch den Befund von Leber- und Lungenegel erbringen kann, da deren Eier denen der Darmegel gleichen. Da die Therapie jedoch identisch ist (Praziquantel), muß die Differentialdiagnose nicht unbedingt betrieben werden [74].

PROPHYLAXE

Eine wirksame Prophylaxe ist nur durch eine ausreichende Aufklärung der in den von der Seuche befallenen Gebieten lebenden Bevölkerung, aber auch der Touristen, Gastarbeiter usw. möglich. Es muß hierbei insbesondere darauf hingewiesen werden, daß in diesen Endemiegebieten unbedingt auf den Verzehr roher Muschel- und Schneckenmahlzeiten verzichtet werden sollte.
Eine weitere Möglichkeit einer wirksamen Prophylaxe ist die möglichst gezielte Bekämpfung der betreffenden Zwischenwirte, sei es medikamentös oder durch Ansiedlung natürlicher Feinde.

THERAPIE

Als Mittel der Wahl gilt heute Praziquantel (Biltricide, Cesol). Weiterhin wirksam ist Niclosamid (Yomesan). Als sichere Dosierung wird eine Gabe von 15 mg Praziquantel/kg KG (an 1–3 Tagen) empfohlen.

Weitere Darmtrematoden

Neben den Arten *Metagonimus yokogawai, Watsonius watsoni* und *Gastrodiscoides hominis* ist es besonders *Heterophyes heterophyes,* der etwa 1,5 mm lange *Zwergdarmegel* (Abb. 16.8 a), dem mit Einschränkung eine humanpathogene Bedeutung als Darmparasit zukommt.
Da *Heterophyes heterophyes* als 2. Zwischenwirt Brackwasserfische dienen, erfolgt die Infektion durch den Verzehr von rohem Fischfleisch. Seine Eier können wie die der anderen Trematodenarten im Stuhl nachgewiesen werden (Abb. 16.8 b).

THERAPIE

Als Mittel der Wahl gilt heute Praziquantel (Biltricide, Cesol). Als sichere Dosierung wird eine Gabe von 15 mg Praziquantel/kg KG (an 1–3 Tagen) empfohlen.

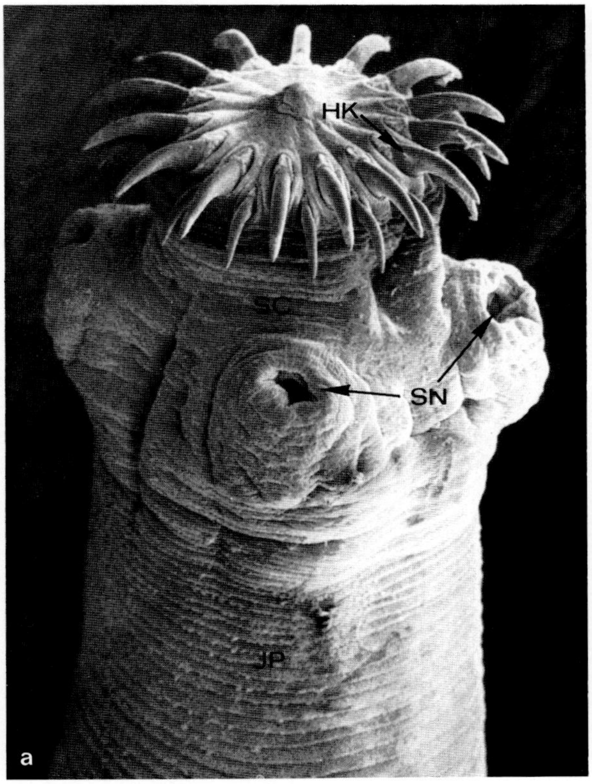

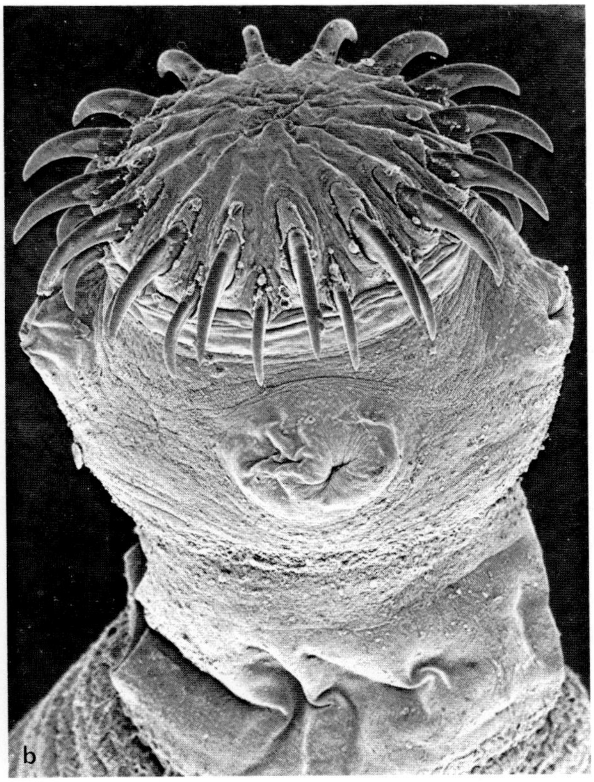

Abb. 16.9. **a** REM-Aufnahme eines hakenbewehrten Skolex von *Taenia sp.* *HK* Hakenkranz, *JP* junge Proglottiden, *SC* Skolex, *SN* Saugnapf. **b** REM-Aufnahme eines *Taenia*-Skolex nach Praziquantel-Behandlung; Schrumpfung und Blasenbildung beweisen die Zerstörung der Oberfläche

16.2.1.2 *Bandwürmer (Cestodes)*

Proktologisch wichtig sind die Arten *Diphyllobothrium latum* aus der Ordnung Pseudophyllidea sowie *Taenia solium* und *T. saginata* aus der Familie Taeniidae, *Dipylidium caninum* aus der Familie Dipylidae und schließlich *Hymenolepis nana* aus der Familie Hymenolepididae, letztere alle aus der Ordnung Cyclophyllidae.

a) Taenia saginata und T. solium (Rinder- bzw. Schweinebandwurm)

Taenia saginata und *T. solium* sind als geschlechtsreife Würmer spezifische Parasiten des Menschen. Das heißt, für beide der stets zwittrigen Bandwürmer, die obligat zweiwirtig sind, ist der Mensch der einzige Endwirt.
Die Larve von *T. saginata* entwickelt sich vorzugsweise im Rind, aber auch in anderen Wiederkäuern wie Kamelen, Schafen, Büffeln u.a., zur Finne *(Cysticercus bovis* bzw. *C. inermis)* und die des Schweinebandwurmes hauptsächlich im Hausschwein zum *Cysticercus cellulosae* weiter.
Bei *T. solium* kann jedoch auch der Mensch durch Hetero-, Auto- oder Retroinfektion Zwischenwirt werden, wodurch es zur Zystizerkose in Geweben kommt mit – im Gegensatz zur Taeniasis des Darmes – nicht selten lebensbedrohlicher Konsequenz (S. 490). Demzufolge ist der (allerdings in Deutschland wesentlich selteneren) *Solium*-Taeniasis mit größerer Vorsicht zu begegnen als der Darminfestation mit einem adulten Rinderbandwurm.

MORPHOLOGIE UND ENTWICKLUNGSZYKLUS

Morphologisch und auch in ihrem Entwicklungszyklus stimmen die beiden Wurmarten *T. saginata* und *T. solium* weitgehend überein.
Der adulte 4–15 m *(T. saginata)* bzw. 2–8 m *(T. solium)* lange Wurm lebt im Dünndarm des Menschen. Der 1,5–2 mm breite Kopf (Skolex) trägt beim Schweinebandwurm neben den Saugnäpfen noch einen Kranz von Häkchen (Abb. 16.9 a).
T. saginata weist bis zu 1000 Glieder (Proglottiden) auf, die durch lebhafte amöboide Eigenbeweglich-

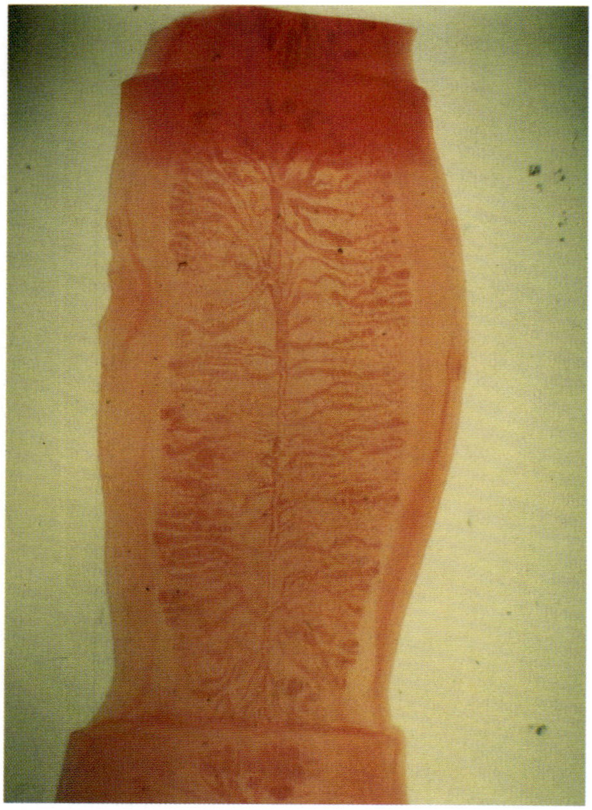

Abb. 16.10. LM-Aufnahme einer terminalen Proglottide von *T. saginata* mit dem stark verzweigten Uterus. Methylcarmin-Färbung

keit und insbesondere durch eine Anzahl von 20 und mehr Uterusseitenäste gekennzeichnet sind. Demgegenüber besteht der in Deutschland seltenere Schweinebandwurm nur aus 300–600 etwa um ein Drittel kleineren Proglottiden, in denen man im ausgereiften Stadium mikroskopisch etwa 12 Uterusseitenäste erkennen kann und die nur zu geringer amöboider Eigenbeweglichkeit befähigt sind.

Die Größe der Proglottiden nimmt von vorn nach hinten konstant zu. Die letzten graviden Glieder, die bis zu 100 000 Eier enthalten, werden bei *T. saginata* einzeln abgestoßen, während sie bei *T. solium* manchmal zu mehreren aneinanderhängend mit den Fäzes ausgeschieden werden. Infolge Kontraktions- und Kriechbewegungen der Proglottiden und infolge Verletzungen und Mazerationen der eiergefüllten Glieder erfolgt die Freisetzung der bei *T. saginata* ovalen und bei *T. solium* runden dickschaligen, etwa 50 µm großen Eier, die bereits je eine Larve (Oncosphaera) enthalten; letztere weist 6 Haken auf.

Der jeweilige Zwischenwirt (Rind bzw. Schwein) infiziert sich durch orale Aufnahme der Eier. Durch Einwirkung von Magen-Darm-Enzymen und Galle kommt es im Dünndarm zum Ausschlüpfen der Oncosphaeren. Diese durchbohren sogleich aktiv die Darmwand, gelangen über das Pfortadersystem in den großen Blutkreislauf und schließlich in die gut durchblutete Skelettmuskulatur wie Kiefer-, Zwerchfell-, Intercostal-, Rücken- und Schenkelmuskulatur, aber auch in Ösophagusmuskeln und Herz, wo sie sich 1–3 Tage nach der oralen Aufnahme im Bindegewebe zwischen den Muskelfasern ansiedeln; aber auch in Leber, Lunge und Gehirn können sich Oncosphaeren festsetzen. Die Entwicklung zur invasionsfähigen Finne, dem 4–9 × 3–7 mm großen *Cysticercus bovis* (Rind) bzw. dem 6–20 × 5–10 mm großen *Cysticercus cellulosae* (Schwein) dauert mindestens 3 Monate. Die Zystizerken sind mit Flüssigkeit gefüllte Bläschen, die einen einzigen, meist gut erkennbaren eingestülpten Kopf (Skolex) enthalten, der in diesem Stadium eine Lebensdauer von etwa 2 Jahren hat. Gelangt er während dieser Zeit durch den Verzehr von rohem Rind- bzw. Schweinefleisch in den Verdauungstrakt des Menschen, so kommt es durch Einwirkung von Magensaft und Galle zur Aktivierung des Skolex, der auswächst und sich dann mit Hilfe seines Haftapparates an der Wand des Dünndarmes festsetzt und sich vom Darminhalt ernährt. Bei *T. saginata*-Befall werden 10–12 Wochen, bei *T. solium*-Befall 5–10 Wochen nach der Infestation die ersten eiergefüllten Glieder (Proglottiden) abgestoßen (Präpatenz).

ÜBERTRAGUNG

Die Infektion des Menschen mit dem Rinder- oder Schweinebandwurm erfolgt durch den Verzehr von rohem, ungenügend gekochtem oder zu schwach geräuchertem, finnigen Rind- oder Schweinefleisch.

Ein Grund, warum der *T. solium*-Befall im Gegensatz zu dem des Rinderbandwurms bei uns nur noch selten, d. h. nur noch hin und wieder nachgewiesen wird, ist sicherlich u. a. darin zu sehen, daß für die Zubereitung von rohem Hackfleisch (Tatarbeefsteak) bzw. rohen oder halbrohen Steaks stets Rindfleisch verwendet wird und der Verzehr von rohem oder gepökeltem Schweinefleisch demgegenüber wesentlich geringer ist. Die Epidemiologie der Taeniasis und Zystizerkose ist insbesondere auch zu erklären durch die hohe Tenazität sowohl der Eier als auch der Finnen. Die Eier können im Freien und auch in Abwässern bis zu 6 Monaten und bei −20 °C bis zu 14 Tagen überleben. Ebenso bemerkenswert ist die persistierende Infektiösität der Finnen während des oft großen Zeitraumes, in dem das Fleisch zum Endverbraucher gelangen muß, und deren Widerstandsfähigkeit gegenüber Kühlschrank- und noch tieferen Temperaturen; die Finnen von

T. solium sind hierbei noch weniger frostempfindlich als die von *T. saginata.*
Nur mehrtägiges Tiefgefrieren unter −18 °C tötet die Zystizerken zuverlässig ab [30, 74, 80, 112].

VORKOMMEN UND HÄUFIGKEIT

Beide Bandwurmarten sind weltweit verbreitet. Ihr Vorkommen wird weitgehend von den Lebens- und Ernährungsgewohnheiten der Bevölkerung bestimmt. Der Rinderbandwurm ist der häufigste Bandwurm des Menschen.
Die Hauptendemiegebiete der Schweinebandwurm-Taeniasis sind Teile Indiens (Madras, Kalkutta), Madagaskar, Mittelamerika von Mexiko bis Venezuela und Ekuador. Osteuropäische Länder haben eine *Taenia solium*-Prävalenz des Menschen von ca. 0,5 %, während der Parasit in islamischen Ländern, wo der Verzehr von Schweinefleisch aus religiösen Gründen weitgehend unterbleibt, am seltensten vorkommt.
Nach geschätzten Angaben der WHO sind derzeit 6–10 Millionen Menschen mit *T. solium* und etwa 60 Millionen Menschen mit *T. saginata* infiziert.

DIAGNOSE

Eine Taeniasis wird in der Regel durch die meist einzeln oder selten als Gliederketten per anum abgehenden, gelblich-weißen, bis max. 2,0 × 0,8 cm großen und somit mit bloßem Auge leicht zu erkennenden Proglottiden festgestellt, die besonders durch ihre lebhaften Eigenbewegungen – mit einer Tendenz zur Aufwärtswanderung – auffallen.
Demgegenüber führt eine Stuhluntersuchung auf Helmintheneier nur in Ausnahmefällen zum Nachweis eines Bandwurmbefalles, da die Proglottiden ihre Eier (wenn überhaupt) nur in geringer Menge abgeben, solange sie sich noch im Darm des Endwirtes befinden.
Stets sollte geklärt werden, um welche der beiden Bandwurmarten es sich handelt. Hierzu werden reife Proglottiden nach Fixierung histologisch aufgehellt und danach zwischen zwei Objektträger gepreßt.
Mikroskopisch kann dann aufgrund typischer Unterscheidungsmerkmale die Diagnose gestellt werden.
Ein wichtiger Unterschied ist, daß die Zahl der Uterusseitenäste bei *T. saginata* stets über 20 und bei *T. solium* selten mehr als 12 beträgt. Beim Hantieren mit *Taenia solium*-haltigen Fäzes ist wegen Infektionsgefahr erhöhte Vorsicht geboten!
Zum Nachweis einer Zystizerkose, d.h. Befall mit Finnen von *T. solium (Cysticercus cellulosae),* spielen immunologische Nachweismethoden, insbesondere die Komplementbindungsreaktion, der indirekte Hämagglutinationsnachweis und der Immunofluoreszenztest, eine zunehmend wichtigere Rolle. ELISA und Western Blot (WB) sind für den Nachweis von Koproantigenen besonders geeignet [33].

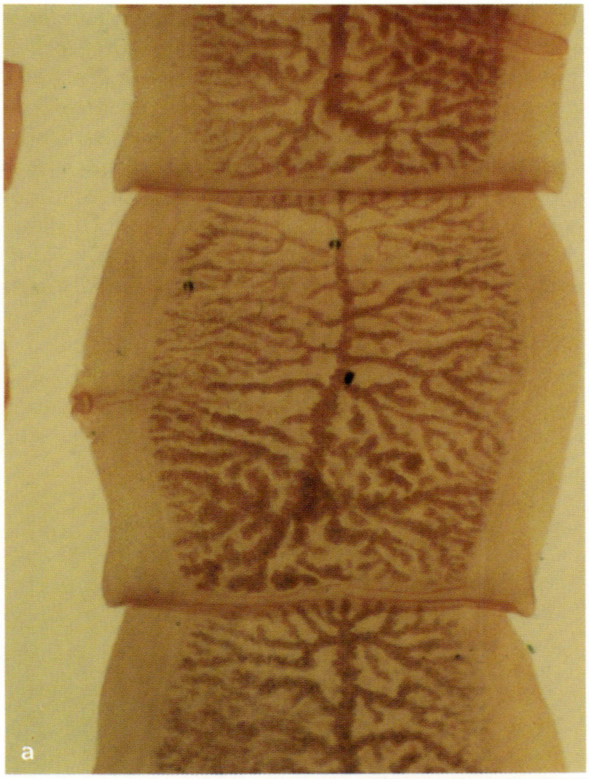

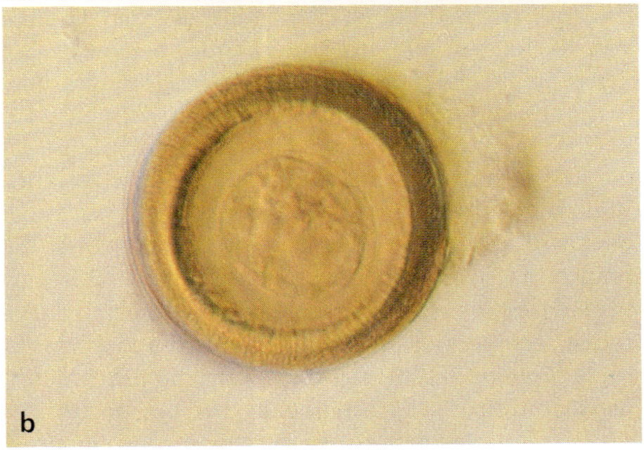

Abb. 16.11 a, b. LM-Aufnahmen von *Taenia solium.* **a** Terminale Proglottide (Methylcarmin-Färbung); **b** ungefärbtes Ei. Bemerkenswert ist die dicke Embryophorenwand; die Eier sehen bei beiden Arten gleich aus

SYMPTOME

Taeniasis (Taeniose): Beim Befall mit einem adulten Rinder- oder Schweinebandwurm, der sich nach der

Infektion mit der Finne *(Cysticercus bovis, C. cellulosae)* im Darm entwickelt, treten klinische Erscheinungen ernster Natur nur sehr selten auf. Der Befall eines solchen Parasiten bleibt sogar oft lange Zeit unbemerkt. Aufgrund der Auswertung eines größeren Patientenpotentials treten in abnehmender Häufigkeit folgende, weitgehend unspezifische Symptome auf: Bauchschmerzen, Brechreiz, Übelkeit, Schwäche, Gewichtsverlust, erhöhter Appetit, Kopfschmerzen, Obstipation, Schwindel, Diarrhö, Pruritus (ani) und Exzitation [36, 74].
Hinzu kommen u. U. allergische Haut- und Schleimhauterscheinungen sowie Asthma bronchiale und insbesondere bei Kindern zerebrale Intoxikationserscheinungen (epileptiforme Krämpfe, choreatische Störungen) usw.

Cysticerciasis (Zystizerkose): Das wesentlich gefährlichere, wenn auch hierzulande seltenere Krankheitsbild der sog. Zystizerkose entsteht, wenn Proglottiden oder Eier des Schweinebandwurmes durch Auto-, Hetero- oder Retroinfektion in den Verdauungstrakt des Menschen gelangen und sich hier die aktivierten Oncosphaeren in der Art weiterentwikkeln, wie dies normalerweise im Hauptzwischenwirt (dem Schwein) geschieht. Die Zystizerken (Finnen) finden sich in diesen Fällen meist an den Faszien von Skelettmuskeln im Unterhautbindegewebe, an Zwerchfell, Kehlkopf, Leber, Herz, in Lymphknoten, Augen und infolge der Affinität der Finnen zum ZNS [36] nicht selten im Gehirn. Demzufolge ist die Symptomatologie der Zystizerkose sehr variabel. Während eine Haut- und Muskelzystizerkose nicht oder kaum klinisch in Erscheinung tritt, wobei die Finnen nach einiger Zeit absterben und zu scharf begrenzten erbsen- bis haselnußgroßen, prall-elastischen, schmerzlosen Knoten verkalken und damit röntgenologisch gut sichtbar werden, führt der – meist multiple – Finnenbefall beispielsweise des ZNS oft zu schweren Funktionsstörungen und sogar zum Tode. Die Zystizerkose ist die häufigste parasitäre Erkrankung des menschlichen ZNS.
Der Infestation mit einem adulten Schweinebandwurm ist demgemäß mit größerer Vorsicht zu begegnen als einer Saginata-Taeniasis.

PROPHYLAXE

Epidemiologisch wichtig ist der Umstand, daß bei der Taeniasis die Übertragung vom Menschen zum Tier und nicht, wie bei den meisten Humanparasitosen, vom Tier zum Menschen entscheidend ist.
Demzufolge besteht die wirksamste Prophylaxe darin, menschliche Fäkalien von Tieren fernzuhalten. Hierzu ist notwendig, daß weder mit Abortjauche Weideflächen und Felder gedüngt werden noch Dunggruben und Abortanlagen in der unmittelbaren Umgebung von Viehweiden angelegt werden.
Eine sichere Prophylaxe gegen eine Taeniasis besteht im grundsätzlichen Verzicht auf den Verzehr von rohem oder halbgarem Rind- und Schweinefleisch, besonders in Endemiegebieten. Auch der Genuß nicht ausreichend geräucherten oder gepökelten Fleisches kann zu einer Infektion führen.
Eine weitere wichtige Vorbeugemaßnahme ist eine systematische und konsequente Fleischbeschau und regelmäßige Kontrolluntersuchungen gefährdeter Personen; hierdurch konnte der Bandwurmbefall beim Menschen in den letzten Jahren vielerorts wesentlich zurückgedrängt werden.
Schließlich sollte – zur Vermeidung einer Zystizerkose – auf peinlichste Sauberkeit, Händewaschen vor dem Essen usw. geachtet werden.

THERAPIE

Als zuverlässigste, gut verträgliche und damit ohne weiteres ambulant zu verabreichende Mittel gegen *Taenia*-Infektionen gelten Niclosamid (Yomesan) in einer Dosierung von 1 mal 4 Tbl. à 0,5 g oder Praziquantel (Cesol, Biltricide), ebenfalls in einer einmaligen Applikation von 10 mg/kg KG. Auch bei Zystizerkose kommt Praziquantel derzeit zur Anwendung: 50 mg/kg KG in 2–3 Dosen pro Tag für 15 Tage [28, 88]. Als Mittel der Wahl gilt heute hier Albendazol: 15 mg/kg KG, tgl. über 8 Tage.
Alle Präparate wirken vermizid, jedoch nicht ovizid. Deshalb empfiehlt sich bei *T. solium*-Befall, zur Verhütung einer Zystizerkose infolge möglicher Regurgitation von Proglottiden vor Behandlungsbeginn ein Antiemetikum sowie 1–2 h nach Einnahme des Bandwurmmittels ein Laxans einzunehmen. Falls der Kopf nicht abgeht, ist 3–5 Monate danach mit erneutem Abgang von Proglottiden zu rechnen; die Behandlung muß sodann wiederholt werden [74].
Bei der Behandlung der Neurozystizerkose wird zur Vorbeugung des entstehenden Hirndrucks Dexamethason empfohlen [60].

b) Diphyllobothrium latum (Fischbandwurm)

Der weltweit vorkommende Fischbandwurm – die Zahl der befallenen Menschen wird auf ca. 10 Millionen geschätzt – ist auch unter zahlreichen *Synonyma* bekannt: *Diphyllobothrium americanum, D. taenioides, Dibothriocephalus latus, Bothriocephalus latus, B. latissimus, B. cristatus, B. taenioides, Diancyrobothrium taenioides, Dibothrium, Taenia lata,* breiter Bandwurm, Fischbandwurm, Grubenkopf(bandwurm).
Im Gegensatz zu den meisten anderen Arten aus der Gattung *Diphyllobothrium,* die eine ausgesprochen

geringe Wirtsspezifität aufweisen, d.h. sowohl in Säugern als auch in Vögeln gefunden werden, kommt der Fischbandwurm ausschließlich in Säugern als Endwirten vor. Dieser Darmparasit des Menschen spielt überall da eine wichtige Rolle, wo frischgefangene Süß- bzw. Brackwasserfische als Nahrungsmittel dienen.

MORPHOLOGIE UND ENTWICKLUNGSZYKLUS

Die blaßrötliche bis graue Proglottidenkette (Strobila), die pro Tag um etwa 10 cm wächst, kann aus bis zu 3000, sogar bis 4000 Gliedern bestehen und eine Länge von 10–20 m erreichen [71]. Der Fischbandwurm zählt somit zu den größten Zestoden und Tieren überhaupt (Abb. 16.12 a).
Bemerkenswert hierbei ist, daß sich die Länge dieses Parasiten der Größe seines Endwirtes anpaßt und ebenfalls stets deutlich geringer bleibt, sobald ein gleichzeitiger Befall von mehreren Würmern vorliegt *(crowding effect)*. Der 2–3 mm große Kopf (Skolex) ist spatelförmig abgeplattet mit je einer Sauggrube (Bothrium) an den Seiten. Die etwa ab dem 600sten graviden, mit bräunlich durchscheinendem Uterus gekennzeichneten Glieder haben eine Größe von 3–5 × 10–15 mm; sie sind somit breiter als lang! Die etwa 70 × 50 μm großen elliptischen, gedeckelten Eier sind in Abb. 16.12 b dargestellt.
Im Gegensatz zum Rinder- und Schweinebandwurm werden die Eier ins Darmlumen abgelegt und sind daher auch im Stuhl nachzuweisen. Sie müssen mit den Fäzes in Süßwasser gelangen. Je nach Temperatur entwickelt sich im Ei innerhalb von 10 Tagen bis 4 Wochen der Embryo (Oncosphaera), der 6 Haken trägt und dessen Oberfläche ein Wimpernkleid ausbildet, so daß er als Coracidium schwimmfähig ist. Die freigewordenen Larven (Coracidien), deren Lebensdauer [21] bei 12 °C 7–9 Tage, bei 22 °C weniger als 2 Tage beträgt, müssen, um sich weiterentwickeln zu können, während dieser Zeit von ganz bestimmten planktonfressenden Krebsen (Copepoden), und zwar *Cyclops strenuus, Diaptomus gracilis, Diaptomus vulgaris* und *Diaptomus oregonensis*, gefressen werden. Im Körper dieser spezifischen Zwischenwirte wird nur die Embryophore, d.h. die Hülle, die die 6 Haken tragende Larve (Oncosphaera oder Embryo) einschließt, verdaut, so daß diese frei werden, die Magenwand durchbohren und sich innerhalb von 6 Stunden in dessen Leibeshöhle befinden, wo sie sich mit ihren Haken an der Außenseite des Magens festheften und in 2–3 Wochen zum 0,5 mm großen Prozerkoid heranwachsen [110].
Eine Weiterentwicklung ist danach nur möglich, wenn der Krebs sodann von einem Fisch gefressen wird. In diesem 2. Zwischenwirt verliert die Bandwurmlarve ihren Kaudalanhang, durchdringt mit

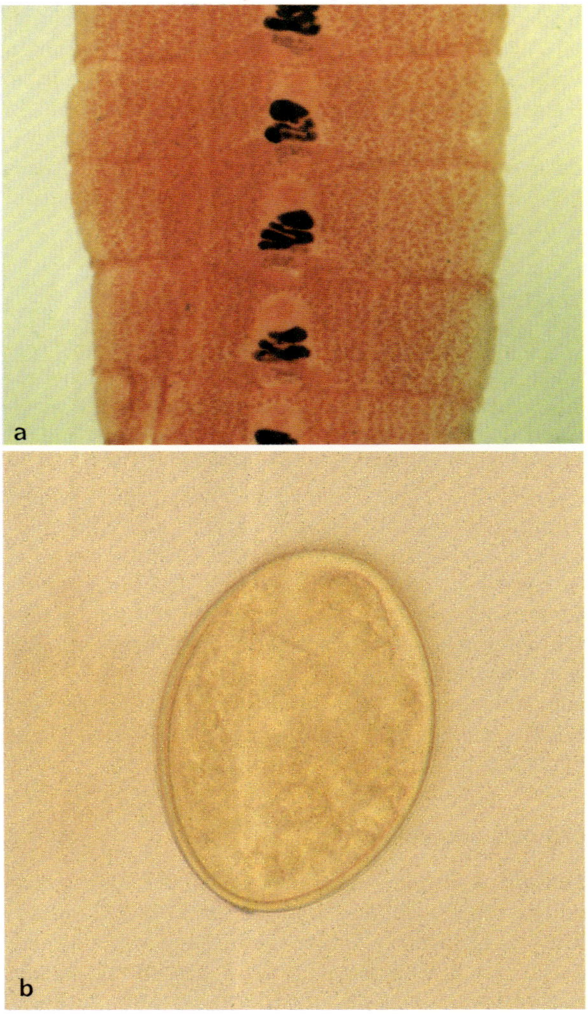

Abb. 16.12 a, b. LM-Aufnahmen von *Diphyllobothrium latum*. **a** Terminale Proglottiden (Methylcarmin-Färbung); **b** ungefärbtes Ei. Charakteristisch ist das Knöpfchen am deckelfernen Pol der Schale

Hilfe ihres Drüsenapparates die Darmwand und wandert in die Muskulatur, wo innerhalb von etwa 6 Wochen die Umwandlung des Prozerkoid zur zweiten Larve der in entrolltem Zustand 1–3 cm langen und mehrere Jahre lebensfähigen Finne (Plerozerkoid) erfolgt.
Sofern der erste Wirtsfisch, d.h. der 2. Zwischenwirt, von einem größeren Fisch (Raubfisch) gefressen wird, so wandern die Plerozerkoide in die neuen Zwischenwirte über, d.h. penetrieren deren Darmwand und lassen sich im Gewebe, meist der Muskulatur, nieder, wodurch sich bei Raubfischen mit zunehmendem Alter eine beträchtliche Zahl von Plerozerkoiden ansammeln kann (sog. Stapelwirte).
Gelangt schließlich ungenügend geräuchertes oder gekochtes, Plerozerkoide enthaltendes Fischfleisch

in den Verdauungstrakt eines als Endwirt geeigneten Warmblüters – neben dem Menschen kommen insbesondere fischfressende Säugetiere wie Hunde, Katzen, Schweine, Bären, Seehunde, Füchse u.a. in Betracht –, so setzt sich das Plerozerkoid an Dünndarmzotten (Duodenum, Jejunum) fest und entwikkelt sich innerhalb von 3 Wochen (Präpatenz) zum adulten Wurm.

ÜBERTRAGUNG

Die Übertragung des Fischbandwurmes erfolgt niemals von Mensch zu Mensch. Als Zwischenwirte sind zunächst ein bestimmter Krebs und danach mindestens ein Süßwasserfisch notwendig.
Der Mensch – neben einigen Haus- und Wildtieren (wie Hund, Katze, Schwein, Fuchs, Bär, Robbe, Tümmler u.a. fischfressende Tiere) – der epidemiologisch wichtigste Endwirt dieses Darmparasiten –, infiziert sich ausschließlich durch den Verzehr von finnenhaltigem rohem bzw. ungenügend geräuchertem oder gekochtem Fischfleisch mit darin enthaltenen Plerozerkoiden.
Der konsequente Verzicht auf nicht ausreichend gekochte oder gegrillte Fischspeisen verhindert demgemäß mit Sicherheit eine Infektion.

ÖKOLOGIE UND VERBREITUNG

Obwohl weltweit vorkommend, ist der Fischbandwurm infolge seines besonderen Entwicklungszyklus an bestimmte Umweltbedingungen gebunden. Da er als 1. Zwischenwirt ganz bestimmte, kleine Süßwasserkrebse (s.o.) benötigt, ist sein Vorkommen an solche Flüsse und Seen, in denen die Lebensbedingungen für diese Krebse vorliegen, gebunden.
Demgegenüber besteht bezüglich des 2. Zwischenwirtes nur eine geringgradige Wirtsspezifität, d.h., praktisch alle Fischarten des Süß- und Brackwassers einschließlich des Aales kommen in Frage.
Die Kenntnis insbesondere der als 1. Zwischenwirte dienenden Krebsarten und deren Ökologie ist demzufolge eine wichtige Voraussetzung für die Bekämpfung dieser Wurmseuche.
Die weltweite Verbreitung dieser Parasitose wird insbesondere auch dadurch bedingt, daß dieser Schmarotzer an kalte Klimazonen gut angepaßt ist. So verlieren die Eier selbst nach zweijährigem experimentellen Einfrieren in solidem Eis nicht ihre Vitalität.
Nach Auskunft der WHO sind die derzeit wichtigsten Verbreitungsgebiete von *Diphyllobothrium latum:* Seengebiete der Ostsee und Alpenländer, das Donaudelta, Vorderasien, Sibirien, Japan, Nordamerika, Finnland, Westalaska. Die verwandte Art *Diphyllobothrium pacificum* findet sich entlang der Küsten des Pazifiks bzw. in deren Seengebieten wieder. Geschätzter weltweiter Befall: 12–15 Millionen [74, 116].

SYMPTOME

Die Symptomatologie ist inkonstant und weitgehend uncharakteristisch. Am häufigsten treten intestinale Beschwerden auf, wie variable Schmerzen im Oberbauch, Übelkeit, Müdigkeit und gelegentlich allergische Reaktionen infolge Sensibilisierung durch Bandwurmproteine. Meist bei länger bestehendem Befall tritt besonders bei Kindern und Frauen das Vitamin-B12-Mangel-Syndrom (*Bothriocephalus*-Anämie) auf. Es handelt sich hierbei um eine perniziosaähnliche, megaloblastische Anämie (besonders bei Sitz des Bandwurms im Jejunum) infolge eines Vitamin-B12-Verbrauchs des Parasiten [14].

DIAGNOSE

Die Diagnose kann frühestens 3 Wochen nach der Infestation durch den mikroskopischen Nachweis der Eier im Stuhl erfolgen. Infolge der außerordentlich großen Zahl (bis 1 Mio.) täglich einzeln abgegebener und, im Gegensatz zu allen anderen Zestodeneier des Menschen, gedeckelter Eier (s.o.) ist der Nachweis einer Bothriocephalosis meist einfach.

PROPHYLAXE

Die wichtigste Vorbeugemaßnahme besteht in der Aufklärung der in den Verbreitungsgebieten lebenden Bevölkerung über die wichtigsten epidemiologischen Zusammenhänge der Wurmseuche. Hierbei ist insbesondere folgendes bedeutsam:

- Niemals rohes oder halbrohes Fischfleisch verzehren. Nur längeres Tiefgefrieren unter −10 °C tötet die Finnen (Plerozerkoide) infolge Eiskristallbildung in ihrem Gewebe ab.
- In Befallsgebieten sollte streng darauf geachtet werden, daß fäkalienhaltige Abwässer niemals ungereinigt in Süßwasserseen, -bäche oder -flüsse gelangen.

THERAPIE

Mittel der Wahl bei *Diphyllobothrium latum*-Befall ist das Niclosamid-Präparat Yomesan. Erwachsene und Kinder ab 6 Jahren nehmen 4 Tbl. à 0,5 g in einer einmaligen Dosis oder Praziquantel (Biltricide, Cesol) in einer einmaligen Dosierung von 25 mg/kg KG.
Nach der Kur empfiehlt sich die parenterale Applikation eines Vitamin-B12-Präparates (z.B. Cyto-

bion) in einer wöchentlichen Dosierung von 200 μg für einige Wochen.

c) Hymenolepis nana (Vampirolepis) (Zwergbandwurm)

Der aus dem Orient stammende Zwergbandwurm *Hymenolepis nana* ist der kleinste Bandwurm des Menschen. Nach neuerer Systematik wird die Gattung *Vampirolepis* genannt. Er zählt zu den Hymenolepididae, einer artenreichen, zum Teil recht wirtsspezifischen Bandwurmfamilie bei Säugern, Vögeln und Menschen. Als Zwischenwirt dieser Darmparasiten dienen Arthropoden, Anneliden und Mollusken, oder die Entwicklung läuft direkt.
Der Lebenszyklus des Zwergbandwurms stellt nämlich einen Ausnahmefall dar. Bei ihm kann die Zystizerkoid-Entwicklung auch ohne Zwischenwirt, d.h. direkt in der „Endwirt"-Mukosa erfolgen.
Von dieser weltweit verbreiteten, zunehmend beobachteten Dünndarmparasitose (Hymenolepiasis) sind nach geschätzter Angabe der WHO derzeit 70–75 Millionen Menschen – infolge besonderer epidemiologischer Besonderheiten (s. u.) bevorzugt Kinder – befallen.

MORPHOLOGIE UND ENTWICKLUNGSZYKLUS

Die Gliederkette (Strobila) des Zwergbandwurmes wird oft nur 1–4 cm lang und 0,5–1 mm breit (Abb. 16.13 b). Die 100–200 Glieder (Proglottiden) sind außer durch ihre Form – deutlich breiter als lang – insbesondere im unreifen Zustand durch je 3 Hodenbläschen und im reifen Zustand durch einen sackförmigen, den größten Teil der Proglottide einnehmenden Uterus gekennzeichnet.
Der nur 0,15–0,5 mm große Kopf (Skolex) trägt einen Rüssel (Rostellum) mit einem Hakenkranz und 4 Saugnäpfen (Abb. 16.13 b).
Die 40–60 μm großen, nahezu farblosen, oval bis runden Eier, deren Inneres 2 charakteristische, polar gelegene, fadenförmige Strukturen aufweist (Polfäden), liegen zu 80–100 in Eipaketen (Uterussack) zusammen und werden oft noch im Darm des Endwirtes durch Zerfall der Proglottide frei. Wie bei allen Bandwürmern enthalten die Eier, wenn sie den Wirtsdarm verlassen, bereits je eine ausentwickelte, kugelförmige 6-Haken-Larve (Oncosphaera s. Abb. 16.13 c).
Der Entwicklungszyklus von *Hymenolepis nana* ist dadurch gekennzeichnet, daß sich das Finnenstadium sowohl „indirekt" in einem Zwischenwirt (bestimmte Insekten) als auch „direkt", d.h. ohne Wirtswechsel im Dünndarm des Endwirtes entwickeln kann (z. B. bei Aids-Patienten).

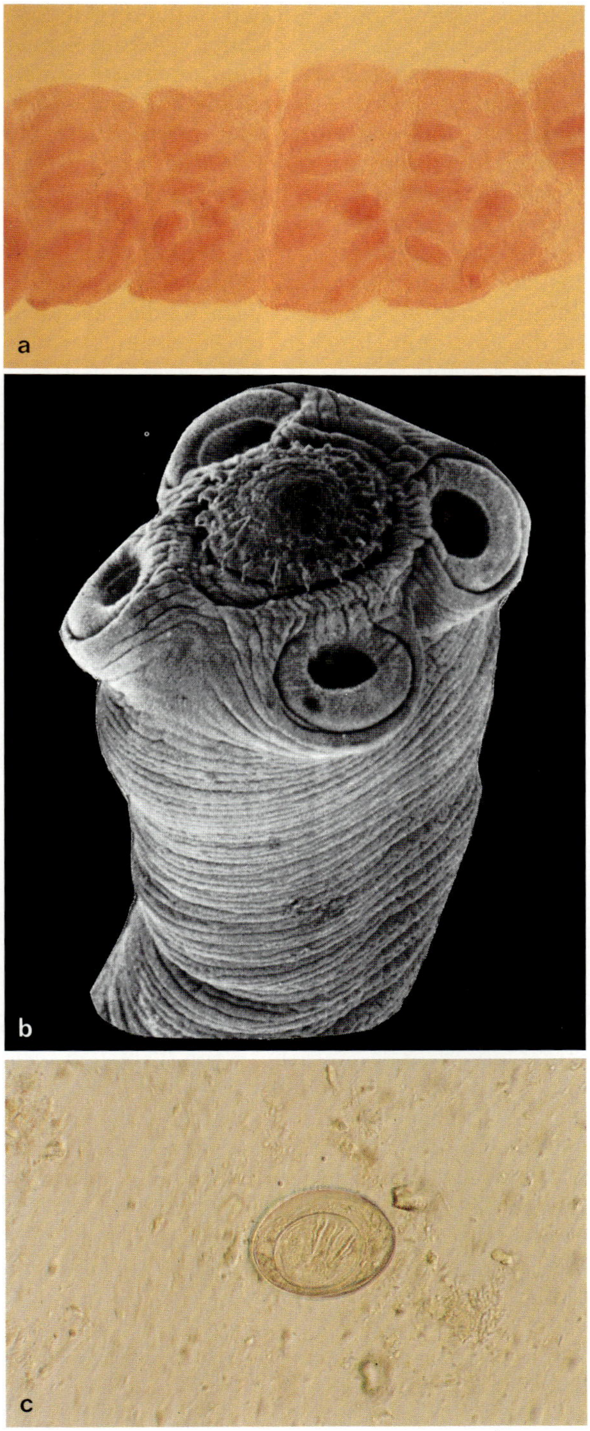

Abb. 16.13 a–c. LM-Aufnahmen von *Hymenolepis nana*. **a** Mittlere Proglottiden (Methylcarmin-Färbung); **b** Skolex (REM-Aufnahme); **c** ungefärbtes Ei

Epidemiologisch am wichtigsten ist der direkte Entwicklungsgang, der u.a. dadurch gekennzeichnet ist, daß das Zystizerkoidstadium wesentlich schneller durchlaufen wird. Gelangen die Eier durch kontaminierte Nahrungsmittel oder insbesondere bei Kindern durch direkte anoorale Übertragung (Autoinfektion) erneut in den Intestinaltrakt, so schlüpfen die Oncosphaeren im Duodenum aus und setzen sich in Dünndarmzotten fest. Hier entwickelt sich aus der 6-Haken-Larve die Finne (Zystizerkoid), die insgesamt etwa nach 4 Tagen wieder, nachdem sie die Zotte durchbrochen hat, erneut im Darmlumen erscheint, sich an der Mukosa festheftet und zum adulten, etwa 4 Wochen lebenden Wurm, weiterentwickelt. 3–4 Wochen nach der Infestation sind die ersten Eier im Stuhl nachweisbar (Präpatenz). Infolge der relativ kurzen Lebensdauer des Parasiten ist ein oft mehrere Jahre bestehender Darmbefall nur durch permanente autogene Reinfektion zu erklären.
Parasiten sind, da sie oft als Einzelindividuen in einem Wirt leben – wie das meist bei Bandwürmern der Fall ist –, zur Selbstbegattung befähigt. Infolge des anatomischen Baues ihrer Geschlechtsorgane wird dies dadurch ermöglicht, daß der Bandwurm sich in Schleifen legt, wobei jüngere Proglottiden weiter hinten befindliche ältere befruchten. Selbstfertilisation bei manchen Arten kann jedoch infolge Vitalitätsverlustes nicht unbegrenzt fortgesetzt werden; z.B. bei *Hymenolepis nana* nicht über die 5. Generation hinaus.

ÜBERTRAGUNG

Die Übertragung kann beim Zwergbandwurm auch direkt durch orale Aufnahme von Parasiteneiern ohne Wirtswechsel (Zwischenwirt) über kontaminierte Nahrungsmittel durch anoorale Übertragung (Autoinfektion) und schließlich durch Kontaktinfektion von Mensch zu Mensch erfolgen. Demzufolge wird diese Wurmseuche vorwiegend bei Kindern, insbesondere in hygienisch schlecht geführten Heimen, Kindergärten usw. beobachtet. Aus diesem Grund tritt diese Darmparasitose bei der Stadtbevölkerung signifikant häufiger auf als in ländlichen Wohnbereichen. Mäuse stellen ein Erregerreservoir dar.

ÖKOLOGIE UND VERBREITUNG

Wie bereits erwähnt, ist bei *Hymenolepis nana* die direkte Entwicklung, d.h. die Fortpflanzung ohne Wirtswechsel alternativ zur indirekten, über einen Zwischenwirt (Insekten, z.B. Flohlarven, Mehlwürmer u.a.), möglich. Demzufolge ist dieser Darmparasit des Menschen nicht, wie die meisten anderen Helminthen, an ganz bestimmte, für seinen Zwischenwirt ökologisch notwendige Bedingungen gebunden, sondern kommt weltweit vor. Geschätzter Befall: 75 Millionen [74, 116].

SYMPTOME

Die Symptomatologie bei *Hymenolepis nana*-Befall ist – sofern eine solche überhaupt in Erscheinung tritt – weitgehend uncharakteristisch. Nur bei massivem langzeitigem Befall, was meist nur bei verwahrlosten Menschen (Heiminsassen usw.) durch Schmutz- und Autoinfektion vorkommt, kann es im Magendarmbereich zu Leibschmerzen, Diarrhöen und weiteren unspezifischen Symptomen sowie infolge Anämie bei Kindern auch zu mehr oder weniger ausgeprägten Entwicklungsstörungen kommen.

DIAGNOSE

Die Diagnose *Hymenolepis nana*-Befall wird bestätigt durch den mikroskopischen Nachweis der Parasiteneier im Stuhl, da die Proglottiden leicht zerfallen. Durch ihre charakteristische Gestalt (Abb. 16.13 c) sind die Eier relativ problemlos zu identifizieren. Als Hilfe hierbei empfiehlt sich die Anwendung des Kochsalz-Konzentrationsverfahrens bzw. der M. I. F.-Anreicherung (S. 476).

PROPHYLAXE

Infolge der direkten Übertragungsmöglichkeit dieser Wurmseuche besteht eine wirksame Vorbeugung nur in der Schaffung besserer hygienischer Verhältnisse in Endemiegebieten.

THERAPIE

Mittel der Wahl bei Zwergbandwurmbefall sind Praziquantel (Cesol, Biltricide) in einer einmaligen Dosierung von 25 mg/kg KG oder einmalig Niclosamid (Yomesan) 2 g/Tag.

Weitere Vertreter aus der Familie Hymenolepididae

Hymenolepis diminuta: Dieser Dünndarmparasit tritt ebenfalls beim Menschen auf, ganz überwiegend jedoch bei Kleinnagern (Ratten, Mäusen usw.), die gegen diese Würmer Immunität erlangen können. Als Zwischenwirte dienen diesem bis zu 60 cm langen und 0,6 cm breiten Bandwurm Insekten, vor allem Flöhe und Haarlinge. Die Abb. 16.14 zeigt das Ei dieses Parasiten im Vergleich zu dem von *D. latum*, *Taenia sp.* und *H. nana*. Die Eier von *Hymenolepis diminuta* sind von den Eiern des *Hy-*

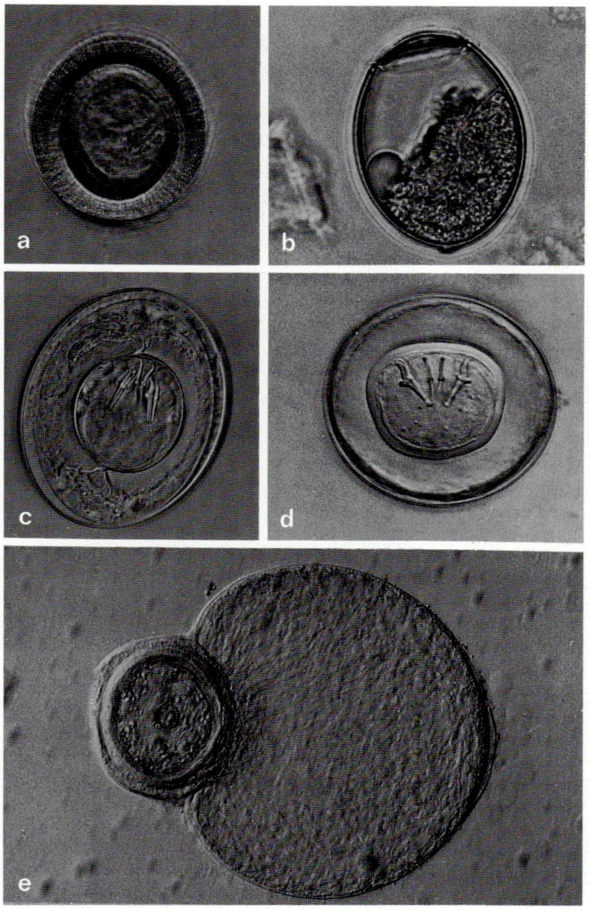

Abb. 16.14 a–e. LM-Aufnahmen. **a** Ei von *Taenia sp.;* **b** Ei von *Diphyllobothrium;* **c** Ei von *H. nana;* **d** Ei von *H. diminuta;* **e** Zystizerkoid von *H. nana*

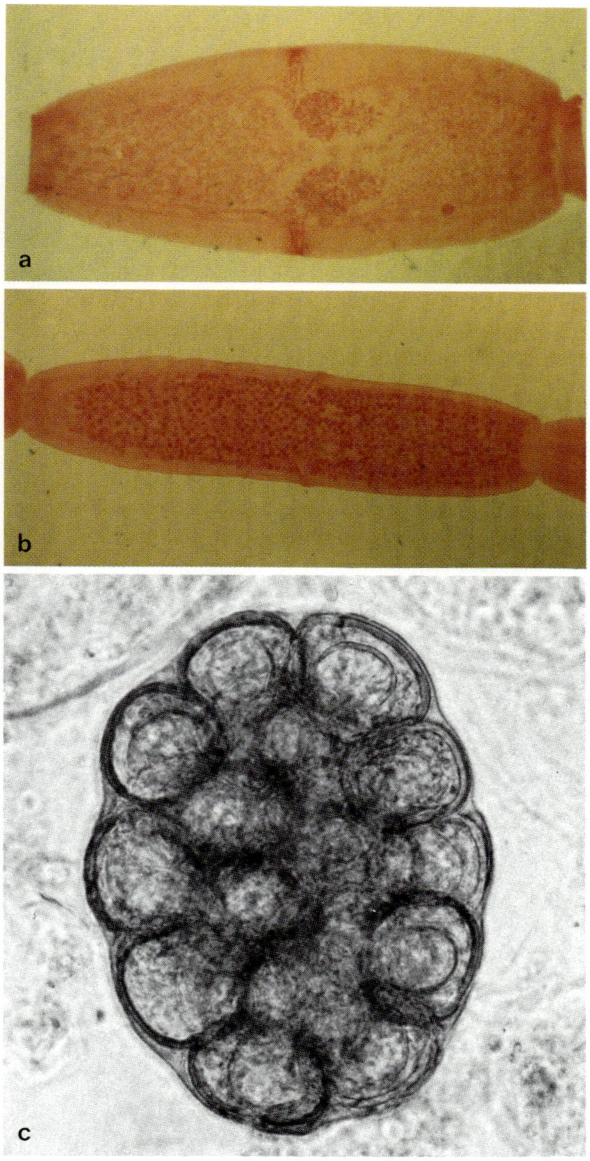

Abb. 16.15 a–c. *Dipylidium caninum.* LM-Aufnahme einer mittleren Proglottide (**a**) und einer terminalen Proglottide (**b**), die dicht mit Eiern gefüllt ist (Methylcarmin-Färbung). **c** Ungefärbtes Eipaket mit mehreren Einzeleiern

menolepis nana durch das Fehlen der Polfäden zu unterscheiden [22, 74].

Hymenolepis fraterna: Dieser ebenfalls weltweit bei Kleinnagern (Mäusen, Ratten, Gerbilliden, Chinchillas u. a.) vorkommende Schmarotzer wird infolge seiner Morphologie und seines ebenfalls direkten und indirekten Entwicklungsganges von einigen Autoren als Unterart bzw. als Synonym von *Hymenolepis nana* angesehen.
Weitere Vertreter dieser großen Bandwurmfamilie sind *Hymenolepis gracilis,* der Enten und Gänse und *Hymenolepis pistillum,* der die Gartenspitzmaus befällt.

d) Dipylidium caninum (Gurkenkernbandwurm)

Die zu der Familie Dipylidae zählende Art *Dipylidium caninum* ist bekannt unter zahlreichen *Synonyma: Dipylidium cati, D. cucumerinum, D. sexcoronatum, Taenia canina, T. cucumerina, T. elliptica, Alyselminthus cucumerina, A. cuneiceps, A. cunipes, A. ellipticus, Cryptocystis pulicidis,* Gurkenkernbandwurm, Hundebandwurm.
Wegen der Form seiner Proglottiden wird der weltweit, bevorzugt bei Hunden, Schakalen und Füchsen, zuweilen bei Katzen und selten beim Menschen als Endwirt vorkommende Parasit (Dipylidiasis) als Gurkenkernbandwurm (Abb. 16.15 a, b) bezeichnet.

MORPHOLOGIE UND ENTWICKLUNGSZYKLUS

Die Proglottidenkette des Bandwurms (Strobila) erreicht eine Länge von 20–50 cm und eine Breite von 2–4 mm. Die graviden, gelblichrötlichen, länglich gurkenkernartig geformten 4 × 20 mm großen Proglottiden besitzen paarige, hermaphrodite Sexualorgane und tragen lateral je einen Genitalporus in der Mitte der Proglottide (Abb. 16.15 a, b).
Der runde, etwa 0,5 mm breite, dorsoventral abgeflachte Bandwurmkopf (Skolex) trägt außer den 4 Saugnäpfen einen Hakenkranz, der auf einem retraktilen Rostellum sitzt.
Die etwa 30–40 µm großen Eier sind nach dem Zerfall der Proglottide in Paketen („Kokons") zu 3–30 Stück zusammengeklebt (Abb. 16.15 c).
Die mit den Fäzes des Endwirtes abgegebenen Eipakete müssen zur Weiterentwicklung von Pelzfressern *(Trichodectes canis)* oder den detritusfressenden Larven von Flöhen *(Ctenocephalides felis, Pulex irritans)* aufgenommen werden. Im Darm dieser Zwischenwirte schlüpft dann die Oncosphaere aus dem Ei und durchwandert die Darmwand. Hierbei entwickelt sich die Larve weiter zum Zystizerkoid, das die Metamorphose des Zwischenwirtes zum adulten Insekt unbeschadet übersteht.
Werden der infizierte Floh, ‚Haarling' oder Teile davon schließlich von einem in Frage kommenden Endwirt (Hund, Schakal, Fuchs, zuweilen Katze, selten Mensch) oral aufgenommen, so stülpt sich im Darm der Skolex des Zystizerkoids aus und setzt sich an der Darmwand fest. 15–20 Tage nach der Infestation werden die ersten Proglottiden der inzwischen geschlechtsreif gewordenen Darmparasiten mit dem Stuhl ausgeschieden (Präpatenz).

ÜBERTRAGUNG

Dipylidium caninum gilt vielerorts als der häufigste Bandwurm des Hundes. Erhöhte Infektionsgefahr für den Menschen (insbesondere Kinder) ist demzufolge überall gegeben, wo enge Wohngemeinschaften mit Hunden, aber auch Katzen bestehen, insbesondere dann, wenn diese Haustiere stark von Ektoparasiten (Flöhen) befallen sind.
Da die Infektion des Endwirtes stets durch orale Aufnahme infizierter Flöhe bzw. ‚Haarlinge' erfolgt (oder zerbissenen Teilen!), sind naturgemäß Kinder häufiger von diesen Darmparasiten befallen als Erwachsene.

SYMPTOME

Die Symptomatologie ist – sofern es überhaupt zu Beschwerden kommt – weitgehend uncharakteristisch und inkonstant. Klinische Erscheinungen treten im allgemeinen nur bei starkem Wurmbefall oder besonderer individueller Empfindlichkeit auf. Sie bestehen in unspezifischen Darmstörungen (Diarrhöen, Leibschmerzen usw.), allgemeinen Intoxikationserscheinungen (Übelkeit, Fieber, Konvulsionen usw.) und auch allergisch-hyperergischen Reaktionen (urtikarielle Exantheme).

DIAGNOSE

Die Feststellung eines Gurkenkernbandwurmbefalles erfolgt durch den Nachweis der makroskopischen sichtbaren, charakteristischen Proglottiden (Abb. 16.15 b) im Stuhl. Auch im Anusbereich oder dem Fell von befallenen Tieren sind meist ausgetrocknete und demzufolge mehr Getreidekörnern ähnelnde Bandwurmglieder zu finden. In Wasser oder zweckmäßiger noch in verdünnte Kalilauge gegeben, nehmen diese jedoch sogleich ihre ursprüngliche charakteristische Form wieder an und sind sodann leicht als *Dipylidium canium*-Proglottiden erkennbar.
In seltenen Fällen enthalten die Fäzes auch mikroskopisch nachweisbare Eier, die stets in Eipaketen zu etwa 30 auftreten (Abb. 16.15 c).

THERAPIE

Therapie der Wahl ist auch für den Gurkenkernbandwurm-Befall die Behandlung mit Niclosamid (Yomesan) oder Praziquantel (Cesol, Biltricide), s. *Taenia, T. solium* (S. 490).

16.2.2
Stammfadenwürmer (Nemathelminthes): *Rund- oder Fadenwürmer (Nematodes)*

Die zum Stamm der Nemathelminthes gehörenden Nematodes sind durch einen zylindrigen, meist langgestreckt fadenartigen Körper gekennzeichnet; sie bilden eine sehr artenreiche Gruppe, deren Mitglieder nicht nur als Pflanzen- und Tierparasiten auftreten, sondern in zahlreichen Arten auch freilebend sowohl im Meer- als auch Süßwasser und in feuchter Erde vorkommen.
Nachfolgend werden nun die proktologisch wichtigsten Arten beschrieben: *Trichuris trichiura* aus der Familie Trichuridae und *Trichinella spiralis* aus der Familie Trichinellidae, beide aus der Klasse Adenophorea. Weiterhin beschrieben werden aus der Klasse Secernentea die Arten *Strongyloides stercoralis* aus der Familie Strongyloididae, *Ancylostoma duodenale* aus der Familie Ancylostomatidae, *Trichostrongylus orientalis* und *T. colubriformis* aus der Fa-

milie Trichostrongylidae, *Enterobius vermicularis* aus der Familie Oxyuridae und schließlich *Ascaris lumbricoides* aus der Familie Ascaridae.
Besondere Bedeutung – insbesondere in der Öffentlichkeit – haben Würmer der Gattungen *Anisakis* und *Pseudoterranova* erlangt [76], da ihre Larven die Darmwand befallen (s. u.).

a) Enterobius vermicularis (Madenwurm, Oxyure)

Der Madenwurm *Enterobius vermicularis – Synonyma: Oxyuris* – ist weltweit verbreitet und gilt in den gemäßigten und kühleren Zonen der Erde als der häufigste parasitische Nematode des Menschen [21]. Die Oxyuridae sind Darmparasiten aller Wirbeltierklassen. Sie zeichnen sich insbesondere durch eine ausgesprochene Wirtsspezifität aus. So hat fast jede Säugetierart ihre eigenen, d. h. nur bei ihr vorkommenden Oxyuren. Auch *Enterobius vermicularis* ist ausschließlich auf den Menschen spezialisiert.
Daß vorwiegend Klein- und Schulkinder von dieser Wurmseuche befallen sind, wird – wie nachfolgend dargelegt – am Entwicklungsgang bzw. der besonderen Art der Infektion deutlich.

MORPHOLOGIE UND ENTWICKLUNG

Das 8–13 × 0,3–0,5 mm große adulte, leicht quergestreifte Weibchen, das eine Lebensdauer von 37–93 Tagen hat, ist insbesondere gekennzeichnet durch ein lang- und spitzausgezogenes Schwanzende, den Pfriemenschwanz (Abb. 16.16 a, b). Die viel kleineren, 2–5 × 0,1–0,2 mm großen Männchen treten, da sie sogleich nach der Begattung absterben (etwa 14 Tage post infectionem), kaum in Erscheinung. Sie sind an ihrem meist eingerollten Hinterteil, das mit einem einzelnen, 70 µm langen Spiculum versehen ist, zu erkennen.
Die 50–60 × 20–30 µm großen Eier sind nahezu farblos, asymmetrisch geformt (Abb. 16.16 c) und entwickeln schnell (binnen Stunden) eine vollständige Larve [74].

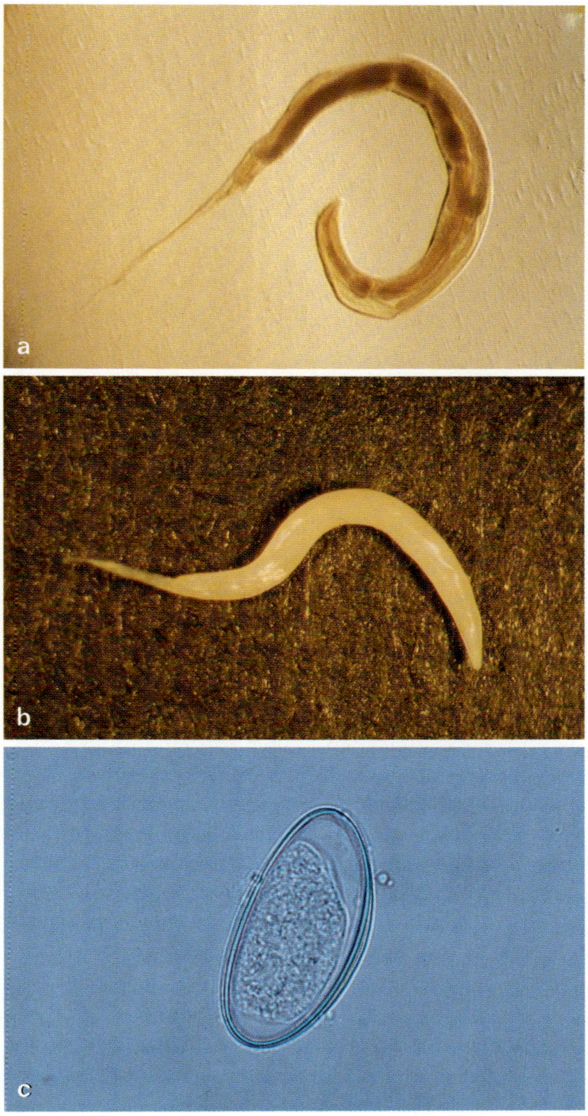

Abb. 16.16 a–c. LM-Aufnahmen von *Enterobius vermicularis.* **a, b** Adulte Weibchen; **c** ungefärbtes, frischabgelegtes Ei

Die wie die Männchen auch im Bereich Zökum/Rektum lebenden und sich vom Darminhalt ernährenden Weibchen verlassen 4–9 Wochen nach der Infektion zur Eiablage – meist etwa 2 h nach Beginn der Bettruhe – den Darm und legen, indem sie lebhaft herumkriechen und dadurch heftigen Juckreiz verursachen, im perianalen (ggf. auch genitalen Bereich) 8000–12 000 an der Haut bzw. an der Wäsche klebende Eier ab. Danach gehen sie zugrunde. Unter der Einwirkung von Luftsauerstoff, ausreichender Feuchtigkeit und möglichst einer Temperatur von 36 °C entwickeln sich in den Eiern innerhalb von 5–6 h invasionsfähige Larven, die bei Zimmertemperatur 2–3 Wochen überleben können; unausgereifte Eier sind demgegenüber nur wenige Stunden lebensfähig.
Gelangen nun Eier mit schlüpffähigen Larven – wie dies leicht durch kontaminierte Hände, insbesondere bei Kindern durch nächtliches Kratzen infolge Pruritus ani geschehen kann – per os in den Verdauungstrakt des gleichen (Autoinfektion) oder eines anderen Menschen, so schlüpfen – ohne Wirtswechsel – im Duodenum die Larven aus, heften sich zunächst an der Darmschleimhaut fest, häuten sich und wandern einige Tage später in den Blinddarm bzw. den oberen Dickdarm. Etwa 2 Wochen nach der Infestation und nach 4maliger Häutung

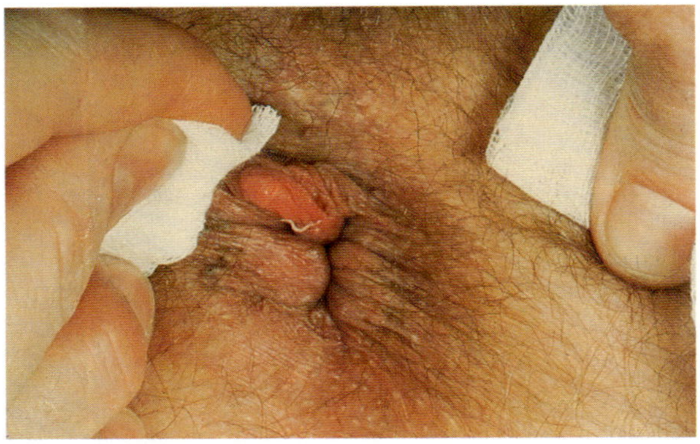

Abb. 16.17. Perianalekzem, hervorgerufen durch eine Oxyuriasis; makroskopisch gut erkennbarer Madenwurm

sind die Würmer geschlechtsreif. Die ersten Eier können 5–9 Wochen nach der Infektion perianal nachgewiesen werden (Präpatenz) (Abb. 16.17).

ÖKOLOGIE UND VERBREITUNG

Die ohne Zwischenwirt erfolgende Fortpflanzung (wodurch ökologischen Fragen nur eine untergeordnete Bedeutung zukommt) erklärt die ubiquitäre Verbreitung dieser Wurmseuche. Als begünstigende Faktoren sind schlechte hygienische Verhältnisse, enge Wohngemeinschaften usw. anzusehen.
Derzeit sollen weltweit etwa 1,300 Millionen Menschen von Madenwürmern befallen sein [74, 116].

ÜBERTRAGUNG

Die Ansteckung erfolgt durch Übertragung der Eier entweder direkt fäkal-oral über verschmutzte Fingernägel usw., insbesondere bei Klein- und Schulkindern, bei denen die Analtoilette bzw. das Händewaschen nach WC-Besuch nicht ausreichend eingeübt ist (digitale Autoinfektion), oder indirekt über kontaminierte Gegenstände bzw. direkt beim Händereichen von Mensch zu Mensch (Schmutz- und Schmierinfektion) und schließlich – was zur Infektion ganzer Schulklassen führen kann – durch Aufnahme der Eier über den Nasen-Rachenraum aus dem Staub der Atemluft (aerogene Infektion), weswegen beispielsweise das Händetrocknen in Toiletten möglichst nicht mit elektrischem Luftgebläse erfolgen sollte.
Weiterhin ist, wenn auch wohl selten, eine retrograde Einwanderung der Larven vom Anusbereich in den Darm möglich (Retroinfektion).

DIAGNOSE

Der diagnostische Nachweis einer Enterobiasis (Oxyuriasis) gelingt am sichersten durch die mikroskopische Eisuche mit Hilfe eines Analabstriches. Hierzu bewährt hat sich die auf S. 476 beschriebene Cellophan-Klebestreifen-Methode für den Analabklatsch. Die mikroskopische Suche nach Oxyureneiern im Stuhl ist demgegenüber unsicher und deshalb nicht sinnvoll.

SYMPTOME

Im Vordergrund steht der bei Bettwärme einsetzende Analpruritus, der zu Schlaflosigkeit und insbesondere bei Kindern zu Nervosität und ggf. Entwicklungsstörungen führen kann. Die sekundär infolge ständigen Kratzens im perianalen Bereich hervorgerufenen Exkoriationen können durch Impetiginisation, Pilzbefall, chronischen Medikamentenabusus (Kortikosteroide!) usw. zu sog. chronischen „therapieresistenten" Analekzemen führen.
Weitere klinische Erscheinungen einer Enterobiasis (Oxyuriasis) sind – sofern es überhaupt zu weiteren Beschwerden kommt – weitgehend unspezifisch. Ein geringer Befall bleibt u. a. symptomlos. Bei größerer Parasitenzahl können Magen- und Darmbeschwerden, Appetitlosigkeit, Appendizitis und, sofern Madenwürmer in den Genitalbereich einwandern, in Ausnahmefällen eine Vulvitis, Vulvovaginitis, Salpingitis, u. U. sogar eine Peritonitis entstehen.

PROPHYLAXE

Die Voraussetzung für einen bleibenden Therapieerfolg ist die Verhütung ständiger Reinfektionen. Hierzu sind insbesondere folgende prophylaktische Maßnahmen notwendig:

a) Sorgfältige Körperpflege, insbesondere der Analregion und der Hände (kurze Fingernägel, Händewaschen nach jedem Toilettenbesuch, Abduschen des Analbereichs, festsitzende Baumwollunterhosen usw.).
b) Vernichtung der Eier in der Bett- und Leibwäsche durch häufigen Wechsel und Kochen. Spielzeug u. a. mit heißem Wasser und Seife säubern (Kinderarztpraxen!).
c) Konsequente Untersuchung bzw. Behandlung auch von Kontaktpersonen.

Gelingt es durch ausreichende Prophylaxe, eine Neuinfektion zu verhüten, hört eine Oxyuriasis nach etwa 13 Wochen von selbst auf.

THERAPIE

Bei der Behandlung stehen, wie oben dargelegt, allgemein hygienische Maßnahmen im Vordergrund, um Reinfektionen zu verhüten. Von den zahlreichen Chemotherapeutika (nicht während der Schwangerschaft) gegen Oxyurenbefall sind derzeit folgende Präparate die Mittel der Wahl:

- *Albendazol* (200–400 mg-Einmaldosis; Kinder unter 2 Jahren 15 mg/kg KG).
- *Mebendazol* (100 mg Einmaldosis).

Die Therapie kann als erfolgreich gelten, wenn mindestens 4 Wochen nach der Behandlung keine Eier im Analbereich mehr nachgewiesen werden können, denn erst danach können sich frühestens Reinfektionen bemerkbar machen. Wegen häufiger Auto- und Reinfektionen ist eine Wiederholung der Behandlung nach 2–3 Wochen angeraten. Bei Gruppeninfektionen können 5- bis 6malige Therapiewiederholungen notwendig sein!

b) Ascaris lumbricoides (Spulwurm)

Der Menschenspulwurm *Ascaris lumbricoides (Synonyma: Ascaris gigas, Fusaria lumbricoides, Lumbricoides vulgaris, Stomachida pereboomii)* ist einer der größten und häufigsten Darmparasiten des Menschen. Er ist weltweit verbreitet, unter Bevorzugung der warmen Regionen der Erde mit hoher Bevölkerungsdichte. Bei uns kommt er heute relativ selten vor, wird jedoch in zunehmendem Maße aus südlichen und östlichen Ländern eingeschleppt. *A. suum* des Schweins gilt heute als eigene Art, kann aber auch auf den Menschen übertragen werden.
Infolge des Übertragungsmodus (s. u.) sind Kinder häufiger betroffen als Erwachsene. Schätzungweise ist derzeit annähernd ein Viertel der Weltbevölkerung von *Ascaris lumbricoides* (Askariasis) befallen, bevorzugt in Brasilien, Japan, Südafrika, Indien und im Süden der Vereinigten Staaten [74, 120].

MORPHOLOGIE UND ENTWICKLUNG

Die vorwiegend im Dünndarm lebenden gelblichweißen, glatten und runden Spulwürmer leben von Darminhalt. Mit dorsoventralen Schlängelbewegungen widerstehen sie dem Nahrungsstrom und können hierdurch ihren Standort beibehalten. Das adulte Weibchen erreicht eine Länge von 22–52 cm, das männliche Tier 10–30 cm bei einem Durchmesser von 3–4 mm. Während das Hinterende des Männchens eingerollt oder hakenförmig gekrümmt ist, verläuft das des Weibchens meist geradlinig in eine Spitze aus (Abb. 16.18).

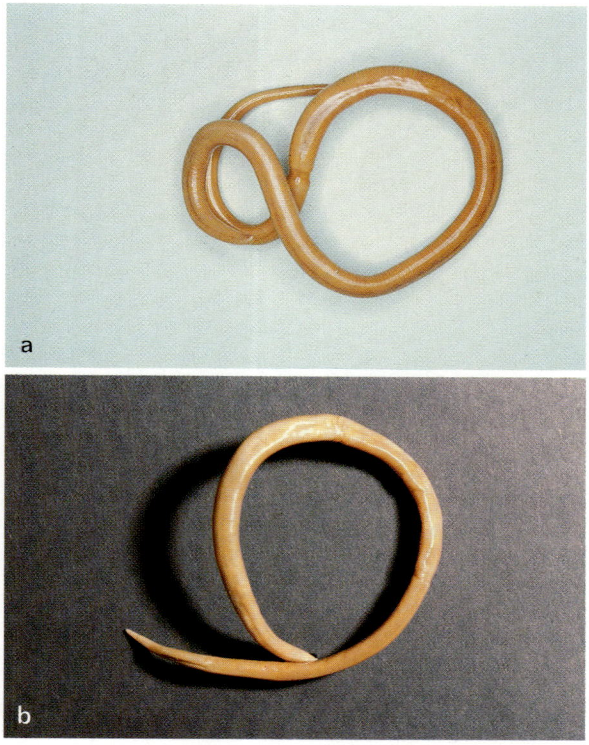

Abb. 16.18 a, b. Makroaufnahmen von *Ascaris lumbricoides.* Adulter (**a**) und präadulter (**b**) Wurm

Das Weibchen kann täglich bis zu 200 000, im Extremfall sogar bis zu etwa 1,6 Millionen [71] Eier ablegen.
Die typischen gelbbraun gefärbten ovalen, im Durchschnitt 50–75 × 40–50 μm großen, in ihrer Form zuweilen leicht variablen, derbschaligen Eier weisen meist eine durch ein aufgetragenes Uterussekret bedingte höckerige Oberfläche auf (Abb. 16.19).
Der Reifungsgrad der Eier kann mikroskopisch erkannt werden (s. u.). Unbefruchtete Eier sind an ihrer etwas schlankeren und längeren Form erkennbar (Abb. 16.19 a).
Die Entwicklung des Parasiten erfolgt ohne Zwischenwirt. Die mit den Fäzes ausgeschiedenen Eier benötigen zur Weiterentwicklung allerdings Luftsauerstoff und ganz bestimmte Temperaturverhältnisse. Während die Larvenbildung im Ei sowohl bei Körpertemperatur (37 °C) als auch bei Temperaturen unter 8 °C gehemmt wird, beträgt die Entwicklungsdauer zur invasionsfähigen, schlüpfreifen Larve 3 (Larvenstadien s. S. 500) bei einer Umgebungstemperatur von 35 °C mindestens 10–14 Tage, bei Temperaturen zwischen 28–35 °C 8–10, bei 23 °C 30, bei 20 °C 30–40 und bei 16–18 °C mehr als 50 Tage.
Eine innere Autoinfektion ist demzufolge ausgeschlossen. In feuchtem Boden und unter Schutz vor

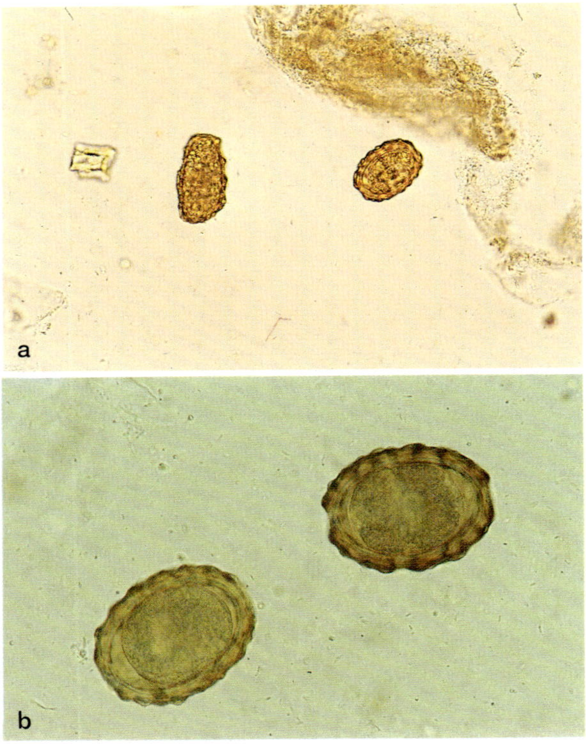

Abb. 16.19 a, b. LM-Aufnahmen von *Ascaris lumbricoides*. Ungefärbte unbefruchtete (**a**) und befruchtete (**b**) Eier

UV-Licht können larvenhaltige Askariden-Eier 2, möglicherweise sogar 4 Jahre infektionsfähig bleiben und können hierbei Temperaturen bis −30 °C unbeschadet überstehen.

Nach oraler Aufnahme infestationsfähiger Eier durch einen potentiellen Wirt schlüpft im Dünndarm unter dem Einfluß eines erhöhten CO_2-Gehaltes und einer Temperatur über 30 °C die Larve 3. Diese durchbohrt sogleich die Darmwand, dringt in die Mesenterialvenen ein und gelangt über die Vena portae zunächst in die Leber. Über das Blutgefäßsystem wandert die Larve sodann weiter in das rechte Herz und von hier aus über die Arteria pulmonalis zur Lunge („Migrationsphase").

Die hier gehäuteten Larven 4 durchbohren dann die Alveolen – wobei eosinophile Infiltrate entstehen – und wandern über die Bronchien zur Trachea, wo die 1,7–2 mm großen jungen Würmer vom Flimmerstrom unterstützt oder durch einen Hustenstoß passiv in den Rachen gelangen, verschluckt werden und somit wiederum in den Verdauungstrakt gelangen, wo sie sich als 2–3 mm lange Würmer im Jejunum festsetzen („askaroider Wanderungstyp"). Hier wächst nach einer weiteren Häutung der geschlechtsreif 9–18 Monate lebende Parasit heran („Ansitzphase").

Durchschnittlich 75 Tage post infectionem (ab 56 Tage) erscheinen die ersten Eier im Stuhl (Präpatenz).

ÜBERTRAGUNG

Die Infektion erfolgt durch perorale Aufnahme larvenhaltiger Wurmeier. Dies geschieht hauptsächlich durch verschmutzte Finger, weswegen besonders Kinder befallen sind, oder durch Genuß von rohem Gemüse, Salaten, Radieschen, Erdbeeren usw., die mit parasiteneierhaltigen menschlichen Fäkalien gedüngt wurden.

Wie oben dargelegt, beschleunigt warmes Klima die Embryonalentwicklung und erhöht damit die potentielle Übertragungsfrequenz der Würmer. Wegen des stets obligat mehrtägigen Reifungsprozesses der Eier im Freien (s. o.) ist eine direkte, d. h. unmittelbare Übertragung von Mensch zu Mensch nicht möglich.

Schlechte hygienische Lebensgewohnheiten, enge Wohnverhältnisse in menschlichen Ballungsgebieten, warmes Klima sowie die Düngung von Garten- und Feldpflanzen mit menschlichen Fäkalien stellen begünstigende Faktoren dieser Wurmseuche dar. Demzufolge tritt die Askariasis bei der Stadtbevölkerung signifikant seltener in Erscheinung als in ländlichen Wohnbereichen.

SYMPTOME

Zumeist verläuft die Infektion asymptomatisch. Sofern es jedoch zu Beschwerden kommt, ist das klinische *Erscheinungsbild* einer Askariasis (Askaridosis) weitgehend uncharakteristisch. Es hängt ab von der Befallsstärke sowie der individuellen Empfindlichkeit des Wirtes und steht weiterhin in enger Beziehung zum Wanderweg des Parasiten. Bei Kleinkindern bedeutet ein Spulwurmbefall stets eine die Entwicklung beeinträchtigende Belastung.

Etwa am 9. (4.–16.) Tag p. i. kommt es zur Zeit der Lungengassage der Larven zu flüchtigen, sog. eosinophilen Infiltraten, die röntgenologisch als reversible, milchglasartige Verschattungen erkennbar sind und u. U. als Tuberkulose fehldiagnostiziert werden können. Die hierdurch verursachten klinischen Beschwerden äußern sich meist als milde Bronchitis mit trockenem Husten mit etwas blutigem Auswurf, Fieber usw. („Löffler-Syndrom").

Starke Parasiteninfestation kann insbesondere bei Kleinkindern in Verbindung mit Sekundärinfektionen (Pneumonie) zu letalem Ausgang führen. Während der Nachweis von Larven im Sputum nur relativ selten gelingt, ist in diesem Stadium eine Bluteosinophilie von 15–50 % mit einem Maximum in der dritten Infektionswoche stets feststellbar. Erst nachdem sich die Larven im Dünndarm festgesetzt haben und zu adulten Parasiten heranwachsen, geht die Bluteosinophilie auf Werte zwischen 5–20 % zurück (S. 478).

Je nach Anzahl der Würmer kann sodann ein in Lokalisation und Intensität wechselndes unspezifisches *Beschwerdebild* auftreten. Es kann hierbei zu enteritischen Beschwerden („Askariden-Enteritis") kommen mit Leibschmerzen, Erbrechen, Nabelkoliken und okkultem Blut, verbunden mit Müdigkeit, allgemeiner Unruhe, Blässe, Schlaf- und Appetitlosigkeit – ggf. auch Heißhunger –, Abmagerung usw. Bei Einwanderung der Würmer in Gallengänge bzw. -blase kann es in Verbindung mit hohem Fieber zu einer Gallenkolik- bzw. Cholangitis-Symptomatologie, bei Einwanderung in Appendix zu Appendicitis ascaridiaca, in Pankreas zu Pankreatitis, Pankreasnekrose und bei Durchbohren der Darm- oder Ösophaguswand zur Peritonitis bzw. Mediastinitis, kommen.

Weiterhin können zahlreiche Parasiten, u. U. aber auch einzelne große Würmer zu einem lebensbedrohlichen Ileus („Ileus verminosus") führen.

Weitere mögliche Komplikationen im intestinalen Bereich sind: Volvulus, Intussuszeption (aufgrund ihrer engen Darmlumina sind Kinder besonders gefährdet). Darmgangrän, Darmwand- und auch Gallengangperforation usw. (Abb. 16.20).

Askariden konnten auch schon im Leberparenchym, Nierengewebe, in der Tuba Eustachii, im Ductus naso-lacrimalis und in den Herzkammern gefunden werden, mit entsprechend variabler Symptomatologie.

Darüber hinaus kann es – unabhängig von der Befallsstärke – durch Metabolite („Ascaristoxine") der Würmer und Larven, allein abhängig von der Reaktionslage des Wirtes, zu mehr oder weniger ausgeprägten allergischen Reaktionen kommen. Die Stoffwechselprodukte der Parasiten und auch die Eier können als verhältnismäßig starke Allergene ein multimorphes allergologisches Erscheinungsbild hervorrufen: Neben der bereits erwähnten Bluteosinophilie und den flüchtigen eosinophilen Lungeninfiltraten kann es sowohl zu hämorrhagischen Darmveränderungen, zu urtikariellen Hauterscheinungen, einer allergischen Rhinitis, Konjunktivitis, Bronchitis bzw. einem allergischen Asthma bronchiale kommen. Eine solche, gelegentlich sehr hochgradige Sensibilisierung ist mittels Intrakutan- bzw. Pricktestung (S. 63) mit Askaridenextrakten nachweisbar.

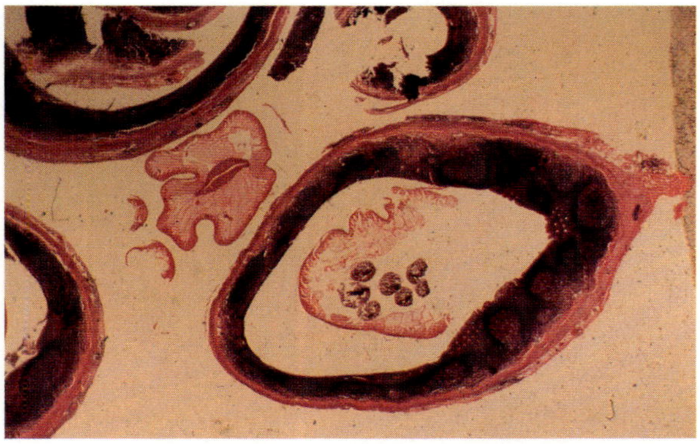

Abb. 16.20. LM-Aufnahme eines Blinddarms, der von *A. lumbricoides* (innen und außen) perforiert wurde. HE-Färbung

DIAGNOSE

Die Diagnose Askariasis kann, sofern es sich nicht nur um einzelne männliche Exemplare handelt, durch den mikroskopischen Einachweis im Stuhl gesichert werden. Infolge der außerordentlich großen Zahl täglich abgelegter, an ihrer charakteristischen Form und Farbe leicht erkennbaren Eier (s. o.) sind diese schon bei mittlerer Vergrößerung (100- bis 200fach) meist sogar ohne Konzentrationsverfahren i. d. R. leicht auffindbar.

Die Eisuche ist während der Eosinophilenphase, die in diagnostischer Hinsicht ebenfalls eine wichtige Rolle spielen kann (S. 478 ff.), aussichtslos.

Spulwurmeier haben ein je nach Reifungsgrad verschiedenes Aussehen. Während mikroskopisch im frisch abgelegten Ei die Eizelle zu erkennen ist, sieht man in invasionsfähigen Eiern bereits reife Larven.

Nicht selten wird eine Askariasis auch rein durch Zufall diagnostiziert, sei es durch den spontanen Abgang eines Spulwurmes per anum oder durch Erbrechen, durch den endoskopischen Nachweis oder durch eine röntgenologische Untersuchung des Abdomens mit und ohne Bariumbrei.

Bei der Röntgenkontrastdarstellung finden sich hierbei zum Teil gewundene Kontrastaussparungen, hervorgerufen durch die im Duodenum oder Jejunum lebenden Würmer. Bei Kontrolluntersuchungen kann es einige Stunden nach der Bariumbreipassage zu charakteristischen, fadenförmigen Kontrastansammlungen kommen, hervorgerufen durch festgehaltenen Kontrastbrei im Darm der Parasiten (Abb. 16.21). Dieses Phänomen tritt besonders dann in Erscheinung, wenn der Patient vor der Untersuchung längere Zeit nüchtern blieb oder wenn sich der Parasit im Dickdarm vorfindet. Aufgrund toxischer bzw. allergischer Auswirkungen einer As-

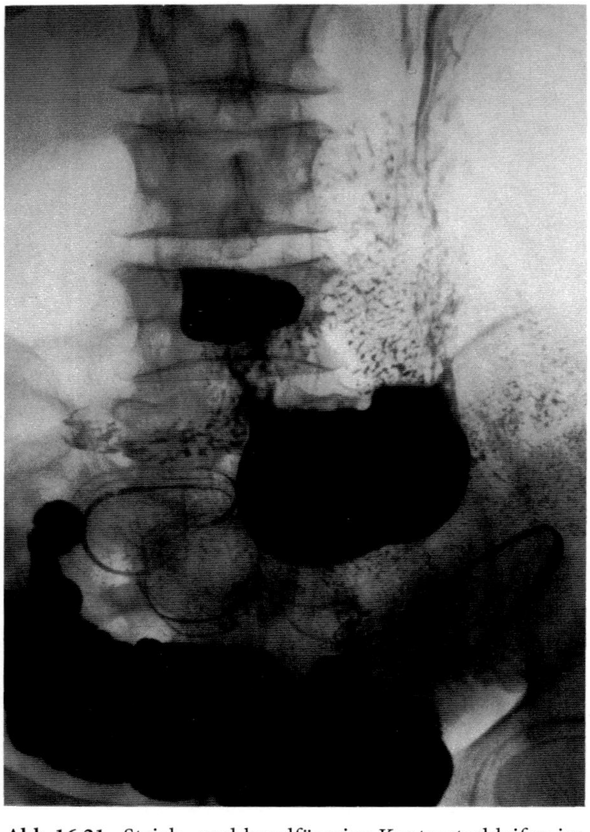

Abb. 16.21. Strich- und bandförmige Kontrastschleifen im Mittelbauch zwischen dem bariumgefüllten Magen und dem unteren Dünndarm. Die Kontrastschleifen stellen den mit Barium gefüllten Verdauungstrakt der Askariden dar

kariasis ist röntgenologisch u. U. auch ein mehr oder weniger irritiertes Schleimhautbild, ggf. sogar starke Reliefveränderungen einschließlich Spasmen und einer Hypermotilität feststellbar.
Schließlich können immunbiologische Verfahren zum Nachweis einer Askariasis herangezogen werden. Infolge des relativ einfachen und sicheren Einachweises im Stuhl spielen diese Methoden bei der Diagnostik eines Spulwurmbefalles jedoch keine wesentliche Rolle und sollen demzufolge hier nicht näher besprochen werden.

PROPHYLAXE

Hygienische Vorbeugemaßnahmen sind zur Verhütung einer Askariasis von größter Bedeutung. Folgende prophylaktische Verhaltensregeln sollten beachtet werden:

- Verzicht auf den Verzehr von Salaten, rohen Früchten, Gemüsen usw., die mit menschlichen Fäkalien gedüngt wurden. Gründliches Abwaschen der Früchte mit sauberem Wasser bietet einen gewissen Schutz vor der Infektion.
- Beachtung persönlicher Hygienemaßnahmen, besonders bei Kindern (Händewaschen vor jeder Mahlzeit usw.).
- Hygienisch einwandfreie WC-Anlagen, besonders in Schulen, Kindergärten, an Spielplätzen usw.
- Vermeiden von Garten- und Felddüngung mit menschlichen Fäkalien. Nur mechanische Vorreinigung des Abwassers in einer Kläranlage mit Absatzbecken entfernt die Wurmeier und läßt sie sich mit dem Sinkschlamm absetzen. Erhitzen des letzteren auf 60 °C tötet sie mit Sicherheit ab. Ebenso können die Eier durch siedendes Wasser in 30 Sekunden zum Absterben gebracht werden [104].
- Verwendung von einwandfreiem Trinkwasser.
- Konsequente Überwachung des Küchenpersonals von Gaststätten, Kantinen usw. durch Gewerbeaufsichtsbeamte, besonders in Endemiegebieten.

THERAPIE

Zur Behandlung einer Askariasis stehen heute hochwirksame Chemotherapeutika zur Verfügung, die kaum noch Nebenwirkungen aufweisen:

- *Mebendazol (Vermox):* Dosierung: Je 1 Tbl. à 100 mg morgens und abends an 3 aufeinanderfolgenen Tagen.
- *Albendazol:* Einmaldosis 400 g.
- *Pyrantelpamoat (Helmex):* Dosierung: 1 malige Gabe 10 mg Pyrantelbase/kg KG (1 Kautbl. enthält: Pyrantelpamoat 720 mg entspr. 250 mg Pyrantelbase).

Abschließend sei darauf hingewiesen, daß bei starkem Wurmbefall während der Behandlung ärztliche Überwachung empfehlenswert ist, da es hierbei infolge heftiger Bewegungen der Parasiten ggf. zu Komplikationen wie Darmperforation, Ileus usw. kommen kann.

c) Ancylostoma duodenale und Necator americanus (Hakenwürmer)

Die Ankylostomiasis (Necatoriasis), allgemein Hakenwurmkrankheit genannt, ist eine in den Tropen und Subtropen weitverbreitete Dünndarmparasitose von Säugetieren und Menschen.
Die Hakenwürmer (Ancylostomatidae) sind sehr wirtsspezifisch. Folgende 2 Arten befallen den Menschen:

- *Ancylostoma duodenale.* Hakenwurm, Grubenwurm. *Synonyma: Ancylostoma duodenojejunale, A. hominis, Dochmius anchylostomus, D. duodena-*

lis, Strongylus duodenalis, S. quadridentatus, Uncinaria duodenalis, U. hominis.
- *Necator americanus.*

Durch zum Teil aufwendige Bekämpfungsmaßnahmen konnte die Ancylostomiasis mancherorts bereits stark dezimiert werden. Trotzdem sind nach Schätzung der WHO derzeit immer noch etwa 900–1000 Millionen Menschen befallen [74].
Aufgrund der durch die blutsaugenden Parasiten allmählich eintretenden hypochromen, mikrocytären Eisenmangelanämie (s. u.) und der hierdurch zwangsläufig eintretenden Leistungsminderung großer Bevölkerungsteile wird die sozialökonomische Bedeutung dieser Wurmseuche deutlich.

MORPHOLOGIE UND ENTWICKLUNGSZYKLUS

Die beiden für den Menschen wichtigen Hakenwurmarten *Ancylostoma duodenale* und *Necator americanus* unterscheiden sich insbesondere durch folgende morphologische Besonderheiten:

- Die Körperlänge und -dicke der zylindrisch gebauten, infolge aufgesaugten Blutes rötlich erscheinenden, adulten Würmer, deren Kopfende deutlich dorsalwärts gekrümmt ist, liegt beim Weibchen zwischen 11–13 mm bei einer durchschnittlichen Dicke von 600 μm *(A. duodenale)* bzw. 9–11 mm × 400 μm *(N. americanus)* und beim männlichen Tier zwischen 8–11 mm × 450 μm *(A. duodenale)* bzw. 7–9 mm × 300 μm *(N. americanus)* (Abb. 16.22, 16.23).
- Die Mundkapsel weist bei *A. duodenale* 2 Zähne mit je 2 Haken und bei *N. americanus* 2 halbkreisförmige Schneideplatten auf.
- Am Körperende der Weibchen findet sich bei *A. duodenale* ein sog. Endstiftchen, das bei *N. americanus* fehlt.
- Die Vulva liegt bei *A. duodenale* hinter und bei *N. americanus* vor der Körpermitte.
- Die Spiculae der Bursa copulatrix am Hinterende der männlichen Tiere liegen bei *N. americanus* dicht beieinander und tragen je 1 kleinen endständigen Widerhaken, während sie bei *A. duodenale* auseinanderweichen und spitz enden.
- Die 58 × 37 μm *(A. duodenale)* bzw. 68 × 37 μm *(N. americanus)* großen Eier enthalten in frischen Fäzes nur wenige Blastomeren und unterscheiden sich morphologisch nicht.

Bei Hakenwürmern liegt ein direkter Entwicklungsgang über Organwechsel vor, also ohne Einschaltung von Zwischenwirten. Die Larvenstadien beider Arten weisen keinerlei morphologische Unterscheidungsmerkmale auf. Lediglich die Wärmeansprüche der freilebenden Stadien (s. u.) scheinen bei *Necator*

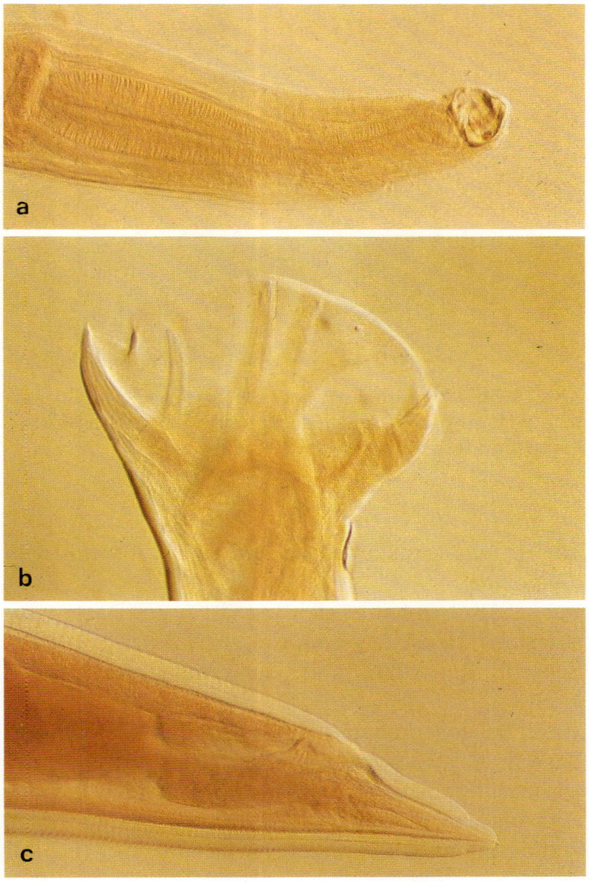

Abb. 16.22 a–c. LM-Aufnahmen von *Ancylostoma duodenale.* Vorderende (**a**), Hinterende des Männchens (**b**) und Hinterende des Weibchens mit deutlichem Stift (**c**)

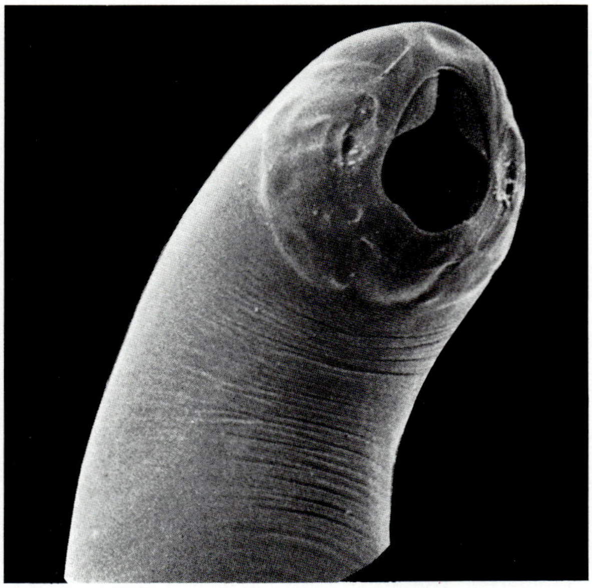

Abb. 16.23. REM-Aufnahme des Vorderendes von *Necator americanus*

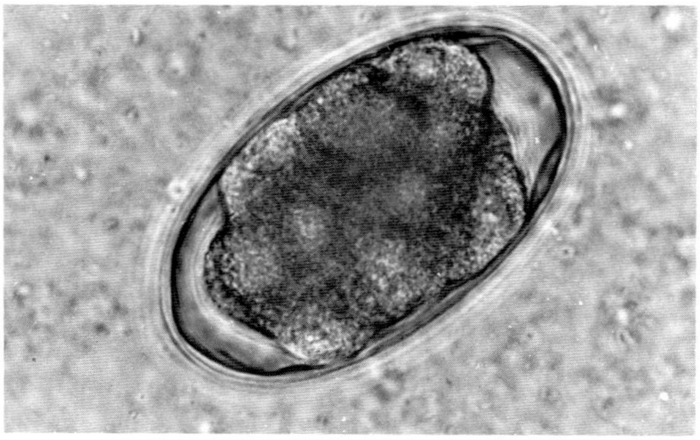

Abb. 16.24. LM-Aufnahme von Hakenwurmeiern. Charakteristisch sind die großen Blastomeren, die bei frisch abgesetzten Eiern zu beobachten sind

americanus etwas höher zu sein als bei *Ancylostoma duodenale.*

Bei beiden handelt es sich vor allem um Darmparasiten des Menschen, wenn auch *N. americanus* außerdem in Affen und Schweinen vorkommen kann.

Hakenwürmer halten sich im Duodenum-Jejunum-Bereich auf, wo sie sich mit der Mundkapsel an der Darmschleimhaut festhalten und infolge Sekreteinwirkung aus Ösophagusdrüsen von proteolytisch verflüssigtem Schleimhautgewebe und Blut (0,2 ml/Tag bei *A. duodenale* bzw. 0,03 ml/Tag bei *N. americanus*) leben.

Die Weibchen produzieren täglich 6000–20 000 Eier, die mit dem Stuhl ausgeschieden werden und zum Zeitpunkt der frühestmöglichen mikroskopischen Untersuchung bereits ein Furchungsstadium mit 2–16 Blastomeren aufweisen (Abb. 16.24).

Die embryonale Weiterentwicklung kann nur im Freien erfolgen. Voraussetzungen hierzu sind ein warmer, feuchter Boden (> 15 °C) und ausreichender Zutritt von Luftsauerstoff. Bei 25–30 °C schlüpft nach 1–2 Tagen bereits die sog. rhabditiforme Larve (Larve 1), die sich nach weiteren 2–3 Tagen zur Larve 2 gehäutet hat. Beide Larvenstadien ernähren sich von organischem, bakterienhaltigem Detritus. 2–3 Tage danach hat sich nach einer weiteren Häutung die 600–700 μm × 24 μm große, sog. filariforme *(gescheidete)* invasionsfähige Larve (Larve 3) gebildet, die in feuchter Erde 2–3 Monate lebensfähig ist. Kommt die sich an der Erdoberfläche aufhaltende, zeitweilig mit aufgerichtetem Vorderende kreisende Suchbewegungen ausführende, filariforme Larve mit der Haut eines Menschen in Berührung, so erhöht sie sogleich ihre Bewegungsaktivität und versucht, perkutan einzudringen, was ihr i. d. R. unter Abstreifen der Larvenhaut (Scheide) auch gelingt. Im Körper wandert sie über das venöse Gefäßsystem zunächst zur rechten Herzkammer und von dort zur Lunge. Hier durchbohrt sie die Gefäßwand und gelangt wie die *Ascaris-Larven* über Alveolen, Bronchien, Trachea, Glottis wieder in den Intestinaltrakt. 3–5 Tage nach der perkutanen Invasion erreicht die invasionsfähige Hakenwurmlarve den Dünndarm, wo sie vorübergehend in die Mukosa eindringt und unter 2 weiteren Häutungen über die Larve 4 zum adulten Wurm heranwächst. Frühestens 3 Wochen p. i. (meist 5) [114, 115] erscheinen dann die ersten Eier im Stuhl (Präpatenz).

Die Lebensdauer der Hakenwürmer kann 5–8, sogar 20 Jahre betragen. Nach übereinstimmenden Literaturangaben gehen allerdings die meisten Würmer nach 1–2 Jahren zugrunde.

ÜBERTRAGUNG

Die Infektion erfolgt i. d. R. durch aktives Einwandern der sog. filariformen Larven (Larve 3) durch die intakte Haut. In seltenen Fällen ist eine Infestation jedoch auch passiv oral möglich. Da sich die invasionsfähigen Wurmlarven bei günstigen Temperaturbedingungen an der Erdoberfläche – auch an Pflanzenstengeln, an denen sie hochgewandert sind – aufhalten, erfolgt die Infektion meist durch Barfußgehen, Niederknien usw. Da Embryogenese und Weiterentwicklung der Larvenstadien von bestimmten Klimabedingungen abhängen (s. o.), sind von dieser Wurmseuche besonders Menschen in warmen Ländern, die in der Landwirtschaft tätig sind, bedroht. Weitere Voraussetzung für eine Ankylostomiasis ist die Verunreinigung des Bodens mit menschlichen Fäkalien von Hakenwurmträgern. Tiere kommen als Wirte der beiden humanpathogenen Arten nicht in Betracht. Hakenwurmarten von Haustieren (Hunden, Katzen und Schweinen) werden im Menschen nicht geschlechtsreif (wandern umher: Larva migrans).

Da es bei Zimmertemperatur rasch zur Ausbildung der Invasionslarven kommt, sollten, um Laborinfektionen zu verhüten, Stuhlproben stets dicht verschlossen in Kühlschränken aufbewahrt werden.

ÖKOLOGIE UND VERBREITUNG

Die ökologischen Erfordernisse der Ankylostomiasis, auch unter den *Bezeichnungen* Hakenwurm-, Bergarbeiter-, Minen-, Tunnel-, Ziegelbrennerkrankheit bekannt, sind folgende:

- Wärme (optimal 28–30 °C), möglichst während des ganzen Jahres;
- feuchte, möglichst sandige Böden.

Hinzu kommen muß, wie bereits oben dargelegt, eine besondere Lebensweise der Menschen, d. h.

Durchseuchung des Bodens mit parasiteneihaltigen, menschlichen Fäkalien sowie häufiger Hautkontakt mit dem Erdboden.
Demgemäß erstreckt sich die Verbreitung der Hakenwurmseuche vor allem über die warmen, niederschlagsreichen, tropischen und subtropischen Gebiete der Erde, d.h. hauptsächlich zwischen dem 30.° südlicher und 35.–45.° nördlicher Breite. Etwa 20 % der Erdbevölkerung sind Hakenwurmträger [74].

SYMPTOME

Die klinischen Erscheinungen der Ankylostomiasis sind abhängig vom Entwicklungsstadium des Parasiten, der Befallsstärke sowie der individuellen Empfindlichkeit bzw. körperlichen Verfassung des Wirtes.
Durch das perkutane Eindringen der filariformen Invasionslarven entstehen zunächst vereinzelt oder gruppiert angeordnete, juckende erythemato-papulöse und, auch wohl infolge einer Antigen-Antikörper-Reaktion, urtikarielle Hautveränderungen unter Bevorzugung kleinerer Hautläsionen, Haarfollikeln usw., insbesondere im Bereich der Fußsohlen, Interdigitalfalten u.a. exponierter Stellen. Nicht selten tritt infolge Kratzeffekten eine sekundäre Impetiginisation hinzu.
Als Folge der Herzlungenpassage der Wurmlarven kann es anschließend zu Bronchitisbeschwerden mit Unwohlsein und leichtem Temperaturanstieg kommen.
Schließlich entsteht die eigentliche Symptomatologie der Ankylostomiasis, die durch Blutsaugen und toxische Stoffwechselprodukte der adulten Würmer hervorgerufen wird.
Während einzelne Hakenwürmer symptomlos bleiben können, führt Massenbefall je nach Abwehrlage und Ernährung des Wirtes zu einem mehr oder weniger ausgeprägten klinischen Erscheinungsbild.
Am Anfang stehen meist uncharakteristische Beschwerden wie zeitweilig auftretende Oberbauchschmerzen, Völlegefühl, Obstipation, Diarrhöen, Meteorismus usw. Nach einigen Wochen kommt es sodann, insbesondere infolge des ständigen Blutverlustes und dadurch hervorgerufener Eiweißmangelanämie und Serumeiweißverlust (Albuminmangel) zu einer allgemeinen Schwäche, Übelkeit, zu Ödemen, Herzinsuffizienz, Schädigung der Sinnesorgane und des Nervensystems, Kachexie bis hin zu langdauerndem Siechtum und schließlich nicht selten zu letalem Ausgang. Besonders gefährdet sind Kinder, die oft in ihrer körperlichen und geistigen Entwicklung mehr oder weniger stark beeinträchtigt werden.

DIAGNOSE

Die Diagnose Ankylostomiasis erfolgt durch den mikroskopischen Nachweis der charakteristischen Eier (Abb. 16.24) im frischen Stuhl.
Infolge hoher Eiproduktivität (s.o.) ist auch geringgradiger Hakenwurmbefall hierdurch meist auch ohne Anwendung besonderer Konzentrationsverfahren leicht nachzuweisen.
In diagnostischer Hinsicht hilfreich kann neben auffälligem Rückgang der Erythrozytenzahl weiterhin eine ausgeprägte Bluteosinophilie (S. 478) sein, (in Frühstadien der Krankheit bis zu 70–80 %), deren plötzliches Absinken („Eosinophilensturz") einen letalen Ausgang ankündigt und somit u.U. als prognostisch ungünstiges Zeichen bedeutsam sein kann.
Schließlich kann okkulter Blutnachweis im Stuhl bzw. ein durch Blut dunkel gefärbter Stuhl ein wichtiger diagnostischer Hinweis für das Vorliegen eines Hakenwurmbefalles sein. Es besteht eine signifikante lineare Korrelation zwischen der Intensität des Hakenwurmbefalls und der Bluthämoglobinkonzentration [6].

PROPHYLAXE

Eine dauerhafte Bekämpfung der Hakenwurmseuche ist letztlich nicht durch „Wurmkuren", sondern allein durch eine wirksame Prophylaxe zu erreichen. Die hierfür wichtigsten Maßnahmen sind:

- Schaffung hygienisch einwandfreier und abgeschlossener Toilettenanlagen und damit Vermeidung der Defäkation im Freien. (Das Vergraben der Fäzes nützt nichts, da die Larven selbst dickere Erdschichten ohne weiteres durchwandern können.)
- Konsequentes Verbot der Düngung von Feldern mit menschlichen Fäkalien, besonders in Endemiegebieten.
- Tragen geschlossener Schuhe usw.
- Aufklärung der Bevölkerung über die wichtigsten epidemiologischen Besonderheiten dieser Wurmseuche.

THERAPIE

Gegen Hakenwurmbefall gibt es heute eine ganze Reihe wirksamer Chemotherapeutika. Zu beachten ist die unterschiedliche Wirksamkeit einiger Präparate auf die beiden humanpathogenen Arten *Ancylostoma duodenale* und *Necator americanus*. Bewährte Mittel sind:

- *Pyrantelpamoat* (Helmex): Wirksam gegen beide Hakenwurmarten.

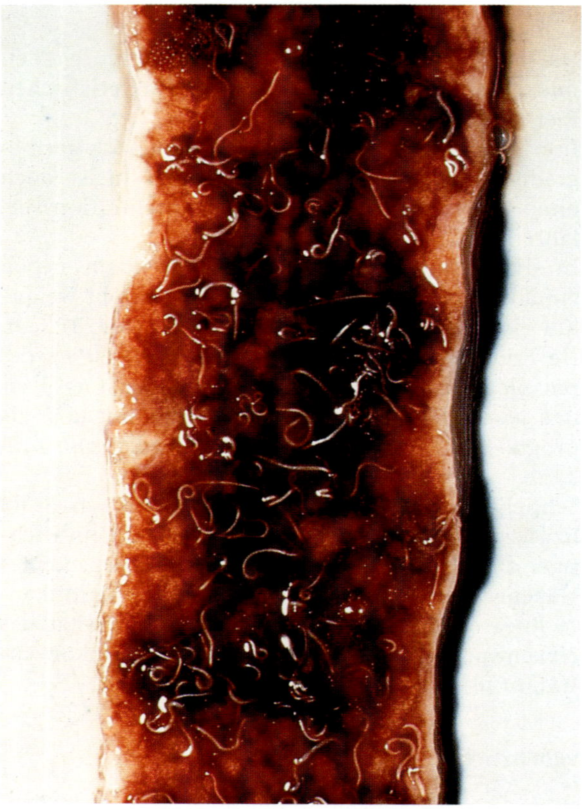

Abb. 16.25. Darm mit zahlreichen ungefärbten Hakenwürmern (Makroaufnahme)

Dosierung: 1malige Gabe 10 mg Pyrantelbase/kg KG (720 mg Pyrantelpamoat entspr. 250 mg Pyrantelbase).
- *Mebendazol* (Vermox): Mittel der Wahl bei nachgewiesenem *Necator americanus*-Befall, aber auch bei Vorliegen einer Mischinfektion.
  Dosierung: Je 1 Tbl. à 100 mg morgens und abends an 3–4 aufeinanderfolgenden Tagen. Diese Dosierung gilt für Erwachsene und Kinder.
- *Albendazol:* Einmaldosis von 400 mg.
- *Bepheniumhydroxynaphthoat* (Alcopar): Besonders wirksam gegen *Ancylostoma duodenale.*
  Dosierung: 1–2 × 5 g an 1 Tag (Erwachsene und Jugendliche ab 2 Jahren), 1 h vor den Mahlzeiten.

Wegen der infolge ständigen Blutverlustes meist vorliegenden Eisenmangelanämie und eines meist ebenfalls bestehenden Eiweißmangels ist neben der Applikation eines spezifischen Wurmpräparates auch auf die Zufuhr einer hochwertigen, speziell eiweiß- und eisenreichen Ernährung zu achten.
Zur eventuellen Behandlung der sog. *Ancylostoma*-Dermatitis (Ancylostomiasis cutis) empfiehlt sich die externe und/oder interne Gabe von Antihistaminika (Tavegil, Fenistil o.ä.), u.U. auch von Kortikosteroiden (Extracort-Creme o.ä.), und bei sekundärer Impetiginisation die Verabreichung eines geeigneten Antibiotikums gemäß den Ergebnissen einer Bakteriologie mit Resistenzbestimmung. Da es sich bei derartigen sekundären Hautinfektionen erfahrungsgemäß oft um Staphylokokken- bzw. Streptokokken-Befall handelt, empfiehlt sich bereits vor Erhalt des bakteriologischen Befundes ein Therapieversuch etwa mit Fucidine-Salbe bei gleichzeitiger interner Ampicillin-Application (z.B. Ampicillin-Wolff).
Die Behandlung des sog. Hautmaulwurfs (creeping eruption, *Larva migrans cutanea*) (S. 504, 511) erfolgt insbesondere bei multiplem Befall durch Tiabendazol-Salbe (15%). Da Tiabendazol auf dem deutschen Markt nicht mehr erhältlich ist, muß es über internationale Apotheken besorgt werden. Die Salbe kann mit Hautcreme (Nivea usw.) selbst aus den Tabletten hergestellt werden (1 : 1). Tiabendazol ist in der BRD nach wie vor als Veterinärpräparat (Thibenzole) zugelassen.
Auch Chloräthyl-Spray oder Kohlensäureschnee kommen als wirksame Externa gegen den Hautmaulwurf in Betracht.

d) Trichuris trichiura (Peitschenwurm)

Trichuris trichiura, der Peitschenwurm des Menschen *(Trichocephalus dispar s. hominis;* engl. whipworm) aus der Nematoden-Familie Trichuridae ist ein auf den Menschen beschränkter, als adulter Wurm vorwiegend im Dick- und Blinddarm einschließlich Appendix (seltener im Dünndarm) von Chymus und Blut lebender Parasit.
Auf der ganzen Welt – unter Bevorzugung der warmen, feuchten Regionen – vorkommend, verursacht er nach oraler Aufnahme der Eier die Trichuriasis.

MORPHOLOGIE UND ENTWICKLUNGSZYKLUS

Morphologisches Kennzeichen ist seine typisch peitschenartige Gestalt. Etwa $^3/_5$ des adulten 35–50 mm (♀) bzw. 30–45 mm (♂) langen Darmparasiten besteht aus einem fadenförmigen, den Kopf und Oesophagus tragenden, etwa 155 μm dicken Vorderteil, an den sich ein sackförmiger, bis zu etwa 800 μm dicker, vorwiegend die Geschlechtsorgane enthaltender Hinterteil anschließt.
Die im Darm ausgeschiedenen, 53 × 23 μm großen, hell- bis dunkelbraun gefärbten Eier sind infolge ihrer charakteristischen, zitronenartigen Form leicht erkennbar (Abb. 16.26).
Die Fortpflanzung erfolgt direkt, d.h. ohne Einschaltung von Zwischenwirten und auch ohne Organwanderung wie etwa bei Spul- oder Hakenwürmern. Die mit den Fäzes ausgeschiedenen noch un-

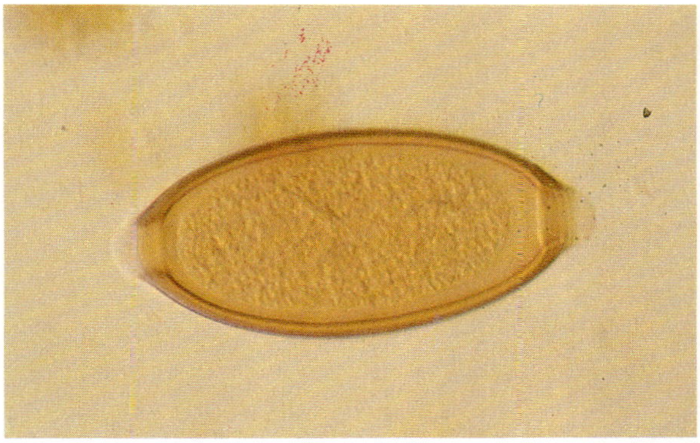

Abb. 16.26. LM-Aufnahme von *Trichuris trichiura;* ungefärbtes Ei

gefurchten Eier müssen sich bis zum 1. Larvenstadium im Freien entwickeln. Die temperaturabhängige Eireifung zur invasionsfähigen Larve benötigt Wochen bis Monate (bei optimaler Temperatur von 35 °C und genügend hoher Luftfeuchtigkeit mindestens 12–15 Tage, bei ungünstigem Klima u. U. bis zu 12 Monaten), wodurch eine Autoinvasion verhindert wird. Infolge der außerordentlich widerstandsfähigen Eischalen können die Invasionslarven innerhalb eines Temperaturbereiches zwischen −9 °C und +52 °C u. U. jahrelang überleben.

Nach oraler Aufnahme von ausgereiften Eiern schlüpfen im Dünndarm die Larven und verweilen dort zwischen den Zotten etwa 10 Tage, bevor sie ihren endgültigen Sitz im Dickdarm, seltener im Blind- oder Enddarm aufsuchen und über 3 weitere Larvenstadien zum adulten Wurm heranreifen [104].

Mit ihrem dünnen Vorderende bohren sich die Parasiten tief in die Darmmukosa ein, wobei nur der verdickte Körperhinterteil in das Darmlumen hineinragt (Abb. 16.27). 1–3 Monate nach der Infestation sind die ersten Eier im Stuhl nachweisbar (Präpatenz). Die Lebensdauer von *Trichuris trichiura* im Menschen beträgt max. 3–3 $^1/_2$ Jahre.

ÜBERTRAGUNG

Die Infestation erfolgt durch orale Aufnahme ausgereifter, d. h. invasionsfähige Larven enthaltender Wurmeier. Dies geschieht vor allem durch den Verzehr von rohen, durch Düngung mit menschlichen Fäkalien kontaminierten Nahrungsmitteln (Gemüse, Salate usw.), aber auch über ungewaschene Hände usw., wodurch besonders Kinder und Menschen mit hygienisch unzureichenden Lebensgewohnheiten von diesen Würmern befallen werden.

Peitschenwurmträger stellen infolge der langdauernden, stets im Freien erfolgenden Embryogenese

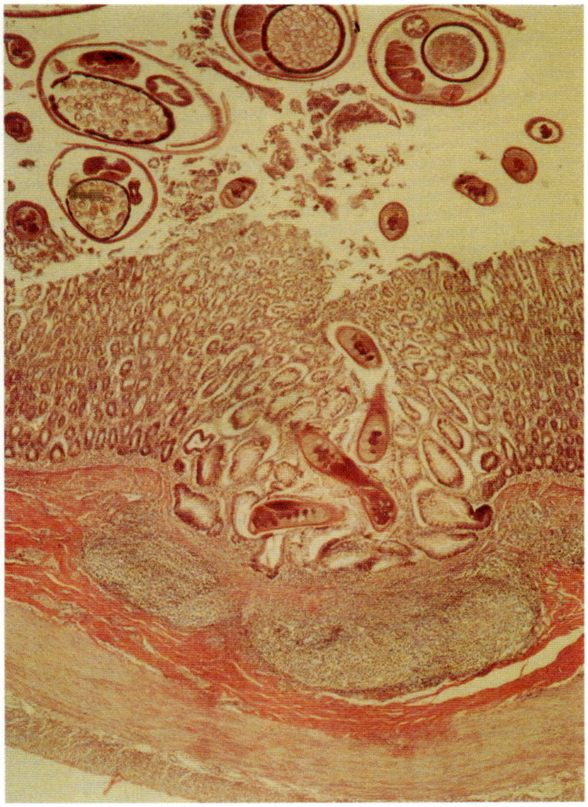

Abb. 16.27. Histologischer Schnitt durch die Darmwand; *Trichuris trichiura* steckt mit dem dünnen Vorderende in der Darmwand. HE-Färbung

(s. o.) für Kontaktpersonen keine unmittelbare Gefahr dar.

Trichuris trichiura wird außer im Menschen auch in anderen Primaten gefunden (Anubispavian in Nigeria, Rhesusaffen). Andererseits wurde experimentell nachgewiesen, daß die beim Schwein vorkommende Art *Trichuris suis* im Menschen fertile, für das Schwein infestaionsfähige Eier erzeugen kann.

ÖKOLOGIE UND VERBREITUNG

Die ohne Zwischenwirt und Organwechsel verlaufende Fortpflanzung von *Trichuris trichiura* (wodurch ökologische Fragen nur eine untergeordnete Bedeutung zukommt) erklärt die ubiquitäre, allerdings feuchtwarme Regionen bevorzugende Verbreitung dieser Wurmseuche.

Als begünstigende Faktoren sind schlechte hygienische Verhältnisse, feuchtwarmes Klima (feuchter, beschatteter Boden) und die Düngung von Garten und Feldland mit Wurmeiern enthaltenden menschlichen Fäkalien anzusehen.

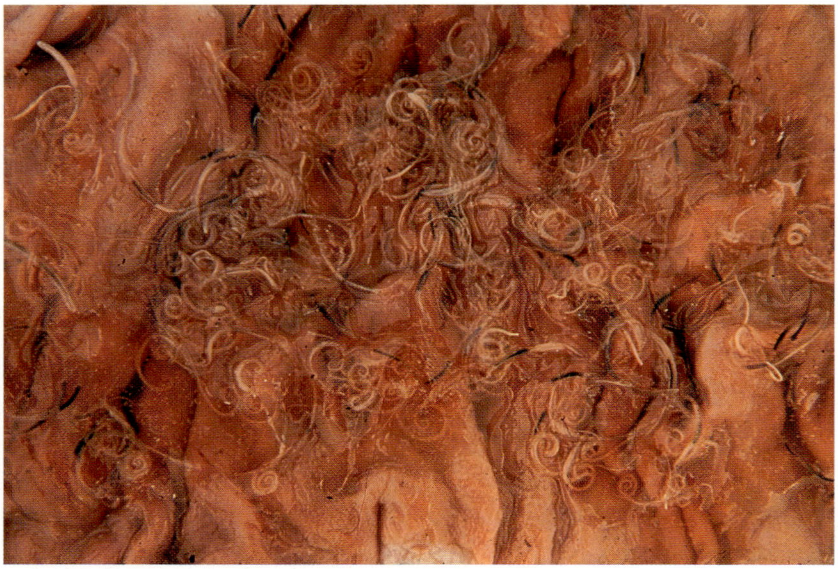

Abb. 16.28. Besiedelung des Kolons mit Peitschenwürmern

Nach Angabe der WHO sind derzeit etwa 500 Millionen Menschen von dieser Helminthose befallen.
Verwandte Arten kommen bei verschiedenen Affenarten, Schweinen, Ratten, Schafen, Ziegen, Hunden und Füchsen vor.

SYMPTOME

Geringer Befall bleibt meist symptomlos. Stärkerer Wurmbefall kann klinisch zu einem mehr oder weniger ausgeprägten, weitgehend uncharakteristischen, u. U. einer Colitis ulcerosa ähnlichen Beschwerdebild führen. Im Vordergrund stehen bevorzugt im rechten Unterbauch lokalisierte Schmerzen (Appendizitis-Verdacht!), Diarrhöen und infolge der durch chronischen Blutverlust eintretenden Anämie zunehmender körperlicher Leistungsverfall und Gewichtsverlust. Besonders gefährdet sind Kinder, die bei massivem Befall in ihrer körperlichen und geistigen Entwicklung beeinträchtigt werden können. Weiterhin kann gemäß verschiedener Literaturangaben starker Parasitenbefall bei Kindern zu einem Rektumprolaps führen.

DIAGNOSE

Die Diagnosestellung Trichuriasis erfolgt durch den mikroskopischen Einachweis im Stuhl. Die Eier sind an ihrer typischen zitronenförmigen Gestalt und an den hyalinen Polpfröpfen (Abb. 16.26) leicht zu erkennen. Wegen der meist nur spärlichen Eianzahl im Stuhl sind Anreicherungs- bzw. Konzentrationsverfahren (S. 476) der direkten mikroskopischen Stuhluntersuchung vorzuziehen.
Serologischen Nachweisverfahren kommt bei Peitschenwurmbefall keine praktische Bedeutung zu.
Die Parasiten selbst können koloskopisch nachgewiesen werden.

PROPHYLAXE

Auch gegen diese Wurmseuche sind hygienische Vorbeugemaßnahmen von größter Bedeutung. Eine wirksame Prophylaxe besteht insbesondere im:

- Vermeiden von Garten- und Felddüngung mit menschlichen Fäkalien bzw. in der Beseitigung oder Abtötung der Parasiteneier durch Aufbereitung der Fäzes, z. B. Heißvergärung u. ä.
- Beachten von Hygienemaßnahmen (Sauberkeit der Hände usw.).
- Grundsätzlichen Verzicht auf Verzehr von rohem Gemüse, Salaten usw., insbesondere in Endemiegebieten.

THERAPIE

Die Wirksamkeit einer chemotherapeutischen Trichuriasis-Behandlung wird durch den Sitz der Parasiten in der Darmschleimhaut erschwert. Trotz durchgeführter Wurmkur kann es daher vorkommen, daß weiterhin *Trichuris*-Eier im Stuhl nachweisbar sind. Konsequente mikroskopische Stuhluntersuchungen bzw. Nachbehandlungen (ggf. Präparatewechsel) erscheint daher bei diesem Darmparasiten besonders wichtig.
Nachfolgend die gegen diesen Parasitenbefall besonders wirksamen Präparate:

- *Mebendazol* (Vermox): Dosierung: Je 1 Tbl. (Kinder) bzw. 2 Tbl. (Erwachsene) à 100 mg morgens und abends an 3–4 aufeinanderfolgenden Tagen.
- *Albendazol:* 400 mg täglich für 3 Tage.

e) *Strongyloides stercoralis (Zwergfadenwurm)*

Der Zwergfadenwurm *Strongyloides stercoralis, auch* Darm-, Kotälchen *(Synonyma: Anguillula stercoralis, S. intestinalis, Leptoderma stercoralis, Pseudorhabditis stercoralis, Rhabdonema intestinalis),* aus der Nematodengattung Strongyloides der Familie Strongyloididae ist die einzige auf den Menschen (vorübergehend auch bei Hunden und Katzen vorkommende) spezialisierte Art. Weitere bei Tieren parasitierende Spezies sind: *S. papillosus* (Rind, Schaf, Ziege, Kaninchen, Ratte), *S. ratti* (Ratte), *S. westeri* (Pferd), *S. ransomi* (Schwein), *S. fuelleborni* (Affe, selten auch Mensch!).

MORPHOLOGIE UND ENTWICKLUNGSZYKLUS

Die parasitischen, 2000–2200 μm × 50–55 μm großen Weibchen leben in der Schleimhaut des oberen Dünndarmes (Duodenum, Jejunum). Parasitisch lebende Männchen gibt es nicht.
Jedes Weibchen scheidet pro Tag parthenogenetisch (ohne Befruchtung) etwa 50 ca. 40 × 30 μm große embryonierte Eier (Abb. 16.29 a) teils in das Darmlumen, teils in das Mukosagewebe ab, aus denen noch im Darm bzw. teilweise sogar noch in der Mukosa die etwa 220 × 13 μm großen rhabditiformen Larven schlüpfen. Diese halten sich meist noch mehrere Tage im Wirtsdarm auf, bevor sie mit den Fäzes ausgeschieden werden. Infolge ihrer lebhaften Beweglichkeit sind sie im frisch abgesetzten Stuhl oder Duodenalsaft meist leicht zu erkennen (vgl. Abb. 16.29 b).
Die rhabditiformen Larven entwickeln sich über 2 Häutungen meist außerhalb des Körpers zu den etwa 550 μm großen, infektiösen sog. filariformen Larven weiter, die in feuchtem Boden 3–4 Wochen zu leben vermögen, bei Kälte, Trockenheit und Lichteinwirkung jedoch schnell zugrunde gehen. Günstigste Temperatur ist 25–30 °C. Unter 15 °C ist eine Weiterentwicklung nicht möglich.
Bei entsprechenden Bedingungen befallen die Invasionslarven (L_3) meist über Füße und Beine perkutan wiederum den Menschen und wandern über den venösen Blutweg zum rechten Herzen, zur Lunge, Trachea, Epiglottis, werden hier verschluckt und gelangen so erneut in die Darmschleimhaut, wo sie sich zu parthenogenetischen Weibchen entwickeln, die sich von Chylus ernähren („direkter Entwicklungsgang").

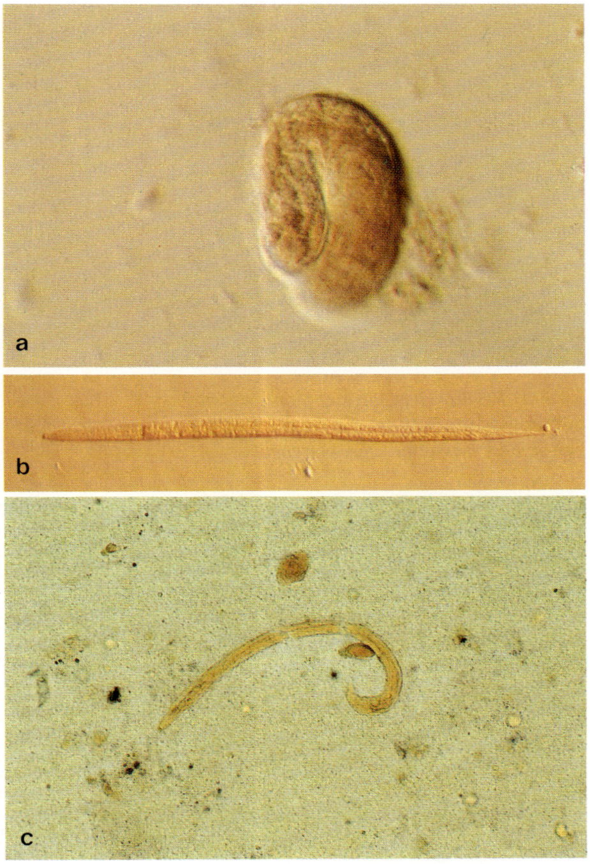

Abb. 16.29 a–c. LM-Aufnahmen von *Strongyloides stercoralis.* **a** Larvenhaltiges Ei; **b** rhabditiforme Larve; **c** Männchen

Andererseits wiederum können sich die rhabditiformen Larven auch bereits im Darm des Wirtes zu filariformen Larven weiterentwickeln, die dann unmittelbar in die Darmschleimhaut eindringen („Endoautoinvasion") oder häufiger aus perianalen Kotresten durch die Perianalhaut eindringen („Exoautoinvasion") (Abb. 16.30).
Dieser Umstand bedingt die oft außerordentliche Hartnäckigkeit eines *Strongyloides*-Befalls.
Frühestens 14 Tage p. i. erscheinen die ersten rhabditiformen Larven im Stuhl (Präpatenz).
Infolge noch nicht näher geklärter Einflüsse können sich die ausgeschiedenen rhabditiformen Larven innerhalb von etwa 30 Stunden auch zu einer zweigeschlechtlich differenzierten, *freilebenden* Generation entwickeln, deren nur etwa 1000 μm × 65 μm große Weibchen (♂ 700–800 μm × 40 μm), erkennbar an einem hakenförmigen oder eingerollten Hinterende in diesem Falle befruchtete, etwa 30 μm große Eier erzeugen, aus denen wiederum rhabditiforme Larven schlüpfen, die sich entweder zum filariformen Larvenstadium weiterentwickeln oder die erneut zu

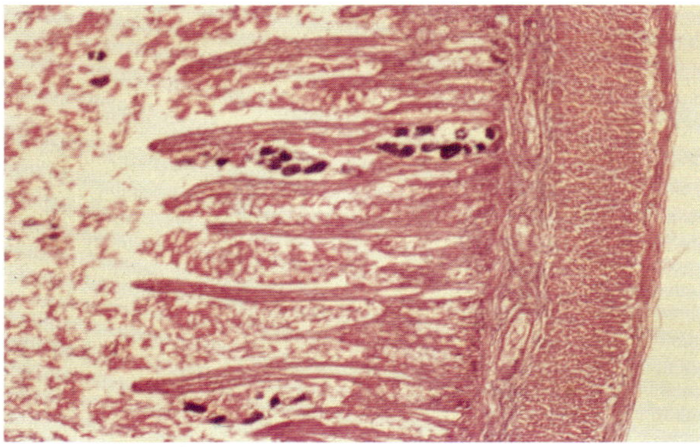

Abb. 16.30. LM-Aufnahme von *Strongyloides stercoralis;* histologischer Schnitt durch die Darmwand; mehrere Larven liegen zwischen den Darmzotten. HE-Färbung

freilebenden, getrenntgeschlechtlichen Würmern heranwachsen („indirekter Entwicklungsgang").

ÜBERTRAGUNG

Ein Befall des Menschen kann infolge der oben beschriebenen Entwicklungsvorgänge grundsätzlich auf folgenden Wegen geschehen:

- durch „Endo-" und „Exoautoinvasion",
- durch perkuntane Larveninvasion:
  nach „direktem Entwicklungsgang",
  nach „indirektem Entwicklungsgang" (Generationswechsel).

Wie bereits erwähnt, benötigen die Larven zur Weiterentwicklung im Freien eine Temperatur, die über 15 °C liegen muß (optimal 25–30 °C), sowie ausreichende Bodenfeuchtigkeit. Da diese Bedingungen u. U. auch in Bergwerken erfüllt sein können, kann auch hier, wie bei der Ankylostomiasis, eine Verseuchung eintreten.
Infolge der „freilebenden" Generation kann es zu einer starken Verseuchung feuchter Böden kommen. Die filariformen Larven vermögen aktiv intakte menschliche Haut – meist im Bereich der Füße und Unterschenkel – bzw. Schleimhaut zu durchdringen. Auch eine perorale Infektion etwa durch larvenverseuchtes Trinkwasser ist möglich, muß jedoch als relativ seltenes Ereignis angesehen werden. Wichtig ist, daß eine Kontaktinfektion dieser Würmer von Mensch zu Mensch möglich ist. Vorsicht ist auch beim Umgang mit verdächtigen Stuhlproben im Labor geboten. Die Übertragung durch Muttermilch ist auch möglich.

ÖKOLOGIE UND VERBREITUNG

Das Vorkommen des Zwergfadenwurms beschränkt sich – vom vereinzelten Vorkommen in Bergwerken usw. abgesehen – auf die warmen und feuchten Klimabereiche der Tropen und Subtropen. Das Verbreitungsgebiet deckt sich etwa mit dem der Hakenwürmer des Menschen (S. 502), wobei es allerdings Regionen gibt, in denen die Ankylostomiasis, und andere, in denen die Strongyloidiasis dominiert. In manchen Bereichen Afrikas, Asiens oder Südamerikas ist die Bevölkerung bis zu 60 % von dieser Wurmseuche befallen. Die Zahl der an Strongyloidiasis (Strongyloidose, Anguillulose) erkrankten Menschen wird auf derzeit 100 [74, 111, 116] Millionen geschätzt.

SYMPTOME

Die Symptomatologie einer Strongyloidasis ist abhängig von Befallsstärke und dem jeweiligen Aufenthaltsort des Parasiten.
Das perkutane Eindringen der filariformen Larven verursacht kleine, flüchtige, urtikariell-papulöse Hauterscheinungen, ähnlich wie dies bei der Invasion von Hakenwurmlarven der Fall ist. Tritt durch wiederholten Befall eine Sensibilisierung ein, so kommt es meist zu ausgeprägteren, heftig juckenden, allergischen Begleitreaktionen, meist in Form streifenförmig angeordneter urtikarieller Hautveränderungen, vorwiegend im Perianal- und Oberschenkelbereich infolge Exoautoinvasion.
Befallen *Strongyloides*-Larven tierischer Wirte (s. o.) den Menschen, so irren diese oft längere Zeit unter der Haut umher, ohne in der Lage zu sein, sich weiterzuentwickeln. Man spricht in diesem Fall von „Creeping eruption" („Hautmaulwurf").
Passieren die *Strongyloides*-Larven die Lungen, so kann es – wie bei denen von Spul- und Hakenwürmern – zu flüchtigen, sog. eosinophilen Infiltraten mit Hustenreiz und weiteren asthmoiden Beschwerden („Asthma verminosum") kommen. Unter Umständen kommt es auch zu dem je nach Befallsstärke mehr oder weniger ausgeprägten klinischen Bild einer Pneumonie. Meist entsteht frühzeitig eine deutliche Eosinophilie, die jedoch in ihrer Stärke individuell sehr wechseln kann.
Die abdominale Symptomatologie ist ebenfalls weitgehend uncharakteristisch. Im Vordergrund stehen Oberbauchschmerzen, blutige Diarrhöen („Kotschinchina-Diarrhöen"), die mit Obstipation wechseln können, Übelkeit, Fieber, Leistungsschwäche, Gewichtsverlust, Krämpfe usw.
Unbehandelt besteht eine Strongyloidiasis infolge der möglichen, ständig sich wiederholenden Autoinvasion meist viele Jahre (Jahrzehnte!). Ein tödli-

cher Ausgang ist zwar selten, kann jedoch bei entsprechender Befallsstärke und individueller Resistenzminderung (Abwehrschwäche) des Wirtes, ggf. infolge gleichzeitiger Behandlung mit immunosuppressiven Medikamenten, z.B. Kortikosteroide, oder bei Aids (S. 457 ff.), vorkommen. Bei jedem immungeschwächten Patienten mit septischer Schock-Symptomatik, Darmbeschwerden, Lungeninfiltraten und Eosinophilie (nicht immer!) muß eine disseminierte Strongyloidiasis ausgeschlossen werden [71, 74, 91], da *Strongyloides* zu den opportunistischen Erregern gehört, die sich bei Immunschwäche massivst vermehren und zum Tode des Patienten führen.

DIAGNOSE

Die Sicherung der Diagnose Strongyloidiasis ist meist problematisch, d.h. ohne Zuhilfenahme von Kultur- und Konzentrationsverfahren („Baermann-Trichter") [20] durch den mikroskopischen Nachweis der nadelförmigen, sich lebhaft bewegenden Larven im frischen Nativstuhl- oder Rektalschleimausstrich oder im Duodenalsaftzentrifugat nicht sicher möglich. Werden in einer frischen Stuhlprobe freibewegliche Larven gefunden, so handelt es sich meist um solche des Zwergfadenwurms. Zugrundegegangene Larven in älteren Stühlen dürfen nicht mit Pflanzenhaaren u.ä. verwechselt werden. Frische, wenig embryonierte *Strongyloides*-Eier (Abb. 16.31), die denen des Hakenwurmes ähneln (Abb. 16.24), findet man nur selten im Stuhl, da die rhabditiformen Larven i.d.R. bereits im Darm schlüpfen.
Da sich auf einer stehengelassenen Stuhlprobe innerhalb von etwa 30 h die sog. filariformen Invasionslarven ausbilden, ist im Labor stets Vorsicht vor einer Infektion geboten. Der Nachweis einer *Strongyloides*-Infektion kann darüber hinaus mittels ELISA (S. 478) versucht werden.

PROPHYLAXE

Wie die Ankylostomiasis, so kann auch die Strongyloidiasis durch entsprechende sanitäre Einrichtungen und konsequente Beachtung von Hygieneempfehlungen verhütet werden.
Wirksame prophylaktische Maßnahmen sind insbesondere Vermeiden von Barfußlaufen in Endemiegebieten und Beachtung weiterer Infektionsquellen wie *Strongyloides*-infizierte Personen, Stuhlproben im Labor usw.

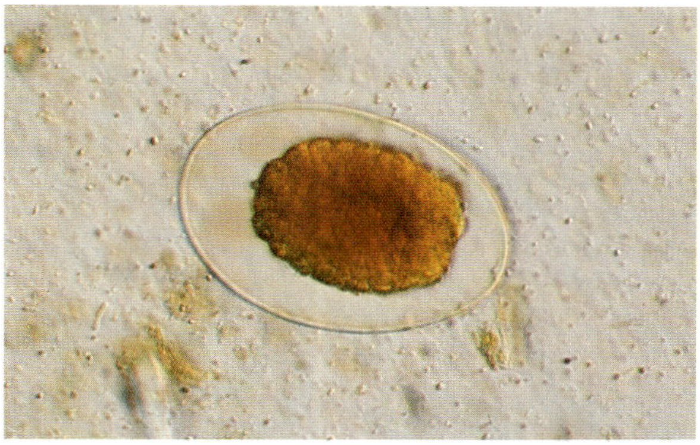

Abb. 16.31. *Trichostrongylus* sp. LM-Aufnahme eines Jod-Kali-gefärbten Eies

THERAPIE

Als Mittel der Wahl bei Darmbefall gelten heute:

- *Albendazol:* 400 mg täglich für 3 Tage.
- *Mebendazol* (Vermox): Dosierung: Je 2–3 Tbl. à 100 mg morgens und abends an 7 aufeinanderfolgenen Tagen. Kinder: 2 mal tgl. 1 Tbl. an 3 aufeinanderfolgenden Tagen.

Zur Lokaltherapie bei »Creeping eruption« empfiehlt sich die Anwendung einer 15 %igen Tiabendazolpaste in Form von Okklusionsverbänden für einige Tage (s. S. 506).
Abschließend sei erneut darauf hingewiesen, daß die gleichzeitige parenterale Verordnung von Kortikosteroiden vermieden werden sollte, da hierdurch die intraintestinale Entwicklung invasionstüchtiger *Strongyloides*-Larven möglicherweise begünstigt wird.

f) Trichostrongylus orientalis und T. colubriformis („Magenwürmer")

Vorwiegend handelt es sich um Darmparasiten von Pflanzenfressern (Wiederkäuern), evtl. aber auch des Menschen.
Pathogenetisch haben diese Parasiten für den Menschen nur eine relativ geringe Bedeutung.
Trotzdem kann es, insbesondere abhängig von klimatischen Bedingungen, in bestimmten Gebieten Japans, Koreas, Ägyptens, Armeniens usw. zu einem mehr oder weniger starken endemischen Auftreten dieser Wurmseuche (Trichostrongyliasis, Trichostrongylosis) kommen.
Den Angaben der WHO gemäß sind derzeit 8–10 Millionen Menschen von *Trichostrongylus*-Arten befallen.

MORPHOLOGIE UND ENTWICKLUNGSZYKLUS

Die 4–9 mm langen, erwachsenen Würmer leben im Dünndarm (Duodenum, Jejunum), wo sie mit dem Kopf tief in der Mukosa stecken und mehrere Jahre alt werden können. Bei Wiederkäuern sitzen diese Parasitenstadien vorwiegend im Magen.
Die von den Weibchen abgelegten, 75–90 × 40–43 μm großen, stark gefurchten Eier (Abb. 16.31) gelangen mit den Fäzes ins Freie, wo bei ausreichender Bodenfeuchtigkeit und Wärme in 24 h das erste typisch gestaltete Larvenstadium entsteht.
Innerhalb von weiteren 60 h entwickelt sich schließlich unter weiteren zwei Häutungen das 3., sog. gescheidete Larvenstadium. Diese invasionsfähigen, gegen Trockenheit und Kälte recht widerstandsfähigen Larven müssen dann per os in den Magendarmtrakt gelangen, was i. d. R. durch den Verzehr von Salaten, rohen Gemüsen usw. erfolgt. Im Dünndarm angekommen, setzen sie sich an der Schleimhaut fest und wachsen zu geschlechtsreifen Würmern heran.
Vermutlich können die invasionsfähigen Larven jedoch auch perkutan in den Menschen einwandern und via Lungenpassage, analog den Hakenwürmern, den Dünndarm erreichen. Etwa 25 Tage p. i. können erstmals Eier im Stuhl nachgewiesen werden (Präpetanz).

ÜBERTRAGUNG

Die Auslösung einer Trichostrongyliasis erfolgt meist durch orale Aufnahme larvenkontaminierter Nahrungsmittel. Der Grund hierfür ist vor allem die Düngung von Feldern und Gärten mit Fäkalien von Wurmträgern (Mensch, Rind).
Die Wurmlarven haben die Eigenschaft, an den Pflanzenstengeln hochzuwandern; so gelangen sie, meist durch den Verzehr von Salaten, ungekochtem Gemüse usw., in den Verdauungstrakt des Menschen.
Wie bereits erwähnt, wird weiterhin angenommen, daß die invasionsfähigen Larven den Menschen auch perkutan befallen können.

SYMPTOME

Die Symptomatologie ist wie die der anderen Darmparasitosen abhängig von Befallsstärke und Abwehranlage des Wirtes.
Bei geringem Befall können klinische Erscheinungen weitgehend fehlen. Starker Parasitenbefall führt infolge entzündlicher Darmveränderung, Blutverlust sowie allgemeiner Intoxikationserscheinungen zu einem mehr oder weniger ausgeprägten uncharakteristischen *Beschwerdebild.*

DIAGNOSE

Die Sicherung der Diagnose Trichostrongyliasis erfolgt durch den mikroskopischen Einachweis in einer frischen Stuhlprobe. Stuhl, der 24 Stunden gestanden hat, kann bereits ausgeschlüpfte Larven enthalten.
Die farblosen, schlanken *Trichostrongylus*-Eier, die, wenn sie mit den Fäzes ausgeschieden werden, bereits ein meist fortgeschrittenes Morulastadium aufweisen, können leicht mit den ebenfalls farblosen, jedoch von der Form her etwas plumperen Eiern von *Ancylostoma duodenale* und *Necator americanus* (Abb. 16.24) verwechselt werden, die allerdings in frischen Fäzes nur wenige Blastomeren enthalten.

PROPHYLAXE

Durch entsprechende sanitäre Einrichtungen, insbesondere die Schaffung hygienisch einwandfreier Toilettenanlagen sowie konsequenten Verzicht auf die Düngung mit Fäkalien von Wurmträgern (Mensch, Rind) und den Verzehr von Salaten, ungekochtem Gemüse usw. in Endemiegebieten kann diese Wurmseuche weitgehend verhütet werden.

THERAPIE

Therapie der Wahl ist auch bei *Trichostrongylus*-Befall die Behandlung mit Mebendazol, Levamisol, Tiabendazol (Minzolum) oder Pyrantelpamoat (Helmex).

g) *Anisakis sp., Pseudoterranova sp. und Contracaecum*

Spulwürmer von Meeressäugern können den Menschen als Fehlwirt befallen und zu Granulombildungen mit ausgeprägten klinischen Symptomen führen. Da diese Würmer in großer Anzahl in marinen Speisefischen auftreten, kam es u. a. im Sommer 1987 zu einer Beunruhigung der Bevölkerung, die aber in Anbetracht der doch geringen Anzahl von Humanfällen unbegründet ist.
Im wesentlichen treten der sog. Heringswurm *Anisakis (Synonyma: Acanthocheilus, Eustoma)* und *Pseudoterranova decipiens (Synonyma: Phocanema, Porrocaecum, Terranova)* auf.

MORPHOLOGIE

Die adulten Würmer dieser Arten leben im Darm von Meeressäugern (*Anisakis* hauptsächlich in verschiedenen Walarten; *Pseudoterranova* in Robben). Die ausgeschiedenen Eier (und die darin enthaltenen Larven) werden von marinen Kleinkrebsen als

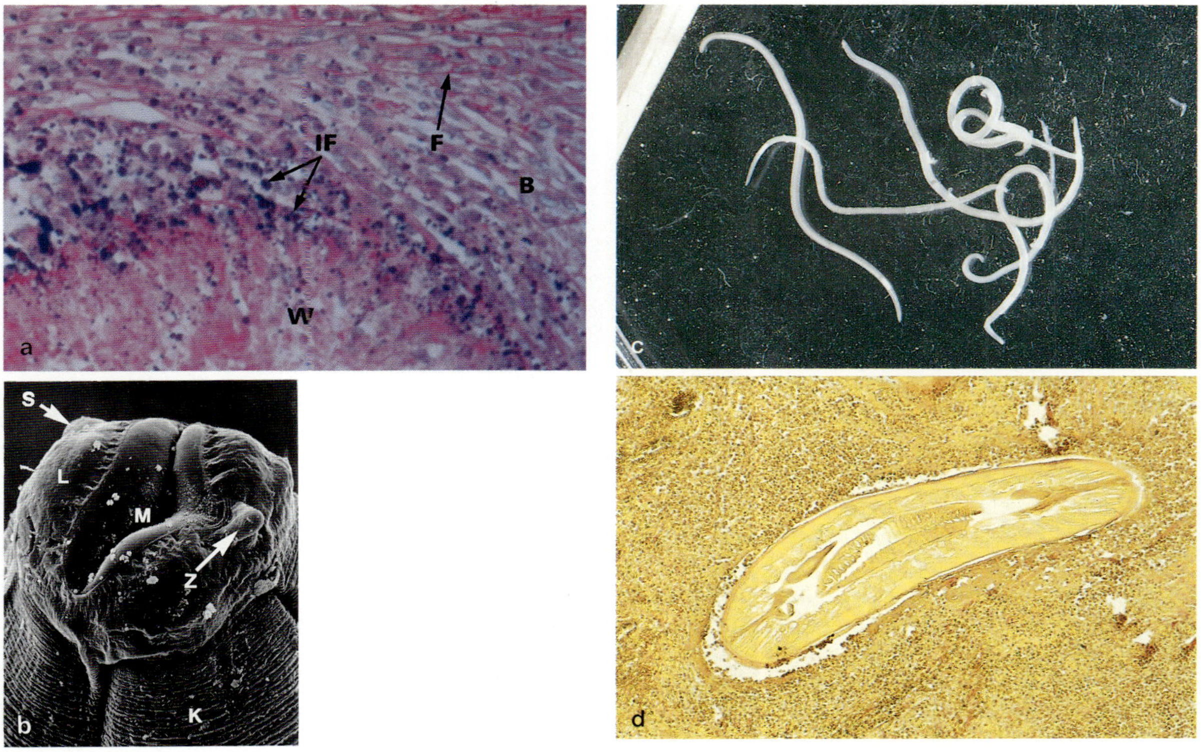

Abb. 16.32. **a** Paraffinschnitt durch die Peripherie eines eosinophilen Wurmgranuloms. *B* Bindegewebige Kapsel, *F* Faserbündel, *IF* eosinophile Infiltrationszone, *W* Reste des Wurms. **b** Rasterelektronenmikroskopische Aufnahme einer Larve 3 der Gattung *Contracaecum*. Derartige Larven werden mit dem Zwischenwirt (Fisch) oral vom Endwirt und Menschen aufgenommen. *K* Kutikula, *L* Lippe, *M* Mund, *S* Sinnespapille, *Z* Bohrzahn der Kutikula. **c** Larven von *Anisakis spec.* aus einem Blaulengfilet. **d** Querschnitt einer *Anisakis*-Larve in einem Darmgranulom (von Gieson-Färbung)

1. Zwischenwirt aufgenommen, wo es zu einer Weiterentwicklung bis zur Larve 3 kommt. In marinen Fischen (2. Zwischenwirt) erfolgt dann ein Wachstum, wobei bis zu 5 cm Länge erreicht werden. Die Frage, ob eine Häutung zur Larve 4 vollzogen wird, ist ungeklärt. Fressen Meeressäuger (Endwirte) derartige Fische, so wachsen die Larven zu geschlechtsreifen Adulten heran. Nimmt ein Mensch jedoch derartige Larven auf, so befallen diese dessen Darmwand (s. u.), ohne die Geschlechtsreife zu erreichen. Gleiches gilt für die Gattung *Contracaecum*.

ÜBERTRAGUNG

Orale Aufnahme von roher oder ungenügend gegarter, larvenhaltiger Fischmuskulatur.

ÖKOLOGIE UND VERBREITUNG

Pseudoterranova-Arten wurden beim Menschen relativ selten beobachtet und scheinen vorwiegend auf den nordpazifischen Raum beschränkt zu sein. Sie finden sich besonders oft im Kabeljau. *Anisakis*-Arten haben als infektiöse Larven weltweite Verbreitung bei vielen Fischen (sehr wirtsunspezifisch) und finden sich sogar häufig bei Tintenfischen.

SYMPTOME

Die Symptome, die von den Vertretern beider Gattungen hervorgerufen werden, sind organspezifisch. Die Larven von *P. decipiens* bohren sich vorwiegend in die Magenwand ein und führen meist nur zu geringen Beschwerden. *Anisakis simplex* penetriert bei Europäern die Wand des Dünndarms in Nähe des Zökums (bei Japanern allerdings oft die Magenwand!). Daher ist die Symptomatik der einer akuten Appendizitis sehr ähnlich. Vor Ort kommt es zur Bildung von eosinophilen Granulomen. In seltenen Fällen können die Larven bis in die Leibeshöhle vordringen.

Die Erkrankungen *(Anisakiasis)* weisen daher sehr unspezifische Symptome auf, die oft nach 1–2 Wochen verschwinden. Da sehr verschiedene Fischarten befallen sind, sollte auf den Begriff „Heringswurmkrankheit“ verzichtet werden.

DIAGNOSE

Die radiologischen und endoskopischen Befunde sind unspezifisch. Die Diagnose wird durch Darm- bzw. Magenbiopsien gestellt, die das Auftreten eosinophiler Granulome belegen (Abb. 16.32) [74, 100].

PROPHYLAXE

Fische, die ausschließlich als Infektionsquelle in Frage kommen, sollten nur in gegartem Zustand oder – wenn roh – stark gesalzen verzehrt werden.

THERAPIE

Chirurgische Entfernung röntgenologisch darstellbarer Granulome. Als Chemotherapie käme bei starken Symptomen eine orale Behandlung mit Tiabendazol (25 mg/kg KG an 2 Tagen) in Betracht (andere Nematoziden werden nicht genügend resorbiert!). Da dieses Medikament in Deutschland nicht mehr erhältlich ist, müßte es über internationale Apotheken bezogen werden.

16.3 Einzeller (Protozoen)

Die Protozoen werden heute u. a. in folgende Stämme unterteilt:

- Sarcomastigophora,
- Sporozoa (Apicomplexa),
- Microspora,
- Myxozoa,
- Ciliophora.

Nachfolgend beschrieben werden davon nur einige wenige, proktologisch wichtige Arten.
Aus dem Stamm Sarcomastigophora sind 3 Vertreter besonders wichtig: *Giardia lamblia* aus der Ordnung Diplomonadida der Klasse Zoomastigophorea und des Unterstammes Mastigophora (Flagellata), *Leishmania donovani* aus der Ordnung Kinetoplastida des gleichen Unterstammes und *Entamoeba histolytica* aus der Ordnung Amoebida der Klasse Lobosea und des Unterstammes Sarcodina (Rhizopoda).
Weiterhin wird auf den Erreger der Balantidienruhr, *Balantidium coli* aus dem Stamm Ciliophora, und aus dem Stamm der Sporozoa schließlich noch auf die Vertreter *Sarcocystis bovihominis, S. suihominis, Isospora belli* und *Cryptosporidium* sp. näher eingegangen. Als Anhang soll *Blastocystis hominis* dargestellt werden, obwohl nicht klar ist, ob es sich hierbei um einen Pilz handelt.

16.3.1 *Entamoeba histolytica*

Die Amöben (Amoeba), auch Wechseltierchen genannt, besitzen als Einzeller (Klasse Rhizopoda) keine feste Gestalt. Die Fortbewegung und Nahrungsaufnahme erfolgt durch Pseudopodien, die Fortpflanzung durch Zellteilung. Viele Amöbenarten bilden bei ungünstigen Bedingungen und zur Fortpflanzung Zysten aus. Amöben leben in feuchter Erde, Moos, Süß- und Meerwasser und als Endokommensalen oder Parasiten im Darm von Wirbellosen und Wirbeltieren.
Im Verdauungstrakt des Menschen können 7 Arten als obligate Parasiten bzw. Kommensalen gefunden werden: *Entamoeba gingivalis, E. coli, E. hartmanni, Jodamoeba (Pseudolimax) bütschlii, Endolimax nana, Dientamoeba fragilis, E. dispar* und die pathogene Art *Entamoeba histolytica.*

MORPHOLOGIE UND ENTWICKLUNG

Der Erreger der Amöbenruhr (Amöbiasis) ist *E. histolytica,* die Ruhramöbe. Sie tritt in 3 Modifikationen auf. Einmal als harmlose, im Darmlumen lebende, 12–18 μm große Minutaform (Abb. 16.33), weiterhin als gewebsaggressive 20–30 μm große Magnaform (Abb. 16.34) und schließlich als 10–15 μm große, kugelig-ovale Zyste (Dauerform) (Abb. 16.35).
Eine akute Amöbenruhr ist stets verbunden mit dem Auftreten der sog. Magna- oder Gewebsform; sie gilt demzufolge als der eigentliche Erreger der Krankheit. Die Magnaform entsteht aus der harmlosen Minutaform unter bisher noch nicht näher bekannten Bedingungen. Erfahrungsgemäß vollzieht sich diese Umbildung bevorzugt bei gleichzeitigem Vorliegen von Darmstörungen wie bakteriellen Darminfektionen, Anazidität, Störung der Darmflora, Fehlernährung usw.

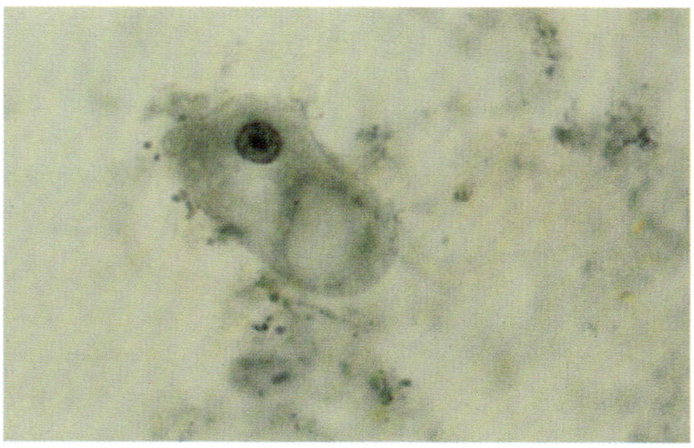

Abb. 16.33. LM-Aufnahme von *Entamoeba histolytica,* Minuta-Form

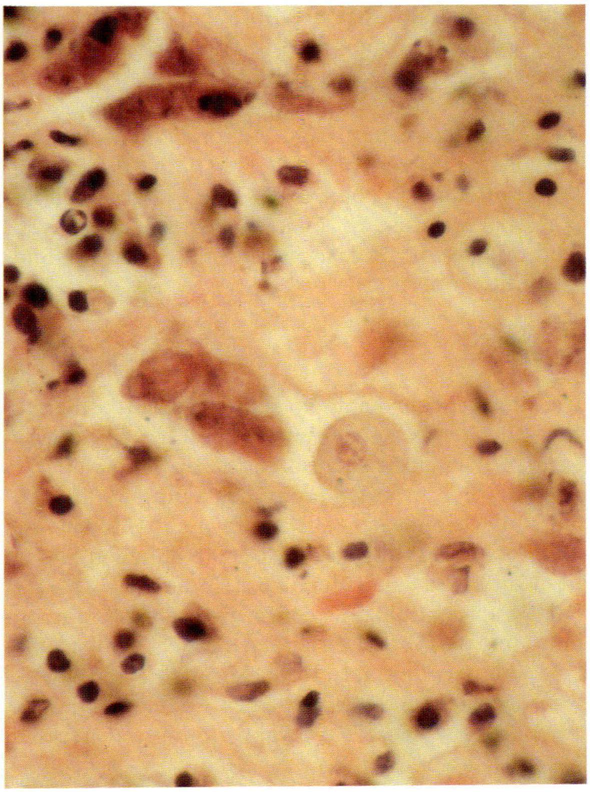

Abb. 16.34. LM-Aufnahme von *Entamoeba histolytica;* histologischer Schnitt. Magnaform in der Darmwand; charakteristisch ist der große Kernbinnenkörper (Nukleolus). HE-Färbung

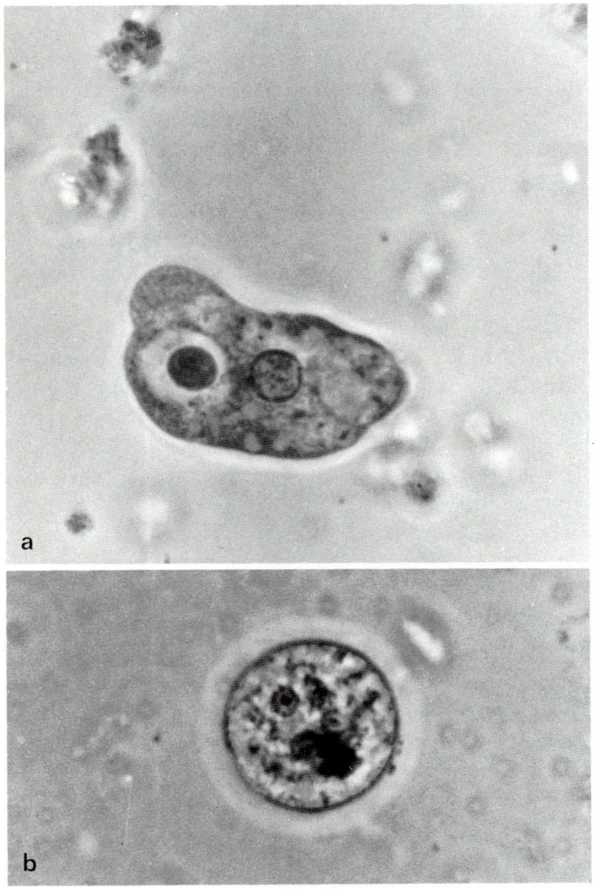

Abb. 16.35 a, b. LM-Aufnahmen von *Entamoeba histolytica.* **a** Freie Magnaform; **b** vierkernige Zyste

Diese großen vegetativen Stadien, die sich als solche fortzupflanzen vermögen, ernähren sich von Erythrozyten und Gewebstrümmern und sind in der Lage, in das Darmgewebe (Submukosa) einzudringen und von da aus über die Blutbahn bevorzugt in die Leber, aber auch in Lungen, Gehirn, Haut u. a. Organe einzudringen, wo sie Abszeßbildungen hervorrufen können. Ob sich nach Abklingen der akuten Amöbiasis aus den Magnaformen wieder Minutaformen bilden können, ist noch nicht sicher geklärt.

Zysten werden allein von der bei chronischer Infektion im Darmlumen lebenden, harmlosen „Minutaform" gebildet. Bei chronischer Amöbenruhr („Amöbenträger") findet man in den Fäzes demgemäß nur die sog. vegetativen Darmlumenformen (Minutaformen) und Zysten. Ein großer Teil davon wird heute zu *E. dispar* gerechnet [64, 74]. Dies bedeutet, daß bei akut Erkrankten wegen der Diarrhöen zwar Minuta- und viele Magnaformen, i. d. R. jedoch keine Zysten ausgeschieden werden. Der akut an Amöbenruhr Erkrankte bedeutet demnach für seine Umgebung eine wesentlich geringere Infektionsgefahr als der nicht kranke Zystendauerausscheider („Amöbenträger"), der nur Träger von Minutaformen ist.

Gelangen die mit den Fäzes ausgeschiedenen Zysten (Dauerformen) auf oralem Wege, etwa über verunreinigte Nahrung oder Trinkwasser, erneut in den Intestinaltrakt eines Menschen, so schlüpfen die vierkernigen Amöben nach der Magenpassage aus ihren Hüllen (Exzystierung) und entwickeln sich durch einen weiteren Kernteilungsschritt vorübergehend zu achtkernigen Trophozoiten. Aus diesen entstehen über vier- und zweikernige Zwischenstufen wieder einkernige Minutaformen.

Als Präpatenzzeit wird für die Darmform ein Zeitraum von weniger als einer und für die Gewebeform, wenn sie überhaupt auftritt, von 1–2 Wochen angegeben [74].

ÜBERTRAGUNG

Die Infektion mit *Entamoeba histolytica* erfolgt durch orale Aufnahme der Zystenform durch verunreinigte Nahrung oder Trinkwasser. Neben mangelnder Hygiene können hierbei die Fliegen als Überträger der Zysten eine wichtige Rolle spielen. Insbesondere in Endemiegebieten ist es wichtig, daß Menschen, die im Lebensmittelgewerbe tätig sind, regelmäßig untersucht und saniert werden („Amöbenträger").

Nutz- und Wildtiere kommen als Infektionsquelle für den Menschen nicht in Betracht, auch wenn bekannt ist, daß Ratten, Meerschweinchen, Katzen und Hunde experimentell infiziert werden können.

Der Mensch ist demzufolge der einzige Wirt von epidemiologischer Bedeutung.

ÖKOLOGIE UND VERBREITUNG

Die Amöbenruhr ist eine in subtropischen und tropischen Gebieten stark verbreitete Erkrankung. Als Minutaform ist *Entamoeba histolytica* zwar auch in den gemäßigten Zonen anzutreffen, der Durchseuchungsgrad ist jedoch in den warmen Ländern viel höher. Jedenfalls tritt die Amöbenruhr ganz überwiegend in den tropischen und subtropischen Ländern und bei von dort zurückkehrenden Personen auf.

Derzeit sollen mehr als 500 Millionen Menschen von *Entamoeba histolytica* befallen sein und die Erkrankung soll jährlich über 75 000 Tote fordern [74]. Die von der Parasitose am meisten betroffenen Bereiche sind Südeuropa, Südasien, Zentralafrika sowie Süd- und Mittelamerika.

SYMPTOME

Die Amöbenruhr kann ein sehr wechselndes Krankheitsbild hervorrufen, das alle anderen Dysenterieformen nachahmen kann. Nach zeitweiliger Besserung der Beschwerden kommt es häufig zu Rückfällen und chronischen Verlaufsformen. Unbehandelt kann die Erkrankung zwar spontan abheilen, in vielen Fällen führt sie jedoch zum Tode.

Die Symptomatologie steht in direktem Zusammenhang mit der Verhaltensänderung der Amöben. Sobald sich aus den harmlosen Minutaformen die gewebsaggressiven Magnaformen gebildet haben, dringen diese in die Darmwand ein und verursachen

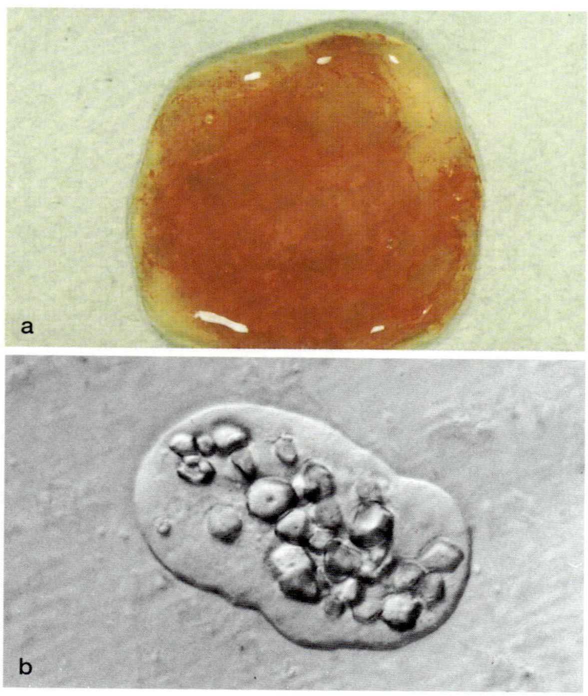

Abb. 16.36 a, b. *Entamoeba histolytica.* **a** Nativer, blutig-schleimiger Stuhl bei invasiver Amoebiasis; **b** Magnaform mit phagocytierten Blutkörperchen

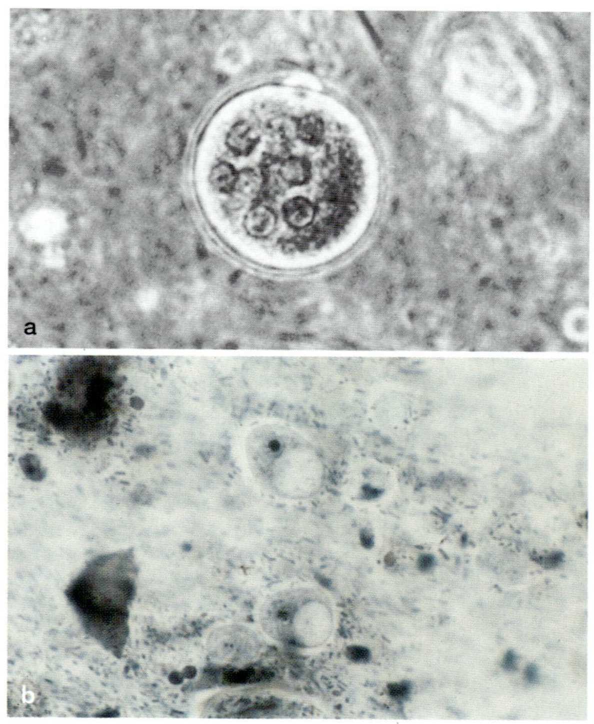

Abb. 16.37 a, b. Nicht-pathogene, aber differentialdiagnostisch wichtige Amöben. **a** Achtkernige Zyste von *Entamoeba coli;* Jodpräparat. **b** Zysten von *Jodamoeba bütschlii;* Heidenhain-Färbung

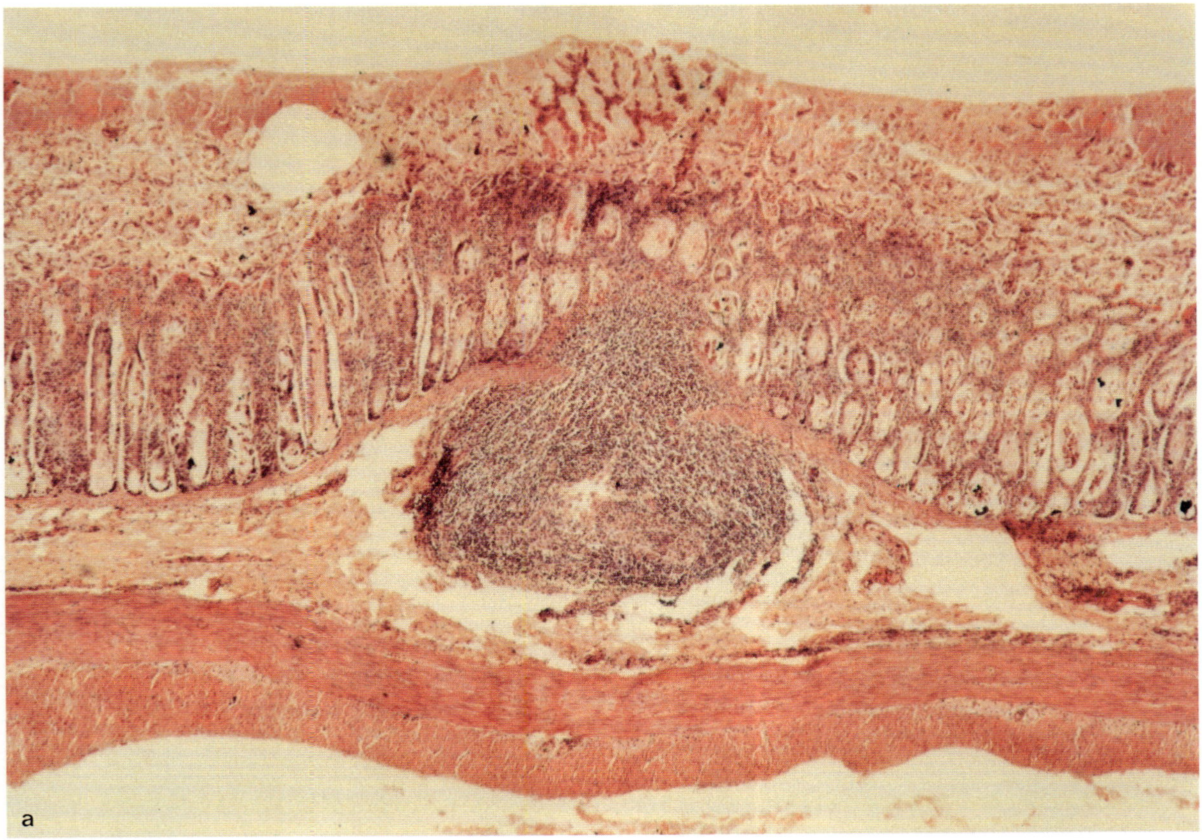

Abb. 16.38. **a** Histologischer Schnitt durch die Darmwand mit Entamöbenabszeß. HE-Färbung. **b, c** s. S. 518

hierdurch zunächst stecknadelkopfgroße, meist scharf ausgestanzte Ulzera, aus denen schließlich unterminierte konfluierende Geschwüre, submuköse Abszesse, Perforationen und infolge Metastasierung extraintestinale Amöbenabszesse („Amöbome") (Abb. 16.38 a) entstehen können. Schleimhautläsionen im Kolon sind bereits 24–90 h nach der Infektion zu beobachten [39, 64] (Abb. 16.38 b, c).

Demzufolge beginnt das Krankheitsbild meist mit blutig-schleimigen Durchfällen, die allerdings später in fast normale Stühle, ggf. sogar in Obstipationen übergehen können, verbunden mit Tenesmen und ziehenden Schmerzen vor allem im oft walzenförmig tastbaren Sigmabereich. Eine in vielen Fällen bestehende abdominale Druckempfindlichkeit wird durch Abszeßbildungen in der Darmwand verursacht. Eine Perforation mit Peritonitis wie auch Striktur- und Fistelbildungen sind möglich.

Weiterhin kann es zu einer ausgeprägten Anorexie, Lebervergrößerung (auch ohne Amöbenhepatitis) und zu einer myxödematösen subikterischen Haut kommen.

Nicht selten treten infolge Verschleppung der Magnaform auf dem Blut- oder Lymphweg Komplikationen ein. Grundsätzlich können sich in jedem Organ sog. Amöbenabszesse bilden. Da die stets von der Darmwand ausgehende Aussaat über den Pfortaderkreislauf zuerst die Leber erreicht, ist insbesondere der rechte Leberlappen häufigster Sitz derartiger tropischer Abszesse [64].

Bei 1–3 % der Patienten mit Darmwandmanifestation entwickelt sich ein Leberamöbenabszeß. Männer sind 10 mal häufiger betroffen als Frauen [39].

Wegen des schleichenden, ausgesprochen chronischen Verlaufs einer solchen extraintestinalen Komplikation, die sich oft erst Monate nach einem durchgemachten Darmbefall manifestiert, ist die Diagnosestellung naturgemäß erschwert und damit die Gefahr eines Abszeßdurchbruches in die Bauch- oder Pleurahöhle erhöht.

Eine weitere Komplikation während oder – oft sehr spät – in der Remission einer akuten Amöbenruhr stellt die sog. Amöbenhepatitis dar. Es handelt sich hierbei um eine diffuse Hepatitis, deren Ursache eine enterotoxische oder allergische Reaktion auf *E. histolytica* zu sein scheint.

Eine ausgeheilte Amöbiasis hinterläßt keine Immunität.

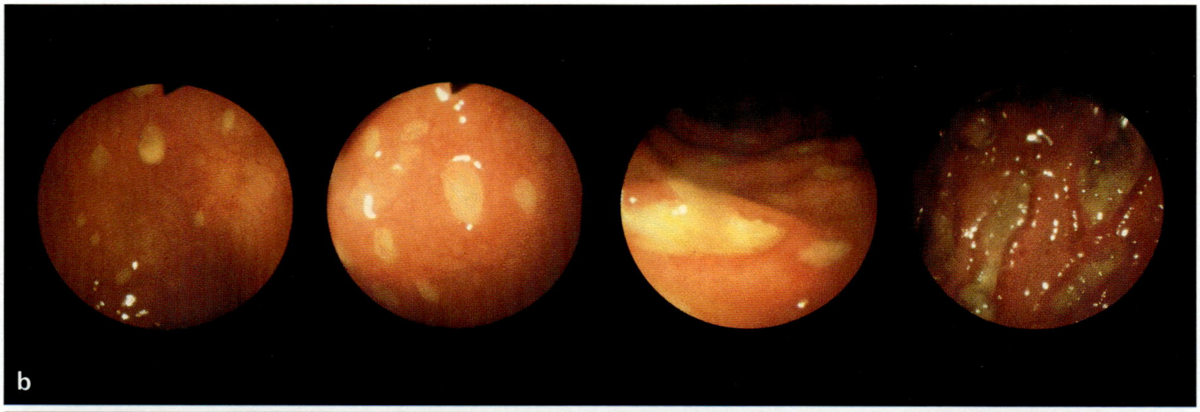

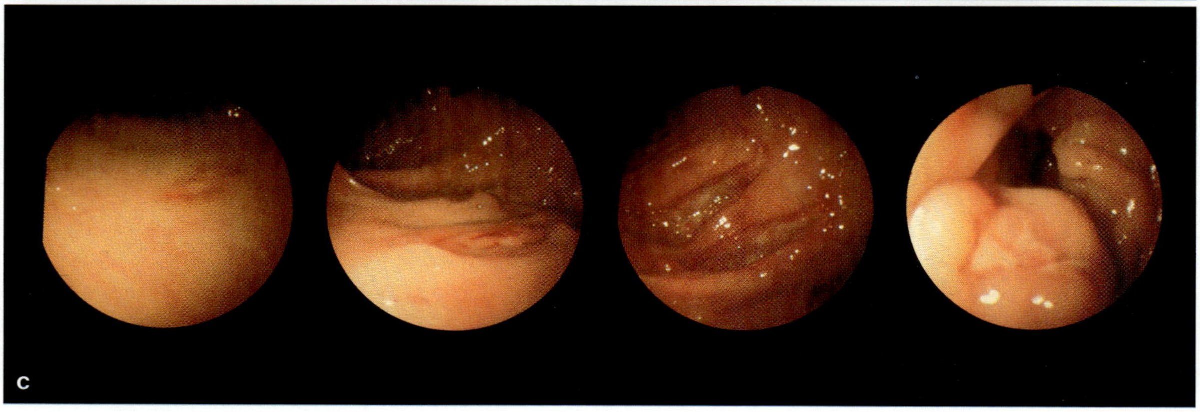

Abb. 16.38. **b** Floride ulzeröse Amöben-Kolitis. *Links:* Im Rektum und unteren Sigma dicht bei dicht stehende, kleinere aphthöse bis flach ulzeröse Schleimhautläsionen; *zweites von links:* Nahsicht der Ulzera im Sigma; *zweites von rechts:* im oberen Sigma konfluierende Ulzera, die eine Haustrie überbrücken; *rechts:* dicht bei dicht stehende, querverlaufende Ulzera im Descendens mit unterminierten Rändern. **c** Aphthös-ulzeröse disseminierte Kolitis bei einer Amöbiasis nach 2 wöchiger Therapie mit Metronidazol (gleicher Fall wie **b**). *Links:* kleines, aphthöses Ulkus; *zweites von links:* Ulzera mit erhabenem Saum, wahrscheinlich submukös infiltrierend; *zweites von rechts:* querverlaufende Ulzera mit unterminiertem Rand; *rechts:* Ulkus mit Schwellungswall, fissurähnlich auslaufend

Die Inkubationszeit der Amöbenruhr beträgt wenige Tage bis mehrere Wochen.

DIAGNOSE

Der mikroskopische Nachweis der Magnaform ist zur Sicherung der Diagnose *akute Amöbenruhr* unbedingt erforderlich. Der Nachweis gelingt jedoch nur, wenn die Untersuchung unmittelbar nach der Stuhlentleerung erfolgt. Eine blutige Schleimflocke aus einer noch warmen Stuhlprobe wird hierzu auf einem Objektträger ausgestrichen, mit einem Deckglas abgedeckt und sogleich mikroskopisch untersucht (Phasenkontrastoptik). Die in Abb. 16.35 a dargestellten Magnaformen sind sodann an ihrer auffällig lebhaften, durch ruckartiges Vorstoßen der Pseudopodien gekennzeichneten Beweglichkeit und den orangefarbenen Erythrozyten im Zytoplasma zu erkennen. Ist die Untersuchung am Entnahmeort nicht möglich, so empfiehlt es sich, frisch entnommenes Material in Sublimatalkohol oder 3,5 %iger Formalinlösung an ein parasitologisches Institut zu schicken.

Zum Nachweis einer *Darmlumeninfektion* („Amöbenträger") muß nach den Zysten (Dauerformen) gefahndet werden. Dies gelingt besser, wenn man dem frischen Stuhlausstrich 4 %ige Jod-Jodkali-Lösung zusetzt, da sich hierdurch das Plasma bräunlich färbt und die Zellkerne gut erkennbar werden.

Da im direkten Ausstrich Zysten meist nur bei massivem Befall nachweisbar sind, empfiehlt sich auch die Zuhilfenahme eines Anreicherungsverfahrens (z. B. das Konzentrationsverfahren nach Telemann oder das Zinksulfat-Konzentrationsverfahren mit Flotationstechnik, S. 475). Als weiteres Hilfsmittel wird empfohlen, den Patienten vorher mit einem salinischen Abführmittel (z. B. 10–15 g Natriumsulfat) abzuführen.

Zur Herstellung von Dauerpräparaten und auch zur differenzierteren Diagnostik empfiehlt sich die Fär-

bung mit Eisenhämatoxylin nach Heidenhain (S. 477).
Wichtig ist insbesondere eine sichere Unterscheidung der Zysten von *E. histolytica* von denen anderer apathogener Amöbenarten des Menschen.
Die Fehldiagnose einer Amöbenkolitis kann auf folgende Faktoren zurückzuführen sein: Mangelhafte Anamnese, unspezifische Symptomatik und Fehldeutung radiologischer und endoskopischer Befunde. Die unangemessene Kortisontherapie, als Folge einer falschen Diagnose (z. B. Crohn-Kolitis oder Colitis ulcerosa), kann zu einer dramatischen Verschlechterung des Krankheitsbildes führen [60, 92].
Die endoskopische Differenzierung eines Amöboms vom Kolonkarzinom ist möglich, wird aber um so schwieriger, je kleiner der Durchmesser der Läsion (< 1 cm) ist.
Ein Leberbefall kann Monate bis Jahre nach der Amöbeninfektion symptomatisch werden. Zum Nachweis der Leberamöbenabszesse haben sich Ultraschallsonographie und/oder Computertomographie (CT) bewährt [11]. Der direkte Erregernachweis gelingt selten; die Diagnose wird serologisch und durch Feinnadelpunktion gesichert (Achtung: der Amöbenabszeß ist „bakteriologisch" steril!) [61].
Der mikroskopische Nachweis der Gewebsformen, der in vielen Fällen negativ ausfällt, wird heute von der serologischen Diagnostik weitgehend abgelöst. Die empfindlichsten Verfahren sind: der indirekte Hämagglutinationstest (IHAT), die Methode der indirekten Immunofluoreszenz (IFAT) und ELISA [35, 64, 74, 77, 108].

PROPHYLAXE

Bei Raumtemperatur bleiben die Zysten 9–28 Tage infektiös, bei niedrigeren Temperaturen bis zu 4 Monaten. In gering bakteriell kontaminiertem Wasser überleben die Zysten 1–5 Wochen. Das Chlorieren des Trinkwassers vernichtet die Zysten nicht sicher. Filtrieren ist notwendig [39].
Wirksame Vorbeugemaßnahmen gegen Amöbenruhr in Endemiegebieten sind:

- Beachtung einer konsequenten persönlichen Hygiene (Händewaschen usw.),
- Verwendung von einwandfreiem Trinkwasser, Verzicht auf den Verzehr von rohen, ungeschälten Früchten, Gemüsen usw.,
- regelmäßige Überwachung aller im Lebensmittelgewerbe tätigen Personen.

THERAPIE

Als Mittel der Wahl zur Behandlung einer *Darmlumeninfektion* (Minutaformen und ihre Zysten) gilt Diloxanidfuroat (Furamid). Dosierung: 3 mal 500 mg/Tag oral für 10 Tage; Kinder: 20 mg/kg/Tag. Alternativ kommt bei intraluminalen Infektionen Paromomycin (30 mg/kg/Tag in 3 Dosen über 5–10 Tage) in Betracht [64].
Mittel der Wahl zur Behandlung der *invasiven* bzw. *extraintestinalen* Amöbiasis stellen Nitroimidazolderivate dar. Dosierung: Metronidazol (Arilin): 3 mal 10 mg/kg/Tag, oral oder i. v. für 10 Tage oder Tinidazol (Simplotan): 2 mal 10 mg/kg/Tag für 5–10 Tage oder 2 g/Tag oral für 5 Tage.
Chloroquin (Resochin) ist beim Amöbenleberabszeß ebenfalls wirksam und kann in schweren Fällen zusätzlich gegeben werden (600 mg Chloroquin-Base/Tag für 2 Tage, dann 300 mg/Tag für 2–3 Wochen; Kinder: 10 mg/kg/Tag für 2–3 Wochen).
Nicht selten persistiert jedoch eine asymptomatische Zystenausscheidung (Stuhlkontrolle nach Behandlung). Daher sollte stets eine Therapie mit Diloxanidfuroat (s. o.) angeschlossen werden, um eventuell noch im Darmlumen vorhandene *E. histolytica* sicher zu eliminieren [64, 74].
Bei drohender Perforation oder bereits perforierten Abszessen, Blutungen, Appendizitis oder therapieresistentem Amöbom kann eine ultraschallgezielte Punktion oder eine chirurgische Intervention erforderlich sein.

16.3.2 *Giardia lamblia (Lamblia duodenalis)*

Giardia lamblia auch bekannt unter den *Synonyma Lamblia duodenalis, G. lamblia, G. enterica, Lamblia intestinalis, G. duodenalis,* ist der einzige beim Menschen im Dünndarm vorkommende und fakultativ pathogene Flagellat.
Weitere im Dünndarm von Säugetieren als Kommensalen auftretende, bilateral-symmetrische, 2 Kerne, einen Saugnapf und 6–8 Geiseln tragende Darmflagellaten sind *G. bovis* (Rind), *G. canis* (Hund), *G. caprae* (Ziege), *G. cati* (Katze), *G. duodenalis* (Kaninchen), *G. muris* (Ratte, Maus).
G. lamblia ist auf der ganzen Welt verbreitet, wobei die Befallsrate in warmen Ländern (Tropen) deutlich höher ist als in Ländern mit gemäßigtem Klima. Kinder sind wesentlich häufiger befallen, d. h. bei Kindern wird der Darmparasit häufiger pathogen als bei Erwachsenen.
Nach Angaben der WHO sind derzeit etwa 150 Millionen Menschen von *G. lamblia* befallen.

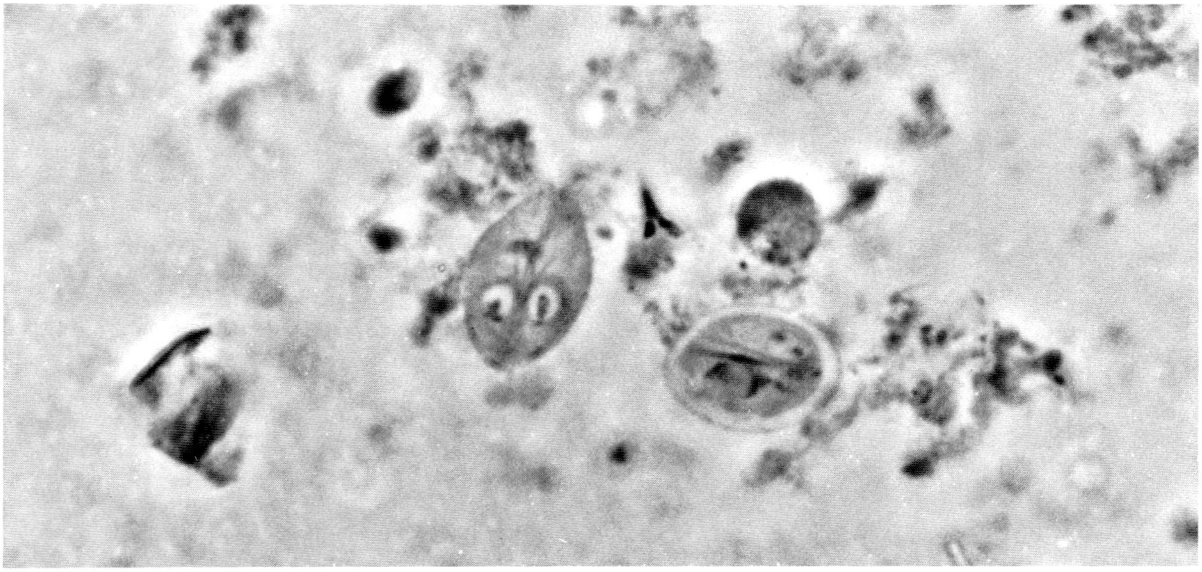

Abb. 16.39. LM-Aufnahme von *Giardia lamblia.* Ungefärbte Zyste und Trophozoit *(links)* im Ausstrich

MORPHOLOGIE UND ENTWICKLUNG

Der im vegetativen Stadium im oberen Dünndarm (Duodenum und oberes Jejunum) lebende birnenförmig gestaltete, lebhaft bewegliche, 10–20 µm große Parasit, besitzt ein konkaves, saugnapfartig ausgebildetes Organ, mit dem er sich im Bürstensaum der Epithelzellen verankern kann. Der Trophozoit trägt 8 Geiseln. Die 2 Kerne liegen im vorderen Teil der Zelle. Eine Mundöffnung fehlt. Das Tier kann nur gelöste Nahrung aufnehmen (Abb. 16.39).

Die Vermehrung erfolgt durch Zellteilung. Zur Verbreitung dienen Zysten (Dauerstadien), in die sich die vegetativen Trophozoiten umzuwandeln vermögen.

Hierzu nimmt das Tier eine ellipsoide Form an, zieht die Geiseln ein und verkapselt sich durch Ausbildung einer kräftigen Membran. Danach teilt sich jeder Kern, so daß die fertig ausgebildete, 10–14 µm × 7–10 µm große, ovale Zyste 4 Zellkerne aufweist.

Gelangen diese mit dem Stuhl ausgeschiedenen Zysten über verschmutzte Hände, Nahrungsmittel per os wieder in den Verdauungstrakt des Menschen, so gestalten sich diese im oberen Dünndarmbereich wiederum in vegetative Trophozoiten um. Die Präpatenz beträgt 1–4 Wochen.

ÜBERTRAGUNG

Die Übertragung der Giardien erfolgt ganz analog zu den Verhältnissen bei der Amöbenruhr durch orale Aufnahme der massenhaft im Stuhl von Parasitenträgern ausgeschiedenen Zysten (fäkal-orale Kontaktkette).

Hierbei spielt insbesondere die Stubenfliege als Überträger der Zysten eine Rolle. Meist erfolgt die Ansteckung durch mangelnde Hygiene über kontaminierte Nahrungsmittel, verseuchtes Trinkwasser, verschmutzte Hände usw. Die Zysten bleiben in feuchter Umgebung bei 21 °C bis zu 3 Wochen, in kühlem Wasser (8 °C) etwa 3 Monate lebensfähig [22].

Eine direkte Übertragung von Mensch zu Mensch ist (ebenso wie eine Autoinfektion) stets möglich.

SYMPTOME

Die Symptomatologie einer Giardiasis ist wechselhaft und weitgehend uncharakteristisch. Die Mehrzahl der Parasitenträger ist völlig beschwerdefrei. Im Gegensatz zur *Entamoeba histolytica* vermögen Lamblien nicht in das Gewebe einzudringen. Demzufolge wird die pathogenetische Bedeutung der Lamblien als verhältnismäßig gering eingeschätzt.

Als Leitsymptome, die den Verdacht auf eine Giardiasis nahelegen, gelten Diarrhöe, Meteorismus, Nausea und Erbrechen. Die Inkubation beträgt 3–23 Tage.

Auch ein ausgesprochen periodisches Auftreten der Symptome, helle, klebrige, übelriechende Stühle, das Vorliegen einer Fett- und/oder Alkoholintoleranz, vermehrt Hauterscheinungen in Form von Akne-Effloreszenzen, Furunkeln u. ä. sowie Kopfschmerzen usw. sollten den Verdacht auf Vorliegen einer Giardiasis nahelegen und Anlaß zu einer ausgiebigen Suche nach *Giardia*-Zysten im Stuhl und ggf. Duodenalsaft sein [123]. In jüngster Zeit hat *Giardia lamblia* große Bedeutung bei immunkompromittierten Personen (Aids) erlangt, wo es zu enormen Diarrhöen kommen kann [74]. Eine rezidivierende *Giardia* Infektion bei Kindern ist oft der Anhaltspunkt für die Diagnose der häufigsten Immunopathie: sekretorisches IgA Mangelsyndrom [117].

DIAGNOSE

Die Diagnosesicherung Giardiasis erfolgt entweder durch den mikroskopischen Nachweis (Phasenkontrast) der vegetativen Formen des Parasiten oder der Zysten.
Die vegetativen Trophozoiten sind im Nativpräparat (aus *frischem* Stuhl oder Duodenalsaft) an ihrer typischen Form und starken Beweglichkeit zu erkennen.
Zum Nachweis der Giardien-Zysten empfiehlt es sich, – ganz analog zu dem von *E. histolytica*-Zysten – das Nativpräparat mit 4%iger Jod-Jodkalium-Lösung zu versetzen oder sich der Eisenhämatoxylin-Färbung nach Heidenhain (S. 477) zu bedienen, wodurch die Zysten gut dargestellt werden können (Abb. 16.39).
Zur besseren Ausbeute empfiehlt sich auch hier die Anwendung des Zinksulfatkonzentrationsverfahrens mit Flotationstechnik (S. 477).
Speziallabors bleibt der Nachweis eines *Giardia* Koproantigens mittels ELISA vorbehalten [50].

PROPHYLAXE

Hier gelten die gleichen Vorbeugemaßnahmen wie die gegen Amöbenruhr (S. 519) angegebenen.

THERAPIE

Die Therapie der Wahl bei Giardiasis besteht heute bei möglichst gleichzeitiger Einschränkung der Kohlenhydrataufnahme in der Applikation von Nitroimidazolen. Verwendung finden Metronidazol (Arilin), Tinidazol (Simplotan) oder Nimorazol (Esclama). Empfohlene Behandlungsdauer: 5 Tage; 3 mal 250 mg täglich.
Da Giardien sehr leicht von Mensch zu Mensch übertragen werden können, ist es wichtig, auch asymptomatische Kontaktpersonen gleichzeitig mitzubehandeln, um ständigen Reinfektionen vorzubeugen. Bedeutung bei Aids s. S. 460.

16.3.3 *Leishmania donovani*

Drei Arten des *L. donovani*-Komplex (*L. donovani donovani, L. donovani infantum* und *L. donovani chagasi)* befallen beim Menschen auch den Intestinaltrakt. Diese eingeißligen Protozoen gehören zu der Ordnung der Kinetoplastida (so genannt wegen ihres DNA-haltigen Kinetoplasten) innerhalb der Flagellata (im Stamm Sarcomastigophora) und sind Verwandte der *Trypanosoma*-Arten (u. a. der Erreger der Schlafkrankheit beim Menschen).

MORPHOLOGIE

Die Erreger werden als promastigote Stadien (Geißel vorn) von den nachts aktiven, nur 2–3 mm großen Sandmücken der Gattungen *Phlebotomus* und *Lutzomyia* auf den Menschen übertragen (Abb. 16.40 a). Nach dem Stich werden sie in der Haut von Makrophagen phagozytiert und in Vakuolen eingeschlossen. In diesen wandeln sich die Erreger zu ovoiden, 2–4 µm großen, mikro- bzw. amastigoten Stadien (Geißel lichtmikroskopisch nicht sichtbar!, Abb. 16.40 b). Die Teilung erfolgt durch stete Zweiteilung, bis die Wirtszelle wieder platzt. Bei den Erregern der Eingeweideleishmaniose kommt es danach zu einem schleichenden Befall der Zellen der Intestinalorgane, was bei den Erregern der Hautleishmaniose (z. B. *L. tropica*-Komplex, s. Abb. 16.40 a) unterbleibt.
Der Lebenszyklus wird geschlossen, wenn eine Sandmücke wieder amastigote Stadien mit der Blutmahlzeit aufnimmt. Im Vorderdarm wandeln diese sich dann wieder in promastigote Formen um, die sich ebenfalls durch Zweiteilung vermehren und nach 4–18 Tagen (artspezifisch, temperaturabhängig) wieder übertragen werden können.

ÜBERTRAGUNG

Stich des Vektors (Mückenweibchen). Auch durch Zerdrücken der Mücken werden Leishmanien freigesetzt, die leicht an verletzten Hautstellen Infektionen hervorrufen können.

ÖKOLOGIE UND VERTEILUNG

Entsprechend der Flug- bzw. Brutgebiete der Sandmücken findet sich die Eingeweideleishmaniose in trocken-warm-sandigen Gebieten (gesamte Mittelmeerküste, Vorderer Orient, südliche UdSSR, Ost- und Westafrika, Indien, China, Zentralasien, fokal auch in Südamerika). Mehr als 15 Millionen Menschen sind weltweit davon befallen.

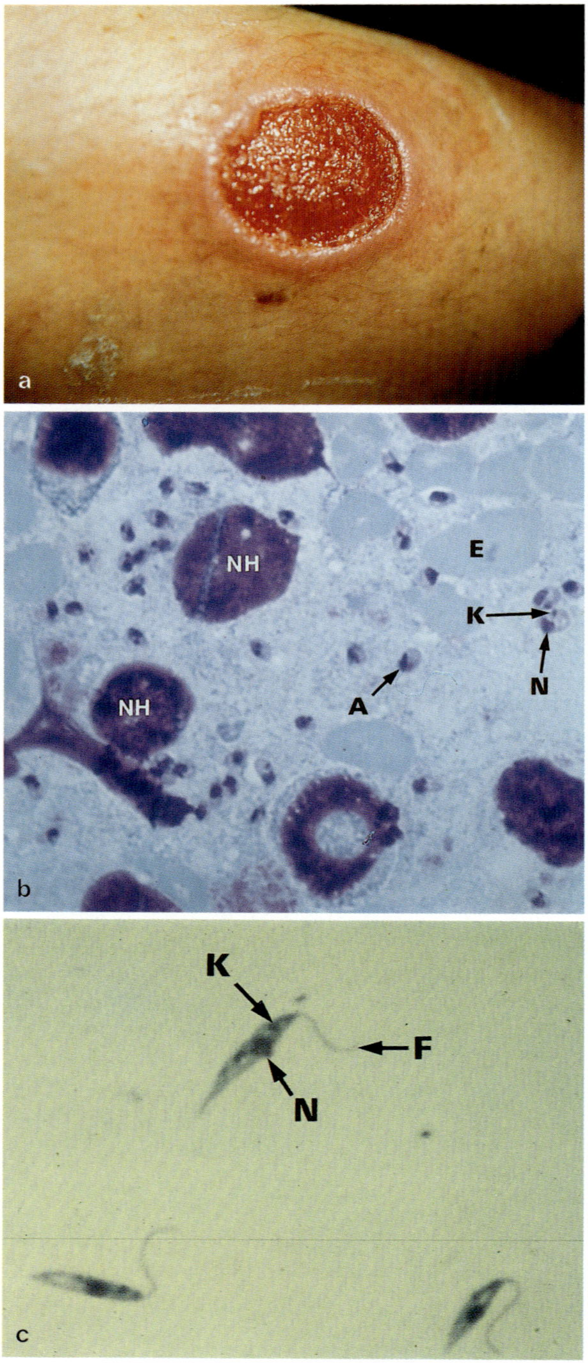

Abb. 16.40. **a** Makroaufnahme einer „feuchten" Hautläsion an der Stichstelle infolge von *Leishmania tropica.* **b** Gefärbtes Ausstrichpräparat eines Knochenmarkpunktats eines Patienten, der an Eingeweideleishmaniose litt. Geplatzte Wirtszellen (Makrophagen) enthalten zahlreiche amastigote Stadien von *Leishmania donovani.* Die kurze Geißel ist im Lichtmikroskop unsichtbar. *A* Amastigoter Parasit, *E* Erythrocyt, *K* Kinetoplast, *N* Nucleus (Kern) des Parasiten, *NH* Nucleus der Wirtszellen. **c** Gefärbtes Ausstrichpräparat von promastigoten Stadien von *L. donovani.* Diese Stadien werden vom Vektor übertragen. *F* Flagellum, *K* Kinetoplast *N* Nucleus (Kern)

KLINIK

Die viszerale Leishmaniasis (*Synonyma:* Eingeweideleishmaniose, Kala-Azar, Dum-Dum-Fieber) ist durch die Ausbreitung der Erreger in Zellen des retikulo-endothelialen Systems (RES) und eine damit verbundene Immunsuppression charakterisiert. Im Vordergrund des klinischen *Erscheinungsbildes* findet sich als Folge einer Hyperplasie des RES daher stets eine ausgeprägte Spleno- und zumeist auch Hepatomegalie sowie oftmals Lymphknotenanschwellungen.

Im Gastrointestinum kommt es zu entzündlichen Infiltrationen und Schwellungen im Schleimhautbereich, Zottenatrophie und Ulzerationen mit massenhaft parasitierten Makrophagen im Zottenstruma, an der Lamina propria und in der Submukosa, besonders jedoch am Rand von Ulzera [57].

Nach einer *Inkubation,* die zwischen 2 Wochen und mehreren Monaten variieren kann, beginnt das *Beschwerdebild* oft mit Temperaturen von 39–40 °C, die in durch Pausen unterbrochene Fieberwellen von 2–6 Wochen übergehen. Hinzu kommen klinisch-gastroenterologische Symptome wie Leibschmerzen, Appetitlosigkeit, Brechreiz und vor allem Durchfälle [57].

Das Blutbild zeigt Panzytopenie, Hypergammaglobulinämie, aber nur selten Eosinophilie.

Unbehandelt führt die viszerale Leishmaniasis häufig nach 1–2 Jahren zum Tode.

DIAGNOSE

Die Erreger sind in Giemsa-gefärbten Leber- bzw. Knochenmarkspunktaten leicht zu erkennen (Abb. 16.40 b). Übertragung von Knochenbiopsiematerial von Patienten auf Labortiere; diese werden dann untersucht. Dünndarmbiopsien von Patienten bleiben ohne Verlaß.

Für die Diagnose der viszeralen Leishmaniasis sind folgende serologische Methoden zuverlässig: KBR, IIFT und ELISA.

PROPHYLAXE

Verwendung von Repellents gegen Mückenstiche in Epidemiegebieten; Aufenthalt im Freien nachts und in der Dämmerung vermeiden.

THERAPIE

Als Mittel der Wahl gelten heute Antimonpräparate, z. B. Natriumstibogluconat (Pentostam) in einer Dosierung von tägl. 10–20 mg/kg KG langsam i. v. über 20 Tage, oder Megluminantimonat (Glucantime; 6–10 mg/kg KG täglich i. m. über 12–15 Tage. Je nach

Notwendigkeit kann nach 10tägiger Pause (Kumulationsgefahr!) eine erneute Kur erfolgen [57, 88].
Bei Therapieversagen (immungeschwächte Patienten haben eine hohe Rezidivrate) oder Antimon-Unverträglichkeit kommen aromatische Diamidine (Pentamidin-Isethionate in einer Dosierung von 2–4 mg/kg KG 3mal wöchentlich i.v. oder i.m. über 15–25 Wochen) oder Amphotericin B (0,5–1 mg/kg KG i.v. jeden zweiten Tag) in Betracht. Als Begleittherapie wird Allopurinol (3–6 mg/kg KG 3 × täglich i.m. bis zu 6 Wochen) empfohlen [62, 74, 107].

16.3.4 *Balantidium coli*

Aus der Gattung *Balantidium*, die Darmparasiten jeweils verschiedener Spezies von Insekten, Fischen, Krebsen, Amphibien und Säugern umfaßt, hat lediglich eine Art als Parasit beim Menschen Bedeutung erlangt: *Balantidium coli*, der Erreger der Balantidiosis (*Synonyme:* Balantidiasis, Balantidien-Dysenterie, Balantidien-Ruhr).
Balantidium coli lebt regelmäßig als stets harmloser Kommensale im Dickdarm des Schweines. Nur selten kommt es zu einer Infektion des Menschen, wobei der Parasit pathogene Eigenschaften entwickeln kann. Hierbei wird angenommen, daß es infolge einer besonderen Prädisposition, ggf. aber auch durch Mitwirkung der Balantidien primär zu Darmwandveränderungen durch pathogene Bakterien kommen muß, auf denen sich dann vorhandene Balantidien ansiedeln und in der Lage sind, weitere Schädigungen der Darmwand herbeizuführen. Zudem kann *B. coli* auch aktiv (mit Hilfe von Enzymen) in die Darmwand eindringen.
Balantidium coli ist weltweit verbreitet, jedoch mit deutlich höherer Prävalenz in wärmeren Regionen.
Nach Angabe der WHO sind derzeit viele tausend Menschen von *Balantidium coli* befallen.

MORPHOLOGIE UND ENTWICKLUNG

Das ovale, ganz mit Cilien bedeckte, 50–150 μm × 20–100 μm große vegetative Stadium von *Balantidium coli* ist die größte pathogene Protozoenart des Menschen. Sie ist insbesondere gekennzeichnet durch einen Mundtrichter, einen meist nierenförmigen Makro- und runden Mikronukleus sowie zwei pulsierende Vakuolen.
Die Nahrungsvakuolen enthalten meist Bakterien, bei Vorliegen einer klinisch manifesten Balantidiose jedoch auch Erythrozyten und Gewebstrümmer.
Der im Kolon lebende Parasit vermehrt sich durch Querteilung. Bei *Balantidium coli* wird – wie bei al-

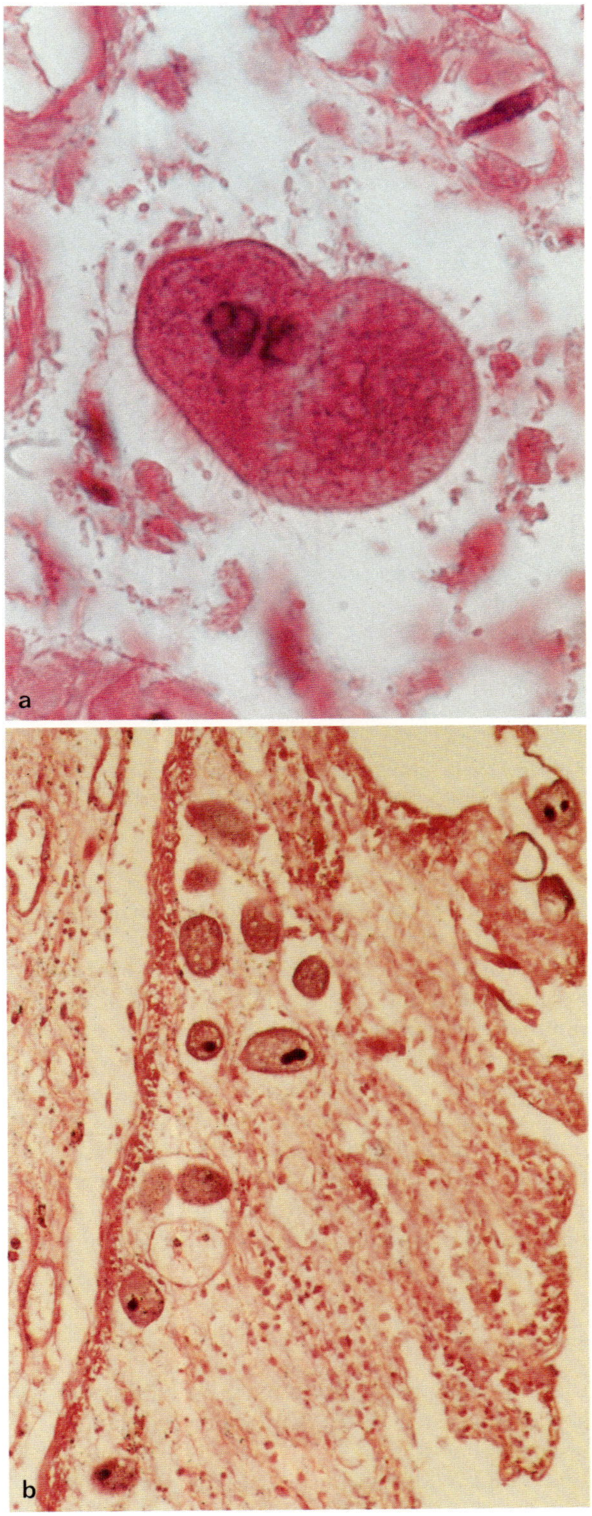

Abb. 16.41 a, b. LM-Aufnahmen von *Balantidium coli* in der Darmwand, histologische Schnitte. HE-Färbung

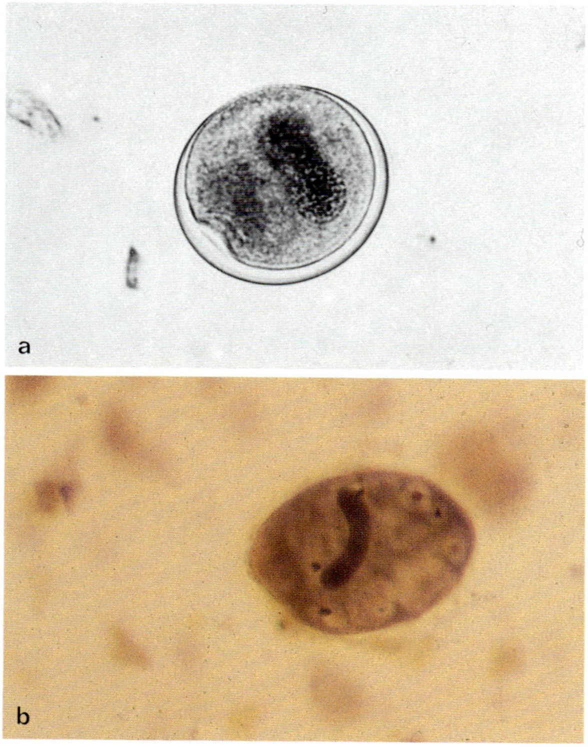

Abb. 16.42 a, b. LM-Aufnahmen von *Balantidium coli.* **a** Zyste; **b** freier Trophozoit (Giemsa-Ausstrich)

len Ciliaten – die Konjugation beobachtet (Austausch eines haploiden Kerns).
Die Verbreitung geschieht durch die 50–60 μm großen, kugelförmigen Zysten (Dauerstadien), die zusammen mit den vegetativen Trophozoiten mit dem Stuhl ausgeschieden werden (Abb. 16.42).
Während sich ein Teil der im Schwein parasitierenden vegetativen Trophozoiten regelmäßig in Zysten umbildet und hierzu auch noch außerhalb des Darmes in der Lage zu sein scheint, enzystieren sich im Menschen lebende vegetative Formen von *Balantidium coli* nur selten, was epidemiologisch bedeutsam ist.

ÜBERTRAGUNG

Die Infektion erfolgt durch orale Aufnahme der *Balantidium*-Zysten durch kontaminierte Hände, Lebensmittel usw.
Haus- und Wildschwein sind die Hauptwirte des Parasiten und dürften die fast ausschließliche Quelle der relativ seltenen Übertragung von *Balantidium coli* auf den Menschen sein. Gefährdet sind vor allem Personen, die beruflich mit Schweinen zu tun haben wie Metzger, Landwirte, Tierärzte.
Der Mensch selbst spielt jedoch infolge der sehr geringen Zystenausscheidung (s. o.) als Überträger der Balantidiose keine nennenswerte Rolle.
Neben Schweinen können insbesondere Affen – die u. U. selbst schwer erkranken können – ein wichtiges Erregerreservoir darstellen. Außerdem ist es experimentell möglich, Kaninchen, Katzen und Ratten mit *Balantidium coli* zu infizieren.

SYMPTOME

Ein Balantidienbefall kann völlig symptomlos verlaufen, wie dies beim Hauptwirt von *Balantidium coli*, dem Schwein, die Regel ist.
Andererseits kann der Parasit aufgrund noch nicht näher geklärter Umstände (s. o.) zu einem schweren klinischen Erscheinungsbild führen, das dem der Amöbenruhr bzw. der Colitis ulcerosa gleicht. Tiefe Schleimhautulzerationen führen zu blutigschleimigen Diarrhöen, verbunden mit Spasmen, Druckschmerzen etc. Wie *Entamoeba histolytica* vermag auch *Balantidium coli* – allerdings in viel selteneren Fällen – u. U. in Lymph- und Blutgefäße der Submukosa einzudringen und ggf. zu extraintestinalen Abszessen etwa in den Lungen zu führen.
Grundsätzlich ist die relativ selten auftretende Balantidiosis eine mehr chronisch verlaufende Darmparasitose mit einer im allgemeinen geringen Neigung zur Gewebedissemination. Ihre pathogenetische Bedeutung ist demzufolge wesentlich geringer als die der Amöbiasis.

DIAGNOSE

Die Sicherung der Diagnose Balantidiasis erfolgt durch den mikroskopischen Nachweis der vegetativen Formen im frischen, mit physiologischer Kochsalzlösung verdünnten Stuhl. Infolge ihrer besonderen Größe und der charakteristisch rotierenden Bewegungsart sind die Trophozoiten meist leicht zu identifizieren (Abb. 16.42 b).

PROPHYLAXE

Zur Verhütung einer *Balantidium*-Infektion ist wichtig zu wissen, daß die fast ausschließliche Infektionsquelle der Parasitose das Haus- und Wildschwein ist. Demzufolge sollte sowohl möglichst jeder Kontakt mit den Tieren als auch die Düngung mit frischen Schweinefäkalien unterbleiben.

THERAPIE

Das Mittel der Wahl ist Metronidazol.
Bei Gewebsinfektionen wird eine Dosierung von 3 mal 250–500 mg/Tag (Metronidazol) über 10 Tage empfohlen.

Sofern nur eine Darmlumeninfektion vorliegt, wird eine 5tägige Behandlung in gleicher Dosierung empfohlen. Weiterhin wird die zusätzliche Gabe von Paromomycin (Humatin) oder die eines Tetracyclins (Tetracyclin Wolff) empfohlen.

15.3.5 *Sarcocystis bovihominis und S. suihominis*

Sarcocystis bovihominis und *S. suihominis* (alter Name: *Isospora hominis*) sind die Erreger der Sarkosporidiose (Kokzidiose) des Menschen.
Die pathogenetische Bedeutung dieser Parasitose wird bei geringgradiger Erregeraufnahme als gering eingeschätzt.

MORPHOLOGIE UND ENTWICKLUNGSZYKLUS

Bei beiden Erregern handelt es sich um heteroxene Parasiten mit einem obligat zweiwirtigen Entwicklungszyklus, wobei die Wirtspassage stets mit einem Generationswechsel verbunden ist. Bezüglich des Zwischenwirtes Rind *(S. suihominis)* bzw. Schwein *(S. bovihominis)* scheint eine strenge Wirtsspezifität zu bestehen, während als Endwirt Menschen und verschiedene Affenarten in Betracht kommen.
Im jeweiligen Zwischenwirt findet die ungeschlechtliche Vermehrung (Schizogonie) und im Endwirt die geschlechtliche Entwicklung (Gamogonie) mit anschließender Bildung der Infektionsstadien (Sporogonie) statt.
Die Zwischenwirte (Schwein bzw. Rind) infizieren sich durch orale Aufnahme der in kontaminiertem Futter enthaltenen, 12–16 µm großen Sporozysten aus dem Kot des Menschen.
Die im Darm der Tiere sich exzystierenden Sporozoiten gelangen zunächst in verschiedene Organe (Niere, Leber usw.), wo sie sich in Endothelzellen der Gefäße in mehreren Serien zu Merozoiten (Endopolygenie) entwickeln (1. Vermehrungsphase).
Die Merozoiten der zuletzt gebildeten Generation wandern sodann vorwiegend in Muskelzellen, wo sie sich in einer 2. Entwicklungsphase zunächst zu Metrozyten vermehren (Endodyogenie) und schließlich zu den 15 × 4,5 µm großen infektionsfähigen sog. Zystenmerozoiten weiterentwickeln.
Der Mensch infiziert sich ebenfalls oral durch den Verzehr von rohem, sarkosporidienhaltigen Rind- bzw. Schweinefleisch.
Die in relativ großen Zysten, die mitunter sogar makroskopisch erkennbar sind, enthaltenen Zystozoiten werden im Dünndarm frei, dringen zwischen die Epithelzellschicht und Lamina propria der Zottenspitzen ein, wo sie sich zu den getrenntgeschlechtlichen sog. Mikro- und Makrogameten differenzieren. Nach der Befruchtung entsteht dann die Oozyste, nachdem sich eine Hülle um die Zygote ausgebildet hat. Die Oozysten werden in der Regel nicht ausgeschieden, sondern bilden sich noch in der Darmwand zu den für den Zwischenwirt infektiösen Sporozysten um, die jeweils 4 Sporozoiten enthalten und mit den Fäzes über mindestens 6–8 Wochen ausgeschieden werden, bei maximaler Ausscheidung (mehrere Millionen Sporozysten) zwischen dem 14. und 22. Tag p. i. Die Präpatenz beträgt 9–10 Tage.

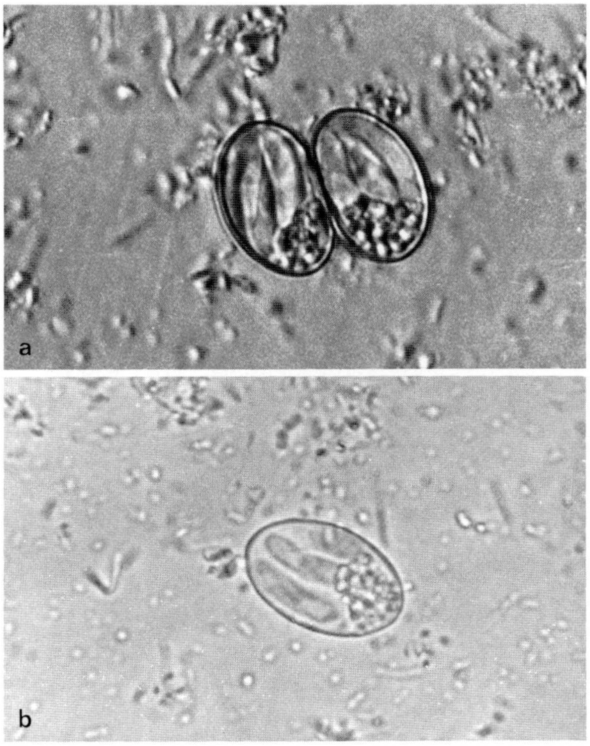

Abb. 16.43 a, b. LM-Aufnahmen von *Sarcocystis suihominis.* **a** Freie Oozyste, sie enthält 2 Sporozysten mit je 4 Sporozoiten; **b** freie Sporozyste, nachdem die Oozystenhülle aufgerissen ist

ÜBERTRAGUNG

Die Übertragung der Erreger der Sarkosporidiose von Mensch zu Mensch ist aufgrund des obligat zweiwirtigen Entwicklungsganges nicht möglich.
Die Infektion erfolgt ausschließlich durch den Verzehr von rohem oder halbgarem, mit Zystozoiten kontaminiertem Rind- oder Schweinefleisch.
Neuere epidemiologische Untersuchungen lassen auch bei uns auf einen bemerkenswert hohen Durchseuchungsgrad der Rinder und Schweine mit Sarkosporidien schließen [12, 13], wodurch auch

für uns eine beachtliche Ansteckungsgefahr durch diese Parasitose besteht.

SYMPTOME

Die Symptomatologie einer Sarkosporidiose ist abhängig von der Befallsstärke. Ein klinisches Beschwerdebild tritt nur nach Verzehr von stark infiziertem Rind-, besonders jedoch von Schweinefleisch auf.
Die pathogenetische Bedeutung der Sarkosporidien liegt hierbei wohl vorwiegend in einer Irritation des Darmes, was beim Menschen etwa 6 Stunden nach dem Verzehr des kontaminierten Fleisches zu mehr oder weniger uncharakteristischen Beschwerden wie Übelkeit, Erbrechen, Durchfällen, Bauchschmerzen, Völlegefühl führt. Starker Wasserverlust kann erhebliche Störungen des Elektrolythaushalts mit seinen Folgeerscheinungen bewirken [74]. Bei Testpersonen traten zusätzlich Kreislaufbeschwerden, Atemnot, Pulsbeschleunigung auf, so daß sie mitunter sogar vorübergehend hospitalisiert werden mußten [43, 90].

DIAGNOSE

Die Sicherung der Diagnose Sarkosporidiose des Menschen erfolgt durch den mikroskopischen Nachweis der typischen Sporozysten im Stuhl. Hierbei empfiehlt sich die Anwendung des Zinksulfat-Konzentrationsverfahrens mit Flotationstechnik (S. 476).

PROPHYLAXE

Wirksame Vorbeugemaßnahmen sind:

- Konsequenter Verzicht auf den Verzehr von rohem bzw. halbgarem Rind- und Schweinefleisch. Einfrieren unter − 20 °C und Erhitzen über 60 °C tötet die Zystozoiten ab.
- Verhütung einer Kontamination von Tierställen, -ausläufen, -weiden usw. mit Sporozoiten durch menschliche Fäkalien. Sporozoiten sind sehr widerstandsfähig gegenüber äußeren Einflüssen. Sie tolerieren sogar wiederholtes Einfrieren und können bei ausreichender Feuchtigkeit jahrelang im Freien überleben [9, 99].
- Klar definierte gesetzliche Vorschriften zur Durchführung einer tierärztlichen Fleischbeschau, wodurch eine Freigabe sarkosporidienhaltiger Tierkörper sicher verhindert wird.

THERAPIE

Therapeutische Erfahrungen liegen bisher noch nicht vor. Chemotherapeutisch dürften Sulfonamide wirksam sein. Auf jeden Fall müssen vorbeugende Maßnahmen gegen Elektrolytverluste und deren Folgen vorgenommen werden.

16.3.6 *Isospora belli*

Von der von *Isospora belli* hervorgerufenen, ebenfalls weltweit, bevorzugt in warmen Klimazonen auftretenden Kokzidiose (*Synonym:* Isosporiasis) sind nach Angabe der WHO Tausende von Menschen betroffen. Ausbreitung heute bei AIDS-Patienten.

MORPHOLOGIE UND ENTWICKLUNGSZYKLUS

Sowohl die ungeschlechtliche (Schizogonie) wie auch die geschlechtliche Entwicklung (Gamogonie) dieses Parasiten des Menschen spielt sich innerhalb einer Vakuole des Zytoplasmas von Dünndarmepithelzellen ab.
Aus der Zygote entsteht nach der Befruchtung eine ei- bis kugelförmige, 25–35 µm × 18–20 µm große Oozyste (Abb. 16.44). Die Oozysten gelangen sodann mit den Fäzes ins Freie, wo bei anschließender Sporogonie in einem Zeitraum von 3 Tagen 2 Sporozysten mit je 4 Sporozoiten in jeder Oozyste gebildet werden. Die Präpatenz beträgt 7–9 Tage.

ÜBERTRAGUNG

Die Infektion erfolgt direkt von Mensch zu Mensch durch orale Aufnahme der Oozysten mit kontaminierter Nahrung. Einen Zwischenwirt gibt es nicht!

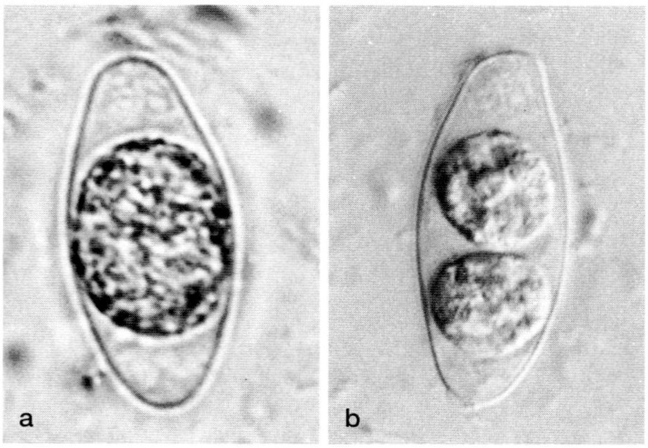

Abb. 16.44 a, b. *Isospora belli.* Unsporulierte (**a**) und sporulierte Oozyste (**b**) aus den Fäzes

DIAGNOSE

Die Sicherung der Diagnose erfolgt durch den mikroskopischen Nachweis der unsporulierten Oozysten im Stuhl (M.I.F.-Anreicherung, Flotation) (S.476), Duodenalsaft oder Jejunum Biopsie.

PROPHYLAXE

Hier gelten die gleichen Vorbeugemaßnahmen wie die gegen Amöbenruhr (S.519) angegebenen.

SYMPTOME

Das klinische Erscheinungs- und Beschwerdebild ist abhängig vom Ausmaß der Infektion.
Nach einer *Inkubationszeit* von häufig 3 Tagen kann es bei massiver Infektion im Verlauf der Schizogonie infolge starker Parasitenvermehrung zu Übelkeit, Erbrechen und starken Diarrhöen, insbesondere bei immunkompromittierten Personen, kommen, was sich nach Wochen wiederholen kann [74]. Andererseits können schwache Infektionen weitgehend unbemerkt verlaufen.

THERAPIE

Versuchsweise Gabe von Sulfonamiden in üblicher Dosierung über 5–7 Tage, z.B. Trimethoprim-Sulfamethoxazol (Bactrim forte 2 mal 1 Tabl. 5 Tage).
Bei Aids-Patienten oder bei Vorliegen einer Sulfonamid-Allergie wird Pyrimethamin (z.B. Daraprim) empfohlen.

16.3.7 *Cryptosporidium-Arten*

Kryptosporidien sind seit langem bekannt, blieben aber wegen fehlender Pathogenität und ihrer Größe (5 μm) ohne weitere Beachtung. Erst ihre starke Beteiligung an Erkrankungen des Aids-Komplexes (s. 15.12) rückte sie in den Vordergrund des Interesses. Viele Haus- und Nutztiere weisen Erreger der Gattung *Cryptosporidium* auf, von denen *C. parvum* und *C. muris* besondere Bedeutung für den Menschen haben.

MORPHOLOGIE

Die Infektion des Wirts erfolgt durch orale Aufnahme von ovoiden Sporozysten (5 μm, Abb. 16.45 a, b), die unmittelbar durch Wandumwandlung aus je einer Oozyste hervorgegangen sind. Auf der Oberfläche der Darmepithelzellen (Abb. 16.45 c) – und somit nicht wie bei den übrigen Kokzidien *in* den Zellen – kommt es zu einer ungeschlechtlichen Vermehrung (Schizogonie), schließlich zur Gamogonie mit nachfolgender Sporogonie, die mit dem Ausscheiden der infektiösen Sporozysten (Abb. 16.45 b) endet. Letztere enthalten 4 Sporozoiten. Durch wiederholte Endoautoinvasion kann es zu einem enormen Befall der Darmepithelzellen kommen (Abb. 16.45 c, d).

ÜBERTRAGUNG

Oral durch Aufnahme von Sporozoiten in verschmutzter Nahrung und Trinkwasser.

ÖKOLOGIE UND VERBREITUNG

Diese Parasiten finden sich in allen Klimazonen weltweit bei vielen Haus-, Nutz- und Heimtieren wie auch asymptomatisch bei vielen gesunden Menschen, insbesondere bei landwirtschaftlichen Berufen. Für die Aids-Patienten ist eine echte Bedrohung entstanden.

SYMPTOME

Bei immunkompetenten Personen bzw. Tieren treten meist keine Symptome auf. Bei Kindern und Immunkompromittierten kann es jedoch – insbesondere bei Massenbefall – nach maximal 2 Wochen *Inkubationszeit* zu starken Diarrhöen mit täglich mehrmaligen, flüssigen Stühlen kommen, die den Elektrolythaushalt bedenklich stören und von Krämpfen, Anorexie, Brechreiz und selten auch hohem Fieber begleitet werden. Die beobachtete Dauer der Diarrhöen lag bei 3–14 Tagen; sie können sich aber auch über Wochen erstrecken.
Bei HIV-Patienten können die Kryptosporidien außer dem Dünndarm auch andere Organe besiedeln: Gallenblase, Gallen- und Pankreasgänge, Ösophagus, Magen, Appendix vermiformis, Dickdarm und Respirationstrakt [79].

DIAGNOSE

Zur Diagnose der Kryptosporidien können die Sporozysten (Abb. 16.45 a, b) mit der MIF-Technik bzw. der Flotation angereichert und nachgewiesen werden, da sie besonders bei Diarrhöen millionenfach auftreten. Mit Hilfe von Färbemethoden (Ziehl-Neelsen; Grocott-Gomori-Methenamin-Silber) lassen sie sich auch optisch leicht sichtbar machen.

PROPHYLAXE

Immunkompromittierte Personen sollen den Kontakt mit Human- und Tierfäzes meiden. Salate usw.

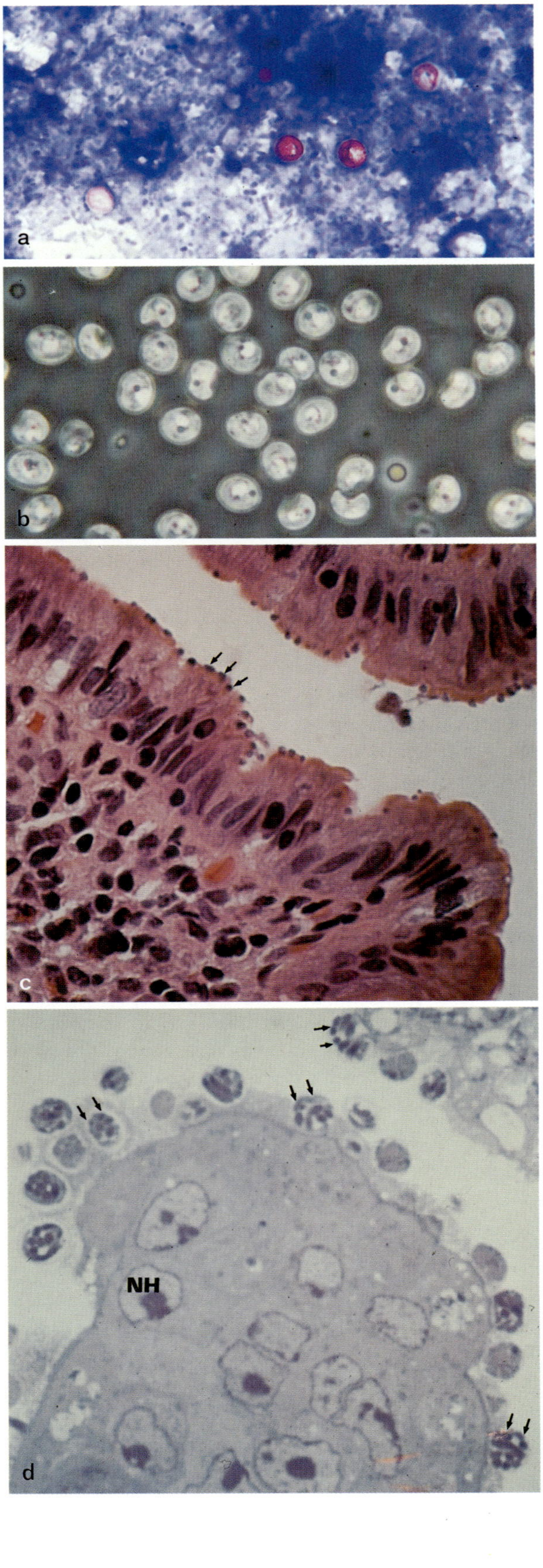

sind zu waschen. Für Gesunde besteht dagegen keine Gefahr, dennoch ist massive Aufnahme zu vermeiden.

THERAPIE

Eine unmittelbare Chemotherapiemöglichkeit besteht noch nicht. Jedoch muß symptomatisch gegen die Folgen der Wasser- und Elektrolytverluste vorgegangen werden. Einige Autoren empfehlen immungeschwächten Patienten (z.B. frühe Aids-Stadien) die zusätzliche Gabe von Spiramycin (z.B. Rovamycine) in der Dosierung von 3 mal 1 g/Tag.

16.3.8 *Blastocystis hominis*

Die Natur dieser Einzeller (ob Protozoon oder Pilz) ist auch 1997 noch ungeklärt; auch ist ungeklärt, ob die bei Haustieren beobachteten Formen eigene Arten darstellen. *B. hominis*, das bei Routineuntersuchungen häufig in großer Anzahl angetroffen wird, galt lange Zeit als Pilz – wofür auch die elektronenmikroskopischen Untersuchungen von Mehlhorn [67] sprechen – und wird daher als mehr oder minder apathogen eingestuft. Einige Autoren halten es allerdings für einen amoebenartigen Organismus.

MORPHOLOGIE

Im lichtmikroskopischen Ausstrichpräparat oder im Frischpräparat stellen sich *B. hominis* meist als 5–30 μm große Gebilde dar, die durch eine große, mit Jod nicht anfärbbare Vakuole und mehrere Kerne

◁

Abb. 16.45 a, b. *Cryptosporidium,* Sporozysten (Oozysten); **a** Kryptosporidien im Ausstrich, Kinyoun-Färbung. Die Kinyoun-Färbung (Modifikation der Ziehl-Neelsen-Färbung) ist die am häufigsten angewandte Routinefärbung zur Darstellung der Kryptosporidien. **b** Nativ in Phasenkontrast nach Flotationsanreicherung. Die Sporozysten haben sich durch Veränderungen der Oozystenwand aus Oozysten gebildet. Im Gegensatz zu anderen Coccidien werden hier *nicht* zweierlei Wände gleichzeitig ausgebildet (= außen Oozystenwand; innen Sporozystenwand). **c** Paraffin-Schnitt durch Darmzotten, deren Oberfläche dicht mit *Cryptosporidium*-Stadien besetzt ist (*Pfeile*). **d** Semi-Dünn-Schnitt durch eine Darmzotte. Die Parasiten (hier meist als reife, merozoitenhaltige Schizonten) liegen im Mikrovillisaum der Epithelzellen (*Pfeile*). *NH* Nucleus der Wirtszelle

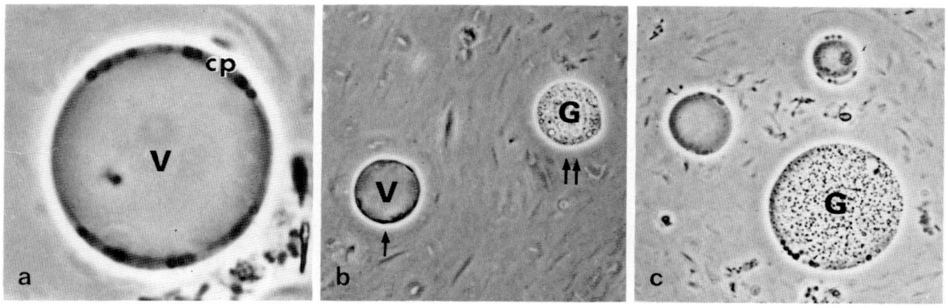

Abb. 16.46 a–c. *Blastocystis hominis*-Stadien in der Flotationsanreicherung bzw. nativem Stuhl. Die unterschiedlich großen Stadien haben eine große Vakuole, die entweder einen lichten oder einen granulären Inhalt aufweist. Das randständige Cytoplasma (*cp*) enthält mehrere Kerne. *cp* Cytoplasma, *G* Vakuole mit granulärem Inhalt, *V* Vakuole mit durchsichtigem Inhalt

ausgezeichnet sind (Abb. 16.46). Die *Blastocystis*-Stadien können eine Zystenwand aufweisen oder sich als dünnwandige Formen durch Knospung (wie Pilze!) vermehren. Nach Aufnahme von Nahrung kann eine Vergrößerung bis auf 100 µm Durchmesser beobachtet werden.

ÜBERTRAGUNG

Die Übertragung erfolgt offenbar oral durch zystenartige Stadien aus den Fäzes; dies wurde zumindest in Tierversuchen gezeigt.

ÖKOLOGIE UND VERBREITUNG

Die *Blastocystis*-Stadien finden sich weltweit in allen Klimazonen. Es ist unklar, inwieweit sie einen längeren Aufenthalt im Freien überdauern.

DIAGNOSE

Der Nachweis aller Stadien ist mit der M.I.F. Anreicherung und mit der Flotationsmethode (S. 476) möglich. Auch lassen sich die Stadien in vitro vermehren.

SYMPTOME

Bei gesunden Personen finden sich meist keine Symptome, obwohl *Blastocystis*-Stadien auftreten. Bei Immunkompromittierten dagegen wurden ausgeprägte Diarrhöen beobachtet (mit 8×10^6 *Blastocystis*-Stadien pro ml flüssiger Stuhl). Dennoch ist nicht klar, ob *Blastocystis hominis* der kausale Auslöser dieser Diarrhöen ist [71, 74, 75].

PROPHYLAXE

Spezielle vorbeugende Maßnahmen sind bei Gesunden unnötig; Personen mit Immundefizienz dagegen sollten (wie bei *Cryptosporidium* sp., S. 527 ff.) den Kontakt mit Human- bzw. Tierfäzes meiden sowie Früchte und Salate etc. sorgfältig waschen.

THERAPIE

Eine gezielte Chemotherapie ist bisher unbekannt. Bekannte Antibiotika und Antimykotika wirken nicht; die Wirkung von Metronidazol (35–50 mg/kg 9 mal für 10 Tage) oder Cotrimoxazol ist umstritten, wenn auch in vielen Fällen eine Sensitivität konstatiert wurde.

Literatur

1. Aikawa M, Sterling CR (1974) Intracellular parasites. Academic Press, New York
2. Alwan MH, Kuruvella T (1987) Fulminante Amoebenkolitis. coloproctology 6: 365–368
3. Anderson RM, May RM (1982) Population dynamics of human helminth infections: control by chemotherapy. Nature 297: 557–563
4. Andrade RC, Miranda IC, Uquillas MC (1990) Nekrotisierende Amöbenkolitis: Fallbericht über 46 Patienten. coloproctology 3: 162–169
5. Bardach H (1980) Lokalbehandlung der »Creeping eruption« (Larva migrans nematosa) mit Thiabendazol. Wien Med Wochenschr 23: 761–764
6. Bauerfeind P, Allemann A, Gyr N (1992) Differentialdiagnostische Wertigkeit von okkultem Blut im Stuhl bei Hakenwurmbefall in der Dritten Welt. Gastroenterology 30: 791–794
7. Becker V (1982) Pathologische Anatomie entzündlicher Darmerkrankungen. coloproctology 6: 347–350
8. Becker B, Mehlhorn H, Andrews P, Thomas H (1980) Scanning and transmission electron microscope studies on the efficacy of Praziquantel on *Hymenolepis nana* in vitro. Z Parasitenkd 61: 121–133

9. Bergler KG (1979) Untersuchungen zur Exzystierung und Überlebensfähigkeit von Sporozysten und Oozysten verschiedener Kokzidienarten (*Sarcocystis, Toxoplasma, Hammondia, Eimeria*). Vet Med Diss, München
10. Bermann JC (1988) Chemotherapy of Leishmaniasis: biochemical methods, clinical efficacy and future strategies. Rev Infect Dis 10/3: 560–586
11. Bihl P et al. (1989) Invasive Amöbiasis mit Nachweis von *Entamoeba histolytica* in Rektumbiopsien und Leberabszessen. Z Gastroenterol 27: 107–111
12. Boch J, Mannewitz U, Erber M (1978) Sarkosporidien bei Schlachtschweinen in Süddeutschland. Berl Münch Tierärztl Wochenschr 91: 106–111
13. Boch J, Laupheimer KE, Erber M (1978) Drei Sarkosporidienarten bei Schlachtrindern in Süddeutschland. Berl Münch Tierärztl Wochenschr 91: 426–431
14. Bonsdorff von B (1977) Diphyllobothriasis in man. Academic Press, London
15. Brand von T (1972) Parasitenphysiologie. G. Fischer, Stuttgart
16. Brand von T (1973) Biochemistry of parasites, 2nd edn. Academic Press, New York
17. Davis CE (1994) Laboratory diagnosis of parasitic infections. In: Harrison's principles of internal medicine, 13th edn. McGraw-Hill, New York
18. Diesfeld HJ (1981) Ärztliche Untersuchungen vor und nach Tropenaufenthalt. Dtsch Ärztebl 18: 886–887
19. Dietrich M (1982) Therapie parasitärer Erkrankungen. Therapiewoche 32: 2060–2068
20. Dietrich M, Kern P (1983) Tropenlabor. Fischer, Stuttgart New York
21. Dönges J (1980) Parasitologie. Thieme, Stuttgart
22. Eckert J (1993) Protozoologie, Helminthologie. In: Kayser FH, Bienz KA, Eckert J, Lindenmann J (Hrsg) Medizinische Mikrobiologie, 8. Aufl. Thieme, Stuttgart New York, S 408–532
23. Eichenlaub D, Prüfer-Krämer L (1987) Bilharziose des Intestinaltraktes. Verdauungskrankheiten 5: 150–154
24. Erasmus DA (1972) The biology of trematodes. Arnold, London
25. Ewers HR (1981) Amöbiasis. Dtsch Med Wochenschr 106: 181–184
26. Fayer R, Heydorn AO, Johnson AJ, Leek RG (1978) Transmission of *Sarcocystis suihominis from* humans to swine to nonhuman primates (*Pan troglodytes, Macaca mulatta, Macaca irus*). Z Parasitenkd 59: 15–20
27. Frank W (1976) Parasitologie. Ulmer, Stuttgart
28. Garcia LS, Brückner DA (1988) Diagnostic medical parasitology. Elsevier, New York Amsterdam
29. Gardiner CH (1976) Habitat and reproductive behavior of *Trichinella spiralis*. J Parasitol 62: 865–870
30. Gemmel MH, Johnstone PD (1977) Experimental Epidemiology of hydatidosis and cysticercosis. Adv Parasitol 15: 311–369
31. Gentilini M (1978) (Laboratoire central de Parasitologie, Hôpitaux de Paris): Vortrag auf der 6. Pariser Tagung der pädiatrischen Immuno-Allergologie, Paris
32. Gessner A, Bogdan C, Röllinghof M (1994) Leishmaniose. In: Röllinghof M, Rommel M (Hrsg) Immunologische und molekulare Parasitologie. Fischer, Jena Stuttgart
33. Geyer E (1994) Taeniose. In: Röllinghof M, Rommel M (Hrsg) Immunologische und molekulare Parasitologie. Fischer, Jena Stuttgart
34. Gönnert R (1974) Die Bandwurm-Infektionen des Menschen und ihre Behandlung. Münch Med Wochenschr 116: 1531–1538
35. Gonzales-Ruiz A et al. (1994) Diagnosis of amebic dysentery by detection of *Entamoeba histolytica* fecal antigen by an invasive strain-spezific, monoclonal antibody-based enzyme-linked immunosorbent assay. J Clin Microbiol 32: 964–970
36. Gothe R (1980) Durch Parasiten bedingte Zoonosen in Deutschland. Z Allgemeinmed 16: 1109–1136
37. Hallmann L, Burckhardt F (1974) Klinische Mikrobiologie. Thieme, Stuttgart
38. Hammond DM, Long P (1973) The Coccidia. University Park Press, Baltimore
39. Hengstmann JH (1983) Amöbiasis. Diagnostik 16: 14–19
40. Hengstmann JH (1987) Amoebiasis. Verdauungskrankheiten 5: 126–128
41. Hertkorn U, Lamina J (1981) Harmlose Darmschmarotzer werden plötzlich pathogen. Ärztl Praxis 71: 2381–2384
42. Heydorn AO (1977) Beiträge zum Lebenszyklus der Sarkosporidien. IX. Entwicklungszyklus von *Sarcocystis suihominis n.* spec. Berl Münch Tierärztl Wochenschr 90: 218–224
43. Heydorn AO (1977) Sarkosporidieninfiziertes Fleisch als mögliche Krankheitsursache für den Menschen. Arch Lebensmittelhyg 28: 27–31
44. Heydorn AO, Rommel M (1972) Beiträge zum Lebenszyklus der Sarkosporidien. II. Hund und Katze als Überträger der Sarkosporidien des Rindes. Berl Münch Tierärztl Wochenschr 85: 121–123
45. Heydorn AO, Gestrich R, Janitschke K (1976) Beiträge zum Lebenszyklus der Sarkosporidien. VII. Sporozysten von *Sarcocystis bovihominis* in den Fäzes von Rhesusaffen *(Macaca rhesus)* und Pavianen *(Papio cynocephalus)*. Berl Münch Tierärztl Wochenschr 89: 116–120
46. Heydorn AO, Döhmen H, Funk G, Pähr H, Zientz H (1978) Zur Verbreitung der Sarkosporidieninfektion beim Hausschwein. Arch Lebensmittelhyg 29: 184–185
47. Horstmann RD (1994) Entamoebiose. In: Röllinghoff M, Rommel M (Hrsg) Immunologische und molekulare Parasitologie. Fischer, Jena Stuttgart
48. Idris MA, Ruppel A, Numricht P, Eschlbeck A, Shaban MA, Diesfeld HJ (1994) Schistosomiasis in the southern regions of Oman: vector snails and serological identification of patients in several locations. J Trop Med Hyg 97/4: 205–210
49. Janitschke K (1987) Serodiagnostik von Parasiteninfektionen des Gastrointestinums. Verdauungskrankheiten 5: 169–172
50. Jelinek T et al. (1996) Giardiasis in travellers: evaluation of an antigen-capture ELISA for the detection of *Giardia lamblia*-antigen in stool. Z Gastroenterol 34: 237–240
51. Kaemmerer H (1983) Bilharziose. Klinik, Diagnose und Bekämpfung der Seuche. Inform Arzt 16: 26–32
52. Katz M (1989) Parasitic diseases, 2nd edn. Springer, Berlin Heidelberg New York Tokyo
53. Kayser FH, Eckert J, Bienz KA (1994) Ätiologie und Labordiagnose der Infektionskrankheiten. In: Kayser FA, Bienz KA, Eckert J, Lindenmann J (Hrsg) Medizinische Mikrobiologie, 8. Aufl. Thieme, Stuttgart New York

54. Kimmig P (1987) Darmerkrankungen durch Kokzidien: *Isospora, Sarcocystis, Cryptosporidium*. Verdauungskrankheiten 5: 129–137
55. Kimmig P, Piekarski G, Heydorn AO (1979) Zur Sarkosporidiose *(Sarcocystitis suihominis)* des Menschen (II). Immun Infekt 7: 170–177
56. Kimmig P, Merö A (1983) Importierte und autochthone Darmparasitosen. Dtsch Ärztebl 35: 21–30
57. Krampitz HE (1987) Leishmaniasis und Intestinaltrakt. Verdauungskrankheiten 5, 119–125
58. Kroegel C, Kapp A (1993) Effektormechanismen und pathogenetische Funktionen des eosinophilen Granulozyten. Die gelben Hefte 33: 101–117
59. Lieske H (1987) Tremaviren im Gastrointestinum. Verdauungskrankheiten 5: 142–149
60. Lieske H (1993) Cysticercose. Hautnah Dermatol 6: 570–576
61. Limberg B (1994) Amöben rüsten zum Leberabszeß. Med Trib 15: 142–149
62. Liu LX, Weller PF (1994) Therapy of parasitic infections. In: Harrison's principles of internal medicine, 13 th edn. McGraw-Hill, New York
63. Löscher Th (1978) (Inst. für Infektions- und Tropenmedizin der Universität München) Vortrag auf der 8. Tagung der Deutschen Gesellschaft für Parasitologie
64. Lunzen J van, Tannich E, Burchard G-D (1996) Amöbenruhr und Amöbenleberabszeß. Dtsch Ärztebl 93, 51–52: A-3410-A-3416
65. Marx M, Galle P, Dietrich R, Kommerell B, Diesfeld HJ (1990) Exazerbation der invasiven intestinalen Amöbiasis nach Kortikoidtherapie. Dtsch Ärztebl 87: 2470–2473
66. Mehlhorn H (1988) Parasitology in Focus. Springer, Berlin Heidelberg New York Tokyo
67. Mehlhorn H (1988) *Blastocystis hominis* Brumpt 1912: Are there different stages or species? Parasitol Res 74: 393–395
68. Mehlhorn H (1995) Helminthologie. In: Hofmann E (Hrsg) Infektiologie. Ecomed, Landsberg
69. Mehlhorn H, Heydorn AO (1978) The Sarcosporidia, fine structure and life cycle. Adv Parasitol 16: 43–92
70. Mehlhorn H, Heydorn AO (1979) Electron microscopical studies on gamogony of *Sarcocystis suihominis* in human tissue cultures. Z Parasitenkd 58: 97–113
71. Mehlhorn H, Piekarski G (1995) Grundriß der Parasitenkunde, 4. Aufl. G. Fischer, Stuttgart Jena
72. Mehlhorn H, Heydorn AO, Sénaud J, Schein E (1979) Les modalités de la transmission des genres *Sarcocystis* et *Theileria,* agents de graves maladies. Ann Biol 18: 97–120
73. Mehlhorn H, Düwel D, Raether W (1986) Diagnose und Therapie der Parasiten der Haus-, Heim- und Nutztiere. G. Fischer, Stuttgart
74. Mehlhorn H, Eichenlaub D, Löscher T, Peters W (1995) Diagnostik und Therapie der Parasitosen des Menschen, 2. Aufl. G. Fischer, Stuttgart New York
75. Miller RA, Minshew BH (1988) *Blastocystis:* An organism in search of a disease. Rev Infect Dis 10: 930–938
76. Möller H, Schröder S (1987) Neue Aspekte der Anisakiasis in Deutschland. Arch für Lebensmittelhyg 38: 121–148
77. Nicholls RS et al. (1994) Standardization and evaluation of ELISA for the serodiagnosis of amoebic liver abscess. Mem Inst Osw Cruz 89: 53–58
78. Nitsche W (1974) Die häufigsten Bandwürmer und Finnen des Menschen unter besonderer Berücksichtigung ihrer Verbreitung und Bekämpfung. Z Allgemeinmed 50: 516–529
79. Oberhuber G, Lauer E, Stolte M, Borchard F (1991) Cryptosporoidiosis of the apendix vermiformis: a case report. Z Gastroenterol 29: 606–608
80. Pawlowski Z, Schultz MG (1972) Taeniasis und cysticercosis *(Taenia saginata)* Adv Parasitol 10: 269–343
81. Pearson R et al. (1981) Peritonitis durch Madenwurmbefall. JAMA 245: 1341
82. Peters W, Gilles HM (1977) A colour atlas of tropical medicine and parasitology. Wolfe Medical London
83. Piekarski G (1954) Lehrbuch der Parasitologie unter besonderer Berücksichtigung der Parasiten des Menschen. Springer, Berlin
84. Piekarski G (1965) Symbiose und Parasitismus. In: Büchner F, Letterer E, Roulet F (Hrsg) Handbuch der allgemeinen Pathologie Bd XI/2. Springer, Berlin Göttingen Heidelberg
85. Piekarski G (1973) Parasitäre Erkrankungen des Darmes. Klinische Gastroenterologie, Bd I. In: Demling LS (Hrsg) Thieme, Stuttgart, 348–358
86. Piekarski G (1980) Die Askariasis. Dtsch Med Wochenschr 105: 1406–1408
87. Piekarski G (1981) Medizinische Parasitologie und Entwicklungshilfe. Immun Infekt 9: 50–55
88. Piekarski G (1987) Medizinische Parasitologie in Tafeln. 3. Aufl. Springer, Berlin Heidelberg New York Tokyo
89. Piekarski G, Maier W (1978) Medizinische Parasitologie. Lehrbuch der Medizinischen Mikrobiologie. In: Otte HJ, Brandis H (Hrsg) Fischer, Stuttgart New York, S 423–445
90. Piekarski G, Heydorn AO, Aryeetey ME, Hartlapp JH, Kimmig P (1978) Klinische, parasitologische und serologische Untersuchungen zur Sarkosporidiose *(Sarcocystis suihominis)* der Menschen. Immun Infekt 6: 153–159
91. Plorde JJ, Ramsey PG (1991) Nematodes, cestodes and hermaphroditic trematodes. In: Harrison's principles of internal medicine, 12 th edn. McGraw-Hill, New York, pp 817–831
92. Pott G (1995) Koloskopie Atlas. Schattauer, Stuttgart New York
93. Raether W (1988) Chemotherapy. In: Mehlhorn H (ed) Parasitology in focus. Springer, Berlin Heidelberg New York Tokyo
94. Reinbacher L (1981) Zweite Offensive gegen die Bilharziose. Euromed 6: 428–430
95. Reiter J, Weiland G (1983) Immundiagnostik tropischer Parasitosen. Diagnostik 16, 20–26
96. Restrepo C, Macher AM, Radany EM (1987) Disseminated extraintestinal Isosporiasis in a patient with AIDS. AM J Clin Pathol 87: 536–542
97. Ritter H (1987) Erkrankungen bei Tropenrückkehrern. ZFA 27: 779–789
98. Röckelein G, Moldenhauer D (1987) Nematodeninduziertes eosinophiles Darmgranulom. Z Gastroenterol 25: 709–714
99. Rommel M, Heydorn AO, Erber M (1979) Die Sarkosporidiose der Haustiere und des Menschen. Berl Münch Tierärztl Wochenschr 92: 457–464
100. Rosenbusch G, Reeders J (1993) Kolon. Thieme, Stuttgart New York

101. Rübsamen-Waigmann (1992) HIV, Protozoen und Schistosomen: Unliebsame Reisemitbringsel. Therapiewoche 42-24: 1474–1480
102. Ruppel A (1994) Schistosomen. In: Röllinghoff M, Rommel M (Hrsg) Immunologische und molekulare Parasitologie. Fischer, Jena Stuttgart
103. Salfelder K (1988) Protozoan infections in man. Schwer, Stuttgart
104. Seitz HM (1982) Epidemiologie der parasitären Erkrankungen. Therapiewoche 32: 2054–2059
105. Seitz HM, Saathoff M (1987) Serodiagnostik parasitärer Erkrankungen. Dtsch Ärztebl 84: 2116–2122
106. Silverstein FE, Tygat GNJ (1994) Gastroenterologische Endoskopie. Thieme, Stuttgart New York
107. Solbach W, Röllinghoff M, Kern P (1992) Differentialdiagnose: Leishmaniase. Dtsch Ärztebl 89-6: 2858–2866
108. Steinmann R et al. (1996) Akute Oberbauchschmerzen nach Tropenaufenthalt. Fortschr Med 35-36: 488–491
109. Stürchler D (1981) Endemiegebiete tropischer Infektionskrankheiten. Karten und Texte für die Praxis. Huber, Bern Stuttgart Wien
110. Tischler W (1977) Grundriß der Humanparasitologie. Fischer, Stuttgart
111. Voge M (1967) The post-embryonic developmental stages of cestodes, Adv Parasitol 5: 247–297
112. Voge M (1973) The post-embryonic developmental stages of cestodes. Adv Parasitol 11: 707–730
113. Volkheimer G (1981) Diagnostik funktioneller Abdominalbeschwerden. Leber Magen Darm 11: 94–96
114. Volkheimer G (1981) Intestinale Helminthosen: ein Praxisproblem. Diagnostik 14: 246–257
115. Volkheimer G (1981) Wurmbefall bei Gastarbeitern. Dtsch Ärztebl 12: 549–556
116. Volkheimer G (1996) Intestinale Helminthosen – Praxisprobleme des Gastroenterologen. Z Gastroenterol 34: 534–541
117. Walterspiel JN et al. (1994) Secretory anti-*Giardia lamblia* antibodies in human milk: protective against diarrhea. Pediatrics 93: 28–31
118. Webster LT Jr (1990) Chemotherapy of parasitic infections. In: Goodman and Gilman's: The pharmacological basis of therapeutics, 8 th edn. Pergamon, Oxford, pp 954–1018
119. Wegner DHG (1983) Profil des neuen Anthelminthikums Praziquantel für die Therapie tropischer Wurminfektionen. MMW 29/30: 687–690
120. Wickreme Singhe CY (1984) Parasites from paradise. World Medicine 15: 27
121. Winkler A (1980) Parasitäre Hautkrankheiten. In: Korting (Hrsg) Dermatologie in Praxis und Klinik, Bd II. 18.239–18.244
122. Wernsdorfer WH (WHO) Vortrag auf der 9. Tagung der Deutschen Gesellschaft für Parasitologie e. V., Gießen, 26. bis 29. März 1980
123. Wolfensberger HR (1981) Denken Sie auch an Lamblien! Schw Ärztezeitung 62/6: 391–393
124. Wright KA (1979) *Trichinella spiralis:* An intracellular parasite in the intestinal phase. J Parasitol 65: 441–445
125. Zaman V (1980) Atlas of medical parasitology. MTP, Lancaster

Sachverzeichnis

A
Abdeckelung 102
Abdomenübersichtsaufnahme 42
Abführmittel (Laxantien) 82, 96, 97
- chronischer Laxantienabusus 96
Abklatschschanker 439
Ableitungskolitis 360
Abszess 11, 27, 28, 47, 97, **98–103**, 131, 133, 424, 426, 517
- Abszessbildungen 101
- Amöbenabszesse 517
- Analabszesse 28
- Hidradenitis, suppurativaartige 131
- Hufeisenabszess 99, 102
- ischiorektaler 99, 100
- intersphinktärer 97, 99
- paraanaler 98
- paraproktischer 98
- paraproktitischer 98
- pelvirektaler 99–101, 104
- perianaler 27, 98
- periproktaler 11, **98–103**, 104, 426
- - Ätiologie 99
- - Diagnose 100
- - Einteilung 98
- - Klassifikationsschemata 98
- - - intersphinktäre Abszesse 98
- - - intrasphinktär gelegene submuköse subkutane Abszesse 99
- - - ischirektale Abszesse 98
- - - supra- bzw. extralevatorisch gelegene pelvirektale Abszesse 99
- - Klinik 100
- - Komplikationen 102
- - Prädilektionsstellen 99
- - Prädispositionsfaktoren 100
- - Therapie 102
- - - einzeitige Methode 102
- - - zweizeitige Methode 102
- - unspezifischer 426
- periproktischer 98
- periproktitischer 98
- Sakralabszess 133
Abt-Letterer-Siwe-Erkrankung 217
Acantholysis, chronic recurrent 197
Acarus siro var. hominis (Skabiesmilbe) 163
Achromien 128
ACTH-Depot-Präparat 196
Addison-Erkrankung 125, 127, 347
Adenokarzinom (Adenocarcinoma) 211–213, 227, 231, 250
- A. apocrinocellulare epidermotropicum 211
Adenomatose (Adenomatosis) 229, 230, 237
- A. coli 229–231, 237
- - A. c. familiäre 229–231
- Glioma-Adenomatosis-Syndrom 229
Adenome 215, 221–224, 227, 232
- Adenom-Karzinom-Sequenz 223
- Entartungsrate 223
- Hauptlokalisationsort 223
- Hidradenoma verrucosum fistulovegetans 215
- „high-risk"-Fälle 227, 232
- mit Karzinom 232
- „low-risk"-Fälle 227
- mit schweren Zellatypien 232
- Sigmaadenom, tubuläres 224
- Syringocystadenoma papilliferum (*siehe dort*) **215–217**
- tubuläre A. 221
- tubulo-villöse 221
- Übergang vom benignen zum malignen A. 223
- villöse A. 221
Adipositas 110
After, klaffender 322
After-Schließmuskel, äußerer 4
Agenesie, rektroanale 315
Aids (*siehe auch* HIV) 18, 25, 105, 277, 282, 448, **457–466**, 527
- ARC („Aids-related-complex") 458
- Ätiologie 457
- Diagnose 463
- - Bestätigungstest 463
- - diagnostische Lücke 463
- - Konfirmationstest 463
- - Labor-Nachweismöglichkeit 463
- - Such-Test 463
- - Viruslast 463
- Differentialdiagnose 463, 464
- und Endoskopie 25
- - Empfehlungen der Deutschen Gesellschaft für Verdauungs- und Stoffwelchselkrankheiten 25
- Epidemiologie 457
- Klassifikation 457, 459
- - CDC-Klassifikation 457, 459
- Klinik 457
- Neoplasien, HIV-assoziierte 463
- opportunistische Infektionen 458
- Prophylaxe 25
- Stadien 458
- Therapie 464
akantholytische Hauterkrankungen 194
Akanthome 154, 155, 205
- bowenoides 205
- Keratoakanthom 154, 432
- Virusakanthome 155, 158
Akanthose (Akanthosis nigricans) 28, 117, 123, 140, 172, **181–184**, 193, 196, 241
- Ätiologie 182
- benigne Formen 181
- - A. nigricans 181
- - A. n. benigna 181
- - Pseudoacanthosis nigricans 181
- Diagnose 183
- Differentialdiagnose 183
- Klinik 182
- maligne Form (A. n. maligna) 181
- - Prognose 181
- Prädilektionsstellen 182
- Therapie 183
Akne (Acne) 28, 130, 131
- A. comedonica 28, 130
- A. conglobata 28, 130, 131
- - A. c. sinifika 131
- A. cosmetica 130
- A. excoriée des jeunes filles 130
- A. fulminans 130
- A. infantilis 130
- A. mechanica 130
- A. molluscoides 152
- A. neonaturum 130
- A. papulo-pustulosa 130
- A. perianalis 28, 130, 131
- A. venenata 130
- Mallorca-Akne 130
- menstruelle A. 130
- Ölakne 130
- Pechakne 130
- Pomadenakne 130
- prämenstruelle A. 130
- Teerakne 130
Aknetetrade 102, **129–133**
- Diagnose 131, 132
- Differentialdiagnose 132
- Klinik 131, 132
- Therapie 132, 133
Akroangiodermatitis 281
- A. *Mali* (Pseudo-*Kaposi*) 281
- kaposiforme 281
Akrodermatitis enteropathica 117, **176–181**, 193
- Ätiologie 176
- Diagnose 179
- Differentialdiagnose 179
- Klinik 176
- Nagelveränderungen 176
- Schleimhautveränderungen 176
- Therapie 180
- Trias 176
Akrokeratosis verruciformis 186
akrolentiginöses Melanom (ALM) 257, 258
Aktinomykom 423
Aktinomykosen (Actinomyces) 102, 105, 132, 137, 347, **421–428**, 432, 436, 456
- A. bovis 422
- A. israelii 421
- A. naeslundii 421
- A. viscosus 421
- Actinobacillus (Haemophilus) actinomycetemcomitans 423
- Altersgipfel 421
- Ätiologie 421
- Begleitbakterien 423
- Diagnose 424
- Differentialdiagnose 426
- Erreger 421

Aktinomykosen (Actinomyces) Formen 421
- Inkubationszeit 423
- Inzidenz 421
- Klinik 423
- Prognose 427
- Therapie 427, 428
Aktivitätsindex, M. *Crohn* (CDAI) 347
Albinismus 126
Alcock-Kanal (Canalis pudenalis) 5, 6
Aldehyde 19, 20
Alkalineutralisationsprobe 64
Alkaliresistenzminderung 115, 121
Alkaliresistenztest/-proben 64, 67
- nach *Burckhardt* 64
- modifizierte nach *Burckhardt-Locher* 64, 67
Alkohole 19–21
- Äthanol 20
- Isopropanol 20
- Propanol 20
- sterilfiltrierte 21
Allergie **62 ff.**, 78, 381, 382
- Allergiediagnostik 62, 63
- Allergietestungen **62 ff.**
- - Epikutantest 63, **64, 65**
- - Expositionstest 63
- - Intrakutantest 63
- - Karenztest 63
- - RAST-Test 63
- - Reibtest 63
- - Scratchtest 63, **65, 66,** 78
- Anamnese, allergologische 63
- Chinidin 78
- Diathese, allergische 62
- Eiallergie 382
- Funktionsprüfungen 63
- und Hautresistenzmethoden 62, 64
- - Alkalineutralisationsprobe 64
- - Alkaliresistenztest nach *Burckhardt* 64
- - Erythemschwellenprüfung 64
- - modifizierte Alkaliresistenzprobe nach *Burckhardt-Locher* 64, 67
- - Nitrazin-Gelb-Probe nach *Suter* 64, 67
- - Säureneutralisationsprobe 64
- - Säureresistenzprüfung 64
- Kolitis, allergische 382, 436
- Kontaktekzem, perianales (*siehe auch* Ekzeme) 62, 63, 75, 115
- - allergisch nässendes 115
- - allergisch perianales 62
- medikamentenbedingte 65
- Milchallergie 382
- Nahrungsmittelallergie 382
- Potenz, allergene 62, 63, 115, 116
- pseudoallergische Reaktionen 66
- Sklerosierungsmittel (*siehe dort*) 78
- vom Soforttyp (Typ I nach *Coombs* und *Gell*) 65
- vom Spättyp (Typ IV nach *Coombs* und *Gell*) 62, 63, 115
- Testreaktionen, allergische 65
ALM (akrolentiginöses Melanom) 257, 258
Alopecia 127, 440
- A. areata 127
- A. specifica aerolaris et diffusa 440
Altersfalten, physiologische 391
Amelanosen 126
amelanotisches Melanom 259
5-Aminosalizylsäure (5-ASA) 362
Ammoniakbasen, quartäre 19
Ammoniakbildung 470
Amöben 514
Amöbenabszesse 517
Amöbenkolitis 518
Amöbenruhr 347, 360, 409, **514–519**
- Arten 514
- Diagnose 518
- Entwicklung 514
- Gewebsform 514
- Komplikation, extraintestinale 517
- Morphologie 514
- Ökologie 516
- Präpatenzzeit 515
- Prophylaxe 519
- Stuhluntersuchungsverfahren 477
- Symptome 516
- Therapie 519
- Übertragung 516
- Verbreitung 516
Amöbenträger 515
Amöbiasis 97, 390, 411, 426, 432, 436, 452, 456
Amöbome 517
Ampicillin 506
- A.-*Wolff* 506
Ampulla recti (Rektumampulle) 2, 5–7, 11–13, 29, 33, 34, 42
Analabszesse (*siehe* Abszess) 11, 27, 28, 47, 97, **98–103**, 131, 424, 426, 517
Analatresie **316, 317**
- komplette 316
- translevatorische 316
Analdehner 97
Analdilatation nach *Lord* 76
Analekzem 63
Analerosionen (*siehe* Analrhagaden und -erosionen- und -fissuren) **93, 94,** 97, 146, 171, 192
Analfibrome (*siehe* Fibrome) 28, 81, 91, 96
Analfissur 27, 28, **94–98,** 106, 146, 334, 335, 436
- Ätiologie 94
- blinde 27
- blutende 95
- chronische 96
- Diagnose 97
- Differentialdiagnose 97
- Fissurektomie 97
- Klinik 95, 96
- Therapie 97
Analfisteln (*siehe* Fisteln) 27, **29, 30,** 47, 89, 91, 101, 102
Analgetika 38
Analhaut 1, 11
Analhautzotte 96
Analhygiene 110, 115
Analinkontinenz/Stuhlinkontinenz (*siehe auch* Inkontinenz) 13, 76, 86, 470
Analkanal (*siehe auch* Canalis analis) 1, 2, 4–6, 11–13, 33, 34, 50
- anatomischer Canalis analis 1
- chirurgischer 1
- funktioneller 1, 50
Analkarzinom (*siehe auch* Darmkarzinom) 84, 93, 107, **245–254**, 261, 452
- Ätiologie 248
- basaloidzelliges 84
- C-Faktor-Kategorie 246
- Diagnose 251
- DSK (deutschspachiges TNM-Komitee) 246
- Grading, histopathologisches 246
- Klassifizierung 245
- Klinik 248
- Manifestationsalter 245
- Präkanzerosen 248
- Prognose 251
- - 5-Jahres-Überlebenszeit 251
- pTNM 246
- Risikofaktor 248
- Therapie 251
- TNM 246
- Typen 245
Analkrypten (*Morgagnische* Buchten) 1, 11, 12, 89, 99, 104, 105
- Kryptenlinie (Linea dentata sive sinuosa) 1, 99
Analläppchen 81
Analmanometrie (*siehe* Manometrie, anorektale) **48 ff.**, 89, 106
Analneurotiker 14
Analöffnung 322
Analpapillen 1, 27, 28, 30, **91–93**, 95, 96
- hypertrophe **91–93**, 96
- - Ätiologie 91
- - Diagnose 93
- - Differentialdiagnose 93
- - Klinik 91
- - Therapie 93
- oberflächliche irritierte 27
- Papillitis (*siehe dort*) 27, 30, **89–91**
Analpolypen (*siehe* Polypen) 27, 28, 30, 33, 36, 69, 81, 86, 90, 221 ff., 227–233, 283, 385, 388, 393
Analprolaps (*siehe auch* Prolaps) 27, 28, 43, 44, 48, 73, 75, **84 ff.**, 158
- Ätiologie 84
- Diagnose 86
- Differentialdiagnose 86
- Klinik 86
- Mukosaprolaps 86
- partieller 158
- Therapie 86
Analpruritus (*siehe* Pruritus) **109–111**
Analrandthrombosen 28, 335
Analreflex (*siehe auch* Reflex) 12, 50
Analrhagaden und -erosionen 27, 28, **93, 94,** 116, 146, 171, 192
- Ätiologie 93
- blinde 27
- Diagnose 94
- Erosionen, aphthoide 145
- Klinik 93
- Therapie 94
Analschmerz (*siehe* Schmerzen) 37, 82, 90, 94, 96, 100, 254, 322, 328, 331, 335, 367, 376, 381, 390–394, 411, 423, 443, 448, 484
Analsegeln (Valvulae anales) 1
Analspekulum, spreizbares 29, 30, 90
Analtampon 79, 91
- glukokortikoidfreier 91
Analtestblock 65
Analthrombosen/Analvenenthrombosen (*siehe* Thrombosen) 27, **82–84,** 86, 261, 335
Anamnese **26, 27**
Anästhesie, Lokalanästhesie 93, 96
Anatomie des anorektalen Bereiches, topographische 1 ff.

Anepitheliocystidia 479
Anetodermie 128
Angina luetica 442
Angiodysplasie/angiodysplastische Läsion 276, **284**, **285**, 360, 395
- Ätiopathogenese 284
- Diagnose 284
- endoskopisches Bild 284
- hereditäre 276
- histologisches Bild 284
- Klinik 284
- kongenitale 276
Angiographie 42
Angiokeratom 261, 263, 283
- A. circumscriptum 263
Angiomatose 277, 284
- dysplastische 284
- Retikuloangiomatose 277
Angioreticulomatosis *Cazal-Ronchese-Kern* 277
Angiosarkom 283
- Hämangiosarkom 276, 277, 279, 283
„angry back“ 64
Anguillula stercoralis 509
Anguillulose 510
Anguli infectiosi 179
- A. i. oris (Mundwinkelrhagaden) 467, 468
Anisakis sp./Anisakiasis (Heringswurm) 512–514
- Diagnose 514
- Entwicklungszyklus 512
- Morphologie 512
- Ökologie 513
- Prophylaxe 514
- Symptome 513
- Therapie 514
- Übertragung 513
- Verbreitung 513
- Zwischenwirt 513
Anismus 44, 45, 48
Anitis 27
Ankylostoma/Ancylostoma/Ancylostomiasis (Hakenwürmer) 502, 503, 510
- A. cutis 506
- A. duodenale 502
- Arten 502–504
- Diagnose 504
- Entwicklungszyklus 503
- Morphologie 503
- Necator americanus 503
- Ökologie 504
- Präpatenz 504
- Prophylaxe 504
- Symptome 504
- Therapie 504, 505
- Übertragung 504
- Verbreitung 504
Ankylostoma-Dermatitis 506
Ann-Arbor-System 292
Anoderm 14
anorektaler
- Ring (Linea anorectalis) 1, 2
- Winkel 12, 44
Anorektum 1
- Bewegungsabläufe 11 ff.
- Lymphabfluß 9
Anoskop 32
Anoskopie (*siehe* Proktoskopie/Anoskopie) **30–33**
Anoxie 367
Anreicherungsverfahren 475
Ansitzphase 500
antibiotikainduzierte Kolitis 347, 360, 375
Antidiarrhoika 374
Antigensystem, humanes lymphozytäres (HLA) 199
Antimykotika 471
antiphlogistische Behandlung, Analvenenthrombose 84
Anulus hemorrhoidalis recti 11, 12
Anus 3, 4, 12
- Anus praeter 37, 324, 363
- - A. p. naturalis 324
- dilatierter 15
- Trichteranus 29
- *Whitehead*-Anus 14
Aorta abdominalis 7, 8
aphthoide/aphthöse
- Erosionen 145
- Geschwüre 338
- Läsionen 361
- Ulzera 199, 201
Aphthoid-*Pospischill-Feyrter* 142
Aphthose (Aphthosis) 199
- A. *Behçet* 199
- bipolare A. 199
- orale A. 199
Appendizitis/Appendizitis-Verdacht 105, 342, 347, 396, 414, 432, 508, 513
- chronische 347
- linksseitige 396
- Pseudoappendizitis 342
- Symptomatik 414
Arbeitsplatzkonzentration, maximale (MAK-Wert) 23
ARC („Aids-related-complex“) 458
Argyrose 125
Arilin 348
Arndt-Gottron- Skleromyxödem 169, 172
Arningsche Tinktur 118
Arsenintoxikation 208
Arsenmelanose 125
Arterien/arterielle Versorgung der Analregion 7
- A. glutea superior 7
- A. iliaca 7, 9
- - A. i. communis 7
- - A. i. externa 7
- - A. i. interna 7
- A. mesenterica inferior (Gekröseschlagader) 7
- A. pudenda interna 5, 7
- A. rectalis/Aa. rectales 1, 7, 9, 12, 73
- - A. r. inferior 1, 7
- - A. r. mediales 1, 7
- - A. r. superior 1, 7, 9, 12, 73
- A. sacralis mediana 7
- Aa. sigmoideae 7
- Aorta abdominalis 7, 8
Arteriographie 395
arteriovenöse Anomalien/Mißbildungen **284 ff.**
- kongenitale 285
Arthritis 415, 419
- HLA B27-assoziierte Arthritiden 415, 419
- - rheumaseronegative 419
- Polyarthritis 415
Arzneimittelexanthem 65, 66, 114, 117, 122, 166, 171
- allergisches 66
- fixes 114, 117, 122, 125, 171
- lichenoides 171
- vom Typ I nach *Coombs* und *Gell* 65
Arzt-Patienten-Gespräch 32
5-ASA (5-Aminosalizylsäure) 362
Ashy-Dermatosis 125, 126
Askariasis/Askaridosis (Spulwurm) 499–502
- A. gigas 499
- A. lumbricoides 499–502
- - Diagnose 501
- - Entwicklung 499
- - Morphologie 499
- - Präpatenz 500
- - Prophylaxe 502
- - Symptome 500, 501
- - Therapie 502
- - Übertragung 500
Askariden-Enteritis 501
Askaristoxine 501
askaroider Wanderungstyp 500
Asthma verminosum 510
Astronautenkost, ballaststoffreie Diät 79, 362, 397
Atemtest, H_2- 382
Äthanol 20
Atherom 267
Atresie/Atresieformen **317**
- intermediäre 317
- supralevatorische 317
Atresieformen **313–317**
- Ätiologie 315
- Diagnose 315
- komplette Analatresie 316
- Mortalität 315
- supralevatorischer Verschluß 315
- Therapie 316
- translevatorischer Verschluß 315
- Zusatzfehlbildungen 315
Ätzmittel, lokale (*siehe auch* Warzen) 157
Aufklärung des Patienten 31, 32
- Einverständniserklärung (*siehe dort*) 30, 31
- Risikoaufklärung 32
Aufklärungsgespräch 31
Auspitz-Phänomen (Phänomen des blutigen Taus) 193
Autoinfektion 494
Autoinokulation 448
Autoklaven 23
Autoklavierung 24

B

Baboon-Syndrom 114, 117, 122
„backwash“ 346
- „backwash“-Ileitis 341, 356
Bacterium enterocoliticum 414
Bäder 81, 84, 118, 120
- Sitzbad (*siehe dort*) 81, 118, 139, 142, 173
Bakterienflora 53
Bakterienruhr 410, 411
- toxische Ruhrbakterien 411
bakteriologische und mykologische Untersuchungsmethoden (*siehe auch* Mykosen) **52 ff.**, 58
- Windeldermatitis (*siehe dort*) 115, **469**
Balanitis 173, 210, 523
- B. plasmacellularis (*Zoon*) 210
- B. xerotica obliterans 173
- Balantiden-Dysenterie 523
- Balantiden-Ruhr 523
Balantidiose/ Balantidium coli/Balantidiasis 97, 347, 390, 426, 436, 452, 456, **523–525**
- Diagnose 524
- Entwicklung 523
- Morphologie 523
- Prävalenz 523
- Prophylaxe 524
- Symptome 524
- Therapie 524
- Übertragung 524
Ballaststoffe (*siehe auch* Ernährung) 13
ballaststoffreie Kost 79, 362
- Astronautenkost 362
ballaststoffreiche Kost 89, 238, 328
Ballonsonden 49
Bandwürmer (*siehe* Cestodes) 479, 487 ff.
Bariumeinlauf 43, 386
Bariumgranulome 43
Bariumperitonitis 43
- Bariumperforationsperitonitis 325
Barorezeptoren 13

Barron, hämorrhoidale Gummibandligatur 76
Bensaude, hämorrhoidale Sklerotherapie 77
Basaliom 28, 81, 93, 154, 188, 210, 218, **247**, 248, 261, 446
- oberflächlich pagetoides 210
- pigmentiertes 261
- Ulcus rodens 446
Batemann-disease 152
Bauchfellüberzug 2
Bauchkrämpfe 408
Bauchpresse 13
Beckenbindegewebe 4, 5, 327
- Gewebsschwäche 327
Beckenbindegewebsräume (*siehe auch* Spatien) 5, 6
Beckenboden 327
Beckenbodenmuskulatur 3, 13
- männlich 3
- weiblich 3
Beckenbodensenkung 43, 45, 327
- abnorme, beim Pressen 43, 327
- funktionelle 45
Beckenbodenspasmus 48, 388
Beckenfaszie (Fascia pelvis) 4
Begleitphlebitis, Analvenenthrombose 82
Behçet-Erkrankung 97, 146, **199–203**, 218, 347, 360, 390, 446, 450, 456
- Ätiologie 200
- Diagnose 201
- Differentialdiagnose 202
- gastrointestinale Manifestationen 201
- „International study group for *Behçet*-Disease“ 199
Beradinelli-Seip-Syndrom 181
Bereitschaft, endogene 189
Bergarbeiterkrankheit 504
Beschwerden, dysfunktionelle intestinale 377
Bestrahlung/Bestrahlungsfolgen 23, 105, 127, 237, 347, 360, 390, 393, **400–405**, 421, 423
- Bestrahlungsrektitis 400
- Depigmentierungen 127
- Kolitis, radiogene 400
- Sterilisation durch 23
- - Gammastrahlen 23
- - Korpuskularstrahlen 23
- Strahlenfibrose 347, 393
- Strahlenpilzdrusen 423, 425
- Strahlenpilzkrankheiten 421
- Strahlenproktitis 237, 360, **400–405**, 436
- - akute Strahlenschäden 401
- - Ätiologie 400
- - Diagnose 401
- - Differentialdiagnose 403
- - histologisches Bild 403
- - Klinik 401
- - Spätfolgen 401
- - Therapie 403
- Ulkus, radiogenes/Strahlenulkus 390, 402
Bezugswechselverfahren 22
BGA-Desinfektionsmittelliste 19
bidigitale Prüfung/Palpation 333
bidigitaler Abschnitt 331
Bifidobacterium dentium 422
Bilharziose 436, **479–483**
- Diagnose 481
- Entwicklungszyklus 479
- hepatolienale 481
- Morphologie 479
- Ökologie 480
- Präpatenz 480
- Prophylaxe 482
- Symptome 481
- Therapie 482, 483
- Übertragung 480
- Verbreitung 480
- Zwischenwirte 481
Bindegewebe (*siehe* Beckenbindegewebe) 4, 5, 327
Biofeedback (Operant conditioning) **13**, 44
Biopsien 33–36, 39, 40
- Elektrokoagulationszange 40
- Knipsbiopsiezange 40
- Koloskopie 39
- Probeexzisionen 33, 35, 36
- Rektosigmoidoskopie 35, 36
- Saugbiopsien 35
B-K-Mole-Syndrom 258
Blähbauch 468
Blanchard, hämorrhoidale Sklerotherapie 77
Blasen 194
Blastocystis hominis 528–529
- Diagnose 529
- Morphologie 528
- Ökologie 528
- Prophylaxe 529
- Symptome 529
- Therapie 529
- Übertragung 529
- Verbreitung 529
Blastomeren 503
Blastomykose 140, 452
Blastosporen 57
Blenorrhö 435
Bloch-Sulzberger (Incontinentia pigmenti) 125
Blond, hämorrhoidale Sklerotherapie 78, 86
- Nebenwirkungen 78
- Rezidivquote 78
- Vorteile 78
Bloom-Syndrom 181
Blut/Blutungen 27, 36, 40, 62, 68, 69, 75, 77, 82, 96, 129, 213, 285, 287, 298, 308, 322, 328, 355, 361, 367, 390, 392, 396, 401, 408, 454
- Diapedesisblutung 129
- Diarrhö, blutige 355, 408
- Divertikulose/Divertikulitis 392, **394–396**
- dunkles 367
- Gastrointestinalblutung, lebensbedrohliche 285
- hellrotes/hellrote Blutspuren 75, 390
- Nachblutungen, Koloskopie 40
- Malakoplakie 306
- okkultes Blut im Stuhl 68
- petechiale 361
- Rektosigmoidoskopie 36
- Rhexisblutung 129
- Sekret- und Blutabsonderungen (*siehe auch* Sekret) 62, 96, 213, 251, 322
- Sickerblutungen (*siehe dort*) 77, 287
- Strahlenproktitis 401
- Stuhl-Blut-Screening 69
Blutbeule 129
Bluteosinophilie **478**, 501
Bluterguß (*siehe auch* Hämatom) 129
Blutgefäße (*siehe auch* Gefäße) **276 ff.**, 355
- Klassifikationsschemata 276
Blutkoagel 82, 84
- dunkelrote 82
Blutstillung 40
Blutpolster 7
Blutspuren 68, 96
„body pakker-syndrome“ 321
Borborygmus 381
Bothriocephalus/Bothrocephalosis 490, 492
- B. cristatus 490
- B. latissimus 490
- B. latus 490
- B. taenioides 490
Bothriocephalus-Anämie 492
Bothrium (Sauggrube) 491
Botulinumtoxin 97
Bowen-Erkrankung 28, 93, 112, 157, 161, 171, 172, 188, 193, **208–211**, 214, 218, 261, 432
- Ätiologie 208
- Beschwerden 208
- *Bowen*-Dermatose 208
- *Bowen*-Epitheliom 208
- *Bowen*-Karzinom 208, 210
- Diagnose 209
- Differentialdiagnose 209
- maligne Entartung 210
- Papulose, bowenoide (*siehe dort*) 157, 161, 172, 193, **205–208**, 209, 214, 433
- pigmentierter M. *Bowen* 205, 261
- Prognose 208
- Therapie 210
- Verlauf 208
Brain-Heart-Infusion-Agar 425
Breslow, Tumordicke 263
Brilliantgrün, wäßrig 0,5%tig 118
Brown-Bowel-Syndrom 309
Brucellose, anale 426
Bruchsack, peritonealer 88
Bubo 439, 449, 453
- klimatischer 453
- schankröser 449
- strumöser 453
- tropischer 453
Bubonen-Stadium, Lymphogranulomatosis inguinale 455
Bubonuli 448
Budesonid 348, 362
Bulbo-cavernosus-Reflex 50
Bulbus 5, 6
- B. corporis recti cavernosi urethrae 5, 6
- B. vestibuli 6
Buraton 10 F 0,5% 21
Burkitt-Lymphom 294
Bursa copulatrix 503
Buschke-Löwenstein-Tumoren 158, 160–162
B-Zell-Lymphome 292

C
Café-au-lait-Fleck 125, 267
Calymmatobacterium granulomatis (Donovania granulomatosis) 451
Campylobacteriosen (Campylobacter) 347, 409, **418–421**
- Arten/Unterteilung 418, 419
- Ätiologie 419
- C. coli 418, 419, 420
- C. fetus ssp. fetus 419
- C. jejuni 418, 419
- C. laridis 418
- Campylobycter-Enteritis 347
- Epidemiologie 419
- Inkubationszeit 419
- Klinik 419
Canalis
- C. analis, anatomischer (*siehe auch* Analkanal) 1, 2, 5, 6, 11–13, 33, 34, 50

- C. gynaecophorus 479
- C. pudenalis (*Alcock*-Kanal) 5, 6
„cancer" (*siehe* Tumoren, *siehe auch* Karzinome)
Candidosen (Candida)/ Candidiasis 52, **56**, 57, 117, 140, 171, 460, **466 ff.**
- C. albicans 52, 56
- Candida-Spezies 460
- Candidamykose 466
- *Nickerson*-Candida-Selektiv-Agar 55
- perianale 117
Candidosis 180
Canifug 139, 140
Carbohydrate Antigen 19-9 (CA 19-9) 244
Carcinoma (*siehe* Karzinom)
Cardiolipin-Mikroflockungs-Test 445
Castellanische Lösung 118, 470
- NRF-Solution 118
Cauda equina 15
Cavum pelvis peritoneale 9
Cazal-Ronchese-Kern-Angioreticulomatosis 277
CC-Medien nach *Heinrich* und *Korth* 425
CD_4-Zellzahl 464
CDAI (M. *Crohn*, Aktivitätsindex) 347
CDC-(„Centers of Disease Control")-Klassifikation, Aids 457, 459
CEA (karzinoembryonales Antigen) 214, 244
- CEA-Wert 214
- Tumormarker 244
Cellophan-Klebestreifen-Methode 476
Centrum tendineum perinei 4
Cestodes (Bandwürmer) 479, 487 ff.
- breiter Bandwurm 490
- Einteilung 487
- Fischbandwurm (*siehe* Diphyllobothrium latum) 490–493
- Gurkenkernbandwurm (*siehe* Dipylidium caninum) 495, 496
- Hundebandwurm 495
- Rinder- bzw. Schweinebandwurm (*siehe* Taenia saginata) 487–490
- Spulwurm (*siehe* Askariasis) 499–502
- Zwergbandwurm (*siehe* Hymenolepsis nana) 493, 494
C-Faktor-Kategorie, Rektumkarzinom 236, 237
Chagaskrankheit 474
Chankroid (*siehe auch* Schanker) 448
Charcot Leydensche Kristalle 382
Chemotherapie, adjuvante, Rektumkarzinom 243
Chinidin 78
Chinin/Chininlösung 77, 78
- Chinin-Urethan-Lösung 77
- Sklerosierungsmittel, chininhaltiges 78
- Verödungsmittel, chininfreie 78
Chlamydien (Chlamydia) 453, 462
- Chl. trachomatis 453
- Chlamydien-Proktitis 462
Chlamydosporen 56–58
Cholera 412
Chrysiasis 125
Clark Level/-Eindringtiefe 260, 263
Clindamycin 375
Clostridium difficile 376
- Cl. d.-Toxin 376
CMT 445
- Test 445
Coccygeus-Levator-Syndrom 333
Coli-Bakterien, enteropathogene 408
Coli-Enterotoxine 408
Colifoam Rektalschaum 348, 361
„coliques spasmodiques" (*siehe auch* Kolik) 240
Colitis (*siehe* Kolitis)
Collier de Venus 440
Colomnae anales (*Morgagnische* Säulen) 1, 2
Colon (*siehe* Kolon)
Coloxid 105
Columnae anales 6, 7, 12
Combustio (toxische Dermatitis) 122
Compliance (plastische Adaptionsfähigkeit) 50
Computertomogramm 43
Computertomographie (*siehe* CT) 43
Condylomata (*siehe* Kondylome) 28, 81, 86, 93
Condylox 161
Contracaecum (*siehe* Anisakis sp.) 512–514
Conus medullaris 15
Coombs
- Allergie vom Spättyp 62, 115
- Arzneimittelexanthem vom Typ I 65
Coracidium 491
„corps ronds" 154, 186
Corpus cavernosum recti 2, 7, 11, 12, 73
Corynebacterium minutissimum 61, 138
„creeping eruption" (Hautmaulwurf) 510, 511
Cremes, antimykotische 196
Crohn-Erkrankung 30, 37, 97, 102, 105, 107, 127, 132, 137, 201, 202, 209, 237, 313, **337–355**, 360, 377, 390, 393, 426, 432
- Aktivitätsindex (CDAI) 347
- anale Veränderungen 349
- anorektale Veränderungen 132
- Ätiologie 337
- Ausbreitung 338
- Definition 337
- Deutsche Morbus *Crohn*/ Colitis Ulcerosa Vereinigung - (DCCV) -e.V. 350
- Diagnose/diagnostische Kriterien 343, 345
- Differentialdiagnose 346, 347
- - histologische 346
- - makroskopische 346
- Erkrankungshäufigkeit 337
- extraintestinale Manifestationen 343
- Hauptdispositionsalter 337
- histologische Einzelbefunde 344
- Klinik 338
- Komplikationen 343, 349
- Krankheitsinzidenz 337
- Lokalisationen, häufigste 341
- M. *Crohn*-Index 347
- Operationsindikation 350
- Operationsmortalität 349
- Prädilektionsstellen 342
- Prävalenz 337
- Prognose 350, 351
- Schwangerschaft 350
- segmentaler Befall 338, 343
- Selbsthilfegruppen 350
- Sondierung multipler Fisteln 30
- Therapie 347
Cromoglicinsäure 382
Cronkhite-Canada-Syndrom 227–229, 347
- Diagnose 229
- Einteilung 229
- Klinik 228
- Prognose 229
- Therapie 229
Crotamiton 166
Crouzon-Syndrom 182
„crowding effect" 491
Crus penis 6
Cryptococcus 56
Cryptosporidium (*siehe* Kryptosporidien) 527, 528
CT (Computertomographie) 43
„cushion-sign" 271
Cysticercus/Cisticerciasis (*siehe* Zystizerkose) 487–490

D

Darier-Erkrankung (Dyskeratosis follikularis *Darier*) 117, 183–185
Darm
- Dickdarmpassage 42
- Karzinom 37
- Magendarmpassage 42
- Mastdarm (*siehe dort*) 1, 2
- Perforation (*siehe dort*) 33, 37, 38, 40, 42, 82, 101, 102, 232, 319–323, 325, **396–399**, 517
Darmälchen 509
Darmbeschwerden 380
Darmbilharziose (*siehe* Bilharziose) 436, **479–483**
Darmerkrankungen/-krankheiten
- idiopathische chronisch entzündliche 337
- infektiöse (*siehe auch* Infektionen) 18, 19, 21, 24, 100, 104, 112, **337 ff.**, 378, **407 ff.**
Darmflagellaten 519
Darmgas (*siehe auch* Gas)
- Explosion 18, 37
Darmkarzinom/Darmkrebs (*siehe auch* Karzinome) 9, 29, 37, 47, 68, 69, 84
- Analkarzinom (*siehe dort*) 84, 93
- Dickdarm 68, 69
- Mastdarm 37
- Mortalität 69
- Rektumkarzinome/kolorektales Karzinom (*siehe* Rektumkarzinom) 9, 29, 37, 47, 68, 93, **236–245**
- WHO-Empfehlung zur Früherkennung 69
Darmneurose 380
Darmparasiten/Darmparasitosen (*siehe* Parasiten) 105, 163, **473 ff.**
Darmprotozoen (*siehe* Protozoen) 477, **514 ff.**
Darmsteife 357
Darmtenesmen (*siehe* Tenesmen) 37, 96, 145, 322, 327, 390, 394, 401, 411, 423, 454
Darmtrematoden (*siehe* Trematodes) **479–487**
Darmtuberkulose (*siehe* Tuberkulose) 102, 105, 132, 137, 347, 390, 393, 426, **428–434**, 436, 452, 456
Darmwand 38
- Emphysem 301
- Perforation (*siehe dort*) 38

Dauerform, Zyste 514, 515
Dauerhypertonus 95
Dauerschmerzen 82
Dauerspasmus 96
Daumenabdrücke („thumbprintings") 368, 369
DCCV (Deutsche Morbus *Crohn*/Colitis Ulcerosa Vereinigung - e.V.) 350
Defäkation **11 ff.**, 44, 51, 73, 328
- nervöse Steuerung 12
- Störungen 328
- Zusammenspiel, Kontinenz/Defäkation 13
Defäkationsfrequenz 13
Defäkationsreflex 12, 13
Defäkogramm 43
Defäkographie **43**, 88, 328, 390
Dehli belly 407
Dehnbarkeit des Rektums 50
- Analdehner 97
- Dehnungsreize 13
- Sphinkterdehnung 97
Dekantier-Auswaschverfahren 475
Dellwarzen (*siehe auch* Verrucae) 152
Depigmentierungen 123, 126–128
- erworben, ohne erkennbare Ursache 127
- als Folge entzündlicher Dermatosen 128
- verursacht
- - durch chemische Noxen 127
- - durch ionisierende Bestrahlung 127
- - durch Verletzungen 127
Dermatitis 62, 115, 117, 118, 121, 122, 131, 139, **176–181**, 193, 198, 208, 469, 481, 506
- Akrodermatitis enteropathica (*siehe dort*) 117, **176–181**, 193
- Ankylostoma-Dermatitis 505
- D. ammoniacalis 469
- D. glutaealis 469
- D. herpetiformis *Duhring* 198
- D. perianalis fistulosa 131
- D. praecancerosa *Bowen* 208
- D. pseudosyphilitica 469
- *Duhring*-Dermatitis herpetiformis 198
- entzündliche Depigmentierungen 128
- Kontaktdermatitis 62, 118, 139
- kumulativ-toxische D. 469
- seborrhoische D. 121
- toxische (Combustio) 62, 115, 122
- - toxisch-kumulativ 115
- - toxische Kontaktdermatitis 62
- Windeldermatitis 115, **469**
- Zerkariendermatitis 481
Dermatogramm 186
Dermatoidmykose 140
Dermatom 150
Dermatomyositis 112, 241
Dermatophyten 52, 56, **57, 58**
- *Taplin*-Dermatophyten-Selektiv-Agar 56
- Vertreter 58
Dermatophytie/Dermatophytose 140
Dermatose (Dermatosis) 125, 126, 125, 170, 208, 211
- *Ashy*-D. 125, 126
- *Bowen*-Dermatose 208
- D. cenicienta 125
- „dermatose invisible" 170
- entzündliche Depigmentierungen 128
- *Pagetsche* D. 211
Dermofug 138, 139, 183, 470
Dermoid 102, 106, 133, 134, 426
- Inklusionsdermoid 133
- perianales 102
- Sakraldermoid 106, 133, 134, 137, 426
- Traktionsdermoid 133
Dermoidsack 133
„descending-perineum-syndrome" (*siehe* DPS) 28, 45, **327–329**
Desderman 21
Desinfektion **18–21**
- chemische 19
- der Hände (*siehe* Händedesinfektion) 20, 21
- Hautdesinfektion 21
- Oberflächendesinfektion 21
- Schleimhautdesinfektion 21
- thermische Inaktivierung 19
- Wischdesinfektion 21
Desinfektionsmittel, chemische 19, 20
- Aldehyde 19, 20
- Alkohole (*siehe dort*) 19–21
- Flächendesinfektionsmittel 21
- Glucoprotamin 20
- Phenolderivate 19, 20
Desinfektionsmittelliste 19
- BGA-Liste 19
- DGHM-Liste 19
- offizielle 19
Desorption 22
Deutsche Gesellschaft
- für Hygiene und Mikrobiologie 19
- für Verdauung und Stoffwechselkrankheit 231
- zur Bekämpfung der Geschlechtskrankheiten 436
Deutsche Ileostomie-Colostomie-Vereinigung e.V. (ilco) 363
DGHM-Desinfektionsmittelliste 19
D-H-S/D-H-S-Diagnostik 54, 56
Diabetes 127
Diancyrobothrium taenioides 490
Diapedesisblutung 129
Diaphragma
- D. pelvis 1, 4, 5, 327
- D. urogenitale 4, 5
Diarrhö 14, 37, 254, 347, 355, 367, 373, 374, 376, 380, 381, 396, **407–410**, 510
- Antidiarrhoika 374
- blutige 355, 367
- emotionelle 380
- funktionelle 347
- *Kotschinchina*-Diarrhö 510
- nervöse 380
- profuse 376
- Reisediarrhö (*siehe dort*) **407–410**
- schleimig-blutig-eitrige 411
- schmerzhafte 254
- wäßrige 373, 408, 411
Diät/Diätkost (*siehe auch* Ernährung) 79, 89, 238, 243, 349, 350, 362, 390, 297
- ballastsroffreiche Kost 89, 238
- ballaststoffreie Kost (Astronautenkost) 79, 362, 397
- Elementardiät 350
- faserreiche Kost 392
- Richtlinien, Rektumkarzinom 243
- schlackenreiche Kost 390
Diathermieschlinge, Koloskopie 40
Dibothriocephalus latus 490
Dibothrium 490
Dickdarmerkrankungen, meldepflichtige 410
Dickdarmkrebs 68, 69
Dickdarmpassage 42
Dickdarmpolypen 69
Digenea (*siehe* Egel) 479, **483 ff.**
Di-George-Syndrom 464
Digitaluntersuchung **28, 29**
Diphyllobothrium 490–493
- D. americanum 490
- D. latum (Fischbandwurm) 490–493
- - Diagnose 492
- - Entwicklungszyklus 491
- - Morphologie 491
- - Ökologie 492
- - Präpatenz 492
- - Prophylaxe 492
- - Symptome 492
- - Therapie 492
- - Übertragung 492
- - Verbreitung 492
- - Zwischenwirt 491
- D. taenioides 490
diptherische Kolitis 375
Dipylidium caninum/Dipylidiasis (Gurkenkernbandwurm) 495, 496
- Diagnose 496
- Entwicklungszyklus 496
- Morphologie 496
- Präpatenz 496
- Symptome 496
- Therapie 496
- Übertragung 496
- Zwischenwirte 496
Diskontinuitätsresektion nach *Hartmann* 323
Distanzphänomen (*Omega*-Zeichen) 343, 344
Diversionskolitis 360, 361
Divertikel (Diverticulum) 391
- D. spurium 391
- D. verum 391
- *Graser*-D. 391
- komplette 391
- *Meckel*-D. 391
- multiple 393
- Perforation **396–399**
- Pseudodivertikel 358, 391
- Pulsionsdivertikel 391
- Traktionsdivertikel 391
Divertikulitis 27, 105, 107, 347, 360, 394, **391–399**, 426
- Ätiologie 396
- Diagnose 396
- Differentialdiagnose 396
- Komplikationen 397
- Letalitätsrisiko 397
- Operationsindikationen, absolute 397
- Symptomatologie 396, 398, 399
- - wichtigste Symptome 398, 399
- Therapie 396
Divertikulose **391–396**, 436
- Ätiologie 391
- bevorzugter Ort 392
- Diagnose 392
- Differentialdiagnose 392
- Klinik 392
- Komplikationen 394
- - Blutung 392, **394–396**
- - - angigraphischer Nachweis 395
- - Divertikulitis (*siehe dort*) 394, **396–399**
- - Perikolitis 394
- Therapie 392–394

DNA-Hybridisierung 146
DNS-Viren, onkogene 155
Dolo-Posterine 79
Donovania granulomatosis (Calymmatobacterium granulomatis) 451
Donovaniosis 451
Dopamin 254
Doppelkontrastdarstellung 42
Dornwarzen 155
Douglas-Raum (Excavio rectouterina) 2
DPS („descending-perineum-syndrome") 28, 45, **327–329**
- Ätiologie 327
- Diagnose 328
- Differentialdiagnose 328
- Klinik 327
- Therapie 328
Dreizipfelresektion nach *Milligan-Morgan* 76
Druck/Drücke
- analer Ruhedruck 49, 50
- anorektales Druckprofil 50
- Druck- und Fremdkörpergefühl 87, 100, 327
- - schmerzhaftes 100
- Drucknekrose 82, 83
- Eruptionsdruck, endogener 189, 193
- intraabdominelle Drucksteigerung 12
- Relaxationsdruck 50
- stumpfer Druckschmerz 90
- Walze, druckdolente 397
- Willkürdruck, maximaler 50
Drusen 423, **425**
- Strahlenpilzdrusen 423, 425
Drüsen
- des Kolons 385
- - ektopische submuköse 385
- Proktodäaldrüsen/Proktodealdrüsen 1, 2, 11, 12, 99, 104
DSK (deutschspachiges TNM-Komitee) 246
Dubreuilh-Melanosis circumscripta praeblastomatosa 253
Ducrey-Erkrankung 448
Ducrey-Unna-Erkrankung 448
Duhring-Dermatitis herpetiformis 198
Dukes A, B und C 237
Dum-Dum-Fieber 522
Dünndarmerkrankung
- immunoproliferative 293
- Untersuchung nach *Sellink* 343
Dünndarmobstruktion 393
Durchfall (*siehe* Diarrhö) 14, 37, 254, 347, 355, 367, 373, 374, 376, 380, 381, 396, **407–410**, 510
Durchzugsmanometrie 49
- Perfusionsmanometrie 49
Dyschezie 385
Dysenterie, bakterielle 410
Dyskératose pseudo-folliculaire de *Darier* 184
Dyskeratose (Dyskeratosis)
- D. bullosa hereditaria 197
- D. follicularis 28, 123, 124, 172, 183, **184–187**, 188, 193, 196, 197
- - Ätiologie 184
- - Diagnose 186
- - Differentialdiagnose 186
- - D. f.-Papeln 185
- - D. f. vegetans 184
- - Klinik 186
- - M. *Darier* 183–185
- - Hauptmanifestationsalter 184
- - Schleimhautbefall 186
- - Therapie 186
- - Verlauf 186
- D. miliaris *Darier* 184
Dystrophia papillaris pigmentosa 181

E
EBV (*Epstein-Barr*-Virus) 294, 461
Echinostomatidae 479
Echinostomiosis (kleiner Darmegel) **484–486**
- Arten 484
- Diagnose 486
- Entwicklungszyklus 484
- Morphologie 484
- Ökologie 485
- Präpatenz 485
- Prophylaxe 486
- Symptome 485
- Therapie 486
- Übertragung 485
- Verbreitung 485
- Zwischenwirt 484
Effloreszenzen 93, 161
- flachkondylomatöse 161
- primäre 93
- sekundäre 93
Egel (Digenea) 479, **483 ff.**
- großer Darmegel (*siehe* Fasciolopsis) **483, 484**
- kleiner Darmegel (*siehe* Echinostomiosis) **484–486**
- Pärchenegel 479
- Zwergdarmegel (*siehe dort*) 486
EIA („enzyme-immuno-assay") 463
Eiallergie 332
Einlauf 42, 43
- Bariumeinlauf 43, 386
- Kolonkontrasteinlauf (*siehe dort*) 42, 43, 386
Einmal-Klistier (Practo-Clyss) 33, 38
Einmal-Waschlappen 121
Einverständniserklärung, Formblatt 30, 31
- Koloskopie 31
- Proktoskopie 31
- Rektosigmoidoskopie 31
Einzeller (Protozoen) 477, **514 ff.**
Einzelphaserelektromyographie 51
Eisenhämatoxylinfärbung 477
Eiter 37, 90, 100–102, 106, 135, 145
- gelblich-rahmiger 101
- und Schleim beim Stuhl 37
Ekchymosen 129
Ekthyma 135
Ektoparasiten 163, 473
Ektropium 14
Ekzeme 27, 28, 62, 91, 117, 171, 210, 462
- Abnutzungsexzem (toxisch degeneratives E.) 62, 75, 82, 100, 115, 124
- akute 27
- Analekzem 63
- dysregulativ-mikrobielle 114
- isolierte psoriasiforme Ekzemherde 210
- Kontaktekzem, perianales (*siehe dort*) 27, 62, 63, 75, 82, 91, 93, 96, 100, 105, 110, 111, **114–123**, 128, 140, 166
- lichenifiziertes E. 171
- mikrobiell-parasitäres 117
- 2-Phasen-Ekzem 63, 116
- seborrhoisches E. 117, 122, 176, 210, 462
Elektrokoagulation 18
Elektrokoagulationszange 40
Elektrolytlösung, isotone 38
Elektromyographie, anorektale (*siehe* EMG) **49–51**, 89, 106, 328
Elektrostimulation 14, 324
Eleocharis 483
Elotrans 409
Embryo (Oncosphaera) 491
Embryophore 491
EMG (Elektromyographie/Elektromyogramm), anorektal **49–51**, 89, 106, 328
- Einzelphaserelektromyographie 51
Emphysem, Darmwand 301
Endoautoinvasion 509, 527
endogene Bereitschaft 189
endogener Eruptionsdruck 189, 193
endokrine Tumoren 254
Endometriom 297
Endometriose (Endometriosis) des Kolons **297–300**, 393
- Ätiologie 297
- Diagnose 297
- Differentialdiagnose 297
- E. extragenitalis 297
- E. genitalis externa 297
- E. genitalis interna 297
- Klinik 297
- Prädilektionsstellen 297
- Prognose 299
- Therapie 298, 299
Endoparasit 473
Endopolygene 525
Endoskopie 25, 40
- Aids/HIV und Endoskopie (*siehe auch* Aids) 25
- diagnostische 40
- Koloskopie, endoskopische Prophylaxe 39
- Komplikationsrisiko 40
- therapeutische 40
Endosonographie 47
Endstiftchen 503
Entamoeba 514–519
- E. dispar 515
- E. histolytica 477, 514–519
Enteritis
- Askariden-Enteritis 501
- Campylobycter-E. 347
- E. *Crohn* 337
- E. granulomatosa (segmentale granulomatöse E.) 337
- E. regionalis 337
- membranöse E. 380
Enterobacteriacea 414
Enterobiasis (Oxyuriasis) 498
Enterobius vermicularis (*siehe* Oxyure) 476, 497, 498
enterochromative Zellen 254
Enterokolitis, infektiöse 360, 375
Enterolithen 321
Enterozelen 43, 44
Entleerungsstörung 44, 48
Entseuchung (*siehe auch* Desinfektion) 19
entzündliche Erkrankungen (*siehe auch* Infektionen) **337 ff., 407 ff.**
- aktinische Kolitis 402, 403
- Amöbenkolitis 518
- Ankylostoma-Dermatitis 506
- Colitis cystica profunda (*siehe dort*) **385–388**, 390
- Colitis ulcerosa (*siehe dort*) 37, 97, 105, 107, 171, 202, 227, 229, 313, 347, 350, **355–367**, 377, 390, 393, 432, 436

entzündliche Erkrankungen
- Darmerkrankungen, idiopathische chronisch entzündliche 337
- Dermatitis (*siehe dort*) 62, 115, 117, 118, 121, 122, 131, 139, **176–181**, 193, 198, 208
- Dermatomyositis 112, 241
- Entzündungsinfiltrate, unspezifische 361
- Hidradenitis suppurativa-artige Entzündungen 106, **131**, 135, 137
- Hyperpigmentierungen, perianale entzündliche 123
- idiopathische chronisch entzündliche Darmerkrankungen 337
- Ileocolitis *Crohn* 337
- ischämische Kolitis (*siehe dort*) 347, 360, **367–372**, 377, 390, 393, 436
- Kolitis (Colitis/Colica; *siehe dort*)
- Kollagen-Kolitis (*siehe dort*) 202, 347, **372–375**
- Konglomerattumor, entzündlicher 342, 397
- M. *Crohn* (*siehe dort*) 30, 37, 97, 102, 105, 107, 127, 132, 137, 201, 202, 209, 237, 313, **337–355**, 360, 377, 390, 393, 436
- Pankreatitis, Pseudopankreatitis 342
- Papillitis (*siehe dort*) 27, 30, **89–91**
- Polypen, entzündliche (*siehe auch* Polypen) 229
- Proktitis (Proctitis; *siehe dort*) 27, 90, 144–146, 237, 295, 355, 360, 400, 434
- pseudomembranöse Kolitis (*siehe dort*) 202, **375–380**, 390
- Pseudopankreatitis 342
- solitäres Rektumulkus (*siehe* Rektumulkus) 87, 88, 146, 171, 327, 385, **388–394**, 402, 403, 450, 456
- Reizdarmsyndrom (*siehe dort*) **380–385**
- Strahlenproktitis (*siehe* Bestrahlungsfolgen) 237, 360, **400–405**, 436

Enzymblocker 464
„enzyme-immuno-assay" (EIA) 463
EORTC (European Organization for Research in the Treatment of Cancer) 401
Eosin, wäßrig 0,5–1 %tig 118
Eosinophilie 217, 382, **478**, 481, 500, 501, 505, 510
- Bluteosinophilie 478, 501, 505
- Eosinophilensturz 505
- Granulom, eosinophiles 217

EO-Sterilisation 22
Epidermoidzyste 133
Epidermolysis bullosa dystrophica inversa 195
Epidermophyton (Epidermophytia) 58, 140
- E. floccosum 58, 140
- E. glutaealis 140
- E. inguinalis 140

Epikutantestung **64, 65**
epitheliale Tumoren **221 ff.**
Epitheliocystidia 479
Epitheliom (Epithelioma)
- *Bowen*-Epitheliom 208
- E. contagiosum 152
- E. molluscum 152
- E. in situ 208
- intraepitheliales E. 208

Epitheliomatosis miliaris 184
Epitheliose, benigne 152
Epitheloidzellgranulome 343, 346
Epizootien 28, **163 ff.**
Epstein-Barr-Virus (EBV) 294, 461
Ergotamin-induziertes Ulcus recti 388, 390
Ergotismus 97, 388, 450
- E. gangraenosus 388, 450

Ernährung (*siehe auch* Diät) 79, 89, 177, 238, 328, 362, 397
- ballastsroffreiche Kost 89, 238
- ballaststoffreie Kost (Astronautenkost) 79, 362, 397
- faserreiche Kost 392
- inkomplette parenterale 177
- Nahrungsmittelallergie 382
- schlackenreiche Kost 390

Erosion (*siehe auch* Analrhagaden und -erosionen und -fissuren) **93, 94**, 146, 171, 192
- aphthoide Erosionen 145

Erosionen, aphthoide 145
Erosivschanker 439
Eruptionsdruck, endogener 189
Erysipel 28, 117, 135
Erythem (Erythema)
- E. anulare centrifugum 140, 141
- E. bullosum vegetans Unna 194
- E. chronicum migrans 117
- E. dyschromicum perstans 125
- E. exsudativum multiforme 416
- E. glutaeale 469
- E. nodosum 199, 200, 454
- E. papulosum posterosivum 469
- E. visceralis 345
- nekrolytisches migratorisches E. 179

Erythematodes visceralis 347, 367
Erythemschwellenprüfung 64
Erythrasma 28, 61, 117, 123, 135, **138–140**, 193
- Ätiologie 138
- Diagnose 139
- Differentialdiagnose 139
- Klinik 138
- Nachweismethode 61
- - Fluoreszenznachweismethode 61
- Prädilektionsstellen 138
- prädisponierende Faktoren 138
- Therapie 139

Erythrodermie, psoriatische 191
Erythrokeratodermia periorificialis 191, 193
Erythromycin 137, 139
- E. *Wolff* 137, 139
- - Filmtabletten 139

Erythroplasie 208, 210
- E. *Queyrat* 210

Escherichia coli 408, 412
- invasive 412
- „shigella-like" 408

Esemtan-Lotion 21
Esthiomene 454
Ethylenoxid-Sterilisation 22
European Organization for Research in the Treatment of Cancer (EORTC) 401
Exanthem 65, 78, 166
- Arzneimittelexanthem (*siehe dort*) 65, 66, 114, 117, 122, 166
- urtikarielles 78

Excavio
- E. rectouterina (*Douglas*-Raum) 2
- E. retroversicalis 2

Exkoriationen 164
Exoautoinvasion 509
Expositions- bzw. Karenztest 64
Exsudation, ständige (*siehe auch* Nässen) 91, 93
Externa
- heparinoidhaltige 173
- keratolytisch wirkende 187
- kortikosteroidhaltige 84, 111, 164, 165
- lokalanästhesierende 151
- Nystatin-haltige 469
- östrogenhaltige 173

Exzystierung 515

F

Facies *Hippocratia* 398
Fadendrainage, Fistelbehandlung 107
Fadenligaturmethode, Fistelbehandlung 107
Fadenpilz/Fadenpilzerkrankung 54, 140
Fadenwürmer (*siehe* Nemathelminthes) 479, 496, 497
Fäkulome 321
Falten/Fältelung
- Altersfalten, physiologische 391
- *Houston*-Falte (Plica transversalis recti) 2
- *Kohlrausch*-Falte (Plica transversalis recti) 2, 5, 12, 29, 34
- Längsfalten 12
- *Morgagnische* Falten 34
- Querfalten 12
- radiäre Faltenbildung 85, 87, 116
- - Vergröberung 116
- Vorpostenfalte, kaudale 96
- zirkulär verlaufende Fältelung 87

Farblösung, Injektion 105
Farbstoffe 196, 219
Färbung 59, 105, 477
- Gramfärbung 59
- *Heidenhain*-Färbung 477
- Methylenblau 59, 105
- - Färbung nach *Löffler* 59
- - Methylenblau-Milch 105

Fasciolidae 479
Fasciolopsis/Fasciolopsiasis (großer Darmegel) **483, 484**
- Diagnose 484
- Entwicklungszyklus 483
- Morphologie 483
- Prophylaxe 484
- Symptome 484
- Therapie 484
- Übertragung 483
- Verbreitung 484
- Zwischenwirte 483

Faszien (Fascia) 4–7
- F. bulbi vestibuli 6
- F. clitoridis 6
- F. diaphragmatis 4–7
- - F. d. pelvis superior et inferior 4–7
- - F. d. urogenitalis inferor 5–7
- - F. d. urogenitalis superior 5–7
- F. dorsalis laminae vas. et nerv. 5
- F. m. obturatorii interni 5, 7
- F. obturatoria 4–6
- - F. o. interni 6

- F. parietalis pelvis interni 6
- F. pelvis (Beckenfaszie) 4, 5
- - F. p. parietalis internus 5
- F. penis 5–7
- - F. p. superficialis 7
- F. perinealis 6, 101
- - F. p. superficialis 7, 101
- F. transversalis 4, 5
- F. visceralis 5, 6
- - F. v. prostatae 5, 6
- - F. v. recti 5
- - F. v. uteri 5
- - F. v. vaginalis 5
- - F. v. vesicae 5, 6

Faulecken 468
FCC („familial colon cancer") 238
Feig- oder Feuchtwarzen 155, 158
Feinkontinenz 12, 73
Fertignährböden (*siehe auch* Nährboden/Nährmedium) 56
Fettgewebe **266 ff.**
Feuchttüchlein 81, 121
Fiberskope, Desinfektion und Sterilissation 24
Fibringirlanden 358
Fibroadenomatosis uteri 297
Fibrolipome 266
Fibrome (Fibroma)/Analfibrome 28, 81, 91
- F. pendulans 28, 91
- Hautfibrom 81, 96
- perianale Analfibrome 81
- suprafissuräres 96

Filariasis 452, 456
Filzlaus (*siehe* Pediculosis pubis) **167, 168**
Finnen (Plerozerkoid) 488, 491, 492
Fischbandwurm (*siehe* Diphyllobothrium latum) 490–493
Fisteln/Analfisteln 27, **29, 30,** 47, 89, 91, 101, 102, **103–107,** 131, 133, 137, 424
- Ätiologie 104
- äußere Fistelöffnung 106
- Diagnose 105, 106
- Differentialdiagnose 106
- Einteilung 103
- - extrasphinktäre F. 104
- - intersphinktäre F. 104
- - suprasphinktäre F. 104
- - transsphinktäre F. 104
- fadendrainierte 424
- Fistelgänge 137
- Fistelprogredienz 112
- Fisteltypen 104
- Fuchsbaufisteln 103
- Haarnestfistel 133
- inkomplette 89, 102
- - inkomplette innere 102, 105
- innere 27
- Klassifikationsschema 103
- Klinik 105
- kommissurale F. (Hufeisenfistel) 101, 103
- Komplikationen 107
- Lippenfisteln (F. labiformis) 103
- Raphefisteln 131, 133
- Röhrenfisteln 103
- sekundäre Fistelbildung 102
- Steißbeinfisteln 131, 133
- subkutane 104
- submuköse 104
- suprasphinktäre 104
- Therapie 106, 107
- - Fadendrainage 107
- - Fadenligaturmethode 107
- Untersuchung **29, 30**

Fitz-Hugh-Curtis-Syndrom 435
Flächendesinfektionsmittel 21
Flagellat 519
Fleck/Flecken 125, 126, 172, 267
- Café-au-lait-Fleck 125, 267
- Mongolenfleck 125
- Ölfleck, psoriatischer 191
- Weißfleckenkrankeit 126, 172

Flexur (Flexura) 2, 33
- F. perinealis 2
- F. sacralis 2
- rektosigmoidale F. 33

Flotationsmethoden 475
Fluktuation 100, 102
Fluoreszenz 61, 139
- Erythrasma, Fluoreszenznachweismethode 61
- ziegelrote F. 61, 139

Flush-Anfälle 254
Follikulitis, perianale 136, 137
Formblatt 30, 31
- Koloskopie 31
- Proktoskopie 31
- Rektosigmoidoskopie 31

Fossa ischiorectalis 3, 4, 6, 7, 9, 98, 104
Frambösie 452
Frankfurter Einteilung, Aids 457
Freische Reaktion 456
Fremdkörper (*siehe auch* Verletzungen) 319–321
Fremdkörpergefühl 87, 91, 327
Fremdkörpergranulome 432
Fruktoseintoleranz 382
Fuchsbaufisteln (*siehe auch* Fisteln) 103
Furunkel/Furunkulose 135–137
- perianale 136

Fusaria lumbricoides 499

G

Gallenstein 324
Gamogonie 525–527
Ganglion impar 8
Gangrän, transmurales 267
Gardner-Syndrom 229, 231, 347
Gärungsdyspepsien 468
Gasexplosion durch Methan 37
Gassterilisation 22
- Ethylenoxid-Sterilisation 22

Gastrointestinalblutung, lebensbedrohliche 285
gastrointestinale Malabsorption 176
Gaszysten des Darmes 301
„gay-bowel-syndrome" 434, 462
Geburtstraumata 105
Gefäßanomalien 276
- Klassifikationsschemata 276

Gefäße (*siehe auch* Blutgefäße) **276 ff.**, 355
- verwaschene Gefäßzeichnung 355

Gefäßlues, zerebrospinale 442
Gefäßneoplasmen, echte 277
Gekröseschlagader (A. mesenterica inferior) 7
Gel (*siehe* Gleitgel) 28, 30, 33, 78, 79, 86, 91, 97
Gelenkbeschwerden 414, 415, 454
Gell
- Allergie vom Spättyp 62, 115
- Arzneimittelexanthem vom Typ I 65

Genitalporus 496
Gentianaviolett 78, 105, 118, 134
- Lösung 105
- wäßrig 0,2–0,5 %tig 118
- wäßrig 0,5 %tig 94, 134

Gerbstoff- oder Kamillensitzbäder 81
Gerinnungsstatus 37
Geschlechtskrankheiten
- Deutsche Gesellschaft zur Bekämpfung der Geschlechtskrankheiten 436
- Gonorrhö (*siehe dort*) 27, 28, **58 ff.**, 105, **434–438**
- Lues (*siehe dort*) 27, 97, 105, 112, 146, 161, 171, 210, 283, 347, 390, 393, 426, 433, 434, **438–448,** 452
- Lymphogranulomatosis inguinalis (*siehe dort*) 105, 107, 132, 137, 146, 202, 313, 390, 426, 432, 450, 452, **453–457**
- „vierte" Geschlechtskrankheit 453

Geschwüre 338, 388
- aphthoide 338
- ausgestanztes benignes 388

Gewebedissemination 524
Giardia/giardiasis 519–521
- G. duodenalis 519
- G. enterica 519
- G. lamblia (Lamblia duodenalis) 519–521
- - Diagnose 521
- - Entwicklun g 520
- - Morphologie 520
- - Prophylaxe 520
- - Symptome 520
- - Therapie 521
- - Übertragung 520

Glans clitoridis 3
Gleitgel, Sagittaproct (*siehe auch dort*) 28, 30, 33, 78, 79, 86, 91, 97
Gliederketten 489
Glioma-Adenomatosis-Syndrom 229
Glomera rectalia 12
Glomustumor 261, 263
Glossitis luetica 442
Glukagonom-Syndrom 179
Glukokortikoide 129, 181, 196
- Haftsalbe, glukokortikoidhaltige 172

glukokortikoidfreier Analtampon 91
GnRH (Gonadotropin-Releasing-Hormon) 298
Go-Kulturen 60
Golytely-Lösung (z. B. Oralav) 38
Gonadotropin-Releasing-Hormon (GnRH) 298
Gonokokken 59, 60, 435
Gono-Nährboden 60
Gonorrhö 27, 28, **58 ff.**, 105, **434–438**
- akute 59
- anorektale 27, 28, 105
- Ätiologie 434
- Diagnose 436
- Differentialdiagnose 436
- Epidemiologie 434
- extragenitale Manifestationen 58, 435
- Inkubation 435
- Klinik 435
- Koinzidenz 436
- Krankheitsverlauf 436
- Nachweismöglichkeiten 58–60
- - kultureller Gonorrhö-Nachweis 60, 61
- - mikroskopische 59
- - - Gramfärbung 59
- - - Methylenblaufärbung nach *Löffler* 59
- Therapie 436, 437
- - Richtlinien der STD-Gesellschaft zur Therapie der Gonorrhö 437
- Transportmedium 61

Goodsall-Regel 105
Gottron (Pigmentatio maculosa idiopathica) 125
Gougerot-Carteaud-Papillomatosis 183
„grains“ 186
Granatsplitterverletzungen 323
Granulome (Granuloma) 78, 93, 112, 206, 216, 261, 343, 346, 426, 432, 446, 450, **451–453**, 456
- eosinophiles G. 217
- epitheloidzellige G. 343, 346, 432
- - mit *Langhans*-Riesenzellen 432
- Fremdkörpergranulome 432
- G. contagiosum 451
- G. *Donovani* 451
- G. glutaeale infantum 113, 446
- G. inguinale 105, 107, 132, 137, 146, 202, 313, 390, 434, **451–453**, 456
- - Ätiologie 451
- - Diagnose 451, 452
- - Differentialdiagnose 452
- - Epidemiologie 451
- - Erreger 451
- - Inkubation 451
- - Klinik 451
- - Therapie 452
- G. multiplex haemorrhagicum *Köbner* 277
- G. pudenda 451
- - G. p. chronicum 451
- - G. p. tropicum 451
- G. pyogenicum 93, 154, 216, 261, 263
- G. venereum 426, 450, 451
- Lipidgranulomatose *Hand-Schüller-Christian* 217
- Lymphogranuloma (Lymphogranulomatosis; *siehe dort*) 102, 105, 107, 132, 137, 146, 313, 347, 426, 432, 434, 450, 452, **453–457**
- Oleogranulom 78
- Ölgranulome 78, 216
- postskabiöse 206
Graser-Divertikel 391
Groin ulceration 451
Grubenwurm (Ancylostoma duodenale) 502
Guajak-Test nach *Greegor* 68
Gummibandligatur nach *Barron* 76
Günther-Sebozystomatose 28
Gurkenkernbandwurm (*siehe* Dipylidium caninum) 495, 496
Gürtelgefühl 443
Gürtelrose 148
Gyrasehemmer 307, 412, 417, 420

H

H_2-Atemtest 382
Haarleukoplakie 461
Haarlinge 496
Haarnestdrüse 133
Haarnestfistel 133
Haarnestgrübchen 133
haarschädigende Noxen 62
Haemophilus 423, 448, 449
- H. (Actinobacillus) actinomycetemcomitans 423
- H. ducreyi 448, 449
Hailey-Hailey-
- Erkrankung 197
- Pemphigus (*siehe auch* Pemphigus) 117, 123, 196, 214, 218
Hakensonde 91
Hakenwürmer (*siehe* Ancylostoma) 502, 503
- Grubenwurm (Ancylostoma duodenale) 502
- Hakenwurm-Bergarbeiter 504
- Peitschenwurm (Trichuris trichiura) 506–509
- Zwergfadenwurm (Strongyloides stercoralis) 509–511
Hallopeau-Pemphigus vegetans 194
Hämangioendotheliom 276
Hämangiome/hämangiomatöse Läsionen 28, 261, **276, 277**, 283
- Beschwerdebild 277
- Diagnose 277
- endoskopisches Bild 277
- kavernöses 277, 279
- Klassifikationsschemata 276
- Typen 277
Hämangioperizytom 276, 279
Hämangiosarkom 276, 277, 279, 283
Hamartome 28, 227, 276
- vaskuläre 276
Hämatom 82, 127, 261, 263
- perianales 127, **129**
- perivenöses 82
Hämoccult-Test 68, 69
Hämochromatose 125
Hämorrhagie 129, 283
- Lymphome, hämorrhagische 283
Hämorrhoiden/Hämorrhoidalleiden 7, 27, 28, **73 ff.**, 82–84, 96, 313, 436
- Ätiologie 73
- äußere 28, 82
- Blutung, hämorrhoidale 75
- Diagnose 76
- Klinik 73
- Prädilektionsstellen 73
- Prolaps 84
- - inkarzerierter 84
- Sklerosierung 111
- Symptomatologie 75
- Symptomenkomplex, hämorrhoidaler 73
- Therapie 76
- - operative Maßnahmen 76
- - - Analdilatation nach *Lord* 76
- - - Dreizipfelresektion nach *Milligan-Morgan* 76
- - - Infrarotkoagulation 77
- - - Gummibandligatur nach *Barron* 76
- - - Kryochirurgie 76
- - - Ligaturstelle 76
- - - Sklerotherapie (*siehe dort*) 77, 78
- - - submuköse Hämorrhoidektomie 76
- - - *Whiteheadsche* Hämorrhoidektomie 84, 85
- - symptomatische Behandlung 79
- Thrombose/Hämorrhoidalthrombose 28, **73 ff.**, 82, 83
- - äußere Hämmorrhoidalthrombose 82
- - thrombosierte Hämorrhoidalknoten 28, **73 ff.**
- Untersuchung 73
- Vorpostenhämorrhoide 96
- *Whiteheadsche* Hämorrhoidektomie 84, 85, 313
- Zuflußgebiete, Hämorrhoidalknoten 77
Hämosiderinablagerungen 113, 127
Händedesinfektion 20, 21
- chirurgische 21
- hygienische 20
Hand-Schüller-Christian-Lipidgranulomatose 217
Hansemann-Histiozyten 307
Harninkontinenz 470
Harnleiterkolik, linksseitige 393
harter Schanker 439
Hartmann, Diskontinuitätsresektion 323
Haustra coli 2, 12
Haustrienverlust 368
Hautatrophie 113
Hautbalg 133
Hautbürzel oder -zipfel, anale 81
Häutchen, Phänomen des letzten Häutchens 192
Hautdesinfektion 21
Hauterkrankungen, akantholytische 194
Hautfibrome 81, 96
Hautleishmaniose (*siehe auch* Leishmania d.) 521–523
Hautmaulwurf („creeping eruption“) 510, 511
Hautpigmentstörungen (*siehe* Pigmentstörungen der Haut) **123–128**
Hautreinigung, entfettende 132
Hautresistenz- und Allergiemethoden (*siehe* Allergie) 62, 64
Hautteste 66
Hefekulturen 57
Hefemykose (*siehe* Levurose) 57, 347, 436, 460, **466–471**
Hefen 52, **56, 57**
- Gattungen 56
Heidenhain-Färbung 477
Heinrich, CC-Medien nach 425
Heißluftsterilisatoren 22
Helminthes (*siehe* Würmer) 474, **479 ff.**
„hemo“-FEC 68
Henderson-Paterson-Körperchen 154
heparinhaltige Salben 129
heparinoid- und östrogenhaltige Externa 173
Hepatitis, Perihepatitis acuta gonorrhoica 435
hepatolienale Bilharziose 481
„hereditary nonpolyposis colorectal cancer-syndrome“ 238
Heringswurm/Heringswurmkrankheit (*siehe* Anisakis) 512–514
Herpes
- H. impetiginisatus 145
- H. simplex/Herpes simplex Virus (*siehe* HSV) 28, 97, **142–147**, 151, 436, 450, 452, 454, 460
- H. vegetans 194
- H. zoster (*siehe* Zoster) 28, 146, **148–152**
- Herpesvirus hominis 142
„herpetiform“ 145, 150
- „recurrent herpetiform dermatitis repens“ 197
Herxheimersche Reaktion 446
Heterophyes heterophyes 486
- Therapie 486
- Zwischenwirt 486
HFI, Selbsthilfekontaktstelle HFI e. V. 470
Hiatus genitalis/Hiatushernie 4, 393
Hidradenitis suppurativa 28, 102, 106, 131, 132, **135–138**, 426, 456

- Ätiologie 137
- Diagnose 137
- Differentialdiagnose 137
- H. s. localisata 131
- Klinik 137
- Komplikationen 137
- suppurativa-artige
- - Abszesse 131
- - Entzündungen 106, 131, 135, 137
- Therapie 137, 138
Hidradenoma verrucosum fistulovegetans 215
5-HIES (5-Hydroxy-Indolessigsäure) 255
Hiltonsche Linie (Linea anocutanea) 1, 2, 4, 6, 12
Hirnlues, gummöse 442
Hirschsprung-Erkrankung 321
Histamin 254
Histiozyten, *Hansemann-* 307
Histiozytom, pigmentiertes 261
Histiozytosis X 196, 197, 202, 210, 214, **217–219**, 433
- Ätiologie 217
- Diagnose 218
- Differentialdiagnose 218
- Klinik 217
- Prädilektionsstellen 218
- Prognose 219
- Therapie 218, 219
- Verlaufsform 217
Histokompatibilitätsantigen (*siehe* HLA) 415
Histoplasmose 347
Hitzesterilisation 22
- durch feuchte Hitze 22
- durch trockene Hitze 22
HIV („human immunodeficiency viruses"; *siehe auch* Aids) 18, 25, 97, 280, 448, **457–466**, 527
- und Endoskopie 25
- - Empfehlungen der Deutschen Gesellschaft für Verdauungs- und Stoffwelchselkrankheiten 25
- HIV-„Antigen-Capture-Assay" 463
- HIV-1-Infektion 294
- HIV-„Wasting"-Syndrom 458
- Neoplasien, HIV-assoziierte 463
- Risiko einer Ansteckung 25
- solitäres 97
- Ulkus bei HIV-Infektion 97
HLA (Histokompatibilitätsantigen) 415, 419
- HLA B27-assoziierte Arthritiden 415, 419
- - rheumaseronegative 419
HLA (humanes lymphozytäres Antigensystem) 199, 338
- HL-Antigene 338
Hodgkin-Lymphom 291, 456
Hoffmann-Zurhelle, Naevus lipomatosus cutaneus superficialis 266
Hokridiose (*siehe* Sarkosporidiose) 525, 526
hormonelle Substanzen 254
Hornlamelle 188
Hospitalinfektionen 18
Houston-Falte (Plica transversalis recti) 2
HPV („human papilloma virus") 155, 156, 205, 461
- Förderkreis: Papillomvirusinfektion 155
- Typen 155, 205, 206
- - Risiko-HPV-Typen 206
HSV (Herpes simplex virus) 28, 97, **142–147**, 436, 450, 452, 456, 460
- Ätiologie 143
- Diagnose 145
- Differentialdiagnose 146
- Erreger 143
- H. s. analis 144
- H. s. genitalis 144
- H. s. glutaealis 144
- HSV-Anitis 461
- HSV-Läsionen 460
- HSV-2-Meningitis 144
- HSV-Proktitis (Proctitis herpetica) 144–146, 202, 335, 456, 461
- Klinik 144
- Prädilektionsstellen 144
- prädisponierende Faktoren 140
- Primärinfektion 143
- Rezidiveruption 143
- Therapie 146, 147
- Typen 142
- Übertragung 143
Hufeisenabszess 99, 102
Hufeisenfistel (kommissurale Fistel) 101, 103
Hundebandwurm 495
Hybridisierung 146
- DNA-Hybridisierung 146
- Technik 146
5-Hydroxy-Indolessigsäure (5-HIES) 255
Hydrozystome 154
Hygiene 18, 19, 25
- Analhygiene 110, 115
- Deutsche Gesellschaft für Hygiene und Mikrobiologie 19
- Empfehlungen der Deutschen Gesellschaft für Verdauungs- und Stoffwelchselkrankheiten 25
- Recycling-Hygienepapier 116
Hygienemaßnahmen 18
Hymenolepidae/Hymenolepsis 493–495
- H. diminuta 494
- H. fraterna 495
- H. nana /Hymenolepiasis (Zwergbandwurm) 493, 494
- - Diagnose 494
- - Entwicklungszyklus 493
- - Morphologie 493
- - Ökologie 494
- - Präpatenz 494
- - Prophylaxe 494
- - Symptome 494
- - Therapie 494
- - Übertragung 494
- - Verbreitung 494
- - Zwischenwirt 493
Hyperkeratose (Hyperkeratosis) 118, 187
- H. concentrica 187
- reaktive 118
Hyperperistaltik 15
Hyperpigmentierungen, perianale 123–125, 169, 171
- chemisch 123
- entzündlich 123
- kalorisch 124, 125
- mechanisch 124, 125
- posteruptiv 124, 169
- rassebedingt 125
- sekundäre 171
Hypersekretion 90
Hyperthyreose 127, 347
Hypertonie/Hypertonus 95
- Dauerhypertonus 95
- Sphinkterhypertonus 95
Hypgieneplan 19
Hypomelanosen 126
Hypopigmentierung (Leukoderma psoriaticum) 192
Hypopyoniritis 199
Hypoxämie 367

I

IgE-Bestimmung 478, 479
- Werte 479
IgG-FTA-ABS 444, 445
- Test 445
19S-IgM-FTA-ABS-Test (Fluoreszenz-Treponema pallidum Antikörper-Absorptions-Test) 444, 445
ilco (Deutsche Ileostomie-Colostomie-Vereinigung e. V.) 363
Ileitis 337, 341
- „back-wash"-Ileitis 341, 356
- I. regionalis *Crohn* 337
- I. terminalis 337
- retrograde I. 356
Ileocolitis *Crohn* 337
Ileoskopie 38
Ileozökalklappen-Syndrom (Lipohyperplasie) 266
Ileum-Pouch 363
Ileus/Ileuszustände 43, 150, 367, **398**, 501
- I. verminosus 501
- paralytischer 367, **398**
- peritonitischer **398**
- Subileus 150
Immundefekt 464
Immundefektsyndrom (*siehe auch* Aids) 457
Immunität 473
Immunmodulatoren 147
Immuntherapie 284
Impetigo contagiosa 135, 136, 146
Implantations- oder Verschleppungstheorie nach *Sampson* 297
Incare-Fäkalkollektor 470
Incontinentia (*siehe* Inkontinenz)
Inertia
- I. coli 43
- I. recti 48
Infektionen/infektiöse Krankheitsbilder (*siehe auch* Entzündungen) 18, 19, 21, 24, 100, 104, 112, **337 ff.**, 378, **407 ff.**, 436, 494, 498
- aerogene 498
- Aids (*siehe dort*) 18, 25, 105, 277, 282, **457–466**, 527
- Aktinomykosen (*siehe dort*) 102, 105, 132, 137, 347, **421–428**, 432, 436, 456
- artefizielle 19
- Autoinfektion 494
- Campylobacteriosen (*siehe dort*) 347, 409, **418–421**
- Desinfektion (*siehe dort*) 18, 19, 21, 24
- Gonorrhö (*siehe dort*) 27, 28, **58 ff.**, 105, **434–438**
- Granuloma inguinale (*siehe* dort) 434, **451–453**
- HIV-Infektion (*siehe dort*) 18, 25, 97, 280, 448, **457–466**
- Hospitalinfektionen 18
- krypto-glanduläre 100, 104
- Levurose/Hefemykose (*siehe* Levurose) 57, 347, 436, **466–471**
- Lymphogranuloma inguinale (*siehe dort*) 105, 107, 132, 137, 146, 202, 313, 390, 426, 450, **453–457**
- meldepflichtige Infektionskrankheiten (*siehe dort*) 19, 58 ff., 410, 414, 428, 434 ff., 438 ff., 448, 453, 474
- nosokomiale 18, 378
- postoperative Wundinfektionen 18

Infektionen/infektiöse Krankheitsbilder
- Prophylaxe 18, 20
- Reisediarrhö (*siehe auch* Diarrhö) **407–410**
- Retroinfektion 498
- Schwächung der Infektabwehr 112
- Shigellosen (*siehe dort*) 347, 408, **410–413**
- Syphilis (*siehe* Lues) 27, 97, 105, 112, 146, 161, 171, 210, 393, **438–448**
- thermische Inaktivierung 19
- Tuberkulose (*siehe dort*) 102, 105, 132, 137, 347, 390, 393, 426, **428–434**, 436, 456
- Ulcus molle (*siehe dort*) 97, 146, 154, 202, 390, 434, **448–451**, 452, 456
- unspezifische bakterielle 436
- Yersiniosen (*siehe dort*) 347, **413–418**, 432
- Zytomegalievirusinfektion 460

Infestation 504
Infrarotkoagulation, Hämorrhoiden 77
Inhibitusreflex, rektoanaler 50
Initialsklerose 439
Injektion 86, 105
- einer Farblösung 105
- sklerosierende 86

Inkarzeration 86
inkarzerierter Hämorrhoidalprolaps 84
Inklusionsdermoid 133
Inkontinenz (Incontinentia) **13–15**, 48, 50, 76, 86, 87, 107, 150, 470
- Analinkontinenz/Stuhlinkontinenz 13, 76, 86, 470
- Harninkontinenz 470
- I. alvi 13–15
- I. faecalis 107
- I. pigmenti (*Bloch-Sulzberger*) 125
- partielle 87
- psychoorganische Ursachen 15
- Schweregrade 14
- symptomatische 14
- Überlaufinkontinenz 13, 48, 50
- Zoster 150

Innervation 9
- motorische 9
- sensible 9

Inspektion **28**
Instrumente, Desinfektion und Sterilisation 23, 24
- Fiberskope 24
- starre Instrumente 24

Interferon/Interferongel 147, 152, 158, 162, 207
- Hydrogel 162

Intertrigo 115, 469
- *Wolf* 469

Intussuszeption 44, 87, 88
- intrarektale 44
- rektale 88

Invasionslarven 509, 511
- filariforme 511

irritables Darmsyndrom 380
Iruxol 84, 93, 138
Isaacson-Klassifikation, maligne Lymphome 291
Ischiorektalabszess 99, 100
Ischiorektalgrube 98, 102, 104
Ischiorektalmembran 101
Isopropanol 20
Isospora/Isosporiasis 525–527
- I. belli 526, 527
- - Diagnose 527
- - Entwicklungszyklus 526
- - Inkubationszeit 527
- - Morphologie 526
- - Präpatenz 526
- - Prophylaxe 527
- - Symptome 527
- - Therapie 527
- - Übertragung 526
- I. hominis 525

Isosporiasis 460
„itchy skin" 109
IT-System-100 324

J

„jeep disease" 133
Jodamoeba bütschlii 516
Juckreiz 27, **109 ff.**, 117, 164, 165, 168
- Juckkrisen 165
- Reizschwelle 109

K

Kala-Azar 522
Kallikrein 254
Kamillen- oder Gerbstoffsitzbäder 81
Kaposi-Sarkom (KS) 276, **277–284**, 463
- Ätiologie 280
- Diagnose 280
- Differentialdiagnose 281
- Formen 277
- Klinik 280
- Prognose 283
- Therapie 283
- Unterscheidungsmerkmale, klinische 281

Kaposi-Sarkomatose 277
Kaposi-Syndrom 277
Karbunkel 135
Karenz- bzw. Expositionstest 64
Karzinoide **254–256**
- Diagnose 255
- Karzinoidsyndrom 254
- Klinik 254
- Prognose 256
- Therapie 255

Karzinome (Carcinoma; *siehe auch* Tumoren) 107, **236 ff.**, 432, 452
- Adenokarzinom (Adenocarcinoma; *siehe dort*) 211, 211, 227, 231, 250
- Adenom-Karzinom-Sequenz 223
- Akanthosis nigricans maligna 181
- Analkarzinom (*siehe dort*) 84, 93, 107, **245–254**, 261
- *Bowen*-Karzinom 208, 210
- C. in situ 208, 210
- C. spinocellulare 214
- Darmkarzinome/Darmkrebs (*siehe dort*) 9, 29, 37, 47, 68, 69, 84
- De-novo-Karzinome 240
- epidermoides Karzinom 247
- intraepidermal carcinoma *Pagettype* 211
- kloakogenes Karzinom 247
- kolorektales Karzinom (*siehe* Rektumkarzinom) 9, 29, 37, 47, 91, **236–245**
- „oat cell carcinoma" 245
- Pankreaskarzinom 179
- Plattenepithelkarzinome (*siehe dort*) 160, 161, 210, 216, 247, 450
- Prostatakarzinom 28
- Rektumkarzinome 9, 29, 37, 47, 91, **236–245**
- spinozelluläres 130

Katayama-Erkrankung 481
Katheter 49
- Mikrotipkatheter 49
- „open-side"-Katheter 49
- „open-tip"-Katheter 49
- Perfusionskatheter 49

Katzenkratzkrankheit 450
Katzenzahn 92, 95
KBR (Cardiolipinkomplementbindungsreaktion) 444, 445
- *Kolmer*-Methode 445

Keratoakanthom 93, 154, 432
Keratoatrophodermia hereditaria chronica et progressiva 187
Keratodermia excentrica 187
keratolytisch wirkende Externa 187
Kernspintomographie (*siehe* MR) 43
Kerzenphänomen 192
Kieler Lymphomklassifikation 292
Kimmig-Agar, Pilze 55
Kleiderlaus (*siehe* Pediculosis humanus humanus) 167
kleieförmige Beläge 376
Klippel-Trenaunay-Sarkom 279
Klistier, Einmal-Klistier 33, 38
Knie-Brustposition 33
Knie-Ellenbogenlage 17, 33
Knipsbiopsiezange 40
Knopfsonde 29, 105, 133
- flexible 105

Knötchenflechte, rote (*siehe* Lichen ruber planus) 123, **168–172**
Koagulation 18, 40, 77
- Elektrokoagulation 18
- Elektrokoagulationszange 40
- Infrarotkoagulation 77
- Koagulationsnekrose 77

Köbner-Granuloma multiplex haemorrhagicum 277
Köbner-Phänomen 168, 169, 189
- isomorpher Reizeffekt 189

Kohlrausch-Falte (Plica transversalis recti) 2, 5, 12, 29, 34
Kokons 496
Kokzidose 526
Kokzygodynie 97, 328, **333, 334**, 335
- Ätiologie 333
- Diagnose 333
- Differentialdiagnose 334
- Klinik 333
- Therapie 334

Kokzygotomie 334
Kolik/kolikartige Schmerzen 37, 373, 411
- Harnleiterkolik, linksseitige 393
- Leibschmerzen 373

Kolitis (Colitis/Colica)
- Ableitungskolitis 360
- adaptive K. 380
- aktinische Kolitis 402, 403
- allergische 382, 436
- Amöbenkolitis 518
- antibiotikainduzierte 347, 360, 375
- arteriitische K. 345
- bakteriell verursachte K. 360
- C. cystica **385–388**, 390
- - C. c. polyposa 385
- - C. c. profunda (*siehe dort*) **385–388**, 390
- - - Ätiologie 385
- - - Diagnose 385
- - - Differentialdiagnose 386
- - - Formen 385
- - - lokalisierte 388
- - - Manifestationsgipfel 385
- - - Komplikation 385

- – – pflastersteinartige 387
- – – Therapie 387
- – C. granulomatosa 337
- – C. indeterminata 347
- – C. mucosa 380
- – C. ulcerosa 37, 97, 105, 107, 171, 202, 227, 229, 313, 347, 350, **355–367**, 377, 390, 393, 432, 436
- – – Ätiologie 355
- – – Deutsche Morbus *Crohn*/Colitis Ulcerosa Vereinigung – (DCCV) – e.V. 350
- – – Diagnose 357
- – – Differentialdiagnose 360
- – – extraintestinale Symptome 357
- – – histologisches Bild 357
- – – Klinik 355
- – – Komplikationen 356
- – – Manifestationsformen 355
- – – Morbiditätsgipfel 355
- – – Prognose 357, 363, 364
- – – – Karzinomrisiko 363
- – – – Mortalitätsrate 363
- – – – Operationsrisiko 364
- – – – Risikofaktoren 363
- – – Prophylaxe 363
- – – Schwangerschaft 357
- – – Stadien 357
- – – – chronisches Narbenstadium 357
- – – – subakutes Stadium 357
- – – – Veränderungen im akuten Stadium 357
- – – Therapie 361
- – – Verlaufsformen 356
- – Campylobacter-Kolitis 418, 419, 420
- – diptherische K. 375
- – Diversionskolitis 360, 361
- – Enterokolitis, infektiöse 360, 375
- – „full wall colitis" 346
- – Ileocolitis *Crohn* 337
- – ischämische K. 347, 360, **367–372**, 377, 390, 393, 436
- – – Ätiologie 367
- – – Diagnose 368, 369
- – – Differentialdiagnose 371
- – – histologisches Bild 371
- – – histopathologische Merkmale 369
- – – Klinik 367
- – – Prädilektionsstellen 367
- – – Schweregrade 367
- – – Therapie 371, 372
- – kollagene K. (*siehe dort*) 202, 347, **372–375**
- – membranöse K. 380
- – „mucosal colitis" 346, 355
- – mukomembranöse 380
- – neurogene muköse 380
- – neuromembranöse 380
- – pseudomembranöse K. (*siehe dort*) 202, **375–380**, 390, 436
- – radiogene K. 400
- – spastische 380
- – Zytomegaliekolitis 347
- Kollagenfibrillen 373
- Kollagenkolitis 202, 347, **372–375**
- – Ätiologie 373
- – Diagnose 374
- – Differentialdiagnose 374
- – Häufigkeit 373
- – Klinik 373
- – Prognose 374
- – Therapie 374
- Kollagenschicht 374
- *Kolmer*, KBR-Methode 445
- Kolon (Colon)
- – C. descendens 13
- – C. sigmoideum 1, 7, 8, 12
- – C. spasticum (spastisches Kolon) 380
- – Drüsen des Kolons (*siehe dort*) 385
- – Endometriose des Kolons (*siehe dort*) **297–300**, 393
- – instabiles 380
- – irritables 347
- – Megakolon (*siehe dort*) 357
- – Reizkolon 380
- Kolonaffektion, chronisch-spastische 380
- Koloncocktail 42
- Kolondoppelkontrasteinlauf 42
- Kolondyssynergie 380
- Kolonkarzinom (*siehe auch* Rektumkarzinom) 238, 360, 393
- Kolonkontrasteinlauf 42, 43
- – Komplikationen 43
- – Vorbereitung 43
- Kolonlymphome, lokalisierte 293
- Kolonneurose 380
- Kolonopathie, funktionelle 380
- Kolonoskopie (*siehe auch* Koloskopie) 323
- – diagnostische 323
- – therapeutische 323
- Kolonsonographie 47
- Kolonsyndrom, irritables 380, 393
- Kolonvarizen 276, **286**
- – Ätiologie 286
- – Diagnosestellung 286
- – Klinik 286
- – prädisponierende Faktoren 286
- Kolonverkürzung 369
- Koloskopie (*siehe auch* Kolonoskopie) 31, **37–39**, 69
- – Biopsien 39
- – Diathermieschlinge 40
- – Einverständniserklärung, Formblatt 31
- – endoskopische Prophylaxe 39
- – hohe, Krebsvorsorge 69
- – Indikationen 38
- – Komplikationen 40
- – – Nachblutungen 40
- – – Perforation 40
- – Kontraindikationen 39
- – – absolute 39
- – – relative 39
- – Nachblutungen 40
- – partielle 38
- – Polypektomien 39
- – Risikopatienten/-gruppen 39, 69
- – totale 38
- – Untersuchung 38
- – vorbereitende Maßnahmen 37
- – Zytologie, Materialgewinnung 39
- Komedo, schwarzer 261
- Komedonen 154
- Kommensalismus 473
- Kondylome (Condylomata)
- – C. acuminata 28, 81, 93, 106, 155, 157, **158–163**, 186, 205, **205–208**, 210, 218, 436, 441, 446, 452, 461
- – – Ätiologie 160
- – – Begleiterkrankungen 161
- – – begünstigende Faktoren 160
- – – Diagnose 161
- – – Differentialdiagnose 161
- – – Inkubationszeit 160
- – – Klinik 160
- – – onkogene Potenz 158
- – – Prädilektionsstellen 160
- – – Sonderform 160
- – – Therapie 161, 162
- – – Verlaufsarten 158
- – C. a. gigantea (*Buschke-Löwenstein*-Tumoren) 158, 160–162
- – C. lata 28, 81, 93, 157, 161, 193, 196, 205, 440, 441, 446, 461
- – C. pemphigoides maligna 194
- – C. plana 155–158
- – C. porcellaneum 152
- – Riesenkondylome 160
- – spitze K. 158
- Konglomerattumor, entzündlicher 342, 397
- Kontaktallergen 62, 66
- kontaktallergische Reaktionsgrade 66
- Kontaktdermatitis 62, 118, 139
- – perianale 118
- – toxische (*siehe auch* Dermatitis) 62, 75, 82, 96, 105, 114, 115
- Kontaktekzem, perianales (*siehe auch* Ekzeme) 62, 63, 75, 82, 91, 93, 96, 100, 105, 110, 111, **114–123**, 128, 140, 166
- – akutes nässendes 118
- – akutes nicht nässendes 118
- – allergisches 62, 115
- – – allergisch nässend 115
- – – allergisch perianal 62
- – Ätiologie 114
- – auslösende Allergene 63
- – Diagnose 117
- – Differentialdiagnose 117
- – Formenkreis 114
- – Klinik 116
- – 2-Phasen-Kontaktekzem 116
- – subakutes chronisches 118
- – subtoxisch kummulatives 62
- – superinfiziertes 110
- – Therapie 118
- – toxisches 62, 75, 82, 96, 105, 114, 115
- – – toxisch degeneratives (Abnutzungsexzem) 62, 75, 82, 100, 115, 124
- – – – auslösende Faktoren 62
- – – toxisch kummulativ 115
- – – toxisch perianales 62
- Kontamination, fäkale 107
- Kontinenz **11 ff.**
- – Feinkontinenz 12, 73
- – Inkontinenz (*siehe dort*) **13–15**, 48, 51, 76, 86, 87, 107, 125, 150, 470
- – nervöse Steuerung 12
- – Störung bei Rektumprolaps 87
- – Streßkontinenzprüfung 50
- – Zusammenspiel, Kontinenz/Defäkation 13
- Kontinenzeinbußen 102
- Kontinenzorgan 11
- Kontraktion, paradoxe 44
- Kontrastdarstellung/Kontrasteinlauf 42, 43
- – Doppelkontrastdarstellung 42
- – Kolonkontrasteinlauf (*siehe dort*) 42, 43
- – Negativkontrastverfahren 150
- Konzentrationsverfahren 475
- Kopfkranz 484
- Koprolithen (Kotsteine) 100, 321, 396
- Koprome 321

Körperabwehr 53
Korth, CC-Medien nach 425
Kortikoidschaden 111 ff., 117
Kortikosteroide 84, 110–112, 120, 140, 151, 153, 156, 172
- Applikation 110, 156
- Externa, kortikosteroidhaltige 84, 111, 164, 165
- fluoriertes 112
- K.-Kristallsuspension 172
- Kombinationsexterna, kortikosteroidhaltige 112
- Salben 120
kortikosteroidfreie Pasten 120
kortikosteroidhaltige Pasten 120
Kortikosteroidschäden 28, **111–114**
- atrophische Kortikosteroidhaut 28
Kortison 113, 140, 361
- Applikation, topische 113
- hydrokortisonhaltiger Schaum 361
- Kortisonschäden 111 ff., 140
Kost (*siehe* Ernährung)
Kotälchen 509
Kotgeschwulste 321
Kotmassen, eingedickte 321
Kotschinchina-Diarrhö 510
Kotsteine (Koprolithen) 100, 321, 396
Kragenkopfulzera 357, 358
krampfartiger Analschmerz 96, 331, 335
Krankheiten, meldepflichtige (*siehe dort*) 19, 410, 414
Krätze (*siehe* Skabies) 117, **163–167**, 462
Kratzeffekte 110, 116, 120, 164
Krebs
- Darmkrebs (*siehe* Darmkarzinom/Darmkrebs) 9, 29, 37, 47, 68, 69, 84
- Karzinom (*siehe dort*)
- Krebsrisikoerkrankungen 237
- Prophylaxe/Vorsorge 40, **68, 69**, 242
Krebse 491
Kreuzreaktionen 65
Krisen, tabische 334, 335
Kryochirurgie, Hämorrhoiden 76
Kryptenlinie (Linea dentata sive sinuosa) 1, 99
Kryptitis 27, 30, **89–91**, 97, 99, 426
- Ätiologie 90
- Diagnose 90
- Differentialdiagnose 91
- Klinik 90
- pyogene 99
- Therapie 91
Kryptosporidien (Cryptosporidium) 527, 528
- C. muris 527
- C. parvum 527
- Diagnose 527
- Inkubationszeit 527
- Morphologie 527
- Ökologie 527
- Prophylaxe 527
- Symptome 527
- Therapie 528
- Übertragung 527
- Verbreitung 527
Kryptosporidiose 460
Kryptotom 91
Kunstfehler 36

L

Labium minus pudendi 3
Labor 444, 445, 463, 474 ff.
- Aids, Labor-Nachweismöglichkeit 463
- Parasitosen, Labordiagnostik 474 ff.
- VDRL („venereal disease research laboratory") 444, 445
Lagerung des Patienten 17, 18, 33
- Knie-Brustposition 33
- Knie-Ellenbogenlage 17, 33
- *Sims*-Seitenlage 17, 33
- Steinschnittlage 17, 18, 33
Laktoseintoleranz 382
Lamblia/Lambliasis 519–521
- L. duodenalis (*siehe* Giardia lamblia) 519–521
- L. intestinalis 519
Lambliose 460
Lampe, *Wood*-Lampe 61, 138, 139
Langhans-Riesenzellen 432, 433
- epitheloidzellige Granulome 432
Längsfalten 12
Läppchen- bzw. Patchtest 63, 117
Larven 504, 509, 511
- filariforme 504, 509
- Invasionslarven (*siehe dort*) 509, 511
- rhabditiforme 509
Lasertherapie, endoskopische, Rektumkarzinom 243
Läuse (*siehe auch* Pediculosis) **167, 168**
- Filz- oder Schamlaus **167, 168**
- Kleiderlaus 167
- Kopflaus 167
„lavage" 38
- „saline-lavage" 38
- „sweet-lavage" 38
Lavrence-Syndrom 181
Laxantien (*siehe* Abführmittel) 82, 96, 97
Leeraufnahme, Abdomen 42
Leiomyoblastom 273
Leiomyomatosis coli 273
Leiomyome **272–275**
- Diagnose 273
- Klinik 273
- Prognose 275
- Therapie 273
Leiomyosarkom 93, 273, 274
Leishmania donovani/ Leishmaniasis 452, 474, **521–523**
- Diagnose 522
- Inkubation 522
- Klinik 522
- Morphologie 521
- Ökologie 521
- Prophylaxe 522
- Therapie 522
- Übertragung 521
- Verteilung 521
Leitsymptome, Anorektalerkrankungen 27
- Blutungen 27
- Juckreiz 27
- Nässen 27
- Schmerzen 27
Lentigo Maligna Melanom (LMM) 257–259
Leptoderma stercoralis 509
Leukämie 456
Leukoderm (Leucoderma) 126, 128
- L. psoriaticum 128, 192
- - Hypopigmentierung 192
Leukokeratosen, verruköse 171
Leukoplakien 171, 186, 461
- „hairy" 461
- verruköse 171, 186
Levatorenlücke 44
Levatorplatte 4
Levatorspalt 4
Levatortrichter 1
„level of invasion" 263
Levurose/Hefemykose 57, 347, 436, **466–471**
- Ätiologie 466
- begünstigende Faktoren 466
- Definition 466
- Diagnose 468, 469
- Differentialdiagnose 469, 470
- Erreger 466
- Klinik 466
- Pathogenese 466
- Prädilektionsstellen 468
- prädisponierende Faktoren 468
- Therapie 470, 471
LGV-Proktitis 462
Lichen/Lichenifikation 28, 117
- Ekzem, lichenifiziertes 171
- L. albus („white spot disease") 172
- L. atrophicus 28
- L. niditus 172
- L. ruber 27, 117, 123, 124, 128, 157, 161, **168–172**, 186, 188, 205, 210, 214
- - L. r. actinicus 170
- - L. r. atrophicus 188
- - L. r. erosivus mucosae 170
- - L. r. mucosae 170
- - L. r. pemphigoides 170
- - L. r. perianalis 124
- - L. r. planus 123, **168–172**, 186, 193, 210
- - - Ätiologie 168
- - - Diagnose 171
- - - Differentialdiagnose 171
- - - - Anorektalbereich 171
- - - - Perianalbereich 171
- - - Klinik 170
- - - Komplikationen 171
- - - Prognose 172
- - - Schleimhautveränderungen 170
- - - Sonderformen 170
- - - Therapie 172
- - - Verlauf 171
- L. sclerosus 28, 117, 128, 171, **172–175**, 188, 193, 205, 214
- - L. s. et atrophicus 128, 171, **172–175**, 188, 193, 205, 214
- - - Ätiologie 173
- - - Diagnose 173
- - - Differentialdiagnose 173
- - - Entartungsrisiko 173
- - - hämorrhagischer L. s. et atrophicus 175, 193
- - - Klinik 173
- - - Krankheitsverlauf 173
- - - Prädilektionsstellen 173
- - - Therapie 173–175
- L. simplex chronicus 28, 117
„lichenoid" 170
Ligamentum 3, 4, 7
- Lig. anococcygeum 3
- Lig. sacrospinale 4
- Lig. sacrotuberale 3
- Lig. transversum perinei 7
Lincomycin 375
Lindan 166

Linie (Linea)
- L. alba 2
- L. anocutanea (*Hiltonsche* Linie) 1, 2, 4, 6, 12
- L. anorectalis (anorektaler Ring) 1, 2, 107
- L. dentata 1, 2, 4, 7, 34, 81, 91, 102
- - L. d. sive sinuosa (Kryptenlinie) 1, 99
- - Normalbefund 34
- L. pectinea 2, 93, 331
- - L. p. (dentata) 331
- L. pubosacralis (Pubococcygeallinie) 5, 44, 316, 327
- L. terminalis 5
- „weiße" Linie 4
Linola 120, 166, 172, 173
- Linola-Fett-N-Ölbad 168
- Linola-H-compositum 166
- Teer-Linola-Fett 120, 172
- Testosteronpropionat in Linola-Fett, 2%tig 173
Linoladiol-HN 173
Lipidgranulomatose *Hand-Schüller-Christian* 217
Lipofuszin 309
Lipohyperplasie der Ileozökalklappe 266
Lipomatosis 266
Lipome 28, 93, **266–272**
- Autopsiehäufigkeit 266
- Diagnose 271
- Differenzierungstypen 266
- im Glutäalbereich 267
- Klinik 266
- Prognose 271
- Therapie 271
Liposarkome 266–271
Lippenfisteln/F. labiformis (*siehe auch* Fisteln) 103
Liquisorb 409
LMM (Lentigo Maligna Melanom) 257–259
Löffler, Methylenblaufärbung, Gonorrhö 59
Löffler-Syndrom 500
Löfgren-Syndrom 416
Lokalanästhesie 93, 96
lokalanästhesierende Externa 151
Longitudinalulzera 357
Loperamid 409
Lord, Analdilatation nach 76
Löwenstein-Jensen-Medium 431
Lues (Syphilis/Syphilide) 27, 97, 105, 112, 146, 161, 171, 210, 283, 347, 390, 393, 426, 433, 434, **438–448**, 452, 456, 469
- anorektale Syphilis 438
- Ansteckung 439
- Ätiologie 438
- Diagnose 443, 444
- - Bestätigungsreaktion 444
- - Suchreaktionen 443, 444
- - Verlaufskontrolle 444
- Differentialdiagnose 446
- Epidemiologie 438
- Erreger 438
- Inkubation 439
- Klinik 439
- L. gummosa 441
- L. tuberosa 441
- Lues I (Primärstadium/ Primäraffekt) 27, 97, 146, 390, 433, 439
- Lues II (Sekundärstadium/ lichenoide Syphilide) 161, 171, 210, 283, 433, 439–441
- Lues III (Tertiärstadium) 283, 426, 441
- makulöses Syphilid (Roseola) 440, 442
- makulopapulöses Syphilid 440
- Metalues 439, 443
- Nachkontrollen 444, 447
- Neurosyphilis 442
- papulöses Syphilid 440
- posterosives Syphiloid 469
- Syphilis satis curata 445
- Therapie 444–447
- - Ausweichmittel 446
- - Behandlungsdauer 446
- - Standardtherapie 446
- tubero-ulzero-serpiginöse Syphilide 442
- tuberoserpiginöses Syphilid 442
- tuberöses Syphilid 442
Lufteinblasung/Luftinsufflation, Rektoskopie 17, 37
Lumbricoides vulgaris 499
Lupus
- L. erythematodes 127, 171
- - erosiver L. e. chronicus 171
- L. vulgaris 28, 112, 210, 429
Lymphabfluß des Anorektums 9
Lymphadenitis 414, 449
- L. inguinalis 449
- nach *Masshoff* 414
Lymphadenopathie 291, 458
- angioimmunoblastische L. 291
- Lymphadenopathie-Syndrom 458
Lymphangioektasien 291
Lymphangiom/lymphangiomatöse Läsionen 290, 291
- benignes 290
- im Zökum 291
Lymphangiosarkom, malignes 290
Lymphfollikelkokarden 414, 415
Lymphgefäße **290, 291**
Lymphknoten, mesenteriale 347
Lymphknotenbeteiligung 146
Lymphogranuloma (Lymphogranulomatosis) 102, 105, 107, 132, 137, 146, 202, 313, 347, 390, 426, 432, 434, 450, 452, **453–457**
- L. inguinale/L. inguinalis 105, 107, 132, 137, 146, 202, 313, 390, 426, 432, 450, 452, **453–457**
- - Altersgipfel 453
- - Ätiologie 453
- - Bubonen-Stadium 455, 456
- - Diagnose 454
- - Differentialdiagnose 456
- - Epidemiologie 453
- - Hauttest nach *Frey* 456
- - Klinik 453, 454
- - - Beschwerdebild 454
- - - Bubonen-Stadium 454
- - - Krankheitsverlauf 454
- - - Primärläsion 454
- - - Spätstadium 454
- - L. i. *Favre* 453
- - L. i. *Nicolas* 543
- - L. i. supportiva subacuta 453
- - Meldepflicht 453
- - Primäraffekt/Primärlesion 455, 456
- - tertiäre Phase 456
- - Therapie
- L. venereum/L. venerea/ L. vénérienne 102, 434, 453
Lymphome 283, **291 ff.**
- B-Zell-Lymphome 292
- benigne 294
- *Burkitt*-Lymphom 294
- hämorrhagische 283
- *Hodgkin*-Lymphom (*siehe dort*) 291, 456
- Kieler Lymphomklassifikation 292
- Kolonlymphome, lokalisierte 293
- maligne **291 ff.**
- - Klassifikation 292
- - primäre 291
- - sekundäre 291
- - Systemerkrankungen, lymphatische 293
- MALT-Lymphome (*siehe dort*) 292, 295
- NIH-Klassifikation („working formulation") 282
- Non-*Hodgkin*-Lymphom (*siehe dort*) 291, 292, 347, 463
- Pseudolymphome (*siehe dort*) 293, 294
- „Revised European-American Lymphoma (REAL) classification" 292
- T-Zell-Lymphome 292
Lymphonodi 9
- L. iliaci (interni et interiliaci) 9
- L. inguinales superficiales 9
- L. sacrales et lumbales 9
Lymphopneumatosis 301
Lynch-Syndrom 237, 238

M

M.I.F.-(„Merthiolate-Iodine-Formaldehyde-")-Verfahren 476, 477
Maculae coerulae („tâches bleues") 168
Madenwurm (*siehe* Oxyure) 497, 498
Magendarmpassage 42
Magenwürmer (*siehe* Trichostrongylus) 511, 512
Magnaform 514
Makrogameten 525
Makronukleus 523
MAK-Wert (maximale Arbeitsplatzkonzentration) 23
Malabsorption/Malabsorptionsleiden 176
- gastrointestinale 176
Malakoplakie **305–308**
- Ätiologie 305
- Blutungen 306
- Diagnose 307
- Klinik 306
- Therapie 307
Malaria/M. tropica 412, 474
Malassezia furfur 54, 118
malignes Melanom (*siehe dort*) 28, 93, **257–264**, 309
- Altersgipfel 257
- Ätiologie 258
- Diagnose 258
- Differentialdiagnose 261
- Geschlechtsverteilung 257
- histopathologische Kriterien 261
- Klinik 258
- Prognose 261
- Stadien 257
- Therapie 261
- Typen 257
- - akrolentiginöses Melanom (ALM) 257, 258
- - amelanotisches Melanom 259
- - Lentigo Maligna Melanom (LMM) 257–259
- - nicht klassifizierbares Melanom (UCM) 257
- - noduläres Melanom (NM) 257–261, 263
- - superfiziell spreitendes (oberflächlich spreitendes) Melanom (SSM) 257, 258

Malignom 27, 105, 426, 456
Mali-Syndrom (Akroangiodermatitis) 281
Mallorca-Akne 130
Malrotation 42
Malta Dog 407
MALT-Lymphome („mucosa-associated lymphoid tissue") 292, 295
- Klassifikation 292
Malum perforans pedis 443
Manometrie, anorektale **48 ff.**, 89, 106, 328
- Durchzugsmanometrie 49
- Durchzugsperfusionsmanometrie 49
Marisken 27, 28, 75, **81 ff.**, 84, 86, 95
- Ätiologie 81
- Diagnose 81
- Differentialdiagnose 81
- Klinik 81
- Therapie 81
Massen-Screening-Verfahren, Krebsvorsorge 69
Masshoff-Lymphadenitis 414
Mastdarm 1, 2
- Karzinome 37
- Pars pelvina 2
- Pars perinealis 2, 11, 12
- Vorfall 87, 88, 327
Mazerationsvorgänge/Mazerationen 93, 110, 116, 133, 186, 197
- fötide M. 186
McCoy-Zellkulturen 455
Meckelsche Divertikel 391
Medikamente 65, 395
- Allergien, medikamentenbedingte 65
- vasokonstriktorische 395
Megakolon, toxisches 357
Megarektum (Perzeptionsschwelle) 48, 50
Mekonium 315
Melanin 123, 125
- Pseudomelanin 309
Melanogenese 124, 126–128
Melanom **257 ff.**
- akrolentiginöses Melanom (ALM) 257, 258
- amelanotisches Melanom 259
- benignes juveniles 261, 263
- malignes (*siehe* malignes M.) 28, 93, **257–264**, 309
- nicht klassifizierbares Melanom (UCM) 257
- noduläres Melanom (NM) 257–261
- superfiziell spreitendes (oberflächlich spreitendes) Melanom (SSM) 257, 258
Melanose (Melanosis coli) 125, 126, 258, **309–311**
- Amelanosen 126
- Arsenmelanose 125
- Ätiologie 309
- Diagnose 309
- Differentialdiagnose 309
- Hypomelanosen 126
- Klinik 309
- M. circumscripta praeblastomatosa *Dubreuilh* 258
- Pseudomelanosis coli 309
- Therapie 311
Melanosomen 123
Melanozyten 123, 127
meldepflichtige Krankheiten 19, 58 ff., 410, 414, 428, 434 ff., 438 ff., 448
- Cholera (*siehe dort*) 412
- Dickdarmerkrankungen 410
- Gonorrhö (*siehe dort*) **58 ff., 434–438**
- Lues (*siehe dort*) **438–448**
- Lymphogranulomatosis inguinalis (*siehe dort*) 105, 107, 132, 137, 146, 202, 313, 390, 426, 432, 450, 452, **453–457**
- Malaria tropica 412, 474
- Tuberkulose (*siehe dort*) 102, 105, 132, 137, 347, 390, 393, 426, **428–434**, 436, 452
- Ulcus molle (*siehe dort*) **448–451**
- Yersiniosen (*siehe dort*) **413–418**
Mendel-Mantoux 430
Meningitis, HSV-2-Meningitis 144
Meningoencephalitis, luische 442
menstruelle Akne 130
Merkblatt 32
Merozoiten 525
„Merthiolate-Iodine-Formaldehyde"-(M.I.F.)-Verfahren 476, 477
Mesalazin **362**
mesenchymale Tumoren **265**
- Grading 265
- Klassifikation 265
- maligne Formen 265
- Neoplasien 265
- Prognosekriterien 265
Mesoproctón 1
Mesosigmoideum (Peritonealduplikatur) 1
Metalues 439, 443
Metastasen 456
Metazerkarien 483, 485
Methan 18, 37
- Gasexplosion durch 37
Methylenblau 59, 105
- Färbung nach *Löffler* 59
- Methylenblau-Milch 105
Mibelli-Porokeratosis (*siehe dort*) 117, 172, **187–189**
Michaelis-Gutmann-Körperchen 305–307
Middlebrook 7 H 10 Agar 431
Miescher-Syndrom 181
Migrationsphase 500
Mikrobiologie
- Deutsche Gesellschaft für Hygiene und Mikrobiologie 19
- Ekzem, mikrobiell-parasitäres 117
Mikrogameten 525
Mikronukleus 523
Mikroorganismen, oxydasepositive 60
Mikrosporon 58, 138
- M. audouni 58
- M. canis 58
- M. furfur 138
- M. gypseum 58
Mikrotipkatheter 49
Milbe, Skabiesmilbe 163–165
- Milbenhügel 163
Milchallergie 382
Miliaria cristallina 154
Milligan-Morgan, hämorrhoidale Dreizipfelresektion 76
Mindestperfusionsrate 49
Minenkrankheit 504
„mini-packer-syndrome" 321
Minutaform 514
Miracidien 480
Mißbildungen 285, 315, 317
- Atresieformen (*siehe dort*) 315
- kongenital arteriovenöse 285
- SOMA e. V. (Selbsthilfeorganisation für angeborene Mißbildungen des Analbereichs) 317
Molitor hominis 152
Mollusca contagiosa **152–155**, 157, 161, 205, 216, 461
- Diagnose 154
- Differentialdiagnose 154
- Epidemiologie 152
- Erreger 152
- Inkubation 152
- Klinik 153
- M. epitheliale 152
- M. gigantea 153
- M. pediculata 153
- M. varioliforme 152
- M. verrucosum 152
- Prädilektionsstellen 153
- Therapie 154, 155
- Infiltrate, eosinophile 500, 510
- Kardinalsymptome 199
- Klinik 200
- Komplikationen 201
- Leitsymptom 201
- Organmanifestationen 200
- Therapie 202, 203
- Typen, klinische 200
- Verlauf 201
Molluscum-Körperchen 153, 154
Moncorps-oder Star-Messer 154
Mongolenfleck 125
Moniliasis 466
Montezumas Rache 407
Morbus (*siehe auch* Syndrome)
- M. *Abt-Letterer-Siwe* 217
- M. *Addison* 125, 127, 347
- M. *Behçet* (*siehe dort*) 97, 146, **199–203**, 218, 347, 360, 390, 446, 450, 456
- M. *Bowen* (*siehe dort*) 28, 93, 112, 157, 161, 171, 172, 188, 193, **208–211**, 214, 218, 261, 432
- M. *Crohn* (*siehe dort*) 30, 37, 97, 102, 105, 107, 127, 132, 137, 201, 209, 229, 237, 313, **337–355**, 360, 377, 390, 393, 426, 432
- M. *Darier* 117, 183–185
- M. *Ducrey* 448
- M. *Ducrey-Unna* 448
- M. *Hailey-Hailey* 197
- M. *Hirschsprung* 321
- M. *Hodgkin* 291
- M. *Kaposi* (*siehe auch Kaposi*-Sarkom) 276, **277–284**, 463
- M. *Katayama* 481
- M. *Nicolas-Durand-Favre* 453
- M. *Nicolas-Favre* 453
- M. *Paget* (*siehe dort*) 93, 112, 117, 161, 193, 205, 210, **211–215**, 218, 433
- M. *Reiter* 411
- M. *Verneuilsche* 135
Morgagnische
- Buchten/Krypten (Analkrypten/Sinus anales) 1, 6, 11, 12, 89, 99, 104, 105
- Falten 34
- Säulen (Colomnae anales) 1, 2
Moro (Tuberkulin-Test) 430
Morpionosis 167
Mosaikwarzen 155
Motilitätshemmer 409
Motilitätsstörung 380
MR (Kernspintomographie) 43
Mucofalk 39, 89, 383, 393
„mucosal colitis" 346, 355
Muir-Torre-Syndrom 240
Mukosa/mucosal
- Kolitis 346, 355
- Prolaps/Mukosa-Prolaps-Syndrom 44, 86, 87, 385
Mukosahernie 391
Mukosa-Prolaps-Syndrom 385, 388

Mukosektomie mit Raffung 328
Mundkapsel 503
Mundwinkelrhagaden (Anguli infectiosi oris) 467, 468
Muskeln (Musculus)
- After-Schliemuskel, äußerer 4
- Beckenbodenmuskulatur (*siehe dort*) 3, 13
- Längsmuskelschicht des Rektums 4
- M. bulbocavernosus 4
- M. bulbospongiosus 3, 4
- M. coccygeus 3, 4
- M. corrugator ani 11
- M. iliococcygeus 4
- M. ischiocavernosus 3, 4
- M. levator 3–7, 9, 12, 13, 45, 98, 102, 107
- - M. levator ani 3–7, 9, 12, 13, 45, 98, 102, 107
- - M. levator prostatae 4
- M. obturator internus 4–6
- M. piriformis 5
- M. pubococcygeus 4
- Mm. puborectalis 4, 12, 44, 50, 104
- - Mm. p. sphincter ani externus 44
- M. pubovaginalis 4
- M. sphincter ani (*siehe auch* Sphinkter) 2–6, 9, 11–14, 29, 34, 50, 51, 95–98, 100, 103, 104, 107, 331
- - M. sphincter ani externus 2, 4–6, 9, 11, 13, 14, 29, 34, 51, 95–97, 100
- - M. sphincter ani internus 2, 4–6, 11–14, 50, 95–98, 103, 104, 107, 331
- - - Relaxationseigenschaft 50
- - M. sphincter ani tertius 12
- M. sphincter urethrae 4
- M. transversus abdominis 13
- M. transversus perinei 3–7
- - M. transversus perinei profundus 3–7
- - M. transversus perinei superficialis 3, 4
- Muscularis propria 47
- Muskelgewebe **272 ff.**
- *Nelatonscher* Muskel 12
- Ringmuskulatur des Darmes 4
Musshoff-Modifikation 292
Mutterredien 484
Muttersporozysten 480
Myasthenia gravis 127
Mykobakteriosen (Mycobacterium spezies) 428, 461
- atypische 461
- M. leprae 428
- M. tuberculosis 428
Mykosen (*siehe auch* Pilze) 27, 28, **52 ff.**, 58, 123, 128, 137, 140, 141, 188, 428, 460, 470
- Arbeitsplatz, mykologischer 53
- begünstigende Faktoren 53
- Blastomykose 140
- Candidamykose 466
- Dermatoidmykose 140
- Hefemykose (*siehe* Levurose) 57, 347, 436, 460, **466–471**
- Materialgewinnung 53
- mykologische und bakteriologische Untersuchungsmethoden 27, 28, **52 ff.**, 58
- Nährboden/Nährmedium (*siehe dort*) 53, 55, 56
- Nativpräparat 54
- Pilzkultur 54, 55
- Proktitis, mykotische 470
- tiefe 132
Myofibrose, anale chronische 331
Myom, mesonephrisches 297
Myxoneurosis 380
- M. intestinalis 380
- M. membranacea 380

N
Nachweismethoden, serologische 477, 478
Naevoxanthoendotheliom 154
Naevus (nevus/naevi)
- epitheliale N. 171
- N. anaemicus 126
- N. coeruleus („Naevus bleu“) 125, 261, 263
- N. keratotrophicans 187
- N. lipomatosus cutaneus superficialis *Hoffmann-Zurhelle* 266
- N. spongius albus mucosae 467
- N. syringoadenomatosus papilliferus 215
- Naevuszellnaevus 261
- papillomatöse pigmentierte Naevuszell-Naevi 28
- systematisierte Naevi 28
- „white sponge nevus“ 467
Nägeli-Fraceschetti-Jadasohn-Syndrom 125
Nährboden/Nährmedium, Pilze 53, 55, 56
- Aufbewahrung und Haltbarkeit 56
- Fertignährböden 56
- *Kimmig*-Agar 55
- *Nickerson*-Candida-Selektiv-Agar 55
- Reisextrakt-Agar 56
- *Sabouraud*-Dextrose-Agar 55
- selektiver Agar 55
- *Taplin*-Dermatophyten-Selektiv-Agar 56
Nährmedien 425
Nahrungsmittelallergie 382
Nahrungsvakuolen 523
Narbenring, stenosierender submuköser (*siehe* Pectenosis) 14, 97, 146, 313, **331, 332,** 334
Nässen 27, 86, 90, 91, 93, 115
- ständige Exsudation 91, 93
Necator/Necatoriasis (*siehe auch* Ankylostoma) 502–504
- N. americanus 503
Negativkontrastverfahren 150
Neisseria gonorrhoeae (*siehe auch* Gonorrhö) 59, 435
Nekrosen 77, 82, 83, 367
- Drucknekrose 82, 83
- Koagulationsnekrose 77
- nichttransmurale 367
Nelatonscher Muskel 12
Nelson-Test (Treponema pallidum-Immobilisations-Test) 445
Nemathelminthes (Fadenwürmer) 479, 496, 497
- Arten 496
- Gruppe 496
- Rund- oder Fadenwürmer (Nematodes) 496
Neoplasie 69, 265
- HIV-assoziierte 463
- kolorektale 69
- mesenchymale 265
Nerven (Nervus)
- Nn. anococcygei 9
- Nn. erigentes 8
- N. pelvis 8
- N. praesacralis 9
- N. pudendus 5, 8, 9, 13, 51
- - Latenzzeit 51
- N. rectales inferiores 9
- N. splanchnici 9
- - N. s. pelvini 9
- - N. s. sacrales 9
Nervengeflecht 9, 13
- intramurales 13
- sympathisches 9
nervöse
- Rektalgie 335
- Steuerung 12
- - Defäkation 12
- - Kontinenz 12
Neumann-Pemphigus vegetans 194
Neuralgien (Neuralgia) 150, 335
- anorektale 335
- N. pudendoanalis 335
- perineale 335
- postzosterische 150
Neurodermitis atopica 117, 120
neuroendokrine Tumoren 254
Neurofibromatosis *von Recklinghausen* 125, 267
Neurofibrome 93, 125, 267
Neurose 380
- Kolon- oder Darmneurose 380
- motorische 380
- Myxoneurosis (*siehe dort*) 380
Neurosyphilis 442
Nickerson-Candida-Selektiv-Agar, Pilze 55
Nicolas-Favre-Erkrankung 453
Nicolas-Durand-Favre-Erkrankung 453
NIH-Klassifikation („working formulation“) 282
Nissen (*siehe auch* Filzlaus) 167
Nitrazin-Gelb-Probe nach *Suter* 64, 67
noduläres Melanom (NM) 257–261, 263
Non-*Hodgkin*-Lymphom 291, 292, 347, 463
- gastrointestinale, Stadieneinteilung 292
Norepinephrin 254
Noxen, haarschädigende 62
Nüchternschmerzen 484
Nukleosidanaloga 151, 464
Nystatin 469, 470
- Externa, Nystatin-haltige 469

O
O_2-Therapie, hyperbare 301
„oat cell carcinoma“ 245
Oberflächendesinfektion 21
Obstipation 13, 37, 43, 50, 73, 87, 327, 380, 381, 385, 396
- chronische 87
- Diagnostik 43
- Formen 43
- proktogene 385
- spastische 380
Obstruktion/Obstruktionsgefühl 87, 393
- Dünndarmobstruktion 393
Obturator 30, 33
Ochronose 125
Octreotid 256
Okkultbluttest 69
okkultes Blut im Stuhl 68
Ölakne 130
Ölbad, Linola-Fett-N- 168, 193
Oleogranulom 78

Oleom 78
Ölfleck, psoriatischer 191
Ölgranulome 78, 216
Omega-Zeichen (Distanzphänomen) 343, 344
Oncosphaera (Embryo) 488, 491
onkogene
- DNS-Viren 155
- Potenz 155, 158
Onychodystrophia psoriaticum 191
Onycholysis psoriatica 191
Oozyste 525–527
- Oozystenhülle 525
- sporulierte 526
- unsporolierte 526
„open-side"-Katheter 49
„open-tip"-Katheter 49
„operant conditioning" (Biofeedback) **13**, 44
Operculum 485
Opisthorchiidae 479
Oralav (*Golytely*-Lösung) 38
Oralpädon 409
Os coccygis 3
- O. c. mobile 333
Os pubis 5
Os sacrum 2, 8
Osler-(Rendu-Weber)-Syndrom 285
Osler-Syndrom (hereditäre hämorrhagische Teleangiektasien) 285
Osteomyelitis, sakrale 426
Ostiofollikulitis 154
Ostium
- O. vaginae 3
- O. urethrae ext. 3
östrogenhaltige Externa 173
„outlet obstruction" 43
Ovassy-Set 475
„overstandings" 47
oxydase-positive Mikroorganismen 60
Oxydase-Reaktion 60
Oxyure/Oxyuris/Oxyuriasis (Enterobiasis) 27, 476, 497, 498
- Diagnose 498
- Entwicklung 497
- Morphologie 497
- Ökologie 498
- Präpatenz 498
- Prophylaxe 498
- Symptome 498
- Therapie 499
- Übertragung 498
- Verbreitung 498

P

Paget-Erkrankung 93, 112, 117, 161, 193, 205, 210, **211–215**, 218, 433
- Diagnose 214
- Differentialdiagnose 214
- extramammäre M. *Paget* 212
- Hauptlokalisationen 213
- Haupttypen 214
- Histogenese 211
- Klinik 212
- Lokalisation 211
- P.-carcinoma 211
- P.-Dermatose 211
- P.-Zellen 211
- Prognose 214
- Therapie 214
- Verlauf 213
Palpation 101, 333
- bidigitale Prüfung 333
- bimanuelle Prüfung 101
Panarteriitis nodosa 345, 347, 360
Pankreasinsuffizienz/Pankreatitis 347
- Pseudopankreatitis 342
Pankreaskarzinom 179
Papelbeete 440
Papillae coronae glandis 160
Papillitis 27, 30, **89–91**
- Ätiologie 90
- Diagnose 90
- Differentialdiagnose 91
- Klinik 90
- P. hypertrophicans 90
- Therapie 91
Papillom (Papillomata) 28, 155, 156, 158, 205
- HPV („human papilloma virus") 155, 156, 205
- - Förderkreis: Papillomvirusinfektion 155
- - Virustypen 155, 205, 206
- Naevuszell-Naevi, papillomatöse pigmentierte 28
- P. acuminatae sive venerea 158
- Schleimhautpapillom 155
- Viruspapillome 155
Papillomatosis *Gougerot-Carteaud* 183
Papovaviren 155, 158
Papulose, bowenoide der Anorektalregion 157, 161, 172, 193, **205–208**, 209, 214, 433
- Ätiologie 205
- Diagnose 205
- Differentialdiagnose 205, 207
- Klinik 205
- Krankheitsverlauf 205
- Prädilektionsstellen 205
- Therapie 206
Paracystium 6
Parakeratose (Parakeratosis) 187, 193
- P. *Mibelli* (*siehe auch* Porokeratosis *Mibelli*) 187
Paralyse (Paralysis) 443
- P. progressiva 443
Paraneoplasie 181
paraneoplastische Syndrome 240
Paraproktium/Paraproctium/Paraproktien 5, 6, 13
Parapsoriasis 171
- P. guttata 171
- P. lichenoides 171
Parasitosen 105, 163, **473 ff.**
- Ektoparasit 163, 473
- Endoparasit 473
- Labordiagnostik 474 ff.
- Phytoparasit 473
- Zooparasit (*siehe dort*) 473
Pärchenegel 479
Pars
- P. pelvina 2
- P. perinealis/P. perinealis recti 2, 11, 12
partenogenetische Eier 509
Passagegeschwindigkeit 43
Paste 118, 120
- kortikosteroidfreie 120
- kortikosteroidhaltige 120
- Teerpaste 118
Pasteurellen (Pasteurella) 414
- P. pestis 414
- P. pseudotuberculosis 414
Patch- bzw. Läppchentest 63, 117
Pathergie 199, 201
- Test 199
Patienten 31, 32
- Arzt-Patienten-Gespräch 32
- Aufklärung 31, 32
PCR (Polymerasekettenreaktion) 146, 463
Pechakne 130
Pediculosis (Pediculus)
- P. humanus capitis (Kopflaus) 167
- P. humanus humanus (Kleiderlaus) 167
- P. pubis (Filz- oder Schamlaus) **167, 168**
- - Diagnose 168
- - Erreger 167
- - Klinik 167
- - Nissen 167
- - Prädilektionsstellen 168
- - Therapie 168
- - Übertragung 167
PEG 4000 (Polyäthylenglykol) 38
Peitschenwurm (*siehe* Trichuris trichirua) 506–509
Pektenosis (Pectenosis = stenosierender submuköser Narbenring) 14, 97, 146, 313, **331, 332**, 334
- Ätiologie 331
- Diagnose 331
- Differentialdiagnose 332
- Klinik 331
- Therapie 332
Pektenzone 1
Pemphigus
- P. framboesioides s. papillaris 194
- P. *Hailey-Hailey* (P. chronicus benignus familiaris) 117, 123, 140, 186, 196, **197–199**, 214, 218
- - Ätiologie 197
- - Beschwerden 197
- - Diagnose 197
- - Differentialdiagnose 197, 198
- - Klinik 197
- - Krankheitsverlauf 197
- - Prädilektionsstellen 195
- - Primäreffloreszenz 197
- - Prognose 198
- - Therapie 198, 199
- P. mucosae 171
- P. vegetans 123, 161, 172, 183, 186, **194–197**, 218, 452
- - Ätiologie 194
- - Diagnose 195
- - Differentialdiagnose 196
- - Immunologie 196
- - Klinik 194
- - Prädilektionsstellen 195
- - Therapie 196
- - Typ *Hallopeau* 194
- - Typ *Neumann* 194
- - Verlauf 195
- P. vulgaris 195
- Pemphigusantikörper 194, 196
Penis 3
Penispapeln 205
- bowenoide 205
- pigmentierte 205
Pentatop 382
Peptidhormone 254
Perforation, Darm 33, 37, 38, 42, 82, 101, 102, 232, 319–323, 325, **396–399**, 517
- Bariumperforationsperitonitis 325
- Darmwand 38
- Koloskopie 40
- Perforationsgefahr 396
- Spontanperforation 82, 101, 102
- sterkorale P. 321
- wichtigste Symptome 398
Perfusion
- Mindestperfusionsrate 49
- Perfusionskatheter 49
Perfusionskatheter 49
Perianalekzem (*siehe auch* Ekzeme) 27, 62, 91, 93, 118
- akutes nässendes 118
- akutes nicht nässendes 118

- Kontaktekzem, perianales (*siehe dort*) 62, 63, 75, 82, 91, 93, 96, 100, 105, 110, 111, **114–123**, 128, 140, 166
- subakutes chronisches 118
Perianalerkrankungen **109 ff.**
Perianalfalten 81
Perianalthrombose 27, 82
Perianitis 110
Perihepatitis acuta gonorrhoica 435
Perinealneuralgie 335
Peristaltik, Hyperperistaltik 15
Peritonealduplikatur (Mesosigmoideum) 1
Peritoneum 2, 4–6
Peritonitis 43, 322, 398, 517
- Bariumperitonitis 43
- diffuse 322
Perlèche 468
Perniciosa 127
Perzeptionsschwelle (Megarektum) 48, 50
Pest 456
Petechien 129
Peutz-Jeghers-Polypose 226, 227, 229
Pfählungsunfälle (*siehe auch* Verletzungen) 319
Pflasterreizung 65
Pflastersteinrelief der Schleimhaut 341, 343
Pfriemenschwanz 497
Phagolysosomen 307
Phänomen
- des blutigen Taus (*Auspitz*-Phänomen) 193
- des letzten Häutchens 192
Phenole 19, 20
Phenolmandelöl 77
Phenylketonurie 126
Phlebitis, Begleitphlebitis, Analvenenthrombose 82
Phlegmone 135
Phthiriasis 167
Phthirus pubis 167
Phytoparasit 473
Piebaldismus 126
Pigmentfleckenpolypose 227
Pigmentstörungen der Haut/Pigmentierung **123–128**, 309
- Depigmentierungen, perianale (*siehe dort*) 123, 126–128
- Hyperpigmentierungen, perianale (*siehe dort*) 123–125, 169, 171
- Hypopigmentierung (Leukoderma psoriaticum) 192
- Pigmentatio maculosa idiopathica (*Gottron*) 125
Pilonidalsinus 131, **133–135**
- Ätiologie 133
- Diagnose 133
- Klinik 133
- sakrokokzygeale Pilonidalkrankheit 133
- Steißbeinfistel 131
- Therapie 133, 134
Pilze (*siehe auch* Mykosen) **52 ff.**, 140
- Differenzierung 56
- Fadenpilz (*siehe dort*) 54, 140
- Nährboden/Nährmedium (*siehe dort*) 53, 55, 56
- Schimmelpilze (*siehe dort*) 54, **58**
Pilzfäden 55
Pilzhospitalismus 53
Pilzinfektion 140
Pilzkultur 54, 55, 58
- Beseitigung 58
„pin points" 355
Pinselwarzen 156
Pinta 125
Pityriasis
- P. rosea 117, 118
- P. rubra pilaris 121
- P. versicolor 117, 118, 126, 139
Planorbiden 481
Plantarwarzen 28, 155
Plaques 146, 171, 376, 377, 440, 442, 446
- grauweiße bis gelbliche 377
- Pl. muqueuses 146, 171, 440, 442, 446
- Pl. opalines 440, 442
- pseudomembranöser Pl. 376
Plasmasterilisation 23, 24
Plasmodium falciparum 473
Plasmozytome, extramedulläre 291
Plathelminthes (Plattwürmer) 479
Plattenepithelkarzinome 160, 161, 210, 216, 247, 450
- beginnendes 210
Plattwürmer (Plathelminthes) 479
Plerozerkoid (Finnen) 488, 491, 492
Plexus
- Pl. haemorrhoidalis 82
- - Pl. h. caudalis 82
- - Pl. h. cranialis 82
- Pl. hypogastricus 8
- - Pl. h. dexter 8
- - Pl. h. inferior (pelvinus) 8
- - Pl. h. superior 8
- Pl. mesentericus 9
- Pl. pelvis 9
- Pl. prostaticus 7
- Pl. rectalis 8
- Pl. sacralis 8
- Pl. venosus rectalis 7
- - Pl. v. r. inferior 7
- - Pl. v. r. pudendalis 7
- - Pl. v. r. superior 7
- Pl. uterovaginalis 7
- Pl. vesicalis 7
Plica (Plicae)
- P. seminulares coli 2, 12
- P. terminalis 2
- P. transversalis recti 2, 5, 12, 29, 34
- - *Houston*-Falte 2
- - *Kohlrausch*-Falte 2, 5, 12, 29, 34
PLT-Gruppe 453
Pneumatose (Pneumatosis) **301–303**
- P. coli **301–303**
- - Ätiologie 301
- - Diagnose 301
- - Klinik 301
- - Prognose 301
- - Therapie 301
- P. cystoides intestinali 301
- P. intestini 301
Pneumocystis carinii-Pneumonie 458
Podophylinspiritus 161
Poikiloderma congenitum 122
Polfäden 493
Polpfröpfe, hyaline 508
Polyarthritis (*siehe auch* Arthritis) 415
Polyäthylenglykol (PEG 4000) 38
Polymerasekettenreaktion (PCR) 146, 463
Polypektomien 33, 39
- koloskopische 39, 232
- - Blutung 232
- - Mortalitätsrate 232
- - Perforation 232
Polypen/Analpolypen 27, 28, 30, 33, 36, 69, 81, 86, 90, 221 ff., 227–233, 283, 385, 388, 393
- Analpolypen 27, 28, 30, 33, 36, 69, 81, 86, 90
- Dickdarmpolypen 69
- Enddarmpolypen 69
- endoskopische Abtragung 36
- entzündliche P. 229
- fibröse 81
- hamartomatöse invertierte Rektum-Polypen 385
- hyperplastische 227, 393
- juvenile 227, 229
- kolorektale P. 221, 229
- - Einteilung 221, 229
- - Nomenklatur 221
- oberflächlich irritierte 27
- *Peutz-Jeghers*-Polypen 227
- Pigmentfleckenpolypose 227
- prolabierte 28, 86
- Pseudopolypen (Pseudopolypose; *siehe dort*) 293, 294, 341, 355, 358, 360, 371
- Rektumpolypen (*siehe dort*) 90, 385, 388
- Retentionspolypen, juvenile 229
- Richtlinien für dendoskopische Untersuchungen 231
- „tumor-like lesions" 229
Polypose (Polyposis) 37, 69, 226, 229–232, 293, 294, 347
- benigne lymphoide P. 229
- Diagnose 231, 232
- - Grundsätze 232
- entzündliche P. 229
- familiäre P. 37, 69, 231, 347
- hyperplastische P. 229
- Klinik 231
- lymphatische/lymphomatöse P. 293, 294
- - maligne 293, 294
- - multiple 293
- Nachsorge 232
- *Peutz-Jeghers*-P. 226, 227, 229
- Pseudopolypose 293, 294, 355, 358
- Richtlinien für dendoskopische Untersuchungen 231
- Therapie 231, 232
- „tumor-like lesions" 230
Pomadenakne 130
Poradenitis 453
- P. inguinalis subacuta 453
Poradenolymphitis 453
Porokeratosis *Mibelli* 117, 172, **187–189**, 193
- Ätiologie 187
- Diagnose 188
- Differentialdiagnose 188
- Klinik 187
- Krankheitsverlauf 188
- P. anularis 187
- P. centrifugata atrophicans 187
- P. figurata centrifuga atrophicans 187
- Prädilektionsstellen 187
- Primäreffloreszenz 187
- Prognose 189
- Therapie 188
Port-A-Cul 424
Pospischill-Feyrter-Aphthoid 142
Posterisan 79, 91, 93
Potenz
- allergene 62, 63, 115, 116
- onkogene 155, 158
Poxvirus mollusci 152
Practo-Clyss (Einmal-Klistier) 33, 38
Prader-Willi-Syndrom 181

Präkanzerosen 237, 248
- Analkarzinom 248
- fakultative 171, 173
- Rektumkarzinom 237
Präparate, teerhaltige 118
Prävention/Krebsvorsorge 68, 69
Prednisolon 172, 196
- Prednisolon-Äquivalent 196
Prednison 151
Pressen, exzessives 43, 327
- Beckenbodensenkung 43, 327
Primasept M 20
Probeexzisionen 33, 35, 36
Procidentia recti 87
Proctalgia
- P. fugax 97, 146, 332–334, **335, 336**
- - Ätiologie 335
- - Diagnose 335
- - Differentialdiagnose 335
- - Erkrankungsdauer 335
- - Häufigkeit 335
- - Klinik 335
- - Therapie 335
- P. nocturna 335
Proctosigmoditis ulcerosa 355
Proglottiden 474, 487–489
Proglottidenkette (Strobila) 491
Proktalgie, paroxysmale 336
Proktitis (Proctitis) 27, 90, 144–146, 237, 295, 355, 360, 400, 434, 436, 462, 470
- Chlamydien-Proktitis 462
- gonorrhoische P. 434, 436
- HSV-Proktitis (Proctisis herpetica) 144–146, 202, 335, 456, 461
- LGV-Proktitis 462
- mykotische P. 470
- P. factitia 400
- P. ulcerosa 355
- Strahlenproktitis (*siehe* Bestrahlungsfolgen) 237, 360, **400–405**, 436
Proktodäaldrüsen/Proktodealdrüsen 1, 2, 11, 12, 99, 104
Proktoskopie - Anoskopie **30–33**
- Einverständniserklärung, Formblatt 31
Prolaps 27, 28, 43, 44, 48, 73, 75, **84 ff., 87 ff.**, 158, 327
- Analprolaps (*siehe dort*) **84–87**, 158
- Dauerprolaps, nicht zu reponierender 75
- Hämorrhoidalprolaps (*siehe dort*) 84
- innerer 48
- Mukosaprolaps/Mukosa-Prolaps-Syndrom 44, 86, 87, 385
- okkulter 44
- partiell 28, 73, 85, 158
- - partieller/reponierbarer Analprolaps 85
- - partieller/totaler Prolaps 73
- Prolapsformen 43
- Rektumprolaps (*siehe dort*) 27, 28, 43, 44, 48, 73, 75, **87–89**, 327, 388
- Schleimhautprolaps (*siehe dort*) 75, 86
- totaler 28
- Uterusprolaps 88, 327
promastigote Stadien 521
Propanol 20
Propionibakterien 129
Prostaglandine 254
Prostata 5, 6, 28, 29
- Tastbefund 28, 29
Prostatakarzinom 28
Prostatitis 105
Protease-Inhibitoren 464
Protozoen (Einzeller) 477, **514 ff.**
Prozerkoid 491
Prozone-Phänomen 443
Pruritus perianaler **109–111**
- P. ani 110
Pseudoappendizitis 342
Pseudobowen 205
Pseudodivertikel 358, 391
Pseudo-*Kaposi* (Akroangiodermatitis *Mali*) 281
Pseudolymphome 293, 294
- pseudopolypöses L. 293
Pseudomelanin 309
Pseudomelanosis coli 309
Pseudomembranen 377, 382
- pilzkopfartige 377
pseudomembranöse Kolitis 202, **375–380**, 390, 436
- antibiotikaassoziierte Kolitis 375
- Ätiologie 375
- Diagnose 376, 377
- Differentialdiagnose 377
- endoskopisches Erscheinungsbild 376
- extraintestinale Manifestationen 376
- Klinik 376
- Manifestationszeit 376
- Mortalitätsrate 376
- Prophylaxe 379
- Therapie 378
Pseudomyzel 57
Pseudopankreatitis 342
Pseudopodien 514
Pseudopolypen/Pseudopolypose 293, 294, 341, 355, 358, 360, 371
- lymphatische 293
- Schleimhautfaltungen, pseudopolypöse 360
Pseudorhabditis stercoralis 509
Pseudosarcomatosis haemorrhagica pigmentosa 277
Pseudoterranova 497
- Pseudoterranova sp./Pseudoterranova decipiens (*siehe* Anisakis sp.) 512–514
Pseudothrombose 82
Pseudoulkus 342
Psoriasis
- P. inversa 27, 117, 139, 140, 188, **189–194**, 205, 210, 214
- - Ätiologie 189
- - Diagnose 192, 193
- - Differentialdiagnose 193
- - Erscheinungsbild 192
- - Klinik 191
- - Morbidität 189
- - Prädilektionsstellen 192
- - Provokationsfaktoren 189
- - Sonderformen 191
- - Therapie 193
- - Verlauf 192
- P. lichenoides 171
- P. vulgaris 110, 123, 124, 128, 179, 191
- - P. v. glutaealis **191**
- Parapsoriasis (*siehe dort*) 171
- Psoriasis-Zeichen 193
- psoriatische Diathese 189
- Windelpsoriasis 469
psychoorganische Ursachen, Inkontinenz 15
pTNM 236, 246
Pubococcygeallinie (Linea pubosacralis) 5, 44, 316, 327
Puborektalisdysfunktion 43
Puborektaliskontraktion, paradoxe 48
Puborektalschlinge 5, 43, 102, 104, 107
Pudendusneuropathie 48
Pulsionsdivertikel 391
Purpura 129
- P. *Schönlein-Henoch* 286
- P. senilis 129
Pustel, gelblich-eitrige 194
PVP-Jod
- Präparate 21
- Seife 21
Pyodermien (Pyodermia) 131, 132, **135–138**, 196, 200, 450
- P. fistulans sinifika 131
- P. gangraenosum 200
- schankriforme P. 450
- vegetierende P. 132, 196
Pyostomatitis vegetans 194

Q
Quadervirus 152
Querfalten 12
Queyrat- Erythroplasie 210

R
Rabson-Mendelhall-Syndrom 181
„Radiation Therapy Oncology Group" (RTOG) 401
radiogene
- Bestrahlungsfolgen (*siehe dort*) 23, 105, 127, 237, 347, 360, 390, 393, **400–405**, 421, 423
- Kolitis (*siehe auch* Bestrahlungsschäden) 400
radiologische Untersuchungsmethoden **42 ff.**
Radiotherapie, Rektumkarzinom 243
Ramus ossis 3, 6
- R. o. ischii 3
- R. o. pubis 6
Rändel-Tropf-Spritze 78
Rangoon runs 407
Raphefisteln 131, 133
Reaktion
- kontaktallergische Reaktionsgrade 66
- Kreuzreaktionen 65
- Oxydase-Reaktion 60
- pseudoallergische 66
- Testreaktionen, allergische 65
REAL-(„Revised European-American Lymphoma")-„classification" 292
von Recklinghausen-Neurofibromatosis 125, 267
Rectum (*siehe* Rektum)
„recurrent herpetiform dermatitis repens" 197
„recycling"-Hygienepapier 116
Redien 484
- Mutterredien 484
- Tochterredien 484
Redreßverband 86
Reflex
- Analreflex 12, 50
- anorektaler 49, 50
- Bulbo-cavernosus-Reflex 50
- Defäkationsreflex 12, 13
- Inhibitusreflex, rektoanaler 50
- Reflexlatenzen 50
- rektosphinktärer Reflex 13, 44, 50
Reinigung der zu untersuchenden Darmbereiche 38
Reisediarrhö (*siehe auch* Diarrhö) **407–410**
- Ätiologie 408
- Diagnose 408
- Differentialdiagnose 408, 409

- Erkrankungshäufigkeit 407
- Inkubation 407
- Klinik 408
- Komplikationen 408
- Krankheitsdauer 408
- postinfektiöse Syndrome 408
- Prophylaxe 409, 410
- Therapie 409
- Verlauf 408

Reisextrakt-Agar, Pilze 56
Reiter-Erkrankung 411
Reizdarm/Reizdarmsyndrom (*siehe dort*) **380–385**
- Ätiologie 380, 381
- Diagnose/diagnostisches Vorgehen 381, 382
- - Punktesystem 382
- Differentialdiagnose 382, 383
- Ernährungsliste 382
- extraabdominale Symptome 381
- Klinik 381
- Prognose 383
- Therapie 382, 383
- VDR eG. 382

Reizeffekt, isomorpher (*Köbner*-Phänomen) 189
Reizkolon 380
Rektalgie, nervöse 335
Rektalschaum Colifoam 348, 361
Rektitis 30, 90
rektosigmoidale Flexur 33
Rektosigmoiditis 27
Rektosigmoidkarzinom 239
Rektosigmoidoskopie 18, 31, **32 ff., 37 ff.**
- Biopsien (*siehe dort*) 33, 35, 36
- Dokumentation des Untersuchungsbefundes 34, 35
- Einverständniserklärung, Formblatt 31
- endoskopische Abtragung von Polypen 36
- flexible **37 ff.**
- Formblatt zur Befunderhebung 35
- Indikationen 37
- Koloskopie (*siehe auch dort*) 37, 38
- Komplikationen 36
- Lagerung des Patienten (*siehe dort*) 33
- Normalbefund, rektoskopischer 33, 34
- starre **32 ff.**
- Untersuchungsvorgang 33
- vorbereitende Maßnahmen 32

Rektoskop, großkalibriges 323
Rektoskopie 17, 34
- Lufteinblasung 17

rektosphinktärer Reflex 13, 44, 50
Rektozelen 43, 44, 89, 327
Rektum/Rectum (*siehe auch* Anorektum) **2**, 7, 48, 50
- Dehnbarkeit 50
- Längsmuskelschicht 4
- Megarektum 48
- R. mobile 2

Rektumampulle (Ampulla recti) 2, 5–7, 11–13, 29, 33, 34, 42
Rektumkarzinoide (*siehe* Karzinoide) **254–256**
Rektumkarzinome/kolorektale Karzinome 9, 29, 37, 47, 91, **236–245**, 360, 393, 452
- Ätiologie 237
- C-Faktor-Kategorie 236, 237
- De-novo-Karzinome 240
- Diagnose 241
- Doppelkontrastmethode 238
- fatale Pause 243
- Geschlechtsverteilung 236
- Grading, histopathologisches 236, 237
- Häufigkeit 236
- histologische Typen 236
- Klassifikation 236
- Klinik 240
- Nachsorge 243
- Prädilektionsstellen 240
- präkanzerose Läsionen/Bedingungen 237
- Prognose 243, 245
- - 5-Jahres-Überlebensrate 243
- Prophylaxe 241, 242
- pTNM 236
- Sonderformen 236
- Stadiengruppierung 236
- Staging, präoperatives 242
- Symptomatologie, typische 240
- Symptome, verdächtige 240
- Therapie 243
- - adjuvante Chemotherapie 243
- - Diätrichtlinien 243
- - Lasertherapie, endoskopische 243
- - Radiotherapie 243
- TNM-Schema 236
- Verursachung 238

Rektumpolypen (*siehe auch* Polypen) 90, 385, 388
- hamartomatöse invertierte RP 385, 388

Rektumprolaps (*siehe auch* Prolaps) 27, 28, 43, 44, 48, 73, 75, **87–89**, 327, 388
- Ätiologie 87
- äußerer 87
- Diagnose 88
- Differentialdiagnose 89
- innerer 87
- Klinik 87
- kompletter 87
- Komplikationen 88
- Mastdarmvorfall 87, 88
- Mukosaprolaps 87
- okkultes Rektumprolapssyndrom 388
- partieller 87
- Therapie 89
- Vorderwandprolaps 327
- mit zusätzlichem Uterus prolaps 88

Rektumsegment, aganglionotisches 50
Rektumstenose 331
Rektumulkus (*siehe auch* Ulkus) 87, 88, 95, 97, 146, 154, 171, 327, 385, **388–394**, 402, 403, 436, 450
- Ergotamin-induziertes Ulcus recti 388, 390
- gutartiges 388
- solitäres 87, 88, 146, 171, 327, 385, **388–394**, 402, 403, 436, 450, 456
- - Ätiologie 388
- - Diagnose 390
- - Differentialdiagnose 390
- - Klinik 388
- - Therapie 390

Rektumvarizen 287
Rektumverletzungen (*siehe auch* Verletzungen) 322
Rektumwandplastik, transanale 44
Rektumzysten (*siehe* Zysten) 133, 216, 301, 385, 514, 525
Relaxation, reflektorische 50
Relaxationsdruck 50
Relaxationseigenschaft, M. sphincter internus 50
RES (retikulo-endotheliales System) 522
Resektion
- Diskontinuitätsresektion nach *Hartmann* 323
- Dreizipfelresektion nach *Milligan-Morgan* 76

Restriktionsenzymanalyse 146
Retentionspolypen, juvenile 229
Retikuloangiomatose 277
Retroinfektion 498
Retroperitoneum 5
„reverse"-Transkriptase-Hemmer 464
Rhabdomyome 273
Rhabdomyosarkom 273, 275
- pleomorphes 275

Rhabdonema intestinalis 509
Rhagaden
- Analrhagaden und -erosionen (*siehe dort*) 27, 28, **93, 94**, 116, 146, 192
- Mundwinkelrhagaden (Anguli infectiosi oris) 467, 468

Rheuma 411, 415, 419
- Arthritis (*siehe dort*) 415, 419
- HLA B27-assoziierte Arthritiden, rheumaseronegative 419
- Ruhrrheumatismus 411

Rhexisblutung 129
Rhodotorula 56
Richtlinien der STD-Gesellschaft zur Therapie der Gonorrhö 437
Riesenkondylome 160
Rinder- bzw. Schweinebandwurm (*siehe* Taenia saginata) 487–490
Ring, anorektaler (Linea anorectalis) 1, 2
Ringmuskulatur des Darmes 4
Risikoaufklärung 32
Risikopatienten/-gruppen, Koloskopie 39, 69
Roaccutan 132
Roemheld-Syndrom 381
Röhrenfisteln (*siehe auch* Fisteln) 103
Röntgenoderme 128
Röntgenschäden 28
Röntgenuntersuchung 42 ff.
Roseola (makulöses Syphilid) 440, 442
Rostellum 496
Rotorschallkopf 47
RPRC („rapid-plasma-reagin-card") 444
- Schnelltest 444

RTOG (Radiation Therapy Oncology Group) 401
Ruhedruck, analer 49, 50
Ruhr 347, 360, 409–412, **514–519**, 523
- Amöbenruhr (*siehe dort*) 347, 360, 409, **514–519**
- Bakterienruhr (*siehe dort*) 410, 411
- Balantidienruhr 523

Ruhramöbe 514
Ruhrrheumatismus 411

S

Sabouraud-Dextrose-Agar, Pilze 55
Sacrocystis 525
- S. bovihominis 525
- S. suihominis 525

Sagittaproct Gleitgel 28, 30, 33, 78, 79, 86, 91, 97
- Sagittaproct CH 20%ig 86

Sakralabszess 133

Sakraldermoid 106, 133, 134, 137, 426
Sakralnerven 9
Salazosulfapyridin (SASP) 361
Salbe 129, 172
- Haftsalbe, glukokortikoidhaltige 172
- heparinhaltige 129
Salbenkompressen 82
Salbutamol-Inhalationen 336
„saline-lavage" 38
Salmonellosen 347, 409
Salofalk 203, 348, 362, 372
Salz-Glucose-Lösung 409
Sampson-Verschleppungs- oder Implantationstheorie 297
Sarcoma idiopathicum multiplex haemorrhagicum 277
Sarkosporidien/Sarkosporidiose (Hokridiose) 525, 526
- Diagnose 526
- Entwicklungszyklus 525
- Morphologie 525
- Präpatenz 525
- Prophylaxe 526
- Symptome 526
- Therapie 526
- Übertragung 525
- Zwischenwirt 525
SASP (Salazosulfapyridin) 361
Satelliten-Herde 469
Saug- und Spülapparaturen 33
Saugbiopsien 35
Sauggrube (Bothrium) 491
Saugwürmer (*siehe* Trematodes) **479–487**
Säureneutralisationsprobe 64
Säureresistenzprüfung 64
Schamlaus (*siehe* Pediculosis pubis) **167, 168**
Schanker 439, 448–450
- Abklatschschanker 439
- Bubo, schankröser 449
- Erosivschanker 439
- harter Schanker 439
- Pyodermie, schankriforme 450
- Sukzessivschanker 439
- weicher Schanker 448
Schaum/Rektalschaum (Colifoam) 348, 361
- hydrokortisonhaltiger 361
Schimmelpilze 54, **58**
Schistosomen (Schistosoma)/Schistosomiasis 237, 347, 412, 452, 456, 473, **479–483**
- Diagnose 480
- Entwicklungszyklus 479
- Morphologie 479
- Ökologie 480
- Präpatenz 480
- Prophylaxe 482
- Sch. haematobium 479, 482
- Sch. intercalatum 479
- Sch. intestinalis 456
- Sch. japonicum 237, 479
- Sch. mansoni (Schistosomatidae) 479, 482
- Symptome 480
- Therapie 482
- Übertragung 480
- Verbreitung 480
- Zwischenwirt 480
Schizogonie 525–527
Schizonten 528
Schlafkrankheit 521
Schleim und Eiter beim Stuhl 37
Schleimhaut 12, 21, 75, 77, 86, 360
- Desinfektion 21
- Papillome 155
- pflastersteinartiges Schleimhautrelief 341, 343
- Prolaps 75, 86
- - partieller 75
- pseudopolypöse Schleimhautfaltungen 360
- Ulzera 77
Schlinge
- Diathermieschlinge 40
- Puborektalschlinge 5, 43, 102, 104, 107
Schmarotzer 473
Schmerzen 37, 82, 90, 94, 96, 100, 254, 322, 328, 331, 335, 367, 376, 381, 390–394, 411, 423, 443, 448, 484
- Aktinomykosen 423
- Analvenenthrombose 82
- Bauchschmerzen 367
- brennende 94
- Dauerschmerzen 82
- Diarrhö, schmerzhaft 254
- Druckgefühl, schmerzhaftes 100
- Druckschmerz, stumpfer 90
- heftige 322
- Herpes simplex Virus (*siehe auch* HSV) 145
- Herpes zoster (*siehe auch* Zoster) 151
- klopfende 100
- kolikartige 37, 373, 411
- krampfartiger Analschmerz 96, 331, 335
- lanzinierende 443
- Nüchternschmerzen 484
- Schmerzattacken, heftigste 334, 335
- Schmerzkrisen 333
- starke 96, 390
- stechende 100, 328
- Stuhldrang, schmerzhafter 392
- Tenesmen, schmerzhafte 394
- Ulkus, schmerzhaftes 448
Schmerzmittel 151
Schnecken 481, 485
- Wasserschnecken 481
Schönlein-Henoch-Purpura 286
Schrotverletzungen 323
Schuppenflechte 189
Schußverletzungen 323
Schüttelmixturen 151
Schutzkleidung 19
Schwangerschaft 350, 357
- Colitis ulcerosa 357
- M. *Crohn* 350
schwarzer Komedo 261
Schweine- bzw. Rinderbandwurm (*siehe* Taenia saginata) 487–490
Schwellkörper 12
Schwellstromtherapie, monopolare 328
Scratchtestung **65, 66**, 78
- positiver Scratchtest 66
- Standard-Scratch-Reihe 66
Screening-Methode, Krebsvorsorge 68, 69
seborrhoische
- Dermatitis 121
- Warzen 28, 161, 210
- - flach seborrhoisch 210
seborrhoisches Ekzem (*siehe auch* Ekzeme) 117, 122, 176, 210, 462
Sebozystomatose (*Günther*) 28
Sedativa 38
Seifen 21, 67, 114, 115
- alkalische Seifenwaschungen 114, 115
- PVP-Jod- 21
- rückfettende 67
Sekret/Sekretion 62, 75, 90, 96, 100, 105, 110, 131, 133, 123, 251, 435
- blutige/Sekretion und Blutbsonderungen 62, 75, 213, 251
- - ständige 75
- eitrige Sekretion 100, 435
- - Gonorrhö (*siehe auch dort*) 435
- fötides 131
- Hypersekretion 90
- Wundsekret 96
Sekretionshemmung 43
Selbsthilfegruppen, M. *Crohn* 350
Selbsthilfekontaktstelle HFI e. V. 470
Selbsthilfeorganisation für angeborene Mißbildungen des Analbereichs (SOMA e. V.) 317
Sellinksche Dünndarmuntersuchung 343
Senkung, Beckenboden (*siehe dort*) 43, 45, 327
Sensibilisierung, epidermale 62, 64, 66, 116, 121
Sensibilisierungsphase 62
Septikämie 102
Serotonin 254
Serotoninantagonist 256
„serpiginous ulcer of the genitalia" 451
„sexually transmitted diseases" (*siehe* STD) 153, 160, 434, 437
Shigellosen (Shigella) 347, 408, 409, **410–413**
- Ätiologie 410
- Diagnose 411, 412
- Differentialdiagnose 412
- Epidemiologie 410
- Erreger 411
- Escherichia coli, „shigella-like" 408
- Inkubation 410
- Klinik 411
- Prophylaxe 412
- S. dysenteriae 411
- S. flexneri 412
- S. sonnei 412
- Therapie 412
- Verlauf 411
Shunt, arteriovenöser 284
Sickerblutungen 77, 287
- parenchymatöse 77
Sigma 33
Sigmaadenom, tubuläres 224
Sigmapassage 38
Sigmapolyp 42
Sigma-Schlingenform 38
Sigmoid 1, 42
„signe du réseau" (*Wickhamsche* Streifen) 169, 170
Sims-Seitenlage 17, 33
Sinus
- anorektaler 103
- S. anales (*Morgagnische* Buchten) 1, 6, 12
- S. urogenitalis 4
Sitzbad 81, 118, 139, 142, 173
- Kamillen- oder Gerbstoffsitzbäder 81
Skabies (Krätze) 117, **163–167**, 462
- Acarus siro var. hominis (Skabiesmilbe; *siehe auch* Milbe) 163–165
- Diagnose 165
- Differentialdiagnose 166
- Epidemiologie 164
- Erreger 163
- gepflegte Krätze 164
- Inkubation 164
- Klinik 164
- Prädilektionsstellen 165
- S. norvegica 165
- Therapie 166
- Übertragung 164
„skip lesion" 341, 343

Sklerodermie 127, 172
- kartenblattartige 172
Skleromyxödem *Arndt-Gottron* 169, 172
Sklerosierung/Sklerotherapie, Hämorrhoiden 77, 78, 86
- chininfreies Sklerosierungsmittel 78
- chininhaltiges Sklerosierungsmittel 78
- hohe Sklerosierungstherapie, Rektumvorderwandprolaps 328
- Kontraindikation 77
- Methoden 77, 78
- - nach *Bensaude* 77
- - nach *Blanchard* 77
- - nach *Blond* (*siehe dort*) 78, 86
- ringförmige Sklerosierung 86
Skolex 487
Skybala 163, 165, 396
„soft sore" 448
„soft tissue tumors" (Weichgewebstumoren) 265
Sol. *Castellani* NRF 118
SOMA e. V. (Selbsthilfeorganisation für angeborene Mißbildungen des Analbereichs) 317
Somatostatin 256
Sommerdiarrhö 407
Sonden 29, 49, 90, 91, 105, 106
- Ballonsonden 49
- Hakensonde 91, 106
- Knopfsonde (*siehe dort*) 29, 105, 133
Sondenphänomen 440
Sondierung multipler Fisteln bei M. *Crohn* 30
Sonographie **47**
Soor/Soorbefall 466, 470
Sorgfaltspflicht, ärztliche 19
Spannungsgefühl 100
Spasmolytikum 38, 43, 383
Spasmus 27, 82, 96, 97, 332, 335
- perinealer 335
- Sphinkterspasmus (*siehe dort*) 27, 82, 96, 97, 332, 335
Spatien (Spatium) 5, 6, 9, 11, 98
- S. interfasciale pelvis 5
- S. intermusculare 98, 104
- S. intersphincterae 11
- S. pelvirectale 98
- S. pelvis subperitoneale 4, 6, 9
- S. praeperitoneale 5
- S. praevesicale 5
- S. rectoprostaticum 5
- S. retrorectale 5
- S. retrovaginale 5
- S. submucosum 98
- S. subperitoneale pelvis/ S. pelvis subperitoneale 4, 6, 9
- S. urethrovaginale 5
Spekulum, spreizbares 29, 30, 90
SPHA („solid phase hemadsorption") Test 445
Sphinkter (Sphincter; *siehe auch* M. sphincter) 2–6, 9, 11–14
Sphinkterabszess (*siehe auch* Abszess) 97, 99
Sphinkterdefekt 50, 51
Sphinkterdehnung 97
Sphinkterektomie 86, 97
- laterale 97
- manuelle 97
- partielle 86
Sphinkterfunktion, gestörte 15
Sphinkterhypertonus 95, 332
Sphinkterinsuffizienz 27, 86
- relative 86
Sphinkterläsion 48
Sphinkterschwäche 14
Sphinkterspasmus 27, 82, 96, 97, 332, 335
- Dauerspasmus 96
- funktioneller 97, 332
Sphinktertonus 88, 94
- schlaffer 328
Spiculum 497
Spießungsverletzungen 320
Spikula (Spiculae) 357, 503
Spinaliom (*siehe auch* Karzinom) 28, 81, 97, 157, 161, 175, 188, 218
Spitaderm 20
Spontanperforation 82, 101, 102
Sporogonie 525, 527
Sporozoiten 525
Sporozysten 480, 525, 527
- Muttersporozysten 480
- ovoide Sp. 527
- Tochtersporozysten 480
Spregal 166
Sprue 347
Spülapparaturen 33
Spulwurm (*siehe* Askariasis) 499–502
„squeeze-sign" 271
SSM (superfiziell spreitendes, oberflächlich spreitendes Melanom) 257, 258
„staging" 47
Standard-Reihen/-Tests 64, 66
- Scratch-Reihe 66
Stapelwirte 491
Staphylokokken 135
Star- oder Moncorps-Messer 154
STD („sexually transmitted diseases") 153, 160, 434, 437
- Richtlinien der STD-Gesellschaft zur Therapie der Gonorrhö 437
- STD-Inzidenz 434
Steinschnittlage 17, 18, 33
Steißbein
- Fisteln/Pilonidalfisteln 131, 133
- Pilonidalsinus 131
Stenosen 28, **313–315**, 422
- Formen **313–315**
- - Ätiologie 313
- - Diagnose 313, 314
- - funktionelle St. 313
- - Klinik 313
- - organische St. 313
- - Therapie 314
stenosierender submuköser Narbenring (*siehe* Pectenosis) 14, 97, 146, 313, **331, 332**, 334
Sterilisation **18**, 22–24
- Autoklaven 23
- durch Bestrahlung (*siehe dort*) 23
- EO-Sterilisation 22
- Gassterilisation (*siehe dort*) 22
- Heißluftsterilisatoren 22
- Hitzesterilisation (*siehe dort*) 22
- Instrumentensterilisation (*siehe dort*) 23, 24
- Plasmasterilisation 23, 24
Sterkorome 321
Stewart-Bluefarb-Syndrom 281
Stichinzision, Analvenenthrombose 84
Stierlin-Symptom 431
Stomachida pereboomii 499
Stomatose/Stomatitis 28, 142
- Sebozystomatose (*Günther*) 28
- St. aphthosa 142
Stomaträger 363
Strahlen (*siehe* Bestrahlung/ Bestrahlungsfolgen) 23, 105, 127, 237, 347, 360, 390, 393, **400–405**, 421, 423
Streptobacillosis venera 448
Streßkontinenzprüfung 50
Strobila (Proglottidenkette) 491, 496
Strongyloides stercoralis/ Strongyloidiasis/Strongyloidose (Zwergfadenwurm) 509–511
- Diagnose 511
- Entwicklungszyklus 509
- Morphologie 509
- Ökologie 510
- Präpatenz 509
- Prophylaxe 510
- S. intestinalis 509
- Symptome 510
- Therapie 511
- Übertragung 510
- Verbreitung 510
Strongyloplasma 152
- St. hominis 152
- St. molluscum contagiosum virus 152
Strongyloplasma molluscum contagiosum virus 152
Stuhl
- Bleistiftstuhl 313
- Blutbeimengungen 360
- Darmprotozoen, Stuhluntersuchungsverfahren 477
- Diarrhö (*siehe dort*) 14, 37, 254, 347, 355, 367, 373, 374, 376, 380, 381, 396, 510
- dünnklebrig 240
- okkultes Blut im Stuhl 68
- Schleim und Eiter beim Stuhl 37
- Stuhl-Blut-Screening 69
- unvollständige Stuhlentleerung 331
- Versand von Stuhlmaterial 476
Stuhldrang 13, 15, 50, 75, 87
- falscher 75
- imperativer 15
- schmerzhafter 392
- ständiges Stuhldranggefühl 87
- Stuhldrangvolumen 50
Stuhlentleerung, unvollständige 90
Stuhlinkontinenz (*siehe auch* Inkontinenz) 13, 76, 86, 470
Stuhlpassage, anorektale 44
Stuhlprobe, Krebsvorsorge 68
Subileus 150
Substanzen
- hormonelle 254
- prokinetische 383
- toxische (*siehe dort*) 62
- - fakultativ 62
- - obligat 62
Suffusion 129
Sugillation 129
Sukzessivschanker 439
Sulfapyridin 362
Sulfasalazin 362
Sweet-Lavage 38
Sweet-Syndrom 416
„swimmer's itch" 481
Symptomenkomplex, hämorrhoidaler 73
Syndets 67
Syndrome (nur Namen benannte; *siehe auch* Morbus)
- *Baboon*- 114, 117, 122
- *Batemann*-disease 152
- *Behçet*- (*siehe Behçet*-Erkrankung) **199–203**, 218
- *Beradinelli-Seip*- 181
- *Bloom*- 181

Syndrome
- *Brown*-Bowel- 309
- *Crohn-* (*siehe Crohn*-Erkrankung) 30, 37, 97, 102, 105, 107, 127, 132, 137, 201, 202, 209, 237, 313, **337–355**, 360, 377, 390, 393, 426, 432, 436
- *Cronkhite-Canada-* (*siehe dort*) 227–229, 347
- *Crouzon-* 182
- *Di-George-* 464
- *Fitz-Hugh-Curtis-* 435
- *Gardner-* 229, 231, 347
- *Kaposi*-Syndrom (*siehe auch Kaposi*-Sarkom) 276, **277–284,** 463
- *Klippel-Trenaunay-* 279
- *Lavrence-* 181
- *Löfgren-* 416
- *Löffler-* 500
- *Lynch-* 237, 238
- *Mali-* 281
- *Miescher-* 181
- *Muir-Torre-* 240
- *Nägeli-Franceschetti-Jadassohn-* 125
- *Osler-* (*siehe dort*) 285
- *Osler-(Rendu-Weber)-* 285
- *Peutz-Jeghers-* 226, 227, 229
- *Prader-Willi-* 181
- *Rabson-Mendelhall-* 181
- *Roemheld-* 381
- *Stewart-Bluefarb-* 281
- *Sweet-* 416
- *Thomson-* 122
- *Turcot-* 229
- *Turner-* 285
- *Whipple-* 347
- *Zanca* 229

Syphilis (*siehe* Lues) 27, 97, 105, 112, 146, 161, 171, 210, 283, 347, 390, 393, 426, 433, 434, **438–448**, 452, 456, 469
Syringocystadenoma papilliferum **215–217**
- Diagnose 215, 216
- Differentialdiagnose 216
- Klinik 215
- Therapie 216

T

Tabes dorsalis 443
tabische Krisen 334, 335
Taboparalyse 443
„tâches bleues“ (Maculae coeruleae) 168
Taenia
- T. lata (*siehe* Diphyllobothrium latum/Fischbandwurm) 490
- T. libera 12
- T. mesocolica 12
- T. omentalis 12
- T. saginata (Rinder- bzw. Schweinebandwurm) 487–490
- - Diagnose 489
- - Entwicklungszyklus 487
- - Morphologie 487
- - Präpatenz 488
- - Prophylaxe 490
- - Symptome 489, 490
- - Therapie 490
- - Übertragung 488
- - Vorkommen und Häufigkeit 489
- - Zwischenwirt 488, 490
- T. solium 487

Taeniasis 487
Tannacomp 409
Tannosynt 81, 84, 94, 138
Taplin-Dermatophyten-Selektiv-Agar 56
Tarshis-Medium 431
Teerakne 130
teerhaltige Präparate 118
- Teer-Linola-Fett 120, 171
- Teerpaste 118

Teheranitis 407
Teleangiektasien **284 ff.**, 286
- hereditäre hämorrhagische (*Osler*-Syndrom) 285

Telemann- Konzentrationsverfahren 475
Tenesmen/Darmtenesmen 37, 96, 145, 322, 327, 390, 394, 401, 411, 423, 454
- schmerzhafte 394

Testosteronpropionat in Linola-Fett, 2%tig 173
Testpflaster 64, 65
Testreaktionen 65
- allergische 65

Tests
- Allergietestungen (*siehe dort*) **62 ff.**
- Analtestblock 65
- *Guajak*-Test nach *Greegor* 68
- Hämoccult-Test 68, 69
- Hautteste 66
- Läppchen- bzw. Patchtest 63
- Okkultbluttest 69
- Standardtests 66
- Trägersubstanz 65

Tetrazyklin (Tetracyclin) 132
- T. *Wolff* 132

Thayer-Martin-Selektivmedium 60
Thomson-Syndrom 122
Thrombektomie 83
Thrombosen 27, 28, **82 ff.**, 261, 335
- Analrandthrombosen 28, 335
- Analvenenthrombose 27, **82–84**, 86, 261
- - Ätiologie 82
- - Begleitphlebitis 82
- - Diagnose 84
- - Differentialdiagnose 84
- - Klinik 82
- - mehrkammerige 83
- - Therapie 84
- Hämorrhoidalknoten, thrombosierte 28
- perianale 27, 82, 83

„thumb-printings“ (Daumenabdrücke) 368, 369
Tinea
- T. cruris 140
- T. glutaealis 140, 141
- T. incognita 112, 118
- T. inguinalis 117, 139, **140–142,** 193
- - Ätiologie 140
- - Diagnose 140
- - Differentialdiagnose 140
- - Klinik 140
- - Prädilektionsstellen 140
- - prädisponierende Faktoren 140
- - Therapie 140–142
- - T. i.-glutaealis 141

TNM-Schema 236, 246
- pTNM 236, 246

Tochterredien 483, 484
Tochtersporozysten 480
Toilettenpapier 116
- Recycling-Hygienepapier 116

Tokio trot 407
Tourista 407
Touristendiarrhö (*siehe auch* Diarrhö) 407
toxisch/toxische/toxisches
- Abnutzungsekzem (toxisch degeneratives E.) 62, 75, 82, 100, 115, 124
- Dermatitis, toxische (Combustio) 62, 115, 122
- Coli-Enterotoxine 408
- Kontaktdermatitis, toxische 62, 75, 82, 96, 105, 114, 115
- Kontaktekzem, toxisches (*siehe* Ekzeme) 62, 75
- Megakolon, toxisches 357
- Ruhrbakterien, toxische 411
- Substanzen, toxische (*siehe dort*) 62, 254

Toxoplasmose 474
TPHA-Test 443, 445
TPI (Treponema pallidum-Immobilisations-Test – *Nelson*) Test) 445
Trägersubstanz, Test 65
Traktionsdermoid 133
Traktionsdivertikel 391
Transgrow-Medium der Fa. *Becton Dickinson*, Go-Nachweis 61
Transientflora 466
Transitzeitbestimmung 43
Transkriptasehemmer 464
- „reverse“-Transkriptase-Hemmer 464

Transportmedium 61, 146, 424
- Go-Nachweis 61
- Port-A-Cul 424

Trapa 483
Trauma/Traumen (*siehe auch* Verletzungen) 105, 319, 323
- Geburtstraumata 105
- stumpfe T. 319, 323

Trematodeneier 475
Trematodes (Saugwürmer) **479–487**
- Therapie 486
- Zwischenwirt 486

Treponema pallidum-Immobilisations-Test (*Nelson*-Test) 445
Trichophyton 58, 140, 141
- T. mentagrophytes 58, 140
- T. rubrum 58, 140, 141
- T. schoenleinii 58
- T. verrucosum 58

Trichosporon 56
Trichostasis spinulosa 130
Trichostrongylus/Trichostrongyliasis/Trichostrongylosis (Magenwürmer) 511, 512
- Diagnose 512
- Entwicklungszyklus 512
- Morphologie 512
- Präpatenz 512
- Prophylaxe 512
- Symptome 512
- T. colubriformis 511
- T. orientalis 511, 512
- Therapie 512
- Übertragung 512

Trichteranus 29, 110, 115
Trichuris trichirua/Trichuriasis (Peitschenwurm) 506–509
- Diagnose 508
- Entwicklungszyklus 506
- Morphologie 506
- Ökologie 507
- Präpatenz 507
- Prophylaxe 508
- Symptome 508
- Therapie 508
- Verbreitung 507
- Übertragung 507

Tripper (*siehe* Gonorrhö) 27, 28, **58 ff.**, 105, **434–438**
Trommelbauch 398
Trophozoiten 515, 521
- vegetative 521

Truncus sympathicus 8
Tuber ischiadicum 3
Tuberkulin-Test 430
Tuberkulose (Tuberculosa)/Darmtuberkulose 102, 105, 132, 137, 347, 390, 393, 426, **428–434**, 436, 452, 456
- Ätiologie 428
- Diagnose 429
- - Diagnostikprogramm 430

- Differentialdiagnose 432
- Epidemiologie 428
- Erreger 428
- Form 428
- Klinik 428
- T. cutis luposa 429, 452
- T. miliaris ulcerosa cutis 430
- T. subcutanea et fistulosa 132, 137, 429
- Therapie 433
- - Basistherapeutika 433
- - Dreifachtherapie 433
- - Viererkombination 433

Tularämie 456
Tumoren (*siehe auch* Karzinome, *siehe auch* Krebs)
- *Buschke-Löwenstein*-Tumoren 153, 160–162
- „cancer family syndrome" 238
- C-Faktor-Kategorie 236, 237, 246
- DSK (deutschspachiges TNM-Komitee) 246
- endokrine T. 254
- epitheliale T. (*siehe dort*) **221 ff.**
- EORTC (European Organization for Research in the Treatment of Cancer) 401
- FCC („familial colon cancer") 238
- Geschwüre (*siehe dort*) 338, 388
- Glomustumor 261, 263
- Karzinoide (*siehe dort*) **254–256**
- Konglomerattumor, entzündlicher 342, 397
- malignes Melanom (*siehe dort*) **257–264**
- mesenchymale T. (*siehe dort*) **265**
- Metastasen 456
- neuroektodermale T. **257 ff.**
- neuroendokrine T. 254
- pTNM 236, 246
- RTOG (Radiation Therapy Oncology Group) 401
- „small round and blue cell tumors" 217
- TNM-Schema 236, 246
- Tumordicke 263
- UICC (Internationsla Union Against Cancer/Union Internationale Contre le Cancer) 236, 245
- walzenförmiger T. 381
- Weichgewebstumoren („soft tissue tumors") 265
- Zottentumoren 221, 223

„tumor-like lesions" 221
Tumormarker 244
- CEA 244

Tunica muscularis 2
Tunnelkrankheit 504
Tüpfelnägel, psoriatische 191
Turcot-Syndrom 229
Turner-Syndrom 285
Turulopsis 56
Tzanck-Test 195
T-Zell-Lymphome 292

U
Überlaufinkontinenz 13, 48, 50
UCM (nicht klassifizierbares Melanom) 257
UICC (International Union Against Cancer/Union Internationale Contre le Cancer) 236, 245
„ulcerating granuloma of the pudenda" 451
Ulkus (Ulcus/Ulcera)/Ulzerationen 77, 87, 88, 95, 97, 146, 154, 171, 201, 327, 347, 357, 358, 369, 385, 388, 390, 440, 446, **448–451**, 518
- aphthoide 199, 201
- benignes 95
- bei HIV-Infektion 97
- konfluierende Ulzera 518
- Kragenkopfulzera 357, 358
- Longitudinalulzera 357
- Pseudoulkus 342
- radiogenes/Strahlenulkus 390, 402
- Schleimhautulzera 77
- schmerzhaftes 448
- „serpiginous ulcer of the genitalia" 451
- solitäres Rektumulkus (*siehe* Rektumulkus) 87, 88, 146, 171, 327, 385, **388–394**, 402, 403, 436, 456
- U. duodeni 347
- U. durum 440, 446, 450
- - syphilitischer Primäreffekt 450
- U. follicularum 448
- U. mixtum 446, 448, 450
- U. molle 97, 146, 154, 202, 390, **448–451**, 452, 456
- - Ätiologie 448
- - Diagnose 449
- - - Erregernachweisverfahren 449
- - Differentialdiagnose 450
- - Epidemiologie 448
- - Erreger 448
- - extragenitoanaler Befall 448
- - Inkubation 448
- - Klinik 448
- - Prädilektionsstellen 448
- - Primäreffekt 448
- - Risikofaktor 448
- - Sonderformen 448
- - Therapie 450
- - U. m. elevatum 448
- - U. m. gangraenosum 448
- U. phagedaenicum s. gangraenosum 448
- U. recti simplex 347, 388
- U. rodens (Basaliom) 446
- U. serpiginosum 448
- U. vulvae acutum 450
- „ulcerating granuloma of the pudenda" 451

Ultraschall, endorektaler transrektaler 47
Ultraschallbad 24
Unfallverhütungsvorschrift 19
Untersuchungsmethoden
- mykologische und bakteriologische (*siehe* Mykosen) 27, 28, **52 ff.**, 58
- proktologischer Untersuchungsgang **17 ff.**
- radiologische (*siehe dort*) **42 ff.**

Untersuchungspositionen 17
Untersuchungsschritte 17, **26 ff.**
- Anamnese (*siehe dort*) **26, 27**
- Digitaluntersuchung **28, 29**
- Fisteluntersuchung **29, 30**
- Inspektion **28**
- Proktoskopie – Anoskopie **30–33**
- Rektosigmoidoskopie (*siehe dort*) **32 ff.**

Untersuchungsstühle 17
Urethra 6
Urethritis 105
urtikarielles Exanthem 78
Uterus 5, 6
Uterusprolaps 88, 327

V
Valvulae anales (Analsegeln) 1
Vampirolepis (*siehe* Hymenolepsis nana) 493, 494
Varigloban 77
variköse Venektasien 28
Varizella-Zoster-Virus (VZV; *siehe* Zoster) **148–152**
Varizellenbläschen 149
vasokonstriktorische Medikamente 395
Vasopressin 395
VDRL („venereal disease research laboratory) 444, 445
- Test 444, 445
- Titration 445

Vegetationen 197
Vektor 521
Venektasien, variköse 28
Venen/venöse Versorgung der Analregion 7
- V. cava inferior 7
- V. glutea superior 7
- V. iliacae 7
- - V. i. communis 7
- - V. i. externa 7
- - V. i. internae 7
- V. mesenterica inferior 7
- V. pudenda interna 5, 7
- Vv. rectalis 1, 7
- - Vv. r. mediae et inferiores 7
- - Vv. r. superior 1, 7
- V. sacralis media 7
- Vv. sigmoideae 7

Venenplexus (*siehe* Plexus venosus rectalis) 7
venerische Erkrankung, Ulcus molle 448
Verkäsung 431
Verletzungen 97, 127, **319 ff.**
- Depigmentierung durch V. 127
- Diagnose 322
- Fremdkörper 319–321
- Granatsplitterverletzungen 323
- Klinik 322
- Perforation, Darm (*siehe dort*) 33, 37, 38, 42, 82, 101, 102, 232, 319–323, 325, **396–398**
- Rektumverletzungen 322
- Schrotverletzungen 323
- Schußverletzungen 323
- Spießungsverletzungen 320
- Therapie 322
- Traumen (*siehe dort*) 105, 319, 323

Vermes 347
Verneuilsche Erkrankung 135
Verödungsmittel (*siehe auch* Sklerosierungsmittel) 78
- chininfrei 78
- chininhaltig 78

Verrucae (*siehe auch* Warzen) 28, 152, 154, **155–158**, 161, 172, 186, 188, 205, 206, 261, 263, 461
- V. acuminatae 158
- V. planae juveniles 28, 155, 157, 172, 186
- - V. pl. j. et vulgares 205
- V. seborrhoicae 206, 261, 263
- - pigmentierte 261
- V. vulgares 28, 154, **155–158**, 161, 188, 461
- - Ätiologie 156
- - begünstigende Faktoren 156
- - Diagnose 157
- - Differentialdiagnose 157
- - Inkubationszeit 156
- - Klinik 156
- - Therapie 157, 158
- - Übertragung 156
- - V. v. et planae juveniles 188
- - Verlauf 157

Versand von Stuhlmaterial 476
Verschleppungs- oder Implantationstheorie nach *Sampson* 297
Verschlußapparat 4
Versorgung, parasympathische 8
Vesica urinaria 5, 6, 29
Vestibulum vaginae 3
Vibrio fetus 418
„vierte“ Geschlechtskrankheit 453
VIN („vulvar intraepithelial neoplasia“), VIN III der jungen Frau 205
Virostatika 147, 151, 158
Virus/Viren **148–152**, 155, 158
- Akanthome 155, 158
- DNS-Viren, onkogene 155
- Herpes (*siehe dort*) 28, 97, **142–147**, **148–152**
- Papillome (*siehe dort, siehe auch* HPV) 155, 156, 158, 205, 206, 461
- Papovaviren 155, 158
- Poxvirus mollusci 152
- Quadervirus 152
- Strongyloplasma molluscum contagiosum virus 152
- Varizella-Zoster-Virus (VZV; *siehe* Zoster) **148–152**
Vitamin B_{12}-Mangel-Syndrom 492
Vitiligo 28
Völlegefühl 8
Vorfall 87, 88, 327
- Mastdarm 87, 88
Vorpostenfalte, kaudale 96
Vorpostenhämorrhoide 96
Vorsichtsmaßnahme 19
Vorsorgeuntersuchung 68
VZV (Varizella-Zoster-Virus; *siehe* Zoster) **148–152**

W
Wächter 81
Wachtposten 81, 95, 96
Walter-Reed-Stadieneinteilung, Aids 457
Walze, druckdolente 397
Wanderungstyp, askaroider 500
Wandstarre 343, 361
WaR (*Wassermann*-Komplementbindungsreaktion) 445
Warzen (*siehe auch* Verrucae) 28, 152, 154, **155–158**, 161, 172, 186, 188, 205, 206, 210, 261, 263, 461
- Ätzmittel, lokale 157
- Dellwarzen 152
- Dornwarzen 155
- Feig- oder Feuchtwarzen 155, 158
- Mosaikwarzen 155
- Pinselwarzen 156
- Plantarwarzen 28, 155
- seborrhoische 28, 161, 210, 261
- vulgäre (*siehe* Verrucae vulgares) 28, 154, **155–158**, 161
Waschlappen, Einmalwaschlappen 121
Wassermann-Komplementbindungsreaktion (WaR) 445
Wasserschnecken 481
Wasserstoffexhalationstest 382
„water sports“ 319
Wechseltierchen 514
„weicher“ Schanker 448
Weichgewebstumoren 265
„weiße“ Linie 4
Weißfleckenkrankeit 126, 172
Whipple-Erkrankung 347
„white sponge nevus“ 467
„white spot disease“ (Lichen albus) 172
Whitehead-Anus 14
Whitehead Hämorrhoidektomie 84, 85, 313
WHO-Empfehlung zur Früherkennung von Dickdarm- und Enddarmkrebs 69
Wickhamsche Streifen („signe du réseau“) 169, 170
Willkürdruck, maximaler 50
Windeldermatitis 115, **469**
Windelpsoriasis 469
Winkel, anorektaler 12, 44, 327
Wischdesinfektion 21
Wolf-Intertrigo 469
Wood-Lampe 61, 138, 139
Wundauflagen, nichthaftende 151
Wundinfektionen, postoperative 18
Wundsekret 96
Würmer (Helminthes) 474, **479 ff.**
- Bandwürmer (Cestodes) 479, 487 ff.
- Fadenwürmer (Nemathelminthes) 479, 496, 497
- Hakenwürmer (Ancylostoma) 502, 503
- Heringswurm (Anisakis) 512–514
- Magenwürmer (Trichostrongylus) 511, 512
- Peitschenwurm (Trichuris trichirua) 506–509
- Plattwürmer (Plathelminthes) 479 ff.
- Saugwürmer (Trematodes) 479–487
- Wurmeier 474
- Zwergfadenwurm (Strongyloides stercoralis) 509–511

X
Xanthogranulom, juveniles 153, 154
Xanthom, eruptives 153, 154
- eruptives papulöses 153

Y
Yersiniosen (Yersinia) 347, **413–418**, 432
- Altersgipfel 414
- Diagnose 416, 417
- Differentialdiagnose 417
- endoskopisches Bild 414
- enterale 413
- Gruppen 413–415
- - Y. enterocolica 413–415
- - Y. pestis 413, 414
- - Y. pseudotuberculosis 413, 414
- Hautmanifestationen 416
- Klinik 413
- meldepflichtige Y. 414
- Therapie 417
- Übertragungswege 413
- Verlaufsformen 413

Z
Zanca-Syndrom 229
zerebrospinale Gefäßlues 442
Zerkarien **481–485**
- Metazerkarien 483, 485
- Zerkariendermatitis 481
Ziegelbrennerkrankheit 504
Zinkabsorptionsstörung 176
Zinkmangel/Zinkmangelsyndrom 176, 177, 179
- akut 179
- chronisch 179
Zinksubstitution 180
Zinksulfat-Konzentrationsverfahren 475, 477
Zona
- Z. cutanea 2
- Z. intermedia 2
Zoon (Balanitis plasmacellularis) 210
Zooparasiten 473
- Arten 473
- Gruppenunterteilung 473
Zoster (HZV/VZV) 28, 146, **148–152**
- Ätiologie 148
- Auslöser 148
- Diagnose 150, 151
- Differentialdiagnose 151
- Epidemiologie 148
- Erkrankungsdauer 150
- Erreger 148
- Klinik 149
- Kontagiosität 148
- Lokalisation 150
- Neuralgien, postzosterische 150
- Prognose 152
- Reaktivierung 148
- Therapie 151, 152
- Z. duplex 150
- Z. gangraenosus 150
- Z. generalisatus 149, 150
- Z. hämorrhagicus 150
- Z. multiplex unilateralis 150
- Z. segmentalis 150
- Zosterbläschen 149
Zottentumoren 221, 223
Zwergbandwurm (*siehe* Hymenolepsis nana) 493, 494
Zwergdarmegel 486
- Therapie 486
- Zwischenwirt 486
Zwergfadenwurm (*siehe* Strongyloides stercoralis) 509–511
Zygote 525, 526
Zysten 133, 216, 301, 385, 387, 514, 525
- Dauerzyste 514
- enterogene Rektumzysten 385
- Epidermoidzyste 133
- Gaszysten des Darmes 301
- Ölzysten 216
- Oozyste (*siehe dort*) 525–527
- schleimgefüllte 387
- Sporozysten (*siehe dort*) 480, 525, 527
Zystenmerozoiten 525
Zystizerkose (Cysticercus/Cysticerciasis) 487–490
- C. bovis 488
- C. cellulose 488
Zystozoiten 525
Zytologie, Materialgewinnung, Koloskopie 39
Zytomegalie 347, 460
- Kolitis 347
- Virusinfektion 460
Zytostatika 256
zytotoxische Behandlung 161